Handbuch der unipolaren und bipolaren Erkrankungen

Andreas Marneros

Mit einem Geleitwort von Jules Angst

Unter Mitwirkung von
J. Angst
P. Brieger
K. Broich
D. E. Dietrich
U. Ehrt
H. M. Emrich
J. Körner-Uebel
K. T. Kronmüller
B. Langer
H.-J. Möller
Ch. Mundt
P. Propping
H. Remschmidt
A. Rohde
M. Schmauß
E. Schramm
E. Schulz

30 Abbildungen
118 Tabellen

1999
Georg Thieme Verlag
Stuttgart . New York

Die Deutsche Bibliothek – CIP-Einheitsaufnahme
Marneros, Andreas:
Handbuch der unipolaren und bipolaren Erkrankungen /
Andreas Marneros. Mit einem Geleitw. von Jules Angst.
Unter Mitw. von J. Angst . . . – Stuttgart ; New York : Thieme, 1999

http://www.thieme.de

Printed in Germany

Gesamtherstellung: Zechnersche Buchdruckerei GmbH & Co. KG, 67346 Speyer

Umschlaggestaltung: Renate Stockinger, 70469 Stuttgart

ISBN 3-13-109091-X　　1 2 3 4 5 6

Gewidmet

Herrn Professor Dr. med. Jules Angst

für sein Lebenswerk

von den Autoren

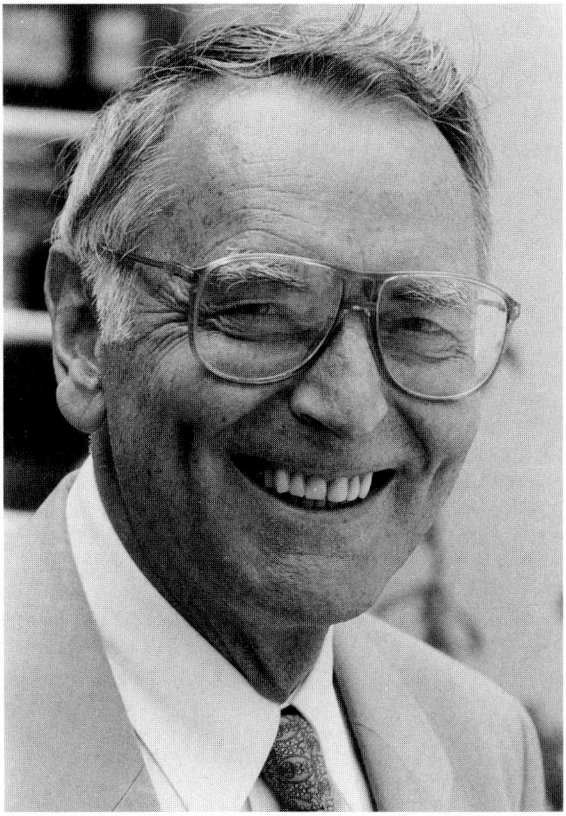

DANKSAGUNG

Mein herzlicher Dank gilt allen Mitarbeitern, die mir während der über dreijährigen Arbeit an diesem Buch mit Rat und Tat zur Seite standen. Insbesondere möchte ich Frau Ina Seyfarth meinen Dank aussprechen, die mit viel Geduld und Engagement das Manuskript mit seinen vielen Ergänzungen und Modifikationen geschrieben hat. Darüber hinaus möchte ich mich bei Frau Kirstin Kokot für die Erstellung des umfangreichen Literaturverzeichnisses und bei Herrn Dipl.-Ing. Frank Demel für die computergestützte Bearbeitung des Manuskriptes bedanken. Ebenfalls danke ich Herrn Dr. Pillmann und Herrn Dr. Brieger für ihre Unterstützung bei der Endbearbeitung. Mein ganz besonderer Dank gilt Frau Dr. Haring für ihr unermüdliches Engagement und ihren Einsatz bei der Fertigstellung dieses Buches.

INHALTSVERZEICHNIS

VERANTWORTLICHE AUTOREN DER EINZELNEN KAPITEL:

GELEITWORT von *Jules Angst*

KAPITEL 1: Affektive Erkrankungen: Konzepte und Definitionen. Ein fortführender Rückblick
von Andreas Marneros

KAPITEL 2: Die schizoaffektiven Erkrankungen: Ein Konzept im Wandel
von Andreas Marneros

KAPITEL 3: Die zykloiden Psychosen
von Andreas Marneros

KAPITEL 3A: Emotionspsychosen
von Andreas Marneros

KAPITEL 4: Dysthymia und Zyklothymia: Zwei alte – neue Konzepte
von Andreas Marneros

KAPITEL 5: Affektivität und Emotionalität am Kreuzweg von Philosophie, Psychologie, Psychopathologie und Biologie
von Andreas Marneros und Uwe Ehrt

KAPITEL 6: Depressive Zustände
von Andreas Marneros

KAPITEL 7: Phänomenologie der Depression
von Andreas Marneros

KAPITEL 8: Phänomenologische Prägnanztypen depressiver Episoden
von Andreas Marneros

KAPITEL 9: Die manische Symptomkonstellation
von Andreas Marneros

KAPITEL 10: Prägnanztypen manischer Episoden
von Andreas Marneros

KAPITEL 11: Die gemischt-bipolaren Störungen (*„Mischzustände", „mixed states", „dysphorische Manie", „atypische Manie"*)
von Andreas Marneros

KAPITEL 12: Dysthymia: Klinisches Bild
von Andreas Marneros

KAPITEL 13: Zyklothymia: Klinisches Bild
von Andreas Marneros

KAPITEL 14: Die Phänomenologie der zykloiden Psychosen
von Andreas Marneros

KAPITEL 15: Saisonal-abhängige affektive Störungen
von Andreas Marneros

AUTORENADRESSEN:

Prof. Dr. A. Marneros
Klinik und Poliklinik für Psychiatrie
und Psychotherapie der
Martin-Luther-Universität Halle-Wittenberg
06097 Halle

Prof. Dr. J. Angst
Psychiatrische Universitätsklinik
Lenggstraße 31
8008 Zürich
Schweiz

Dr. P. Brieger
Klinik und Poliklinik für Psychiatrie
und Psychotherapie der
Martin-Luther-Universität Halle-Wittenberg
06097 Halle

Dr. K. Broich
Klinik und Poliklinik für Psychiatrie
und Psychotherapie der
Martin-Luther-Universität Halle-Wittenberg
06097 Halle

Dr. D.E. Dietrich
Abteilung für Klinische Psychiatrie und
Psychotherapie der
Medizinischen Hochschule Hannover
Carl-Neuberg-Straße 1
30625 Hannover

Dr. U. Ehrt
Klinik und Poliklinik für Psychiatrie
und Psychotherapie der
Martin-Luther-Universität Halle-Wittenberg
06097 Halle

Prof. Dr. H.M. Emrich
Abteilung für Klinische Psychiatrie und
Psychotherapie der
Medizinischen Hochschule Hannover
Carl-Neuberg-Straße 1
30625 Hannover

Dr. J. Körner-Uebel
Schnieglinger Straße 333
90427 Nürnberg

Dr. K.T. Kronmüller
Psychiatrische Klinik der
Ruprecht-Karls-Universität Heidelberg
Voßstraße 4
69115 Heidelberg 1

Dr. B. Langer
Klinik und Poliklinik für Psychiatrie
und Psychotherapie der
Martin-Luther-Universität Halle-Wittenberg
06097 Halle

Prof. Dr. H.-J. Möller
Psychiatrische Klinik und Poliklinik der
Ludwig-Maximilians-Universität
Nußbaumstraße 7
80336 München

Prof. Dr. Ch. Mundt
Psychiatrische Klinik der
Ruprecht-Karls-Universität Heidelberg
Voßstraße 4
69115 Heidelberg 1

Prof. Dr. P. Propping
Institut für Humangenetik der
Rheinischen Friedrich-Wilhelms-Universität
Wilhelmstraße 31
53111 Bonn

Prof. Dr. Dr. H. Remschmidt
Klinik für Psychiatrie und Psychotherapie des
Kindes- und Jugendalters der
Philipps-Universität Marburg
Hans-Sachs-Straße 6
35039 Marburg

Prof. Dr. A. Rohde
Klinik für Gynäkologie und Geburtshilfe
Funktionsbereich Gynäkologische Psychosomatik
Rheinische Friedrich-Wilhelms-Universität
Sigmund-Freud-Straße 25
53105 Bonn

Prof. Dr. M. Schmauß
Bezirkskrankenhaus Augsburg
Dr.-Mack-Straße 1
86156 Augsburg

Dr. E. Schramm
Abteilung für Psychiatrie und Psychotherapie
Albert-Ludwigs-Universität
Hauptstraße 5
79104 Freiburg

Prof. Dr. E. Schulz
Abteilung für Psychiatrie und Psychotherapie
des Kindes- und Jugendalters der
Albert-Ludwigs-Universität
Hauptstraße 8
79104 Freiburg

VORWORT

Dieses Buch erscheint genau 100 Jahre nach Emil Kraepelins Kreierung des „manisch-depressiven Irreseins". 100 Jahre der Evolution, wie wir es in einem Mehrautorenwerk, das im nächsten Jahr erscheinen wird, zelebrieren (Marneros und Angst 2000).

Dieses Buch hat vier Ziele:

1. *alte klassische Literatur und Ansichten über uni- und bipolare Erkrankungen mit modernen datengestützten Forschungsergebnissen zu verbinden,*

2. *eine umfassende Gruppe von unipolaren und bipolaren Erkrankungen darzustellen, die die gängige Beschränkung lediglich auf die reinen affektiven Erkrankungen überwindet,*

3. *nüchterne Laborergebnisse und operationale Forschung mit klassischen klinischen Beschreibungen des Leidens von Menschen als Teile eines Ganzen darzustellen,*

4. *sowohl Klinikern als auch Forschern des deutschsprachigen Raumes gebündelte Informationen zu den unipolaren und bipolaren Erkrankungen zu liefern.*

Die Absicht ist also, ein holistisches Bild dieser lebenslangen Erkrankungen zu geben.

ICD und DSM sind zwar wichtige Fortschritte zur „Entprivatisierung", „Entregionalisierung" und „Entnationalisierung" von Diagnosen, aber sie stellen trotzdem Kompromißkonstrukte dar. Viel Psychiatrisches liegt außerhalb ihrer Grenzen oder findet sich zwischen ihren Zeilen und Kategorien. Dies versuchen wir hier im Rahmen des Möglichen aufzuheben. Es ist verständlich, daß sich moderne operationale Forschung an den genannten klassifikatorischen und diagnostischen Systemen orientiert. Häufig muß dies auch so sein. Aber psychiatrisches Wissen und psychiatrische Forschung hat nicht erst im Jahre 1994, im Jahre des DSM-IV, angefangen. Viele medizinische Begriffe, die wir heute in unserem klinischen und Forschungsalltag als selbstverständlich betrachten, sind um die 2500 Jahre alt.

Das Erreichen der oben genannten vier Ziele ist nicht unproblematisch. Wenn man versucht, ein Buch in der Form eines „Mehrautorenwerkes" zu gestalten, in dem unterschiedliche Autoren einzelne Kapitel bearbeiten, besteht bei einem solchen Umfang die Gefahr der Inhomogenität, so daß es zu einem großen Hindernis bei der Verwirklichung der genannten Ziele wird. Ein oder zwei Autoren alleine andererseits können nur in Ausnahmefällen das ganze Feld mit genetischen, biologischen, kinderpsychiatrischen und anderen Aspekten abdecken. So wurde die Lösung gefunden, daß der überwiegende Teil des Buches von einem Autor und manche speziellen Aspekte von kompetenten Mitautoren geschrieben wurden.

Der Abschnitt aus dem Werk Hippokrates' „Über die heilige Krankheit" - damit ist die Epilepsie gemeint - wurde deswegen den anderen Kapiteln vorangestellt, weil damit der dokumentierte Beginn der wissenschaftlichen Medizin, infolgedessen auch der Psychiatrie, dargestellt wird. Die Botschaft ist: Es gibt keine Krankheit, die irgendwelche Götter, irgendwelche Mächte den Menschen schicken, sondern alle Krankheiten haben eine natürliche Ursache und eine natürliche Erklärung, auch die Melancholie, die Manie sowie alle anderen „psychischen" Erkrankungen.

Andreas Marneros
Halle-Wittenberg, Sommer 1999

ΠΕΡΙ ΙΕΡΗΣ ΝΟΥΣΟΥ

„Περί τῆς ἱερῆς νούσου καλεομένης ὧδε ἔχει· οὐδέν τί μοι δοκεῖ τῶν ἄλλων θειοτέρη εἶναι νούσων οὐδέ ἱερωτέρη, ἀλλά φύσιν μέν ἔχει καί αὕτη καί πρόφασιν, οἱ δ' ἄνθρωποι ἐνόμισαν θεῖόν τι πρῆγμα εἶναι ὑπό ἀπειρίης καί θαυμασιότητος, ὅτι οὐδέν ἔοικεν ἑτέροισι·...

εἰ δέ διά τό θαυμάσιον θεῖον νομιεῖται, πολλά τά ἱερά νοσήματα ἔσται τούτου εἵνεκεν καί οὐχί ἕν, ὡς ἐγώ ἀποδείξω ἕτερα οὐδέν ἧσσον ἐόντα θαυμάσια οὐδέ τερατώδεα, ἅ οὐδείς νομίζει ἱερά εἶναι ...

'Εμοί δέ δοκέουσιν οἱ πρῶτοι τοῦτο τό νόσημα ἱερώσαντες τοιοῦτοι εἶναι ἄνθρωποι οἷοι καί νυῦ εἰσι μάγοι τε καί καθάρται καί ἀγύρται καί ἀλαζόνες, ὁκόσοι προσποιέονται σφόδρα θεοσεβέες εἶναι καί πλεόν τι εἰδέναι. οὗτοι τοίνυν παραμπεχόμενοι καί προβαλλόμενοι τό θεῖον τῆς ἀμηχανίης τοῦ μή ἔχειν ὅ τι προσενέγκαντες ὠφελήσουσι, καί ὡς μή κατάδηλοι ἔωσιν οὐδέν ἐπιστάμενοι, ἱερόν ἐνόμισαν τοῦτο τό πάθος εἶναι ...

Τό δέ νόσημα τοῦτο οὐδέν τί μοι δοκεῖ θειότερον εἶναι τῶν λοιπῶν, ἀλλά φύσιν μέν ἔχειν καί τά ἄλλα νοσήματα [ὅθεν ἕκαστα γίγνεται] φύσιν δέ καί τοῦτο καί πρόφασιν· καί ἰητόν, εἶναί καί οὐδέν ἧσσον ἑτέρων, ὅ τι ἄν μή ἤδη ὑπό χρόνου πολλοῦ καταβεβιασμένον ᾖ ὥστε ἰσχυρότερον εἶναι τῶν φαρμάκων τῶν προσφερομένων. ἄρχεται δέ ὥσπερ καί τἆλλα νοσήματα κατά γένος· ...
ἕτερον δέ μέγα τεκμήριον ὅτι οὐδέν θειότερον ἐστι τῶν λοιπῶν νοσημάτων· τοῖσι γάρ φλεγματώδεσι φύσει γίνεται,. τοῖσι χολώδεσιν οὐ προσπίπτει· καίτοι εἰ θειότερόν ἐστι τῶν ἀλλῶν, τοῖσιν

ÜBER DIE HEILIGE KRANKHEIT

„Die Dinge mit der Krankheit, die man heilig nennt, stehen so: Ich glaube überhaupt nicht, daß diese Krankheit eine göttlichere oder heiligere ist, als andere Krankheiten, sondern daß sie auch eine natürliche Ursache und einen natürlichen Grund hat. Die Menschen aber dachten bisher, daß diese Erkrankung von den Göttern gesandt wird, nur aus Unwissenheit oder weil sie durch ihren ungewöhnlichen Charakter beeindruckt waren. ...

Wenn wir aber annehmen, daß diese Krankheit göttlich ist, nur deswegen, weil sie uns ungewöhnlich erscheint, dann würden auch viele andere Krankheiten göttlich genannt werden müssen und nicht nur diese eine. Wie ich beweisen kann, gibt es auch andere Krankheiten, die nicht weniger ungewöhnlich und nicht weniger rätselhaft sind, von denen aber trotzdem niemand annimmt, daß sie heilig sind. ...

Meiner Meinung nach waren die ersten, die diese Krankheit heilig genannt haben, Menschen wie die heutigen Zauberer, die Teufelsaustreiber, die Quacksalber und die Überheblichen, die eine außergewöhnliche Frömmigkeit und Weisheit vorspielen. Gerade diese Menschen benutzten die Macht Gottes wie ein Tuch um ihre Schultern oder wie ein Schild zum Schutz, so daß ihre absolute Unwissenheit nichterkannt wird, weil sie nämlich in ihrer Ratlosigkeit nicht wußten, was sie den Kranken geben sollten, um ihnen zu helfen.
Aus diesen Gründen haben sie die Auffassung vertreten, daß diese Erkrankung heilig ist. ... Diese Erkrankung also ist meiner Meinung nach nicht göttlicher als andere. Wie alle anderen Krankheiten ihre Natur haben, so hat auch diese Krankheit ihre Natur und ihre Ursache. Außerdem glaube ich, daß diese Krankheit nicht weniger heilbar ist als andere, solange sie nicht chronifiziert ist und dadurch stärker als unsere Pharmaka. Darüber hinaus hat sie ihren Ursprung wie andere Erkrankungen in der Erblichkeit. ...
Ein anderes wichtiges Argument dafür, daß diese Krankheit nicht göttlicher ist als an-

ἅπασιν ὁμοίως ἔδει γίνεσθαι τήν νοῦσον ταύτην, ...

Ἀλλά γάρ αἴτιος ὁ ἐγκέφαλος τούτου τοῦ πάθεος, ὥσπερ καί τῶν ἄλλων νοσημάτων τῶν μεγίστων ... Εἰδέναι δέ χρή τούς ἀνθρώπους ὅτι ἐξ οὐδενός ἡμῖν αἱ ἡδοναί γίνονται καί εὐφροσύναι καί γέλωτες καί παιδιαί ἤ ἐντεῦθεν, καί λῦπαι καί ἀνίαι καί δυσφροσύναι καί κλαυθμοί. καί τούτῳ φρονέομεν μάλιστα καί βλέπομεν καί ἀκούομεν καί διαγιγνώσκομεν τά τε αἰσχρά καί καλά καί κακά καί ἀγαθά καί ἡδέα καί ἀηδέα, τά μέν νόμῳ διακρίνοντες, τά δέ τῷ συμφέροντι αἰσθανόμενοι, τῷ δέ καί τάς ἡδονάς καί τάς ἀηδίας τοῖσι καιροῖσι διαγιγνώσκοντες οὐ ταῦτα ἀρέσκει ἡμῖν. τῷ δέ αὐτῷ τούτῳ καί μαινόμεθα καί παραφρονέομεν, καί δείματα καί φόβοι παρίστανται ἡμῖν, τά μέν νύκτωρ, τά δέ καί μεθ΄ ἡμέρην, καί ἀγρυπνίαι καί πλάνοι ἄκαιροι, καί φροντίδες οὐχ ἱκνεύμεναι, καί ἀγνωσίαι τῶν καθεστώτων καί ἀηθίαι. καί ταῦτα πάσχωμεν ἀπό τοῦ ἐγκεφάλου πάντα, ὅταν οὗτος μή ὑγιαίνῃ ...΄

dere: Während sie Menschen mit phlegmatischer Veranlagung befällt, bleiben Menschen mit cholerischer Veranlagung davon verschont. Wenn sie aber göttlicher als andere Krankheiten wäre, dann müßte sie alle Menschen gleichermaßen befallen.

Verantwortlich für dieses Leiden ist das Gehirn, wie auch für andere schwere Erkrankungen.
Auf jeden Fall müssen die Menschen wissen, daß die einzige Quelle von Lust und Freude, Lachen und Scherzen sowie auch von Traurigkeit und Sorge, von Dysphorie und Weinen das Gehirn ist. Durch das Gehirn denken wir, sehen wir, hören wir und unterscheiden wir schön von unschön, gut von böse, angenehm von unangenehm ...
Durch das Gehirn werden wir verrückt oder geraten in Rage, wir bekommen Ängste und Befürchtungen, die uns in der Nacht oder auch tagsüber befallen, und Schlaflosigkeit, oder wir machen Fehler, wir machen uns grundlose Sorgen, wir sind unfähig, die Realität zu erkennen und stehen teilnahmslos dem gewöhnlichen sozialen Leben gegenüber.

Alle diese Dinge erleiden wir durch das Gehirn, wenn es nicht gesund ist ...“

Hippokrates, „Über die heilige Krankheit",
Übersetzung vom Verfasser

DIE KLINISCHE STELLUNG DER MELANCHOLIE

"Aus den vorstehenden Erörterungen ist leicht erkennbar, dass die Frage der Melancholie, obgleich so alt wie die Psychiatrie überhaupt, auch heute weit davon entfernt ist, gelöst zu sein. Dieses Krankheitsbild, das wir uns gewöhnt haben, als eines der am besten gekennzeichneten unter allen Geistesstörungen anzusehen, erweist sich bei genauerer Betrachtung als ein Gemisch ganz verschiedenartiger Zustände, deren Scheidung in wirkliche Krankheitsvorgänge vom wissenschaftlichen wie vom praktischen Standpunkte aus die allergrössten Schwierigkeiten darbietet. Die Lösung derselben wird erst dann erreicht sein, wenn wir bei jedem einzelnen uns vorkommenden Depressionszustande sagen können, ob sein weiterer Verlauf uns den Ausgang in den Tod oder Genesung, in diese oder jene Form endgültigen Schwachsinns bringen wird, oder ob wir die Wiederkehr weiterer Anfälle in gleicher oder anderer Form zu erwarten haben. Leider ist es mir hier nur möglich, auf das Ziel hinzuweisen, ohne zu seiner Erreichung etwas Wesentliches beizutragen. Die Arbeit eines Einzelnen wird bei so weit aussehenden Aufgaben überhaupt immer nur wenig bedeuten. Aber auch schon die Stellung von Fragen kann unter Umständen von Nutzen sein, insofern sie Schwierigkeiten aufdeckt und zu einer Belebung der klinischen Forschung anregt. Niemand wird sich dem Eindrucke entziehen können, dass die anscheinende Unfruchtbarkeit klinischer Arbeit in der Psychiatrie seit langer Zeit zu einer gewissen Müdigkeit auf diesem Gebiete und zur Abkehr der wissenschaftlichen Bestrebungen nach anderen, mehr versprechenden Richtungen hin geführt hat. Darin aber liegt eine schwere Schädigung, unter deren Einfluss die Entwicklung der Psychiatrie auf das empfindlichste gelitten hat. Nicht nur unsere wissenschaftliche Befriedigung, sondern auch die Rücksicht auf die täglichen Aufgaben, die wir im Verkehr mit Kranken, Angehörigen, Behörden und Gerichten zu lösen haben, fordert gebieterisch eine möglichst vollkommene klinische Beherrschung der Krankheitszustände, mit denen wir es zu thun haben, die Schaffung eines reichen und festen Besitzstandes an allgemein anerkannten Erfahrungen und Anschauungen. Nicht mit Unrecht beklagen wir die so rein persönliche Färbung unserer sämtlichen Lehrbücher. Ein Wandel darin kann aber nur durch umfassende und tief eindringende klinische Arbeit zahlreicher Forscher herbeigeführt werden. Nur auf diesem Wege werden wir endlich einmal zu einer Krankheitslehre kommen, die sich wenigstens mit einigem Rechte den entsprechenden Leistungen auf anderen Gebieten der Medizin an die Seite stellen darf."

Emil Kraepelin: „*Die klinische Stellung der Melancholie*“ (1899)

„... manic-depressive illness - this most humanly expressed, psychologically complicated, and moody of all diseases.“

Kay Redfield Jamison: „*Touched with Fire*" (1994)

◆

„Since the advent of the psychopharmacological revolution, manic-depressive illness has been the flagship for modern psychiatric research, a paradigm that inspired and shaped many other areas of research. Today, through the accumulation of knowledge of this illness and its treatment, it constitutes one of the extraordinary success stories of modern biochemical science. Our accumulated knowledge about manic-depressive illness is indeed impressive. But we face a paradox. Despite all we know, the illness too often remains unrecognized or misdiagnosed and inappropriately or ineffectively treated.“

Frederick K. Goodwin, S. Nassir Ghaemi: „*Understanding Manic-depressive Illness*" (1998)

◆

„Zu Recht wird in diesem Buch auf den Rückschritt hingewiesen, welcher 1899 durch Emil Kraepelins unitarisches Konzept des manisch-depressiven Irreseins entstand und die Forschung auf diesem Gebiete über etwa 70 Jahre entscheidend hemmte. Dies ist aber nicht als Vorwurf an Kraepelin selbst zu werten. Kraepelin war in seinen Konzeptionen flexibel und äußerst datenorientiert; er ließ sich durch empirische Evidenz immer wieder neu überzeugen. Problematisch sind vielmehr Forscher, die ohne Überprüfung der Grundlagen solche Konzepte naiv oder blind übernehmen und darauf basierend weiter forschen. Ist es nicht verdächtig, daß die psychiatrische Nosologie seit Kraepelin im Bereich endogener Erkrankungen über 100 Jahre fast keine Fortschritte gemacht hat?“

Jules Angst: Aus dem Geleitwort (1999)

SYNONYMIEN UND VERWIRRUNGEN

„... so muß ich allerdings darauf rechnen, dass die historische Vorführung der terminologischen Verwirrung in der Psychiatrie den Leser für meine eigene Schwäche milde stimme, und dass sie ihn mit einer guten Portion Geduld wappne, weil ich die überreiche Fülle der Psychiatrie an Aeusserlichkeiten noch um ein nicht Geringes vergrössert habe. Wer sich aber über diese Schwierigkeiten hinwegsetzen kann, die ich meinerseits weder umgehen konnte noch durfte, wer sich nur an den Inhalt des materiell Mitgetheilten halten mag, der wird, hoffe ich, in der Vereinfachung und Erleichterung des wissenschaftlichen Materials unserer Disciplin die Rechtfertigung für mein Verfahren ersehen und nach Erreichung des Endes die Geduld nicht ganz vergeblich angewandt zu haben, anerkennen."

Karl Kahlbaum: *„Die Gruppirung der psychischen Krankheiten und die Eintheilung der Seelenstörungen. Entwurf einer historisch-kritischen Darstellung der bisherigen Eintheilungen und Versuch zur Anbahnung einer empirisch-wissenschaftlichen Grundlage der Psychiatrie als klinischer Disciplin."* (1863)

Diese Aussage *Kahlbaums*, die er vor über 135 Jahren in seinem Buch festgehalten hat, besitzt auch heute noch Gültigkeit. Heute erscheint es jedoch noch schwieriger, noch schlimmer. Das Eindringen von amerikanischen Begriffen, vor allem nach dem Siegeszug des DSM-III und DSM-IV, die Anglizismen der wissenschaftlichen Sprache und der ansonsten begrüßenswerten Internationalisierung der psychiatrischen Sprache, verstärken die Begriffsverwirrung und vermehren die Synonymien.

Hier in diesem Buch einige der wichtigsten Synonyma:

- Affektive Erkankung = affektive Störung = affektive Psychose
- Bipolare affektive Erkrankung = manisch-depressive Erkrankung = bipolar I und bipolar II
- Dysthymia = Dysthymie = dysthyme Störung (die Bezeichnungen werden abwechselnd und gleichbedeutend benutzt)
- Endogene Depression = Melancholie = depressive Episode = Major Depression
- Mischzustände = mixed states = gemischt-bipolare Erkrankung = dysphoric mania = atypical mania
- Organische Depression = hirnorganische Melancholie = organisches depressives Syndrom
- Phase = Episode
- Psychotische Depression = wahnhafte Depression
- Rekurrente kurzandauernde Depression = rezidivierende kurze depressive Störung = recurrent brief depression
- Saisonal-abhängige Depression = saisonal-abhängige affektive Störung = seasonal affective disorders = SAD
- Unipolar = monopolar
- Zyklothymia = Zyklothymie = zyklothyme Störung (die Bezeichnungen werden abwechselnd und gleichbedeutend benutzt, wobei Zyklothymie in Verbindung mit manchen deutschen Autoren, etwa K. Schneider, Weitbrecht, Huber *„manisch-depressive Erkrankung"* bedeutet.)

Andere Synonymien werden Sie auch selbst entdecken und hoffentlich Verständnis dafür zeigen.

GELEITWORT

VON
JULES ANGST

„Dinge zu bezweifeln, die ganz ohne weitere Untersuchung jetzt geglaubt werden, das ist die Hauptsache überall."

„Nichts setzt dem Fortgang der Wissenschaft mehr Hindernisse entgegen, als wenn man zu wissen glaubt, was man noch nicht weiss."

„An jeder Sache etwas zu sehen suchen, was noch niemand gesehen hat, und woran noch niemand gedacht hat."

Georg Christoph Lichtenberg 1742-1799

Nach dem monumentalen amerikanischen Werk von *Frederick K. Goodwin* und *Kay Redfield Jamison* (1990) über manisch-depressive Störungen folgt hier ein thematisch noch breiteres Handbuch der unipolaren und bipolaren Erkrankungen, welches der Initiative von *Andreas Marneros*, unterstützt durch verschiedene andere Autoren, zu verdanken ist. Allein schon das enorme Literaturverzeichnis demonstriert die Schwierigkeiten und die immense Arbeit, welche erforderlich ist, um eine derartige Synthese angesichts der heutigen Flut von Publikationen zu schaffen.

Andreas Marneros ist dazu wie kaum ein anderer qualifiziert: Er glänzt nicht nur seit Jahrzehnten durch sein Werk auf dem Gebiet der affektiven und schizoaffektiven Störungen sondern er ist schon seit der Jugend durch exzellente Fähigkeiten, enorme Energie und Zielstrebigkeit aufgefallen. In Zypern wurde er schon in der Grundschule und im Gymnasium und später in der Aristoteles-Universität von Thessaloniki als Medizinstudent mit den höchsten Auszeichnungen bedacht. Er erhielt Ehrenpreise als bester Abiturient, für die beste Abiturarbeit und als bester Absolvent der medizinischen Fakultät der Aristoteles-Universität. 1973 kam er im Alter von 27 Jahren als wissenschaftlicher Mitarbeiter an die Neuropsychiatrische Klinik der Universität Mainz, wo er promovierte. 1980 habilitierte er sich in Köln und erhielt im Jahre 1983 eine C3-Professur an der selben Universität. 1985 bekam er eine ebensolche an der Universität Bonn, und 1993 wurde er auf eine C4-Professur für Psychiatrie und Psychotherapie an der Martin-Luther-Universität Halle-Wittenberg berufen.

Seine wissenschaftliche Produktivität wird durch ein umfangreiches Publikationsverzeichnis mit breiten wissenschaftlichen Schwerpunktgebieten dokumentiert. Sein ursprüngliches Interesse galt den hirnorganischen Störungen, wandte sich aber rasch über die organischen Depressionen und der Altersmelancholie den endogenen Erkrankungen allgemein zu. International ist *Andreas Marneros* besonders bekannt geworden durch verschiedene internationale Symposien über Schizophrenien, schizoaffektive und affektive Erkrankungen, welche er zusammen mit *Ming Tsuang* von der Harvard-Universität und *Nancy Andreasen* von der Iowa-Universität in Buchform publizierte. Die Monographie von *Marneros*, *Deister* und *Rohde* (1991) über eine katamnestische Studie von affektiven, schizoaffektiven und schizophrenen Psychosen ordnet sich in die stolze europäische Reihe der großen, methodisch sauberen Studien auf diesem Gebiete ein (Bleuler 1972, Ciompi und Müller 1976, Huber, Gross und Schüttler 1979).

Andreas Marneros bezeichnet sich als mein Schüler, obwohl er nie in Zürich gearbeitet hat. Wir haben uns das erste Mal 1975 bei einer Weissenauer Tagung in Lübeck getroffen und erstmals zusammen 1982 in einem Symposium anläßlich eines WPA-Sektions-Treffens über schizoaffektive Psychosen in Wien vorgetragen. *Andreas Marneros* gehört zur seltenen Spezies der guten klinischen Forscher. Er läßt sich durch das Resultat empirischer Studien überzeugen und ist fähig, seine Anschauungen entsprechend weiterzuentwickeln. Ein Beispiel dafür ist der von ihm erwähnte Wandel der nosologische Zuordnung von schizoaffektiven Erkrankungen, welche eine Mittelstellung zwischen Schizophrenien und Affektpsychosen einnehmen; das Thema wurde später in dem von ihm herausgegebenen Buch *„Psychotic Continuum"* 1995 auf internationaler Ebene besonders kompetent abgehandelt.

Ein weiterer charakteristischer Zug von *Andreas Marneros* ist etwas, was gute Forscher auszeichnet, nämlich an die Quellen zurückzugehen. *Albert Einstein* hat schon als Student nicht einfach gelernt, was seine Hochschullehrer vortrugen, sondern studierte sorgfältig die zugrunde liegenden wissenschaftlichen Originalarbeiten. *Andreas Marneros* hat in ähnlicher Weise, gemäß seiner hellenischen Herkunft und humanistischen Ausbildung, bei seinen historischen Studien die Arbeiten von *Aretäus von Kappadokien* (1. Jh. n.Chr.) mit Gewinn studiert. *Aretäus* hatte schon die Zusammengehörigkeit von Melancholie und Manie erkannt; das Konzept der bipolaren Erkrankungen wurde erst viel später durch *Falret* (1851) in Paris geschaffen.

Zu Recht wird in diesem Buch auf den Rückschritt hingewiesen, welcher 1899 durch *Emil Kraepelins* unitarisches Konzept des manisch-depressiven Irreseins entstand und die Forschung auf diesem Gebiete über etwa 70 Jahre entscheidend hemmte. Dies ist aber nicht als Vorwurf an Kraepelin selbst zu werten. Kraepelin war in seinen Konzeptionen flexibel und äußerst datenorientiert; er ließ sich durch empirische Evidenz immer wieder neu überzeugen. Problematisch sind vielmehr Forscher, die ohne Überprüfung der Grundlagen solche Konzepte naiv oder blind übernehmen und darauf basierend weiter forschen. Ist es nicht verdächtig, daß die psychiatrische Nosologie seit *Kraepelin* im Bereich endogener Erkrankungen über 100 Jahre fast keine Fortschritte gemacht hat (Conrad 1959)? Bei dieser Gelegenheit muß an das Motto des Geleitwortes von *Lichtenberg* erinnert werden, wonach große Hindernisse in der Forschung durch das Übernehmen von Irrtümern anderer Forscher entstehen.

Der prominenteste Häretiker war ohne Zweifel *Karl Kleist* mit seiner 1953 erschienenen, wenig bekannten Arbeit über die Klassifikation psychischer Störungen, in welcher er seine schon Jahrzehnte früher publizierten Konzepte vervollständigte und die monopolaren von den bipolaren Erkrankungen trennte - allerdings nicht im heute üblichen Sinne. Diese dichotome Klassifikation wurde später oft seinem Schüler *Karl Leonhard* zugeschrieben, welcher den bipolaren Störungen ergänzend die Angst-Glücks-Psychose (1939) beifügte. Die *Kleist-Leonhardsche*-Konzeption konnte sich zwar nicht durchsetzen, gewann aber in neuer Gestalt wieder Aktualität, als in den 60er Jahren die Monographien von *Angst* (1966), *Perris* (1966) und *Winokur* und *Clayton* (1967) zur Trennung der bipolaren Affekterkrankungen von den Depressionen erschienen.

Dieser kurze historische Rückblick war wichtig, weil wir heute wieder grundsätzlich vor analogen Schwierigkeiten stehen. Die sehr nützlichen und nötigen diagnostischen Manuale DSM-IV und ICD-10 offerieren eine diagnostische Klassifikation, welche die Grundlage zahlloser moderner biologischer und klinischer Forschungsarbeiten darstellen, ohne daß dabei die diagnostischen Konzepte weiter hinterfragt werden. Im Gegenteil, die blinde Übernahme dieser Diagnostik für die Forschung ohne weiteres Hinterfragen wird sogar als Qualitätsmerkmal gewertet. Statt mit kurzsichtigen Adepten von *Kraepelin* haben wir es jetzt mit Adepten der ICD oder des DSM zu tun. Diese Entwicklung ist sicher gefährlich und sehr nachteilig, weil solche wissenschaftlichen Ergebnisse in ihrer Gültigkeit eine besonders kurze Halbwertzeit haben und dauernd Gefahr laufen, mit dem ständigen diagnostischen Wandel zu veralten.

Die gegenwärtige Diagnostik selbst ist heute empirisch immer noch unzureichend begründet; sie beruht zu einem großen Teil auf individuellen klinischen Erfahrungen, auf der Generalisierung der Befunde von klinischen Studien und von nicht repräsentativen Stichproben. Dies gilt besonders für die DSM-IV, welche sich auf Feldstudien in psychiatrischen Praxen stützt (Widiger et al. 1998), welche für psychiatrische Erkrankungen nicht repräsentativ sein können. Die ICD-10 der WHO hingegen gründet zum Teil auf Feldstudien in primären Versorgungseinrichtungen und berücksichtigt daher schon viel besser die häufigen milderen und kürzeren psychischen Störungen, besonders im Bereich der Depressionen. Ausstehend ist noch der Beitrag repräsentativer epidemiologischer Untersuchungen zur Klassifikation psychischer Störungen; daß dabei longitudinale über Jahrzehnte dauernde Studien ebenso fruchtbar wären wie im klinischen Bereich, ist evident. *Kraepelins* bahnbrechende Klassifikation beruhte auf langjährigen sorgfältigen Beobachtungen von Kranken; analog sollte die moderne Klassifikation auf langjährigen Beobachtungen von repräsentativen Stichproben der Allgemeinbevölkerung gründen. Nur so können deskriptiv die Dimensionen psychischen Krankseins hinreichend erfaßt, klassifiziert und in ihrem Verlauf gültig beschrieben werden. Nur so können auch weitere Erkenntnisse über die Assoziation zwischen verschiedenen Syndromen oder diagnostischen Klassen gewonnen werden; nur epidemiologische Studien gewährleisten die Elimination des *Berkson* Bias (1946), indem sie aufgrund der Prävalenzraten in der Bevölkerung die zufällige Assoziation zweier Störungen errechnen lassen. Komorbiditäts-Studien an klinischen Stichproben können zwar Hypothesen generieren, sind aber fast ausnahmslos nicht schlüssig und verallgemeinerungsfähig, worauf besonders *Chantal Caron* und *Michael Rutter* (1991) anhand kinder- und jugendpsychiatrischer Daten hingewiesen haben. Diese Autoren haben auch betont, daß überraschend wenig Forschung sich der Frage widmet, ob ein dimensionaler oder kategorialer Ansatz für die Klassifikation besser geeignet ist; vor allem gibt es diesbezüglich kaum vergleichende empirische Studien, die auch versuchen, die Konzepte zu validieren.

Die Komorbiditäts-Problematik zeigt die Schwachstellen moderner psychiatrischer Klassifikationen. Es ist zum Beispiel empirisch nicht belegt, daß die Dysthymie eine spezifische depressive Erkrankung ist. Es handelt sich doch wohl nur um einen chronischen Verlaufstyp milder Depressionen, analog zur chronischen Major Depression. Ein eher überzeugender dimensionaler Ansatz liegt der ICD-10 mit ihrer Klassifikation depressiver Phasen nach dem Schweregrad zugrunde. Unsere neueren Untersuchungen haben illustriert, daß die drei im DSM und in der ICD-10 dominierenden diagnostischen Kriterien für depressive Erkankungen (Schweregrad, Dauer, Phasenfrequenz) selbst dimensionaler Natur sind (Angst und Merikangas 1999). Es folgt daraus, daß die gängigen diagnostischen Kategorien von Depressionen in dieses dreidimensionale System eingeordnet werden können; sie sind also keineswegs unabhängig voneinander (Angst 1998). Dies wird denn auch klar durch prospektive Untersuchungen zum Wandel der Diagnosen über verschiedene Phasen belegt (Angst et al. 1999).

Die Gefahr, diagnostische Kategorien für Krankheiten statt für deskriptive Syndrome zu halten, ist nicht die einzige. Eine weitere aktuelle Gefahr für die Forschung im Rahmen der heutigen diagnostischen Manuale DSM und ICD liegt darin, daß zwar ausgezeichnete standardisierte Interviews entwickelt werden, welche zwar genau auf diese diagnostischen Konzepte zurechtgeschneidert, aber nicht konzipiert sind, hinreichend Daten zu sammeln, welche nicht ins Schema passen. Auf diese Weise werden besonders bei Instrumenten, die zu eng auf das DSM ausgerichtet sind (DIS, SCID), eine hohe Zahl in der Praxis behandelter depressiver Zustände oder in der Gesamtbevölkerung vorkommender Hypomanien diagnostisch nicht erfaßt. Ein Klassifikationssystem, welches größere Teile der Phänomene, im besonderen behandelte psychiatrische Syndrome in der Allgemeinpraxis, nicht erfaßt, ist insuffizient. Dies ist insbesondere bei strikter Anwendung des DSM-IV der Fall. Die ICD-10 ist flexibler und hat, wie erwähnt, einen eher dimensionalen Ansatz, der auch milde Syndrome, in der amerikanischen Klassifikation fälschlicherweise als *„subsyndromal"* (Judd et al. 1994) bezeichnet, korrekt erfaßt. Die ICD-10 ist aber auch noch im Bereich kurzer Hypomanien ergänzungsbedürftig, zur Zeit werden die bipolaren Störungen noch immer unterdiagnostiziert.

Eine dimensionale Sicht des weiten Spektrums von schizophrenen, schizoaffektiven und affektiven Erkrankungen erscheint mir viel fruchtbarer als das Dogma einer einfachen, in der Realität nicht existierenden Dichotomie. Schon *Eugen Bleuler* (1929) hatte diesbezüglich zu einer synthetischen zweidimensionalen Denkweise aufgefordert, eine Anregung, die dem vorherrschenden dichotomisierenden Denken rasch zum Opfer gefallen ist. Wir haben in unseren Verlaufsuntersuchungen funktioneller Psychosen früh eine die diagnostische Klassifikation ergänzende syndromal-deskriptiven Methode verwendet (Angst und Weis 1968), welche neuerdings durch *Scharfetter* weiter verfeinert und durch *Stassen* und *Scharfetter* für Familienstudien eingesetzt wird. Auf der Syndromebene haben wir auch versucht, funktionelle Psychosen in ihrer syndromalen Komplexität zu beschreiben und nach multidimensionaler Skalierung mit Hilfe von Clusteranalysen zu gruppieren (Angst et al. 1983a). Psychopathologisch zeigte sich dabei ein fließender typologischer Übergang von schizophrenen zu affektiven Psychosen sowie der Befund, daß die meisten schizophrenen Psychosen auch affektive (depressive oder maniforme) Färbungen aufweisen (Angst und Scharfetter 1985; 1990). Wir hatten damals sogar die riskante Hypothese geäußert, daß allen endogenen Erkrankungen eine affektive Störung zugrunde liege (Angst et al. 1983b). Ein konsequenter dimensionaler Forschungsansatz fehlt bis jetzt auf diesem Gebiete, vor allem besitzen wir keine soliden epidemiologischen Daten über das Vorkommen milder, z.B. paranoider Phänomene mit ihren Übergängen zu ängstlich-mißtrauischen Verhaltensweisen in der Bevölkerung. Zu sehr war bis jetzt auch hier das Augenmerk auf Prävalenzerhebungen des klinischen schizophrenen Spektrums gerichtet. Es muß aber doch hervorgehoben werden, daß gerade mit der Konzeption des schizophrenen Spektrums (Kety et al 1971) schon früh eine bahnbrechende konzeptionelle Entwicklung in Richtung auf eine dimensionale Betrachtungsweise eingeleitet worden war.

Wohin soll uns diese Entwicklung führen? Es läßt sich darüber wohl nur spekulieren. Eine umfassende Inventarisierung psychopathologischer Phänomene in der Normalbevölkerung im Quer- und Längsschnitt könnte die nötigen Daten für integrale Abbildungen der Phänomene in einem vieldimensionalen Raum bereitstellen. Die dadurch gewonnenen syndromalen Strukturen könnten eine verallgemeinerungsfähige Beschreibung der möglichen psychopathologischen Ausdrucksformen des Menschen darstellen. Es unterliegt wohl keinem Zweifel, daß unsere Ausdrucksformen beschränkt sind; schon *Darwin* (1872) hat auf diese Tatsache hingewiesen. Ob nach einem weiteren Anwachsen unserer Kenntnisse dann noch scharfe Grenzen zwischen normal und pathologisch gezogen werden können, darf wohl bezweifelt werden. Eine bleibende Schwierigkeit dürfte dabei unsere Neigung sein, in ein- bis höchstens dreidimensionalen Vorstellungen gefangen zu bleiben als Folge unserer limitierten Fähigkeit, mehrdimensional zu denken oder uns gar geistig in solchen Räumen zu bewegen.

Der Einwand des *„wozu auch"* liegt nahe, eines Tages wird uns ja die neurobiologische zusammen mit der psychosozialen Forschung eine ätiologische Klassifikation psychischer Erkrankungen liefern. Eine saubere deskriptive Klassifikation wird aber auch dann noch weiter nötig sein. Ein Beispiel gibt uns die Forschung auf dem Gebiete der intellektuellen Behinderungen. Diese wurden funktionell zusehends differenziert, zahlreiche genetische Ursachen wurden identifiziert, aber dennoch hat sich eine quantitative dimensionale Klassifikation des Schweregrades geistiger Behinderungen in den diagnostischen Manualen gehalten. Über die ursächliche Diagnostik hinaus werden wir in der Zukunft für eine erfolgreiche Therapie immer auch ein möglichst naturgetreues Bild der Erkrankungen und letztlich auch der durch sie betroffenen Menschen benötigen.

TEIL A: KONZEPTE, DIAGNOSTISCHE KRITERIEN, PHÄNOMENOLOGIE

KAPITEL 1: AFFEKTIVE ERKRANKUNGEN: KONZEPTE UND DEFINITIONEN. EIN FORTFÜHRENDER RÜCKBLICK

„ ... Δοκέει τέ δέ μοι μανίης γε ἔμμεναι ἀρχή καί μέρος ἡ μελαγχολίη."	*„ ... Ich meine, daß die Melancholie Anfang und Teil der Manie ist."*
„ ... οἱ δέ μαίνονται, αὔξῃ τῆς νούσου μᾶλλον, ἡ ἀλλαγῇ πάθεος."	*„ ... die Entwicklung einer Manie ist vielmehr eine Zunahme der Krankheit (der Melancholie) als ein Wechsel in eine andere Krankheit."*
„ ...Ἦν δε ἐξ ἀθυμίης ἄλλοτε καί ἄλλοτε διάχυσις γένηται, ἡδονή προσγίγνεται ἐπί τοῖσι πλείστοισι· οἱ δέ μαίνονται."	*„ ... Bei den meisten klingt die Freudlosigkeit nach unterschiedlich langer Zeit ab und es entsteht dann eine Hedonie; bei den Betroffenen kommt es so zu einer Manie."*

Aretäus von Kappadokien: Über Ursachen und Symptome der chronischen Krankheiten, 1. Buch, Kapitel V, Übersetzung des Verfassers

1.1 Die jahrhundertelange Evolution

Das Jahr 1966 war ein gutes Jahr für die Erforschung der unipolaren und bipolaren Erkrankungen: In diesem Jahr wurden zwei wichtige Studien, die unabhängig voneinander durchgeführt worden waren, vorgelegt. Es handelt sich um die Studien *„Zur Ätiologie und Nosologie endogener depressiver Psychosen"* von *Jules Angst* und *„A study of bipolar (manic-depressive) and unipolar recurrent depressive psychoses"* von *Carlo Perris*. Beide Arbeiten belegten die nosologische Differenzierung unipolarer und bipolarer Erkrankungen. Damit wurden wesentliche Ansichten von *Karl Kleist* (1928), *Karl Leonhard* (1934, 1937, 1957a,b), *Edda Neele* (1949) u.a. bestätigt und ergänzt. Gleichzeitig wurden auch die Ansichten von *Jean-Pierre Falret* (1851, 1854) und von *Jules Baillarger* (1854), der beiden ungleichen und miteinander verfeindeten Väter des Konzeptes der unipolaren und bipolaren Erkrankungen, in der neuen Zeit *„rehabilitiert"*.

Obwohl die *Wernicke-Kleist-Leonhard*-Schule schon früher Wesentliches dazu geleistet hat (siehe Kapitel 3), kann man dennoch das Jahr 1966 als einen Einschnitt, oder wie *Pichot* (1995) es ausdrückte als *„das Wiedergeburtsjahr"* der bipolaren Erkrankungen betrachten.

In seiner 150jährigen Entwicklung war das Konzept der unipolaren und bipolaren Erkrankungen nicht immer durch Klarheit gekennzeichnet (vgl. dazu Berrios 1992, Goodwin und Jamison 1990, Perris 1992, Pichot 1995). Insbesondere die Ansichten der Schule von *Wernicke, Kleist* und *Leonhard* erreichten teilweise für manche Kliniker und Forscher nicht immer nachvollziehbare Dimensionen, so etwa die Konzepte der *„reinen Melancholie"* versus der *„reinen De-*

pression" bzw. der *„reinen Manie"* versus der *„reinen Euphorie"* oder durch die Plethora von Aufspaltungen der sogenannten endogenen (autochthonen) (Auto-) Psychosen. Durch die beiden erwähnten empirischen Studien von *Angst* und *Perris* sowie die kurz darauf folgende Arbeit von *Winokur* und *Clayton* (1967) konnten sich jedoch wesentliche Aspekte der Ansichten von *Falret* und *Baillarger*, von *Kleist, Neele, Leonhard* und anderen, in klarerer Form durchsetzen. Es wurde eine Basis geschaffen, auf der sich eine operationale und empirische klinische und paraklinische Forschung entwickelte (siehe in Goodwin und Jamison 1990, Marneros et al. 1991a, Perris 1992, Pichot 1995).

Es würde sicherlich den Rahmen dieses Buches sprengen, wenn wir versuchen würden, die historische Entwicklung der Begriffe und Konzepte von Manie und Melancholie bzw. Depression von *Hippokrates* (460-377) bis zur Mitte des 19. Jahrhunderts darzustellen. Wir verweisen diesbezüglich auf informative Werke wie die von *Falk* (1829) *Kraepelin* (1899b), *Leibbrand* und *Wettley* (1961), *Flashar* (1966), *Fischer-Homberger* (1968), *Stone* (1977), *Schmidt-Degenhardt* (1983), *Berrios* (1988, 1992), *Lanczik* und *Beckmann* (1991), *Perris* (1992), *Pichot* (1995) und *Angst* (1997h). An dieser Stelle geht es, uns stützend auf die oben zitierten Quellen und auf die uns zugänglichen Texte von *Hippokrates* sowie *Aretäus von Kappadokien* (siehe Zitate in diesem Buch), nur um eine orientierende Darstellung der Evolution der Ansichten über manisch-depressive Erkrankungen bis zu den grundlegenden Ansichten von *Falret* und *Baillarger*.

Die Zustände der Depression und der Exaltation waren auch den prä-hippokratischen Ärzten und Philosophen des Altertums bekannt. Personen und Szenen aus den Werken von *Homer* werden von Ärzten und Philosophen des Altertums diesbezüglich zitiert (etwa von *Aristoteles* oder *Aretäus von Kappadokien*). *Hippokrates* jedoch beschrieb systematisch die beiden Zustände und führte sie vor allem auf körperliche Ursachen zurück. Seine Beschreibungen über Melancholie und Manie unterscheiden sich nicht so deutlich von den heutigen, wie manche Autoren meinen, sondern sie sind eine breitere Gruppe von Erkrankungen als die aktuellen. Dies gilt auch für spätere griechische Ärzte (siehe nachfolgende Seiten). Auch andere antike Ärzte, wie *Galen*, *Soranus von Ephesos*, *Aurelianus* und andere ergänzen und bereichern die hippokratischen Beschreibungen. Eine ganz besondere Stelle in der Reihe der Gründer der wissenschaftlichen Medizin nimmt *Aretäus von Kappadokien* ein, der als erster das Alternieren von Melancholie und Manie beschrieb.

Aretäus war ein berühmter griechischer Arzt der Antike, aus Kappadokien in Kleinasien. Er lebte in der zweiten Hälfte des 1. Jahrhunderts in Alexandria. *Aretäus von Kappadokien* beschrieb in ausgezeichneter Weise, dem *Hippokrates* nahe, körperliche und psychische Erkrankungen sowie ihre Therapien. Die meisten von ihm verwendeten Begriffe und Krankheitsbezeichnungen sind bis heute in der internationalen Nomenklatur noch aktuell.

Wir wollen an dieser Stelle keine historischen Diskussionen entfachen. Es verwundert uns jedoch angesichts der als Motto dieses Kapitels eingefügten Originalzitate des *Aretäus von Kappadokien*, daß in manchen Beiträgen über die Geschichte der affektiven Erkrankungen *Aretäus* nicht als der Erstbeschreiber einer manisch-depressiven Erkrankung angegeben wird (Angst 1997h, Berrios 1988, Fischer-Homberger 1968, Lanzcik und Beckmann 1991). Die Vertiefung im Kapitel V des 1. Buches von *Aretäus von Kappadokien*: *„Über Ursachen und Symptome der chronischen Krankheiten"* vermittelt u.a. folgendes:

a) Er sieht eine gemeinsame Ursache von Melancholie und Manie, nämlich die *„schwarze Galle"*, die zu den Hypochondrien und dem Diaphragma steigt, wobei er jedoch zusätzlich für die Manie auch eine *„sympathische"* Affizierung des Kopfes nennt (i.S. einer *„in Mitleidenschaft ziehenden"* Affizierung). Als Ursache beider Zustände sieht er die *„Trokkenheit"*, wobei damit wohl die Trockenheit des Gehirns gemeint ist (wie *Hippokrates* in: *„Über die Heilige Erkrankung"), wobei „die Ursache der Krankheit (der Manie) im Kopf und in den Hypochondrien sitzt; manchmal beeinträchtigt das eine das andere. Der Schwerpunkt jedoch liegt sowohl bei der Manie als auch bei der Melancholie in den Bauchorganen"* (im selben Werk, Kapitel VI, Übersetzung des Verfassers).
b) Manie ist eine Zunahme der Melancholie.
c) Manie stellt das phänomenologisch konträre Bild zur Melancholie dar.
d) Auch das Argument, daß die Konzepte der Melancholie und Manie in der antiken griechischen Literatur **anders** sind als die heuti-

gen modernen (Berrios 1988), ist nur teilweise richtig. Zumindest können die Beschreibungen von Manie und Melancholie von *Aretäus von Kappadokien* („*Über Ursachen und Symptome der chronischen Krankheiten*", 1. Buch, Kapitel V und VI) diese Annahmen nicht unterstützen. Das sorgfältige Studium dieser Kapitel belegt folgendes: Melancholie und Manie sind nicht **andere** Konzepte sondern **breitere** als die heutigen. Sie beinhalten die Melancholie, wie wir sie heute verstehen (endogene Depression, Major Depression), psychotische Depression, schizoaffektive Erkrankungen, Schizophrenien mit affektiver Beteiligung, „*Mischzustände*" (gemischt-bipolare Erkrankungen) und teilweise auch organische Psychosen.

e) Er unterscheidet zwischen Melancholie (als eine biologisch entstandene Erkrankung) und einer reaktiven Depression (als einen psychologisch ableitbaren Zustand).
f) Unter der Bezeichnung Manie beschreibt er die typischen Manien und Hypomanien, aber auch (nach heutiger Nomenklatur) zykloide, schizophrene Psychosen, Mischzustände (gemischt-bipolare) schizoaffektive und zum Teil auch organische Psychosen.
g) Er unterscheidet zwischen Manie und Phrenitis (die sich teilweise mit der heutigen Schizophrenie und anderen paranoid-halluzinatorischen Syndromen deckt) in dem Sinne, daß Patienten mit Phrenitis Halluzinationen haben („*sie sehen etwas mit ihren Augen, was nicht vorhanden ist und haben Erscheinungen, die andere nicht wahrnehmen*"). Maniker dagegen nehmen die Umgebung richtig wahr, aber sie beurteilen die Realität falsch.

Wir betrachten die Leistungen von *Aretäus von Kappadokien* als bemerkenswert. Wir meinen, daß die von manchen geäußerten Ansichten, er habe keine Verbindung zwischen Manie und Melancholie gesehen, oder daß Manie und Melancholie andere und nicht breitere Konzepte darstellten als die heutigen, auch dadurch gefestigt und verbreitet wurden, weil einmal geäußerte Ansichten mancher Autoren von anderen wegen der eingeschränkten Möglichkeiten, das griechische Original mit heutigen Ansichten fachkundig zu vergleichen, übernommen wurden.

Das Aufeinanderfolgen von Manie und Melancholie wurde von späteren Autoren vor allem im 17., 18. und 19. Jahrhundert beschrieben. Repräsentativ seien hier *Willis* (1676, 1684), *Esquirol* (1820), *Heinroth* (1818), *Griesinger* (1845) sowie andere europäische Psychiater (siehe Stone 1977) erwähnt. *Griesinger* (1845) beschreibt nicht nur den Übergang der Melancholie zur Manie, den er als gewöhnlich bezeichnet, sondern er vertritt auch die Auffassung, daß die Erkrankung in einem Zyklus der beiden Formen besteht, mit regelmäßigem Alternieren. Darüberhinaus berichtet er, daß es eine Abhängigkeit der beiden Formen von der Jahreszeit gibt, mit Auftreten der Melancholie meist im Herbst und Winter, und der Manie meist im Frühling. Er beschreibt Formen der beiden psychopathologischen Konstellationen, die nicht nur an die „*saisonalen affektiven Störungen*" der heutigen Psychiatrie, sondern auch an das „*Rapid Cycling*" erinnern. Trotzdem wurde von den oben genannten Autoren des 17. und 18. Jahrhunderts aus dem Alternieren der beiden Formen nicht die Schlußfolgerung gezogen, daß es sich hierbei um eine eigene Entität handelt.

Dieser Schritt wurde erst mit *Falret* im Jahre 1851 vollzogen.

1.2 Die ungleichen Väter eines folgenreichen Konzeptes: *Jean-Pierre Falret* und *Jules Baillarger*

Im Jahr 1851 erschien in der Gazette des Hôpitaux ein 13zeiliger kurzer Absatz („*De la folie circulaire ou forme de maladie mentale characterisée par l'alternative régulière de la manie et de la mélancholie*"), in welchem *Jean-Pierre Falret* (1794-1870) erstmals eine eigene Form der psychischen Erkrankung, also eine nosologische Entität, beschreibt, die er mit dem *Namen „folie circulaire"* (in deutsch als *„zirkuläres Irresein"* übernommen) bezeichnet. Die *„folie circulaire"* ist gekennzeichnet durch einen kontinuierlichen Zyklus von Depression, manischer Exaltation und ein unterschiedlich langes freies Intervall. Dieses Konzept wurde in den darauffolgenden Jahren vervollkommnet, so daß im Jahre 1854 zunächst eine ausführlichere Darstellung in den „*Leçons cliniques de médecine mentale faites à l'hospice de la Salpêtrière*" erschien, die wenige Wochen später in einer Sitzung der Académie de la médecine in Form einer Abhandlung unter dem

Titel *„Mémoire sur la folie circulaire, forme de maladie mentale characterisée par la reproduction successive et régulière de l'état maniaque, de l'état mélancholique, et d'un intervalle lucide plus ou moins prolongé"* weiter ergänzt wurde. In den genannten Arbeiten wehrte sich *Falret* gegen die Auffassung, den Übergang (*„Transformation"*) der Manie in die Melancholie und umgekehrt als ein zufälliges Ereignis anzunehmen. Er meinte, daß eine bestimmte Kategorie von psychischen Erkrankungen bestehe, bei welchen sich mit Kontinuität und in regelmäßiger Art und Weise die Aufeinanderfolge von Manie und Melancholie manifestiert. Dies betrachtete er als eine Grundlage zur Anerkennung einer besonderen Form von psychischer Erkrankung, eben der *„folie circulaire"*. Obwohl auch von früheren Autoren die Kontinuität und die Regelmäßigkeit des Aufeinanderfolgens von Melancholie und Manie beschrieben wurden, war *Falret* wohl der erste, der aus dieser Tatsache das Vorliegen einer *„besonderen"* Form von Erkrankung erkannte (Angst 1997h, Langer 1994, Pichot 1995).

Im Jahre 1854 präsentierte *Jules Baillarger* sein Konzept der *„folie à double forme"* sowohl im Protokoll der Sitzung der Académie de la médecine, in der auch *Falret* seine Abhandlung über die *„folie circulaire"* gelesen hat, als auch in der Arbeit *„De la folie à double forme"* in einer überaus polemischen Art und Weise gegenüber dem *Falretschen* Konzept. Die Dramatik der Auseinandersetzung zwischen *Falret* und *Baillarger* – auch in ihrer menschlichen Dimension – wurde von *Pichot* in faszinierender *„Plutarchischer Art und Weise"*, wie er selbst sagte, als *„Drama in drei Akten"* – in einer, trotz mancher Ungenauigkeiten, etwa was *Kahlbaum* und die deutsche Psychiatrie betrifft, sehr lesenswerten Arbeit – dargestellt (Pichot 1995).

Die Schlußfolgerungen, die die beiden Autoren gezogen haben, sind sehr unterschiedlich. *Baillarger* nimmt eine Art von Krankheitsanfall an, in dem Manie und Melancholie ineinander übergehen, und postuliert Unterbrechungen, die zwischen den Episoden liegen. Der longitudinale Aspekt, der auch freie Intervalle berücksichtigt und für *Falret* von so großer Bedeutung ist, wird für die Diagnose einer Krankheitseinheit von *Baillarger* nicht mehr akzeptiert, sondern der Übergang von Manie zur Melancholie und umgekehrt (plus Unterbrechung).

1.3 Die Zeit bis *Emil Kraepelin* im deutschsprachigen Raum

Karl Kahlbaum war wohl der erste, der sowohl den Begriff der *„folie circulaire"* als auch den Begriff der *„folie à double forme"* eingeführt hat, aber nicht, wie *Pichot* (1995) meint, im Jahre 1874 mit seinem Buch über Katatonie, sondern schon im Jahr 1863, in seinem Buch *„Die Gruppirung der psychischen Krankheiten und die Eintheilung der Seelenstörungen"*.

Kahlbaum schreibt: *„Empirischer das hier vorliegende Verhältniss aufzufassen, ist von den Franzosen der Anfang gemacht, indem sie ihr Augenmerk auf eine besondere Verlaufs-Varietät der Vesania typica richteten und in den Fällen, in welchen die Aufeinanderfolge von Melancholie und Manie sich mehrmals wiederholt, oder diese Stadien von einer gewissen längeren, gleichmässigen Dauer sind und die Wiederholungen von einem störungsfreien Zwischenraum getrennt werden oder, wo die Stadien an eine bestimmte Jahreszeit gebunden sind – der Begriff ist nämlich noch nicht zu allgemeiner und gleichmässiger Anerkennung gelangt und die Hauptarbeit über dieses Thema, die von Baillarger, hat noch nicht ihren Schluss erreicht – indem sie also in gewissen Fällen von eigenthümlichem Verlaufe eine besondere Krankheitsart annehmen, welche Baillarger als 'folie à double forme' aufgeführt hat."* (Kahlbaum 1863, S. 72).

Die Grundlage der *Falretschen* Beschreibung der *„folie circulaire"* ist, so *Kahlbaum*, durch die Werke *Griesingers* angeregt: *„Diese Fälle eben sind es, welche ich oben zur Erwägung bringen wollte, als ich von der mehr empirischen Auffassung der Franzosen zu reden anfing. Angeregt durch Griesingers Vorführung von Fällen, in welchen das durch lichte Zwischenräume getrennte Auftreten von Melancholie und Manie an gewisse Jahreszeiten gebunden zu sein schien und einen durch mehrere Jahre ausgedehnten regelmässigen Verlauf nahm und gestützt auf desselben Forschers Vergleich mit einer kreisförmigen Wiederkehr und Abgeschlossenheit, oder mit einem Kreise, einem Cyclus, hatte Falret solche Fälle als 'folie circulaire" bezeichnet. Während Griesinger schon mit einiger Bestimmtheit andeutet, dass es sich in solchen Fällen nicht um mehrere Krankheiten handle und auch Falret wohl nicht an zwei durchaus verschiedene Krankheitsprozesse gedacht hat, hebt Baillarger* *unter Anknüpfung an solche Fälle, welche mir die Veranlassung zur Bildung der Vesania typica als Krankheitsform gegeben haben, und unter Citirung der älteren Beobachter (Willis u.A), in Opposition mit diesen Autoren und mit besonderem Nachdruck hervor, dass es sich nur um* ***eine*** *Krankheit handle trotz der zwei verschiedenen Formen, in welchen sie erscheine und nennt sie daher 'folie à double forme'."* (Kahlbaum 1863, S. 74-75).

In der Fortsetzung widerspricht *Kahlbaum* teilweise den Ansichten *Baillargers*: *„Wenn nun aber Baillarger ferner sagt, es sei offenbar gar keine Analogie zu statuiren zwischen den Fällen, wo die Manie nach einigen Stunden oder Tagen der Traurigkeit und Niedergeschlagenheit ausbricht und jenen, wo diese Krankheit von einem wirklichen Anfall von Melancholie, welcher sich durch mehrere Monate gezogen hat, eingeleitet wird – so kann ich nur wieder das wissenschaftliche Bedauern aussprechen, dass dieser ausgezeichnete Psychiater durch solche unmotivirte Selbstbeschränkungen die weitere Entwickelung seiner scharfsinnig angelegten Erwägungen verhindert hat. In der That scheint es mir viel leichter, in den Fällen mit kurz dauernden melancholischen Präludien und ohne lucides Intervall die Identität des Prozesses anzuerkennen, als in jenen der bezeichneten Art; und nur erst aus dem Vorhandensein einer grösseren Reihe von Fällen mit stätig steigender Dauer der hellen Zwischenräume wie der melancholischen Stadien, meine ich, kann der empirische Beweis gezogen werden, dass auch bei weiter auseinander gelegenem Auftreten jener zwei äusserlich ganz verschiedenen Seelenstörungsbilder es sich nur um einen und denselben Prozess in verschiedenen Entwikkelungsstufen handelt. Immerhin aber erscheint mir diese Abweichung in dem Verlauf der Typica completa wichtig genug, dass auch ich sie als eine besondere Varietät ansehen möchte und als solche mit einem eigenen Namen (Typica completa, varietas circularis) bezeichnen würde."* (Kahlbaum 1863, S. 75).

Ludwig Meyer veröffentlichte im Jahr 1874 seine Arbeit *„Ueber circulaere Geisteskrankheiten"*. In dieser Arbeit kritisierte er sowohl die Ansichten *Falrets* als auch die Ansichten *Baillargers*.

Er schreibt: *„Die Beobachtungen Falrets und später Baillargers über die regelmäßige und fortgesetzte Aufeinanderfolge melancholischer und maniacalischer Zustände und die Ansicht, daß dieser gleichsam cyclische Verlauf eine besondere Form von Geisteskrankheit bilden, haben schon zu ihrer Zeit keine allzu große Beachtung gefunden und sind schließlich nahezu in Vergessenheit gerathen. Das Interesse an diesen Beobachtungen mußte sich abstumpfen, wenn man in ihnen, in Uebereinstimmung mit den Beobachtern selbst, nur die Folgen eines damals allgemein anerkannten pathologischen Gesetzes, nichts weiter als die psychische Reaktion gegen die voraufgegangene Depression oder Exaltation annahm"* (Meyer 1874).

Ganz im Sinne *Falrets* und konträr zu *Meyer* bleiben dagegen auch die späteren Ansichten *Kahlbaums*. In seinem Buch über Katatonie aus dem Jahre 1874 bezeichnet er die Beschreibung der folie circulaire als einen echten Fortschritt. Zehn Jahre später schreibt *Kahlbaum* in einer kleinen Publikation: *„Das cyklische Irresein gehört zu den wenigen psychischen Krankheitsformen, welche einigermaassen allgemeine Anerkennung gefunden haben. Für den practischen Arzt bietet diese Form ein besonderes Interesse, weil sie, nicht selten vorkommende, sehr häufig eine so geringe Intensität zeigt, dass sie ausserhalb der Anstalt ihren Verlauf macht". Weiter heißt es: „... so erhellt hieraus, dass wir es bei dem cyklischen Irresein mit einer einheitlichen Krankheit des Gefühlslebens zu thun haben, die ein Stadium des Anstiegs und Abstiegs erkennen lässt ..."* (Kahlbaum 1884).

Außer in den Werken *Kahlbaums* (1863, 1874, 1882, 1884), der dem Verlauf eine wesentliche Bedeutung für die Klassifikation beimaß, fand das *„circuläre Irresein"* um diese Zeit große Anerkennung bei anderen Autoren, etwa bei *Kirn* (1878) (vgl. Angst 1997h, Pichot 1995).

Auch in England und Nordamerika fanden die Ansichten *Falrets* und *Baillargers* Anklang, wie Publikationen in *„Brain"* (Foville 1882) oder im *„American Journal of Insanity"* (Hurd 1884) zeigen (siehe auch Angst 1997h, Langer 1994 und Pichot 1995).

1.4 *Emil Kraepelin*: Ein Rückschritt

Nicht nur in Deutschland, sondern weltweit hatte bekanntlich das fundamentale Werk *Kraepelins* eine entscheidende Wirkung. Durch die von ihm postulierte Dichotomie der endogenen Psychosen in *„Dementia praecox"* und *„manisch-depres-*

sives Irresein" wurde Wesentliches zur Bereinigung der begrifflichen Verwirrung der Zeit vor ihm geleistet. Gleichzeitig jedoch wurde manches so vereinfacht, daß die *Kraepelinsche* Systematik auf bestimmten Gebieten als Rückschritt bezeichnet werden muß (Marneros et al. 1991a). Ein Rückschritt war vor allem die *„Zusammenpressung"* von Manie und Depression in allen ihren Verlaufsformen und Ausprägungen in eine einzige Kategorie, nämlich die des *„manisch-depressiven Irrenseins"* (1899a,b).

Dieses Zusammenführen wirkt zuerst erstaunlich, weil *Kraepelin* in den ersten Ausgaben seines Lehrbuches (1883, 1887) das *„circuläre Irresein" Falrets* als eine gut etablierte Form psychischer Erkrankungen bezeichnet. Erst später führte er das breite Konzept des *„manisch-depressiven Irreseins"* ein, eine Entwicklung, die 1893 bereits fortgeschritten war und ihren Abschluß 1899 mit der Publikation *„Die klinische Stellung der Melancholie"* und mit dem Begriff *„manisch-depressives Irresein"* in der 6. Ausgabe seines Lehrbuches fand.

In seiner Arbeit *„Die klinische Stellung der Melancholie"* aus dem Jahre 1899b schreibt *Kraepelin*: *„Leider indessen geben unsere Lehrbücher uns nicht die geringsten Anhaltspunkte dafür, wie wir circuläre Depression und Melancholie auseinanderhalten könnten, so lange uns nicht der Verlauf selber darüber aufklärt. Die Beschreibung der melancholischen Zustände deckt sich auf das vollkommenste mit derjenigen der circulären Depression, ja wir können kaum bezweifeln, dass gerade die schönsten und packendsten Schilderungen der Melancholie zum grossen Teile einfach aus Beobachtung circulärer Fälle abgeleitet worden sind"* (Kraepelin 1899b, *„Die klinische Stellung der Melancholie"*, S. 328).

Und einige Seiten weiter schreibt er: *„Ausser der Erfahrung, dass sich in einer ganzen Reihe von manischen Anfällen unvermutet ein depressiver einschieben kann, und dass die Fälle ungemein selten sind, in denen neben der manischen Erregung nicht das geringste Anzeichen von Depressionszuständen erkennbar wird, ist es namentlich die völlige Unmöglichkeit, die manischen Anfälle des circulären Irreseins irgendwie von denjenigen der periodischen Manie zu unterscheiden. Wenn aber die periodische Manie mit dem circulären Irresein wesensgleich ist, so wird man die Möglichkeit nicht leugnen können, dass auch die periodische Melancholie oder wenigstens ein Teil der so bezeichneten Fälle in Wirklichkeit als Form des circulären Irreseins aufzufassen ist, bei der sämtliche Anfälle die depressive Färbung angenommen haben, wie bei der periodischen Manie die manische."* (Kraepelin 1899b, *„Die klinische Stellung der Melancholie"*, S. 333)

Die Einheitlichkeit der Diagnose *„manisch-depressives Irresein"* ergibt sich für *Kraepelin* aus der Annahme ein und desselben grundlegenden Krankheitsvorganges (Kraepelin 1899b), der seinem Wesen nach unklar ist, und der seinen Ausdruck in klinisch einheitlichen Symptomenkomplexen findet, welche ineinander übergehen können. Die *„Mischzustände"*, das gleichzeitige Auftreten von manischen und depressiven Symptomen, haben seine Auffassung von der Einheitlichkeit der Diagnose beeinflußt. *Kraepelin* geht von der Annahme aus, manische und depressive Syndrome sind durch Störungen des Denkens, der Stimmung und des Willens gekennzeichnet: In der Manie durch Ideenflucht, gehobene Stimmung und *„erleichterte Auslösung von Willenshandlungen"* (Kraepelin 1899b), in der Depression durch Denkhemmung, Traurigkeit und Entschlußunfähigkeit. Treten diese Störungen nun gegeneinander zeitlich versetzt auf, entstehen Mischzustände. Manie und Depression sind folglich nur verschiedene Ausdrucksformen eines gemeinsamen Krankheitsvorganges. Die Unterscheidung unipolarer und bipolarer Störungen war damit hinfällig geworden.

Im Kapitel über das *„manisch-depressive Irresein"* schreibt er: *„Das manisch-depressive Irresein, wie es in diesem Abschnitte geschildert werden soll, umfasst einerseits das ganze Gebiet des sogenannten periodischen und circulären Irreseins, andererseits die meist noch davon unterschiedene einfache Manie. Im Laufe der Jahre habe ich mich mehr und mehr davon überzeugt, dass alle die genannten Bilder nur Erscheinungsformen eines einzigen Krankheitsvorganges darstellen. Möglich ist es freilich, dass sich späterhin eine Reihe von Unterformen bilden oder auch einzelne kleine Gruppen wieder ganz abspalten werden; wenn das aber geschieht, so werden dabei nach meiner Ansicht ganz gewiss nicht diejenigen Zeichen massgebend sein dürfen, die man zur Zeit überall in den Vordergrund zu stellen pflegt. Was mich zu dieser Stellung in der Frage veranlasst, ist zunächst die Erfahrung, dass in allen angeführten Krankheitsbildern trotz vielfacher äusserlicher Verschiedenheiten doch gewisse Grundzüge immer in gleicher Weise wiederkehren. Kennt man diese, so wird man,* *abgesehen von gewissen praktischen Schwierigkeiten, stets im Stand sein, aus ihnen die Zugehörigkeit des einzelnen Zustandsbildes zu dem grossen Formenkreise des manisch-depressiven Irreseins zu erschliessen und damit eine Reihe von Anhaltspunkten für die besondere klinische und prognostische Bedeutung des Falles zu gewinnen. Auf der anderen Seite ist es, so viel ich sehe, gänzlich unmöglich, irgend welche bestimmten Grenzen zwischen den einzelnen bisher auseinander gehaltenen Krankheitsbildern aufzufinden. Von der „einfachen" Manie führen die zahlreichen Beobachtungen mit 2, 3, 4 Anfällen im Leben ganz unmerklich zur periodischen Form hinüber, und von dieser gelangen wir zum circulären Irresein durch jene Fälle, in denen immer deutlichere depressive Vor- oder Nachstadien das reine Bild der Manie allmählich trüben, oder in denen die lange Reihe der manischen Anfälle unvermuthet einmal durch einen Depressionszustand unterbrochen wird."* (Kraepelin 1899b, S. 359-360).

Ein weiteres Argument für die Zusammenfassung ist die Überlappung der klinischen Bilder: *„Von vielleicht noch größerer Bedeutung, als der Aufbau der Zustandsbilder aus bestimmten Grundstörungen, ist die Erfahrung, daß alle hier zu einer klinischen Einheit zusammengefaßten Krankheitsformen nicht nur ohne erkennbare Grenzen ineinander übergehen, sondern daß sie auch in einem und demselben Krankheitsfalle einander vertreten und ablösen können. Auf der einen Seite ist es, wie später noch genauer erörtert werden soll, grundsätzlich wie praktisch gänzlich unmöglich, einfache, periodische und zirkuläre Verlaufsarten irgendwie zuverlässig auseinanderzuhalten; überall gibt es fließende Übergänge. Andererseits aber sehen wir bei dem gleichen Kranken nicht nur Manie und Melancholie, sondern auch Zustände tiefster Verworrenheit und Ratlosigkeit, ausgeprägte Wahnbildungen und endlich leichteste Stimmungsschwankungen miteinander wechseln. Ferner bilden dauernde, einseitige Stimmungsfärbungen ganz gewöhnlich den Hintergrund, auf dem sich voll entwickelte, umgrenzte Kranheitsanfälle des manisch-depressiven Irreseins herausbilden."* (Kraepelin 1913, S. 1184).

Eine einheitliche Prognose ist für *Kraepelin* ein weiteres Argument, alle genannten Zustände einheitlich zu betrachten: *„Ein weiteres gemeinsames Band, das alle die hier zusammengefaßten Krankheitsformen umschlingt und ihre Zerlegung praktisch nahezu bedeutungslos erscheinen läßt, ist ihre einheitliche Prognose. Zwar gibt es leichte und schwere, kurz oder lange dauernde Anfälle, aber sie wechseln regellos im gleichen Erkrankungsfalle; dieser Unterschied ist somit für die Abgrenzung verschiedener Krankheiten nicht verwertbar. Weit eher schon könnte man an eine Gruppierung nach der Häufigkeit der Anfälle denken, die natürlich dem Arzte äußerst willkommen sein würde. Es scheint jedoch, daß wir es auch hier nicht mit grundsätzlichen Unterschieden zu tun haben, da sich trotz gewisser allgemeiner Regeln eine Ausscheidung bestimmter Formen unter dem genannten Gesichtpunkte nicht hat durchführen lassen. Dagegen springt die allgemeine Erfahrung in die Augen, daß die Anfälle des manisch-depressiven Irreseins in der hier versuchten Umgrenzung niemals zu tiefer Verblödung führen, selbst dann nicht, wenn sie das ganze Leben fast ohne Unterbrechung ausfüllen. Gewöhnlich pflegen sogar alle Krankheitserscheinungen völlig zu schwinden; wo das aber ausnahmsweise einmal nicht der Fall ist, kommt doch nur ein leichterer, eigenartiger seelischer Schwächezustand zur Entwicklung, der den hier zusammengefaßten Formen ebenso gemeinsam ist, wie er sich von Verblödungen bei andersartigen Erkrankungen unterscheidet."* (Kraepelin 1913, S. 1185).

Als *„letzte Stütze"* für seine Ansichten bezüglich eines umfangreichen *„manisch-depressiven Irreseins"* können die Vererbungsmuster gelten: *„Bei den Mitgliedern derselben Familie finden wir häufig genug nebeneinander ausgesprochene periodische oder zirkuläre Erkrankungen, gelegentliche, einmalige Verstimmungs- oder Verwirrtheitszustände, endlich leichteste, regelmäßige Stimmungsschwankungen oder dauernde auffällige Färbung der Gemütsart. Unter welchem Gesichtspunkte man demnach auch die manisch-depressiven Erkrankungsformen betrachten möge, von demjenigen der Ursachenlehre oder der klinischen Erscheinungen, der Verlaufsart oder des Ausgangens – überall zeigt es sich, daß hier Übereinstimmungen bestehen, die eine einheitliche Zusammenfassung unseres Gebietes und seine gemeinsame Abgrenzung von allen anderen, bisher besprochenen Krankheitsformen nahelegen. Die weitere Erfahrung muß lehren, ob und nach welchen Richtlinien sich in dem weiten Gebiete kleinere Untergruppen werden voneinander scheiden lassen."* (Kraepelin 1913, S. 1185).

1.5 Die Opposition gegen *Kraepelin*: Unipolare und bipolare Erkrankungen bei *Wernicke, Kleist, Leonhard* und ihren Schülern

Die Systematik *Kraepelins* hat viele Opponenten gefunden, vor allem die Hallesche Schule um *Wernicke* und seinen damaligen Assistenten in Halle – und späteren Ordinarius in Rostock und Frankfurt am Main – *Karl Kleist*.

Die differenziertere Betrachtungsweise *Wernickes* von depressiven und euphorischen Syndromen (1906) – z.B. beschreibt er unter der Bezeichnung *„Melancholie"* fünf verschiedene Syndrome – (affektive Melancholie, depressive Melancholie, Melancholia agitata, Melancholia attonita und Melancholia hypochondriaca) – wurde die Basis für die spätere empirische Arbeit von *Kleist*, *Neele*, *Leonhard* und deren Mitarbeiter und Schüler.

Wernicke widerspricht der Auffassung *Kraepelins*, daß die Melancholie nur eine Teilerscheinung der manisch-depressiven Erkrankung ist. Die manisch-depressive Krankheit dürfte nach Ansicht *Wernickes* nicht auf Einzelfälle von Melancholie oder Manie ausgedehnt werden (1900). Die zirkuläre Geisteskrankheit wird in Übereinstimmung mit *Falret* und *Baillarger* als regelmäßiges Alternieren manischer und depressiver Zustände beschrieben, die durch kürzere oder längere Intervalle miteinander verbunden sind.

Mit subtilem differentialdiagnostischem Vorgehen beschreibt *Wernicke* eine Vielzahl affektiver Krankheitsbilder, deren Symptomatologie er mit neurophysiologisch-neuropathologischen Modellvorstellungen zu erklären versucht. Den Kern der Gruppen bilden die *„affektive Melancholie"*, die *„reine Manie"* und die *„circuläre Geisteskrankheit"*.

Der Schüler von *Wernicke*, *Karl Kleist*, verweist in dem Geleitwort der Monographie seiner Mitarbeiterin *Edda Neele „Die phasischen Psychosen nach ihrem Erscheinungs- und Erbbild"* (1949) auf die Unstimmigkeiten in *Kraepelins* System; er schreibt: *„Das durch solche Unstimmigkeiten entstehende gedankliche Unbehagen drängte mich 1911 zu einer Kritik des manisch-depressiven Irreseins und zu dem Versuch, gewisse mir unzureichend erscheinende Bestimmungen des Krankheitsbegriffes durch andere zu ersetzen, die den widersprechenden Beobachtungen angemessen waren. Das Prinzip der zureichenden Bestimmtheit war darin wirksam und beruhigte sich erst mit der Umgrenzung eines weiteren Krankheitskreises, dessen allgemeine Merkmale das selbständige Auftreten, der phasische Verlauf, die Wiederherstellung, die Neigung zum Rückfall und zum Wechsel gegensätzlicher Krankheitszustände waren und der sehr verschiedenen Sonderformen affektiver, psychomotorischer, denktätiger, wahnbildender und anderer Art Raum gab."* (Kleist 1949). *Kleist* verwarf das Konzept des manisch-depressiven Irreseins von *Kraepelin* und vertrat, so wie sein Lehrer *Wernikke*, die Auffassung, daß verschiedene Einzelformen innerhalb des manisch-depressiven Formenkreises existieren (Kleist 1911, 1926, 1928, 1953; siehe auch Neele 1949).

Bedauerlicherweise war es für *Kleists* Konzept nicht dienlich, daß er, *Wernicke* folgend, eine fast unübersichtliche Plethora von schwer voneinander abgrenzbaren *„autochthonen"* Psychosen postulierte. Wir sehen darin einen großen Nachteil, andere jedoch sehen einen Vorteil und ein Analogon zu den verschiedenen Sonderformen anderer Erkrankungen, etwa der Epilepsien (Leonhard 1995a). Eine der wichtigsten bleibenden und gesicherten Ansichten *Kleists* ist die von der Selbständigkeit von unipolaren und bipolaren affektiven Störungen. Die Unterschiedlichkeit der *„einpoligen"* und *„zweipoligen"* Erkrankungsformen wurde durch die erbbiologischen Untersuchungen von *Edda Neele* (1949) weitgehend unterstützt.

Da die Ansichten *Wernickes* und *Kleists* durch die systematische Arbeit von *Leonhard* (1995b) abgerundet worden sind, soll hier etwas detaillierter auf partielle Aspekte seiner Klassifikation eingegangen werden.

Leonhard (1957a, 1995a) klassifiziert die *„phasischen"* und die *„zykloiden"* Psychosen wie in Tabelle 1.1 dargestellt:

Tabelle 1.1: Klassifikation der phasischen Psychosen (nach Leonhard 1957a, 1995a)

I. Reine Phasische Psychosen
Reine Melancholie
Reine Manie
Reine Depressionen 1. Gehetzte Depression 2. Hypochondrische Depression 3. Selbstquälerische Depression 4. Argwöhnische Depression 5. Teilnahmsarme Depression
Reine Euphorien 1. Unproduktive Euphorie 2. Hypochondrische Euphorie 3. Schwärmerische Euphorie 4. Konfabulatorische Euphorie 5. Teilnahmsarme Euphorie
II. Vielgestaltige Phasische Psychosen
Manisch-depressive Krankheit
Zykloide Psychosen 1. Angst-Glückspsychose 2. Erregt-gehemmte Verwirrtheitspsychose 3. Hyperkinetisch-akinetische Motilitätspsychose

Die manisch-depressiven Erkrankungen mit den zykloiden Psychosen stellen zusammen bipolare Formen dar, ganz im Sinne *Kleists*, während die anderen Formen von Melancholie und Manie bzw. Depression und Euphorie monopolare Erkrankungen sind. Die Unterscheidung zwischen *„reiner Melancholie"* und *„reiner Depression"* sowie zwischen *„reiner Manie"* und *„reiner Euphorie"* begründet *Leonhard* damit, daß die reine Melancholie und die reine Manie keine rein affektiven Erkrankungen darstellen sollen, vielmehr sei das Denken und Wollen ebenfalls gestört. Bei den reinen Depressionen und den reinen Euphorien dagegen sei nur die Gefühlsseite krankhaft verändert (siehe Kapitel 8.9).

Die zykloiden Psychosen haben mit dem manisch-depressiven Kranksein den phasischen Verlauf gemeinsam, unterscheiden sich aber in ihrer Symptomatologie wesentlich von den reinen affektiven Erkrankungen. Sie werden darüberhinaus dadurch gekennzeichnet, daß sie in jeder Phase vollständig ausheilen. *„Sollte es in einem Fall anders sein, dann handelt es sich um eine Fehldiagnose"* (Leonhard, 1995a). Da sie durch die Aufeinanderfolge gegensätzlicher Zustände gekennzeichnet sind, werden sie als bipolare Psychosen angesehen (siehe Kapitel 3).

1.6 Die neue Epoche: *Jules Angst*, *Carlo Perris* und die Wiedergeburt der bipolaren Erkrankungen

Die neue Epoche beginnt mit dem Jahr 1966. In diesem Jahr haben, wie schon erwähnt, *Jules Angst* und *Carlo Perris* getrennt voneinander, der erste von der Nosologie *Kraepelins* ausgehend, der andere zusätzlich auch von den Ansichten *Leonhards*, die Idee der Eigenständigkeit der bipolaren gegenüber den unipolaren affektiven Erkrankungen durch longitudinale Forschung bekräftigt. Sie isolierten aus dem ganzen Konzept der beiden nosologischen Systeme, *Kraepelins* und *Kleist/Leonhards*, nur den Aspekt unipolar/bipolar und ignorierten damit hemmenden Ballast. Dies stellt auch einen wesentlichen Unterschied zu den Untersuchungen von *Edda Neele* (1949) dar.

Die Zweifel an der Einheitlichkeit manischer und depressiver Erkrankungen, die *Kleist*, *Leonhard* und ihre Schüler erhoben haben, blieben bis zu dieser Zeit ohne weltweit durchgreifende Wirkung, *„weil ... es ... an genügenden Beweisen fehlte, um die herkömmliche Zusammenfassung all dieser Erkrankungen unter dem Oberbegriff des manisch-depressiven Krankseins ernsthaft zu erschüttern"* (Angst 1966, S. 94). Ziel der Studie von *Angst* war, *„den endogenen monophasischen und periodischen Depressionen eine nosologische Sonderstellung einzuräumen, um sie von den zyklischen Psychosen des manisch-depressiven Krankseins zu trennen. Ferner wird die Sonderstellung der Spätdepressionen (Involutionsmelancholien) angezweifelt und ihre Zugehörigkeit zu den endogenen monophasischen und periodischen Depressionen für wahrscheinlich erklärt."* (Angst 1966, S. 94).

Die Ergebnisse der umfangreichen Untersuchungen von *Angst*, die er in den Jahren 1955-1963 an 326 Probanden aus der Psychiatrischen Universitätsklinik Zürich durchgeführt hat, lassen folgende drei wesentliche Schlußfolgerungen zu:

„1. In der Ätiologie endogener Depressionen wirken genetische und peristatische Faktoren unmittelbar zusammen. Je später die Psychose ausbricht, desto seltener finden sich statistisch Psychosen in der Verwandtschaft, umso häufiger aber lassen sich krankheitsauslösende Erschütterungen psychischer oder somatischer Art nachweisen. Umgekehrt spielen diese Erschütterungen bei den früher Erkrankten im Vergleich zur genetischen Disposition eine geringe Rolle.

2. Dem Geschlecht kommt in der Ätiologie endogener Depressionen eine bisher unterschätzte Bedeutung zu. Endogene Depressionen finden sich unter Frauen signifikant häufiger als unter Männern. Dies gilt nicht so sehr für Census-Untersuchungen der Durchschnittsbevölkerungen und für Kliniksaufnahmen, sondern vor allem für Familienuntersuchungen an Blutsverwandten ersten Grades. Die höhere Affinität des weiblichen Geschlechtes zu depressiven Erkrankungen scheint genetisch begründet. Im Gegensatz zu den Sekundärfällen endogener Depressionen verteilen sich Sekundärfälle cyclischer, manisch-depressiver Psychosen auf beide Geschlechter ungefähr gleich.

3. Die nosologische Einheitlichkeit des manisch-depressiven Krankseins wird in Frage gestellt. Die rein depressiv verlaufenden monophasischen und periodischen Psychosen unterscheiden sich statistisch in manchem von den cyclisch verlaufenden: Es bestehen Unterschiede im Erkrankungsrisiko der Verwandten, im Gefährdungsrisiko der Geschlechter, in der diagnostischen Zuordnung der Sekundärfälle, in der Phasen- und Intervalldauer, in der Phasenzahl, in der prämorbiden Persönlichkeit und vielleicht auch im Körperbau. Die Involutionsmelancholien (Spätdepressionen) sind nosologisch wahrscheinlich den phasischen (monophasischen und periodischen) endogenen Depressionen zuzuordnen, zeigen aber keine sicheren Beziehungen zu den cyclischen Psychosen." (Angst 1966, S.106)

Wenig später, im gleichen Jahr, in dem die Monographie von *Jules Angst* publiziert wurde, veröffentlichte *Carlo Perris* (partiell unter Mitarbeit von *d'Elia*) in einem Supplementum der Acta Psychiatrica Scandinavica *„A study of bipolar (manic-depressive) and unipolar recurrent depressive psychoses"*.

Das Ziel der Studie von *Perris* war *„zu erforschen, ob es haltbar ist, bipolare und unipolare Depressionen als zwei separate Entitäten anzusehen, oder ob sie, in Übereinstimmung mit der geläufigen Meinung, als unterschiedliche Ausdrücke der selben Krankheit angesehen werden sollten"* (Perris 1966, S.11).

Die Studie wurde in den Jahren 1963-1966 im Sidsjon Mental Hospital, Sundsfall, Schweden, an etwa 280 Patienten durchgeführt (die Zahl der Indexfälle ist in einzelnen Teilen der Studie verschieden). Sie umfaßt genetische, soziale, klinische, neurophysiologische und therapeutische Aspekte. Ihre Ergebnisse sprechen für eine spezifische Heredität affektiver Erkrankungen. Die Morbiditätsrisiken für Erkrankungen der jeweils gleichen Gruppe sind hoch, für diejenigen der jeweils entgegengesetzten Gruppe niedrig. Die allgemeine Heredität für Psychosen ist bei bipolaren Probanden größer als bei unipolaren. Manische Probanden stehen den bipolaren Probanden näher als den unipolaren. Eine bipolare Heredität kommt in 7.6% der manischen Fälle vor, eine unipolare Heredität fehlt hier. Die letztgenannte Tatsache weist in die Richtung, daß bipolare Manien keine nosologische Entität darstellen. Bipolare Patienten erkranken viel jünger (im Durchschnitt mit 31.6 Jahren) als unipolare Patienten (45.4 Jahre). Es gibt Unterschiede bezüglich der Persönlichkeitsstruktur. Im allgemeinen sind Patienten mit bipolaren Erkrankungen häufiger selbstsicher, gesellig, unipolare Patienten dagegen verfügen über ein unsicheres, zwanghaftes, sensitives bzw. asthenisches Persönlichkeitsmuster. Die Rezidive treten häufiger bei den bipolaren Psychosen auf.

Ein Jahr nach der Veröffentlichung der Arbeiten von *Jules Angst* und *Carlo Perris* publizierten die Amerikaner *George Winokur* und *Paula Clayton* die Ergebnisse ihrer Studie an einer sehr großen Population: Von 1075 Patienten, die innerhalb eines Jahres in der psychiatrischen Klinik der Washington University School of Medicine in St. Louis stationär aufgenommen wurden, wurde bei 426 Patienten kaukasischer Rasse eine pimäre affektive Erkrankung diagnostiziert (sie hatten also keine andere psychiatrische oder organische Erkrankung). *Winokur* und *Clayton* (1967) kamen unter anderem auch zu folgendem Ergebnis: Es gibt zwei Typen von primären affektiven Erkrankungen; die *„primäre affektive Erkrankung, manisch-depressiv"* und die *„primäre affektive Erkrankung, andere"*. Die manisch-depressive Krankheit ist eine sowohl genetisch als auch klinisch abgrenzbare Gruppe. Die Manie kann eine Form dieser Erkrankung sein. Die *„andere"* primäre affektive Erkrankung unterscheidet sich sowohl genetisch als auch klinisch von der *„manisch-depressiven Krankheit"* (Winokur und Clayton 1967).

1.7 Der heutige Stand

Nach den Arbeiten von *Angst*, *Perris* sowie *Winokur* und *Clayton* begann sowohl in der Forschung als auch in Klinik und Praxis eine neue Ära der unipolaren und bipolaren Erkrankungen.

Die genannten grundlegenden Arbeiten der neuen Epoche zeigten im Gegensatz zu den Ansichten *Leonhards*, daß eine Form von *„monopolarer Manie"* praktisch nicht existiert. Die Verlaufsforschung hat gezeigt, daß unipolare bzw. monopolare Manien extrem selten sind (Angst 1966, 1978, Marneros et al. 1991a, Perris 1966, Winokur und Clayton 1967). Man geht davon aus, daß die Annahme einer stabilen Verlaufsform einer *„monopolaren Manie"* über viele Jahre hinaus ein Artefakt sein könnte: In den seltenen Fällen nämlich, in denen keine depressive Episode im Verlauf erfaßt worden ist, sind leichtere Formen von Depressionen, die nicht klinisch behandlungsbedürftig geworden sind, wahrscheinlich. Darüber hinaus zeigte sich, daß die wenigen Patienten, die nur manische Episoden im langen Krankheitsverlauf haben, sich von denjenigen mit einer manisch-depressiven Erkrankung nicht unterscheiden. Die Verfestigung der Ansicht, daß Manien auch ohne sichtbares Auftreten von depressiven Episoden den bipolaren Erkrankungen zuzurechnen sind, machte die Diagnose einer unipolaren Erkrankung zu einer Ausschlußdiagnose: Die unipolaren affektiven Erkrankungen wurden als die depressiven Erkrankungen definiert, die in ihrem Verlauf keine manische Symptomatik aufweisen (vgl. APA 1994, Angst 1987c, Goodwin und Jamison 1990, Grove und Andreasen 1992, Perris 1992, WHO 1993). Die bipolaren Erkrankungen wurden dagegen durch das Vorhandensein der manischen Symptomatik positiv definiert.

Es stellt sich dann aber die Frage, ab welcher Episode die Diagnose einer unipolaren Erkrankung gesichert ist und wie lange man warten muß, bis sich eine mögliche bipolare Form der Erkrankung auch klinisch manifestiert. Das von *Perris* (1966) vorgeschlagene Kriterium einer sicheren Diagnose der unipolaren Depression, nach welchem die Diagnose als sicher gelten kann, wenn wenigstens drei depressive Episoden schon aufgetreten sind aber keine manische, erwies sich als nur bedingt zuverlässig. Lange longitudinale Untersuchungen zeigten nämlich, daß das Auftreten von manischen Episoden auch nach mehr als drei depressiven Episoden und auch nach jahrzehntelangem Verlauf möglich ist (Angst 1978, Marneros et al. 1991a). *Angst* (1978) zeigte, daß nach drei depressiven Episoden lediglich 70% der bipolaren Fälle gesichert sind, und auch nach sechs Episoden werden nicht alle bipolaren Fälle erfaßt, sondern 83% davon. Dies macht die Schwierigkeiten deutlich, die mit der Bildung von homogenen Gruppen zu Forschungszwecken verbunden sind. Das heißt, daß Studien, die nicht eine lange Anzahl von Episoden für die Sicherung der Diagnose *„unipolar"* berücksichtigen, der Gefahr der *„falschen Unipolarität"* ausgesetzt sind.

Als *„falsch unipolar"* werden Patienten bezeichnet, die bislang als unipolar diagnostiziert worden sind, später aber manische oder hypomanische Episoden aufweisen (Goodwin und Jamison 1990). Diese Gefahr ist insofern groß, als daß die überwiegende Anzahl von bipolaren Patienten zuerst als unipolar erscheint, also mit einer depressiven Episode beginnt (Angst 1978, Marneros et al. 1991a).

„Falsch unipolar" darf nicht mit *„pseudounipolar"* verwechselt werden. Als pseudounipolare Patienten werden klinisch unipolare Patienten mit positiver Familienanamnese für bipolare affektive Erkrankungen bezeichnet (siehe auch folgenden Abschnitt).

1.7.1 Die Gruppe der bipolaren affektiven Erkrankungen

Nach der Unterscheidung zwischen unipolaren und bipolaren affektiven Erkrankungen zeigte sich, daß beide Gruppen, aber vor allem die bipolaren Formen, heterogen sind. Es wurden nach der Mitte der siebziger Jahre zahlreiche Versuche unternommen, verschiedene Untergruppen, hauptsächlich bei den bipolaren Erkrankungen, zu unterscheiden.

Dunner und Mitarbeiter (1976) führten die Unterscheidung in **Bipolar-I** und **Bipolar-II** ein.

Zur Stellung der Diagnose einer **Bipolar-I-Erkrankung** wird gefordert, daß der Patient wenigstens einmal im Verlauf wegen einer manischen Episode hospitalisiert werden mußte.

Die **Bipolar-II-Erkrankung** wird dadurch gekennzeichnet, daß lediglich hypomanische Episoden neben den depressiven auftreten. Die Hospitalisierung des Patienten erfolgt aber nur aufgrund depressiver Episoden.

Klerman (1981) erweiterte die von *Dunner* und Mitarbeitern (1976) vorgenommene Differenzierung in Bipolar-I- und Bipolar-II-Erkrankung, bis hin zu einer *„Bipolar-VI-Erkrankung"*.

Bipolar-III-Erkrankung: Patienten, die unter durch Pharmaka (wie trizyklische Antidepressiva) hervorgerufenen hypomanischen oder manischen Symptomen leiden, bieten nach *Klerman* das Erscheinungsbild einer **Bipolar-III-Erkrankung**.

Die **Bipolar-IV-Erkrankung** wurde für Personen mit einer zyklothymen Persönlichkeit reserviert, die eine milde Version des Kerntyps der bipolaren Erkrankung sein soll.

Eine **Bipolar-V-Erkrankung** wird bei Personen diagnostiziert, die selbst nur an depressiven Episoden erkrankt sind, in deren Familien aber bipolare Erkrankungen nachzuweisen sind.

Die **Bipolar-VI-Erkrankung** wird bei unipolar manischen Patienten diagnostiziert, die an einer akuten Manie oder Hypomanie leiden, aber keine klinisch relevante Depression aufweisen.

Die Differenzierung *Klermans* hat sich kaum durchgesetzt, u.a. weil Patienten mit sogenannter pharmakogener Manie nicht sicher von den echten bipolaren Patienten zu trennen sind (Angst 1987c).

Für den **Bipolar-V-Typ** (Patienten, die selbst nur an depressiven Episoden erkrankt sind, in deren Familien aber bipolare Erkrankungen vorhanden sind) war schon der Begriff ***„pseudounipolar"*** von *Mendels* (1976) eingeführt worden, bzw. von *Depue* und *Monroe* (1978) der Begriff **Unipolar-II**. Die *„pseudounipolaren"* Patienten wurden von *Akiskal* und Mitarbeitern (1985b) an die Typologie *Dunners* unter der Bezeichnung **Bipolar-III** angeschlossen (die Differenzierung *Klermans* ignorierend). **Pseudounipolare** Patienten oder Bipolar-III nach *Akiskal* (oder auch **Unipolar-II** nach *Depue* und *Monroe*) sind depressive Patienten mit frühem Erkrankungsalter, hoher Episodenfrequenz und einer für bipolare Erkrankungen positiven Familienanamnese.

Angst (1978) unterscheidet drei Gruppen bipolarer Erkrankungen:

Den **Kerntyp bipolarer Erkrankungen** (Typ ***„MD"***): Manische und depressive Episoden treten in einer solchen Intensität auf, die eine Klinikseinweisung für beide Episodentypen erforderlich macht.

Vorherrschend manischer Typ (Typ ***„Md"***): Der Patient leidet einmal oder mehrmals an einer Manie, die eine Hospitalisierung erfordert. Die depressiven Episoden jedoch sind mild oder treten überhaupt nicht auf.

Vorherrschend depressiver Typ (Typ ***„Dm"***): Der Patient wird wegen einer Depression hospitalisiert und hat auch hypomanische Episoden, die keinen Kliniksaufenthalt erfordern.

Als weitere Gruppe bipolarer Erkrankungen können auch die sogenannten **Mischzustände** (mixed states) bzw. die **bipolar-gemischte Erkrankung** (siehe Kapitel 11), **Rapid-Cycling** (siehe Kapitel 16), ein Teil der **saisonalabhängigen Erkrankungen** (siehe Kapitel 15) und die **Zyklothymia** (siehe Kapitel 4) betrachtet werden.

Die in der Systematik *Leonhards* enthaltenen Gruppierungen der bipolaren affektiven Erkrankungen (nicht die zykloiden Psychosen) sind in Kapitel 10.6 detailliert dargestellt. Weitere phänomenologische Formen werden unter der Bezeichnung *„Prägnanztypen manischer Syndrome"* (in Kapitel 10) geschildert.

1.7.2 Die Gruppe der unipolaren affektiven Erkrankungen

Auch unipolare Erkrankungen weisen eine Heterogenität auf. Schon in der zitierten Arbeit von 1967 unterschieden *Winokur* und *Clayton* zwischen affektiven Erkrankungen mit und ohne familiärer Anamnese. Darauf basierend stellte *Winokur* (1972, 1979a,b) eine *„familial pure depressive disease"* (FPDD), einer *„depression spectrum disease"* (DSD) gegenüber. Bei der *„depression spectrum disease"* beginnt a) die Erkrankung vor dem 40. Lebensjahr, b) besteht eine Familienanamnese mit Alkoholismus und/oder dissozialer Persönlichkeit, c) mit mehr depressiven Frauen als Männern in der Familie, und d) die gesamtfamiliäre Belastung mit Depression, Alkoholismus, antisozialer Persönlichkeit ist hoch.

Bei der *„pure depressive disease"* dagegen beginnt a) die Erkrankung im Durchschnitt nach dem 40. Lebensjahr, b) gibt es keine Familienanamnese mit Alkoholismus und/oder antisozialer Persönlichkeit, c) findet sich keine Familienanamnese mit mehr depressiven Frauen als Männern, und d) die gesamtfamiliäre Belastung ist niedriger.

Als weitere Gruppe unipolarer Erkrankungen können die **Unipolar-II** von *Depue* und *Monroe* (1978) sowie *Mendels* **pseudounipolare Formen** (wie schon erwähnt worden ist) angenommen werden. Andere Formen unipolarer Erkrankungen stellen die **Dysthymia** (Kapitel 4), die **rekurrente kurzandauernde Depression** (Recurrent Brief Depression, Kapitel 17) und ein Teil der **saisonal-abhängigen Depressionen** (siehe Kapitel 15) dar. Die Aufteilung der unipolaren Erkrankungen nach *Leonhard* ist in Tabelle 1.1 dargestellt.

1.7.3 Affektive Erkrankungen in der ICD-10

Im Kapitel *„Affektive Störungen"* beschreibt die ICD-10 zwei Gruppen von Episoden, nämlich die Gruppe der manischen Episoden und die Gruppe der depressiven Episoden sowie vier Gruppen von *„affektiven Störungen"*:

1. die bipolare affektive,
2. die rezidivierende depressive,
3. die anhaltende affektive sowie
4. die sonstigen und nicht näher bezeichneten affektiven Störungen.

Für die Beschreibung der Episoden werden vorwiegend querschnittsmäßige Merkmale betrachtet, während bei der Beschreibung von *„Störungen"* auch der longitudinale Aspekt berücksichtigt wird. Allerdings wird in der Gruppe der *„sonstigen affektiven Störungen"* die *„gemischte affektive Störung"* aufgeführt, die teilweise nach Querschnitts-, teilweise aber auch nach longitudinalen Merkmalen definiert wird.

Die Hauptkriterien zur Unterteilung der affektiven Störungen, die die ICD-10 anwendet, berücksichtigen auch praktische Erwägungen, damit sie eine einfache Identifizierung der verbreiteten klinischen Störungen erlauben (vgl. Dilling et al. 1993, ICD-10). Die Unterscheidung zwischen einzelnen Episoden von bipolaren oder anderen wiederholt auftretenden episodischen Störungen ist nach Ansicht der ICD-10-Autoren notwendig, da bei einem wesentlichen Teil der Patienten nur eine Episode der Erkrankung auftritt. Die Unterscheidung zwischen querschnittsmäßig diagnostizierter Episode und longitudinal diagnostizierter Störung ist gerechtfertigt und sicherlich unentbehrlich. Die Begründung jedoch, daß das Auftreten von singulären Episoden, also die monophasischen Verlaufsformen, bei einem wesentlichen Teil der Patienten zutrifft, ist zu hinterfragen. Die große Mehrzahl der Patienten mit unipolaren und bipolaren Erkrankungen hat mehr als eine Episode (vgl. Kapitel *„Verlauf"*). Der Schweregrad der depressiven Episode hat in der ICD-10 eine zentrale Bedeutung erhalten. Als Gründe dafür werden die Konsequenzen für die Behandlung und die unterschiedlichen Ebenen des Versorgungsbedarfs genannt.

Um die diagnostische Genauigkeit zu erhöhen, homogene Untergruppen bilden zu können und auch mit dem Ziel, die Behandlungsmethoden zu erleichtern und die prognostische Aussage zu verbessern, führt die ICD-10 Zusatzbezeichnungen, die sowohl die aktuelle bzw. die letzte Episode betreffen (Schweregrad, Remissionsgrad, psychotische Merkmale, katatone Merkmale, melancholische Merkmale, atypische Merkmale und postpartaler Beginn) als auch den Verlauf (saisonale Muster, Rapid Cycling) ein. Die *„melancholische"* oder *„endogenomorphe"* Kernkonstellation wird kompromißweise mit der unseres Erachtens nicht ganz glücklich gewählten Bezeichnung *„somatisches Syndrom"* benannt (siehe Kapitel 8.2).

Für die **manische Episode** werden drei Schweregrade angegeben (siehe Kapitel 10.1):

- Hypomanie (leichtere Ausprägung)
- Manie ohne psychotische Symptome (mittelgradig)
- Manie mit psychotischen Symptomen (schwere Form)

Bei allen drei Schweregraden finden sich die gemeinsamen Charakteristika der manischen Störung, nämlich die gehobene Stimmung sowie die Steigerung in Ausmaß und Geschwindigkeit der körperlichen und psychischen Aktivität.

In der ICD-10 werden die affektiven Störungen longitudinal in *„bipolare affektive Störungen"*, *„rezidivierende depressive Störungen"* und *„anhaltende affektive Störungen"* unterteilt.

Die *„bipolare affektive Störung"* (F31) wird als Störung bezeichnet, die durch wiederholte (das heißt wenigstens zwei) Episoden charakterisiert ist, in denen Stimmung und Aktivitätsniveau des Betroffenen deutlich gestört ist. Das heißt, es treten manische oder hypomanische sowie depressive Episoden auf. Auch Patienten mit ausschließlich manischen Episoden, die aber vergleichsweise selten sind, werden als bipolar klassifiziert, da sie den Patienten, die auch depressive Episoden erleben, in der Familienanamnese, der prämorbiden Persönlichkeit, bei Krankheitsbeginn und der langfristigen Prognose ähneln.

Die *„rezidivierende depressive Störung"* (F33) entspricht weitgehend einer unipolaren affektiven Störung. Es handelt sich um eine Störung, die durch wiederholte depressive Episoden charakterisiert ist, wie sie oben beschrieben worden sind. Es können leichte, mittelgradige oder schwere depressive Episoden sein.

Die *„anhaltenden affektiven Störungen"* (F34) unterscheiden sich von den bipolaren und unipolaren bzw. rezidivierenden depressiven Störungen, weil es sich hierbei um anhaltende und gewöhnlich fluktuierende Stimmungsstörungen handelt, bei denen einzelne Episoden selten, wenn überhaupt, ausreichend schwer genug sind, um als hypomanische oder als nur leichte depressive Episoden beschrieben zu werden. Da sie jahrelang andauern und manchmal während des größten Teil des Erwachsenenlebens bestehen, ziehen sie beträchtliches subjektives Leiden und Beeinträchtigungen nach sich. Die zwei wichtigsten Störungen, die darunter in der ICD-10 codiert sind, sind die Zyklothymia und die Dysthymie (Kriterien siehe Kapitel 4).

Erstaunlicherweise klassifiziert die ICD-10 die gemischten affektiven Episoden in eine eigene Subrubrik *„Sonstige affektive Störungen"* (F38) und nicht unter den bipolaren Formen. Nach den ICD-10-Kriterien ist eine gemischte affektive Episode eine Episode, die mindestens zwei Wochen dauert und durch eine Mischung oder raschen Wechsel (gewöhnlich innerhalb von wenigen Stunden) von hypomanischen, manischen und depressiven Symptomen charakterisiert ist.

1.7.4 Affektive Erkrankungen im DSM-IV

Im DSM-IV werden die affektiven Erkrankungen in *„depressive Störungen"* (monopolare Depression) und *„bipolare Störungen"* unterteilt. Darüber hinaus werden zwei ätiologieorientierte Störungen genannt, nämlich die *„affektive Störung aufgrund eines medizinischen Krankheitsfaktors"* und die *„substanzinduzierte affektive Störung"*.

Die Aufteilung in monopolare Depression und bipolare Störungen erfolgt nach der Art der auftretenden Episoden:

- Episode einer Major Depression,
- manische Episode,
- gemischte Episode und
- hypomanische Episoden.

Die *„depressiven Störungen"*, nämlich die *„Major Depression"*, die *„dysthyme Störung"* und die *„nicht näher bezeichnete depressive Störung"* unterscheiden sich von den bipolaren Störungen darin, daß in der Anamnese niemals eine manische, gemischte oder hypomanische Episode aufgetreten ist.

Die Major Depression hat als Merkmal einen klinischen Verlauf mit einer oder mehreren Episoden einer Major Depression (siehe Kapitel 8), ohne manische, gemischte oder hypomane Episoden in der Vorgeschichte und ohne körperliche und pharmakologische Ursachen. Sie kann entweder in der Form einer rezidivierenden typischen Episode einer Major Depression auftreten, oder mit psychotischen, katatonen, melancholischen oder atypischen Merkmalen ausgestaltet sein (siehe Kapitel 8).

Die ***dysthyme Störung*** ist definiert durch eine depressive Verstimmung, die mindestens zwei Jahre lang mehr als die Hälfte der Zeit angehalten hat und mit zusätzlichen depressiven Symptomen einhergeht, die nicht die Kriterien für eine Episode einer Major Depression erfüllen (siehe Kapitel 4 und 12).

Die ***nicht näher bezeichnete depressive Störung*** ist zur Codierung solcher Störungen vorgesehen, die depressive Merkmale aufweisen, aber nicht die Kriterien einer Major Depression, dysthymen Störung, Anpassungsstörung mit depressiver Verstimmung oder Anpassungsstörung mit gemischter Angst und depressiven Symptomen erfüllen (oder bei depressiven Symptomen, über die keine ausreichenden oder nur widersprüchliche Informationen vorliegen).

Die ***bipolaren Störungen*** sind die Bipolar-I-Störung, die Bipolar-II-Störung, die *zyklothyme* und die *„nicht näher bezeichnete bipolare Störung"*. Zu deren Diagnose gehören aktuelle oder abgelaufene manische Episoden, gemischte Episoden und hypomane Episoden, in der Regel mit einer oder mehreren Episoden einer Major Depression in der Vorgeschichte.

Die ***Bipolar-I-Störung*** zeichnet sich aus durch eine oder mehrere manische oder gemischte

Episoden, die gewöhnlich mit Episoden einer Major Depression einhergehen.

Die ***Bipolar-II-Störung*** wird bestimmt durch eine oder mehrere Episoden einer Major Depression und mindestens eine hypomane Episode.

Die Verursachung von manischen, hypomanischen oder depressiven Episoden durch eine Substanz oder eine körperliche Erkrankung schließt die Stellung der Diagnose bipolare Störung aus.

Die ***zyklothyme Störung*** ist definiert durch eine Zeitspanne von mindestens zwei Jahren mit zahlreichen Perioden von hypomanen Symptomen, die nicht die Kriterien für eine manische Episode erfüllen, sowie durch zahlreiche Perioden mit depressiven Symptomen, die nicht die Kriterien für die Episoden einer Major Depression erfüllen (siehe Kapitel 4 und 13).

Die ***nicht näher bezeichnete bipolare Störung*** dient zur Codierung solcher Störungen mit bipolaren Merkmalen, die nicht die Kriterien irgendeiner der in diesem Kapitel definierten bipolaren Störungen erfüllen (oder bipolare Symptome, über die keine ausreichenden oder nur widersprüchliche Informationen vorliegen).

Die ***affektive Störung aufgrund eines medizinischen Krankheitsfaktors*** wird definiert durch eine auffallende und anhaltende Stimmungsveränderung, die als direkte körperliche Folge eines medizinischen Krankheitsfaktors angesehen wird (siehe Kapitel 36).

Die ***substanzinduzierte affektive Störung*** zeichnet sich durch eine auffallende und anhaltende Stimmungsveränderung aus, die als direkte körperliche Folge einer Droge, eines Medikamentes, einer anderen somatischen Depressionsbehandlung oder Exposition gegenüber einem Toxin angesehen wird (siehe Kapitel 37).

Die ***nicht näher bezeichnete affektive Störung*** wird aufgeführt, um Störungen mit affektiven Symptomen zu codieren, die nicht die Kriterien irgendeiner spezifischen affektiven Störung erfüllen und bei denen Schwierigkeiten bei der Differentialdiagnose zwischen nicht näher bezeichneter depressiver und nicht näher bezeichneter bipolarer Störung bestehen (wie z.B. beim akuten Erregungszustand).

KAPITEL 2: DIE SCHIZOAFFEKTIVEN ERKRANKUNGEN: EIN KONZEPT IM WANDEL

„Immerhin aber erscheint mir diese Abweichung in dem Verlauf der Typica completa wichtig genug, dass auch ich sie als eine besondere Varietät ansehen möchte ...“

Karl Kahlbaum 1863

2.1 Die Erweiterung der Gruppen der unipolaren und bipolaren Erkrankungen

Gehören schizoaffektive Erkrankungen zu einer umfassenderen Gruppe unipolarer und bipolarer Störungen? Eindeutig ja – lautet die Antwort! Sowohl aus theoretischen als auch aus datengestützten Überlegungen muß die Antwort so lauten.

Es ist definitionsimmanent, daß eine schizoaffektive Erkrankung außer dem *„schizophrenen Anteil“* auch einen *„affektiven Anteil“* – depressiv, manisch oder gemischt manisch-depressiv – hat. Was liegt näher oder was spricht zumindest dagegen, sie nach der Polarität ihres affektiven Anteils als uni- und bipolar zu bezeichnen und zu kategorisieren?

Wenn man dasselbe Prinzip zur Unterscheidung zwischen unipolaren und bipolaren schizoaffektiven Erkrankungen anwendet wie bei den affektiven Störungen – d.h. also das Auftreten von depressiven Syndromen beim Fehlen manischer Symptomkonstellationen bezeichnend für unipolar ist, das Auftreten von manischen Syndromen für bipolar – dann liefert die empirisch-operationale Forschung zwei datenbezogene Argumente, die eindeutig für die Zugehörigkeit der schizoaffektiven Erkrankungen zu den Gruppen der unipolaren und bipolaren Erkrankungen sprechen:

Unipolare schizoaffektive Erkrankungen unterscheiden sich von bipolaren schizoaffektiven Erkrankungen fast auf allen Ebenen und in der gleichen Weise wie sich unipolare von bipolaren affektiven Erkrankungen unterscheiden.

Unipolare schizoaffektive Erkrankungen haben relevante Gemeinsamkeiten mit unipolaren affektiven Erkrankungen. Bipolare schizoaffektive Erkrankungen haben ebenfalls sehr viele Ähnlichkeiten mit bipolaren affektiven Erkrankungen. Die Verwandtschaft von unipolaren schizoaffektiven mit unipolaren affektiven und diejenige zwischen bipolaren schizoaffektiven mit bipolaren affektiven Erkrankungen scheint größer zu sein als die Verwandtschaft zwischen unipolaren und bipolaren schizoaffektiven Erkrankungen.

2.2 Das schizoaffektive Phänomen: Versuche einer Konzeptualisierung

Der Weg, der zu den obigen Erkenntnissen geführt hat, war ein langer Weg. Er kann verständlich werden, wenn man die historische Entwicklung des Konzeptes der schizoaffektiven Erkrankungen verfolgt. Schon die griechischen Ärzte des Altertums beschreiben Bilder, die wir heute ohne Mühe als schizoaffektiv wiedererkennen können. Am deutlichsten werden solche Bilder in den Werken von *Aretäus von Kappadokien* in den Kapiteln *„Melancholie“* und *„Manie“* beschrieben (*„Über Ursachen und Symptome der chronischen Krankheiten“*, 1. Buch, Kapitel V und VI). Neben den Bildern von reinen Manien und reinen Melancholien sowie Mischzuständen erkennt man eine Mischung der genannten Syndrome mit Symptomen, die wir heute als schizophren bezeichnen würden. Dies läßt sich auch in den gesamten klassischen Beschreibungen des 18.

und 19. Jahrhunderts nachvollziehen (vgl. auch Janzarik 1980).

Die Existenz der klinischen Realität *„schizoaffektive Erkrankungen"* (ungeachtet der unterschiedlichen Namen, Bezeichnungen und Begriffe), d.h. also das Existieren von psychopathologischen Konstellationen, die sich sowohl aus schizophrenen als auch aus melancholischen oder manischen Symptomen zusammensetzen, wird von niemandem geleugnet. Aber manchmal wurde im letzten Jahrhundert dogmatisch, ideologisch oder polemisch kontrovers diskutiert, ob solche Konstellationen

- eine Variation der Schizophrenie,
- eine Variation der affektiven Erkrankungen,
- eine unabhängige nosologische Entität,
- ein psychotisches Kontinuum zwischen Schizophrenie und affektiven Erkrankungen,
- eine Komorbidität von schizophrenen und affektiven Erkrankungen oder
- eine heterogene Gruppe von Psychosen sind.

Die Geschichte der Evolution des Konzeptes der schizoaffektiven Erkrankungen stellt auch eine Widerspiegelung der Veränderungen der verschiedenen Konzeptionen für Schizophrenie und für affektive Erkrankungen dar, wie *Mario Maj* (1984) bemerkte. Aber nicht nur das. Im deutschsprachigen Raum ist es auch die Geschichte der jeweiligen Dominanz von bestimmten theoretischen oder auch klinischen psychopathologischen Konzepten und deren Auslegung. Die Frage: *„Gibt es die schizoaffektiven Psychosen?"*, die einige stellten, meinte nicht ihre reale klinische Existenz – die klinische Visite am Krankenbett konnte die Frage leicht beantworten – , sondern damit war vor allem gemeint: *„Sind sie nicht auch Schizophrenien?"*. Eine Frage – oder manchmal ein Glaubensbekenntnis – , das durch die Auslegung von vier Prinzipien der deutschsprachigen Psychopathologie bestimmt war:

Das **Dichotomieprinzip** *Emil Kraepelins*: Aufteilung der *„endogenen"* Psychosen in Dementia praecox und manisch-depressives Irresein.

Das **Hierarchische Prinzip** (Schichtenregel) *Karl Jaspers'*: „Das Auftreten von schizophrenen Symptomen relativiert die diagnostische Bedeutung einer manisch-depressiven Symptomatik.".

Das **Differentialtypologische Prinzip** *Kurt Schneiders*: „In der Psychiatrie gibt es keine Differentialdiagnose sondern eine Differentialtypologie".

Das **Primat der Grundsymptome** *Eugen Bleulers*: Zu den Gruppen der Schizophrenien gehören alle *„endogenen"* Psychosen, die Grundsymptome der Schizophrenie aufweisen, ungeachtet anderer Merkmale.

Die Relativierung und teilweise Überwindung der genannten Prinzipien macht heute die Frage: *„Gibt es die schizoaffektiven Psychosen"* zu einem befremdniserregenden Anachronismus.

Die Bezeichnung *„schizoaffektive Psychose"* selbst wurde im Jahr 1933 geboren. Vater des Begriffes ist der amerikanische Psychiater *Kasanin*, der durch seinen Artikel im American Journal of Psychiatry *„The Acute Schizoaffective Psychoses"* Namensgeber geworden war. In diesem Artikel beschrieb er nur neun Fälle von relativ jungen Patienten (in den Zwanzigern oder Dreißigern) in gutem allgemeinen Zustand und mit guter sozialer Adaptation, die plötzlich jedoch eine dramatische Psychose entwickelten, die sowohl aus *„schizophrenen"* als auch aus *„affektiven"* Symptomen bestand. Widrige psychosoziale Zustände fungierten als prädisponierende Faktoren. Manche der Patienten hatten eine positive familiäre Belastung mit affektiven Erkrankungen. Die Erkrankung und die Symptomatik bildeten sich innerhalb von wenigen Wochen oder wenigen Monaten zurück. Die psychotischen Inhalte sind nach Ansicht *Kasanins* psychoanalytisch auf der psychosexuellen Ebene interpretierbar. Insgesamt haben diese Psychosen einen ganz anderen Ausgang als *Kraepelins* Dementia praecox, einen guten also.

Betrachtet man die Beschreibungen *Kasanins*, erkennt man, daß die von ihm beschriebenen schizoaffektiven Psychosen nur wenig zu tun haben mit dem Erscheinungsbild, das wir heute als schizoaffektive Psychosen bezeichnen; sie ähneln vielmehr der *„Bouffée délirante"* der französischen Psychiatrie, der *„reaktiven Psychosen"* der skandinavischen Psychiatrie oder den *„schizophrenieähnlichen Emotionspsychosen"* der deutschsprachigen Psychiatrie (siehe Kapitel 3a) (siehe auch Pichot 1986, Strömgren 1986, Marneros 1989a).

Nur der Begriff *„schizoaffektiv"* ist von der Konzeption *Kasanins* übriggeblieben.

Was man heute unter schizoaffektiven Psychosen versteht, ist viel mehr mit der Beschreibung der *„Zwischen-Fälle"* von Kurt Schneider verwandt als mit den schizoaffektiven Psychosen Kasanins. Kurt Schneider schreibt in seiner klinischen Psychopathologie, die zum ersten Mal im Jahre 1950 erschienen ist: *„Von wirklichen Zwischen-Fällen möchten wir nur dann reden, wenn sich die Differentialtypologie Schizophrenie oder Zyklothymie nicht entscheiden läßt, mit anderen Worten: wenn sich beide Diagnosen mit gleichem Recht verteidigen lassen, wobei man in diesen symptomatisch uncharakteristischen Fällen eben auch den Verlauf bewerten wird. Natürlich gehen diese Zwischen-Fälle aber ohne scharfe Grenze zu den bloß atypischen Schizophrenien und Zyklothymien über. Es ist oft Sache der klinischen Auffassung, ob man noch von atypischer Schizophrenie und Zyklothymie oder schon von einem Zwischen-Fall reden will.*

Eine nähere Betrachtung der Zwischen-Fälle und der angrenzenden atypischen Bilder und Verläufe ergibt folgende Typen. Die Diagnose kann unentscheidbar sein, sei es (hic et nunc) bei der gegenwärtigen Untersuchung, sei es auf die Dauer, weil Symptomatik und Verlauf nicht eindeutig für Schizophrenie oder Zyklothymie sprechen und beide Diagnosen gleich viel für sich haben. Eine Spezialform ist das Abwechseln schizophrener und zyklothymer Episoden, doch scheint es selten vorzukommen, daß, nachdem schon einmal eine schizophrene Episode da war, wieder eine zyklothyme kommt. Ferner kann die Diagnose zwar einigermaßen entscheidbar, aber doch das Mitklingen einer andersartigen Symptomatik unverkennbar sein. Die Episoden können im wesentlichen schizophren sein, aber bei zyklothym anmutender Gefühlsverfassung, die auch teils in manischer, teils depressiver Färbung wellenartig den ganzen Verlauf durchziehen kann. Oder das Bild ist im wesentlichen zyklothym, die Episoden jedoch zeigen auf ihrer Höhe eine schizophrene Färbung. Naturgemäß sind es in erster Linie periodische Formen („zirkuläres Irresein"), welche diese Schwierigkeiten machen, doch gibt es ja alle Übergänge zu mehr oder weniger chronischen Psychosen. Unter den zyklothymen Formen steht der Typus der vitalen Depression am weitesten ab von den Schizophrenien. Daß es keine vitale Manie zu geben scheint, ist ein Grund dafür, daß die zyklothyme Manie durchschnittlich schwerer von einer manischen Schizophrenie zu trennen ist als eine zyklothyme Depression von depressiven Schizophrenien.

Daß sich Zyklothymie und Schizophrenie grundsätzlich nur typologisch unterscheiden lassen, sei noch einmal betont. In den allermeisten Fällen kann man sich aber eindeutig zum einen oder anderen Typus entscheiden. Auch das heißen wir eine Diagnose." (K. Schneider 1980, S. 143f).

Als *Kasanin* 1933 in den Vereinigten Staaten den Psychosen mit schizophrener und manisch-depressiver gemischter Symptomatik die Bezeichnung *„schizoaffektiv"* gab, waren sie in Europa schon längst bekannt. Manche Beschreibungen von *Aretäus von Kappadokien* lassen Krankheitsbilder erkennen, die man heute als *„schizoaffektiv"* bezeichnen würde (*„Über Ursachen und Symptome der chronischen Krankheiten" Buch I, Kapitel V, VI*). Abgesehen von den Beschreibungen der Verfechter einer *„Einheitspsychose"* (vgl. Mundt und Saß 1992), bei denen die *„gemischten"* psychopathologischen Bilder wichtige Bestandteile ihres Konzeptes waren, kann die ursprüngliche Konzeption einer Erkrankung, die den schizoaffektiven Psychosen entspricht, auf *Karl Kahlbaum* (1863) zurückgeführt werden. In seinem schon zitierten Buch *„Die Gruppirung der psychischen Krankheiten und die Eintheilung der Seelenstörungen. Entwurf einer historisch-kritischen Darstellung der bisherigen Eintheilung und Versuch zur Anbahnung einer empirisch-wissenschaftlichen Grundlage der Psychiatrie als klinische Disziplin"* findet man im Konzept der *„Vesania typica"* psychopathologische Bilder, die als schizoaffektive Psychosen bezeichnet werden können. *Kahlbaum* beschreibt melancholische und manische Episoden im Verlauf von Erkrankungen, die – nach heutiger Nomenklatur – eine schizophrene Symptomatik aufweisen, etwa die *„Melancholische Verrücktheit"*, die *„Melancholische Verwirrtheit"* oder der *„Melancholische Blödsinn"* oder auch *„Manie"* mit *„Verrücktheit"* oder mit *„Blödsinn"*. Diese Zustände treten in unterschiedlicher *„Varietät"* bei der *„Vesania typica"*, darunter auch der *„Varietas circularis"*, auf (siehe Abschnitt 1.3).

Selbst *Kraepelin* erkannte, daß sein Dichotomiekonzept (Teilung der sogenannten endogenen Psychosen in Dementia praecox und manisch-depressives Irresein) keine starre Grenze hatte. Gleich mit der Entstehung des Begriffes des *„manisch-depressiven Irreseins"* im Jahre 1899 beschrieb *Kraepelin* selbstkritisch einen Zwischenbereich zwischen Dementia praecox und manisch-depressiver Erkrankung, der sowohl querschnittsmäßig als auch längsschnittsmäßig zwischen den beiden Bereichen lag (Kraepelin

1899b, *„Die klinische Stellung der Melancholie."*)

Kraepelin kannte nämlich die psychopathologischen Zustände, die sowohl Elemente des manisch-depressiven Irreseins als auch der Dementia praecox hatten und eine von der Dementia praecox abweichende Verlaufsdynamik zeigten. Genau wie er seine Ansichten über die sogenannte *„Involutionsmelancholie"* (die er als selbständige Einheit betrachtete) durch die Ergebnisse der Arbeit seines Schülers *Dreyfus* (1907) korrigierte, so akzeptierte er auch die Befunde eines anderen Schülers von ihm, nämlich von *Zendig*. *Zendig* hat im Jahre 1909 in seiner Arbeit *„Beiträge zur Differentialdiagnose des manisch-depressiven Irreseins und der Dementia praecox"* gezeigt, daß aus dem Krankengut Kraepelins ca. 30% der Patienten, die nach den kraepelinschen Richtlinien der Dementia praecox zuzuordnen waren, dennoch einen günstigen Verlauf hatten. Kraepelin sah in diesen Fällen eine Schwäche seines Dichotomiekonzeptes. In seiner sehr wichtigen Arbeit von 1920, *„Die Erscheinungsformen des Irreseins"*, schreibt er: *„Kein Erfahrener wird leugnen, daß die Fälle unerfreulich häufig sind, in denen es trotz sorgfältigster Beobachtung unmöglich erscheint, hier zu einem sicheren Urteil zu gelangen."* (S. 26), (nämlich zwischen manisch-depressivem Irresein und Dementia praecox zu unterscheiden).

Ein paar Zeilen weiter zieht er sogar die differentialdiagnostischen Kriterien für die beiden Gruppen in Zweifel: *„Es gibt aber offenbar ein immerhin ziemlich ausgedehntes Gebiet, auf dem jene Kennzeichen versagen, sei es, daß sie nicht eindeutig ausgeprägt sind, sei es, daß sie sich als unzuverlässig erweisen."* (S. 27).

Dann, auf der nächsten Seite, macht Kraepelin einen entscheidenden – für ihn sicherlich nicht leichten – Schritt: *„Wir werden uns somit an den Gedanken gewöhnen müssen, daß die von uns bisher verwerteten Krankheitszeichen nicht ausreichen, um uns die zuverlässige Abgrenzung des manisch-depressiven Irreseins von der Schizophrenie unter allen Umständen zu ermöglichen, daß viel mehr auf diesem Gebiet Überschneidungen vorkommen, die auf dem Ursprung der Krankheitserscheinungen aus gegebenen Vorbedingungen beruhen."* (Kraepelin 1920, S. 28).

Eugen und *Manfred Bleuler* kannten und beschrieben auch die schizoaffektiven Psychosen, die sie ***„Mischpsychosen"*** nannten. Konform jedoch zu ihrer Konzeption und nach dem schon genannten Prinzip des Primates der Grundsymptome ordneten sie sie der Gruppe der Schizophrenien zu (E. Bleuler 1911, M. Bleuler 1972). Erst der Schüler von *Manfred Bleuler*, *Jules Angst*, gruppierte die *„Mischpsychosen"* im Jahre 1966 zusammen mit den affektiven Erkrankungen (siehe Kapitel 2.3).

Zahlreiche Publikationen, vor allem in den zwanziger und dreißiger Jahren, beschrieben die Eigenschaften der sogenannten Mischpsychosen oder stellten das Dichotomiekonzept von *Kraepelin* in Frage – nicht nur diejenigen, die der Linie *Wernickes, Kleists* und *Leonhards* folgten, sondern auch die Tübinger Schule von *Kretschmer*, die Wiener Schule von *Wagner von Jauregg*, wie auch *Paul Schröder* u.a.

Aber auch in Nordamerika, lange vor *Kasanin*, wurden ähnliche Erkrankungen beschrieben, etwa von *Kirby* (1913) oder *Hoch* (1921) (vgl. auch Maj 1984). Drei Jahre nach der namensgebenden Veröffentlichung *Kasanins* publizierten *Hunt* und *Appel* (1936) eine Studie, bei der sie alle Patienten, die von 1919 bis 1929 im Pennsylvania-Hospital mit gemischten schizophrenen und affektiven Syndromen behandelt worden waren, verglichen. Die Autoren fanden doppelt so häufig Remissionen wie bei der Schizophrenie, dies war aber um 50% schlechter als bei manisch-depressiven Erkrankungen.

Im Jahre 1963 setzte *Vaillant* die *„remittent schizophrenia"* gleich mit schizoaffektiven Erkrankungen: *„Fast jeder schizophrene Patient, der remittiert, kann auch als schizoaffektiv diagnostiziert werden."* (Vaillant 1963).

2.3 Die nosologische Stellung der schizoaffektiven Erkrankungen

Das Jahr 1966 war nicht nur für die Erforschung von unipolaren und bipolaren affektiven Erkrankungen ein gutes Jahr, sondern auch für die Erforschung der schizoaffektiven Erkrankungen. In der schon vielzitierten Monographie von *Jules Angst* wurden nämlich die schizoaffektiven Erkrankungen aus der Gruppe der Schizophrenien abgetrennt und als *„Mischpsychosen"* in der Gruppe der affektiven Erkrankungen mituntersucht: Ein mutiger Schritt von *Jules Angst*, weil er damit von den Ansichten seines Lehrers *Man-*

fred Bleuler abwich, der in der Tradition seines Vaters *Eugen Bleuler* die schizoaffektiven Erkrankungen (die Mischpsychosen) als eine Form innerhalb der *„Gruppe der Schizophrenien"* betrachtete. Durch die Arbeit von *Jules Angst* wurde die Verwandtschaft der schizoaffektiven zu den unipolaren und bipolaren affektiven Erkrankungen zum ersten Mal empirisch und systematisch untersucht und dokumentiert.

In Amerika hat die Gruppe, die schon zu der Unterscheidung zwischen unipolaren und bipolaren affektiven Erkrankungen erheblich beigetragen hatte, nämlich die Gruppe der Washington University in St. Louis um *George Winokur* und *Paula Clayton*, auch zu der Entwicklung des Konzeptes der schizoaffektiven Erkrankungen Wesentliches geleistet.

Nach Verlaufsuntersuchungen kamen *Clayton* und Mitarbeiter (1968) zu der Schlußfolgerung, daß aufgrund des guten Verlaufes und der guten Prognose der schizoaffektiven Erkrankungen sie einfach eine Variante der affektiven Erkrankungen sind. Auch andere Publikationen aus der *Winokur*-Gruppe (Fowler et al. 1972) kamen zu ähnlichen Ergebnissen. Darüber hinaus verfestigten die inzwischen gewonnenen Erkenntnisse zur Wirkung von Lithium, später auch von Carbamazepin, Valproat und anderen Antikonvulsiva bei der Prophylaxe von schizoaffektiven Psychosen immer mehr die Meinung, daß sie am ehesten mit den affektiven Erkrankungen verwandt sind.

Trotz alledem blieb die Diagnose *„schizoaffektive Erkrankung"* bis zum Ende der 80er Jahre in vielen Kliniken ein Tabu. Selbst der Hauptautor dieses Werkes hatte, als er im Jahr 1981 die „Köln-Studie" konzipierte (Marneros et al. 1991a), als Hauptziel, zu beweisen, daß die schizoaffektiven Erkrankungen nicht anders sind als Schizophrenien (daß es sie also *„nicht gibt"*). Erst die gewonnenen Befunde bewegten ihn zur Revidierung der vorgefaßten Meinung und zu einem Kurswechsel.

Es ist spannend und gleichzeitig aufschlußreich, die Entwicklung der Klassifikation der schizoaffektiven Psychosen in der ICD und im DSM zu verfolgen. Es widerspiegelt auch den Wandel psychiatrischer Diagnosen im Verlauf der Zeiten.

Das DSM beschreibt in seiner ersten Auflage 1952 (APA 1952) unter den *„schizophrenen Reaktionen"* einen *„schizo-affektiven Typ"*. Die vom DSM-I verwendeten Kriterien zur Beschreibung des *„schizo-affektiven Typs"* sind aber schon abweichend von Kasanins Kriterien. Man findet z.B. überhaupt nicht die Kriterien *„plötzliches Auftreten"*, *„Kürze der Episoden"* oder *„Vollremission"*.

Das DSM-II, das 16 Jahre später veröffentlicht wurde (APA 1968) kannte eine Kategorie *„Schizophrenie, schizoaffektiver Typ"*. Die Definition dieser Kategorie war jedoch sehr kurz und sehr unverbindlich. Danach gehörten dazu Patienten, die ein Gemisch von schizophrenen Symptomen und deutliche Exaltation oder Depression aufwiesen.

Im gleichen Jahr, in dem das DSM-II publiziert wurde, erschien auch die ICD-8. Die schizoaffektiven Psychosen wurden darin nicht einmal erwähnt.

Zehn Jahre später wurde der Entwurf zum DSM-III unter der Leitung von *Robert Spitzer* veröffentlicht. Der publizierte Entwurf zum DSM-III beinhaltete eine besondere Kategorie *„schizoaffektive Störungen"*, völlig getrennt von den *„schizophrenen Störungen"*. Die in dem Entwurf empfohlenen diagnostischen Kriterien waren:

„Ein depressives manisches Syndrom ..., das vorausgeht oder sich gleichzeitig mit bestimmten psychotischen Symptomen entwickelt, die als inkompatibel mit einer reinen affektiven Störung gelten.".

Die Schwierigkeiten, die die Autoren des DSM-III-Entwurfes hatten, spiegeln sich in den folgenden Sätzen wider: *„Der Begriff 'schizoaffektiv' wurde in unterschiedlicher Weise verwendet ... zum jetzigen Zeitpunkt besteht eine Kontroverse darüber, ob die schizoaffektive Störung eine Variante der affektiven Störungen, eine Variante der Schizophrenie, eine dritte unabhängige nosologische Entität oder ob sie ein Teil eines Kontinuums zwischen reinen affektiven Störungen und reiner Schizophrenie darstellt. Die getrennte Kategorisierung der schizoaffektiven Psychosen ist nach Meinung der Autoren dadurch gerechtfertigt, daß „eine zunehmende Evidenz besteht, daß Menschen mit einem Gemisch von „affektiven" und „schizophrenen" Symptomen im Vergleich zu Patienten mit Schizophrenie eine bessere Prognose haben, eine Tendenz zu akutem Beginn und Ende, größere Chancen zur Erlangung des prämorbiden Funktionsniveaus und keine Häufung von Schizophreniefällen in der Familie ..."*.

Zwei Jahre später, in der endgültigen Auflage des DSM-III (APA 1980), wurde die oben beschriebene Kategorie praktisch eliminiert. Im Gegensatz dazu wurden die manische und die depressive Episode bereichert durch Fälle *„mit stimmungs-inkongruenten psychotischen Merkmalen"*. Diese Fälle gehörten nach dem DSM-III-Entwurf zu den schizoaffektiven Erkrankungen. Zwar wurde im DSM-III formell eine Kategorie für schizoaffektive Erkrankungen reserviert, aber ohne diagnostische Kriterien diente sie als Sammelbegriff *„für solche Fälle, in denen der Kliniker nicht in der Lage ist, eine Differentialdiagnose zwischen affektiven, schizophreniformen oder schizophrenen Störungen zu machen."*. Eine neue Kategorie dagegen, *„schizophreniforme Störung"*, die im DSM-III auftaucht, hat relevante Ähnlichkeiten mit *Kasanins* Originalkonzept der schizoaffektiven Psychosen, vor allem, was die Dauer, den akuten Ausbruch und die Vollremission betrifft.

Sieben Jahren später wurde die Revision des DSM-III publiziert (DSM-III-R 1987). Dort wurden die schizoaffektiven Erkrankungen wiedergeboren, und zwar in einer Kategorie, die sowohl von schizophrenen als auch von affektiven Erkrankungen unabhängig ist, in der Kategorie *„psychotische Störungen, die nicht anderswo klassifizierbar sind"*, diesmal mit diagnostischen Kriterien und Subtypen, nämlich einem *„bipolaren"* und einem *„depressiven"* Typ.

In der letzten Auflage des DSM (DSM-IV), publiziert sieben Jahre nach der Revision vom DSM-III, gehören die schizoaffektiven Erkrankungen zu der Kategorie *„andere psychotische Störungen"*, mit fast identischen diagnostischen Kriterien und identischen Subtypen wie im DSM-III-R. Diesmal aber wurde auch die *„gemischt-bipolare"* Symptomatologie berücksichtigt.

Die ICD-9 setzte die Tradition der ICD-8 fort – sie ignorierte also die schizoaffektiven Erkrankungen. In der ICD-10 jedoch landeten die schizoaffektiven Erkrankungen nach mehreren Hin- und Herverschiebungen in den verschiedenen Entwürfen zuletzt in einer eigenen Subkategorie innerhalb der Kategorie *„Schizophrenie, schizotype und wahnhafte Störungen"*. Diesmal mit ausgedehnter Beschreibung und mit fünf Subkategorien, nämlich:

- schizoaffektive Störung, gegenwärtig manisch
- schizoaffektive Störung, gegenwärtig depressiv
- gemischte schizoaffektive Störung
- andere schizoaffektive Störungen
- nicht näher bezeichnete schizoaffektive Störung

Die achtziger und neunziger Jahre brachten eine intensive Erforschung der schizoaffektiven Erkrankungen. Verlaufs-, psychopathologische, pharmakologische, genetische und biologische Studien wurden durchgeführt. Trotz der großen und zahlreichen Wissenslücken auf diesem Gebiet kann gesagt werden, daß die achtziger und neunziger Jahre folgendes zum Wissen über schizoaffektive Erkrankungen beigetragen haben (Goodwin und Jamison 1990, Marneros und Tsuang 1986, Marneros und Tsuang 1990, Marneros 1989a, Marneros et al. 1991a, Marneros und Angst [im Druck]):

1. Schizoaffektive Erkrankungen okkupieren im soziodemographischen, psychopathologischen und prognostischen Bereich eine Position zwischen affektiven und schizophrenen Erkrankungen.
2. Sie stellen eine inhomogene Gruppe dar.
3. Trotz der Inhomogenität ist ihre Verwandtschaft zu den affektiven Erkrankungen viel größer als zu der Schizophrenie.
4. Auch sogenannte schizodominante Typen (die im Vergleich seltener sind als die affektdominanten) zeigen manche Ähnlichkeiten zu den affektiven Erkrankungen.
5. Schizoaffektive Erkrankungen lassen sich in ähnlicher Weise wie die affektiven Erkrankungen in unipolare und bipolare Formen einteilen.

Das Konzept und die Definition der schizoaffektiven Erkrankungen bleiben jedoch in Evolution. Auch die oben dargestellten Entwicklungen signalisieren eine Dynamik, die noch nicht abgeschlossen ist. Einen der wesentlichsten Nachteile der Diagnosen der ICD-10 und des DSM-IV sehen wir darin, daß nur die sogenannten *„konkurrenten"* Formen berücksichtigt werden. Die andere wichtige Form, die *„sequentielle"*, ist noch nicht überall etabliert. Die operationale Forschung zeigt jedoch, daß es keine Unterschiede zwischen sogenannten konkurrenten Formen der schizoaffektiven Erkrankungen (gleichzeitiges Vorhandensein von schizophrenen und manischen bzw. depressiven Symptomen) und den sogenannten sequentiellen Formen (Abwechseln von schizophrenen und affektiven Episoden im Langzeitverlauf) gibt. Dies gilt für alle relevanten Ebenen, etwa Geschlechterverteilung, Erstmanifestationsalter, soziodemographischer Hintergrund, Verlauf, Ausgang, Prophylaxe etc. Es ist ein Bereich, der noch viel Forschung benötigt (vgl. auch Maier et al. 1999). Nicht nur wegen der praktischen und klinischen Bedeutung, sondern auch von einem theoretischen Gesichtspunkt her gesehen: Die schizoaffektiven Psychosen können ein Paradigma darstellen zur Beantwortung der Frage, ob ein psychotisches Kontinuum besteht, oder ob man sich an scharf abgegrenzten nosologischen Entitäten orientieren muß (siehe Kapitel 39).

2.4 Diagnostische Kriterien für schizoaffektive Störungen in der ICD-10

Die schizoaffektiven Störungen sind in der ICD-10 letztlich in der Gruppe *„Schizophrenie, schizotype und andere wahnhafte Störungen"* (F2) zu finden. Im Entwurf waren sie ursprünglich als eine selbständige Kategorie bzw. eine eigenständige Kategorie innerhalb der affektiven Erkrankungen gedacht.

Sie werden als episodische Störungen definiert, bei denen sowohl affektive als auch schizophrene Symptome in derselben Krankheitsphase auftreten, meistens gleichzeitig oder höchstens durch einige Tage getrennt. Als diagnostische Leitlinien gelten folgende: Die Diagnose *„schizoaffektive Störung"* wird gestellt, wenn sowohl eindeutig schizophrene als auch eindeutig affektive Symptome gleichzeitig oder nur durch wenige Tage getrennt während derselben Krankheitsepisode vorhanden sind; als Konsequenz hieraus erfüllt die Krankheitsepisode weder die Kriterien für eine Schizophrenie noch für eine depressive oder manische Episode. Die Bezeichnung sollte nicht für Patienten verwendet werden, die schizophrene und affektive Symptome nur in verschiedenen Episoden der Erkrankung aufweisen. Es ist beispielsweise häufig, daß Schizophrene depressive Symptome als Nachwirkungen einer psychotischen Episode entwickeln. Einige Patienten haben wiederholte schizoaffektive Episoden, entweder mehr manische oder mehr depressive oder eine Mischung aus beiden.

Die schizoaffektiven Störungen werden aufgrund des affektiven Anteils als *„schizoaffektive Störung gegenwärtig manisch"* bzw. *„gegenwärtig depressiv"* oder *„gegenwärtig gemischt"* bezeichnet (siehe Tabelle 2.1). Bei der *„schizoaffektiven Störung gegenwärtig manisch"* handelt es sich um eine Störung, bei der sowohl schizophrene als auch manische Symptome in derselben Krankheitsepisode auftreten. Die affektive Störung zeigt sich in Form einer gehobenen Stimmung, begleitet von vermehrtem Selbstbewußtsein und Größenideen. Gelegentlich stehen aber auch Erregung und Gereiztheit mit aggressivem Verhalten und Verfolgungsideen im Vordergrund. In beiden Fällen finden sich Antriebssteigerung, Überaktivität, Konzentrationsstörungen und Distanzlosigkeit. Beziehungswahn, Größenwahn oder Verfolgungswahn können vorhanden sein, aber für die Diagnose sind andere typischere schizophrene Symptome erforderlich. Die betreffende Person kann behaupten, daß sich beispielsweise ihre Gedanken ausbreiten oder gestört werden, daß fremde Kräfte versuchen, sie zu kontrollieren, oder sie kann über Stimmen verschiedener Arten oder über bizarre Wahnideen berichten, die nicht nur als Größen- oder Verfolgungswahn anzusehen sind. Oft ist nur durch sorgfältige Exploration festzustellen, daß der Betreffende diese krankhaften Phänomene tatsächlich erlebt und nicht nur scherzt oder in bildhaften Vergleichen redet. Schizomanische Erkrankungen sind meistens floride Psychosen mit akutem Beginn. Das Verhalten ist zwar oft stark gestört, aber es kommt im allgemeinen innerhalb weniger Wochen zu vollständiger Rückbildung.

Die gegebenen diagnostischen Leitlinien sind: Im Vordergrund stehen die gehobene Stimmung oder eine weniger deutlich gehobene Stimmung mit erhöhter Reizbarkeit oder Erregung. Während der betreffenden Episode sollten wenigstens ein, besser noch zwei typische schizophrene Symptome eindeutig vorhanden sein (siehe Schizophrenie F20, diagnostische Leitlinien 1 bis 4).

Diese Kategorie soll für eine einzelne schizomanische Episode verwendet werden oder für eine rezidivierende Störung, bei der die Mehrzahl der Episoden schizomanisch ist.

Tabelle 2.1: Diagnostische Kriterien für eine schizoaffektive Störung (nach ICD-10, Forschungskriterien)

G1. Die Störung erfüllt die Kriterien für eine affektive Störung (F30, F31, F32) vom Schweregrad mittelgradig oder schwer, wie für jede Subgruppe beschrieben.

G2. Aus mindestens einer der unten aufgeführten Symptomgruppen müssen Symptome während des größten Teils einer Zeitspanne von mindestens zwei Wochen vorhanden sein (die Symptomgruppen entsprechen nahezu denen der Schizophrenie (F20.0-F20.3):

1. Gedankenlautwerden, Gedankeneingebung, Gedankenentzug, Gedankenausbreitung
2. Kontrollwahn, Beeinflussungswahn, Gefühl des Gemachten, deutlich bezogen auf Körper- oder Gliederbewegungen oder bestimmte Gedanken, Tätigkeiten oder Empfindungen
3. kommentierende oder dialogische Stimmen, die über die Patienten sprechen, oder andere Stimmen, die aus bestimmten Körperteilen kommen
4. anhaltender, kulturell unangemessener und bizarrer Wahn (d.h. nicht ausschließlich Größen- oder Verfolgungswahn), sondern z.B. die Überzeugung, andere Welten besucht zu haben, Wolken durch Ein- und Ausatmen kontrollieren zu können, mit Pflanzen oder Tieren ohne Sprache kommunizieren zu können etc.
5. Danebenreden oder deutlich zerfahrene Sprache, oder häufiger Gebrauch von Neologismen
6. intermittierendes, aber häufiges Auftreten einiger katatoner Symptome, wie Haltungsstereotypien, wächserne Biegsamkeit und Negativismus.

G3. Die Kriterien G1. und G2. müssen während derselben Störungsepisode und wenigstens für einige Zeit gleichzeitig erfüllt sein. Das klinische Bild muß durch Symptome beider Kriterien, G1. und G2., geprägt sein.

G4. Häufigstes Ausschlußkriterium: Die Störung ist nicht bedingt durch eine organische Krankheit des Gehirns i.S. von F0 oder durch psychotrope Substanzen (F1) (bei Intoxikation, Abhängigkeit oder Entzug).

Bei der *„schizoaffektiven Störung gegenwärtig depressiv"* handelt es sich um eine Störung, bei der sowohl schizophrene als auch depressive Symptome während derselben Krankheitsepisode auftreten. Die depressive Stimmung wird gewöhnlich von mehreren charakteristischen depressiven Symptomen oder von Verhaltensauffälligkeiten wie Verlangsamung, Schlaflosigkeit, Antriebs-, Appetit- oder Gewichtsverlust, Verringerung der üblichen Interessen, Konzentrationsstörung, Schuldgefühl, Gefühl der Hoffnungslosigkeit und Suizidideen begleitet. Gleichzeitig oder während der gleichen Episode müssen andere typische schizophrene Symptome vorhanden sein; die betreffende Person kann beispielsweise behaupten, daß ihre Gedanken sich ausbreiten oder gestört werden oder daß fremde Kräfte versuchen, sie zu kontrollieren. Sie kann davon überzeugt sein, daß sie ausspioniert wird oder daß ein Komplott gegen sie im Gange ist, und daß dieses durch ihr eigenes Verhalten nicht gerechtfertigt ist. Sie kann Stimmen hören, die sie nicht nur verächtlich machen oder verdammen, sondern auch davon reden, sie zu töten, oder ihr Verhalten unter sich diskutieren. Schizodepressive Episoden sind gewöhnlich weniger floride und alarmierend als schizomanische Episoden, aber sie neigen zu längerer Dauer und die Prognose ist weniger günstig. Obwohl sich in der Mehrzahl der Fälle die Störung vollständig zurückbildet, entwickeln einige Kranke schließlich ein schizophrenes Residuum.

Als **diagnostische Leitlinien** gelten: Es muß eine eindeutige Depression vorhanden sein mit wenigstens zwei charakteristischen depressiven Symptomen oder Verhaltensauffälligkeiten wie unter depressiver Episode (F32) beschrieben. Innerhalb derselben Episode sollen wenigstens ein oder besser noch zwei typisch schizophrene Symptome eindeutig vorliegen (siehe Schizophrenie F20, diagnostische Leitlinien 1 bis 4).

Diese Kategorie soll für eine einzelne schizodepressive Episode verwendet werden oder für eine rezidivierende Störung, bei der die Mehrzahl der Episoden schizodepressiv ist.

Als *„gemischte schizoaffektive Störung"* sind Störungen zu klassifizieren, bei denen schizophrene Symptome mit solchen einer gemischten bipolaren affektiven Störung gemeinsam bestehen.

Die ICD-10 sieht eine Kategorie für *„andere schizoaffektive Störungen"* vor, ohne sie näher zu definieren sowie auch eine Restkategorie *„nicht* *näher bezeichnete schizoaffektive Störung"* (F25.9).

2.5 Diagnostische Kriterien für schizoaffektive Störungen im DSM-IV

Das Hauptmerkmal der schizoaffektiven Störung, definiert nach DSM-IV, ist das Vorhandensein einer ununterbrochenen Krankheitsperiode, während der für einige Zeit eine Episode einer Major Depression, eine manische Episode oder eine gemischte Episode gleichzeitig mit Symptomen vorliegt, die das Kriterium A für Schizophrenie erfüllen. Zusätzlich haben während derselben Krankheitsperiode für mindestens 2 Wochen Wahn oder Halluzinationen vorgelegen, ohne daß ausgeprägte affektive Symptome bestanden haben. Außerdem waren die affektiven Symptome während eines erheblichen Teils der gesamten Krankheitsdauer vorhanden. Die Symptome dürfen nicht auf die direkte körperliche Wirkung einer Substanz (z.B. Kokain) oder eines medizinischen Krankheitsfaktors (z.B. Hyperthyreose oder Temporallappenepilepsie) zurückgehen. Um die Kriterien für eine schizoaffektive Störung zu erfüllen, müssen die Hauptmerkmale im Verlauf einer einzigen, ununterbrochenen Krankheitsperiode auftreten. Mit *„Krankheitsperiode"* ist in diesem Zusammenhang ein Zeitabschnitt gemeint, während dessen der Betroffene fortlaufend floride oder residuale Symptome der psychotischen Erkrankung zeigt. Bei einigen Betroffenen kann eine solche Krankheitsperiode Jahre oder sogar Jahrzehnte dauern. Eine Krankheitsperiode wird als beendet angesehen, wenn für einen bedeutenden Zeitraum eine vollständige Remission eingetreten ist und keine bedeutsamen Symptome der Störung mehr vorhanden sind.

Während derjenigen Krankheitsphase, in der gleichzeitig affektive und psychotische Symptome vorliegen, werden sowohl die vollständigen Kriterien für eine floride Phase einer Schizophrenie (d.h. Kriterium A, siehe Tabelle 2.1) wie auch für eine Episode einer Major Depression, eine manische Episode oder eine gemischte Episode erfüllt. Eine Episode einer Major Depression muß mindestens zwei Wochen andauern, eine manische oder gemischte Episode mindestens eine Woche. Weil psychotische Symptome mindestens einen Monat vorliegen müssen, um Kriterium A für Schizophrenie zu erfüllen, ist auch für die schizoaffektive Störung die Mindestdauer ein Monat. Ein Hauptmerkmal der Major Depression ist das Vorhandensein von entweder einer depressiven Verstimmung oder von deutlicher Interessenminderung oder Freudlosigkeit. Weil Interesseverlust oder Freudlosigkeit bei nicht-affektiven psychotischen Störungen so häufig sind, muß bei einer Episode einer Major Depression eine tiefgreifende depressive Stimmungslage vorliegen, um das Kriterium A für eine schizoaffektive Störung zu erfüllen (d.h. das Vorhandensein von deutlichem Interesseverlust oder Freudlosigkeit reicht nicht aus). Während der Krankheitsphase, die durch das ausschließliche Vorhandensein von psychotischen Symptomen gekennzeichnet ist, finden sich während mindestens zwei Wochen Wahn oder Halluzinationen. Obgleich einige affektive Symptome während dieser Phase vorhanden sein können, stehen sie nicht im Vordergrund. Die Entscheidung hierüber kann schwierig sein und die Beobachtung des Langzeitverlaufs und die Hinzuziehung verschiedener Informationsquellen erfordern.

Die Symptome einer schizoaffektiven Störung können in vielen zeitlichen Mustern auftreten. Typisch ist z.B. folgendes Muster: Eine Person leidet zwei Monate unter ausgeprägten akustischen Halluzinationen und Verfolgungswahn bis eine ausgeprägte Episode einer Major Depression einsetzt. In der Folge bestehen die psychotischen Symptome und die Episode der Major Depression für drei Monate. Anschließend erholt sich der Betroffene vollständig von der Major Depression, die psychotischen Symptome persistieren jedoch noch für einen weiteren Monat bis auch sie verschwinden. Während dieser Krankheitsperiode erfüllte die Symptomatik gleichzeitig die Kriterien für eine Episode einer Major Depression und für das Kriterium A für Schizophrenie. Während derselben Krankheitsperiode waren akustische Halluzinationen und Wahn sowohl vor wie nach der depressiven Phase vorhanden. Die Krankheitsepisode hatte eine Gesamtdauer von sechs Monaten. Davon waren während der ersten zwei Monate ausschließlich psychotische Symptome vorhanden, während der folgenden drei Monate bestanden sowohl depressive als auch psychotische Symptome, im letzten Monat lagen nur psychotische Symptome vor. In diesem Beispiel war die Dauer der depressiven Episode im Vergleich zur Gesamtdauer der psychotischen

Störung nicht kurz, weshalb für das Erscheinungsbild die Diagnose einer schizoaffektiven Störung gerechtfertigt ist.

Kriterium C der schizoaffektiven Störung verlangt, daß affektive Symptome, die die Kriterien für eine affektive Episode erfüllen, während eines erheblichen Anteils der gesamten Dauer der Krankheitsperiode bestehen müssen. Liegen diese Symptome nur für eine verhältnismäßig kurze Zeit vor, lautet die Diagnose Schizophrenie und nicht schizoaffektive Störung. Bei der Beurteilung dieses Kriteriums muß der Untersucher den Anteil an der Gesamtdauer der psychotischen Krankheit (d.h. sowohl floride wie residuale Symptome) bestimmen, in dem eine bedeutsame affektive Symptomatik die psychotische Symptomatik begleitete. Die Operationalisierung dessen, was mit *„einem erheblichen Zeitanteil"* gemeint ist, erfordert eine klinische Beurteilung. Beispielsweise entwickelt eine Person mit einer vierjährigen Vorgeschichte florider und residualer Symptome einer Schizophrenie eine überlagernde Episode einer Major Depression, die bei anhaltenden psychotischen Symptomen 5 Wochen andauert. Dieser Fall würde nicht das Kriterium des *„erheblichen Anteils an der Gesamtdauer"* erfüllen, weil die Symptomatik, die die Kriterien für eine affektive Störung erfüllt, nur für fünf Wochen bei einer Gesamtdauer der Störung von vier Jahren anhält. In diesem Fall bleibt es deshalb bei der Diagnose Schizophrenie mit der Zusatzdiagnose *„nicht näher bezeichnete depressive Störung"*, um so die überlagernde Episode einer Major Depression zu kennzeichnen.

Subtypen

In Abhängigkeit von der jeweiligen affektiven Komponente der Störung können zwei Subtypen der schizoaffektiven Störung bezeichnet werden:

- **Bipolarer Typus.** Dieser Subtypus liegt vor, wenn eine manische Episode oder eine gemischte Episode Teil des klinischen Bildes sind. Auch Episoden einer Major Depression können auftreten.

- **Depressiver Typus.** Dieser Subtypus liegt vor, wenn ausschließlich Episoden einer Major Depression Teil des klinischen Bildes sind.

Die diagnostischen Kriterien für eine schizoaffektive Störung sind in Tabelle 2.2 dargestellt.

Tabelle 2.2: Diagnostische Kriterien für eine schizoaffektive Störung (nach DSM-IV)

A. Ununterbrochene Krankheitsperiode, während derer zu irgendeinem Zeitpunkt entweder eine Episode einer Major Depression, eine manische Episode oder eine gemischte Episode gleichzeitig mit Symptomen besteht, die das Kriterium A für Schizophrenie erfüllen.
   Beachte: Die Episode der Major Depression muß das Kriterium A1, depressive Verstimmung, einschließen.

B. Während derselben Krankheitsperiode haben Wahnphänomene oder Halluzinationen für mindestens zwei Wochen bei gleichzeitiger Abwesenheit ausgeprägter affektiver Symptome vorgelegen.

C. Symptome, die die Kriterien einer affektiven Episode erfüllen, bestehen während eines erheblichen Anteils an der gesamten Dauer der floriden und residualen Perioden der Krankheit.

D. Das Störungsbild geht nicht zurück auf die direkte körperliche Wirkung einer Substanz (z.B. Drogen, Medikament) oder eines medizinischen Krankheitsfaktors.

Bestimmte den Typus:

Bipolarer Typus: Falls das Störungsbild eine manische oder gemischte Episode einschließt (oder eine manische oder eine gemischte Episode und Episoden einer Major Depression), **Depressiver Typus:** Falls das Störungsbild nur Episoden einer Major Depression einschließt.

KAPITEL 3: DIE ZYKLOIDEN PSYCHOSEN

„Es handelt sich um Erkrankungen, die gleich den zirkulären Erkrankungen im wesentlichen autochthon kommen und gehen, sehr oft in gegensätzlichen Doppelphasen – Verwirrtheit und Stupor, Hyperkinese und Akinese – verlaufen und keine geistigen Defekte hinterlassen."

Karl Kleist 1928

„The Case for the Independence of Cycloid Psychoses."

Carlo Perris 1986

3.1 Der existierende, etwas seltene Unbekannte

Das Konzept der *„zykloiden Psychose"* hat sich als solches nicht überall durchgesetzt, und dies trotz der ausgezeichneten phänomenologischen Beschreibungen, vor allem durch *Karl Leonhard*, die das Erscheinungsbild dieser Psychosen beeindruckend wiedergeben. Es kann aber wohl gesagt werden, daß jeder erfahrene Kliniker die psychopathologischen Bilder mit der wechselhaften, manchmal turbulenten, in der Regel nicht langandauernden, entgegengesetzten Symptomatik kennt, wie er auch immer sie bezeichet. Die Weltgesundheitsorganisation hat inzwischen diese Psychosen in ihrem diagnostischen System ICD-10 aufgenommen, allerdings in verschwommener, vereinfachender und gröberer Form. Die zykloiden Psychosen sind vorwiegend unter dem Kapitel F23 als *„akute polymorphe psychotische Störungen"* zu finden.

Als zykloide Psychosen, wie sie in ihrer endgültigen Form von *Leonhard* beschrieben worden sind, werden drei Paare phasisch verlaufender psychotischer Störungen bezeichnet, die bipolar auftreten, d.h. sie bewegen sich zwischen zwei entgegengesetzten Polen, einem *„Hypo-"* und einen *„Hyperpol"*.

Die drei Paare zykloider Psychosen sind:

- die Angst-Glücks-Psychose
- die erregt-gehemmte Verwirrtheitspsychose
- und die hyperkinetisch-akinetische Motilitätspsychose (siehe auch Kapitel 14).

Sind die zykloiden Psychosen bipolare Erkrankungen?

Eindeutig ja, wenn man den Begriff der Bipolarität nicht nur auf eine Stimmungspolarität beschränkt und wenn man darunter nicht nur manische und depressive Konstellationen in klassischem Sinne versteht.

Die Schöpfer dieses Konzepts, vor allem *Kleist* und *Leonhard*, bezeichnen ausdrücklich die zykloiden Psychosen als bipolare Erkrankungen, allerdings nicht eng im Sinne einer reinen affektiven Erkrankung. Mit dem *„manisch-depressiven Kranksein"* haben sie den Wechsel der Symptomatik zwischen zwei entgegensetzten Polen und den phasischen Verlauf gemeinsam, sonst unterscheiden sie sich wesentlich (siehe weitere Abschnitte in diesem Kapitel). Ihre Symptomatik bewegt sich eindrucksvoll zwischen zwei Polen, einem *„negativen"* Pol oder *„Minuspol"*, der vorwiegend durch *„Hypophänomene"* (Antriebslosigkeit, Akinese, Verlangsamung von psychischen Funktionen etc.) und *„negative Erlebnisse"* (etwa Angst) gekennzeichnet ist, und einem anderen Pol, der durch *„Hyperphänomene"* bzw. *„positive Erlebnisse"* (etwa Hyperkinese, Beschleunigung des Denkens und anderer psychischer Phänomene, Ekstase, Glücksgefühl etc.) gekennzeichnet ist. Genau diese entgegengesetzte bipolare Phänomenologie führte die Väter dieses Konzeptes, *Kleist* und *Leonhard*, dazu, sie als bipolare Erkrankungen zu bezeichnen. Allerdings muß nochmals betont werden, daß die von *Kleist* und *Leonhard* angenommene Bipolarität nicht mit der Bipolarität einer *„manisch-depressiven Erkrankung"* verwechselt werden darf. Konträr dazu war die Meinung *Kraepelins*, der einen Teil dieser Psychosen den *„Mischzu-*

ständen" zuordnete, einen anderen den Katatonien (Kraepelin 1913, Weygandt 1899). *Kraepelin* kannte und beschrieb Psychosen, die von der Symptomatik eher den zykloiden Psychosen entsprechen konnten, wie das Beispiel der *„delirösen Manie"* zeigt:

„Der Anfall beginnt gewöhnlich ganz plötzlich; nur Schlaflosigkeit, Unruhe oder ängstliche Verstimmung kann sich schon 1-2 Tage, seltener einige Wochen vorher bemerkbar machen. Das Bewußtsein trübt sich rasch; die Kranken werden schwer benommen, verwirrt, ratlos und verlieren vollständig die zeitliche und örtliche Orientierung. Alles erscheint ihnen verändert; sie glauben sich im Himmel, im Palast des Herodes, in der „Christkindlklinik" zu befinden. Die Personen der Umgebung werden verkannt; Mitkranke sind nahe Angehörige, der Arzt eine königliche Hoheit, ein geistlicher Herr, ein schwarzer Teufel. (...) Zugleich treten zahlreiche Sinnestäuschungen auf. Es brennt; Vögel fliegen in der Luft herum; Engel erscheinen (...) Die Stimmung ist während dieses Deliriums sehr wechselnd, bald ängstlich verzweifelt („Todesgedanken"), weinerlich schreckhaft, verstört, bald ausgelassen heiter, erotisch oder verzückt, bald gereizt oder teilnahmslos und gleichgültig. (...) Häufig ist wächserne Biegsamkeit, Echolalie oder Echopraxie nachzuweisen. In der Regel ist der Zustand vielfachen Schwankungen unterworfen. (...) Die Erinnerung an die deliröse Zeit ist meist eine ziemlich unklare; vielfach besteht sogar fast völlige Amnesie." (Kraepelin 1913 S. 125ff).

Wenn man bei zykloiden Psychosen von kontrastierender Bipolarität spricht, meint man vielmehr phänomenologische Konstellationen und Verlaufsrichtungen und keinen Wechsel zwischen Exaltation und Depression. In diesem Sinne und zur Komplettierung der klinisch-relevanten unipolaren und bipolaren Erkrankungen meinen wir, daß die zykloiden Psychosen in einem Handbuch der unipolaren und bipolaren Erkrankungen nicht fehlen dürfen, auch wenn sie relativ selten sind (siehe Kapitel Epidemiologie).

3.2 Entwicklung und wesentliche Charakteristika des Konzeptes

3.2.1 Die Anfänge: *Carl Wernicke*

Geprägt wurde der Begriff der zykloiden Psychosen zwar von *Karl Kleist* (1924, 1926, 1928), aber er griff dabei auf eine Reihe von Krankheitsbildern zurück, die sein zeitweiliger Lehrer *Carl Wernicke* beschrieben hatte. Allerdings zeigten unsere eigenen Untersuchungen des Gesamtmaterials Wernickes aus seiner Zeit in Halle, daß seine Rolle bei der Konzeptualisierung der zykloiden Psychosen überbewertet worden ist. Dennoch soll zunächst die Position *Wernickes* dargestellt werden.

Carl Wernicke beschrieb u.a. die *„Motilitätspsychose"* (als hyperkinetisch oder akinetisch oder auch als Kombination davon), die *„Angstpsychose"* und die *„expansive Autopsychose"*. Während viele psychopathologische Begriffe, die *Wernicke* prägte, Gemeingut wurden (*„Merkfähigkeit"*, *„überwertige Idee"*, *„Ratlosigkeit"* etc., siehe auch Lanczik und Beckmann 1991, Pillmann et al. 1999), stieß seine Konzeption einer neuroanatomisch begründeten Psychopathologie außerhalb des engen Kreises seiner Schüler zunehmend auf Ablehnung. In zweifacher Hinsicht wurde *Wernicke* durch die sich durchsetzenden Konzepte *Emil Kraepelins* überholt: Zum einen faßte *Kraepelin* im Gegensatz zu *Wernicke* Krankheitseinheiten als einheitlich in Ätiologie, Pathogenese und Verlauf auf. Zum anderen setzte sich die Dichotomie *Kraepelins* von manisch-depressiver Erkrankung und Dementia praecox durch. Diese beiden Erkrankungen bildeten fortan große Sammelbecken, die die meisten ehemals selbständigen Krankheitseinheiten innerhalb der endogenen Psychosen aufnahmen. Im Jahre 1924 erklärte *Bumke*: *„... die Hoffnungen, die sich einst an den Namen Meynerts geknüpft hatten, haben sich nicht erfüllt und der geniale Versuch von Wernicke, die klinische Psychiatrie auf dem schmalen Fundament der Aphasielehre neu zu errichten, ist wohl für alle Zeiten gescheitert."*

3.2.2 Die Fortentwicklung und Namensgebung: *Karl Kleist*

Unter den Schülern *Wernickes* war es *Karl Kleist*, der dessen Konzeption am konsequentesten weiterführte. *Kleist* hatte in Halle bei *Wernicke* gearbeitet. Auch *Kleist* war zeitweise neuropathologisch tätig gewesen und versuchte, psychopathologische Bilder auf hirnanatomische Gegebenheiten zurückzuführen.

Im Jahre 1924 hielt *Kleist* vor der Jahresversammlung des Deutschen Vereins für Psychiatrie ein Referat *„Über die gegenwärtigen Strömungen in der klinischen Psychiatrie"*. Darin gebrauchte er wohl das erste Mal den Begriff *zykloide Psychosen*:

„...muß meiner Ansicht nach auch Kraepelins manisch-depressives Irresein ersetzt werden durch eine sehr viel enger gefaßte Kerngruppe manisch-depressiver Erkrankungen, um die sich die selteneren autochthonen – oder wenn man so will – zykloiden Degenerationspsychosen anordnen, samt den diesem Kreise eigentümlichen zykloiden Psychopathen." (Kleist 1924 S.329).

Als erweiterte Fassung eines am 26.11.1927 vor dem Schweizerischen Verein für Psychiatrie gehaltenen Vortrags veröffentlichte Kleist 1928 seinen Aufsatz *„Über zykloide, paranoide und epileptoide Psychosen und über die Frage der Degenerationspsychosen"* (Kleist 1928). Er faßte die genannte Gruppe als *„Randpsychosen"* der typischen Psychoseformen (wobei er als typische Psychoseformen das zirkuläre Irresein, die Paranoia, die Epilepsie, die epilepsietypischen Psychosen und die Schizophrenie nannte) auf, d.h. als eigenständige Erkrankungen, die eine gewisse symptomatologische Verwandtschaft zu den großen Krankheitsgruppen haben. Als *„zykloide Psychosen"* bezeichnete Kleist die *„Randpsychosen des zirkulären Irreseins"*, nämlich die *„Motilitätspsychose"* und die *„Verwirrtheitspsychose"* (Kleist 1928). In seiner Arbeit von 1953 *„Die Gliederung der neuropsychischen Erkrankungen"* ordnete *Kleist* die *„manisch-depressive Gemütskrankheit"*, die *„hyperkinetisch-akinetische Motilitätspsychose"*, die *„erregt-stupuröse Verwirrtsheitspsychose"* und die *„ängstlich-ekstatische Bedeutungspsychose"* den bipolaren (*„mehrgestaltigen"*) Formen der *„Phasophrenien"* zu.

3.2.3 Die Vollendung und die Verbreitung: *Karl Leonhard*

Karl Leonhard gab den zykloiden Psychosen ihre endgültige Form. *Leonhards* wichtigstes wissenschaftliches Ziel war die differenzierte Abgrenzung eigenständiger Krankheitsbilder im Bereich der endogenen Psychosen aufgrund des klinischen Bildes. Diese Krankheitseinheiten sollten sich vor allem durch eine bestimmte Prognose und bestimmte Erblichkeitsverhältnisse jeweils als *„etwas eigenes"* bewähren. Bis 1957 modifizierte *Leonhard* seine Einteilung mehrfach. Mit dem Erscheinen seiner *„Aufteilung der endogenen Psychosen"* im Jahre 1957 lag *Leonhards* nosologisches System fest und wurde von ihm nicht mehr wesentlich geändert.

In einem Vortrag im Jahre 1957 und in seiner im selben Jahr erschienenen oben erwähnten Monographie (Leonhard 1957a), faßte *Leonhard* die *„Angst-Glücks-Psychose"*, die *„Verwirrtheitspsychose"* und die *„Motilitätspsychose"* unter dem Begriff zykloide Psychosen zusammen. Gegenüber der ursprünglichen Verwendung des Begriffs (Kleist 1928) wurde die Gruppe durch die *„ängstlich-ekstatische Bedeutungspsychose"* (Kleist 1953) (bzw. *„Angst-Glücks-Psychose"*, Leonhard 1957a) erweitert.

In expliziter Abgrenzung zu *Kraepelins* Zweiteilung in manisch-depressive Erkrankung und Schizophrenie legte er in der *„Aufteilung der endogenen Psychosen"* eine differenzierte Systematik der endogenen Psychosen vor, wobei er schließlich 33 Unterformen unterschied. Die Aufteilung erfolgte nach klinischen Querschnitts- und Längsschnittsuntersuchungen sowie nach genetischen Gesichtspunkten. Prognostische und genetische Aspekte waren für *Leonhard* die wichtigste Bestätigung für die Validität seiner Krankheitseinheiten. *Leonhard* faßte die von ihm beschriebenen Unterformen in 5 großen Gruppen zusammen, die jeweils Gemeinsamkeiten in Erscheinungsbild, Verlauf, vermuteter Pathogenese und Genetik aufweisen. Diese Gruppen sind

1. die manisch-depressive Krankheit,
2. die reinen phasischen Psychosen,
3. die zykloiden Psychosen,
4. die unsystematischen sowie
5. die systematischen Schizophrenien.

Leonhard stellte in seiner Beschreibung der zykloiden Psychosen (1957a,b) dar, daß die Symptomatik der drei Unterformen sich überschneiden kann. In Einzelfällen sei dann die Differentialdiagnose zwischen zwei Formen nicht zu entscheiden. Im Prinzip hielt er jedoch in seinen Veröffentlichungen an der nosologischen Selbständigkeit der Unterformen fest.

3.3 Weitere Charakteristika der zykloiden Psychosen

Geschlechterverhältnisse

Das deutliche Überwiegen des weiblichen Geschlechts wurde schon von Kleist (1928) angegeben. Das Überwiegen des weiblichen Geschlechts ist offenbar ein stabiler Befund, der insbesondere für die zykloiden Psychosen von vielen Autoren bestätigt wurde, wenn auch mit quantitativ stark streuenden Angaben:

Leonhard fand für die Unterformen der zykloiden Psychosen unterschiedliche Verhältnisse. Nach den Angaben in seinem Lehrbuch (1957a, 1995a) war das Verhältnis bei den Angst-Glücks-Psychosen ausgeglichen, bei den Verwirrtheitspsychosen fanden sich 58,9% Frauen, bei den Motilitätspsychosen 77.7% Frauen.

Nach *Leonhard* und *von Trostorff* (1964), verteilten sich 163 Patienten (mit 246 Krankheitsepisoden), bei denen in Leonhards Berliner Klinik von 1958-1962 die Diagnose einer zykloiden Psychose gestellt wurde, wie folgt:

Angst-Glücks-Psychose:	37 Männer und 43 Frauen
Verwirrtheitspsychose:	20 Männer und 34 Frauen
Motilitätspsychose:	5 Männer und 24 Frauen.

Unter den zykloiden Patienten von *Perris* (1974) waren 66% weibliche Patienten, bei *Brokkington* et al. (1982a,b) 56%, bei *Maj* (1990) 66%, bei *Beckmann* et al. (1990) 81% und bei *Cutting* et al. (1978) 90%.

Herkunftsschicht

Perris (1974) berichtet lediglich die Berufstätigkeit seiner Probanden am Ende der Beobachtungszeit. Von den 60 waren 2 verstorben, 8 frühberentet, davon 3 wegen rezidivierender psychotischer Episoden. Die Tätigkeit der restlichen Patienten verteilt sich annähernd so, wie unter den Patienten der Klinik allgemein und wie bei früher untersuchten Patienten mit affektiven Erkrankungen.

Frühe Entwicklung

Perris (1974) berichtete die Position in der Geschwisterreihe für seine 60 zykloiden Probanden, fand aber keine Auffälligkeiten.

In der Untersuchung von *Perris* (1974) fand sich eine frühe Trennung von den Eltern (parental deprivation) bei 31,7% der Patienten, das ist signifikant häufiger als die 18,4% einer früher untersuchten Kohorte bipolarer Patienten.

Zivilstand, Heterosexuelle Dauerbindung, Fertilität

Perris (1974) gibt an, der erste zu sein, der über Heirats- bzw. Ledigenrate und Fertilität bei zykloiden Psychosen berichtet. Von seinen 60 Patienten waren am Ende der Beobachtungszeit 31,7% ledig geblieben, Männer waren signifikant häufiger ledig als Frauen. Es fehlt an einer echten Vergleichsgruppe. Von einer früher untersuchten Gruppe bipolarer Patienten waren nur 25% ledig geblieben, aber der Unterschied kann *Perris* zufolge ein Alterseffekt sein. Es gab in der Gesamtgruppe 5 kinderlose Ehen, die durchschnittliche Zahl von Kindern pro Ehe ist 2. Diese Verhältnisse sollen ähnlich sein wie bei den früher untersuchten Bipolaren.

In der Studie von *Cutting* et al. (1978) betrug der Anteil der bei Aufnahme oder früher verheirateten Patienten unter den zykloiden Psychosen 63% und war damit signifikant höher als der einer Vergleichsgruppe schizophrener Patienten.

Jönsson (1991) fand für Patienten mit zykloider Psychose bei Erstmanifestation Heiratsraten, die denen affektiv erkrankter Patienten sowie dem Bevölkerungsdurchschnitt entsprachen und signifikant über der Heiratsrate schizophren erkrankter Kontrollen lagen. Die Patienten konnten über Bevölkerungsregister 10 Jahre nachverfolgt werden. Dabei war bei den zykloiden Patienten lediglich ein passageres Absinken der Heiratshäufigkeit 5 Jahre nach Erstmanifestation zu beobachten, nach 10 Jahren glich sich die Heiratsrate dem Bevölkerungsdurchschnitt wieder an. Die Fertilität der Patienten mit zykloider Psychose unterschied sich zu keinem Zeitpunkt von der Allgemeinbevölkerung, im Gegensatz zu den affektiven, vor allem aber den schizophrenen

Psychosen. Einschränkend muß erwähnt werden, daß es sich bei den Studienpatienten um Fälle von zykloider Psychose handelt, die *„prognostically verified“* waren (die genauen diagnostischen Kriterien werden in der Veröffentlichung nicht ganz klar).

3.4 Die Rezeption und die Konkordanz des Konzeptes der zykloiden Psychosen

Die *Kleist-Leonhardsche* Systematik in ihrer differenzierten Form mit Unterscheidung von 33 Unterformen endogener Psychosen wird nur in wenigen Kliniken auf der Welt angewandt. Hingegen fand der Begriff der zykloiden Psychosen in mehreren Ländern Beachtung.

In Großbritannien hielt *Leonhard* 1960 in Edinburgh einen Vortrag über zykloide Psychosen, der im Journal of Mental Science veröffentlicht wurde (Leonhard 1961). Wenig später publizierte der britische Psychiater *Frank Fish* eine Arbeit über zykloide Psychosen, in der er sich mit *Leonhards* Konzept kritisch, aber in wesentlichen Punkten zustimmend auseinandersetzt (Fish 1964). 1978 und 1983 erschienen zwei umfangreiche englische Untersuchungen, die im Gefolge von *Perris* und z.T. unter seiner direkten Mitwirkung an größeren Kohorten das Konzept der zykloiden Psychosen überprüften (Cutting et al. 1978, Brockington et al. 1982a). Die Ergebnisse stützen nach Ansicht der Autoren die nosologische und prognostische Validität dieser Diagnose.

Eine italienische Untersuchung zeigte, daß die Diagnose einer zykloiden Psychose den teilnehmenden Ärzten zwar geläufig ist, aber möglicherweise abweichend von der *Leonhardschen* Definition benutzt wird (Rossi und Delmonte 1970).

In Schweden untersuchte *Carlo Perris* 60 Patienten mit zykloiden Psychosen und veröffentlichte eine Monographie (Perris 1974) sowie zahlreiche Einzelarbeiten (vgl. Perris 1986, Perris und Eisemann 1989). Insgesamt fand *Perris*, daß die meisten Patienten Symptome mehrerer Formen beigemischt haben (wobei die Angst-Glücks-Psychosen am besten abgrenzbar sein sollen). In der Auswertung faßte er wegen der vielen Überschneidungen die Unterformen daher zusammen. Darin folgten ihm die meisten späteren Untersucher (mit direkter Berufung auf Perris, z.B. Ungvári 1985a,b). 1981 gaben *Perris* und *Brockington* eine kriteriologische (*„operationalisierte“*) Definition zykloider Psychosen an (Perris und Brockington 1981, siehe Tabelle 3.1), die in mehreren Untersuchungen Verwendung fand (vgl. Perris 1986, Perris und Eisemann 1989, Pillmann und Marneros 1998).

In Deutschland wurde das Konzept der zykloiden Psychosen am häufigsten in der damaligen DDR – mit einer Ausstrahlung in andere osteuropäische Länder – weiterverfolgt. In Westdeutschland konzentrierte sich am konsequentesten bis zum heutigen Tage – nicht nur auf das Konzept der zykloiden Psychosen sondern auf die gesamte *Leonhardsche* Typologie und Nosologie – die Würzburger Gruppe um *Beckmann*, die nicht nur eine psychopathologische sondern auch eine biologische Bestätigung versuchen (siehe z.B. Beckmann et al. 1990, Franzek 1990, Franzek et al. 1996, Stöber et al. 1995, Lanczik und Beckmann 1991, Lanczik und Fritze 1992, Lanczik et al. 1990, Pfuhlmann 1998, Pillmann et al. 1999). Darüber hinaus, vor allem durch die Initiative der genannten Würzburger Gruppe, wurde auch eine *„Wernicke-Kleist-Leonhard-Gesellschaft“* gegründet, die im Sinne der Namensgeber wissenschaftliche Aktivitäten entwickelt.

Tabelle 3.1: Diagnostische Kriterien für zykloide psychotische Störungen (nach Perris und Brockington 1981)

Ein akuter psychotischer Zustand ohne Bezug auf Verabreichung oder Mißbrauch jeglicher Drogen/Arzneimittel oder Gehirnverletzungen; zum ersten Mal bei Patienten der Altersgruppe 15-50 Jahren auftretend; Der Zustand zeigt einen plötzlichen Ausbruch mit raschem Wechsel vom gesunden zu einem völlig psychotischen Zustand innerhalb weniger Stunden oder höchstens einiger Tage; Zumindest 4 der folgenden Symptome müssen vorliegen: Eine gewisse Verwirrtheit, meistens in Form von Ratlosigkeit; Stimmungsinkongruente Wahnvorstellungen jeglicher Art; meist mit verfolgungswahnhaftem Inhalt; Halluzinatorische Erlebnisse jedweder Art, meist in bezug auf Themen des Todes; Ein überwältigendes schreckenerregendes Angstgefühl ohne Bezug auf bestimmte Situationen oder Umstände (Panangst, psychotische Angst); Intensive Gefühle von Glückseligkeit oder Ekstase, meist religiös gefärbt; Motilitätsstörungen jedweden akinetischen oder hyperkinetischen Typs; Ein besonderes Interesse am Tod; Gemütsschwankungen im Hintergrund, die nicht so ausgeprägt sind, daß sie die Diagnose einer affektiven Störung rechtfertigen;
Es liegt keine bestimmte symptomatologische Kombination vor. Im Gegenteil, die Symptomatologie kann während der Episode häufig wechseln und ein bipolares Bild aufweisen. Die Störung hat die Tendenz, erneut aufzutreten. Nach jeder Episode erfolgt jedoch eine Genesung.

Bis zu den siebziger Jahren beschäftigte sich auch die Kieler Gruppe um *Störring* mit dem Problem der zykloiden Psychosen (Störring et al. 1962, Boeters 1971). Allerdings modifizierte die Kieler Gruppe das Konzept *Leonhards* in wesentlichen Punkten (siehe Kapitel 3a):

1. Es wurde die paarweise Aufteilung in drei Gruppen (Angst-Glücks-, Verwirrtheits- und Motilitätspsychose) nicht bestätigt und deswegen wurden sie als eine Gruppe mit übergreifender Symptomatologie zwischen den *Leonhardschen* Subgruppen beschrieben.
2. Nach Auffassung der Kieler Gruppe ist das tragende Merkmal dieser Psychose die Störung der Emotionalität, deswegen wurden diese Psychosen auch *„Emotionspsychosen"* genannt. Später wurden sie aufgrund des subjektiven Erlebens erweitert und als *„oneiroide Emotionspsychosen"* bezeichnet (Boeters 1971). Die Baseler Gruppe um *Staehelin* verfolgte ein einigermaßen ähnliches Konzept und beschrieb die *„schizophrenieähnliche Emotionspsychose"* (Labhardt 1963), die jedoch viel größere Ähnlichkeiten mit dem Bouffée délirante der französischen Psychiatrie hat (siehe Kapitel 3a). *Leonhard* selbst interessierte sich für die Frage, wie andere Untersucher die nach seinem System klassifizierten Patienten diagnostizierten. Nachdem er 1957 die psychiatrische Klinik der Berliner Charité übernommen hatte, ging er dieser Frage systematisch nach, indem er bei 161 seiner dortigen Patienten die eigenen Diagnosen mit den Diagnosen verglich, die andere (insbesondere sein Vorgänger an der Charité) aus Anlaß früherer Erkrankungsphasen gestellt hatten. Die 52 zykloiden Psychosen erwiesen sich als das Hauptfeld des Dissenses. 49 davon waren vorher als Schizophrenien diagnostiziert worden, 2 als manisch depressive Erkrankung und eine als Depression im Rückbildungsalter (Leonhard und von Trostorff 1964).

Brockington und Mitarbeiter (1982a,b) fanden in ihrer Kohorte 76% affektive Erkrankungen nach DSM-III und 24% Schizophrenien und schizophreniforme Störungen, hingegen erhielten die Patienten von *Maj* und Mitarbeitern (1990) zu 75% die Diagnose einer schizophreniformen Störung nach DSM-III und zu 25% andere nicht-affektive Störungen. *Bräunig* fand unter 268 von ihm untersuchten zykloiden Krankheitsepisoden 87% affektive Erkrankungen nach DSM-III-R, wobei er allein 44% aller Episoden als manisch-depressive Mischzustände mit psychotischen Merkmalen einordnete. *Jönsson* (1991) fand unter den zykloiden Psychosen seiner aus dem Jahr 1925 stammenden Kohorte nach DSM-III 32%

affektive Störungen mit psychotischer Symptomatik und je 21% schizophreniforme und atypische Psychosen.

Die auffälligsten Differenzen in den dargestellten Studien liegen offenbar in einem erheblich unterschiedlichen Anteil affektiver Störungen gemäß DSM-III(-R). Die Definitionen affektiver Störungen im DSM-III und DSM-III-R sind vergleichsweise weit gefaßt und gestatten auch das Vorliegen psychotischer Symptomatik. Die genannten Unterschiede dürften zum Teil auf die Anwendung der Definition von *Perris* und *Brokkington* (1981) zurückzuführen sein, die ausgeprägte affektive Symptomatik als Ausschlußkriterium beinhaltet. Manchmal werden schizoaffektive mit zykloiden Psychosen verwechselt (Peters 1984). Dies ist nicht korrekt (Leonhard 1983, Perris 1986, Perris und Eisemann 1989).

Die Frage der Überlappung mit schizoaffektiven Psychosen wurde von *Brockington* und Mitarbeitern (1981), *Beckmann* et al. (1990), *Zaudig* und *Vogl* (1983) und anderen untersucht. Repräsentativ ist das Ergebnis von *Zaudig* und *Vogl*, die zeigten, daß je nach verwendeten diagnostischen Kriterien zwischen 18 und 39% der schizoaffektiven Patienten zykloid und zwischen 22 und 100% der zykloiden Patienten schizoaffektiv sind. Auch hier dürfte das Ausmaß der Überlappung von der Wertung der affektiven Symptomatik abhängen. Eine strenge Fassung der Diagnose *„schizoaffektiv"* schließt das Vorhandensein eines voll ausgeprägten affektiven Syndroms ein und ist daher mit der Diagnose einer zykloiden Psychose nach *Perris* und *Brockington* (1981) nicht vereinbar.

In zwei sehr informativen Artikeln haben *Perris* (1986) und *Perris* und *Eisemann* (1989) die Unabhängigkeit des Konzeptes der zykloiden Psychosen von demjenigen der schizoaffektiven dargestellt und untermauert. Die wichtigsten Unterscheidungsmerkmale zwischen zykloiden und schizoaffektiven Psychosen betreffen vorwiegend folgende Ebenen:

a. Historische Entwicklung der Konzeption,
b. Querschnittssymptomatologie,
c. Längsschnittssymptomatologie,
d. Verlauf,
e. Ausgang.

Wie *Perris* (1986, 1988) herausgearbeitet hat, ist das Konzept der zykloiden Psychosen auf die Arbeit von *Morel* im Jahre 1860 über Degeneration zurückzuführen. *Magnan* (1893) beschrieb, auf dem Boden der Lehre *Morels*, psychopathologische Symptome, charakterisiert durch plötzlichen Ausbruch, polymorphe Symptomatologie und rekurrenten Verlauf sowie hohe Heredität. So entstand das *„Bouffée délirante"*. Ein Konzept, nach dem sich auch viele deutsche Psychiater richteten (vgl. Perris 1986, Pichot 1986, siehe auch Kapitel 3a). Eine weitere Entwicklung des Konzeptes der degenerativen psychischen Störungen fand durch die Arbeit von *Schröder* und *Kleist* in Deutschland statt. Die *„autochthonen konstitutionellen Psychosen"* wurden dann Mitte der zwanziger Jahre unabhängig von den Konzepten der Degeneration hervorgebracht. *Schröder* (1926) bezeichnete diese Psychosen als *„metabolisch"* (vom griechischen Metaballein, d.h. wechseln, wechselhaft). Diese Bezeichnung hat sich jedoch nicht durchgesetzt, die Entwicklung ging weiter in Richtung *Wernickes*, *Kleists* und *Leonhards* Terminologie, wie sie oben dargestellt worden ist.

Die Entwicklung der schizoaffektiven Psychosen dagegen geht zurück auf das Konzept der Vesania typica circularis von *Kahlbaum* (1863), wie es in Kapitel 2 beschrieben worden ist, so daß zwischen den beiden Konzepten erhebliche Unterschiede bestehen (siehe Abb. 3.1 bis 3.2).

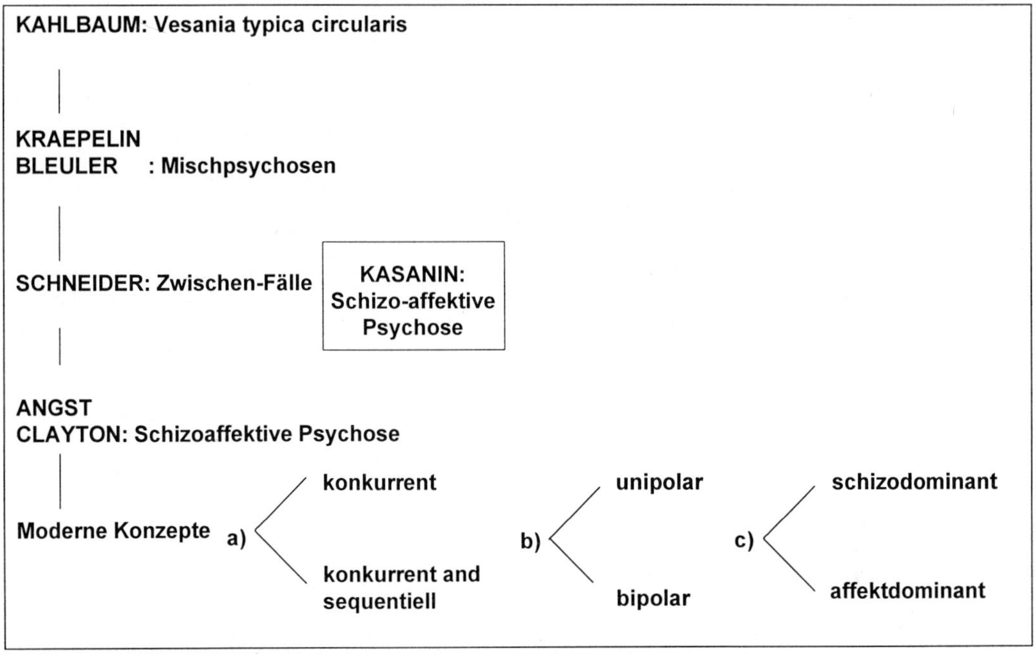

Abb. 3.1: Schizoaffektive Psychose: Entwicklung des Konzeptes (nach Marneros 1995)

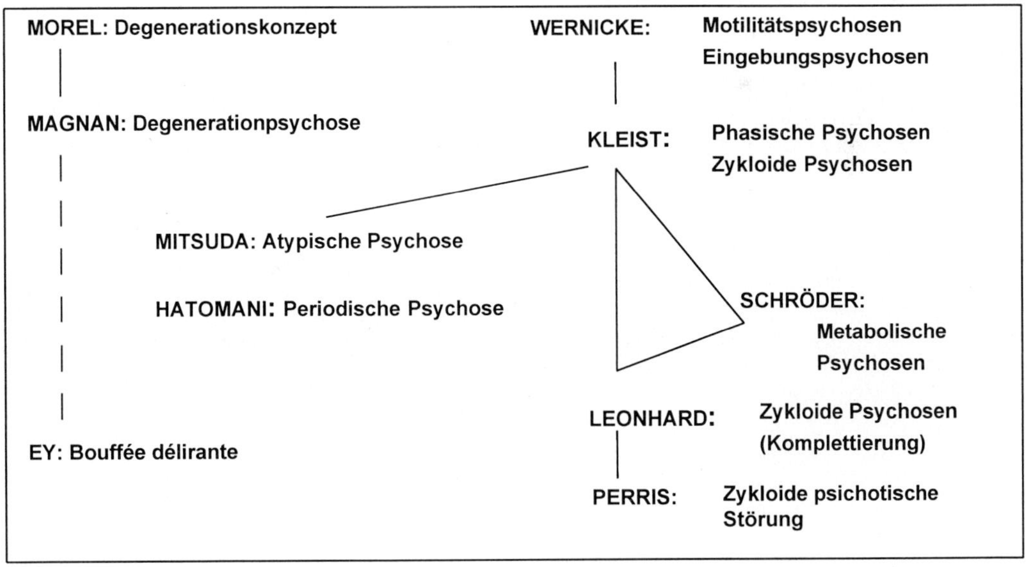

Abb. 3.2: Zykloide Psychosen: Ursprung des Konzepts (modifiziert nach Perris 1986)

Tabelle 3.2: Differenzen zwischen zykloiden und schizoaffektiven Erkrankungen

	Zykloid	**Schizoaffektiv**
Ausbruch	abrupt oder akut	nicht abrupt und nicht immer akut
Prognose insgesamt	fast immer gut	nicht immer gut
Ausgang	fast immer ohne persistierende Alterationen	persistierende Alterationen nicht selten, aber selten schwer
Querschnittssymptomatologie	polymorph	Mischung von Melancholie bzw. Manie und schizophrener Symptomatik
Längsschnittssymptomatologie	keine Entwicklung einer Residualsymptomatik	bei ca. der Hälfte Entwicklung einer Residualsymptomatik

KAPITEL 3A: EMOTIONSPSYCHOSEN

„Die körperliche und psychische Konstitution und präpsychotische Konstellation dieser Patienten, ihre gesamte traumatische Situation ... welche bei ihnen zu intensiven intrapsychischen Spannungen und Entzweiungen führte, alte Komplexe reaktivierte, das Selbstwertgefühl schwer erschütterte, große Unsicherheit und Angst hervorrief und durch einen psychosomatischen circulus vitiosus die psychotische Reaktion auslöste."

J.E. Staehelin 1963

Aus Gründen der Komplettierung sollen hier kurz die sogenannten *„Emotionspsychosen"* (die konzeptuell, aber vor allem klinisch und symptomatologisch größtenteils mit den zykloiden Psychosen identisch sind) referiert werden. Der Begriff *„Emotionspsychose"* wurde offensichtlich erstmals von *Staehelin* in einer Arbeit aus dem Jahr 1946 verwendet, um gewisse *„schizophrenieähnliche Reaktionen"* auf starke affektive Spannungen und Erschütterungen herauszulösen aus dem großen Kreis der schizophrenen Psychosen (Staehelin im Geleitwort zu Labhardt 1963). Unter einer *„Emotionspsychose"* versteht *Staehelin* eine durch Gemütserschütterungen bedingte psychotische Reaktion von akut schizophrenem Gepräge, raschem Verlauf und auffallend guter therapeutischer Beeinflußbarkeit.

Der Versuch, eine Gruppe von Psychosen als *„Emotionspsychosen"* zu bezeichnen und als eigenständige Entität zu beschreiben, war kurzlebig. Unter diesem Begriff wurden verschiedene psychotische Zustände zusammengefaßt, die sich größtenteils mühelos anderen gängigeren Konzepten und Kategorisierungen zuordnen lassen (Boeters 1971). Man kann zwei Richtungen dabei unterscheiden: Die Kieler Richtung unter der Ägide von *G. Störring* und die Baseler Gruppe mit *Staehelin* und *Labhardt*. Im Jahre 1962 beschrieben *Störring* und Mitarbeiter zykloide Psychosen im Sinne von *Leonhard*, die sich jedoch nicht ohne weiteres den drei Untergruppen (Angst-Glücks-, Motilitäts- und Verwirrtheitspsychosen) zuordnen ließen. Jeder Fall zeigte Symptome, die allen drei Subkategorien zuordbar wären. Die zitierten Autoren vertraten die Auffassung, daß bei den zykloiden Psychosen die qualitativ veränderte Emotionalität eine zentrale, das ganze Bild fundierende Bedeutung besitzt und gleichsam das innere Band darstellt, das die so heterogen erscheinenden Phänomene zusammenhält. Ansonsten haben die sogenannten *„Emotionspsychosen"* einen ähnlich stürmischen und polyphasischen Verlauf wie die zykloiden Psychosen. Nach Auffassung von *Störring* und Mitarbeitern (1962) haben Patienten, die an einer *„Emotionspsychose"* erkranken, eine charakteristische Persönlichkeit: Sie sind prämorbid *„emotional auffallend ansprechbar"*. Es sind Menschen mit reichem Innenleben, voller Ideale und hohen Selbstanforderungen, nicht selten in einer versponnenen Utopie lebend, was mit der Realität immer wieder schmerzlich zusammenprallt. Es sind ausgesprochen *„sentimentale"* Menschen.

Der Schüler von *Störring*, *Boeters*, untersuchte eine größere Anzahl von *„Emotionspsychosen"* (54 Patienten, davon 45 Frauen), wobei er jedoch sowohl Begriff als auch Population durch den Zusatz *„oneiroide Emotionspsychosen"* erweiterte. Die formalen Kriterien des oneiroiden Zustandes – der sich mit dem emotionspsychotischen Zustand vergesellschaftet – wurden in Anlehnung an *Mayer-Gross* gebildet und kennzeichneten das mehr oder weniger abrupte Einsetzen und Ausklingen von Bewußtseinsstörungen mit einer polymorphen Symptomatik. Er fand bei den untersuchten Patienten neben dem Achsensyndrom des oneiroiden Erlebens Charakteristika der zykloiden Psychosen mit emotionalen, psychomotorischen und Assoziationsstörungen. Er war, wie auch vorher *Störring* und später *Perris* und andere, nicht in der Lage, die von *Leonhard* beschriebenen drei Gruppierungen zu erkennen. Emotionale Psychoseformen, Motilitäts- und Verwirrtheitspsychosen erschienen vielmehr als Spielarten innerhalb eines umfassenderen psychopathologischen Syndroms.

Die hereditäre Belastung und intraindividuelle Verlaufsstudien legen nach Meinung *Boeters* die Annahme nahe, daß es sich bei den oneiroiden Emotionspsychosen mehr um singuläre episodische Atypien innerhalb von Krankheitsverläufen handelt, die sich überwiegend in die traditionelle Systematik einfügen lassen, während die Hypothese nosologisch eigenständiger Sonderformen offenbar nur ausnahmsweise gerechtfertigt ist. Unter Berücksichtigung längerer Verläufe ließ sich eine Vielzahl von Emotionspsychosen als temporäre atypische Gestaltungen zyklothymer Phasen (also affektiver Erkrankungen) auffassen, sei es im Sinne akzidenteller Überformungen, sei es im Sinne besonderer Mischzustände.

Der Schüler *Staehelins*, *Labhardt*, untersuchte 61 Fälle, die in einem Zeitraum von 20 Jahren im oben dargestellten Sinne von *Staehelin* als schizophrenieähnliche Psychose diagnostiziert worden waren. Er hat 5 Punkte erarbeitet, die für die Annahme einer schizophrenieähnlichen Emotionspsychose von prinzipieller Bedeutung seien:

1. Das Bestehen einer mit dem Ausbruch der Psychose in Zusammenhang stehenden emotionellen Spannungssituation; diese kann durch eine konstitutionelle Abnormität, durch abnorme seelische Entwicklungen oder durch körperliche Störungen kompliziert werden.
2. Das Fehlen einer hereditären Belastung mit Schizophrenie.
3. Ein leicht verständlicher, oft an der Grenze des Normalen stehender Inhalt der Psychose.
4. Guter affektiver Rapport der Kranken sowie Fehlen von uneinfühlbaren Symptomen und namentlich einer sogenannten *„schizophrenen Atmosphäre"*.
5. Rascher Ablauf des psychotischen Zustandes, oft sogar ohne therapeutische Maßnahmen, innerhalb 1 - 4 Wochen. Kein Zurückbleiben von Defektsymptomen.

Es ist leicht zu erkennen, daß die von *Labhardt* beschriebenen *„schizophrenieähnlichen Emotionspsychosen"* sehr viel Ähnlichkeiten haben mit dem ursprünglichen Konzept der *„Schizo-Affektiven Psychosen"* von *Kasanin* (1933) sowie der *„Bouffée délirante"* der französischen Psychiatrie (Pichot 1986) und manchen reaktiven Psychosen skandinavischer Psychiater (Strömgren 1986).

Beide Richtungen – die Baseler und die Kieler Richtung – haben aber keine wesentliche Fortsetzung gefunden. Die von beiden beschriebenen Formen finden sich in der Gruppe der akuten vorübergehenden psychotischen Störungen und vor allem unter den *„akuten polymorphen psychotischen Störungen"* der ICD-10.

KAPITEL 4: DYSTHYMIA UND ZYKLOTHYMIA: ZWEI ALTE – NEUE KONZEPTE

„Clinicians are also in the best postition to judge the utility, or lack of utility, of the concept of dysthymia."

Hagop S. Akiskal 1990

„Der Ausdruck zyklothym umschließt das Gesunde und das Kranke gleichmäßig."

Ernst Kretschmer 1950

„Cyclothymia – the mild forms of manic-depressive psychoses and the manic-depressive constitution."

S.E. Jelliffe 1911

4.1 Dysthymia: Eine Vorstellung

Die Diagnose *„Dysthymia"* bzw. *„Dysthymie"* wird im deutschsprachigen und europäischen Raum insgesamt zurückhaltender gestellt als z.B. im amerikanischen (vgl. Burton und Akiskal 1990, Akiskal und Cassano 1997, Angst und Wicki 1991, Bronisch 1990, Brieger und Marneros 1995, Roth und Mountjoy 1997, Maj 1997). Wir verwenden hierbei bewußt die in der deutschen Übersetzung der ICD-10 (Dilling et al. 1991) gebrauchte Bezeichnung mit der griechischen Endung *„a"* – als Analogon zur *„Zyklothymia"* (siehe Kapitel 4.2) – abwechselnd mit der deutschen Version mit der Endung *„e"*. Erfahrungsgemäß spielt im Alltag die Stellung der Diagnose *„Dysthymie"* (im Folgenden werden die Bezeichnungen *„Dysthymie"* und *„Dysthymia"* synonym angewandt) bei vielen Klinikern in den deutschsprachigen Ländern nur eine geringe Rolle. Der Grund dafür ist nicht nur die schon erwähnte konzeptionelle Skepsis, sondern auch die Tatsache, daß viele Patienten mit Dysthymia keine klinisch-psychiatrische Population darstellen, sondern Patienten der niedergelassenen Ärzte und der Ambulanzen sind, oder sie bekommen gar keine Behandlung bzw. nehmen sie selbst nicht in Anspruch (Akiskal 1997a,b, Versiani und Nardi 1997). Darüber hinaus werden von Allgemein-Praktikern bei vielen Patienten mit Dysthymia wegen der Verwandtschaft ihrer Symptomatik *„Chronic-fatigue-Syndrome"* und andere Erschöpfungszustände angenommen (Greenberg 1997). Außerdem werden viele Patienten mit Dysthymia als persönlichkeitsgestörte Patienten betrachtet oder auch manchmal als Simulanten, weil in der Regel eine Kluft zwischen subjektivem Empfinden und objektiven Erscheinungen ihrer Störungen vorhanden ist (Akiskal 1997a,b).

Die Frage, die häufig gestellt wird, ist, ob die Dysthymia eine eigene Entität darstellt. Viele Autoren bestreiten dies, da Patienten mit dysthymen Störungen sehr häufig im Verlauf schwere Depressionen entwickeln, die vollständig die Kriterien einer Major Depression erfüllen; sie betrachten infolgedessen die Dysthymia als ein Bild der Verlaufsform im Spektrum der affektiven Störungen (Angst und Wicki 1991). Andere Autoren sehen jedoch die Eigenständigkeit einer Kerngruppe dysthymer Störungen als gegeben (vgl. Übersichten in Akiskal und Cassano 1997, Burton und Akiskal 1990, Keller und Russell 1996, Brieger und Marneros 1995).

Die Dysthymie (siehe Beiträge in Akiskal und Cassano 1997 sowie Burton und Akiskal 1990, Brieger und Marneros 1995, 1997b,c, Keller und Russel 1996) ist nach dem heutigen Stand eine chronische Krankheit mit hohen psychosozialen Belastungen, die meist schleichend in Kindheit und Jugend und im frühen Erwachsenenalter beginnt. Sie tritt gehäuft in Familien mit affektiven Erkrankungen, mit Alkoholabhängigkeit – und vielleicht auch mit dissozialen Persönlichkeitsstörungen auf. Im Verlauf entwickeln daran Erkrankte oft zeitlich begrenzte schwere Depressionen, danach besteht die Dysthymie aber meist weiter. Sie läßt sich grundsätzlich pharmako- und psychotherapeutisch lindern. Klinisch ist sie durch leichte bis mittelgradige depressive Symptome gekennzeichnet, wobei hier bislang kaum untersucht wurde, ob die Dysthymie nicht nur quantitativ, sondern auch qualitativ psychopathologisch von einer Major Depression abzugrenzen ist (Brieger und Marneros 1995, Akiskal und Cassano 1997).

Die Symptomatik läßt sich – wie schon gesagt – pharmako- und psychotherapeutisch beeinflussen. Unbehandelt bleibt sie eine chronische, selten spontan remittierende Erkrankung. Die Dysthymie tritt häufig zusammen mit Persönlichkeitsstörungen, anderen affektiven Störungen, körperlichen Erkrankungen wie etwa M. Alzheimer, M. Parkinson, Apoplex oder mit Angsterkrankungen und Paraphilien auf (siehe Kapitel 32).

Die Frage, ob die Dysthymia eine eigene Entität ist, ist noch nicht endgültig beantwortet. Eine neue Untersuchung von *Versiani* und *Nardi* (1997) deutet sowohl auf quantitative als auch auf qualitative psychopathologische Unterschiede zu der Major Depression hin (siehe Kapitel 12). Viele Autoren sehen die Dysthymia als eine milde Verlaufsform im Spektrum von unipolaren affektiven Erkrankungen. Andere sehen die Dysthymie als eine charakterologisch bedingte Eigenschaft bzw. eine Persönlichkeitsstörung. Psychopathologische, verlaufsdynamische, biologische, therapeutische und genetische Befunde sprechen jedoch mehr für eine unipolare affektive Erkankung als für eine Persönlichkeitsstörung (Akiskal und Cassano 1997).

4.1.1 Begriffsbestimmung und historische Entwicklung des Konzeptes

Die Bezeichnung Dysthymia wurde häufig von *Hippokrates* (siehe Aphorismen) und *Aretäus von Kappadokien* (*„Über Ursachen und Symptome der chronischen Krankheiten“*, 1. Buch, Kapitel V, VI) zur Bezeichnung von Zuständen mit *„schlechter Laune“* oder als Verstimmtsein verwendet, was sie auch heute noch in der griechischen Umgangssprache bedeutet.

Der Begriff *„Dysthymie“*, obwohl zuerst von *Flemming* (1844) in der deutschsprachigen Psychiatrie verwendet, wurde jedoch in einer der heutigen ähnlichen Bedeutung zuerst von *Karl Kahlbaum* (1878) geprägt. *Kahlbaum* stellte die Dysthymie der Melancholie gegenüber: Die Dysthymie verlaufe zwar chronisch, aber mit guter Prognose, während die Melancholie die Tendenz habe, *„schließlich in Blödsinn überzugehen“*. Die Bezeichnung *„Dysthymie“* ist jedoch, wie oben dargestellt, viel älter als die Ansichten *Kahlbaums*. In die deutschsprachige Psychiatrie führte sie *Carl Friedrich Flemming*, Direktor der *„Mecklenburgischen Irrenanstalt Sachsenberg“* im Jahre 1844 ein. *Flemming* benutzte den Begriff *„Dysthymie“* als Synonym für *„Gemüthsstörungen“* und subsumierte hierunter verschiedene Affektstörungen – von der *„Lypemanie“ Esquirols*, die er auch als *„Dysthymia atra“* oder *„Melancholie“* bezeichnete, bis zur heiteren Form (*„Dysthymia candida“*) und gemischten Formen (*„Dysthymia mutabilis“*). Durch die Dominanz Kraepelins, der dem Dysthymiebegriff keine Beachtung schenkte, gerieten *Kahlbaums* diesbezüglichen Ansichten in Vergessenheit (vgl. Brieger und Marneros 1995, 1997b,c).

Erst im Jahre 1952 wurde durch *Hans-Jörg Weitbrecht* der Dysthymiebegriff reaktiviert, diesmal unter der Bezeichnung der *„endoreaktiven Dysthymie“*, als ein Krankheitsbild, das zwischen endogener und reaktiver Depression anzusiedeln sei. Bemerkenswert ist, daß die Symptome, die *Weitbrecht* für die *„endoreaktive Dysthymie“* beschrieb, den Symptomen ähnlich sind, die die modernen Dysthymiekonzepte beschreiben (siehe Kapitel 12), etwa:

- Lange Verläufe nach langsamen Hineingleiten,
- Manien, aber auch primäre tiefe Schuldgefühle werden nicht beobachtet,
- depressive Versagenszustände, die verhältnismäßig häufig eine hypochondrische Note aufweisen,
- morose Grundstimmung,
- vorhandenes Krankheitsgefühl.

Anders jedoch als bei den modernen Dysthymiekonzepten forderte *Weitbrecht* eine Auslösung durch körperliche Schwächung oder seelische Belastung.

Die DSM-Kategorie *„dysthyme Störung“* wurde erst im DSM-III (1980) eingeführt. Der wichtigste Grund für die Definierung einer Gruppe dysthymer Störungen war die wachsende Unzufriedenheit mit der Anwendung des Begriffes *„neurotische Depression"*, die die meistdiagnostizierte affektive Störung nach dem DSM-II (APA 1968) war (Keller und Russell 1996). Dies führte dazu, daß mehrere alternative diagnostische Kategorien in der Literatur verwendet wurden, bis dann nach heftigen Auseinandersetzungen bei dem Entwurf des DSM-III doch schließlich der Begriff der *„dysthymen Störung"* in das Manual aufgenommen wurde (Bayer und Spitzer 1985). Die Kontroverse bestand zwischen den deskriptiv und den psychodynamisch orientierten Psychiatern über die Stellung der *„neurotischen Depression"*. Der Kompromiß lautete: *„Dysthyme Störung"* (oder *„neurotische Depression"*). Der hauptsächliche Grund für diese Veränderung war die Überzeugung, daß die wichtigste Dimension der sogenannten neurotischen Depressionen primär die chronische charakterologisch bedingte Tendenz zur Dysphorie ist. Darüber hinaus war ein weiterer wichtiger Grund dafür der Wunsch nach mehr atheoretisch und phänomenologisch begründeten Definitionen. Dies führte dazu, daß die Dysthymie unter den affektiven Störungen klassifiziert worden war, wobei die Möglichkeit offen gehalten wurde, daß die affektive Komponente sekundär auf dem Boden einer bestimmten Persönlichkeit bzw. eines bestimmten Temperaments begründet sein könnte. Von wesentlicher Bedeutung für diese Entwicklung waren die Arbeiten der Gruppe um *Akiskal* (Akiskal et al. 1978). Inzwischen publizierten *Akiskal* und seine Mitarbeiter eine große Anzahl von Arbeiten, die das Konzept der Dysthymie belegen (siehe Auflistung der Arbeiten u.a. in Akiskal und Cassano 1997).

In der Revision des DSM-III im Jahr 1987 (DSM-III-R) blieb das Konzept der Dysthymie im wesentlichen unverändert. Eine wesentliche Erneuerung betraf die Symptome, die für die Diagnose *„Dysthymie"* erforderlich sind: Im DSM-III wurden 3 von 13 Symptomen als erforderlich bezeichnet, im DSM-III-R waren 2 von den folgenden 6 Symptomen nötig:

1. Appetitlosigkeit oder übermäßiges Bedürfnis zu essen,
2. Schlaflosigkeit oder übermäßiges Schlafbedürfnis,
3. Energiemangel oder Erschöpfung,
4. Geringes Selbstwertgefühl,
5. Konzentrationsschwäche oder Entscheidungserschwernis,
6. Pessimismus.

Im Vergleich zum DSM-III kamen die Symptome des Appetites und der Konzentrationsstörungen hinzu. Darüber hinaus wurde der Passus eingeführt, daß ein Patient in der vorgesehenen Zweijahresperiode nie für eine Periode länger als zwei Monate ohne Symptome sein darf. Im DSM-III-R wurde die Unterscheidung zwischen einem primären und einem sekundären Typ sowie einem Typ mit frühem Beginn und einem mit spätem Beginn vorgenommen. Als primärer Typ der Dysthymie wurde diejenige Form bezeichnet, die nicht während des Verlaufes von einer anderen chronischen nicht-affektiven Erkrankung auftritt. Der sekundäre Typ bedeutet das Gegenteil. Mit *„Frühbeginn"* ist gemeint, daß der Beginn der Störung vor Vollendung des 21. Lebensjahres eintritt – mit *„Spätbeginn"* meint man eine Erstmanifestation der Erkrankung nach dem 21. Lebensjahr.

Szadoczky et al. (1994) vertreten aufgrund von Vergleichsuntersuchungen die Auffassung, daß die Dysthymia mit Frühbeginn und die Dysthymie mit Spätbeginn zwei unterschiedliche Formen sind, wobei die Dysthymia mit Spätbeginn durch folgendes charakterisiert sei: vorwiegend weibliches Geschlecht, niedriges Ausbildungsniveau, niedrige Suizidalität, normale Suppression im Dexamethasontest und das Fehlen von blander TSH-Reaktion auf TRH-Gabe während einer Periode von *„Double Depression"*. Die Patienten mit Frühbeginn der Dysthymia sind häufiger ledig, haben eine traumatischere und belastendere Kindheit und höhere Raten von DST-non-Supression und blander TSH-Reaktion nach TRH-Gabe während der Periode einer *„Double Depression"*.

Akiskal unterscheidet die Dysthymia mit Frühbeginn in *„subaffektive Dysthymia"* und *„Charakterspektrum-Dysthymia"*, wobei die erstere zu den vorwiegend affektiven und die zweite zu den vorwiegend charakterologischen Gruppen gehört (Akiskal 1990a). Die Unterscheidung erfolgte durch einen Vergleich von Daten im therapeutischen Bereich sowie hinsichtlich von Unterschieden in klinischen Merkmalen, familiärer Belastung, REM-Latenz und Verlauf. Die *„subaffektive Dysthymia"* wird charakterisiert durch Verkürzung der REM-Latenz, Charakteristika einer akuten Major Depression und guter Ansprechbarkeit auf Antidepressiva und Lithium. Es gibt eine familiäre Belastung sowohl für unipolare als auch für bipolare affektive Störungen. Die Persönlichkeitsstruktur entspricht der von *Schneider* beschriebenen depressiven Form sowie dem von *Akiskal* beschriebenen *„depressiven Temperament"* (siehe Kapitel Persönlichkeit).

Die Charakterspektrum-Dysthymien zeigen keine gute Ansprechbarkeit auf die genannte Pharmakotherapie, die REM-Latenz ist normal, es finden sich keine melancholischen Merkmale, Alkohol und Drogenabusus, hohe Raten von Alkoholismus in der Familie bzw. Persönlichkeitsstörungen in der Familie, aber keine affektiven Erkrankungen. Diese Gruppe ist fast identisch mit der von *Winokur* beschriebenen *„Depression Spectrum Disease"* (siehe Kapitel 1). *Akiskal* bevorzugt die Bezeichnung *„Charakterspektrum"*, weil eine externe Validierung als affektive Erkrankung, also als Depression, fehlt. *Akiskal* unterscheidet die *„depressive Persönlichkeit"*, bzw. die *„depressive Persönlichkeitsstörung"* im Sinne *Schneiders* (siehe Kapitel 25), d.h. dahingehend, daß Dysthymia eine subaffektive Störung ist, die jedoch im Rahmen eines Kontinuums von depressiver Persönlichkeit zu Major Depression anzusiedeln ist. Allerdings findet man innerhalb der Charakterspektrum-Dysthymia auch mehr histrionisch-antisoziale Persönlichkeitsmerkmale (Akiskal 1990a).

Die Diagnose der dysthymen Störung etablierte sich dann endgültig im DSM-IV. Inzwischen ist die alternative Bezeichnung oder *„neurotische Depression"* völlig weggefallen. Im DSM-IV bleibt die Unterscheidung zwischen einem Typ mit Frühbeginn und einem Typ mit Spätbeginn, es fällt jedoch die Unterscheidung in primäre und sekundäre Dysthymie weg. Neu hinzugekommen ist die Bezeichnung *„mit atypischen Merkmalen"* als Zusatzkodierung, wobei die Merkmale dafür die gleichen sind wie für die Zusatzbezeichnung für depressive Episoden (siehe Kapitel 8.5).

Das Konzept der Dysthymie wurde inzwischen auch von der WHO in der ICD aufgenommen.

Akiskal empfahl die Unterscheidung der Dysthymie in zwei weitere Subgruppen, nämlich in eine Charakterspektrumsstörung (*„character spectrum disorder"*, CSD) und eine subaffektive Dysthymie (*„subaffective dysthymia"*, SD) (Akiskal 1983a,b, 1990a). Der Subtyp *„Charakterspektrumsstörung"* bezeichnet Patienten mit depressiven Symptomen und relevanten Persönlichkeitsauffälligkeiten, mit Medikamentenabusus, Alkoholismus in der Familie und schlechter Ansprechbarkeit auf medikamentöse Therapie. Der Subtyp *„subaffektive Dysthymie"* wird als eine milde Form einer chronischen affektiven Störung mit Symptomen einer Major Depression auf einer subsyndromalen Ebene bei häufiger Belastung mit Depression und guter Ansprechbarkeit auf antidepressive Therapie angesehen. Dieses Konzept wurde von manchen Autoren bestätigt, von anderen aber nicht (Ravindran und Lapierre 1997).

Ein großes Problem für die Annahme einer Eigenständigkeit der Dysthymie ist die übereinstimmende Überlappung mit Episoden von Major Depression in der Form der *„doppelten Depression"* (*„Double Depression"*) (Keller und Shapiro 1982). *Akiskal* und Mitarbeiter (1981) berichten, daß bei 107 amublanten Patienten mit Diagnose *„Dysthymie"* bei 90% der Klienten Episoden einer Major Depression zusätzlich auftraten. *Kovacs* fand in seinen prospektiven Untersuchungen bei Kindern, daß 70%, die ursprünglich als dysthym diagnostiziert worden waren, innerhalb eines 5-Jahres-Zeitraumes eine Major Depression entwickelten (Kovacs 1984).

Als *„reine Dysthymie"* werden Verläufe bezeichnet, die keine *„Double Depression"* entwikkeln. Darüber gibt es jedoch wenige Studien (Keller und Russell 1996, Keller und Shapiro 1982, Keller et al. 1983, Klein et al. 1988c). Das Phänomen mit der modernen Bezeichnung *„Double Depression"* kannte auch schon *Kraepelin*: Er hat nämlich festgestellt, daß sich das Vollbild einer Melancholie auf dem Boden einer vorbestehenden konstitutionellen Verstimmung ausbilden kann (Kraepelin 1913). Nach der Arbeit von *Keller* und Mitarbeiter zeigte sich, daß die Major Depression sehr viel besser behandelbar ist als die zugrundeliegende Dysthymie. In manchen epidemiologischen Studien hatten bis zu 70% der dysthym Erkrankten eine *„Double Depression"* (Markowitz et al. 1992). Diese Befunde wurden allerdings anhand eines breit angelegten Dysthymiebegriffs erhoben. Ein allzu häufiges Auftreten der Double Depression bei Dysthymie gefährdet verständlicherweise dann das Konzept der nosologischen Eigenständigkeit der dysthymen Störung (vgl. Brieger und Marneros 1995).

Das Konzept der *„Double Depression"* wurde auch aus einem genetischen Gesichtspunkt heraus angegriffen: *Remick* und Mitarbeiter (1996) kamen aufgrund von Kalkulationen des Morbiditätsrisikos bei Verwandten von Patienten mit depressiven Störungen zu dem Ergebnis, daß Minor Depression, Major Depression und Double Depression von einem genetischen Standpunkt aus nicht zu unterscheiden sind.

Eine Vielzahl von Publikationen der letzten Zeit zeigt, daß der Forschungsbedarf für Dysthymie groß ist (siehe in Akiskal und Cassano 1997).

4.2 Zyklothymia: Eine Vorstellung

Der Begriff *„Zyklothymie"* bzw. *„Zyklothymia"* ist ein sehr alter, wechselvoller und umstrittener Begriff (vgl. Brieger und Marneros 1997a,b,c, Conrad 1961, Glatzel 1973b, Kahlbaum 1863, 1884, Kretschmer 1950, Leonhard 1963, Schneider 1955, Howland und Thase 1996). Die Autoren der deutschen Fassung der ICD-10 entschieden sich für die Bezeichnung *„Zyklothymia"*, um Verwechslungen mit dem Begriff *„Zyklothymie"* zu vermeiden (siehe unten).

Unter dem Begriff *„Zyklothymia"* bzw. *„zyklothyme Störung"* versteht man heute – der IDC-10 bzw. dem DSM-IV folgend – eine anhaltende, d.h. mindestens 2 Jahre andauernde affektive Störung, die durch häufigen und andauernden Wechsel (sub)depressiver und hypomanischer Phasen gekennzeichnet ist (siehe Kapitel 13).

Die ICD-10 sieht bei der Zyklothymia eine andauernde Instabilität der Stimmung, mit zahlreichen Perioden leichter Depression und leicht gehobener Stimmung. Sie entwickelt sich in der Regel im frühen Erwachsenenleben und nimmt einen chronischen Verlauf, auch wenn die Stimmung gelegentlich normal und monatelang stabil sein kann. Die Stimmungsschwankungen werden im allgemeinen von den Patienten ohne Bezug zu Lebensereignissen erlebt. Es ist schwierig, die Diagnose ohne eine längere Beobachtungsperiode oder ohne besonders gute anamnestische Informationen zu stellen. Da die Stimmungsschwankungen relativ leicht sind und die Perioden gehobener Stimmung angenehm und fruchtbar sein können, gelangen Patienten mit Zyklothymia häufig nicht in ärztliche Behandlung. In einigen Fällen kann dies darauf beruhen, daß die auftretende Änderung der Stimmung weniger auffällt als die zyklischen Veränderungen in Aktivität, Selbstvertrauen, Geselligkeit oder Appetenzverhalten. Wenn erforderlich, kann der Beginn genauer bezeichnet werden: früher Beginn in der späten Adoleszenz oder im frühen Erwachsenenalter oder später Beginn.

4.2.1 Begriffsbestimmung und historische Entwicklung des Konzeptes

Die Bezeichnung *„Cyklothymie"* stammt von *Ewald Hecker*, *Kahlbaums* Schüler und Schwager, der ihn in einem Vortrag, der 1877 veröffentlicht wurde, erstmals verwendete (vgl. Brieger und Marneros 1997a,b,c). Er bezeichnete damit Zustände *„die sich durch den periodischen Wechsel von Depressions- und Erregungszuständen"* auszeichneten. Zu dieser Zeit waren die Begriffe der *„folie circulaire"* von *Falret*, wie auch der *„folie à double forme"* von *Baillarger* in Deutschland bekannt (siehe Kapitel 1). Im Jahre 1863 übernahm nämlich *Kahlbaum* – in Übereinstimmung mit *Falret* und in teilweiser Übereinstimmung und teilweiser kritischer Distanzierung von *Baillarger* – das Konzept der *„folie circulaire"*. Er sah dabei eine *„Verlaufsvarietät"* der Vesania typica. Er stellte jedoch die *„Cyclothymie"* der *„Vesania typica circularis"* gegenüber, im folgenden Sinne: Vesania typica circularis habe einen *„degenerativen Ausgang"*, während die *„Cyklothymie"* zusammen mit der *„Dysthymie"* und *„Hyperthymie"* wieder *„partielle Seelenstörungen"* darstellen und als solche der *„nicht-degenerativen Reihe"* zuzuordnen sind (Kahlbaum 1882).

Der Begriff der *„Cyclothymie"* wurde dann aber von *Kahlbaum* zur Bezeichnung der leichteren Form der bipolaren Störungen verwendet und so auch später von *Hecker* (1898) übernommen. *Kraepelin*, der im Jahr 1899 nahezu alle Formen affektiver Erkrankungen als Erscheinungsformen einer einzigen Krankheitsform, nämlich des *„manisch-depressiven Irreseins"* verstand (siehe Kapitel 1), bezeichnete mit dem Begriff *„Zyklothymie"* eine leichtere Form des *„manisch-depressiven Irreseins"* und entsprechende *„konstitutionelle Veranlagungen"*. Im frühen 20. Jahrhundert wurde der Begriff *„Zyklothymie"* somit ausschließlich als leichte Form des *„manisch-depressiven Irreseins"* angesehen (Homburger 1911, Stransky 1911, Wilmanns 1906, vgl. Übersichten in Jackson 1986, Schmidt-Degenhardt 1983, Brieger und Marneros 1997a,b). Erwähnenswert ist, daß durch die Arbeit von *Jelliffe* (1911) *„Cyclothymia – the mild* *forms of manic-depressive psychoses and the manic-depressive constitution"*, die Ansichten von *Hecker*, *Kahlbaum*, *Falret* und *Kraepelin* in die amerikanische Literatur transferiert wurden.

Mit *Ernst Kretschmer* und *Kurt Schneider* entwickelten sich aber später in Deutschland zwei konträre Zyklothymiebegriffe. *Kretschmer* beschrieb in seinem Grundwerk *„Körperbau und Charakter"* (1950) den *„zyklothymen Durchschnittsmenschen"* und die zykloiden Temperamente. Er sieht also in dem *„Ausdruck zyklothym einen großen konstitutionellen Gesamtbegriff ... der das Gesunde und das Kranke gleichmäßig umschließt"*.

Polar dagegen sind die Ansichten von *Kurt Schneider*, der ein Kontinuum von zyklothymer Konstitution hin zu den bipolaren Psychosen ablehnte. Er setzte die Zyklothymie mit dem manisch-depressiven Irresein gleich. Durch *Kurt Schneider*, *Weitbrecht* und deren Schüler setzte sich in breiten Kreisen dieser Zyklothymiebegriff als Synonym für alle endogenen affektiven Erkrankungen durch (vgl. Glatzel 1973b).

Conrad (1961) stand ebenfalls dem *Kretschmerschen* Begriff der Zyklothymie skeptisch gegenüber; vor allem hinsichtlich der Auffassung, daß das zyklothyme Temperament eine abgeschwächte manisch-depressive Gemütsveranlagung sei. *Conrad* meinte, daß sich die Normvarianten des Temperaments nicht als Abschwächungen von endogenen Psychosen verstehen lassen könnten. Er schlug eine Umbenennung der *„zyklothymen Temperamente" Kretschmers* in *„homothyme"* vor und sah eine Verbindung zu einem pyknomorphen Habitus. Wie *Glatzel* (1973b) bemerkte: *„... vor allem aber, und darin liegt wohl das Bedeutende des ... Ansatzes von Conrad, begegnet man hier einem konsequent rein phänomenologisch gefaßten Zyklothymiebegriff, der sich freistellt von allen theoretischen Vorentscheidungen und ganz im Klinischen bleibt"*. Er sehe im *Conradschen* Zyklothymiebegriff einen Begriff, der nicht nur demjenigen von *Kahlbaum* und *Kretschmer* überlegen sei, weil er der klinischen Empirie eher gerecht werde, sondern dieser Begriff sei auch imstande, denjenigen von *Schneider* zu ergänzen und weiterzuführen. Er fühle sich selbst dem *Conradschen* Zyklothymiebegriff verpflichtet, da er *„lediglich auf einen psycho-pathologischen Tatbestand zielt"* (Glatzel 1973b).

Leonhard dagegen führte den Zyklothymiebegriff ähnlich wie *Kretschmer* und *Kraepelin* fort. Unter der *„zyklothymen Persönlichkeit"* verstand er eine *„Verdünnung"* der manisch-depressiven Krankheit, die aber auch *„selbständige Eigenart sein"* könne, oder gehäuft bei *„depressiven Neurosen"* auftrete (Leonhard 1963).

Während in Deutschland und anderen europäischen Ländern in den siebziger Jahren die oben erwähnten Bedeutungen des Zyklothymiebegriffes nebeneinander existierten und sich dabei teilweise widersprachen, gelangte in den USA das Konzept der *„zyklothymen Persönlichkeit"* durch das DSM-II und die Research Diagnostic Criteria (RDC) zu weiterer Verbreitung. *Dunner* und Mitarbeiter empfahlen schon im Jahre 1970, die *„zyklothyme Persönlichkeit"* zusammen mit der Bipolar-I- und Bipolar-II-Störung sowie der affektiven Erkrankung in ein Spektrum bipolarer Störungen zu gliedern (siehe Kapitel 4). Im DSM-III wurde dann (1980) die *„zyklothyme Störung"*, vergleichbar der *„dysthymen Störung"*, in das Kapitel der affektiven Störungen aufgenommen. Später wurde sie dann auch von der Weltgesundheitsorganisation in die Kategorie der *„anhaltenden affektiven Störungen"* der ICD-10 (F34) übernommen. Das DSM-IV kategorisiert – im Gegensatz zur ICD-10 – die *„zyklothyme Störung"* unter die bipolaren Störungen, getrennt also von der Dysthymie, die im DSM-IV als unipolare Störung klassifiziert wird.

Der Unterschied zwischen ICD-10 und DSM-IV in der Zuordnung der Diagnosen *„Zyklothymia"* bzw. *„Dysthymia"* ist nicht ohne Bedeutung. Er stützt sich offensichtlich auf differierende theoretische Hintergründe und hat differierende nosologische Intentionen:

In der ICD-10 findet sich die Diagnose *„Zyklothymia"* – wie schon eben erwähnt worden ist – als eine Unterform der anhaltenden affektiven Störungen neben der *„Dysthymia"* und zwei Restkategorien.

Im DSM-IV dagegen wird die *„zyklothyme Störung"* den *„bipolaren Störungen"* zugeordnet, während die *„dysthyme Störung"* den *„depressiven Störungen"* zugeordnet wird. Somit betont die ICD-10 stärker Aspekte der Chronifizierung bzw. des langjährigen Verlaufs und läßt damit zumindest die Frage nach einer eventuellen Zugehörigkeit von Zyklothymia und Dysthymie zu den Persönlichkeitsstörungen offen. Auch legt die Einteilung der ICD-10 eine innere Verwandtschaft zwischen den beiden Diagnosen *„Zyklothymia"* und *„Dysthymie"* nahe, während im

DSM-IV ein unipolar-depressives Spektrum einem bipolaren gegenübergestellt wird, an deren Rand mit *„subklinischen Verlaufsformen"* jeweils *„Dysthymie"* und *„Zyklothymia"* zu finden sind (Brieger und Marneros 1997a,b,c).

Die bisher gewonnenen Daten lassen noch die Frage offen, ob die Zyklothymia klinisch heterogen ist (Howland und Thase 1996). Schwierig ist die Abgrenzung der Zyklothymia von einer Bipolar-II-Störung, da der einzige Unterschied darin besteht, daß die Schwere der depressiven Perioden bei Bipolar-II-Erkrankungen stärker ist als bei der Zyklothymia. Für manche Autoren ist dies nicht nur schwierig zu unterscheiden, sondern auch ein willkürliches differentialdiagnostisches Merkmal (Howland und Thase 1996). In einer Untersuchung von Patienten mit Zyklothymia fanden *Akiskal* et al. (1979a), daß im Verlauf 6% als Bipolar-I und 30% als Bipolar-II klassifiziert werden. Allerdings berücksichtigte die Gruppe um *Akiskal* ein bis zwei Jahre Verlaufsperiode, was eine kurze Zeit für eventuelle *„Syndromshifts"* darstellt (Marneros et al. 1988c, 1991a). Nach einer Bewertung der klinischen Familien- und Verlaufsstudien der Zyklothymia kommen *Howland* und *Thase* (1996) zu der Schlußfolgerung, daß die bisherigen Untersuchungen noch nicht die Annahme einer spezifische Beziehung zwischen Zyklothymia und Bipolar-II-Störungen unterstützen. Nach Auffassung dieser Autoren ist es möglich, daß sich manche Typen der Zyklothymia zu einer Bipolar-II- und auch zu einer Bipolar-I-Störung entwickeln können, aber welche Faktoren dazu führen, ist noch unbekannt; hier besteht offensichtlich noch großer Forschungsbedarf.

Auch die Beziehung zu den *„Rapid-Cycling"*-Verlaufsformen der bipolaren Erkrankungen ist nicht geklärt. *Koukopoulos* et al. (1983) fanden bei 44% der Patienten mit Rapid Cycling ein *„prämorbides zyklothymes Temperament"*, wobei dies viel häufiger bei dem sogenannten *„Rapid Cycling mit Frühbeginn"* auftrat (66%). Trotz dieser partiellen Befunde kann eine Beziehung zwischen Zyklothymia und Rapid Cycling nicht als gesichert gelten (Howland und Thase 1996).

Man geht davon aus, daß die zyklothymen Störungen eine heterogene Gruppe darstellen, wobei jedoch eine sehr starke Assoziation mit bipolaren Störungen als gegeben zu betrachten ist (Howland und Thase 1993). Ein Teil jedoch könnte eine stärkere Beziehung zu Persönlichkeitsstörungen haben, etwa der Borderline-Persönlichkeitsstörung, vor allem bei denjenigen Patienten, die keine familiäre Belastung mit affektiven Erkrankungen aufweisen, keine gute Resonanz auf eine Pharmakotherapie und keine *„typischen"* zyklothymen Symptome haben (vgl. Howland und Thase 1996).

4.2.2 Epikritische Bemerkungen zum Konzept der *„Zyklothymia"*

Wie die Autoren des DSM-IV-Guidebooks (Frances et al. 1995) betonen, ist ein nahezu vollkommener Mangel an systematischen Studien zur Zyklothymiaproblematik zu beklagen; so auch *Howland* und *Thase* (1996) nach Besprechung der vorhandenen Studien. Nach den bisherigen klinischen Erfahrungen und Forschungsergebnissen lassen sich, wie wir bereits an anderer Stelle betont haben (Brieger und Marneros 1997a,b,c), zwei Extrempositionen formulieren, nämlich:

- Die Zyklothymia ist eine völlig eigenständige Krankheit innerhalb der Gruppe der affektiven Störungen.
- Die Zyklothymia ist eine Persönlichkeitsvariante ohne eigentlichen Krankheitswert und ohne Beziehung zu den affektiven Erkrankungen.

Beide Annahmen lassen sich aber energisch widerlegen: Die genetischen Befunde und die Ergebnisse zur Kormobidität mit anderen affektiven – vor allem bipolaren – Störungen belegen eine entsprechende Verwandtschaft, so daß die Zyklothymia weder eine eigene Entität noch eine *„Persönlichkeitsvariation"* unabhängig von den anderen bipolaren Störungen sein kann (Brieger und Marneros 1997a,b,c).

Man kann davon ausgehen, daß sich die Diagnose *„Zyklothymia"* in der ICD-10 und im DSM-IV auf einer schmalen wissenschaftlichen Basis etabliert hat. Wir haben anderenorts (Marneros und Brieger 1997a,b,c) dargestellt, daß noch folgende problematischen Punkte bestehen:

- Die Diagnose *„zyklothyme Störung"* wird klinisch und im Bereich wissenschaftlicher Forschung selten gestellt.
- Da die Symptome der Zyklothymia diskret sind und die Diagnose möglicherweise nur geringe Konsequenzen hat, ist die Relevanz

der Diagnose *„Zyklothymia"* vermeintlich gering.

- Die Grenzen zwischen bipolarer Störung II und zyklothymer Störung sind quantitativer Natur und klinisch oft nicht eindeutig. Die häufige Komorbidität zwischen beiden Diagnosen geht zu Lasten der klinisch symptomärmeren Diagnose Zyklothymia.
- Der Leidensdruck von Patienten mit Zyklothymia, die in hypomanischen Phasen möglicherweise eine qualitative Steigerung ihrer Produktivität erreichen, die vielleicht kreativer sind als *„Normalpersonen"*, ist nicht hoch. Natürlich können zahlreiche Komplikationen auf der Ebene sozialer und beruflicher Beziehungen durch die Wechselhaftigkeit erwachsen. Daß daraus – oder den subdepressiven Phasen – notwendigerweise immer eine Behandlungsbedürftigkeit erwächst, ist wenig wahrscheinlich. Entsprechnd scheinen sich auch die sozialmedizinischen Folgekosten in Grenzen zu halten.
- Die Zyklothymia ist relativ selten.
- Trotz der Operationalisierungsversuche bleibt sie klinisch heterogen.

KAPITEL 5: AFFEKTIVITÄT UND EMOTIONALITÄT AM KREUZWEG VON PHILOSOPHIE, PSYCHOLOGIE, PSYCHOPATHOLOGIE UND BIOLOGIE

„Die Kenntnis der Affektivität ist die wichtigste Grundlage der Psychopathologie."

Eugen Bleuler 1906

„Was die Affektivität ist, können wir nicht sagen."

Eugen Bleuler 1906

5.1 Einleitung

Affektivität stellt die basale Funktion dar, deren Störung das Erscheinen der hier zur Diskussion stehenden Syndrome bewirkt. In diesem Abschnitt soll eine knappe theoretische Annäherung an das Substrat affektiver Erkrankungen, die Affektivität nämlich, erreicht werden. Die historische Betrachtung impliziert Bescheidenheit, indem wir auf Schritt und Tritt erkennen, daß viele der vermeintlich *„modernen Ideen"* bereits unsere wissenschaftlichen Vorfahren beschäftigten. Dabei ist eine Darstellung aller Ansätze in diesem engen Rahmen weder möglich noch beabsichtigt. Auch eine Integration der verschiedenen Sichtweisen wird nicht angestrebt. Letzteres würde zwangsläufig scheitern, da sich im modernen Wissenschaftsbetrieb das Wißbare exponentiell vermehrt, jedoch die Möglichkeit des Einzelnen, diesem Erkenntniszuwachs zu folgen, entgegengesetzt proportional abnimmt. Wenn nun einige von unterschiedlichen Standpunkten ausgehende Theorien zwar nur schlaglichtartig, aber in möglichst breit angelegter Form referiert werden sollen, glauben wir, den Anforderungen an ein psychiatrisches, wissenschaftlich-klinisch orientiertes Handbuch am besten gerecht zu werden. Willkür der Selektivität kann dabei nicht immer vermieden werden.

Das Thema Affektivität bzw. Emotionalität wurde in der Psychiatrie seit jeher etwas vernachlässigt, was nach unserer Auffassung nicht aufgrund von Ignoranz geschah, sondern weil eine gewisse Kapitulation vor der nicht exakt faßbaren und damit unbequemen Problematik eingetreten ist. In der Psychologie dagegen nehmen Emotionen traditionsgemäß einen breiteren Raum ein, so daß wir viele wesentliche Erkenntnisse der psychologischen Wissenschaft verdanken (Flack und Laird 1998, Lyons 1998). Ein Wachsen psychologischer und psychopathologischer Vorstellungen zur Affektivität und Emotionalität kam oft durch Anregungen aus der Philosophie zustande (Lyons 1998).

Häufig werden Denken und Fühlen dahingehend analysiert, welche dieser beiden psychischen Funktionen das Primat sowohl in der gesunden Psyche als auch bei seelischen Erkrankungen hat, Emotionalität versus Kognition also. Eine vereinfachende Formel hat bis jetzt gelautet: Das Hauptsubstrat affektiver Erkrankungen ist die gestörte Affektivität, bei schizophrenen Erkrankungen im weitesten Sinne sind es die Denkstörungen, die das klinische Bild bestimmen. Zwar wird diese Dichotomie der Komplexität des Themas nicht gerecht und ist Ausdruck eines naiven Klassifizierungsbedürfnisses, sie dient jedoch – obwohl dies in dieser Simplizität nicht stimmt – auch einer nötigen Pragmatik. Daß eine gestörte Affektivität bei affektiven Erkrankungen mit Kognitionsstörungen verbunden ist, wie auch Schizophrenien mit einer pathologischen Affektivität einhergehen, muß nicht weiter ausgeführt werden. Die Kontroverse geht weiter.

Manche meinen, daß der Kern der Emotionen eine Art von Kognitionen ist (Lyons 1998). Andere sehen in der Verflechtung von Affektivität und Kognition das Primat bei der Affektivität und deklarieren deswegen auch Schizophrenie als affektive Erkrankung, allerdings der besonderen Art (Ciompi 1998). Über den Unsinn des Kontrastes Emotion versus Kognition ist man sich heute einig, wie *Epstein* (1998) bekräftigt: Emotionen beinhalten neben affektiven auch kognitive Elemente. *Epstein* macht den Vorschlag, daß in der psychopathologischen Forschung die Bezeichnung *„Emotion"* durch *„Affektivität"* ersetzt werden soll (wobei Affekt eine Komponente der Emotion sei, und zwar das subjektive Gefühl). Die sprachliche Verwirrung, was die Bezeichnungen *„Emotion"* und *„Affekt"* betrifft, wird dadurch zusätzlich erschwert, daß sie auch umgangssprachlich verschiedenartig benutzt werden (Lyons 1998). Die klassifikatorischen Schwierigkeiten merkt man auch bei der Übersetzung von englischsprachigen psychiatrischen Texten ins Deutsche. So etwa war in früheren Jahren die Bezeichnung *„affective disorders"* im Englischen eine gängige Bezeichnung, heute wird dafür die Bezeichnung *„mood disorders"* im DSM verwendet. Dies bereitete den Übersetzern des DSM-IV ins Deutsche Probleme, so daß sie letztendlich bei dem traditionellen Adjektiv *„affektiv"* blieben (siehe deutsche Ausgabe des DSM-IV). Auch im Englischen bleiben die *„schizoaffective disorders"* *„schizo-affektiv"*, während Depression und Manie, Zyklothymia und Dysthymie als *„mood disorders"* bezeichnet werden. Linguistische, theoretische und traditionelle Gründe hätten eine Bezeichnung *„Schizo-Mood-Disorder"* zum Kuriosum gemacht.

Es erscheint sinnvoll, in kurzen Zügen eine begriffliche Klärung voranzustellen. Der etymologische Ursprung beider lateinogener Begriffe signalisiert schon die Komplexität der Bezeichnung *„Emotion"*. Emotion bedeutet *„Herausbewegung"*, aus dem Lateinischen *„movere"* = bewegen, wobei das Präfix *„e"* *„heraus"* bedeutet. Das heißt, daß die Emotion mit einer Neigung zur Reaktion und zum Handeln verbunden ist, während *„affectus"* = Verfassung, Stimmung, Leidenschaft bedeutet (das Verb *„afficere"* heißt jemand etwas antun, jemand mit etwas erfüllen, jemand in einen Zustand versetzen).

Der Begriff *„Affektivität"* wurde 1906 von *Eugen Bleuler* in seinem Buch *„Affektivität, Suggestibilität, Paranoia"* *„offiziell"* in die Psychiatrie eingeführt und geprägt, er sollte inhaltlich in ungefährer Weise *„Gefühl"*, *„Gemüt"*, *„Affekt"*, *„Emotion"* umfassen (Bleuler 1906).

In diesem Buch werden wir die Bezeichnung *„Affektivität"* verwenden, so wie *Eugen Bleuler* sie definiert hat (*„Mit dem Namen Affektivität fassen wir die Affekte, die Emotionen, die Gefühle von Lust und Unlust zusammen"*, E. Bleuler, 1906), wobei jedoch in diesem spezifischen Kapitel bei der Referierung von philosophischen, biologischen und psychologischen Konzepten Affektivität und Emotionalität manchmal auch wechselweise abhängig von der jeweiligen Konzeption benutzt werden. Gerade diese reziproken Wechselwirkungen sind es, welche uns in diesem Kapitel beschäftigen sollen.

Noch heute, fast ein Jahrhundert nach dem Erscheinen von *Bleulers* Buch, werden Begriffe wie Affekt, Emotion, Gefühle häufig synonym benutzt (Ellgring und Smith 1998), dies wird von den eben zitierten Autoren zwar als bedauerlich bezeichnet, aber es reflektiert den aktuellen Stand des Wissens. Die Versuche einiger deutschsprachiger Autoren, eine Gruppe von *„Emotionspsychosen"* zu beschreiben, blieben vereinzelt und fanden keine Fortsetzung (siehe Kapitel 3a).

5.2 Philosophische Affektivitätskonzepte und ihre Wirkung auf die Psychiatrie in schlagwortartiger Zusammenfassung

Wohl durch seinen Lehrer *Sokrates* zur wissenschaftlichen Definition angeregt, scheint *Platon* (427-347 v.Chr.) den ersten Versuch einer Einteilung psychischer Erscheinungen gemacht zu haben (näheres in Brentano 1911). Er unterschied drei Teile der Seele, nämlich den begierlichen, den zornmütigen und den vernünftigen Seelenteil, allerdings zunächst noch im Zusammenhang mit seiner Theorie der drei Stände des Idealstaates, und nicht in rein psychologischen Betrachtungen (näheres in Kaufmann, 1992). Dieser Dreiteilung entsprach auch eine lokalisatorische Trennung (Vernunft – Haupt, Zornmut – Herz, Begierlichkeit – Unterleib). In sokratischer Tradition idealisiert *Platon* den Vernunftmenschen, erkennt jedoch, daß sinnliche Wahrnehmungen, Begehrungen im Sinne von Lust und Unlust aus der Gesamtheit des Seelenlebens nicht eliminiert werden können. Der uneingeschränkten Vernunft als Voraussetzung ethischer Freiheit stünden die Leidenschaften als störende Faktoren gegenüber. Später im *„Philebos"* anerkennt er jedoch die Lust im Falle der Eintracht mit der Vernunft als integrierenden Bestandteil des Seelenglücks (näheres in Kaufmann 1992). *Platons* Dreiteilung der Seele wird uns bis in die Gegenwart begleiten.

Die Ideen des Platonschülers *Aristoteles* (384-322 v.Chr.) über Emotionen kann man als den geistigen Ursprung der heute populären kognitiven Emotionstheorien bezeichnen (Lyons 1993). Am ausführlichsten werden sie im Buch der *„Rhetorik"* behandelt und interessierten *Aristoteles* insofern, als manipulierbare Emotionen den Rednern die Einflußnahme auf den Menschen ermöglichen. Für Emotionen verwendete er das griechische Wort *„pathos"*, was als *„affectus"* oder *„passio"* ins Lateinische übertragen wurde. Die verschiedenen Komponenten einer Emotion sind nach *Aristoteles*:

1. ein auf eine Tatsache bezogenes Werturteil als primäre Grundlage,
2. eine Empfindungskomponente,
3. eine motivationale Komponente (Verhaltensdisposition),
4. eine körperliche Komponente.

Da Emotionen nicht notwendigerweise nur wahre Tatsachen zur Grundlage ihrer Wertungen bestimmen, sind sie nur eingeschränkt vernünftig. So bedürfen die Emotionen der Anleitung durch die Vernunft, wie umgekehrt die Vernunft die motivierende Energie der Emotionen utilisiert. Sind diese beiden Komponenten ausgewogen aufeinander abgestimmt, sieht *Aristoteles* das Ideal der *„ethischen Tugend"* verwirklicht. Nur die Vernunft könne sich über die Selbstbezogenheit, den Egoismus der Emotionen erheben. Er erkennt außerdem, daß die Werturteile der Emotionen von verschiedenen disponierenden Faktoren abhängig sind, so z.B. von physiologischen Ursachen, der individuellen Lebensgeschichte, sozialen und kulturellen Faktoren. Überhaupt beruhe die Ausprägung aktueller Emotionen auf einer tieferliegenden Emotion als notwendiger Bedingung. So sei z.B. die Entwicklung von Zorn von der allgemeinen Lebenszufrieden- oder Lebensunzufriedenheit abhängig. So werden aktuell wechselnde Emotionen bereits von einer tragenden Grundstimmung unterschieden.

Eine Integration des bis dahin gesammelten Wissens über Emotionen erreichte der große christliche Dogmatiker *Thomas von Aquin* (1225-1279) auf dem Höhepunkt der Scholastik. Hierdurch entstand eine bedeutsame und sehr einflußreiche neue Theorie, die noch heute sehr systematisch und durchaus nicht unmodern erscheint. Nach *Berrios* (1985) empfahl *Thomas*, daß einer psychischen Studie der Emotionen immer die Beobachtung alltäglichen Verhaltens vorausgehen sollte. Gefühle (passiones) sind für *Thomas* sinnliche bzw. niedere oder natürliche Strebevermögen (appetitus), welche neben den geistigen oder höheren Strebevermögen existieren. Das Sinnliche sollte vom geistigen Strebevermögen dominiert werden. Zur Erlangung der ihm zugrundeliegenden Tatsache stehen dem sinnlichen Strebevermögen zwei verschiedene Strebungsarten zur Verfügung, zum einen der eher passive *appetitus concupiscibilis*, welcher direkt oder unmittelbar nach dem Ziel strebt und zum anderen der *appetitus irascibilis*. Letzterer richtet sich indirekt auf nur schwierig, das heißt auf Umwegen zu erreichendes. Er ist eher aktiv, und damit edler als der *appetitus concupiscibilis*. Von den verschiedenen sinnlichen Strebungen zählt *Thomas* beispielsweise Liebe und Haß zu den konkupisziblen und Hoffnung, Verzweiflung oder Zorn zu den iraszibilen Strebungen.

Der Wille des Menschen beruht auf einer zuvor stattgefundenen Tätigkeit der Vernunft. Falls ein Mensch der Vernunft nicht den Vorrang vor Leidenschaften, Angewohnheiten oder der natürlichen Anlage gibt, kann er auch keine freie unabhängige Willensentscheidung treffen. Für wesentlich hält *Thomas* die Beteiligung körperlicher Reaktionen an Emotionen, wie überhaupt den *passiones* eine notwendige *materia* zukomme. Hierin spiegelt sich die Meinung von einer unbedingten gegenseitigen Abhängigkeit von Leib und Seele wider. Hierbei sind sinnliche Strebevermögen direkt und unmittelbar auf die Funktionen des Vegetativums und der Organe zurückzuführen. Mittelbar und indirekt sind dies die Kräfte des geistigen Strebevermögens, indem diese nämlich auf sinnlichen Erkenntnissen des sinnlichen Strebevermögens basieren. Die Ansichten über das Wesen psychischer Erkrankungen des *Thomas von Aquin* waren nach *Kopp* für diese Zeit konventionell und widerspiegelten den allgemeinen Kenntnisstand (Kopp 1935).

Mit *René Descartes'* (1596-1650) Dualismus von körperlicher und geistiger Substanz und der

Unterscheidung zwischen *„Außenwelt"* (res extensa) und *„Innenwelt"* (res cogitans) begann die neuzeitliche Diskussion des Leib-Seele-Problems. *Descartes* dachte sich physische und psychische Vorgänge streng axiomatisch getrennt. Im Menschen seien beide Welten enthalten. Er postulierte jedoch eine Wechselwirkung zwischen beiden Welten. Der Zirbeldrüse kommt dabei eine vermittelnde Funktion zu, welche die Übergänge zwischen Körper und Geist gewährleisten sollte. Nach *Berrios* begann mit *Descartes* die wissenschaftliche Betrachtung der menschlichen Gefühle (Berrios 1985). Ausgehend von den auf Aristoteles zurückgehenden Kategorien *„actio und passio"* sieht *Descartes* die *passio* (hier Leidenschaft) der Seele als Folge der *actio* des Körpers und umgekehrt. Somit kann die Seele zwei mögliche Zustände aufweisen, einen aktiven und einen passiven. Aktiv ist die Seele im Wirken von Willensakten oder Vorstellungen. Alle Wahrnehmungen, Perzeptionen, *„Leiden der Seele"*, also die Gefühle im weitesten Sinne, stellen den passiven Zustand dar. Im übrigen stehen diese letzteren Vorgänge *„dunkel und verworren"* den *„klaren und deutlichen"* Erkenntnis- und Willensakten gegenüber. Aus der Forderung, nur Klares und Evidentes könne wahr sein, wird gefolgert, daß das Erkennen der Wahrheit immer logisch und rational erfolgen müsse. Die entscheidende Rolle der Verstandestätigkeit nach *Descartes* begründete den philosophischen Rationalismus. Gefühle sind zwar isolierte psychische Phänomene, jedoch kommen sie nur durch eine Tätigkeit des Körpers zustande, sind also physiologisch verursacht (Kaufmann 1992). *Descartes* postuliert sechs ursprüngliche Affekte, aus welchen sich alle anderen zusammensetzen. Eine moralische Bewertung der Gefühle im Sinne von *„gut und böse"* lehnt *Descartes* ab. Er meint statt dessen, daß in diesem Bereich die Kategorien *„nützlich oder schädlich"* bestimmend seien (vgl. auch Peters 1989).

In ähnlich mathematisch-axiomatischer Form entwickelte *Baruch de Spinoza* (1632-1677) im dritten Teil der Ethik eine Gefühlstheorie (Spinoza 1987). Mit *„geometrischer Methode"* leitet *Spinoza* aus den drei Primäraffekten Begierde (cupiditas), Lust (laetitia) und Unlust bzw. Trauer (tristitia) *„alle"* 48 Affekte ab. Ein Affekt ist nach *Spinoza* immer an Körper und Geist (Denkvermögen) gebunden. Er kann deshalb auch immer unter diesen beiden Gesichtspunkten betrachtet werden. Allerdings sei trotz des synchronen Ablaufs geistiger und körperlicher affektbezogener Prozesse eine Wechselwirkung beider ausgeschlossen. Die Funktion der Affekte sei bezogen auf Lebensförderung oder Lebenshemmung des Individuums eine indikative und diene insofern prinzipiell dem Selbsterhaltungstrieb. Sie beruhen auf der Grundlage einer aus der Beziehung zwischen Individuum und anderen Seinsformen hervorgehenden *„verworrenen"* Erkenntnis. Indem sie von außerhalb ihrer Natur liegenden Momenten bestimmt werden, sind sie passiv zu nennen. Jedem einzelnen Affekt käme insofern ein spezifischer Charakter zu. Wie *Descartes* hält *Spinoza* die Überwindung der *„verworrenen"* Ideen (Affekte) durch die klaren Ideen des Geistes für echtes Seelenwohl, welches seinen reinsten Ausdruck im *amor intellectualis Dei* findet.

David Hume (1711-1776) entwarf eine ganz neue Sicht auf die Emotionen, auch wenn die Struktur seines Denkens noch als kartesisch zu bezeichnen ist (Lyons 1993). Der zweite von drei Bänden seines Werkes *„A Treatise of Human Nature"* (Hume 1989) behandelt die Affekte. Auch wenn *Hume* später dieses Jugendwerk als zu früh publiziert bezeichnet, wird es heute doch als das Hauptwerk des englischen Aufklärers betrachtet. In der Betrachtung sinnlicher Wahrnehmungen (Perzeptionen) unterscheidet *Hume* Eindrücke und Vorstellungen. Auf Körperbeschaffenheit bzw. der Einwirkung von Objekten auf die äußeren Organe (Sinneseindrücke) beruhen primäre Eindrücke oder Sinneswahrnehmungen, die ihrerseits unmittelbar oder über Vermittlung der Vorstellung zu sekundären Eindrükken der Selbstwahrnehmung werden können. Diese letzte Gruppe besteht aus den Affekten. Weitere Einteilungsmöglichkeiten der Selbstwahrnehmung sieht *Hume* in der Unterscheidung zwischen ruhigen und heftigen Eindrücken, wobei er hier eine Unschärfe der Trennbarkeit sieht. Insofern kann auch die spezielle Benutzung des Begriffs *„Affekt"* für heftige Eindrücke nicht immer konsequent sein. Die nicht weiter zu reduzierende Intentionalität aller Leidenschaften bezieht sich auf Lust und Unlust, was aufgrund von *„Gewöhnung"* bzw. geringer Ausprägung des Eindrucks nicht immer bemerkt wird. Dieser Bezug kann zwei Modalitäten aufweisen, nämlich eine direkte und eine durch einen weiteren Assoziationsschritt gekennzeichnete indirekte, woraus eine weitere Einteilungsmöglichkeit der Affekte im Ganzen folgt. In ihrer Bedeutung besonders hervorzuheben ist *Humes* neuartige Erörterung des

Problems der Willensentscheidung. Bisher war die Frage nach dem anzustrebenden Verhältnis zwischen Vernunft und Gefühl bei der Bestimmung des Willens immer aus rationalistischer bzw. moralphilosophischer Sicht zugunsten der ratio beantwortet worden. *Hume* versucht im dritten Abschnitt des dritten Teils *„Über die Affekte"* eine ausführliche Widerlegung dessen. Zusammengefaßt könne demnach abstraktes Handeln unser Denken lediglich durch die Regelung unseres Urteils über Ursachen und Wirkungen beeinflussen. Der eigentliche Antrieb zum Handeln sei an Erwartung von Lust bzw. Unlust geknüpft. So geht der Impuls nicht von der Vernunft aus, sondern wird von ihr nur geleitet, wörtlich: *„Wir drücken uns nicht genau und philosophisch aus, wenn wir von einem Kampf zwischen Affekt und Vernunft reden. Die Vernunft ist nur der Sklave der Affekte und soll es sein, sie darf niemals eine andere Funktion beanspruchen als die, denselben zu dienen und zu gehorchen."* Ein Affekt als *„originales Etwas"* sei auch kein repräsentatives Charakteristikum, sondern ein originales, woraus folgt, daß er nur dann unvernünftig genannt werden dürfe, wenn er sich auf nicht existierende Dinge bezöge, also auf falschen Vorraussetzungen beruhe, oder wir uns bei der Beurteilung des Affektes über Ursache und Wirkung täuschten. Nach Ausschluß dieser beiden möglichen Irrtümer des Verstandes können Affekte also weder verdammt noch gerechtfertigt werden. Es ließen sich noch viele emotionale Vorgänge beschreibende Beispiele heranziehen, die *Humes* hohes psychologisches Verständnis bekunden würden. Von daher erscheint es uns bemerkenswert, daß seine Theorien vergleichsweise wenig Einfluß auf die Emotionsforschung ausübten. Der englische Philosoph *Gilbert Ryle* (1900-1976) pointiert die Wirkung *Humes* nicht ganz ohne rationalistische Wehmut. *„Noch im zwanzigsten Jahrhundert kann uns ein Gefühl des Grolls beschleichen, daß Hume die Vernunft so abgewertet hat."* Natürlich anerkennt er auch die dahinterstehende tatsächliche Leistung, denn *„indem er (Hume) das abstrakte Vernunftsdenken erniedrigte [und die Affektivität aufwertete], erhob er den menschlichen Verstand zur Höhe der menschlichen Natur"* (Ryle 1997).

Johannes Nikolaus Tetens (1736-1807) fand bei seiner empirischen Analyse der Seele auf der Grundlage der Selbstbeobachtung in Anlehnung an *Platon* drei koordinierte Klassen (Gefühl, Verstand, Tätigkeitskraft bzw. Willen), deren jede einem bestimmten Seelenvermögen entspricht. *Immanuel Kant* (1724-1804) übernahm diese Dreiteilung. Wahrscheinlich verdanken wir seinem Einfluß auf die Geistesgeschichte, daß sich später die Dreiteilung der Seele etablierte und so das Fundament z.B. der Vermögenspsychologie gelegt wurde. Gedanken über Emotionen finden wir unter anderem in *Kants „Kritik der Urteilskraft"* von 1790 (Ulich und Mayring 1992). Für *Kant* sollte sich alles Affektive der reinen Vernunft unterordnen, da Lust und Unlust nicht zum Erkenntnisvermögen *„in Ansehung der Objekte gehören, sondern Bestimmungen des Subjekts bzw. subjektimmanent sind, also äußeren Gegenständen nicht beigelegt werden können"* (zitiert nach Kaufmann 1992). Affekte führen also nicht zur Erkenntnis (in Ablehnung der kartesischen Auffassung auch nicht zu *„verworrener oder dunkler Erkenntnis"*), sondern sind Folge von ihr. Nur dem Gefühl des Erhabenen und Schönen komme nach *Kant* eine gewisse Erschließungsfunktion in Richtung der Erkenntnis zu. Es sei damit ein ästhetisches Vermögen und trage ein Apriori-Prinzip in sich, habe also gnoseologischen Wert. Das Gefühl an sich interessiert natürlich vor allem unter moralisch-ethischen Gesichtspunkten. *Kants* Überzeugung zeigt sich in komplizierten Überlegungen, wie sich das Sinnenwesen Mensch in das Sein als Vernunftswesen fügen könne. Des weiteren unterscheidet *Kant* die heftigen und starken Gefühle (Affekte) von den Leidenschaften, beide beeinträchtigen die Vernunft jedoch auf verschiedene Weise. Affekt sei *„Rausch, Schlagfluß"*, brächte so einen augenblicklichen Abbruch an der Freiheit und Herrschaft an sich selbst, Leidenschaft bedeute *„Abzehrung, Schwindsucht"*, was gewissermaßen die Aufgabe der Herrschaft bedeute. Das Gebot der Tugend sei Apathie. Zu diesem Zweck seien alle Vermögen unter die Herrschaft der Vernunft zu bringen.

Die *Kantschen* Auffassungen von Emotionalität sind wohl das Erbe für das 19. Jahrhundert, in dem die moderne Psychologie entstand. Die Theorie von Gefühlen als Störfaktoren des menschlichen Verstandes wurde zwar zuweilen schon im späten 18. Jahrhundert angezweifelt, blieb jedoch die allgemein vertretene Doktrin. Eine kopernikanische Wende brachte der Übergang von der Aufklärung zur Romantik (Berrios 1985). Es folgte hieraus eine deutlich positivere Bewertung alles Affektiven und die Erkenntnis, daß der Mensch in mancherlei Hinsicht (z.B.

Konzept des Schönen) vom affektiven Teil der Seele mehr lernt als vom rationalen. Als geistiger Vorbereiter wäre hier *J. J. Rousseau* (1712-1778) zu nennen, der einen freien Naturzustand des Menschen voraussetzt und verlangt, der Mensch solle nicht reflektieren und grübeln, sondern sich auf sein Gefühl verlassen.

Auf dem Höhepunkt der Romantik wurde dem Gefühl eine zentrale Stellung eingeräumt (Hölderlin, Novalis, Schlegel, Schelling). Gleichzeitig entstand jedoch eine banale, allgegenwärtige, bürgerliche Gefühlskultur, was seinerseits Kritik hervorrief (Kaufmann 1992).

Natürlich fand dieses bestimmte Zeitbewußtsein einen wissenschaftlichen Reflex in der sich gerade formierenden Psychiatrie, wenngleich dieser Einfluß nicht immer gleich bewertet wird (Berrios 1985, Leibbrand und Wettley 1961). *Reil*, *Kieser*, *Nasse*, *Heinroth*, *Esquirol* waren Vertreter dieser naturphilosophisch beeinflußten spekulativen Psychiatrie (Bodamer 1953). Es entwickelte sich die Einsicht, eine gestörte Affektivität könne Ursache oder Folge von Geisteskrankheiten sein (Berrios 1985). Infolgedessen wurden Therapiekonzepte entworfen, die eine Beeinflussung des Seelenleidens durch Manipulation der Emotionen zur Grundlage hatten (etwa bei Reil, Heinroth oder Esquirol) und teilweise als Vorläufer moderner psychotherapeutischer Verfahren angesehen werden können. Während jene romantischen Vertreter noch an ihren Vorstellungen festhielten, zum Teil erst zum Höhepunkt ihres Schaffens kamen (z.B. Carus: *„Psyche"*), entwickelte sich parallel bereits eine neue Wissenschaftsgeneration, nämlich die naturwissenschaftlich-neuropathologisch orientierte Schule, deren prominentester Vertreter *Wilhelm Griesinger* ist. Diese Epoche (etwa 1840-1860) der Auseinandesetzung alter und neuer Gedanken wird selbst von einem Gestaltwandel der Gesellschaft getragen, der durch den rasanten Siegeszug des technischen Fortschritts gekennzeichnet ist und gleichsam das wissenschaftliche Bewußtsein neugestaltet. Nicht immer lassen sich die Grenzen zwischen alten und neuen Gedanken als zwischen einzelnen Vertretern verlaufend nachzeichnen. Häufig finden wir Modernes neben Überholtem bei ein und demselben Vertreter, ja sogar in ein und demselben Werk, etwa *Heinroths „Lehrbuch der Störungen des Seelenlebens"*, wo man rationalistische neben romantischen und auch neuropathologischen Ansichten findet (Heinroth 1818).

5.3 Psychologische Affektivitäts- und Emotionskonzepte

Es gibt mittlerweile eine solche Fülle von Emotionstheorien, daß bei der Durchsicht der Literatur selbst die Ordnung dieser Theorien uneinheitlich erscheint (vgl. Flack und Laird 1998). Während auf der einen Seite sehr spezielle Theorien existieren, welche jeweils Einzelkomponenten betonen, gibt es wiederholt Versuche, die Psychologie der Emotionen umfassend darzustellen, wobei allerdings, wie bereits angedeutet, die Auswahl der Theorien uneinheitlich erfolgt (Ewert 1990, Goller 1992, Lyons 1993, Meyer et al. 1993, Scherer 1990). Es sollen hier nur einige wenige präsentiert werden; nochmals sei betont, daß auch hier *„Emotionalität"* und *„Affektivität"* größtenteils synonym verwendet werden.

5.3.1 Evolutionsbiologische Ansätze

Die Vertreter dieser Gruppe betrachten *Darwins* Pionierarbeit zu diesem Thema als ihre theoretische Grundlage (Darwin 1872). Hiernach stellen bestimmte genetisch determinierte Emotionen, insbesondere im Zusammenhang mit entsprechendem Ausdrucksverhalten, eine besondere Anpassung an gegebene Umweltbedingungen und damit einen Selektionsvorteil dar. Die Affektivität wird unter ihrem funktionalen Gesichtspunkt betrachtet. Am engsten folgt *Plutchik* der uspründlichen Theorie *Darwins* (Plutchik 1984). Er glaubt an acht erbbiologisch determinierte, das Überleben sichernde Aufgaben, in deren Dienst acht primäre Emotionen stehen. Diese habe der Mensch mit den Tieren gemeinsam. Emotion umfaßt nach *Plutchik* die gesamte Reaktionskette von Reiz, kognitiver Bewertung, subjektiven Veränderungen auf physiologischer Ebene, der motivationalen Komponente und letztlich der Handlung als Reizantwort. Für *Tomkins* sind Emotionen die Grundlage eines primären Motivationssystems. Emotionen beeinflussen alle anderen psychischen Vorgänge wie Denken, Wahrnehmung, Gedächtnis und färben diese durch ihre spezifischen Inhalte an (Tomkins 1984). Der Antrieb erhält erst durch emotionale Beteiligung seine nötige Energie. *Tomkins* postuliert neun grundlegende Emotionen mit unterschiedlichen sozialen Funktionen und verschiedenen neuralen Verschaltungsmustern (drei positive und sechs negative). Immer müsse dem Erleben der Emotion eine Veränderung des Ausdrucksverhaltens, also besonders des Zustandes der Gesichtshaut vorausgehen. Stärker noch als *Tomkins* betont eine weitere Gruppe von Emotionstheoretikern die motivationale Komponente von Emotionen und die verschiedenen mit ihnen einhergehenden Motivationszustände. Für *Leeper* ist Motivation die primäre Funktion von Emotionen überhaupt (Leeper 1948) und *Buck*, der Emotion und Motivation als zwei Aspekte eines singulären Prozesses sieht, schreibt den Emotionen eine *„Priming-Funktion"* zu, welche auf verschiedenen Wegen über Motivation eine erste Anpassung des Verhaltens schafft (Buck 1985). Einen der umfassendsten emotionstheoretischen Ansätze liefert uns *Izard* (Izard 1993, 1994), indem dieser möglichst viele Ansichten, besonders die von *Darwin*, *James*, *Tomkins* oder *Plutchik*, integriert. Er fand seinerseits zehn fundamentale Emotionen, deren jede eine Intensitätsdimension aufweist. Jede der Grundemotionen sei sowohl durch neurophysiologische als auch durch motivationale und phänomenologische Eigenschaften spezifisch. Sie können interagieren, das heißt, sich verstärken, abschwächen oder sich gegenseitig auslösen. Für Autoren wie *Ulich* oder *Ortony* ist die Konzeption grundlegender Emotionen wenig sinnvoll und reduktionistisch (Ortony 1990, Ulich 1989), wenn nicht sogar unmöglich. In kulturvergleichenden Studien fand *Ekman* eine gewisse Universalität des Gesichtsausdrucks bei bestimmten Emotionen (Goller 1992) und schloß hieraus, daß es im Nervensystem des Menschen fixierte Affektprogramme gäbe. Auf der anderen Seite werden aber auch von jeder Kultur eigene Darstellungsregeln von Emotionen hervorgebracht. Nach *Goller* hielt *Ekman* insbesondere die Unterscheidung angeborener und kulturspezifischer Emotionsmuster für bedeutsam. In einem umfangreichen Übersichtsartikel stellen *Mesquita* und *Frijda* die verschiedenen Sichtweisen zur Kulturspezifität von Emotionen dar (Mesquida und Frijda 1992). Allen in diesem Abschnitt genannten Autoren kommt es darauf an, die zentrale Rolle der Emotionen im gesamten psychischen Geschehen zu unterstreichen, ihnen eine gegenüber den kognitiven Funktionen steuernde Funktion zuzuschreiben.

5.3.2 Neuropsychologische und psychophysiologische Theorien

Hierbei kann man nach *Scherer* zwischen zwei Theoriegruppen unterscheiden, zum einen sind dies auf periphere und autonome Vorgänge gerichtete, zum anderen sich mit zentral-kortikalen oder limbischen Prozessen beschäftigende Theorien (Scherer 1990). Zur ersten Gruppe gehört die klassische *„James-Lange-Theorie"* (James 1884; Lange 1885, James 1894, James 1909, siehe auch Lang 1994). Nach dem in Amerika wirkenden irischen Psychologen *William James* (1842-1910), der übrigens selbst wie auch einzelne Vertreter seiner berühmten Familie an uni- bzw. bipolaren Erkrankungen litt (näheres siehe Jamison 1994), entsteht eine Emotion, nachdem man eine Situation erkannt hat, dies zu peripher veränderten physiologischen Prozessen führt, und sich an diese die Emotion anschließt. Herzklopfen, Zittern, Tränen folgen nach *James* direkt bestimmten Wahrnehmungen und gehen der Gemütsbewegung oder Gefühlsvorstellung voran (James 1909). Die beiden psychischen Vorgänge des Wahrnehmens und Fühlens müssen durch eine physiologische Komponente gekoppelt sein, weshalb man behaupten muß, wir sind traurig, weil wir weinen, zornig, weil wir zuschlagen, erschrocken, weil wir zittern. Der dänische Physiologe *Lange* (1885, in deutscher Übersetzung 1910) hatte unabhängig von *James* eine ähnliche These aufgestellt. Die Kritik an dieser Theorie stützt sich auf die klinische Beobachtung, daß auch nach Unterbrechung afferenter Nervenbahnen noch emotionale Reaktionen möglich sind (z.B. Cannon 1927). Auch glaubt dieser nicht, daß sich die Vielfalt komplexer Gefühlserlebnisse aus diffusen viszeralen Prozessen ableiten ließe. Argumente für die Annahme der James-Lange-Theorie glaubten *Fehr* und *Stern* (1970) in der Beobachtung gefunden zu haben, daß z.B. beim pathologischen Lachen Ausdrucksverhalten ohne Emotionen möglich ist, während *Mandler* (1962) die These aufstellte, daß Emotionen auf äußere Reize konditioniert werden, nachdem entsprechend der *James-Lange*-Theorie zuvor bestimmte Muster ausgeprägt wurden (Ewert 1990). Auch unter deutschen Psychiatern fand die Theorie Anhänger, zum Beispiel bei *de Crinis* (1944). Als Korrektur der James-Lange-Theorie faßten *Schachter* und *Singer* ihre eigene sogenannte Zwei-Faktoren-Theorie auf, die großen Einfluß gewann und eine gewisse Mittelstellung zwischen den hier besprochenen psychophysiologischen und den weiter unten erläuterten kognitiven Emotionstheorien einnimmt (Schachter und Singer 1962). Auch *Schachter* und *Singer* hielten eine physiologische Erregung für notwendig, um Emotionen auszulösen. Allerdings sei diese unspezifisch. Erst nach einer kognitiven, an die jeweilige Situation gebundene Interpretation der Erregung komme die spezifische Emotion zustande. Der Grad der Erregung bestimmt dabei die Intensität. Die Person muß also wissen, warum sie aufgeregt ist, um eine Emotion zu haben.

Die zweite Gruppe von psychophysiologischen Theorien sieht zentrale Prozesse als eigentliches Korrelat emotionaler Vorgänge. Nach *Cannon* ist dieses Korrelat das Zusammenspiel von Cortex und Thalamus (Cannon 1927). Im Thalamus seien emotionale Muster gespeichert. Jeder Reiz durchlaufe den Thalamus und erhalte entsprechend eine emotionale Prägung. Außerdem erfahren Motorik, Vegetativum und Ausdrucksverhalten eine vom Thalamus ausgehende dem jeweiligen Reiz bzw. der jeweiligen Emotion entsprechende Steuerung. Dem Thalamus ist der Cortex als hemmende Instanz übergeordnet. Mit wachsendem neuroanatomischen Wissen mußten diese Theorien immer wieder Einschränkungen oder Ergänzungen erfahren. Nach *Papez* wurde ein affektregulierendes System benannt (Papez'scher Ring), in dessen Zentrum der Thalamus steht, welcher wiederum zwischen Hippocampus und Corpora mamillaria einerseits und Cortex andererseits vermittelt. Vor allem im Gyrus cinguli erfahren corticale Prozesse eine emotionale Färbung (Papez 1937). Inzwischen mißt man insbesondere auch den Corpora amygdalae eine große Bedeutung zu.

Schließlich gehört noch die Aktivationstheorie hierher. Als wichtige Vertreterin wäre *Duffy* zu nennen (Duffy 1934, Duffy 1948). Sie hielt die autonome Erregung mit anschließender Modulation zur Differenzierung von Emotionen für hinreichend. Emotion war für sie nichts anderes als ein Zustand hoher oder niedriger Aktivation, wodurch Verhalten gesteuert wird. Ein Emotionskonzept als solches wurde für *Duffy* überflüssig.

5.3.3 Behavioristisch-lerntheoretischer Ansatz

Eine eigentliche Gefühlstheorie ist im Rahmen lerntheoretischer Ansätze nicht entstanden. Trotzdem wurden einige wesentliche Aussagen zu emotionalem Verhalten gemacht (Ulich 1989, Ulich und Mayring 1992). Nach *Ulich* (1992) faßte *Watson* Gefühle als reflexähnliche Vorgänge auf. Ausgehend von der These, daß es nur drei fundamentale angeborene emotionale Reaktionsmöglichkeiten gäbe (Furcht, Zorn und Liebe), welche ihrerseits beim Kleinkind nur durch eine begrenzte Zahl von Reizen hervorgerufen werden können, überlegte man, wie die Komplexität des Gefühlslebens eines Erwachsenen zustande käme. In Versuchen mit Kleinkindern wurde gezeigt, daß ein Zuwachs an solchen Reiz-Reaktions-Mustern durch Lernvorgänge auf der Basis bedingter Reflexe erfolgt. Selbst das Entstehen *„höherer Gefühle"* wie Gewissen mittels Konditionierung könne erklärt werden. Für Lerntheoretiker und Verhaltenstherapeuten spielen diese Überlegungen bekanntermaßen insbesondere unter dem therapeutischen Aspekt eine Rolle, es interessiert die Frage, wie pathologische Emotionen modifiziert werden könnten.

5.3.4 Kognitionspsychologischer Ansatz

Kognitive Theorien beschäftigen sich mit der Auslösung und Spezifizierung emotionaler Vorgänge durch kognitive Bewertungsprozesse. Emotionen könnten hiernach vereinfacht als subjektbezogene Werturteile infolge kognitiver Aktivitäten aufgefaßt werden. Als Hauptvertreter dieses Ansatzes sind *Arnold* und *Lazarus* zu nennen. Für *Arnold* (1970) ist Gefühl die Antwort eines Subjektes auf eine Begegnung desselben mit seiner Umwelt. Dabei erfolgt die Einschätzung intuitiv über kognitive Felder im limbischen System, welches zuvor Impulse aus dem motorischen und anderen, rezeptiven Feldern erhält. Ein Gefühl kann nur dann bewußt werden, wenn infolge dieses Vorganges resultierend aus dem limbischen System eine Projektion in den Vorderlappen erfolgt. Gleichzeitig ruft die Bewertung eine Handlungstendenz hervor (Annäherung oder Vermeidung). Hiervon unterscheidet sich *Lazarus* vor allem durch die detaillierte Analyse des der Emotion vorangehenden kognitiven Bewertungsvorganges (Lazarus et al. 1980). Er beschreibt die

Interaktionen zwischen Mensch und Umwelt in Form eines offenen Regelkreises. Ausgehend von eigenen Ergebnissen zur Streßforschung konnte *Lazarus* nachweisen, daß ein Reiz nur abhängig von einer bestimmten kognitiven Einschätzung zum Stressor (im übertragenen Sinne zu einer bestimmten Emotion) für das Individuum werden kann, was nicht bedeutet, daß Emotionen nicht umgekehrt auch Einfluß auf kognitive Prozesse nehmen können. Das Verhältnis von Emotion und Kognition ist prinzipiell reziprok und sehr komplex. Diese kognitive Einschätzung einer Situation hängt von zweierlei Gruppen von Faktoren ab, einmal sind dies situationsbedingte Faktoren (z.B. Mehrdeutigkeit des Reizes), zum anderen von den psychischen Besonderheiten des Individuums abhängige Faktoren. Um Emotionen auszulösen, ist ein gewisses Maß an subjektiver Betroffenheit unabdingbar (Lazarus 1984). Der primären negativen Einschätzung einer Situation soll naturgemäß Verhalten folgen, das die Situation selbst oder zumindest ihre Folgen abwehrt. Dies geschieht über sekundäre Einschätzungen, die entsprechende Coping-Prozesse nach sich ziehen. Auf diesem Wege führen Selbstregulationsprozesse zu einer dauernden Alternation primärer und sekundärer Einschätzungen und damit zu einem ständigen Qualitätswandel, einer Dämpfung oder einer gegenseitigen Verdrängung von Emotionen. Das Individuum erlebt nach *Lazarus* eine Emotion immer als Einheit von konitiven Bewertungen, motivationalen Handlungsimpulsen und somatischen Reaktionen. Ist dies nicht der Fall, könne man nicht von einer echten Emotion sprechen. Also ist die kognitive Bewertung einer Situation für die Emotion nicht nur unabdingbar, sondern sogar untrennbarer Bestandteil von ihr. Jeder Emotion kommt ein kognitives Thema zu.

Zajonc (1980) vertritt die Auffassung, daß Kognition und Emotion sich zwar wechselseitig beeinflussen, jedoch zwei unterschiedliche und zum Teil auch getrennte Systeme darstellen. Die Unabhängigkeit der beiden Kategorien ermöglicht die Annahme, daß Emotionen auch ohne vorangegangene kognitive Bewertungen möglich sind. *Zajonc* begründet seine These mit dem Hinweis, daß Emotionen zum Beispiel bestimmten Argumentationen unzugänglich seien, deren kognitive Bewertung eigentlich zu einer emotionalen Neuorientierung führen müßten. Zum anderen wird darauf verwiesen, daß sich Emotionen von ihrem Inhalt loslösen können, um sich auf andere zu übertragen, wie das z.B. bei frei flottierender Angst der Fall ist. Einen weiteren wesentlichen Hinweis für die Richtigkeit seiner Theorie sieht *Zajonc* in der Tatsache, daß sich für emotionale und kognitive Prozesse jeweils unterschiedliche neuroanatomische Lokalisationen finden lassen. Außerdem könne man Emotionen durch Drogen, Psychopharmaka oder elektrische Stimulation limbischer Strukturen verändern.

Damit begann eine moderne Kognitions-Emotions-Debatte. Nach *Goller* (1992) beruht diese auf den verschiedenen Kognitions- bzw. Emotionskonzepten und damit verschiedenen Grundauffassungen von *Lazarus* und *Zajonc*. Für *Lazarus* (1984) ist der Begriff Kognition sehr weit zu fassen und beinhalte jegliche Form von Informationsverarbeitung. Dagegen versteht *Zajonc* (1980) hierunter ausschließlich bewußte oder bewußtseinsfähige Informationen. In diesem Sinne sind Emotionen natürlich vor einem abgeschlossenen kognitiven Prozeß möglich und nicht nur Epiphänomene der Kognitionen. Insofern wird der Streit von unterschiedlichen Standpunkten aus geführt, was einen objektiven Vergleich von vornherein unmöglich macht. Für *Leventhal* und *Scherer* (1987) wurde die Kontroverse Ausgangspunkt einer eigenen Theorie, die beide Sichtweisen berücksichtigt (Leventhal und Scherer 1987).

Der Streit, welche Funktion das Primat hat (Kognition oder Affektivität) wird auch von manchen Verfechtern des Kognitionsprimates nur relativierend beantwortet. Dies wird z.B. bei *Lyons* (1998) deutlich: *„Obwohl affektive Störungen kognitive Störungen sind, entstehen sie dennoch nicht unbedingt auf einer kognitiven Ebene“.* oder: *„Obwohl affektive Störungen kognitive Störungen sind, sind sie dennoch nicht unbedingt auf einer bestimmten über andere dominierenden Ebene behandelbar“.*

5.3.5 Tiefenpsychologische Sichtweisen

Brierley bemerkte 1936, daß Affekte in der Praxis der Tiefenpsychologie zwar eine entscheidende Rolle spielen, in der Theorie jedoch keine entsprechende Würdigung erfahren. Nach *Kernberg* bestand dieses Paradox bis in die jüngste Vergangenheit fort (Kernberg 1997). *Freud* faßte die Affekte als Triebabfuhrvorgänge auf, die ins Bewußtsein gelangen können, selbst jedoch nicht der Verdrängung unterliegen können, nur deren

Vorstellungsrepräsentanz könne verdrängt werden. *Jacobson* legte später dar, daß Affekte nicht nur Triebabfuhrvorgänge sind, sondern zum Teil eigenständige intrapsychische Spannungszustände darstellen (Kernberg 1997). Die den Affekten innewohnenden kognitiven Elemente seien als Besetzungen von Selbst- und Objektrepräsentanzen sowohl im Ich als auch im Überich aufzufassen. In Stimmungen sieht *Jacobson* für eine bestimmte Zeit fixierte generalisierte Affekte, die sich in dieser Zeit auf sämtliche Selbst- und Objektrepräsentanzen des Individuums beziehen. Man könne Stimmungen demnach als ausgeweitete, aber gedämfte Affekte betrachten.

Affekte stellen nach *Kernberg* das primäre Motivationsystem dar, in welchem der Säugling seine Umwelt als befriedigend oder frustrierend erlebt. Nach und nach entstehen immer komplexere angenehme oder unangenehme verinnerlichte Objektbeziehungen. Liebe und Haß werden so zu zwei stabilen intrapsychischen Strukturen, die in sich konsistent, aber dynamisch unser Erleben und unsere Verhaltenssteuerung organisieren. Sie äußern sich in Form von Libido und Aggression, welche wiederum ein übergeordnetes Motivationssystem darstellen. Affekte sind somit nicht Entladungen, sondern Bestandteile von Trieben. Eine ausführliche Darstellung psychoanalytischer Emotionstheorien findet sich bei *Rapaport* (Rapaport 1953).

5.4 Affektivität in der deutschsprachigen Psychiatrie. Von ihren wissenschaftlichen Anfängen bis heute. Eine Selektion

Es ist aus dem oben Dargestellten ersichtlich geworden, daß in der Entwicklung Affektivität und Emotionalität viel mehr Psychologen und Biologen, ja sogar mehr Physiologen als Psychiater beschäftigt. Moderne psychopathologische Konzepte werden vor allem in der amerikanischen Literatur weitgehend von Psychologen getragen (vgl. Beiträge in Flack und Laird 1998). Die zunehmende Tendenz der Operationalisierung und Biologisierung der Psychiatrie führte dazu, daß psychopathologische Grundlagenforschung mehr und mehr von Psychologen bzw. *„Theoretikern"* übernommen wurde. Psychopathologische Forschung und psychopathologische Arbeit wird vom Psychiater vorwiegend in Form der *„speziellen Psychopathologie"*, der *„klinischen Psychopathologie"*, oder der *„empirischen Psychopathologie"* betrieben, während die *„theoretische Psychopathologie"* bzw. *„allgemeine Psychopathologie"* in zunehmender Weise Gegenstand psychologischer und theoretischer Forschung geworden ist. Dies ist außerhalb des deutschsprachigen Raumes noch deutlicher (vgl. Janzarik 1976, 1985).

Wir werden uns zum Zwecke der Komplettierung der Ziele dieses Handbuches hier auf die Bedeutung, die die deutschsprachige Psychiatrie (hier ist die klinische Psychiatrie gemeint) Affektivität und Emotionalität beigemessen hat, beschränken. Es scheint, daß dies am deutlichsten durch Verbindung des Themas mit einigen markanten Vertretern der deutschsprachigen Psychiatrie zu erreichen wäre. Diese kleine Selektion orientiert sich an der Beschäftigung mit dem Thema oder an dem konzeptionellen Einfluß auf die Entwicklung psychiatrischer Ansichten.

Wir haben das Jahr 1845 als den Beginn der wissenschaftlich fundierten deutschsprachigen Psychiatrie angenommen. Nicht weil vorher keine psychiatrische Wissenschaft existierte. Der Streit zwischen Somatikern und Physikern hatte zwar einige respektable Kenntnisse gebracht, aber auch Wesentliches nicht berücksichtigt. Mit *Wilhelm Griesinger* wurde der Krieg zwischen Somatikern und Physikern praktisch beendet. *Wilhelm Griesinger*, der die Geisteskrankheiten als Gehirnkrankheiten annahm, so wie vor fast 2500 Jahren *Hippokrates*, führte auch eine Sozialpsychiatrie in Deutschland ein. Ebenso berücksichtigte er in seinem Werk psychologische Aspekte. Als Abschluß dieser Selektion haben wir das Jahr der Beendigung der Kernarbeiten an dem Buch gewählt (1998), mit dem letzten Beitrag eines klinischen Psychiaters mit Verdiensten in der Sozialpsychiatrie, Gerontopsychiatrie und allgemeinen Psychiatrie, nämlich *Luc Ciompi*.

Wilhelm Griesinger

„Um das Irresein recht zu verstehen, muß man sich in die Seelenzustände der Irren hineindenken." Durch diesen an exponierter Stelle im Lehrbuch *Griesingers* auffindbaren Satz (Einleitungssatz des § 34) wird nach unserer Meinung der dem Somatiker *Griesinger* häufig gemachte Vorwurf, er hätte allzu unpsychologisch gedacht,

entkräftet. Durch den Vergleich normalpsychologischer Zustände, welche man aus eigener Erfahrung kennt, erhält er annähernde Begriffe von dem, was in der kranken Seele vorgeht. Gerade die Gemütskrankheiten bieten im Vergleich zu den Normalzuständen ein ähnliches, nur ins Krankhafte gesteigerte Erscheinungsbild und bleiben somit für den Beobachter *„verstehbar"*. Der von *Griesinger* hier vorgeschlagene Zugang zu den Geisteskrankheiten erfolgt im Grunde genommen hier bereits über deren *„Phänomene"*. Bewußt vermeiden wir an dieser Stelle den erst später in die Psychiatrie eingeführten Begriff *„phänomenologisch"*, obwohl er sich (vor allem in der später großzügigeren Verwendung) inhaltlich mit dem von *Griesinger* Gemeinten weitgehend deckt. Interessanterweise sieht *Griesinger* in diesem Zusammenhang eine klare Grenze zwischen Gemütsanomalien und Anomalien des Denkens, indem bei letzteren durch Vergleich der pathologischen Erscheinungen mit denen unserer gesunden Erfahrung keine *„verstehbaren"* Analogien mehr gefunden werden können. Bekanntermaßen hat dieser Grundgedanke in abgewandelter Form Jahrzehnte später die deutsche Psychopathologieforschung (vor allem Jaspers 1913) beschäftigt und zahlreiche, wenn auch komplexere Beiträge zu den Themen *„Verstehen – Erklären, Prozeß – Entwicklung"* oder *„Sinngesetzlichkeit"* hervorgerufen. *Griesinger* hält jedoch sämtliche depressiven Zustände für *„verstehbar"*, während *Jaspers* im Unterschied hierzu auch endogene Depressionen in ihrer *„genetischen Entwicklung"* aus der Persönlichkeit nicht *„versteht"* und zu den *„Prozessen"* rechnet. Auch meint *Griesinger* mit *„Verstehen"* eher ein Nachvollziehen der aktuellen Symptome, während später hiermit das schrittweise Nachvollziehen einer Entwicklung gemeint war.

Wilhelm Griesinger (1817-1868) glaubte beobachtet zu haben, daß nicht *„sinnlose Reden und extravagante Handlungen erste Zeichen der Geisteskrankheit sind, sondern krankhafte Gemütslagen und Anomalien der Selbstempfindung und der Stimmung"* (Griesinger 1845, 1876). Insofern stellte sich für ihn die Frage, was das Gemüt sei, als besonders wichtig. Auch für ihn bildete die Dreiteilung der Psyche in Denken, Fühlen und Wollen den Ausgangspunkt seines neuen Konzeptes der psychischen Erkrankungen. Eine strenge Trennung dieser Funktionen gemäß der Vermögenspsychologie allerdings hielt er für *„überholt"*. Für ihn sind Gefühle das Denken (wörtlich *„Vorstellen"*) begleitende *„dunkle Urteile über Förderung oder Hemmung dieser Vorstellungsmassen"*. Außerdem sei das *„Gemüt"* durch intensive Beziehungen zu den Trieben und dem Wollen gekennzeichnet. Dabei werden, wie zu dieser Zeit üblich, Affekte als heftige, den Körper verhältnismäßig schnell *„afficirende"* psychische Erscheinungen von den Gefühlen bewußt unterschieden. Im Aufbau des Gemüts des Einzelnen, das heißt, in *„welcher Art und Weise das Ich in Form der Gefühle und Gemütsbewegungen affiziert wird"*, sieht *Griesinger* einen wesentlichen Aspekt des Individuellen des Menschen. Alle Stimmungen und Gefühle zerfallen in zwei Klassen (expansive und depressive). Diese Unterscheidung bildete für ihn auch die Grundlage für die Einteilung derjenigen Zustände von Irresein, welche in erster Linie als Gemütsleiden erscheinen und als primäre Formen der Geisteskrankheit bezeichnet wurden. *Griesinger* trennt pathologische Gemütszustände in solche *„anomaler Gemütsreizbarkeit"*, worunter die expansiven (oder exaltatorischen oder manischen) und die depressiven Verstimmungen zu rechnen seien, von sogenannter Gemütsstumpfheit oder Gemütslosigkeit, welche man bei psychopathischen oder bestimmten hirnorganisch veränderten Personen antreffen könnte.

Das Gemütskonzept *Griesingers* behielt mindestens bis zur Jahrhundertwende Einfluß und fand Eingang in verschiedene Lehrbücher dieser Zeit (z.B. von Krafft-Ebing 1890, Emminghaus 1878, Kraepelin 1893).

Peter Willers Jessen

Einer der ersten Somatiker war *P. W. Jessen* (1793-1875), dessen psychiatrische Theorie entscheidend durch eine Entdeckung des Physiologen *Charles Bell* (1774-1842) aus dem Jahre 1811 geprägt wurde. Dieser hatte erkannt, daß den Vorderhörnern des Rückenmarks die motorischen Nerven entspringen, den hinteren Wurzeln hingegen die sensiblen (Bell-Magendie-Gesetz). In einer Reihe von Arbeiten versucht *Jessen*, verschiedene psychische Erscheinungen mit Hilfe zum Teil spekulativer physiologischer Modelle auf eine neuroanatomische Grundlage zu stellen. So glaubte er den *„Sitz des Gemüts"* im Kleinhirn gefunden zu haben (Jessen 1869). Obwohl diese Arbeit ihrem Grundanspruch nach einen Rückschritt gegenüber dem früheren Postulat von *Flourens* (1794-1867) darstellte, der das Kleinhirn bereits als für die Koordination der Muskelbewegungen verantwortlich erkannt hatte, liefert sie uns doch ein Beispiel für eine frühe psychiatrisch-wissenschaftliche Auseinandersetzung mit den Erscheinungen des Gemüts. *Jessen* sah innerhalb unseres Bewußtseins nur zwei Elemente: Gedanken und Gefühle, welche *„mit und neben"* ersteren hervortreten. Gefühle seien subjektiver Natur und *„nur in unvollkommener Weise in Worten darstellbar"*. Ein Gedanke erscheint bei allen Menschen in gleicher Weise, während Gefühle in jedem einzelnen ein besonderes Gepräge erhalten. Im Gegensatz zum schnellen Wechsel der Ideenassoziationen neigen Gefühle zum Beharren und nur *„allmäligen Verklingen"*. In ähnlicher Weise finden wir diese Gedanken später bei *Kraepelin* aber auch bei *E. Bleuler* wieder. *Jessen* erkennt die Verschiedenheit, *„mit welcher diesselben Gefühle in den verschiedenen Sphären der Gemütstätigkeit auftreten, andererseits die relative Selbständigkeit und Unabhängigkeit voneinander, womit sie in der Sphäre entstehen, welcher sie angehören. Sie können jedoch auch wie die Gedanken aus einer Sphäre in die andere übergehen"* (Jessen 1869). Wir wollen hier nicht so weit gehen, die Schichtentheorie der Gefühle *Max Schelers* bzw. *Kurt Schneiders* (s.u.) antizipiert zu sehen, gleichwohl sind bei einem gewissen Maß an Geneigtheit zumindest in Ansätzen Parallelen unverkennbar. Weiter heißt es: *„Gedanken und Gefühle stehen in fortwährender Wechselwirkung miteinander ... Ist der Gedanke das Ursprüngliche, so folgt das Gefühl fast auf der Stelle und umgekehrt erfolgt dasselbe, wenn das Gefühl vorangeht ... Ein Streben nach Übereinstimmung [ist] nicht zu verkennen: Der Geist bemüht sich stets, seinen Gedanken entsprechende Gefühle, das Gemüt, seinen Gefühlen entsprechende Gedanken zu erwecken. Dabei ist aber der Einfluß, welchen die Gefühle auf die Gedanken ausüben, weit mächtiger und bei stärkeren Gefühlen unwiderstehlich, während der Geist eine viel geringere Herrschaft über die Gefühle besitzt"*.

Das Wollen als neben Denken und Fühlen dritte psychische Funktion anerkennt *Jessen* nicht. Es erscheint ihm *„als das Resultat einer vorhergehenden Wechselwirkung zwischen Gedanken und Gefühlen"*. *Jessens* Fazit ist, *„daß das Gemüt in dem ganzen menschlichen Tun und Treiben das hauptsächlichste agens und movens ist"*.

Emil Kraepelin

Kraepelins Beiträge zum Problem der Affektivität waren konventionell. Seine Auffassungen blieben deutlich von *Wilhelm Wundt* beeinflußt (Wundt 1909), als dessen Schüler auf dem Gebiet der experimentellen Psychologie er sich bezeichnete. Auf 28 Seiten der 8. Auflage seines Lehrbuches (1913) werden Störungen des Gefühlslebens beschrieben, ohne jedoch eine klassifizierende Ordnung oder gar tiefergehende Analyse derselben zu versuchen. Trotzdem läßt die Ähnlichkeit mancher Passagen doch eine Einflußnahme auf *Eugen Bleulers* spätere Arbeit zur Affektivität erkennen (Bleuler 1906).

Die Beschäftigung mit dem Thema ordnete sich seinem lebenslangen Bestreben unter, ein umfassendes System psychischer Erkrankungen zu schaffen. So vermutete er in seiner Arbeit *„Die klinische Stellung der Melancholie"* (Kraepelin 1899b) in einer verschiedenartig gestörten Affektivität den Zugang zu einer Unterscheidung verschiedener depressiver Krankheitsformen, vor allem der periodischen Melancholie und der zirkulären Depression. Da *Kraepelin* dies *„noch nicht möglich war"*, faßte er *„einen Teil der Fälle von periodischer Melancholie als Formen zirkulären Irreseins auf"*. Er postulierte: *„Daß es aber überhaupt unmöglich sei ‚[eine Trennung vorzunehmen], wird niemand behaupten wollen."* Er hoffte auf die Lösung des Problems durch *„eine genaue Zergliederung der Krankheitserscheinungen mit Hilfe des psychologischen Versuches"*. Später mußte er diese enthusiastische Prognose bekanntlich relativieren (1920).

Eugen Bleuler

In seinem Buch *„Affektivität, Suggestibilität, Paranoia"* aus dem Jahre 1906 prägte *Bleuler* den Begriff *„Affektivität"*. *Bleuler* rechnete hierzu das, was allgemeinhin mit Gefühl, Gemüt, Affekt oder Emotion bezeichnet wird. Der neue Begriff diente *Bleuler* zur klaren Abgrenzung gegenüber den sprachlich verwandten Körpergefühlen von Hunger, Kälte oder Schmerz (Empfindungsgefühle nach C. Stumpf), welche nach seiner Meinung Vorgänge der Erkenntnis seien und damit in den intellektuellen Bereich gehörten, eine Unterscheidung übrigens, die später von *K. Schneider* nicht mehr als so wesentlich angesehen wird.

Bleuler schreibt hier erstmals der Affektivität explizit eine Sonderstellung unter den psychischen Funktionen zu, er erkennt ihre *„Schaltkraft“* und kommt zu dem Schluß, daß *„die Kenntnis der Affektivität die wichtigste Grundlage der Psychopathologie sei“*. Auch *Bleuler* sieht die Scheidung des Affektiven von Vorgängen des Denkens oder Wollens nur theoretisch und erkennt keinen psychischen Vorgang an, dem nicht alle drei psychischen Qualitäten zukämen. Jeder Vorgang sei nur *„vorwiegend affektiv, vorwiegend intellektuell oder vorwiegend voluntär“*.

Er analysiert tiefgehend die Affektwirkung auf die Struktur und den Ablauf der intellektuellen Ideenassoziationen. Die einem Affekt entgegenstehenden Assoziationen werden gehemmt, die ihm gleichgerichteten gefördert. So lenkt unsere Affektivität unsere gesamte Psyche in eine ihr entsprechende Richtung. An bestimmte Tatsachen geknüpfte Affekte breiten sich auf inhaltlich oder örtlich diesem nahestehende andere Tatsachen aus (Irradiation des Affektes). Affekte dauern länger an, als die sie auslösenden Ursachen. So bestimmt die Affektivität auch die Nachhaltigkeit unseres Handelns. Da auch die *„Wertigkeit“* bestimmten Affekten entsprechender Assoziationen erhöht wird, als Beispiel nennt *Bleuler* den Verliebten, welcher nur die positiven Eigenschaften seiner Verehrten in die Planung seines Handelns einbezieht, kommt es zu einer Verfälschung der Urteile, des logischen Denkens schon beim Gesunden.

Bleuler zieht den Schluß, daß auch der Wahn letztlich das Resultat affektiver, am logischen Denken *„schaltender“* Mechanismen sei. Die ständige Betonung positiver Eigenschaften des manisch Verstimmten unter Ausblendung der negativen Eigenschaften führen zu Größenwahn. Die Wirkung einer allgemeinen Verstimmung, wie die des manischen Größenwahns oder des depressiven Schuldwahns nennt *Bleuler „holothym“*, in späteren Arbeiten kehrt er zum ursprünglichen Begriff *„synthym“* zurück. Denk- und Erlebnisinhalte wurden als *„synthym“* bezeichnet, wenn sie durch die Wirkung einer den Inhalten kompatiblen Stimmungslage entstehen, *„parathym“* wenn nicht. Sie entsprechen also weitgehend den Bezeichnungen *„stimmungskongruent“* bzw. *„stimmungsinkongruent“*. Interessanterweise hält *Bleuler* den Wahn des Paranoikers nicht für eine Folge abnormer Affektivität. Im Gegenteil, in seinem Lehrbuch (Bleuler 1937) wird der Paranoiker zum Beispiel dafür, wie *„an sich normale Affektreaktionen dadurch krankhaft erscheinen können, daß der zugrundeliegende intellektuelle Vorgang abnorm ist“*. Man könnte darüber diskutieren, ob dies nicht inkonsequent ist und in gewissem Widerspruch zu seiner These von der *„Schaltkraft der Affekte“* steht.

Ein Denken ohne affektive Einflüsse sei nicht möglich. Vor allem das Denkziel wird durch die Affektivität mitbestimmt: Die logischen Überlegungen erhalten ihre treibende Kraft erst durch die mit ihnen verbundenen Affekte. Damit sei das Denken eigentlich nur Werkzeug der Affektivität. Noch viel enger sind die Affekte mit dem Wollen und dem Streben verbunden, letztere seien geradezu eine Seite des weiteren Begriffs Affektivität.

Bleuler beobachtete bei psychischen Erkrankungen, besonders den Schizophrenien, die *„affektive Doppelbetonung einer Idee“*, und führte den Begriff der Ambivalenz in die Psychopathologie ein. Er verstand ein solches gleichwertiges Nebeneinanderstehen positiver und negativer affektiver Wertungen einer Tatsache als wesentliche Affektstörung. Man könnte anhand dieses Beispieles zeigen, daß *Bleuler* bei seiner Absicht, die Dominanz der Affektivität unter den psychischen Funktionen zu beweisen, diese zuweilen etwas überbetonte. Ambivalenz ist unbestritten ein häufiges Phänomen. Sieht man jedoch die Verursachung dessen ganz auf affektiver Seite, müßte man an die Möglichkeit glauben, zwei gegensätzliche sich jeweils auf einen Aspekt einer Tatsache beziehende Affekte könnten einen absolut gleichwertigen Betrag, die gleiche *„Energie“* haben. Dies scheint uns prinzipiell nicht beweisbar. *Jaspers* spricht dagegen vom *„Ausbleiben einer Vereinheitlichung“* und trifft damit nach unserer Auffassung eher den Kern, indem er die beim Ambivalenten fehlende integrierende Wirkung der Kognitionen zur Beschreibung des Phänomens mit einbezieht. Wenn nun der Kranke nicht wie der Gesunde auf entgegengesetzte Affekte integrierende Kognitionen folgen läßt, und über diese Handlungen ausübt oder Schlüsse zieht, ist die intentionale Funktion der Affektivität gestört. Diese gestörte Intentionalität hat ihre Ursache eher in einem gestörten Zusammenwirken von Fühlen und Denken als in abnormer Affektivität selbst. Sich die intentionale Funktion der Affektivität ohne dazugehörige Denkinhalte vorzustellen, macht keinen Sinn. Damit sollte ein weiteres Mal auf das vielfältige

Verwobensein von Affektivität und kognitiven Funktionen hingewiesen worden sein.

Bleuler beschreibt, wie die Affektivität eines Menschen nicht in erster Linie von den zugrundeliegenden Vorstellungen oder Tatsachen abhängt, sondern von den Eigenheiten und der komplexen *„Reaktionsweise"* des Individuums selbst. So sind an eine einzige Tatsache unzählige Möglichkeiten affektiver Reaktionen geknüpft. Diese große Variationsbreite erlaubt dabei eigentlich keine Maßstäbe, was normal sei. Dagegen haben wahrnehmende und kognitive Funktionen keine solche Variationsbreite, weshalb Störungen derselben auch schneller wahrgenommen und schon in Andeutungen als pathologisch erkannt werden können.

In der zweiten Auflage des zitierten Buches (1926) greift *Bleuler* auch die Gedanken *E. Kretschmers* auf und setzt sie *„vorläufig"* zu den eigenen Überlegungen in Beziehung, allerdings *„noch ohne recht daran glauben zu können"*. So seien *„schizothym"* und *„zyklothym"* Eigentümlichkeiten sowohl im Bereich der intellektuellen als auch der affektiven Eigenschaften eines Menschen. Er verteidigt *Kretschmer* gegen den Vorwurf, er hätte die Menschheit in zwei Gruppen einteilen wollen, und betont, daß die genannten Eigenheiten zwar in verschiedener Ausprägung, doch durchaus bei einer Person nebeneinander vorkommen können. Diese Anlagen könnten sich aus dem Gesunden fließend über Schizoidie und Zykloidie, weiter über Schizopathie und Zyklopathie bis hin zu den Erkrankungen Schizophrenie und manisch-depressives Irresein entwickeln. Es gäbe zwischen allen Stufen eine *„gleitende Schattierung"* der Ausprägung der Symptome. Sind beide Anlagen stark oder gar pathologisch ausgeprägt, sieht man die *„Mischformen von manisch-depressivem Irresein mit schizophrenen Symptomen und die häufigeren von Schizophrenie mit manisch-depressiven Episoden"*.

Karl Jaspers

In *Karl Jaspers' „Allgemeiner Psychopathologie"* (1973) umfaßt das Kapitel *„Gefühle und Gemütszustände"* lediglich sieben Seiten und stellt auch inhaltlich einen der am wenigsten originellen Abschnitte des gesamten Werkes dar. *Jaspers* war diese Unzulänglichkeit bewußt. Er schickt gewissermaßen als Rechtfertigung voraus: *„Man weiß eben nicht, wie man es anfassen soll"*. Eventuell war es dem Wesen des streng phänomenologisch orientierten *Jaspers* fremd, sich vom eindeutig Beobachtbaren fortzubewegen und Theorien oder Klassifikationen zur Affektivität aufzustellen, welche lediglich dem Einteilungsstreben des Menschen gerecht werden, aber aufgrund der Natur des behandelten Gegenstandes immer willkürlich bleiben müssen. So hält er viele damals durchaus anerkannte psychologische Arbeiten zum Thema, wie die von *Jodl, Höffding* oder *Nahlowsky* für eine *„Ansammlung ermüdender Einzelheiten"* oder gar *„Trivialitäten"*. Er selbst begnügt sich mit der Darstellung fremder Gedanken in originaler oder abgewandelter Form, natürlich auch der *„Schichtentheorie der Gefühle und Triebe"* von *Kurt Schneider*, der ja die letzte veränderte Auflage der *„Allgemeinen Psychopathologie"* (1946) mitbearbeitet hat.

Kurt Schneider

Kurt Schneider beschäftigte sich schon früh mit Problemen der Affektivität. Er hatte im Jahre 1920 seine philosophische Dissertation zu *Max Schelers „Formalismus in der Ethik und die materiale Wertethik"* geschrieben. Dieses Werk enthält eine phänomenologische Schichtentheorie des emotionalen Lebens. *Schneider* hielt sie für bedeutsam und führte sie (1920) in die Psychiatrie ein. Ihrer Wichtigkeit wegen soll sie kurz dargestellt werden.

Die Annahme einer Schichtung des emotionalen Lebens ergibt sich für *Scheler* aus der Tatsache, daß verschiedene scharf umrissene *„Gefühlstatsachen"* während ein und desselben Bewußtseinsaktes gleichberechtigt nebeneinander existieren können. Wenn man zum Beispiel in einer traurigen Grundstimmung doch Genuß an einem Glase Wein haben kann, so wechseln sich diese Gefühlszustände nicht ab, und sie vermischen sich auch nicht zu einem *„Totalgefühlszustand"*, sondern befinden sich in verschiedener *„Tiefe"*. *Scheler* unterscheidet sinnliche Gefühle, Lebens- oder Vitalgefühle, seelische und geistige Gefühle. Die letzten beiden Kategorien trennt *Schneider* später nicht mehr (Schneider 1928, 1935, siehe auch *„Klinische Psychopathologie"* 1992).

Sinnliche Gefühle sind unmittelbar an Empfindungen (z.B. Hunger, Schmerz, Wollust) geknüpfte Zustände des Ich, aber nicht mit diesen Empfindungen identisch, sondern Begleiterscheinungen derselben. Sie sind nicht direkt auf das seelische Ich bezogen und ausschließlich aktuelle

Tatbestände, das heißt, sie können nicht erinnert oder vorgestellt werden. Von allen Gefühlen werden sie am wenigsten durch auf sie gerichtete Aufmerksamkeit gestört.

Lebens- oder Vitalgefühle sind besonders leibnah empfundene Zustände des Ich ohne besondere Lokalisation (z.B. Frische, Schwung, Spannkraft, Gefahr). Ihren Vorzeichen entsprechend (positiv oder negativ) haben sie funktionalen bzw. intentionalen Charakter. In ihnen kommt sozusagen unser Lebensgefühl (jetzt umgangssprachlich gemeint) zum Ausdruck. Dadurch bilden sie ein aussagekräftiges Markersystem für den jeweiligen Stand des Lebensprozesses.

Seelische Gefühle sind motiviert, haben also konkreten Bezug. Sie sind in keiner Weise am Leib lokalisiert. Die jeweilige spezielle Eigenheit eines seelischen Gefühls wird durch unser Leib- oder Vitalgefühl allenfalls gefärbt, aber nicht aufgehoben. Auch sie haben ein positives oder negatives Vorzeichen.

Zu den geistigen Gefühlen rechnet *Scheler* (1927) z.B. Verzweiflung oder Seelenfrieden. Sie seien nicht mehr reaktiv oder motiviert. Sie spielen in der psychiatrischen Rezeption dieses Gesamtkonzeptes keine Rolle.

Kurt Schneider nutzte diese neue Theorie für die Beschreibung depressiver Zustände. Besonders in den Störungen der Vitalgefühle, welche ihrer Erscheinung nach ganz an endogene Gesetze gebunden sind, sieht er ein Kernsymptom der endogenen Depression. Ihre Unabhängigkeit von seelischen Gefühlen, welche vor allem bei reaktiven Depressionen gestört sind, äußert sich z.B. in der eindrucksvollen Resistenz eines gestörten Vitalgefühls sowohl gegenüber sehr freudigen als auch sehr traurigen Anlässen. *„Normale"* Traurigkeit vergrößert nicht die *„vitale"* oder endogene Traurigkeit. Gerade ein *„Nichttraurigseinkönnen"* oder das *„Gefühl der Gefühllosigkeit"* empfinden endogen depressive Patienten besonders quälend.

Trotzdem *Schneider* bewußt ist, daß jedem Versuch einer Klassifikation der Gefühle eine gewisse Willkür innewohnt, schlägt er zur tiefergehenden Kennzeichnung der von ihm als besonders wichtig erkannten seelischen Gefühle eine Einteilung vor. Dieser liegt die Überlegung zugrunde, daß man auf einer Ebene angenehme von unangenehmen und auf einer anderen Ebene das Ich beschreibende Zustandsgefühle von wertenden, auf etwas gerichteten Gefühlen unterscheiden kann. Letztere Wertgefühle wiederum sind entweder auf das Ich oder nach außen gerichtet: (siehe Tabelle 5.1)

Tabelle 5.1: Aufteilung der Gefühle (nach Kurt Schneider)

A. Zustandsgefühle
- angenehme (z.B. Freude, Zufriedenheit)
- unangenehme (z.B. Wut, Angst)

B. Wertgefühle
1. Selbstwertgefühle
   - bejahende (z.B. Stolz, Überlegenheit)
   - verneinende (z.B. Scham, Schuldgefühl)
2. Fremdwertgefühle
   - bejahende (z.B. Liebe, Bewunderung)
   - verneinende (z.B. Haß, Abneigung)

Auf dieser Basis gelangt er zur Beschreibung relevanter psychopathologischer Erscheinungen, die auf einer Steigerung bzw. Abschwächung, eines Gefühls (z.B. Depression, Manie, Angsterkrankung), einer Gefühlslabilität (z.B. bei Hirnorganikern), Gefühlslähmung (z.B. nach abnormen Schreckreaktionen), angeborener Gefühlsarmut (z.B. dissoziale Persönlichkeiten) usw. beruhen. Eine detaillierte Darstellung führte an dieser Stelle zu weit und brächte auch keine wesentlichen neuen Erkenntnisse.

Karl Leonhard

Einen wesentlichen die Klassifizierung bzw. *„Aufteilung der endogenen Psychosen"* mitbestimmenden Faktor sah *Karl Leonhard* in der Betrachtung der Affektivität (Leonhard 1957a, 1995a). Ähnlich wie seine Krankheitslehre nimmt auch *Leonhards „Biologische Psychologie"* eine gewisse Sonderstellung in der wissenschaftlichen Theorienlandschaft ein (Leonhard 1993). Seiner Neigung entsprechend werden in diesem Werk die psychischen Fähigkeiten des Menschen auf sehr differenzierte Weise sowohl unter phänomenologischen als auch unter biologischen Gesichtspunkten dargestellt. Nicht alles daran ist neu, gleichwohl wird das Buch durch die Verwendung anschaulicher Beispiele der beschriebenen psychischen Phänomene zu einer reichhaltigen Quelle deskriptiver Psychologie und Psychopathologie.

Zunächst beschäftigt *Leonhard* die Affektivität als Grundlage des Temperamentes. In Anlehnung an *Kretschmer* sieht auch er einen fließenden Übergang zwischen kranker und normaler Affektivität bzw. zwischen der manisch-depressiven (Temperaments)-Erkrankung und *„gesunden"* Temperamenten. Dabei glaubt er mit dem Hinweis auf affektive Mischzustände, daß die einzelnen Komponenten bzw. Skalen des Temperamentes, wie Antrieb oder eigentliche Stimmungslage, sich auch gegenläufig verhalten können. *Leonhard* hält das Temperament für eine quantitative Größe, deren Bestandteile etwa entlang einer Skala z.B. von psychomotorisch gehemmt bis erregt oder von Denkhemmung bis Ideenflucht graduell variieren. Deshalb ist es für ihn bemerkenswert, daß parallel dazu das Gefühl von Lust oder Unlust an einer bestimmten Stelle in seine jeweils entgegengesetzte Qualität umschlage. Dieses Prinzip sieht er in ähnlicher Weise bei den Sinnesgefühlen, wo auch ein Reiz graduell zunimmt und sich das anfangs damit verstärkende Lustgefühl aber an einem Punkt in Unlust verkehrt. Hierin erkennt *Leonhard* eine intentionale Funktion des Fühlens insofern, daß Unlust größere physiologische Intensität besitzt als Lust, was er für biologisch sinnvoll hält, da das Unlustgefühl auf eine Störung hinzuweisen habe, die zu beseitigen sei.

Zudem liefert uns *Leonhard* eine eigene Klassifikation der Gefühle, die allerdings unser natürliches Bedürfnis nach Übersichtlichkeit enttäuscht. Er unterscheidet *unmittelbare* von *mittelbaren* Gefühlen. Zu ersteren rechnet er Sinnesgefühle, Triebgefühle, Instinktgefühle und assoziative Gefühle. Davon bedürfen nur die letzten zwei Gruppen einer Erklärung. Instinktgefühle entstehen in einer bestimmten subjektiv wahrgenommenen Situation bei bestimmten Erlebnisinhalten. Sind sie angenehm, locken sie zu einer Handlung, sind sie unangenehm, drängen sie zu einer Handlung. Ihre Intensität verringert sich bei Gewöhnung. Beispiele sind Ekel, Stolz, Zuneigung oder Scham (Leonhard 1993).

Assoziative Gefühle sind das angenehm erlebte Gefühl der Verknüpfung und das unangenehm erlebte Gefühl der Unterbrechung. Beiden liegen in entgegengesetzter Weise Wahrnehmungen harmonischer bzw. dysharmonischer, rhythmischer bzw. dysrhythmischer, überraschender bzw. erwarteter mehr oder weniger komplexer Tatsachen zugrunde. *Leonhard* erklärt mit dieser Gefühlskategorie Phänomene wie ästhetisches Empfinden in Lyrik oder Musik, den Witz, aber auch die treibende Kraft der Erkenntnis, indem nämlich nach seiner Auffassung im Erkennen komplexer aber logischer Vorgänge ein lustvolles Prinzip innewohnt (Leonhard 1993).

Die zweite große Gruppe von Gefühlen sind die mittelbaren und potenzierten Gefühle. Mittelbare Gefühle sind Vorstellungsgefühle, deren Inhalt auf der Grundlage erinnerter bereits früher erlebter Gefühle (rückwärts gerichtet) beruht, oder von Gefühlen, die durch Vorstellung erwarteter zukünftiger Situationen entstehen (vorwärts gerichtet). Erwartungsgefühle basieren auf der Beurteilung der Bedeutung von Vorstellungen die eigene Zukunft betreffend. Gefühle potenzieren sich, schaukeln sich auf, wenn der Betroffene zwischen bejahenden und verneinenden Erwartungsgefühlen bezüglich einer bestimmeten Situation hin und her schwankt (Leonhard 1993).

Immer versucht *Leonhard*, auch die biologische Funktion der Gefühle mit zu berücksichtigen, was jedoch hier nicht weiter ausgeführt werden kann.

In seiner Krankheitslehre bemüht er sich bei der Darstellung jeder Krankheitsentität um eine Aussage zur Beziehung zwischen prämorbider Affektivität und endogener Psychose. So sieht er zum Beispiel bei bipolaren affektiven Psychosen alle möglichen prämorbiden Temperamente, während er bei reinen, monopolaren Formen von einer Parallelität zwischen Krankheit und Temperament ausgeht (Leonhard 1957a, 1995a).

Werner Janzarik

Von einer ganzheitspsychologischen Sichtweise ausgehend entwickelte *Werner Janzarik*, früher Ordinarius für Psychiatrie in Heidelberg und prominenter Psychopathologe der Nachkriegszeit, seine strukturdynamische Theorie als relativ eigenständiges psychopathologisches Modell (Janzarik, 1959, 1968, 1985, 1988). Integrativ war dieser Ansatz, indem er versuchte, in Fortentwicklung eines damals gültigen Elementarismus, die einzelnen psychopathologischen Phänomene im Zusammenhang mit der durch biologische und biografische Besonderheiten spezifisch gekennzeichneten Persönlichkeit zu sehen und dieser dadurch umfassender gerecht zu werden. Ideengeschichtlich sieht sich *Janzarik* mit *Wilhelm Dilthey*, *Felix Krüger*, *Albert Wellek*, der anthropologischen Richtung, aber auch der Gestaltanalyse *Klaus Conrads* verwandt. *Janzarik* sieht die individuelle seelische Struktur als eine transphänomenale Gegebenheit mit einem dynamischen und einem repräsentativen Aspekt. Dynamik umfaßt in diesem Zusammenhang Affektivität im weitesten Sinne auf der einen sowie Antrieb bzw. Intentionalität auf der anderen Seite, ist also gewissermaßen zwischen einem gerichteten (aktionalen) und einem zuständlichen (emotionalen) Pol ausgespannt. Dynamik ist konturlos und trägt keine individualgeschichtlichen Werte in sich. Möchte man sie erklären, muß man sich freilich konkreter, kognitiv zu erfassender Tatsachen bzw. Inhalte bedienen. Gestaltete kognitive Inhalte, Erlebnisse, Vorstellungen nennt *Janzarik* in Anlehnung an *Leibniz* Repräsentanzen. Der dynamische Aspekt bildet in ungefährer Weise den biologischen Grund, welcher repräsentativ überformt wird. Umgekehrt teilt sich die Dynamik den Repräsentanzen mit. So entstehen Strukturen. Durch das Gerichtetsein auf bestimmte Werte mit mehr oder weniger Energie können entstandene Strukturen entsprechend lange im psychischen Feld überdauern, aber auch durch sogenannte Desaktualisierungsvorgänge zum Zwecke der Entlastung aus diesem verdrängt werden. Hierzu muß die Dynamik abgeschwächt werden. Die wechselseitige Beziehung zwischen der mit dem Erlebnisfeld verbundenen Struktur und der Dynamik wird als strukturell-dynamische Kohärenz bezeichnet.

Vereinfacht gesagt sind für *Janzarik* endogene Psychosen Ausdruck einer gestörten seelischen Dynamik. In der endogenen Depression beobachten wir die dynamische Reduktion, in späteren Arbeiten verwendet er den Begriff der *dynamischen Restriktion* (Janzarik 1985). Hiermit meint *Janzarik* eine emotionale und intentionale Verarmung oder Erstarrung und eine behinderte Wertaktualisierung. Im Depressivsein bleiben die allgemeinhin unbegrenzten Aktualisierungsmöglichkeiten abrufbarer Inhalte auf diejenigen Grundrichtungen eingeschränkt, die dem Wertgefüge noch zur Verfügung stehen. Umgekehrt geht die Manie mit einer *dynamischen Expansion* einher, was gleichbedeutend mit einer dynamischen Überflutung und gesteigerten Aktualisierungsbereitschaft ist. Allerdings sei bei aller expansiven Bewegung das dynamische Geschehen einheitlich und gleichgerichtet. Erst in der schizophrenen Wahnstimmung sei das Gleichgewicht aufgegeben. Dies äußere sich in Unbestimmtheit, Widersprüchlichkeit und Labilität der Emotionen und Intentionen, *Janzarik* spricht auch vom Versagen des strukturellen Erlebnishintergrundes auf der Grundlage der *dynamischen Unstetigkeit*. *Ciompis „Affektlogik"* (siehe unten) steht *Janzariks „Strukturdynamik"* nahe.

Luc Ciompi

Von den in jüngster Zeit erschienenen theoretischen Arbeiten zur Affektivität möchten wir die von *Luc Ciompi* besonders erwähnen. Besonders in seinem weithin bekannt gewordenen Buch *„Affektlogik"* (1994) sowie in seinem im Jahre 1997 erschienenen Buch *„Die emotionalen Grundlagen des Denkens"* wie auch in seinem aktuellsten Beitrag (1998) gelingt *Ciompi* nach einer umfassend angelegten Darstellung emotions- und kognitionspsychologischer wie auch neurobiologischer Sichtweisen und Konzepte zu Emotionen und Kognition deren Synthese (Ciompi 1994). Der Begriff *„Affektlogik"* meint sowohl *„Logik der Affekte"* als auch *„Affektivität der Logik"*. Hiernach sind Fühlen und Denken zwar wesensverschieden, aber untrennbar verbunden. Die Frage nach dem Primat einer der beiden Komponenten stelle ein Scheinproblem dar. Sie bilden ein Instrumentarium in Form eines bipolaren zusammenhängenden Systems, mit dessen Hilfe wir in Kommunikation mit unserer Umwelt treten. Dieses System entwickelt sich selbstorganisatorisch unter bestimmten zeitlichen Gesetzmäßigkeiten als Reifung der menschlichen Psyche zu komplex-hierarchisch geordneten Denk-, Fühl- und Verhaltensprogrammen. Nach *Ciompi* kann man dabei eine Verschiebung zwischen den Phasen kognitiver bzw. affektiver Entwicklung beobachten, so daß die Entwicklung der einen Seite Voraussetzung bzw. Antrieb zur Entwicklung der anderen Seite wird. Er stützt sich dabei in erster Linie auf die Erkenntnisse der Psychoanalyse sowie auf die genetische Epistemologie *Piagets*.

Die ursprünglich groben affektiven Gegensätze Lust und Unlust differenzieren sich während der Entwicklung zu allen möglichen Abstufungen von Zu- und Abneigung, Wertvorstellungen, Zielstellungen, Motivationen usw. aus. *Ciompi* stellt die Hypothese auf, daß im Funktionieren der Psyche kognitive und affektive Vorgänge immer alternieren, da zur Integration eines neuen kognitiven Elementes stets ein *„Quantum emotiver (Unlust)-Spannung"* nötig sei und diese Integration wiederum neue affektive Zustände schafft. Sowohl Denken als auch Fühlen werden zunehmend internalisiert und automatisiert und folgen letztlich vorgezeichneten meist unbewußten affektlogischen Operationsschemata. Geraten Affektivität und Kognition in ein Ungleichgewicht, erscheint die Psyche des Menschen disharmonisch. Ausgehend hiervon erkennt *Ciompi*, wenn auch noch hypothetisch, eine therapeutische Möglichkeit in der Beseitigung spannungsschaffender Inkongruenzen zwischen Denken und Fühlen bei psychischen Erkrankungen, insbesondere der Schizophrenie, was uns an dieser Stelle jedoch nicht weiter beschäftigen soll.

Gefühle wirken jedoch nicht nur als energiespendende Motivatoren der Kognitionen, sondern auch als Komplexitätsreduktoren. So werden aus der Flut der eintreffenden Informationen die Wesentlichen durch die Bewertung adäquater Affekte gebahnt. Hierbei spielt eine weitere Modellvorstellung, nämlich die der neuronalen Plastizität, eine Rolle. Häufig genutzte Assoziationswege oder neuronale Netzwerke werden *„durchlässiger“*, so daß bereits gedachte und gefühlte Muster sich bei ähnlicher Reizung immer leichter und damit ökonomischer *„nachdenken“* bzw. *„nachfühlen“* lassen.

In seinem jüngsten Buch über *„Die emotionalen Grundlagen des Denkens“* entwickelt *Ciompi* seine Gedanken zur Affektlogik fort (Ciompi 1997). Durch Nutzung weiterer Quellen wird das Problem noch umfassender und differenzierter beleuchtet. Hauptanliegen *Ciompis* ist die Nutzung moderner chaostheoretischer Erkenntnisse zur Beschreibung der Psyche als dynamisches System. Ob diese durchaus interessanten Überlegungen für die Psychologie oder Psychiatrie nutzbar gemacht werden können, kann, wie von *Ciompi* selbst bemerkt, erst die Zukunft zeigen, und ob sie zu einer Psychopathologie führen, stellt er selbst nur als Frage (Ciompi 1998).

5.5 *„Neurophilosophie“* der Affektivität als eine Synthesis

„Neurophilosophie“ (Churchland 1986) ist unseres Erachtens ein sehr guter progammatischer richtungsweisender Terminus, vor allem wenn man ihn so auffaßt, wie *Churchland* ihn versteht. Er nannte sein Buch programmatisch: *„Neurophilosophy – Towards a Unified Science of the Mind/Brain“*. Es ist auch *Taitano* und *Miller* zuzustimmen, wenn sie meinen, daß Biologie, Psychologie, Philosophie und Psychopathologie gemeinsam zur Erforschung der Affektivitätsthematik beitragen können (Taitano und Miller 1998). Gerade auf diesem Gebiet, aber auch auf anderen Gebieten, wie etwa der kognitiven Forschung etc., ist die Unterscheidung zwischen *„biologischen“* und *„psychologischen“* Untersuchungsmethoden und Modellen unklar und fließend. Der Einsatz von apparativen Methoden, die zuerst biologischen Zwecken dienen (wie etwa EEG, EMG, PET, SPECT, FMRT etc.), ist für die Beantwortung von *„psychologischen“* Fragen bedeutungsvoll, wie auch der Einsatz von vorwiegend psychologischen Tests (etwa FACS – Facial Affect Coding System – oder CFT – Chimeric Faces Test) zur biologischen Affektivitäts- und Kognitionsforschung, das Untrennbare gut genug dokumentiert (siehe Übersicht in Taitano und Miller 1998). Der schon oben dargestellte psychiatrische Standpunkt, daß Emotion von Kognition bzw. Affektivität von Denken schwer zu trennen ist (E. Bleuler 1906, Ciompi 1994), wird auch durch die *„biologische, experimentelle Forschung“* vertreten (vgl. Taitano und Miller 1998). Auch die moderne *„rein“* psychologische Forschung bestätigt die starke Interferenz zwischen Affektivität und Kognition (Scott und Ingram 1998, Mineka und Gilboa 1998). Negative affektive Zustände beeinflussen stark kognitive Prozesse, nicht nur komplizierte Phänomene, wie etwa Attribution, Evaluationen, Selbstwert, sondern auch basale kognitive Vorgänge, wie etwa Aufmerksamkeit, Kodierungen und Reproduktionen. Das Interferieren von Kognition und Affektivität hat für manche Autoren solch eine Relevanz, daß nicht nur alte und selbstverständlich überholte dichotome Simplizitäten (Schizophrenie = Störung der Kognition versus Affektive Störungen = Störung der Affektivität) vollständig beiseite geschoben werden, sondern sie gehen einen Schritt weiter und rücken die Schizophrenie in die Nähe der affektiven Erkrankungen (Ciompi 1998). Die daraus resultierenden therapeutischen Konzepte sind spätestens seit *Becks* kognitiver Therapie der *„emotionalen Störungen“* dokumentiert (Beck 1976).

5.6 Resümee

Versucht man, ein Resümee zu ziehen, dann kann man folgendes sagen:

Psychologie, Psychiatrie, Philosophie und Biologie erkennen die basale Relevanz der Affektivität für normales und pathologisches psychobiologisches Leben.

Die Dichotomie Affektivität versus Kognition bzw. Affekt versus Denken ist simplifizierend und nur partiell gültig.

Die Psychopathologie von allen hier zur Diskussion stehenden unipolaren und bipolaren Erkrankungen wird durch Interferieren von affektiven bzw. emotionalen und kognitiven Prozessen gekennzeichnet.

Es handelt sich um eine reziproke Beeinflussung von kognitiven und affektiv-emotionalen Prozessen.

Infolgedessen ist die Mischung von reinen affektiven Syndromen (Depressivität und Exaltation) mit „schizophrenen" Symptomen eine logische Konsequenz der o.g. psychobiologischen Erkenntnisse.

Temperamente → Persönlichkeiten → subaffektive Störungen → „reine" affektive Erkrankungen → psychotische affektive Erkrankungen → schizoaffektive Erkrankungen und zykloide Psychosen sowie andere „atypische" Psychosen, deren Charakteristikum die Uni- bzw. Bipolarität der Affektivität (der Stimmung) ist, gehören zu einem zumindest phänomenologisch-erlebensqualitativen Normalitäts-Morbiditäts-Kontinuum.

Dies setzt sich fort in einem Morbiditätsschweregrad-Kontinuum.

KAPITEL 6: DEPRESSIVE ZUSTÄNDE

„Λόγος ὅτι τῶν τοιῶνδέν τις ἀνηκέστως ἔχων κούρης ἤρα τε καί τῶν ἰητρῶν οὐδέν ὠφελούντων ὁ ἔρως μιν ἰήσατο. Δοκέω δέ ἔγωγε ἐρᾶν μέν αὐτόν ἀρχῆθεν, κατηφέα δε καί δύσθυμον ὑπ᾽ ἀτυχίης τῆς κούρης ἔμμεναι, καί μελαγχολικόν δοκέειν τοῖσι δημότησι. Οὗτος οὔτε μήν ἦν ἔρωτα ἐγγίγνωσκων. ἐπεί δέ τόν ἔρωτα ξυνῆψε τῇ κούρῃ, παῦεται τῆς κατηφείης, καί διασκίδνησι ὀργήν τε καί λύπην, χάρμη δε ἐξένηψε τῆς δυσθυμίης καθίσταται δέ τήν γνώμην ἔρωτι ἰητρῷ.“

„Es wird berichtet über einen, der angeblich (an Melancholie) unheilbar erkrankt war, und die Ärzte konnten ihm nicht helfen, aber die Liebe zu einem Mädchen hat ihn doch geheilt. Meiner Meinung nach war er in dieselbe von Anfang an verliebt und wurde niedergeschlagen und mißmutig, weil er annahm, daß er kein Glück bei dem Mädchen hätte. So meinten seine Mitbürger, er sei melancholisch. Er hat ja seine Liebe zu ihr nicht bekundet; als er aber doch Gegenliebe von seiten des Mädchens erfuhr, klang die Niedergeschlagenheit ab und Zorn und Traurigkeit verschwanden, und aus dem Mißmut wurde Fröhlichkeit. In diesem Sinne wurde die Liebe zum Arzt.“

Aretäus von Kappadokien: Über Ursachen und Symptome der chronischen Krankheiten. 1. Buch, Kapitel V, Übersetzung des Verfassers

„But grief, fortunately, is very different from depression: it is sad, it is awful, but it is not without hope.“

Kay Redfield Jamison 1995

6.1 Normales und Pathologisches

Zustände von Depression, wie auch von Manie und alle damit assoziierten oder verwandten Zustände, die in diesem Buch dargestellt werden, sind Konstellationen von Erlebens-, Ausdrucks- und Verhaltensweisen sowie von somatischen Erscheinungen. Einzelne Phänomene, wenn sie singulär auftreten, rechtfertigen noch nicht die Annahme einer Erkrankung. Erst eine bestimmte Konstellation in einer bestimmten Intensität und von einer bestimmten Dauer verwandelt normalmenschliche Erlebens-, Verhaltens- und Ausdrucksweisen ins Pathologische oder Krankhafte. Traurigkeit erleben, sich euphorisch verhalten, sich glücklich fühlen, Angst empfinden, dies sind urmenschliche Eigenschaften gesunden seelischen Lebens. Erst ihre Konstellation, Qualität, Intensität und Dauer können die Grenze vom Normalen zum Pathologischen sprengen.

Betrachtet man die publikatorischen und Forschungsaktivitäten der letzten Jahre (siehe Übersichten in Angst 1987c, Goodwin und Jamison 1990, Paykel 1992, Shulman et al. 1996), erkennt man bei manchen Autoren die Tendenz, daß, wenn bestimmte *„depressive“* Symptome auftreten, unabhängig davon, ob sie eine Antwort auf unangenehme Erlebnisse und Ereignisse sind, und unabhängig von Intensität und Dauer, diese dann als *„Depression“* bezeichnet werden, auch dann, wenn sie nicht behandlungsbedürftig sind und soziale Interaktionen nicht relevant beeinträchtigen. In diesem Falle wäre dann ein großer Teil von Depressionen *„undiagnostiziert“*, *„uner-*

kannt" oder *„unerfaßt"* geblieben. Andere Autoren dagegen, die hier eine menschliche Reaktion und ein menschliches Verhaltensmuster auf Enttäuschungen, Unglück und Trauer sehen, ziehen engere Grenzen zwischen Normalem und Pathologischem: Sie verstehen dann unter Depression eine Störung mit charakteristischen Symptomen, charakteristischem Verlauf und Ausgang und möglichst auch einer bestimmten Ätiologie, so wie *Kraepelin* eine psychische Erkrankung verstand (vgl. Grove und Andreasen 1992). So ist auch die Entwicklung von diagnostischen Instrumenten, Kriterien und Systemen gleichzeitig als Abgrenzungsversuch zwischen Normalem und Pathologischem zu verstehen. In manchen dieser Systeme jedoch (etwa in der ICD und im DSM), sind die depressiven Störungen im allgemeinen weit gefaßt, so daß die Notwendigkeit von Subgruppen entstanden ist, etwa *„mit"* oder *„ohne melancholische Symptome"*, *„mit"* oder *„ohne psychotische Symptome"*, *„leichte"*, *„schwere"* oder *„mittelschwere Episode"* usw. (siehe Kapitel 1).

„Traurigkeit ist normal und Depression ist krankhaft." Die Simplizität eines solchen Satzes will einfach demonstrieren – das oben Gesagte bewertend – , daß es verschiedene Formen der traurigen *„Verstimmung"* gibt, und daß nicht jedes *„Traurigsein"* psychiatrisiert werden darf, worauf auch *Aretäus von Kappadokien* vor 2000 Jahren hingewiesen hat. Es muß zuerst auf seine Universalität, Ubiquität und Normalität geprüft werden. Die Bezeichnung *„pathologisch"* kann nur Abweichungen von den genannten Qualitäten verzeichnen.

6.1.1 Trauer und Depression

Der oben zitierte Satz *„Traurigkeit ist normal und Depression ist krankhaft"*, verliert aber manchmal an Simplizität bei Konfrontation mit Trauerreaktionen von Menschen, die nicht mehr einfach mit dem Etikett *„Traurigkeit ist normal"* versehen werden können. Die Simplizität wird dann zur Komplexität. Trauer nach dem Verlust einer geliebten Person ist eine der grundlegendsten menschlichen Reaktionsweisen; sie ist nicht nur ubiquitär, sondern sie erzeugt in der Regel auch in der Umgebung des Trauernden Sympathie, Solidarität und Mitgefühl. Aber gerade dieses urmenschliche Phänomen – manchmal auch ein Phänomen, das man extensiv bei manchen Tieren wie Affen, Hunden u.a. beobachtet (Middleton und Rafael 1992) – kann die Grenzen der Normalität sprengen. Es wird dann zu einer *„pathologischen Trauerreaktion"*. Problematisch ist jedoch die Frage, wann man von einer pathologischen Trauerreaktion sprechen darf und muß. Darüber hinaus, worin bestehen die Unterschiede zwischen *„pathologischer Trauerreaktion"* und *„Depression"*? Obwohl Trauer, Trauerreaktion und vor allem Trauerbewältigung den jeweiligen kulturellen und ethnologischen Gegebenheiten unterworfen sind, kann man davon ausgehen, daß bestimmte Ausdrucksweisen, vor allem im averbalen und mimischen Bereich, für alle Menschen gemeinsam sind (Middleton und Rafael 1992). Es ist allgemein bekannt, daß darüber hinaus jedoch ein kultureller Überbau besteht, der sowohl Ausdrucksweise als auch Dauer der Trauer bestimmt und ritualisiert und damit auch zu ihrer Bewältigung beiträgt (Leff 1992, Pfeiffer 1994). Die Grenze zwischen normaler Trauer und pathologischer Trauerreaktion ist, wie fast überall in der Psychiatrie, durchlässig und nicht fest definiert, wie die vielen Bezeichnungen der pathologischen Trauerreaktion zeigen: Sie reichen von *„kompliziert"*, *„abnorm"*, *„pathologisch"*, *„neurotisch"*, *„morbid"*, *„atypisch"*, *„prolongiert"*, *„intensiviert"* bis zu *„ungelöst"*, um nur einige wenige Bezeichnungen hier zu erwähnen.

Als Merkmale einer normalen bzw. nicht komplizierten Trauerreaktion betrachten *Brown* und *Stoudemire* (1983) die Entwicklung des Trauerprozesses in drei Stadien.

Das *erste Stadium* der Trauerreaktion betrifft die unmittelbare Reaktion auf die Erfahrung bzw. Mitteilung des Verlustes. Die erste Reaktion darauf ist *„Schock"*, vor allem, wenn der Verlust plötzlich und unerwartet ist. Er wird begleitet von einer initialen Inakzeptanz des Verlustes, von somatischen Phänomenen, etwa weinen, Mundtrockenheit, Atembeschwerden, Enge in der Brust und gastrointestinalen Reaktionen, bis hin zu einer psychogenen Lähmung.

Das *zweite Stadium* beginnt zwischen dem 1. und 14. Tag nach dem Verlust. Dieses Stadium ist gekennzeichnet durch intensive gedankliche Beschäftigung mit dem Verstorbenen. Man beschäftigt sich mit früheren Konflikten und deren Ursachen, mit Schuldgefühlen und Angst und anderen sthenischen oder asthenischen Gefühlen. Manchmal ist die Beschäftigung mit dem Leben und der Person des Verstorbenen so stark, daß pseudohalluzinatorische oder in manchen Fällen auch kurzandauernde leichte halluzinatorische

Erlebnisse entstehen können. Eine Identifikation mit Verhaltensmustern und Präferenzen des Verstorbenen kann stattfinden. Darüber hinaus können aufgrund der Traurigkeit Schlafstörungen, Müdigkeit, Anorexie und sozialer Rückzug auftreten.

Es folgt das *dritte Stadium*, das Stadium der *„Resolution"*, der Wiederherstellung, wobei das Erreichen des Befindens und des Funktionsniveaus vor dem Zeitpunkt des Verlustes gemeint ist.

Statistisch gesehen dauern die genannten Stadien insgesamt um die vier Monate, obwohl manche Autoren die Auffassung vertreten, daß auch normale Trauer sich über ein bis zwei Jahre ausdehnen kann (Angst 1987c, Middleton und Rafael 1992). Die Dauer und Extensität der Trauer ist abhängig von der Persönlickeitsstruktur des Betroffenen, von seinem sozialen Status – in welcher Form und welche soziale Konsequenzen der Verlust mit sich bringt – von Interaktionsstrategien und Interaktionssystemen, von Art und Effektivität der Unterstützung, aber auch von den Umständen unter denen der Verlust stattfindet (Rafael 1983, 1986), und nicht zuletzt von den kulturellen und religiösen Gegebenheiten (Leff 1992, Pfeiffer 1994).

Eine *„pathologische"* oder abnorme Trauerreaktion wird angenommen, wenn die Intensität und Quantität der Symptome, die Dauer der oben genannten Stadien, eine Beeinträchtigung der sozialen Funktionen und ein mögliches Interferieren von somatischen und psychischen Funktionen von dem oben beschriebenen Rahmen der normalen Trauer abweicht (Middleton und Rafael 1987, 1992).

Die Beziehung der pathologischen Trauerreaktion zu der Erkrankung *„Depression"* ist kompliziert. Vor allem nachdem die Auffassung, daß die sogenannten endogenen Depressionen keine auslösenden Erlebnisse haben sollen, aufgegeben worden ist, wurde die Beziehung noch komplizierter. Nach manchen Konzepten ist sogar der Verlust (siehe z.B. nach dem Konzept des Typus melancholicus Tellenbachs 1976) eine der möglichen Voraussetzungen für die Entstehung von *„endogenen"* Depressionen bzw. Melancholien.

Der Unterschied zwischen einer Trauerreaktion und den *„klassischen"* schweren Formen einer Depression, wie etwa die Form der *„Melancholie"* oder der *„psychotischen Depression"*, darf nicht schwierig sein. Die Unterscheidung jedoch von milderen Formen der Depression ist manchmal eine Ermessenssache. Von der Kernsymptomatik der Melancholie ist die Trauerreaktion auch in ihren *„komplizierten"* Formen leicht unterscheidbar. Von den leichteren oder *„nicht-melancholisch"* bzw. *„nicht-endomorph"* gestalteten Depressionen jedoch ist die Unterscheidung schwierig. Eine *„komplizierte"* Trauerreaktion stellt praktisch eine durch ein life event ausgelöste Depression dar. Eine nicht-komplizierte, eine *„normale"* Trauerreaktion dagegen unterscheidet sich von krankheitswertigen Depressionen nicht nur durch die Intensität und Extensität, sondern auch durch die Qualität des subjektiven Erlebens. Depressive Patienten berichten, daß das Empfinden *„anders"* ist als bei den Erfahrungen, die sie einmal mit Trauer gemacht haben. Der Trauernde dagegen empfindet seinen Zustand und seine Erlebnisweise als im Rahmen der Normalität liegend (Jaspers 1913, 1973). Während eine komplizierte Trauerreaktion schon eine Depression sein kann, ist eine nicht-komplizierte Trauerreaktion noch keine Depression.

6.1.2 Die durchlässigen Grenzen: endogen, reaktiv, neurotisch, psychotisch

Es ist nicht Aufgabe dieses Buches, die große, noch andauernde und nicht zu einem allgemeinen Konsens führende Debatte über die Dichotomie *„endogen"* versus *„reaktiv"* bzw. *„psychotisch"* versus *„neurotisch"* darzustellen. Es wird nur versucht, eine Zusammenfassung des jetzigen Standpunktes darzulegen und auf das noch ungelöste Problem hinzuweisen.

Möbius (1892) beabsichtigte mit der Gegenüberstellung der Begriffe *„endogen"* – *„exogen"*, zwei ätiologisch definierte Gruppen von psychischen Störungen zu unterscheiden. Beide Begriffe sind aber mißverständlich: Während mit dem Begriff *„exogen"* vor allem physikalische, chemische und biologische Noxen gemeint waren, verstanden viele darunter auch psychogene oder situative Faktoren, so daß man bis heute eine unbeabsichtigte Konfusion zwischen exogen und reaktiv erlebt. Mit dem Begriff *„endogen"* beabsichtigte *Möbius* nicht nur das aus dem *„Innen"* (wie das Wort bedeutet) Entstandene zu bezeichnen, sondern vor allem den *„in unbekannter Weise"* entstandenen psychischen Störungen einen Namen zu geben. In diesem Sinne wäre das Wort *„kryptogen"* viel mehr angebracht, als der Begriff endogen. Viele Generationen von Psychiatern verwendeten den Begriff *„endogen“* im obigen Sinne, obwohl schon ältere Autoren das Vorhandensein von relevanten Lebensereignissen und Erlebnissen vor Beginn einer *„endogenen“* Erkrankung wohl registrierten. Das Zusammentreffen jedoch von solchen Ereignissen und der Ausbruch einer *„endogenen“* psychischen Erkrankung wurde entweder als bedeutungslos abgestempelt oder als *„Auslöser“* neutralisiert. Die Life-event-Forschung trug wesentlich dazu bei, daß letztlich der Begriff *„endogen“* und speziell *„endogene Depression“* nur eine phänomenologische Konstellation bezeichnete, unabhängig von kausalen, auslösenden oder provozierenden Faktoren.

Als eine *„reaktive Depression“* wurde letztlich der depressive Zustand verstanden, der

a) die phänomenologischen Kriterien einer *„endogenen“* Depression nicht erfüllte und
b) durch relevante Lebensereignisse und Erlebnisse ausgelöst wurde.

Obwohl diese Unterscheidung lange existierte und sich in ihrem Kern bewährt hat, war sie mit Problemen behaftet. Erst nach Forschungsergebnissen in den siebziger und achtziger Jahren sind die Begriffe *„endogen“* und *„reaktiv“* größtenteils obsolet geworden (Angst 1987c, APA 1980, 1987, 1994, 1996, WHO 1993). Eine zweite Quelle von Problemen stellte die Synonymisierung von *„reaktiv“* und *„neurotisch“* dar. Obwohl als eine *„depressive Neurose“* die psychische Störung verstanden wurde, die auf einer unbewältigten bzw. verdrängten Konfliktsituation beruht und sich durch langandauernde depressive Symptomatik äußert (Voelkel 1959), wurde der Begriff erweitert oder ungenau verwendet, so daß er zuletzt keine einheitliche Bedeutung hatte (vgl. Angst 1987c, Grove und Andreasen 1992).

Eine Plethora von Untersuchungen wurde im therapeutischen, prognostischen und biologischen Bereich durchgeführt, um die Dichotomie *„endogen“ – „neurotisch“* zu untermauern. Obwohl viele Studien der endogenen Depression eine bessere therapeutische Ansprechbarkeit auf Antidepressiva und EKT-Behandlung sowie eine bessere Prognose und stabilere biologische Korrelate, etwa Dexamethasonsuppressions-Test, bescheinigten als der neurotischen Depression, konnten andere Studien dies nicht belegen bzw. sie relativierten solche Befunde (Akiskal 1997b, Roth und Mountjoy 1997, Maj 1997). Die Ansprechbarkeit auf biologische Therapiemethoden ist bei *„endogenen“* Depressionen nicht immer gegeben, aber bei manchen *„neurotischen“* Formen. Nicht alle *„endogenen“* Depressionen haben einen guten Ausgang, aber viele *„neurotische“*. Biologische Parameter, die zunächst als spezifisch für die *„endogene“* Depression angenommen wurden, etwa der schon erwähnte Dexamethasonsuppressions-Test, fanden sich dann auch bei anderen Depressionsformen (Akiskal 1997b, Angst 1987c, Grove und Andreasen 1992, Goodwin und Jamison 1990, Roth und Mountjoy 1997).

Es ist jedoch den Aussagen von *Grove* und *Andreasen* (1992) zuzustimmen, wenn sie feststellen, daß das Problem der *„endogen-neurotisch“-Dichotomie* in der *„neurotischen“* und viel weniger in der *„endogenen“* Hälfte dieser Dichotomie liegt. Die Breite, Ungenauigkeit und schwache Validität des Konzeptes *„neurotisch“* führten dazu, daß der Begriff *„neurotische Depression“* nicht mehr in die neuen internationalen Klassifikationssysteme aufgenommen wurde (APA 1980, 1987, 1994, 1996, WHO 1993). Der Begriff *„Dysthymie“* ersetzte weitgehend aus pragmatischen, aber auch theoretischen Gründen den Begriff *„neurotische Depression“* (Akiskal 1997a,b, Keller und Russell 1996). Dies aber nicht ohne heftige Widerstände (Akiskal 1997a,b, Roth und Mountjoy 1997, Maj 1997).

Aber auch der Begriff *„endogen“* hat offensichtlich weitgehend ausgedient. Man könnte denken, daß eventuell der traditionsreiche Begriff der *Melancholie* in einer etwas modifizierten und erweiterten Form, der phänomenologisch dasselbe ausdrückt wie der frühere Begriff der *„endogenen“* Depression, wegen seiner kausalen Neutralität zu neuer Geltung kommen soll (Rush und Weissengurger 1996). Der Abschied von *„endogen“* führte aber zunächst zu neuen Bezeichnungen, etwa im DSM, das eine *„Major Depression“* von anderen Formen der Depressionen unterscheidet. Die Gefahr dabei ist, daß eine *„Major Depression“*, wie im DSM-III und DSM-IV definiert worden ist, wiederum ein sehr breites Konzept darstellt und verschiedene heterogene depressive Erkrankungen umfaßt (Rush 1996).

Die Bezeichnung *„neurotisch“* wurde auch als Kontrast zu *„psychotisch“* verwendet, wobei *„pychotisch“* in der ursprünglichen Bedeutung der Bezeichnung gemeint ist, deren Kern die qualitative Abwandlung des Erlebens ist (Jaspers 1913, 1973). Heute, obwohl die Bezeichnung *„psychotisch“* noch vieles bedeutet, geht die

Begriffsentwicklung in die Richtung, daß damit nur das *„produktiv-psychotische"* gemeint wird. Eine psychotische Depression ist nach dem heutigen allgemeinen Verständnis z.B. eine Depression mit Wahn und/oder Halluzinationen (siehe ICD-10 und DSM-IV), ähnliches gilt auch für Manie.

Das DSM-IV führt fünf verschiedene Definitionen von *„psychotisch"* an; die ersten drei sind symptomorientiert, die vierte berücksichtigt die Schwere der Störung und die fünfte ist konzeptionell: Die engste Definition von *„psychotisch"* beschränkt sich auf Wahnphänomene oder auf ausgeprägte Halluzinationen, wobei die Halluzinationen ohne Einsicht in ihre pathologische Natur auftreten. Die zweite Definition ist weniger eng und würde auch solche ausgeprägten Halluzinationen miteinbeziehen, die der Betroffene als halluzinatorisches Erleben kennt. Die dritte, symptomorientierte Definition, schließt auch andere Symptome ein (vorwiegend positive Symptome der Schizophrenie, etwa desorganisierte Sprache, grob desorganisiertes oder katatones Verhalten). Eine vierte Definition, die auf der Schwere der funktionellen Beeinträchtigungen basiert, bezeichnet eine psychische Störung als *„psychotisch"*, wenn sie zu einer Beeinträchtigung führt, die der Fähigkeit zur Bewältigung gewöhnlicher Lebensaufgaben erheblich entgegensteht. In einer konzeptionell orientierten Definition wird der Begriff *„psychotisch"* definiert als ein Verlust der Ich-Grenze oder eine weitgehende Beeinträchtigung der Realitätskontrolle.

Die ursprüngliche Bedeutung des Begriffes *„psychotisch"*, die qualitative Abwandlung des Erlebens also (Jaspers 1913, Kurt Schneider 1950, 1989) findet seinen Niederschlag noch bis zu der heutigen Nomenklatur, etwa bei der Bezeichnung *„affektive Psychose"*, wobei nicht nur die wahnhaften oder halluzinatorischen affektiven Störungen gemeint sind. Die Unzufriedenheit mit dem Begriff *„Psychose"* als Gegenbegriff zu *„Neurose"* führte allmählich zu einer inhaltlichen Einengung, vor allem unter dem Einfluß der amerikanischen Psychiatrie, so daß heute mit dem Begriff psychotisch tatsächlich nur produktive psychotische Symptome im obigen Sinne bezeichnet werden.

KAPITEL 7: PHÄNOMENOLOGIE DER DEPRESSION

„Τεκμήρια μέν οὖν οὐκ ἄσημα· ἤ γάρ ἤσυχοι, ἤ στυγνοί, κατηφέεϛ, νωθροί ἔασι· ἔτι δέ καί ὀργηλοί προσγίγνονται ἀλόγως, οὐ τινί ἐπ΄ αἴτιη δύσθυμοι, ἄγρυπνοι, ἐκ τῶν ὕπνων ἐκθορυβούμενοι.“

„Die Symptome sind nicht undeutlich: Entweder sind sie (die Melancholiker) ruhig oder mißmutig, niedergeschlagen oder antriebslos; darüber hinaus können sie grundlos aufbrausend sein, und ohne Anlaß mißmutig (dysthym) werden, schlaflos, oder mit Panik aus dem Schlaf hochfahren.“

Aretäus von Kappadokien: Über Ursachen und Symptome der chronischen Krankheiten, 1. Buch, Kapitel V, Übersetzung des Verfassers

„Depression is awful beyond words or sounds or images.“

Kay Redfield Jamison 1995

„Immer, wenn ich ein kleines Kind sehe, denke ich, was wird auf dieses Kind zukommen? Hoffentlich keine Depressionen!“

Eine Patientin

7.1 Die Welt des Depressiven an ihrem Tiefpunkt

Depression kann eine der schwersten Erkrankungen des Menschen sein: Das Empfinden, der Wille, die Lebenskraft, die Fähigkeit zur Hoffnung und die Fähigkeit, perspektivisch zu denken, können so schwer beeinträchtigt sein, daß der Mensch sein Leben als nicht lebenswert betrachtet. Der depressive Mensch lebt in einer Welt des Negativen, des Unerfreulichen, des Belastenden, der Dunkelheit. Er nimmt dann das Erfreuliche, das Glückliche, das Sonnige nicht oder kaum wahr. Zumindest bei den schweren Formen der Depression. Depression in ihren schweren Formen kann auch eine todbringende Erkrankung sein, eine selbstvernichtende Erkrankung. Man kann die Welt des Depressiven verstehen, man kann sich hineinversetzen – auch wenn das nur partiell und unvollkommen möglich ist; aber die Welt des Depressiven in ihrer vollen Tiefe und Dunkelheit erleben, dies kann nur der depressive Mensch allein.

Jeder von uns kennt die dramatischen, manchmal herzzerreißenden Beschreibungen von depressiven Menschen, vor allem, wenn die Depression abgeklungen ist und sie darüber berichten können. Solche Berichte sind gleichzeitig die besten symptomatologischen Beschreibungen der depressiven Symptomatik. So etwa die dramatischen und gleichzeitig faszinierenden Selbstschilderungen von *Kay Redfield Jamison* (1995a). *K. R. Jamison* ist nicht nur Psychologin und Professorin für Psychiatrie, zuletzt an der Johns Hopkins University, nicht nur eine der bekanntesten Forscherinnen im Bereich der affektiven Erkrankungen und Mitautorin des in diesem Buch häufig zitierten Standardwerkes *„Manic-Depressive Illness“* (zusammen mit Frederick Goodwin), sondern sie leidet selbst an einer schweren bipolaren Erkrankung mit produktiv-psychotischen Symptomen. Das Erleben der Welt des Depressiven, der Welt des Manikers, der Welt des Psychotikers, den Kampf des Erlebens gegen das Wissen, den Kampf der Subjektivität gegen die Objektivität beschreibt sie in einer fesselnden autobiographischen Darstellung in *„An Unquiet Mind“*.

In einer anderen Form, aber nicht weniger aufschlußreich und mitteilungsfähig, beschreibt der holländische Psychoanalytiker *Piet C. Kuiper* die Welt des Depressiven, seine Welt, in *„Seelenfinsternis. Die Depression eines Psychiaters“*. Die Hilfe, die er durch die antidepressive medikamentöse Therapie erfahren hat, bedeutete für ihn ein Hinterfragen des eigenen psychoanalytischen Denkens. *Margarete Mitscherlich* schreibt diesbezüglich in einer Buchbesprechung: *„Ein Medikament, von dem er in seinen Lehrbüchern immer gewarnt hat, ein Antidepressivum, hilft ihm bei der Überwindung der schweren seelischen Krise. Als Psychoanalytiker müssen wir diesem schonungslos ehrlichen, hochdifferenzierten Bericht entnehmen, daß Psychosen zwar sehr viel mit der seelischen Verarbeitung früherer Erlebnisse und Traumata zu tun haben, aber auch auf somatischen Grundlagen und Auslösern beruhen“*. In ähnlicher Weise eindrucksvoll sind die Beschreibungen von *Lori Schiller*, die in einem faszinierenden Buch, *„Wahnsinn im Kopf“*, dargestellt worden sind. Es wird zwar als Kampf gegen die Schizophrenie tituliert, der erfahrene Psychiater erkennt jedoch, daß es sich höchstwahrscheinlich um eine schizoaffektive Erkrankung handelte.

Solche Selbstschilderungen geben am zutreffendsten die Bilder der Erkrankung wieder, wie z.B. der nachfolgende Bericht einer langjährigen Patientin unserer Klinik zeigt.

„Meine Welt, mein eigenes Erleben der Depression. Bericht und Selbsterfahrungen:

... Nach Abschluß des Studiums und bestandener Steuerberaterprüfung (etwa ein halbes Jahr später) kam mit 24 Jahren der erste große psychische und körperliche Zusammenbruch: Nicht mehr gehen können, nicht mehr essen können, nicht mehr schlafen können – nur noch weinen – erste Ausweglosigkeit. Es war Februar.

Der Arzt sprach von einem totalen Erschöpfungszustand, verabreichte Beruhigungsmittel und zwang mich damit in den Schlaf.

Es war keine Erschöpfung aufgrund Überlastung – es war das erste depressive Tief. Ich wollte nicht mehr! Durch die liebevolle Pflege meiner Eltern, vielleicht auch durch Zeitablauf, konnte ich nach etwa vier Wochen das Bett verlassen, körperlich und psychisch ein Wrack. Mein Vater begleitete mich vier Wochen lang zu einem Erholungsaufenthalt in den Schwarzwald. Anfangs war ich nicht in der Lage, 100 m allein zu gehen, und auch nach unserer Rückkehr fiel mir insbesondere das Gehen sehr schwer. Ich erholte mich sehr langsam und nach etwa einem halben Jahr konnte ich mich wieder mit Lesen und allgemeinem Studium beschäftigen.

Dann kam die Zeit meiner selbständigen beruflichen Tätigkeit, zunächst alleine, dann zusammen mit meinem Mann und ständig steigender Anzahl von Angestellten.

Zwölf Jahre später kam sie wieder. Ein Beispiel aus dieser Zeit:

Um Weihnachten fuhren wir mit dem Zug nach Salzburg. Ich habe von Köln bis Salzburg geweint mit der festen Überzeugung, nie wieder nach Hause zu kommen. Wir besuchten in Salzburg Konzerte, Opernaufführungen. Alles ging an mir vorüber. Ich lebte mitten im Konzertsaal wie auf einer Insel, in meiner eigenen Welt, voller Gedanken, weit weg von den musikalischen Darbietungen, an denen ich mich früher sehr erfreuen konnte. Ich wartete nur auf das Ende. Ich wollte nach Hause, um dort möglichst bald zu sterben. Auch ein Aufenthalt in Bad Pyrmont in dieser Zeit war eine einzige Katastrophe: Nimmt man sich doch immer mit, wo man auch immer hinfährt.

In den folgenden Jahren beherrscht die Depression mein Leben. Ich möchte meine Beschwerden und Empfindungen nur aufzählen:

1. Krankheitsängste

a) Schmerzen in den Armen führten zu der ***sicheren*** *Annahme, ich hätte eine katastrophale Krankheit, die den ganzen Körper schon befallen hätte. Ich war mir sicher, daß ich bald qualvoll sterben würde. Dabei half mir das Urteil der Ärzte überhaupt nicht. Nach Monaten waren die Beschwerden plötzlich verschwunden.*

b) Blähungen führten wieder zu der oben geschilderten Annahme einer lebensbedrohlichen Krankheit. In diesem Zusammenhang konsultierte ich mindestens drei Ärzte. Umfangreiche Untersuchungen bestätigten, daß kein organisches Leiden vorläge. Aber ich glaubte es nicht. Das führte einmal dazu, daß ich an der Korridortür der Wohnung meiner Mutter, die in unserem Hause wohnte, klopfte und schrie: Ich muß sterben. Andererseits wollte ich sterben, um endlich von allen Er-

denqualen erlöst zu sein. Ein Leben voller Widersprüche.

c) *Eines Tages spürte ich sehr deutlich, daß auf meiner Zunge ein Tumor war. Ich fuhr spät abends zu einem HNO-Arzt. Er untersuchte mich, fand aber nichts und sagte: Liebe Frau K., was ist denn mit Ihnen los? Er gab mir ein antidepressives Medikament und versuchte, mich zu beruhigen. Ich habe das Medikament nicht eingenommen, weil ich nicht an eine Depression glaubte.*

d) *Ende der siebziger Jahre hatte ich Schmerzen am ganzen Körper, lag im Bett und weinte still vor mich hin. Ein älterer Arzt kam an mein Krankenbett, untersuchte mich und sagte: Sollten das keine Depressionen sein? Er sprach von Aponal.*

Diese Krankheitsängste verfolgen mich bis heute. Immer wieder eine totale Überbewertung der körperlichen Wahrnehmungen. In meinem Leben habe ich wirklich schwere körperliche Krankheiten erleiden müssen. Dabei hat sich gezeigt, daß ich sie realistisch angegangen bin und wahrscheinlich gemeistert habe, ich glaube mit Würde und Anstand. In diesen Situationen zeigte sich auch ein enormer Lebenswille. Ich weiß nicht, woher ich ihn genommen habe. Ich denke, es ist eine der positiven Seiten meiner psychischen Erkrankung, denn auch die gibt es. Davon bin ich zutiefst überzeugt.

2. *Angst vor Menschen und Situationen. In meinem Beruf habe ich viel mit Menschen zu tun gehabt. Ich habe mich engagiert und vielleicht sogar bewährt, und das sowohl bei Angestellten, wie bei Mandanten. Der von mir ausgewählte Beruf birgt große Versuchungen in sich. Ich glaube, ich bin diesen Versuchungen nicht erlegen, vielleicht auch wieder dadurch, daß die Krankheit mich ethisch sehr geprägt hat. Die Relationen haben sich verändert. Oft wurden Dinge von mir verlangt, die entgegen meiner Einstellung waren. Die Ansinnen haben mich sehr verletzt, denn ich bin sehr verletzbar und laufe mein Leben lang mit der Angst herum, andere verletzen zu können. Der Satz: Das kann ich nicht, das entspricht nicht den gesetzlichen Vorschriften, brachte mir große Vorwürfe ein. Ich hielt es nicht für möglich, daß Menschen mir so etwas zumuten könnten. Auch darüber habe ich viel geweint.*

Es gab Zeiten, in denen ich wochenlang meiner beruflichen Arbeit nicht nachgehen konnte. Ich lief weg, wenn das Telefon klingelte oder ein Auto vorfuhr. Ich saß stunden-, ja tagelang im Wohnzimmer und schaute auf eine Stelle. Nichts interessierte mich mehr. Die Geräusche von Radio und Fernsehen konnte ich nicht ertragen. Lesen war undenkbar. Wie gerne wäre ich von diesen Erdenqualen erlöst gewesen. Abends Angst vor der Nacht, morgens Angst vor dem Tag.

Dann aber kamen Zeiten, in denen ich mich total engagierte. Ich verhandelte mit Behörden und Mandanten mit einem totalen Engagement bis zur Grenze meiner physischen Existenz. Dann wieder Angst, einem Menschen auch nur zu begegnen. Es gab Zeiten, in denen ich nicht bis zur Mülltonne ging, die nur 5 Meter von unserem Hause entfernt steht, um nicht einer Nachbarin zu begegnen, die ich nur als sehr lieb kenne. Der Besuch der Kirche war ausgeschlossen. Nur noch zu Hause, und das bei dem Gefühl, in einem goldenen Käfig zu sitzen. (Das Haus ohne Fenster und Türen). Nicht die aufblühende Natur des Frühlings, nicht die strahlende Sonne des Sommers, nicht der bunte Herbst interessierten mich mehr, dann schon eher der dunkle, kalte Winter. Die Sonne spottete Hohn. Und dann die Sprüche der Menschen, die mir mitten ins Herz stachen. Hätte ich in diesen Zeiten nicht meinen liebevollen, sehr sensiblen und verständnisvollen Mann gehabt, ich weiß nicht, ob ich noch leben würde. Er hörte mir schweigend immer nur zu, und das war in dieser Situation die beste Therapie.

Endlich, nach Jahrzehnten qualvollen Leidens und immer wieder guten Zuredens meiner Mutter und meines Mannes, begab ich mich in psychiatrische Behandlung. Über Umwege kam ich dann vor zehn Jahren, durch die Patentochter meines Mannes, die damals bei Ihnen studierte, zu Ihnen, sehr geehrter Herr Professor. Durch Sie erfuhr ich, daß ich krank sei, lernte ich meine Krankheit kennen, und damit auch einen besseren Umgang mit ihr.

Und nun einige Erlebnisse aus meiner Welt ab dieser Zeit, spontan aufgezeichnet, nicht chronologisch, nicht wertend:

1. *Mein Wortschatz reichte nicht, um meine Empfindungen auszudrücken. Ich bediente mich manchmal der Bilder.*
2. *Wenn es mir besser geht, meine ich, die Misere kommt nie wieder. Wenn es mir schlecht geht, meine ich, es wird nie wieder gut. Aus der Erfahrung kaum lernend.*
3. *Immer wieder Zweifel, ob eine wirkliche Krankheit vorliegt oder nur eine Charakterschwäche.*
4. *Angst vor dem Kieselsteinchen auf der Straße, über das man nicht zu kommen glaubt, obschon man weiß, daß man schon über Felsbrocken gekommen ist.*
5. *Da ist der Berg, auf den man kommen muß. Man versucht den Aufstieg, 2 Meter gelingen, 3 Meter wird man zurückgeworfen, usw. Es kostet unheimliche Kraft.*
6. *Aus dem unter 5. genannten Problem ergibt sich die Ihnen bekannte Frage: Was ist, wenn die Kraft ausgeht? Nach jahrelangem Nachdenken kam ich zu folgendem Bild: Ich stelle mir vor, die Kraft ist das Gefäß. Für einen Zulauf haben Sie beispielweise immer wieder gesorgt, aber auch mein Mann und in hohem Maße viele andere liebevolle Menschen, vielleicht auch Medikamente, mit all den Problemen, die ich dabei hatte.*

   Aber da gibt es auch den Ablauf. Gefährlich wird es, wenn mehr abfließt als zufließt. Dabei ist von größter Bedeutung, wo bei diesem Gefäß der Zufluß und wo der Ablauf liegen: Auf einer Höhe? So ist es bei mir bestimmt nicht.

   Ich möchte hier nicht alle Möglichkeiten durchspielen. Eins wurde mir bei diesem Bild klar: Da der Ablauf, damit es ein Abfluß ist, immer über dem Boden des Gefäßes liegt, wird das Gefäß nie leer. Ein Bodensatz wird bleiben, und darin liegt der Trost. Nur wenn das Gefäß zerbricht, wenn der Boden zersplittert, fließt restlos alles aus. Daß das nie passiert, darauf hoffe ich. Für diesen Fall ist das Material des Gefäßes von Bedeutung. Sicherlich ist es zerbrechlich, aber hoffentlich nicht so zerbrechlich, daß es vom äußeren oder inneren Druck entzweit wird. Bedeutsam ist auch noch, welche Flüssigkeit (Kraft) im Gefäß ist. Es kann Blut sein, es kann Wasser sein und vieles andere.
7. *Lange habe ich darüber nachgedacht, ob mein doch sehr qualvolles Leben einen Sinn hat. Dabei kam mir irgendwann die Erinnerung an meine Eltern, die immer wieder gesagt haben, ich sei zu ihrer großen Freude geboren worden. Welch ein Glück, daß sie es mir gesagt haben. Ähnliches höre ich immer wieder von meinem Mann, der die Äußerungen meiner Eltern nicht kannte. Ein hoher Preis, den ich für andere durch meine Existenz zahlen muß, aber ich lebe zur Freude anderer – und das ist schön.*
8. *Immer, wenn ich ein kleines Kind sehe, denke ich, was wird auf dieses Kind zukommen? Hoffentlich keine Depressionen. Werden diese Kinder vielleicht nur zur Freude ihrer Eltern, also aus einem gewissen Egoismus in die Welt gesetzt, wofür sie dann Schlimmes erdulden müssen? Ich weiß, daß diese Gedanken nicht christlich sind, aber sie kommen mir."*

7.2 Die Symptome der Depression

„Das Grundleiden bei allen psychischen Depressionszuständen besteht in dem krankhaften Herrschen eines peinlichen, depressiven, negativen Affects, in einem psychisch-schmerzhaften Zustande."

Wilhelm Griesinger 1845

Nach den obigen Schilderungen, die mehr oder weniger repräsentativ für jeden Patienten sind, der im Rahmen einer unipolaren oder bipolaren Erkrankung einen depressiven Zustand hat, ist evident, daß ein gewaltiger Einbruch im Leben der Patienten geschieht. Die Kontinuität des

Lebensstils wird unterbrochen, das Empfinden, das Fühlen, das Denken, das Wollen, das Können, das Aktivsein und Sich-Entspannen, Appetit und Schlaf sind in Mitleidenschaft gezogen; wobei alles Positive reduziert oder gelöscht, alles Negative pointiert und multipliziert wird. Hoffnung, Lebensziel, Handlungszweck und eigene Zukunft gehen im aperspektivisch umgewandelten Erleben des Patienten verloren. So kann man von einem *„Syndrom der Losigkeit"* sprechen (Lenz 1957): Freudlosigkeit, Interessenlosigkeit, Initiativlosigkeit, Willenlosigkeit, Gefühlslosigkeit, Appetitlosigkeit, Schlaflosigkeit, Hilflosigkeit, Mutlosigkeit, Wertlosigkeit, Hoffnungslosigkeit, Sinnlosigkeit, Zwecklosigkeit, Zukunftslosigkeit usw. konstellieren ein *„Losigkeitssyndrom"*.

Depressive Patienten rufen bei allen Beteiligten des ärztlichen und therapeutischen Teams in der Regel ein Gefühl der Wärme, der Solidarität, der Sympathie hervor. Es scheint, daß die Erkrankung selbst, vor allem in ihrer melancholischen Symptomkonstellation durch den Abgrund des Erlebens, durch die Ohnmacht des Patienten und durch die besonderen depressiven Interaktionsmuster in der Lage ist, generell empathische Gefühle zu erzeugen. Einige erfahrene Kliniker erleben die empathischen Gefühle gegenüber Depressiven manchmal als einen Kontrast zu den *„nicht-melancholischen"* oder *„nicht-endogenen"* Depressiven. Allerdings können auch depressive Zustände, die im Rahmen von unipolaren und bipolaren Erkrankungen auftreten, mit Verhaltensmustern verbunden sein, die negative Einstellungen bzw. negative Interaktionen erzeugen können, wie etwa bei einer sogenannten *„Jammerdepression"* (der Patient jammert und klagt ständig) oder bei manchen histrionisch gestalteten Formen.

Die genannten Symptome sind Endresultate von Störungen der Affektivität, des Antriebes, des Willens, des Empfindens, der Wahrnehmung, des Denkens, des Gedächtnisses, des Ausdruckes, der vegetativen Funktionen, des Schlafens, der biologischen Rhythmen sowie anderer psychobiologischer Bereiche (siehe Tabelle 7.1).

Tabelle 7.1: Gestörte Funktionsbereiche bei Depression

1.	Affektivität
2.	Antrieb
3.	Willen
4.	Empfinden und Fühlen
5.	Wahrnehmung
6.	Denken und andere kognitive Funktionen
7.	Erinnerung
8.	Ausdruck und Kommunikation
9.	Vegetativum
10.	Schlaf
11.	Biologische Rhythmen und assoziierte Funktionen

Die subjektiv erlebte oder teilweise auch objektiv wahrnehmbare Störung aller oder einiger der genannten Funktionen, meistens im Sinne der Reduktion und der Restriktion (Janzarik 1959, 1968, 1985) oder im Sinne der qualitativen Abwandlung, setzt das Mosaik des depressiven Syndroms zusammen. Als zentrale und tragende Störungen gelten die Störung der Affektivität und des Antriebes und die Anhedonie.

Die Störung der *Affektivität* ist dominierend und zentral (über die Problematik der Begriffsbestimmung von Affekten, Emotionen, Gefühlen und Stimmung siehe Kapitel 5). Der Begriff *„Affektivität"* wird zwar in diesem Zusammenhang im Sinne *E. Bleulers* (1906) verwendet (*„mit dem Namen* 'Affektivität' *fassen wir die Affekte, die Emotionen, die Gefühle von Lust und Unlust zusammen"*), meint aber in erster Linie die Stimmung, als länger andauernde Gefühlslage und in zweiter Linie auch die Angst.

Die Stimmung ist nicht nur quantitativ verändert, also *„niedergedrückt"*, sondern auch qualitativ. Die Stimmung ist *„anders geworden"*. *„Ich bin traurig, aber nicht traurig, wie man normal traurig ist, sondern anders traurig"*. *„Eigentlich ist es keine Traurigkeit, es ist eine Niedergeschlagenheit"*. Obwohl die Patienten häufig von einer *„unendlichen Traurigkeit"* sprechen, zeigt sich bei einer näheren Betrachtung, daß dies nicht dem normalen Gefühl der Traurigkeit entspricht, sondern einer qualitativ andersartigen Empfindung. Manchmal werden die Patienten überrascht, daß sie nicht traurig sein können, etwa wenn während der Depression der Verlust einer geliebten Person geschieht; die Patienten berichten dann: *„Ich konnte ja keine Traurigkeit empfinden"*, manchmal wird dies schuldhaft verarbeitet.

Der Versuch *Kurt Schneiders* (1920, 1950), das Phänomen als körperlich erlebte, *„vitale Traurigkeit"* zu bezeichnen, umfaßt es nur teilweise und nur ansatzweise. Das Nicht-traurig-sein-Können ist eingebettet in ein breiteres Spektrum affektiver und rezeptorischer Störungen, das von *Kurt Schneider* treffend (1920) als *„Gefühl der Gefühllosigkeit"* bezeichnet worden ist, wobei der modernere Begriff der Anhedonie nur einen Teil davon erfaßt (Lewine 1991). Mit der Bezeichnung *„Gefühl der Gefühllosigkeit"* wird auch das affektive Nicht-beteiligt-Sein und Nicht-empfinden-Können, das bewußt erlebt und von den Patienten negativ verarbeitet wird, ausgedrückt.

Der schon oben erwähnte Ausdruck von *Kurt Schneider*, *„vitale Traurigkeit"* bzw. *„vitale Depression"*, bedeutet auch, daß depressive Patienten ihre Niedergeschlagenheit oder die qualitativ anders erlebte Traurigkeit auch *„leibnah"* oder leibhaftig erleben, wie *„eine Enge in der Brust"*, *„einen Kloß im Hals"*, *„einen eisernen Kranz um den Kopf"*, *„eine Schwere in den Gliedern"*, *„eine unendliche Mattigkeit"*.

Die genannten Erlebnisse mit anderen *Leibgefühlsstörungen* können in manchen Fällen das phänomenologische Bild vorübergehend dominieren, so daß man auch von einer *„coenästhetischen Depression"* spricht (Huber 1999). Als Coenästhesien definiert Huber (1957) qualitativ eigenartige Leibgefühle (etwa Taubheits-, Steifigkeits- und Fremdheitsempfindungen, Sensationen motorischer Schwäche, eigenartige Geschmackssensationen, Wandersensationen, Elektrisierungsgefühle, Erlebnisse der Verkleinerung und Schrumpfung u.a.). Coenästhesien sind unspezifisch, sie können bei der Schizophrenie (vorwiegend), organischen Psychosyndromen und Depressionen auftreten (Marneros 1993a) (siehe auch Abschnitt Cotard-Syndrom, Kapitel 8.7).

Ein weiterer Ausdruck gestörter Affektivität bei depressiven Episoden unipolarer und bipolarer Erkrankungen ist die Angst. In manchen Fällen kann Angst das dominierende Symptom sein, wie etwa bei der Angst-Glücks-Psychose (siehe Kapitel 14.1).

Angst wird in verschiedenen Intensitäten und Qualitäten erlebt. In den schweren *„melancholischen"* oder *„psychotischen"* Depressionen wird ebenfalls die Angst sowie die Niedergeschlagenheit qualitativ anders erlebt als das normalpsychologisch definierte Angstgefühl. Obwohl fast alle Patienten mit einer schweren Depression von Angst sprechen, werden damit unterschiedliche Empfindungen bezeichnet, die nicht als Angst im engeren Sinne zu bezeichnen wären.

Die Ängste des depressiven Patienten sind nämlich vielfältig. Sie reichen von den diffusen undefinierten Ängsten bis zu konkreten phobischen bzw. situativ bedingten, gleichwohl unbegründbaren Ängsten. Das von einigen Autoren angenommene wichtige Merkmal der melancholischen Ängstlichkeit, nämlich die Gegenstandslosigkeit (K. Schneider 1920, Tellenbach 1956), kann durch detailliertere Befragung oder durch Exploration nach Abklingen der schweren Symptomatik relativiert werden. Gegenstandslosigkeit betrifft nur einen Teil der Ängste und man findet sie nur bei einem Teil der Patienten. Trotzdem quält die diffuse gegenstandslose Angst die Patienten am meisten, sie wird von ihnen als entsetzlich bezeichnet (K. Schneider 1920, Tellenbach 1956). Manchmal ist die Konkretisierung der Angst ein Bewältigungsmechanismus oder eine Bewältigungsstrategie von seiten des Patienten. Das Gegenstandslose wird an einen Gegenstand geknüpft, und damit das Diffuse zum Konkreten umgewandelt, um das Unfaßbare faßbar zu machen. *„Es ist ein unendliches Meer von Angst. Ein Meer ohne Horizont. Wenn man was Konkretes findet, wenn man dann Angst* ***vor etwas*** *hat, ist es so wie ein kleines Brett in diesem Meer, an dem man sich festhalten kann"*. So bezeichnete einer unserer Patienten, der Psychologe ist und an einer bipolaren affektiven Erkrankung leidet, seine Angst in der Depression. Aber auch konkrete minimale Anforderungen des Lebens erzeugen konkrete Ängste: *„Ich schaffe es nicht"*, oder wie unsere Patientin es formulierte: *„Morgens Angst vor dem Tag. Abends Angst vor der Nacht."*.

Diese Konkretisierungsversuche von seiten des Patienten lassen manche Ängste als Phobien erscheinen, wobei dann unter diesen Aspekten eine gewisse Ungenauigkeit des Komorbiditätskonzeptes erkennbar ist (siehe Abschnitt Komorbidität). Während für die klassische deskriptive Psychopathologie das Zusammentreffen von Angst und Depression nichts Besonderes darstellt, sondern dies als eines der wesentlichen Bestandteile des depressiven Syndroms gilt, haben moderne klassifikatorische Systeme Schwierigkeiten damit. In manchen Aspekten sieht das Komorbiditätskonzept von Angst- und Depressionserkrankungen eher wie eine Verlegenheitslösung aus, aber viel mehr die von der ICD-10 vorgesehene getrennte Kategorie *„Angst und depressive Störung gemischt"* (F41.2). Diese Kategorie soll bei gleichzeitigem Bestehen von Angst und Depression Verwendung finden, jedoch nur, wenn weder das eine noch das andere eindeutig vorherrscht. Treten Angst und Depression in so starker Ausprägung auf, daß beide als einzelne Syndrome kodiert werden können, soll diese Kategorie nicht verwendet werden. Im Gegensatz zu der ICD-10 übernahm das DSM-IV Depressionen mit einer starken Angstsymptomatik zuerst nicht als eine getrennte Kategorie, sondern sie werden noch unter der *„nicht näher bezeichneten Angststörung"* untergebracht, wenn weder die Angstsymptomatik noch die Depression die typischen Kriterien der jeweiligen Erkrankung erfüllen. Die DSM-IV-Arbeitsgruppe für Angststörungen kam zu dem Schluß, daß die bisher vorhandenen Daten nicht die Kreierung einer getrennten Diagnosegruppe *„Angst und depressive Störung gemischt"* oder umgekehrt *„depressive und Angststörung gemischt"* rechtfertigen (Moras et al. 1996). Die Gruppe empfahl jedoch eine mögliche Revidierung für ein DSM-V, so daß im DSM-IV eine Kategorie ***„Angststörung und Depression gemischt"*** in der Kriterienliste für weitere Forschung aufgenommen wurde. Das DSM nennt als Merkmale einer noch zu postulierenden gemischen Angst mit Depression die anhaltende dysphorische Stimmung mit mindestens vier der folgenden Symptome:

- Konzentrationsstörungen oder *„leerer Kopf"*,
- Schlafstörungen,
- Müdigkeit oder geringe Energie,
- Reizbarkeit,
- Besorgtheit,
- leicht zu Tränen gerührt sein,
- Überwachheit,
- Erwartung des Schlimmsten,
- Hoffnungslosigkeit oder Pessimismus hinsichtlich der Zukunft,
- geringer Selbstwert oder Gefühle der Wertlosigkeit.

Betrachtet man diese Kriterien, dann erkennt man ein psychopathologisches Bild, das in den klassischen Lehrbüchern immer unter dem Begriff der *„endogenen Depression"* oder der *„Melancholie"* beschrieben worden ist. Viele Kliniker sehen noch nicht die Notwendigkeit, weder einer Trennung von Angst und Depression noch die Kreierung einer getrennten Angst-Depressions-Kategorie. Sie betrachten mit *Eugen Bleuler* (1937) die Angst als *„Nuance der Depression"*. Auch *Hippokrates* wird an dieser Stelle gern zitiert, der in anhaltender Traurigkeit und Angst ein Zeichen der Melancholie sieht (Hippokrates, Aphorismen VI, XX, III). (Zu weiteren Fragen des Zusammentreffens von Angststörungen und Depression siehe in Kapitel 32.)

Als Äquivalent zu der *„vitalen Traurigkeit"* wird von Patienten eine *„vitale Angst"* erlebt (López-Ibor 1973). Die Angst wird im Leiblichen erlebt; in der Brust, im Hals, um den Kopf, im ganzen Körper. Angst kann zu Unruhe führen, zu Agitiertheit, zu abartigen histrionisch anmutenden Zuständen – man denkt an die von *Specht* (1906) beschriebene *„Hysteromelancholie"* oder an manche sogenannte *„Jammerdepressionen"* – bis hin zum Stupor (Kranz 1962). *Die „Aufdeckung von Urängsten der Menschen"* (Kurt Schneider 1950) bildet einen Baustein für Wahnbildungen, etwa in der Form von Schuld-, Insuffizienz-, Verarmungs- und anderen inhaltlichen Formen des Wahnes (siehe Abschnitt *„psychotische"* bzw. *„wahnhafte Depression"*, Kapitel 8.3).

Die Koexistenz von Angst und Depression wirft, vor allem in den letzten Jahren, nachdem das Interesse an den Angst- und Panikstörungen zugenommen hat, Probleme der Differenzierung zwischen den beiden Syndromen auf. Die wichtigsten Probleme entstehen wegen der Überlappung im phänomenologischen und ätiologischen, aber auch im hereditären Bereich zwischen einer sogenannten Major Depression, Panikstörungen und manchen Formen von generalisierter Angst (Grove und Andreasen 1992), wobei das Problem der Komorbidität ein zusätzliches Problem darstellt (wie auch die Bezeichnung *„gemischte Angst-Depressions-Störung"* zeigt (siehe Kapitel 32.4.2).

Die *Anhedonie* (wörtlich aus dem Griechischen übersetzt *„Genußunfähigkeit"*) ist zwar ein zentrales Phänomen der Depression, aber sie entsteht aus einer synergetischen Wirkung von Beeinträchtigungen im Bereich der Affektivität, der Wahrnehmung (des Empfindens) und in einem weiteren Sinne auch der Kommunikationsfähigkeit. Der von den antiken Autoren, etwa *Hippokrates* und *Aretäus von Kappadokien*, vielfach in Verbindung mit der Melancholie und Manie verwendete Begriff der *„Anhedonie"*, bzw. für Manie *„Hedonie"*, wurde offensichtlich von

Ribot (1897) in der modernen Medizin wieder eingeführt, beschrieb Zustände des Verlustes des *„Genußempfindens"* und bezeichnete zuerst eine sogenannte organbedingte Anhedonie (Lewine 1991). Während späterer Forschungen rückte die Anhedonie in den Mittelpunkt der Schizophrenieforschung (Blanchard 1998, Lewine 1991). Die Anhedonie ist ein Phänomen, das auf der Störung der Affektivität, des Denkens, der Wahrnehmung und der sozialen Kontaktfähigkeit basiert. Damit ist sowohl ein allgemeines Gefühl der Gefühllosigkeit gemeint, wie oben beschrieben worden ist, als auch eine Störung der Wahrnehmung im Sinne der Reduzierung (siehe Abschnitt Wahrnehmung), wenn sie die sogenannte *„physikalische Anhedonie"* (Lewine 1991) betrifft, also die Unfähigkeit, Materielles zu genießen (Speisen, Getränke, Landschaft, Klima und Wetter). Die soziale Anhedonie (Verlust der Fähigkeit, sich an positiven bzw. sozialen Beziehungen und Ereignissen zu erfreuen) hat dagegen vorwiegend mit dem sozialen Rückzug des Depressiven zu tun und mit dem allgemeinen negativistischen Verhaltensmuster und der negativen Lebenseinstellung. Anhedonie ist ein Phänomen, das nicht nur bei Depressionen zu finden ist, sondern auch bei Schizophrenien im Sinne eines negativen Symptoms (siehe Übersicht in Marneros et al. 1991b), sowie bei bestimmten Persönlichkeitsstrukturen, etwa schizoiden oder schizotypischen. Man sprach sogar von anhedonischen Persönlichkeiten (Lewine 1991). Die Anhedonie des Depressiven jedoch zeigt nicht die therapeutische Hartnäckigkeit, die das negative Symptom der Schizophrenie-Anhedonie hat, oder das Persönlichkeitsmerkmal bei anhedonischen Persönlichkeiten, wobei die Anhedonie des Schizophrenen eine andere als die Anhedonie des Depressiven sein könnte (vgl. Blanchard 1998).

Die Störungen des *Antriebes* sind neben den Störungen der Affektivität und der Anhedonie die wesentlichsten Merkmale unipolarer und bipolarer Erkrankungen insgesamt (Kraepelin 1913). Speziell für die depressiven Episoden ist die Trias Affektivitätsstörung – Anhedonie – Antriebsstörung als die *„symptomatologische Basis-Trias"* zu bezeichnen.

Die Vielfalt der Erscheinungsformen gestörten Antriebes geht auch aus der vagen und universellen Definition des Antriebes als *„das dynamische Moment, das in alle motorischen, sensorischen und assoziativen Leistungen einfließt, diese erst ermöglicht und in seiner qualitativen und quantitativen Verschiedenheit zur individuellen Persönlichkeitsstruktur des Menschen beiträgt"* hervor (Klages 1967a). Der Antrieb also ist nur mittelbar zu beurteilen und zu erfassen durch seine Auswirkungen im normalen Leben und durch die Störungen und Veränderungen im Bereich der eben genannten Leistungen im Krankheitsfall.

Die Antriebsstörungen bei der Depression imponieren vor allem als Hemmung aller Leistungsfunktionen und als Symptome der Initiativlosigkeit, der Willenlosigkeit, der Entschlußlosigkeit und der allgemeinen Energielosigkeit, wobei die Endung *„-losigkeit"* in der Regel als *„schwere Hemmung"* und nicht immer als vollständiger Verlust zu verstehen ist. Das Erleben einer starken Adynamie oder Mattigkeit sind Symptome oder Phänomene, die vorwiegend durch die Antriebsstörung entstehen oder geprägt werden. Die Restriktionen im Bereich des Antriebes können zum Erliegen jeder Antriebsregung führen, so daß es in schweren Fällen zum depressiven Stupor kommen kann: Solche Zustände der Regungslosigkeit, der psychomotorischen Erstarrung und der daraus resultierenden Pflegebedürftigkeit, sind erwartungsgemäß nur bei schweren Depressionen zu sehen. Der depressive Stupor unterscheidet sich nach Ansicht *Kranz'* (1962) von dem schizophrenen Stupor auch dadurch, daß der erstere von Angst begleitet wird, während bei dem schizophrenen der Aspekt der Faszination zu finden ist. Der depressive Stupor stellt nicht nur wegen der Regungslosigkeit, Nahrungsverweigerung und Beeinträchtigung der vegetativen Funktionen eine Gefahr dar, sondern auch durch die Möglichkeit der Ablösung durch einen abrupten Erregungszustand (*„Raptus melancholicus"*), der auch zur Selbsttötung oder zum erweiterten Suizid führen kann (Mende 1967, Frank und Harrer 1985, Harrer und Kofler-Westergren 1986, Marneros 1997, Wolfersdorf et al. 1997) (siehe auch Abschnitt *„Katatone Depression"* in Kapitel 9.3).

Bei manchen Patienten imponiert die *Agitiertheit*: Unruhiges Hin- und Herlaufen, nicht an einem Ort sitzen zu können, schnelles Reden mit ängstlichen, depressiven oder gar nihilistischen Inhalten sowie mit angstvoller Mimik und Gestik. Agitiertheit und Angst gehen sehr häufig zusammen. Agitiertheit kann auch als anfallsartige Unterbrechung eines schwer gehemmten Allgemeinzustandes oder sogar eines Stupors auftreten. Manche Suizide stationärer depressiver Patienten geschehen in einem solchen Zustand, häufig in den frühen Morgenstunden.

Die *kognitiven Funktionen* (Denken, Konzentration, Wahrnehmen, Erkennen, Erinnern und Urteilen) sind ohne Zweifel bei der Depression mehr oder weniger beeinträchtigt. Unklar jedoch ist noch das Wesen und die Spezifität, die Ableitbarkeit dieser Störungen (Andreasen 1979a,b, Miller 1975, Goodwin und Jamison 1990, Robbins et al. 1992). Fast alle depressiven Patienten klagen darüber (nach den Untersuchungen von *Winokur* et al. 1969 sind es 91%). Der Versuch Leonhards (1957a/1995a), eine Depression mit kognitiven und volitiven Störungen (die sogenannte reine Melancholie) von einer reinen affektiven Störung – ohne Störungen der Kognition und des Wollens (die sogenannten *„reinen Depressionen"*) (siehe Kapitel 8) abzugrenzen, hat sich nicht durchgesetzt.

Störungen des Denkens sind vorwiegend Störungen des Denkantriebes und Ausdruck der allgemeinen psychomotorischen Verlangsamung: Es wird langsam und leise gesprochen, was die Verbalisierung eines verlangsamten und schwerfälligen Denkens darstellt. Ideenarmut, -einengung und -eintönigkeit sind weitere Charakteristika. Man kann von einem *„Limnasmus"* der Gedanken sprechen (vom Griechischen Limne = der See, der Teich, der Stausee). Es gibt kaum Gedankenfluß, die Gedanken kreisen um dieselben negativen Themen: *„Grübeln, grübeln und nur grübeln ..."*. Es sind *„wenige Gedanken im Kopf"*, oder *„Ich kann überhaupt nicht mehr denken"*, sagen die Patienten. Der von Janzarik (1968, 1985) verwendete Begriff der *„dynamischen Restriktion"* findet auch hier eine fast wörtliche Widerspieglung.

Wenn Patienten von *„vielen Gedanken"* sprechen, dann am häufigsten im Sinne des Grübelns. Aber auch *„Ideenflucht"* und Sprunghaftigkeit der Gedanken sowie Umständlichkeit können auftreten (Andreasen 1979a,b, 1984, Ianzito et al. 1974, Robbins et al. 1992). Allerdings kann eine Ideenflucht auch im Rahmen der von Kraepelin (1913) und Weygandt (1899) beschrieben Ideenflüchtigen Depression auftreten, allerdings handelt es sich dann um einen sogenannten *„Mischzustand"* (siehe Kapitel 11). Inhaltlich ist das Denken durch das Erleben der gestörten Affektivität, der Anhedonie und des Verlustes der Perspektivität gekennzeichnet.

Entsprechend der Verlangsamung des Denkens und der allgemeinen psychomotorischen Verlangsamung sowie der Störung der Affektivität ist auch die *Sprache* des Depressiven verändert: verlangsamt, leise, verarmt, ohne farbenfrohe Adjektiva. Manchmal ist sie aber auch umständlich und perseverierend, oder auch diffus und vage (Andreasen 1979a,b, Andreasen und Pfohl 1976, Ianzito et al. 1974)

Die Patienten klagen über *Konzentrationsschwäche*. Eine genauere Betrachtung zeigt, daß es sich hierbei vor allem um eine schnelle Erschöpfung der Konzentrationsfähigkeit und um eine erhöhte Ablenkbarkeit durch die eigenen pessimistischen Denkinhalte oder Grübeln handelt. Die Lustlosigkeit beeinträchtigt erheblich die Konzentrationsfähigkeit des Depressiven auf der motivationalen Ebene. Es handelt sich also dabei um eine ableitbare und nicht um eine genuine Störung (ausführliche Besprechung der entsprechenden Studien in Goodwin und Jamison 1990, sowie Robbins et al. 1992).

Objektivierbare Störungen der *mnestischen Funktionen* stehen nicht im Vordergrund. Sie stellen keine der wesentlichen Symptome der Depression dar, sie können jedoch auftreten. Neuropsychologische Untersuchungen bestätigen, daß die Störungen der mnestischen Funktionen bei Depressionen am ehesten auf eine motivationale und affektive Störung zurückzuführen sind und nicht als eine mnestische Störung per se zu bezeichnen sind, und sie betreffen vorwiegend die Erinnerung von positiven Erlebnissen (Robbins et al. 1992). Bislang galten die Störungen der mnestischen Funktionen als ein Nebeneffekt der Interessenlosigkeit und der Beeinträchtigung der Motivierbarkeit der depressiven Patienten.

Eine schwere Beeinträchtigung der mnestischen Funktionen, zusammen mit Beeinträchtigungen anderer kognitiver und intellektueller Funktionen, führt nicht nur zur Entstehung des Syndroms der *„depressiven Pseudodemenz"*, sondern wirft auch Fragen hinsichtlich einer biologisch bedingten Beeinträchtigung von mnestischen und intellektuellen Funktionen bei schweren Depressionen auf (mehr darüber in Kapitel 35).

Die *Wahrnehmung* der depressiven Patienten nimmt an Plastizität und Intensität ab (Goodwin und Jamison 1990, Robbins et al. 1992). Die Patienten berichten, daß Farben nicht mehr so intensiv wie normal wahrgenommen werden, das Farbfernsehen wird manchmal wie schwarz-weiß erlebt. *„Obwohl die Sonne schien, nahm ich die Umgebung grau wahr"*, berichtete eine Patientin, die in diesem Zustand einige Tage später einen erweiterten Suizid unternommen hat. Die Zeit wird verlängert wahrgenommen, bzw. die Zeitabläufe verlangsamt. Der Körper wird von manchen Patienten verändert wahrgenommen, in schweren Fällen werden Organe oder Körperteile als nicht lebendig, als abgestorben empfunden (z.B. im Rahmen eines *„Cotard-Syndroms"*, siehe Kapitel 8.7). Ein großer Teil der Wahrnehmungsstörungen, vor allem bezüglich der Intensität und Plastizität sowie der positiven und hedonistischen Aspekte eines Reizes, ist auch sekundär und ableitbar aus der Störung der Affektivität und der Gesamtpsychomotorik. Unabhängig davon gibt es jedoch Hinweise dahingehend – und es ist zur Zeit auch eine starke Diskussion darüber im Gange – ob die Wahrnehmungsstörungen und die kognitiven Störungen insgesamt eine Dysfunktion der rechten bzw. der nondominanten Hemisphäre darstellen. Die Lateralitätshypothese jedoch benötigt noch weitere Forschung und Bestätigung (Besprechung diesbezüglicher Literatur in Robbins et al. 1992).

Über die schon genannten körperlichen Störungen hinaus können *Körpersensationen* und *Körperschemaveränderungen* auftreten, die nicht einen äquivalenten Organbefund haben. Solche abnormen Körpersensationen können verschiedene Qualitäten und Intensitäten haben. Im deutschsprachigen Raum werden sie am häufigsten unter dem Begriff der *Coenästhesien* (Huber 1957) subsumiert: Sie reichen von leichten Körpersensationen, die als Hypochondrismen bezeichnet werden (Coenästhesien I. Stufe), bis zu bizarren, nicht nachvollziehbaren Beschwerden (Coenästhesien II. Stufe) und bis hin zu Körpersensationen mit dem Charakter des Gemachten (Coenästhesien III. Stufe) (Huber 1957, Huber 1999). Treten jedoch psychotische Symptome mit dem Charakter des Gemachten auf, dann handelt es sich entweder um eine schizophrene oder um eine schizodepressive Episode. Die sogenannte *„coenästhetische Depression"* wird durch im Vordergrund des depressiven Bildes stehende coenästhetische Symptomatik bestimmt.

Zahlreiche *vegetative* und andere *körperliche* Symptome begleiten die Depression. Nicht nur die körperlich erlebte Traurigkeit (die *„vitale Traurigkeit"*) und die körperlich erlebte Angst sind damit gemeint, sondern eine Vielzahl von objektivierbaren körperlichen Symptomen. Die *Appetitreduktion* bis zur *Appetitlosigkeit*, die bis zur deutlichen Gewichtsabnahme führen kann, sind charakteristisch für unipolare und bipolare depressive Episoden. Nicht nur der Appetit selbst ist reduziert, sondern die mit dem Essen verbundenen hedonischen Gefühle sind abgeschwächt bis erloschen; das Essen schmeckt überhaupt nicht, oder in schweren Fällen schmeckt es sogar negativ (nach Asche, nach Erde usw.). Bei bestimmten Formen der Depression steht nicht die Anorexie im Vordergrund, sondern die *Polyphagie* und *Hyperphagie* (häufiges und viel Essen), vor allem von Kohlenhydraten, etwa bei der saisonal-abhängigen Depression (siehe Kapitel 15) und atypischen Depression (siehe Kapitel 8.5) (Rosenthal et al. 1984, Davidson 1997, Rabkin et al. 1996).

Die *Libidoreduktion* bzw. der *Libidoverlust* beruht nicht nur auf dem allgemeinen Desinteresse und der allgemeinen Anhedonie, sondern ist auch auf die Beeinträchtigung von entsprechenden körperlichen Funktionen zurückzuführen (eine pharmakogene Beeinträchtigung der sexuellen Funktionen ist damit nicht gemeint). Manche Patienten, vor allem Patientinnen, berichten über eine Steigerung der sexuellen Aktivitäten während der depressiven Phasen, bei leichteren Formen. Bei genauer Betrachtung jedoch zeigt sich, daß dabei nicht die Hedonie im Vordergrund steht, sondern vielmehr das Bedürfnis von Nähe, von Anklammerung, von Sich-an-jemandem-Festhalten. Bei der sogenannten atypischen Depression (siehe Kapitel 8.5) ist die Libido häufig gesteigert (Davidson 1997).

Eine Vielzahl von *anderen vegetativen Funktionen*, etwa im Herz-Kreislauf-, gastroentestinalen- und sekretorischen Bereich werden geschildert oder festgestellt. Tachykardien, Obstipation, Hyperhidrosis, trockener Mund, Schwindelgefühl, Kopf- und Gliederschmerzen sind häufige Bestandteile des depressiven Syndroms (Wieck 1965). In der älteren deutschsprachigen Literatur sprach man bei einer überwiegend bzw. im Vordergrund stehenden vegetativen Symptomatik von einer *„vegetativen Depression"* (Lemke 1949). Wenn körperliche Symptome, vor allem ungeklärte Algien, im Vordergrund stehen, und die psychopathologischen Aspekte depressiver Symptomatik entweder schwach oder kaum eruierbar sind, sprach man von einer *„larvierten Depression"* (Kielholz 1973) oder von *„depressiven Äquivalenten"* (López-Ibor 1973) oder *„depressio sine depressione"* (Weitbrecht 1972). Vegetative oder andere körperliche Symptome alleine reichen jedoch nicht für die Stellung der

Diagnose einer depressiven Episode. Solche Symptome können im Rahmen von *somatoformen Störungen* oder *Hypochondrie* oder auch im Rahmen von körperlichen Erkrankungen auftreten, eine sorgfältige Differentialdiagnose ist nötig. Es ist wohl möglich, daß ängstliche Selbstbeobachtung des Patienten in Kombination mit vegetativen und anderen körperlichen Erscheinungen und Coenästhesien das Bild einer *„hypochondrischen Depression"* entstehen lassen, das heißt, eine Depression, die von hypochondrischen Gedanken dominiert ist. Zur Frage der Komorbidität von somatoformen Störungen und Depression siehe entsprechendes Kapitel (Kapitel 32).

Überwertige Ideen bis zum *Wahn* können auftreten (siehe psychotische Depression). Charakteristisch für die melancholischen Konstellationen der depressiven Symptomatik sind die sogenannten *„primären Gefühle"* (Glatzel 1973b). Primäre Gefühle sind psychologisch nicht ableitbare, also *„nicht verstehbare"* Empfindungen und Überzeugungen des Patienten. Sie gelten als eine Vorstufe des Wahns, und dementsprechend gibt es primäre Schuldgefühle, primäre Insuffizienzgefühle, primäre Verarmungsgefühle und primäre *„hypochondrische"* Gefühle. Die primären Gefühle unterscheiden sich von dem depressiven Wahn, weil sie nicht die Kriterien des Wahnes erfüllen (orientiert man sich an den *Jasperschen* Ansichten, trotz deren Umstrittenheit [vgl. Spitzer 1989], dann findet man dabei nicht die drei Hauptkriterien des Wahns, d.h. die Unmöglichkeit des Inhaltes, die Unkorrigierbarkeit und die Apriori-Evidenz, in ihrer vollen Konstellation). Primäre Gefühle und synthymer melancholischer Wahn, etwa in der Form des Schuldwahnes, Verarmungswahnes, Insuffizienzwahnes und Krankheitswahnes, besitzen hohe diagnostische Valenz und sind auch ein Zeichen der Schwere der Erkrankung (Viguera und Rothschild 1996, Schatzberg und Rothschild 1996). Den primären Gefühlen werden die *„sekundären"* gegenübergestellt (Glatzel 1973b), die zwar einen ähnlichen Inhalt wie die primären haben können, jedoch psychologisch ableitbar und verstehbar sind. Zur Verdeutlichung: Wenn ein depressiver Patient die Überzeugung äußert, daß er an dem Ausbruch eines Krieges schuld ist, handelt es sich dabei höchstwahrscheinlich um ein primäres Schuldgefühl. Wenn ein Patient aber Schuldgefühle gegenüber seiner Familie wegen seines langen Krankenhausaufenthaltes sowie der damit verbundenen Konsequenzen hat, etwa Gewinnverlust, nicht bei dem kranken Kind sein zu können usw., dann sind diese Schuldgefühle psychologisch ableitbar und verstehbar, also sekundäre Gefühle. Sekundäre Schuld-, Verarmungs-, Insuffizienz- und Krankheitsgefühle besitzen kaum eine diagnostische Bedeutung. Die Schuld spielt – abhängig von der Kultur – eine wesentliche Rolle im Erleben des depressiven Patienten. Obwohl in der Regel *„der Zeiger der Schuld"* (Scheid 1934) nach innen gerichtet ist, d.h. *„Ich bin daran schuld"*, schließt ein nach außen gerichteter Zeiger der Schuld eine melancholische bzw. *„endogene"* Konstellation nicht aus. Es ist nicht ungewöhnlich, daß beim Abklingen der Episode eine Umkehrung des Zeigers der Schuld von innen nach außen erfolgt. Nach Untersuchungen von Tölle (1987, 1998) und Kuhs (1991) ist die häufigste Form des depressiven Wahns der Schuldwahn. Allerdings trifft man den Wahn insgesamt nur bei ca. 14-21% der Patienten (siehe Tabelle 7.2). Zuzüglich der *„Vorstadien"* liegt die Gesamthäufigkeit der betroffenen Patienten bei 43%.

Außer bei der oben genannten Wahnthematik, die von Inhalt und Ableitbarkeit als synthym zu bezeichnen ist, können bei depressiven Zuständen auch katathyme bzw. parathyme Wahninhalte auftreten (d.h. stimmungsinkongruente Inhalte). Dann nimmt die depressive Episode in der Regel die Gestalt einer schizodepressiven Episode an. Nach DSM-IV und ICD-10 können auch stimmungsinkongruenter Wahn und stimmungsinkongruente Halluzinationen zu den reinen affektiven Episoden gehören. Dieser Punkt ist aber scharf zu kritisieren, da die Grenze zu den schizoaffektiven Psychosen nicht mehr gegeben ist. Die Verschmelzung aber von reinen affektiven mit den schizoaffektiven Erkrankungen ist weder vom klinischen noch vom wissenschaftlichen Gesichtspunkt her gerechtfertigt. Eine Ausnahme von dieser Kritik könnte das isolierte Auftreten von stimmungsinkongruentem Wahn ohne andere parathyme psychotische oder negative Symptome sein.

Tabelle 7.2: Wahn bei Depression (nach Tölle 1998)

	Prospektive Untersuchung Kuhs 1990/1991 n=160	Retrospektive Untersuchung Tölle und Wefelmeyer 1987 n=421		
		Wahn i.e.S.	Vorstadien	Gesamt
Depressive Patienten mit Wahn	14,4	20,9	22,6	43,5
Themen des Wahns				
- Schuldwahn	11,9 (82,6)	12,6	19,2	31,8
- Armutswahn	7,5 (52,1)	5,0	19,0	24,0
- Krankheitswahn	5,6 (38,9)	3,1	5,7	8,8
- andere	6,3 (43,8)	12,1	6,2	18,3

(Prozentzahlen; die Zahlen in Klammern sind Prozente bezogen auf 23 depressive Patienten mit Wahn)

Halluzinationen können mit depressiven Symptomen koexistieren, etwa bei den schizodepressiven Episoden, sie können aber auch direkt aus der depressiven Symptomatik ableitbar oder in ihr als synthyme Halluzinationen eingebettet sein. Am häufigsten handelt es sich um akustische Halluzinationen, die dem Patienten Vorwürfe machen und auf seine Schuld hinweisen. Auch optische Halluzinationen sind möglich, viel seltener jedoch als akustische (siehe näheres in Abschnitt Psychotische Depression). Synthyme produktive psychotische Symptome, vor allem der Wahn, sind dem Zeitgeist verschiedener Epochen (Kranz 1955, 1969) und den kulturellen Bedingungen (siehe Kapitel 30) unterworfen. *Derealisations-* und *Depersonalisationserscheinungen* sind bei schweren Depressionen, vor allem bei den melancholischen oder psychotischen Symptomkonstellationen nicht selten. Sie betreffen sowohl den eigenen Körper (er wird als fremd, als verändert oder gar als leblos erlebt, siehe Cotard-Syndrom, Kapitel 9.7) als auch die Außenwelt, die als irreal, fremd, nicht dazugehörig erlebt wird.

Der Schlaf des depressiven Menschen ist in der Regel gestört. Darüber wird ausführlich im Kapitel 27 berichtet, hier sei nur das phänomenologische Bild aufgeführt. Fast jeder depressive Patient hat Schlafstörungen, vor allem in Form von Schlaflosigkeit und gestörtem Schlaf einhergehend mit einem Schlafdefizit (alle als Insomnien zu bezeichnen). Hypersomnien sind auch bei depressiven Patienten anzutreffen, sie stellen ein wichtiges Symptom bei der sogenannten Winterdepression bzw. saisonal-abhängigen Depression (siehe Kapitel 15) und der atypischen Depression (Kapitel 8.5) dar. Eng mit den Schlafstörungen sind die zirkadianen Tagesrhythmen verbunden. Es handelt sich in der Regel um eine Vorverlagerung des Erwachens um zwei bis drei Stunden vor der gewohnten Aufwachzeit (Früherwachen). Darüber hinaus ist eine Zunahme der Symptomatik während einer Tageshälfte, überwiegend in den Morgenstunden, zu verzeichnen, die durch eine Aufhellung in der anderen Hälfte des Tages (in der Regel in den Nachmittags- und Abendstunden) abgelöst wird. Die zirkadiane Rhythmik des Befindens korreliert mit somatischen und endokrinologischen rhythmischen Veränderungen (siehe Kapitel 27). Obwohl eine zirkadiane Tagesrhythmik nicht bei allen depressiven Patienten, auch nicht bei allen mit melancholischer Symptomkonstellation zu finden ist, besitzt die Tagesrhythmik eine hohe diagnostische Valenz.

Die Schlafstörungen werden von den Patienten eindeutig als quälendes Schlafdefizit empfunden (manche Patienten haben das Gefühl, daß sie überhaupt nicht schlafen können); sie befinden sich deswegen im eindeutigen Kontrast zu dem Schlafbild des manischen Patienten, der ebenfalls sehr wenige Stunden schläft. Dies wird von ihm selbst aber nicht als Defizit erlebt. Es handelt sich dabei eindeutig um ein vermindertes Schlafbedürfnis ohne Beeinträchtigung von Leistung und Befinden des Patienten. Der früherwachte depressive Patient gerät direkt nach dem Erwachen in eine Welt der negativen Gefühle und der negativen Gedanken. Grübeleien charakterisieren die Frühmorgenstunden. Der Patient bleibt in der Regel im Bett, hat nicht die Kraft aufzustehen, hat Angst vor dem beginnenden Tag. Viele Suizide geschehen in diesen quälenden Stunden des Früherwachens. Erst im Verlauf des Tages beginnen sich die meisten Patienten halbherzig um Sachen der persönlichen Hygiene zu kümmern.

Daß *Zwänge* eine Depression begleiten können, finden wir schon in den Beschreibungen von *Kraepelin* aber auch älterer Autoren. Es wurde auch eine *„anankastische Depression"* beschrieben, in der die Zwänge das psychopathologische Querschnittsbild entscheidend mitprägen (Lauter 1962). Die Angaben jedoch über die Häufigkeit von Zwängen ist unterschiedlich, von weniger als 2-25% (Lauter 1962, Gittleson 1966, Winokur et al. 1969, Vaughan 1976), wobei von anderen Autoren angemerkt wird, daß häufig Sorge, überwertige Ideen, ängstliche Selbstbeobachtung irrtümlicherweise als Zwänge angenommen werden können (Foa et al. 1996). Das Konzept der Komorbidität beschäftigt sich ebenfalls mit Überlappungen zwischen Zwängen und Depression (siehe Kapitel 32).

Die *Suizidalität* – eines der gefürchtetsten Symptome depressiver Episoden – wird im Kapitel 21 getrennt behandelt. Auf den *„erweiterten Suizid"* wird in Kapitel 33 eingegangen.

KAPITEL 8: PHÄNOMENOLOGISCHE PRÄGNANZTYPEN DEPRESSIVER EPISODEN

„... μελαγχολῶσι δέ οὐκ ἐπί ἑνί εἴδει ἕκαστοι ...“

„... die Melancholie tritt aber nicht immer in ein und derselben Form auf ...“

Aretäus von Kappadokien: Über Ursachen und Symptome der chronischen Krankheiten, 1. Buch, Kapitel V, Übersetzung des Verfassers

„Wenn wir daher auch der Übersichtlichkeit halber die Anfälle nach ihrer Färbung auseinanderhalten, so dürfen wir doch dabei nicht vergessen, daß es sich hier keineswegs um grundsätzliche Unterscheidungen handelt.“

Emil Kraepelin 1913

In der Depression werden, wie schon oben erwähnt, viele Funktionen und Fähigkeiten primär oder sekundär gestört. Die einzelnen Symptome stehen aber nicht isoliert im Raum und sind nicht immer kristallreine Produkte einer einzelnen Grundfunktion. Die Verlangsamung und Einengung des Denkens etwa kann nicht nur als eine isolierte Denkstörung betrachtet werden, sondern als Erscheinung einer *„gesamt-dynamischen Restriktion“* (Janzarik 1959, 1968, 1985) oder des *„gesamt-energetischen Potentials“* (Huber 1999). Die Symptome der Depression sind wie bei anderen psychischen Störungen Epiphänomene, die durch die synergetische Wirkung von mehreren gestörten Funktionen entstehen. Eine Asymmetrie der Gestörtheit kann dann zu verschiedenartigen Erscheinungsbildern führen, jedoch auf der Basis eines Grundmusters. So können verschiedene Subtypen bzw. prägnante Typen depressiver Episoden entstehen. Für manchen von diesen Prägnanztypen bzw. Subtypen ist die Diskussion noch nicht abgeschlossen, ob sie eine phänomenologische Variation des depressiven Grundmusters oder doch unterschiedliche Syndrome oder gar eigenständige Erkrankungen sind (vgl. Goodwin und Jamison 1990, Paykel 1992, Marneros 1999b, Widiger et al. 1996).

8.1 Die *„typische“* depressive Episode in der ICD-10 und im DSM-IV

In der ICD-10 werden die *„typischen“* depressiven Episoden nach klinischen Gesichtspunkten in leicht, mittelgradig oder schwer unterteilt. In allen drei Schweregraden leidet die betroffene Person gewöhnlich unter den in Tabelle 8.1 dargestellten Symptomen.

Die Verminderung der Energie führt zu erhöhter Ermüdbarkeit und Aktivitätseinschränkung.

Außer der Kernsymptomatik (1 - 3) können auch die in Tabelle 8.1 (Pkt. 4 - 10) genannten Symptome auftreten.

Die Schweregradeinteilung soll eine große Zahl der klinischen Bilder abdecken, die in den verschiedenen psychiatrischen Arbeitsbereichen vorkommen. Patienten mit leichten depressiven Episoden sind in der Primärversorgung und in der allgemeinen medizinischen Versorgung häufig. In der stationären Psychiatrie hat man es hauptsächlich mit Patienten mit schweren depressiven Episoden zu tun.

Tabelle 8.1: Symptome der Depression (nach ICD-10)

- gedrückte Stimmung
- Interessenverlust oder Freudlosigkeit
- Verminderung des Antriebs
- verminderte Konzentration und Aufmerksamkeit
- vermindertes Selbstwertgefühl und Selbstvertrauen
- Schuldgefühle und Gefühle der Wertlosigkeit
- negative und pessimistische Zukunftsperspektiven
- Gedanken oder erfolgte Selbstverletzung oder Suizidhandlungen
- Schlafstörungen
- verminderter Appetit

Die Differenzierung zwischen leichter, mittelgradiger und schwerer depressiver Episode beruht auf der komplexen klinischen Beurteilung, die Anzahl, Art und Schwere der vorliegenden Symptome berücksichtigt. Das Ausmaß noch möglicher sozialer und beruflicher Aktivitäten im Alltag ist bei der Beurteilung des Schweregrades einer Episode oft hilfreich. Allerdings beeinflussen häufig individuelle, soziale und kulturelle Einflüsse die Beziehung zwischen dem Schweregrad der Symptome und der sozialen Integration, so daß es unklug wäre, die soziale Integration zu einem unentbehrlichen Kriterium für den Schweregrad zu machen.

Als *diagnostische Leitlinien* für die **leichte depressive Episode** (F32.0) gelten depressive Stimmung, Verlust von Interesse, Freudlosigkeit und erhöhte Ermüdbarkeit. Für die Diagnose sollten mindestens zwei dieser und mindestens zwei der übrigen in Tabelle 8.1 genannten Symptome vorhanden sein. Kein Symptom sollte besonders ausgeprägt sein. Die Mindestdauer für die gesamte Episode beträgt etwa 2 Wochen. Der Betreffende leidet unter den Symptomen und hat Schwierigkeiten, seine normale Berufstätigkeit und seine sozialen Aktivitäten fortzusetzen, gibt aber die alltäglichen Aktivitäten nicht vollständig auf.

Auch die leichte depressive Episode kann durch ein *„somatisches“* (*„melancholisches“* oder *„endogenomorphes“*) Syndrom gekennzeichnet sein (siehe Abschnitt 8.2).

Die diagnostischen Leitlinien für die **mittelgradige depressive Episode** (F32.1) sind: Mindestens zwei der oben für die leichte depressive Episode (F32.0) angegebenen Kernsymptome und mindestens drei (besser vier) der anderen aufgelisteten Symptome (Tabelle 8.1) müssen vorhanden sein. Einige Symptome sind in ihrem Schweregrad besonders ausgeprägt, oder es ist durchgehend ein besonders weites Spektrum von Symptomen vorhanden. Die Mindestdauer für die gesamte Episode beträgt etwa 2 Wochen. Ein Patient mit einer mittelgradigen depressiven Episode kann nur unter erheblichen Schwierigkeiten soziale, häusliche und berufliche Aktivitäten fortsetzen. So wie die leichte depressive Episode kann die mittelgradige depressive Episode mit den Merkmalen des *„somatischen“* (also melancholischen) Syndroms gekennzeichnet sein.

In einer **schweren depressiven Episode** (F32.2) zeigt der Patient meist erhebliche Verzweiflung und Agitiertheit, es sei denn, Hemmung ist ein führendes Symptom. Verlust des Selbstwertgefühls, Gefühle von Nutzlosigkeit oder Schuld sind meist vorherrschend, in besonders schweren Fällen besteht ein hohes Suizidrisiko. Es wird vorausgesetzt, daß das somatische Syndrom bei schweren depressiven Episoden praktisch immer vorhanden ist. Es handelt sich also immer um eine Melancholie (siehe Abschnitt 8.2).

Alle drei für die leichte und mittelgradige depressive Episode (Tabelle 8.1) typischen Symptome müssen vorhanden sein und mindestens vier von den anderen aufgelisteten Symptomen, von denen einige besonders ausgepägt sein sollten. Allerdings ist es möglich, daß besonders agitierte oder gehemmte Patienten viele Symptome nicht in allen Einzelheiten beschreiben wollen oder können. In solchen Fällen ist eine zusammenfassende Einschätzung als schwere Episode dennoch gerechtfertigt. Die depressive Episode soll mindestens 2 Wochen dauern; wenn die Symptome jedoch besonders schwer sind und sehr rasch auftreten, kann es gerechtfertigt sein, die Diagnose nach weniger als 2 Wochen zu stellen.

Die ICD-10 läßt Kategorien für die Codierung von depressiven und manischen Episoden offen, die entweder *„atypisch“* sind oder nicht vollständig die Kriterien der oben erwähnten Episoden erfüllen.

Tabelle 8.2: Kriterien für eine Episode einer Major Depression (nach DSM-IV)

A. Mindestens fünf der folgenden Symptome bestehen während derselben Zwei-Wochen-Periode und stellen eine Änderung gegenüber der vorher bestehenden Leistungsfähigkeit dar; mindestens eines der Symptome ist entweder (1) depressive Verstimmung oder (2) Verlust an Interesse oder Freude. **Beachte**: Auszuschließen sind Symptome, die eindeutig durch einen medizinischen Krankheitsfaktor, stimmungsinkongruenten Wahn oder Halluzinationen bedingt sind.
   (1) Depressive Verstimmung an fast allen Tagen, für die meiste Zeit des Tages, vom Betroffenen selbst berichtet (z.B. fühlt sich traurig oder leer) oder von anderen beobachtet (z.B. erscheint den Tränen nahe). **Beachte**: Kann bei Kindern und Jugendlichen auch reizbare Verstimmung sein.
   (2) Deutlich vermindertes Interesse oder Freude an allen oder fast allen Aktivitäten, an fast allen Tagen, für die meiste Zeit des Tages (entweder nach subjektivem Ermessen oder von anderen beobachtet).
   (3) Deutlicher Gewichtsverlust ohne Diät; oder Gewichtszunahme (mehr als 5% des Körpergewichtes in einem Monat); oder verminderter oder gesteigerter Appetit an fast allen Tagen. **Beachte**: Bei Kindern ist das Ausbleiben der zu erwartenden Gewichtszunahme zu berücksichtigen.
   (4) Schlaflosigkeit oder vermehrter Schlaf an fast allen Tagen.
   (5) Psychomotorische Unruhe oder Verlangsamung an fast allen Tagen (durch andere beobachtbar, nicht nur das subjektive Gefühl von Rastlosigkeit oder Verlangsamung).
   (6) Müdigkeit oder Energieverlust an fast allen Tagen.
   (7) Gefühle von Wertlosigkeit oder übermäßige oder unangemessene Schuldgefühle (die auch wahnhaftes Ausmaß annehmen können) an fast allen Tagen (nicht nur Selbstvorwürfe oder Schuldgefühle wegen des Krankseins).
   (8) Verminderte Fähigkeit zu denken oder sich zu konzentrieren oder verringerte Entscheidungsfähigkeit an fast allen Tagen (entweder nach subjektivem Ermessen oder von anderen beobachtet).
   (9) Wiederkehrende Gedanken an den Tod (nicht nur Angst vor dem Sterben), wiederkehrende Suizidvorstellungen ohne genauen Plan, tatsächlicher Suizidversuch oder genaue Planung eines Suizids.

B. Die Symptome erfüllen nicht die Kriterien einer gemischten Episode.

C. Die Symptome verursachen in klinisch bedeutsamer Weise Leiden oder Beeinträchtigungen in sozialen, beruflichen oder anderen wichtigen Funktionsbereichen.

D. Die Symptome gehen nicht auf die direkte körperliche Wirkung einer Substanz (z.B. Droge, Medikament) oder eines medizinischen Krankheitsfaktors (z.B. Hypothyreose) zurück.

E. Die Symptome können nicht besser durch einfache Trauer erklärt werden, d.h. nach dem Verlust einer geliebten Person dauern die Symptome länger als zwei Monate an oder sie sind durch deutliche Funktionsbeeinträchtigungen, krankhafte Wertlosigkeitsvorstellungen, Suizidgedanken, psychotische Symptome oder psychomotorische Verlangsamung charakterisiert.

Nach dem DSM-IV ist das wesentliche Merkmal einer depressiven Episode (einer Episode einer Major Depression) eine mindestens zweiwöchige Zeitspanne mit entweder depressiver Stimmung oder Verlust des Interesses oder der Freude an fast allen Aktivitäten (Tabelle 8.2). Bei Kindern und Heranwachsenden ist der Affekt mitunter eher reizbar als traurig. Außerdem müssen mindestens vier zusätzliche Symptome aus einer Kriterienliste bestehen: Veränderungen in Appetit oder Gewicht, in Schlaf und psychomotorischer Aktivität, Energiemangel, Gefühle von Wertlosigkeit oder Schuld, Schwierigkeiten beim Denken, bei der Konzentration oder der Entscheidungsfindung oder wiederkehrende Gedanken an den Tod bzw. Suizidabsichten, Suizidpläne oder Suizidversuche. Die Diagnose (der Episode) einer Major Depression erfordert, daß ein Symptom entweder neu aufgetreten ist oder sich im Vergleich zu dem der Episode vorhergehenden Befinden deutlich verschlechtert hat. Die Symptome müssen über einen Zeitraum von mindestens zwei aufeinanderfolgenden Wochen an fast jedem Tag die meiste Zeit des Tages anhalten. Außerdem muß die Episode mit klinisch bedeutsamem Leiden oder Beeinträchtigungen in sozialen, beruflichen oder sonstigen wichtigen Funktionsbereichen einhergehen. Bei leichteren Episoden mag die Funktion noch normal erscheinen, erfordert aber deutlich vermehrte Anstrengung (siehe Tabelle 8.1).

Ähnlich wie die ICD-10 unterscheidet das DSM-IV drei Schweregrade der depressiven Episoden: leicht, mittel und schwer, wobei bei schwer differenziert wird zwischen *„ohne"* und *„mit psychotischen Merkmalen"*. Bei der leichten Episode ist die Anzahl der erforderlichen Symptomkriterien gerade erreicht oder wird knapp überschritten. Die Symptome führen nur zu einer geringen Beeinträchtigung der beruflichen Leistungsfähigkeit oder der sozialen Aktivitäten und Beziehungen. Bei der schweren Form bestehen mehr Symptome als für die Diagnosestellung erforderlich wären, und die Symptome führen zu einer deutlichen Beeinträchtigung der beruflichen Leistungsfähigkeit oder der üblichen sozialen Aktivitäten und Beziehungen. Die mittelschwere Form liegt zwischen der leichten und der schweren.

8.2 Melancholie

Diese Form der Depression ist die klassische Form, die man von *Falret* (1851), *Kraepelin* (1899a,b, 1920), *Stransky* (1911), *Lange* (1928), *Kurt Schneider* (1950), *Manfred Bleuler* (1983), *Weitbrecht* (1952, 1972) kennt. Es ist das Syndrom, das *Jules Angst* (1966) und *Carlo Perris* (1966) meinten, als sie die neue Epoche zum Verständnis der unipolaren und bipolaren Erkrankungen einleiteten (Pichot 1995).

Das Syndrom *„Melancholie"*, das die repräsentativ genannten Autoren beschrieben, ist zwar nicht identisch mit dem Erscheinungsbild, das *Hippokrates*, *Aretäus von Kappadokien* und die anderen Ärzte der Antike damit meinten, ist aber ein wesentlicher Bestandteil der Gruppe der Erkrankungen, die die genannten griechischen Ärzte dargestellt haben (siehe Kapitel 1).

Seit der Kreierung der Major Depression durch das DSM und dem Siegeszug des DSM-III, DSM-III-R, DSM-IV und der ICD-10 sind Melancholie und Major Depression nicht mehr gleichzusetzen. Mit *„Melancholie"*, *„endomorpher Depression"*, *„endogenomorpher Depression"* oder auch mit der kurios anmutenden Bezeichnung der ICD-10 *„Depression mit somatischen Symptomen"* ist dann nur eine Gruppe von depressiven Syndromen innerhalb der breiteren Bezeichnung *„Major Depression"* oder der *„depressiven Episoden"* zu verstehen (siehe Tabelle 8.3).

Die Bezeichnung „mit melancholischen Merkmalen" kann auf die aktuelle oder letzte depressive Episode bei Major Depression und Bipolar-I- oder II-Störung nur angewendet werden, wenn dies gleichzeitig die zuletzt aufgetretene affektive Episode ist.

In den klinischen Beschreibungen und diagnostischen Leitlinien der ICD-10 wird nicht gefordert, das somatische Syndrom bei schweren depressiven Störungen extra zu verschlüsseln, da angenommen wird, daß die Mehrzahl der schweren depressiven Episoden mit einem somatischen Syndrom einhergehen. Die Kriterien dienen lediglich Forschungszwecken. Das heißt also, daß im Grunde genommen die ICD als Kern der schweren depressiven Episode die melancholische Symptomkonstellation sieht. Aber auch die leichten und mittelgradigen Episoden können ebenfalls mit der Zusatzkodierung *„somatische Symptome"*, d.h. melancholische Symptome versehen werden. Die schwere depressive Episode jedoch gilt per se als *„Melancholie"*.

Tabelle 8.3: Kriterien der *„depressiven Episode mit melancholischen Merkmalen“* (nach DSM-IV)

A.	In der schwersten Periode der aktuellen Episode besteht eines der folgenden Symptome: (1) Verlust von Freude an allen oder fast allen Aktivitäten (2) Fehlende Aufhellbarkeit auf normalerweise angenehme Außenreize (der Betroffene fühlt sich auch nicht vorübergehend besser, wenn sich etwas Erfreuliches ereignet).
B.	Mindestens drei der folgenden Symptome: (1) Besondere Qualität der depressiven Verstimmung (d.h. sie wird als deutlich verschieden von der Trauer über den Verlust einer geliebten Person empfunden). (2) Morgentief. (3) Früherwachen (mindestens zwei Stunden vor der gewohnten Aufwachzeit). (4) Deutliche psychomotorische Hemmung oder Erregung. (5) Deutliche Appetitlosigkeit und Gewichtsverlust. (6) Übermäßige oder unangenehme Schuldgefühle.

Tabelle 8.4: Kriterien für das *„somatische Syndrom“* (Synonym *„biologisch“*, *„vital“*, *„melancholisch“* oder *„endomorph“*) (nach ICD-10)

1.	deutlicher Interessenverlust oder Verlust der Freude an normalerweise angenehmen Aktivitäten
2.	mangelnde Fähigkeit, auf Ereignisse oder Aktivitäten emotional zu reagieren, auf die normalerweise reagiert wurde
3.	Früherwachen, zwei Stunden oder mehr vor der gewohnten Zeit
4.	Morgentief
5.	objektivierter Befund einer ausgeprägten psychomotorischen Hemmung oder Agitiertheit (beobachtet oder von anderen berichtet)
6.	deutlicher Appetitverlust
7.	Gewichtsverlust (5% oder mehr des Körpergewichtes im vergangenen Monat)
8.	deutlicher Libidoverlust

Rush und *Weissenburger* (1996) verglichen im Vorfeld der Erstellung des DSM-IV die relevanteste Literatur über die *„melancholische Symptomkonstellation“* und kamen u.a. zu dem Ergebnis, daß sie deskriptiv leicht zu erfassen ist und sich in der Regel bei schweren Formen der Depression findet. Im Vergleich zu depressiven Symptomkonstellationen ohne melancholische Merkmale sprechen die melancholischen Episoden gut auf Elektrokrampfbehandlung an, sie haben eine stärkere Beziehung zu DST-Non-Suppression und reduzierter REM-Latenz; sie weisen eine Neigung zu Remanifestationen auf. Patienten mit melancholischen Symptomkonstellationen haben häufiger einen Erstgradverwandten mit einer schweren Depression. Beide Autoren schließen ihre Literaturrecherchen mit der Bemerkung, daß *„dieser Bereich ein fruchtbarer Boden für neue Forschung bleibt“* (Rush und Weissenburger 1996).

8.3 Psychotische oder wahnhafte Depression

Auf die Problematik, die mit dem Begriff *„psychotisch“* verbunden ist, wurde schon im Abschnitt *„neurotisch/psychotisch“* (Abschnitt 6.1.2) hingewiesen.

Die Elastizität und die Vieldeutigkeit des Begriffes *„Psychose“*, wie er in modernen klassifikatorischen Systemen verwendet wird, erzeugt auch Kritik. Repräsentativ können die Bemerkungen von *Erik Strömgren* (1994) gelten: *„Ich glaube, es wird für viele Psychiater schwierig sein, mit einer solchen Beschreibung des Psychosebegriffes umzugehen. Wahrscheinlich werden sich die meisten Psychiater – mehr oder weniger bewußt – auf die Definition verlassen, die wir Karl Jaspers verdanken: 'Neurosen heißen die seelischen Abweichungen, welche den Menschen selbst nicht ergreifen, Psychosen solche, welche den Menschen im ganzen befallen. Psychosen ... sind der engere Bereich seelischer Störungen, die für das allgemeine Bewußtsein einen Abgrund zwischen krank und gesund aufreißen'.* (Jaspers 1913). *Diese Unterscheidung zwischen Psychose und Nicht-Psychose ist ja eine ganz fundamentale. Die erste Frage, die im Gespräch mit einem*

Kranken beantwortet werden muß, weil sie für Diagnose und Therapie entscheidend ist, ist eben diese: ‚Befindet sich der oder die Kranke diesseits oder jenseits dieses Abgrundes?' Auf diese entscheidende Frage gibt keine der großen Klassifikationen eine Antwort."

Nach der klassischen Nomenklatur ist jede Form *„endogener Depression"* psychotisch (Strömgren 1994). Auf jeden Fall sind in den neuen Klassifikationssystemen mit der Zusatzbezeichnung *„psychotische Merkmale bei endogener Depression"* Wahn und/oder Halluzinationen gemeint. Manche Autoren verwenden, um einen Konflikt zwischen dem traditionellen Psychosenbegriff und der neuen Nomenklatur zu vermeiden, statt *„psychotisch"* die Bezeichnung *„wahnhafte Depression"*. Da jedoch auch Halluzinationen auftreten können, setzt sich in zunehmender Weise auch für wahnhafte Depressionen die Bezeichnung *„psychotisch"* durch.

Das Auftreten von Wahn und Halluzinationen stellte schon für die klassischen Autoren ein Zeichen der Schwere der Symptomatik dar. *Kraepelin* sprach in diesem Zusammenhang je nach Erscheinung der halluzinatorischen bzw. Wahnphänomene von *„Melancholia gravis"* oder *„paranoider Melancholie"*. Fließende Übergänge führten über die *„phantastische Melancholie"* zur *„delirösen Melancholie"*, bei der zusätzlich die Bewußtseinslage beeinträchtigt war (Kraepelin 1913). In dieser Tradition bleiben auch die modernen Klassifikationssysteme: Sowohl die ICD-10 als auch das DSM-IV bringen das Auftreten von psychotischen Symptomen im obigen Sinne in Verbindung mit einer schweren depressiven Episode. So definiert die ICD-10 eine *„schwere depressive Episode mit psychotischen Symptomen"* (F32.3) als eine schwere depressive Episode, welche die Kriterien dafür erfüllt (siehe Tabelle 8.5), und in der Wahnideen, Halluzinationen oder ein depressiver Stupor auftreten. Der Wahn schließt gewöhnlich Ideen der Versündigung, der Verarmung oder einer bevorstehenden Katastrophe ein, für die sich die betreffende Person verantwortlich fühlen kann. Die akustischen Halluzinationen bestehen gewöhnlich aus diffamierenden oder anklagenden Stimmen; die Geruchshalluzinationen beziehen sich auf Fäulnis oder verwesendes Fleisch. Eine schwere psychomotorische Hemmung kann sich bis zum Stupor steigern. Wahngedanken oder Halluzinationen können als synthym (stimmungskongruent) oder parathym (stimmungsneutral bzw. -inkongruent) näher bezeichnet werden.

Über die Problematik bei Auftreten von stimmungsneutralem oder stimmungsinkongruentem Wahn oder Halluzinationen wurde schon in Kapitel 7 hingewiesen. Die Gefahr der Verwechslung zwischen schizoaffektiven Psychosen ist auch deswegen groß, weil sogenannte schizophrene *„negative Symptome"* durch die schwere depressive Symptomatik verdeckt bleiben können. Wahrscheinlich wäre die Kreierung einer gemeinsamen diagnostischen Kategorie von schizodepressiven und depressiven Episoden mit stimmungsinkongruenten psychotischen Symptomen sinnvoll.

Im Gegensatz zum DSM-IV betrachtet die ICD-10 katatone Erscheinungen, wie etwa den katatonen Stupor, als zu dem psychotischen Bereich zugehörig. Infolgedessen wird das Auftreten von katatonem Stupor als definierendes Merkmal für die psychotische Depression angesehen. Im Gegenzug dazu gibt es keine Form *„katatoner Depression"*, wie es im DSM-IV der Fall ist.

Tabelle 8.5: Schwere depressive Episode mit psychotischen Symptomen (nach ICD-10, Forschungskriterien, F32.3)

A. Die allgemeinen Kriterien für die depressive Episode (F32) sind erfüllt.

B. Die Kriterien für eine schwere depressive Episode ohne psychotische Symptome (F32.2) sind, mit Ausnahme von Kriterium D., erfüllt.

C. Die Kriterien für eine Schizophrenie oder eine schizodepressive Störung sind nicht erfüllt.

D. Entweder 1. oder 2.:
   1. Wahnideen oder Halluzinationen kommen vor, aber andere als die aufgelisteten typisch schizophrenen (d.h. die Wahngedanken sind nicht bizarr oder kulturell unangemessen, bei den Halluzinationen handelt es sich nicht um Rede in der dritten Person oder kommentierende Stimmen). Am häufigsten sind depressiver Schuld-, hypochondrischer, nihilistischer, Beziehungs- oder Verfolgungswahn.
   2. Depressiver Stupor.

Das DSM-IV bringt ebenfalls das Vorhandensein von psychotischen Symptomen in Verbindung mit der schweren depressiven Episode, wobei die psychotischen Symptome in ähnlichem Sinne wie in der ICD-10 definiert sind.

Im Gegensatz zur ICD-10 jedoch wird der depressive Stupor nicht als definierendes Merkmal der psychotischen Depression betrachtet, da dafür eine getrennte Kategorie *„katatone Depression"* vorgesehen ist.

Obwohl die beiden diagnostischen Systeme die *„psychotische Depression"* oder *„wahnhafte Depression"* als die schwere Form der allgemeinen depressiven Episode betrachten, wurden auch im Vorfeld der Entstehung beider Systeme Stimmen für ein *„unabhängiges"* psychotisch-depressives Syndrom laut (Schatzberg und Rothschild 1992, 1996, Viguera und Rothschild 1996). Es wurde damit argumentiert, daß es zwischen der psychotischen und nicht-psychotischen Depression relevante Unterschiede gibt; so etwa finden sich in der psychotischen Depression schwerere psychomotorische Störungen in Form von Hemmung oder Agitiertheit, häufigere und schwerere kognitive Defizite, Hypochondrie, Angst, vegetative Symptome, Suizidalität und Mortalität, längere Dauer der Episoden und geringere Ansprechbarkeit auf Monotherapie mit Antidepressiva (ausführliche Darstellung der entsprechenden Literatur in Schatzberg und Rothschild 1996). Aber da die meisten der von den Autoren genannten Merkmale eben doch Merkmale der Schwere der Erkrankung sind, haben sie sich letztlich mit ihren Vorschlägen nicht durchgesetzt.

8.4 Katatone Depression

Katatone Symptome und Symptomkonstellationen (depressiver Stupor, depressiver Erregungszustand, Raptus melancholicus) sind Hinweise auf eine schwere Form der Depression (siehe Kapitel 8.4). In der Fortsetzung der klassischen Forschung und Literatur werden die katatonen Symptome bei Depression von der ICD-10 als

a) eine mögliche Begleitkonstellation einer schweren depressiven Episode und
b) als psychotisches Symptom angesehen.

Für depressive Episoden, die von katatonen Symptomen begleitet sind, entweder in der Form eines depressiven Stupors oder eines Erregungszustandes, sieht das DSM-IV eine getrennte Kategorie *„depressive Episode mit katatonen Merkmalen"* vor (wobei dies auch für manische oder gemischte Episoden gilt, siehe Tabelle 8.6).

Tabelle 8.6: Kriterien für die Bezeichnung *„mit katatonen Merkmalen"* bei depressiven, manischen oder gemischten Episoden (nach DSM-IV)

Das klinische Bild wird beherrscht von mindestens zwei der folgenden Symptome:
1. Motorische Hemmung in Form von Katalepsie (einschließlich wächserner Biegsamkeit) oder Stupor.
2. Gesteigerte motorische Aktivität (die offensichtlich sinnlos und nicht durch äußere Reize beeinflußt ist).
3. Extremer Negativismus (ein offensichtlich grundloser Widerstand gegen alle Aufforderungen oder Einnahme einer rigiden Körperhaltung mit Widerstand gegen äußere Bewegungsversuche) oder Mutismus.
4. Bizarre Willkürbewegungen (in Form von inadäquaten oder sonderbaren Körperhaltungen, stereotypen Bewegungen, ausgeprägten Manierismen oder ausgeprägtem Grimassieren).
5. Echolalie oder Echopraxie.

Die ICD-10 sieht keine getrennte Kategorie vor, sondern subsumiert katatone Erscheinungen unter der Bezeichnung der *„schweren depressiven Episode mit psychotischen Symptomen"* (F32.3), so wird auch der schwere manische Erregungszustand unter der Bezeichnung *„Manie mit psychotischen Symptomen"* (F30.2) untergebracht.

In der amerikanischen Literatur wird der katatonen Symptomkonstellation eine besondere nosologische und therapeutische Relevanz beigemessen (Fink 1996, Viguera und Rothschild 1996). Eine der wesentlichen Gründe für die besondere Subgruppierung der katatonen Formen von depressiven (auch manischen und gemischten) Episoden war die Auffassung, daß diese Syndrome eine bessere Therapieansprechbarkeit auf Elektrokrampfbehandlung oder auch auf

Lorazepam als auf Neuroleptika und Thymoleptika haben (Fink 1996, Viguera und Rothschild 1996).

8.5 Atypische Depression

Der Begriff *„atypische Depression"* wurde früher sowohl in der Klinik als auch im Schrifttum für depressive Zustände reserviert, die von einer *„Melancholie"* oder *„endogenen Depression"* abweichen, ohne die Kriterien einer *„reaktiven"* oder *„neurotischen"* Depression zu erfüllen (Davidson 1997, Goodwin und Jamison 1990, Rabkin et al. 1996).

Heute werden mindestens fünf Bedeutungen der Bezeichnung *„atypische Depression"* in der internationalen Literatur verwendet (Davidson 1997):

1. nicht-endogene Depression,
2. Depression mit Umkehrung der vegetativen Symptomatik (Hyperphagie, Hypersomnie, Gewichtszunahme),
3. Depression mit prominenten Angst- (Panik- oder phobischen) Symptomen,
4. Depression mit *„interpersoneller Sensitivität"* (Überempfindlichkeit gegenüber Zurückweisungen),
5. Depression mit chronischen Schmerzzuständen und in Äquivalenz zur *„larvierten Depression"*.

Im DSM-IV wurde die atypische Depression als eine Zusatzbezeichnung aufgenommen (siehe Tabelle 8.7), während sie in der ICD-10 zusammen mit der larvierten Depression unter der vagen Bezeichnung *„andere depressive Episode"* (F32.8) einen Platz gefunden hat.

Tabelle 8.7: Kriterien für die „depressive Episode mit atypischen Merkmalen" (nach DSM-IV)

A. Affektive Reagibilität (d.h. Aufhellbarkeit der Stimmung auf tatsächliche oder erwartete positive Ereignisse).

B. Mindestens zwei der folgenden Symptome:
   (1) Deutliche Gewichtszunahme oder gesteigerter Appetit.
   (2) Hypersomnie.
   (3) Bleierne Schwere in Armen oder Beinen.
   (4) Seit langem bestehende (und nicht nur auf Episoden der affektiven Störung beschränkte) Überempfindlichkeit gegenüber Zurückweisungen, die zu deutlichen sozialen oder beruflichen Beeinträchtigungen führt.

C. Die Kriterien für *„mit melancholischen Merkmalen"* oder *„mit katatonen Merkmalen"* dürfen nicht während derselben Episode erfüllt sein.

(Die Bezeichnung „mit atypischen Merkmalen" kann angewendet werden, wenn die Symptome in den letzten zwei Wochen einer depressiven Episode bei Major Depression oder Bipolar-I- oder Bipolar-II-Störung vorherrschten, vorausgesetzt, daß die depressive Episode gleichzeitig die zuletzt aufgetretene affektive Episode ist, oder wenn diese Merkmale während der letzten zwei Jahre einer dysthymen Störung vorherrschten).

Eines der wichtigsten Merkmale, das die *„atypische Depression"* von der *„typischen Depression"* unterscheidet, ist die Aufhellbarkeit der Stimmung bei positiven Ereignissen (Liebowitz et al. 1984, Nierenberg et al. 1996, Davidson 1997).

Eine Abgrenzung der *„atypischen Depression"* von anderen Formen von depressiven Zuständen, ist nach Auffassung ihrer Befürworter (ausführliche Besprechung der Literatur in Rabkin et al. 1996) durch folgende Faktoren gerechtfertigt:

1. die besondere Phänomenologie (siehe obige Beschreibungen),
2. das jüngere Alter bei Erstmanifestation,
3. die größere Tendenz zum chronischen Verlauf,
4. mögliche Unterschiede der familiären Belastung (mehr Dysthymien, atypische Depressionen und Alkoholabusus bei atypischer Depression),

5. Unterschiede bei labortechnischen Befunden (wie etwa Dexamethasonsuppressions-Test und bei polysomnographischen und Lateralisationsbefunden) zwischen atypischer Depression und Depression mit melancholischen Merkmalen,
6. unterschiedliche therapeutische Resonanz, vor allem in bezug auf Trizyklika, aber nicht bei MAO-Hemmern oder SSRI.

Auf jeden Fall muß gesagt werden, daß die vorhandenen Daten und Studien noch nicht reichen, um eine endgültige Antwort auf die Frage zu geben, ob die sogenannte atypische Depression eine besondere Form depressiver Erkrankungen darstellt. Vor allem die ähnliche Phänomenologie der saisonal-abhängigen Depressionen (SAD) stellt die Frage nach der Gemeinsamkeit der beiden Störungen (siehe Kapitel 15). Manche Autoren (Rabkin et al. 1996) befürworten die Trennung von atypischer Depression und saisonal-abhängiger Depression wegen

a) fehlendem saisonalen Muster bei atypischer Depression,
b) Ineffektivität der Phototherapie.

Es bleiben trotz der Befunde von *Nierenberg* et al. (1996) noch viele Fragen offen, auch bezüglich der Stabilität der Symptomatik. Es stellt sich darüber hinaus die Frage, falls ein psychopathologisches Syndrom durch eine auch in Rezidiven konstante Psychopathologie und durch besondere Verlaufs- und hereditäre Merkmale validiert wird, wozu dann der Begriff *„atypisch"* verwendet wird? Dann ist das Bild eben sehr typisch. Frühere Bezeichnungen, wie etwa *„schlafende Depression"* oder *„bulimische Depression"* treffen nur partielle Erscheinungen und decken nicht das Gesamtbild. Nach den heute geltenden kriteriologischen Merkmalen kann eine Hypersomnie oder eine Hyperphagie fehlen. Man fragt sich, warum man diese Form der Depression nicht – um alle Mißverständnisse zu beseitigen – nach ihrem Hauptmerkmal benennt, das obligatorisch bei jedem Patient vorhanden sein müßte, nämlich die affektive Reagibilität. Eine Möglichkeit wäre z.B. *„reagible Depression"*.

8.6 Minor Depression

Eine *„Minor Depression"* wurde zuerst in den Research Diagnostic Criteria (RDC) von *Spitzer* et al. (1978b) erwähnt, wobei zur Charakterisierung einer depressiven Stimmungslage mindestens zwei von 16 aufgelisteten Symptomen vorhanden sein müssen sowie eine Dauer von mindestens zwei Wochen (wenn die Dauer der Symptome bis zu einer Woche betrug, war die Diagnose wahrscheinlich) und eine Beeinflussung der beruflichen und sozialen Aktivitäten. Weder im DSM-IV noch in der ICD-10 wurde explizit diese Kategorie aufgenommen, obwohl die *„leichte depressive Episode"* der ICD-10 (wie auch die leichte Form der depressiven Episode des DSM-IV) äquivalent zu dieser Diagnose ist (Angst 1997a). Die Gründe für die Nichtaufnahme dieser Kategorie in das DSM-IV sind die wenigen diesbezüglichen Studien und die Inkonsistenz der Befunde (Merikangas et al. 1996b). Allerdings kann die Definition einer Kategorie *„Minor Depression"* 40-80% der *„nicht näher bezeichneten depressiven Störung"* klären (Philipp et al. 1992). Die Züricher longitudinale epidemiologische Kohortenstudie bei jungen Erwachsenen (292 männliche und 299 weibliche Probanden zwischen 19 und 20 Jahren) definierte die Minor Depression durch eine Dauer von mindestens zwei Wochen und das Vorhandensein von drei oder vier von neun Symptomen des DSM-III für depressive Episoden der Major Depression. Es wurde eine Lebenszeitprävalenz von 7,8% (die bereinigten Formen) und 11% (ohne Bereinigung) angegeben. Ähnliche Prävalenz zeigen trotz der verschiedenen angewandten Kriterien auch andere Untersuchungen, etwa die Mainzer Studie von *Maier* und Mitarbeitern (1992d), oder die New Haven-Study von *Weissman* und Mitarbeitern (1978). Obwohl wenige Verlaufsuntersuchungen vorhanden sind, zeigen die verfügbaren Daten, daß die Mehrzahl der Patienten mit einer Minor Depression eine gute Prognose haben (Angst 1997a, Coryell et al. 1991a). *Angst* fand, daß innerhalb von zehn Jahren 60% keine Symptome mehr hatten, 20% entwickelten eine *„Major Depression"* und 20% eine *„rekurrente kurzandauernde Depression"* (Angst 1997a). Die prospektiven Untersuchungen von *Coryell* und Mitarbeitern (1991a) zeigten, daß die Gefahr von Rezidiven von der Schwere der Erkrankung bzw. der Anzahl der Symptome abhängig ist.

Es scheint, daß man bei einer Minor Depression am ehesten an nichtklassifizierbare depressive Syndrome bei körperlichen Erkrankungen und älteren Patienten denken kann (Merikangas et al. 1996a). Familienuntersuchungen zeigen, daß die Häufigkeit von Depressionen in den Familien von Patienten mit der Diagnose *„Minor Depression"* höher ist als bei einer Kontrollgruppe, aber keine familiäre Verwandtschaft zu den bipolaren Erkrankungen zeigt (Angst 1997a, Maier et al. 1992d).

8.7 Ängstliche Depression bzw. *„gemischte Angst-Depressionsstörung"*

(siehe Kapitel 32.4.2)

8.8 Das Cotard-Syndrom (Délire des négations)

Das Cotard-Syndrom kann eine schwere Form wahnhafter bzw. psychotischer Depression sein.

Das Cotard-Syndrom ist ein seltenes Syndrom, dessen zentrale Symptomatologie darin besteht, daß der Patient schwerwiegende nihilistische Ideen entwickelt, die bis zur Negation der eigenen Existenz und der Existenz der Außenwelt reichen. Das Syndrom wurde 1882 von *Jules Cotard* als *„Délire de négation"* beschrieben.

Die nihilistischen Ideen im Rahmen des Cotard-Syndroms reichen von der Überzeugung des Patienten, daß er seine Kräfte, seinen Verstand, seine Gefühle oder bestimmte Organe, vorwiegend Magen, Darm und Gehirn, verloren hat, bis zu der schwersten Form, bei der er seine eigene Existenz und die Existenz der Welt verneint (Ennoch und Trethowan 1979).

Obwohl das Cotard-Syndrom sowohl bei endogen-depressiven, schizophrenen und organischen Psychosen beobachtet worden ist, scheint es mit Vorliebe bei Depressionen des höheren Alters und organisch-depressiven Syndromen aufzutreten. Wir haben zwei Fälle mit Cotard-Syndrom bei organischer Melancholie beobachtet (Marneros 1982). Wenn das Syndrom im Rahmen einer schizophrenen Psychose auftaucht, ist es in der Regel von kurzer Dauer und kann mit der üblichen antipsychotischen Medikation nach den Richtlinien der Therapie der Schizophrenien behandelt werden. Für viele stellt das Cotard-Syndrom eine Indikation zur Elektrokrampfbehandlung dar (Ennoch und Trethowan 1979). Wenn es Bestandteil von depressiven Syndromen ist, ist es in der Regel ein resistentes und chronisch verlaufendes Syndrom, vor allem im Rahmen von organisch untermauerten Depressionen und sogenannten *„Involutionsdepressionen"*. Man empfiehlt außer der antidepressiven Behandlung auch eine Elektrokrampfbehandlung bzw. die Gabe von Phenothiazinen. Die Suizidgefahr scheint bei einem Cotard-Syndrom relativ hoch zu sein – obwohl bei manchen Patienen die Überzeugung, tot oder *„abgestorben"* zu sein, protektiv wirkt. Zusätzliche protektive Maßnahmen sind dennoch angezeigt.

8.9 Die schizodepressive Episode

Die schizodepressive Episode ist phänomenologisch heterophot, sie hat also keine eigenständige Phänomenologie. Es handelt sich um eine Mischung der depressiven und der schizophrenen Symptomkonstellation.

Die depressive Symptomkonstellation, die die schizodepressive Episode gestaltet, ist identisch mit den im obigen Kapitel dargestellten depressiven Konstellationsformen (Angst 1966, Berner und Lenz 1986, Brockington und Leff 1979, Clayton 1982, Maj 1984, Marneros 1989a, Marneros und Tsuang 1986, Marneros et al. 1991a, Marneros 1995a). Sie kann in allen Kombinationen und Variationen depressiver Syndromatik auftreten – melancholisch, kataton, psychotisch, agitiert usw. Falls die affektive Symptomatik in der leichteren Form einer depressiven Episode, ohne *„melancholische Symptome"* – nach DSM-IV – bzw. ohne *„somatische Symptome"* – nach ICD-10 – auftritt, ist die Gefahr groß, daß die Diagnose *„schizodepressive Episode"* inflationistisch gestellt wird, zuungunsten der Schizophrenien. Je leichter die depressive Episode ist, je weiter sie von der melancholischen, katatonen oder psychotischen Konstellation entfernt ist, desto vorsichtiger soll die Diagnose *„Schizo-*

depression" gestellt werden. Am zuverlässigsten für die Diagnose einer schizodepressiven Episode ist neben der schizophrenen Symptomatik das Vorhandensein einer melancholischen Symptomkonstellation (Marneros et al. 1989d, 1991a). Es wäre wahrscheinlich sinnvoll, daß für Forschungszwecke bzw. bis zur Lösung des diagnostischen Problems, das der schizoaffektiven Psychose anhaftet, die melancholische Symptomkonstellation als wichtigster Orientierungspunkt für die Diagnose einer Schizodepression gelten soll.

Der schizophrene Bestandteil einer schizodepressiven Episode entspricht vollständig dem phänomenologischen Bild der schizophrenen Episode und erfüllt die dafür verlangten Kriterien – im phänomenologischen Bereich – , etwa die des DSM-IV und der IDC-10, RDC, PSE und anderer Systeme. Solange sogenannte positive Symptome der Schizophrenie vorhanden sind, kann die Diagnose als gesichert gelten. Negative Symptome der Schizophrenie alleine bedürfen größter Sorgsamkeit, um die Diagnose der Schizodepression zu stellen: Alogie (Sprachverarmung), Anhedonie, Aufmerksamkeits- und Konzentrationsstörungen, sozialer Rückzug, Apathie, Antriebsminderung – also die bekanntesten Gruppen negativer Symptome – sind Symptome, die auch bei der Depression zu finden sind (siehe Übersicht in Marneros et al. 1991a, Marneros und Andreasen 1991). Große Sorgfalt bei der Exploration und der psychologischen Evaluierung dieser Symptome ist dann gefragt. Bei einer reinen negativen Symptomatik soll das Vorhandensein von positiven schizophrenen Symptomen in der Vorgeschichte und der Verlauf für die Diagnose von Bedeutung sein.

8.10 Prägnanztypen depressiver Syndrome im diagnostischen System *Leonhards*

Nach der Auffassung *Leonhards* unterscheiden sich depressive Zustände, die im Rahmen einer bipolaren Erkrankung auftreten, von monopolaren Depressionen: *„Die bipolare Form bietet eine wesentlich buntere Gestaltung, sie schwankt nicht nur zwischen zwei Polen sondern zeigt auch in jeder einzelnen Phase bald dieses, bald wieder ein anderes Zustandsbild."* (Leonhard 1995a, S. 6). Man erkennt daher die Zugehörigkeit zu den bipolaren Formen – nach Auffassung *Leonhards* – in der Regel schon in der ersten Phase. Dementsprechend ist man im allgemeinen auch in der Lage, die Fälle, die nur zufällig zu einem Pol hin tendieren, aber tatsächlich doch auch die Bereitschaft für den anderen Pol besitzen, zu erkennen und dem Wesen nach als zweipolig aufzufassen. Nicht selten deute sich die Gegenphase nur an, aber doch so, daß sie nicht zu verkennen sei: Manische Kranke können stundenweise depressiv verstimmt sein, depressiv Erkrankte können im Schwinden ihrer Verstimmung eine auffällige Angeregtheit mit Heiterkeit und Vielgestaltigkeit zeigen. Deswegen unterscheidet *Leonhard* die *„vielgestaltigen"* (d.h. die bipolaren) von den *„reinen"* (den monopolaren) Fällen. Als bipolare Form wird die manisch-depressive Krankheit bezeichnet, wobei die eine Phase, die manische, auch die depressive ankündigt und umgekehrt. Von den reinen Formen unterscheidet er die *reine Melancholie* und die *reine Manie* sowie *reine Depressionen* und *reine Euphorien. Reine Melancholie* und *reine Manie* sind keine rein affektiven Erkrankungen (weil Denken und Wollen ebenfalls gestört sind), während reine Depressionen und reine Euphorien aber reine affektive Erkrankungen sind. In Zusammenfassung beschreibt er folgende prägnante Typen depressiver Syndrome (für manische Syndrome siehe Kapitel 10.6):

8.10.1 Reine Melancholie

Es handelt sich um eine monopolare Krankheit. Die klinische Abgrenzung gegen die manisch-depressive Krankheit ist nicht in jedem Fall möglich, doch sind die Fehldiagnosen recht selten. Das klinische Bild ist gekennzeichnet durch Bedrückheit, psychomotorische Hemmung, Denkhemmung, Entschlußerschwerung, Insuffizienzgefühle und wechselnde, aber nach keiner Richtung hin aufdringliche depressive Ideen.

8.10.2 Reine Depressionen

8.10.2.1 Gehetzte Depression

Die gehetzte Depression ist nach Auffassung *Leonhards* ausgezeichnet durch einen qualvoll-depressiven Zustand ängstlicher Färbung, begleitet von einer ständigen Unruhe vom Charakter ängstlicher Gehetztheit. Angstvorstellungen kommen meist hinzu, häufig auch Versündigungsideen und hypochondrische Befürchtungen. Im Beginn können Unruhe und Ideenbildung noch wechseln, bei längerem Bestehen des Leidens wird beides einförmig. Das Klagen erfolgt dann oft fast stereotyp, immer mit dem gleichen Inhalt. In jedem Fall zeigt die Unruhe eine große Nachhaltigkeit, die sich durch nichts überwinden läßt. Auch lassen sich die Kranken nicht von ihren Klagen ablenken, ja oft ist es ihnen nicht einmal möglich, auf indifferente Fragen Antwort zu geben. Durch ihre Unbeeinflußbarkeit können die gehetzten Depressionen fälschlicherweise den Eindruck des Eigensinns erwecken. Mit Abklingen der Angst geht das ängstliche Jammern häufig in ein Drängen über, das querulatorisch wirkt, in dem aber ein ängstlich-gequälter Unterton erkennbar bleibt. Gehetzte Depressionen können rasch ablaufen, sie neigen aber deutlich zu einem protrahierten Verlauf (Leonhard 1995a).

8.10.2.2 Hypochondrische Depression

Die hypochondrische Depression wird nach *Leonhard* durch körperliche Mißempfindungen ausgezeichnet, die der Schilderung nach relativ eigenartiger Natur sind. Häufig schließen sich daran Befürchtungen um das körperliche Wohl an, doch sind nicht diese sondern die Mißempfindungen für die Diagnose wesentlich. In Andeutungen, manchmal in ausgesprochenem Maße kommen Entfremdungserlebnisse vor, die Körperempfindungen, Sinneswahrnehmungen und Vorstellungen betreffen können. Der Zustand kann sehr quälend sein. Nicht selten kommt es zu einem chronischen Verlauf, gelegentlich hört der depressiv-hypochondrische Zustand anscheinend überhaupt nicht mehr auf, ohne daß sich an dem Zustandsbild etwas wesentliches ändert (Leonhard 1995a).

8.10.2.3 Selbstquälerische Depression

Im Mittelpunkt der selbstquälerischen Depression stehen nach Auffassung *Leonhards* krankhafte Ideen, welche Selbstvorwürfe, Selbstentwertungen, Angst um die eigene Person und mehr noch um die Angehörigen zum Inhalt haben. An den Ideen scheint sich der krankhafte Affekt immer wieder erst zu entwickeln. Häufig gehen die Ideen ins Extreme, die Kranken übersteigern sich dann geradezu in ihren Behauptungen, die schlechtesten und verachtenswertesten Menschen zu sein und furchtbar bestraft zu werden. In selbstquälerischer Weise kommen sie immer wieder auf ihre Ideen zurück und sie wollen andere von deren Richtigkeit überzeugen, wobei sie in Erregung geraten. Wenn jedoch eine Anregung, die Idee zu äußern, fehlt, dann verhalten sie sich ruhig, erscheinen in sich versunken und hängen wohl still ihren Ideen nach. Ein Getriebensein, wie es den gehetzten Depressionen eigen ist, fehlt; es bestehen andererseits auch keine Hemmungen. Aus einem apathisch ruhigen Verhalten kann es jedoch zu einer Erregung kommen, wenn die Ideen zur Sprache kommen (Leonhard 1995a).

8.10.2.4 Argwöhnische Depression

Nach den Beschreibungen *Leonhards* verbinden sich bei der argwöhnischen Depression mit gedrückter oder auch mehr ängstlicher Verstimmung Beziehungsideen, die depressive Inhalte haben. Aus den Vorgängen der Umgebung entnehmen die Kranken Hinweise dafür, daß sie für minderwertig oder sündig gehalten werden, oder daß ihnen etwas Schlimmes bevorsteht. Neben den Eigenbeziehungen geben gelegentlich auch Stimmen die depressiven Inhalte wieder. Wie andere reine Depressionen nehmen hin und wieder auch die argwöhnischen einen chronischen Verlauf. Wenn die Verbindung depressiver Verstimmung mit Eigenbeziehungen depressiven Inhalts bleibt, besteht kein Anlaß, die Diagnose zu ändern. Bei kürzerer Beobachtung kommen aber Verwechslungen mit Beziehungssyndromen anderer Genese leicht vor. Die Selbstmordneigung ist bei der argwöhnischen Depressionen anscheinend ziemlich groß (Leonhard 1995a).

8.10.2.5 Teilnahmsarme Depression

Leonhard beschreibt die teilnahmsarme Depression als durch eine Gedrückheit der Stimmung gekennzeichnet, die von einer subjektiv wesentlich mehr empfundenen als objektiv erkennbaren Gefühls- und Willensverarmung begleitet ist. Die höheren seelischen Gefühle, nicht nur im Sinne der Freude sondern auch im Sinne des Leids, verlieren ihre Tiefe. Vor allem die Fähigkeit des Mitfühlens mit anderen Menschen geht subjektiv verloren. Die Kranken können lebhaft klagen, im Ganzen fällt aber doch auch objektiv eine Teilnahmslosigkeit und Initiativverarmung auf. Andere depressive Symptome spielen in dem Krankheitsbild keine Rolle, es kommt lediglich häufig zu psychologisch naheliegenden Selbstvorwürfen wegen der Teilnahmsarmut. Die Tiefe der Depression ist geringer als bei anderen reinen Formen, Selbstmordversuche sind seltener. Ein chronischer Verlauf kommt vor, am Zustandsbild selbst ändert sich dabei nichts (Leonhard 1995a).

Die beschriebenen Formen von Depression können mit den Depressionsformen anderer diagnostischer Systeme, etwa *„psychotische Depression“* oder *„wahnhafte Depression“*, *„coenästhetische“* oder *„hypochondrische Depression“* Ähnlichkeiten und Überlappungen zeigen. *Leonhard* vertritt jedoch die Auffassung, daß es sich bei seiner Klassifikation um reine und unverwechselbare Formen handelt. Diese Auffassung hat sich nicht durchgesetzt, die Akzeptanz seiner Beschreibungen ist viel niedriger als die der zykloiden Psychosen (siehe Kapitel 3).

8.11 Weitere Formen depressiver Syndrome

Bei der Beschreibung des phänomenologischen Bildes wurden schon folgende zusätzliche (mehr oder weniger) prägnante Typen erwähnt:

- Anankastische Depression (S. 81)
- Angstdepression (S. 75, 456ff)
- Coenästhetische Depression (S. 74)
- Vegetative Depression (S. 78)
- Agitierte Depression (S. 122)
- Larvierte Depression (S. 78, 89, 157)
- depressio sine depressione (S. 78)
- Jammerdepression (S. 73, 75)
- Hysteromelancholie (S. 75)
- Hypochondrische Depression (S. 79, 93)
- Ideenflüchtige Depression (S. 115f)
- Vitale Depression (S. 74)

KAPITEL 9: DIE MANISCHE SYMPTOMKONSTELLATION

„Καί οἷσι μέν ἡδονή ἡ μανίη, γελῶσι, παίζουσι, ὀρχεύονται νυκτός καί ἡμέρης, καί ἐς ἀγορήν ἀμφαδόν καί ἐστεμμένοι κοτέ, ὅκως ἐξ ἀγωνίης νικηφόροι, ἐξίασι. ἄλυπος τοῖσι πέλας ἡ ἰδέη. Μετεξέτεροι δέ ὑπό ὀργῆς ἐκμαίνονται ... ἰδέαι δέ μύριαι. Τοῖσι μέν γε εὐφύεσι τε καί εὐμαθέσι ἀστρονομίη ἀδίδακτος, φιλοσοφίη αὐτομάτη, ποίησις δῆθεν ἀπό μουσέων ...“

„Bei manchen tritt die Manie als Lustigkeit auf, sie lachen, spielen, tanzen Tag und Nacht, sie flanieren auf dem Markt, bisweilen mit Kränzen auf dem Kopf, als ob sie aus einem Wettspiel als Sieger hervorgegangen wären; solche Patienten bereiten den Angehörigen keine Sorgen. Andere aber rasten vor Zorn aus ... Die Erscheinungsformen sind unzählig. Manche, die intelligent und gebildet sind, beschäftigen sich mit Astronomie, ohne es jemals gelernt zu haben, mit Philosophie autodidaktisch, betrachten Poesie als ein Geschenk der Musen ...“

Aretäus von Kappadokien: Über Ursachen und Symptome der chronischen Krankheiten, 1. Buch, Kapitel VI, Übersetzung des Verfassers

„Mania is not a luxury one can easily afford.“
Kay Redfield Jamison 1995

9.1 Das Erscheinungsbild der Manie

Obwohl euphorische bzw. maniforme Erscheinungen, die nicht zu den Manien gehören, weit verbreitet sein dürften, ist die manische Symptomkonstellation für den Kliniker in der Regel leicht zu erkennen. So ist es auch zu verstehen, daß die verschiedenen diagnostischen Systeme eine größere symptomatologische Uniformität der Manie als der Depression zeigen (Silverstone und Hunt 1992). Betrachtet man etwa das auf der Present State Examination (PSE) basierende Catego-System (Wing et al. 1982), die Research Diagnostic Criteria (RDC) (Spitzer et al. 1978b), das DSM-IV oder die ICD-10, findet man kaum gravierende Unterschiede hinsichtlich der symptomatologischen Kriterien. Die Robustheit der Identifizierbarkeit manischer Syndrome und die weitgehende symptomatologische Uniformität jedoch bedeuten keineswegs gleichzeitig syndromatologische Uniformität oder phänomenologischen Monolithismus. Im Gegenteil, eine phänomenologische Vielgestaltigkeit manischer Zustandsbilder (wie schon *Aretäus von Kappadokien* meinte) ist die Regel (Kraepelin 1913, Leonhard 1957a, 1995a, Zeh 1956a,b). Trotz der weitgehenden phänomenologischen Uniformität kann sich die symptomatologische Ausgestaltung manischer Episoden von Patient zu Patient und bei ein und demselben Mensch von Manifestation zu Manifestation (Goodwin und Jamison 1990) unterscheiden.

9.2 Die Welt des Manikers auf ihrem Höhepunkt

Der manische Patient erlebt alles gegensätzlich zu dem depressiven Patienten. Während sich der depressive Patient in einer Hölle der Quälereien, der Selbstabwertung, der Insuffizienz und der

„Losigkeit" befindet, erlebt der manische Patient eine *„Bombenstimmung"*, eine Vielfalt von gesteigerten Selbstwertgefühlen. Er fühlt sich voller Vitalität, Aktivität und Energie, er findet und empfindet alles *„toll"*, *„schön"*, *„ausgezeichnet"*, *„phantastisch"*, *„... alles wird gut!"* Solange diese Symptome in milderer Form vorhanden sind und als Hypomanie auftreten, können sie durchaus viele positive Aspekte beinhalten. In subklinischen Formen können Aktivitäten mit Leichtigkeit entfaltet und die Einstellung zu der Welt auf das Positivste ausgerichtet werden, das Empfinden und die Sinnlichkeit erscheinen *„großartig"*. Die Umgebung jedoch kann auch in solchen Fällen nicht immer mitkommen. Man fühlt sich gestört, überfordert und dies beeinträchtigt die sozialen Interaktionen. In den klinischen Formen jedoch ist die Welt des Manischen ein richtungsloser Sturm, der vieles aus der Umgebung des Patienten, aus seinem Leben wegfegt, und wenn es vorbei ist, bleiben häufig Scherben, so wie es in den folgenden Zeilen *Kay Redfield Jamison* in unübertrefflicher Weise darstellt. Sowohl die Welt des Manischen als auch die des Psychotischen wurde in den Selbstschilderungen von *Kay Redfield Jamison* exzellent wiedergegeben. In der Annahme, daß die Benutzer dieses Handbuchs in der überwiegenden Zahl auch den englischen Text verstehen können, wird diese Schilderung in der Originalsprache gelassen, um die Individualität und Eindringlichkeit zu bewahren.

„... quite extraordinary, filling my brain with a cataract of ideas and more than enough energy to give me at least the illusion of carrying them out. My normal Brooks Brothers conservatism would go by the board; my hemlines would go up, my neckline down, and I would enjoy the sensuality of my youth. Almost everything was done to excess: instead of buying one Beethoven symphony, I would buy nine; instead of enrolling for five classes, I would enroll in seven; instead of buying two tickets for a concert I would buy eight or ten.

One day, during my freshman year, I was walking through the botanical gardens at UCLA, and, gazing down into the small brook that flows through the gardens, I suddenly and powerfully was reminded of a scene from Tennyson's Idylls of the King. Something, I think, about the Lady of the Lake. Compelled with an immediate and inflaming sense of urgency, I ran off to the bookstore to track down a copy of it, which I did. By the time I left the student union I was weighed down with at least twenty other books, some of which were related to Tennyson's poem, but others of which were only very tangentially connected, if at all, to the Arthurian legend: Malory's Le Morte d 'Arthur and T. H. White's The Once and Future King were added, as were The Golden Bough, The Celtic Realm, The Letters of Héloïse and Abelard, books by Jung, books by Robert Graves, books about Tristan and Isolde, anthologies of creation myths, and collections of Scottish fairy tales. They all seemed very related to one another at the time. Not only did they seem related, but they seemed together to contain some essential key to the grandiosely tizzied view of the universe that my mind was beginning to spin. The Arthurian tragedy explained everything there was to know about human nature – its passions, betrayals, violence, grace, and aspirations – and my mind wove and wove, propelled by the certainty of absolute truth. Naturally, given the universality of my insights, these purchases seemed absolutely essential at the time. Indeed, they had a certain rapturous logic to them. But in the world of more prosaic realities, I could ill afford the kind of impulsive buying that this represented. I was working twenty to thirty hours a week in order to pay my way through college, and there was no margin at all for the expenses I ran up during these times of high enthusiasms. Unfortunately, the pink overdraft notices from my bank always seemed to arrive when I was in the throes of the depressions that inevitably followed my weeks of exaltation.

Much as it had during my senior year in high school, my classwork during these galvanized periods seemed very straightforward, and I found examinations, laboratory work, and papers almost absurdly easy during the weeks that the high-flying times would last. I also would become immersed in a variety of political and social causes that included everything from campus antiwar activities to slightly more idiosyncratic zealotries, such as protesting cosmetic firms that killed turtles in order to manufacture and sell beauty products. At one point I picketed a local department store with a homemade placard that showed two very badly drawn sea turtles scrunching their way across the sand, with bits of starlight overhead – a crushing reminder, I thought, of their remarkable navigational abilities – and the words 'YOUR SKIN HAS COST

THEM THEIRS' printed in large red letters beneath the picture.

...

When I am high I couldn 't worry about money if I tried. So I don't. The money will come from somewhere; I am entitled; God will provide. Credit cards are disastrous, personal checks worse. Unfortunately, for manics anyway, mania is a natural extension of the economy. What with credit cards and bank accounts there is little beyond reach. So I bought twelve snakebite kits, with a sense of urgency and importance. I bought precious stones, elegant and unnecessary furniture, three watches within an hour of one another (in the Rolex rather than Timex class: champagne tastes bubble to the surface, are the surface, in mania), and totally inappropriate sirenlike clothes. During one spree in London I spent several hundred pounds on books having titles or covers that somehow caught my fancy: books on the natural history of the mole, twenty sundry Penguin books because I thought it could be nice if the penguins could form a colony. Once I think I shoplifted a blouse because I could not wait a minute longer for the woman-with-molasses feet in front of me in line. Or maybe I just thought about shoplifting, I don't remember, I was totally confused. I imagine I must have spent far more than thirty thousand dollars during my two major manic episodes, and God only knows how much more during my frequent milder manias.

But then back on lithium and rotating on the planet at the same pace as everyone else, you find your credit is decimated, your mortification complete: mania is not a luxury one can easily afford. It is devastating to have the illness and aggravating to have to pay for medications, blood tests, and psychotherapy. They, at least, are partially deductible. But money spent while manic doesn't fit into the Internal Revenue Service concept of medical expense or business loss. So after mania, when most depressed, you're given excellent reason to be even more so."

9.3 Die Symptome der Manie

„Das Grundleiden in den maniacalischen Zuständen besteht nemlich in einer Störung der motorischen Seite des Seelenlebens, der Strebung, und zwar von der Art, dass dieselbe frei, losgelassen, ungebunden gesteigert sich zeigt, und dass eben damit das Individuum das Befürfniss erhöhter Kraftäusserung empfindet."

Wilhelm Griesinger 1845

Die oben dargestellte Selbstschilderung von *Kay Redfield Jamison* entspricht den Beschreibungen, die jeder Kliniker von seinen Patienten hört. Die Symptome der Manie sind Epiphänomene, genauso wie die der Depression. So wie auch bei den Depressionen, sind viele unterschiedliche Funktionen gestört, hier in einer „*Hyper*"-Form. Affektivität, Vitalität, Antrieb, Denken, Empfinden, Fühlen, Merken, Erinnern, Schlafen und andere körperliche Funktionen sind beeinträchtigt. Die Hauptsymptome der Manie basieren vorwiegend auf einer Steigerung der Affektivität und Vitalität.

Die nachfolgenden Beschreibungen der manischen Symptome und Symptomkonstellationen basieren auf unseren klinischen Erfahrungen unter Berücksichtigung der Beschreibungen von *Kraepelin* (1887/1920), *Leonhard* (1957a/1995b), *Zeh* (1956a,b), *Weitbrecht* (1972), *Jamison* (1995a) und von anderen klassischen Autoren, so daß sich ihre ständige Zitierung erübrigt.

In einer phänomenologischen Evaluierung des Querschnittsbildes von 107 Patienten mit Manie, den psychopathologischen Definitionen des AMDP-Systems folgend, fanden wir (Marneros et al. 1988b), daß die Störungen der Affektivität immer vorhanden waren. Ebenfalls fast immer vorhanden waren die Störungen des Antriebes und Verhaltens (siehe Tabelle 9.1). Nicht so häufig fanden sich Störungen des Denkens und der Aufmerksamkeit, relativ selten waren Wahnphänomene.

Tabelle 9.1: Manie: Die häufigsten psychopathologischen Symptome nach Oberkategorien des AMDP (aus: Marneros et al. 1988b)

(n=107)	n	%
Affektstörungen	107	100
Antriebs- und Verhaltensstörungen	100	93
Formale Denkstörungen	75	70
Aufmerksamkeitsstörungen	29	27
Wahnphänomene	12	11

Störungen der Affektivität sind für die Diagnose der Manie fundamental: Euphorie, Heiterkeit, Ausgelassenheit, witziges Verhalten, das in der Regel ansteckend und mitreißend ist, stellen eine der angenehmsten Symptomgruppen der Manie dar. Die Störung der Affektivität kann jedoch auch reizbare und explosive Züge annehmen, wobei sie unangenehm für die Umgebung sein kann, unter Umständen auch gefährlich, etwa bei der sogenannten gereizten Manie. Die Unterscheidung zwischen *„heiterer"* und *„gereizter"* Manie (Zeh 1956a,b, siehe Kapitel 10) hat zwar eine deskriptive und eine Therapiemanagement-Bedeutung, jedoch keine weitere. *„Heitere"* und *„gereizte"* Manie sind nicht zwei verschiedene Formen der Manie, sondern nur zwei verschiedene Ausdrucksformen gehobener und gestörter Affektivität, die in ein und derselben Episode auftreten können (Goodwin und Jamison 1990, Keck et al. 1996a). *Carlson* und *Goodwin* (1973) beschreiben die Veränderung der Affektivität während einer manischen Episode als eine Funktion der Stufe der Manie und unterscheiden drei Stufen bezüglich der dominierenden Affekte:

- *Stufe I* – charakterisiert durch Euphorie
- *Stufe II* – charakterisiert durch Reizbarkeit und Dysphorie
- *Stufe III* – charakterisiert durch schwere Panik bis zum Delirium

Die von *Carlson* und *Goodwin* beschriebene Entwicklung trifft offensichtlich am ehesten bei den sogenannten *„Mischzuständen"* bzw. *„dysphorischer Manie"* oder *„gemischt-bipolaren Erkrankungen"* zu (siehe Kapitel 11). Die klinische Erfahrung spricht jedoch nicht eindeutig für eine Generalisierung dieser Befunde.

Nach einer Gewichtung der relevantesten Angaben in der Literatur zur Häufigkeit von affektiven Symptomen bei der Manie kamen *Goodwin* und *Jamison* (1990) zu folgenden Ergebnissen:

- Reizbarkeit bei 80% der eingeschlossenen Populationen,
- Euphorie bei 71%,
- Stimmungsfluktuation bei 69%,
- Expansivität bei 60%.

Interessanterweise wurde bei 72% der Maniker auch Depressivität festgestellt! Es muß jedoch hier angemerkt werden, daß die meisten der metaanalysierten Studien nicht zwischen Manie, atypischer Manie und gemischter Episode unterschieden haben (siehe Kapitel 10). Man kann aber davon ausgehen, daß eine Störung der Affektivität in irgendeiner Form, entweder als Euphorie oder als Reizbarkeit, ausnahmslos bei allen Patienten vorhanden ist (Marneros et al. 1988b, Silverstone und Hunt 1992).

Obwohl die Stimmungssteigerung von den Patienten positiv und angenehm erlebt wird, zeigen Explorationen nach Abklingen der manischen Phase, daß es sich hierbei nicht um identische Gefühle mit dem *„Glücksgefühl"* handelt. Die Patienten sprechen davon als *„etwas anderes"*, es sind nicht die Glücksgefühle, die *„ozeanischen Gefühle"*, die man bei den *„Glückspsychosen"* findet (siehe Kapitel 14.1). In leichteren Formen kann die heitere Stimmung durchaus auch angenehm sein, erst bei Zunahme belastet sie die Umgebung. Der Antrieb ist in allen Bereichen gesteigert.

In der schon zitierten Arbeit von *Marneros* und Mitarbeitern (1988b) wurden die affektiven Symptome nach AMDP in der folgenden, in Tabelle 9.2 dargestellten, Häufigkeit gefunden.

Tabelle 9.2: Manie: Affektivitätsstörung nach AMDP-Definition (aus: Marneros et al. 1988b)

(n=107)	n	%
Affektstörungen (total)	107	100
Euphorie	77	72
Gereiztheit	60	56
Steigerung der Selbstwertgefühle	38	36
Innere Unruhe	31	29

Antriebsstörung bei der Manie bedeutet in der Regel Antriebssteigerung: Eine der wichtigsten Charakteristika der manischen Episode ist der Überschuß an Initiative, an Unternehmungen und an Aktivitäten. Hyperaktivität in irgendeiner Form ist bei allen Patienten vorhanden (Goodwin und Jamison 1990, Keck et al. 1996a, Silverstone und Hunt 1992). Zu Beginn der Episode bzw. bei leichten Formen der Manie und bei Hypomanie können die Aktivitäten noch zielgerichtet sein; die Umgebung nimmt in diesen Fällen zwar eine intensive Geschäftigkeit und Betriebsamkeit wahr, die jedoch den intentionalen Faden noch nicht verloren hat. Mit Steigerung der Intensität der manischen Symptomatik verliert jedoch die Betriebsamkeit und die Hyperaktivität an Intentionalität; es wird viel angefangen und nichts oder nur sehr wenig zu Ende gebracht. Die stürmischen Aktivitäten verlieren in den Augen der Umgebung an logischem Hintergrund, an nachvollziehbaren Zusammenhängen und an einer erkennbaren Zielrichtung. Gelder werden sinnlos ausgegeben, grundlose Einkäufe getätigt, überzogene Kredite abgeschlossen oder spottbillige Verkäufe unternommen, unangemessen große Geschenke gemacht, Reden werden gehalten sowie unerwartete stürmische Besuche zu jeder Tages- und Nachtzeit erstattet. Auf dem Höhepunkt der manischen Symptomatik verlieren die Aktivitäten jeden Sinn und Kontinuität und können zu einem *„Aktivitäten-Salat"* entarten. Die Antriebssteigerung führt also dann zu erheblichen, die Umgebung belastenden und den Patient schädigenden, auffälligen exaltierten Verhaltensmustern, die in der Regel die Einweisung in eine Klinik unumgänglich machen.

Gestiegen sind auch die *Libido* und die *sexuellen Aktivitäten* der Patienten, obwohl *„Sex zu intensiv ist, um Spaß zu machen"* (Jamison 1995a). Durch die vorhandene manische Enthemmung können auch ethisch und sozial bedingte Hemmungen wegfallen, so daß es manchmal zu Promiskuität kommen kann. Das in der Regel wahllose *„Fremdgehen"* hat vor allem bei Frauen Konsequenzen nach Abklingen der Phase. Sie entwickeln dem Partner gegenüber Schuldgefühle, häufig in so einer starken Form, daß eine diesbezüglich zentrierte Psychotherapie und Familientherapie nötig ist. Die meisten Studien berichten über eine Hypersexualität bei ca. 70% der Patienten (Goodwin und Jamison 1992), wobei jedoch die Spanne von 25% (Loudon et al. 1977) bis zu 80% (Carlson und Goodwin 1973) reicht. Etwa ein Drittel der Patienten *„exhibitioniert"* (Goodwin und Jamison 1990).

Bei 107 Patienten mit einer manischen Episode haben wir folgende Häufigkeit von Antriebs- und Verhaltensstörungen gefunden (Tabelle 9.3):

Tabelle 9.3: Manie: Antriebs- und Verhaltensstörungen nach AMDP-Definition (aus: Marneros et al. 1988b)

(n=107)	n	%
Antriebs- und Verhaltensstörungen (total)	100	93
Steigerung des psychomotorischen Antriebs	72	67
Motorische Unruhe	60	56
Logorrhoe	54	50
Inadäquates Verhalten	10	9
Manierismen	5	5

Im Rahmen der schon angesprochenen Enthemmung und des Kontrollverlustes in Kombination mit Gereiztheit könnte es auch zu *strafrechtlich relevanten Erscheinungen* kommen, wie etwa Körperverletzung oder Sachbeschädigung und vor allem im Bereich von Geld- und Kaufangelegenheiten (siehe Abschnitt Forensik, Kapitel 35). Es muß aber an dieser Stelle auch gesagt werden, daß manische Patienten selten gewalttätig werden (Häfner und Böker 1972, Böker und Häfner 1973.)

Die hervorstechendste und häufigste *formale Denkstörung* findet man in einer enormen *Beschleunigung* des Denkens sowie in der *Ideenflucht* (bis zu 100%, Clayton et al. 1965, gewichteter Durchschnitt der Literaturangaben über 70%, Goodwin und Jamison 1990). Die eine Idee jagt die andere, und kaum eine wird bis zu Ende ausgesprochen. In schweren Formen läuft die Sprache trotz der *Logorrhoe*, des gesteigerten und stürmischen Redeflusses, der Ideenflucht hinterher; sie kann nicht komplette Ideen transferieren. Logorrhoe wird bei den meisten Studien als immer vorhanden angegeben (Abrams und Taylor 1976, Carlson und Goodwin 1973, Clayton et al. 1965, Winokur et al. 1969). Die Sätze sind blumig, wortreich, voll von Superlativen. Sie drükken nur Optimismus, Vitalität, Hyperaktivität, große Pläne, glorreiche Zukunft und Omnipotenz aus (Andreasen und Pfohl 1976). Die manische

„Denkinkohärenz" ist vorwiegend ein Eindruck, den der Beobachter hat und der durch die Ideenflucht, die Logorrhoe, die vielen Neben- und Klangassoziationen sowie durch gedankliche Sprünge, die der Maniker macht, entsteht.

Konzentrationsstörungen und Ablenkbarkeit wird mit bis zu 100% angegeben (Clayton et al. 1965, Winokur et al. 1969) und im Durchschnitt der Literatur mit über 70% (Goodwin und Jamison 1992, Silverstone und Hunt 1992).

Wir haben folgende Häufigkeiten von formalen Denkstörungen gefunden (dargestellt in Tabelle 9.4).

Tabelle 9.4: Manie: Formale Denkstörungen nach AMPD-Definition (aus: Marneros et al. 1988b)

(n=107)	n	%
Formale Denkstörungen (total)	75	70
Ideenflucht	61	57
Inkohärenz	13	12
Umständlichkeit des Denkens	6	6

Die *Steigerung der Selbstwertgefühle* in inadäquater Weise ist eine der zentralen Charakteristika manischer Symptomkonstellationen. Megalomanes Denken (Grandiosität) wird in manchen Studien bei bis zu 100% der Patienten gefunden (etwa bei Carson und Goodwin 1973) im Durchschnitt um die 80% (Goodwin und Jamison 1990), wobei nicht der megalomane Wahn damit gemeint ist. In ausgeprägten Formen sind Äußerungen wie *„Ich bin der Reichste, der Intelligenteste, der Schönste, der Fähigste"*, nicht selten. Die Steigerung der Selbstwertgefühle führt dazu, daß andere Menschen, die tatsächlich eine gehobene Position in der Gesellschaft haben, von dem manischen Patienten als gleichrangig bzw. untergeordnet betrachtet werden. Im Gegensatz dazu werden schwächere Menschen oder diejenigen, die niedrigere Ränge in einer hierarchischen Ordnung belegen, im Rahmen der Ausübung der eigenen Omnipotenz von den manischen Patienten in höchste Ränge gehoben. So kommt es vor, daß Professoren und Chefärzte etwa von akut manischen Patienten *„abgesetzt"* und Studenten zu Professoren ernannt werden. Anderen Patienten auf den Stationen werden große, schnelle und teure Autos versprochen, und Prominente wurden im Vergleich zu Patienten als *„Taugenichtse"* bezeichnet.

Die Steigerung der Selbstwertgefühle ist manchmal eine Vorstufe des *manischen Wahnes*, der in verschiedenen megalomanen Formen als Größenwahn, Omnipotenzwahn, Abstammungswahn u.ä. auftreten kann (Kraepelin 1913, Zeh 1956a). Außer dem megalomanen Wahn können auch andere Wahnformen, etwa Verfolgungswahn oder Beziehungswahn, ohne stimmungskongruente Inhalte auftreten. Manchmal jedoch ist durch eine vertiefte Exploration zu erfahren, daß auch der Verfolgungs- oder Beziehungswahn seinen Ursprung in der Steigerung der Selbstwertgefühle hat (etwa Verfolgung wegen Neid, oder Komplott gegen die großartigen Pläne usw.). Verfolgungswahn wird in den verschiedenen Studien zwischen 20-30%, im Durchschnitt um die 28% angegeben (siehe Metaanalyse Goodwin und Jamison 1990). Es muß jedoch kritisch angemerkt werden, daß in vielen Studien, vor allem älteren, auf die Unterscheidung zwischen schizoaffektiven Erkrankungen und Manie nicht eingegangen wurde. Problematisch ist, daß das DSM-IV und die ICD-10 das Auftreten von stimmungsinkongruentem Wahn, wie auch von stimmungsinkongruenten Halluzinationen bei manischen Syndromen, nicht als ein Kriterium für die Stellung der Diagnose *„schizoaffektive Psychose"* sehen. Der Wahn muß dann bizarr werden und in Kombination mit anderen *„schizophrenen Symptomen"* auftreten, um die Diagnose *„schizoaffektive Erkrankung"* zu ermöglichen. Darin liegen mögliche Fehlerquellen, Fehlerquellen sowohl für die klinische Diagnose als auch für Angaben in der Literatur. Wie bei dem Verarmungswahn und anderen Formen depressiven Wahnes, werden ebenso beim Größenwahn und anderen Formen manischen Wahnes Häufigkeit und Gestaltung auch von Zeitgeist und Kultur mitdeterminiert (Kranz 1955, Pfeiffer 1994).

Wir fanden bei 107 Patienten mit Manie der Kölner und Bonner Universitätskliniken folgende Häufigkeit von Wahnphänomenen (Tabelle 9.5):

Tabelle 9.5: Manie: Wahnphänomene nach AMPD-Definition (aus: Marneros et al. 1988b)

(n=107)	n	%
Wahnphänomene (total)	12	11
Wahnwahrnehmungen	0	0
Größenwahn	7	7
Beziehungswahn	3	3
Andere Wahnformen	11	10

Halluzinationen wurden in dem genannten Kollektiv zwar nicht eruiert, sie können aber vor allem in Form von akustischen Halluzinationen, die in der Regel synthym und kompatibel mit dem Inhalt des manischen Wahnes sind, auftreten. Ihre Häufigkeit wird mit 15% (gewichteter Durchschnitt der Literatur) angegeben. Am häufigsten findet man akustische Halluzinationen, aber auch optische und olfaktorische wurden angegeben (Goodwin und Jamison 1990). Man kann davon ausgehen, daß die Halluzinationen in reinen manischen Syndromen selten vorkommen, obwohl sie in der Literatur mit über 50% angegeben worden sind (vgl. z.B. Silverstone und Hunt 1992). Diese Zahlen sollten sehr vorsichtig betrachtet werden, weil eine Vielzahl von diesen Patienten offensichtlich an einer schizomanischen Episode litt. Manische und schizomanische Episoden wurden in den meisten dieser Studien nicht genauer differenziert bzw. diagnostiziert. Es ist realistisch, wenn man die Häufigkeit von Halluzinationen bei rein manischen Patienten nach gekonnter Differentialdiagnose von schizoaffektiven, schizophrenen und Patienten mit *„organischer Euphorie“* oder Hirnschädigungen (Alsen 1960) mit 15% (Goodwin und Jamison 1990) angibt.

Ein Charakteristikum der manischen Halluzinationen ist ihre kurze Dauer bzw. ihre flüchtige Natur. Ihre inhaltliche Beziehung zu vorhandenen Wahngedanken ist fragmentarisch und sie haben häufig einen religiösen Inhalt (Winokur et al. 1969). Einige Studien berichten über akustische Halluzinationen ersten Ranges im Sinne *Kurt Schneiders* (Silverstone und Hunt 1992, Goodwin und Jamison 1990, Keck et al. 1996a). Kritisch muß angemerkt werden, daß einige dieser Studien keinen Unterschied zwischen schizoaffektiven und manischen Erkrankungen machen. Das Vorhandensein von akustischen Halluzinationen ersten Ranges ist ein ernstes Indiz dafür, daß es sich hierbei um eine schizoaffektive oder gar schizophrene Psychose handelt.

Die *Wahrnehmung* des manischen Patienten ist ebenfalls exaltiert und intensiviert. Geräusche, Farben und Gerüche werden viel intensiver wahrgenommen, alle in ihren positivsten Formen (Jamison 1995a). Dies befindet sich im Gegensatz zu den Wahrnehmungsanomalien der schizophrenen Patienten, bei denen vor allem die Intensität der Geräusche störend, ja manchmal quälend ist. Ob die Offenheit und Intensivierung der Wahrnehmung sekundär auf eine gesteigerte Aktivität und Vitalität aller psychischen Funktionen zurückzuführen ist, oder ob es etwas Primäres ist, ähnlich einer *„Entzügelung des impressiven Modus des Wahrnehmens“*, beantworten die bisherigen neuropsychologischen Untersuchungen nicht definitiv.

Die manische Exaltation sowie die damit verbundenen Hyperaktivitäten sind wichtige Faktoren für die Entstehung der genannten Störungen in dem Sinne, daß die Patienten durch die verschiedensten, manchmal für andere Personen kaum bemerkbaren Nebenreize ablenkbar sind. Trotzdem gibt es zumindest punktuell eine *Hyperprosexie*, d.h. eine erhöhte Aufmerksamkeit und Aufnahmefähigkeit, die aber kurzandauernd und unbeständig ist. Auch eine *Hypermnesie* ist im nachhinein bei den manischen Patienten zu beobachten. Kleine Details in einem Gespräch, im Verhalten, in der Kleidung, in der Umgebung, die von den anderen Menschen kaum beobachtet worden sind, werden von dem manischen Patienten später genauestens erinnert. Auch das Gegenteil kann aber auftreten, nämlich Hypomnesie oder Amnesie für abgelaufene komplette Erlebnisse und Ereignisse, da durch die oben beschriebenen kognitiven und Aktivitätsbesonderheiten, vor allem durch die Aufmerksamkeitsstörungen, keine komplette Wahrnehmung und vollständige Prägung stattfinden kann infolgedessen wird eine intakte Reproduktion des Erlebten beeinträchtigt.

Der *Appetit* kann gesteigert sein, allerdings ist dies nur in leichteren Formen bzw. Anfangsstadien der Manie beobachtet worden; es kann eine partielle Erscheinung der allgemeinen Steigerung der Vitalgefühle oder auch eine Form der Polyphagie (des häufigen Essens) oder der Hyperphagie (des übermäßigen Essens) im Rahmen der manischen Enthemmung sein. Während des Höhepunktes der Symptomatik scheint es, daß das Eßbedürfnis reduziert ist, der Patient zehrt von den körpereigenen Kräften, das *„Eßritual"* findet in fragmentarischer Weise statt. Die Patienten nehmen ein Stück Speise, beißen schnell und hastig hinein, um es wieder liegenzulassen und anderen Aktivitäten nachzugehen. Während der manischen Phasen konsumieren manche Patienten mehr Alkohol als sonst und berichten über eine Erhöhung ihrer Alkoholtoleranz.

Das *Schlafbedürfnis* des Manikers ist reduziert. Die Patienten schlafen lediglich wenige Stunden, manche nur zwei oder drei Stunden und sind direkt danach *„fit"* und voll Aktivität, zum Leid der Umgebung. Sie beginnen schon in den frühen Morgenstunden, d.h. um 02.00 Uhr oder 03.00 Uhr morgens, laute Musik zu machen, Möbel umzuräumen, Maschinen in Gang zu setzen, laut zu singen etc. Die nächtlichen bzw. frühmorgendlichen Überaktivitäten sind mit die häufigsten Gründe der Einweisung von manischen Patienten in die Klinik.

Die Beschreibung der Symptomvariationen, die oben stattgefunden hat, impliziert auch eine Vielgestaltigkeit von möglichen Kombinationen. Die Variationsbreite der Symptome beginnt bei den leichten manischen Episoden (hypomanischen Zuständen), die sich dann jedoch bei ein und demselben Patienten bis zu schweren psychopathologischen Formen entwickeln können und die Form einer delirösen bzw. verworrenen oder psychotischen Manie annehmen können (Carlson und Goodwin 1973, Goodwin und Jamison 1992, Keck et al. 1996a, Klerman 1981, Kraepelin 1913, Silverstone und Hunt 1992, Zeh 1956a). Die Bezeichnung *„überkochende Manie"* in der alten Literatur beschreibt genau das Endstadium eines manischen Zustandes, der dann in einen psychotischen mit stimmungsinkongruenten Symptomen übergeht (Huber 1999). In diesem Sinne ist der Übergang zu einer schizoaffektiven Erkrankung oder zu einer schizophrenen Psychose zumindest im phänomenologischen Sinne erreicht, so daß man die interessante Frage des psychotischen Kontinuums stellen kann (Marneros et al. 1995b).

KAPITEL 10: PRÄGNANZTYPEN MANISCHER EPISODEN

„Μανίης τρόποι εἴδεσί μεν μύριοι, γένει δέ μοῦνος εἷς."

„Es gibt zwar zahlreiche Erscheinungsformen der Manie, sie gehören aber ein und derselben Kategorie an."

Aretäus von Kappadokien: Über Ursachen und Symptome der chronischen Krankheiten, 1. Buch, Kapitel VI, Übersetzung des Verfassers

10.1 Die *„typische"* manische Episode in der ICD-10 und im DSM-IV

Was zu Beginn des Kapitels *„Prägnanztypen depressiver Episoden"* (Kapitel 8) gesagt worden ist, gilt in gleicher Weise auch für die Prägnanztypen manischer Syndrome. Auch hier stehen die einzelnen Symptome nicht isoliert im Raum und sind auch nicht *„kristallreine"* Produkte einer einzelnen Grundfunktion. Die Beschleunigung des Denkens, der Rededrang, die Überaktivität, die Steigerung der Vital- und der Selbstwertgefühle, die Enthemmung, die megalomane Einstellung oder der Omnipotenzwahn sind alle, im Gegensatz zu den Depressionen, als Endprodukte einer *„dynamischen Expansion"* zu werten (Janzarik 1959, 1968, 1985). Aber auch hier kann eine Asymmetrie der Gestörtheit zu verschiedenartigen Erscheinungsbildern führen, die ebenfalls auf der Basis eines Grundmusters entstehen, wie die unterschiedlichen depressiven Syndrome.

Die ICD-10 beschreibt drei Haupttypen manischer Episoden, die sich an den Schweregraden orientieren: Als leichteste Ausprägung der Manie wird die Hypomanie (F30.0) bezeichnet, siehe Kapitel *„Hypomanie"*, als mittelschwere Form wird die *„Manie ohne psychotische Symptome"* (F30.1) gewertet, und als die schwerste Form gilt die *„Manie mit psychotischen Symptomen"* (F30.2, siehe Abschnitt psychotische [wahnhafte] Manie).

Bei der Manie ohne psychotische Symptome ist die Stimmung inadäquat gehoben und kann zwischen sorgloser Heiterkeit und fast unkontrollierbarer Erregung schwanken. Die gehobene Stimmung ist mit vermehrtem Antrieb verbunden und führt zu Überaktivität, Rededrang und vermindertem Schlafbedürfnis. Übliche soziale Hemmungen gehen verloren, die Aufmerksamkeit kann nicht mehr aufrechterhalten werden, statt dessen kommt es oft zu starker Ablenkbarkeit. Die Selbsteinschätzung ist überhöht, Größenideen oder maßloser Optimismus werden frei geäußert. Wahrnehmungsstörungen, wie etwa die Einschätzung von Farben als besonders lebhaft und meist schön, können vorkommen, ferner eine Beschäftigung mit feinen Einzelheiten von Oberflächenstrukturen oder Geweben und eine subjektive Hyperakusis. Die betreffende Person kann überspannte und undurchführbare Projekte beginnen, leichtsinnig Geld ausgeben und bei völlig unpassender Gelegenheit aggressiv, verliebt oder scherzhaft werden. In einigen manischen Episoden ist die Stimmung eher gereizt und mißtrauisch als gehoben (siehe Tabelle 10.1). Als diagnostische Leitlinie gilt die Dauer der Episoden (wenigstens eine Woche) und ihre Schwere. Es müssen die berufliche und soziale Funktionsfähigkeit – mehr oder weniger vollständig – unterbrochen werden.

Die typische manische Episode wird im DSM-IV als ein umschriebener Zeitraum von min-destens einer Woche angegeben, in dem eine abnorm und anhaltend gehobene, expansive oder reizbare Stimmung besteht und von einigen anderen Symptomen begleitet wird (siehe Tabelle 10.2).

Tabelle 10.1: Kriterien für Manie (ohne psychotische Symptome) (nach den Forschungskriterien der ICD-10)

A. Die Stimmung ist vorwiegend gehoben, expansiv oder gereizt und für die Betroffenen deutlich abnorm. Dieser Stimmungswechsel muß auffällig sein und mindestens eine Woche anhalten (es sei denn, eine Krankenhauseinweisung wird notwendig).

B. Mindestens drei der folgenden Merkmale müssen vorliegen (vier, wenn die Stimmung nur gereizt ist) und eine schwere Störung der persönlichen Lebensführung verursachen:
   1. Gesteigerte Aktivität oder motorische Ruhelosigkeit.
   2. Gesteigerte Gesprächigkeit („*Rededrang*").
   3. Ideenflucht oder subjektives Gefühl von Gedankenrasen.
   4. Verlust normaler sozialer Hemmungen, was zu einem den Umständen unangemessenen Verhalten führt.
   5. Vermindertes Schlafbedürfnis.
   6. Überhöhte Selbsteinschätzung oder Größenwahn.
   7. Ablenkbarkeit oder andauernder Wechsel von Aktivitäten oder Plänen.
   8. Tollkühnes oder leichtsinniges Verhalten, dessen Risiken die Betroffenen nicht erkennen, z.B. Lokalrunden ausgeben, törichte Unternehmungen, rücksichtsloses Fahren.
   9. Gesteigerte Libido oder sexuelle Taktlosigkeit.

C. Fehlen von Halluzinationen oder Wahn, Wahrnehmungsstörungen können aber vorkommen (z.B. subjektive Hyperakusis, Wahrnehmung von Farben als besonders leuchtend etc.).

D. *Häufigstes Ausschlußkriterium*: Die Episode ist nicht auf einen Mißbrauch psychotroper Substanzen oder auf eine organische psychische Störung zurückzuführen.

Wie in der ICD-10 muß auch laut DSM-IV die Störung schwer genug sein, um deutliche Beeinträchtigungen in sozialen und beruflichen Funktionsbereichen zu verursachen oder eine Hospitalisierung erforderlich zu machen, oder es müssen auch psychotische Merkmale vorhanden sein.

Es muß darauf geachtet werden, eine körperliche oder pharmakologische Ursache der Symptomatik auszuschließen.

Symptome, wie sie während einer manischen Episode beobachtet werden, können auch Folge einer antidepressiven Medikation, einer Elektrokrampftherapie, Lichttherapie oder Medikamentengabe wegen eines medizinischen Krankheitsfaktors (z.B. Kortikosteroide) sein (siehe Abschnitt *„Substanzinduzierte unipolare und bipolare Störungen"*, Kapitel 38).

Das Auftreten einer manischen Episode berechtigt zu der Diagnose Bipolar-I-Störung (siehe Kapitel 1.7.3 und 1.7.4).

Tabelle 10.2: Kriterien für eine manische Episode (nach DSM-IV)

A. Eine mindestens einwöchige (bei Hospitalisierung auch kürzere), abgegrenzte Periode mit abnorm und ahnhaltend gehobener, expansiver oder reizbarer Stimmung.

B. Während der Periode der Stimmungsveränderung bestehen mindestens drei (bei nur reizbarer Verstimmung mindestens vier) der folgenden Symptome in einem deutlichen Ausmaß:
   (1) Übersteigertes Selbstwertgefühl oder Größenideen.
   (2) Vermindertes Schlafbedürfnis (z.B. fühlt sich nach nur 3 Stunden Schlaf ausgeruht).
   (3) Vermehrte Gesprächigkeit oder Rededrang.
   (4) Ideenflucht oder subjektives Gefühl des Gedankenrasens.
   (5) Erhöhte Ablenkbarkeit (Aufmerksamkeit wird zu leicht auf irrelevante äußere Reize gelenkt).
   (6) Gesteigerte Betriebsamkeit (im sozialen, beruflichen, schulischen oder sexuellen Bereich) oder psychomotorische Unruhe.
   (7) Übermäßige Beschäftigung mit angenehmen Aktivitäten, die mit hoher Wahrscheinlichkeit unangenehme Konsequenzen nach sich ziehen (z.B. ungezügeltes Einkaufen, sexuelle Eskapaden, törichte geschäftliche Investitionen).

C. Die Symptome erfüllen nicht die Kriterien einer gemischten Episode.

D. Die affektive Störung ist schwer genug, um eine deutliche Beeinträchtigung der beruflichen Leistungsfähigkeit oder der üblichen sozialen Aktivitäten oder Beziehungen zu verursachen oder eine Hospitalisierung zur Abwendung von Selbst- oder Fremdgefährdung erforderlich zu machen, oder es sind psychotische Symptome vorhanden.

E. Die Symptome gehen nicht auf die direkte körperliche Wirkung einer Substanz (z.B. Droge, Medikament, sonstige Behandlungen) oder eines medizinischen Krankheitsfaktors (z.B. Hyperthyreose) zurück.

10.2 Die psychotische (wahnhafte) Manie

Im Gegensatz zu der psychotischen bzw. wahnhaften Depression, über die lange Diskussionen in der Literatur stattgefunden haben, ob sie eine getrennte Erkrankung darstellt, findet man solche Diskussionen bezüglich der psychotischen Manie kaum: Sie wird als ein Schweregrad manischer Symptomatik angesehen (Keck et al. 1996a, Silverstone und Hunt 1992, Goodwin und Jamison 1990, Kraepelin 1913, Zeh 1956a).

So wird sowohl in der ICD-10 (siehe Tabelle 10.3) als auch im DSM-IV die Zusatzbezeichnung *„mit psychotischen Merkmalen"* an eine schwere manische Episode, wenn Wahn oder Halluzinationen auftreten, angeknüpft, ähnlich wie bei den depressiven Episoden.

Es gibt in beiden Systemen das gleiche Problem, daß sie auch einen nicht-synthymen Wahn als kompatibel mit der Diagnose *„Manie"* betrachten. Es wird lediglich die Einschränkung gemacht, daß, wenn stimmungsinkongruenter Wahn und Halluzinationen dominieren, die Diagnose einer schizoaffektiven Psychose gestellt werden soll. Trotz dieser Einschränkung, die beide Systeme machen, zeigt sich auch hier wieder, wie eng der differentialdiagnostische Pfad ist.

Tabelle 10.3: Kriterien für Manie mit psychotischen Symptomen (nach den Forschungskriterien der ICD-10)

A.	Die Episode erfüllt die Kriterien für eine Manie ohne psychotische Symptome mit Ausnahme des Kriteriums C.
B.	Die Episode erfüllt nicht gleichzeitig die Kriterien für eine Schizophrenie oder eine schizomanische Störung.
C.	Wahnideen oder Halluzinationen kommen vor, aber andere als die aufgelisteten typisch schizophrenen (d.h. die Wahndgedanken sind nicht bizarr oder kulturell unangemessen, bei den Halluzinationen handelt es sich nicht um Rede in der dritten Person oder kommentierende Stimmen). Am häufigsten sind Größen-, Liebes-, Beziehungs- und Verfolgungswahn.
D.	Häufigstes Ausschlußkriterium: Die Episode ist nicht auf einen Mißbrauch psychotroper Substanzen oder auf eine organische psychische Störung zurückzuführen.

10.3 Katatone Manie

Unter der Bezeichnung der katatonen Manie werden die schon von *Kraepelin* und anderen früheren Autoren beschriebenen Syndrome der *„stuporösen Manie"* bzw. teilweise auch der *„tobsüchtigen Manie"* (Kraepelin 1913) verstanden.

Im DSM-IV ist, wie auch für depressive gemischte Episoden, die Zusatzbezeichnung *„mit katatonen Merkmalen"* vorgesehen (siehe Tabelle 8.6). Die stuporöse Manie wird heute den gemischten Episoden bzw. den gemischten bipolaren Erkrankungen zugerechnet (siehe Kapitel 11).

Katatone Symptome während der manischen Episode sind nach Angaben der Literatur bei ca. 22% (Goodwin und Jamison 1992) der Patienten zu finden. Nach Auffassung von *Abrams* und *Taylor* (1976) haben die katatonen Symptome viel mehr mit der Manie und den bipolaren Erkrankungen gemeinsam als mit der Schizophrenie (Fink 1996). *Taylor* (1984) vertritt die Auffassung, daß die von *Kraepelin* beschriebene *„periodische Katatonie"* eine Form der bipolaren affektiven Störung sei. Sie hat offensichtlich viele Ähnlichkeiten mit der Motilitätspsychose *Kleists* und *Leonhards* (siehe Kapitel 3 und 14).

10.4 Deliröse Manie

Als *„deliröse Manie"* wird eine schwere Form der Manie bezeichnet, die im englischsprachigen Raum als *„Bell's mania"* beschrieben wird. *Bell* hat im Jahre 1849 bei einem Patienten ein manisches Syndrom geschildert mit plötzlichem Beginn, schweren Schlafstörungen, Appetitlosigkeit, Desorientierung, bizarrem Wahn und Halluzinationen. Dieses Bild würden wir heute nicht mehr als Manie bezeichnen, zumal der von *Bell* beschriebene Patient auch Fieber dazu hatte (Bell 1849 – zitiert in Fink 1996 sowie Goodwin und Jamison 1990). *Kraepelin* beschreibt die deliröse Manie (1913) mit Bewußtseinsstörung, Verwirrtheit, Halluzinationen und Wahn. *Carlson* und *Goodwin* (1973) sehen in der delirösen Manie den Gipfel der Stadienentwicklung einer schwersten Form der Manie. Als diagnostische Kriterien wurden vorgeschlagen:

1. Akuter Ausbruch mit oder ohne prodromale Erscheinungen wie Reizbarkeit, Schlafstörungen u.ä.
2. Die Präsenz des vollen hypomanischen oder manischen Syndroms in irgendeinem Stadium der Erkrankung.
3. Entwicklung von Symptomen eines Deliriums.
4. Vorhandensein einer Vorgeschichte mit Manie oder Depression.
5. Familiäre Belastung mit affektiven Erkrankungen.
6. Positive Resonanz auf standard-medikamentöse Therapie von manischen Zuständen (Bond 1980).

10.5 Die schizomanische Episode

Was über die schizodepressive Episode gesagt worden ist (Kapitel 8.8), gilt auch für die schizomanische Episode. Sie ist genauso heterophot (also *„sie reflektiert fremdes Licht"*) wie diese, d.h. in diesem Zusammenhang, sie hat keine eigene phänomenologische Ausgestaltung, sondern sie wird durch die Kombination der manischen und der schizophrenen Symptomatik ausgestaltet. Auch hier muß das volle Bild einer Manie vorhanden sein, in Kombination mit der vollen schizophrenen Symptomatik, um die Diagnose einer schizoaffektiven Psychose stellen zu können. Euphorische Zustände oder anders gestaltete Exaltationszustände, die aber nicht voll die Kriterien einer Manie erfüllen (oder eine gesicherte Hypomanie) reichen nicht zur Stellung der Diagnose einer schizomanischen Episode (Marneros et al. 1989d, 1991a). Vor allem bei den hebephrenen Formen der Schizophrenie und bei manchen Zuständen mit persistierenden Alterationen (etwa Residualform der Schizophrenie) ist es wohl möglich, daß eine distanzlose oder hyperthyme Symptomatik auftritt, die jedoch keineswegs als manisch zu bezeichnen ist. Wenn nur eine hypomanische Episode (eine leichte manische Episode) vorhanden ist, muß darauf geachtet werden, daß die Kriterien genauestens erfüllt worden sind. Bezüglich der schizophrenen Symptomatik gilt das gleiche, was für die schizodepressive Episode schon gesagt worden ist. Im Vergleich zu den schizodepressiven Episoden ist es aber leichter, bei schizomanischen Episoden sogenannte *„schizophrene"* negative Symptome als solche zu identifizieren, da sie nur selten zu einem manischen Syndrom gehören. Allerdings ist auch dann Vorsicht geboten, ob es sich hierbei nicht um eine gemischte bipolare Episode handelt (siehe Kapitel 10).

10.6 Atypische Manie

Mit der Bezeichnung *„atypische Manie"* werden heute vorwiegend psychopathologische Bilder, die am ehesten der gemischt-bipolaren Erkrankung zuzurechnen sind (siehe Kapitel 11), charakterisiert, u.a. werden damit auch psychopathologische Bilder bezeichnet, die oben als deliröse Manie, verworrene Manie, überkochende Manie oder andere von dem klassischen Bild abweichende phänomenologische Ausgestaltungen beschrieben wurden.

10.7 Weitere phänomenologische Typen

Nach Auffassung von *Zeh* (1956a) bieten sich als klinisch brauchbare Syndrome folgende an:

1. Die *„heitere"* – fröhliche, freudige, gehobene – Manie mit der Exaltation der Lebensgefühle, womit angedeutet werden soll, daß dieser Affekt vom Leibgefühl getragen ist.
2. Die *„gereizte"* – zornmütige, streitsüchtige, aggressive – Manie.
3. Die *„erregte"* – tobsüchtige – Manie.
4. Die *„ideenflüchtige"* Manie.
5. Die *„verworrene"* Manie, die aus Erregung im Sinne der Tobsucht und Denkinkohärenz, also nicht nur aus erregtem Denken, sondern auch aus erregtem Handeln zusammenfließt.
6. Die *„expansive"* – enthemmte, euphorische – Manie mit Größenideen, also mit einer Urteilsstörung.

Es handelt sich dabei um Idealbilder, wobei Überschneidungen zu finden sind. Ein Versuch, die von *Zeh* beschriebenen manischen Syndrome bei einem Krankengut von 107 manischen Patienten zu verifizieren (Marneros et al. 1988b) gelang uns nur partiell: 76% der Patienten hatten eine Mischung von mehreren manischen Symptomen, wie Euphorie, Gereiztheit, Ideenflucht und Steigerung der Selbstwertgefühle, so daß man eventuell von einer gemischten Manie sprechen konnte, wobei man aufmerksam auf die Gefahr der Verwechslung mit einer *„gemischten bipolaren Episode"* (siehe Kapitel 11) hinweisen sollte. Eine sogenannte *„gereizte"* Manie fanden wir bei 15% der Patienten, d.h. Reizbarkeit war vorhanden, aber keine Euphorie. Eine sogenannte *„expansive"* Manie, d.h. eine Steigerung der Selbstwertgefühle bei fehlender Euphorie und Gereiztheit, fand sich bei 5% der Patienten. Ebenfalls bei 5% der Patienten konnten wir die Kriterien einer *„ideenflüchtigen Manie"* bestätigen, wobei keine Euphorie oder Irritabilität in prominenter Form vorhanden war.

Als *„überkochende Manie"* (siehe Kapitel 9.3) wird in der Literatur die Form der Manie bezeichnet, die auf ihrem Höhepunkt psychotische Symptome entwickelt, die in der Regel stimmungsinkongruent sind, und als Übergang zu den schizoaffektiven und schizophrenen Psychosen bezeichnet wird (Huber 1999, Carlson und Goodwin 1973).

Kraepelin beschrieb auch folgende weitere Typen der Manie:

- *„depressive oder ängstliche Manie"* (siehe Kapitel 11)
- *„unproduktive (gedankenarme) Manie"* (siehe Kapitel 11)
- *„manischer Stupor"* (siehe Kapitel 11)
- *„gehemmte Manie"* (siehe Kapitel 11)

Alle hier genannten Formen sind von *Kraepelin* als *„Mischzustände"* aufgefaßt worden.

10.8 Manische Syndrome in der Klassifikation *Leonhards*

Wie schon im Kapitel 8.9 dargestellt worden ist, unterscheidet *Leonhard* (1957a/1995a) Manien, die *„vielgestaltig"* auftreten, d.h. im Rahmen der manisch-depressiven Erkrankung, also der bipolaren Form, und Manien, die monopolar auftreten. Manien, die im Rahmen einer manisch-depressiven Erkrankung auftreten, verraten schon in ihrer Symptomkonstellation das bevorstehende oder zukünftige Auftreten einer Depression – so die Auffassung *Leonhards*. Demnach unterscheidet er bei den monopolaren Formen zwischen reinen Manien und reinen Euphorien, analog der Unterscheidung zwischen reiner Melancholie und reiner Depression (siehe 8.9).

10.8.1 Reine Manie

Die reine Manie ist nach den Beschreibungen *Leonhards* gekennzeichnet durch Euphorie, Beschäftigungsunruhe, Reichtum an Ausdrucksbewegungen, Rededrang, Ideenflucht, gehobenes Selbstbewußtsein, rasch wechselnde Größenideen. Eine Übersteigerung der Erregung bis zur Verworrenheit oder Hyperkinese kommen nicht vor. Insofern erscheinen die reinen Manien milder als viele Manien der manisch-depressiven Krankheit. Dafür neigen sie aber mehr als diese zu einem chronischen Verlauf, manchmal nur in Form der Hypomanien. Die körperlichen Begleiterscheinungen sind ähnlich wie bei den Manien der manisch-depressiven Krankheit, doch tritt die Erhöhung des subjektiven körperlichen Kräftezustandes noch mehr hervor als dort, da die Übersteigerungen der Erregung, die wieder körperlich schaden können, fehlen (Leonhard 1957a, 1995a).

10.8.2 Reine Euphorien

Der Unterschied der reinen Euphorien zu den reinen Manien besteht nach Auffasung *Leonhards* darin, daß die reinen Euphorien rein affektive Erkrankungen darstellen, während die Manie auch primäre Beeinträchtigungen in anderen Funktionen, etwa des Denkens oder Wollens beinhaltet. Die reinen Euphorien sind sehr seltene Kranheiten. Er unterscheidet folgende fünf Formen (Leonhard 1957a, 1995a):

10.8.2.1 Unproduktive Euphorie

Die unproduktive Euphorie ist gekennzeichnet durch ein motivloses Wohlbefinden, das aus einer mehr körperlichen Gefühlssicht zu stammen scheint. Nur spärlich kommen Ideen hinzu, die im Sinne der Euphorie gesehen werden können, bei den Kranken aber keine größere Wertigkeit besitzen. Entsprechend ihrer glücklichen Zufriedenheit zeigen die Kranken wenig Betätigungsdrang. Gelegentlich versuchen sie ihre euphorischen Vorstellungen in der Wirklichkeit umzusetzen, zeigen aber dabei keinen Nachdruck.

10.8.2.2 Hypochondrische Euphorie

Bei der hypochondrischen Euphorie verbinden sich Mißempfindungen mannigfaltiger Art mit einer gehobenen Stimmungslage. Die Kranken beklagen sich lebhaft über ihre Beschwerden und leiden sichtlich darunter, sind aber nach ihrem Verhalten, ihrem Mienenspiel und nach ihren eigenen Angaben euphorischer Stimmung, die sich höchstens vorübergehend durch die Beschwerden trüben läßt. Häufiger als andere reine Formen neigen die hypochondrischen Euphorien zu einem chronischen Verlauf. Die Klagen bekommen dann leicht einen querulatorischen Ton, die euphorische Grundstimmung bleibt aber erhalten.

10.8.2.3 Schwärmerische Euphorie

Bei der schwärmerischen Euphorie bindet sich das Glücksgefühl an Ideen, die gleichzeitig eine Selbsterhöhung und eine Beglückung anderer zum Inhalt haben. In ihnen ergehen sich die Kranken in schwärmerischer Weise, oft bis zu ekstatischen Graden des Gefühls. Bei Ablenkung von den Ideen sinkt der Affekt dagegen ab, so daß die Euphorie als Dauerzustand gar nicht so sehr in Erscheinung zu treten braucht. Allerdings behalten für die Kranken auch die gleichgültigen Themen etwas Feierliches, Gehobenes, das auf die besondere Art des Affektes hinweist. Nicht selten geben sie an, die Ideen seien ihnen von höheren Mächten eingegeben und verweisen auch manchmal auf pseudohalluzinatorische Erlebnisse.

10.8.2.4 Konfabulatorische Euphorie

Die konfabulatorische Euphorie ist nach der Beschreibung *Leonhards* durch phantastische Erzählungen bei gehobener Stimmungslage ausgezeichnet. Teils handelt es sich um Erinnerungstäuschungen, teils auch nur um phantastische Einfälle. Der Inhalt ist freudiger Art, häufig gibt er eine Selbsterhöhung wieder, häufig ist er auch nur durch seine phantastisch-sensationelle Art lustvoll erregend. Auch Trugwahrnehmungen können eine Rolle spielen, doch ist die Entscheidung, ob etwas krankhaft wahrgenommen wird und nicht bloß konfabuliert ist, im Einzelfall schwer möglich.

10.8.2.5 Teilnahmsarme Euphorie

Sie zeichnet sich durch eine subjektiv empfundene und auch objektiv erkennbare Gefühls- und Willensabschwächung bei euphorischer Stimmungslage aus.

Ebenso wie die Aufteilungen depressiver Syndrome sich nicht durchgesetzt haben, ist es auch mit den *Leonhardschen* Aufteilungen und Beschreibungen der verschiedenen Unterformen der manischen Symptomkonstellationen. Der Vollständigkeit halber sollten sie jedoch auch hier in diesem Handbuch dargestellt werden.

10.9 Die Hypomanie

> *„Ich schlage, mit Rücksicht auf das schon von Hippokrates gebrauchte Wort „ὑπομαινόμενοι“ vor, die Formen von Manie, die das typische Krankheitsbild derselben nur in geringer Entwicklung, gewissermassen abortiv, zeigen, als Hypomanie zu bezeichnen.“*
> E. Mendel 1881

Die hypomanische Episode ist nach heutigem Verständnis nichts anderes als die leichtere Form der Manie, d.h. es sind alle Symptome der Manie anzutreffen, in geringerem Umfang und in schwächerer Form. Es ist evident, daß dabei katatone Symptome oder psychotische Symptome nicht zu finden sind (Silverstone und Hunt 1992, APA 1994, 1996, WHO 1991).

Die Bezeichnung *„Hypomanie“* stammt offensichtlich von *Mendel* (1881), der sich auf *Hippokrates* beruft: *Hippokrates* hat schon damals auf hypomanische Zustände hingewiesen, die er in die Nähe der Persönlichkeitseigenschaften brachte. Er sprach von dem *„Hypomaniker“* (näheres siehe in Mendel 1881). In der ursprünglichen Konzeption beschreibt *Mendel* die Hypomanie wie folgt: *„Die Hypomanie zeigt in einer grossen Zahl von Fällen ein Initialstadium, das, wie bei der typischen Form, neben gewissen somatischen Veränderungen, gastrischen Störungen, Stuhlverstopfung, mangelndem Schlaf, deprimirte Stimmung zeigt. Es pflegt dasselbe aber häufig nur angedeutet zu sein und wird nicht selten gar nicht beachtet.*

Das Stadium der Exaltation entwickelt sich aus jenem in der Regel langsam und allmälig. Die ersten Zeichen desselben erscheinen als durch äussere Gründe unmotivirte Veränderungen bisheriger Gewohnheiten, der bisherigen Lebensweise.

Die Kranken fangen an, wie sie sagen, „ihr Leben zu geniessen“. Wirthshäuser, Theater und Bälle, denen sie früher fern blieben, werden aufgesucht, Reisen projectirt und auch schnell ausgeführt. Dabei pflegen sie noch in ihrem Beruf, ihrem Geschäft thätig zu sein, aber ihre Arbeiten tragen den Stempel der Hast. Neue Pläne in Bezug auf Erweiterung des Geschäftes, in Bezug auf Avancement in ihrem Beruf werden gefasst, Frauen ändern die bisherige Ordnung der Wirthschaft, „es muss ein ganz anderer Zug" hineinkommen. Ihre Projecte, ihre Massnahmen wissen sie zu begründen, so dass der Fernerstehende, nicht Eingeweihte, sie verständig findet, auch die Familienmitglieder dieselben nicht für unmotivirt erklären können.

Mit gesteigertem Selbstgefühl pflegen sie die Vorhaltungen in Betreff der Schwierigkeiten, die sich ihren Projecten entgegensetzen könnten, zurückzuweisen. Die Rücksichtslosigkeit, mit der sie auftreten, pflegt auch schnell weitere Discussion zu verhindern. Hervorstechend ist in diesen Fällen besonders der egoistische Charakter, die Angehörigen erscheinen ihnen gleichgültig. Alles geht darauf aus, unbekümmert um jene, eigene Wünsche und Gelüste zu befriedigen.

Der Verkehr mit der Aussenwelt, den sie lebhaft aufsuchen, der gesteigerte Genuss von Spirituosen kann dann bald die erst noch mit gewisser Einschränkung gesuchten Vergnügungen zu Debauchen steigern, die sich besonders im Abusus spirituosorum und in Excessen in Venere kundgeben. In einzelnen Fällen kommt es dann auch zu Diebstählen, zu Betrügereien, um sich die nöthigen Mittel zu ihren Extravaganzen zu schaffen.

Widerspruch wird nicht vertragen, reizt die Kranken, und finden sie ihn im eigenen Haus, dann meiden sie dasselbe, kommen Tage lang nicht nach Hause oder treten eine Reise an, auf der sie mit wechselnden Plänen bald hier, bald dort hingelangen.

Im äusseren Verkehr führt die Rücksichtslosigkeit, mit der sie auftreten, und die gesteigerte Reizbarkeit gegen Widerspruch nicht selten zu Conflicten mit anderen, auch mit der Polizei. Geld wird gering geachtet, mit vollen Händen ausgegeben und in kurzer Zeit werden oft erstaunliche Summen verbraucht.

Macht man ihnen Vorhaltungen über ihr Thun und Treiben, so leugnen sie entweder vollständig, oder versuchen, dasselbe als durch die Umstände geboten zu begründen oder zu entschuldigen. Sie erheben dann Anklagen gegen ihre eigene Familie, der Mann gegen die Frau, die ihnen die Häuslichkeit unerträglich mache, deren Treue sie bezweifeln, die Frau gegen den Mann, der sie zu knapp hielt, für andere Frauen zu viel verbrauchte, Kinder gegen die Eltern, die sie falsch und ungerecht behandeln.

Dabei besitzen sie in der Regel noch Selbstbeherrschung genug, um sich wenigstens zeitweise zusammenzunehmen, besonders, wenn sie wissen, dass es gerade darauf ankommt, ruhig zu erscheinen, und dies zeigt sich besonders bei der Aufnahme in eine Anstalt, wo der Ernst der Situation an sie herantritt, und nicht selten, besonders in den ersten Tagen, versteht der Kranke die innere Unruhe äusserlich zu bemeistern.

Man beschränke sich daher nicht darauf, solche Kranke nur während eines Besuches zu beobachten, man lasse ihr Thun und Treiben zu einer Zeit controliren, wo sie sich unbeobachtet glauben, man controlire besonders auch ihre Briefe und Schriftstücke, in denen sie häufig ihr Inneres ausschütten, das sie bei der Unterredung verbergen.

In den Anstalten gehören sie meist zu den unangenehmsten Querulanten; nicht ohne Geschick wissen sie die Schwächen der Aerzte, der Wärter, der Einrichtungen usw. zu begründen, nicht selten die wunden Punkte richtig zu treffen, und für ihre Anforderungen, besonders den Angehörigen gegenüber, die vollständigste Berechtigung nachzuweisen. Somatisch bieten die Kranken in der Regel nennenswerthe Störungen nicht dar. Tremor manuum wird öfters beobachtet. Der Schlaf ist zeitweise gut, zeitweise nur wenige Stunden dauernd.

Im Ganzen hält sich die Krankheit im Vergleich zu dem Stadium exaltationis bei der typischen Manie auf einem gewissen niederen Grade der Entwicklung, nie kommt es zu einem Delirium verborum, nie zu incohärenten Reden, incohärentem Schreiben.

Wenn auch im Allgemeinen die Reden und Handlungen als krankhafte besonders dadurch sich documentiren, dass sie dem früheren Wesen des Betreffenden nicht entsprechen, so kann man doch nicht selten von solchen Kranken in der Reconvalescenz hören, dass vorübergehend eine wirkliche Grössenvorstellung („ich glaubte, der Fürst Bismarck, der mich nie gesehen, hätte ein besonderes Interesse an mir", „es war mir, als ob der Prinz Georg, in dessen Garten ich einmal gewesen, mich zu einem besonderen Amte bestimmt hätte"), auch hier und da eine Sinnestäuschung, besonders im Gesicht, vorhanden gewesen.

Ein Stadium furiosum kommt nicht zur Ausbildung, wohl aber ganz vorübergehend auf Widerspruch ein Wuthanfall, der aber nicht die Grenzen zorniger Erregung überschreitet, den man unter Umständen auch bei einem Gesunden beobachten kann.

Die Krankheit verschwindet allmälig: Stunden und Tage, in denen grössere Ruhe eintritt, werden zahlreicher, zwischendurch klagen die Kranken über Mattigkeitsgefühl, sie werden sich des Krankhaften, das in ihrem Zustand gelegen, bewusst, und mit einer in der Regel leicht depressiven Stimmung, mit der Furcht, nicht mehr recht thätig sein zu können, oder solchen Anfällen von Neuem ausgesetzt zu sein, nicht selten auch mit hypochondrischen Klagen geht der Kranke in die Reconvalescenz über.

Die ganze Dauer des Anfalles beträgt in der Regel 2-5 Monate; Recidive werden beobachtet, doch sind sie nicht allzu häufig.

Der Krankheitszustand hat eine nicht zu verkennende Aehnlichkeit mit den Anfängen des Exaltations-Stadiums der typischen Manie; die Zusammengehörigkeit jener Fälle mit dieser wird aber bewiesen durch vielfache Uebergangsformen zwischen dieser Hypomanie und der Manie, besonders aber auch dadurch, dass in der periodischen Manie zwischen ausgebildeten Anfällen, die unter dem Bilde der typischen Manie verlaufen, auch Anfälle vorkommen, die unzweifelhaft als Aequivalente jener, doch nur die mässige Entwicklung der Hypomanie zeigen." (Mendel 1881, S. 38-41).

Kraepelin übernahm *Mendels* Begriff und beschrieb die Hypomanie wie folgt: *„Die leichtesten Formen der manischen Erregung pflegt man als „Hypomanie", Mania mitis, mitissima, auch wohl, aber unzweckmäßig als Mania sine delirio zu bezeichnen. Die Franzosen haben von einer „Folie raisonnante", einem Irresein ohne Verstandesstörung, gesprochen. In der Tat erscheint die Besonnenheit, die Auffassungsfähigkeit, das Gedächtnis der Kranken im allgemeinen ungestört. Die geistige Regsamkeit, die Beweglichkeit der Aufmerksamkeit ist sogar nicht selten gesteigert; die Kranken können aufgeweckter, scharfsinniger, leistungsfähiger erscheinen, als früher. Namentlich ist es die Gewandtheit in der Erfassung entfernter Ähnlichkeiten, die nicht selten den Hörer überrascht, weil sie den Kranken zu witzigen Wendungen und Einfällen, Wortspielen, verblüffenden, wenn auch bei genauerer Betrachtung meist wenig stichhaltigen Vergleichen und ähnlichen Leistungen der Einbildungskraft befähigt. Dennoch ist auch bei den leichtesten Graden der Störung der Mangel an innerer Einheit des Vorstellungsverlaufes, die Unfähigkeit zur folgerichtigen Durchführung einer bestimmten Gedankenreihe, zur ruhigen, logischen Verarbeitung und Ordnung gegebener Ideen, die Unbeständigkeit des Interesses, das jähe, unvermittelte Abspringen von einem Gegenstande zum anderen außerordentlich bezeichnend. Allerdings wissen die Kranken nicht selten mit einiger Anstrengung diese Erscheinungen vorübergehend zu verwischen und die Herrschaft über ihren zügellos gewordenen Vorstellungsverlauf noch für einige Zeit wiederzugewinnen; in Schriftstücken und namentlich in den oft eifrig betriebenen Reimereien pflegt dann doch eine leichte Ideenflucht regelmäßig deutlich hervorzutreten. Vorübergehend kann sich übrigens auch bei diesen leichten Formen stärkere Erregung und Verwirrtheit einstellen"* (Kraepelin 1913 S. 1237-1238). Das phänomenologische Bild der Hypomanie, *„der leichten manischen Zustände"*, wird von *Kraepelin* in beeindruckender Weise mit plastischen Darstellungen und Fallbeispielen beschrieben, wobei allerdings manische Symptome nicht mehr zu der Hypomanie nach heutigem Verständnis gehören, sondern doch schon zu der voll ausgeprägten Manie (Kraepelin 1913, S. 1238-1245).

Von der Hypomanie führen *„unmerkliche Übergänge"* allmählich zu dem Krankheitsbild der schweren Manie, der *„Tobsucht"* (Kraepelin 1913). Die Hypomanie wird auch nach der ICD-10 als eine leichtere Ausprägung der Manie aufgefaßt. Sie wird, abhängig von der Schwere und der Ausgestaltung, zwischen Zyklothymia und Manie angesiedelt. Halluzinationen oder Wahn sind nicht vorhanden. Es findet sich eine anhaltende leicht gehobene Stimmung, die wenigstens einige Tage hintereinander andauert. Gesteigerter Antrieb und Aktivität und gewöhnlich ein auffallendes Gefühl von Wohlbefinden und körperlicher und seelischer Leistungsfähigkeit, gesteigerte Geselligkeit, Gesprächigkeit, übermäßige Vertraulichkeit, gesteigerte Libido sowie ein vermindertes Schlafbedürfnis sind häufig vorhanden, aber nicht in dem Ausmaß, daß sie zu einem Abbruch der Berufstätigkeit oder zu sozialer Ablehnung führen. Reizbarkeit, Selbstüberschätzung und flegelhaftes Verhalten können anstelle der häufigen euphorischen Geselligkeit auftreten. Konzentration und Aufmerksamkeit können beeinträchtigt sein, und damit auch die Fähigkeit, sich der Arbeit zu widmen und sich zu entspannen und zu erholen. Dies verhindert nicht das Interesse an ganz neuen Unternehmungen bzw. Aktivitäten oder etwas übertriebene Geldausgaben (siehe Tabelle 10.4).

Tabelle 10.4: Kriterien für eine hypomane Episode (nach DSM-IV)

A. Eine umschriebene Zeitspanne von mindestens vier Tagen mit anhaltend gehobener, expansiver oder reizbarer Stimmung, die sich deutlich von der normalen, nicht-depressiven Stimmungslage unterscheidet.

B. Während der Phase der Stimmungsveränderung bestehen dauerhaft mindestens drei der folgenden Symptome in deutlicher Ausprägung (bei nur reizbarer Verstimmung mindestens vier):
   (1) Erhöhtes Selbstwertgefühl oder Größenideen.
   (2) Verringertes Schlafbedürfnis (z.B. fühlt sich nach nur 3 Stunden Schlaf erholt).
   (3) Vermehrte Gesprächigkeit oder Rededrang.
   (4) Ideenflucht oder subjektives Gefühl des Gedankenrasens.
   (5) Vermehrte Ablenkbarkeit (Aufmerksamkeit wird zu leicht auf irrelevante Außenreize gelenkt).
   (6) Gesteigerte Betriebsamkeit (im sozialen, beruflichen, schulischen oder sexuellen Bereich) oder psychomotorische Unruhe.
   (7) Übermäßige Beschäftigung mit vermeintlich angenehmen Aktivitäten, die mit hoher Wahrscheinlichkeit negative Konsequenzen nach sich ziehen (wie unkontrollierte Einkaufstouren, sexuelle Eskapaden oder törichte geschäftliche Investitionen).

C. Die Episode geht mit einer eindeutigen und für den Betroffenen uncharakteristischen Veränderung im Verhalten und in der Leistung im Vergleich zu symptomfreien Zeiten einher.

D. Stimmungsveränderungen und Funktionsbeeinträchtigungen sind für andere beobachtbar.

E. Die Episode ist nicht schwer genug, um deutliche soziale oder berufliche Funktionsbeeinträchtigungen zu verursachen oder eine Hospitalisierung erforderlich werden zu lassen, und es bestehen keine psychotischen Symptome.

F. Die Symptome gehen nicht auf die direkte körperliche Wirkung einer Substanz (z.B. Droge, Medikament oder andere Behandlung) oder einen medizinischen Krankheitsfaktor zurück.

Im DSM-IV wird die hypomane Episode als umschriebene Zeitspanne von einer mindestens viertägigen Dauer angegeben, in der die Stimmung abnorm und anhaltend gehoben, expansiv oder reizbar ist und von einigen (3 bis 4) der in Tabelle 10.4 aufgelisteten Symptome begleitet wird. Es sind genau die selben Symptome wie bei der Manie, in abgemilderter Form, mit Ausnahme von Wahn und Halluzinationen. Die Stimmung während einer hypomanen Episode muß sich deutlich von den normalen, nicht-depressiven Stimmungslagen des Betroffenen unterscheiden, und es muß sich eine eindeutige Veränderung der gewohnten Funktionen und Verhaltensweisen zeigen. Zur Erfassung dieser Veränderungen ist man auf eine Fremdanamnese angewiesen, weil diese Symptome eine Intensität erreichen müssen, die beobachtbar und von anderen erlebbar ist. Im Gegensatz zur manischen ist eine hypomane Episode nicht schwer genug, um eine deutliche Beeinträchtigung der sozialen oder beruflichen Funktionsfähigkeit zu verursachen, oder eine Hospitalisierung erforderlich zu machen. In manchen Fällen kann die veränderte Affektivität zu einer deutlichen Zunahme von Leistungsfähigkeit, Fertigkeiten oder Kreativität führen, es kann jedoch auch zu leichteren Beeinträchtigungen im sozialen und beruflichen Umfeld kommen.

Symptome wie bei der hypomanen Episode können auch durch die Wirkung einer Droge, eines Medikamentes, durch Elektrokrampftherapie, Lichttherapie oder bei verschiedenen körperlichen Erkrankungen, wie etwa multipler Sklerose und Hirntumoren auftreten. Sie sollen aus den bipolaren Störungen (hier Bipolar-II-Störung) ausgeschlossen werden.

Tabelle 10.5: Kriterien für Hypomanie (nach den Forschungskriterien der ICD-10)

A. Die Stimmung ist in einem für die Betroffenen deutlich abnormen Ausmaß an mindestens vier aufeinanderfolgenden Tagen gehoben oder gereizt.

B. Mindestens drei der folgenden Merkmale müssen vorhanden sein und die persönliche Lebensführung beeinträchtigen:
   1. gesteigerte Aktivität oder motorische Ruhelosigkeit
   2. gesteigerte Gesprächigkeit
   3. Konzentrationsschwierigkeiten oder Ablenkbarkeit
   4. vermindertes Schlafbedürfnis
   5. gesteigerte Libido
   6. übertriebene Einkäufe oder andere Arten von leichsinnigem oder verantwortungslosem Verhalten
   7. gesteigerte Geselligkeit oder übermäßige Vertraulichkeit.

C. Die Episode erfüllt nicht die Kriterien für Manie, bipolare affektive Störung, depressive Episode, Zyklothymia oder Anorexia nervosa.

D. *Häufigstes Ausschlußkriterium*: Die Episode ist nicht auf einen Mißbrauch psychotroper Substanzen oder auf eine organische psychische Störung zurückzuführen.

KAPITEL 11: DIE GEMISCHT-BIPOLAREN STÖRUNGEN („*MISCHZUSTÄNDE*“, „*MIXED STATES*“, „*DYSPHORISCHE MANIE*“, „*ATYPISCHE MANIE*“)

„Wenn man genauer eine größere Zahl von Fällen verfolgt, die den verschiedenen Gestaltungen des manisch-depressiven Irreseins angehören, so macht man bald die Beobachtung, daß zwischen den bisher auseinandergehaltenen Grundformen, der manischen Erregung und der Depression, zahlreiche Übergänge bestehen ...
... es handelt sich ... um eine Mischung aus der manischen und der depressiven Phase des zirkulären Irreseins.“

Wilhelm Weygandt 1899

11.1 Das Konzept

Obwohl Hinweise auf eine Koexistenz von manischen und depressiven Symptomen schon in den Beschreibungen der Manie und Melancholie in den Werken von *Aretäus von Kappadokien* enthalten sind (Über Ursachen und Symptome der chronischen Krankheiten, Erstes Buch, Kapitel V und VI) und auch Beschreibungen in der vorkraepelinschen Ära zu finden sind, begannen die ersten systematischen Untersuchungen erst mit *Kraepelin* und seinen Mitarbeitern, insbesondere *Wilhelm Weygandt*. Wenn auch die grundlegenden Untersuchungen *Weygandt* geleistet hat (mit seiner Habilitation im Jahre 1899), wird er ungerechterweise in der Literatur weitgehend ignoriert und stattdessen immer wieder Kraepelin als der *„Vater“* der Mischzustände zitiert, vor allem in der jetzt zu diesem Thema wieder expandierenden amerikanischen Literatur (vgl. Akiskal 1992b, McElroy et al. 1995, Swann et al. 1993).

Weygandt gibt in seiner Monographie über *„Die Mischzustände des manisch-depressiven Irreseins“* aus dem Jahre 1899 das ganze phänomenologische Bild plastisch wieder:

„Es ist eine geläufige Thatsache, dass sowohl in der manischen wie in der depressiven Phase des manisch-depressiven oder zirkulären Irreseins sich nicht nur vorübergehend freiere Zwischenzeiten, sondern noch häufiger Stunden oder Tage mit einem Umschlag eines der Symptome finden, derart dass die Krankheit in dieser Beziehung ein geradezu entgegengesetztes Verhalten ihrem bisherigen Verlauf gegenüber zeigt. Im manischen Anfall kann plötzlich die gehobene Stimmung in eine tief deprimirte übergehen, während im übrigen die flotteste Tobsucht weiterbesteht mit ihrem Bewegungs- und Thatendrang, ihrer Ablenkbarkeit und Erregbarkeit, ihrem Rededrang und ihrer Ideenflucht; oder nach monatelanger Depression spielt plötzlich ein Lächeln über die Züge des Kranken und auf Stunden und Tage hinaus gibt sich eine gehobene, manische Stimmung an Stelle der gedrückten kund, ohne dass im psychomotorischen Verhalten, in der Hemmung, manchmal im intensivsten Stupor eine Aenderung eintritt. Etwas weniger häufig, aber doch bei aufmerksamer Betrachtung oft genug, kommt es vor, dass eine entsprechende vorübergehende Aenderung auf psychomotorischem Gebiet zu Tage tritt, während die affektive Seite der Psychose unverändert fortbesteht; die Kranken können euphorisch bleiben, nur schlägt die manische Erregung um in psychomotorische Hemmung, statt des nimmer ermüdenden Thatendranges zeigen die Patienten Bettsucht, sind langsam in ihren Bewegungen und mehr oder weniger mutazistisch. Ebenso findet sich bei den Kranken, die das Bild der Depression mit Stupor darbieten, manchmal tage- oder stundenweise der Umschlag in leichte Erregung, Unruhe und Redseligkeit beim Fortbestehen ihrer gedrückten Stimmung.

Es handelt sich bei diesen wohlbekannten, gewöhnlich aber ihrer kurzen Dauer wegen weniger beachteten Zuständen um eine Mischung der Symptome aus der manischen und der depressiven Phase des zirkulären Irreseins. Gewissermassen als Aequvivalent kann so ein Kardinalsymptom der einen Phase an die Stelle des entsprechenden Symptoms der anderen Phase treten. Die eigenartige Beziehung der gegensätzlichen, scheinbar in unversöhnlichem Widerspruch einander gegenübertretenden Symptomgruppen der heiteren Verstimmung mit Erregung und der Depression mit Hemmung erfährt durch dieses Auftreten einer Kreuzung der Symptome eine noch intensivere Beleuchtung.

Wir müssen, um die wesentlichen Punkte in ihrer Gesamtheit zu berühren, noch ein anderes gegensätzliches Symptompaar heranziehen. Ebenso wichtig und charakteristisch für die Manie wie der heitere Affekt und die psychomotorische Erregung ist auch die krankhafte Veränderung auf dem Gebiet des Denkprozesses, die Ideenflucht, die Art der Vorstellungsverknüpfung ohne Rücksichtnahme auf begriffliche Verwandtschaft und Zielvorstellungen, rein nach äusserlichen Gesichtspunkten, besonders dem der sprachlichen Geläufigkeit und Klangähnlichkeit der Wörter. In der depressiven Phase finden wir an Stelle der Ideenflucht als das ihr entsprechende Symptom auf dem Gebiet des assoziativen Denkens die Denkhemmung, eine Erscheinung, deren Kenntniss in psychologischer und klinischer Hinsicht freilich noch am wenigsten vorgeschritten ist. Es handelt sich hier um eine assoziative Störung, bei der der Vorstellungsverlauf eine grosse Gebundenheit zeigt; die Anknüpfung an neu aufgefasste äussere Eindrücke ist erschwert, die assoziative Aneinanderreihung der Vorstellungen erfährt häufig Stillstand und Unterbrechung. Wenn auch die Erforschung dieses Gebiets der assoziativen Störung noch in den Anfängen steht, ist doch soviel schon mit Gewissheit zu betonen, dass der plötzliche Umschlag, welcher auf dem Gebiet des Affekts und der Psychomotilität vorkommt, auch hier zur Beobachtung gelangen kann" (Weygandt, 1899, S. 1 - 2).

Die Schlußfolgerungen von *Weygandt* sind größtenteils durch die Forschung einhundert Jahre später bestätigt worden:

„Es kommen in Fällen zirkulären oder manisch-depressiven Irreseins ungemein häufig Mischungen der Kardinalsymptome aus jeder der beiden typischen Phasen vor, meist nur von kürzerer Dauer; in einigen Fällen kann der Mischzustand einen Anfall vollständig oder wenigstens in seiner längsten Zeit ausfüllen; meist neigen die späteren Anfälle zu länger dauernden Mischzuständen; der Verlauf ist vielfach etwas langwieriger als der des rein manisch oder rein depressiven Anfalls, jedoch ist im Uebrigen die Prognose in Bezug auf die Heilung vom Anfall genau dieselbe. Diese klinischen Gesichtspunkte haben sich in der Praxis an den einschlägigen Fällen der Heidelberger Klinik, von denen noch nicht einmal ein Drittel vollständig von Mischzuständen frei waren, während mehr als 20% dieser Kranken einen oder mehrere Anfälle von vorherrschenden Mischcharakter aufwiesen, bisher auch bei der Probe auf das diagnostische Exempel, in Hinsicht der Prognose, in zufriedenstellender Weise bewährt." (Weygandt, 1899, S. 63)

Kraepelin und *Weygandt* unterscheiden sechs Erscheinungsformen der Mischzustände:

Tabelle 11.1: Typen der *„Mischzustände"* (nach Kraepelin 1899a und Weygandt 1899)

1. *„Depressive"* oder *„ängstliche"* Manie
2. Erregte Depression
3. Unproduktive gedankenarme Manie
4. Manischer Stupor
5. Ideenflüchtige Depression
6. Gehemmte Manie

Für die drei ersten Formen geht *Kraepelin* vom typischen Bild der Manie aus, mit den drei Grundgruppen von Symptomen – Ideenflucht, gehobene Stimmung und Betätigungsdrang (siehe Abb. 11.1).

Eine *depressive* oder *ängstliche Manie* entsteht, wenn die Ideenflucht und der Betätigungsdrang des Manikers erhalten bleiben, aber die gehobene Stimmung durch eine depressive Stimmung ersetzt wird, so daß ein Krankheitsbild entsteht, das aus Ideenflucht, Erregung und Angst zusammengesetzt ist. Von *erregter*, also *agitierter Depression,* spricht man, wenn im vorherigen phänomenologischen Bild die Ideenflucht durch Denkhemmung ersetzt wird. Die *„unproduktive gedankenarme Manie"* ist dadurch gekennzeichnet, daß zwar eine Denkhemmung vorhanden ist, machmal auch eine Überaktivität, aber die Stimmung heiter bleibt.

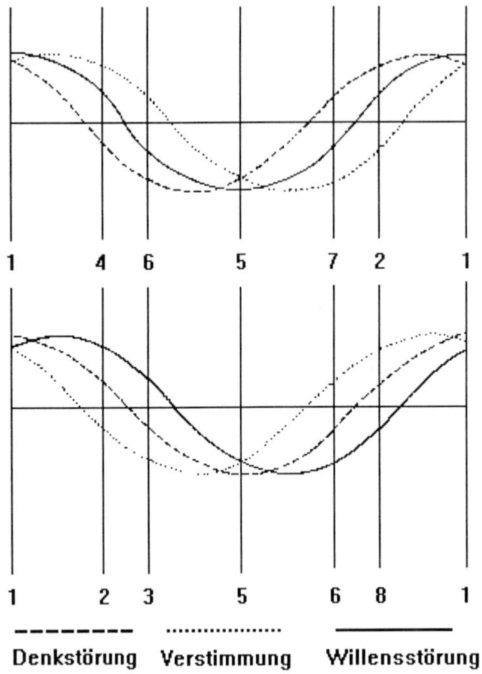

Abb. 11.1: nach Kraepelin (1913)

Für die drei letzten Formen der Mischzustände geht *Kraepelin* von der typischen Form der Depression mit der Grundsymptomgruppe Denkhemmung, traurige Verstimmung und Entschlußunfähigkeit aus: Ein *manischer Stupor* entsteht, wenn an Stelle der traurigen Stimmung die heitere Stimmung tritt. Die *ideenflüchtige Depression* wird manifest, wenn in dem oben beschriebenen gewöhnlichen Bild der Depression die Denkhemmung durch Ideenflucht ersetzt wird. Die *gehemmte Manie* bildet sich heraus, wenn bei einer ideenflüchtigen Depression auch eine heitere Stimmung dazukommt. Früher hatte *Kraepelin* die *„gehemmte Manie"* mit dem *„manischen Stupor"* zusammengebracht. Später jedoch vertrat er die Auffassung, daß sie sich aufgrund der deutlich hervortretenden Ideenflucht von manischem Stupor abtrennen läßt.

Kraepelin nahm an, daß ein Teil der Mischzustände als Übergangsform zwischen Depression und Manie und umgekehrt auftreten, es daneben aber auch Mischzustände als *„selbständige Krankheitsanfälle"* gibt. Bei diesen selbständigen Formen sah er *„ungünstigere Gestaltungen des manisch-depressiven Irreseins"*, mit langwierigem Verlauf und einer *„Neigung zu einer Verlängerung der Anfälle"*.

Das Konzept *Kraepelins* über die Mischzustände verbreitete sich rasch auch im übrigen europäischen Raum (Mentzos 1967). Es kam aber später zu einem Stillstand, vor allem nachdem namhafte Autoren wie *Jaspers* oder *Kurt Schneider* dem Konzept kritisch gegenüberstanden. *Jaspers* kritisierte, daß eine Verwechslung zwischen verständlichen Zusammenhängen und objektiven Komponenten des Seelenlebens vorlag: *„Die Symptomenkomplexe der reinen Manie und Depression haben wegen des durchgehenden verständlichen Zusammenhanges der Einzelzüge für uns etwas außerordentlich 'Natürliches'. Jedoch entsprechen sehr viele der Gemütskranken durchaus nicht diesen natürlichen Komplexen, die nichts sind als idealtypische Gebilde. Alle diese den Typen nicht voll entsprechenden Zustände nennt man 'Mischzustände'. Man denkt sich Manie und Depression in Komponenten aufgelöst, aus denen sich durch wechselnde Kombination die Mannigfaltigkeit der Einzelbilder ableiten läßt. Es ist nur die Frage, was für Komponenten da sind, und nach welchen Gesichtspunkten man sie finden soll. Kraepelin und Weygandt haben die Manie in die Komponenten Heiterkeit, Ideenflucht, Bewegungsdrang, die Depression in Traurigkeit, Gedankenhemmung, Bewegungshemmung zerlegt und daraus z.B. abgeleitet: Heiterkeit + Gedankenhemmung + Bewegungsdrang = 'unproduktive Manie'; Heiterkeit + Gedankenhemmung + Bewegungshemmung = 'manischer Stupor' usw. Die Bedeutung lag wesentlich in diagnostischer Beziehung (Auffassung rätselhafter Zustände als heilbare Phasen bei sonst an Manie oder Depressionen enkrankenden Individuen). Das Verfahren ist zweideutig, da Elemente verständlicher Zusammenhänge ohne weiteres einfach als objektive Komponenten (trennbar und mechanisch kombinierbar) des Seelenlebens verwandt worden sind (die so häufige Vermengung verstehender mit objektiv erklärender Psychologie)"* (Jaspers 1973, S. 500).

Und *Kurt Schneider* schreibt: *„Wir glauben ja nicht mehr an 'manisch-depressive Mischzustände'. Was allenfalls so aussehen könnte, ist Wechsel oder Umschlag, soweit es sich überhaupt noch in die Zyklothymie einfügt."* (Kurt Schneider 1992, S. 44). In den fünfziger Jahren begannen französische Autoren, vor allem *Benoit*, sich des Themas anzunehmen (siehe Darstellungen in

Mentzos 1967). In Deutschland fanden die Mischzustände die Aufmerksamkeit der sogenannen Hamburger Gruppe um *Bürger-Prinz*, dessen Ausdruck die Monographie von *Mentzos* aus dem Jahre 1967 ist. In seiner Monographie erweitert jedoch *Mentzos* im Sinne der Hamburger Tradition den Begriff des *„Mischzustandes"* zu *„mischbildhaften phasischen Psychosen"*, wobei darunter nicht nur die Mischzustände, sondern auch schizoaffektive Erkrankungen und zykloide Erkrankungen bzw. akute vorübergehende polymorphe psychotische Störungen nach der neuen Nomenklatur subsumiert sind. Eine Bereinigung der zusammengesetzen Gruppen aus den statistischen Angaben von *Mentzos* erwies sich als schwierig.

Eine interessante theoretische Bereicherung brachten die Ansichten *Akiskals*, der in Anlehnung an das *„Mischungskonzept" Kraepelins* eine Mischung von manischen bzw. depressiven Symptomen mit dem zyklothymen, hyperthymen oder depressiven Temperamenten vorschlug (Akiskal 1992b, 1997b). Diese Mischungen führen nach Ansicht *Akiskals* zu drei unterschiedlichen Typen von gemischt-bipolaren Störungen, nämlich Typ I, II und III.

Typ I (B-I – *„mixed states"* – depressives Temperament + Psychose) ist typischerweise psychotisch, manchmal mit stimmungsinkongruenten psychotischen Symptomen, und entsteht offensichtlich auf dem Boden eines depressiven Temperamentes. Dieses Bild entspricht zwar den klassischen Beschreibungen *Kraepelins* der Mischzustände, aber Depression und Manie koexistieren als mehr oder weniger vollständige Syndrome. Der B-I-Typ überschneidet sich teilweise mit schizoaffektiven Erkrankungen oder auch mit *„akuten polymorphen psychotischen Störungen"* (etwa mit dem Bouffée délirante der französischen Psychiatrie).

Typ II (B-II – *„mixed states"* – zyklothymes Temperament + Depression) ist typischerweise nicht psychotisch und entsteht durch *„zyklothyme Auswüchse"* in einer getrennten Depression. Das heißt also, der unstete zyklothmye Hintergrund bewirkt eine Veränderung der Phänomenologie der Depression in dem Sinne, daß zu den klassischen depressiven Syndromen auch ein reizbarzyklothymes Temperament dazukommt sowie Ideenflucht, impulsive Übersexualität, unbeherrschtes Verhalten, kindliches Verhalten oder Substanzabusus. Solche Fälle können nach Meinung Akiskals häufig mit Borderline-Persönlichkeitsstörung verwechselt werden.

Typ III (B-III – *„mixed states"* – hyperthymes Temperament + Depression) Diese Form entsteht auf dem Boden eines hyperthymen Temperamentes ohne hypomanische Episoden, wenn eine Depression dazukommt. Diese Gruppe scheint nach Auffassung *Akiskals* sehr therapierefraktär zu sein und es entsteht der Eindruck, daß die Lithiumaugmentation gerade bei dieser Gruppe erfolgreich sein könnte.

11.2 Datengestützte operational fundierte Ansichten

Die Renaissance des Interesses an den *„Mischzuständen"* bzw. *„gemischt-bipolaren Störungen"* kam vorwiegend durch die amerikanische Literatur. Die Beschreibungen *Kraepelins* waren der amerikanischen Forschung bekannt. Verschiedene amerikanische Hand- und Lehrbücher der Psychiatrie nahmen, im Gegensatz zu deutschen Werken, diese Beschreibungen auf. So wurde die *„gemischt-bipolare Episode"* in das DSM aufgenommen und animierte zu einer Kette von Forschungsaktivitäten. Auch die ICD-10 definiert eine gemischte Episode innerhalb der Gruppe der bipolaren affektiven Störungen. In der amerikanischen Literatur finden sich aber auch Synonyma zu der gemischt-bipolaren Episode, wie etwa *„dysphoric mania"* oder *„atypical mania"*. Solche Synonyma verbergen jedoch eine Abweichung vom ursprünglichen Konzept *Kraepelins*, das von beiden Polen bipolarer affektiver Erkrankungen ausging: von der Manie, deren Abwandlung zu den ersten drei Formen der *„Mischzustände" führt* (siehe Seite 115), und von den Depressionen, deren Abwandlung zu den drei letzteren Formen führt. Andererseits jedoch steht in der Synonymie auch Unbehagen und Kritik an den geltenden diagnostischen Kriterien für die gemischt-bipolare Episode, wie sie im DSM-IV und in der ICD-10 verankert ist. Damit ist gemeint, daß die Mischung von manischen und depressiven Symptomen zwar sehr häufig ist, aber selten eine Mischung von einer kriteriologisch völlig erfüllten Episode einer depressiven Episode und einer kriteriologisch vollständigen manischen Episode erreicht. Unter der kriteriologischen Schwelle aber findet sich in einer erweiterten Form eine Plethora von depressiven und maniformen Mischungen (bis zu zwei Drittel der Patienten mit affektiven Störungen) (Akiskal und Puzantian 1979, Akiskal 1992b, 1997b, Goodwin und Jamison 1990, McElroy et al. 1995, 1997, Swann 1995, Swann 1997, Himmelhoch 1992, Himmelhoch et al. 1976a,b, Winokur et al. 1969). Dies befindet sich auch in völliger Übereinstimmung mit den Meinungen *Weygandts* aus dem Jahre 1899, der eine gemischte Episode in einer erweiterten, also subkriteriologischen Form bei zwei Dritteln der affektiven Patienten der Heidelberger Klinik fand, im engeren Sinne jedoch, also mit Erfüllung der vollständigen Kriterien für Melancholie und Manie, bei ca. 20%.

11.2.1 Kriteriengestützte Diagnosen

Die Frage der kriteriologischen Diagnose einer gemischt-bipolaren Episode ist zur Zeit Thema von fortlaufenden Diskussionen (APA 1994, 1996, McElroy et al. 1992b, 1995, 1997, Swann 1995, Akiskal 1992b, 1997b, Perugi 1997, WHO 1991). Betrachtet man die moderne Literatur, dann stellt man fest, daß die gemischt-bipolaren Episoden (entweder unter dieser Bezeichnung oder als *„Mischzustände"*, wobei dieser ursprünglich von *Kraepelin* geprägter Terminus sich genauso in der englischsprachigen Literatur unter der Bezeichnung *„mixed states"* finden läßt) oder die *„dysphorische Manie"* (bzw. ebenfalls in der englischsprachigen Literatur als *„dysphoric mania"* bekannt oder *„atypische Manie"*), in einer dreistufigen *„Strenge"* diagnostiziert werden:

- *Nach breiten Definitionen*: Das Auftreten von einzelnen depressiven Symptomen in der Manie und umgekehrt reicht für die Stellung der Diagnose *„gemischt-bipolare Episode"*.
- *Eng gefaßte Diagnosen*: Nur das Zusammentreffen des vollsyndromalen Bildes einer Manie und einer *„major-depressiven"* Episode berechtigt zu der Diagnose *„gemischt-bipolare Episode"*.
- *Moderates diagnostisches Vorgehen*: Es ist zwischen den breiten und den engen Definitionen angesiedelt und verlangt nicht das Vollsyndrom sondern nur das Auftreten von *„prominenten"* Symptomen der gegenpoligen Episode, wobei einzelne Symptome noch nicht für die Diagnose reichen. Es wird hart darüber diskutiert, wann diese *„prominenten"* Symptome vorliegen. Es ist eine bestimmte Anzahl und eine bestimmte Intensität von Symptomen damit gemeint, die zwar nicht das volle syndromale Bild einer Manie oder einer depressiven Episode erreichen, aber auch nicht vereinzelt auftreten. Für solche moderaten Diagnosen sind teilweise auch diagnostische Kriterien erstellt worden, wie etwa die Cincinnati-Kriterien (McElroy et al. 1992b, 1995, 1997) oder die Pisa-Kriterien (Perugi 1997), wobei auch die Wiener Diagnostischen Kriterien (Berner et al. 1983) diesbezüglich gelten.

Als *enge definitorische Kriterien* gelten die, welche im DSM-IV und auch in der ICD-10 verlangt werden (siehe Tabelle 11.2 und 11.3).

Die ICD-10 definiert eine gemischte affektive Episode als die Episode, die mindestens zwei Wochen andauert und durch eine Mischung oder raschen Wechsel (gewöhnlich innerhalb von wenigen Stunden) von hypomanischen oder manischen mit depressiven Symptomen charakterisiert ist (siehe Tabelle 11.2). Dabei kann simultan eine depressive Stimmung tage- oder wochenlang von Überaktivität und Rededrang begleitet sein, bzw. eine manische Stimmungslage von Größenideen, Agitiertheit, Antriebs- und Libidoverlust. Depressive, hypomane oder manische Symptome können auch rasch, von Tag zu Tag oder von Stunde zu Stunde wechseln. Eine gemischte affektive Störung soll nur dann diagnostiziert werden, wenn beide Gruppen von Symptomen während des überwiegenden Teils der gegenwärtigen Krankheitsepisode gleichermaßen im Vordergrund stehen.

Tabelle 11.2: Diagnostische Kriterien für eine gemischte affektive Episode (nach ICD-10, Forschungskriterien)

A.	Die Episode ist durch eine Mischung oder einen raschen Wechsel (im allgemeinen innerhalb weniger Stunden) von hypomanischen, manischen und depressiven Symptomen gekennzeichnet.
B.	Manische und depressive Symptome müssen gleichermaßen die meiste Zeit während einer Periode von wenigstens zwei Wochen vorhanden sein.

Die ICD-10 verlangt für die Stellung der Diagnose *„bipolare affektive Störung, gegenwärtig gemischte Episode“* (F31.6), daß der Betreffende wenigstens eine gut belegte manische, hypomanische oder gemischte affektive Episode in der Anamnese hatte und gegenwärtig entweder eine Mischung oder einen raschen Wechsel von manischen, hypomanischen und depressiven Symptomen aufweist.

Im Gegensatz zu der ICD-10 ist eine gemischte Episode nach den Kriterien des DSM-IV durch eine Zeitspanne von mindestens einer Woche gekennzeichnet, es wird aber verlangt, genauso wie in der ICD-10, daß sowohl die Kriterien für eine manische Episode als auch die Kriterien einer Episode der Major Depression nahezu täglich erfüllt sind. Zu den häufigsten Symptomen einer gemischten Episode rechnet das DSM-IV psychomotorische Unruhe, Schlaflosigkeit, Appetitveränderungen, psychotische Merkmale und Suizidgedanken. Zur Stellung der Diagnose muß die Störung schwer genug sein, um eine deutliche Beeinträchtigung der sozialen und beruflichen Funktionsfähigkeit zu verursachen oder eine Hospitalisierung erforderlich zu machen, oder es bestehen psychotische Merkmale. Symptome wie bei einer gemischten Episode können direkt auf die Wirkung einer antidepressiven Medikation, Elektrokrampftherapie, Lichttherapie oder einer Medikation wegen eines medizinischen Krankheitsfaktors zurückgehen und werden dann nicht als gemischte Episode diagnostiziert und nicht zur Diagnose einer Bipolar-I-Störung herangezogen. Wenn beispielsweise bei einer rezidivierenden Major Depression im Verlauf einer antidepressiven Medikation ein gemischtes Symptombild auftritt, wird die Diagnose einer substanzinduzierten affektiven Störung mit gemischten Merkmalen diagnostiziert. Es findet also kein Diagnosewechsel von Major Depression zur Bipolar-I-Störung statt.

Sowohl nach der ICD-10 als auch dem DSM-IV reicht das Vorhandensein einer isolierten gemischten Episode noch nicht für die Stellung der Diagnose *„Bipolare Störung“* aus. Die ICD-10 (F31.6) verlangt wenigstens eine gut belegte manische, hypomanische oder gemischte affektive Episode in der Anamnese. Das DSM-IV verlangt für die Stellung der Diagnose *„Bipolar-I-Störung“* mindestens eine Episode einer Major Depression, eine manische oder eine gemischte Episode in der Anamnese. Das Auftreten einer gemischten Episode schließt eine *„Bipolar-II-Störung“* aus.

Tabelle 11.3: Kriterien für eine gemischte Episode (nach DSM-IV)

A. Die Kriterien für sowohl eine manische Episode (siehe S. 104) als auch eine Episode einer Major Depression (siehe S. 84) sind, mit Ausnahme des Zeitkriteriums, fast täglich über einen mindestens einwöchigen Zeitraum erfüllt.

B. Die Stimmungsveränderung ist schwer genug, um eine deutliche Beeinträchtigung der beruflichen Funktionsfähigkeit, der sozialen Aktivität oder der zwischenmenschlichen Beziehungen zu verursachen oder eine Hospitalisierung wegen Selbst- oder Fremdgefährdung notwendig zu machen, oder es bestehen psychotische Symptome.

C. Die Symptome gehen nicht auf die direkte körperliche Wirkung einer Substanz (z.B. Droge, Medikament oder andere Therapie) oder eines medizinischen Krankheitsfaktors zurück.

Beachte: Episoden, die gemischten Episoden ähneln, aber eindeutig durch eine somatische antidepressive Behandlung (Medikation, Elektrokrampftherapie, Lichttherapie) ausgelöst wurden, werden nicht einer Bipolar-I-Störung zugerechnet.

Das *moderate diagnostische Vorgehen* ermöglicht die Diagnose einer gemischten Episode nicht nur wenn die beiden *„Vollsyndrome“* zusammentreffen, sondern auch dann, wenn sich das eine Syndrom in *„prominenter“* Weise in das andere mischt. Die sogenanten Cincinnati-Kriterien für die dysphorische Manie (McElroy et al. 1992b, siehe Tabelle 11.4), und die Pisa-Kriterien (Perugi 1997, siehe Tabelle 11.5) sind dafür repräsentativ.

Die Pisa-Kriterien für gemischte Episoden (mixed states) entstanden aus der Pisa-Memphis- (später Pisa-San Diego) Studie unter der Ägide von *Hagop S. Akiskal* und *Giovanni B. Cassano* (siehe Tabelle 11.5).

Zu den *„moderaten“* diagnostischen Kriterien gehören auch die *„Wiener Diagnostischen Kriterien“* von *Berner* und Mitarbeitern (in WPA-Diagnose-Kriterien, siehe Tabelle 11.6).

Tabelle 11.4: Cincinnati Diagnostic Criteria für *„dysphorische Manie"* oder *„dysphorische Hypomanie"* (*„dysphoric mania", „dysphoric hypomania"*) (aus: McElroy et al. 1992b, Übersetzung des Verfassers)

I. Das volle manische bzw. hypomanische Syndrom nach DSM-III-R (DSM-IV) Kriterien.

II. Gleichzeitiges Vorhandensein von mindestens drei depressiven Symptomen aus der nachfolgenden Liste (für die sichere Diagnose der dysphorischen Manie oder Hypomanie ist das Vorliegen von drei depressiven Symptomen notwendig, für eine wahrscheinliche Diagnose zwei und für eine unsichere Diagnose ein depressives Symptom):
1. depressive Stimmung,
2. deutlich nachlassendes Interesse oder nachlassende Freude an allen oder fast allen Aktivitäten,
3. merkliche Gewichtszunahme oder Zunahme des Appetites,
4. Hypersomnie,
5. Antriebslosigkeit,
6. Müdigkeit oder Energielosigkeit,
7. Herabsetzung der Selbstwertgefühle oder exzessive oder nicht-adäquate Schuldgefühle,
8. Gefühle der Hilflosigkeit oder der Hoffnungslosigkeit,
9. wiederkehrende Todesgedanken, Suizidgedanken oder ein spezifischer Suizidplan.

Die *breiten diagnostischen Kriterien* weisen eine niedrigere Schwelle auf als die oben genannten Kriterien. Eine bipolar-gemischte Episode wird sogar bei isolierten depressiven Symptomen während einer manischen Episode (oder umgekehrt: isolierte manische Symptome bei einer depressiven Phase) diagnostiziert (McElroy et al. 1992b).

Dies muß beim Vergleichen der verschiedenen Studien und Befunde berücksichtigt werden, weil es offensichtlich Unterschiede auf verschiedenen Vergleichsebenen zwischen einer eng diagnostizierten und einer breit diagnostizierten (McElroy et al. 1992b, 1995) gemischt-bipolaren Störung gibt.

Tabelle 11.5: Pisa-Kriterien für gemischte Episode (mixed states) (aus: Perugi 1997, Übersetzung des Verfassers)

A. Ein Zustand von einer andauernden (mindestens zwei Wochen) emotionalen Instabilität und/oder Ratlosigkeit liegt vor, in welchem depressive und manische Symptome gleichzeitig in einer fluktuierenden Form vorhanden sind.
   Gegenpolige extreme Manifestationen in mindestens zwei der folgenden fünf Bereiche müssen gleichzeitig vorhanden sein:
   1. Stimmung (ängstlich-traurig versus euphorisch-reizbar),
   2. Denkantrieb (verlangsamt versus beschleunigt),
   3. Denkinhalte (depressive versus expansive),
   4. Wahrnehmungsstörungen (depressive versus exaltierte),
   5. Antrieb/Motorik (Minderung versus Steigerung).
B. Mindestens zwei der folgenden Kriterien müssen vorhanden sein:
   1. labil oder hypersyntonisch (d.h. übersteigerte emotionale Reagibilität),
   2. niedrige Schwelle für Zorn/Hostilität, insbesondere verminderte Impulskontrolle,
   3. relevante Veränderung des Sexualtriebes im Vergleich zum habituellen Durchschnitt,
   4. deutliche Schlafstörungen,
   5. Tagesschwankungen bei mindestens einem der unter A. aufgelisteten Kriterien.
C. Adäquate interpersonelle Beziehungen und affektive Reaktion in der prämorbiden und/oder in den interepisodischen Phasen.

Tabelle 11.6: Wiener Forschungskriterien: Achsensyndrome endogenomorpher *„Mischbilder“* (unsteter Mischzustände) (nach Berner et al. 1983)

A und B notwendig

A. Zeitlich abgesetztes Auftreten eines ausgeprägten schnellen Wechselns der Befindlichkeit, des affektiven Ansprechens oder des Antriebes (zumindest eines der Symptome 1 bis 3 notwendig):
   1. rasches Schwanken zwischen unterschiedlichen Befindlichkeiten (depressiv und/oder ängstlich, euphorisch/expansiv, gereizt),
   2. wechselndes, rasches und überschießendes affektives Ansprechen in mehreren Skalenbereichen (negativ, ängstlich, positiv, gereizt),
   3. rascher Wechsel von Hemmung, Agitiertheit, Antriebssteigerung und eventuell Aggressivität.
      (In dem raschen Alternieren können die Befindlichkeits- und Antriebsveränderungen teils „konkordant“, teils „diskordant“ – z.B. euphorische Befindlichkeit bei gleichzeitiger Antriebshemmung – sein.)
B. Zeitlich abgesetztes Auftreten von Biorhythmusveränderungen (1 und 2 notwendig):
   1. Tagesschwankungen der von A vorhandenen Symptome,
   2. Schlafstörung (zumindest eines der Symptome a bis b):
      a) Durchschlafstörung,
      b) vorzeitiges Erwachen.

11.3 Häufigkeit

Die Häufigkeit von gemischt-bipolaren Episoden ist abhängig von vielen Faktoren, vor allem, ob enge oder breite diagnostische Konzepte verwendet worden sind, ob es sich um Patienten mit ersten Episoden oder Patienten mit einem längeren Verlauf handelt (Marneros et al. 1991a).

Vereinzelte depressive Symptome (und umgekehrt vereinzelte maniforme Symptome) können nach *Weygandt* (1899) und *Kraepelin* (1913) bei über zwei Dritteln der affektiven Patienten auftreten. Eine Beobachtung, die die moderne Forschung bestätigt: Bei Anwendung von breit gefaßten Kriterien, die nur vereinzelte depressive Symptome erfassen, die sich in einer manischen Episode zeigen (und umgekehrt manische Symptome in einer depressiven Episode), ergibt sich eine Häufigkeit bis zu 70% der Episoden (McElroy et al. 1992b). Je enger die kriteriologischen Merkmale jedoch eingegrenzt sind, desto seltener treten solche Fälle auf. Nach *Weygandt* sind es 20% der untersuchten affektiven Heidelberger Population.

In der Literatur gibt es Angaben zwischen 5% und 70% der affektiven Patienten. Die Durchschnittsberechnung von *McElroy* und anderen zeigte eine mittlere Häufigkeit von 31% (McElroy et al. 1992b), was etwas niedriger ist als die von *Goodwin* und *Jamison* 1990 ermittelte (40%) Zahl. *Bauer* et al. (1994) fanden, daß die Häufigkeit von gemischt-bipolaren Episoden (dysphorische Manie oder Hypomanie) von den angewendeten Definitionen abhängig ist und zwischen 5% und 73% liegt.

In bezug auf die Zugehörigkeit der gemischt-bipolaren affektiven Störungen (unter diesem Begriff werden hier alle beschriebenen Formen von gemischten bipolaren Episoden subsumiert, ob es sich um dysphorische Manie oder atypische Manie oder gemischte depressive Episoden oder die oben dargestellten *Kraepelinschen* Kategorien handelt) gibt es in der Literatur über nachfolgend aufgeführte Ansichten noch große Uneinigkeit:

Gemischt-bipolare Störungen, insbesondere dysphorische Manie, sind

a) eine getrennte Form affektiver Störungen,
b) eine typische Form anderer affektiver Störungen,
c) schwere Formen,
d) eine Übergangsform zwischen Manie und Depression,
e) eine Form von Rapid Cycling (McElroy et al. 1992b).

Swann (1995) meint, daß die genauere Bezeichnung für solche auch als gemischt-manisch bezeichneten Zustände die *„depressive Manie"* ist und definiert sie als manische oder hypomanische Syndrome, kombiniert mit prominenten depressiven Symptomen. Sie können gleichzeitig das volle depressive und manische Syndrom beinhalten. Er vertritt die Auffassung, daß die agitierte Depression sich auf verschiedenen Ebenen von den gemischt-manischen Syndromen unterscheidet. *Bauer* et al. (1994) fanden keine großen Unterschiede zwischen dysphorischer und nicht-dysphorischer Manie.

11.4 Weitere klinische Charakteristika

Obwohl gemischt-bipolare Erkrankungen häufig von psychotischen Symptomen, vor allem in Form eines depressiven Wahns begleitet werden (Himmelhoch et al. 1976a,b, 1986 Himmelhoch 1979, Nunn 1979, Akiskal und Puzantian 1979), fanden andere Gruppen keinen Unterschied zwischen reinen und gemischten Manien (Swann 1986). Suizidalität wurde häufig festgestellt, wobei manche Autoren sogar ein erhöhtes Risiko damit verbunden sehen.

Insgesamt zeichnen sich die gemischt-bipolaren Störungen durch eine große Variationsbreite bezüglich der Symptome aus, aber auch im Hinblick auf den Schweregrad der Erkrankung, wobei jedoch offensichtlich zu dieser Gruppe die schwerstkranken bipolaren Patienten gehören. Das heißt also, daß die unterschiedlichen klinischen Beschreibungen von Patientengruppen oder die Unterschiede, die man bei diesbezüglichen Kasuistiken findet, nicht nur auf Mängel der diagnostischen Kriterien, sondern auch auf eine genuine Variation des psychopathologischen Bildes selbst zurückzuführen sind (McElroy et al. 1992b).

Im Rahmen der Memphis-/San-Diego-Studie verglichen *Dell'Osso* und Mitarbeiter (1993) psychotische und nicht-psychotische bipolar-gemischte Störungen mit manischen und schizoaffektiven Erkrankungen. Sie fanden, daß die psychotischen *„gemischten"* Patienten eine viel größere Verwandtschaft zu Bipolar-I-Störungen haben und in der Familie häufiger psychotische affektive Störungen aufwiesen. Die nicht-psychotischen *„gemischten"* Patienten zeigten mehr Verwandtschaft zu den Bipolar-II-Patienten, hatten häufig ein hyperthymes und zyklothymes Temperament und einen familiären Hintergrund mit nicht-psychotischen affektiven Erkrankungen und Substanzabusus. Im Vergleich erschienen die schizoaffektiven Patienten als diejenigen, die schwerere Erkrankungen hatten.

Obwohl die Befunde über die *Geschlechterverteilung* inkonsistent sind, kann man davon ausgehen, daß Frauen häufiger an gemischt-bipolaren Episoden erkranken als Männer, was einen Unterschied zu den übrigen bipolaren Erkrankungen darstellt (McElroy et al. 1992b), so wie es auch die Studie von *Weygandt* zeigte (Weygandt 1899).

Bezüglich der *familiären Belastung* fanden *Dell'Osso* et al. (1991) keinen Unterschied zwischen *„mixed"* und *„reinen"* affektiven Patienten. Zu dieser Studie ist aber kritisch zu bemerken, daß nicht nur hinsichtlich der Genetik, sondern auch hinsichtlich der anderen biologischen Parameter oder des longitudinalen Verlaufes und Ausgangs, eine monomorphe gemischt-bipolare Erkrankung, die über Jahre hinaus stabil bleibt und keine andere Form von Episoden aufweist, die größte Rarität ist (ca. 1%), so daß man sie praktisch als nicht existent bezeichnen kann (Marneros et al. 1991a, 1996a,b).

Die meisten vorhandenen Studien bestätigten die Ansicht von *Kraepelin*, daß die *„Mischzustände"* eine *relativ ungünstige Prognose* haben. Die Dauer der gemischten Episoden ist länger als die anderer affektiver Episoden (Keller 1988, Marneros et al. 1991a, Marneros et al. 1996a,b). Aber auch der Langzeitverlauf ist ungünstiger beim Auftreten von gemischten affektiven Episoden im Sinne der Länge der Dauer der Phase (Marneros et al. 1986c). Allerdings konnten wir in unseren Untersuchungen die Feststellung von *Dell'Osso* et al. (1991), daß bei Manifestation von gemischt-bipolaren Episoden die Tendenz zu Remanifestationen besteht, nicht bestätigen (Marneros et al. 1991a, 1996a,b). Nur 1% der Patienten zeigten immer wiederkehrende gemischte Episoden und keine andere Art. *Vocisano* et al. (1996) fanden, daß im Verlauf von affektiven Erkrankungen das Auftreten von gemischten Episoden ein ungünstiger Faktor ist.

Im allgemeinen befinden sich unsere Befunde nicht in Übereinstimmung mit den Befunden von *Perugi* (1997), der feststellte, daß die gemischten Zustände häufig mit einer gemischten Episode beginnen (im Gegenteil zeigte unsere Studie, daß nur 9% der bipolaren affektiven Patienten initial eine gemischte Episode hatten, Marneros et al. 1991a, 1996a,b). Eine gemischt-bipolare Episode birgt nach *Perugi* (1997) ein Suizid-Risiko.

Es gibt auch einige systematische Studien über *Komorbidität* von gemischt-bipolaren Erkrankungen. *Himmelhoch* und Mitarbeiter (1976a,b) fanden signifikant häufiger Alkohol- und Substanzmißbrauch im Vergleich zu *„reinen"* affektiven Patienten. Interessanterweise fanden in einer weiteren Studie *Himmelhoch* und *Garfinkel* (1986), daß 71% der Patienten mit gemischt-bipolarer Erkrankung gleichzeitig neuropsychiatrische Abnormalitäten hatten, was signifikant häufiger ist, als bei den reinen affektiven Patienten. Es handelte sich dabei um paroxysmale EEG-Veränderungen, Alkohol- und Drogenabusus, Entwicklungsstörungen, Migräne, Krampfanfälle oder Schädelhirntraumen. Es ist auch wenig über die Komorbidität zu Persönlichkeitsstörungen bekannt, wobei jedoch die Frage der Differentialdiagnose zwischen Borderline-Persönlichkeitsstörung und milder bipolarer Erkrankung noch nicht endgültig beantwortet worden ist. *McElroy* et al. (1995) fanden eine höhere Komorbidität mit Zwangserkrankungen.

Offensichtlich bestehen auch Besonderheiten in bezug auf *Therapie und Prophylaxe*. *Swann* et al. (1997) fanden, daß bei gemischten manischen Episoden das Vorhandensein von depressiven Symptomen ein schlechter Prädiktor für die Ansprechbarkeit auf Lithium ist, aber für eine gute Wirkung von Valproat spricht. Die Ansprechbarkeit der gemischt-bipolaren Erkrankungen auf Lithium wird in der Literatur widersprüchlich angegeben. Während einige Studien eine gute Ansprechbarkeit feststellten, stellen dies andere Autoren in Frage. Es scheint jedoch, daß gemischt-bipolare Erkrankungen schlechter auf Lithium reagieren, als reine bipolare Formen (McElroy et al. 1992b). Wenn man die Literatur zusammenfaßt, dann kommt man zu der Schlußfolgerung, daß Lithium sowohl bei der Akutbehandlung als auch bei der Prophylaxe weniger erfolgreich bei den gemischt-bipolaren Störung ist als bei anderen Formen. Allerdings hat es den Anschein, daß Antikonvulsiva (Carbamazepin und Valproat) sowie EKT eine viel günstigere Wirkung als Lithium auf gemischt-bipolare Erkrankungen haben. Allerdings sind die verfügbaren Studien durch definitorische und methodologische Schwächen gekennzeichnet. Es wird vermutet, daß die Wirkung von Antidepressiva auf die gemischt-bipolaren Erkrankungen ungünstig ist, mit einer Tendenz zur Chronifizierung der Erkrankung (McElroy et al. 1992b). (Typ-III der gemischt-bipolaren Episode nach Akiskal siehe Kapitel 11.1) .

11.5 Beziehung zu Rapid Cycling

Da nach der Definitionen ein extrem schneller Wechsel zwischen manischen und depressiven Symptomen vorliegen muß, wie auch in der Definition der gemischt-bipolaren Episoden, könnte diese Form mit dem Rapid Cycling verwandt sein. Einiges spricht für eine Verwandtschaft zwischen den beiden Formen, etwa daß sie häufiger bei Frauen vorkommen oder daß sie öfter mit Schilddrüsenstörungen assoziiert sind. Patienten mit Rapid Cycling zeigen auch häufig gemischte Episoden, beide reagieren auch besser auf Valproat als auf Lithium, und beide können durch Antidepressiva verschlechtert werden (McElroy 1997).

11.6 Die schizomanisch-depressiv gemischte Episode

Es gibt kaum Untersuchungen bezüglich schizomanisch-depressiv gemischter Episoden. Nach dem DSM-IV und der ICD-10 bzw. nach den Definitionen der schizoaffektiven Episoden (siehe dort) ist zu erwarten, daß auch gemischte Formen auftreten. Unsere Untersuchungen (Marneros et al. 1986c, 1991a, 1996a,b) zeigten, daß 23% der bipolar Erkrankten insgesamt (sowohl der reinen affektiven als auch der schizoaffektiven bipolaren) und 33% der bipolaren schizoaffektiven Patienten mindestens eine schizomanisch-depressiv gemischte Episode aufwiesen. Eine schizomanisch-depressive gemischte Episode als Initialepisode wiesen 5% auf. Im Langzeitverlauf jedoch hatten nur 4% der bipolaren Patienten einen Verlauf, der überwiegend durch schizomanisch-depressiv gemischte Episoden gekennzeichnet ist. Einen monomorphen Verlauf, d.h. mit nur schizomanisch-depressiven Episoden, fanden wir lediglich bei 1% der bipolaren Patienten.

Verläufe, die mindestens eine schizomanisch-depressiv gemischte Episode aufweisen, sind häufiger mit dem weiblichem Geschlecht sowie einem schlechten Langzeitausgang korreliert, als bei anderen bipolaren schizoaffektiven Erkrankungen. Wir kamen zu der Schlußfolgerung, daß sowohl bei den reinen affektiven als auch bei den reinen schizoaffektiven Verläufen das Auftreten von gemischten Episoden (manisch-depressiv gemischt oder schizomanisch-depressiv gemischt) ein schlechter Prädiktor für den Langzeitausgang ist (Marneros et al. 1991a, 1996a,b).

KAPITEL 12: DYSTHYMIA: KLINISCHES BILD

„Dysthymia then is depression with somewhat 'muted' but chronic or intermittent symptomatology."

Hagop S. Akiskal 1997

12.1 Klinische Charakteristika

Zusätzlich zu den im Kapitel 4 dargestellten Parametern unterscheiden sich Patienten mit Dysthymia durch psychopathologische, psychologische, psychosoziale und Verlaufsparameter von Kontrollpersonen. In der Persönlichkeitsdiagnostik zeigt sich eine Erhöhung des Faktors *„Neurotizismus"* im FPI und im Eysenck-Persönlichkeitsinventar (Angst und Wicki 1991, Hirschfeld et al. 1986a, McCullough et al. 1994b, Roy et al. 1985). Attributierungen und Copingstrategien (McCullough et al. 1994b) folgen typisch depressiven Mustern: Negative Erlebnisse werden stärker internalisiert, globalisiert und als stabil erlebt; Bewältigungsverhalten beinhaltete vermehrt Wunschdenken und Selbstvorwürfe. Soziale Unterstützung (social support) wird von Patienten mit Dysthymia – möglicherweise als direkte Krankheitsfolge (Amman 1991) – als vermindert berichtet (McCullough et al. 1994b), wie auch Familienzusammenhalt und emotionaler Ausdruck in den Familien in der Wahrnehmung dieser Patienten reduziert sind. Hinsichtlich eines Zusammenhanges mit kritischen Lebensereignissen (Hirschfeld et al. 1986a, Klein et al. 1988c) kann angenommen werden, daß wahrscheinlich die Chronizität der Erkrankung dabei eine Rolle spielt. Eine psychoanalytisch orientierte Untersuchung verglich empirisch das Abwehrverhalten von Patienten mit Dysthymia und Patienten, die an Panikstörung erkrankt waren (Bloch et al. 1993). Patienten mit Dysthymia zeigten nach dem Verständnis der Autoren *„unreiferes"* Abwehrverhalten, nämlich häufiger Projektion, passive Aggression, Abwertung und Hypochondrie.

Ein qualitativer Vergleich der Psychopathologie und Symptomatologie von *„reinen"* Dysthymien mit anderen depressiven Erkrankungen ist für Erwachsene bisher nur mangelhaft durchgeführt worden. *Kovacs*, *Akiskal* und Mitarbeiter (1994) führten dies auf die Häufigkeit der Diagnose *„Double Depression"* und die Schwierigkeit, *„reine"* Dysthymien zu untersuchen, zurück. Sie berichteten aber für Kinder, daß die typischen Symptome der *„reinen"* Dysthymia düstere traurige Stimmung, Reizbarkeit, Ärger und Selbstabwertung sind, während andere *„typisch"* depressive Symptome wie Anhedonie, sozialer Rückzug, Schuldgefühle und neurovegetative Symptome (z.B. Appetitverlust, Schlafstörungen, Müdigkeit) selten auftraten.

Ein Syndromprofil der Dysthymia wurde von *Akiskal* (1990a) in der Form von Kernsyndromen erstellt. Die Kernsymptomatik betrifft vier Bereiche: Stimmung, Psychomotorik, Vegetativum und Kognition (siehe Tabelle 12.1).

Obwohl die von Akiskal definierte Kernsymptomatologie der Dysthymia offensichtlich mit derjenigen der Depression (Major Depression) Überlappungen aufweist, ist der wesentliche Unterschied darin zu sehen, daß die Symptome der Dysthymia vorwiegend auf der subjektiven als auf der objektiven Ebene zu finden sind. Ihre Gestalt ist daher eher die einer „subjektiven" als einer „objektiven" Depression (Akiskal 1997a).

Tabelle 12.1: Kernsymptomatik bei primärer Dysthymia (nach Akiskal 1997)

• Stimmung	gedrückt, moros, grüblerisch, anhedonisch
• Psychomotorik	zurückhaltend, verlangsamt, lethargisch
• vegetativ	Tageschwankungen (für jeden der oben erwähnten Aspekte)
• Kognition	Reduzierung des Selbstwertgefühls, Schuld / Grübeln, pessimistische Einstellung, Todesgedanken

So sind ausgeprägte Störungen des Appetits und der Libido unüblich; eine psychomotorische Agitiertheit oder schwere psychomotorische Retardierung werden nicht beobachtet. Dies veranlaßte *Akiskal*, die Symptomatik der Dysthymia als eine *„stumpfe"* Depression zu bezeichnen. Diskrete *„endogenomorphe"* Merkmale treten häufig auf: Die psychomotorische Verlangsamung, die Initiativlosigkeit und die gedrückte Stimmung sind charakteristischerweise intensiver in den Vormittagsstunden. Hervorstechendste Merkmale der Dysthymia sind die habituelle Dysphorie bzw. gedrückte Stimmung, Grübeln, verminderte Lebensfreude, Gedanken der Minderwertigkeit. Die Dysthymia wird daher durch eine langandauernde, aber schwächere Intensität der Symptome als Depression erlebt – als Teil des eigenen Selbst. Sie stellt in diesem Sinne eine Akzentuierung von Merkmalen dar, die bei dem *„depressiven Temperament"* zu finden sind. Infolgedessen kann die Dysthymia auch als eine *„mehrsymptomatische Form des depressiven Temperaments"* betrachtet werden (Akiskal 1997a).

Versiani und *Nardi* (1997) untersuchten 276 nicht-klinische Patienten, rekrutiert durch Zeitungsannoncen, mit einer primären Dysthymia. Die häufigsten Symptome, die sie fanden, waren *„Energiemangel"* oder *„Erschöpfung"* (76%), *„geringes Selbstwertgefühl"* (72%), *„Konzentrationsschwäche"* (65%), *„Gefühl der Hoffnungslosigkeit"* (64%). Nur selten (unter 5%) wurden folgende Symptome festgestellt: *„beobachtete psychomotorische Agitiertheit oder Verlangsamung"*, *„unangemessene Schuldgefühle"* und *„wiederkehrende Gedanken an den Tod"*. *„Insomnie"* oder *„Hypersomnie"* wurde bei 21% der Patienten beobachtet und *„verminderter Appetit oder Hyperphagie"* bei 24%, wobei auch diese Symptome signifikant seltener bei Dysthymia auftraten als bei Major Depression. Die beiden Autoren machten auch die Beobachtung, daß sich die *„wiederkehrenden Gedanken an den Tod"* bei dysthymischen und depressiven Patienten unterscheiden: Patienten mit Dysthymia berichteten zwar, daß es *„besser wäre tot zu sein"*, aber sie hatten nie konkrete suizidale Pläne, und die meisten von ihnen hatten sogar große Angst vor dem Sterben. Paradigmatisch ist die Aussage eines untersuchten Patienten: *„Ich weiß es nicht, manchmal denke ich, daß das Leben nicht lebenswert ist, insbesondere wie ich es lebe, aber ich habe riesige Angst vorm Sterben, und das ist der Grund, warum ich ärztliche Hilfe suche"*. Allerdings fanden *Versiani* und *Nardi* (1997) eine Überlappung der Dysthymia mit Major Depression bei fast 45% der untersuchten Patienten (28% während der Untersuchung und 17% in der Vorgeschichte) in der Form der sogenannten Doppel-Depression – *„double depression"* (Keller und Shapiro 1982). Die Überlappung zwischen den beiden Formen wird vor allem in den Bereichen *„beobachtete psychomotorische Störung"*, *„deutliche Appetit- und Schlafstörungen"*, *„Schuldgefühle"* und *„suizidale Tendenzen"* ersichtlich. Auch diese Untersuchungen bestätigen die schon vorher zitierte Feststellung von *Akiskal*, daß die Patienten mit Dysthymia eher subjektiv als objektiv depressiv erschienen. Auch die Ergebnisse dieser Untersuchung untermauern das sym-ptomatologische Bild einer leichtgradigen, lebenslangen depressiven Störung bei Frühmanifestation (sie fanden ein Erstmanifestationsalter von 6,2 Jahren), chronischem Verlauf und einem hohen Grad an Beeinträchtigung (Versiani und Nardi 1997).

Ravindran und *Lapierre* (1997) machten die Beobachtung, daß eine große Anzahl von Patienten mit primärer Dysthymia mit Frühbeginn keine auffälligen Charakterzüge wie etwa histrionische, antisoziale oder dependente Merkmale und keinen Medikamentenabusus zeigten. Viele dieser Patienten erreichten ein höheres schulisches und berufliches Niveau und zeigten eine gute soziale Mobilität, trotz des *„Kampfes mit den fluktuierenden Symptomen"*. Sie entwickeln Bewältigungsstrategien gegen die alltäglichen Stressoren, häufig zeigten sie aber einen sozialen Rückzug, Rigidität, defensive Attitüden und ein Über-Pflichtbewußtsein bezüglich ihrer Arbeit. Eine der häufigsten Klagen dieser Patienten war, daß sie ihren *„Lebensfunken"* seit der Pubertät verloren hätten, und daß sie sehr hart arbeiten müßten, um zu erreichen, was sie sich vorgenommen hätten. Nach erfolgreicher Pharmakotherapie berichten diese Patienten, daß sie zum ersten Mal in ihrem Leben ein Wohlbefinden spürten (Ravindran und Lapierre 1997).

12.2 Unterformen der Dysthymia

Akiskal und Mitarbeiter haben versucht, verschiedene Subtypen der Dysthymia zu erarbeiten (Akiskal et al. 1980, 1981, 1983a, 1990).

Sie unterteilten vier Subtypen:

1. unvollständig remittierte residuale Major Depression
2. chronische sekundäre Dysthymia
3. subaffektive Dysthymia
4. Charakter-Spektrum-Störung

Die *„unvollständig remittierte residuale Major Depression"* entspricht weitgehend den häufig beschriebenen persistierenden Alterationen bei endogenen Depressionen, und sie ist identisch mit dem beschriebenen *„chronifizierten subdepressiven Syndrom"* (siehe Kapitel 20.3) nach langjährigem Verlauf von unipolaren und bipolaren affektiven und schizoaffektiven Erkrankungen (Marneros et al. 1991a, Marneros und Rohde 1997). Ein wichtiges Kriterium für diese Unterform ist, daß sie einer im Vorfeld abgelaufenen endogenen bzw. Major Depression folgt (Akiskal 1997a).

Die *„chronisch sekundäre Dysthymia"* entwickelt sich aufgrund langandauernder nichtaffektiver, körperlicher und seelischer Krankheiten oder Belastungen. Die sekundären Dysthymien entsprechen weitgehend den von *Weitbrecht* (1952) beschriebenen endoreaktiven Dysthymien.

Viel größere Bedeutung in der Einteilung *Akiskals* hat aber die Unterscheidung zwischen *„subaffektiver Dysthymia"* und *„Charakter-Spektrum-Störung"*. Die erste der beiden Formen ist eng mit den affektiven Störungen verwandt, während die zweite Form eine Nähe zu den Persönlichkeitsstörungen hat, insbesondere zu den dependenten, dissozialen und histrionischen Persönlichkeitsstörungen. Als Validierungskriterien für diese Aufteilung erwähnen *Akiskal* und Mitarbeiter für die *„subaffektive Dysthymia"* das Ansprechen auf Pharmako- und Psychotherapie, das Muster familiärer Belastung und das Vorhandensein biologischer Marker, die für die Nähe zu den affektiven Störungen sprechen, während die *„Charakter-Spektrum-Störung"* diese Merkmale nicht aufweist (Akiskal 1997a,b).

12.3 Diagnosekriterien der Dysthymia nach ICD-10 und DSM-IV

Die Dysthymia wird in der ICD-10 als eine anhaltende affektive Störung, und zwar als eine chronische depressive Verstimmung bezeichnet, die nach Schweregrad und Dauer der einzelnen Episoden nicht die Beschreibungen und Leitlinien einer leichten oder mittelgradigen rezidivierenden depressiven Störung erfüllt. In der Anamnese und insbesondere bei Beginn der Störung können allerdings die Kriterien und Leitlinien der leichten depressiven Episode erfüllt gewesen sein. Die Verteilung zwischen den einzelnen Episoden leichterer Depression und dazwischenliegenden Perioden vergleichweiser Normalität ist sehr unterschiedlich. Die Betroffenen haben gewöhnlich zusammenhängende Perioden von Tagen und Wochen, in denen sie ein gutes Befinden beschreiben. Doch meistens, oft monatelang, fühlen sie sich müde und depressiv; alles ist für sie eine Anstrengung, und nichts wird genossen. Sie grübeln und beklagen sich, schlafen schlecht und fühlen sich unzulänglich, sind aber in der Regel fähig, mit den wesentlichen Anforderungen des täglichen Lebens fertig zu werden. Die Dysthymia hat also sehr viel mit dem Konzept der depressiven Neurosen und der neurotischen Depression gemeinsam. Das wesentliche Kennzeichen ist die langandauernde depressive Verstimmung, die niemals oder nur sehr selten ausgeprägt genug ist, um als leichte oder mittlere depressive Störung bezeichnet zu werden (siehe Tabelle 12.2).

Das Hauptmerkmal der dysthymen Störung im DSM-IV wird in der chronischen depressiven Verstimmung (bei Kindern manchmal eher reizbare Verstimmung) gesehen, die für die meiste Zeit des Tages und an mehr als der Hälfte der Tage besteht und über mindestens zwei Jahre hinweg andauert (bei Kindern ein Jahr).

Wie aus den Tabellen 12.2 und 12.3 ersichtlich ist, gibt es einige Unterschiede zwischen ICD-10 und DSM-IV: Im DSM-IV gibt es auch eine Modifizierung für Kinder und Jugendliche: Die Krankheitsdauer muß dann nur mindestens ein Jahr betragen, die Stimmung kann bei Kindern und Jugendlichen auch gereizt sein. Unterschiede zwischen den beiden Systemen bestehen auch bezüglich der Einteilung der Dysthymia mit frühem und der Dystyhmie mit spätem Beginn: Im DSM-IV liegt die Grenze bei 21 Jahren, in der

ICD-10 bei 30 Jahren. Im Gegensatz zur ICD-10, die die Unterscheidung der Dysthymia von den depressiven Episoden in der Intensität sieht, verwendet das DSM-IV auch den Zeitfaktor: Im DSM-IV wird ein zeitlicher Mindestabstand zwischen den zwei Störungen gefordert (Kriterium D).

Tabelle 12.2: Dysthymia (F34.1) (nach ICD-10, Forschungskriterien)

A. Konstante oder konstant wiederkehrende Depression über einen Zeitraum von mindestens zwei Jahren. Dazwischenliegende Perioden normaler Stimmung dauern selten länger als einige Wochen, hypomanische Episoden kommen nicht vor.

B. Keine oder nur sehr wenige der einzelnen depressiven Episoden während eines solchen Zwei-Jahres-Zeitraumes sind so schwer oder dauern so lange an, daß sie die Kriterien für eine rezidivierende leichte depressive Störung (F33.0) erfüllen.

C. Wenigstens während einiger Perioden der Depression sollten mindestens drei der folgenden Symptome vorliegen:
1. verminderter Antrieb der Aktivität,
2. Schlaflosigkeit,
3. Verlust des Selbstvertrauens oder Gefühl von Unzulänglichkeit,
4. Konzentrationsschwierigkeiten,
5. Neigung zum Weinen,
6. Verlust des Interesses oder der Freude an Sexualität und anderen angenehmen Aktivitäten,
7. Gefühl von Hoffnungslosigkeit und Verzweiflung,
8. erkennbares Unvermögen, mit den Routineanforderungen des täglichen Lebens fertig zu werden,
9. Pessimismus im Hinblick auf die Zukunft oder Grübeln über die Vergangenheit,
10. sozialer Rückzug,
11. verminderte Gesprächigkeit.

Tabelle 12.3: DSM-IV Kriterien für Dysthyme Störung

A. Depressive Verstimmung, die die meiste Zeit des Tages an mehr als der Hälfte aller Tage, entweder vom Patienten berichtet oder von anderen beobachtet, über einen mindestens zweijährigen Zeitraum andauert. (Bei Kindern und Heranwachsenden kann reizbare Verstimmung vorliegen und die Dauer muß mindestens 1 Jahr betragen.)

B. Während der depressiven Verstimmung bestehen mindestens zwei der folgenden Symptome:
(1) Appetitlosigkeit oder übermäßiges Bedürfnis zu essen,
(2) Schlaflosigkeit oder übermäßiges Schlafbedürfnis,
(3) Energiemangel oder Erschöpfung,
(4) geringes Selbstwertgefühl,
(5) Konzentrationsstörungen oder Entscheidungserschwernis,
(6) Gefühl der Hoffnungslosigkeit.

C. In der betreffenden Zweijahres-Periode (1 Jahr bei Kindern und Heranwachsenden) gab es keinen Zeitraum von mehr als zwei Monaten ohne Symptome wie unter A. und B. beschrieben.

D. In den ersten zwei Jahren der Störung (ein Jahr bei Kindern und Heranwachsenden) bestand keine Episode einer Major Depression, d.h. das Störungsbild wird nicht besser durch eine chronische oder teilremittierte Major Depression erklärt.

Beachte: Vor der Entwicklung der dysthymen Störung kann eine Episode einer Major Depression aufgetreten sein, vorausgesetzt, daß eine vollständige Remission erfolgt ist (also für mindestens zwei Monate keine bedeutsamen Zeichen oder Symptome). Nach den ersten zwei Jahren einer dysthymen Störung (1 Jahr bei Kindern und Heranwachsenden) können Episoden einer Major Depression eine dysthyme Störung überlagern. In solchen Fällen können beide Diagnosen gestellt werden, wenn die Kriterien für eine Episode einer Major Depression erfüllt sind.

E. Zu keinem Zeitpunkt ist eine manische Episode, eine gemischte Episode oder eine hypomane Episode aufgetreten und die Kriterien für eine zyklothyme Störung waren niemals erfüllt.

F. Die Störung tritt nicht ausschließlich im Verlauf einer chronischen psychotischen Störung wie Schizophrenie oder wahnhafte Störung auf.

G. Die Symptome gehen nicht auf die direkte Wirkung einer Substanz (z.B. Droge, Medikament) oder eines medizinischen Krankheitsfaktors (z.B. Hypothyreose) zurück.

H. Die Symptome verursachen in klinisch bedeutsamer Weise Leiden oder Beeinträchtigungen in sozialen, beruflichen oder anderen wichtigen Funktionsbereichen.

KAPITEL 13: ZYKLOTHYMIA: KLINISCHES BILD

„... die Cyclothymie nicht selten in einer (...) außerordentlich geringen Intensität auftritt."
Ewald Hecker 1898

„Die leichteren Fälle gelten vielfach nicht einmal bei ihrer nächsten Umgebung für 'krank'."
Alfred E. Hoche 1897

13.1 Klinische und diagnostische Merkmale

Das klinische Bild der Zyklothymia ist schon durch das bereits dargestellte Konzept vorgegeben. Es handelt sich also um Symptome, die einer hypomanischen Episode entsprechen (siehe Kapitel 10.9) und Symptome, die zwar den Symptomen einer depressiven Episode ähnlich sind (siehe Kapitel 7), aber von ihrer Intensität und Extensität her unter den kriteriologischen Merkmalen dieser Episode liegen. Nach den Untersuchungen von *Akiskal* und Mitarbeitern (1977, 1979, 1983a, 1994) zeigen zyklothyme Patienten im Verlauf nicht nur depressive und hypomanische, sondern auch gemischte Phasen, in der Regel kurzandauernd. Das Zusammentreffen eines *„zyklothymen Temperaments"* mit einer getrennten Depression hat den Typ II der gemischt-bipolaren Störung nach *Akiskal* als Resultat (siehe Kapitel 11). Diese gemischten Zustandsbilder mit Labilität, Reizbarkeit, Ärger und Wutausbrüchen traten in den Untersuchungen von *Akiskal* bei nahezu allen Patienten auf. Das heißt also, daß die gemischte affektive Symptomatik, die im DSM-IV und der ICD-10 bei der Definition der Zyklothymia bzw. der zyklothymen Störung nicht aufgeführt ist, nach den Befunden von *Akiskal* eine der häufigsten Verlaufs- und Zustandsbilder darstellt. Die Verlaufsuntersuchungen der genannten Forschergruppe zeigten, daß Patienten mit Zyklothymia im Verlauf Episoden mit übermäßigem Kaufbedürfnis, extravaganten und teilweise katastrophalen Finanzaktionen, Inkonstanz im beruflichen Bereich und bei der Zukunftsplanung, Phasen von Promiskuität mit anschließenden Scham- und Schuldgefühlen und Alkohol- und Medikamentenmißbrauch aufwiesen.

Als charakteristische psychopathologische Symptome, die bei mehr als der Hälfte der Patienten zu finden sind, werden genannt: Hypersomnie im Wechsel mit vermindertem Schlafbedürfnis, Insuffizienzgefühle im Wechsel mit gesteigertem Selbstwertgefühl, Inkonstanz des Antriebes und der Produktivität mit Phasen erhöhter Kreativität und teilweise ungewöhnlichen Arbeitszeiten sowie ein Wechsel zwischen Distanzminderung in interpersonellen Kontakten und sozialer Rückzug (Akiskal et al. 1977). Allerdings muß gesagt werden, daß breitere Untersuchungen von anderen Forschungsgruppen, die Häufigkeit und Intensität sowie soziale Folgen der zyklothymen Symptomatik betreffen, nicht vorliegen.

Die ICD-10 definiert die Zyklothymia als eine andauernde Instabilität der Stimmung, mit zahlreichen Perioden der leichten Depression und leicht gehobener Stimmung. Diese Instabilität entwickelt sich in der Regel im frühen Erwachsenenleben und nimmt einen chronischen Verlauf, auch wenn die Stimmung gelegentlich normal und monatelang stabil sein kann. Die Stimmungsschwankungen werden im allgemeinen von den Betroffenen ohne Bezug zu Lebensereignissen erlebt. Es ist schwierig, die Diagnose ohne eine längere Beobachtungsperiode oder ohne besonders gute anamnestische Informationen über das Verhalten zu stellen. Da die Stimmungsschwankungen relativ leicht sind und die Perioden gehobener Stimmung angenehm und fruchtbar sein können, gelangen Personen mit Zyklothymia häufig nicht in ärztliche Behandlung. In einigen Fällen kann dies darauf beruhen, daß die auftretenden Änderungen der Stimmung weniger auffallen als die zyklischen Veränderungen in Aktivität, Selbstvertrauen, Geselligkeit oder Appetenzverhalten (siehe Tabelle 13.1)

Das DSM-IV sieht das Hauptmerkmal der zyklothymen Störung in einer chronischen, fluktuierenden, affektiven Störung, die mit zahlreichen Perioden mit hypomaner Symptomatik und solchen mit depressiven Symptomen einhergeht. Die hypomanen Symptome erfüllen hinsichtlich Anzahl, Schweregrad, Intensität und Dauer nicht die vollen Kriterien einer manischen Episode. Ebensowenig erfüllen depressive Symptome bezüglich Anzahl, Schweregrad, Intensität oder Dauer die vollen Kriterien für eine Episode einer Major Depression (siehe Tabelle 13.2).

(Weitere klinische Merkmale siehe Kapitel 4.2)

Tabelle 13.1: Diagnostische Kriterien für Zyklothymia (nach ICD-10, Forschungskriterien)

A. Stimmungsinstabilität mit mehreren Perioden von Depression und Hypomanie, mit oder ohne normaler Stimmung im Intervall über mindestens zwei Jahre.

B. Während einer solchen Zwei-Jahres-Periode war keine depressive oder hypomanische Stimmungsschwankung so schwer oder so lang anhaltend, daß sie die Kriterien für eine manische, eine mittelgradige oder schwere depressive Episode erfüllte. Manische oder depressive Episoden können jedoch vor oder nach einer solchen Periode länger anhaltender Stimmungsinstabilität auftreten.

C. Wenigstens während einiger depressiver Episoden sollten mindestens drei der folgenden Symptome vorhanden sein:
1. verminderter Antrieb oder Aktivität,
2. Schlaflosigkeit,
3. Verlust des Selbstvertrauens oder Gefühl von Unzulänglichkeit,
4. Konzentrationsschwierigkeiten,
5. sozialer Rückzug,
6. Verlust des Interesses oder der Freude an Sexualität und anderen angenehmen Aktivitäten,
7. verminderte Gesprächigkeit,
8. Pessimismus im Hinblick auf die Zukunft oder Grübeln über die Vergangenheit.

D. Wenigstens während einiger Perioden mit gehobener Stimmung sollten drei der folgenden Symptome vorhanden sein:
1. vermehrter Antrieb oder Aktivität,
2. herabgesetztes Schlafbedürfnis,
3. überhöhtes Selbstgefühl,
4. geschärftes oder ungewöhnlich kreatives Denken,
5. mehr Geselligkeit als sonst,
6. gesprächiger oder witziger als sonst,
7. gesteigertes Interesse und Sicheinlassen in sexuelle und andere angenehme Aktivitäten.

Tabelle 13.2: Diagnostische Kriterien für Zyklothyme Störung (nach DSM-IV)

A. Für die Dauer von mindestens zwei Jahren bestehen zahlreiche Perioden mit hypomanen Symptomen und zahlreiche Perioden mit depressiven Symptomen, die nicht die Kriterien einer Episode einer Major Depression erfüllen.
Beachte: Bei Kindern und Heranwachsenden muß die Dauer 1 Jahr betragen.

B. Während dieser Zweijahres-Periode (1 Jahr bei Kinder und Heranwachsenden) bestand nicht länger als zwei Monate Symptomfreiheit gemäß Kriterium A.

C. Während der ersten zwei Jahre der Störung bestand keine Episode einer Major Depression, keine manische Episode oder gemischte Episode.
Beachte: Wenn nach den ersten zwei Jahren einer zyklothymen Störung (1 Jahr bei Kindern und Heranwachsenden) manische oder gemischte Episoden die Störung überlagern, kann zusätzlich eine Bipolar-I-Störung diagnostiziert werden. Bei überlagernden Episoden einer Major Depression nach dem ersten Zweijahreszeitraum kann zusätzlich eine Bipolar-II-Störung diagnostiziert werden.

D. Die Symptome aus A können nicht besser durch eine schizoaffektive Störung erklärt werden und überlagern nicht eine Schizophrenie, schizophreniforme Störung, wahnhafte Störung oder nicht näher bezeichnete psychotische Störung.

E. Die Symptome gehen nicht auf die direkte körperliche Wirkung einer Substanz (z.B. Droge, Medikament) oder eines medizinischen Krankheitsfaktors zurück.

F. Die Symptome verursachen in klinisch bedeutsamer Weise Leiden oder Beeinträchtigungen in sozialen, beruflichen oder anderen wichtigen Funktionsbereichen.

KAPITEL 14: DIE PHÄNOMENOLOGIE DER ZYKLOIDEN PSYCHOSEN

„Kraepelins Einteilung in nur zwei Formen endogener Psychose hat in dieser Hinsicht eine sehr nachteilige Wirkung gehabt. Er selbst nahm zwar über die Zweiteilung hinaus viele feinere Trennungen vor, aber darauf achteten seine Nachfolger nicht, sie sahen nur noch die grobe Einteilung in die Dementia praecox bzw. Schizophrenie und die manisch-depressive Krankheit.“

Karl Leonhard 1957

Wie im Kapitel 3 schon dargestellt worden ist, wurden die zykloiden Psychosen von *Leonhard* in drei Gruppen polarer Symptomatik unterteilt, nämlich die

- Angst-Glücks-Psychosen,
- hyperkinetisch-akinetische Motilitätspsychose und die
- erregt-gehemmte Verwirrtheitspsychose.

Kliniker und Forscher, die sich mit den zykloiden Psychosen beschäftigt haben, haben häufig Zweifel geäußert, ob die Symptomatik der zykloiden Psychosen tatsächlich so prägnant abgrenzbar ist. Sie vertraten vielmehr die Auffassung, daß alle drei Gruppen relevante Überlappungsmerkmale zeigen (Störring et al. 1962, Boeters 1971, Perris 1974, 1986, Perris und Eisemann 1989).

Trotz dieser Kritik soll hier der Vollständigkeit halber die Phänomenologie der zykloiden Psychosen so dargestellt werden, wie *Leonhard* sie auch beschrieben hat (Leonhard 1957a/ 1995a).

14.1 Das Querschnittsbild der Angst-Glücks-Psychose

Leonhard (1957a) beschreibt die *Angst-Glückspsychotische Episode* wie folgt: In der *Angstphase* ist die Grundstimmung durch einen ängstlichen Affekt gekennzeichnet, der fast stets mit Mißtrauen und Eigenbeziehungen einhergeht. Die Kranken haben nicht nur von innen heraus Angst, sondern glauben z.B., daß Polizeibeamte ihnen nachgingen, daß die Mitpatienten in der Klinik sie mieden, daß das Personal über ihre bevorstehende Verhaftung spreche etc. Die Umgebung erscheint bedrohlich, oft ohne eine genaue Festlegung, so daß eine Ratlosigkeit resultieren kann, die ein Übergangssymptom zur Verwirrtheitspsychose darstellt. Beziehungsideen, Illusionen und Halluzinationen aus der ängstlichen Grundstimmung heraus kommen vor, auch hypochondrische Mißempfindungen (Kribbeln, Hitzegefühl). Häufig behaupten die Kranken, sie würden körperlich beeinflußt oder hypnotisiert, lassen sich aber schwer darauf festlegen, daß die Erscheinungen von außen erzeugt werden. Psychomotorische Erregung und Erstarrung wechseln häufig ab und überschneiden sich mit der Motilitätspsychose.

Die *Glückspsychose* ist durch ein ekstatisches Glücksgefühl gekennzeichnet. Dies ist häufig mit der Idee verbunden, andere zu beglücken, anderen zu helfen. Oft fühlen die Patienten einen höheren Auftrag, eine Berufung, die ihnen eingegeben wurde (Eingebungsideen). Ekstatische Beziehungsideen und pseudohalluzinatorische Erlebnisse kommen vor, die häufig die Begegnung mit Gott oder einem Heiligen zum Inhalt haben. Psychomotorische Symptome können ebenso vorkommen wie auch Inkohärenz auf dem Höhepunkt der Erkrankung. Die Intensität des Glücksgefühls unterliegt häufig raschen Schwankungen und kann auch in Angst umschlagen.

Ein rascher Wechsel zwischen beiden Polen innerhalb der Phase ist häufig, allerdings kommen Angstpsychosen auch allein vor, ebenso Glücksspsychosen, diese aber wesentlich seltener.

Zur Illustration ein Fall *Leonhards*:

„Helene H., geboren 1884, erkrankte erstmals 1931, als sie ins Klimakterium kam. Sie

wurde gedrückt, bekam Angstgefühle und klagte über innere Unruhe und Grübelsucht. Nach einer Behandlung von sechs Wochen in der Kuranstalt K. wurde sie gebessert entlassen. Neun Monate später mußte sie aber wieder aufgenommen werden. Sie klagte diesmal über mangelnde Willenskraft, über Angstgefühle, innere Unruhe, Stechen in den Augen. Dabei fiel eine etwas starre Mimik auf. Nach zwei Monaten konnte sie wieder entlassen werden. Sie war dann wieder gesund, bekam aber in der Folgezeit fast jeden Herbst eine Verstimmung, die sich bis zum Frühjahr hinzog. 1940 erkrankte sie im Anschluß an einen Grippeinfekt wieder; sie war diesmal erregt und mußte in die Frankfurter Klinik aufgenommen werden. Hier erklärte sie, sie sei nicht krank. „Ich bin glücklicher als der glücklichste Mensch." Eine Frau K., die ihr nachgestellt habe und ihr die Nervenkrankheit angetan habe, sei vom Teufel in die Hölle geholt worden. Die Gehobenheit nahm ein ausgesprochen feierliches Gepräge an. Die Kranke sprach nur noch in getragenem Tonfall, als ob sie Litaneien beten würde, und sang mit geschlossenen Augen religiöse Lieder. Auf die Frage, ob sie begnadet sei, nickte sie verklärt. Unter anderem erklärte sie: „Das Allerheiligste kommt gleich. Die Mutter Gottes ist mir erschienen, sie hat ein himmelblaues Gewand angehabt, hat im Himmel gestanden und mir zugewunken"; „das Jüngste Gericht kommt morgen, ihr werdet staunen, was da vorgeht, die Sterne werden vom Himmel fallen, der Mond wird seinen Schein nicht mehr geben, die Sonne wird verfinstert, die Toten werden auferstehen, ich bin so glücklich wie noch nie." Sie forderte die Mitkranken auf, niederzuknien und das Allerheiligste zu erwarten. Die Ekstase hielt in dieser Höhe nur einige Tage an, dann klang sie allmählich ab. Eine gehobene Stimmung bestand aber länger. Schließlich ging auch diese zurück, die Kranke wurde einsichtig, korrigierte ihre Ideen und erklärte dazu, sie habe nicht anders gekonnt. Sie habe die Mutter Gottes gesehen und dabei das Wissen bekommen, daß sie die Menschen erlösen müsse. Acht Wochen nach der Aufnahme erschien die Kranke eher etwas gedrückt und wurde in diesem Zustand entlassen. Zu Hause nahm die Depression allmählich zu. Ein halbes Jahr nach der Entlassung erfolgte Neuaufnahme in die Frankfurter Klinik, da die Kranke Suizidideen äußerte. Sie war jetzt sehr ängstlich und mißtrauisch, glaubte, man rede über sie und wolle ihr etwas antun. Ferner klagte sie über Schmerzen auf der Brust, Stechen im Kopf, wie wenn Feuer drin wäre, Stechen auch im ganzen Körper. Sie weinte und jammerte viel. Dann wieder stand sie antriebsarm herum. Nach fünf Wochen wurde sie etwas freier und konnte entlassen werden. Zu Hause ging es gut, wenn sie auch öfter etwas verstimmt war. 1944 erkrankte sie wieder, hatte Angst, glaubte, die Leute stellten ihr nach, wollte sich das Leben nehmen und kam wieder in die Klinik. Hier klagte sie, sie könne nichts mehr arbeiten und nicht mehr richtig denken. Am ganzen Körper spüre sie es wie Feuer, wie Disteln, wie Nadelstiche. Eine Angst quäle sie, aber sie wisse nicht, wovor. Teils klagte sie lebhaft, teils verhielt sie sich eher bewegungsarm. Sie wurde nach vier Wochen in die Anstalt W. verlegt. Hier war sie anfangs noch ängstlich, klagsam und hypochondrisch, besserte sich aber rasch. Nach einem Vierteljahr wird sie als völlig gesund und unauffällig geschildert. Sie zeigte auch völlige Krankheitseinsicht." (Leonhard 1995a).

Von den zykloiden Psychosen steht die Angst-Glücks-Psychose mit dem Leitsymptom der ängstlichen oder ekstatischen Verstimmung der manisch-depressiven Krankheit zwar am nächsten, ist aber nicht zu verwechseln.

14.2 Das Querschnittsbild der hyperkinetisch-akinetischen Motilitätspsychose

Die Motilitätspsychose ist gekennzeichnet durch motorische Erscheinungen, die sowohl in einer Hemmung wie in einer Erregung bestehen können. In der erregten Form kommt es zur Hyperkinese, d.h. zur Steigerung derjenigen Bewegungsformen, die keine höhere psychische Leistung zur Voraussetzung haben, d.h. von Ausdrucks- und Reaktivbewegungen. Ausdrucksbewegungen entstehen spontan, Reaktivbewegungen als unmittelbare Reaktion auf Sinneseindrücke. In leichteren Formen bleiben die Bewegungen natürlich, um beim Ansteigen der Erregung übertrieben und verzerrt zu wirken. Sie unterscheiden sich aber von der Katatonie. Die *„perniziöse Katatonie"* wird trotz ihres Namens von *Leonhard* als Verlaufsform der Motilitätspsychose aufgefaßt.

In der gehemmten Form kommt es zur Hypo- bzw. Akinese, in der ebenfalls die unwillkürlichen Bewegungen vermindert bzw. aufgehoben sind. Häufig schwankt die Erkrankung zwischen beiden Polen. Die Akinesen sollen seltener sein als die Hyperkinesen, aber länger andauern. Beimischungen von Symptomen der Verwirrtheitspsychose sind häufig.

Wieder ein Beispiel *Leonhards*:

„Klara A. geb. 1916, machte 1942 und 1948 schon psychotische Phasen durch, die mit verworrener Erregung einhergingen. 1955 wurde sie wieder krank und in unserer Nervenklinik aufgenommen. Ihre Erregung wird in der Krankengeschichte folgendermaßen beschrieben: 'Sitzt auf dem Stuhl, wackelt mit den Beinen, springt auf, zieht ihr Hemd hoch, tanzt im Walzerschritt durchs Zimmer, breitet die Arme aus, greift zwischendurch an den Lichtschalter, setzt ihre tänzerischen Bewegungen fort, überkreuzt die Arme vor der Brust, faltet die Hände wie zum Gebet, grüßt militärisch, blickt kokettierend umher und gibt inkohärente sprachliche Äußerungen von sich.' Die Erregung wechselte an Intensität, behielt aber den beschriebenen Charakter. Der Affekt schwankte viel, oft bestand eine Gereiztheit. Wesentlich andere Symptome traten nicht hinzu. Die Kranke beruhigte sich innerhalb von drei Monaten und wurde im Dezember 1955 entlassen. Zwei Jahre später habe ich sie nachuntersucht und völlig gesund befunden. Sie war zugänglich, freundlich, in guter, ausgeglichener Stimmung." (Leonhard 1972).

Aus einer anderen Krankengeschichte, die auch hypokinetische Zustände zeigte:

„Käthe D., geboren 1897, erkrankte zum erstenmal 1910, sprach teils viel, teils war sie ganz stumm. Sie kam in die Anstalt M. und war hier ideenflüchtig, überheblich, schnippisch. Sie wurde als Psychopathin aufgefaßt und nach zwei Monaten wieder entlassen. Ihr Zustand wechselte zu Hause weiter. 1919 kam sie wieder in die Anstalt M. Sie war wieder lebhaft, gesprächig, dazwischen leicht verstimmt. 1920 war sie mit einem ähnlichen Zustand wieder in der Anstalt. 1923 erkrankte sie schwerer. Zu Hause soll sie erregt gewesen sein, in der Anstalt M. war sie anfangs schwer gehemmt. Sie lag steif da, hielt die Augen geschlossen und bot bei passiven Bewegungen einen Widerstand, ließ Urin unter sich gehen, mußte mit der Sonde ernährt werden. Nach einigen Tagen wurde sie plötzlich erregt, sprang umher, kletterte zum Fenster hinauf, redete kein verständliches Wort, schrie aber mit den Gebärden der Angst. Dann trat wieder ein starrer Zustand mit Katalepsie auf. In ähnlicher Weise wechselte die Kranke mehrmals. Fünf Monate nach der Aufnahme trat eine nachhaltige Besserung ein, so daß die Entlassung erfolgen konnte." (Leonhard 1995a).

14.3 Das Querschnittsbild der erregt-gehemmten Verwirrtheitspsychose

Bei der **Verwirrtheitspsychose** ist vorwiegend das Denken gestört, das einerseits beschleunigt und dadurch inkohärent, andererseits verlangsamt sein kann. Die Inkohärenz der **erregten Form** ist mit Rededrang verbunden. Sie soll sich von der Ideenflucht der Manie unterscheiden. In leichter Ausprägung kommt es zur Inkohärenz der Themenwahl, d.h. die Patienten kommen immer wieder auf Themen, die nicht zur Sache gehören, können aber im Gegensatz zur Ideenflucht eine Weile bei jedem Thema verweilen. In schwerer Ausprägung ist der Zusammenhang zwischen den Sätzen weitgehend aufgehoben. Personenverkennungen sind häufig. In der **gehemmten Form** kommt es zu Stupor, substuporösem Verhalten oder Mutazismus. Die Patienten sind ratlos und können Beziehungs- und Bedeutungsideen sowie Halluzinationen auf akustischem, optischem oder somatischem Gebiet entwickeln. Zur Illustration wieder ein Fall *Leonhards*:

„Margarete H. geboren 1913, erkrankte 1941, wurde erregt, sprach viel, schlug eine Scheibe ein und wurde in die Frankfurter Klinik gebracht. Hier war sie heiter, geschwätzig, ideenflüchtig. Sie verkannte die Personen ihrer Umgebung und konfabulierte, sie habe den Arzt vor drei Jahren in einem Weinstübchen kennengelernt. Dann wurde die Stimmung mehr gereizt, um weiterhin zwischen Heiterkeit, Gereiztheit und Weinerlichkeit hin- und herzuschwanken. Der Gedankengang wurde ganz inkohärent, z.B. äußerte die Kranke: „Ich reiß dich auch an den Beinen – ja ein gefallenes Mädchen – ich liebe die Freiheit – gestern stand der Kurt vor der Tür, der hat das Herz auf dem rechten Fleck – nein, wir dürfen nicht sterben...". Dem Arzt gab sie einen falschen Namen und behauptete, er habe

früher ein Verhältnis mit ihr gehabt. Von anderen Personen behauptete sie, sie hätten mehrere Namen. Eine Krankenschwester erklärte sie für ihre leibliche Schwester. Häufig schimpfte sie verworren. Nach vier Monaten klang die Erregung ab, so daß die Entlassung erfolgen konnte. Sie beruhigte sich zu Hause vollends.“ (Leonhard 1995a).

KAPITEL 15: SAISONAL-ABHÄNGIGE AFFEKTIVE STÖRUNGEN

*„Τοῦ μέν γαρ ἦρος, τά μανικά, καί τά μελαγχολικά, καί τά ἐπιληπτικά ..., τοῦ δέ φθινοπώρου ... καί ἐπιληψίαι, καί τά μανικά, κά τά μελαγχολικά.
... τοῦ δέ χειμῶνος... λήθαργοι ... πόνοι στηθέων καί πλευρέων καί ὀσφύος, καί ἴλιγγοι καί ἀποπληξίαι."*

„Erkrankungen, die im Frühjahr erscheinen, sind Manien, Melancholien und Epilepsien... im Herbst (sind es) ... Epilepsien, Manien und Melancholien. ... im Winter ... Lethargien ... Brust-, Rippen- und Lendenschmerzen sowie Schwindelanfälle und Apoplexien."

Hippokrates, Aphorismen, Übersetzung des Verfassers

„Nur eine kleine Minderzahl, wohl kaum mehr als 4-5%, bilden die Fälle, in denen die Krankheit vom ersten Anfalle an in regelmäßigem Wechsel der Färbung das ganze Leben gleichmäßig und vollständig ausfüllt. Mehrfach sah ich dabei die Verstimmung im Herbste einsetzen, um im Frühling, 'wenn der Saft in die Bäume schießt', in Erregung überzugehen, in gewissem Sinne den Stimmungswandlungen entsprechend, die auch den gesunden Menschen im Wechsel der Jahreszeiten überkommen."

Emil Kraepelin 1913

15.1 Definitorische Vorbemerkungen

Zusammenhänge zwischen Saisonalität und psychischen Erkrankungen, vor allem auch im Hinblick auf die Melancholie und Manie, sind, wie die oben angeführten Zitate zeigen, schon seit dem Altertum bekannt. *Hippokrates* und *Aretäus von Kappadokien* bringen die Begriffe von Melancholie und Manie in Verbindung mit bestimmten Jahreszeiten.

Der Begriff *„Saisonalität"* bezeichnet die psychologischen und biologischen Reaktionen eines Individuums auf die mit den verschiedenen Jahreszeiten einhergehenden charakteristischen Veränderungen. Dabei sind Veränderungen in den Verhaltens- und Befindlichkeitsbereichen, der Stimmung, der Energie, des Gewichtes, des Appetites und des Schlafverhaltens am deutlichsten (Kasper 1991a). Saisonalität wurde auch mit der Manifestation von unipolaren und bipolaren Erkrankungen in Verbindung gebracht, bis hin zu dem von *Rosenthal* und Mitarbeitern (1984) beschriebenen eigenständigen Syndrom der *„Seasonal Affective Disorders"* (SAD), welches im Deutschen inkorrekterweise *mit „saisonalabhängige Depression"* übersetzt wird. Dies geschieht mit dem Ziel, die englische Abkürzung *„SAD"* beibehalten zu können, wohl aus wissenschaftsbetriebsbedingter Bequemlichkeit. Im DSM-IV gibt es für depressive Episoden bei Bipolar-I-, Bipolar-II-Störung oder bei rezidivierender Major Depression die Zusatzbezeichung *„mit saisonalem Muster"* (siehe Tabelle 15.1). Obwohl klinische Erfahrung als auch systematische Forschung eindeutig belegen, daß unipolare und bipolare Erkrankungen zu jeder Jahreszeit auftreten können, scheint jedoch, daß in bestimmten geographischen Breiten fern des Äquators eine Häufung von Depressionen zu Beginn der dunklen Jahreszeiten vorliegt (vgl. Literaturberichte in Kasper 1991a, sowie in Oren und Rosenthal 1992).

15.2 Historische Entwicklung des Konzeptes

Das Syndrom der *„saisonal-affektiven Störung"* wurde von *Rosenthal* und Mitarbeitern 1984 anhand einer Untersuchung an 29 Patienten beschrieben, die über im Winter auftretende Depressionen berichteten. Dies geschah unter Berücksichtigung klinischer Merkmale, Familienanamnese, Verlauf, labortechnischen Untersuchungen und Resonanz der Patienten auf Phototherapie.

Saisonal bedingte Depressionen waren den Griechen schon um 400 v. Chr. bekannt und wurden von Ärzten der *hippokratischen* Schule beschrieben. Auch *Aristoteles* kannte die saisonal-abhängigen Stimmungsschwankungen des Menschen und suchte eine physiologische, eine *„humorale"* Erklärung dafür. Die Phototherapie wurde bereits in der Antike entdeckt. Griechische und später auch römische Ärzte behandelten Depressionen und Lethargie durch Exposition mit Sonnenlicht schon seit dem 2. Jahrhundert (Übersicht in Oren und Rosenthal 1992).

In der neuen Zeit begann man erst zu Beginn des 19. Jahrhunderts, diesem Phänomen wieder wissenschaftliche Aufmerksamkeit zu schenken, so z.B. *Pinel* (1806) und *Esquirol* (1838) (siehe Kasper 1991a), aber auch *Griesinger* (1845).

Kahlbaum (1863) sieht in der Beobachtung *Griesingers* (1845) und seiner Darstellung von Fällen, *„ ... in welchen das durch lichte Zwischenräume getrennte Auftreten von Melancholie und Manie an bestimmte Jahreszeiten gebunden zu sein schien ..."* und einen durch mehrere Jahre ausgedehnten regelmäßigen Verlauf hat (Griesinger 1845), die Basis für die spätere, von *Falret* entwickelte, *„Folie circulaire"* (siehe Kapitel 1.2). *Griesinger* sah einen Wechsel von tiefer Schwermut, die im Winter auftritt, im Frühling zur Manie wird und die dann im Herbst wieder zur Melancholie herabsinkt. Trotz dieser und anderer Beobachtungen (etwa Kraepelin 1913) und der Beschreibung einer *„Schlafdepression"* mit Hypersomnie, Poly- und Hyperphagie sowie saisonalen Mustern (vgl. Erkwoh 1986), wie auch der mehr oder weniger anekdotischen Berichte, etwa der Beobachtungen von *Cook* während arktischer Expeditionen bei Eskimos und Expeditionsmitgliedern: Depressionen, Müdigkeit, Antriebsschwäche und Nachlassen der Libido (vgl. Übersichten in Oren und Rosenthal 1992, Kasper 1991a), begann das Phänomen erst in den achtziger Jahren durch die Gruppe von *Lewy* (1982) und *Rosenthal* (1984) Gegenstand systematischer Untersuchungen zu werden. Der Mitautor der ersten Arbeit dieser Gruppe *H.E. Kern* (Lewy et al. 1982, Rosenthal et al. 1983) machte an sich selbst die Beobachtung, daß er seit 15 Jahren saisonal-abhängige Stimmungsschwankungen hat. Anhand dieser Beobachtungen rekrutierten *Rosenthal* und Mitarbeiter 29 Patienten und beschrieben, wie oben dargestellt worden ist, das Syndrom der *„seasonal affective disorder"* (Rosenthal et al. 1984). In den nachfolgenden Jahren wurden vor allem im Zusammenhang mit Phototherapie zahlreiche Publikationen veröffentlicht (vgl. Boyce und Parker 1988, Garvey et al. 1988, Hellekson 1989, Kasper 1991a, Thompson und Isaacs 1988, Wirz-Justice et al. 1986, vgl. auch dazu Übersicht in Oren und Rosenthal 1992). Im deutschsprachigen Raum haben sich *Wirz-Justice*, aber vor allem die Gruppe um *Kasper* um die SAD verdient gemacht.

Die Diagnose SAD fand Eingang in das DSM-III-R und später auch, wie schon erwähnt wurde, in das DSM-IV (siehe Tabelle 15.1). In die ICD-10 wurde die Diagnose jedoch nicht aufgenommen.

15.3 Diagnostische Kriterien

Zur Diagnose einer saisonal-abhängigen affektiven Störung entwickelten *Rosenthal* und Mitarbeiter (1984) Einschluß- und Ausschlußkriterien, welche dann in modifizierter Form in das DSM-III-R und DSM-IV unter der Zusatzcodierung *„mit saisonalem Muster"* aufgenommen (siehe Tabelle 15.1) wurden.

Das wesentliche Merkmal nach DSM-IV ist also, daß die Episoden einer Major Depression zu bestimmten Jahreszeiten auftreten und remittieren. In den meisten Fällen beginnen die Episoden im Herbst oder Winter und remittieren im Frühling. Das Auftreten von rezidivierenden depressiven Episoden im Sommer ist selten (Rosen et al.

1990). Über einen Zeitraum von zwei Jahren dürfen keine Episoden ohne jahreszeitlichen Bezug auftreten. Weiterhin muß die Gesamtzahl saisonal-depressiver Episoden deutlich über die Gesamtzahl nicht saisonaler depressiver Episoden im Langzeitverlauf hinausgehen.

Tabelle 15.1: Affektive Störungen, mit saisonalem Muster (nach DSM-IV)

(Kann auf depressive Episoden bei Bipolar-I-Störung, Bipolar-II-Störung oder rezidivierender Major Depression angewendet werden.)

A) Es besteht ein regelmäßiger zeitlicher Zusammenhang zwischen dem Auftreten von depressiven Episoden bei Bipolar-I- oder Bipolar-II-Störung oder rezidivierender Major Depression und einer bestimmten Jahreszeit (z.B. regelmäßiges Auftreten einer Episode einer Major Depression im Herbst oder im Winter).

Beachte: Fälle mit offensichtlichem Einfluß von saisonal bedingten psychosozialen Belastungsfaktoren werden nicht gewertet (z.B. regelmäßige Arbeitslosigkeit im Winter).

B) Vollständige Remission (oder ein Wechsel von Depression zu Manie oder Hypomanie) treten ebenfalls zu einer bestimmten Jahreszeit auf (z.B. die Depression remittiert regelmäßig im Frühling).

C) In den vergangenen zwei Jahren sind zwei Episoden einer Major Depression mit saisonaler Abhängigkeit gemäß den Kriterien A) und B) aufgetreten; in diesem Zeitraum sind keine nicht-saisonabhängigen Episoden einer Major Depression aufgetreten.

D) Die Gesamtzahl der saisonabhängigen Episoden einer Major Depression (wie oben beschrieben) geht im Langzeitverlauf der betroffenen Person deutlich über die Gesamtzahl der nicht saisonal-abhängigen Episoden einer Major Depression hinaus.

In Abweichung von den Originalkriterien von *Rosenthal* et al. (1984) verlangte das DSM-III-R und später das DSM-IV nur eine *„bestimmte Jahreszeit"* ohne ausdrückliche Referenz auf Herbst oder Winter. Das bedeutet eine Gleichsetzung zwischen *„Winter-SAD"* und *„Sommer-SAD"*. Nach Auffassung der Forschungsgruppe um *Rosenthal* sind die beiden Formen jedoch nicht gleichzusetzen (Oren und Rosenthal 1992). Die Seltenheit einer Sommer-SAD (Kasper 1991a fand eine Prävalenzrate von 0,7%), sowie die spärliche Forschung diesbezüglich erlauben kein abschließendes Urteil. Wenn in der Literatur von SAD die Rede ist, wird in der Regel eine Winter-Depression gemeint (Bauer und Dunner 1996).

15.4 Klinische Charakteristika

Eine depressive Episode mit saisonalem Muster ist in der Regel durch folgende klinische Merkmale gekennzeichnet (Kasper 1991a, Oren und Rosenthal 1992):

- depressive Stimmungslage, Dysphorie,
- Adynamie, Minderung von Antrieb und Initiative,
- Angst,
- Sozialer Rückzug, Interaktionsprobleme,
- Reduktion der Libido,
- Hypersomnie,
- vermehrtes Essen,
- Gewichtszunahme,
- Heißhunger auf Süßigkeiten oder Kohlehydrate (*„carbohydrate craving")*.

Viele Patienten fühlen sich mehr durch die Adynamie und die Antriebsminderung als durch die depressive Verstimmung selbst beeinträchtigt. Das ist einer der wichtigsten Gründe dafür, warum viele Patienten mit saisonal-abhängiger Depression häufig den Internisten bzw. den praktischen Arzt und nicht den Psychiater aufsuchen.

Charakteristisch sind *„konträre Symptome"*, d.h. den typischen Merkmalen einer Depression entgegengesetzte Symptome: Hyperphagie statt Appetitlosigkeit, Hypersomnie statt Schlaflosigkeit, Gewichtszunahme statt Gewichtabnahme, ähnlich wie bei der *„atypischen Depression"* (siehe Kapitel 8.5). Allerdings können diese Symptome bei der SAD fehlen. Deshalb wird kritisiert, daß die meisten Studien viele der sogenannten *„konträren Symptome"* als Kriterium für die Aufnahme in die Studie voraussetzten (Bauer und Dunner 1996). Aber auch Studien, die diese eventuelle methodische Schwäche vermeiden (etwa Garvey et al. 1988), zeigen, daß Hypersomnie und Verlangen nach Kohlehydraten konstante Symptome bei der SAD sind. Die Spezifität der sogenannten *„konträren Symptome"* wird relativiert durch die Tatsache, daß diese Symptome auch bei Depressionen ohne saisonales Muster auftreten können (Garvey et al. 1988, Thase 1989). Trotzdem kann als gesichert gelten, daß Hypersomnie und *„Kohlehydrathunger"* (*„carbohydrate craving"*) stark diskriminierend für die SAD sind.

Die saisonal-abhängigen depressiven Episoden beginnen typischerweise zu Beginn der dunkleren Jahreszeiten, in unseren Breiten etwa im November, bei der Reduzierung der Tageslichtdauer unter 10 Stunden am Tag (Rosenthal et al. 1984, anhand der Untersuchungen auf der Höhe von Washington D.C. 38,9°N). Nicht behandelte saisonal-abhängige depressive Episoden remittieren während des Frühlings oder zu Beginn des Sommers. Es gibt Berichte, daß Patienten durch Reisen in sonnige Gegenden – schon *Esquirol* empfahl im Jahr 1838 belgischen Patienten eine Reise nach Italien – ihre Symptome mildern oder sogar zum Verschwinden bringen können (Oren und Rosenthal 1992). Einige Patienten mit saisonal-abhängigen depressiven Episoden können im Sommer ein hypomanisches Syndrom entwickeln. Saisonal-abhängige Depressionen wurden auch in der Form der *„rekurrenten kurzandauernden Depression"* (siehe Kapitel 17) beobachtet (Kasper et al. 1992c). *Kasper* et al. (1992c) beschrieben in diesem Zusammenhang die *„rezidivierende kurzandauernde saisonal-abhängige Depression"* (RDB-seasonal).

15.5 Differentialdiagnosen

Die SAD soll in erster Linie abgegrenzt werden von:

1. subsyndromalen affektiven Störungen,
2. nicht-krankhaften saisonalbedingten Akzentuierungen von Befindlichkeit und Verhalten,
3. affektiven Störungen ohne saisonales Muster.

Die Differentialdiagnose der SAD von subsyndromalen und *„normal-physiologischen"* saisonalbedingten Variationen von Befindlichkeit und Verhalten ist schwierig. Es wurde nämlich gezeigt, daß Veränderungen der Stimmung, des Antriebes, des Schlafes, des Appetites, der Befindlichkeit und des Verhaltens, die charakteristisch für die SAD sind, auch bei allgemeinen, nicht-psychiatrischen oder nicht behandlungsbedürftigen Populationen zu finden sind. Vor allem die Untersuchungen von *Kasper* zeigen, daß Symptome wie bei der SAD, jedoch in milderer Form (niedrigere Scores im Seasonal Pattern Assessment Questionnaire – SPAQ), nicht selten sind. *Kasper* definierte diese Form als *„subsyndromale SAD"* (Kasper et al. 1988). Spätere Untersuchungen zeigten, daß die S-SAD ebenfalls gut auf eine Phototherapie reagieren (Kasper et al. 1994). Gemäß den o.g. Untersuchungen existiert in der Bevölkerung wohl eine graduell unterschiedliche Ausprägung saisonal-abhängiger Verhaltens- und Befindlichkeitscharakteristika. Man kann daher davon ausgehen, daß das Merkmal der Saisonalität beim Menschen als Dimension im Sinne eines Spektrums (Spektrum-Erkrankung) vorliegt, wobei SAD-Patienten an einem Ende und Menschen ohne oder mit einer nur gering ausgeprägten Saisonalität am anderen Ende des Spektrums anzusiedeln sind. Das bedeutet, daß die Saisonalität bei einem Großteil der Bevölkerung als Normvariante in unterschiedlicher Ausprägung vorzuliegen scheint, bei SAD-Patienten jedoch Krankheitswert erreichen kann (Kasper 1991a).

Subsyndromale SADs (S-SADs) sollen die in Tabelle 15.2 dargestellten Kriterien erfüllen (Kasper et al. 1989a, dt. Übersetzung in Kasper 1991a).

Tabelle 15.2: Kriterien der subsyndromalen SAD (S-SAD) (nach Kasper 1989a, 1991a)

A.	Eine Vorgeschichte von definierten Schwierigkeiten, die regelmäßig in den Wintermonaten aufgetreten sind (mindestens in 2 aufeinanderfolgenden Wintermonaten) und die eine definierte Zeit angehalten haben (mindestens 4 Wochen lang). Beispiele für diese Schwierigkeiten sind: verminderte Energie, verminderte Effektivität bei der Arbeit (z.B. Konzentrationsstörung, Fertigstellung von Arbeiten), verminderte Kreativität oder Interesse an sozialem Kontakt, Appetit- und Gewichtszunahme, Bevorzugung von Kohlehydraten, vermehrtes Schlafen.
B.	Probanden betrachten sich als *„gesund"*.

Tabelle 15.2: Fortsetzung

C. Die Probanden haben wegen der oben genannten Schwierigkeiten keine medizinische oder psychologische Hilfestellung aufgesucht; sie wurden auch nicht von anderen Menschen dazu angehalten.

D. Andere Menschen, die diese Probanden nicht persönlich kennen, haben nicht erkannt, daß diese ein Problem haben, oder wenn sie es erkannt haben, dann haben sie es in Zusammenhang mit z.B. *„Überarbeitung"* oder *„Grippe"* gestellt.

E. Die oben genannten Schwierigkeiten haben die Funktionsfähigkeit nicht wesentlich beeinflußt, d.h. zum Beispiel keine vermehrten Krankmeldungen während der Winterzeit oder ausgeprägte Schwierigkeiten mit Mitmenschen.

F. Keine Vorgeschichte einer affektiven Störung (DSM-III-R) in den Wintermonaten.

Zwei der wesentlichen von *Kasper* und Mitarbeitern vorgeschlagenen Kriterien, Kriterium C. und Kriterium F. (C.: die Probanden haben wegen der o.g. Schwierigkeiten keine medizinische oder psychologische Hilfestellung in Anspruch genommen; sie wurden von anderen dazu auch nicht angehalten; F.: es lagen in der Vorgeschichte keine affektiven Störungen in den Wintermonaten vor) wurden von anderen Untersuchern in Zweifel gezogen, weil diese Kriterien nicht von der Perspektive der *Validität* aus untersucht worden sind (Bauer und Dunner 1996). Es zeigte sich nämlich, daß auch Patienten mit dem *„Vollbild einer SAD"* häufig keine ärztliche Hilfe aufsuchen, obwohl sie die Kriterien einer *„Major Depression"* erfüllten (Bauer et al. 1991).

Die Schwierigkeit, SAD oder S-SAD von *„normal-physiologischen"* bzw. *„normal-psychologischen"* Variationen zu unterscheiden, ist durch empirische Untersuchungen bestätigt worden. *Kasper* (1991a) fand in der von ihm untersuchten Population nur 8% der Bevölkerung, die an sich keine Veränderungen im Zusammenhang mit den Charakteristika der verschiedenen Jahreszeiten bemerkten. Die meisten berichteten über Veränderungen mit unterschiedlicher Ausprägung. Dies ist mit der Annahme vereinbar, daß die Saisonalität als eine Dimension angesehen werden kann, die sich in der Allgemeinbevölkerung von einer geringen bis zu einer deutlichen Ausprägung findet (Kasper 1991a). Infolgedessen werden die saisonalen Veränderungen in Beziehung zu einer speziell dafür zu postulierenden Vulnerabilität gesetzt. Nach diesem Modell kann postuliert werden, daß bei einem Individuum mit einer geringen Vulnerabilität eine ausgeprägte saisonale Veränderung auftreten muß, sei es durch Veränderungen des Lichts, der Temperatur oder einer sonstigen noch nicht näher untersuchten Variablen, damit das Individuum die Schwelle zu einem Zustand mit bzw. ohne SAD-Symptomatik überschreitet. Umgekehrt ist bei einem Individuum mit einer hohen Vulnerabilität nur eine geringe saisonale Veränderung notwendig, damit es SAD-Symptomatik aufweist (Kasper 1991a).

Die Grenzen zu den nicht saisonal-abhängigen Depressionen sind ebenfalls durchlässig. Saisonale Zunahme der Symptome oder eine ähnliche Symptomatologie wie bei der SAD wurden auch bei chronifizierten Formen der Depression oder nicht-saisonal auftretenden depressiven Episoden beobachtet (Bauer und Dunner 1996). Eine saisonale Zunahme der Symptomatik wurde ebenfalls bei bulimischen Patienten festgestellt, die keine Komorbidität mit Depressionen aufwiesen (Bauer und Dunner 1996). Als wesentliches differentialdiagnostisches Merkmal der SAD gegenüber anderen Depressionsformen bleibt vor allem die periodisch mit den Jahreszeiten wiederkehrende Symptomatik. Da sich jedoch diese Symptomatik kaum von derjenigen der meisten *„typischen Depressionen"* unterscheidet, kann man davon ausgehen, daß es sich bei der SAD nicht um eine nosologisch eigenständige Depression handelt, sondern um eine besondere Erscheinungsform einer *„typischen Depression"* (Bauer und Dunner 1996, Kasper 1991a).

15.6 Epidemiologie

Bei der *saisonal-abhängigen Depression* sind epidemiologische Studien äußerst schwierig zu bewerten, da zum einen saisonale Befindlichkeitsschwankungen ein ubiquitäres Phänomen sind, die nahezu jeden betreffen, so fanden *Kasper* et al. (1989b) solche Schwankungen bei 92% der Bevölkerung, zum anderen ist das eng definierte Syndrom der saisonal-abhängigen Depression nach DSM-III-R bzw. DSM-IV ausgesprochen selten, so fanden japanische Forscher (Sakamoto et al. 1993) bei über 5000 depressiven Patienten, daß nur 1-3% die Kriterien einer saisonal-abhängigen Depression erfüllten. Dies bedeutet, daß je nach diagnostischer Schwelle Prävalenzzahlen erheblich schwanken können. Eine Vielzahl publizierter Studien zur saisonal-abhängigen Depression vernachlässigte aber bislang die differenzierte Erfassung psychopathologischer Symptome und orientierte sich nicht am DSM-III-R/-IV oder der ICD-10 bzw. erfaßte Psychopathologie per Telefon oder versandten Fragebogen per Post, so daß deren Ergebnisse letztlich nur sehr eingeschränkt vergleichbar sind, wie etwa die Prävalenzzahl von 7,4% die eine Arbeitsgruppe (Rosen et al. 1990) mittels eines postalisch versandten Fragebogens errechnete. Eine neuere Auswertung der National Comorbidity Study (NCS) (Blazer et al. 1998) versuchte erstmalig die entsprechenden DSM-III-R-Kriterien in einer großen epidemiologischen Studie in einen Algorithmus umzusetzen und fanden nach dieser Operationalisierung bei über 8000 untersuchten Personen eine Lebenszeitprävalenz der saisonal-abhängigen Depression (SAD plus Major Depression nach DSM-III-R) von 0,4% mit einem Überwiegen von Männern. Das Überwiegen von Männern wurde bislang nicht beschrieben und muß sich erst in weiteren Studien bestätigen, die angegebenen Prävalenzzahlen erscheinen uns aber mit der klinischen Erfahrung vereinbar. Daß der geographische Breitengrad über die Lichteinstrahlung Einfluß auf die Häufigkeit von saisonal-abhängigen Depressionen hat, wurde dergestalt beschrieben, daß je polnäher ein Ort liegt, um so häufiger saisonal-abhängige Depressionen in der jeweils dunklen Jahreszeit dort auftreten (Rosen et al. 1990, Booker und Hellekson 1992), wobei sich aber im NCS dieser Zusammenhang nicht bestätigte (Blazer et al. 1998).

In einer epidemiologischen Studie fand *Kasper* (1991a), daß die Prävalenzrate der Winter-SAD und deren subsyndromaler Formen 17% der Allgemeinbevölkerung von Montgomery County in Maryland (USA) (39° nördlicher Breite) ausmacht. Für eine Sommer-SAD fand er jedoch sehr niedrige Raten von 0,7%. Die Prävalenzrate von saisonal-abhängigen Depressionen ist offensichtlich abhängig vom geographischen Breitengrad (Rosen et al. 1990). Je höher dieser ist, desto häufiger ist das Auftreten einer SAD. Allerdings ist diese Beobachtung nicht unwidersprochen geblieben (Oren und Rosenthal 1992).

Weitere systematische epidemiologische Studien zur Prävalenz von SAD fehlen noch; die bisher verfügbaren Daten basieren in der Regel auf stark selektierten Populationen (Bauer und Dunner 1996, Kasper und Neumeister 1994). Die vorhandenen Daten sprechen dafür, daß die Prävalenz der saisonal-affektiven Störungen abhängig von Breitengrad, Alter und Geschlecht ist. Allerdings fehlen noch repräsentative rigorose Studien, die die geographischen Gegebenheiten mitberücksichtigen.

Junge Frauen sind in allen Studien überrepräsentiert. Der Anteil der Frauen in den untersuchten Populationen schwankt zwischen 57% (Bauer et al. 1991) und 94% (Hellekson 1989). Allerdings sind die untersuchten Populationen in der Regel sehr klein: Das Philadelphia-Kollektiv von *Bauer* und Mitarbeitern berücksichtigte 23 Probanden und das Alaska-Kollektiv von *Hellekson* 17 Probanden. In größeren Kollektiven, etwa in der NIMH-Studie mit 366 Probanden, finden sich 78% Frauen (Oren und Rosenthal 1992) und im New Yorker Kollektiv von *Terman* und Mitarbeitern (1989) mit 163 Probanden sind 83% Frauen. Die Aussagekraft mancher dieser Untersuchungen ist eingeschränkt, trotzdem ist davon auszugehen, daß bei den SAD Frauen überrepräsentiert sind. Besonders prädestiniert scheint die 3. Lebensdekade zu sein. Das durchschnittliche Erstmanifestationsalter wird zwischen dem 21. Lebensjahr (Terman et al. 1989) und dem 32. Lebensjahr (Wirz-Justice et al. 1989) angenommen. Die schon oben erwähnte NIMH-Studie mit 366 Patienten fand ein mittleres Erstmanifestationsalter von 26 Jahren. Obwohl auch bei Kindern über ein Auftreten von SAD berichtet wurde, scheint es sich doch um eine sehr seltene Störung des Kindesalters zu handeln (vgl. Sonis 1989).

Saisonal-abhängige Muster sind sowohl bei Unipolar- als auch bei Bipolar-I- und Bipolar-II-Verlaufsformen anzutreffen. Während die ersten Beschreibungen der SAD einen Zusammenhang zwischen saisonalem Muster und Bipolar-II-Störung (depressive und hypomanische Episoden) berichteten, und nur ein geringer Teil als Bipolar-I (Depression und Manie) oder als unipolare Depression eingestuft wurde, zeigt sich inzwischen, daß die Mehrheit der Patienten mit saisonal-abhängigem Muster eine unipolare Depression hat. Es sind jedoch auch Patienten mit Bipolar-II-Störung sowie in geringem Maße auch Bipolar-I-Patienten zu finden (Bauer und Dunner 1996, Oren und Rosenthal 1992).

15.7 Verlauf und Ausgang

Bezüglich des Langzeitverlaufes und Ausganges gibt es noch keine aussagekräftigen Studien. Während einige Studien von einer guten Diagnosestabilität während des Langzeitverlaufes berichteten (Graw et al. 1997), schilderten andere Untersucher eine gewisse Instabilität. In einer Studie von *Thase* (1989) erfüllten nach einem Jahr 33% der Patienten nicht mehr die Kriterien einer SAD. Per definitionem ist eine Vollremission nach Beendigung der jahreszeitlichen Periode gegeben. Die Reaktion auf Psychopharmaka bzw. Phototherapie ist im Kapitel *„Therapie“* beschrieben.

Zu **Therapie**, **Prophylaxe, Genetik** und **Biologie** der saisonal-bedingten affektiven Störungen siehe entsprechende Kapitel.

KAPITEL 16: RAPID-CYCLING-VERLAUFSFORM

Paradigmatischer Fall: *„... bei der nahezu das ganze Leben durch eine Kette von manischen und depressiven Anfällen ausgefüllt wird. Das Leiden begann mit 21 Jahren in manischer Form und verlief auch die nächsten 10 Jahre im wesentlichen unter dem Bilde einer periodischen Manie mit kurzen Zwischenzeiten und gelegentlichen depressiven Einschiebseln. Dann kam ein nahezu 7 Jahre dauernder Abschnitt andauernder manischer oder hypomanischer Erregung, durchsetzt mit allerlei Mischzuständen und kurzen Depressionen, denen nach kurzer Zwischenzeit ein ziemlich unregelmäßiger, ununterbrochener Wechsel von Manie und Depression folgte."*

Emil Kraepelin 1913

16.1 Begriffsbestimmung

Als Rapid Cycling werden bipolare (von manchen Autoren auch unipolare) affektive Erkrankungen mit mindestens vier affektiven Episoden in den vergangenen 12 Monaten bezeichnet (Dunner und Fieve 1974). Dies entspricht weitgehend den schon von *Kraepelin* (1893, S. 553-556) beschriebenen *„Formen mit kurzen Zwischenzeiten"*.

Das Phänomen der häufigen Remanifestationen von Episoden affektiver Störungen findet man zwar bereits in der klassischen Literatur, systematisch wurde es in der gegenwärtigen Form jedoch erst von *Dunner und Fieve* (1974) im Rahmen von Lithium-Studien beschrieben. Sie bezeichneten als *„Rapid Cycling"* die Verläufe von denjenigen Patienten, die vier und mehr Remanifestationen von affektiven Episoden im Jahr hatten. Diese Gruppe wurde vor allem deswegen identifiziert, weil sie im Vergleich zu Patienten mit weniger Remanifestationen schlechter auf die prophylaktische Wirkung von Lithium ansprach.

Das DSM-IV übernahm die Definition von *Dunner und Fieve* und begrenzte die Anwendung der Zusatzbezeichnung *„Rapid Cycling"* nur auf Bipolar-I- und Bipolar-II-Störungen (siehe Tabelle 16.1), obwohl Berichte über unipolare Depressionen mit Rapid Cycling bekannt sind (Zisook 1988), auch in der Form der *„rekurrenten kurzandauernden Depression"* (siehe Kapitel 17).

Tabelle 16.1: Kriterien für die Zusatzcodierung *„Mit Rapid Cycling"* (nach DSM-IV)

Die Zusatzbezeichnung *„Mit Rapid Cycling" kann auf Bipolar-I-Störungen oder Bipolar-II-Störungen angewendet werden.*
Mindestens vier Episoden einer affektiven Störung in den vergangenen 12 Monaten, die die Kriterien für eine manische, gemischte oder hypomane Episode oder eine Episode einer Major Depression erfüllen.
Beachte: Die Episoden sind entweder durch eine zweimonatige Remission voneinander abgegrenzt oder durch einen Wechsel zu einer Episode mit entgegengesetzter Polarität (z.B. von depressiver Episode zu manischer Episode).

Die vier verlangten affektiven Episoden sollen durch eine Vollremission oder durch den Wechsel zu einer Episode entgegengesetzter Polarität abgegrenzt sein. Kritisch ist zu bemerken, daß das Kriterium *„Umschaltung zu einer Episode entgegengesetzer Polarität"* die Differentialdiagnose zu den *„gemischt-bipolaren Episoden"* erschweren könnte (siehe Kapitel 11).

In die ICD-10 fand dagegen die Rapid-Cycling-Verlaufsform keinen Zugang.

16.2 Wesentliche Merkmale

Die Häufigkeit von Rapid Cycling wird auf 5-20% der bipolaren affektiven Erkrankungen geschätzt (Roy-Byrne et al. 1985, Calabrese und Delucci 1990, McElroy und Keck 1993, Wehr et al. 1988). Selten beginnt ein Rapid Cycling als solches, sondern es entwickelt sich in der Regel im späteren Verlauf der Erkrankung, so daß einige Autoren meinen, daß es sich hierbei um eine artifizielle Akzeleration des Verlaufs der Erkrankung durch pharmakologische Substanzen oder durch andere zugrundeliegende pathophysiologische Mechanismen handelt (Roy-Byrne et al. 1985, McElroy und Keck 1993).

Akiskal (1995) vertritt die Auffassung, daß ein Rapid Cycling häufig vor einem *„zyklothymen Hintergrund"* entsteht, und so ist zu erwarten, daß die meisten Formen eines *„Rapid Cycling"* Bipolar-II-Störungen darstellen. Sie werden begünstigt durch folgende Faktoren:

1. Weibliches Geschlecht
2. Hyperthyreose
3. Menopause
4. Temporallappen-Dysrhythmien
5. Alkohol-, Beruhigungsmittel-, Stimulanzien-, Koffeinabusus
6. Langzeitbehandlung mit Antidepressiva

(Akiskal 1980, 1995, Koukopoulos 1989, Quitkin et al. 1986, Kupfer et al. 1988b).

Es scheint, daß ein Rapid Cycling durch bestimmte körperliche Erkrankungen, Schilddrüsendysfunktionen, multiple Sklerose, Schädelhirntrauma und auch häufiger durch geistige Behinderung begünstig wird (McElroy und Keck 1993).

Die Bedeutung der Antidepressiva für die Entstehung der Rapid-Cycling-Verlaufsform sehen *Goodwin* und *Jamison* (1990), nach einer metaanalytischen Betrachtung der Literatur, in der Möglichkeit der Beschleunigung der zugrundeliegenden zyklischen Prozesse der Erkrankung. Schon bald nach der Einführung der Antidepressiva tauchten Berichte über *„Chronifizierung"* und *„Labilisierung"* von Krankheitsvorgängen auf, die entweder zu raschen Remanifestationen von scheinbar remittierten Episoden oder zur raschen Umschaltung zu einer gegenpoligen Episode führen können (Arnold und Kryspin-Exner 1965, Crane 1956, Till und Vuckovic 1970). Die meisten diesbezüglichen Informationen jedoch resultieren aus unkontrollierten Studien und Berichten, manche auch nur aus kasuistischen Mitteilungen. Systematische Untersuchungen der Gruppe um *Wehr und Goodwin* bestätigen allerdings, daß die trizyklischen Antidepressiva und MAO-Hemmer in der Lage sind, bei manchen bipolaren Patienten Rapid Cycling zu induzieren (Wehr und Goodwin 1979, Wehr und Goodwin 1987, Wehr et al. 1988). Die genannten Autoren fanden, daß nach Umstellung des Antidepressivums auf Lithium eine stabilere antidepressive Wirkung eintrat. Auch die longitudinalen Untersuchungen von *Koukopoulos* und Mitarbeitern (1980), die die Verläufe von bipolaren Patienten über 18 Jahre studierten, wiesen nach, daß Patienten mit einer kontinuierlichen antidepressiven Therapie im Verlauf ein Rapid Cycling entwickeln können, was in einer späteren Untersuchung auch bestätigt wurde (Koukopoulos et al. 1983). So konnte beobachtet werden, daß Patienten, die in der späteren Folge eine Rapid-Cycling-Verlaufsform entwickelten, unter antidepressiver Therapie nicht auf Lithium reagierten. Beim Absetzen der Antidepressiva besserte sich jedoch die prophylaktische Wirkung von Lithium. Zu bemerken ist an dieser Stelle, daß die Verlaufsforschung zeigt, daß mit zunehmendem Alter der Patienten und zunehmender Dauer der Erkrankung die Remanifestationen von Episoden häufiger, die Intervalle kürzer und die Zyklen ebenfalls kürzer werden (Angst et al. 1989, 1979c, 1980a, Marneros et al. 1988d,e,f, 1991a), so daß auch die Verlaufsdauer selbst eventuell eine Rolle spielen könnte (Akiskal 1980, Koukopoulos et al. 1980, Quitkin et al. 1986, Kupfer et al. 1988b). Im allgemeinen kann gesagt werden, daß die Beobachtungen, daß antidepressive Medikation eine Rapid-Cycling-Verlaufsform provozieren kann, noch bestätigungsbedürftig sind. Betrachtet man die Literatur, die eine manische oder hypomanische Umschaltung einer bislang unipolar verlaufende Depression beschreibt, findet man Angaben von 0,4-11% und bei bipolaren Formen von 2,2-70% (Akiskal et al. 1995, Benazzi 1997, Coryell et al. 1995, Kupfer et al. 1988b, Peet 1994). Die neueren Untersuchungen zeigen, daß dies nicht nur die trizyklischen Antidepressiva und MAO-Hemmer, sondern auch die SSRI betrifft (Benazzi 1997, Akiskal et al. 1995, Coryell et al. 1995, Koukopoulos et al. 1980, Kupfer et al. 1988b, Peet 1994).

Obwohl die Rapid-Cycling-Verlaufsform gewöhnlich nicht von Beginn der affektiven Erkrankung an auftritt, kann sie sowohl in einem Frühstadium als auch in einem späteren Stadium der Erkrankung beginnen. Offensichtlich bestehen keine Unterschiede zwischen Rapid Cycling mit Frühbeginn oder mit Spätbeginn. Es ist wohl auch möglich, daß ein Verlauf als Non-Rapid-Cycling beginnt, sich dann irgendwann zum Rapid Cycling entwickelt und dann wieder in ein Non-Rapid-Cycling überwechselt (Coryell et al. 1991b). Der Unterschied hinsichtlich der Anzahl der Episoden von Rapid Cycling und Nicht-Rapid-Cycling ist beeindruckend: Der Vergleich von bipolaren Patienten der NIMH-Studie mit Rapid-Cycling versus Non-Rapid-Cycling zeigt durchschnittlich 56.7 Episoden bei Rapid Cycling versus 8.2 bei Non-Rapid-Cycling für eine vergleichbare Dauer der Erkrankung (Roy-Byrne et al. 1985). Es scheint, daß die Rapid-Cycling-Verlaufsform eine chronische, schwere affektive Erkrankung ist, die mit weniger Remissionen als andere Formen affektiver Erkrankungen einhergeht (Keck et al. 1996a, McElroy et al. 1996). Dies ist kompatibel mit Befunden der Langzeitforschung, wonach häufigere Episoden mit ungünstigem Langzeitausgang korrelieren (Marneros et al. 1991a).

Frauen erkranken signifikant häufiger als Männer (75 - 95%) an Rapid Cycling, im Gegensatz zu anderen bipolaren Störungen (Bauer et al. 1990, Coryell et al. 1991b, Dunner und Fieve 1974). Mit Ausnahme des Geschlechtes gibt es keine weiteren Unterschiede bezüglich soziodemographischer Merkmale, auch nicht im Hinblick auf das Alter bei Erstmanifestation (Coryell et al. 1991b, Roy-Byrne et al. 1984).

Die bis jetzt zur Verfügung stehenden Daten lassen eine Zugehörigkeit des Rapid Cycling zu den bipolaren Nicht-Rapid-Cycling-Erkrankungen annehmen (Wehr et al. 1988, Nurnberger et al. 1988). Auch die Besonderheiten, die für die Pharmakotherapie und vor allem Phasenprophylaxe vorhanden sind, reichen nicht für die Annahme, daß es sich hierbei um eine autonome Entität handelt. Es wird vielmehr eine besondere Form *„normaler"* bipolarer affektiver Erkrankungen mit zunehmender Häufigkeit von Episoden und zunehmender Kürze der Intervalle angenommen, ein Vorgang, der durch die Wirkung von Antidepressiva begünstigt werden könnte (Wehr und Goodwin 1979, 1987a, Winokur et al. 1969). Ein Rapid Cycling findet sich sowohl in Form einer Bipolar-I als auch einer Bipolar-II-Erkrankung (Bauer et al. 1990, Dunner 1979). Es gibt vermutlich keinen Unterschied bezüglich des klinischen Bildes und der klinischen Charakteristika zwischen Rapid Cycling und Non-Rapid-Cycling während der Episoden (Dunner et al. 1977, Bauer et al. 1990), obwohl über mehr dysphorische Elemente in den manischen Phasen der Rapid-Cycling-Verlaufsformen berichtet worden ist (Post et al. 1989).

Unabhängig davon, ob die Rapid-Cycling-Verlaufsform eine besondere Subgruppe der bipolaren Erkrankungen darstellt oder eine typische bipolare Erkrankung mit Beschleunigung der Remanifestationen von Episoden ist, ist sie von klinischer Seite her gesehen von großer Wichtigkeit aufgrund

a) ihrer Häufigkeit,
b) ihrer therapeutischen und prophylaktischen Problematik,
c) ihrer schwereren Morbidität und ihrer schlechteren Prognose (Keck et al. 1996a, McElroy et al. 1996).

Der beschriebene schwerere Verlauf, die schlechtere Prognose und die schwerere Morbidität insgesamt (Fawcett et al. 1987) sind wahrscheinlich Ausdruck

a) der therapeutischen Problematik (siehe Kapitel 24),
b) der prophylaktischen Problematik (siehe Kapitel 25),
c) der hohen Anzahl von Episoden.

Die bisherige Literatur über Rapid-Cycling-Verlaufsformen beschäftigte sich ausschließlich, zumindest unter dieser Bezeichnung, mit den affektiven Erkrankungen. Es wird nicht expressis verbis über *„Rapid-Cycling-schizoaffektive Erkrankungen"* oder *„Rapid-Cycling-zykloide Psychosen"* berichtet. Das heißt aber nicht, daß diese nicht existieren. Wahrscheinlich ist das Gegenteil der Fall. Betrachtet man die Ergebnisse der Verlaufsforschung, kann man davon ausgehen, daß bipolare schizoaffektive und zykloide Psychosen in der Regel mehr Episoden im Langzeitverlauf haben als affektive Erkrankungen (Literatur Marneros et al. 1988d,e,f, 1991a, Angst 1986a,b,c, Leonhard 1957a/1995a, Perris 1974, 1986). Man darf vermuten, daß die genaue Erforschung dieses Bereiches die Existenz von Rapid-Cycling-schizoaffektiven und -zykloiden Psychosen bestätigen wird.

Zur Genetik sowie den biologischen, therapeutischen und prophylaktischen Aspekten siehe die entsprechenden Kapitel.

KAPITEL 17: REKURRENTE KURZANDAUERNDE DEPRESSION

„This group of disorders has ermerged largely from epidemiological work conducted in young cohorts in Zurich (Jules Angst) ... The current nosological status of recurrent brief depressions is uncertain, but it testifies to Kraepelin's observation that many transitional forms link the depressive temperament to affective episodes of various duration, severity, and frequency of recurrence.“

Hagop S. Akiskal 1997

17.1 Charakteristika und Validität des Konzeptes

Die *„rekurrente kurzandauernde Depression“* (RKD) – in Originalpublikationen *„recurrent brief depression“* (RBD) – wurde zuerst von *Angst* und Mitarbeitern im Rahmen der Zürich-Studie identifiziert, operationalisiert und beschrieben (Angst 1990, Angst et al. 1990a, Angst 1997a,b,e, Angst und Hochstrasser 1994, Angst et al. 1984, Merikangas et al. 1996c). Als rekurrente kurzandauernde Depression wurde eine Depressionsform definiert, die im Querschnitt das volle symptomatologische Bild einer *„Major Depression“* bietet. Im Kontrast zu ihr ist jedoch:

a) die Dauer der Episode kurz (kürzer als 14 Tage, in der Regel 1 - 3 Tage) und
b) ein Rezidivieren der Episoden mindestens einmal monatlich über ein Jahr zu beobachten.

Trotz der kurzen Dauer der Episoden beeinträchtigt die Erkrankung die Arbeitsfähigkeit des Betroffenen (Angst und Hochstrasser 1994, 1997d). Kurzandauernde und rekurrente depressive Episoden waren auch vor der Züricher Studie beschrieben worden (vgl. Merikangas et al. 1996c). Insbesondere *Clayton* et al. (1980) beschrieben bei Frauen kurzandauernde depressive Zustände, die unabhängig vom Menstruationszyklus auftraten. Die Beobachtung der Menstruationsunabhängigkeit wurde auch von *Angst* und Mitarbeitern bestätigt (Angst 1997a,b,e). Der Gruppe um *Angst* gelang es jedoch, durch die Kombination von Dauer und Rekurrenz diese Form der Erkrankung zum ersten Mal operational zu erfassen und durch Familien- und Verlaufsuntersuchungen zu validieren (Angst et al. 1990a, Angst und Hochstrasser 1994, Angst 1997a,b,e, Merikangas et al. 1996c).

Die Validität des Konzeptes *„RKD“* wurde darüber hinaus nach Symptomatologie, subjektiver Beeinträchtigung, subjektivem Befinden, familiärer Häufung und Verlauf untersucht (Angst 1997a,b,e). Die RKD unterscheiden sich signifikant von einer Kontrollgruppe. Wie Tabelle 17.1 zeigt, besteht teilweise eine große Überlappung im Verlauf von depressiven Syndromen, inklusive der RKD, mit anderen psychischen Störungen (Angst und Hochstrasser 1994, Angst 1997a,b,e).

Tabelle 17.1: Longitudinale Überlappung affektiver Subgruppen mit anderen psychiatrischen Syndromen (nach Angst 1997a)

	Kontrollgruppe (n=277)	MD (n=37)	RKD (n=103)	MDE (n=96)	MDE+RKD (n=45)	p
Minor Depression (%)	-	-	9,7	8,3	6,7	ns
Dysthymie (%)	-	6,1	5,6	13,1	9,5	0,000
Hypomanie (%)	6,8	20,0	8,4	17,2	26,7	0,000
Soziale Phobie (%)	2,5	8,1	14,6	13,5	13,3	0,000
Agoraphobie (%)	4,0	5,4	7,8	13,5	13,3	0,020
Panikstörungen (%)	1,8	0,0	15,5	9,4	17,8	0,000
Neurasthenie (%)	12,6	24,3	44,7	46,9	53,3	0,000
Suizidversuche (%)	2,5	2,7	13,6	15,6	33,3	0,000

Bemerkung: Bipolar Erkrankte mitberücksichtigt, MD – Minor Depression, RKD – rekurrente kurzandauernde Depression, MDE – Major-Depression-Episode

Die Tabelle 17.1 demonstriert, daß in einem Zeitraum von zehn Jahren eine relativ geringe Überlappung von RKD und Dysthymie vorliegt. Am häufigsten findet sich eine Überlappung zwischen RKD und Neurasthenie. Die Kombination von Major Depression und RKD führt dazu, daß Neurasthenie, Suizidversuche, aber auch Hypomanie im Verlauf relativ häufig auftreten (Angst 1997a). In der Gruppe der Patienten mit einer RKD wurde signifikant häufiger eine familiäre Belastung mit Depressionen als in einer Kontrollgruppe (63% versus 34%) gefunden, wobei bei dem kombinierten Auftreten von Episoden einer Major Depression und RKD die Häufigkeit der familiären Belastung auf über 71% steigt (Angst 1997a). Es wurde eine Lebenszeitprävalenz von ca. 11% ermittelt (im Alter von 30 Jahren). In einer longitudinalen Untersuchung wurde eine Prävalenz von 14,6% bis zu einem Alter von 35 Jahren gefunden (Angst 1998a). Die Schätzungen bezüglich der Einjahresprävalenz liegen zwischen 4% und 8% (Angst 1998a). Bei einem reinen Auftreten von RKD gibt es kaum Geschlechtsunterschiede (Geschlechtsratio weiblich : männlich = 1,1). Die Kombination von Major Depression und RKD zeigt jedoch eine größere Häufigkeit bei Frauen (Geschlechtsratio weiblich : männlich = 3,5). Die Häufigkeit von Suizidversuchen in einem Zeitraum von zehn Jahren ist bei der Gruppe der RKD mit fast 14% (im Vergleich 16% bei Major Depression) angegeben worden, wobei jedoch die Kombination von Major Depression und RKD zu einer Verdoppelung der Häufigkeit (über 33%) der versuchten Suizide führte (Angst 1997a).

Bezüglich des Verlaufes und Ausganges der RKD gibt es sehr wenig Angaben, da die operationale Beschreibung dieser Störung und ihre Akzeptanz erst vor relativ kurzer Zeit etabliert worden ist. Die 10-Jahres-Verlaufsuntersuchung der Züricher Gruppe zeigte, daß 29% der Patienten auch nach diesem Zeitraum die Diagnose einer aktuell bestehenden RKD hatten, 13% die einer Major Depression und 4% die einer kombinierten Form von RKD und Major Depression.

Die RKD ist ein wichtiger Subtyp der affektiven Störungen (Merikangas et al. 1996c). Im klinischen, vor allem aber im therapeutischen Alltag darf diese Störung nicht übersehen werden. Nach dem oben Gesagten handelt es sich um eine zwar kurzandauernde, aber in der Regel schwere Form der Depression, die mit Beeinträchtigungen der Lebensqualität und Suizidgefährdung einhergehen kann (Montgomery 1997). Auch ist die Entwicklung zu einer *„typischen“* Major Depression zu befürchten.

Die RKD sollte von der Dysthymia unterschieden werden, welche konstanter und anhaltender Natur ist. Darüber hinaus sollten kurzandauernde depressive Exazerbationen im Rahmen einer Borderline-Störung ausgeschlossen werden. Da die RKD nicht selten bei Panikstörungen und phobischen Störung auftritt, sollte ein sekundäres depressives Syndrom, welches reaktiv bei panischen und phobischen Patienten auftritt, differentialdiagnostisch abgegrenzt werden.

17.2 Rekurrente kurzandauernde Depressionen in der ICD-10 und im DSM-IV

Die RKD hat schon Zugang in die ICD-10 gefunden unter der Bezeichung *„rezidivierende kurze depressive Störung“* (F38.10, siehe Tabelle 17.2)

Tabelle 17.2: Diagnostische Kriterien der rezidivierenden kurzen depressiven Störung (nach ICD-10, F38.10)

A. Die Störung erfüllt die Kriterien für eine leichte (F32.0), eine mittelgradige (F32.1) oder eine schwere (F32.2) depressive Episode.

B. Die depressive Episode trat im vergangenen Jahr etwa einmal im Monat auf.

C. Die einzelnen Episoden dauern kürzer als zwei Wochen (typischerweise 2-3 Tage).

D. Die Episoden treten nicht nur in fester Beziehung zum Menstruationszyklus auf.

Im DSM-IV wurde die RKD zuerst aufgenommen in die *„Gruppe der Störungen, die mehr Erforschung benötigen“*. Die dafür verlangten Kriterien sind in Tabelle 17.3 zu sehen.

Der Grund, warum die RKD im DSM-IV vorerst in den Anhang der noch zu erforschenden Störungen aufgenommen wurde, ist auf die Tatsache zurückzuführen, daß man vor allem mehr Verlaufsforschung benötigt, insbesondere bei älteren Populationen. Die Züricher Kohorte hingegen besteht in erster Linie aus jüngeren Patienten.

Hinsichtlich der rekurrenten kurzandauernden Depressionen schätzte *Jules Angst* (Angst und Hochstrasser 1994) nach den Daten der Zürich-Studie die Einjahresprävalenz auf 5-9% bei 20-30jährigen. Im Rahmen einer WHO-Studie wurde in mehreren Zentren untersucht, wie häufig rekurrente kurzandauernde Depressionen im Primärarztwesen auftraten (Weiller et al. 1994). Diese Untersuchung fand eine aktuelle Prävalenz der rekurrenten kurzandauernden Depression in Arztpraxen von 6,4%, wobei je nach Zentrum die berichteten Werte von 1,9% (Groningen) bis 13,2% (Rio de Janeiro) schwankten. Das Geschlechterverhältnis lag bei 2 : 1 mit einem Überwiegen der Frauen. Eine sichere Abschätzung der Lebenszeitprävalenz der rekurrenten kurzandauernden Depression in der Allgemeinbevölkerung ist aber anhand dieser Daten nicht möglich. Bei einer relativ kleinen Bevölkerungsstichprobe in Sardinien (n=493) fanden *Altamura* et al. (1995) eine Lebenszeitprävalenz der kurzdauernden rekurrenten Depression von 6,9% ohne Geschlechtsunterschiede.

Tabelle 17.3: Forschungskriterien für die rezidivierende kurze depressive Störung (nach DSM-IV)

A. Mit Ausnahme der Zeitdauer treffen die Kriterien für eine Episode einer Major Depression zu.

B. Die depressiven Perioden des Kriteriums A. dauern mindestens 2 Tage aber kürzer als 2 Wochen.

C. Die depressiven Perioden treten mindestens einmal im Monat während 12 aufeinanderfolgenden Monaten auf und stehen nicht in Zusammenhang mit dem Menstruationszyklus.

D. Die Perioden der depressiven Stimmung führen in klinisch bedeutsamer Weise zu Leiden oder zu Beeinträchtigungen in sozialen, beruflichen oder anderen wichtigen Funktionsbereichen.

E. Die Symptome gehen nicht auf die direkte körperliche Wirkung einer Substanz (z.B. Droge, Medikament) oder eines medizinischen Krankheitsfaktors (z.B. Hypothyreoidismus) zurück.

F. Es hat nie eine Episode einer Major Depression bestanden, und die Kriterien für eine dysthyme Störung sind nicht erfüllt.

G. Es hat nie eine manische Episode, eine gemischte Episode oder eine hypomane Episode bestanden, und die Kriterien einer zyklothymen Störung sind nicht erfüllt. (Dieser Ausschluß trifft nicht zu, wenn alle manie-, gemischt- oder hypomanie-ähnlichen Episoden durch eine Substanz oder Behandlung induziert sind.)

H. Die affektive Störung tritt nicht ausschließlich während einer Schizophrenie, schizophreniformen Störung, schizoaffektiven Störung, wahnhaften Störung oder nicht näher bezeichneten psychotischen Störung auf.

KAPITEL 17 A: REKURRENTE KURZANDAUERNDE HYPOMANIE

Die Züricher Kohorten-Studie, die 591 männliche und weibliche Patienten berücksichtigt (Erstinterview 1979, mit einem Alter der Probanden von 20 bzw. 21 Jahren, letztes Interview 1993, mit einem Probandenalter von 35 Jahren), zeigte, daß auch andere *„rekurrente kurzandauernde psychiatrische Syndrome"* existieren. Es wurden außer der *„rekurrenten kurzandauernden Depression"* auch eine *„rekurrente kurzandauernde Hypomanie"*, eine *„rekurrente kurzandauernde Angststörung"* sowie eine *„rekurrente kurzandauernde Neurasthenie"* festgestellt.

Die Prävalenz für die *„rekurrente kurzandauernde Hypomanie"* (RKH) wird mit 3,5% angegeben, ist also deutlich geringer als bei der *„rekurrenten kurzandauernden Depression"* (Angst 1997e). Das Konzept der *„rekurrenten kurzandauernden Hypomanie"* wurde anhand verschiedener Parameter im Vergleich zu Kontrollgruppen geprüft. Obwohl die Hypomanie die niedrigste Rate von Suizidversuchen im Vergleich zu den anderen erwähnten kurzandauernden psychiatrischen Syndromen aufweist, war diese Rate mehr als fünffach erhöht gegenüber der Kontrollgruppe. Interessanterweise war das berufliche Versagen der RKH niedriger als bei der Kontrollgruppe, das soziale Versagen war jedoch mehr als doppelt so häufig. *„Rekurrente kurzandauernde Hypomanie"* brauchte kaum eine Behandlung. Nur 3-5% der Probanden mit *„RKH"* benötigten eine Behandlung (Angst 1997e). Interessant scheint das Auftreten von *„rekurrenter kurzandauernder Hypomanie"* bei manischen und hypomanischen Patienten zu sein, denn 27% der laut DSM-IV als manisch oder hypomanisch diagnostizierten Patienten entwickelten rekurrente kurzandauernde hypomanische Episoden.

Angst betont, daß sowohl die *„rekurrente kurzandauernde Depression"* als auch die *„rekurrente kurzandauernde Hypomanie"* nicht als selbständige Entitäten zu betrachten sind (Angst 1997b,e). So wie die *„rekurrente kurzandauernde Depression"* zum depressiven Spektrum gehört, so gehört auch die *„rekurrente kurzandauernde Hypomanie"* zum bipolaren Spektrum.

TEIL B: AUSBRUCH, VERLAUF UND AUSGANG

„... τήν τε θεραπείην ἄριστα ἄν ποιέοιτο προειδώς τά ἐσόμενα ἐκ τῶν παρεόντων παθημάτων.“

„... aber der Arzt kann auch die Therapie in ausgezeichneter Weise durchführen, wenn er in der Lage ist, aus dem gegenwärtigen Krankheitsbild den Verlauf und den Ausgang voraussehen zu können.“

Hippokrates, Prognostikon, Übersetzung des Verfassers

Einführung und Begriffsbestimmung

Der Verlauf einer psychischen Erkrankung beinhaltet alle Phänomene und Symptome, die während der Gesamtlebenszeit des Patienten, also nach Ausbruch der Erkrankung, auftreten (Angst 1986b). Im Schrifttum wird häufig *„Verlauf“* gleichgesetzt mit *„Ausgang“* und umgekehrt. Dies ist eine *„Egalisierung“* der beiden Begriffe und insofern nicht zulässig, weil der *„Ausgang“* nur eines von mehreren Merkmalen des Verlaufes ist (Marneros et al. 1990c, 1991a). Weitere wichtige Merkmale des Verlaufes sind in Tabelle 18.1 dargestellt.

Bei Beurteilung des Verlaufes von unipolaren und bipolaren Erkrankungen müssen alle genannten Merkmale berücksichtigt werden und nicht nur der Ausgang. Eine Egalisierung der Begriffe *„Verlauf“* und *„Ausgang“* soll vermieden werden, um den Begriff *„Ausgang“* für das Vorhandensein oder Nichtvorhandensein von persistierenden Alterationen nach einer bestimmten Verlaufsperiode vorzubehalten.

Tabelle 18.1: Elemente des *„Verlaufes psychischer Störungen“*

- *Erkrankungsbeginn*: Art des Ausbruchs (*„prodromale“* Symptomatik, Akuität), Erstmanifestationsalter, auslösende Faktoren
- *Episoden:* Art der jeweiligen Episode, Anzahl, Häufigkeit, Dauer, Symptome
- *Zyklen*: Zahl, Häufigkeit und Dauer
- *Intervalle*: Dauer und Intervallsymptomatik, Suizidalität, Stabilität der Symptomkonstellationen bzw. Vorhandensein von Syndromshift
- *„Aktivität der Erkrankung“*, d.h. ob bei einem untersuchten Verlauf die Erkrankung noch klinisch aktiv ist
- *„Inaktivität der Erkrankung“*, d.h. ob bei einem untersuchten Verlauf die Erkrankung seit einem längerem Zeitraum nicht mehr aktiv ist.
- *Ausgang: „endgültiger“* oder *„stabiler“* psychopathologischer und krankheitsbedingter psychosozialer Status. (Vorhandensein von persistierenden Symptomen, von Veränderungen der Persönlichkeit, Beeinträchtigung der Leistungsfähigkeit, der Befindlichkeit, der sozialen und beruflichen Mobilität und des Status, der Autarkie etc.)

In der Literatur, aber auch in der klinischen Praxis werden nicht selten die Begriffe *„Verlauf"* und *„Ausgang"* undifferenziert und pauschal unter dem Begriff *„Prognose"* zusammengefaßt. So werden im Schrifttum unter der Bezeichnung *„gute Prognose"* manchmal *„wenige Rezidive"* oder *„seltene Rezidive"* verstanden und manchmal unter der gleichen Bezeichnung das Fehlen von persistierenden Alterationen nach einem bestimmten Verlauf der Erkrankung (Boland und Keller 1996, Goodwin und Jamison 1990, Marneros et al. 1990c, 1991a, Zarate und Tohen 1996).

Zur Erschwerung der Vergleichbarkeit von Verlaufsstudien unipolarer und bipolarer Erkrankungen trägt auch die *„Partialisierung"* des Begriffes *„Prognose"* (Marneros et al. 1990c, 1991a) bei. Damit ist gemeint, daß sich Bezeichnungen wie *„gute Prognose"* oder *„schlechte Prognose"* in manchen Studien nur auf einzelne Aspekte des Verlaufes oder des Ausganges beziehen, wie etwa häufige oder seltene Rezidive, kurze oder lange Episoden, gute oder schlechte Therapieresonanz, Vorhandensein oder Nichtvorhandensein von persistierenden Alterationen, Entwicklung oder Ausbleiben sozialer Beeinträchtigungen. Man soll den Begriff *„Prognose"* als einen umfassenderen Begriff, der alle oben erwähnten Teilaspekte beinhaltet, verwenden. Man kann nicht von guter Prognose sprechen und nur symptomfreie Intervalle meinen, wenn der Patient wegen häufig rezidivierenden Episoden ins Krankenhaus muß. Umgekehrt kann man auch nicht von einer guten Prognose sprechen, wenn der Patient zwar kein Rezidiv mehr hat, aber durch persistierende psychopathologische Symptome und psychologische Defizite große Einschränkungen seines sozialen Funktionsniveaus aufweist. Wenn eine Partialisierung des Begriffes *„Prognose"* notwendig ist, und sie nur einen bestimmten Aspekt von Verlauf und Ausgang meint, dann muß dieser Aspekt spezifiziert werden, z.B. Prognose in bezug auf Rezidive, Prognose in bezug auf Therapieresonanz, Prognose in bezug auf Entwicklung von persistierenden Alterationen usw.

Um die oben angesprochenen Schwierigkeiten, daß heißt die definitorische Ungenauigkeit und die begriffliche Verwirrung, zu klären, hat die *„MacArthur Foundation Research Network on the Psychobiology of Depression"* folgende Begriffe zur Erfassung des Verlaufes der unipolaren Depression empfohlen (Frank et al. 1991b):

A) *Episode*: Die Episoden wurden definiert als aus einer Anzahl von Symptomen bestehend und für *„mindestens"* eine gewisse Anzahl von Tagen andauernd.

B) *Partielle Remission und Ansprechbarkeit auf Therapie* (partial remission and response): Als partielle Remission wird eine Zeitperiode definiert, während der der Patient nicht mehr die vollen symptomatologischen Kriterien der Störung erfüllt, jedoch mehr als nur die minimalen Symptome. Behandlung ist nicht die Voraussetzung für die partielle Remission, sie kann auch spontan sein. Ansprechbarkeit auf Behandlung (response) ist definiert als der Zeitpunkt, ab dem eine partielle Remission nach Anwendung einer Behandlung einsetzt.

C) *Vollremission* (full remission): Als Vollremission wird der Zustand definiert, ab dem der Patient keine Kriterien mehr für die Störung erfüllt und auch außer minimalen Symptomen keine anderen hat. Eine Vollremission kann spontan oder nach Behandlung auftreten.

D) *Genesung* (recovery): Dies bedeutet Genesung von einer Episode wie oben definiert, ist aber nicht gleichzusetzen mit Heilung der Erkrankung. Es ist definiert als eine volle Remission, die während einer definierten Zeitperiode (als Minimum) andauert. Behandlung ist nicht immer Voraussetzung für Genesung.

E) *Rezidiv* (relapse): Als Rezidiv ist die Wiederkehr von Symptomen definiert, die in der Lage sind, die vollen Kriterien einer Episode zu erfüllen. Ein Rezidiv tritt in einer Zeitperiode auf, in der noch nicht die Kriterien für Genesung (recovery) erfüllt worden sind. Das heißt also, Rezidiv im hier definierten Sinne bedeutet eine Wiederkehr von Symptomen einer aktuellen Episode und nicht einer neuen Krankheitsepisode.

F) *Rekurrenz* (recurrence): Mit diesem Begriff wird die Remanifestation einer neuen Krankheitsepisode charakterisisert. Der Unterschied zum Rezidiv (relapse) besteht darin, daß die Rekurrenz während einer Periode vorkommt, die die Kriterien der Genesung (recovery) erfüllt.

Offensichtlich haben die Empfehlungen der *„MacArthur Foundation Research Network"* einige Vorteile, die vor allem statistischen Berechnungen und pharmakologischen Studien zugute kommen, sie sind aber für die komplexe Entwicklung der lebenslangen Erkrankungen, die wir hier abhandeln, nicht von so großer Bedeutung. Auf jeden Fall sind in den o.g. Termini die Episodenlänge, die Zyklusdauer und die persistierenden Alterationen (Tabelle 18.1) involviert.

KAPITEL 18: AUSBRUCH

„Die einfachsten Formen der Melancholie sind gekennzeichnet durch die allmähliche Entwickelung einer unmotivierten traurigen Verstimmung mit vagen Beängstigungen und Selbstvorwürfen ... Die Psychose beginnt vielfach mit unbestimmten körperlichen Beschwerden ... „

Emil Kraepelin 1893

„Der Beginn der Erkrankung (der Manie) ist regelmäßig ein ziemlich rascher...“

Emil Kraepelin 1896

18.1 Merkmale des Ausbruchs

Der Ausbruch der hier zur Diskussion stehenden Erkrankungen ändert das Leben der Betroffenen. In der Regel vorübergend, manchmal aber für immer. Manchmal ähnelt ihr Ausbruch einer flutartigen Welle, die den Betroffenen überrollt; manchmal schleichen sie langsam, wie allmählich sich verbreitender Nebel, der dann den Betroffenen immer weiter, mal mehr mal weniger, umschlingt. So erleben es unsere Patienten, so schrieben es zahlreiche Autoren in Selbstdarstellungen nieder, so etwa *Kay Redfield Jamison* und *Piet C. Kuiper.*

Zwischen den beiden vorher genannten extremen Formen des Ausbruchs liegen alle möglichen Abstufungen. Für manche Formen ist der chronisch schleichende Beginn charakteristisch, etwa bei Dysthymia und Zyklothymia, bei anderen ist der akute Ausbruch definitorisches Merkmal, wie etwa bei den zykloiden Psychosen.

Obwohl der Ausbruch der Erkrankung ein Bestandteil des Verlaufes ist, wird er wegen seiner Bedeutung in diesem Buch als eigenes Kapitel dargestellt.

Die wesentlichen Merkmale des Ausbruchs einer uni- oder bipolaren Erkrankung sind:

- Art des Ausbruchs
- Alter der Patienten bei Erstmanifestation
- Vorhandensein von auslösenden Faktoren.

18.2 Art des Ausbruchs

18.2.1 Prodrome bzw. präepisodische Alterationen oder akuter Episodenbeginn

Die Verlaufsforschung hat gezeigt, daß pathologische Veränderungen im psychologischen, interaktionalen und Befindlichkeitsbereich, lange vor Ausbruch des Vollbildes einer psychischen Erkrankung bestehen können. In diesem Sinne spricht man von *„Prodromen“* und auch *„Vorpostensyndromen“* (Mayer-Gross 1932, Gross et al. 1973, Huber et al. 1979). Veränderungen des Befindens, des Erlebens, des Verhaltens und andere psychische und somatische Veränderungen als *„Prodrom“* der klinisch vollmanifesten Krankheit zu bezeichnen, ist problematisch. Die Grenzziehung zwischen prodromalen bzw. präepisodischen Veränderungen und klinisch manifestem Bild ist häufig willkürlich. Die Bezeichnung *„Prodrom“* beinhaltet außerdem die Bedeutung einer *„Vorbereitung“* für das Auftreten eines *„neuen“* oder eines *„anderen“* Zustandes. In der Regel jedoch kann man davon ausgehen, daß auch die psychopathologischen und somatologischen Erscheinungen, die vor dem Auftreten einer kriteriologisch erfaßbaren Episode in Erscheinung treten, zu der Erkrankung selbst gehören und nicht eine vorbereitende Funktion haben. Vor allem bei chronisch-schleichendem Beginn sind die überlappenden Merkmale zwischen *„Prodrom“* und *„Episode“* zahlreich. Aus den genannten Gründen bevorzugen wir die theorieneutrale Bezeichnung *„präepisodische Alterationen“* (Marneros et al. 1991a).

Bei manchen bipolaren Erkrankungen, etwa bei zykloiden Psychosen, treten sie per definitionem kaum auf. Bei anderen Formen, etwa Dysthymia oder Zyklothymia ist die Abgrenzung des Ausbruchs der kriteriologisch definierten *„Vollbilder“* kaum möglich, so daß mögliche Prodrome und definierende Symptomkonstellationen praktisch unmöglich sind.

Uncharakteristische psychopathologische bzw. psychosomatisch anmutende Syndrome werden in der Literatur sowohl als *„Äquivalent“* eines depressiven Syndroms oder auch als *„Vorposten“* und *„Prodrom“* bezeichnet: So spricht man in diesem Zusammenhang von einer *„larvierten Depression“* (Kielholz 1973) oder von verschiedenen *„depressiven Äquivalenten“* wie Hypochondrismen, Algien, Parästhesien, Schlafstörungen, Inappetenz, abdominalen Beschwerden, Adynamie und Herzbeschwerden (López Ibor 1973, Hippius und Müller 1973). In der Regel reagieren solche Symptome positiv auf eine Antidepressivatherapie. Es ist dann auch die Frage berechtigt, ob es sich hier tatsächlich um Prodrome oder schon um *„Depression“* bzw. ein Frühstadium der Entwicklung eines depressiven Syndroms handelt. Psychopathologische Konstellationen, wie die oben beschriebenen, welche im früheren Schrifttum als *„neurotisch“* oder *„reaktive Depression“* bezeichnet worden waren, könnten auch im Rahmen eines affektiven Kontinuums auftreten und teilweise als prodromale Erscheinungen des Vollbildes einer unipolaren oder bipolaren Erkrankung aufgefaßt werden (Akiskal et al. 1978).

In der Köln-Studie (Marneros et al. 1991a) wurden als die häufigeren präepisodischen Symptome die in Tabelle 18.2 dargestellten erfaßt.

Tabelle 18.2: Häufigere präepisodische bzw. prodromale Symptome einer depressiven Episode (aus: Marneros, Deister, Rohde1991a)

- Schmerzzustände
- Adynamie
- hypochondrische Beschwerden
- Schlafstörungen
- vegetative Erscheinungen
- Phobien, Angst
- abnorme Körpersensationen
- „Nervosität“
- innere Unruhe
- Appetitstörungen
- abdominale Beschwerden
- Schwindel

Die Patienten klagen vorwiegend über Kopfschmerzen von wechselnder Lokalisation und Intensität. Die Kopfschmerzen werden in der Regel als quälend erlebt und beeinträchtigen die sozialen Aktivitäten der Patienten. Besonders werden sie mit Schlafstörungen in Verbindung gebracht. Die Adynamie wird von Patienten vor allem in der Form von körperlicher Erschöpfung erlebt, die sich durch Minderung der Ausdauer bei körperlicher Betätigung im Rahmen des beruflichen Lebens oder bei der Haushaltsführung bemerkbar macht. Patienten mit prodromalen Erscheinungen klagen häufig über Schlafstörungen sowohl in Form von Einschlaf- als auch Durchschlafstörungen, es wird berichtet über Obstipation, Herzklopfen, Schweißausbrüche, Magenkrämpfe oder verschiedene abnorme Sensationen. In der Regel werden die vegetativen Erscheinungen von innerer Unruhe und Nervosität begleitet. Manche Patienten entwickeln typische phobische Syndrome, vor allem in Form der Agoraphobie und der sozialen Phobie. Wenn Patienten in diesem Stadium ärztliche Hilfe suchen, dann selten bei einem Psychiater. In der Regel erfolgt zuerst die Vorstellung bei Allgemeinärzten oder in einer somatologischen Klinik, vor allem in Kliniken für Innere Medizin, Gynäkologie, Orthopädie und Urologie. Es ist nicht ungewöhnlich, daß dort komplizierte Untersuchungen – bis hin zur Gastroskopie und Laparotomie – durchgeführt werden (Marneros et al. 1991a).

Den Beginn einer Krankheitsepisode als akut, subakut oder chronisch-schleichend zu bezeichnen, ist letzten Endes ein unscharfer Kompromiß (Angst 1987a, 1988b; Marneros et al. 1991a). Vor allem der Beginn der ersten Episode wird nicht immer als Erkrankung erkannt und deswegen auch nicht behandelt und wird oft erst retrospektiv nach dem Auftreten von schwereren Symptomen als solcher erfaßt. Ein *akuter Beginn* wird angenommen, wenn zwischen dem Bemerken der ersten Erkrankungssymptome und dem kriteriologisch erfaßbaren Vollbild der Erkrankung nicht mehr als vier Wochen liegen.

Ein *subakuter Beginn* wird angenommen, wenn zwischen dem Auftreten der ersten Symptome und dem kriteriologisch erfaßbaren Vollbild der Erkrankung 4 bis 24 Wochen liegen.

Ein *chronisch-schleichender Beginn* wird angenommen, wenn bis zum kriteriologisch erfaßbaren Vollbild der Erkrankung Symptome und Veränderungen auftreten, die länger als sechs Monate bestehen (Marneros et al. 1991a).

18.2.2 Ausbruch depressiver Symptomatik

Der Ausbruch von unipolaren und bipolaren reinen affektiven Erkrankungen ist viel mehr von der Art der Episode (ob depressive oder manische) als von der späteren Verlaufsform (ob unipolar oder bipolar) abhängig.

Unipolare affektive Erkrankungen – die naturgemäß immer mit einer depressiven Episode beginnen – brechen bei etwa der Hälfte *subakut* aus. Ein *chronisch-schleichender Beginn* wird bei zwischen 20-35% geschätzt (Marneros et al. 1991a). Allerdings muß in diesem Zusammenhang kritisch gesagt werden, daß es sich dabei nicht selten um nicht erkannte und nicht rechtzeitig behandelte, durch mittelgradige Symptomatik gekennzeichnete Episoden handelt, deren *„Beginn"* – fälschlicherweise – mit dem Beginn der Behandlung oder der ärztlichen Konsultation gleichgesetzt wird.

Die *„Epidemiologic-Catchment-Area"*-Studie (Baltimore) fand, daß die Dauer der Prodrome von der Symptomgruppe abhängig ist (Eaton et al. 1997). Die Symptome wurden in dieser Studie in neun Gruppen unterteilt, bei sechs der neun Symptomgruppen dauerten die Prodrome im Durchschnitt ein Jahr; zwei Jahre lang dauerten die Prodrome bezüglich Appetit und suizidaler Gedanken oder suizidalen Verhaltens. Für Dysphorie wurde eine durchschnittliche Dauer von fünf Jahren ermittelt. Für Anhedonie, psychomotorische Störungen und Schuld- und Insuffizienzgefühle zeigte sich bei mindestens 75% eine Dauer von fünf Jahren.

Ein *akuter Beginn* der unipolaren Erkrankungen mit einer Symptomatik, die sich in wenigen Tagen bis wenigen Wochen zum Vollbild der Erkrankung entwickelt, ist selten. Daß die unipolaren Formen der affektiven Erkrankungen – statistisch gesehen – eine längere präepisodische Entwicklung ihrer Symptomatik haben als die bipolaren Formen, ist durch verschiedene Studien belegt (Hays 1964, Kendell 1968, Marneros et al. 1991a, Rennie 1942, Winokur 1976), aber durch die depressive Episode bedingt. Betrachtet man die depressiven Episoden getrennt und unabhängig davon, ob sie im Rahmen einer unipolaren oder bipolaren Erkrankung auftreten und auch unabhängig von ihrer Reihenfolge (also als erste oder mitten im Verlauf oder am Ende eines langjährigen Verlaufes) zeigt sich, daß über ein Viertel einen chronisch-schleichenden Beginn haben. Kritisch ist jedoch zu bemerken, daß in der Literatur das Vorhandensein von sogenannten subaffektiven Syndromen, Dysthymia, Zyklothymia, Störungen im Rahmen des *„affektiven Spektrums"* oder das Vorhandensein von persistierenden Alterationen zwischen zwei Episoden in diesem Zusammenhang nicht genug berücksichtigt worden ist. Alle diese Zustände können auch einen sogenannten chronisch-schleichenden Beginn vortäuschen.

18.2.3 Ausbruch manischer Symptomatik

Manische Symptomatik hat in der Regel einen akuten Beginn vor allem bei *„Umschaltung"* einer depressiven Symptomatik; in der großen Mehrzahl der Fälle (ca. 80%) entwickelt sich ihr Vollbild und die volle Intensität innerhalb von vier Wochen – nach statistischen Berechnungen im Durchschnitt von 20 Tagen (Molnar et al. 1988) – obwohl in manchen Fällen auch lange präepisodische Alterationen auftreten können (Carlson und Goodwin 1973, Jacobson 1965, Marneros et al. 1991a, Post et al. 1981). Schon *Kraepelin* (1913) beschrieb auch bei manischen Episoden relativ langandauernde prodromale Erscheinungen. *Carlson* und *Goodwin* (1973) beschreiben ein erstes Stadium der Entwicklung einer manischen Episode, das u.a. mit uncharakteristischen Symptomen, wie etwa leichte Überaktivität und Euphorie, anfangen und mehrere Wochen dauern kann. *Klerman* (1981) beschreibt prodromale Symptome der manischen Episode im Sinne einer Entwicklung von leichterer Euphorie oder zyklothymen Merkmalen.

Am häufigsten beginnt die manische Symptomatik mit leichter Hyperaktivität, Reduzierung des Schlafbedürfnisses und Euphorie. Diese Symptomatik macht in der Regel eine stationäre Behandlung nötig, die innerhalb von 2 Tagen bis über 4 Monate nach Bemerken der ersten Erscheinungen erfolgt (Sclare und Creed 1990).

Während bei den schizophrenen und teilweise auch bei den schizoaffektiven Erkrankungen langandauernde präepisodische Alterationen eine negative prädiktive Valenz für den Ausgang besitzen können, scheint dies weder bei den unipolaren, noch bei den bipolaren affektiven Erkrankungen der Fall zu sein (Marneros et al. 1991a).

18.2.4 Ausbruch unipolarer und bipolarer schizoaffektiver Erkrankungen

Die Art des Ausbruchs unipolarer und bipolarer schizoaffektiver Erkrankungen ist weitgehend abhängig von der Art der jeweiligen Episode. Als Faustregel kann folgendes gelten: Manische Symptomatik prädisponiert zu akuterem, depressive Symptomatik zu weniger akutem Beginn (Marneros et al. 1991a).

Die Angaben in der Literatur über Häufigkeit, Art und Bedeutung von langandauernden präepisodischen Alterationen bei unipolaren und bipolaren schizoaffektiven Psychosen sind eingeschränkt und durch verschiedene Faktoren erschwert: Einer der wichtigsten Faktoren ist die definitorische Unsicherheit und die sich noch in der Entwicklung befindende Begriffsbestimmung. So setzte die ursprüngliche Definition der schizoaffektiven Psychosen von *Kasanin* (1933) einen akuten Beginn der Erkrankung voraus. Aber auch spätere Definitionen der schizoaffektiven Psychosen hatten manchmal als definitorisches Merkmal den akuten Beginn, etwa die von *Welner* und Mitarbeitern (1974) verwendete Definition. Auch bei *„good prognosis schizophrenia"*, die teilweise schizoaffektive Erkrankungen erfaßt (Stephens et al. 1966), ist das Kriterium *„akuter Beginn"* definierend für die Erkrankung. Weitere Schwierigkeiten zur Bestimmung der Art des Beginns der schizoaffektiven Erkrankungen hängen mit der Unsicherheit bezüglich ihrer nosologischen Zuordnung zusammen. Viele schizoaffektive Erkrankungen wurden in der Regel unter der Oberbezeichnung Schizophrenie untersucht. So etwa in der Langzeitstudie von *Bleuler* (1972), von *Ciompi* und *Müller* (1976) und von *Huber* und Mitarbeitern (1979). Es gibt nur wenige Studien, die sich explizit mit den prodromalen Erscheinungen bei schizoaffektiven Psychosen beschäftigen, etwa die Arbeiten von *Brockington* et al. (1980a), von *Sovner* und *McHugh* (1976), und die Arbeiten von *Marneros* et al. (1991a). Langdauernde präepisodische Alterationen und chronisch-schleichender Beginn sind vorwiegend bei den unipolaren schizoaffektiven Erkrankungen zu finden, während sie bei den bipolaren Formen eine Seltenheit darzustellen scheinen. Ein chronisch-schleichender Verlauf ist am häufigsten mit einer schizodepressiven bzw. depressiven oder schizophrenen Symptomatik in Verbindung zu bringen (zwischen 25-30% Initialepisoden). Manische und schizomanische bzw. gemischt-bipolare Initialepisoden haben in der Regel einen akuten oder subakuten Beginn. Insgesamt haben schizomanische und gemischt-bipolare Episoden, unabhängig von ihrer Position im Verlauf, selten einen chronisch-schleichenden Beginn (Marneros et al. 1991a).

Langandauernde präepisodische Alterationen kommen bei unipolaren schizoaffektiven Erkrankungen fast doppelt so häufig vor wie bei den bipolaren schizoaffektiven Erkrankungen (etwa 30% : 15%). Die geringere Anzahl von Fällen mit langandauernden präepisodischen Alterationen bei bipolaren Formen ist genauso wie bei den reinen affektiven Erkrankungen auf die manische Symptomatik mit ihrem akuten bzw. subakuten Beginn zurückzuführen (siehe Marneros et al. 1991a). Die am häufigsten berichteten präepisodischen Alterationen bei schizoaffektiven Erkrankungen sind in Tabelle 18.3 dargestellt.

Tabelle 18.3: Häufigkeit präepisodischer Alterationen (prodromale Erscheinungen) bei schizoaffektiven Erkrankungen (aus: Marneros, Deister, Rohde 1991a)

- Adynamie
- Schmerzsymptomatik
- Verhaltensänderungen und Änderungen der Gewohnheiten
- Mißtrauen
- Leistungsabfall
- Innere Unruhe
- Konzentrationsstörungen
- Sozialer Rückzug
- Klagen über abnorme Sensationen und Hypochondrismen (Coenästhesien)
- Eifersucht
- Geräusch- und Lichtempfindlichkeit
- Schlafstörungen
- Ängstlich-phobische Symptomatik
- Stimmungsschwankungen

In der von uns 1991 abgeschlossenen Studie konnten wir beobachten, daß, während Adynamie und Leistungsabfall in der Regel von den Patienten selbst so erlebt wurden, die Verhaltensänderungen und die Änderungen der Gewohnheiten dagegen hauptsächlich von den Bezugspersonen bzw. Angehörigen berichtet wurden. So wurde uns berichtet, daß der Patient *„merkwürdig"* oder *„auffallend"*, ebenso gegenüber seinen früheren Gewohnheiten *„abnorm sparsam"* sei und seine Pflichten vernachlässige. Bedeutsam erscheint jedoch die Feststellung, daß es in keinem Fall zu absurden Verhaltensweisen kam, wie sie im Vorfeld der schizophrenen Psychosen berichtet worden waren. Bei den Schmerzsyndromen handelte es sich in der Regel um Kopfschmerzen, Bauchschmerzen und einmal um Gliederschmerzen. Zweimal wurde das Schmerzsyndrom von abnormen Körpersensationen begleitet, die eindeutig coenästhetischen Charakter hatten. Im Vorfeld der psychiatrischen Behandlung wurden die Patienten mit schizoaffektiven Psychosen – im Gegensatz zu den affektiven Patienten – kaum einmal in einer somatologisch orientierten Klinik behandelt. Es wurde vielmehr ambulante nervenärztliche Hilfe in Anspruch genommen, wobei jedoch meist keine sichere Diagnose gestellt, sondern lediglich der Verdacht auf eine *„Psychopathie"*, eine *„abnorme Persönlichkeit"* oder ähnliches geäußert wurde. In der Regel war auch keine konsequente neuroleptische oder thymoleptische Therapie begonnen worden.

Bei der Mehrzahl der Patienten wurde die Länge der langandauernden präepisodischen Alterationen mit einem Zeitraum zwischen 6 Monaten und 1 Jahr (etwa 85% der schizoaffektiven Patienten mit langandauernden präepisodischen Alterationen) angegeben und nur vereinzelt (etwa 15%) mit mehr als einem Jahr (Marneros et al. 1991a).

18.2.5 Ausbruch von Dysthymia und Zyklothymia

Der Beginn der Dysthymia und der Zyklothymia ist per definitionem chronisch-schleichend, wie es in den Kapiteln 4, 12 und 13 dargestellt worden ist.

18.2.6 Ausbruch zykloider Psychosen

Der Beginn der zykloiden Psychosen ist per definitionem *„akut"* oder *„äußerst akut"*. Sowohl die klinischen Beschreibungen *Leonhards* als auch die operationalisierten diagnostischen Kriterien für zykloide psychotische Störungen von *Perris* und *Brockington* (1981) sowie die Kriterien der ICD-10 für *„akute polymorphe psychotische Störungen"* sprechen von einem akuten Beginn. *„Der Zustand zeigt einen plötzlichen Ausbruch mit raschem Wechsel von gesundem zu einem völlig psychotischen Zustand innerhalb weniger Stunden oder höchstens einiger Tage"* (Kriterien nach Perris und Brockington 1981, übersetzt von Perris und Eisemann 1989). Zur Definition der *„akuten vorübergehenden psychotischen Störung"* der ICD-10, die teilweise synonym zu zykloiden Psychosen verwendet wird, wirkt der plötzliche Ausbruch (*„wie ein Blitz aus heiterem Himmel"*) voll ausgebildeter Wahnvorstellungen als definitorisches Kriterium. *Perris* und *Eisemann* (1989) berichten paradigmatisch über einen Patienten, den sie seit mehreren Jahren und über mehrere Episoden hinweg beobachtet haben, der stets mitten in der Nacht erkrankte, nachdem er im gesunden Zustand zu Bett gegangen war. In einer gründlichen Untersuchung von 60 Patienten fand *Perris* (1974), daß von den erfaßten 209 Episoden 182 einen *äußerst akuten*

Ausbruch hatten. Nur 27 Episoden zeigten einen weniger akuten Verlauf. Prodromalsymptome – kurz andauernd – sind bei zykloiden Psychosen sehr selten und bestehen, falls sie vorkommen, meist aus Reizbarkeit und schlechtem Schlaf (Perris und Eisemann 1989).

18.3 Alter bei Ausbruch von unipolaren und bipolaren Erkrankungen

Unipolare und bipolare Erkrankungen können in jedem Lebensalter auftreten; von der Kindheit bis zum höheren Lebensalter. Für die meisten davon ist jedoch eine statistisch signifikante Häufung ihres Ausbruchs in bestimmten Lebensabschnitten vorhanden. So etwa kann generell gesagt werden, daß unipolare Erkrankungen im Durchschnitt später im Leben ausbrechen als bipolare Erkrankungen. Das Alter bei Erstmanifestation spielt eine nicht unwesentliche Rolle beim Validierungskonzept der psychiatrischen Erkrankungen und wird als ein indirekter biologischer Indikator angesehen.

Affektive Erkrankungen: Unipolare affektive Erkrankungen brechen später im Leben aus als bipolare affektive Formen. Während bei den unipolaren affektiven Erkrankungen die statistische Mitte des Erstmanifestationsalters zwischen dem 35. und 40. Lebensjahr liegt, liegt es bei bipolaren affektiven Erkrankungen zwischen dem 25. und 30. Lebensjahr mit einer entsprechenden Variationsbreite (Angst 1966, 1980, 1986b,c, Dell'Osso et al. 1993, Goodwin und Jamison 1990, Marneros et al. 1990a,b,d, Marneros et al. 1991a).

Frauen erkranken nicht nur häufiger als Männer an einer unipolaren Depression, sondern auch früher: Die Befunde der ECA (Epidemiologic Catchment Area) zeigen, daß der Gipfel der Ersterkrankungskurve für Frauen um das 30. Lebensjahr liegt, während er sich bei Männern um das 40. Lebensjahr befindet (Eaton et al. 1997). Die neuen Befunde der zitierten Studie bestätigen frühere Befunde (Angst 1966, Marneros et al. 1991a), daß die unipolare Depression eine zweigipflige Ausgangskurve zeigt, wobei der zweite Gipfel um das 55. Lebensjahr liegt (Eaton et al. 1997)

Schizoaffektive Patienten erkranken insgesamt, unabhängig davon ob sie unipolar oder bipolar sind, im jüngeren Alter als die reinen affektiven Patienten (Achté und Tuulio-Henriksson 1983, Angst 1980, Angst und Scharfetter 1990, Angst et al. 1979a, Clayton et al. 1968, Coryell et al. 1984, Dell'Osso et al. 1993, Hofmann 1983, Küfferle und Lenz 1983, Maj 1985, Omata 1985, Roy 1981, Rzewuska und Angst 1982a,b, Sovner und Mc Hugh 1976, Tsuang et al. 1977, Winokur et al. 1985c). Unipolare schizoaffektive Patienten erkranken später im Leben als die bipolaren schizoaffektiven Patienten, allerdings ist der Unterschied nicht so groß wie bei den reinen affektiven Erkrankungen: Unipolare schizoaffektive Patienten erkranken zwischen dem 30. und 33. Lebensjahr, während das Erstmanifestationsalter bei den bipolaren schizoaffektiven Patienten zwischen dem 25. und 30. Lebensjahr liegt (Marneros et al. 1989b, 1991).

Allerdings muß kritisch bemerkt werden, daß die genaue Feststellung der Erstmanifestation mit einigen Schwierigkeiten verbunden ist, die auch mit der oben beschriebenen Art des Ausbruchs der Erkrankung im Zusammenhang stehen: Lang andauernde präepisodische Alterationen, chronisch-schleichender Beginn, leichte unbehandelte Formen und einiges andere erschweren oder verfälschen gar das genaue Erstmanifestationsalter.

Das Erstmanifestationsalter der **Dysthymia** liegt wahrscheinlich früh im Leben, obwohl auch Dysthymien des höheren Lebensalters beschrieben worden sind (siehe Kapitel 4). Aufgrund des Erstmanifestationsalters wird eine Form der Erkrankung beschrieben, die mit *„frühem Beginn"* einsetzt, wobei der Beginn der Störung vor Vollendung des 21. Lebensjahres liegt, und eine Form mit *„spätem Beginn"*, wobei der Beginn der dysthymen Störung im Alter von über 21 Jahren liegt. Auf jeden Fall scheint es, daß die Dysthymia früher als unipolare und bipolare affektive und schizoaffektive Störungen auftritt (Kovacs et al. 1994).

Das Alter bei Erstmanifestation der **Zyklothymia** ist aufgrund des schleichenden Beginns schwer zu bestimmen (Howland und Thase 1996). Die Zyklothymia beginnt schleichend in der frühen Adoleszenz (Akiskal et al. 1979a). *Klein* und Mitarbeiter (1990) geben als durchschnittliches selbst berichtetes Erkrankungsalter von Patienten mit Zyklothymia 11,7 Jahre an.

Es scheint, daß **zykloide Psychosen** eine Erkrankung des jüngeren Lebensalters sind. Die in der Literatur vorhandenen Informationen deuten darauf hin, daß das Erstmanifestationsalter zwischen den zwanziger und den frühen dreißiger Jahren liegt:

Als Ersterkrankungsalter fand *Perris* (1974) unter 60 zykloiden Psychosen einen Mittelwert von 32,2 J. für Frauen und von 26,2 J. für Männer. Verglichen mit einer früher untersuchten Gruppe bipolarer affektiver Psychosen lag das Ersterkrankungsalter der Gesamtgruppe damit geringfügig niedriger (bipolare Männer 32,9 J., bipolare Frauen 30,3 J.), es handelt sich aber um keine direkte Kontrollgruppe. Drei zykloide Patientinnen erkrankten nach dem 50. Lebensjahr.

Kirov (1972a) fand bei nach *Leonhard* diagnostizierten zykloiden Psychosen einen Erkrankungsbeginn meist zwischen dem 20. und 30. Lebensjahr. In der Studie von *Cutting* et al. (1978) betrug das mittlere Ersterkrankungsalter 32 Jahre. *Lindvall* et al. (1986), deren Patientengruppe demographisch besonders repräsentativ ist, fanden bei zykloiden Psychosen ein durchschnittliches Ersterkrankungsalter von 23 J., das 10 Jahre unter dem einer Vergleichsgruppe affektiver Psychosen lag.

18.4 Auslösende Faktoren – life events

Seit den sechziger Jahren wurde systematisch die Bedeutung von streßvollen Lebensereignissen als belangvoll für die Auslösung von psychischen Erkrankung angenommen. Während in früheren Jahrzehnten die Erforschung von auslösenden sozialen und psychologischen Faktoren eher zur Dichotomisierung der psychischen Erkrankungen in reaktiv bzw. psychogen versus endogen verwendet wurde (siehe Kapitel 6.1.2), geht man heute davon aus, daß belangvolle Lebensereignisse im Rahmen einer multimodalen Ätiopathogenese bzw. im Rahmen eines Diathese-Streßmodells eine zwar bedeutende aber partielle Rolle spielen (Paykel und Cooper 1992, Katschnig et al. 1986, Brown und Moran 1998). Vor allem ihre Beziehungen zur Depression sind extensiv untersucht worden. Nach unseren Recherchen sind in den letzten Jahren über 1000 Arbeiten zu diesem Thema erschienen (Medline-Recherche). Obwohl die sogenannte *„endogene Depression"* in ihrer ursprünglichen Konzeption als unabhängig von life events gedacht worden ist, zeigte sich, daß die Symptomkonstellation eines depressiven Syndroms unabhängig von dem Vorhandensein von life events ist (Paykel und Cooper 1992, Katschnig et al. 1986). Es muß allerdings differenziert werden zwischen Langzeitverläufen und einzelnen Episoden: Betrachtet man Langzeitverläufe, dann haben die meisten Patienten in irgendeinem Stadium ihrer Erkrankung ein signifikantes Lebensereignis vor Ausbruch einer Episode gehabt (Marneros et al. 1991a). Betrachtet man jedoch die einzelnen Episoden getrennt, dann findet man, daß der größte Anteil davon im Rahmen von langandauernden unipolaren und bipolaren Erkrankungen kein life event hatte (Angst 1986a,c, Dobler-Mikola und Angst 1987a, Marneros et al. 1991a, Paykel und Cooper 1992). Es scheint, daß ein life event im Rahmen der besonderen Abwehr der Persönlichkeit, des chronischen Verlaufes der Krankheit und den damit verbundenen Labilisierungen seine auslösende bzw. pathogene Wirkung entfaltet. Darüber hinaus scheinen chronische Belastungssituationen im Bereich Partnerschaft, zwischenmenschliche Beziehungen, Beruf und Haushalt auch eine wichtige Rolle bei der Manifestation von depressiven Erkrankungen und Angstsyndromen zu spielen (Wittchen 1987). *Paykel* und *Cooper* berichten, daß die Analyse der kontrollierten Studien zeigt, daß etwa 30% der Episoden von depressiven Patienten im Vorfeld ein life event aufweisen. Trotz aller Einschränkungen geht man somit heute davon aus, daß eine Häufung von life events im Vorfeld von depressiven Episoden feststellbar ist (Angst 1987a, Paykel 1983, Paykel und Cooper 1992, Weissman und Boyd 1983, Goodwin und Jamison 1990, Marneros et al. 1991a). Offensichtlich besitzen sie jedoch keine Spezifität, sondern sie wirken im Zusammenspiel mit anderen Faktoren, etwa Persönlichkeit, chronische Belastungssituationen, hereditäre Belastung u.a. (Dobler-Mikola und Angst 1987, Wittchen 1987, Paykel und Cooper 1992, Brown und Moran 1998). Auch im Vorfeld von bipolaren Episoden (manischen, schizomanischen und gemischten) sind streßvolle life events zu finden, nach unseren Untersuchungen fast genauso häufig wie bei den depressiven Episoden (Marneros et al. 1991a). Allerdings sind die Studien, die die Beziehungen von life events und maniformer Symptomatik untersuchen, spärlich. Manche sogenannten life events sind bei manischen Patienten von der primären Persönlichkeit, von hypomanischen Zuständen und der damit verbundenen Unstetigkeit abhängig (Paykel und Cooper 1992). Es ist wenig bekannt über die Häufigkeit von life events im Vorfeld von schizoaffektiven Episoden. Die Angaben, die sich in der Literatur finden, betreffen vorwiegend eine retrospektive Erfassung. So wie bei den reinen affektiven Erkrankungen gilt auch für die schizoaffektiven Psychosen, daß die große Mehrzahl der Patienten in ihrem Verlauf mindestens eine Episode mit relevanten Lebensereignissen im Vorfeld hat: So fanden *Tsuang* et al. (1977), daß über 78% der schizoaffektiven Patienten ein life event aufweisen, eine Zahl die fast identisch ist, mit den Angaben von *Marneros* et al. (1991a). Betrachtet man jedoch die Gesamtzahl der Krankheitsepisoden, so findet sich auch hier mit etwa 30% der Episoden eine sehr ähnliche Anzahl mit der, die *Paykel* und *Cooper* (1992) für die affektiven Erkrankungen geben. *Brockington* et al. (1980a,b) fanden bei ca. einem Drittel erstmanifestierter schizomanischer Erkrankungen life events. In dem Züricher Kollektiv von *Rzewuska* und *Angst* (1982a,b) und in einer Studie von *Achté* und *Tuulio-Henriksson* (1983), wurden ebenfalls bei fast einem Drittel der Manifestationen von schizoaffektiven Erkrankungen life events gefunden.

Mathew et al. (1994) fanden, daß, wenn life events vor einer manischen Episode eine Rolle spielen, dies am häufigsten mit männlichem Geschlecht und jüngerem Alter korreliert. Die Studie von *McPherson* et al. (1993) stellt die Meinung in Frage, daß das Auftreten von streßvollen life events im Verlauf von unipolaren und bipolaren Erkrankungen zu Remanifestationen prädestiniert. In ihrer prospektiven New-Zealand-Kohorte fanden sie, daß bei Patienten, die ein Rezidiv innerhalb von einer Zweijahres-Periode hatten, kein Unterschied bezüglich des Vorhandenseins oder Nichtvorhandensein von life events bestand. Sie schließen daraus, daß die schon oben zitierte Meinung, daß life events zu Beginn der Episoden eine wichtigere Rolle spielen als für spätere Remanifestationen, zu bestätigen ist.

Die Camberwell Collaborative Psychosis Study (Bebbington et al. 1993) berichtet über signifikante Häufung von streßvollen life events bei 51 schizophrenen, 31 manischen und 14 Fällen depressiver Erkrankung im Vergleich zu einer gesunden Gruppe einer lokalen Population. Die Autoren sehen hier hierin ein starkes Argument, das für eine Beziehung zwischen streßvollen life events und Manifestation bzw. Remanifestation von psychotischen Erkrankungen bedeutungsvoll ist (Bebbington et al. 1993). Konträr zu schon zitierten Studien stehen die Ergebnisse von *Sclare* und *Creed* (1990). Sie fanden keine Beziehung zwischen life events und Manifestation von manischen Episoden. Sie kritisieren an vorangegangenen Studien, die das Gegenteil berichten, daß diese durch methodische Fehler gekennzeichnet sind. Auch *Joffe* et al. (1989) fanden in einer kontrollierten Studie keine Korrelationen zwischen dem Ausbruch von manischen Episoden und life events.

Ambelas und *George* (1988) fanden eine hohe Korrelation zwischen life events und Erstmanifestation von manischen Episoden: In einer retrospektiven Studie zeigte sich, daß 66% der Patienten mit einer Erstmanifestation einer manischen Episode unmittelbar davor life events hatten, im Vergleich dazu stehen 20% der Patienten mit manischen Episoden, die keine Erstmanifestationen waren, und 8% bei akut chirurgischen Patienten. Obwohl diese Anzahl von life events sehr hoch scheint, dokumentiert sie jedoch andererseits den in anderen Studien auch berichteten Befund, daß die Häufigkeit von manischen Episoden mit life events bei Erstmanifestation höher ist als bei späteren Manifestationen.

Mit den Methoden der Life-event-Forschung konnte gezeigt werden, daß sich vor depressiven Erkrankungen, in geringerem Ausmaß auch vor schizophrenen Episoden, Lebensereignisse meist negativer Art häufen (Paykel 1990). In der Köln-Studie fanden sich einschneidende Lebensereignisse vor schizoaffektiven Episoden in gleicher Häufigkeit wie vor affektiven Episoden und häufiger als vor schizophrenen Episoden (Marneros et al. 1991a). Für die Gruppe der akuten polymorphen Psychosen wird allgemein ein hoher Anteil an auslösenden Faktoren postuliert (Perris 1974), die zur Verfügung stehenden Daten sind jedoch widersprüchlich.

Im Patientengut *Leonhards*, das durch *von Trostorff* (1988) ausgewertet wurde, fand sich bei *zykloiden Psychosen* Auslösung durch psychische Anlässe eher selten, durch körperliche Anlässe etwas häufiger, die Zahlen sind aber insgesamt klein (5,9% bzw. 9,0%), die Unterschiede zwischen verschiedenen diagnostischen Gruppen erreichen keine statistische Signifikanz.

Perris (1974) suchte nach relevanten psychischen oder somatischen Faktoren, die innerhalb von drei Monaten den von ihm untersuchten zykloiden Psychosen vorausgingen. Er fand für die erste Phase einer zykloiden Psychose in 9/60 (22%) psychische Auslöser, bei 1/60 Schwangerschaft, bei 4/60 Geburt und 4/60 sonstige somatische Faktoren. Für die nachfolgenden Phasen fielen die Zahlen aber geringer aus.

Kirov (1972a) fand 10% psychotraumatische Auslösefaktoren. In der Studie von *Cutting* et al. (1978) fanden sich 16% physische, 46% soziale und 65% psychologische Auslöser, im Vergleich zu den mituntersuchten Kontrollgruppen war aber lediglich der Unterschied zu den schizoaffektiven Psychosen signifikant (mehr psychologische Auslöser bei den schizoaffektiven Erkrankungen). *Bräunig* (1995) fand bei zykloiden Psychosen nach *Leonhard* rund 40% psychoreaktive Auslöser; dieser Wert lag für die Indexepisode, nicht aber für die erste Episode, im Trend höher als bei schizoaffektiven Kontrollen.

Die Bedeutung von life events für den Ausbruch einer *dysthymen* oder *zyklothymen* Störung ist per definitionem schwierig zu bestimmen. Der Beginn der beiden anhaltenden affektiven Störungen ist, wie in den Kapiteln 4, 12 und 13 dargestellt wurde, chronisch und schleichend, ohne erkennbare zeitliche Abgrenzung zwischen Gesundsein und Krankwerden. Eines der charakteristischsten Merkmale der Dysthymia, das sie von der *„Major Depression"* abgrenzt, ist, daß es keine scharfe Grenze zu dem gewöhnlichen Selbstempfinden des Betroffenen gibt (Akiskal 1990a). Insofern sind Berichte über life events bei den zwei genannten Störungen als life event im Verlauf zu verstehen. In diesem Sinne berichtete *McCullough* et al. (1994b), daß dysthyme Patienten im Vergleich zu nicht-depressiven Kontrollprobanden viel introvertierter sind (wenig soziabel), hohe Neigung zu Neurotizismus und Instabilität zeigen, in ihrer kausalen Attribution externalisieren und wenig stabil zu positiven unkontrollierten Ereignissen, aber mehr stabil für negative unkontrollierte Ereignisse sind. Unter anderem wurden bei dysthymen Patienten mehr familiäre Probleme und eine höhere Rate von negativen relevanten life events ermittelt. *Alnaes* und *Torgersen* (1989a) berichten, daß bei einer Population bestehend aus Patienten mit Major Depression und einer anderen mit Patienten, die die Diagnose Dysthymia oder Zyklothymia hatten, die erfaßten life events in der Gruppe der Major Depression häufiger zu finden sind, während Patienten, die eine Kombination von Major Depression und Dysthymia bzw. Zyklothymia haben, über mehr traumatische Erlebnisse aus ihrer Kindheit und über eine relativ problematische Beziehung zu ihren Eltern berichten. Patienten mit Dysthymia klagen häufig, daß sie *„seit der Geburt"*, oder *„seit der Zeugung"* depressiv sind (Akiskal 1990a).

Seivewright und *Tyrer* (1990) fanden keine signifikanten Unterschiede bezüglich der Häufigkeit von belastenden Faktoren und akuten life events zwischen Dysthymia, generalisierter Angsterkrankung und Panikstörung.

Patienten mit Zyklothymia schildern sich als Kinder isolierter, abhängiger, nervöser und weicher. Alnaes und *Torgersen* (1993) fanden in ihren Untersuchungen, daß die o.g. Merkmale häufiger bei Patienten mit Zyklothymia als bei Patienten mit Dysthymia, Major Depression oder anderen psychischen Störungen auftreten. Wegen der Chronizität der Erkrankung ist die retrospektive Erfassung von life events schwierig. Es gibt auch kaum diesbezügliche Untersuchungen. In der schon zitierten Studie von *Alnaes* und *Torgersen* berichten Patienten vorwiegend über berufliche und finanzielle Probleme. Man darf davon ausgehen, daß die Bedeutung von auslösenden Faktoren nicht genügend untersucht worden und deswegen noch unklar ist.

Alnaes und *Torgersen* (1993) untersuchten bei 298 Patienten mit bipolaren, unipolaren, zyklothymen und dysthymen Störungen die Häufigkeit von life events und Belastung in der Kindheit. Sie fanden signifikant weniger life events in den bipolaren Gruppen und der Gruppe mit Zyklothymia. Sie schließen daraus, daß Entwicklungsfaktoren und life events Unterscheidungsmerkmale zwischen unipolar und bipolar sind, und daß Zyklothymia zu den affektiven Störungen gehört, also keine Persönlichkeitsvariante ist.

Schwangerschaft, Entbindung, Wochenbett und Klimakterium als life event (siehe Kapitel 34).

KAPITEL 19: VERLAUF

„Μανίη δέ καί διαλείπει καί μελεδῶνι ἐς τέλος ἀποπαύεται.“	*„Manie hat aber symptomfreie Intervalle und durch geeignete Therapie kann auch Vollremission erreicht werden.“*

Aretäus von Kappadokien: Über Ursachen und Symptome der chronischen Krankheiten, 1. Buch, Kapitel VI, Übersetzung des Verfassers

„However it has been established that unipolar major depressive disorder is a chronic, lifelong illness, the risk for repeated episodes exceeds 80%, patients will experience an average of four lifetime major depressive episodes of 20 weeks duration each, and that this disease is dynamic, variable, and pleomorphic in its clinical presentation, with patients commonly experiencing a variety of depressive subtypes during their course of illness.“

Lewis L. Judd, Commentary in 'Archives of General Psychiatry', 1997

19.1 Episodenlänge

Angaben über die Länge der Krankheitsepisoden bei unipolaren und bipolaren Erkrankungen haben in den inzwischen unzähligen Publikationen nur eine relative Bedeutung. Sie werden durch viele Faktoren relativiert, die wichtigsten davon sind folgende:

1. Pragmatische und definitorische Schwierigkeiten bei der Erfassung des genauen Beginns und des genauen Endes einer Krankheitsepisode.
2. Anwendung von unterschiedlichen Therapiemethoden mit eventuell unterschiedlichem Einfluß auf die Episodenlänge.
3. Unterschiedliche Therapieansprechbarkeit bei den jeweiligen Episoden und bei den Individuen, auch bei Anwendung der selben Therapiemethoden.
4. Unterschiedlicher Einfluß von prophylaktischen Maßnahmen.
5. Individuelle Faktoren (Persönlichkeit, Bewältigungsfähigkeit, Interaktionen mit der Umwelt, sozialer Streß etc.).

Die Länge einer Krankheitsepisode, also der Beginn und das Ende der klinisch manifesten Symptomatik, ist nur in Ausnahmefällen exakt erfaßbar. Der Beginn der Episoden ist häufig ungenau, die symptomatologischen Konstellationen entwickeln sich erst allmählich zu einer kriteriologisch erfaßbaren Form (siehe Kapitel *„Ausbruch“*). Ausnahmen bilden wahrscheinlich die zykloiden Psychosen bzw. akute polymorphe psychotische Störungen, die in der Regel innerhalb von kürzester Zeit, manchmal innerhalb von wenigen Stunden, ihr Vollbild entwickeln. Ähnlich schwierig wie der Beginn ist auch das Ende einer Krankheitsepisode festzulegen. Extrem selten endet eine Episode abrupt, in der Regel geschieht es allmählich. Manche Symptome, die lange andauern, sind nicht immer von persönlichkeitsgebundenen Merkmalen und Interaktionsmustern unterscheidbar (siehe Kapitel Persönlichkeit); Ängste und Unsicherheiten können beim Abklingen einer depressiven Episode im Rahmen eines *„Verunsicherungssyndroms“* auftreten: Das heißt, nach der plötzlichen und unerwarteten und vor allem nicht selbstverschuldeten Unterbrechung der Lebenskontinuität, ist der Patient – vor allem der Typus melancholicus oder die obsessoide Persönlichkeit – verunsichert über die Stabilität von Lebensentwürfen und Kontinuität von Lebensbedingungen mit entsprechenden psychologischen Reaktionen, sie können dann das Fortbestehen einer abgeschwächten Episode vortäuschen. Manche Patienten erfahren durch die Episode eine neue psychologisch gewinnbringende Rolle in Interaktion mit ihren relevanten Bezugspersonen und setzen deshalb in der Krankheit erworbene Verhaltensmuster fort, im Sinne einer *„sekundären Habitualisierung“* (Glatzel 1973a,b).

Die unscharfe Demarkation von Beginn und Ende der Krankheitsepisode zwingt zur Kompromißbildung bei der Erfassung der Episodenlänge. Ein einigermaßen zu akzeptierender Kompromiß wäre folgender: Als Beginn einer Episode soll das Auftreten von Symptomen angesehen werden, die zu einer Unterbrechung der gewohnten Tätigkeit und der üblichen Pflichten sowie zu einer stationären oder einer ambulanten Behandlung geführt haben.

Die meisten Studien nehmen als Ende der Episode das Ende der stationären Behandlung an. Wie ungenau dies jedoch ist, ist aus den vorher dargestellten Limitierungen ersichtlich; es entspricht auch nicht der klinischen Praxis. Manche Patienten werden trotz noch vorhandener abgemilderter Symptomatik entlassen und manche werden trotz weitgehend abgeklungener Symptomatik aus sozialen oder präventiven Gründen weiter im Krankenhaus behalten. Auch der Vorschlag, als Ende einer Episode den Zustand anzunehmen, in dem der kriteriologisch geprüfte Status des Patienten nicht mehr die von anerkannten diagnostischen Systemen verlangten definierenden Kriterien erfüllt, ist inkompatibel mit dem Abklingmodus psychiatrischer Syndrome.

Das zweite Problem bei den genauen Angaben über die Länge einer Krankheitsepisode hängt mit der Therapie und dem Therapieerfolg zusammen. Wie aus dem entsprechenden Kapitel (Kapitel 22) hervorgeht, ist die Ansprechbarkeit der jeweiligen psychopathologischen Konstellationen auf Pharmakotherapie sehr unterschiedlich. Ansprechbarkeit jedoch bedeutet auch: Verschwinden von Symptomen, Ausgleich von Defiziten, Wiederherstellung von *„prämorbiden Situationen“*, alles in allem – kürzere Dauer der Episoden bei Therapieansprechbarkeit, längere bei fehlender Therapieansprechbarkeit. Jede Angabe über Episodenlänge ist also nicht nur von genuinen Gründen abhängig, sondern auch von Therapieeinsatz und Therapieerfolg.

Ein weiterer Faktor ist der Einfluß der Prophylaxe. Wie im Kapitel 22 dargestellt worden ist, ist der Effekt einer Prophylaxe nicht nur im *„Nichtwiederauftreten“* von neuen Episoden zu sehen – dies ist der optimale Erfolg – sondern auch in einer Abnahme von Häufigkeit, Intensität und Dauer. Patienten also, die eine rekurrente Form von unipolaren und bipolaren Erkrankungen haben und auch prophylaktisch behandelt werden, können unter Umständen eher eine unterschiedliche Dauer der Episoden aufweisen als Patienten, die keine Prophylaxe haben. Auch innerhalb der Gruppe der Patienten mit Prophylaxe ist aus den gleichen Gründen, die für die Therapie der jeweiligen Episode gelten, die Ansprechbarkeit auf Prophylaxe anders, so daß auch dadurch die Länge der Episoden beeinflußt wird.

Eine weitere Gruppe von Faktoren, die bestimmend für den Anfang, vor allem aber für das Ende einer Episode sind, stellen die schon vorher beschriebenen individuellen Faktoren dar, die durch Pesönlichkeit und Interaktionssysteme die Länge einer Episode beeinflussen können.

Es ist also nicht verwunderlich, daß die diesbezüglichen Angaben in der Literatur beträchtlich variieren (Angst 1987a, Boland und Keller 1996, Deister et al. 1989, 1990, Goodwin und Jamison 1990, Marneros et al. 1988d,e, 1991a, Silverstone und Hunt 1992, Zarate und Tohen 1996).

Unter Berücksichtigung aller oben genannten limitierenden Faktoren verzichten wir bewußt auf die arithmetischen Angaben über die Dauer von Episoden, die in verschiedenen Studien aufgezeigt werden; stattdessen bevorzugen wir folgende allgemeine arithmetische und verbindliche Angaben:

- Depressive Episoden können länger als manische Episoden dauern (siehe auch Abb. 19.1). Eine manische Symptomatik kann sich innerhalb weniger Tage bis innerhalb einiger Monate zurückbilden; bei der Mehrzahl der Patienten geschieht dies innerhalb von 2 Monaten (Keller 1988, Silverstone und Hunt 1992, Zarate und Tohen 1996). Bei der depressiven Symptomatik wird eine längere Variationsbreite angenommen, wobei jedoch – abhängig vom Therapieerfolg – eine Rückbildung von behandelten Episoden innerhalb von 2 bis 5 Monaten dem Durschnitt entspricht (so auch die Zahlen von ECA, Eaton et al. 1997), während jedoch auch eine längere Dauer bekannt ist (Angst und Preisig 1995a,b, Boland und Keller 1996). Manche Untersuchungen fanden eine Abnahme der Dauer der Episoden mit zunehmender Zahl, so etwa die 10-Jahresprospektive Untersuchung der Collaborative Depression Study, eine naturalistische Multicenterstudie (Solomon et al. 1997). In dieser Studie wurde für die erste Episode eine Dauer von 22 Wochen, für die zweite 20, für die dritte 21 und für die vierte und fünfte 19 Wochen angegeben. Es wurde auch ermittelt, daß keine der soziodemographischen oder klinischen Variablen die Dauer der Episoden voraussagen können. Von diesen Festellungen sind *„Sonderformen"*, wie etwa die *„rekurrente kurzandauernde Depression"* (siehe Kapitel 17) oder *„Rapid Cycling"* (siehe Kapitel 16) ausgenommen.

- Episoden im Verlauf schizoaffektiver Erkrankungen unterscheiden sich zwar nicht bezüglich der Länge von unipolaren und bipolaren affektiven Erkrankungen (Angst und Preisig 1995a,b, Marneros et al. 1991a), aber schizodepressive und schizomanische Episoden können durch die Beimischung von persistierenden Symptomen länger dauern als reine depressive und reine manische Episoden und auch hospitalisierungsbedürftig sein.

- Die bipolar-gemischte Episode dauert am längsten, im Durchschnitt ca. 5 Monate (siehe Kapitel 11) (Marneros et al. 1991a, 1996a,b, Zarate und Tohen 1996).

- Episoden im Rahmen von zykloiden Psychosen (Angst-, Glücks-, verwirrtheitspsychotische und akinetisch-hyperkinetische Episoden) dauern in der Regel kürzer als reine affektive und schizoaffektive Episoden (vgl. Leonhard 1957a/1995a, Kirov 1972a, Bräunig 1995, Perris 1966, 1974, Perris und Eisemann 1989). Die zitierten Autoren nennen eine Dauer von wenigen Tagen bis wenigen Monaten, wobei der Durchschnitt weniger als 2 maximal 2,9 Monate beträgt.

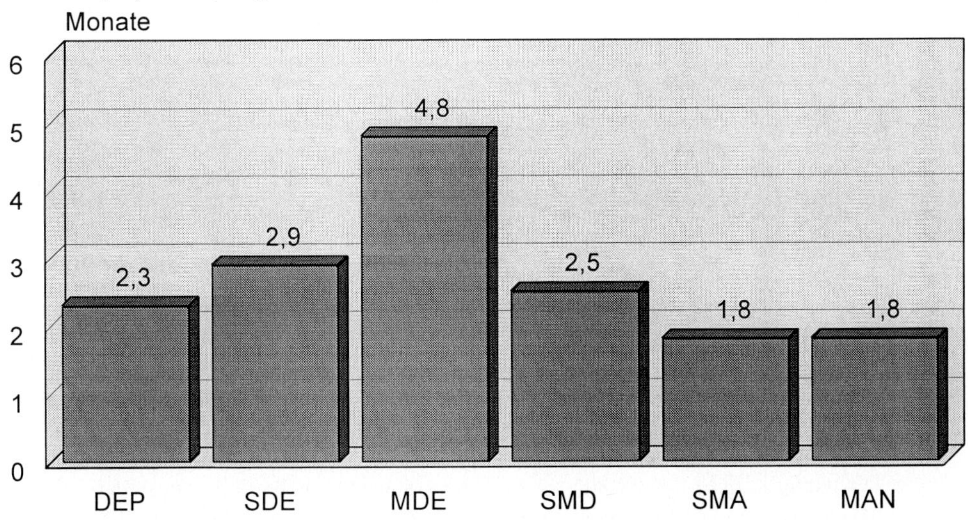

DEP = depressiv
SDE = schizodepressiv
MDE = gemischt-bipolar affektiv
SMD = gemischt-bipolar schizoaffektiv
SMA = schizomanisch
MAN = manisch

Abb. 19.1: Länge von Episoden (aus: Marneros, Deister, Rohde 1991a)

19.2 Anzahl der Episoden

Die gleichen Einschränkungen, die für die Bestimmung der Episodenlänge gelten, gelten auch weitgehend für die Bestimmung der Anzahl der Episoden (Angst 1987a, Goodwin und Jamison 1990, Marneros et al. 1991a). Vor allem der Einfluß von Therapie und Prophylaxe relativiert stark die in der Literatur vorhandenen Aussagen bezüglich Anzahl der Episoden. Es herrscht in der Literatur Einigkeit darüber, daß affektive und schizoaffektive Psychosen sowohl in ihrer unipolaren als auch in ihrer bipolaren Form rekurrente Erkrankungen sind und in in der Regel einen polyphasischen Verlauf haben, wobei die bipolaren Formen mehr Episoden haben als die unipolaren (Akiskal 1995, Angst 1966, 1980, 1986a,b,c, 1989, Angst und Weis 1968, Angst et al. 1969, 1973b, 1976, 1979c, 1980a, Angst und Preisig 1995a,b, Bratfos und Haug 1968, Brokkington et al. 1980a,b, Coryell und Winokur 1992, Fukuda et al. 1983, Maj und Perris 1990a, Maj et al. 1987, Marneros 1989d, Marneros und Tsuang 1986, 1990b, Marneros et al. 1991a, Perris 1968, Rennie 1942, Rzewuska und Angst 1982a,b). Die Polarität der Affektivität stellt damit einen der wichtigsten Faktoren dar, der mit einer höheren Zahl von Krankheitsepisoden korreliert.

Es muß jedoch berücksichtigt werden, daß bei allen hier zur Diskussion stehenden Erkrankungen für die in der Literatur angegebene Anzahl der Episoden die Länge der Beobachtungszeit eine entscheidende Rolle spielt (vgl. Übersichten in Angst 1987a, Goodwin und Jamison 1990, Marneros et al. 1991a, Paykel 1992, Shulman et al. 1996). Darüber hinaus sind das Alter bei Beginn der Erkrankung und das Alter bei Ende der Beobachtungszeit sowie die damit verbundene Länge der Beobachtungszeit von entscheidender Bedeutung. Die häufig in der Literatur angegebenen Zahlen haben aus den oben genannten Gründen selten einen verbindlichen Charakter. Man kann diese Schwierigkeiten einigermaßen umgehen, wenn man statt eine absolute Zahl von Episoden zu berücksichtigen, die Verläufe in groben Gruppen anhand der möglichen Anzahl von Episoden unterscheidet. Eine unseres Erachtens bewährte Unterscheidung wäre die Unterscheidung in *„monophasische“*, *„oligophasische“* und *„polyphasische“* Verläufe (Marneros et al. 1988d, 1991a). Als *monophasische* Verläufe werden diejenigen Krankheitsverläufe bezeichnet, die über einen längeren Zeitraum nur eine einzige Episode aufweisen. Solche Verläufe sind selten und kommen am häufigsten – erwartungsgemäß – bei den unipolaren Formen vor. Als *oligophasische* Verläufe können diejenigen unipolaren und bipolaren Erkrankungen bezeichnet werden, die über einen längeren Zeitraum bis zu drei Episoden aufweisen. Solche Verläufe sind bei allen Formen von unipolaren und bipolaren Erkrankungen nicht selten. Am häufigsten jedoch treten die *polyphasischen* Verläufe auf, also die Verläufe mit mehr als drei Episoden über einen längeren Zeitraum. Im allgemeinen kann gesagt werden, daß bipolare Erkrankungen (darunter sind auch die zykloiden Erkrankungen zu verstehen) in der Regel einen polyphasischen Verlauf haben, oligophasische Verläufe findet man am ehesten in der Gruppe der unipolaren Erkrankungen (Angst 1987a, Angst und Preisig 1995a,b, Perris 1974, Perris und Eisemann 1989, Cutting 1978, Marneros et al. 1991a).

19.3 Zyklen und Intervalle

Als Zyklus wird die Zeitperiode zwischen dem Beginn einer Krankheitsepisode und dem Beginn der nächsten Krankheitsepisode bei unipolaren und bipolaren Erkrankungen definiert (Angst 1980, 1986a,b,c). Ein Zyklus umfaßt also eine Krankheitsepisode und das daran anschließende Intervall (siehe Abb. 19.2). Als Intervall wird die Zeitspanne zwischen dem Ende einer Krankheitsepisode und dem Beginn der nächsten Krankheitsepisode definiert.

Länge und Anzahl von Zyklen sind wichtige Verlaufsparameter, weil sie relativ unabhängig von dem nicht exakt genug definierten und erfaßbaren Beginn und Ende einer Krankheitsepisode bzw. eines Intervalls sind (Angst 1980, Deister et al. 1989, 1990, Marneros et al. 1988b). Bei der Erfassung der Zyklen besteht nämlich eine gewisse Globalität und Ungenauigkeit des exakten Beginns einer Episode, was ohne wesentlichen Verlust der Aussagekraft toleriert werden muß.

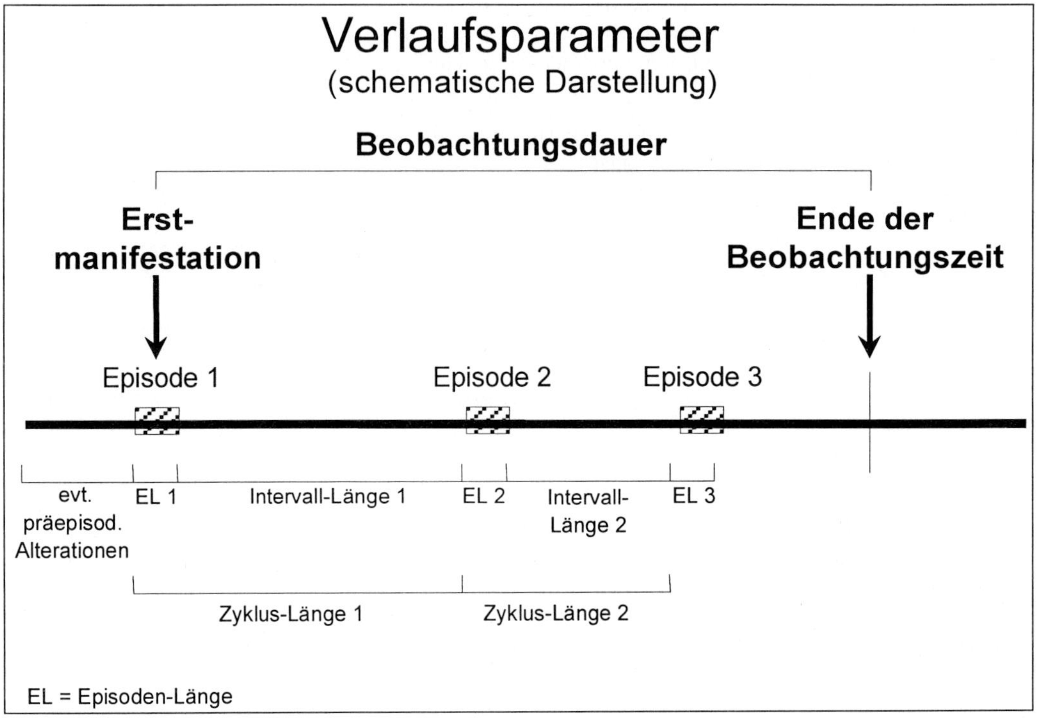

Abb. 19.2: Länge von Episoden (aus: Marneros, Deister, Rohde 1991a)

19.3.1 Anzahl der Zyklen

Aus den gleichen Gründen, die im Kapitel *„Anzahl der Episoden"* genannt worden sind, sind Angaben über eine absolute Zahl von Zyklen bei unipolaren und bipolaren Erkrankungen von eingeschränkter Bedeutung. Das Alter bei Erstmanifestation, die Länge der Beobachtungszeit, der Einsatz von Prophylaktika und die Wirkung von streßvollen psychosozialen Faktoren interferieren mit der Anzahl der Zyklen. Um die interferierenden extramorbiden Faktoren zu berücksichtigen, kann man eine jährliche Zyklusfrequenz (JZF) bestimmen. Die jährliche Zyklusfrequenz ist ein zuverlässiger Verlaufsparameter unipolarer und bipolarer Erkrankungen, der relativ unabhängig ist von der unterschiedlichen Verlaufslänge, Alter bei Beginn, Länge der Inaktivität der Erkrankung sowie von den seltenen monophasischen Verläufen (Marneros et al. 1988d,e,f). Wir haben die jährliche Zyklusfrequenz (JZF) nach folgender Formel berechnet:

$$JZF = \frac{n(Z)}{AD}$$

mit JZF = jährliche Zyklusfrequenz,
n(Z) = Zahl der Zyklen und
AD = Aktivitätsdauer (in Jahren).

Die Aktivitätsdauer definiert sich als der Zeitraum zwischen dem Erkrankungsbeginn und dem Ende der letzten aufgetretenen Krankheitsepisode.

Es muß nochmals betont werden, daß die Bestimmung der jährlichen Zyklusfrequenz auch eine limitierte Aussagekraft bezüglich der Häufigkeit von Rezidiven hat, da die Individualität der therapeutischen und prophylaktischen Ansprechbarkeit nicht neutralisiert werden kann.

Zyklusfrequenz und Zykluslänge geben trotz der genannten Einschränkungen Informationen über die Rezidivhäufigkeit und Rezidivfrequenz eines Verlaufes. Bei eigenen Untersuchungen von 207 unipolaren und bipolaren Patienten mit einem Krankheitsverlauf von über 25 Jahren (Marneros et al. 1991a) konnten wir die Werte ermitteln, die in den Tabellen 19.1 und 19.2 dargestellt sind.

Tabelle 19.1: Verlaufsunterschiede zwischen unipolaren und bipolaren affektiven Erkrankungen, Verlaufsdauer 25 Jahre (aus: Marneros, Deister, Rohde 1991a)

	Affektive Psychosen			
	unipolar (n=76)	bipolar (n=30)	Signifikanz	
Langandauernde präepisodische Alterationen			0,032*	(1)
vorhanden	26 (34,2%)	4 (13,3%)		
nicht vorhanden	50 (65,8%)	26 (86,7%)		
Zahl der Episoden				
geometrisches Mittel	3,4	5,0	0,007**	(4)
Median	3,0	5,0	0,011*	(3)
Jährliche Episodenfrequenz				
geometrisches Mittel	0,12	0,23	0,000**	(4)
Median	0,12	0,21	0,000**	(3)
Zahl der Zyklen				
geometrisches Mittel	2,7	3,8	0,052	(4)
Median	3,0	4,0	0,061	(3)
Jährliche Zyklusfrequenz				
geometrisches Mittel	0,22	0,41	0,002**	(4)
Median	0,20	0,38	0,002**	(3)
Mittlere Episodenlänge (Monate)				
geometrisches Mittel	1,8	1,9	0,854	(4)
Median	2,3	2,1	0,758	(3)
Mittlere Zykluslänge (Monate)				
geometrisches Mittel	40,2	19,3	0,000**	(4)
Median	61,6	31,8	0,002**	(3)
Mittlere Intervallänge (Monate)				
geometrisches Mittel	32,9	13,4	0,000**	(4)
Median	57,2	29,2	0,002**	(3)
Aktivitätsdauer (Jahre)				
arithmetisches Mittel	15,9	15,3	0,841	(2)
Median	14,5	14,0	0,991	(3)
Inaktivitätsdauer (Jahre)				
arithmetisches Mittel	15,6	12,3	0,066	(2)
Median	19,0	10,0	0,091	(1)
Suizidale Symptomatik				
Suizidalität gesamt	43 (56,6%)	17 (56,7%)	0,993	(1)
Suizidhandlung	18 (23,7%)	5 (16,7%)	0,430	(1)

*p<0,05, **p<0,01.

(1) χ^2-Test, (2) t-Test, (3) Mann-Whitney U-Test, (4) T-Test (log.Werte).

Tabelle 19.2: Verlaufsunterschiede zwischen unipolaren und bipolaren schizoaffektiven Erkrankungen, Verlaufsdauer 25 Jahre (aus: Marneros, Deister, Rohde 1991a)

	Schizoaffektive Psychosen			
	unipolar (n=45)	bipolar (n=56)	Signifikanz	
Langandauernde präepisodische Alterationen			0,072(*)	(1)
vorhanden	13 (28,9%)	8 (14,3%)		
nicht vorhanden	32 (71,1%)	48 (85,7%)		
Zahl der Episoden				
geometrisches Mittel	3,5	5,7	0,002**	(4)
Median	3,0	6,0	0,002**	(3)
Jährliche Episodenfrequenz				
geometrisches Mittel	0,14	0,26	0,000**	(4)
Median	0,13	0,30	0,000**	(3)
Zahl der Zyklen				
geometrisches Mittel	3,1	5,2	0,001**	(4)
Median	3,0	6,0	0,002**	(3)
Jährliche Zyklusfrequenz				
geometrisches Mittel	0,27	0,40	0,028*	(4)
Median	0,28	0,47	0,033*	(3)
Mittlere Episodenlänge (Monate)				
geometrisches Mittel	1,9	1,6	0,067	(4)
Median	2,4	2,0	0,117	(3)
Mittlere Zykluslänge (Monate)				
geometrisches Mittel	32,7	21,3	0,015*	(4)
Median	41,9	26,6	0,011*	(3)
Mittlere Intervallänge (Monate)				
geometrisches Mittel	26,4	17,1	0,029*	(4)
Median	39,5	23,7	0,015*	(3)
Aktivitätsdauer (Jahre)				
arithmetisches Mittel	13,3	15,7	0,299	(2)
Median	11,0	14,5	0,269	(3)
Inaktivitätsdauer (Jahre)				
arithmetisches Mittel	16,6	11,7	0,016*	(2)
Median	17,5	10,0	0,029*	(3)
Suizidale Symptomatik				
Suizidalität gesamt	35 (77,8%)	31 (55,4%)	0,019*	(1)
Suizidhandlung	21 (46,7%)	16 (28,6%)	0,061	(1)

*p<0,05, **p<0,01, (*)p<0,10.

(1) χ^2-Test, (2) t-Test, (3) Mann-Whitney U-Test, (4) T-Test (log.Werte).

Wegen der genannten Beschränkungen soll ebenfalls auf arithmetische Vergleiche der Literaturangaben verzichtet werden, weil damit keine Aussagekraft verbunden ist. Im allgemeinen kann aber folgendes festgestellt werden: Eine Anzahl von Studien, die zuerst von *Angst* und Mitarbeitern (1969, 1979c, 1980a) durchgeführt wurden, bestätigen, daß mit zunehmender Dauer der Erkrankung die Zyklen bei unipolaren und bipolaren Erkrankungen kürzer werden – dies gilt sowohl für affektive als auch für schizoaffektive unipolare und bipolare Erkrankungen (Marneros et al. 1989c, 1991a, Angst und Preisig 1995a,b). Es wird angenommen, daß ein höheres Erstmanifestationsalter zu kürzeren Zyklen prädestiniert (Angst et al. 1969, 1979c, 1980a; Keller et al. 1982b; Zis u. Goodwin 1979a). Andere Autoren konnten diesen Befund jedoch nicht bestätigen (Dunner et al. 1979b, 1980; Marneros et al. 1991a; Roy-Byrne et al. 1985). *Winokur* und *Kadrmas* (1989) fanden sogar das Gegenteil, nämlich eine abnehmende Rezidivhäufigkeit mit höherem Erstmanifestationsalter.

19.4 Verlaufstypologie

Das DSM-IV sieht eine Zusatzcodierung des Langzeitverlaufes *„mit Vollremission im Intervall"* und *„ohne Vollremission im Intervall"* vor, um den Krankheitsverlauf bei rezidivierender Major Depression, Bipolar-I-Störung oder Bipolar-II-Störung zu beschreiben. Sie werden aber für den Zeitraum zwischen den beiden jüngsten Episoden angewendet. Die Verlaufsbeschreibung wird gegebenenfalls durch die Dokumentation einer vorausgehenden dysthymen Störung erweitert. Daraus resultieren folgende vier Typen: (siehe Abb. 19.3)

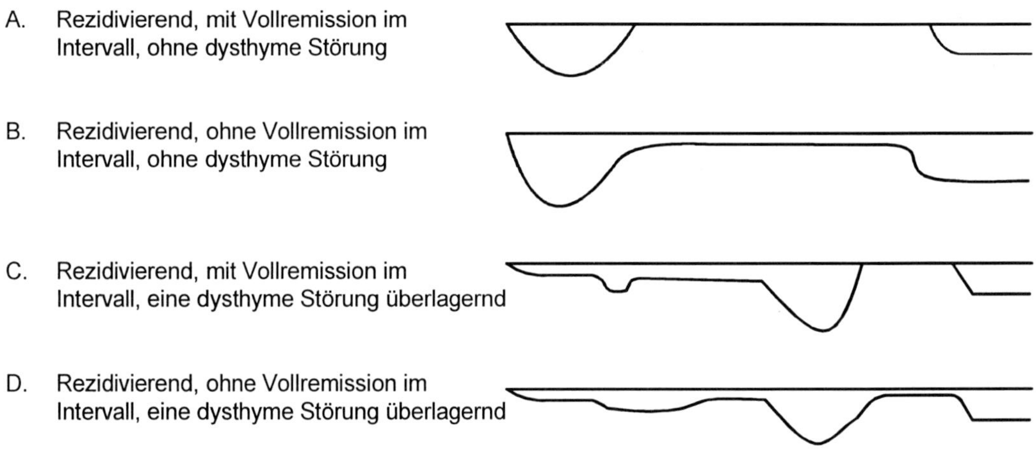

Abb. 19.3: Langzeitverlaufstypen nach DSM-IV

Die Abb. 19.3 zeigt die vier typischen Verlaufskurven. **A.** zeigt den Verlauf einer rezidivierenden Major Depression ohne vorhergehende dysthyme Störung und mit vollständiger Remission im Intervall. Dieser Verlaufstyp hat die beste Prognose. **B.** zeigt den Verlauf einer rezidivierenden Major Depression ohne vorausgehende dysthyme Störung, jedoch mit ausgeprägten Restsymptomen im letzten Intervall, das heißt, es wird maximal eine Teilremission erreicht. **C.** zeigt das seltene (bei weniger als 3% der Major Depression vorkommende) Muster einer rezidivierenden Major Depression mit vorausgehender dysthymer Störung und mit vollständiger Remission im letzten Intervall. **D.** zeigt den Verlauf einer rezidivierenden Major Depression mit vorausgehender dysthymer Störung und ohne Vollremission zwischen den beiden rezidivierenden Episoden. Dieses Muster wird üblicherweise als *„Doppeldepression"* bezeichnet und findet sich bei Major Depression bei ungefähr 20-25% der Fälle. Diese Muster können erweitert werden und auf die Bipolar-I- und Bipolar-II-Störungen (also auch auf manische und hypomanische Episoden) angewendet werden.

Obwohl stark vereinfacht, kann man für solch eine Typologisierung Verständnis zeigen. Bei den Beschreibungen der einzelnen Verlaufstypen ergibt sich ein methodisches und prognostisches Dilemma: Je mehr Merkmale man zur Beschreibung des Verlaufes heranzieht, desto individueller gestaltet sich diese Beschreibung (Marneros et al. 1991a). Kombiniert man z.B. die Anzahl der Krankheitsepisoden, Vorhandensein oder Nichtvorhandensein von präepisodischen Alterationen (Prodrome), Art der initialen Krankheitsepisoden, Akuität, Auslösung durch life events, Entwicklung persistierender Alterationen etc., ergibt sich eine unüberschaubare Vielfalt von *„Verlaufstypen"*, so daß man an die Grenze der Individualisierung von Verläufen gelangt. Je globaler auf der anderen Seite jedoch die Verlaufstypologien erstellt werden, desto geringer ist deren Aussagekraft.

Obwohl die vom DSM-IV (1994) erstellten Verlaufstypen sehr große Ähnlichkeiten mit den von uns 1991 publizierten 6 Verlaufstypen (siehe Abb. 19.4) aufweisen, bestehen Unterschiede, die vorwiegend durch die Spezifizierung der präepisodischen Alterationen als Dysthymie (im DSM-IV) entstehen. Zur Überschaubarkeit des Vergleichs der Langzeitverläufe haben wir 6 Verlaufstypen unter Verwendung und Kombination der 3 folgenden Merkmale erstellt:

- Vorhandensein bzw. Fehlen langandauernder präepisodischer Alterationen (*„Prodrome"* von mindestens 6 Monaten)
- Vorhandensein bzw. Fehlen persistierender Alterationen (*„Residuum"*)
- Zeitpunkt des Beginns persistierender Alterationen (direkt mit der ersten Episode oder später im Verlauf).

Im Vergleich zu schizophrenen Erkrankungen fanden wir eine viel günstigere Verteilung bei affektiven und schizoaffektiven Erkrankungen (siehe Abb. 19.4).

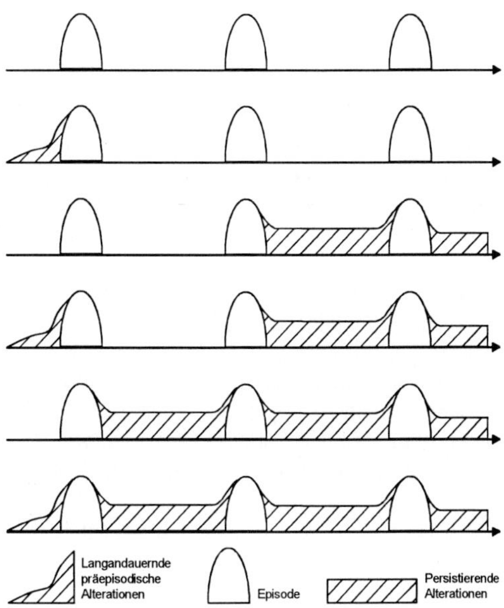

Abb. 19.4: Verlaufstypen (schematische Darstellung) (aus: Marneros, Deister, Rohde 1991a)

Tabelle 19.3: Häufigkeit der Verlaufstypen bei schizophrenen, schizoaffektiven und affektiven Psychosen (aus: Marneros, Deister, Rohde 1991a)

		Schizophrene Psychosen (n=148)	Schizoaffektive Psychosen (n=101)	Affektive Psychosen (n=106)
Typ 1:	Keine langandauernden präepisodischen Alterationen, keine persistierenden Alterationen	10 (6,8%)	42 (41,6%)	48 (45,3%)
Typ 2:	Langandauernde präepisodische Alterationen, keine persistierenden Alterationen	-	9 (8,9%)	20 (18,9%)
Typ 3:	Keine langandauernden präepisodischen Alterationen, persistierende Alterationen später im Verlauf	21 (14,2%)	28 (27,7%)	21 (19,8%)
Typ 4:	Langandauernde präepisodische Alterationen, persistierende Alterationen später im Verlauf	12 (8,1%)	6 (5,9%)	7 (6,6%)
Typ 5:	Keine langandauernden präepisodischen Alterationen, persistierende Alterationen seit der Erstmanifestation	63 (42,6%)	10 (9,9%)	7 (6,6%)
Typ 6:	Langandauernde präepisodische Alterationen, persistierende Alterationen seit der Erstmanifestation	42 (28,4%)	6 (5,9%)	3 (2,8%)

Es zeigt sich also, daß der mit Abstand häufigste Verlaufstyp sowohl bei affektiven als auch bei schizoaffektiven Psychosen der sehr günstige Typ 1 ist (keine Prodrome, keine Residuen). Der ungünstige Typ 6 mit präepisodischen und persistierenden Alterationen, also mit Prodromen und Residualsymptomen direkt nach der ersten Episode, ist nur bei vereinzelten Patienten zu sehen. Wie die Tabelle 19.3 zeigt, besteht kaum ein Unterschied zwischen schizoaffektiven und affektiven Erkrankungen, es existieren jedoch signifikante Unterschiede zwischen den beiden letztgenannten Gruppen und den schizophrenen Erkrankungen. Unipolare Formen unterscheiden sich von bipolaren nur bezüglich des Vorhandenseins von präepisodischen Alterationen, also Prodromen, die bei den unipolaren Formen etwas häufiger auftreten.

19.5 Syndromstabilität

Syndromwechsel im Langzeitverlauf psychischer Erkrankungen kommen nicht selten vor und sind der alten und neuen Literatur wohlbekannt. Neu in der Diskussion ist, ob es sich hierbei um einen Syndromwechsel oder um eine komorbide Störung handelt (siehe Kapitel Komorbidität). Das Auftauchen von schizophrenen Episoden im Verlauf von schizoaffektiven Erkrankungen wird von manchen Autoren nicht als Syndromwechsel sondern als komorbide Störung aufgefaßt. Dies ist noch eine theoretische Diskussion.

Mit Syndromwechsel ist an dieser Stelle ein phänomenologischer Syndromwechsel gemeint, ohne Bezug auf Einheitspsychose-orientierte theoretische Gesichtspunkte oder Komorbiditätorientierte Ansichten zu nehmen. Nicht nur *Kahlbaum* (1863, 1884), *Kraepelin* (1899b, 1913, 1920) und *M. Bleuler* (1911), sondern auch die neuen Langzeitstudien beschäftigen sich damit (siehe Übersicht in Marneros et al. 1991a). Wie häufig ein Syndromwechsel im Verlauf *„endoge-*

ner Psychosen" auftritt, wird unterschiedlich angegeben. Einige Autoren stellen einen Syndromwechsel bei mehr als 50% der Verläufe fest, andere sogar bei weniger als 10%. Aber auch die Häufigkeit des Syndromwechsels sowie andere Aspekte von Langzeitverläufen müssen unter dem Aspekt der Erkrankungsdauer, der definierenden Kriterien und der berücksichtigten Beobachtungszeit betrachtet werden (Angst 1986a,b,c, Marneros et al. 1988c, Marneros et al. 1991a, Winokur et al. 1985).

Als „*Syndromstabilität*" wird das Vorkommen lediglich eines Episodentyps im Gesamtverlauf bezeichnet. Die Stabilität eines Verlaufes scheint von der Art der Initialepisode sowie von der Dauer der Erkrankung abhängig zu sein (siehe Abb. 19.5 und 19.6)

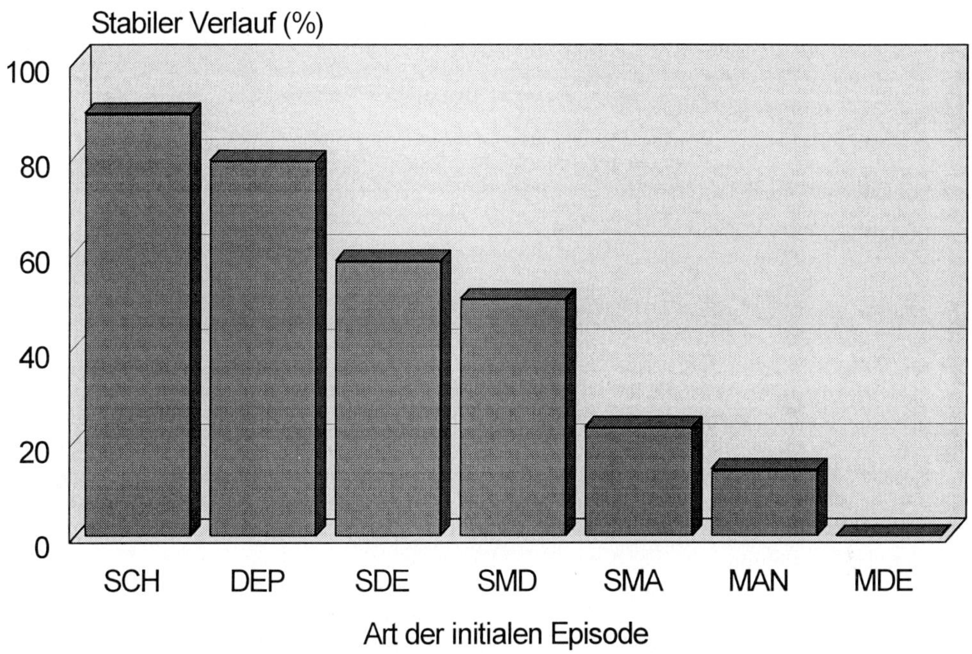

SCH Schizophrene Episode; DEP Depressive Episode; SDE Schizodepressive Episode; SMD Schizomanisch-depressiv gemischte Episode; SMA Schizomanische Episode; MAN Manische Episode; MDE Manisch-depressiv gemischte Episode

Abb. 19.5: Monomorphe Verläufe anhand der initialen Episode (aus: Marneros, Deister, Rohde 1991a)

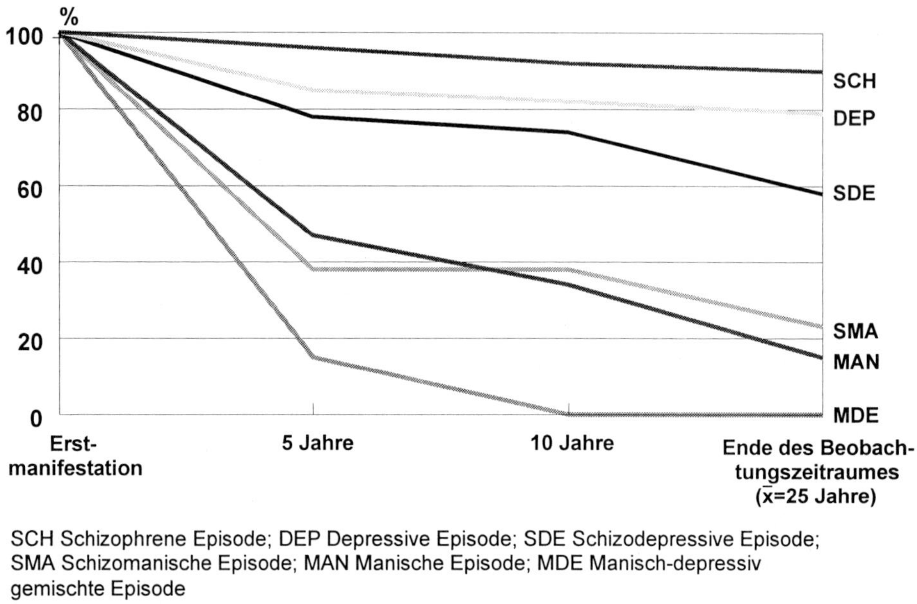

Abb. 19.6: Longitudinale Stabilität (aus Marneros, Deister, Rohde 1991a)

Patienten, die zu Beginn ihres Krankheitsverlaufes eine schizophrene Episode aufweisen, haben in der Regel einen stabilen Verlauf, das heißt, daß die große Mehrzahl (in der zitierten Kölner Studie 90%) auch im weiteren, über 25jährigen Verlauf keine anderen Episoden als schizophrene zeigt.

Es scheint, daß der Beginn mit einer depressiven Episode zu einem unipolar affektiven Verlauf prädestiniert. Verläufe jedoch, die initial mit einer manischen Symptomatik anfangen, entweder in Form einer manischen oder manisch-depressiv gemischten, einer schizomanischen oder einer schizomanisch-depressiv gemischten Krankheitsepisode, tendieren zu einem instabilen Verlauf, das heißt also, daß das Auftreten von depressiver oder auch seltener schizophrener Symptomatik die Regel ist. Die Richtung des Syndromwechsels ist in der Literatur noch nicht einheitlich beantwortet. *Lundquist* (1945a,b) z.B. fand, daß von 103 manischen Patienten nach einem durchschnittlichen Verlauf von 10 bis 30 Jahren nur 9 Patienten zur Schizophrenie wechselten. *Winokur* (1974) fand, daß nach 21 Jahren bei 9% der manischen Patienten eine Schizophrenie diagnostiziert wurde. Später fand die gleiche Gruppe ähnliche Ergebnisse (Coryell und Winokur 1980). Andere Autoren jedoch berichten von hohen Zahlen des Syndromwechsels. *Lewis* und *Pietrowski* (1954) fanden, daß von initial als manisch-depressiv diagnostizierten Patienten nach einem 3- bis 20jährigem Verlauf 54% zu einem schizophrenen Syndrom wechselten. Auch *Horgan* (1981) fand, daß die Hälfte von 100 manischen Patienten, die er untersucht hat, früher die Diagnose *„Schizophrenie"* hatten. Die Befunde von *Angst* und Mitarbeitern (1978) und *Marneros* und Mitarbeitern (1991a,c) zeigen einen Wechsel von affektiven zu schizoaffektiven Episoden bei ca. 6-7%. Die relativ hohe Stabilität von schizodepressiven Episoden, die die Kölner Studie zeigte (fast 60%), befindet sich in guter Übereinstimmung mit anderen Studien, auch wenn dort andere Bezeichnungen für die Episode, etwa *„psychotische Depression"*, verwendet werden (Charney und Nelson 1981, Harms und Smith 1983).

Der Syndromwechsel zwischen schizophrenen, affektiven und schizoaffektiven Erkrankungen läßt nicht nur definitorische Überlegungen anstellen, sondern gibt auch Anstöße hinsichtlich eines *„psychotischen Kontinuums"* (siehe Übersicht in Marneros, Tsuang und Andreasen 1995).

19.6 Verlauf zykloider Psychosen

Die *Zyklusdauer*, also der Zeitraum, der eine Erkrankungsepisode und das folgende freie Intervall umfaßt, wurde von *Perris* (1974) im Mittel mit 2 Jahren angegeben mit einem etwa doppelt so langen Abstand zwischen den ersten beiden Phasen. Eine weitere Verkürzung der Zykluslänge im Verlauf, wie von den bipolaren und schizoaffektiven Psychosen bekannt, fand *Perris* in seinen Studien nicht (Perris 1974). *Kirov* (1972a) beschrieb in seiner Studie ein mittleres freies Intervall von 20,3 Monaten. Die Angaben von *Cutting* et al. (1978), die eine Rezidivrate von 0,28 Phasen/Jahr fanden, und von *Bräunig* (1995) der über eine Zahl von durchschnittlich 3 Episoden in 10 Jahren berichtet, fallen in die gleiche Größenordnung.

Leonhard fand bei zykloiden Psychosen gegenüber der manisch-depressiven Erkrankung die durchschnittliche *Phasendauer* kürzer und die Phasenzahl im Gesamtverlauf geringer. Die relativ kurze Phasendauer wurde von den meisten Untersuchern bestätigt. *Kirov* (1972a) gab bei seiner Studie von 98 nach *Leonhard* diagnostizierten zykloiden Psychosen bei 60,9% eine Dauer unter 2 Monaten an, nur 12% dauerten über 5 Monate. Kimura et al. (1980) fanden bei 58 Patienten mit *„atypischen Psychosen"* eine mittlere Phasendauer von 2,9 Monaten (mit Tendenz zur Verkürzung im Verlauf). In der Untersuchung *Bräunigs* (1995) betrug die mittlere Episondendauer der zykloiden Psychosen 2,79 Monate (gegenüber 5,17 Monaten bei den schizoaffektiven Psychosen). *Perris* (1974) sah sich nicht in der Lage, Phasendauern zu berechnen, da die Dauer des stationären Aufenthaltes zu sehr von der Wahl der Therapieverfahren u.a. organisatorischen Umständen bestimmt gewesen sei.

Stabilität der Diagnose: *Kleist* – und in ganzer Schärfe *Leonhard* – vertraten das Prinzip, daß eine Diagnose, die eine bestimmte Prognose beinhaltet, als Fehldiagnose aufgefaßt und revidiert werden muß, wenn der weitere Verlauf die angenommene Prognose nicht bestätigt. Für die als atypisch, zykloid usw. gekennzeichneten Psychosen, die ja grundsätzlich ausheilen sollen, bedeutet dies, daß bei Auftreten chronifizierter, residualer oder Defektsymptomatik die Diagnose nachträglich verworfen werden muß (Leonhard und von Trostorff 1964). *Leonhard* sprach in diesem Zusammenhang von einer *„prognostischen Diagnose"*. Es wurde der Einwand erhoben, dieses Verfahren führe zu einer petitio principii, da dabei die aus dem Querschnittsbild gestellte gute Prognose durch den Verlauf nicht mehr überprüft werden kann, sondern nur noch postuliert wird, so z.B. *Huber* (1967) in seinem Referat zur 3. Auflage der *„Aufteilung der endogenen Psychosen" Leonhards*. Diesem Einwand begegnete *Leonhard* mit einem Hinweis auf die Wichtigkeit des prognostischen Aspekts der psychiatrischen Diagnose und mit der Feststellung, daß eine Widerlegung der angenommenen Prognose Anlaß sein muß, die Querschnittsdiagnostik noch zu verfeinern.

Leonhard und *von Trostorff* (1964) berichteten über die Nachuntersuchung von 163 Patienten (mit 246 Krankheitsepisoden), bei denen in *Leonhards* Berliner Klinik von 1958-1962 die Diagnose einer zykloiden Psychose gestellt worden war. Es wurde versucht, die entsprechend diagnostizierten Patienten möglichst vollständig zu erfassen. Über den genauen Nachuntersuchungszeitraum wurde nichts mitgeteilt, aber offenbar erfolgten die meisten Nachuntersuchungen 1962. Die Katamnese bestand aus einem unstrukturierten Interview, das in der Klinik durchgeführt wurde. Die Patienten wurden entweder als geheilt (d.h. ohne Defekt im engeren Sinn) oder als ungeheilt bezeichnet. In letzterem Fall wurde die Diagnose einer zykloiden Psychose verworfen und eine andere Diagnose gestellt. Insgesamt konnten von 163 Patienten 143 nachuntersucht werden, davon waren 134 geheilt, 7 ungeheilt (=Fehldiagnosen) und 2 zweifelhaft. Die Autoren sahen den prognostischen Wert ihrer differenzierten Diagnostik bestätigt. Die statistischen Ergebnisse ergänzten sie durch ausführliche Falldarstellungen. Die Diskussion der *„Fehldiagnosen"* zeigt, daß die meisten dieser Fälle bereits zu Beginn eine atypische Symptomatik zeigten.

Es folgte eine weitere katamnestische Studie mit Patienten, die zwischen 1969 und 1973 die Diagnose einer zykloiden Psychose erhielten (von Trostorff und Leonhard 1990). Bei der Nachuntersuchung von 57 Patienten im Jahre 1986, also nach bis zu 17jährigem Verlauf, sahen sie in 7 Fällen die Notwendigkeit zur Änderung der Diagnose hin zu einer prognostisch ungünstigeren Krankheitseinheit.

Seidel (1995) konnte bei 64 von 84 als zykloid diagnostizierten Patienten die Diagnose nach ca. 25 Jahren bestätigen, d.h. 20 Patienten hatten inzwischen eine Residualsymptomatik entwickelt.

19.7 Aktivität der Erkrankung

Unipolare und bipolare Erkrankungen sind lebenslange Erkrankungen. Trotz dieser allgemeingültigen Feststellung zeigen die Langzeitstudien, daß sowohl bei unipolaren als auch bei bipolaren Erkrankungen die Aktivität der Erkrankung (durch neue Remanifestationen definiert) sehr unterschiedlich ist: Sie reicht bei einigen wenigen unipolaren Patienten von einer einzigen Episode in der gesamten Lebenszeit (allerdings bei den wenigsten) bis zu einer aktiven Dauer (also weiteren Remanifestationen) von über 50 Jahren. Dies gilt für unipolare und für bipolare Erkrankungen (Angst 1966, 1980, Angst und Preisig 1995a,b, Marneros et al. 1991a). Unipolare und bipolare (affektive und schizoaffektive) Erkrankungen können bis zum höheren Lebensalter im Sinne der Remanifestation von Krankheitsepisoden aktiv sein. Allerdings deuten unsere Studien darauf hin, daß bei schizoaffektiven Psychosen nach dem siebzigsten Lebensjahr die Aktivitätsdauer abnehmen kann (Marneros et al. 1991a).

Anhand der vorliegenden Berichte über die *zykloiden Psychosen* kann man davon ausgehen, daß sie bis ins höhere Lebensalter aktiv sein können, abhängig davon, ob eine prophylaktische Therapie mit Lithium oder anderen Prophylaktika (siehe Kapitel Prophylaxe) durchgeführt worden ist, und wie erfolgreich sie ist (Perris 1986, Perris und Eisemann 1989).

19.8 Verlauf und Ausgang der Dysthymia und Zyklothymia

Wegen der Besonderheiten, die sowohl mit dem chronischen, manchmal lebenslangen Verlauf von Dysthymia und Zyklothymia als auch mit der Bedeutung des Verlaufs für die Krankheitsdefinition verbunden sind, wurde er ausführlicher in den Kapiteln 4, 12 und 13 beschrieben.

19.9 Verlauf unipolarer und bipolarer Erkrankungen: Ein Resümee

Manchmal ist es schwierig, in den verschiedenen Studien den Aspekt *„Verlauf"* von dem Aspekt *„Ausgang"* zu unterscheiden, z.B. wird die Dauer einer Episode in manchen Studien als *„Ausgang"* oder als *„Rezidiv"* bezeichnet. Versucht man jedoch eine Synthese der Befunde

a) der europäischen Langzeitstudien (etwa von Kinkelin 1954, Angst 1966, Angst 1978, 1980, Angst und Preisig 1995a,b, Marneros et al. 1991a, Perris 1966, Wittchen und von Zerssen 1988);
b) der früheren amerikanischen Studien, etwa die der Gruppe um *Winokur* (Winokur und Morrison 1973, Winokur und Kadrmas 1989) und
c) der neuen amerikanischen Studien, etwa die Yale University Depression Research Unit (Warner et al. 1992), Medical Outcomes Study (Wells et al. 1992), die National Institute of Mental Health Study (Elkin et al. 1989), die Cognitive Therapy and Pharmacotherapy of Depression Study (Hollon et al. 1992a,b) und die Pittsburgh Study (Kupfer et al. 1992), allesamt Studien, die sich vorwiegend mit *„Verlauf und Ausgang von Depressionen"* beschäftigen, aber auch Studien, die sich dem *„Verlauf und Ausgang der Manie"* widmen, etwa die Gruppe um *Tohen* (1990a,b, 1992),

dann kann man folgende Schlußfolgerungen ziehen: Der Vergleich der entsprechenden Studien zeigt, daß in der Literatur Einigkeit darüber herrscht, daß bipolare und unipolare Erkrankungen Rekurrenzerkrankungen sind, obwohl 10 - 25% auch monophasisch verlaufen können. Monophasische Verläufe sind jedoch bei bipolaren affektiven und schizoaffektiven Erkrankungen selten. Je länger der Beobachtungszeitraum der Studie, desto seltener kann man monophasische Verläufe verzeichnen. Eine niedrige Zahl von monophasischen Erkrankungen gilt für manche Autoren geradezu als ein Qualitätsmerkmal der Langzeitstudien (Angst 1987a). In einer Besprechung und Würdigung der entsprechenden Literatur kamen *Zis* und *Goodwin* (1979a) sowie später *Goodwin* und *Jamison* (1990) zu dem Ergebnis, daß Verlaufsstudien über unipolare und bipolare Erkrankungen (wobei überwiegend affektive Erkrankungen gemeint waren) die eine niedrige Anzahl von Rezidiven fanden, an verschiedenen methodologischen Limitierungen leiden. Die wichtigsten davon sind kurze Beobachtungsdauer, ausschließliche Beobachtung von Hospitalisierungen, Nichtberücksichtigung von Krankheitsepisoden, die vor der Indexaufnahme stattgefunden haben, Einschluß von Patienten, deren aktuelle Krankheitsepisode noch nicht abgeklungen war, Zusammenfassung dicht aufeinanderfolgender Episoden als eine Krankheitsepisode und andere. Genau die gleichen limitierenden Faktoren gelten auch für schizoaffektive Erkrankungen (Marneros et al. 1991a). Man kann davon ausgehen, daß

a) sowohl unipolare als auch bipolare Erkrankungen in der Regel einen polyphasischen Verlauf haben und

b) bipolare Erkrankungen mehr und häufiger Krankheitsepisoden haben als unipolare Formen. Die positive Korrelation einer bipolaren Symptomatik mit einer höheren Rezi-divquote gilt sowohl für affektive als auch für schizoaffektive Psychosen (vgl. u.a. Angst 1966, 1980a, 1986a,b,c, 1989, Angst und Preisig 1995a,b, Angst und Weis 1968, Angst et al. 1969, 1973b, 1976, 1979d, 1980a, Bratfos und Haug 1968, Brockington et al. 1980a,b, Fukuda et al. 1983, Marneros et al. 1988d,1989e,1990a,b,d, 1991a, Perris 1966 sowie Übersichten in Angst 1987a, Goodwin und Jamison 1990, Coryell und Winokur 1992, Boland und Keller 1996, Zarate und Tohen 1996).

Die zykloiden Psychosen haben, wie die anderen bipolaren Erkrankungen, ebenfalls einen polyphasischen Verlauf (Bräuning 1995, Cutting et al. 1978, Kirov 1972a, Leonhard 1957a, 1995a Perris 1986, Perris und Eisemann 1989).

KAPITEL 20: LANGZEITAUSGANG

„Aἱ παραφροσύναι, αἱ μετά γέλωτος ἀσφαλέστεραι· αἱ δέ μετά σπουδῆς ἐπισφαλέστεραι."

„Psychische Störungen, die mit Heiterkeit einhergehen, verlaufen günstiger als die, die mit Grübeln einhergehen."

Hippokrates, Aphorismen, Übersetzung des Verfassers

„In a sense, the contemporary data on course and outcome, derived from patients receiving average community treatment (or no treatment), represent the baseline, the bare minimum. Once the majority of clinicians have acquired the requisite knowledge and skill, patients with manic-depressive illness have every right to expect a more favorable outcome."

Goodwin und Jamison 1990

20.1 Die Vieldeutigkeit der Begriffe *„Ausgang"* und *„Chronizität"* und das Problem der *„chronischen Depression"*

Im Gegensatz zu der Annahme *Kraepelins*, daß das *„manisch-depressive Irresein"* einen guten Ausgang hat, zeigte spätere Forschung, daß auch unipolare und bipolare affektive Erkrankungen einen *„schlechten"* Ausgang haben können.

Der Korrektheit halber soll gesagt werden, daß *Kraepelin* schon bei der Geburtsstunde des *„manisch-depressiven Irreseins"* im Jahre 1899 berichtete, daß er jedoch auch Melancholieformen beobachtet hat, die zu einer *„Verblödung"* führen können (Kraepelin, Die klinische Stellung der Melancholie, 1899), was er 21 Jahre später in seiner Arbeit über die Erscheinungsformen des Irreseins (1920) wiederholte.

Der Begriff *„Ausgang"* – wobei damit der psychopathologische Status und das Funktionsniveau nach einer bestimmten Dauer der Erkrankung gemeint ist – wird in den verschiedensten Studien uneinheitlich angewendet, so daß eine Vergleichbarkeit ihrer Ergebnisse nur bedingt möglich ist.

Wir haben darauf hingewiesen (Marneros et al. 1991a), daß der Begriff *„Ausgang"* vieles bedeuten kann. Es kann die Entwicklung von persistierenden Alterationen bzw. Symptomfreiheit bedeuten oder das Auftreten immer neuer Krankheitsepisoden bzw. Rezidivfreiheit, die Entstehung oder das Ausbleiben von Beeinträchtigungen und Behinderungen oder das Vorhandensein bzw. Nichtvorhandensein von psychologischen Defiziten. Die Pauschalisierung des Begriffes *„Ausgang"* zu einer globalen Bezeichnung verschiedener Aspekte des psychischen und sozialen Lebens ist unangebracht. Der Ausgang einer psychischen Erkrankung hat viele Aspekte und viele Facetten, die nicht immer miteinander korrespondieren, es gibt also eine große Variationsbreite des Ausgangs. Das heißt, daß es *den „Ausgang"* von Psychosen nicht gibt; es gibt verschiedene *„Ausgänge"*. Es ist sinnvoller, wenn man von einem *„psychopathologischen Ausgang"*, von *„Behinderung im sozialen Leben"*, *„sozialen Konsequenzen der Erkrankung"*, von *„Aktivität"* bzw. *„weiter-rezidivieren"*, von *„Inaktivität"* bzw. *„nicht-mehr-rezidivieren"* spricht und jeweils alle genannten Aspekte bei der Beurteilung des Ausganges bzw. der Prognose mitberücksichtigt (Marneros et al. 1991a). Der pauschale Begriff *„Ausgang"* ist darüber hinaus willkürlich – willkürlich in dem Sinne, daß es in der Tat *den* Ausgang einer Psychose in der wahren Bedeutung des Begriffes, also verstanden als etwas Endgültiges, als einen *„Endzustand"*, nicht gibt. Besserung und Verschlechterung, Remission und Heilung, Entwicklung von psychologischen Defiziten und Behinderungen oder Chronizität der Erkrankung folgen nicht bestimmten festgelegten zeitlichen Regeln. Alle genannten Aspekte können noch Jahrzehnte nach Manifestation der Erkrankung in Fluß sein, manchmal auch reversibel. Der Begriff *„Ausgang"* stellt also einen empirischen Kompromiß dar. Auf das Kompromißhafte und auf die Dimensionalität des Ausganges wird inzwischen von vielen Autoren hingewiesen (Angst 1991, Boland und Keller 1996, Coryell und Winokur 1992, Goodwin und Jamison 1990, Kendell 1988, McGlashan 1988, McGlashan et al. 1988, Marneros et al. 1991a, Zarate und Tohen 1996).

Insbesondere die Terminologie und die Diskussion um den *„Ausgang"* unipolarer und bipolarer affektiver Erkrankungen wird weitgehend entweder mit dem positiven Begriff der *„Remission"* bzw. *„Vollremission"* oder dem negativen Begriff der *„Chronifizierung"* abgedeckt (Marneros und Deister 1990, Marneros et al. 1991a). Was *„Vollremission"* bei unipolaren und bipolaren Erkrankungen bedeuten könnte, wird ersichtlich durch die Aufzählung von *Angst* (1987a) – was verschiedene Autoren als *„Vollremission"* bei unipolaren und bipolaren Erkrankungen meinen: *„Soziale Heilung"*, *„nicht behindert"*, *„gut"*, *„Symptomfreiheit"*, *„gute soziale Anpassung"*, *„komplette Remission"*, *„Wiederherstellung des früheren Beschäftigungsgrades"*, *„anhaltende Heilung"*, *„guter Ausgang"*. Für die Chronifizierung werden Bezeichnungen und Kriterien angewendet, wie etwa *„chronisch behindert"*, *„nicht frei von Symptomen"*, *„keine soziale Remission"*, *„arbeitsunfähig"* u.ä. Der Begriff der Chronifizierung wird in bezug auf unipolare und bipolare affektive Erkrankungen vorwiegend auf die Chronifizierung der depressiven Symptomatik und nur sehr selten auf die Chronifizierung der manischen Symptomatik verwendet. Während die Bezeichnung *„chronische Depression"* bzw. *„chronifizierte Depression"* ein sehr häufig verwendeter und zu findender Begriff ist (Marneros und Deister 1990), ist die Bezeichnung *„chronische Manie"* wenig gängig (Kröber 1989).

Aber auch für die Definition der chronifizierten und der *„chronischen Depression"* werden sehr unterschiedliche Parameter herangezogen. Einige davon sind die folgenden:

- Länge der Phasendauer und der Phasenhäufigkeit (Laux 1986),
- die Persistenz von psychopathologischen Symptomen (Klages 1967b; Huber et al. 1969),
- die sozialen Konsequenzen der Erkrankung (Bothwell und Weissman 1977),
- die Art der psychopathologischen Konstellationen und ihre Intensität (Glatzel 1982; Huber et al. 1969),
- Syndromshift in Richtung Schizophrenie oder schizoaffektive Erkrankungen (Lee und Murray 1988) oder
- die spätere Beimischung von organischen Symptomen (Laux 1986).

Die heutige Diskussion bezüglich der chronischen Depression ist durch die Tendenz gekennzeichnet, eine *„residuale chronische Depression"* von einer *„primären chronischen Depression"* zu unterscheiden, wobei mit der letzteren Bezeichnung vor allem die Dysthymie, depressive Persönlichkeit und depressive Temperamente gemeint sind (Akiskal 1997b, Cassano und Savino 1997, Kocsis 1997, Marneros und Rohde 1997, Montgomery 1997, Kovacs 1997).

Cassano und Savino (1997) erstellten ein *„Spektrum der Chronizität der Depression"*, dargestellt in Tabelle 20.1.

Tabelle 20.1: Das Spektrum der Chronizität der Depression (aus: Cassano und Savino 1997)

• Depressives Temperament
• Dysthymie
• Residuale depressive Symptome
• Chronische Major-depressive Episode
• Rekurrente kurzandauernde Depression
• Protrahierte gemischte Depression
• Depressiv-dominierte Rapid-Cycling-Verlaufsform
• Chronische Adaptationsstörungen mit depressiver Stimmung
• Chronische komorbide Zustände mit depressiver Stimmung
• Chronische Depression sekundär zu körperlichen Erkrankungen

20.2 Häufigkeit persistierender Alterationen (Residualzustände) bei affektiven Erkrankungen

Die Pauschalisierung des Begriffes *„Ausgang"*, die unterschiedlichen Kriterien, die für die Erfassung des Ausganges angewendet werden, die unterschiedlichen Beobachtungszeiten des Verlaufes und die unterschiedliche Zusammensetzung der untersuchten Populationen führen in der Literatur zu den unterschiedlichsten Angaben bezüglich des Ausganges unipolarer und bipolarer Erkrankungen. Die Vergleichbarkeit des Ausganges unipolarer und bipolarer affektiver Erkrankungen wird auch durch die Studienkonzeptionen selbst erschwert (Angst 1987a, Akiskal 1997a, Boland und Keller 1996, Cassano und Savino 1997, Zarate und Tohen 1996). Prospektive Studien haben in der Regel den Mangel einer relativ kurzen Beobachtungszeit, während den retrospektiven Studien zwar größere Beobachtungszeiträume zur Verfügung stehen, sie aber mit anderen bekannten Schwierigkeiten zu kämpfen haben. Gerade aber für die Erfassung und Bewertung des Ausganges von unipolaren und bipolaren Erkrankungen benötigt man viel längere Beobachtungszeiten als etwa bei den schizophrenen Erkrankungen, da der Beginn persistierender Alterationen später liegt (Marneros et al. 1991a). Für die affektiven unipolaren und bipolaren Erkrankungen herrscht insofern Einigkeit, als daß man es heute als erwiesen betrachtet, daß nicht jede unipolare oder bipolare affektive Erkrankung einen *„guten Ausgang"* hat. Hier endet jedoch die Übereinstimmung. Die Häufigkeit von persistierenden Alterationen (auch unter dem oben schon kritisierten Begriff *„chronische Depression"* zu finden) wird bei affektiven Erkrankungen zwischen 1% (Winokur und Morrison 1973) und 77% (Berti Ceroni et al. 1984) angegeben. Zwischen diesen beiden extremen Befunden finden sich so ziemlich alle Prozentangaben (siehe Angst 1987a, Goodwin und Jamison 1990, Marneros et al. 1991a). Eine noch niedrigere Häufigkeit von *„Chronizität"* als 1% fand *Wertham* (1929) bei 2000 bipolaren Patienten, nämlich nur 0,8%, wobei jedoch als Kriterium der *„Chronizität"* eine 5-Jahres-Hospitalisierung angenommen wurde. Faßt man die wichtigsten Studien zusammen, dann kann man zu dem Ergebnis kommen, daß persistierende Alterationen bei unipolaren und bipolaren affektiven Erkrankungen zwischen ca. 15% und 35% vorkommen (Goodwin und Jamison 1990, Marneros et al. 1991a). Es scheint, daß sich der Langzeitausgang von unipolaren und bipolaren affektiven Erkrankungen kaum unterscheidet (Angst 1985, 1988c, Angst und Preisig 1995a,b, Marneros et al. 1991a). Es scheint ferner, daß die Entwicklung von persistierenden Alterationen abhängig ist von der Anzahl der Episoden. Da bipolare Erkrankungen in der Regel mehr Episoden aufweisen als unipolare Erkrankungen, könnte unter Umständen das falsche Bild entstehen, daß bei bipolaren affektiven Erkrankungen persistierende Alterationen häufiger seien als bei unipolaren. Die Anzahl der Episoden allein reicht aber nicht zur Erklärung der Entwicklung von persistierenden Alterationen (Angst und Preisig 1995a,b, Marneros et al. 1991a). Persistierende Alterationen bei unipolaren affektiven Erkrankungen mit langem Verlauf fanden *Ciompi* (1973) bei 20%, *Kinkelin* (1954) bei 14%, *Bratfos* und *Haug* (1968) bei 23%, *Morrison* et al. (1973) bei 20%, *Marneros* et al. (1989b, 1991a), *Deister* et al. (1989, 1990) bei 37%, *Angst* und *Preisig* (1995a,b) bei 25%.

Auch für die bipolaren affektiven Patienten variieren die Angaben in der Literatur stark: *Stenstedt* (1952) fand z.B. persistierende Alterationen bei 4% der bipolaren affektiven Erkrankungen, diese Zahlen sind in anderen Studien deutlich höher: bei *Angst* und *Preisig* (1995a,b) bei 26%, *Kinkelin* (1954) bei 39%, *Tsuang* et al. (1979b) bei 36% und *Marneros* et al. (1991a) bei 33%. Studien, die vorwiegend die Beeinträchtigung der sozialen Anpassung als kriteriologisches Merkmal eines *„schlechten"* Ausganges berücksichtigen, kommen zu der Auffassung, daß ungefähr ein Drittel der Patienten mit unipolaren und bipolaren affektiven Erkrankungen sozial nicht vollständig remittiert sind (Angst 1987a, Bratfos und Haug 1968, Carlson et al. 1974, Cassano und Maggini 1983, Cassano und Savino 1997, Lehmann 1988, Marneros et al. 1991a, Scott 1988, Wittchen und von Zerssen 1988). Als Fazit kann man die Ergebnisse der Auswertung von *Goodwin* und *Jamison* (1990) heranziehen: *Bei Verlaufsuntersuchungen mit einer Gesamtdauer von über 12 Jahren finden sich im Durchschnitt bei 25% der Patienten mit unipolaren und bipolaren affektiven Erkrankungen persistierende Alterationen.*

Tabelle 20.2: Häufigkeit der *„chronifizierten Depression"* im Material der Köln-Studie nach verschiedenen Definitionsansätzen (affektive Psychosen, n=106) Definitionsabhängiger *„Ausgang"* (aus: Marneros, Deister, Rohde 1991a)

Dauer der gegenwärtigen Episode mindestens 2 Jahre	1 (1%)
Im Verlauf mehr als 5 Episoden	35 (33%)
Kumulative Hospitalisationsdauer länger als 1 Jahr	38 (36%)
Gesamtkrankheitsdauer länger als 10 Jahre	69 (65%)
Alle vier Definitionen sind gleichzeitig erfüllt	1 (1%)
Mindestens drei der Definitionen sind erfüllt	27 (25%)
Mindestens zwei der Definitionen sind erfüllt	41 (39%)
Nur eine der Definitionen ist erfüllt	76 (72%)

Die Ergebnisse der Köln-Studie zeigen, wie stark die Häufigkeit persistierender Alterationen von der angewandten Definition abhängt (siehe Tabelle 20.2)

Eine Episodendauer über mindestens zwei Jahre hatte nur ein einziger Patient der Kölner Studie, das ist weniger als 1%, eine Zahl, die ähnlich den Befunden von *Wertham* (1929), der 0,8% fand, und von *Winokur* und *Morrison* (1973) ist. Wenn man das Kriterium *„mehr als 5 Episoden im Verlauf"* annimmt, dann haben 33% eine chronifizierte Depression.

Wenn man das Kriterium *„kumulative Hospitalisierungsdauer von mehr als einem Jahr"* verwendet, dann findet man es bei 36% der Patienten erfüllt. Fast zwei Drittel der unipolaren und bipolaren affektiven Patienten würden das Kriterium der chronischen Depression erfüllen, wenn eine Krankheitsdauer von mehr als 10 Jahren zugrunde gelegt würde. Wie aus der Tabelle ersichtlich ist, finden wir bei 72% der Patienten die Erfüllung nur einer einzigen der vorgeschlagenen Definitionen des *„schlechten Ausganges"* bzw. *„Chronifizierung"*, also eine ähnliche Zahl wie *Berti Ceroni* et al. (1984) angegeben haben.

Wie schon erwähnt wurde, ist der Ausgang jeder psychischen Erkrankung ein multidimensionales Phänomen und kein monolithisches Geschehen. Die wichtigsten Aspekte bei der Bewertung des Ausganges unipolarer und bipolarer Erkrankungen, die zu berücksichtigen wären, sind folgende:

a) Häufigkeit und Intensität von persistierenden Alterationen,
b) Phänomenologie persistierender Alterationen,
c) Beeinträchtigung der sozialen Mobilität,
d) Beeinträchtigung der beruflichen Mobilität,
e) Invalidisierung,
f) Beeinträchtigung der Autarkie.

20.3 Intensität und Phänomenologie persistierender Alterationen bei affektiven Erkrankungen

Ein Vergleich der Intensität persistierender Alterationen bei unipolaren und bipolaren Erkrankungen wird auch dadurch erschwert, daß in den verschiedenen Studien unterschiedliche Instrumente, Definitionen und Kriterien angewendet worden sind. Man kann trotzdem folgendes festhalten: Sowohl bei den unipolaren als auch bei den bipolaren affektiven Erkrankungen handelt es sich um leichte oder mittelschwere Beeinträchtigungen, während schwerste Beeinträchtigungen seltener vorkommen (Angst 1989, Boland und Keller 1996, Coryell und Winokur 1992, Cassano und Savino 1997, Kettering et al. 1987, Möller et al. 1989a, Opjordsmoen 1989, Wittchen und von Zerssen 1988, Zarate und Tohen 1996).

Ein anderes Problem, das die Vergleichbarkeit der Ausgangsstudien der unipolaren und bipolaren affektiven Erkrankungen erschwert, ist die Tatsache, daß viele Studien über *„Ausgang der Depression"* oder *„Ausgang der Manie"* berichten – und nicht über den Ausgang der *„unipolaren"* oder *„bipolaren"*, also longitudinal definierten affektiven Störungen.

Man kann wahrscheinlich keine zuverlässige Aussage bezüglich des Langzeitausgangs treffen, wenn man eine Beobachtungsperiode von weniger als zehn Jahren beurteilt. So ist es nicht verwunderlich, daß Studien, bei denen die Untersuchungen während eines kürzeren Beobachtungszeitraums durchgeführt wurden, auch niedrige prozentuale Anteile von Patienten mit persistierenden Alterationen angeben: So etwa fanden *Rounsaville* und Mitarbeiter (1980a,b), die 96 depressive Patienten untersuchten und nach Research Diagnostic Criteria (RDC) diagnostizierten, daß 12% der Patienten nach 16 Monaten noch depressive Symptome hatten. In der *„Collaborative Depression Study"* des National Institute of Mental Health fand man, daß nach einem fünfjährigem Verlauf 12% der Patienten signifikante psychopathologische Symptome hatten (Keller et al. 1992).

Systematische Studien zur Phänomenologie persistierender Alterationen von unipolaren und bipolaren Erkrankungen sind selten. Die *Kraepelinsche* Annahme, daß sich bei manisch-depressivem Irresein keine persistierenden Alterationen entwickeln, die *Leonhardsche* Annahme, daß die Entwicklung von persistierenden Alterationen inkompatibel mit der Diagnose *„zykloide Psychose"* ist, die undifferenzierten globalen Bezeichnungen (chronische Depression, chronifizierte Depression etc.), die zur Beschreibung von persistierenden Alterationen bei unipolaren und bipolaren Erkrankungen angewendet worden waren, trugen offensichtlich dazu bei. Manche Autoren nahmen sogar an, daß es keinen Unterschied gibt zwischen schizophrenen und affektiven *„Residualzuständen"* (Glatzel und Lungershausen 1968, 1970, Huber 1961). Wir haben versucht, eine Phänomenologie persistierender Alterationen zu entwickeln, so daß auch die Vergleichbarkeit zwischen den verschiedenen Gruppen von affektiven, schizoaffektiven und schizophrenen Erkrankungen ermöglicht wird (Marneros et al. 1991a, Marneros und Rohde 1997).

Es wurden folgende acht phänomenologische Konstellationen persistierender Alterationen bei schizophrenen, affektiven und schizoaffektiven Erkrankungen beschrieben.

Entleerungssyndrom

Die Patienten dieses phänomenologischen Typus bieten eine Symptomatik der Entleerung in praktisch allen psychischen Dimensionen *ohne anhaltende produktiv-psychotische Symptome.* Deutliche Einbußen im psychologischen und im sozial-interaktionalen Bereich sind ein regelhafter Bestandteil dieses Syndroms. Bei den Patienten bestehen starke Störungen im Bereich des Antriebs, des Ausdrucks, des Kontakts und der kognitiven Funktionen. Das psychische energetische Potential imponiert als sehr stark eingeschränkt. Der *Antrieb* ist stark vermindert, es besteht ein ausgeprägter Mangel an Energie und Initiative; Schwung, Lebendigkeit und Tatkraft erscheinen weitestgehend verschwunden. Es fehlt an Interesse für jegliche Erscheinung des alltäglichen Lebens, Kontakte über die sich von selbst anbietenden alltäglichen Kontakte hinaus fehlen praktisch vollständig. Die *Affektivität* ist verarmt, was sich als fehlende Tiefe und Schwingungsfähigkeit affektiver Funktionen in der Exploration bemerkbar macht, als stumpfer und flacher Affekt bei jedem angesprochenen Thema, als Indifferenz gegenüber affektiven Stimuli; in dem beobachteten Verhalten zeigt sich diese Affektarmut in einem weitestgehend ausdruckslosen *Gesichtsausdruck,* in einer starren Mimik. Ebenfalls ist die Gestik deutlich eingeschränkt, sowohl in ihrer Ausprägung als auch in ihrer Ausdrucksfähigkeit. Bei den meisten Patienten mit dieser phänomenologischen Konstellation nehmen die noch vorhandenen Reste non-verbalen Verhaltens manirierte, teils bizarre Züge an. Theatralisches Verhalten kommt bei diesen Patienten dagegen kaum einmal vor. In der Exploration entsteht der Eindruck einer *„kühlen Isolierung"*. Es bestehen deutliche *kognitive Störungen,* insbesondere Konzentrationsstörungen, die in der Exploration deutlich hervortreten oder von den Bezugspersonen berichtet werden, meist verbunden mit einer erhöhten Ablenkbarkeit und gestörten Auffassungsfähigkeit. Im Kontrast dazu berichten die Patienten diese Einbußen aus ihrer subjektiven Wahrnehmung kaum einmal, scheinen sie auch nicht bewußt wahrzunehmen oder darunter zu leiden.

Während bei schizophrenen Psychosen ein Entleerungssyndrom auftritt, wurde es weder bei affektiven noch bei schizoaffektiven Psychosen beobachtet.

Apathisch-paranoides Syndrom (bzw. apathisch-halluzinatorisches Syndrom)

Bei den Patienten, die diese phänomenologische Konstellation persistierender Alterationen zeigen, besteht ein umfassendes und breites Muster psychopathologischer Auffälligkeiten. Im Kontakt mit diesen Patienten imponiert einerseits die *Apathie* – ähnlich wie bei den Patienten mit Entleerungssyndrom – , andererseits die *ausgeprägte produktiv-psychotische Symptomatik,* die am wesentlichsten zur Abgrenzung dieser Patientengruppe von den Patienten mit einem Entleerungssyndrom beiträgt. Bei den anhaltenden produktiv-psychotischen Phänomenen handelt es sich in der Regel um Wahnphänomene, selten auch um paranoid-halluzinatorische oder halluzinatorische Erlebnisweisen. Wegen dieser im Vordergrund stehenden paranoiden Symptome wird der Einfachheit halber die Bezeichnung *„apathisch-paranoides Syndrom"* verwendet. Neben den persistierenden produktiv-psychotischen Phänomenen, die meist auch das Verhalten des Patienten relevant beeinflussen, bestehen gravierende Auffälligkeiten insbesondere in den Bereichen des *Antriebs,* der *Kontaktfähigkeit,* des *Ausdrucks* und der *Affektivität.* Die produktive Symptomatik besteht meistens in *paranoider* bzw. *paranoid-halluzinatorischer* Form, nur ganz selten auch in rein halluzinatorischer Form. Daneben fällt besonders eine *Verlangsamung* auf, die praktisch alle Bereiche betrifft und meist auch in Form verlangsamter Bewegungen ins Auge fällt. Die Affektivität ist verarmt, ebenso das gesamte non-verbale Verhalten. Es bestehen sehr ausgeprägte Störungen im Kontaktbereich und es kommt in der Regel zu einem ausgeprägten sozialen Rückzug. Die Patienten verharren weitgehend teilnahmslos-apathisch in ihrer gewohnten Umgebung, zeigen kein Interesse für Veränderungen, bringen keine Initiative auf, die Aufmerksamkeit ist häufig ganz auf die psychotischen Erlebnisse fixiert. Krankheitseinsicht besteht in der Regel nicht, die Patienten schildern in der Untersuchung kaum einmal diese Einbußen.

Adynam-defizitäres Syndrom

Diese phänomenologische Konstellation grenzt sich gegenüber dem Entleerungssyndrom zum einen dadurch ab, daß die Symptomatik weniger ausgeprägt ist, zum anderen aber auch dadurch, daß nicht so viele verschiedene psychische Funktionen betroffen sind. Dieser phänomenologische Typ umfaßt Patienten, bei denen nur eine *mäßige Reduktion des psychischen energetischen Potentials* besteht, die sich in einer meist subjektiv empfundenen und auch beobachtbaren Verlangsamung psychischer Funktionen äußert. Das *Interesse* für die alltäglichen Erlebnisse oder für andere Menschen ist zwar vermindert, jedoch nicht aufgehoben. Die *Affektivität* erscheint ärmer, jedoch nicht völlig verflacht oder starr. Eine durchgehende depressive oder gehobene Stimmungslage ist nicht vorhanden. Das non-verbale *Verhalten* und der *Ausdruck* insgesamt imponieren zwar als etwas weniger ausdrucksstark und mit geringerer Variationsbreite, erfüllen aber weiterhin eine kommunikative Funktion. Obwohl die *Kontaktfähigkeit* dieser Patienten deutlich eingeschränkt ist, entsteht nicht der Eindruck einer *„kühlen Isolierung"*.

Chronifizierte Psychose

Bei den Patienten, die diese phänomenologische Konstellation persistierender Alterationen aufweisen, stehen *chronifizierte produktiv-psychotische Phänomene* ganz im Vordergrund des klinischen Bildes. In der Regel handelt es sich hierbei um Wahnphänomene, seltener um halluzinatorische Erlebnisse oder die Kombination daraus. Diese Phänomene bestehen in der Regel über viele Jahre oder gar Jahrzehnte. Die Wahnphänomene sind meist zu einem Wahnsystem ausgebaut. Andere psychopathologische Auffälligkeiten sind dagegen nicht vorhanden oder treten ganz in den Hintergrund des klinischen Bildes. Insbesondere bestehen keine wesentlichen Störungen des Ausdruckes oder der Kontaktfähigkeit. Die Affektivität ist wenig beeinträchtigt, es treten allenfalls leichtere Stimmungsschwankungen auf. Die Patienten erscheinen in ihrer Persönlichkeit nicht *„verformt"*, die Leistungsfähigkeit ist nicht nennenswert eingeschränkt. Die soziale Anpassung kann aufgrund der bestehenden psychotischen Phänomene beeinträchtigt sein, in der Regel beschränkt sich dies jedoch auf besonders leicht störbare Bereiche (wie z.B. das Freizeitverhalten).

Die Leistungsfähigkeit in bezug auf die täglichen Aufgaben ist meist ebensowenig beeinträchtigt wie die Selbstdarstellung.

Strukturverformung

Die Bezeichnung *„Strukturverformung"* von uns im Sinne von *Janzarik* (1968) und *Huber* et al. (1979) verwendet. Bei den Patienten, die diese phänomenologische Konstellation repräsentieren, steht die *Strukturverformung der Persönlichkeit* ganz im Vordergrund des klinischen Bildes. Im Laufe der Erkrankung kommt es bei diesen Patienten zu einer anhaltenden Verformung des Charakters in Form des Sonderlingshaften, des Originellen oder auch des Eigenbrötlerischen. Produktiv-psychotische Phänomene fehlen entweder vollständig oder sind zwar nachweisbar, treten jedoch ganz in den Hintergrund des klinischen Bildes. Dies gilt auch für die Störungen des Ausdrucks und der Affektivität.

Leichtes asthenisches Insuffizienzsyndrom

Bei den Patienten mit dieser phänomenologischen Konstellation persistierender Alterationen handelt es sich um Patienten mit nur geringen Störungen. Es besteht eine nur geringe *Reduktion des psychischen energetischen Potentials* mit geringgradiger Reduzierung von Umfang und Intensität des Handelns, allenfalls kombiniert mit vorwiegend subjektiv wahrgenommenen leichteren *Konzentrationsstörungen. Mimik und Gestik* können weniger ausdrucksstark sein, was jedoch meist nur einem geschulten Beobachter auffällt. Es bestehen einzelne *affektive Störungen,* vorwiegend in Form einer subdepressiven Symptomatik, die jedoch nicht in den Vordergrund des klinischen Bildes treten. Produktiv-psychotische Phänomene bestehen nicht oder finden sich allenfalls ganz im Hintergrund und nur passager.

Chronifiziertes subdepressives Syndrom

Diese phänomenologische Konstellation grenzt sich strikt gegenüber den bisher beschriebenen phänomenologischen Typen ab. Bei den hier kategorisierten Patienten steht eine *chronifizierte subdepressive Stimmungslage* ganz im Vordergrund des Beschwerdebildes. Dabei erfüllt die depressive Symptomatik nicht die Kriterien der melancholischen Symptomatik. Alle anderen Bereiche werden dagegen kaum gestört, das psychische energetische Potential ist nur gering beeinträchtigt. Affektverarmung, Verlangsamung, formale Denkstörungen oder gar produktiv-psychotische Phänomene treten hier nicht auf.

Chronifiziertes hyperthymes Syndrom

Analog zum chronifizierten subdepressiven Syndrom kann ein chronifiziertes hyperthymes Syndrom beschrieben werden, das sich durch eine anhaltende und von außen kaum beeinflußbare *hyperthyme Stimmungslage* auszeichnet. Auch hier fehlen negative Symptome praktisch vollständig (Affektverarmung, Verlangsamung etc.), ebenso kommen keine produktiv-psychotischen Symptome vor.

Die persistierenden Alterationen verteilen sich bei schizophrenen Erkrankungen auf die ersten sechs phänomenologischen Konstellationen und bei den affektiven Psychosen auf die letzten drei Typen, während sich bei schizoaffektiven Erkrankungen die phänomenologischen Konstellationen auf das gesamte Spektrum verteilen (siehe Tabelle 20.3)

Zwischen unipolaren und bipolaren affektiven Erkrankungen verteilte sich das leichte asthenische Insuffizienzsyndrom gleich (etwa bei 20%), das chronifizierte subdepressive Syndrom fand sich dagegen doppelt so häufig bei den unipolaren Formen und erwartungsgemäß trat das seltene chronifizierte hyperthyme Syndrom nur bei den bipolaren Erkrankungen auf – allerdings auch dort selten (siehe Tabelle 20.4).

Die Verteilung der verschiedenen phänomenologischen Konstellationen persistierender Alterationen – wie auch andere Ausgangsvariablen der Kölner Studie zeigen – unterscheidet sich nicht signifikant zwischen unipolaren und bipolaren schizoaffektiven Erkrankungen (siehe Tabelle 20.5).

Tabelle 20.3: Auftreten phänomenologischer Konstellationen persistierender Alterationen bei affektiven, schizoaffektiven und schizophrenen Erkrankungen im Vergleich (aus: Marneros, Deister, Rohde 1991a)

	Schizophrene Psychosen	Schizoaffektive Psychosen	Affektive Psychosen
Entleerungssyndrom	+	-	-
Apathisch-paranoides Syndrom (bzw. apathisch-halluzinatorisches Syndrom)	+	+	-
Adynam-defizitäres Syndrom	+	+	-
Chronifizierte Psychose	+	-	-
Strukturverformung	+	+	-
Leichtes asthenisches Insuffizienzsyndrom	+	+	+
Chronifiziertes subdepressives Syndrom	-	+	+
Chronifiziertes hyperthymes Syndrom	-	+	+

Tabelle 20.4: Ausgang unipolarer und bipolarer affektiver Erkrankungen nach 25jährigem Verlauf (aus: Marneros, Deister, Rohde 1991a)

	Affektive Psychosen			
	unipolar (n=76)	bipolar (n=30)	Signifikanz	
Psychopathologischer *„Ausgang"*			0,734	(1)
Vollremission	48 (63,2%)	20 (66,7%)		
Uncharakteristisches Residuum	28 (36,8%)	10 (33,3%)		
Phänomenologische Konstellation			0,091	(1)
Leichtes asthenisches Insuffizienzsyndrom	16 (21,1%)	6 (20,0%)		
Chronifiziertes subdepressives Syndrom	12 (15,8%)	2 (6,7%)		
Chronifiziertes hyperthymes Syndrom	-	2 (6,7%)		
Symptomfrei	48 (63,2%)	20 (66,7%)		
Global Assessment Scale (GAS)			0,120	(1)
Keine Beeinträchtigung (91-100)	48 (63,2%)	20 (66,7%)		
Leichte Beeinträchtigung (71-90)	16 (21,1%)	3 (10,0%)		
Mittelschwere Beeinträchtigung (51-70)	11 (14,5%)	4 (13,3%)		
Schwere Beeinträchtigung (31-50)	1 (1,3%)	3 (10,0%)		
Arithmetisches Mittel	88,3	85,1	0,346	(2)
Median	93,0	95,0	0,875	(3)
Disability Assessment Schedule (WHO/DAS)			0,103	(1)
Gute soziale Anpassung (Score 0)	48 (63,2%)	20 (66,7%)		
Befriedigende soziale Anpassung (Score 1)	17 (22,4%)	4 (13,3%)		
Mäßige soziale Anpassung (Score 2)	7 (9,2%)	1 (3,3%)		
Geringe soziale Anpassung (Score 3)	4 (5,3%)	3 (10,0%)		
Schlechte soziale Anpassung (Score 4)	-	2 (6,7%)		
Negative berufliche Mobilität	(n=31) 9 (29,0%)	(n=24) 7 (29,2%)	0,991	(1)
Negative soziale Mobilität	(n=24) 5 (20,8%)	(n=21) 6 (28,6%)	0,547	(1)
Frühberentung wegen psychischer Erkrankung	(n=31) 8 (25,8%)	(n=24) 6 (25,0%)	0,946	(1)
Nicht-Verwirklichung der erwarteten sozialen Entwicklung	12 (15,8%)	7 (23,3%)	0,362	(1)
Autarkie	(n=57)	(n=26)	0,306	(1)
autark	54 (94,7%)	23 (88,5%)		
nicht autark / dauerhospitalisiert	3 (5,3%)	3 (11,5%)		

**p<0,01, *p<0,05, (1) χ^2-Test, (2) t-Test, (3) Mann-Whitney U-Test.

Tabelle 20.5: Ausgang unipolarer und bipolarer schizoaffektiver Erkrankungen nach 25jährigem Verlauf (aus: Marneros, Deister, Rohde 1991a)

	Schizoaffektive Psychosen			
	unipolar (n=45)	bipolar (n=56)	Signifikanz	
Psychopathologischer *„Ausgang“*			0,109	(1)
Vollremission	25 (55,6%)	26 (46,4%)		
Uncharakteristisches Residuum	16 (35,6%)	29 (51,8%)		
Charakteristisches Residuum	4 (8,9%)	1 (1,8%)		
Phänomenologische Konstellation			0,149	(1)
Apathisch-paranoides Syndrom (bzw. apathisch-halluzinatorisches Syndrom)	4 (8,9%)	1 (1,8%)		
Strukturverformung	1 (2,2%)	1 (1,8%)		
Adynam-defizitäres Syndrom	3 (6,7%)	13 (23,2%)		
Leichtes asthenisches Insuffizienzsyndrom	8 (17,8%)	11 (19,6%)		
Chronifiziertes subdepressives Syndrom	3 (6,7%)	1 (1,8%)		
Chronifiziertes hyperthymes Syndrom	1 (2,2%)	3 (5,4%)		
Symptomfrei	25 (55,6%)	26 (46,4%)		
Global Assessment Scale (GAS)			0,650	(1)
Keine Beeinträchtigung (91-100)	25 (55,6%)	26 (46,4%)		
Leichte Beeinträchtigung (71-90)	6 (13,3%)	8 (14,3%)		
Mittelschwere Beeinträchtigung (51-70)	4 (8,9%)	11 (19,6%)		
Schwere Beeinträchtigung (31-50)	7 (15,6%)	8 (14,3%)		
Schwerste Beeinträchtigung (1-30)	3 (6,7%)	3 (5,4%)		
Arithmetisches Mittel	77,4	75,2	0,683	(2)
Median	91,0	82,5	0,449	(3)
Disability Assessment Schedule (WHO/DAS)			0,263	(1)
Gute soziale Anpassung (Score 0)	28 (62,2%)	27 (48,2%)		
Befriedigende soziale Anpassung (Score 1)	7 (15,6%)	9 (16,1%)		
Mäßige soziale Anpassung (Score 2)	5 (11,1%)	15 (26,8%)		
Geringe soziale Anpassung (Score 3)	-	1 (1,8%)		
Schlechte soziale Anpassung (Score 4)	5 (11,1%)	4 (7,1%)		
Negative berufliche Mobilität	(n=31)	(n=38)		
	9 (29,0%)	20 (52,6%)	0,048*	(1)
Negative soziale Mobilität	(n=27)	(n=38)		
	5 (18,5%)	10 (26,3%)	0,462	(1)
Frühberentung wegen psychischer Erkrankung	(n=31)	(n=38)	0,250	(1)
	6 (19,4%)	12 (31,6%)		
Nicht-Verwirklichung der erwarteten sozialen Entwicklung	9 (20,0%)	20 (35,7%)	0,083	(1)
Autarkie	(n=41)	(n=50)	0,126	(1)
autark	35 (85,4%)	36 (72,0%)		
nicht autark / dauerhospitalisiert	6 (14,6%)	14 (28,0%)		

*p<0,05, (1) χ^2-Test, (2) t-Test, (3) Mann-Whitney U-Test.

Diese Befunde stellen frühere Beschreibungen in der Literatur, wonach *„Residualsyndrome“* von schizophrenen und affektiven Erkrankungen querschnittsmäßig nicht unterscheidbar seien (Glatzel und Lungershausen 1968, Huber 1971) in Frage. Es scheint, daß das Auftreten eines Entleerungssyndroms oder einer chronifizierten Psychose eine vorangegangene affektive Erkrankung praktisch ausschließt.

Anders jedoch liegen die Dinge bei schizoaffektiven Erkrankungen: Bei einem Teil davon ist anhand der phänomenologischen Konstellationen persistierender Alterationen nicht zu beurteilen, ob eine schizoaffektive oder eine schizophrene

Psychose abgelaufen ist bzw. noch abläuft, und bei einem anderen Teil von schizoaffektiven Patienten kann nicht gesagt werden, ob doch eine reine affektive Psychose abgelaufen ist. Dies haben wir als einen zusätzlichen Hinweis für die Inhomogenität der schizoaffektiven Psychosen und eine mögliche Zwischenposition zwischen Schizophrenien und affektiven Erkrankungen gewertet (Marneros et al. 1991a).

Den gleichen Untersuchungen zufolge hatten aber fast 22% der unipolaren und bipolaren affektiven Patienten während des langjährigen Verlaufes der Erkrankung auch eine positive berufliche Mobilität, d.h. Erreichen eines besseren beruflichen Status. Eine positive soziale Mobilität, d.h. das Erreichen einer höheren sozialen Schicht als die Herkunftsschicht, war bei 42% der unipolaren und bipolaren Patienten zu finden.

20.4 Berufliche und soziale Mobilität

Unipolare und bipolare Erkrankungen – sowohl des affektiven als auch des schizoaffektiven Bereiches – unterscheiden sich nicht in bezug auf Beeinträchtigung der beruflichen und sozialen Mobilität (Marneros et al. 1989c,e,f, 1990a,b,d, 1991a). Zirka 30% der unipolaren und bipolaren affektiven Patienten, die eine bezahlte berufliche Tätigkeit ausübten, erfuhren nach den oben zitierten Studien, nach unseren Untersuchungen im Langzeitverlauf, eine negative berufliche Mobilität, d.h. also entweder Verlust des Arbeitsplatzes wegen der psychischen Erkrankung oder Rückstufung im selben Beruf (siehe Tabellen 20.4 und 20.5).

Mit der negativen beruflichen war auch in der Regel eine negative soziale Mobilität verbunden. Die negative berufliche Mobilität drückte sich am häufigsten in einer *Frühberentung* aus (Invalidisierung). Nach den oben zitierten Untersuchungen schieden ca. 25% der bipolaren und unipolaren affektiven Patienten, die eine berufliche Tätigkeit während des Gesamtverlaufes ausübten, nach einem durchschnittlichen Verlauf der Erkrankung von 25 Jahren vorzeitig aus dem beruflichen Leben aus. Aus Gründen der Limitierungen, die in diesem Kapitel häufig erwähnt worden sind, können nur begrenzt Vergleiche zwischen den verschiedenen Studien stattfinden (Angst 1987a, Boland und Keller 1996, Coryell und Winokur 1992, Marneros et al. 1991a). Metaanalytische Studien zeigen, daß eine negative berufliche Mobilität bei 50% der affektiven Patienten zu finden ist (Minz et al. 1992). Allerdings beinhalten einige der metaanalytisch berücksichtigten Studien auch berufliche Beeinträchtigungen bei prolongierten Episoden.

20.5 Autarkie der Patienten nach langjährigem Verlauf der Erkrankung

Unipolare und bipolare affektive Erkrankungen *verursachen auch nach langjährigem Verlauf (außerhalb der Episoden) keine wesentlichen Beeinträchtigungen der Autarkie*. Als Autarkie wird die Fähigkeit eines Menschen bezeichnet, eine aktive Versorgungsfunktion für sich bzw. für andere Mitglieder seines Haushaltes auszuüben.

Untersuchungen zur Autarkie zeigten, daß auch nach einem langjährigen Verlauf der Erkrankung (über 25 Jahre) 93% der Patienten mit einer unipolaren oder bipolaren affektiven Erkrankung ihre Autarkiefähigkeit behielten (Marneros et al. 1991a). Der Vergleich zeigt, daß es bezüglich der Erhaltung bzw. Beeinträchtigung der Autarkie keinen Unterschied zwischen unipolaren und bipolaren affektiven Erkrankungen gibt (siehe Tabellen 20.4 und 20.5) (Marneros et al. 1991a).

20.6 Häufigkeit persistierender Alterationen bei schizoaffektiven unipolaren und bipolaren Erkrankungen

Schizoaffektive Erkrankungen haben signifikant häufiger persistierende Alterationen als affektive Erkrankungen, aber seltener als schizophrene Psychosen (Angst und Preisig 1995a,b, Coryell und Winokur 1992, Marneros et al. 1989a,b,c, 1990c, 1991a, Marneros und Rohde 1997). Bei schizoaffektiven Erkrankungen finden wir auch Patienten mit schwersten Beeinträchtigungen nach langjährigem Verlauf der Erkrankung (nach eigenen Untersuchungen 6% der Patienten). Patienten mit schweren Beeinträchtigungen können wir häufiger bei schizoaffektiven als bei affektiven Erkrankungen beobachten.

Den Beginn der systematischen Untersuchungen des Langzeitausganges von schizoaffektiven Psychosen finden wir in den Arbeiten von *Angst* bzw. *Angst* und Mitarbeitern (Angst 1961a,b, 1966, 1980, 1986a,b, 1989, 1991, Angst et al. 1978, 1980a,b, 1981, Angst und Preisig 1995a,b). Auch für die historische Entwicklung des Konzeptes der schizoaffektiven Erkrankungen spielt die schon zitierte Monographie von *Angst* (1966) eine bedeutende Rolle. Er untersuchte damals die schizoaffektiven Psychosen unter der Bezeichnung *„Mischpsychose"*. Spätere Arbeiten komplettierten die ersten Befunde und führten zu der Feststellung, daß der Ausgang der schizoaffektiven Psychosen eine Mittelposition zwischen affektiven und schizophrenen Psychosen einnimmt. Diese Befunde wurden durch die Kölner Studie von *Marneros* et al. (1991a), die hier häufig zitiert worden ist, vollständig bestätigt. Dies gilt heute als ein gesicherter Befund (Goodwin und Jamison 1990, Coryell und Winokur 1992).

Die Vergleichbarkeit von Studien bezüglich des Langzeitausganges (vor allem der Teilaspekte des Ausganges) bei schizoaffektiven Psychosen ist noch problematischer als die Vergleichbarkeit von Schizophrenie-Verlaufsstudien oder Verlaufsstudien affektiver Erkrankungen. Neben den allgemeinen methodischen Problemen, die schon in diesem Kapitel erwähnt worden sind, etwa die Pauschalisierung des Begriffes *„Ausgang"*, die Partialisierung des Begriffes *„Prognose"*, die Begriffsegalisierung von *„Verlauf"* und *„Ausgang"*, die Evaluationsglobalität des Ausganges und die Kürze der Beobachtungszeit, sind auch spezifische Probleme zu nennen, die mit dem Konzept der schizoaffektiven Erkrankungen verbunden sind (vgl. Beiträge in Marneros 1989a, Marneros und Tsuang 1986, 1990b). Breit definierte schizoaffektive Psychosen zeigen erwartungsgemäß eine schlechtere Prognose, weil hierbei zum Teil auch Schizophrenien erfaßt werden. Umgekehrt, wenn schizoaffektive Psychosen in die Gruppe der Schizophrenie involviert und untersucht werden, kommt es zu einer erheblichen Verschiebung der Forschungsergebnisse in Richtung einer eher günstigen Prognose der Schizophrenie (Harding und Strauss 1984, Marneros et al. 1991a). Ein zusätzliches Problem ist, daß lange Zeit alles, was eine *„atypische"* Psychose war, als schizoaffektiv bezeichnet wurde; dadurch wurden die Ergebnisse der Forschung bezüglich des Ausganges schizoaffektiver Psychosen in die eine oder andere Richtung verschoben (Perris 1986, Pichot 1986, Strömgren 1986). Die Inhomogenität und Polymorphie der schizoaffektiven Erkrankungen spiegeln sich unter anderem auch in Verlauf und Ausgang wider. Wird eine Population untersucht, die vorwiegend aus unipolaren Formen besteht, so findet man andere Verlaufsmuster, als wenn vorwiegend bipolare schizoaffektive Psychosen untersucht werden (Angst 1980c, 1986a,b, 1989, Marneros et al. 1989b,c,e, 1991a). Sind in einem Kollektiv vorwiegend schizodominante Formen, dann zeigen sich ungünstigere Ergebnisse, als wenn affektdominante Formen überrepräsentiert sind (Angst 1989, Angst und Scharfetter 1990, Hofmann 1983, McGlashan 1986, Coryell und Winokur 1992).

Unipolare und bipolare schizoaffektive Erkrankungen haben im Durchschnitt einen relativ günstigen Verlauf und nehmen eine Position zwischen dem Ausgang schizophrener und affektiver Erkrankungen ein. Das heißt, sie haben in der Regel einen besseren Ausgang als schizophrene, aber einen schlechteren als unipolare und bipolare affektive Erkrankungen. Durch zahlreiche Studien belegt, kann dieser Befund als gesichert gelten (Goodwin und Jamison 1990, Coryell und Winokur 1992, Marneros und Tsuang 1986, 1990b, ausführliche Literatur in Marneros et al. 1991a).

Nur vereinzelte Autoren, und zwar die Gruppe um *Welner* und die Gruppe von *Chestnut Lodge* (Croughan et al. 1974, Welner et al. 1977, Williams u. McGlashan 1987) haben angenommen, daß bei den schizoaffektiven Psychosen ein ähnlich schlechter Ausgang vorliegt wie bei den Schizophrenien. Die beiden letztgenannten Autoren revidierten jedoch ihre frühere Meinung (McGlashan u. Williams 1990) und berichteten später ebenfalls auch über eine Mittelposition der schizoaffektiven Psychosen bezüglich des Ausganges. Die Annahme, daß schizoaffektive Erkrankungen genau den gleichen Ausgang wie affektive Erkrankungen haben (Abrams und Taylor 1976, 1983; Rosenthal et al. 1980) konnte nicht verifiziert werden.

Die Kölner Studie, die unipolare und bipolare schizoaffektive Erkrankungen nach einem langjährigem Verlauf (ca. 25 Jahre) vergleicht, findet keinen Unterschied in allen Parametern des Ausgangs zwischen unipolaren und bipolaren schizoaffektiven Formen, mit der Ausnahme, daß bipolare schizoaffektive Patienten eine schlechtere berufliche Mobilität hatten (siehe Tabelle 20.5).

Bei schizoaffektiven Patienten fanden sich alle phänomenologischen Typen persistierender Alterationen mit Ausnahme des Entleerungssyndroms und der chronifizierten Psychosen (Tabelle 20.3). Leichte asthenische Insuffizienzsyndrome und adynam-defizitäre Syndrome sind am häufigsten zu treffen. Auch das chronifizierte hyperthyme Syndrom tritt selten auf, und wenn dann im Zusammenhang mit einem bipolaren Verlauf. Insgesamt jedoch finden sich keine Unterschiede in der Phänomenologie persistierender Alterationen zwischen unipolaren und bipolaren schizoaffektiven Erkrankungen. Das chronifizierte hyperthyme Syndrom, das wie erwähnt in der Regel bei bipolaren Erkrankungen auftritt, ist zahlenmäßig so selten, so daß man diesbezüglich keinen signifikanten Unterschied zwischen den beiden Gruppen machen kann.

20.7 Prognoseprädiktoren für affektive Erkrankungen

Die Erstellung von Prädiktoren des Verlaufes von psychischen Erkrankungen gehört zu den schwierigsten Kapiteln psychiatrischer Forschung. Dennoch kann unter Berücksichtigung aller Einschränkungen, auch wenn man die methodisch relevante Literatur in Betracht zieht (vgl. Maj 1994, Boland und Keller 1996, Goodwin und Jamison 1990, Marneros et al. 1991a, Zarate und Tohen 1996), folgendes gesagt werden: Für unipolare affektive Erkrankungen scheinen als ungünstige Prädiktoren in Frage zu kommen:

Primärpersönlichkeit (asthenisch, selbstunsicher, *„neurotizistisch"*), *„Double Depression"*, Komorbidität mit Persönlichkeitsstörungen, Dysthymie, allgemeine körperliche Erkrankungen, Angststörungen, Alkoholismus, positive familiäre Belastung mit Alkoholismus und Depression, langandauernde und häufige Episoden.

Für bipolare Störungen scheint die Primärpersönlichkeit mit negativen oder eingeschränkten sozialen Interaktionen eine prädiktive Rolle zu spielen, weiterhin die Anzahl der Episoden, Dauer der Episoden, Auftreten von gemischt-bipolaren Episoden, Komorbidität mit Alkoholismus, Alter bei Erstmanifestation im Sinne des polyepisodischen Verlaufes, weibliches Geschlecht im Sinne der Prädiktion von Rapid Cycling (siehe Übersichten in Marneros et al. 1991a, Zarate und Tohen 1996).

20.8 Prognoseprädiktoren für schizoaffektive Erkrankungen

Bis auf wenige Ausnahmen gibt es kaum systematische Untersuchungen zu diesem Thema (Marneros et al. 1989f, 1991d, McGlashan und Williams 1990, Steinmeyer et al. 1989, Angst und Preisig 1995a,b, Kröber et al. 1998). Mit aller Vorsicht kann gesagt werden, daß eventuell eine überwiegende schizophrene Symptomatik, eine Schizodominanz also, eine prädiktive Aussage im Sinne eines schlechten Ausganges beinhalten kann (McGlashan und Williams 1990, Maj et al. 1987, Harrow und Grossman 1984, Angst 1986a,b, Angst und Scharfetter 1990, Berg et al. 1983). Das Auftreten von schizomanisch-depressiv gemischten Episoden im Verlauf war in der Kölner Studie ein starker Prädiktor eines schlechten Ausganges, während das Auftreten von reinen melancholischen Episoden ein Prädiktor eines günstigen Ausganges darstellte. Ebenfalls erwies sich die Manifestation von schizoaffektiven Episoden ohne Auslösung bzw. Provokation durch life events als ein ungünstiger Prädiktor. Gute Coping-Mechanismen und andere persönlichkeitsgebundene Merkmale wurden sowohl für affektive als auch für schizoaffektive bipolare Erkrankungen als entscheidend befunden (Kröber et al. 1998).

20.9 Ausgang zykloider Psychosen

Laut *Leonhard* (1957a/1995a) haben die zykloiden Psychosen immer einen guten Ausgang. Er war sogar der Meinung, daß man die Diagnose revidieren müsse, wenn im Verlauf keine Remissionen auftreten. Andere Autoren fanden jedoch, daß nicht alle zykloiden Psychosen eine Vollremission haben.

Perris (1974) berichtete in seiner Untersuchung über zykloide Psychosen, daß einige seiner Patienten frühberentet wurden, weil sie wegen häufiger Rezidive nicht mehr arbeitsfähig waren. Bei einer Patientin seien die Intervalle kurz vor ihrem Tod so kurz geworden, daß sie als chronisch krank gelten müsse.

Brockington et al. (1982a) fanden in ihrer retrospektiven Studie bei 30 zykloiden Psychosen nach 6 Jahren im Vergleich zur Gesamtgruppe endogen psychotischer Patienten einen höheren Anteil vollständiger Genesung (92% versus 59%) und ein besseres Abschneiden in einer kombinierten Maßzahl des Ausgangs.

Die Teilgruppe der schizophrenen Patienten (diagnostiziert nach Kurt Schneider) aus der Bonn-Studie, die gleichzeitig (nach Perris 1974) als zykloide Psychose zu klassifizieren wären, hatte im Langzeitverlauf mit 45,3% eine erheblich höhere Rate an Vollremissionen als die Gesamtgruppe (22,1%), aber auch zu 37,7% *„uncharakteristische"* und zu 17,0% *„charakteristische Residuen"* (Armbruster et al. 1983).

Bei der Bewertung dieser Zahlen ist aber zu bedenken, daß die Ausgangspopulation aus schizophrenen Patienten bestand und die Diagnose einer zykloiden Psychose aufgrund der Psychopathologie bei Erstmanifestation gestellt wurde, ein möglicher Syndromwechsel fand also keine Berücksichtigung (Armbruster und Huber 1986).

Nachuntersuchungen von zykloiden Patienten mit international gebräuchlichen Skalen wurden von *Maj* (1990) und *Beckmann* et al. (1990) vorgelegt. *Maj* fand u.a. mit der Stauss-Carpenter-Outcome-Scale bei 20 zykloiden Patienten nach 3 Jahren ein signifikant besseres Ergebnis als bei schizophrenen und schizoaffektiven Kontrollen und ein gleich gutes wie bei affektiv Erkrankten. *Beckmann* et al. konnten 26 von 31 zykloiden Patienten nach 4 Jahren nachuntersuchen und fanden trotz durchschnittlicher Rezidivraten zwischen 1,6 und 2,1 Phasen/4-Jahres-Zeitraum generell einen relativ guten Ausgang (keine Kontrollgruppe).

Jönsson (1991) untersuchte in einer retrospektiven Studie die Prognose zykloider Psychosen anhand von Heiratsraten und Fertilität vor der Indexerkrankung und bis zu 10 Jahren danach (verglichen mit anderen diagnostischen Gruppen und mit der Allgemeinbevölkerung). Die Patienten entstammten einer historischen Kohorte von 1925 und wurden nachträglich rediagnostiziert. Bei den zykloiden Patienten fand sich als einzige Anomalie ein Absinken der Heiratshäufigkeit 5 Jahre nach der Erkrankung, die sich nach weiteren 5 Jahren normalisiert hatte. Dieser Ausgang war signifikant besser als der bei affektiv und schizophren erkrankten Kontrollpersonen.

20.10 Verlauf und Ausgang von Dysthymia

(siehe auch Kapitel 4 und 12)

Die psychosoziale Belastung von Patienten mit Double Depression ist nach deren eigenem Empfinden und auch psychosozialen Verlaufsdaten zufolge höher als von Patienten mit Major Depression alleine – die Dysthymie wird hier zum wesentlichen Belastungsfaktor. Ein *„naturalistischer"* Vergleich des körperlichen und seelischen Befindens von Patienten mit reiner Dysthymie und mit Double Depression über 2 Jahre mit Patientengruppen, die an reiner Major Depression, Bluthochdruck, Herzinsuffizienz, Herzinfarkt, Diabetes Typ I oder Diabetes Typ II litten, erbrachte überraschende Ergebnisse: In allen Bereichen fühlten sich Dysthyme und Patienten mit Double Depression am Anfang der Untersuchung und nach 2 Jahren stärker belastet als Patienten aller anderen Gruppen – einzige Ausnahme war der Bereich *„körperliche Intaktheit"* (physical functioning), wo sich Patienten mit Dysthymie und Patienten mit Herzinsuffizienz zu Beginn der Studie gleich belastet fühlten, nach 2 Jahren hatte die Belastung der Herzinsuffizienzpatienten zugenommen, die der Patienten mit Dysthymie aber leicht abgenommen.

20.11 Verlauf und Ausgang von Zyklothymia

(Siehe Kapitel 4 und 13)

Wenig bekannt ist über den Verlauf und den Ausgang einer Zyklothymia. Dies beruht nicht nur auf der Tatsache, daß dieses Konzept neu ist, sondern auch auf der langjährigen Persistenz der Zyklothymia und der schwierigen Abgrenzung von Persönlichkeitsstörungen und anderen subaffektiven Störungen (siehe Kapitel 28).

KAPITEL 21: SUIZIDALITÄT

„... μελαγχολῶσι ... ζωῆς κακήγοροι, ἔρανται δέ θανάτου."	„... *die an Melancholie Erkrankten ... sind des Lebens überdrüssig und sehnen den Tod herbei."*
„... καί ἑωυτέοισι χεῖρας ἐπήνεγκαν."	„... *und manche legen selbst Hand an sich."*

Aretäus von Kappadokien: Über Ursachen und Symptome der chronischen Krankheiten, 1. Buch, Kapitel V und VI, Übersetzung des Verfassers

21.1 Zur Problematik suizidaler Symptomatik bei unipolaren und bipolaren Patienten

Suizidalität ist bei unipolaren und bipolaren Erkrankungen ein fast ubiquitäres Problem mit einem breiten Spektrum von *„lebensmüden Gedanken"* bis hin zum finalen Suizid. Im folgenden Kapitel werden Befunde zur Suizidalität insgesamt mit dem Schwerpunkt Suizid und Suizidversuche dargestellt.

Eines der wesentlichen Probleme bei den Untersuchungen zur suizidalen Symptomatik ist die Abgrenzung zwischen den verschiedenen Arten suizidaler Symptomatik, wie etwa Suizidgedanken, Suizidintentionen, Suizidplanung und Suizid (Linehan 1986). Dabei handelt es sich nicht um ein Kontinuum mit nur quantitativen Unterschieden, sondern – wie verschiedene Autoren herausstellen konnten – oftmals auch um qualitative Unterschiede. Diese qualitativen Unterschiede zeigen sich teilweise auch sehr deutlich bei verschiedenen Krankheitsbildern, wie etwa bei Psychosen bzw. endogenen Erkrankungen einerseits und den neurotischen Störungen (nach früherer Terminologie), Persönlichkeitsstörungen oder Suchterkrankungen andererseits. Den aus ihrer Sicht problematischen Begriff *„Suizidversuch"* ersetzten *Kreitman* und Mitarbeiter durch den Begriff *„Parasuizid"*. Dieser Begriff solle für *„jegliche von einem Patienten gewollte Handlung, welche einem suizidalen Verhalten gleicht, aber nicht zu einem tödlichen Ausgang führt"* verwendet werden (Kreitman et al. 1970, 1986). Damit solle auch vermieden werden, daß die Ernsthaftigkeit eines Suizidversuches falsch eingeschätzt wird.

Obwohl Suizide anhand von Todesstatistiken einfacher zu erfassen sind als die sonstige Suizidsymptomatik (Suizidgedanken, -impulse, -pläne) gibt es trotzdem methodische Probleme bei Untersuchungen zur Häufigkeit. Um verläßliche Angaben über die Häufigkeit von Suiziden zu machen, ist zum einen die langjährige Verlaufsbeobachtung der Patienten bis zum Lebensende erforderlich. Andererseits werden nicht alle Todesfälle eindeutig als Suizide erkannt, z.B. ist die Abgrenzung zu Unfällen oftmals sehr schwierig. Hinweise auf diese Problematik fanden auch *Tsuang* und *Woolson* (1978) in ihrer Iowa 500-Studie, einer Langzeitverlaufsuntersuchung von 200 schizophrenen, 100 manischen und 225 depressiven Patienten. Sie kamen zu dem Ergebnis, daß nicht alle Suizide als solche gemeldet waren, sondern zum Teil als Unfälle geführt wurden. Auch andere Untersucher hatten bereits auf dieses Problem hingewiesen, nämlich daß die reale Inzidenz von Suiziden möglicherweise 20-30% höher liegt als aus den offiziellen Statistiken hervorgeht (Jacobson und Jacobson 1972, Jacobson et. al. 1976, Holding und Barraclough 1977). Besonders bei Unfällen psychiatrischer Patienten sei auch daran zu denken, daß es sich möglicherweise um einen Suizid handelt. Ein weiteres methodisches Problem besteht darin, daß retrospektiv für einen Todesfall nicht immer erkennbar ist, ob zu dem Zeitpunkt eine psychopathologische Symptomatik bestanden hat, wie etwa eine depressive Verstimmung. Selbst bei vorbekannter psychischer Erkrankung ist es nicht immer einfach, retrospektiv die Gründe für einen Suizid nachzuvollziehen und einzuordnen, in welchem

Zusammenhang er zur psychischen Erkrankung stand. Neelemann et al. (1998) postulieren aufgrund ihrer Untersuchungen zum Suizid ein ätiologisches Kontinuum von selbstzerstörerischen Verhaltensweisen über die unbeabsichtigte bis zur beabsichtigten Selbsttötung.

21.2 Risikofaktoren

Ein wesentliches methodisches Problem in der Suizidforschung stellt die Prädiktion des Suizidrisikos dar. Zwischenzeitlich gibt es eine Reihe von Skalen zur Erfassung des Suizidrisikos. *Bürk* et al. (1985) kamen zu dem Schluß, daß gut konstruierte und statistisch abgesicherte Skalen eine Hilfe bei der Einschätzung des Suizidrisikos sein können. Der Einsatz solcher Skalen in der Praxis bzw. im klinischen Alltag zur Einschätzung des konkreten Suizidrisikos im Einzelfall ist aber sicher limitiert. Vielmehr ist der behandelnde Arzt auf die Kenntnis der verschiedenen Parameter, die mit einem erhöhten Suizidrisiko einhergehen, angewiesen, um dann im Einzelfall die Gesamtbewertung unter Berücksichtigung der aktuellen Psychopathologie vornehmen zu können. Als stärkste Prädiktoren für einen Suizid im Rahmen einer affektiven Erkrankung gilt eine Vorgeschichte mit Suizidversuchen einerseits, die Diagnose einer bipolaren affektiven Erkrankung andererseits (Goodwin und Jamison 1990, Murphy 1983, Rihmer 1996). Aber auch verschiedene andere Faktoren wurden hinsichtlich ihrer prädiktiven Bedeutung für Suizidalität untersucht:

Soziodemographische Risikofaktoren: Neben verschiedenen Symptomen (siehe unten), der Schwere der Depression und einer Vorgeschichte mit Suizidversuchen wurden männliches Geschlecht, höheres Alter (besonders bei Frauen), und Alleinleben als Risikofaktoren ermittelt (Hawton 1992, Barraclough und Pallis 1975, Roy 1983, Beck et. al. 1985, 1990). In der bereits erwähnten Chestnut Lodge-Studie fand sich für unipolare affektive Erkrankungen eine höhere Zahl männlicher Patienten sowie unter anderem eine bessere prämorbide soziale Anpassung mit Erreichen eines höheren sozioökonomischen Status (Dingman und McGlashan 1986). Dieser Befund wurde in der Studie auch für andere Krankeitsgruppen erhoben, woraus die Autoren ableiten, daß das Suizidrisiko um so höher ist, je größer der *„Verlust"* im Funktionsniveau während des Krankeitsverlaufes ist – besonders bei Betroffenen, die prämorbid ein hohes Niveau erreicht haben. Die bereits erwähnten Autoren *Bradvik* und *Berglund* (1993) fanden in ihrer Untersuchung von 89 Suiziden bei depressiven Patienten, daß beim melancholischen Subtyp soziale Parameter eine geringere Bedeutung haben als bei anderen Formen der Major Depression.

Risikofaktor Persönlichkeit: Aus der Tatsache, daß in der Zürich-Studie das Suizidrisiko bei affektiven und schizoaffektiven Patienten über den Zeitverlauf unabhängig von der diagnostischen Zuordnung linear bleibt, schließt *Angst* (Angst und Clayton 1986), daß es noch einen zusätzlichen Faktor geben müsse, der über die Diagnosen hinweg eine wesentliche Rolle spielt bei den Patienten, die sich suizidieren. Dieser Faktor müsse unabhängig von der Diagnose sein, man könne über ihn nur spekulieren. Es sei möglicherweise ein biologischer Aspekt, wie etwa eine zerebrale Schädigung in bestimmten Transmittersystemen, z.B. dem Serotoninsystem, oder aber mit bestimmten Persönlichkeitsmerkmalen verbunden. Dafür sprechen die Untersuchungen von *Angst* und *Clayton* (1986), die unter Anwendung des FPI die Persönlichkeit von 6315 Schweizer Armeeanwärtern untersuchten und die Persönlichkeitsmerkmale von im Verlauf affektiv erkrankten Patienten, die sich später suizidierten, mit solchen von Kontrollpersonen verglichen. Deutlich erhöhte Aggressionsscores fanden sich bei Suizidenten, Soziopathen und unipolar Depressiven (mit Suizid bzw. Suizidversuchen) sowie Personen, die bei Unfällen (meist Verkehrsunfällen) starben. Niedrige Scores fanden sich dagegen bei depressiven Personen, die *„nur"* Suizidideen hatten, sowie bei bipolaren und schizophrenen Patienten. Aggression bzw. das damit eng verbundene Persönlichkeitsmerkmal der Impulsivität sei möglicherweise die Basis für den späteren Suizid. *Angst* und *Clayton* (1986) weisen weiter darauf hin, daß diese Hypothese nur getestet werden könne, indem die prämorbide Persönlichkeit in den verschiedenen Diagnosegruppen untersucht und der Verlauf bis zum Tod verfolgt werde. Daß solche Studien nach wie vor nicht existieren, ergibt sich aus den damit verbundenen methodischen Problemen.

In die gleiche Richtung (Zusammenhang zwischen dem Persönlichkeitsmerkmal *„Aggressivität"* einerseits und Depressivität bzw. suizidalem Verhalten andererseits) gehen auch die Ergebnisse verschieden anderer Autoren (van Praag 1986a,b, Brown et. al. 1982, Rydin et. al. 1982, Weissman 1973), die bei suizidalen depressiven Patienten höhere Scores auf Aggressionsbzw. Hostilitätsskalen fanden.

Risikofaktor hereditäre Belastung: Auch hinsichtlich der familiären Belastung mit psychischen Störungen, insbesondere Suiziden, wurden Untersuchungen durchgeführt. So postulierte *Mitterauer* (1986, Mitterauer et al. 1986) aufgrund der Ergebnisse von eigenen epidemiologischen Untersuchungen zum Suizid *„eigenständige"* genetische Faktoren beim Suizid. Auch *Bradvik* und *Berglund* (1993) benannten eine hereditäre Belastung mit Psychosen bei depressiven Männern, die sich suizidierten, als relevanten Faktor. Dagegen kamen *Scheftner* et al. (1988) nach einer Familienuntersuchung von 955 affektiven Patienten zu dem Ergebnis, daß die Familienanamnese hinsichtlich Suizid kein verläßlicher Indikator für das Suizidrisiko ist. Auch die Frage des genetischen Faktors beim Suizid affektiver Patienten ist also letztendlich noch nicht abschließend beantwortet.

Risikofaktor Erkrankungsverlauf: Zum Zeitpunkt des höchsten Suizidrisikos bei affektiven Erkrankungen gibt es verschiedene Studien, die dahingehend übereinstimmen, daß die Suizidalität besonders zu Beginn der Erkrankung hoch ist.

In der Studie *„Collaborative Program on the Psychobiology of Depression"* von *Fawcett* und Mitarbeitern (1987) wurden 957 Patienten mit affektiven oder auch schizoaffektiven Erkrankungen im Durchschnitt nach 4 Jahren Krankheitsverlauf katamnestisch untersucht. Die statistische Untersuchung von 25 Suiziden ergab verschiedene signifikante Unterschiede zwischen den beiden Gruppen. So fand ein hoher Anteil von Suiziden innerhalb der ersten 6-12 Monate der Erkrankung statt. Das ist ein Befund, der frühere Arbeiten bestätigte, nämlich daß die ersten Monate nach Erstmanifestation hinsichtlich Suizid auch bei affektiven Erkrankungen von Bedeutung sind (Roy 1983). In der Iowa-Linkage Study wurde gefunden, daß das Suizidrisiko auch bei affektiven Störungen in den ersten beiden Erkrankungsjahren am höchsten ist (Black et al. 1985).

In der Zürichstudie von *Angst* und Mitarbeitern (Angst et al. 1990b) ergab die Survival-Analyse affektiver und schizoaffektiver Patienten dagegen ein kontinuierliches Suizidrisiko über die Lebenszeit. Das ist ein Befund, der in ähnlicher Weise auch erhoben wurde durch *Ahrens* et al. (1995a,b) und *Kessing* et al. (1998), aber im Gegensatz zu den Untersuchern steht, die berichteten, daß das höchste Suizidrisiko bei affektiven Erkrankungen in den ersten 10 Jahren der Erkrankung besteht (Tsuang und Woolson 1978 und andere). Beim Suizidrisiko in der Zürichstudie fand sich auch keine Abhängigkeit vom Geschlecht oder von der Diagnose (Angst et. al. 1990b). Es gab zwar einen Unterschied zwischen Männern und Frauen, aber nur dahingehend, daß Männer früher Suizid begehen, jedoch nicht hinsichtlich des Gesamtrisikos. Nach den Untersuchungen von *Angst* besteht das höchste Suizidrisiko für Männer in allen 4 diagnostischen Gruppen (unipolare und bipolare affektive und schizoaffektive Störungen) früher, schon etwa im Alter um 20 Jahre, während der Gipfel bei Frauen etwa bei 35 Jahren liegt. Dies wird vom Autor am ehesten auch auf das unterschiedliche Erstmanifestationsalter zurückgeführt, nach Erstmanifestation bleibe das Risiko gleich hoch. Aus dem Befund, daß besonders bipolare Patienten zu Beginn der Erkrankung gefährdet sind, Suizidversuche zu begehen, leiten *Goldring* und *Fieve* (1984) die Forderung nach dem frühzeitigen Beginn einer Prophylaxe ab.

Risikofaktor Symptomatik: Hinsichtlich der Psychopathologie fanden sich signifikante Unterschiede zwischen Symptomen wie Hoffnungslosigkeit, Interesseverlust, Depressivität, sozialem Rückzug, Konzentrationsstörungen und Entscheidungsschwierigkeiten mit höheren Werten bei der Suizidgruppe (Goodwin und Jamison 1990). Auch frühere depressive Episoden, größere Zurückgezogenheit in der Jugend und Alkoholabusus während der Indexepisode waren signifikant häufiger bei der Gruppe mit Ausgang im Suizid. Fawcett (1997) weist auf Angst und Agitation als Risikofaktor für Suizid bei affektiven Störungen hin. Die Gruppe um *Beck* (Beck 1986, Beck et al. 1985, 1989, 1990) beschäftigte sich ausführlich mit der Bedeutung der *Hoffnungslosigkeit* als Prädiktor für das Suizidrisiko. Von den Autoren wurden in einer prospektiven Studie 1958 ambulante Patienten mittels der *„Beck Hopelessness Scale"* untersucht. Mit einem Skalenwert von 9 oder höher auf dieser Skala konnten 94,2% der Patienten (16 von 17) identifiziert werden, die sich später suizidierten. Von den Autoren wird die Hoffnungslosigkeit als sensitiver Indikator für das Suizidpotential angesehen, zumal die weitere statistische Analyse ergab, daß eine Risiko-Gruppe mit einem Skalenwert über 9 ein 11mal höheres Risiko hatte sich zu suizidieren als der Rest der Gruppe (Beck et al. 1990). *Beck* und Mitarbeiter konnten weiterhin zeigen, das die Ernsthaftigkeit von Suizidalität weniger mit dem Ausmaß der Depressivität korrelierte als mit der Hoffnungslosigkeit bezüglich der Zukunft. Auch Patienten mit eher geringer Schwere des Symptoms Depressivität sind also suizidgefährdet, wenn die Hoffnungslosigkeit bezüglich der Zukunft sehr ausgeprägt ist (Beck et al. 1985, Hendin 1991). Ein positiver Zusammenhang zwischen Hoffnungslosigkeit und Suizidalität wurde auch von *Schlebusch* und *Wessels* (1988) in einer Gruppe parasuizidaler Patienten gefunden, ebenso wie Ahrens und Linden (1996). Diese Autoren bezeichnen Hoffnungslosigkeit, Grübeln, sozialen Rückzug und Antriebsmangel als Kernsymptome eines suizidalen Syndroms. Der Hoffnungslosigkeit, einem Kernsymptom der Depression, wird damit insgesamt eine wichtige prädiktive Bedeutung beigemessen.

Patienten mit *psychotischer Depression* haben häufiger Suizidgedanken als nicht psychotische Depressive. Dies gilt auch für Schizodepression (Marneros et al. 1991a, Rohde und Marneros 1990).

Biologische Befunde: Aus den referierten Befunden zur Persönlichkeit ergibt sich die Brücke zur *Serotonin-Hypothese* des Suizids, nämlich daß Serotonin möglicherweise einen inhibitorischen Effekt auf Aggression bei Menschen und Tieren hat. Erste in diese Richtung gehende Befunde zeigten, daß bei depressiven Menschen eine Gruppe mit reduzierter 5-Hydroxyindolessigsäure (5-HIAA, dem Hauptmetaboliten von 5-Hydroxytryptamin; 5-HT = Serotonin) im Liquor existiert und daß es sich bei dieser Subgruppe hauptsächlich um Depressive mit suizidalem Verhalten und insbesondere harten Suizidversuchen handelt. Es zeigte sich dann auch eine Korrelation zwischen niedrigem 5-HIAA im Liquor und aggressivem Verhalten bzw. homizidalen Taten bei Persönlichkeitsstörungen (Åsberg et al. 1976b, Agren 1980, Brown et al. 1979, 1982, Linnoila et al. 1983, Lidberg et al. 1985, Oreland et al. 1981, Träskman et al. 1981). Weitergehende Untersuchungen belegten dann eine lineare Beziehung zwischen Aggressionsscores bei Persönlichkeitsgestörten und der 5-Hydroxyindolessigsäure im Liquor (Brown et al. 1982). Nach Arbeiten von *van Praag* ist die Wahrscheinlichkeit, niedrige 5-HIAA-Werte im Liquor zu finden, bei der Major Depression größer als bei anderen Depressionstypen, größer beim melancholischen Subtyp als bei anderen Unterformen, größer bei der schweren Form der melancholischen Depression und größer bei der wahnhaften als bei der nicht-wahnhaften Form der Depression (van Praag 1986a,b, van Praag und Plutchik 1984). Es sei noch nicht endgültig geklärt, ob der reduzierte Serotonin-Metabolismus ein primäres Phänomen sei (als Indikator für eine insgesamt reduzierte Serotonin-Aktivität) oder ein sekundäres Phänomen (sekundär zur Hyperaktivität im System bei hypersensitiven postsynaptischen Rezeptoren, van Praag 1986a,b).

Die bisher verfügbaren Post-mortem-Untersuchungen zu den 5-HT-Rezeptoren im Gehirn sind noch uneinheitlich und beziehen sich im Wesentlichen auf Suizidenten ohne weitere diagnostische Zuordnung, so daß hier nur kurz darauf eingegangen werden soll (höhere Zahl von 5-HT_{2A}-Rezeptoren bei Post-mortem-Untersuchung von Suizid-Opfern; Arango et al. 1990, Arora und Meltzer 1989, Stanley und Mann 1983). Auf der Basis dieser Ergebnisse untersuchten *Panday* et al. 1995 die Häufigkeit von 5-HT_{2A}-Rezeptoren in Blutplättchen bei suizidalen und nicht-suizidalen Patienten (unipolar Depressive, bipolar Erkrankte, schizophrene und schizoaffektive Störungen) im Vergleich zu einer Kontrollgruppe. Sie fanden bei allen suizidalen Patienten eine signifikant erhöhte Zahl von 5-HT_{2A}-Rezeptoren, unabhängig von der Diagnose. Sie schließen daraus, daß die Untersuchung der 5-HT_{2A}-Rezeptoren in Blutplättchen ein nützlicher Test im Sinne eines biologischen Markers sein kann, um suizidgefährdete Patienten zu identifizieren.

Der Zusammenhang *anderer biologischer Aspekte* affektiver Erkrankungen mit der Suizidgefährdung ist im Vergleich zur Serotonin-Hypothese wesentlich weniger untersucht, es liegen auch meist nur inkonsistente Ergebnisse und Untersuchungen mit geringen Fallzahlen vor, wie etwa zu den Katecholamin-Metaboliten, zur Monoaminoxidase-Aktivität, zu den verschiedenen Steroidhormonen (z.B. Cortison), Schilddrüsenhormonen etc. (Linkowski et. al. 1984, van Praag 1986a,b, Rich 1986, Reichborn et al. 1996, Stanley 1984, Stanley et al. 1986, Targum 1983).

Eine Arbeit, die sich mit der Suche nach einer nicht-invasiven und nicht-verbalen Methode zur Erfassung des Suizidrisikos beschäftigt, ist die

Arbeit von *Thorell* aus dem Jahr 1987. Der Autor untersuchte die *elektrodermale Aktivität* bei 25 suizidalen und 34 nicht-suizidalen depressiven Patienten im Vergleich zu 59 gesunden Kontrollpersonen. Er fand eine Korrelation zwischen suizidalem Verhalten, insbesondere Suizidversuchen, und einer niedrigen elektrodermalen Response. Der Autor zieht aufgrund seiner Ergebnisse den Schluß, daß die elektrodermale Hyporesponsivität dieser Patienten möglicherweise ein Charakteristikum solcher Individuen ist, die tatsächlich in der Lage sind, einen Suizidversuch auszuführen. Möglicherweise seien die Veränderungen aber auch Teil der Veränderungen im Rahmen des suizidalen Prozesses.

Einfluß der Therapie: Verschiedentlich wird diskutiert, daß die Psychopharmakotherapie, insbesondere die prophylaktische Behandlung mit Lithium, bei rezidivierenden Erkrankungen zur Senkung des Suizidrisikos beiträgt (Coppen et al. 1990, 1991, Nilsson 1995, Norton und Whalley 1984, Vestergaard und Aagaard 1991). So errechnete Coppen (1994) unter Lithium-Prophylaxe eine Suizidrate von 0,7 pro 1000 Patientenjahre für eine Gruppe von 103 Patienten (67 unipolare, 30 bipolare und 6 schizoaffektive Störungen). *Nilsson* (1992) kam auf 1,5 und *Müller-Oerlinghausen* et al. (1992a,b) auf 1,3 Suizide pro 1.000 Patientenjahre. Die Suizidrate für Patienten ohne Langzeitbehandlung liegt dagegen zwischen 5,1 und 11,6 Suizide pro 1000 Patientenjahre (Coppen 1994). Von *Schou* und *Weeke* (1988) wurden 92 dänische Fälle von Patienten mit affektiven Störungen untersucht, die sich zwischen 1969 und 1983 suizidiert hatten. Davon begingen 28 Patienten unter laufender Behandlung einen Suizid und 19 unter einer prophylaktischen Behandlung mit Antidepressiva (n=10), Lithium (n=6) oder beidem (n=3). Aus der weiteren Analyse der Fälle leiten die Autoren die Empfehlung ab, besonders bei Suizidversuchen in der Vorgeschichte eine Prophylaxe durchzuführen, beim komorbiden Vorhandensein von Alkoholismus, neurotischen oder hypochondrischen Zügen das Suizidrisiko besonders zu beachten, nach einer erfolgreichen Elektrokrampftherapie eine medikamentöse Prophylaxe anzuschließen, bei einer prophylaktischen Antidepressiva-Gabe eine volle therapeutsiche Dosis einzusetzen, auch bei unipolar-depressiven Patienten frühzeitig an eine Lithium-Prophylaxe zu denken und die medikamentöse Prophylaxe durch psychologischen Support zu unterstützen. Derselbe Autor war auch an einer späteren Multicenter-Studie beteiligt (Aarhus, Berlin, Hamilton und Wien) in der die Mortalitätsdaten von 827 manisch-depressiven und schizoaffektiven Patienten unter Lithium-Behandlung untersucht wurden (Müller-Oerlinghausen et al. 1992a,b, 1996). Es konnte gezeigt werden, daß affektive Patienten unter Lithium-Prophylaxe eine geringere Mortalität haben als die Gesamtgruppe dieser Patienten und daß es keinen signifikanten Unterschied hinsichtlich der Mortalität bei affektiven oder schizoaffektiven Patienten im Vergleich zur Allgemeinbevölkerung gibt. Als Ursache dafür wird von den Autoren nicht nur die prophylaktische Wirkung auf die Remanifestation depressiver Phasen disktuiert, sondern auch ein direkter *„antisuizidaler"* Effekt des Lithiums. Ein weiterer Einflußfaktor sei wahrscheinlich auch die engmaschigere Betreuung von Lithium-Patienten, bedingt durch die regelmäßigen Kontrolluntersuchungen. Man kann davon ausgehen, daß die Unterbrechung einer Lithium-Prophylaxe mit einem etwa 2,5fach erhöhten Suizidrisiko verbunden ist (Baldessarini et al. 1997, Müller-Oerlinghausen et al. 1992a,b).

Risikofaktor *„Spätmanifestation"* (siehe Kapitel 35).

21.3 Suizidalität bei affektiven unipolaren und bipolaren Erkrankungen

Auch in der Ära der Psychopharmakotherapie und -prophylaxe stellt der Suizid nach wie vor die schwerste Komplikation einer affektiven Erkrankung dar. Suizide kommen in der Regel beim Vorhandensein eines depressiven Syndroms vor, das heißt sowohl beim rein depressiven Syndrom, aber auch beim manisch-depressiv gemischten Syndrom (siehe unten). Bei rein manischen Erkrankungen ist ein Suizidversuch dagegen selten. Dabei können Suizidversuche bzw. Suizide sowohl in der Krankheitsepisode auftreten – als Teil der aktuellen Symptomatik –, aber auch im Intervall nach Abklingen der akuten Krankheitsepisode vorkommen.

Häufigkeit: In der immer wieder zitierten Übersichtsarbeit von 1970 haben *Guze* und *Robins* 14 follow-up-Studien, 2 Bevölkerungserhebungen und eine Familienstudie erfaßt. Sie fanden, daß in jeder Untersuchung mindestens 12% aller Todesfälle bei manisch-depressiv erkrankten Patienten durch Suizid erfolgt waren. Bei 9 Studien lag die Suizidrate bei 12-19% und in 8 Studien zwischen 35 und 60%. Dabei wurde in den meisten Studien nicht unterschieden zwischen unipolar und bipolar affektiven Patienten. Die Schlußfolgerung der Autoren ist, daß etwa 15% aller affektiven Patienten durch die Folgen eines Suizids sterben, das bedeutet eine etwa 30 mal höhere Rate als in der Allgemeinbevölkerung.

Goodwin und *Jamison* (1990) setzten die Übersicht bezüglich der Studien nach 1970 fort und fanden ähnliche Ergebnisse. Die durchschnittliche Rate von Suiziden bei manisch-depressiven Patienten lag bei 19% mit einer Variationsbreite von 9 bis 60%. Bei 13 der 30 Studien lag die Suizidrate zwischen 10 und 30%.

Zu hoch sind nach einer neuen Arbeit von *Inskip* et al. (1998) diese bisher errechneten Zahlen, nach ihrer Analyse von 27 Mortalitätsstudien mittels einer anderen statistischen Methode (generalised linear modelling) beträgt das Lebenszeitrisiko für Suizid bei affektiven Störungen nur 6% (und 7% für Alkoholabhängigkeit, 4% für Schizophrenie).

Ein anderer Ansatz zur Ermittlung der Häufigkeit von Suiziden ist die Errechnung des Anteils affektiv erkrankter Menschen bei der Gesamtzahl von Suizidenten, wie es *Robins* und Mitarbeiter (1959) gemacht haben. Nach ihrer Untersuchung ergab sich ein Anteil von 46% affektiver Störungen bei den Suiziden. *Proulx* et al. (1997) untersuchten den affektiver Patienten an einer Kohorte von 3079 Suizidenten und fanden einen Anteil von 45%.

Vergleicht man die Rate von Suiziden mit der erwarteten Zahl bezogen auf eine Bevölkerungsgruppe, wie es in der Lundby-Studie von *Hagnell* und *Gräsbeck* (1990) erfolgt ist, findet sich ein 78fach erhöhtes Risiko für Suizide bei Patienten mit depressiven Erkrankungen, unabhängig davon, ob es sich um eine unipolare oder bipolare Verlaufsform handelt. Dieses erhöhte Risiko betrifft sowohl Männer als auch Frauen (Weeke und Vaeth 1986)

Geschlechtsunterschiede: Bezogen auf die Gesamtzahl von Selbsttötungen ist bekannt, daß sich Männer 2-3fach häufiger suizidieren als Frauen, während bei Frauen Suizidversuche etwa 2-3fach häufiger vorkommen. Auf Patienten mit affektiven Erkrankungen bezogen gibt es ein ähnliches Verhältnis bei Suizidversuchen (d.h. auch bei affektiven Erkrankungen unternehmen Frauen häufiger Suizidversuche), während das Verhältnis bei den Suiziden nicht so eindeutig ist. Bei 5 von 8 Studien zur Geschlechterdifferenz, die *Goodwin* und *Jamison* (1990) zusammengestellt haben, fand sich ein Überwiegen der Männer gegenüber den Frauen, 3 Studien fanden dagegen höhere Zahlen bei Frauen. Eindeutig ein Überwiegen der Frauen gibt es bei den Suizidversuchen affektiv erkrankter Menschen (8 von 11 Studien nach Goodwin und Jamison, 1990).

In der Iowa 500-Studie von *Tsuang* und Mitarbeitern (Tsuang und Woolson 1978) fand sich eine erhöhte Mortalität durch Suizid bei beiden Geschlechtern depressiver Patienten. Bei den in der Indexepisode manischen Patienten fand sich dieser Effekt dagegen nur für Frauen. Bei den bipolar-affektiven Männern zeigte sich eine Tendenz zu einer erhöhten Mortalität durch Unfalltode (Tsuang und Woolson 1978).

Bradvik und *Berglund* (1993) fanden ebenfalls keine signifikanten Geschlechtsunterschiede bei Suiziden depressiver Patienten, allerdings fanden sie Hinweise auf unterschiedliche Faktoren, die mit Suizid assoziiert sind. So waren bei depressiven Frauen, die sich später suizidierten, häufiger Eheprobleme, Non-compliance bei der Therapie und frühere Suizidversuche zu eruieren, während männliche Suizide mit den Faktoren hereditäre Belastung für Psychosen und bestimmten, eher sensitiven Persönlichkeitscharakteristika verbunden waren.

Polarität: Wie bereits oben erwähnt, wird nur in der Minderzahl der Untersuchungen zur Häufigkeit von Suiziden bzw. Suizidversuchen unterschieden zwischen unipolaren und bipolaren Verlaufsformen affektiver Erkrankungen. Dazu gehört die bereits erwähnte Iowa 500-Studie (Tsuang und Woolson 1978), in der 100 manische und 225 depressive Patienten im Langzeitverlauf untersucht wurden. 30 Jahre nach Indexepisode waren 11,1% der manischen Patienten und 9,3% der depressiven Patienten (Indexdiagnose) durch Suizid verstorben, eine signifikant höhere Rate als bei der Kontrollgruppe.

Auch in einer Untersuchung von *Black* und Mitarbeitern (1988a) wurde der Frage der Polarität nachgegangen. Sie führten bei 1593 Patientinnen mit einer Major Depression eine Verlaufsuntersuchung über 14 Jahre durch und fanden keinen Unterschied zwischen unipolaren und bipolaren Verlaufsformen in bezug auf die Suizidrate. In der Chestnut-Lodge-follow-up-Studie (Dingman und McGlashan 1986), in der retrospektiv der Verlauf chronisch kranker Patienten verschiedener Diagnosegruppen untersucht wurde, fand sich dagegen ein Unterschied zwischen unipolaren und bipolaren affektiven Erkrankungen (17% Suizide bei unipolaren versus 4% bei bipolaren Verlaufsformen).

Eine der neueren Arbeiten über die Zürich-Studie von *Angst* und Mitarbeitern (Angst und Preisig 1995a,b) vergleicht den Ausgang der Erkrankungen, unter anderem auch die Häufigkeit von Suiziden. Weder die Polarität (unipolar/bipolar) noch das Vorhandensein von schizophrenen Symptomen (schizoaffektive Störungen) machte einen Unterschied hinsichtlich des Ausgangs im Suizid. Die Rate für Suizide lag bei Todesfällen unipolarer Patienten zwar bei 22% im Vergleich zu 10% für Tode von bipolaren Patienten, jedoch ohne statistische Signifikanz. Aus der Gesamtgruppe von Patienten (186 unipolar depressive und 220 bipolare Störungen nach DSM-III) waren zum letzten Nachuntersuchungszeitpunkt 1985 53% verstorben, davon 17% durch Suizid. Das Suizidrisiko zeigte einen Zusammenhang mit dem Schweregrad der Erkrankung und einem früheren Erstmanifestationsalter.

Die Aussage von *Goodwin* und *Jamison* (1990) zu diesem Thema hat also nach wie vor Gültigkeit, nämlich daß sich bezogen auf die gesamten Untersuchungen zu diesem Thema kein signifikanter Unterschied zwischen unipolaren und bipolaren Patienten bezüglich Suiziden bzw. Suizidversuchen finde.

21.4 Suizidalität bei schizoaffektiven unipolaren und bipolaren Erkrankungen

Häufigkeit: Zu den wenigen Studien zum Thema Suizidalität, die schizoaffektive Psychosen einbeziehen, gehört die Untersuchung von *Fawcett* et al. (1987) die im Rahmen des *„Collaborative Program on the Psychobiology of Depression"* 954 Patienten prospektiv im Durchschnitt über 4 Jahre untersuchten. Es zeigte sich, daß ein Stimmungsumschwung in der Indexepisode im Sinne einer bipolaren oder schizoaffektiven Symptomatik der einzige affektive Subtyp war, der signifikant mit einem suizidalen Ausgang assoziiert war.

Während einer Verlaufsuntersuchung von *Tsuang* et. al. (1979a, Gesamtzahl 74 schizoaffektive Patienten) starben 3 von 19 Patienten an Suizid, das sind 16% der Verstorbenen. Es fanden sich darüber hinaus Hinweise, daß Elektrokrampftherapie die Mortalität von schizoaffektiven Patienten vermindert.

In einer Zwillingsuntersuchung von *Cohen* et al. (1972) lag die Sterblichkeit durch Suizid dagegen höher, und zwar bei 33% (7 von 21), auch höher als bei den affektiven (0/18) und schizophrenen Patienten (3/100).

Eine der wichtigsten Studien, die auch schizoaffektive Psychosen einschließt, ist die Zürich-Studie von *Angst* und Mitarbeitern, eine prospektive Verlaufsuntersuchung mit verschiedenen Katamnesezeitpunkten. Die Suizidrate betrug dabei 28% aller Todesfälle bei unipolar depressiven, 12% bei bipolar affektiven und 12% bei schizoaffektiven Störungen (Angst 1980). *Angst* schließt daraus, daß die Suizidrate bei schizoaffektiven Patienten in etwa vergleichbar ist mit der von affektiven Patienten (Angst 1986a). Er weist darüber hinaus darauf hin, daß es praktisch keine Erkenntnisse gibt über Unterschiede zwischen schizomanischen und schizodepressiven Störungen.

Risikofaktoren: Von den Patienten der Chestnut Lodge-Studie von *Dingman* und *Mc Glashan* (1986), in die auch schizoaffektive Psychosen eingeschlossen waren (überwiegend chronische Verläufe) suizidierten sich 13%. Es wurde jedoch nicht unterschieden zwischen unipolaren und bipolaren Verlaufsformen. Signifikante Unterschiede zwischen Suizidenten und Nichtsuizidenten fanden sich retrospektiv bei verschiedenen untersuchten Parametern, wie etwa weniger manische Krankheitsepisoden, eine geringere Tendenz zur Somatisierung, häufiger Suizidversuche in der Vorgeschichte und häufiger *„Entlassung gegen ärztlichen Rat"* bei den später Suizidierten. Aus derselben Arbeitsgruppe stammt eine Arbeit über Suizid bei Störungen des schizophrenen Spektrum (eingeschlossen 87 schizoaffektive Störungen), die ergab, daß Patienten, die sich später suizidierten, signifikant seltener negative Symptome hatten (wie etwa Antriebsdefizit, Affektiverarmung, sozialer und emotionaler Rückzug), während Mißtrauen und Wahnsymptome häufiger waren (Fenton et al. 1997). Die Autoren schließen daraus, daß Patienten mit Defizit-Syndrom eine

Gruppe mit relativ geringem Suizidrisiko darstellen (1,5% Suizide im Gegensatz zu 8% der Patienten ohne Defizit-Syndrom). Bei den schizoaffektiven Störungen entsteht nach den Ergebnissen der Kölner Studie bei etwa 15% der Patienten im Langzeitverlauf ein solches schwereres Defizit-Syndrom ohne paranoide Symptome (persistierende Alterationen in Form des adynamdefizitären Syndroms), und zwar deutlich häufiger bei den bipolaren Verlaufsformen (Marneros et al. 1991a).

Im Gegensatz zu den bisher zitierten Längsschnittuntersuchungen handelt es sich bei der Studie von *Omata* (1985) um eine Querschnittuntersuchung, bei der insbesondere transkulturelle Aspekte eine Rolle spielten. Der Vergleich von 71 japanischen und 71 deutschen schizoaffektiven Patienten hinsichtlich der Suizidsymptomatik ergab signifikant seltener Suizidversuche in der japanischen Gruppe (11,3% versus 28,2%) Bei den Suizidgedanken lagen die beiden Gruppen mit 14,1% und 15,5% nah beieinander. Aus der Tatsache, daß sich eine japanische Patientin suizidiert hatte, schließen die Autoren, daß möglicherweise deutsche Patienten ihre Suizidabsichten eher durch demonstrative Handlungen zum Ausdruck bringen.

Das bereits erwähnte Ergebnis aus der Studie von *Ahrens* und Mitarbeitern (1995a,b), nämlich daß das Risiko von Suizidversuchen bestehen bleibt, solange die Krankheit *„aktiv"* ist (insbesondere solange depressive Episoden auftreten) trifft auch für die schizoaffektiven Erkrankungen zu. Es wurde auch bereits erwähnt, daß nach den Befunden der Zürich-Studie von *Angst* und Mitarbeitern (Angst und Preisig 1995a,b, Angst et al. 1990b) auch bei uni- und bipolaren schizoaffektiven Psychosen das Suizidrisiko über die gesamte Erkrankungsdauer bestehen bleibt.

Auch die psychopathologische Symptomkonstellation scheint Bedeutung zu haben. So konnten eigene Untersuchungen zeigen, daß bei einer schizodepressiven Symptomkonstellation das Risiko einer suizidalen Symptomatik erhöht ist (Marneros et al. 1991a, Rohde und Marneros 1990). Auch *Shuwall* und *Siris* (1994) konnten in einer Untersuchung von 68 schizophrenen bzw. schizoaffektiven Patienten (nach RDC), die an einer postpsychotischen Depression litten, feststellen, daß das Vorhandensein psychotischer Symptome in Kombination mit depressiver Symptomatik das Risiko eines Suizidversuches erhöht.

21.5 Suizidalität bei zykloiden Psychosen

Spezielle Untersuchungen über den Zusammenhang zwischen zykloiden Psychosen und Suizidalität liegen nicht vor. Aus klinischer Sicht ist von einem potentiellen Suizidrisiko am ehesten bei den Angst-Glücks-Psychosen auszugehen.

21.6 Suizidalität bei Dysthymie

Auch hinsichtlich des Themas Dysthymie und Suizid besteht noch Forschungsbedarf. Bei Untersuchungen zu Depressionen sind immer wieder auch *„neurotische Depressionen"* eingeschlossen, die z.T. wahrscheinlich nach moderner Nomenklatur als dysthyme Störung diagnostiziert würden. In der bereits zitierten Iowa Record-Linkage Study von *Black* et al. (1985) wurde zwar auch für depressive Neurosen eine erhöhte Mortalität durch Suizid gefunden (7,4% der Suizide), allerdings deutlich niedriger als für affektive Psychosen (32,3% der Suizide). Untersuchungen zum Thema Dysthymie und Suizidalität unter Anwendung akuteller Diagnosekriterien liegen praktisch nicht vor. Möglicherweise liegt das daran, daß bei dysthymen Störungen selten eine suizidale Symptomatik auftritt. Dafür spricht zumindest eine Untersuchung von *Hattori* et al. (1995), die die Häufigkeit von Suiziden und Suizidversuchen in verschiedenen Gruppen psychiatrischer Patienten untersucht haben. Bei Dysthymie fanden sie nur Suizidversuche (überhaupt keine Suizide) und auch die in geringerer Häufigkeit als bei der Kontrollgruppe psychiatrischer Patienten. Eine von den Autoren angebotene Erklärung dafür ist, daß die bei diesen Patienten vorhandene Angst vor dem Tod möglicherweise dazu führe, daß selten Suizidversuche gemacht werden.

21.7 Suizidalität bei Zyklothymia

Per definitionem handelt es sich ja bei der Zyklothymia um eine leichtere Form affektiver Störungen mit Neigung zu episodischen depressiven und manischen Verstimmungen, die jedoch in der Regel keine so schwere klinische Symptomatik erreichen, daß damit ein erhöhtes Suizidrisiko verbunden ist. Daß im Einzelfall Suizidalität und auch Suizidversuche bzw. Suizide vorkommen können, ist davon unberührt. Forschungsergebnisse zu diesem Thema liegen nicht vor.

21.8 Suizidalität bei gemischt-bipolaren Episoden

Es gibt kaum Untersuchungen zur Suizidalität bei gemischt-bipolaren Episoden. Manche Autoren nehmen bei diesen Formen ein erhöhtes Suizidrisiko an (Perugi 1997).

21.9 Erweiterter Suizid

(siehe Kapitel 33)

TEIL C: THERAPIE UND PROPHYLAXE

KAPITEL 22: BIOLOGISCHE BEHANDLUNGSMETHODEN

„Ὑγιέας μέν ὦν ἅπαντας ποιέειν ἀδύνατον τούς νοσέοντας. Ἡ γάρ ἄν ἰητρός κρέσσων θεοῦ, ἀπονίην δέ καί διαλειψίας, καί νούσων ἐπικρυψίας, δρῆν θέμις ἰητρόν.“

„Der Arzt kann nicht alle Kranken heilen, er wäre dann größer als Gott. Aber er kann wohl den Schmerz lindern, freie Intervalle oder auch ein Sistieren der Erkrankung herbeiführen.“

Aretäus von Kappadokien: Therapie chronischer Krankheiten. Erstes Buch, Kapitel V (über Melancholie), Übersetzung des Verfassers

22.1 Antidepressiva

22.1.1 Indikationen

Die Kenntnis der Behandlungsmöglichkeiten depressiver Erkrankungen ist für jeden Arzt von außerordentlicher Bedeutung. Die Frage, ob Antidepressiva eher krankheitsbezogen oder eher syndrombezogen verordnet werden, wird unterschiedlich beantwortet (Möller 1987). Eine eindeutige Festlegung in der einen oder anderen Richtung läßt sich wahrscheinlich schwer treffen. Die Antwort hängt meistens von schulbezogenen Ausgangspositionen ab wie auch von der Frage, ob man die psychiatrischen Erkrankungen wirklich als nosologische Entitäten auffaßt oder sie eher als Syndrome höherer Ordnung interpretiert. Wegen der Schwierigkeiten der differentialdiagnostischen Abgrenzung von endogenen und neurotischen Depressionen im Querschnitt und wegen grundsätzlicher konzeptioneller Überlegungen spricht die ICD-10 bei allen deutlich ausgeprägten depressiven Zuständen nichtorganischer Genese von depressiven Episoden, ohne zwischen endogener und neurotischer Depression zu differenzieren.

Der in den folgenden Ausführungen umrissene hohe Stellenwert der Antidepressiva in der Therapie depressiver Erkrankungen (Covi et al. 1974) sollte nicht darüber hinwegtäuschen, daß die Antidepressiva nur einen Therapiepfeiler in der Behandlung depressiver Störungen darstellen. Ihm gesellen sich zwei weitere hinzu: Die psychotherapeutischen und sozialpsychiatrischen Maßnahmen unterschiedlichen Differenzierungs- und Intensitätsgrades, je nach den speziellen Gegebenheiten der depressiven Erkrankung, des Patienten und des Arztes. Es sei nachdrücklich betont, daß eine lege artis durchgeführte Antidepressiva- bzw. Psychopharmakotherapie in der Regel nie nur eine Behandlung mit Medikamenten ist, sondern daß schon im einfachsten Fall einer depressiven Verstimmung zusätzlich zur Behandlung mit Antidepressiva stützende psychotherapeutische Maßnahmen ergänzend dazugehören.

Bei der Behandlung mit Antidepressiva wird kontrovers diskutiert, ob es sinnvoll ist, die Indikationen für bestimmte Antidepressiva an bestimmten Zielsyndromen zu orientieren. So charakterisiert *Kielholz* (1972) zwar aufgrund klinischer Erfahrung die Antidepressiva nach ihrer bevorzugten Wirkung auf bestimmte Zielsymptome wie *„psychomotorische Hemmung“*, *„vital depressive Verstimmung“* oder *„psychomotorische Erregung“*, kontrollierte klinische Studien können unterschiedliche therapeutische Profile der Antidepressiva bisher jedoch kaum bestätigen

(Morris und Beck 1974, Bielski und Friedel 1976). Dabei ist jedoch durchaus in Betracht zu ziehen, daß die derzeitige klinisch-psychiatrische Methodologie (Begrenztheit der standardisierten Beurteilungsinstrumente, Limitierungen der Fallzahl, etc.) und die bisher vorliegenden Studien vielleicht an sich vorhandene Unterschiede im Wirkprofil einzelner Antidepressiva nicht ausreichend darstellen können. Erwähnt werden soll an dieser Stelle das sog. *„Asolo-Schema"* zur therapierelevanten multidimensionalen Klassifizierung der Antidepressiva von *Rüther* et al. (1995). Die Autoren betonen, daß bei der Behandlung mit Antidepressiva neben Zielsymptomen auch psychopathologische, biochemische und pharmakologische Dimensionen ebenso wie die verschiedenen unerwünschten Arzneimittelwirkungen berücksichtigt werden müssen.

Auch nach Entwicklung der Antidepressiva der zweiten Generation (Mianserin, Maprotilin, Trazodon, Viloxazin) und der dritten Generation wie der SSRIs (Citalopram, Fluoxetin, Fluvoxamin, Paroxetin, Sertralin) und anderer neuer Substanzen mit unterschiedlichem Wirkprinzip (Mirtazapin als Repräsentant der NaSSA, Venlafaxin als Repräsentant der SNRI, Moclobemid als Repräsentant der RIMA) bleibt festzuhalten, daß es bisher keine Substanz gibt, die den ursprünglichen trizyklischen Antidepressiva in ihrer therapeutischen Wirksamkeit überlegen ist (Zis und Goodwin 1979b, Shopsin et al. 1981, Beckmann 1983, Demling et al. 1993, Möller 1996b). Die Wirksamkeit der Antidepressiva der dritten Generation (SSRIs, SNRIs, RIMAs, NaSSAs) im Vergleich zu den Trizyklika und zu Plazebo ist gut untersucht und größtenteils mit ausreichend hoher statistischer Aussagekraft belegt. Plazebokontrollierte Studien erscheinen für die Beurteilung der klinischen Wirkung eines Antidepressivums von Bedeutung, da die Aussagekraft von Studien mit trizyklischen Referenzsubstanzen aus verschiedenen methodischen Gründen (Möller 1985, Maier und Benkert 1987) begrenzt ist. Antidepressiva der zweiten und dritten Generation werden häufig wegen ihrer meist besseren Verträglichkeit in der ambulanten Therapie depressiver Syndrome eingesetzt. Bei einigen Substanzen der zweiten Generation scheint eine ausreichende antidepressive Wirksamkeit bei schweren Depressionen, wie sie zum Teil bei stationär behandelten Patienten vorliegen, noch nicht völlig geklärt (Möller et al. 1994a, Möller 1996b). Diese Einschränkungen scheinen allerdings nicht für die Antidepressiva der dritten Generation, also die selektiven Serotonin-Wiederaufnahmehemmer (SSRIs) (Anderson und Tomenson 1994, Kasper et al. 1992a,b, Bech 1993, Kasper und Möller 1995, Kasper 1996a,b), die selektiven und reversiblen MAO-Hemmer (Bech 1993, Möller 1994, Volz und Möller 1996) sowie Mirtazapin (Kasper 1996b) und Venlafaxin (Freisleder und Schmauß 1996) zu gelten.

22.1.2 Auswahl des Antidepressivums

Da die Prädiktorforschung trotz großer Anstrengung bisher keine zuverlässige Voraussage ermöglicht hat, welches Antidepressivum im Einzelfall die höchste Erfolgschance hat, muß die Auswahl des ersten Antidepressivums häufig der individuellen Erfahrung des behandelnden Arztes überlassen bleiben. Um die Auswahl dennoch nicht völlig zufällig treffen zu müssen, sind in Tabelle 22.1 einige Auswahlkriterien genannt, die eine Orientierungshilfe darstellen können.

So hat ein Antidepressivum, mit dem der Patient in früheren depressiven Phasen erfolgreich behandelt wurde, auch bei einer erneuten Phase in der gleichen Dosierung und Applikationsart eine erhöhte Erfolgswahrscheinlichkeit und sollte deshalb zunächst als das Medikament der ersten Wahl eingesetzt werden.

Tabelle 22.1: Checkliste bei Behandlungsbeginn (modifiziert nach Möller et al. 1989b)

1. Welches Präparat hat dem Patienten früher geholfen?	→	Früher erfolgreiches Präparat jetzt zuerst versuchen.
	ängstlich-agitiert oder suizidal →	Amitriptylintyp[1]
2. Jetziger Querschnittsbefund?	vital-depressiv verstimmt oder psychomotorisch gehemmt →	Imipramintyp[2]
3. Kontraindikationen für Trizyklika? (Voruntersuchungen!)		Antidepressiva der zweiten und dritten Generation[3], partieller Schlafentzug, EKT

[1] z.B. Amitriptylin (Saroten®), Doxepin (Aponal®)
[2] z.B. Imipramin (Tofranil®), Dibenzepin (Noveril®), Clomipramin (Anafranil®), Maprotilin (Ludiomil®)
[3] z.B. Mianserin (Tolvin®), Trazodon (Thombran®), Citalopram (Cipramil®), Paroxetin (Seroxat®, Tagonis®), Moclobemid (Aurorix®), Mirtazapin (Remergil®)

Neben der Behandlungsvorgeschichte ist auch der psychopathologische Querschnittsbefund der aktuellen Phase ausschlaggebend für die Auswahl des Antidepressivums, da trizyklische Antidepressiva – bei weitgehend identischer antidepressiver Wirksamkeit – gewisse Unterschiede hinsichtlich ihrer sedierenden Eigenschaften aufweisen (Tabelle 22.2). So richtet sich die Wahl des zu verordnenden Antidepressivums in der Praxis nach der Ausprägung von Schlafstörungen, psychomotorischer Erregung, Angst und vor allem nach dem Grad der Suizidalität. Sind diese Symptome ausgeprägt, sind in erster Linie die initial stärker sedierend und anxiolytisch wirkenden Antidepressiva vom Amitriptylintyp in Betracht zu ziehen. Sind die beschriebenen Symptome leichter oder nicht vorhanden, können auch weniger sedierende Antidepressiva wie Nortriptylin oder Dibenzepin eingesetzt werden. Die initiale Sedierungspotenz und Anxiolyse von Imipramin, Clomipramin, Lofepramin oder Maprotilin nehmen hierzu eine Mittelstellung ein (Beckmann 1981). Bei Suizidalität sind antriebssteigernde Antidepressiva in der Regel kontraindiziert, da sie durch ihre Antriebssteigerung Suizidhandlungen möglicherweise eher noch erleichtern können (Möller 1992b).

Tabelle 22.2: Initiale Sedierungspotenz der Antidepressiva

↓ Stark	Mittelmäßig ↓	Schwach ↓	Nicht-sedierend ↓
Amitriptylin	Clomipramin	Paroxetin	Tranylcypromin
Amitriptylinoxid	Imipramin	Citalopram	
Doxepin	Lofepramin	Sertralin	
Trimipramin	Maprotilin	Dibenzepin	
Dosulepin	Mirtazapin	Desipramin	
Mianserin		Nortriptylin	
Trazodon		Viloxazin	
		Fluvoxamin	
		Fluoxetin	
		Venlafaxin	
		Moclobemid	

Prien (1988) betont, daß es nicht zu rechtfertigen sei, ein trizyklisches Antidepressivum einem anderen Trizyklikum hinsichtlich seiner klinischen Wirksamkeit vorzuziehen. Ausschlaggebend für die Wahl eines Antidepressivums sei die Medikamentenanamnese des Patienten, das Nebenwirkungsprofil der Substanz und die Vertrautheit des Arztes mit einzelnen Antidepressiva. *Woggon* (1987) führt ebenfalls an, daß das wichtigste Kriterium für die Auswahl eines Antidepressivums sein Nebenwirkungsprofil darstelle. So sind anticholinerg wirkende Antidepressiva bei Patienten mit bestehenden Überleitungsstörungen im EKG, Glaukom, Pylorusstenose, Prostatahypertrophie und Harnverhalten zu vermeiden. Gleiches gilt auch für Patienten, von denen anamnestisch eine starke Empfindlichkeit gegenüber der anticholinergen Wirkkomponente bekannt ist. Hier sind dann z.B. die besser verträglichen Antidepressiva der dritten Generation (wie z.B. SSRIs, Moclobemid, Mirtazapin oder Venlafaxin) in Betracht zu ziehen. Diese Antidepressiva werden häufig bereits bei der ambulanten Behandlung depressiver Störungen als Mittel der ersten Wahl eingesetzt. Insbesondere unter dem Aspekt der Compliance (z.B. Fahrtauglichkeit, Maschinentauglichkeit), ist diesen Antidepressiva mit günstigerem Nebenwirkungsprofil (Bech 1993) der Vorzug zu geben. Dabei darf allerdings nicht übersehen werden, daß die Antidepressiva der neueren Generation zwar keine anticholinergen, zum Teil aber andere unangenehme Nebenwirkungen – so z.B. Übelkeit bei SSRIs- und sogar schwerwiegende andere Nebenwirkungen (wie z.B. Blutbildveränderungen) haben können.

Insgesamt scheinen bei der Verordnung von Antidepressiva sehr stark unterschiedliche Erfahrungen mit den jeweiligen Substanzen und nationale Traditionen eine Rolle zu spielen. Mianserin und Maprotilin sowie die Antidepressiva der dritten Generation werden in Großbritannien als den Trizyklika gleichwertig eingestuft und viel verordnet (Montomery et al. 1991). In den USA sind z.B. der SSRI Fluoxetin und der SNRI Venlafaxin breit eingeführt, wie überhaupt die selektiven Serotonin-Wiederaufnahmehemmer sich international großer Akzeptanz erfreuen (Kasper und Möller 1995).

Gerade bei suizidal gefährdeten Patienten im ambulanten Bereich sollte auch der Aspekt der Toxizität des Antidepressivums im Falle eines Suizidversuchs berücksichtigt werden. Aus den pharmakoepidemiologischen Untersuchungen der Arbeitsgruppe um *Henry* (1989) ist bekannt, daß die trizyklischen Antidepressiva ein weit höheres Letalitätsrisiko haben als eine Reihe neuerer Antidepressiva. Diesbezüglich sind insbesondere Mianserin und die SSRIs den Trizyklika deutlich überlegen (Möller et al. 1989b).

Abgesehen von der Behandlungsvorgeschichte und dem syndromatologischen Querschnittsbefund konnten bisher keine weiteren Prädiktoren gefunden werden, die bei der spezifischen Auswahl eines Antidepressivums hilfreich sind. Die bisher durchgeführten Prädiktoruntersuchungen (Übersichten: Bielski und Friedel 1976, Schmauß und Erfurth 1993) ergaben lediglich, daß vor allem die Diagnose einer schweren depressiven Episode einen Prädiktor für das Ansprechen auf trizyklische Antidepressiva darstellt und daß die Erfolgswahrscheinlichkeit einer Antidepressivabehandlung mit der Zahl bereits durchgemachter depressiver Phasen, der Chronizität des depressiven Syndroms, dem Ausmaß neurotischer Persönlichkeitszüge, dem Ausmaß von chronischen Störungen der sozialen Adaptation sowie bei Vorliegen wahnhafter Symptome abnimmt. Biochemische Prädiktoren wie der MHPG-Spiegel im Urin (Maas 1975), der 5-HIAA-Spiegel im Liquor (Åsberg et al. 1981), der Dexamethason-Suppressions-Test (DST) (Arana et al. 1985), elektrophysiologische Prädiktoren wie z.B. EEG-Veränderungen nach der ersten Infusion eines Antidepressivums (Fähndrich 1986) oder klinische Prädiktoren wie das Ansprechen auf eine Schlafentzugsbehandlung (Fähndrich 1983) sind noch nicht ausreichend untersucht, um für die tägliche Praxis Relevanz erlangen zu können.

22.1.3 Akuttherapie

Die miteinander in Verbindung stehenden Konzepte der Akut- und Erhaltungstherapie mit Antidepressiva gehen auf die frühen 60er Jahre zurück. Durch das hohe Rückfallrisiko depressiver Erkrankungen nach plötzlichem Absetzen der Antidepressiva alarmiert, betonten verschiedene Kliniker die Wichtigkeit einer Erhaltungstherapie mit Antidepressiva über mehrere Monate nach völligem Abklingen eines depressiven Syndroms (Seager und Bird 1962, Oltman und Friedman 1964). Der Begriff *„Akuttherapie"* wurde für die initiale Beeinflussung depressiver Symptome verwandt, der Terminus *„Erhaltungstherapie"* wurde herangezogen, um die Fortsetzung der antidepressiven Behandlung nach völligem Abklingen der depressiven Symptome zu beschreiben.

Im Folgenden soll zunächst zur Akuttherapie mit Antidepressiva Stellung genommen werden, wobei sich die Darstellung dieser Therapie im wesentlichen an den in der ICD-10 aufgeführten Depressionsformen orientiert:

- Schwere depressive Episode ohne psychotische Symptome (Major Depression, endogene Depression, Melancholie) (F 32.2).
- Leichte und mittelgradige depressive Episode – mit und ohne somatische Symptome (F 32.00 bis F 32.11)
- Schwere depressive Episode mit psychotischen Symptomen (psychotische Depression, wahnhafte Depression) (F 32.3)
- Depressive Episode im Rahmen bipolarer affektiver Störungen (F. 31.3, F 31.4, F 31.5)
- Sonderform: Depressive Episode bei Rapid Cycling im Rahmen bipolarer affektiver Störungen (RCBD)
- Andere depressive Episode (atypische Depression) (F 32.8)
- Dysthymia (depressive Neurose, neurotische Depression) (F 34.1)
- Schizodepressive Störung (F 25.1)

22.1.3.1 Therapie einer schweren depressiven Episode ohne psychotische Symptome

Trizyklische Antidepressiva sind bei schweren depressiven Episoden ohne psychotische Symptome (endogene Depressionen) ohne Zweifel effektiv. Aufgrund zahlreicher plazebokontrollierter Doppelblindstudien erscheint die Wirksamkeit trizyklischer Antidepressiva für diese depressive Erkrankung bewiesen. So haben *Klein* et al. (1981) methodisch einwandfrei durchgeführte Doppelblindstudien von Imipramin versus Plazebo zusammengefaßt und festgestellt, daß 70 bis 80% der mit Imipramin und nur 20 bis 40% der mit Plazebo behandelten Patienten eine klinische Besserung zeigten. Zu einem ähnlichen Ergebnis kamen *Klerman* und *Cole* (1965), die bei 65% der mit Imipramin und 32% der mit Plazebo behandelten Patienten ein befriedigendes Therapieergebnis sahen. *Morris* und *Beck* (1974) haben alle bis einschließlich 1972 veröffentlichten kontrollierten Studien analysiert, in denen trizyklische Antidepressiva mit Plazebo verglichen wurden. Sie konnten zeigen, daß Imipramin, Desipramin, Protriptylin, Amitriptylin und Doxepin bei 65 bis 70% aller Patienten Plazebo überlegen waren, sich zwischen den einzelnen trizyklischen Antidepressiva jedoch keine Differenz in der globalen antidepressiven Wirksamkeit feststellen ließ. *Bielski* und *Friedel* (1976) stellten bei der Durchsicht einer Reihe kontrollierter Studien fest, daß sich vor allem die Diagnose einer schweren depressiven Episode als ein Prädiktor für ein günstiges Ansprechen auf trizyklische Antidepressiva erwies. *Avery* et al. (1983) und *Nelson* und *Charney* (1981) betonen ebenfalls, daß Symptome wie psychomotorische Gehemmtheit, Anhedonie, Appetit- und Gewichtsverlust und frühmorgendliches Erwachen einen positiven Prädiktor für ein günstiges Ansprechen auf trizyklische Antidepressiva darstellen.

Die Verordnung von Monoaminoxidasehemmern (MAO-Hemmern) hat seit ihrer Einführung in die Therapie depressiver Symptome unterschiedliche Phasen durchlaufen. Obwohl generell als wirksame Antidepressiva anerkannt, wurden sie bei der Behandlung schwerer depressiver Episoden als schwächer wirksam im Vergleich zu trizyklischen Antidepressiva angesehen (Paykel 1979, Tollefson 1983, Pare 1985). Neuere Untersuchungen weisen jedoch darauf hin, daß MAO-Hemmer in genügend hoher Dosierung in der Behandlung schwerer depressiver Episoden eine den trizyklischen Antidepressiva vergleichbare Wirksamkeit besitzen (Robinson et al. 1985, McGrath et al. 1986). Robinson et al. (1985) betonen sogar, daß endogen-depressive Patienten mit Panikattacken besser auf MAO-Hemmer ansprechen als auf trizyklische Antidepressiva. Die Entwicklung der reversiblen und selektiven Inhibitoren der Monoaminoxidase-A (RIMA) mit einer weitaus besseren Verträglichkeit als die klassischen MAO-Hemmer öffnet einer klinisch breiten Anwendung des antidepressiven Prinzips der Monoaminoxidasehemmung den Weg, zumal im Rahmen der diesbezüglichen klinischen Studien erkannt wurde, daß die RIMAs entgegen traditionellen Annahmen auch bei schweren depressiven Episoden wirksam sind (Möller 1994, Volz et al. 1996).

Die Wirksamkeit von Antidepressiva der zweiten Generation bei der Behandlung schwerer depressiver Episoden ist in einer Reihe von Doppelblindstudien gegen trizyklische Antidepressiva untersucht worden (Übersicht: Beckmann 1983). Dabei wurde meist kein Wirksamkeitsunterschied nachgewiesen. Die Aussagekraft dieser Vergleichsstudien ist aber, wie bereits dargestellt, aus verschiedenen methodischen Gründen begrenzt (Möller 1985). Seit Einführung neuerer Antidepressiva, also seit der Einführung der Antidepressiva der sog. zweiten Generation wurde darüber diskutiert, ob diese Substanzen hinsichtlich der globalen Wirksamkeit den klassischen Trizyklika gleichwertig sind. Diese Diskussion ist auch nach der Einführung der dritten Generation der Antidepressiva, der selektiven Serotonin-Wiederaufnahmehemmer (SSRI), der selektiven und reversiblen MAOIs (RIMA), des Mirtazapin (NaSSA) und des Venlafaxin (SNRI), des Reboxetin (NARI) und des Nefazodon (DSA) nicht verstummt. Würdigt man die in der Literatur publizierten Ergebnisse unter diesem Aspekt zusammenfassend, fällt es aber schwer, für diese immer wieder von verschiedenen Klinikern geäußerte Hypothese einer geringeren Wirksamkeit bestimmter Substanzen ausreichende empirische Evidenz zu finden. Hinsichtlich einzelner kontrollierter Studien, die eine Wirkäquivalenz zwischen Standardantidepressiva und neueren Antidepressiva zeigen, wird in diesem Zusammenhang aus methodischer Sicht eingewandt, daß ein Großteil dieser Studien keine ausreichende statistische Power hat (Betafehler-Problem), um feinere Wirksamkeitsunterschiede nachzuweisen. Dieses Argument ist sicherlich richtig und gilt für eine Reihe von Studien über Antidepressiva der zweiten Generation. Die Prüfungen der Antidepressiva der dritten Generation sind aber größtenteils von ausreichend hoher statistischer Aussagekraft.

Häufig vertreten gegenüber neueren Antidepressiva kritische Kliniker die Position, daß bei stationären Patienten mit schweren Depressionen die neueren Antidepressiva nicht ausreichend wirksam seien. Dieses Argument kann nicht einfach zurückgewiesen werden, da in der Tat neuere Antidepressiva in der Regel nicht so häufig bei stationären Patienten geprüft wurden, wie das bei den Trizyklika der Fall war. Das hängt damit zusammen, daß sich die Prüfbedingungen verändert haben, insbesondere dadurch, daß im stationären Bereich zunehmend therapierefraktäre Patienten aufgenommen werden, die natürlich nicht eine geeignete Population für Antidepressivaprüfungen darstellen. Einige der an stationären Patienten durchgeführten Studien über neuere

Antidepressiva, insbesondere über die selektiven Serotonin-Wiederaufnahmehemmer, zeigten eine schlechtere Wirksamkeit bei stationär behandelten Patienten. Zu zitieren sind insbesondere verschiedene Publikationen der sog. DUAG-Gruppe (Danish University Antidepressant Group), die z.B. in einer Vergleichsstudie Paroxetin versus Clomipramin eine Überlegenheit für Clomipramin findet. Dieser Studie stehen aber andere Studien an stationären Patienten mit positiveren Ergebnissen gegenüber, z.B. eine Studie von *Möller* et al. (1993) über Paroxetin versus Amitriptylin. Eine andere Möglichkeit, Einsicht in die Problematik des Wirksamkeitsnachweises neuerer Antidepressiva zu gewinnen, ist die sog. statistische Metaanalyse, bei der versucht wird, alle zu einer Substanz publizierten Daten nach bestimmten Methoden numerisch zusammenzufassen, und dann zu einer Aussage über die globale Wirksamkeit zu kommen (Möller et al. 1994a). So fanden in einer Metaanalyse *Kasper* et al. (1992a) für einige Antidepressiva der sog. zweiten Generation Hinweise für eine geringere Wirksamkeit, für die selektiven Serotonin-Wiederaufnahmehemmer ergaben sich jedoch in einer Metaanalyse keine nennenswerte Wirkunterschiede zu Imipramin (Möller et al. 1994a). Eine andere Metaanalyse, in deren Rahmen auch zwischen leichteren und schwereren Depressionen unterschieden worden war, konnte gewisse Hinweise für eine bessere Wirksamkeit der selektiven Serotonin-Wiederaufnahmehemmer bei schweren Derpessionen im Vergleich zu Trizyklika feststellen (Anderson und Tomenson 1994). Die Ergebnisse von derartigen statistischen Metaanalysen sollten nicht überbewertet werden, da Unterschiede in der Auswahl einbezogener Studien wie auch in der Methodik der Metaanalyse zu unterschiedlichen Aussagen führen können. Insgesamt läßt sich aus den vorliegenden Analysen jedoch nicht schließen, daß Antidepressiva der dritten Generation weniger wirksam sind als die klassischen Trizyklika. Insbesondere bei den selektiven Serotonin-Wiederaufnahmehemmern treten, wenn überhaupt, allenfalls geringgradige Wirksamkeitsunterschiede, und zwar wohl ausschließlich im Bereich schwerer Depressionen, auf (Möller 1996b).

22.1.3.2 Therapie einer leichten und mittelgradigen depressiven Episode

Leichte und mittelgradige depressive Episoden mit und ohne somatische Symptome sind ebenfalls sinnvoll mit Antidepressiva behandelbar. Für die Therapie mit Trizyklika, MAO-Hemmern und Antidepressiva der zweiten und dritten Generation gelten die gleichen Gesichtspunkte, die in Abschnitt 1.3.1 bei der Therapie der schweren depressiven Episode dargestellt wurden.

22.1.3.3 Therapie einer depressiven Episode mit psychotischen Symptomen

Die ätiologische Zuordnung schwerer depressiver Episoden mit psychotischen Symptomen wird seit langem kontrovers diskutiert. So sahen u.a. *Guze* et al. (1975) und *Quitkin* et al. (1978) diese Depressionsform als eine besonders schwere Form der endogenen Depression, während *Glassman* und *Roose* (1981) sie als eigenständige klinische Entität betrachten (vgl. auch Kapitel 8.3).

Spiker et al. (1985) haben 16 veröffentlichte Studien zur Wirksamkeit trizyklischer Antidepressiva bei der Behandlung psychotischer Depressionen zusammengefaßt. Sie stellten fest, daß nur 32% der insgesamt 377 Patienten mit psychotischen Depressionen auf eine Behandlung mit trizyklischen Antidepressiva – vornehmlich Imipramin oder Amitriptylin – ansprachen. Es gibt verschiedene offene und auch eine kontrollierte Studie, die darauf hinweisen, daß die Kombination eines trizyklischen Antidepressivums mit einem Neuroleptikum bei der Behandlung psychotischer Depressionen wirksamer ist als eine Monotherapie mit einem trizyklischen Antidepressivum alleine (Kaskey et al. 1980). So zeigte die kontrollierte Studie von *Spiker* et al. (1985), daß die Kombination von Amitriptylin und Perphenazin bei 78%, Amitriptylin alleine bei 41% und Perphenazin alleine bei 19% der psychotischen depressiven Patienten zu einem therapeutischen Erfolg führte. In der Behandlung psychotischer Depressionen werden üblicherweise trizyklische Antidepressiva wie Amitriptylin, Doxepin oder Clomipramin von Anfang an mit hochpotenten Neuroleptika (wie z.B. Haloperidol oder Trifluoperazin) kombiniert. Über gute Erfolge einer Kombination eines mittelpotenten Neuroleptikums wie z.B. Zotepin mit tri- oder tetrazyklischen Antidepressiva wurde in jüngster Zeit berichtet (Wolfersdorf et al. 1993). *Jungkunz* (1993) empfiehlt, die Dosierung der Antidepressiva bei der Kombination mit Neuroleptika um etwa 30% niedriger zu wählen als bei einer Monotherapie.

22.1.3.4 Therapie einer depressiven Episode im Rahmen einer bipolaren affektiven Störung

Trotz des Phänomens, daß Antidepressiva einen Übergang zur Manie hervorrufen können (Stoll et al. 1994b), unterscheidet sich in der klinischen Praxis die Behandlung bipolar-depressiver Patienten nicht grundsätzlich von der Behandlung unipolar Depressiver, so daß die Behandlungsprinzipien bei unipolar-rezidivierender Depression auf die Behandlung der akuten depressiven Episode bei bipolarem Verlauf übertragen werden können. Eine Metaanalyse der bisher vorliegenden Untersuchungen (Peet 1994) weist jedoch darauf hin, daß selektive Serotoninwiederaufnahmehemmer nur bei 3,7%, hingegen trizyklische Antidepressiva bei 11,2% der bipolar depressiven Patienten einen Umschwung in die Manie hervorrufen. Daraus wäre zu schließen, daß selektive Serotoninwiederaufnahmehemmer (SSRIs) bei bipolar depressiv Erkrankten ein geringeres Risiko für einen Umschlag in die Manie beinhalten als die klassischen trizyklischen Antidepressiva.

22.1.3.5 Therapie einer depressiven Episode im Rahmen eines Rapid Cycling bei bipolarer affektiver Störung (RCBD)

Es gibt gut begründete Hinweise dafür, daß trizyklische Antidepressiva Rapid Cycling auslösen können (van Scheyen und van Kammen 1979, Koukopoulos et al. 1980, Tondo et al. 1981, Reginaldi et al. 1982, Bunney 1978). Dabei ist wiederholt spekuliert worden, daß evtl. der Typus eines Antidepressivums wichtig für die Induktion eines Rapid Cycling sein könne (Roy-Byrne et al. 1984). Nach den bisher vorliegenden Untersuchungen, die einen Zusammenhang zwischen antidepressiver Therapie und Rapid Cycling postulieren, sind – mit Ausnahme von Trazodon und Bupropion (Roy-Byrne et al. 1984, Haykal und Akiskal 1990) – alle gängigen Antidepressiva (TCAs, MAOIs, SSRIs) mit einer Induktion/Verschlechterung eines Rapid Cycling assoziiert. Es gibt aber auch viele Argumente gegen ein durch Antidepressiva induziertes Rapid Cycling, z.B. wurde Rapid Cycling (RCBD) bereits in der vorpsychopharmakologischen Ära beobachtet (Menninger-Lerchental 1960). Darüber hinaus berichten einige Autoren über die erste Manifestation eines Rapid Cycling eher nach dem Absetzen denn nach dem Ansetzen einer antidepressiven Therapie (Dilsaver und Greden 1984, Jones et al. 1984). *Wolpert* et al. (1990) fanden keinen Zusammenhang zwischen einer antidepressiven Behandlung und der Induktion eines Rapid Cyc-ling bei 570 depressiven Patienten, die zwischen 1960 und 1985 behandelt worden waren.

Zusammenfassend erlauben die bisher vorliegenden Veröffentlichungen noch kein abschließendes Urteil über ein durch Antidepressivabehandlung induziertes Rapid Cycling bei bipolaren Erkrankungen (RCBD) (Krüger et al. 1996). Eine langsame Reduktion der Antidepressiva wird vorgeschlagen, wenn eine Verkürzung der Episoden oder ein Umschlag in die Manie kurz nach Beginn einer antidepressiven Therapie auftritt. Darüber hinaus wird eine Kombinationstherapie der Antidepressiva mit Valproat oder Carbamazepin dringend empfohlen (Koukopoulos et al. 1983, Post et al. 1990, Calabrese und Woyshville 1995), wenn eine antidepressive Therapie für notwendig erachtet wird.

22.1.3.6 Therapie atypischer depressiver Episoden

Begriff und Charakteristika der atypischen Depression (siehe Kapitel 8.5).

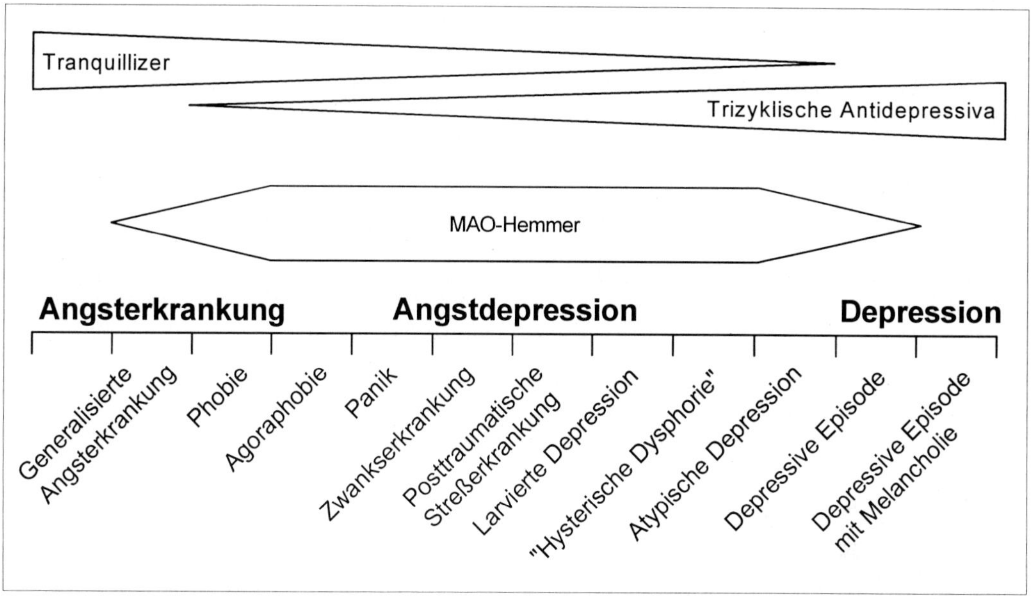

Abb. 22.1: Indikationsspektrum für MAO-Hemmer (nach Zisook et al. 1985)

Tabelle 22.3: Typisches Symptomprofil für Responder auf MAO-Hemmer (nach Nies und Robinson 1982)

Psychopathologische Symptome	**Vegetative Symptome**
Agoraphobie Panikattacken Soziale Ängste Hypochondrie Zwangsgedanken Reizbarkeit Geringe affektive Modulation	Einschlafstörungen Hypersomnie Gewichtszunahme Hyperphagie Lethargie und Müdigkeit Zittrigkeit
Zwischenmenschliches Verhalten	**Anamnestische Faktoren**
Selbstmitleid Demonstrative suizidale Handlungen Empfindlich für Zurückweisung Histrionische Persönlichkeit	Keine Besserung auf EKT Alkohol-/Sedativaabusus Neigung zu Amphetaminmißbrauch Starke Nebenwirkungen auf Trizyklikaeinnahme

West und *Dally* (1959) berichteten erstmals, daß MAO-Hemmer bei der Behandlung *„nicht-endogener"* oder *„atypischer"* Depressionen einen größeren therapeutischen Erfolg zeigen als bei der Behandlung endogener Depressionen. Die Wirksamkeit der MAO-Hemmer in der Therapie atypischer Depressionen bzw. hysteroider Dysphorien wurde von *Ravaris* et al. (1976), *Quitkin* et al. (1979), *Robinson* et al. (1981) und *Davidson* et al. (1982) bestätigt. In kontrollierten Vergleichen zwischen MAO-Hemmern und trizyklischen Antidepressiva fanden *Giller* et al. (1982), *Rowan* et al. (1982), *Paykel* et al. (1982a) und *Zisook* et al. (1985) keine signifikanten Unterschiede für diese beiden Substanzgruppen. *Ravaris* et al. (1980) und *Nies* et al. (1982) kamen in ihren Untersuchungen zu ähnlichen Schlußfolgerungen, fanden aber eine tendentielle Überlegenheit von Phenelzin bei Patienten mit Angstsymptomen, Reagibilität der depressiven Verstimmung und fehlendem Früherwachen. Mit zunehmender diagnostischer Präzisierung der Zielgruppe (depressive Verstimmung, erhaltene Reagibilität des depressiven Affekts sowie mindestens zwei der folgenden Symptome: Hypersomnie, Lethargie und Erschöpfung während der Depression, Appetit- oder Gewichtszunahme sowie als überdauerndes Persönlichkeitsmerkmal *„reaction sensitivity"*) (Quitkin et al. 1984a) ließ sich aber eine Überlegenheit von Phenelzin gegenüber Amitriptylin (Kayser et al. 1988) bzw. Imipramin

(Liebowitz et al. 1984, Klein und Quitkin 1986) sehr wahrscheinlich machen.

Zur Indikation *„atypische Depression"* liegt zudem eine Arbeit vor, die den RIMA Moclobemid und den SSRI Fluoxetin vergleicht (Lonnqvist et al. 1994); hier zeigte sich Moclobemid in einer Doppelblindstudie dem Fluoxetin in seiner Wirksamkeit überlegen.

22.1.3.7 Therapie von dysthymen Störungen

Bei einer Übersicht über die vorliegenden Studien zur Therapie dysthymer Störungen erscheint es wichtig, die Ergebnisse früherer Studien, die die Wirksamkeit der Antidepressiva bei *„neurotischen"* Depressionen untersuchten, von den Ergebnissen zur Wirksamkeit von Antidepressiva bei dysthymen Störungen zu trennen. Während *Angst* (1970) noch feststellte, daß bei der Behandlung *„neurotischer"* Depressionen mit Trizyklika die insgesamt relativ niedrige Erfolgsquote im Vergleich zu den *„endogenen"* Depressionen auffällt, fanden *Akiskal* et al. (1981) immerhin bei 45% ihrer dysthymen Patienten ein positives Ansprechen auf eine antidepressive Medikation und *Kocsis* et al. (1985) in einer kontrollierten Studie sogar eine Besserungsrate von 55% unter Trizyklika gegenüber 14% unter Plazebo. In kontrollierten Vergleichsstudien zwischen trizyklischen Antidepressiva und MAO-Hemmern in der Behandlung dysthymer Störungen fanden *Ravaris* et al. (1980), *Rowan* et al. (1982) sowie *Nies* et al. (1982) keine signifikanten Unterschiede für Amitriptylin und Phenelzin. In einer vor kurzem veröffentlichten Studie (Thase et al. 1996) war der SSRI Sertralin bei 47%, Imipramin bei 38,8% und Plazebo bei 31,7% der behandelten dysthymen Patienten klinisch wirksam.

Bei der Behandlung dysthymer Störungen sollte der Einsatz von trizyklischen Antidepressiva zunächst mit sehr niedrigen Dosierungen erfolgen, um infolge der zumeist ungewöhnlichen Nebenwirkungssensibilität dieser Patienten keine unnötig hohe Abbruchquote der medikamentösen Behandlung zu riskieren (Kapfhammer und Laakmann 1993). Diese Sensibilität erstreckt sich häufig auch auf eine leichte Sedierung und Mundtrockenheit – Nebenwirkungen, die von anderen Depressiven meist toleriert werden.

Über die notwendige Erhaltungsdosis der Antidepressiva in der Behandlung der dysthymen Störungen liegt kein einheitliches Meinungsbild vor. So wird die sehr häufig in der nervenärztlichen Praxis durchgeführte Niedrigdosierung (z.B. 50 mg Amitriptylin) bezüglich ihrer Wirksamkeit ausgesprochen kontrovers diskutiert (Kapfhammer und Laakmann 1993).

22.1.3.8 Therapie von schizodepressiven Episoden

Das gleichzeitige Vorhandensein von schizophrenen und depressiven Symptomen kennzeichnet eine schizodepressive Episode. Schizodepressive Episoden sind ungleich häufiger als schizomanische Episoden (Marneros et al. 1991a). Die Behandlung von schizodepressiven Episoden gestaltet sich ungleich schwieriger als die Behandlung schizomanischer Episoden. Vor allem die Frage, ob eine Monotherapie mit Neuroleptika oder mit Antidepressiva ausreicht oder ob eine Kombination von Neuroleptika mit Antidepressiva erforderlich ist, ist bisher nicht endgültig beantwortet (Möller et al. 1989b). Obwohl kaum systematische Vergleichsuntersuchungen über die Wirksamkeit von Neuroleptika im Vergleich zu Antidepressiva bei der Behandlung von schizodepressiven Episoden vorhanden sind, scheint eine Monotherapie mit Neuroleptika der Monotherapie mit Antidepressiva überlegen zu sein (Bandelow und Rüther 1989, Möller und Morin 1989). Die Angaben in der Literatur bezüglich eines Vergleichs der Kombinationstherapie von Neuroleptika und Antidepressiva gegenüber Neuroleptika- bzw. Antidepressiva-Monotherapien lassen keine endgültigen Schlußfolgerungen zu. Es kann jedoch schon gesagt werden, daß eine Kombinationstherapie von Neuroleptika und Antidepressiva günstiger zu sein scheint als eine Monotherapie mit Neuroleptika und eindeutig günstiger als eine Monotherapie mit Antidepressiva (Marneros 1993b). Eine Kombinationstherapie schizodepressiver Episoden scheint u.a. deshalb günstiger, da eine Monotherapie mit Antidepressiva die schizophrene Symptomatik kaum positiv beeinflussen kann, vor allem, wenn diese ausgeprägt ist. Die Möglichkeit der Exazerbation und Verstärkung des schizophrenen Anteils durch eine Antidepressivatherapie ist hierbei in Betracht zu ziehen. Dosis und Dauer der Antidepressivatherapie orientieren sich an den Richtlinien der Behandlung von endogen-depressiven Syndromen (siehe Kapitel 22.1.3.1).

22.1.4 Erhaltungstherapie

Auf der Basis langjähriger Erfahrungen in der Langzeitbehandlung depressiver Störungen wurde von *Kupfer* (1991) während der drei Behandlungsphasen einer Depression (Akuttherapie, Erhaltungstherapie und Rezidivprophylaxe) das Schema der sog. 5 *„R“* aufgestellt (*„response“*, *„remission“*, *„recovery“*, und *„relapse“*), denen man eventuell noch *„refractory“* hinzufügen könnte, wie z.B. von *Möller* (1991) problematisiert und näher dargestellt wurde. In diesem Modell wird der initiale therapeutische Effekt, der bei der Behandlung einer akuten Phase einer Depression auftreten kann, als Ansprechen (*„response“*) gekennzeichnet. Als Remission wird in diesem Modell derjenige Zustand bezeichnet, der dann auftritt, wenn bei den Patienten die Symptome vollständig zurückgetreten sind und sowohl von psychopathologischer Seite als auch von der Seite der Arbeitsfähigkeit her das prämorbide Niveau erreicht ist. Man geht jedoch im allgemeinen davon aus, daß in dem nun folgenden zeitlichen Abstand der Erhaltungstherapie (*„continuation therapy“*), der vielleicht auch als Stabilisierungsphase bezeichnet werden kann, noch eine psychobiologische Vulnerabilität für die gleiche Krankheitsphase besteht. Obwohl keine eindeutigen biologischen Befunde vorliegen, die für diese Annahme sprechen, wird davon ausgegangen, daß diese Phase etwa 6 Monate andauert. Wenn in der Zeit der akuten Behandlungsphase bzw. der Erhaltungstherapie erneut Krankheitssymptome mit einer syndromalen Gestaltung auftreten, wird dies als Rückfall (*„relapse“*) bezeichnet. Der Behandlungsabschnitt der Rezidivprophylaxe (*„maintenance therapy“*) ist derart konzipiert, daß man davon ausgeht, daß es sich beim Auftreten eines depressiven Syndroms in dieser Phase (d.h. 6 Monate nach Remission) um ein Wiederauftreten einer nun neuen Phase der Erkrankung handelt. Dies wird vom Rückfall während der Akuttherapie bzw. der Erhaltungstherapie als Wiedererkrankung (*„recurrence“*) (Kasper und Kasper 1994) abgegrenzt. Einen schematisierten Überblick über den Langzeitverlauf einer depressiven Erkrankung gibt Abb. 22.2.

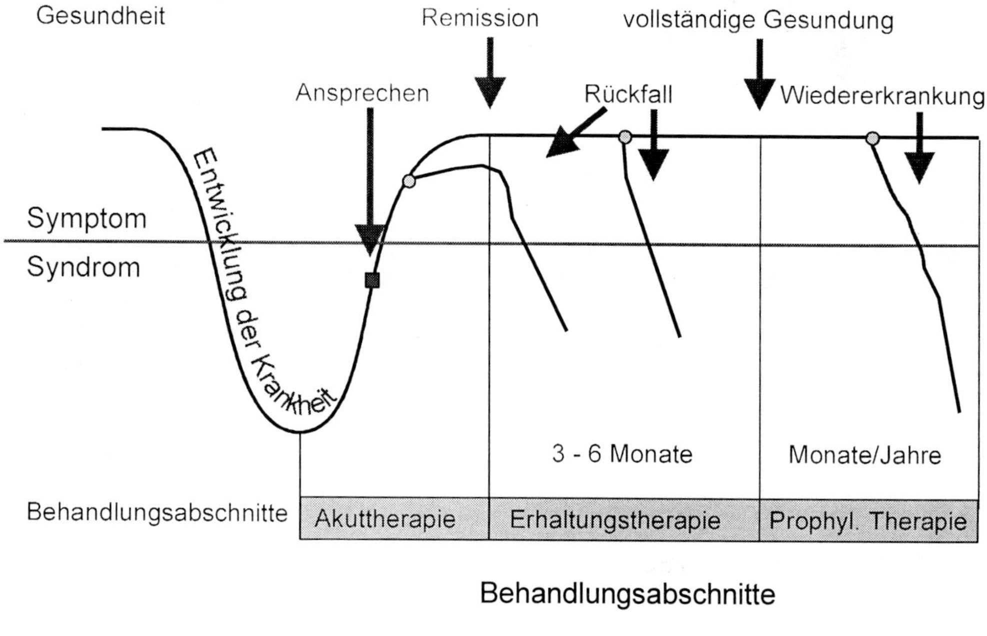

Abb. 22.2: Schematische Darstellung des Langzeitverlaufs einer depressiven Erkrankung (nach: Kupfer 1991)

Eine antidepressive Therapie ist zunächst auf jeden Fall bis zum völligen Abklingen eines depressiven Syndroms durchzuführen. Nach erfolgreicher Therapie sollte das Antidepressivum im Rahmen einer Erhaltungstherapie über 6 Monate beibehalten werden. Die Wahrscheinlichkeit eines Rückfalls hängt im wesentlichen mit der Anzahl der vorausgegangenen depressiven Phasen und der Schwere der gegenwärtigen Phase zusammen (Schmauß 1985).

Über den Effekt einer Erhaltungstherapie mit trizyklischen Antidepressiva gibt es eine Reihe von Studien, die von durchweg positiven Resultaten berichten (Übersicht: Prien und Kupfer 1986). In den von den Autoren zusammengefaßten Untersuchungen wurden remittierte depressive Patienten entweder mit Amitriptylin, Imipramin, Lithium, dem MAO-Hemmer Phenelzin oder der Kombination von Amitriptylin und Lithium einerseits oder Plazebo andererseits behandelt. In allen Studien war die Rückfallrate für Patienten unter Plazebo signifikant höher als für Patienten, die trizyklische Antidepressiva, MAO-Hemmer oder Lithium erhalten hatten. Zusammengefaßt erlitten in der Plazebo-Gruppe etwa 50% und in der aktiven Behandlungsgruppe nur 20% der Patienten einen Rückfall (Tabelle 22.4). In der Plazebo-Gruppe traten die meisten depressiven Syndrome relativ schnell nach Absetzen der Antidepressiva wieder auf, meist innerhalb einer Woche bis zu 3 Monaten nach Absetzen dieser Substanzen.

Inzwischen liegen auch eine Reihe plazebokontrollierter Doppelblindstudien vor, die die Wirksamkeit des MAO-Hemmers Phenelzin (Robinson et al. 1991) und der Antidepressiva der dritten Generation (Montgomery et al. 1993, Bremner und Smith 1996, Shrivastava et al. 1994, v. Moffaert et al. 1995) in der Erhaltungstherapie bestätigen.

Eine Erhaltungstherapie ist auch dann indiziert, wenn eine Lithiumprophylaxe eingeleitet werden soll, weil der volle prophylaktische Effekt des Lithiums frühestens nach 6 Monaten einsetzt. Eine Erhaltungstherapie sollte mit der Dosis eines Antidepressivums durchgeführt werden, mit der ein Abklingen des depressiven Syndroms erreicht wurde. Eine Dosisreduktion im Rahmen einer Erhaltungstherapie birgt häufig die Gefahr eines Rückfalls in sich! Bei Patienten mit fehlender Restitutio ad integrum, bei denen also Restsymptome zurückbleiben, ist eine Fortführung der antidepressiven Therapie zur Symptomsuppression auf jeden Fall indiziert. Die Langzeitmedikation mit Antidepressiva zur Rezidivprophylaxe monopolarer endogener Depressionen wird in Abschnitt 23.1.4 dargestellt.

Tabelle 22.4: Resultate Plazebo-kontrollierter Studien zur Erhaltungstherapie der Depression (nach Prien und Kupfer 1986)

Studie	Behandlung	Patienten n	Rückfälle n	%
Seager und Bird (1962)	Imipramin	12	2	17
	Plazebo	16	11	69*
Mindham et al. (1973)	Amitriptylin oder Imipramin	50	11	22
	Plazebo	42	21	50*
Prien et al. (1973)	Lithium	45	12	27
	Imipramin	38	14	37*
	Plazebo	39	26	67
Klerman et al. (1974)	Amitriptylin	50	6	12
	Plazebo	49	14	29*
Coppen et al. (1978)	Amitriptylin	13	0	0
	Plazebo	16	5	31*
Stein et al. (1980)	Amitriptylin	29	8	28
	Plazebo	26	18	69*
Total	Antidepressiva	227	52	22
	Plazebo	188	94	50*

* $p < 0{,}05$ Fisher's exact probability test

22.1.5 Grundsätzliches zur Therapie mit Antidepressiva

Die antidepressive Wirkung tritt gelegentlich bereits nach einer Woche, meist aber erst nach drei bis vier Wochen ein, so daß ein Umsetzen der antidepressiven Medikation wegen Wirkungslosigkeit frühestens in der vierten Behandlungswoche erfolgen sollte. Über den üblicherweise verzögerten antidepressiven Wirkungseintritt müssen die Patienten vor Behandlungsbeginn ausführlich aufgeklärt werden, damit sie nicht vorzeitig wegen auftretender Nebenwirkungen und ausbleibender Wirkung eine Antidepressivabehandlung abbrechen.

Während der antidepressive Wirkungseintritt unter ausreichend hochdosierter Behandlung mit Trizyklika von vielen Autoren (Angst et al. 1970a, Langer und Schönbeck 1983, Katz et al. 1987) innerhalb der ersten zwei bis drei Wochen erwartet wird, sehen andere (Quitkin et al. 1984b, 1987) Besserungen in diesem Behandlungszeitraum eher als Resultat unspezifischer Plazebo- und Milieueffekte und erwarten den Eintritt der spezifischen antidepressiven Wirkungen der Trizyklika erst zwischen der vierten und sechsten Behandlungswoche. So fanden *Quitkin* et al. (1984a,b, 1987) bei der Analyse von sechswöchigen, plazebokontrollierten Antidepressivastudien erst in der fünften und sechsten Woche einen signifikanten Vorteil im Sinne stabiler Besserungen unter der Verumbehandlung. Angst et al. (1970a) und *Stassen* et al. (1996), deren methodisch hervorragende Arbeit zu dieser Problematik besonders hervorzuheben ist, erwarten die antidepressive Wirkung in aller Regel in den ersten zwei Behandlungswochen und ordnen spätere Besserungen eher der Spontanremission zu. *Overall* et al. (1962) empfehlen spätestens nach drei erfolglosen Behandlungswochen ein Umsetzen der Medikation. Es gibt einige Hinweise, daß sich bestimmte Antidepressiva bezüglich ihres Wirkungseintritts unterscheiden, aber die meisten dieser Befunde sind nicht konsistent mit den Ergebnissen anderer Studien (Rickels und Schweizer 1990, Zisook und Andia 1992). Möller et al. (1996) weisen darauf hin, daß die Vergleichbarkeit der Methoden bei der Einschätzung des antidepressiven Wirkungseintritts von entscheidender Bedeutung ist.

In der Regel sollte eine antidepressive Therapie als Monotherapie durchgeführt werden. Kombinationsbehandlungen mit Neuroleptika oder

Tranquilizern sollten nur bei spezieller Indikation in Betracht gezogen werden. Dazu sind wahnhaft-depressive Syndrome, depressiv-suizidale Syndrome, schwer agitiert-depressive bzw. depressiv-ängstliche Syndrome sowie therapierefraktäre Depressionen zu zählen. Die Vorteile einer Kombinationsbehandlung zweier Antidepressiva wie z.B. die Kombination von Maprotilin mit Clomipramin sind bisher noch nicht ausreichend empirisch gesichert worden.

22.1.6 Applikationsformen

Antidepressiva werden in der Regel oral verabreicht und gut resorbiert. Die parenterale Applikation ist speziellen Indikationen, z.B. bei pharmakokinetischen Besonderheiten bestimmter Patienten vorbehalten. Die intramuskuläre Applikation kann zwar zur initialen Beruhigung bei ängstlich-depressiven Patienten oder bei hochgradiger Suizidalität gegeben werden; diese Applikationsform sollte aber aufgrund gelegentlich beobachteter lokaler Unverträglichkeitsphänomene nur dann über längere Zeit angewandt werden, wenn der Patient eine orale Einnahme verweigert, z.B. bei wahnhaften Depressionen oder depressivem Stupor (Kalinowsky et al. 1982).

Therapieresistente Depressionen und der Wunsch nach einem schnelleren initialen Therapieerfolg stellen die Hauptindikation für eine antidepressive Infusionsbehandlung dar. Eine derartige Infusionsbehandlung wird meist in der Klinik über ca. 10 Tage durchgeführt werden. Ob es durch die parenterale Applikation (teilweise Umgehung des First-pass-Effekts in der Leber) zu einem schnelleren Anfluten des Medikaments im zentralen Nervensystem kommt, ist bisher nicht gesichert. Die Frage einer generellen und globalen überlegenen Wirksamkeit der antidepressiven Infusionstherapie gegenüber den üblichen oralen Behandlungen wird kontrovers diskutiert. Zahlreiche offene klinische Studien sprechen für eine intensivere Wirkung, in mehreren kontrollierten Untersuchungen konnte jedoch gezeigt werden, daß eine Infusionstherapie einer oralen Behandlung in ihrer Wirksamkeit nicht überlegen ist (Übersicht: Laux und König 1992). Die intensivere Zuwendung des Pflegepersonals spielt evtl. eine wichtige psychologische Rolle bei dem vermuteten schnelleren Wirkungseintritt einer Infusionsbehandlung. Als weitere Vorteile einer Infusionsbehandlung werden die Verbesserung der Compliance und eine geringere Nebenwirkungsrate diskutiert.

22.1.7 Dosierung

Antidepressiva werden im allgemeinen einschleichend dosiert. Vor allem bei ambulanten Patienten ist es zu empfehlen, die Therapie in den ersten drei Tagen mit einer niedrigen Dosis zu beginnen. Die mittlere Tagesdosierung sollte dann zwischen dem 4. und 7. Behandlungstag erreicht werden. Falls Sedierung erwünscht ist, können entsprechend wirksame Antidepressiva auch schneller höher dosiert werden. Trizyklische Antidepressiva werden üblicherweise bei körperlich gesunden Patienten in der Bundesrepublik Deutschland in einer Dosis von 75 bis 150 mg/die (Möller und Schmauß 1996) verordnet, bei ungenügender Therapieresponse sollten auf alle Fälle 150 mg und mehr einer Substanz eingesetzt werden. In Großbritannien werden Trizyklika in einer Dosis von 100-200 mg/die (Goodwin 1992), in den USA häufig in höheren Dosierungen (z.B. Imipramin 300 mg/die) gegeben. So zeigte sich in zwei kontrollierten Vergleichsstudien mit Imipramin (Simpson et al. 1976) bzw. Desipramin (Watt et al. 1972), daß Patienten, die mit einer Tagesdosis von 300 mg behandelt wurden, sich deutlicher besserten und weniger Nonresponder aufwiesen als die mit 150 mg behandelte Kontrollgruppe. Einen Überblick über Initialdosis, Standardtagesdosis sowie Maximaldosis der zur Zeit bei uns im Handel befindlichen Antidepressiva gibt Tabelle 22.5. Bei Alterspatienten oder Vorliegen somatischer Erkrankungen liegt die Initial- sowie Standardtagesdosis bei 30 bis 50% der üblichen Dosis. Die Standardtagesdosis sollte wenigstens drei Wochen beibehalten werden und kann dann, falls nicht Nebenwirkungen dagegen stehen und ein sichtbarer Therapieerfolg ausbleibt, vorsichtig erhöht werden. Therapieresistenz ist häufig auf eine Unterdosierung, seltener auf eine Überdosierung zurückzuführen (Laux 1990). So haben Untersuchungen an Patientenstichproben mit sogenannten therapieresistenten Depressionen ergeben, daß 30 bis 80% aller Nonresponder eine inadäquate Dosierung erhalten hatten. Wurden solche Patienten anschließend mit adäquaten Dosierungen behandelt, so zeigten 50% einen positiven Behandlungserfolg (Quitkin 1985). *Keller* et al. (1982a,b) fanden, daß nur 12% erfolglos behandelter Patienten mit einer

„major depressive disorder" eine tägliche Trizyklika-Mindestdosis von 150 mg erhalten hatten.

Meist werden Antidepressiva über den Tag verteilt dreimal gegeben. Aufgrund der langen Halbwertszeit der Antidepressiva und/oder ihrer Metaboliten ist aber eine Dosisverteilung auf zweimal oder nur einmal täglich zu rechtfertigen. Dabei ist die Einnahme direkt vor dem Schlafengehen zu bevorzugen, wenn des sich um ein sedierendes bzw. nicht aktivierendes Antidepressivum handelt. Dadurch werden Schlafstörungen günstig beeinflußt und Nebenwirkungen vom Patienten in geringerem Ausmaß wahrgenommen. Untersuchungen zur Compliance zeigen, daß die Einnahmezuverlässigkeit deutlich zunimmt, wenn die Gesamttagesdosis auf zwei oder sogar nur eine Einzeldosis verteilt wird. Psychomotorisch aktivierende Antidepressiva vom Desipramintyp sollten nach klinischer Erfahrung wegen der Gefahr der Verschlechterung der Schlafqualität nicht nach 16 Uhr verordnet werden.

Zum praktischen Vorgehen ist anzumerken, daß die Blutabnahme zur Plasmakonzentrationsbestimmung in speziellen Röhrchen ca. 12 Stunden nach der letzten Antidepressivaeinnahme erfolgen sollte. Das Fließgleichgewicht ist bei den meisten Substanzen nach gut einwöchiger Antidepressivaeinnahme erreicht.

Tabelle 22.5: Übersicht über Initial-, Standardtagesdosis sowie Maximaldosis der z.Zt. im Handel befindlichen Antidepressiva

Substanzname	Initialdosis (mg/Tag)	Standard-Tagesdosis (mg/Tag)	Maximaldosis (mg/Tag)
Trizyklische Antidepressiva			
Amitriptylin	50	150	300
Amitriptylinoxid	60	150	300
Clomipramin	50	150	300
Desipramin	50	150	300
Dibenzepin	120	480	720
Dosulepin	50	150	300
Doxepin	50	150	300
Imipramin	50	150	300
Lofepramin	70	210	210
Nortriptylin	50	150	300
Trimipramin	50	150	300
Tetrazyklische Antidepressiva			
Maprotilin	50	150	225
Mianserin	30	60	120
Nicht klassifizierte Antidepressiva			
Trazodon	75	300	600
Viloxazin	100	300	500
Selek. Serotonin-Wiederaufnahmehemmer (SSRIs)			
Citalopram	20	20	60
Fluoxetin	20	20	60
Fluvoxamin	100	200	300
Paroxetin	20	20	60
Sertralin	50	100	200

Tabelle 22.5: Fortsetzung

Noradrenerg-Spezifisch Serotonerge Antidepressiva (NaSSAs)			
Mirtazapin	15	30	60
Serotonin-Noradrenalin-Wiederaufnahmehemmer (SNRIs)			
Venlafaxin	75	150	300
Selektive Noradrenalin-Wiederaufnahmehemmer (NARIs)			
Reboxetin	4	8	12
Duale serotonerge Antidepressiva (DSAs)			
Nefazodon	100	400	600
Monoaminoxidasehemmer			
Moclobemid	150	300	600
Tranylcypromin	10	20	40
Atypische Antidepressiva			
Sulpirid	100	250	400

22.1.8 Antidepressivaplasmaspiegel

Der Nutzen einer routinemäßigen Kontrolle der Antidepressivaplasmaspiegel ist intensiv diskutiert worden (u.a. Amsterdam et al. 1980). Die Untersuchungen über die Beziehung zwischen Plasmakonzentration und therapeutischer Wirkung gingen dabei von der Beobachtung aus, daß Antidepressiva nicht bei allen depressiven Patienten wirksam sind. Es konnte gezeigt werden, daß bei Verabreichung der gleichen Dosis eines trizyklischen Antidepressivums bei verschiedenen Patienten die Plasmaspiegel um den Faktor 10 bis 20 variieren können (Beckmann 1981, Rao et al. 1996). Aus den meisten Untersuchungen mit dem trizyklischen Antidepressivum Nortriptylin ließ sich eine kurvilineare Beziehung zwischen der Plasmakonzentration und der antidepressiven Wirkung aufstellen, d.h., in einem mittleren Dosisbereich wird eine optimale Wirkung erzielt, während bei sehr niedrigen und sehr hohen Plasmakonzentrationen die antidepressive Wirkung geringer ist. Für Imipramin scheint – im Gegensatz zu Nortriptylin – zwischen der Plasmakonzentration und der klinischen Wirksamkeit eine lineare Beziehung zu bestehen, d.h., mit zunehmender Plasmakonzentration nimmt auch die antidepressive Wirkung zu. Für alle weiteren Antidepressiva konnte bisher jedoch kein eindeutiger Zusammenhang zwischen Plasmaspiegel und klinischer Wirkung festgestellt werden. Die Widersprüchlichkeit der bisherigen Ergebnisse führt *Laux* (1992b) u.a. auf Probleme der Analysemethode (chemische versus immunologische Methoden, Nachweisgrenzen), der Probengewinnung, das Fehlen pharmakokinetischer Daten, eine inadäquate klinische Befunddokumentation sowie Mängel des Untersuchungsplanes zurück. Obwohl die Zusammenhänge zwischen Plasmaspiegel und klinischer Wirkung noch nicht ausreichend untersucht sind, erscheint zumindest die Empfehlung gerechtfertigt, bei Therapieresistenz die Patienten auf einen Mindestserumspiegel einzustellen (van Brunt 1983). Aus Serumspiegeluntersuchungen ist zudem bekannt, daß bei einigen Patienten ausreichende Serumspiegel erst bei einer Tagesdosis von 200 bis 300 mg eines trizyklischen Antidepressivums erreicht werden (Glassman et al. 1977). Eine positive Korrelation besteht für die meisten Antidepressiva zwischen der Plasmakonzentration und der Häufigkeit bzw. Stärke der Nebenwirkungen (Modestin und Petrin 1976).

Der Task Force Report der American Psychiatric Association (APA 1985) empfiehlt Plasmaspiegelbestimmungen für Nortriptylin und Imipramin nur bei Problempatienten, die auf die üblichen Dosierungen dieser Substanzen keine klinische Besserung zeigen, oder für Risikopatienten, die mit der geringstmöglichen wirksamen Dosis dieser Antidepressiva behandelt werden müssen. Eine routinemäßige Kontrolle der Antidepressivaplasmaspiegel wird vom Task Force Report der APA (1985) nicht befürwortet. Es wird darauf hingewiesen, daß selbst bei den bestuntersuchten Antidepressiva – Imipramin und Nortriptylin – die Daten hauptsächlich bei endogen-depressiven hospitalisierten Patienten erhoben worden sind, während es kaum Datenmaterial über ambulante Patienten mit nicht-endogener oder nur mäßig ausgeprägter Depression gibt. *Rao* et al. (1996) weisen darauf hin, daß Trizyklika-Nonresponder signifikant niedrigere Plasmaspiegel als Responder haben und schlagen vor, Patienten nur dann als Nonresponder zu bezeichnen, wenn ihre Trizyklikaplasmaspiegel sich kontinuierlich im oberen therapeutischen Bereich befinden.

Nach Sichtung der zur Verfügung stehenden Literatur über Plasmakonzentrationsbestimmungen der Antidepressiva kann man sich den von *Benkert* und *Hippius* (1996) gezogenen praktischen Konsequenzen anschließen:

Die Compliance der Patienten kann durch Plasmaspiegelbestimmungen kontrolliert werden. Das ist bei manchen depressiven Patienten, die nur widerwillig Medikamente einnehmen, wichtig.

Bei Nichtansprechen auf ein Antidepressivum nach einem Zeitraum von zwei bis vier Wochen kann anhand der Plasmakonzentration die Richtigkeit der gewählten Dosis überprüft werden. Liegt der Plasmaspiegel eines trizyklischen Antidepressivums incl. seines aktiven Metaboliten unter einem Mindestwert, sollte die Dosis unter wöchentlicher Kontrolle des Plasmaspiegel erhöht werden. Einen Überblick über anzustrebende Mindestserumspiegel verschiedener Antidepressiva bei Therapieresistenz gibt Tabelle 22.6.

Bei starken Nebenwirkungen unter Einnahme eines Antidepressivums kann durch die Messung des Plasmaspiegels eine mögliche Ursache in einer erhöhten Medikamentenkonzentration gefunden werden. Bei guter Wirksamkeit des Antidepressivums erscheint dann eine vorsichtige Dosisreduktion angezeigt.

Tabelle 22.6: Anzustrebende Mindestserumspiegel bei Therapieresistenz (nach Möller et al. 1989b)

Amitriptylin + Nortriptylin (z.B. Saroten®)	> 100 ng/ml
Doxepin + Desmethyldoxepin (z.B. Aponal®)	> 100 ng/ml
Imipramin + Desimipramin (z.B. Tofranil®)	> 150 ng/ml
Clomipramin + Desmethylclomipramin (z.B. Anafranil®)	> 250 ng/ml
Maprotilin + Desmethylmaprotilin (z.B. Ludiomil®)	> 100 ng/ml (?)
Desmethylimipramin (z.B. Pertofran®)	> 50 ng/ml (?)

(?) = Unzureichend untersucht bzw. Zusammenhang zwischen Serumspiegel und Wirkung nicht gesichert

22.2 Lithium

22.2.1 Therapie manischer Episoden

Die neuere Geschichte der psychiatrischen Lithiumtherapie begann 1949 mit einem Bericht von Cade über die spezifische therapeutische Wirkung von Lithium bei zehn manischen Patienten. Die Lithiumbehandlung bei manischen Patienten ging der Einführung der Neuroleptika somit um fünf Jahre voraus. Die Wirksamkeit dieser Behandlung kann aufgrund der bisher durchgeführten offenen und kontrollierten Studien als gesichert angesehen werden (Übersicht: Stoltzenburg und Greil 1986). Während Neuroleptika die Kernsymptomatik der Manie nur begrenzt beeinflussen können und die Patienten motorisch stark dämpfen, wird Lithium von manischen Patienten als angenehmer eingestuft, da es offenbar selektiver auf die manische Kernsymptomatik ausgerichtet ist und motorisch nicht einengt (Goodwin und Zia 1979). Dem Vorteil der somit *„natürlichen"* Einflußnahme stehen als Nachteil der langsame Wirkungseintritt (frühestens nach sieben Tagen), die schwächeren klinischen Wirkungen und der ungenügende Effekt bei schweren manischen Erregungszuständen gegenüber.

Für das praktische Vorgehen ist zu empfehlen, daß Manien mit mildem bis mäßigem Ausprägungsgrad eine Indikation für die Lithiumbehandlung darstellen. Bei Patienten mit ausgeprägter manischer Symptomatik, insbesondere wenn starke motorische Unruhe besteht, sind initial Neuroleptika zu verabreichen. Sobald eine Besserung speziell im Bereich der Psychomotorik eintritt, ist eine zusätzliche Behandlung mit Lithiumsalzen angezeigt. Die Dosis der Neuroleptika kann dann reduziert und eine alleinige Behandlung mit Lithiumsalzen für die nächsten Monate initiiert werden.

Für die Therapie der Manie werden üblicherweise Lithiumserumspiegel von 1,0 bis 1,2 mmol/l empfohlen (Stoltzenburg und Greil 1986). Vor Beginn einer Lithiumbehandlung sollten neben der somatischen Anamnese und einer ausführlichen körperlichen Untersuchung wichtige Laborparameter (Kreatinin-Clearance, Kreatinin, Harnstoff, Urinstatus, Schilddrüsenwerte, Blutbild, Elektrolyte), EKG, eine Blutdruckmessung und ein EEG durchgeführt werden. Daneben sollten der Halsumfang und das Körpergewicht dokumentiert werden. Zu Beginn der Behandlung eines manischen Syndroms wird der Lithiumserumspiegel in häufigeren Intervallen gemessen, bis der erforderliche Serumspiegel von 1,0 bis 1,2 mmol/l für die Behandlung des manischen Syndroms erreicht ist. Diese Angaben beziehen sich auf die Serumproben, die 12 Stunden nach der letzten oralen Tagesdosis eingenommen wurden. Da der Lithiumserumspiegel bei konstanter Dosierung stabil bleibt, nachdem ein Gleichgewicht eingetreten ist, ist bei der Gabe von Lithium zur Behandlung manischer Syndrome der Serumspiegel jede Woche zu überprüfen. Unter besonderen Umständen und speziellen Risikobedingungen sind häufigere Kontrollen erforderlich. Dazu gehören Konstellationen, die mit einer Dehydratation einhergehen (z.B. körperliche Erkrankung mit Fieber, Kochsalzdefizit, starkes Erbrechen und Durchfall, längere Bewußtlosigkeit, extremes Schwitzen, gleichzeitige Einnahme von Diuretika) sowie der Verdacht auf eine beginnende Lithiumintoxikation. Ältere Patienten benötigen etwa 50% der Dosis jüngerer Patienten, um vergleichbare Serumspiegel zu erreichen. Es ist zu berücksichtigen, daß in speziellen Risikosituationen eine Lithium-induzierte Neurotoxizität bei normalen bis hohen Lithiumserumspiegeln auftreten kann (z.B. begleitende Neuroleptikatherapie, vorhandene EEG-Veränderungen, organische Psychosen). Bei der praktischen Durchführung von Lithumbehandlungen zur akuten Manie sind Tabletten mit einer anhaltenden Freisetzung von Lithiumsalz im Körper (sog. Retardpräparate) von Vorteil, um eine maximale Plasmakonzentration zu erreichen und gleichzeitig eine mögliche Nephrotoxizität zu vermeiden.

Häufige Nebenwirkungen einer Lithiumbehandlung sind feinmotorischer Tremor der Hände und vermehrtes Durstgefühl, seltene Nebenwirkungen sind Polyurie, Polydypsie, Nausea, Übelkeit und Erbrechen. Während der Einnahme sind Gewichtszunahme und Diarrhoen gelegentlich zu beobachten. Auch wenn die Serum-Lithiumkonzentration für die Behandlung manischer Syndrome im oberen Normbereich liegt, ist Lithium im allgemeinen gut verträglich und wird im Vergleich zu Neuroleptika als *„angenehmeres"* Psychopharmakon erlebt.

Nebenwirkungen treten normalerweise nach Dosisreduktion zurück oder können medikamentös behandelt werden (z.B. Betablocker bei feinschlägigem Tremor der Hände).

Lithium besitzt wegen seiner engen therapeutischen Breite ein hohes Intoxikationsrisiko, wenn die Vorschriften für den Gebrauch nicht beachtet werden. In der klinischen Praxis ist ab einer Lithium-Serumkonzentration von 1,5 mmol/l grundsätzlich mit Nebenwirkungen zu rechnen. Lithiumintoxikationen treten in Einzelfällen schon bei Serumkonzentrationen von über 1,6 mmol/l, regelhaft jedoch ab Serumkonzentrationen von über 2,0 mmol/l auf und stellen bei über 3,0 mmol/l eine vitale Gefährdung des Patienten dar. Symptome wie ein grobschlägiger Tremor, Schläfrigkeit, Ataxie, Krampfanfälle und Bewußtseinstrübung bis zum Koma, Dysarthrien, Erbrechen und schwere Durchfälle kennzeichnen die Intoxikation (Möller und Schmauß 1996). Beim Auftreten dieser Symptome ist eine sofortige Kontrolle des Lithiumspiegels notwendig, um festzustellen, ob die Lithiumserumwerte außerhalb des therapeutischen Bereichs liegen. Bei höheren Lithiumkonzentrationen kann es sehr schnell zum Schock mit Herzstillstand kommen. Schwere neurologische Defizite sind als Folge einer Lithiumintoxikation ebenfalls beschrieben (Apte und Langston 1983). Da es kein spezifisches Antidot bei Lithiumintoxikationen gibt, gelten bei der Behandlung die Grundsätze der modernen Intensivmedizin mit symptomorientierten Maßnahmen. Bei sehr hohen Lithiumkonzentrationen im Blut (mehr als 2,5 mmol/l) ist eine Hämodialyse angezeigt, die wegen der kontinuierlichen Freisetzung von Lithium aus dem Gewebe ggf. über zwei Wochen mehrfach durchgeführt werden muß.

Lithium interagiert in vielfältiger, aber sehr unterschiedlicher Weise mit zahlreichen anderen Medikamenten. Interaktoren bei Lithium sind vorrangig Substanzen, die die Nierenfunktion beeinflussen und über Veränderungen der Clearance zu einer Erhöhung (Intoxikationsgefahr) oder Erniedrigung (Wirkungsverlust) der Lithiumkonzentration im Blut führen. Darüber hinaus wird durch Lithium die Wirkung von Muskelrelaxanzien, Jodiden und Carbimazol verstärkt. Lithium verstärkt auch die Nebenwirkungen auf Antiepileptika und birgt bei Kombination mit hohen Dosierungen von Neuroleptika und Metoclopramid die Gefahr der Neurotoxizität.

Vergleichsstudien über den Einsatz von Lithium versus Neuroleptika in der Therapie manischer Syndrome werden in Kapitel über Neuroleptika dargestellt.

22.2.2 Therapie depressiver Episoden

Obwohl Lithium in der Akutbehandlung depressiver Syndrome üblicherweise nicht eingesetzt wird, gibt es Hinweise, die dafür sprechen, daß Lithium auch bei einigen Patienten antidepressiv wirksam sein kann (Mendels et al. 1979, Worral et al. 1979, Johnson 1987). Spezielle Indikationen für Lithium, z.B. bei vorbehandelten und bisher therapieresistenten Patienten, sind teilweise bereits gut untersucht. So stellt die Kombinationstherapie eines trizyklischen Antidepressivums mit Lithium in der Behandlung therapieresistenter Depressionen eine in ihrer Wirksamkeit sehr gut dokumentierte und häufig angewandte Therapiemethode dar (Übersichten: Schöpf 1989, Schmauß und Erfurth 1996).

22.2.3 Therapie schizomanischer Episoden

Die Wirksamkeit von Lithium als Monotherapie bei schizomanischen Krankheitsepisoden ist wissenschaftlich nicht gesichert. Lithium kann als Monotherapeutikum bei leichten affektdominanten schizomanischen Krankheitsepisoden verwendet werden, d.h. bei Episoden, bei denen affektive Symptome die schizophrene Symptomatik dominieren (Abou-Saleh 1992). Affektdominante schizomanische Krankheitsepisoden, die durch Steigerung der Selbstwertgefühle, leichte Überaktivität und Euphorie bei diskret im Hintergrund stehender schizophrener Symptomatik in Erscheinung treten, können durch die alleinige Gabe von Lithium behandelt werden. Die Behandlung erfolgt dann nach den Richtlinien des Einsatzes von Lithium als Monotherapeutikum bei Manien.

Die Frage, ob eine Neuroleptika- oder Lithiummonotherapie bei schizomanischen Krankheitsepisoden zu bevorzugen ist, ist noch ungeklärt. Es gibt nur wenige Untersuchungen, die die Wirkung von Neuroleptika bei schizomanischen Patienten im Vergleich zu Lithium untersucht haben. Vier Doppelblinduntersuchungen zeigen eine Überlegenheit von Chlorpromazin im Vergleich zu Lithium (Johnson et al. 1968, 1971, Prien et al. 1972a,b, Braden et al. 1982). In einer Doppelblinduntersuchung (Brockington et al. 1978a) ließ sich kein Unterschied zwischen Chlorpromazin und Lithium feststellen. Eine offene Studie von *Goodnick* und *Meltzer* (1983) zeigte ebenfalls keine Überlegenheit von verschiedenen Neuroleptika im Vergleich zu Lithium. Zwei der bereits oben erwähnten Doppelblindstudien (Prien et al. 1972a,b, Braden et al. 1982) zeigten, daß die Überlegenheit von Chlorpromazin gegenüber Lithium nur bei agitierten schizomanischen Krankheitsepisoden auftrat, bei anderen Formen ließ sich dagegen kein Unterschied feststellen. Aus den dargestellten Studien, die sämtlich durch eine Reihe methodologischer Probleme gekennzeichnet sind, läßt sich der Schluß ziehen, daß eine Neuroleptikamonotherapie bei agitierten schizomanischen Episoden einer Lithiummonotherapie vorzuziehen ist.

In der Klinik kommt bei schizomanischen Krankheitsepisoden häufig eine Kombination von Neuroleptika mit Lithium zum Einsatz. Das Ziel dieser Kombination besteht darin, die Zeit bis zur vollen antimanischen Wirkung von Lithium (ca. 1-2 Wochen) durch die Neuroleptikagabe zu überbrücken, um dann nach Eintreten der antimanischen Wirkung von Lithium die Dosis des Neuroleptikums reduzieren zu können. Drei Doppelblindstudien (Small et al. 1975, Biederman et al. 1979, Carman et al. 1981), die die Effektivität dieses klinischen Vorgehens untersucht haben, kamen zu dem Ergebnis, daß die Kombination von Neuroleptikum und Lithium wirksamer ist als eine Monotherapie mit Neuroleptika. In der bereits dargestellten offenen Studie von *Goodnick* und *Meltzer* (1983) ließ sich kein Unterschied zwischen einer Kombination von Neuroleptika und Lithium und einer Monotherapie mit Neuroleptika bei schizomanischen Patienten feststellen.

Wie bereits bei der Therapie manischer Syndrome beschrieben, sollten auch bei der Therapie schizomanischer Symptome hohe Dosen von Lithium und Neuroleptika vermieden werden. Eine Erhöhung des Lithiumplasmaspiegels durch Neuroleptika bzw. die Erhöhung des Neuroleptikaspiegels nach Lithiumzugabe ist zwar in der wissenschaftlichen Literatur beschrieben, scheint aber nicht von Relevanz zu sein (Bandelow und Rüther 1989). Neurologische Nebenwirkungen von Lithium und Neuroleptika können sich – laut einigen kasuistischen Berichten – im Rahmen einer Kombinationstherapie additiv verstärken, wenn beide Substanzen in hohen Dosierungen verabreicht werden. Sie sind allerdings hinsichtlich der Ursächlichkeit umstritten (siehe Neuroleptika-Kapitel).

22.2.4 Therapie zykloider Psychosen

Basierend auf Leonhards Originalkonzept und auf den Ergebnissen mehrerer Untersuchungen, die sich mit dem Langzeitverlauf befassen (Übersicht: Perris und Eisemann 1989), haben zykloide Psychosen sowohl bezüglich einer einzelnen Episode als auch des Gesamtverlaufs eine gute Prognose. Bisher sind noch keine kontrollierten Studien über die akute Behandlung zykloider Psychosen veröffentlicht worden. Dies kann wohl teilweise darauf zurückgeführt werden, daß zykloid-psychotische Patienten nicht als solche diagnostiziert werden und auch deren Zahl in einzelnen Zentren zu gering ist, um kontrollierte Doppelblindstudien zu ermöglichen.

Über einen akuten Effekt von Lithium bei der Behandlung zykloider Psychosen berichtet lediglich *Perris* (1986), der Lithium mit Neuroleptika in der Akutbehandlung zykloider Psychosen kombinierte und keine eindeutigen Vorteile einer derartigen Kombinationstherapie gegenüber einer Monotherapie mit Neuroleptika feststellen konnte. Mehrere Studien der Arbeitsgruppe um *Perris* (Mattsson und Perris 1973, Perris 1978, Perris und Smigan 1984) weisen jedoch darauf hin, daß Lithium in der Langzeittherapie zykloider Psychosen besonders wirksam ist. Hier ließ sich mit Lithium die Morbidität auf Dauer deutlich reduzieren.

22.3 Antikonvulsiva

22.3.1 Carbamazepin

22.3.1.1 Therapie manischer Episoden

Carbamazepin wirkt ähnlich wie Lithium primär auf die affektive Symptomatik, ohne die ausgeprägte motorische Dämpfung der Neuroleptika zu verursachen. 1973 wurde erstmals in Japan von *Okuma* et al. über die akut antimanische und prophylaktische Wirkung von Carbamazepin bei manisch-depressiver Erkrankung berichtet, die später auch von europäischen und amerikanischen Arbeitsgruppen bestätigt werden konnte (Übersicht: Emrich et al. 1984). Die bisher vorliegenden Studien über die akute antimanische Wirksamkeit von Carbamazepin umfassen 6 Vergleichsstudien mit Neuroleptika, 6 Vergleichsstudien mit Lithium, 5 Vergleichsstudien mit Plazebo und 2 Cross-over-Studien im ABA-Design gegenüber Plazebo (Stoll und Haas 1989, Post 1992). In einem sehr großen Teil dieser Studien wird die akute antimanische Wirksamkeit von Carbamazepin bestätigt. Die antimanische Wirksamkeit scheint dabei in einem vergleichbaren Zeitraum wie unter den Neuroleptika aufzutreten, obwohl einige Studien über einen schnelleren Wirkungseintritt von Carbamazepin in den ersten Behandlungstagen berichten (Cookson 1987, Post et al. 1987). Am Ende der ersten Behandlungswoche zeigen jedoch die meisten Studien einen vergleichbaren antimanischen Effekt für beide Substanzgruppen. Die bisher vorliegenden Daten legen die Vermutung nahe, daß der antimanische Effekt mit Carbamazepin schneller als mit Lithium zu erzielen ist. Diese Annahme basiert sowohl auf direkten Vergleichsuntersuchungen als auch auf der gut dokumentierten Tatsache, daß Neuroleptika einen schnelleren Wirkungseintritt als Lithium in der Behandlung der akuten Manie zeigen (Post et al. 1980). Insbesondere bei Gabe von Carbamazepin (200-800 mg) als Suspension wird die antimanische Wirkung nahezu ebenso rasch beobachtet wie unter oral applizierten Neuroleptika (Dose und Emrich 1993). Die Tagesdosen liegen im Verlauf der Behandlung zwischen 600 und 1200 mg. Die Laboruntersuchungen vor einer Carbamazepin-Behandlung sollten ein Blutbild sowie die Leberwerte einschließen, Routineuntersuchungen des Blutbildes und der Leberwerte müssen fortgeführt werden. Der Carbamazepinspiegel sollte zunächst alle zwei Wochen, später alle zwei bis drei Monate untersucht werden, da in dieser Zeit die Serumkonzentration der Substanz absinken kann – auch bei weiterhin unveränderter Dosis.

Carbamazepin ist im allgemeinen gut verträglich. Bei zu schneller Dosissteigerung oder zu hohen Plasmaspiegeln von Carbamazepin treten unerwünschte Arzneimittelwirkungen auf (Sedation, Benommenheit, Ataxie, Sehstörungen).

Die häufigsten Nebenwirkungen von Carbamazepin sind neurologische Symptome, gastrointestinale Beschwerden, Sehstörungen und hämatologische Probleme, Hautreaktionen sowie ein Anstieg der Leberwerte. Klinisch bedeutsame Interaktionen zwischen Carbamazepin und anderen Substanzen, die durch die Induktion hepatischer Enzyme hervorgerufen werden, können zu einem Anstieg der Carbamazepinwerte bis hin zur Toxizität (z.B. bei gleichzeitiger Medikation mit Cimetidin, Isoniazid oder Verapamil) oder zu sinkenden Carbamazepinspiegeln (z.B. bei Phenytoin und Phenobarbital) führen, was eine Dosissteigerung oder -reduktion erforderlich macht. Darüber hinaus ist die Tatsache, daß Carbamazepin die Wirksamkeit anderer Medikamente herabsetzt (z.B. Haloperidol, andere antikonvulsive Substanzen, Theophyllin, Dicumarol, Digoxin, Östrogene) von klinischer Relevanz.

Falls bei Carbamazepin die unerwünschten Wirkungen, wie z.B. Schwindel und Übelkeit, die Dosis limitieren, müssen zusätzlich niedrige Neuroleptikadosen eingesetzt werden (Möller und Schmauß 1996). Die Wahl der Kombination und die jeweilige Höhe der Dosen richten sich nach dem klinischen Erscheinungsbild.

22.3.1.2 Therapie depressiver Episoden

Akute antidepressive Effekte einer Carbamazepinbehandlung sind weniger gut dokumentiert als die antimanische Wirksamkeit. In der einzigen bisher durchgeführten kontrollierten Doppelblindstudie beobachteten *Post* et al. (1986) eine gute antidepressive Wirksamkeit bei etwa einem Drittel der mit Carbamazepin behandelten therapieresistenten depressiven Patienten. Bei der Beurteilung dieses Befundes erscheint es bemerkenswert, daß ein größerer Schweregrad der Depression, eine Anamnese mit häufigen Phasenwechseln und ein weniger chronischer Verlauf mit einem Ansprechen auf Carbamazepin assoziiert zu sein scheinen (Post et al. 1986). Carbamazepin zeigte in den bisher durchgeführten offenen und in der erwähnten kontrollierten Doppelblindstudie seine Wirksamkeit mit der auch bei Antidepressiva beobachteten Wirklatenz von drei bis vier Wochen. Kombinationstherapien trizyklischer Antidepressiva oder Monoaminoxidasehemmer mit Carbamazepin bei therapieresistenten depressiven Patienten sind bisher nicht durchgeführt worden. Bei bipolar depressiven Patienten oder Patienten mit einem Rapid Cycling (RCBD) erscheint – wie bereits dargestellt – eine Kombination von Antidepressiva mit Carbamazepin durchaus sinnvoll und überlegenswert (Post et al. 1990, Calabrese und Woyshville 1995).

22.3.2 Valproinsäure

22.3.2.1 Therapie manischer Episoden

Valproinsäure findet primär Anwendung als Antikonvulsivum bei primär generalisierten, fokalen und sekundär generalisierten Anfällen. Lambert et al. stellten bereits im Jahre 1966 fest, daß Valproat neben den bekannten antikonvulsiven Wirkungen auch psychotrope Wirkungen entfaltet und setzten Valproat in der Behandlung von manisch-depressiven Erkrankungen ein. Valproat hat insbesondere eine gute Wirksamkeit in der Behandlung akuter Manien (Emrich et al. 1981, 1985). *McElroy* et al. (1992a) faßten die bis dahin veröffentlichten 16 unkontrollierten Studien zusammen und stellten fest, daß 63% der dokumentierten 633 akut manischen Patienten gut auf eine Therapie mit Valproat ansprachen. Die Besserung des psychopathologischen Befundes wurde häufig nach einem Einnahmezeitraum von ein bis zwei Wochen berichtet, entscheidend dabei war die Tatsache, daß eine Serumkonzentration von Valproat von 50 µg/ml und mehr erreicht wurde. Vereinzelt gab es auch Hinweise, daß manische Patienten auf eine Therapie mit Valproat bereits nach ein bis vier Tagen ansprechen (McElroy et al. 1987, 1988a,b).

Auch bei Zusammenfassung der kontrollierten Studien stellten *McElroy* et al. (1992a) ein Ansprechen auf die Valproattherapie bei 62% der behandelten Patienten fest.

In der bisher umfangreichsten plazebokontrollierten Doppelblindstudie (Bowden et al. 1994) wurden 179 akut manische Patienten im Rahmen einer bipolaren Erkrankung – die Hälfte Lithium-Nonresponder – entweder mit Valproat, Lithium oder Plazebo über einen Zeitraum von 21 Tagen behandelt. Valproat und Lithium waren bezüglich ihrer antimanischen Wirksamkeit gleich und Plazebo signifikant überlegen, Valproat zeigte sich dabei sowohl bei Lithium-Nonrespondern als auch Lithium-Respondern gleichermaßen wirksam. Weitere Studien belegen die Überlegenheit von Valproat gegenüber Plazebo. So untersuchten *Pope* et al. (1991) in einer Plazebo-kontrollierten Doppelblindstudie Valproat bei 36 Lithium-Nonrespondern. Unter einer Valproattherapie besserte sich der psychopathologische Befund bei diesen Patienten um über 50%, unter der Plazebotherapie nur um ca. 5%. Die antimanischen Effekte von Valproat zeigten sich in dieser Studie bereits nach ca. ein bis vier Tagen. Der Therapieerfolg in dieser Untersuchung korrelierte leicht mit einem höheren Patientenalter und einer kürzeren Krankheitsdauer, deutlich hingegen mit der Höhe des Valproatplasmaspiegels. *Freeman* et al. (1992) untersuchten in einer doppelblinden randomisierten Untersuchung bei sieben manischen Patienten die Wirksamkeit von Valproat im Vergleich zu Lithium und kamen zu dem Ergebnis, daß Lithium und Valproat bei der Behandlung der akuten Manie vergleichbar gut wirksam sind. *Emrich* und *Wolf* (1992) konnten an 12 Patienten in einer doppelblinden plazebo-kontrollierten, zeitvariablen Cross-over-Studie mit affektiven und schizoaffektiven Lithium-resistenten Patienten in einer akuten manischen Phase zeigen, daß Valproat sowohl als Monotherapeutikum als auch in Kombination mit Lithium zur Behandlung von akuten Manien gut eingesetzt werden kann. In Studien von *Calabrese* et al. (1991a, 1992) über einen Zeitraum von 18 Monaten an einer großen Anzahl von Patienten mit Rapid Cycling (RCBD) wurde festgestellt, daß bei 54% der Patienten akut manische Phasen gut mit Valproat behandelt werden konnten.

McElroy et al. (1996) behandelten 36 konsekutiv in die Klinik aufgenommene maniforme Patienten entweder mit Divalproat 20 mg/kg/Tag oder Haloperidol 0,2 mg/kg/Tag über sechs Tage und stellten für beide Therapien eine identische Wirksamkeit bezüglich der Besserung maniformer Symptomatik fest. Sie beobachteten die größte Besserung der Symptomatik in den ersten drei Behandlungstagen und schlossen aus der Studie, daß eine orale Behandlung mit Valproat einen schnellen antimanischen und antipsychotischen Effekt produziert, der dem des Haloperidol vergleichbar ist.

Zur Akuttherapie manischer Syndrome wird eine initiale Tagesdosis von 300 mg Valproat täglich um 300 mg auf Dosierungen von 900 bis 1800 mg/Tag erhöht. So zeigte u.a. eine kürzlich veröffentlichte Studie von *McElroy* et al. (1993b), daß Valproatdosierungen von 20 mg/kg/Tag als Zusatzmedikation zu anderen Psychopharmaka sicher und sinnvoll sind. Bei nur minimalen unerwünschten Arzneimittelwirkungen zeigten 77% der akut manischen, hospitalisierten Patienten ein gutes bis sehr gutes Ansprechen auf die Therapie. Bei einer Valproattherapie sollten Blutbild, Thrombozyten und Gerinnungswerte anfangs wöchentlich kontrolliert werden. Valproat ist im allgemeinen gut verträglich mit einem geringen Auftreten von unerwünschten Arzneimittelwirkungen (Kando et al. 1996). Der Serumspiegel von Valproat sollte zwischen 60 bis 100 µg/ml liegen (Dose und Emrich 1993). Die häufigsten unerwünschten Arzneimittelwirkungen sind Übelkeit, Oberbauchbeschwerden und Gewichtszunahme. Seltene aber potentielle schwere unerwünschte Arzneimittelwirkungen sind Pankreatitis und hepatotoxische Reaktionen, gekennzeichnet durch hepatisches Versagen (Erbrechen, atypische Oberbauchbeschwerden, Lethargie, Übelkeit, Appetitlosigkeit und Schläfrigkeit). Bei Auftreten dieser Beschwerden ist die Valproatmedikation sofort abzusetzen.

22.3.2.2 Therapie depressiver Episoden

Depressive Syndrome – sowohl im Rahmen einer monopolaren als auch bipolaren Erkrankung – sprechen weniger gut als maniforme Syndrome auf eine Valproattherapie an (Lambert 1984, Hayes 1989, Calabrese und Delugi 1990, McElroy et al. 1992a). Eine der wenigen kontrollierten

Studien über den Einsatz von Valproat bei depressiven Syndromen wurde bisher von *Svestka* et al. (1990) an 41 stationär-depressiven Patienten durchgeführt. Im Mittel betrug die Dauer der depressiven Verstimmung bei diesen Patienten 34 Monate. Während einer Therapie mit Valproat über 21 Tage erlebten 53% der behandelten Patienten eine Vollremission ihrer depressiven Symptomatik.

In einer retrospektiven Datenanalyse, in der 35 Patienten mit primär psychiatrischen Erkrankungen auf eine Monotherapie mit Valproat oder eine Kombination Valproat-Lithium eingestellt worden waren, stellte außerdem *Hayes* (1989) bei 7 von 9 monopolar depressiven Patienten eine deutliche Besserung des psychopathologischen Befundes über einen Behandlungszeitraum von zwölf Monaten fest.

22.3.2.3 *Valproat und Carbamazepin in der Therapie schizoaffektiver Störungen*

Wie bereits dargestellt, ist in einer Reihe von kontrollierten Studien gezeigt worden, daß die Antikonvulsiva Valproat und Carbamazepin in der Behandlung der akuten Manie bei Patienten mit bipolaren Erkrankungen wirksam sind (Keck et al. 1992a,b). Eine kleine Anzahl von Studien mit diesen Substanzen in der akuten und prophylaktischen Behandlung schizoaffektiver Störungen ist ebenfalls veröffentlicht. Diese Studien (Simhandl und Meszaros 1992, McElroy und Keck 1993) – vorwiegend offene, unkontrollierte Untersuchungen – legen die Vermutung nahe, daß Valproat und Carbamazepin, entweder als Monotherapie oder in Kombination mit Neuroleptika verabreicht, psychotische und affektive Symptome bei Patienten mit schizoaffektiven Psychosen besonders vom bipolaren Subtypus mildern können. Zwei kontrollierte Studien mit Carbamazepin in der Behandlung schizoaffektiver Psychosen sind bisher veröffentlicht. In einer Studie (Okuma et al. 1989) wurde nur ein geringer therapeutischer Effekt von Carbamazepin im Vergleich zu Plazebo in Kombination mit einer Neuroleptikabehandlung festgestellt. *Placidi* et al. (1986) berichteten eine geringfügig ausgeprägtere Besserung unter Lithium im Vergleich zu Carbamazepin in der Behandlung von Patienten mit bipolaren Erkrankungen und schizoaffektiven Psychosen, arbeiteten jedoch in dieser Untersuchung die spezifische Response für die Patienten mit schizoaffektiven Psychosen nicht heraus.

Zusammenfassend ist festzustellen, daß das bisher vorliegende Datenmaterial bezüglich der Wirksamkeit von Valproat und Carbamazepin in der Behandlung schizoaffektiver Psychosen noch sehr begrenzt ist (Keck et al. 1996b).

Der Einsatz von Carbamazepin in der Behandlung der akuten schizomanischen Krankheitsepisode ist in der klinischen Praxis deshalb vorwiegend als Kombinationstherapie mit Neuroleptika empfehlenswert. Carbamazepin in Kombination mit Neuroleptika ist einer Lithium-Neuroleptika-Kombinationstherapie vorzuziehen, wenn eine rasche antimanische Wirkung angestrebt wird und wenn additive Nebenwirkungen von Lithium vermieden werden sollen. Andere Antikonvulsiva, wie etwa Valproat, werden vorwiegend bei der chronischen schizomanischen Symptomatik gegeben. Die Verabreichung von Carbamazepin bei schizomanischen Syndromen orientiert sich an den Behandlungsrichtlinien der Manien. Carbamazepin – insbesondere als Suspension verabreicht – erreicht rascher als Lithium eine antimanische Wirkung und könnte an den von den Neuroleptika gewohnten schnellen Wirkungseintritt herankommen (Stoll und Haas 1989).

22.3.2.4 *Valproat und Carbamazepin in der Therapie zykloider Psychosen*

Die Antikonvulsiva Valproat und Carbamazepin sind bisher sowohl in der akuten als auch prophylaktischen Behandlung zykloider Psychosen nicht untersucht.

22.4 Neuroleptika

22.4.1 Therapie manischer Episoden

Der Einsatz der Neuroleptika bei der Behandlung manischer Psychosen beruht auf ihrer Fähigkeit zur psychomotorischen Dämpfung, emotionalen Stabilisierung und Entwicklung einer affektiven Indifferenz. Diese Wirkmechanismen, vor allem aber auch ihre im Vergleich zu anderen antimanisch wirksamen Substanzen rasche Wirksamkeit nach Applikation haben dazu beigetragen, daß Neuroleptika zur Akutbehandlung manischer Syndrome im therapeutischen Alltag an erster Stelle stehen (Dose und Emrich 1993, 1995, Adler et al. 1994, 1996).

Für die meisten Neuroleptika liegen keine Studien für die Indikation *„Akute Manie"* vor. Die wenigen kontrollierten Vergleichsstudien lassen keine signifikanten Unterschiede zwischen den verschiedenen Neuroleptika und Applikationsformen erkennen (Coffman et al. 1987, Woggon 1988). Ob differentielle Wirkprofile einzelner Neuroleptika in der Therapie manischer Syndrome zu unterscheiden sind, müssen erst die weitere Forschung und klinische Erfahrung lehren. Daraus ist zu schließen, daß man sich zur Therapie auf einige hochpotente und niedrigpotente Neuroleptika stützen sollte, die man hinsichtlich ihrer erwünschten und unerwünschten Wirkungen am besten kennt. So kann bei weniger stark manisch erregten Patienten die alleinige Gabe von mittelpotenten oder niederpotenten Neuroleptika mit sedierender Komponente ausreichend sein. Bei hochgradig motorisch erregten Patienten sind die hochpotenten Neuroleptika Mittel der ersten Wahl. Hier können auch häufig zusätzlich niedrigpotente Neuroleptika wegen ihrer stark sedierenden Wirkung indiziert sein (Tabelle 22.7 und Tabelle 22.8).

Tabelle 22.7: Einteilung der Neuroleptika nach neuroleptischer Potenz (modifiziert nach Schöny und Rittmannsberger 1992)

Präparat
Hochpotente Neuroleptika
Benperidol
Bromperidol
Flupentixol
Fluphenazin
Fluspirilen
Haloperidol
Perphenazin
Pimozid
Thiotixen
Trifluoperazin
Trifluperidol
Mittelpotente Neuroleptika
Chlorpromazin
Clozapin
Melperon
Olanzapin
Perazin
Risperidon
Sertindol
Triflupromazin
Zotepin
Zuclopenthixol
Schwachpotente Neuroleptika
Alimemazin
Chlorprothixen
Dixyrazin
Levomepromazin
Pipamperon
Promazin
Promethazin
Prothipendyl
Sulpirid
Thioridazin

Tabelle 22.8: Klinische Charakterisierung wichtiger Neuroleptika (modifiziert nach Möller et al. 1989b)

a)	Phenothiazinderivate mit aliphatischer Seitenkette: niedrigpotent, ausgeprägte sedierende Wirkung, vergleichsweise stark ausgeprägte vegetative Begleitwirkungen, extrapyramidale Begleitwirkungen.
b)	Phenothiazinderivate mit Piperidylseitenkette: ähnlich wie a.
c)	Phenothiazinderivate mit Piperazinylseitenkette: je nach Präparat mittel- bis hochpotent, geringere Sedierung und vegetative Begleitwirkungen, stärkere extrapyramidale Begleitwirkungen als die anderen Substanzen der Phenothiazingruppe.
d)	Thioxanthenderivate: ähnlich wie c.
e)	Butyrophenonderivate: hochpotent, geringe Sedierung, geringe vegetative Begleitwirkungen, ausgeprägte extrapyramidale Begleitwirkungen.
f)	Clozapin, Olanzapin (atypische Neuroleptika): niedrig- bis mittelpotent, starke sedierende und starke vegetative Begleitwirkungen, keine extrapyramidalen Begleitwirkungen.
g)	Risperidon, Sertindol, Zotepin (atypische Neuroleptika): niedrig- bis mittelpotent, sedierende und vegetative Begleitwirkungen, sehr geringe extrapyramidale Begleitwirkungen.
h)	Sulpirid: niedrigpotent, mäßige vegetative Begleitwirkungen, sehr geringe extrapyramidale Begleitwirkungen.

Das genaue therapeutische Vorgehen bei der Therapie manischer Psychosen hinsichtlich der Auswahl spezieller Neuroleptika, Dosierung und Applikationsweise entspricht im wesentlichen der Akutbehandlung schizophrener Psychosen (Woggon 1988, Möller und Schmauß 1996). Aus der Behandlung akuter schizophrener Patienten ist bekannt, daß die parenterale Gabe von Neuroleptika keine wesentlichen Vorteile erbringt, so daß bei behandlungswilligen manischen Patienten eine orale Medikation vorzuziehen ist (Möller et al. 1989b, Coffman et al. 1987). Hinsichtlich der Dosierung der Neuroleptika haben *„Hochdosierungen"* in kontrollierten Studien keine größere Wirksamkeit gezeigt. Eine Übersichtsarbeit von *Davis* et al. (1980) empfiehlt eine Neuroleptikadosis von 1000 mg Chlorpromazinäquivalent, was etwa 15 mg Haloperidol entspricht. *Baldessarini* et al. 1988 stellten in einer Übersichtsarbeit über 19 kontrollierte Studien bei über 7000 psychotischen (überwiegend schizophrenen) Patienten fest, daß Dosierungen über 500-1000 mg Chlorpromazinäquivalent keinen zusätzlichen klinischen Vorteil erbringen. *Rifkin* et al. (1990, 1994) konnten keine signifikanten Unterschiede in der Behandlung manischer Syndrome mit Dosierungen von 10 mg, 30 mg und 80 mg Haldol pro Tag feststellen.

Nachteilig ist, daß Neuroleptika die Kernsymptomatik der Manie offenbar nur begrenzt beeinflussen. Die Dämpfung der Motorik wird zudem von Manikern als stark störende Einengung empfunden. Sie haben das Gefühl, ihren überschießenden Antrieb nicht ausagieren zu können, da sie sich motorisch *„eingemauert"* fühlen. Unter diesem Aspekt scheinen die Alternativen, von denen sich traditionellerweise Lithium und in neuerer Zeit auch Carbamazepin durchsetzen konnten, interessant (Stoltzenburg und Greil 1986, Möller et al. 1989b). *Reetz-Kokott* und *Müller-Oerlinghausen* (1996) berichten, daß sich die medikamentöse Therapie der Manie im klinischen Alltag innerhalb eines Zehnjahreszeitraums dergestalt verändert hat, daß Neuroleptika bezüglich ihrer Häufigkeit und Dosis seltener, Lithium und Carbamazepin häufiger verordnet worden sind.

Hierbei ist zu erwähnen, daß nahezu alle kontrollierten Doppelblindstudien, in denen Neuroleptika und Lithium bei der Behandlung manischer Psychosen verglichen wurden, für die Lithium-behandelten Patienten eine höhere Responserate als für die Chlorpromazin-behandelten Patienten ergaben (Johnson et al. 1968, 1971, Platman 1970, Spring et al. 1970, Takahashi et al. 1975). Lediglich eine Studie – über einen relativ kurzen Behandlungszeitraum von drei Wochen – kam zu dem Ergebnis, daß Chlorpromazin in der Behandlung manischer Syndrome wirksamer als Lithium ist (Prien et al. 1972a,b).

In einer anderen Untersuchung (Shopsin et al. 1975) wurde festgestellt, daß Haloperidol und Lithium klinisch wirksamer sind als Chlorpromazin und daß maniforme Patienten schneller auf eine Haloperidol- als auf eine Lithium-Behandlung ansprechen. *Post* et al. (1980) stellten fest, daß Pimozid ähnlich wirksam wie Chlorpromazin und Thioridazin ist und daß alle drei

Neuroleptika einen schnelleren Wirkungseintritt als Lithium besitzen. *Cookson* et al. (1980) stellten fest, daß Pimozid in der Behandlung der Manie gleich wirksam wie Chlorpromazin ist und *Janicak* et al. (1988) fanden Thiothixene und Lithium gleich wirksam wie Chlorpromazin.

Nachdem *Müller* und *Herpertz* (1977) bereits die klinische Wirksamkeit des atypischen Neuroleptikums Clozapin in der Behandlung manischer Psychosen beschrieben hatten, wird in den letzten Jahren wieder zunehmend über Erfahrungen mit Clozapin in der Behandlung manischer Psychosen berichtet (McElroy et al. 1991, Suppes et al. 1992, Banov et al. 1994, Frankenburg und Zanarini 1994, Zarate et al. 1995a). In einer kürzlich erschienenen Übersichtsarbeit über alle bis zu diesem Zeitpunkt veröffentlichten offenen und kontrollierten Studien über Clozapin in der Behandlung manischer Syndrome stellten *Zarate* et al. (1995b) fest, daß bipolare Patienten sogar häufiger von einer Clozapin-Behandlung zu profitieren scheinen als schizophrene Patienten. *Calabrese* et al. (1996) behandelten therapieresistente manische Patienten über 13 Wochen mit Clozapin und stellten bei 75% der behandelten Patienten eine deutliche Besserung des psychopathologischen Befundes fest. Bipolare Patienten sprachen in dieser Studie besser als schizoaffektive Patienten auf eine Clozapin-Behandlung an. Auch mit einem anderen atypischen Neuroleptikum, dem gemischten Serotonin- ($5\text{-}HT_2$-) und Dopamin- (D_2-) Antagonisten Risperidon werden positive Erfahrungen in der Behandlung manischer Syndrome berichtet (Goodnick 1995, Jacobsen 1995, Tohen et al. 1996).

Erfolgreiche Monotherapien mit Lithium oder Carbamazepin sind zwar dokumentiert, insbesondere bei weniger stark ausgeprägten manischen Syndromen, häufiger sind aber Kombinationen mit Neuroleptika zur Erzielung einer optimalen Wirkung erforderlich (Möller et al. 1989b). Insbesondere Lithium muß wegen seines langsamen Wirkungseintritts und der relativ schwachen antimanischen Wirkung meist mit Neuroleptika kombiniert werden. Vorsicht sollte bei der Kombination von hohen Lithium- und hohen Neuroleptikadosen walten, da kasuistisch neurologische Nebenwirkungen beschrieben worden sind, die allerdings hinsichtlich der Ursächlichkeit umstritten sind (Spring und Frankel 1981, Kessel et al. 1992). Falls bei Carbamazepin die unerwünschten Wirkungen (Schwindel, Übelkeit, Müdigkeit) die Dosis limitieren, müssen zusätzlich Neuroleptika eingesetzt werden. Nach ausreichendem Ansprechen auf die Medikation kann versucht werden, die Dosis in kleinen Schritten, entsprechend dem klinischen Erscheinungsbild zu reduzieren. Selbst nach völliger Remission sollte noch über Monate eine gewisse Erhaltungsdosis beibehalten werden, wie bei der Akutbehandlung schizophrener Psychosen beschrieben, um ein Wiederaufflackern der Symptomatik zu vermeiden. Für die schizomanischen Syndrome gelten die gleichen Gesichtspunkte (Möller und Morin 1989).

22.4.2 Therapie akuter schizomanischer Episoden

Sowohl kontrollierte Studien als auch die klinische Erfahrung sprechen für den Einsatz von Neuroleptika bei schizomanischen Krankheitsepisoden als Mittel der ersten Wahl (Bandelow und Rüther 1989, Möller et al. 1989b). Bei hochgradig motorisch erregten schizomanischen Patienten sind neben den hochpotenten zusätzlich niedrigpotente Neuroleptika wegen der sedierenden Wirkung zu empfehlen. Bei schizodominanten schizomanischen Krankheitsepisoden reicht üblicherweise die Anwendung von hochpotenten Neuroleptika aus. Das genaue therapeutische Vorgehen sowie die Dosierungs- und Applikationsweise entsprechen den für schizophrene und manische Psychosen dargestellten Leitlinien (Möller und Schmauß 1996). *Marneros* (1993b) empfiehlt bei affektdominanten schizomanischen Krankheitsepisoden eine Kombination von Lithium und Neuroleptika. Dies scheint dem Autor vor allem deshalb empfehlenswert, da die Einschränkung in Motorik und Erleben des Patienten durch hochpotente Neuroleptika negativ erlebt wird und die Compliance verschlechtert (Keck et al. 1996b).

22.4.3 Therapie akuter schizodepressiver Episoden

Bei einer Monotherapie schizodepressiver Krankheitsepisoden mit Neuroleptika ist zu befürchten, daß die therapeutische Effizienz bei einer ausgeprägten melancholischen Symptomatik im Rahmen der schizodepressiven Episode eher gering ist. Außerdem wird die Möglichkeit einer Verstärkung der depressiven Anteile der

Episode durch Neuroleptika in der Literatur immer wieder diskutiert (Möller und Morin 1989).

Der Einsatz von Neuroleptika, die sowohl eine neuroleptische als auch eine antidepressive Wirkung besitzen (wie Thioridazin und Sulpirid) wird zwar immer wieder empfohlen, ihre Wirksamkeit als Monotherapie bei schizoaffektiven Episoden ist jedoch wissenschaftlich noch nicht gesichert (Benkert und Hippius 1996).

22.4.4 Therapie zykloider Psychosen

Wie bereits im Kapitel über Lithium angeführt, sind bisher noch keine kontrollierten Studien über die akute Behandlung zykloider Psychosen veröffentlicht worden. *Perris* (1986) und *Perris* und *Eisemann* (1989) betonen jedoch aufgrund eigener klinischer Erfahrung, daß gegenwärtig Neuroleptika die Mittel der ersten Wahl in der akuten Behandlung zykloider Psychosen darstellen. Der Autor verordnet bei der Behandlung zykloider Psychosen primär Haloperidol in einer Dosierung von 20 bis 40 mg täglich und versucht im weiteren Verlauf, die Neuroleptikadosis möglichst schnell zu reduzieren.

22.5 Benzodiazepine

22.5.1 Therapie manischer Episoden

Der Gebrauch von Benzodiazepinen im therapeutischen Vorgehen bei der akuten Manie kann die Notwendigkeit einer neuroleptischen Behandlung einschränken. Besonders Clonazepam und Lorazepam wurden hinsichtlich ihrer therapeutischen Wirkung bei akuten Manien untersucht (Chouinard 1983, 1988). Bei 11 Patienten, die zufallsverteilt im Rahmen einer doppelblind durchgeführten Cross-over-Studie jeweils 10 Tage mit Lithium oder Clonazepam behandelt wurden, erwies sich Clonazepam dem Lithium gegenüber geringfügig überlegen. Benzodiazepine können bei sinnvollem Einsatz insbesondere dazu verhelfen, hohe Dosierungen von Neuroleptika zu vermeiden, weil sie bei niedrigen Dosierungen die Zeitspanne von mehreren Tagen bis zum Eintritt der Wirkung zu überbrücken helfen. Ebenso können Benzodiazepine mit Lithium oder Antikonvulsiva zur Behandlung akuter manischer Zustände kombiniert werden. Vorteil einer derartigen Kombinationsbehandlung wäre, daß diese nicht das Risiko der neurologischen Nebenwirkungen einer Kombination von Lithium / Neuroleptika aufweisen.

22.6 Schlafentzugstherapie (Schlaf-Wach-Therapie)

22.6.1 Therapie depressiver Episoden

Erste systematische Untersuchungen über die therapeutische Wirksamkeit der Schlafentzugstherapie wurden von der Arbeitsgruppe um *Pflug* und *Tölle* (1971) durchgeführt. Aus den Ergebnissen dieser und nachfolgender Untersuchungen läßt sich schließen, daß ein depressives Syndrom unterschiedlicher Genese auf den Schlafentzug anspricht (Kuhs und Tölle 1986). Das Indikationsspektrum für den Schlafentzug schließt daher sowohl unipolare als auch bipolare depressive Erkrankungen sowohl in der akuten Phase als auch in einer chronifizierten Verlaufsform mit ein. In einzelnen Untersuchungen wurden auch günstige Effekte bei den sog. *„neurotischen Depressionen"* beschrieben, wenn dabei Vitalstörungen auftreten. In Tabelle 22.9 sind die verschiedenen Arten der klinischen Behandlung durch Schlafentzug dargestellt.

Während der totale Schlafentzug und der partielle Schlafentzug (der zweiten Nachthälfte) sowohl unter stationären als auch unter ambulanten Bedingungen gut durchgeführt werden können, sind die *„phase advance"*-Therapie und der REM-Schlafentzug wegen des hohen apparativen und Personalaufwands klinischen Einrichtungen vorbehalten. Beim totalen Schlafentzug beginnt die Behandlung am Morgen vor der zu durchwachenden Nacht und reicht bis zum Abend nach der durchwachten Nacht. Dabei ist es von Bedeutung, daß der Patient in diesem gesamten Zeitraum nicht schläft, d.h. weder vor- noch nachschläft. Insbesondere ein Schlaf oder auch nur ein Einnicken (englisch: nap) nach durchwachter Nacht sollte vermieden werden, da gezeigt wurde, daß dadurch die depressive Ver-

Tabelle 22.9: Arten der Schlafentzugsbehandlung (aus Kasper 1993)

1. Praktisch gut durchführbar:	
Totaler Schlafentzug:	beginnend am Morgen vor der SE-Behandlung bis zum Abend nach SE (max. 40 Stunden)
Partieller Schlafentzug:	beginnend ab 1 bzw. 2 Uhr morgens in **der zweiten Nachthälfte** bis zum Abend dieses Tages (d.h. SE der 2. Hälfte der Nacht). Cave: Der partielle Schlafentzug der 1. Hälfte der Nacht ist nicht antidepressiv wirksam.
2. Mehr für Forschungsabteilungen geeignet:	
„Phase-Advance"-Therapie:	Vorverschiebung des Schlaf-Wach-Rhythmus um etwa 6 Stunden, d.h.: fortgesetzter partieller SE der 2. Nachthälfte über die Dauer von z.B. 14 Tagen. Personal- und organisationsintensiv.
REM-Schlafentzug:	Selektiver Entzug des REM-Schlafes. Nur im Schlaflabor möglich.

stimmung sehr rasch wieder auftritt (Wiegand et al. 1993, Riemann et al. 1993). Etwas weniger belastend für den Patienten und therapeutisch gleich effektiv ist der partielle Schlafentzug der zweiten Nachthälfte (Schilgen und Tölle 1980), bei dem die Patienten aufgefordert werden, ab 1.00 Uhr bis zum Abend dieses Tages wachzubleiben. Die Wirksamkeit eines partiellen Schlafentzugs in der ersten Hälfte der Nacht wird nach bisherigen Untersuchungen kontrovers diskutiert. Er wird teilweise als völlig unwirksam (Goetze und Tölle 1981), teilweise als ähnlich wirksam wie Schlafentzug in der 2. Nachthälfte (Leibenluft et al. 1993b) angesehen. Die Phase-advance-Therapie (Wehr et al. 1979, Berger et al. 1995, Riemann et al. 1995), die praktisch einen fortgesetzten partiellen Schlafentzug der zweiten Nachthälfte, z.B. für die Dauer von 10-14 Tagen darstellt, wurde bis jetzt in nur Forschungseinrichtungen untersucht. Zur Nutzung des antidepressiven Effekts des Schlafentzugs und zur Stimmungsstabilisierung durch Vermeidung des Schlafs in der *„kritischen Phase"* wurde in der Freiburger Arbeitsgruppe um Berger ein Schlafentzug mit einer Schlafphasenvorverlagerung um 6 Stunden kombiniert. In einem neuen Studiendesign wurde von dieser Arbeitsgruppe die vorverlagerte Schlafphase in den folgenden Nächten konsekutiv um jeweils eine Stunde der ursprünglichen Schlafzeit angenähert, um einen Rückfall der Stimmung nach Verlagerung der Schlafzeit in die *„kritische Phase"* während der frühen Morgenstunden zu vermeiden. In der ersten Nacht nach Schlafentzug gehen die Patienten um 17.00 Uhr zu Bett und stehen um Mitternacht wieder auf. Bei der Rückverlagerung der Schlafzeit um jeweils eine Stunde erreichen die Patienten nach 7 Nächten wieder die ursprüngliche Einschlafzeit von 23.00 Uhr. Damit beträgt die Bettzeit in den Nächten nach dem Schlafentzug jeweils 7 Stunden (Abb. 22.3).

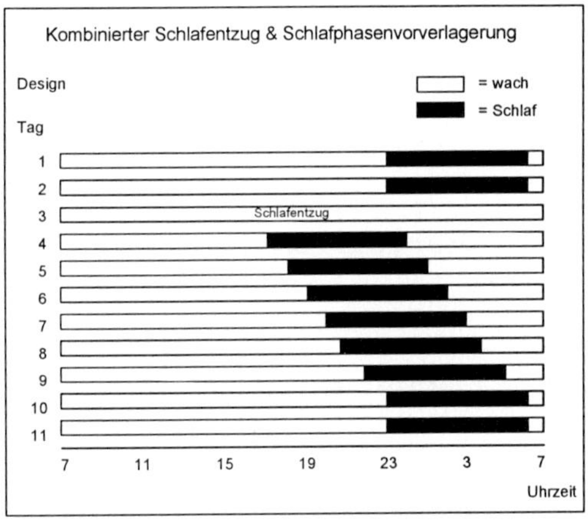

Abb. 22.3: Design der Schlafphasenvorverlagerung (nach König et al. 1996)

Während des Schlafentzugs sind alle Patienten unter kontinuierlicher Betreuung des Pflegepersonals, um auch kurze Schlafpausen zu verhindern. *Berger* et al. (1995) betonen, daß ungefähr 30 bis 40% aller Patienten mit einer Major Depression von einem totalen Schlafentzug mit anschließender Schlafphasenvorverlagerung profitieren. Dabei ist der Therapieerfolg unabhängig von der Länge der Gesamterkrankungsdauer sowie der aktuellen Phasenlänge, weswegen diese Therapie nach Meinung der Autoren auch für Patienten mit lang andauernden und bisher therapierefraktären depressiven Phasen indiziert ist. Die antidepressive Wirkung des REM-Schlafentzugs wurde dagegen bis jetzt nur von der Gruppe um *Vogel* (1968) untersucht und bedarf dringend weiterer praktischer und theoretischer Absicherungen. Es liegen bisher kaum Prädiktionsstudien vor, um vorauszusagen, ob ein Patient überhaupt und zu welchem Zeitpunkt der Erkrankung auf den Schlafentzug anspricht. Nach *Kasper* et al. (1993) lassen klinische Erfahrungen einem positiven Behandlungseffekt bei Vorliegen von depressiven Vitalstörungen sowie bei typischen Tagesschwankungen mit einem Morgentief erkennen. Darüber hinaus zeigte sich, daß der Schlafentzugseffekt offenbar von anderen Faktoren, wie vom Geschlecht oder dem aktuellen Lebensalter des depressiv Kranken unabhängig ist. Ohne Bedeutung für den Effekt der Schlafentzugsbehandlung scheint auch der Schweregrad der Erkrankung zu sein. In einer Übersichtsarbeit über die humoralen Aspekte des Schlafentzugs halten *Ebert* und *Kaschka* (1995) fest, daß Responder im Vergleich zu Nonrespondern auf Schlafentzug eine Reihe von endokrinen Systemen (z.B. Hypothalamus-Hypophysen-Schilddrüsenachse und Hypothalamus-Hypophysen-Nebennierenachse) aktivieren können, die mit Arousal bzw. Stress assoziiert sind. Wie bei der Behandlung mit Antidepressiva beschrieben, können jedoch auch mit dem Schlafentzug bei stärker ausgeprägten Depressionen relativ größere therapeutische Effekte beobachtet werden.

Bei der Beurteilung der Wirksamkeit des Schlafentzugs ist es wichtig, den Zeitverlauf zu berücksichtigen. Etwa 2/3 der behandelten Patienten zeigen einen eindeutig antidepressiven Effekt am ersten Tag nach dem Schlafentzug, während die Zahl am zweiten Tag nach dem Schlafentzug deutlich geringer ist. Eine vollständige und andauernde Besserung nach einem einmaligen Schlafentzug kann nur bei einem sehr geringen Prozentsatz der Patienten (etwa 5%) erwartet werden.

Nebenwirkungen, Risiken und Komplikationen während einer Schlafentzugsbehandlung sind insgesamt selten und weitgehend unbedenklich. Häufig finden sich bei den Patienten in den früheren Morgenstunden der durchwachten Nacht vegetative Befindlichkeitsstörungen. Insgesamt tolerieren und akzeptieren depressive Patienten diese Behandlungsform ausgesprochen gut in einer Reihe von Kliniken wird – meist auf Depressionsstationen – die Schlafentzugstherapie in Gruppen regelmäßig durchgeführt (Ramseier 1993). Sehr selten kommt es zum Auftreten manischer Symptome, während hypomanische Zustände relativ häufig beobachtet werden können (Wehr 1990). Eine Provokation psychotischer Zustände bei der Schlafentzugsbehandlung von depressiv-antriebsarmen Zuständen im Rahmen schizophrener Grunderkrankungen wurde ebenfalls sehr selten beobachtet (Fähndrich 1982). Bei einer erhöhten Krampfbereitschaft wurden in seltenen Fällen nach Schlafentzugsbehandlungen auch Krampfanfälle berichtet. Bei der Kombination von Schlafentzug mit Antidepressiva sollten bei einer erhöhten Krampfbereitschaft Antidepressiva, die zusätzlich die Krampfschwelle senken, vermieden werden (Kasper et al. 1990b).

Die psychopharmakologische Behandlung sollte während der Schlafentzugsbehandlung möglichst weiter fortgesetzt werden (Tabelle 22.10). Eine Ausnahme stellen jedoch sedierende Psychopharmaka dar, die am Abend vor der zu durchwachenden Nacht (Schlafentzugsnacht) weggelassen werden sollten, um den Patienten das Wachbleiben nicht unnötig zu erschweren. Für den therapeutischen Effekt des Schlafentzugs am Tag unmittelbar nach durchwachter Nacht ist es nicht von Bedeutung, ob und welche Medikation der Patient in der Zeit vor oder während des aktuellen Schlafentzugs erhalten hat (Kasper 1993). Die gegebene antidepressive Medikation scheint jedoch für die Tage nach Schlafentzug von Bedeutung zu sein, da in einer Reihe von Untersuchungen gezeigt werden konnte, daß bei Patienten unter einer gleichzeitigen antidepressiven Therapie kein so deutlicher Rückfall auftrat als bei Patienten, bei denen der SE unter medikamentenfreien Bedingungen angewandt wurde. Neben Antidepressiva scheint auch Lithium den antidepressiven Effekt einer Schlafentzugsbehandlung zu stabilisieren (Szuba et al. 1994). In einer Reihe von Untersuchungen von Fähndrich (1983, 1986) wurde angeführt, daß das Ansprechen auf Schlafentzug einen Prädiktor für den Behandlungserfolg mit serotonergen Antidepressiva (z.B. Clomipramin) und eine fehlende Besserung auf Schlafentzug einen Prädiktor für den Behandlungserfolg auf noradrenerge Antidepressiva (z.B. Maprotilin) darstellt. Dieser theoretisch plausibel erscheinende Befund konnte von *Höchli* et al. (1986) nicht bestätigt werden. Diese Arbeitsgruppe erhob die völlig entgegengesetzten Befunde.

Tabelle 22.10: Vorschläge zum praktischen Vorgehen bei der Schlafentzugsbehandlung (aus Kasper 1993)

Stationär oder ambulant?	Patient sollte den SE nicht alleine durchführen. Am besten sollte der Effekt stationär im Beisein einer Nachtwache kennengelernt werden. Kann dann später evtl. zu Hause, z.B. gemeinsam mit einem Angehörigen, durchgeführt werden.
Aufklärung des Patienten	Sollte als *„physiologische"* Maßnahme neben anderen Therapien dargestellt werden. Keine zu großen Erwartungen wecken.
Tätigkeit während des SE	Patient kann allen ihm möglichen und sinnvollen Tätigkeiten nachgehen. Auch körperliche Betätigung, wie z.B. Gymnastik oder ein Spaziergang, ist möglich.
Einschlafen während des SE	Der Patient sollte genau aufgeklärt werden, daß er am Tag nach der durchwachten Nacht nicht schlafen soll.
Schlafen am Tag vor und nach SE	Den Tag vor und nach SE soll der Patient in üblicher Weise verbringen. Kein *„Vor- oder Nachschlafen"*. Der Patient soll am Tag nach SE zu einer für ihn üblichen Zeit schlafen gehen.
Wiederholung des SE	Der SE kann bei noch nicht ausreichend behandelter depressiver Symptomatik 1- bis 2mal pro Woche wiederholt werden.
Verschlechterung am 2. Tag nach SE	Darüber muß mit dem Patienten am besten an diesem Tag gesprochen werden. Häufig kann eine auch nur kurzfristig sich einstellende Erfahrung der Besserung psychotherapeutisch nutzbar sein.
Psychopharmaka während SE	Der Patient kann die Medikamente wie gewohnt weiternehmen. Ein sedierendes Psychopharmakon am Abend des SE sollte jedoch weggelassen werden, um dem Patienten das Wachbleiben nicht unnötig zu erschweren.

22.6.2 Therapie schizodepressiver Episoden

Schlafentzug scheint bei schizodepressiven Krankheitsepisoden mit etlichen Einschränkungen wirksam zu sein. Gehemmte schizodepressive Krankheitsepisoden sprechen üblicherweise gut auf einen therapeutischen Schlafentzug an, der Effekt ist mit dem bei der Depression vergleichbar (Pflug 1989). Ist der schizophrene Anteil der schizodepressiven Symptomatik jedoch dominant, scheint der therapeutische Effekt des Schlafentzugs gering. Hier muß sogar mit der Gefahr einer Verstärkung der schizophrenen Symptomatik gerechnet werden (Pflug 1989). Bei affektdominanten schizodepressiven Episoden wird eine Schlafentzugsbehandlung empfohlen, die in ähnlicher Weise wie bei der Depression durchzuführen ist.

22.7 Lichttherapie (Phototherapie)

22.7.1 Technik der Lichttherapie

Schon griechische Ärzte der hippokratischen Schule und später auch römische Ärzte kannten die Phototherapie. Sie exponierten Patienten mit Depression der Sonne (Oren und Rosenthal 1992).

Bei der modernen Lichtherapie wird meist ein Licht verwendet, das das gesamte Spektrum mit Ausnahme des ultravioletten und infraroten Bereichs beinhaltet und aus 6 bis 8 40-Watt-Leuchtstoffröhren stammt. Hinter den Leuchtstoffröhren ist eine reflektierende Oberfläche angebracht, das Licht wird durch einen Plastikschirm abgegeben, der das Licht zerstreut, um Blendungen zu vermeiden und sämtliche für das Auge schädlichen Spektralanteile (UV- und IR-Licht) auszufiltern. Diese Lichtquelle wird im angloamerikanischen Sprachraum als *„full-spectrum fluorescent bright light"* (helles weißes fluoreszierendes Licht mit vollem Spektrum) bezeichnet. Es ist anzuraten, für die Patienten die Lichtquelle in Augenhöhe, eventuell horizontal auf einem Tisch oder vertikal am Boden aufzustellen.

Der Beleuchtungskörper sollte etwa 100 cm von den Augen entfernt sein und die Patienten werden gebeten, jede Minute einige Sekunden lang in das Licht zu schauen. Die Leuchtstoffröhren sollten mit elektronischen Vorschaltgeräten betrieben werden, um Flimmerfreiheit und damit auch eine Vermeidung von Nebenwirkungen wie Kopfschmerzen zu ermöglichen (Kasper 1991a).

Bei der beschriebenen Anordnung beträgt die auf das Auge auftreffende Lichtintensität etwa 2500 bis 3000 Lux. Diese Lichtmenge ist in etwa 5 x so groß wie eine normale Raumbeleuchtung.

Hinsichtlich des Lichtspektrums ist von Bedeutung, daß der ultraviolette Anteil des Lichts sowie ein zu hoher Blauanteil ausgeblendet ist, da beide nach bisherigen Ergebnissen für den antidepressiven Effekt nicht notwendig zu sein scheinen und schädigende Wirkungen auf die Augen entfalten können.

In der bisher veröffentlichten Literatur findet sich kein eindeutiger Hinweis, daß sich die Wirksamkeit der Lichttherapie auf deren Anwendung am Morgen oder am Abend beschränkt. Dies scheint insbesondere im Hinblick auf die Einsatzmöglichkeiten dieses Verfahrens im Arbeitsalltag von Bedeutung. Da die Sensitivität des Auges für den antidepressiven Effekt der Lichttherapie über den Tag verteilt wechseln kann, scheint es allerdings möglich, daß eine längere Anwendungsdauer in den Abendstunden notwendig ist, um einen vergleichbaren antidepressiven Effekt wie am Morgen zu erzielen.

Bei der Lichttherapie besteht wahrscheinlich eine Dauer- d.h. Dosis-Wirkungs-Beziehung (Kasper 1993) und es ist davon auszugehen, daß Nonresponder auf die erste Behandlung dann einen antidepressiven Effekt verspüren können, wenn bei der zweiten Lichttherapie die tägliche Behandlungsdauer verlängert wird. Darüber hinaus besteht auch die Erfahrung, daß der therapeutische Effekt eher nachläßt, wenn die tägliche Behandlungsdauer reduziert wird.

Es ist aus praktischer Sicht empfehlenswert, mit ca. 2 Stunden Lichttherapie pro Tag entweder morgens oder abends zu beginnen und bei unzureichendem Effekt nach 3-4 Tagen zusätzlich die selbe Dauer morgens oder abends hinzuzufügen. Obwohl bisher keine systematischen Studien über Nebenwirkungen der Lichttherapie vorliegen, kann aufgrund der bisher vorliegenden Ergebnisse zusammengefaßt werden, daß während einer Lichttherapie keine ernsthaften Nebenwirkungen zu erwarten sind (Kasper 1993, Labbate et al. 1994). Gelegentlich klagen Patienten über Spannungen in den Augen, Kopfschmerzen und Gereiztheit. In seltenen Fällen kann es auch zu einer Hypomanie kommen. Die Nebenwirkungen stellen sich meist in den ersten Tagen der Behandlung ein und gehen wieder zurück, wenn die vereinbarte tägliche Therapiedauer verkürzt oder die Therapie vollständig abgesetzt wird.

Aus praktischen Überlegungen ist es beim Auftreten von Nebenwirkungen empfehlenswert, die tägliche Dauer der Lichttherapie zu reduzieren und bei einer besseren Verträglichkeit wieder zu steigern.

22.7.2 Phototherapie saisonalabhängiger depressiver Episoden

Zu Charakteristika und Definition der saisonalabhängigen affektiven Störungen siehe Kapitel 15.

Der Effekt der Lichttherapie bei SAD-Patienten wurde u.a. von *Terman* et al. (1989) in einer Übersichtsarbeit zusammengestellt. Bei den meisten durchgeführten Studien ist hervorzuheben, daß die Lichttherapie – im Gegensatz zu psychopharmakologischen Behandlungsmethoden – meist nur für die Dauer von 7-10 Tagen untersucht wurde. Die bisher vorliegenden Daten lassen eindeutig erkennen, daß die Behandlung mit hellem, weißem Licht (mehr als 2500 Lux) der Kontrollsituation mit gedämpftem Licht (< 300 Lux) signifikant überlegen ist. Darüber hinaus konnte festgestellt werden, daß mildere depressive Syndrome im Rahmen einer SAD wahrscheinlich besonders gut auf eine Behandlungszeit in den Morgenstunden ansprechen, während bei schwerer ausgeprägten depressiven Symptomen der Zeitpunkt der Lichttherapie während des Tages keine wesentliche Rolle zu spielen scheint.

Zusammenfassend lassen sich also deutliche Effekte einer Lichttherapie bei SAD-Patienten feststellen. Lediglich eine vor kurzem von *Levitt* et al. (1996) veröffentlichte Studie konnte bei der Behandlung der saisonal-abhängigen Depression (SAD) keinen signifikanten Unterschied bezüglich der Wirksamkeit von aktivem Licht und Plazebo feststellen. Im weiteren ist zu erwähnen,

Tabelle 22.11: Praktische Richtlinien zur Lichttherapie (aus: Kasper 1993)

Wirkmechanismus:	Der antidepressive Effekt wird über das Auge vermittelt.
Lichtquelle:	Die Augen des Patienten sollen etwa 90 cm von der Lichtquelle entfernt sein, der Patient soll etwa 1 mal pro Minute direkt in die Lichtquelle schauen.
Lichtintensität:	2500 Lux (gemessen an den Augen)
Wellenlänge:	volles Spektrum
Dauer:	2 bis 3 Stunden pro Tag, vom Herbst bis Frühjahr
Tageszeit:	unabhängig vom therapeutischen Erfolg, wenn es für den Patienten günstig ist.
Latenz bis zum Auftreten des antidepressiven Effekts:	3 bis 7 Tage
Nonresponder:	Sprechen auf antidepressive Medikation an.
Teilweises Ansprechen:	Lichttherapie und antidepressive Medikation empfehlenswert.
Nebenwirkungen:	gering, wenn überhaupt, dann Kopfschmerzen, Augenbrennen, Irritabilität, evtl. Hypomanie. Bei Kombination mit trizyklischen Psychopharmaka sowie Lithium augenärztliche Kontrolle empfehlenswert.

daß in einer Reihe von Publikationen (Rosenthal et al. 1984, Dilsaver et al. 1990, Teicher et al. 1990, Ruhrmann und Kasper 1992) auch festgestellt wurde, daß Antidepressiva bei SAD-Patienten mit Erfolg eingesetzt werden können, wobei insbesondere Substanzen mit einem vorwiegend serotonergen Wirkmechanismus wirksam zu sein scheinen (O'Rourke et al. 1989). In der einzigen bisher veröffentlichten kontrollierten Untersuchung wurde während einer 5wöchigen Behandlungsperiode kein Unterschied zwischen dem SSRI Fluoxetin (20 mg/die) und einer Lichttherapie (2h/die) gefunden (Ruhrmann et al. 1992). Beide Behandlungsverfahren gingen mit einem signifikanten Abfall der Depressionswerte einher. Eine neue Studie verglich die Erfolge bei Lichttherapie mit künstlichem Licht und Sonnenlicht bei Winterdepression: Sonnenlicht erwies sich als effektiver (Postolache et al. 1998).

22.7.3 Phototherapie saisonal-unabhängiger depressiver Episoden

Studien zur Wirksamkeit der Lichttherapie bei depressiven Patienten ohne eine jahreszeitliche Gebundenheit der Symptomverschlechterung zeigen im Vergleich zu den SAD-Patienten nur geringe Erfolge. Am ausführlichsten haben sich mit dieser Problemstellung *Kripke* et al. (1983, 1987, 1989) beschäftigt. Von diesen Autoren werden insgesamt günstige Effekte der Lichttherapie bei Nicht-SAD-Depressionen berichtet. Weniger erfolgversprechend dahingegen sind die Ergebnisse von *Volz* et al. (1990). Die Autoren behandelten 30 medikamentenfreie, endogene depressive Patienten ohne SAD-Charakteristik entweder mit hellem, weißem Licht (2500 Lux) oder mit gedämpftem Licht (50 Lux). Beide Patientengruppen zeigten einen signifikanten Abfall ihrer depressiven Symptomatologie anhand des HAMD-Scores, die sich jedoch zwischen den beiden untersuchten Gruppen statistisch nicht signifikant unterschied. *Thalen* et al. (1995) behandelten 90 Patienten mit einer *„major depressive disorder"* im Rahmen saisonal-abhängiger oder saisonal unabhängiger Depression mit einer Lichttherapie über 10 Tage und stellten dabei eine signifikant bessere Wirksamkeit der Lichttherapie bei saisonal-abhängigen Depressionen fest.

Ein gutes Ansprechen der endogenen depressiven Patienten ohne eine SAD-Charakteristik auf Lichttherapie wurde in den nicht kontrollierten Studien von *Dietzel* (1986), *Peter* et al. (1986), *Fleischhauer* et al. (1988) und *Heim* (1988), gefunden.

Zusammenfassend ist festzuhalten, daß im Gegensatz zu den SAD-Patienten bei depressiven Patienten ohne SAD-Charakteristik die Wirksamkeit der Lichttherapie noch ungenügend untersucht ist und daher noch nicht eindeutig beurteilt werden kann. Aufgrund der bis jetzt vorliegenden Befunde erscheint jedoch eine alleinige Behandlung mit Lichttherapie bei dieser Indikation nicht erfolgversprechend zu sein.

Auch die Frage, ob nicht durch die Lichttherapie, ähnlich wie durch den therapeutischen Schlafentzug, der therapeutische Effekt der Antidepressiva verstärkt werden kann, ist bisher nicht eindeutig untersucht. Ergebnisse von *Prasko* et al. (1987) und *Schwitzer* et al. (1993) scheinen diese Annahme zu bestätigen. Dabei ist ein ähnlicher Effekt wie beim therapeutischen Schlafentzug denkbar.

Von besonderem Interesse scheinen in diesem Zusammenhang auch die Ergebnisse einer Untersuchung von Neumeister et al. (1996), die darauf hinweisen, daß eine Lichttherapie den antidepressiven Effekt eines partiellen Schlafentzugs über mehrere Tage stabilisiert.

Weiterhin ist nicht nur von theoretischem Interesse, daß die Lichttherapie, ähnlich wie Antidepressiva und Schlafentzug, auch manische Symptome hervorrufen kann (Kasper et al. 1990a, Schwitzer et al. 1990, Kripke 1991), was bei einer breiteren Anwendung der Lichttherapie auch bei Depressionen ohne SAD-Charakteristik Aufmerksamkeit finden sollte.

22.8 Elektrokrampftherapie

Die Elektrokrampftherapie wurde vor nahezu 60 Jahren – im Jahr 1938 durch die italienischen Psychiater *Cerletti* und *Bini* – zur Therapie der Schizophrenie eingeführt und führte zu wesentlichen Fortschritten in der Behandlung dieser Erkrankung. Schon kurz nach der Einführung wurde jedoch deutlich, daß diese zunächst nur bei schizophrenen Patienten angewandte Methode auch eine sehr wirksame Therapie depressiver Erkrankungen darstellt. Die wichtigste Indikation zur Elektrokrampftherapie ist in unserer heutigen Zeit diejenige der affektiven Psychosen. So wird die Elektrokrampftherapie nach den Feststellungen der American Psychiatric Association auch heute als die effektivste zur Verfügung stehende Behandlungsform depressiver Episoden sowohl bei monopolaren (American Psychiatric Association 1993) als auch bipolaren affektiven Störungen (American Psychiatric Association 1994) angesehen. Einen Überblick über die Indikationen zur Elektrokrampftherapie gibt Tabelle 22.12.

Tabelle 22.12: Indikationen der Elektrokrampftherapie (EKT) (nach Kissling und Lauter 1993)

1.	Als Therapie der 1. Wahl:
a)	bei wahnhaften Depressionen, depressivem Stupor und schizoaffektiven Psychosen mit depressiver Verstimmung
b)	bei endogenen Depressionen, die mit hoher Suizidalität, Nahrungsverweigerung, körperlicher Erschöpfung und außerordentlichem Leidensdruck einhergehen
c)	bei akuter lebensbedrohlicher Katatonie
2.	Als Therapie der 2. oder 3. Wahl:
a)	bei therapieresistenten Depressionen – nach ineffizienter Behandlung mit zumindest 2 Antidepressiva über einen ausreichenden Zeitraum bzw. nach wirkungsloser Schlafentzugstherapie
b)	bei therapieresistenten, nicht lebensbedrohlichen Katatonien und anderen akuten schizophrenen Psychosen – nach ausreichend dosierter, aber erfolgloser Neuroleptikabehandlung
c)	bei therapieresistenten Manien – nach wirkungsloser Gabe von Neuroleptika, Lithium, Carbamazepin

22.8.1 Definition und Grundlagen der Elektrokrampftherapie

Bei der Elektrokrampftherapie handelt es sich um eine elektrische Auslösung eines generalisierten Krampfanfalls aus therapeutischen Gründen (Folkerts 1995). Die Wirkmechanismen der Elektrokrampftherapie sind bisher nicht vollständig geklärt – es gibt zwar zahlreiche relevante Befunde, aber keine in sich geschlossene Theorie. Die therapeutische Wirkung hängt jedoch zumindest bei affektiven Erkrankungen davon ab, daß die zerebrale Krampfaktivität über einen ausreichend langen Zeitraum aufrechterhalten wird und sich auf zentrale tiefergelegene Hirnregionen, vor allem auf den Bereich des Hypothalamus ausbreitet (Fink 1979, Lerer et al. 1984, Sauer und Lauter 1987a). Die generalisierte Entladung führt zu Veränderungen von Hirndurchblutung und

Hirnstoffwechsel. Darüber hinaus kommt es durch die Elektrokrampftherapie zu zahlreichen neuro-humoralen Veränderungen, (u.a. Cortisol, Prolaktin, TSH) und Beeinflussung an verschiedenen Rezeptorsystemen (Lerer et al. 1984, Malitz und Sackheim 1986). So sind neben Beeinflussungen des dopaminergen und noradrenergen Systems auch Veränderungen im serotonergen System festgestellt worden. Der Einfluß der Elektrokrampftherapie auf zahlreiche Neurotransmittersysteme erklärt vermutlich die Überlegenheit des Behandlungsverfahrens gegenüber verschiedenen Antidepressiva, die sich durch eine größere Selektivität ihres Wirkungsspektrums auszeichnen (Ottoson 1987).

22.8.2 Durchführung der Elektrokrampftherapie

Jede einzelne Elektrokrampftherapie wird im Beisein des Anästhesisten von einem Psychiater nach Aufklärung und Einverständniserklärung des Patienten durchgeführt (Folkerts 1995). Eine Intubation ist im Regelfall nicht erforderlich, es genügt bei dieser Kurznarkose die Maskenbeatmung mit Sauerstoff. Als Prämedikation wird zur Vermeidung von Bradykardien Atropin appliziert, zur Narkose wird häufig Methohexital (oder andere Kurznarkotika) verwendet, die Muskelrelaxierung wird durch Succinylcholin durchgeführt. Die Behandlung erfolgt unter EKG-Monitor-Kontrolle. Wie bei allen Narkosen müssen die Patienten für die Behandlung nüchtern sein, Zahnprothesen und metallhaltige Schmuckstücke sind abzulegen, vor Stromapplikation muß ein Mundkeil eingeführt werden. Die elektrische Stimulation wird über eine Dauer von 0,5-8 Sek. auf der nicht-dominanten Hemisphäre durchgeführt. Die Stimulationselektroden werden dazu über der nicht-dominanten Hemisphäre am Schädel parasagittal bzw. temporobasal (d'Elia-Position) (Sauer und Lauter 1987b) aufgesetzt. Die zur Auslösung des Krampfanfalls benötigte Energie wird ebenso wie die anderen Behandlungsparameter für jeden einzelnen Patienten festgelegt (siehe Tabelle 22.13). Mindestzeiten des Iktalgeschehens (motorisch 25 Sek., EEG 30 Sek.) sind anzustreben (Folkerts 1995). Das Monitoring der Anfallsdauer wird entweder durch Messung der motorischen Aktivität an dem abgestauten Arm, oder – wie es bei neueren auf dem Markt befindlichen EKT-Geräten möglich ist – durch computerisierte EEG-Analyse durchgeführt.

Die Behandlungsdauer einer Elektrokrampftherapie richtet sich primär nach dem klinischen Bild, im allgemeinen werden insgesamt 6-10 Behandlungen durchgeführt (Kissling und Lauter 1993). Die Häufigkeit der Behandlungen pro Woche variiert zwischen 2 und 3, wobei nach neueren Untersuchungen 2 Behandlungen pro Woche aufgrund vergleichbarer Wirksamkeit bei geringeren Nebenwirkungen Vorteile besitzen könnten (Lerer et al. 1995, Scott und Whalley 1993). Während einer EKT-Behandlung sollte die Gabe von Psychopharmaka vermieden werden. So wird z.B. immer wieder darauf hingewiesen, daß Patienten, die während einer Elektrokrampftherapie weiterhin Lithium erhalten, ein erhöhtes Risiko für ein Delir oder einen Status epilepticus haben (Small et al. 1985, 1988, Rudorfer et al. 1987, Sauer und Lauter 1987a).

Nach Eintritt einer ausreichenden Besserung wird die Elektrokrampftherapie beendet und der depressive Patient auf eine antidepressive Erhaltungsmedikation und – falls indiziert – anschließend auf eine prophylaktische Behandlung mit Antidepressiva bzw. Lithium eingestellt, da nach Abbruch der EKT – ähnlich wie nach einer medikamentösen Behandlung – ein hohes Rückfallrisiko besteht.

Tabelle 22.13: Die wichtigsten Behandlungsparameter der Elektrokrampftherapie (nach Folkerts 1995)

Stimulationsort:	- unilaterale Stimulation - bilaterale Stimulation
Stimulationshäufigkeit:	- täglich - 2 bis 3 pro Woche - Erhaltungs („*maintenance*")-EKT (alle 4 Wochen)
Gesamtdauer der EKT-Serie:	1 bis 12- (?) Einzel-EKT
Stimulusenergie:	Wahl der Stimulusintensität (25 bis 504 mC) (abhängig von Geschlecht, Alter, Begleitmedikation oder Krampfschwelle)
Stimulusfrequenz:	30 bis 70 Hz
Stimulusgröße:	0,5 - 1 - 2,0 ms
Stimulusdauer (gesamt):	0,5 bis 8 s
Begleitmedikation:	insbesondere Antidepressiva, Neuroleptika, Lithium Carbamazepin (?)

22.8.3 Nebenwirkungen der Elektrokrampftherapie

Die immer wieder beobachtete emotionale Ablehnung der Elektrokrampfbehandlung beruht zum Teil auf irrationalen, einer sachlichen Argumentation nicht zugänglichen Ängsten, zum anderen auch auf Berichten aus der *„Frühzeit"* der EKT, als diese Behandlung ohne Kurznarkose und Muskelrelaxation mit sehr breiter Indikation und hoher Behandlungsfrequenz durchgeführt wurde (Kissling und Lauter 1993). Unter den heute üblichen Behandlungsbedingungen (unilaterale Elektrodenplazierung, Muskelrelaxation in Kurznarkose, Sauerstoffbeatmung) gibt es aber sehr viel seltener Komplikationen oder irreversible Nebenwirkungen. Frakturen, Luxationen und apnoische Zustände treten unter diesen modernen Behandlungsbedingungen praktisch nicht mehr auf. Das Risiko einer schweren Komplikation oder des Todes ist mit 1:50.000 Behandlungen anzugeben (American Psychiatric Association 1990, Abrams 1992, Kissling und Lauter 1993, Folkerts 1995). Die sehr seltenen Todesfälle wurden im wesentlichen bei kardio-vaskulären Komplikationen beobachtet. Absolute oder relative Kontraindikationen bestehen hauptsächlich in Zusammenhang mit dem im Rahmen einer Elektrokrampftherapie auftretenden Blutdruckanstieg. Die in Tabelle 22.14 aufgeführten absoluten und relativen Kontraindikationen sind deshalb primär Erkrankungen, bei denen dieser Blutdruckanstieg möglicherweise mit Gefahren für den Patienten assoziiert ist. Bei den relativen Kontraindikationen müssen dabei in die Nutzen-Risiko-Abwägung auch die Risiken einer Psychopharmakotherapie (Kissling und Lauter 1993) einbezogen werden. Höheres Alters, ein Schrittmacher und auch die Gravidität sind keine Kontraindikationen (American Psychiatric Association 1990, Abrams 1992).

Tabelle 22.14: Kontraindikationen der Elektrokrampftherapie (EKT) (nach Sauer und Lauter 1987b)

1.	Absolute Kontraindikationen
a)	kürzlich überstandener Herzinfarkt
b)	zerebrales oder aortales Aneurysma, zerebrales Angiom
c)	erhöhter Hirndruck
2.	Relative Kontraindikationen
a)	koronare Herzkrankheit
b)	schwere arterielle Hypertonie
c)	Zustand nach zerebralem Insult
d)	pulmonale Erkrankungen
Keine Kontraindikationen: höheres Alter, Schwangerschaft, Schrittmacher	

Mögliche Nebenwirkungen der Behandlung können kognitive Störungen sein. Nach Einführung moderner Behandlungsmethoden (z.B. unilaterale Stimulation über der nicht-dominanten Hemisphäre, Präoxygenierung, Hyperventilation) hat sich dieses Risiko allerdings deutlich reduziert. Es können aber auch unter diesen Behandlungsbedingungen sowohl kurzzeitige anterograde wie retrograde Gedächtnisstörungen beobachtet werden. Dabei sind vor allem Gedächtnisinhalte direkt vor und nach der Elektrokrampfbehandlung betroffen. Die Gedächtnisstörungen dauern in der Regel Stunden bis wenige Tage und sind fast immer vollständig reversibel. In Einzelfällen kann es jedoch zu andauernden punktuellen Erinnerungslücken für länger zurückliegende Ereignisse kommen (Squire et al. 1981, Frith et al. 1983), die von den Betroffenen zwar als störend, nicht aber als quälend erlebt werden. Sehr selten sind auch kurzdauernde, reversible organische Psychosen mit Verwirrtheit und Orientierungsstörungen im Anschluß an eine Elektrokrampftherapie beschrieben worden. *Fink* (1979) gibt ihre Häufigkeit mit < 0,5% der behandelten Patienten an und vermerkt, daß sie unter modernen Behandlungstechniken meist vermieden werden können.

Spontane epileptische Anfälle treten nach EKT nicht häufiger auf als in der Gesamtbevölkerung (Blackwood et al. 1980), reversible strukturelle Hirnschäden werden bei lege artis durchgeführter Narkose oder EKT nicht beobachtet (Sauer und Lauter 1987a).

22.8.4 Therapie manischer Episoden

Bei der Behandlung akuter Manien zeigt die Elektrokrampftherapie eine schnelle Wirksamkeit. In einer Übersicht über alle Studien, in denen Elektrokrampftherapie zur Behandlung der akuten manischen Episode eingesetzt war, zeigten 470 von 589 Patienten (das entspricht etwa 80%) eine deutliche klinische Besserung (Mukherjee et al. 1994). Retrospektive Studien über die Wirksamkeit und Sicherheit einer Elektrokrampftherapie im Vergleich zu einer Lithium-Behandlung (mit oder ohne Kombination mit Neuroleptika) ergaben, daß beide Behandlungsmethoden eine vergleichbare Wirksamkeit besitzen (Thomas und Reddy 1982, Black et al. 1987, Alexander et al. 1988). In kontrollierten prospektiven Untersuchungen wurde die Elektrokrampftherapie als gleich wirksam oder sogar wirksamer als die Psychopharmakotherapie beschrieben (Mukherjee et al. 1988, Small et al. 1988, Strömgren 1988). Viele manische Patienten bessern sich unter einer Elektrokrampftherapie klinisch relativ schnell. So wurde in einer Studie mit sehr strengen Einschlußkriterien z.B. eine komplette Besserung der klinischen Symptomatik nach 6 Behandlungen berichtet (Mukherjee et al. 1988). Die empfohlene EKT-Häufigkeit beträgt 2-3 Behandlungen pro Woche; Unterschiede in der Responserate wurden mit einer häufigeren Behandlungsfrequenz nicht festgestellt (Mukherjee et al. 1988). Die Wirksamkeit einer häufigeren oder längeren EKT-Behandlung ist weder durch retrospektive (Thomas und Reddy 1982, Black et al. 1987, Alexander et al. 1988), noch durch prospektive Studien (Mukherjee et al. 1988, Small et al. 1988) unterstützt worden.

Die Elektrokrampftherapie ist in der Regel nicht die Behandlung der ersten Wahl für manische Syndrome, da ein Großteil der Patienten mit dieser Erkrankung üblicherweise auf eine Behandlung mit Lithium, Carbamazepin, Valproat oder Neuroleptika anspricht. Konsequenterweise ist der Großteil der manischen Patienten, die mit einer Elektrokrampftherapie behandelt werden, deshalb therapieresistent auf die üblicherweise eingesetzten Psychopharmaka. Eine prospektiv angelegte Studie untersuchte die Wirksamkeit der Elektrokrampftherapie bei derartigen Psychopharmaka-resistenten maniformen Patienten und stellte fest, daß 13 von 24 Patienten eine deutliche Besserung auf eine Elektrokrampftherapie zeigten (Mukherjee et al. 1988).

22.8.5 Therapie depressiver Episoden

Die Elektrokrampftherapie gilt auch heute noch als die wirksamste Behandlungsmethode depressiver Episoden im Rahmen von monopolaren und bipolaren affektiven Psychosen. Die Wirksamkeit der Elektrokrampftherapie konnte in zahlreichen kontrollierten Studien gegenüber der simulierten Elektrokrampftherapie (Übersicht: Abrams 1992) verschiedenen Antidepressiva (Janicak et al. 1985, Hamilton 1986, American Psychiatric Association 1990) und im Vergleich verschiedener Formen der Elektrokrampftherapie (Sackheim 1987, 1989) gesichert werden. Der Einsatz der Elektrokrampftherapie bei diesen Erkrankungen ist vor allem dann indiziert, wenn es sich um schwere (z.B. vital bedrohliche) Erkrankungen handelt, und stellt in bestimmten klinischen Situationen eine Behandlung der ersten Wahl (z.B. bei gefährdender Suizidalität, depressivem Stupor sowie bei wahnhafter Melancholie, American Psychiatric Association 1994) dar. Die Responserate bei wahnhaften Melancholien wird mit 85-

90% (Perry et al. 1982, Kroessler 1985) angegeben, während unter neuroleptischer oder antidepressiver Monotherapie lediglich Responseraten zwischen 20 und 50% und unter einer Kombinationstherapie Raten zwischen 45 und 80% angegeben werden.

Bei der Behandlung schwer depressiver Syndrome wird im Vergleich zu trizyklischen Antidepressiva vor allem ein rascherer Wirkungseintritt und eine bessere Wirksamkeit festgestellt.

Neben der Diagnose müssen das Alter, die medizinische Gesamtsituation (Begleiterkrankungen, vitale Bedrohung), der Schweregrad der Symptomatik (z.B. Stupor, Suizidalität, Nahrungsverweigerung, körperliche Erschöpfung) sowie frühere Erfahrungen mit der EKT bzw. der Pharmakotherapie und auch der Wunsch des Patienten nach der EKT berücksichtigt werden (American Psychiatric Association 1990). Die Responserate der EKT bei zuvor unbehandelten depressiven Patienten beträgt ca. 70-90% (Fink 1979, Abrams 1992, Folkerts 1995).

Als Hauptindikationsgebiet zur EKT gelten heute therapieresistente Depressionen (Avery und Lubrano 1979, American Psychiatric Association 1990, Dietzfelbinger 1990, Abrams 1992, Fink 1993, Scott 1994, Freeman 1995, Joffe und Kellner 1995, Kornhuber und Weller 1995). Über die Wirksamkeit der Elektrokrampftherapie bei therapieresistenten Depressionen gibt es trotzdem bemerkenswert wenige Studien (Übersicht: Dietzfelbinger et al. 1990). Aus den bisher vorliegenden Studien läßt sich ableiten, daß die Wirksamkeit der Elektrokrampftherapie gegenüber klassischen Pharmaka nachgewiesen ist und zwischen 50 und 75% abhängig vom Grad der Therapieresistenz der Patientengruppe liegt. Dietzfelbinger et al. (1990) führen an, daß die EKT trotz aller Einschränkungen in ihrer Wirksamkeit allen anderen therapeutischen Möglichkeiten bei Antidepressiva-Nonrespondern überlegen sei. Die hohe Relapserate von 50% bei Absetzen der EKT nach Remission der depressiven Symptomatik kann durch Fortsetzung der Pharmakotherapie mit Antidepressiva bzw. Lithium signifikant reduziert oder die Elektrokrampftherapie als Erhaltungstherapie fortgesetzt werden.

Bezüglich der Wirksamkeit der Elektrokrampftherapie bei Patienten mit bipolaren Depressionen haben einige Autoren die Responseraten auf Elektrokrampftherapie bei Patienten mit unipolaren und bipolaren Depressionen verglichen (Strömgren 1973, Abrams und Taylor 1974, Black et al. 1987). Sie kamen zu dem Ergebnis, daß im allgemeinen die Unterscheidung zwischen unipolarer und bipolarer Depression keinen prädiktiven Wert in bezug auf die Wirksamkeit einer EKT-Behandlung besitzt. Daraus folgernd läßt sich ableiten, daß die Elektrokrampfbehandlung auch eine äußerst effektive Behandlungsmethode für die depressive Episode einer bipolaren affektiven Erkrankung darstellt. Es gibt nur sehr wenige Informationen über die Wirksamkeit der Elektrokrampftherapie bei bipolaren Patienten mit einer Therapieresistenz auf Antidepressiva. Neuere Untersuchungen zeigen, daß ca. 50% der bipolaren depressiven Patienten, die zumindest auf einen adäquaten Behandlungsversuch mit Antidepressiva nicht respondiert haben, eine deutliche klinische Besserung unter Behandlung mit einer bilateralen Elektrokrampftherapie zeigen (Prudic 1990). Die American Psychiatric Association (1994) schlägt vor, die Elektrokrampftherapie als eine Therapie der ersten Wahl bei bipolaren Depressionen in Erwägung zu ziehen, wenn ein schneller Behandlungserfolg notwendig ist oder wenn pharmakologische Behandlungsmaßnahmen kontraindiziert sind (z.B. während der Schwangerschaft).

Abschließend sei darauf hingewiesen, daß eine Elektrokrampftherapie ebenso wie eine Behandlung mit Antidepressiva bei bipolaren Patienten eine Hypomanie oder Manie hervorrufen kann. Dieses Phänomen ist allerdings relativ selten (Devanand et al. 1988) und die weitere Behandlungsstrategie ist insgesamt nicht eindeutig geklärt. Einige Kliniker fahren mit der Elektrokrampftherapie fort, während andere die Elektrokrampftherapie beenden und eine Lithium-Behandlung beginnen (American Psychiatric Association 1990).

22.8.6 Therapie schizomanischer und schizodepressiver Episoden

Es gibt einige Hinweise in der Literatur (Folstein et al. 1973, Reiss et al. 1981), daß eine Elektrokrampftherapie bei der Behandlung schizoaffektiver Psychosen – insbesondere bei Therapieresistenz auf Neuroleptika – eine wirksame Behandlungsmethode darstellt. Die Behandlungsergebnisse gestalten sich um so besser, je ausgeprägter der affektive Pol der Erkrankung ist und je akuter sich das entsprechende Krankheitsbild darstellt. Des weiteren scheint eine Kombination von EKT und Neuroleptika einer Monotherapie mit Neuroleptika in der Behandlung affektdominanter schizoaffektiver Psychosen überlegen.

22.8.7 Therapie zykloider Psychosen

Auch hier findet sich eine Reihe von Hinweisen in der Literatur (Schulze und Neumann 1966, Kirov 1972b, Mattsson und Perris 1973, Perris 1974), daß eine Elektrokrampftherapie bei der Behandlung zykloider Psychosen eine effiziente und rasch zum Erfolg führende Therapiemethode darstellt. So wird von allen Autoren berichtet, daß die Elektrokrampftherapie bereits nach wenigen Anwendungen zu einer dramatischen Besserung des psychischen Befindens zykloid psychotischer Patienten führt. Die Autoren weisen jedoch darauf hin, daß ein Wiederauftreten der Symptomatik zu erwarten ist, falls nicht wenigstens 6 bis 8 Elektrokrampfbehandlungen durchgeführt werden.

22.9 Psychochirurgie

Der Einsatz der Antidepressiva und die Effektivität der Elektrokrampftherapie in der Behandlung affektiver Störungen haben dazu geführt, daß die Psychochirurgie in der Behandlung affektiver Störungen keine Rolle mehr spielt und nur noch der Vollständigkeit halber innerhalb der biologischen Therapieformen zu erwähnen ist.

Psychochirurgische Eingriffe wurden in den 70er und 80er Jahren vor allem noch in den Vereinigten Staaten (Donnelly 1978) und in Großbritannien (Barraclough und Mitchell-Heggs 1978, Bartlett et al. 1981) durchgeführt. Einen ausgezeichneten Überblick über die psychochirurgischen Operationstechniken, die internationalen Erfahrungen mit den entsprechenden Operationsverfahren sowie die äußerst kontroverse Diskussion um die Notwendigkeit psychochirurgischer Eingriffe gibt Bridges (1992).

Bei den zur Verfügung stehenden Veröffentlichungen wird von den Autoren einheitlich betont, daß psychochirurgische Eingriffe bei psychiatrischen Erkrankungen für affektive Psychosen noch am erfolgversprechendsten sind. So berichteten *Ballantine* et al. (1977) und *Corkin* et al. (1979), daß sich durch eine Cingulotomie schwere chronifizierte depressive und in einem gewissen Ausmaß auch maniforme Syndrome bessern. In den von den Autoren veröffentlichten Studien zeigten 65 bis 75% der 188 Patienten, die sich einer bilateralen Cingulotomie unterzogen, eine deutliche Besserung ihres psychischen Befindens. Aus den dargestellten Studien läßt sich jedoch nicht ableiten, wieviele der entsprechend behandelten depressiven Patienten gegenüber allen anderen Behandlungsmethoden therapieresistent waren und ob standardisierte diagnostische Kriterien für das Vorliegen einer unipolaren oder bipolaren Depression erfüllt waren.

Ballantine und *Giriunas* (1979) und *Ballantine* et al. (1987) gingen davon aus, daß die Cingulotomie ihre Wirksamkeit auf psychiatrische Erkrankungen durch sekundäre neurochemische Veränderungen erreicht, da sich die Besserung des psychischen Befindens nach der Operation erst mit einer gewissen Verzögerung feststellen ließ. *Corkin* et al. (1979) führen die therapeutische Wirkung der Cingulotomie auf die Unterbrechung der Fasern zurück, die durch den Gyrus cingularis ziehen. *Bernad* et al. (1979) nehmen an, daß eine Cingulotomie bei psychiatrischen Patienten nur dann erfolgreich ist, wenn auch Läsionen im oberflächlichen Teil des Corpus callosum gesetzt werden und somit eine Störung der Informationsübertragung zwischen den beiden Hemisphären zustandekommt.

Neben der Cingulotomie wird die stereotaktische *„subkaudale Traktotomie"* als ein wirksames psychochirurgisches Verfahren bei therapieresistenten bipolar affektiven Patienten angesehen. Untersuchungen über die Wirksamkeit dieser psychochirurgischen Operationstechnik ergaben, daß etwa die Hälfte der behandelten Patienten mit bipolaren Erkrankungen von dieser Behandlungsmethode profitierten. *Lovett* und *Shaw* (1987) und *Poynton* et al. (1988) berichten, daß manische Episoden besser als depressive Episoden auf diese psychochirurgische Behandlungsform ansprachen, während *Sachdev* et al. (1988) dies nicht bestätigen konnten. Alle Autoren schlagen diese Behandlungsform nur für extrem kranke Patienten vor, die nicht auf andere Behandlungsmethoden ansprechen.

22.10 Besonderheiten bei der Behandlung von unipolaren und bipolaren Erkrankungen in Schwangerschaft, Wochenbett und prämenstruell

Die medikamentöse Behandlung von psychischen Störungen in Schwangerschaft und Stillzeit stellt eine Gratwanderung zwischen klinischen Erfordernissen und den besonderen Risiken für Embryo bzw. Fetus und Neugeborenes dar (Benkert und Hippius 1996). Die Notwendigkeit der Beschäftigung mit diesem Thema läßt sich einerseits aus der relativ hohen Inzidenz psychischer Störungen in der Schwangerschaft und vor allem im Wochenbett, andererseits aus der großen Zahl von Müttern, die Psychopharmaka in diesen vulnerablen Phasen der kindlichen Entwicklung einnehmen, ableiten.

Eine in der Schwangerschaft durchgeführte medikamentöse Therapie birgt folgende Risiken (Cohen et al. 1991):

1. Teratogenität,
2. Induktion langfristiger Verhaltens- und Entwicklungsstörungen,
3. direkte toxische Einflüsse auf den Fetus,
4. ungünstige Einflüsse auf den Geburtsprozeß,
5. mit dem Stillen verbundene Risiken.

Bisher liegen nur wenige Daten über Zusammenhänge zwischen der Einnahme von Psychopharmaka in der Schwangerschaft und Mißbildungen vor. In den ersten beiden Wochen nach der Konzeption (Blastogenese) führen toxische Einwirkungen meist zum Fruchttod. Die Zeit der höchsten Empfindlichkeit gegenüber teratogenen Noxen beginnt mit der 3. Woche und endet mit Abschluß der Organbildungsphase nach etwa 12 Wochen (Embryonalphase). In der Zeit danach bis zur Geburt (Fetalphase) kann in erster Linie das Wachstum beeinträchtigt werden; das ZNS bleibt bis zur Ausreifung des Kortex post partum beeinflußbar.

Zur Überprüfung der Frage, ob und in welchem Ausmaß Medikamente keimschädigend wirken, stehen verschiedene Methoden zur Verfügung (epidemiologische Studien, prospektive Langzeitstudien, retrospektive Krankenblattuntersuchungen, Einzelfallstudien, sog. präklinische Tierversuche).

Nahezu alle Psychopharmaka gehen – in sehr unterschiedlichem Ausmaß – in die Muttermilch über (Ananth 1978). Der Umfang der Wirkungen auf den Säugling wird dabei einerseits von der verabreichten Substanzklasse und deren spezifischen zentralnervösen Wirkungen, andererseits vom Metabolismus nicht nur der Mutter, sondern auch des Säuglings bestimmt.

22.10.1 Antidepressiva

Eine mögliche Teratogenität von Antidepressiva konnte bisher weder belegt noch mit Sicherheit ausgeschlossen werden (Thiels 1987), so daß während des ersten Trimenons einer Schwangerschaft – wenn irgend möglich – auf die Einnahme von Antidepressiva verzichtet werden sollte. Es ist nicht auszuschließen, daß die pränatale Antidepressivaexposition langfristige Auswirkungen auf Entwicklung und Verhalten hat (Vorhees et al. 1979). Aufgrund der gelegentlich bei Neugeborenen beobachteten toxischen Effekte sowie Entzugserscheinungen, insbesondere nach Clomipramin-Einnahme, wird eine Dosisreduktion oder ein schrittweises Absetzen trizyklischer Antidepressiva gegen Ende der Schwangerschaft empfohlen, zumal Antidepressiva vom unreifen Organismus nur langsam abgebaut werden. Trizyklika und MAO-Hemmer gehen zwar in die Muttermilch über, werden aber vom Säugling in so geringen Mengen aufgenommen, daß ein Nachweis im Serum nicht möglich ist. Während *Thiels* (1992) darauf hinweist, daß Müttern bei der Notwendigkeit einer antidepressiven Therapie nicht vom Stillen abgeraten werden sollte, solange sich kein Anhalt für eine unerwünschte Arzneimittelwirkung ergibt, schlagen *Benkert* und *Hippius* (1996) vor, daß Kinder von mit Antidepressiva behandelten Müttern im Regelfall nicht gestillt werden sollten.

22.10.2 Lithium

In den letzten Jahren wurde die Teratogenität von Lithium kontrovers diskutiert. So berichtete *Weinstein* (1980), daß im sog. *„Lithium-Baby-Register"* 11% der Neugeborenen, die während des ersten Trimenons der Schwangerschaft Lithium exponiert gewesen waren, sichtbare Mißbildungen hatten. Von den 25 mißgebildeten Neugeborenen litten 18 unter Mißbildungen von Herz und großen Gefäßen, darunter 6 unter der sonst sehr seltenen Ebstein-Anomalie. Hieraus wurde für Neugeborene, die mindestens während des ersten Schwangerschafttrimenons Lithium exponiert gewesen waren, ein gegenüber einer Normalpopulation 20fach erhöhtes Risiko für eine Ebstein-Anomalie berechnet (d'Elia et al. 1987). Hingegen konnte in der bisher einzigen prospektiven Studie (Jacobson et al. 1992) kein sicherer Zusammenhang zwischen einer Lithiumexposition in der Schwangerschaft und einer erhöhten Rate – insbesondere an kardialen Fehlbildungen gefunden werden.

Eine von *Cohen* et al. (1994) durchgeführte Metaanalyse der bis dahin durchgeführten Studien kommt zu dem Ergebnis, daß das Risiko, durch eine Lithiumbehandlung von Schwangeren im ersten Trimenon eine Mißbildung – insbesondere eine Ebstein-Anomalie – hervorzurufen, weitaus geringer ist, als aufgrund der in den 70er Jahren durchgeführten retrospektiven Studie angenommen worden ist.

Lithiumspiegel von 1,0 mmol/l können bereits zu erheblichen Beeinträchtigungen des Neugeborenen führen (u.a. Herzrhythmusstörungen, EKG-Veränderungen, Diabetes insipidus, Struma) (Benkert und Hippius 1996).

Lithium geht in die Muttermilch über. Die Lithiumspiegel beim gestillten Säugling liegen zwischen 10 und 50% der bei der Mutter gemessenen Spiegel. Lithium-behandelten Müttern wird daher geraten, nicht zu stillen.

Grundsätzlich ist zu fordern, daß gebärfähigen Frauen Lithium nur bei eindeutiger Indikation in der Akuttherapie und der Rezidivprophylaxe affektiver Erkrankungen verordnet werden sollte und diese Patientinnen über das mögliche teratogene Risiko und die Toxizität von Lithium aufgeklärt werden sollten. Die Empfehlung empfängnisverhütender Maßnahmen sollte unter allen Umständen erfolgen. Bei einer unumgänglichen psychopharmakologischen Therapie manischer oder schizomanischer Episoden bei schwangeren Patientinnen stellen die Antikonvulsiva aufgrund ihres teratogenen Potentials keine therapeutischen Alternativen zum Lithium dar. Hingegen sind Neuroleptika in niedriger Dosierung, z.B. Haloperidol als Alternative zu empfehlen (van Gent und Nabarro 1987).

22.10.3 Antikonvulsiva

Nach letzten Untersuchungsergebnissen (u.a. Jones et al. 1989) muß das teratogene Risiko von Carbamazepin doch als größer eingeschätzt werden, als dies bisher üblich war, so daß für Carbamazepin nach *Thiels* (1992) eine ähnlich strenge Indikation wie für Lithium während des ersten Trimenons der Schwangerschaft angezeigt scheint. Auch gegen Ende einer Schwangerschaft ist zumindest eine zurückhaltende Dosierung von Carbamazepin angezeigt, da Entzugssymptome und/oder Sedation bei pränatal Carbamazepin ausgesetzten Neugeborenen wiederholt beobachtet wurden. Über Probleme durch den Übergang von Carbamazepin in die Muttermilch wurde bisher nicht berichtet.

Auch die Valproinsäure muß beim derzeitigen Kenntnisstand, zumindest bei Einnahme im ersten Trimenon der Schwangerschaft, als potentiell teratogen angesehen werden (Lindhout und Omtzigt 1992).

Bei einer unumgänglichen psychopharmakologischen Behandlung manischer oder schizomanischer Episoden bei schwangeren Patientinnen stellen niedrigdosierte Neuroleptika, z.B. Haloperidol, auch zu den Antikonvulsiva die sinnvollste Alternative dar.

22.10.4 Neuroleptika

Nach Behandlung mit Neuroleptika wurde kasuistisch über Extremitätenmißbildungen berichtet, ohne daß dies statistisch hinreichend belegt ist. In mehreren großen, auch prospektiven Studien konnte die Zahl von Mißbildungen nach Neuroleptikaexposition im ersten Trimenon der Schwangerschaft nicht eindeutig nachgewiesen werden (z.B. Milkovich und van den Berg 1976).

Bei Neugeborenen, deren Mütter vor der Geburt Neuroleptika erhalten hatten, ist mit extrapyramidal-motorischen Nebenwirkungen zu rechnen.

Auf die Behandlung mit Neuroleptika im ersten Trimenon einer Schwangerschaft sollte verzichtet werden. Muß eine Behandlung mit Neuroleptika während einer Schwangerschaft durchgeführt werden, so sollten die Neuroleptika nach Möglichkeit ein bis zwei Wochen vor dem erwarteten Geburtstermin abgesetzt oder zumindest reduziert werden, um das Risiko extrapyramidalmotorischer Nebenwirkungen beim Neugeborenen zu verringern.

Obwohl Neuroleptika nur in geringem Umfang in die Muttermilch übergehen und extrapyramidal-motorische Nebenwirkungen bei Kindern stillender Mütter nicht bekannt geworden sind

(Ananth 1978), sollte zum Ausschluß nicht kalkulierbarer Risiken der neuroleptischen Behandlung der Mutter beim Säugling ebenfalls vom Stillen abgeraten werden.

22.10.5 Benzodiazepine

Die Kenntnisse über das teratogene Risiko von Benzodiazepinen sind noch immer widersprüchlich. Nachdem in ersten retrospektiven Studien ein Zusammenhang zwischen gehäuftem Auftreten von Gesichtsspalten und Einnahme von Diazepam im ersten Trimenon der Schwangerschaft festgestellt worden war, konnte dieser Befund in späteren prospektiven Studien nicht repliziert werden (Rosenberg et al. 1983). Es bestehen auch Hinweise über gehäufte kraniofaziale Anomalien und psychomotorische Entwicklungsverzögerungen nach Benzodiazepineinnahme in der Schwangerschaft (Laegreid et al. 1992). Eine erst vor einigen Jahren veröffentlichte epidemiologische Studie konnte zwar einen Zusammenhang zwischen gehäuften Mißbildungen und der Einnahme hoher Benzodiazepindosen feststellen, die Mütter der betroffenen Kinder hatten während der Schwangerschaft jedoch meist zusätzlich Alkohol- und anderen Substanzmißbrauch betrieben (Bergman et al. 1992). Aus der dargestellten unklaren Datenlage heraus erscheint es empfehlenswert, auf Benzodiazepine während des ersten Trimenons zu verzichten.

Hier ist auch auf die – manchmal längerfristigen – Intoxikationen und auf Entzugssyndrome bei Neugeborenen von Müttern hinzuweisen, die im letzten Drittel der Schwangerschaft Benzodiazepine eingenommen hatten. Darüber hinaus ist das sog. *„Floppy-infant-Syndrom"* mit Muskelhypotonie, Ateminsuffizienz, Hypothermie und Ernährungsstörungen bei Neugeborenen nach längerer Benzodiazepineinnahme durch die Mutter im letzten Trimenon der Schwangerschaft zu beachten.

Mütter, die der Behandlung mit Benzodiazepinen bedürfen, ist vom Stillen abzuraten, weil beim Neugeborenen mit ausgeprägten Benzodiazepinwirkungen wie Sedierung, Trinkschwierigkeiten, Lethargie (Ananth 1978) und mit der Gefahr eines Neugeborenenikterus (Thiels 1992) gerechnet werden muß.

22.10.6 Zusammenfassung

Insgesamt ist bei der Verordnung von Psychopharmaka in der Behandlung von uni- und bipolaren Erkrankungen in Schwangerschaft und Wochenbett trotz des bisher nur bei wenigen Substanzen erbrachten Nachweises einer Teratogenität große Zurückhaltung angezeigt. Um mögliche Risiken zu begrenzen, erscheint es nach *Laux* (1992a) besonders wichtig, folgende Punkte zu berücksichtigen:

- Bei Frauen im gebärfähigen Alter ist vor Verordnung eines Psychopharmakons durch Befragung bzw. Test eine Gravidität auszuschließen.
- Im ersten Trimenon sollte möglichst auf ein Psychopharmakon verzichtet werden.
- Nach dem ersten Trimenon sollte nur dann behandelt werden, wenn die bestehende Erkrankung der Frau selbst ein Risiko für das Kind darstellt. Bei der Auswahl des Präparats sollte auf ein Medikament zurückgegriffen werden, von dem langjährige Erfahrungswerte vorliegen. Die Dosis sollte so gering wie möglich gewählt werden, die Notwendigkeit der Fortführung der Therapie ist immer wieder zu überprüfen. Mindestens eine Woche vor der Geburt sollte die Psychopharmakotherapie ausschleichend beendet bzw. unterbrochen werden. Die Fähigkeit des Neugeborenen, Substanzen zu metabolisieren und zu eliminieren, ist in den ersten Lebenstagen nur unvollständig ausgeprägt; es kann zum Auftreten toxischer Symptome oder zu Entzugserscheinungen kommen. Bekannt ist dies insbesondere bei Neugeborenen von Müttern, die vor oder unter der Geburt mit Benzodiazepinen behandelt wurden; hierbei kann ein sog. Floppy-infant-Syndrom mit Muskelschwäche und Atemstörungen auftreten.
- Da fast alle Psychopharmaka in die Muttermilch übergehen, ist allgemein ein Abstillen zu empfehlen.

22.11 Besonderheiten bei der Behandlung von unipolaren und bipolaren Erkrankungen im höheren Lebensalter und im Klimakterium

Bei psychopharmakologischen Behandlungen im höheren Lebensalter sind drei Faktoren von ausschlaggebender Bedeutung: Die Abnahme der Anpassungsfähigkeit, die Interaktion zwischen Alter und Krankheit und die Multimorbidität des alten Menschen. Die Variation der Arzneieffekte nimmt im Alter deutlich zu, Risiken ergeben sich aus den Interaktionen verschiedener Arzneimittel. Die Summationseffekte derartiger Interaktionen entsprechen keineswegs immer den bekannten Wirkeigenschaften der verabreichten Einzelsubstanzen. Nebenwirkungen sind häufig und treten bereits in den für das Erwachsenenalter durchaus üblichen Dosisbereichen auf. Dies ist mit einer verminderten Toleranz gegenüber Arzneimitteln alleine nicht zu begründen. Hier fällt die Abnahme des aktiven Parenchyms im Alter besonders ins Gewicht.

Ausschlaggebende Faktoren für die individuell unterschiedlichen Arzneieffekte sind die veränderte Pharmakokinetik und Pharmakodynamik im Alter (Maletta et al. 1991a und b). Dazu gehören Änderungen der Resorption (Reduktion von gastrointestinaler Motilität, Blutfluß und Magensäureproduktion), Veränderungen des Verteilungsvolumens (relative Abnahme des Gesamtkörperwassers, relative Zunahme des Körperfettes, Verminderung des Plasma-Albumins), Veränderungen des Metabolismus (Verminderung von Lebergröße und Leberdurchblutung, Reduktion von Enzymaktivitäten), Änderungen der Ausscheidung (Reduktion der glomorulären Filtrationsrate) und der Pharmakodynamik (Zunahme von Rezeptorempfindlichkeiten). Diese Veränderungen können eine Variabilität der Plasmaspiegel, längere Wirkungsdauer fettlöslicher Substanzen, Einschränkungen der Biotransformation sowie Verzögerungen der renalen Elimination und eine Erhöhung der Nebenwirkungsrate zur Folge haben. Wichtige Faktoren sind aber nicht nur die altersbedingten physiologischen Veränderungen, sondern vor allem auch die im höheren Lebensalter auftretenden körperlichen Erkrankungen wie Lebererkrankungen sowie die häufige Verordnung anderer Medikamente mit den daraus resultierenden, manchmal schwer überschaubaren Arzneimittelinteraktionen.

22.11.1 Antidepressiva

Aufgrund der geschilderten pharmakokinetischen und pharmakodynamischen Veränderungen im höheren Lebensalter bestehen besondere Anforderungen an Antidepressiva, die in der Behandlung von Altersdepressionen eingesetzt werden können. Dazu gehören eine ausreichende klinische Wirksamkeit bei geringer Herz-Kreislauf-Wirkung, geringe periphere anticholinerge Wirkung (Mundtrockenheit, Obstipation, Verschwommensehen, Harnverhalt), geringe zentrale anticholinerge Wirkungen (Verwirrtheit, Sedierung, kognitive Störungen), geringe delirogene Potenz sowie günstige pharmakadynamische und pharmakokinetische Eigenschaften (kurze Halbwertszeit, ausreichende Steuerbarkeit, Möglichkeit der Verabreichung in kleinen Dosen, keine bzw. wenig aktive Metaboliten). Diese Probleme lassen sich im Regelfall jedoch durch eine entsprechende Vorgehensweise bei der Auswahl und der Dosierung eines geeigneten Antidepressivums lösen (Stewart 1993, Dunner 1994, Schneider und Olin 1995).

Die Wirksamkeit der Antidepressiva in der Behandlung akuter depressiver Episoden bei älteren Patienten wird durch etwa 30 kontrollierte Doppelblindstudien belegt. Als Antidepressiva wurden in diesen Studien Nortriptylin, Imipramin, Doxepin, Buproprion, Desipramin, Nomifensin, Phenelzin, Fluoxetin, Fluvoxamin und Mirtazapin verwendet (Plotkin et al. 1987, Salzman et al. 1995, Halikas 1995). Die Wirksamkeit neuerer Antidepressiva in der Behandlung älterer depressiver Patienten wird auch durch eine große Zahl von Studien belegt, in denen neuere gegenüber klassischen Antidepressiva als Vergleichssubstanz geprüft wurden. Untersucht wurden u.a. Mianserin, Trazodon, Fluoxetin, Paroxetin, Moclobemid, Citalopram, Sertralin, Brofaromin und Mirtazapin (Altamura et al. 1988, Dunner et al. 1992, Feighner und Cohn 1985, Feighner et al. 1988, de Vanna et al. 1990, Aguglia et al. 1993, Volz et al. 1995, Hoyberg et al. 1996). *Volz* und *Möller* (1994) faßten in einer Übersichtsarbeit alle seit 1980 durchgeführten Therapiestudien mit Antidepressiva bei älteren depressiven Patienten zusammen und stellten fest, daß der methodologische Standard dieser Studien nicht immer dem allgemeinen Standard klinischer Studien entspricht.

Bei Alterspatienten oder dem Vorliegen somatischer Erkrankungen liegen die Initial- sowie Standarddosis für klassische Antidepressiva bei 30-50% der üblichen Dosis; für neuere Antidepressiva wie z.B. Fluvoxamin, Sertralin, Mirtazapin können auch bei älteren Patienten aufgrund der deutlich besseren Verträglichkeit und der geringeren Kardiotoxizität meist die üblichen Initial- und Standarddosierungen gewählt werden. Bisher liegen wenige Daten über die Dauer einer antidepressiven Behandlung bei Alterspatienten vor. Allgemeine Richtlinien schlagen jedoch vor, die Standarddosierung für 6-8 Wochen beizubehalten und die Responder auf diese Behandlung im Rahmen einer Erhaltungstherapie über mindestens 6 Monate weiterzubehandeln. Im Rahmen einer rezidivprophylaktischen Behandlung mit Antidepressiva sollte bei Patienten mit rezidivierenden Depressionen die antidepressive Therapie über Jahre beibehalten werden. Insgesamt liegen über die Dauer der Symptomsuppression, der Erhaltungstherapie und insbesondere auch der Rückfallprophylaxe mit Antidepressiva bei älteren Patienten nur sehr wenige Daten vor (McCue 1992). Patienten mit Hirnschädigungen, vor allem im Frontallappenbereich und den Basalganglien können resistent in bezug auf Antidepressiva sein (Simpson et al. 1998).

22.11.2 Lithium

Sowohl in der Akuttherapie als auch in der Rezidivprophylaxe affektiver Erkrankungen besitzt Lithium bei älteren Patienten eine mit jüngeren Patienten vergleichbar gute Wirkung, im Vergleich zu jüngeren Patienten ist jedoch die Verträglichkeit häufig geringer. Deshalb ist eine besonders sorgfältige Nutzen-Risiko-Analyse erforderlich, eine einschleichende und vorsichtige Dosierung, eine ausreichende Flüssigkeitszufuhr und häufige Serumspiegelkontrollen. *Greil* et al. (1985) betonen, daß Patienten über 75 Jahre nur etwa 2/3 der Dosis von unter 45jährigen benötigen, um therapeutische Blutspiegel zu erreichen.

Ferner ist aufgrund von Arzneimittelinteraktionen, vor allem mit Thiazid-haltigen Diuretika möglichst eine Monotherapie anzustreben. Lithium-Intoxikationen sind im höheren Alter häufiger (11 bis 22%) (Foster 1992). Bei gleichzeitiger Gabe eines Thiazid-haltigen Diuretikums (die möglichst vermieden werden sollte) kann eine Reduktion der Lithiumdosis bis zu 50% notwendig sein. Eine Einmaldosierung zur Nacht kann zu einer Verbesserung der Compliance führen. Die Angaben zu den für die Rezidivprophylaxe ausreichenden Plasmaspiegeln schwanken in der Literatur erheblich. Aufgrund der besonderen Anforderungen in der Gerontopsychiatrie sollte der Serumspiegel jedoch generell nicht höher als 0,6 bis 0,7 mmol/l liegen, meist sind Serumspiegel von 0,4 bis 0,5 mmol/l ausreichend.

22.11.3 Neuroleptika

Der Einsatz von Neuroleptika im Rahmen affektiver Erkrankungen im höheren Lebensalter ist meist zur Behandlung einer Manie oder einer wahnhaften Depression erforderlich. Ebenso wie die Antidepressivabehandlung erfordert auch der Einsatz von Neuroleptika im höheren Lebensalter eine besondere Beachtung potentieller Nebenwirkungen. Da es im Rahmen des Alterungsprozesses in der Regel zu einer Erhöhung der Vulnerabilität gegenüber EPMS-Störungen kommt (Maletta et al. 1991 a und b), sollte auch hier grundsätzlich mit geringeren Dosierungen als bei jüngeren Patienten und mit Neuroleptika mit einem geringeren Potential für extrapyramidalmotorische Störungen behandelt werden. Erklärungen für die höhere Prävalenzrate dieser Störungen, vor allem von tardiven Dyskinesien, im höheren Lebensalter müssen berücksichtigen, daß ältere im Vergleich zu jüngeren Patienten auch meist längere Zeit mit Neuroleptika behandelt worden sind. Darüber hinaus gibt es allerdings auch Hinweise für eine erhöhte Vulnerabilität dopaminerger nigrostriärer Strukturen im höheren Lebensalter.

Das Risiko für tardive Dyskinesien ist bereits oberhalb des 40. Lebensjahres dreimal größer als unterhalb dieses Alters (Jeste und Wyatt 1992). In über 2/3 der Studien über tardive Dyskinesien wurde eine statistisch signifikante Korrelation zwischen Alter und Auftreten von tardiven Dyskinesien gefunden. Offenbar wird aber nicht nur die Inzidenz mit höherem Alter höher, sondern auch die Schwere der Ausprägung der Bewegungsstörung (Smith und Baldessarini 1980).

Empfindlicher sind alte Patienten auch gegenüber Neuroleptika-induzierter orthostatischer Hypotension. *Salzmann* (1987) führt dies auf eine altersabhängig verminderte Empfindlichkeit der zentralen Barorezeptoren zurück.

Die wichtigsten Hinweise zur Anwendung von Neuroleptika bei älteren Patienten sind in Tabelle 22.15 dokumentiert.

Tabelle 22.15: Hinweise zur Anwendung von Neuroleptika bei alten Patienten (aus Stuhlmann 1992)

- strenge Indikationsstellung – zurückhaltender Einsatz
- Ausschöpfen alternativer Behandlungsmöglichkeiten
- initial mit 1/3 der mittleren Erwachsenendosis beginnen: *„start low – go slow"*
- bei ausreichender Wirkung Dosisreduktion nach einigen Tagen
- orale Medikation bevorzugen
- Beachtung von Arzneimittelinteraktionen, besonders mit trizyklischen Antidepressiva, Benzodiazepinen, Antihypertensiva, Diuretika und Anti-Parkinson-Medikamenten
- psychotherapeutische Führung des Patienten
- Sicherstellen der raschen Erkennung von Nebenwirkungen
- Überprüfung der Notwendigkeit zur Weiterführung der Therapie
- abruptes Absetzen vermeiden

22.11.4 Benzodiazepine

Die Empfehlungen, im höheren Lebensalter Benzodiazepine wenn überhaupt nur kurzfristig zu verordnen, werden im klinischen Alltag nicht befolgt (Schwabe und Pfaffrath 1994). Danach sind Benzodiazepine die am häufigsten verordneten Substanzen im höheren Lebensalter überhaupt, und ca. 50% aller Benzodiazepinverordnungen betreffen die Gruppe der 60- bis 80jährigen Patienten. Im Rahmen affektiver Erkrankungen werden Benzodiazepine im höheren Lebensalter vor allem zur Behandlung von Schlafstörungen, Unruhe und Angst bei depressiven Erkrankungen eingesetzt. Für die klinische Praxis sind bei der Verordnung von Benzodiazepinen Veränderungen der Metabolisierung im höheren Lebensalter von erheblicher Relevanz, vor allem die Abnahme der mikrosomalen Oxidationsfähigkeit sowie eine verlängerte Eliminationshalbwertszeit durch verminderte Clearence und höheres Verteilungsvolumen (Müller 1992). Die Verlängerung der Halbwertszeit führt zu einer größeren Akkumulationsgefahr. Benzodiazepine wie z.B. Oxazepam und Lorazepam, die direkt mit Glucuronsäure konjugiert werden, zeigen dagegen geringere Veränderungen der Clearence. Kurz wirksame Benzodiazepine ohne aktive Metaboliten wie Lorazepam und Oxazepam sind besser steuerbar und damit im höheren Lebensalter besser zur kurzfristigen Therapie von Angstsyndromen, psychomotorischer Unruhe und Schlafstörungen geeignet. In jedem Fall ist vor einer Benzodiazepinverordnung gerade im höheren Lebensalter besonders sorgfältig zu prüfen, ob nicht alternative Behandlungsstrategien ähnliche Erfolgsaussichten mit geringerem Risiko haben.

22.12 Besonderheiten bei organisch bedingten unipolaren und bipolaren Erkrankungen

Bei organisch bedingten unipolaren und bipolaren Erkrankungen sollten alle Psychopharmaka besonders vorsichtig dosiert werden (einschleichende Dosierung, Halbierung der sonst üblichen Dosierung). Bei den Antidepressiva sind wegen der Gefahr pharmakogener Delirien und der häufig vorliegenden Multimorbidität Antidepressiva der zweiten und dritten Generation wegen ihrer deutlich geringeren anticholinergen und kardiotoxischen Nebenwirkungen den trizyklischen Antidepressiva vorzuziehen. Bei Patienten mit vorgeschädigtem Gehirn ist auch der zerebrale Krampfanfall als unerwünschte Arzneimittelwirkung einer antidepressiven Therapie häufiger als bei körperlich gesunden depressiven Patienten (Rosenstein et al. 1993).

Die psychomotorische Unruhe ist eines der schwierigsten Therapieprobleme bei organisch bedingten affektiven Erkrankungen. *Salzmann* (1987) hat 69 Untersuchungen zur Indikation von Neuroleptika bei Agitiertheit zusammengestellt, ohne zu einem eindeutigen Bild über deren Nutzen zu gelangen. Von den untersuchten Neuroleptika – Haloperidol und Thioridazin waren am häufigsten untersucht – erwies sich keines als dem anderem eindeutig überlegen. Erstaunlicherweise waren Neuroleptika Plazebo gegenüber nicht immer überlegen. Mehrere Untersuchungen zeigen auch einen Vergleich von Neuroleptika gegenüber Benzodiazepinen, bei dem meist eine Überlegenheit des Neuroleptikums dokumentiert wurde.

Insgesamt ist darauf hinzuweisen, daß Haloperidol, wie auch die anderen Butyrophenonderivate, den Vorteil der geringeren Kreislaufbelastung und der fehlenden anticholinergen Effekte bietet, jedoch häufig extrapyramidalmotorische Nebenwirkungen zeigt. Unter Thioridazin und Clozapin, die kaum extrapyramidalmotorische Nebenwirkungen hervorrufen, treten dagegen häufig anticholinerge und kardiovaskuläre Nebenwirkungen auf. Melperon, eine vorwiegend am $5HT_2$-Rezeptor antagonistisch wirkende Substanz (Klages und Müller-Spahn 1993) hat sich in der klinischen Gerontopsychiatrie zur Behandlung psychomotorischer Unruhezustände und Schlafstörungen bewährt, wobei die mittleren Tagesdosen nach klinischer Erfahrung zwischen 25 und 150 mg liegen können. Das gleiche gilt für Dipiperon und Prothipendyl. Diese Substanzen werden ebenfalls vor allem in der Behandlung von psychomotorischen Unruhezuständen und Schlafstörungen bei Patienten mit organischen Psychosen eingesetzt und haben sich aufgrund ihrer geringen anticholinergen Wirkungen bewährt.

22.13 Behandlung der gemischt-bipolaren Episode

(siehe Kapitel 11)

KAPITEL 23: PROPHYLAXE

„... μανίη δέ καί διαλείπει καί μελεδῶνι ἐς τέλος ἀποπαύεται."

„... die Manie hat freie Intervalle und mit einer guten Behandlung kann dauerhafte Genesung erreicht werden."

Aretäus von Kappadokien: Über Ursachen und Symptome der chronischen Krankheiten. Erstes Buch, Kapitel VI, Übersetzung des Verfassers

23.1 Prophylaxe unipolarer und bipolarer affektiver Erkrankungen

23.1.1 Lithiumprophylaxe

Die Lithiumprophylaxe unipolarer und bipolarer affektiver Störungen ist die am besten etablierte pharmakologische Langzeit-Behandlungsmethode dieser Erkrankung. Nachdem *Cade* (1949) die Lithium-Wirkung erstmals beschrieb, konnten offene Studien in den 60er und 70er Jahren nachweisen, daß die Lithium-Behandlung die Frequenz, die Dauer und die Ausprägung von manischen und depressiven Episoden reduziert (vgl. Goodwin und Jamison 1990). Diese Resultate konnten inzwischen anhand mehrerer Doppelblind- und Plazebo-kontrollierter Studien verifiziert werden. Lithium erscheint dabei etwa gleich effektiv bezüglich der Reduzierung von manischen und depressiven Episoden. Im Schnitt hatten nur 34% der behandelten Patienten eine erneute Krankheitsepisode im Gegensatz zu 81% der Plazebo-Gruppen. Einige Untersucher berichteten darüber, daß Lithium bei einer Anzahl von Patienten die Häufigkeit der Episoden zwar nicht deutlich beeinflußt, jedoch zu einer ausgeprägten Reduzierung der Ausprägung und Dauer der Episoden führt. Patienten hingegen, die Lithium bei bestehender bipolarer Erkrankung absetzten, erlitten innerhalb von 6 Monaten ein Rezidiv. Eine längerfristige Reduzierung vor dem vollständigen Absetzen vermindere zudem die Wahrscheinlichkeit des frühen Wiederauftretens von weiteren Episoden (Faedda et al. 1993).

Als problematisch erwies sich in einigen Fällen eine Diskontinuität der Lithiumgabe: so wurde über Patienten berichtet, die nach einer Unterbrechung der Lithiummedikation gravierendere und schlechter auf die Lithiumtherapie ansprechende Formen der Erkrankung bekamen (Post et al. 1992); in diesem Fall erschien der Wechsel auf eine Medikation mit anderem Wirkungsmechanismus erfolgversprechend (Pazzaglia und Post 1992). Neuere Untersuchungen belegen aber insgesamt den ausgeprägten prophylaktischen Nutzen von Lithium und zeigen, daß Lithium auch eine günstige prophylaktische Wirksamkeit in bezug auf die Mortalität der Erkrankten besitzt (Müller-Oerlinghausen et al. 1992a, 1994, Crundwell 1994) sowie das Suizidrisiko reduziert (Ahrens et al. 1995a,b).

Pharmakokinetik und Medikamenteninteraktionen

Lithium wird nach oraler Gabe vollständig resorbiert und erreicht den höchsten Serumspiegel nach etwa 1,5 bis 2 Stunden (ca. 4-4,5 Stunden bei Retardformen). Es wird fast vollständig über die Nieren eliminiert mit einer Halbwertzeit von 10 bis 30 Stunden (bei jungen Menschen schneller; verlangsamt bei reduzierter glomerulärer Filtrationsrate und bei älteren Menschen).

Therapeutische und toxische Effekte korrelieren stark mit dem Serumspiegel, der bei gleicher Dosis sehr unterschiedlich hoch sein kann. Deshalb ist eine regelmäßige Überwachung des Lithium-Serumspiegels unerläßlich, der in der Regel 12 Stunden nach der letzten Einnahme bestimmt wird.

Lithium verteilt sich im gesamten Körperwasser, wird dabei nicht metabolisiert und ist nicht proteingebunden, so daß Störungen des Wasserhaushaltes rasch den Lithium-Serumspiegel beeinflussen. Zu einer Erhöhung des Lithium-Serumspiegels führen Dehydratation, ein Natriumdefizit sowie die Verabreichung von Thiaziddiuretika und anderer Medikamente wie z.B. nichtsteroidaler Antiphlogistika und ACE-Hemmer; eine Reduktion des Lithium-Serumspiegels kann durch eine Verringerung der glomulären Filtrationsrate oder Hyperhydratation eintreten. Weitere Hinweise zu Medikamenteninteraktionen sind zu finden bei *Goodwin* und *Jamison* (1990), *Paykel* (1992) und *Müller-Oerlinghausen* et al. (1997).

Nebenwirkungen und Toxizität

Nebenwirkungen sind unter der Lithiumtherapie relativ häufig, aber von unterschiedlicher klinischer Relevanz. Oft bemerken die Patienten einen feinen Handtremor und Durstgefühl, seltener treten Polyurie, Polydipsie oder Erbrechen auf. Weitere Nebenwirkungen, die sich meist als dosisabhängig erweisen (Schou 1989), sind Übelkeit und Erbrechen, Diarrhoe, Metallgeschmack oder trockener Mund. Generelles Schwächegefühl, Schwindelgefühl, kognitive Probleme, verwaschene Sprache oder Ataxie, Gewichtszunahme und Kopfschmerzen, vorwiegend benigne EKG-Veränderungen können auftreten. Bei langjähriger Verabreichung kann es zu Veränderungen der distalen tubulären Funktion oder interstitiellen Nephritiden und anderen histologischen Nierenveränderungen kommen. Hautveränderungen wie Exanthem, Juckreiz, Akne oder Exazerbation einer Psoriasis sowie Trockenheit und Dünnerwerden der Haare können auftreten. Weiterhin möglich sind Veränderungen der Sehkraft und sexueller Funktionen, Ödeme, Anämie, Leukozytose, Albuminurie oder auch Hypothyreose sowie Hyperparathyreoidismus (vgl. Goodwin und Jamison 1990, Müller-Oerlinghausen et al. 1997). Einige der erwähnten Nebenwirkungen können durch andere Medikamente erfolgreich behandelt werden (z.B. Betablocker gegen Tremor, Diuretika bei Ödemen, lokale Antibiotika bei Akne). Gastrointestinale Beeinträchtigungen können reduziert werden, wenn Lithium mit den Mahlzeiten gegeben wird. Insgesamt ist aber der Lithium-Serumspiegel sehr genau zu kontrollieren, gegebenenfalls auf ein niedrigeres Niveau abzusenken.

Die ersten toxischen Nebenwirkungen bemerken die meisten Patienten ab einem Serumspiegel von 1,5 - 2 mmol/l. Da das therapeutische Fenster für Lithium sehr klein ist, können kleine Veränderungen des Serumspiegels zu wesentlichen und teils lebensbedrohlichen Veränderungen führen. Die häufigsten toxischen Wirkungen sind Tremor, Übelkeit und Erbrechen, beeinträchtigter Visus, Schwindel, Verwirrtheit und eine Verstärkung der Muskeleigenreflexe. Ab einem Serumspiegel von 2,5 mmol/l treten schwerwiegende neurologische Komplikationen mit zerebralen Krampfanfällen, Koma und persistierenden neurologischen Störungen oder auch kardiale Dysrhythmien auf. Ein rasches Handeln ist hier unabdingbar, d.h. sofortiges Stoppen der Lithiumzufuhr und Flüssigkeitssubstitution unter kontinuierlichem Monitoring und Kontrolle der Elektrolytbilanz. Hämodialyse gilt derzeit als einzige verläßliche Methode, Lithium rasch aus dem Körper zu eliminieren, sie wirkt effektiver als die Peritonealdialyse. Die Ausscheidung kann erleichtert werden duch die Gabe von z.B. Natriumbikarbonat oder Acetazolamid oder Aminophyllin. Kurzwirksame Barbiturate (z.B. Natrium-Thiopental) können potentielle Krampfanfälle verhindern.

Wegen teratogener Risiken einer Lithium-Behandlung (vgl. Cohen et al. 1994) sollten Patientinnen auf die Notwendigkeit der Kontrazeption hingewiesen werden.

Einleitung einer Lithium-Therapie

Vor Beginn der Lithium-Therapie steht eine ausführliche körperliche und laborchemische Untersuchung unter besonderer Beachtung der Organsysteme, die durch die Lithiumtherapie beeinträchtigt werden könnten (z.B. Nieren; Schilddrüse oder kardiale Funktionen). Insbesondere muß eine Schwangerschaft oder eine dermatologische Störung ausgeschlossen werden.

Für die Langzeitprophylaxe bietet sich eine langsame Steigerung der anfänglichen Dosis an, um unerwünschte Nebeneffekte zu minimieren, z.B. beginnend mit 300 mg/die oder weniger (in Abhängigkeit vom Gewicht und Alter des Patienten). Die Dosis wird im allgemeinen so lange erhöht, bis eine Serumkonzentration von 0,5 - 1,2 mmol/l erreicht ist (Gelenberg et al. 1989). Der Lithium-Serumspiegel sollte nach jeder Dosiserhöhung kontrolliert werden, ein *„steady-state"* wird aber aufgrund der langen Halbwertzeit von Lithium erst nach etwa 5 Tagen erreicht. Auch sollten die Serumspiegel häufiger kontrolliert werden, wenn sie sich am oberen Rand des therapeutischen Bereiches (z.B. ≥ 1,0 mmol/l) befinden.

Zwar fanden *Gelenberg* et al. (1989), daß eine Langzeitprophylaxe mit der Standarddosierung (0,8 - 1,0 mmol/l) gegenüber einer niedrigeren Dosierung (0,4 - 0,6 mmol/l) überlegen war, dennoch erscheint eine Dosierung zwischen 0,6 - 0,8 mmol/l insbesondere dann akzeptabel, wenn sonst die Compliance beeinträchtigende Nebenwirkungen auftreten würden. Die Serumspiegel sollten je nach Situation des Patienten nach der Einstellungsphase alle 3-6 Monate kontrolliert werden. Darüber hinaus sollten Schilddrüsen- und Nierenfunktion etwa 2-3 mal innerhalb der ersten 6 Monate, später alle 6-12 Monate kontrolliert werden, sowie bei jeder Veränderung des körperlichen oder psychischen Allgemeinzustandes (vgl. Schou 1989, 1993, Müller-Oerlinghausen et al. 1997).

Trotz des erwiesenen therapeutischen Nutzens der Lithium-Prophylaxe bei affektiven Störungen gibt es eine Reihe von Gründen, nach Ergänzungen bzw. Alternativen für diese Behandlung zu suchen. Die niedrige therapeutische Breite von Lithium erfordert beispielsweise die strikte Durchführung von regelmäßigen Kontrollen des Blutspiegels und anderer klinisch-chemischer Parameter. Auch ein Reihe von Nebenwirkungen können es erforderlich machen, die Lithium-Prophylaxe zu beenden. Weitere Gründe liegen in der insbesondere bei jungen Frauen gelegentlich beobachteten starken Gewichtszunahme oder in einer Ablehnung der Medikation (*„Noncompliance“*) aufgrund anderer Nebenwirkungen. Trotz konsequenter Durchführung kann auch bei einem gewissen Prozentsatz von Patienten der therapeutische Erfolg ausbleiben (*„Lithium-Nonresponder“*), so daß aus diesem Grunde nach einer Alternative zu Lithium oder nach der Möglichkeit zur Verstärkung des Lithium-Effekts gesucht werden muß. Besonders bei den Patienten, die nur teilweise auf die phasenprophylaktische Gabe von Lithium ansprechen (*„Partial responder“*) erscheint eine adjuvant eingesetzte Therapie z.B. mit Antikonvulsiva therapeutisch nützlich. Aus einem Dosis-Wirkungsschema nach *Schou* (1974) (Abb. 23.1) ergibt sich eine mögliche Erklärung dafür, daß ein Teil der Patienten nicht oder nur unzureichend auf die Lithium-Therapie anspricht. Hiernach ist die Dosis-Wirkungskurve für die Nebenwirkungen gegenüber derjenigen für die prophylaktische Wirkung nach rechts verschoben. Es ist aber durchaus

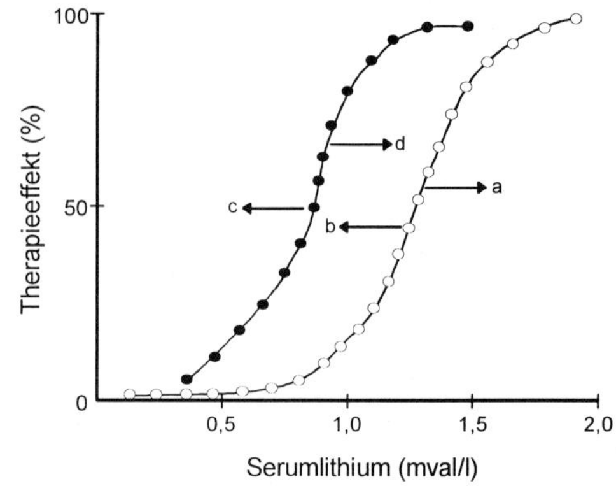

Abb. 23.1: Schema der Dosiswirkungskurven für Lithium; Punkte: therapeutische Wirkung; Kreise: unerwünschte Nebenwirkungen. Bei Patienten mit besonders geringen Lithiumnebenwirkungen ist eine Verschiebung nach a anzunehmen, bei starken Nebenwirkungen in Richtung b. Bei Patienten mit geringem Prophylaxeerfolg (*„Nonrespondern“*) liegt eine Verschiebung nach d vor, bei Verstärkung des therapeutischen Effekts von Lithium eine Linksverschiebung nach c.

denkbar, daß bei einem Teil der Patienten die Beziehung zwischen den beiden Kurven von diesem Schema abweicht: wenn die Dosis-Wirkungskurve beispielsweise mit derjenigen für die therapeutische Wirkung koinzidiert bzw. noch stärker nach links verschoben ist, so kann sich nur eine partielle Wirkung oder gar kein Therapieeffekt von Lithium ohne erhebliche Nebenwirkungen einstellen.

Aus diesem Schema geht nun hervor, daß Substanzen denkbar sind, die die Dosiswirkungskurve für den erwünschten therapeutischen Effekt nach links verschieben (vgl. Abb. 23.1) und damit die Wahrscheinlichkeit des Auftretens unerwünschter Nebenwirkungen bei gleichem oder sogar verbessertem Therapieeffekt vermindern. Antikonvulsiva bieten in dieser Weise die Möglichkeit zu einer alternativen oder adjuvanten phasenprophylaktischen Dauermedikation.

Die folgenden Substanzen haben dabei in der Langzeitprophylaxe eine klinische Relevanz: Carbamazepin, Valproat und Dipropylacetamid.

23.1.2 Carbamazepinprophylaxe

Im Jahre 1971 fanden *Takezaki* und *Hanaoka*, daß das Antikonvulsivum Carbamazepin bei Patienten mit organisch bedingten maniformen

Erregungszuständen therapeutisch wirksam ist, und daß auch Patienten mit *„endogener Manie"* auf diese Therapie günstig ansprechen. In weiteren Untersuchungen konnten *Okuma* et al. (1973a,b) bei einer größeren Anzahl von Patienten mit bipolaren affektiven Psychosen eine günstige Wirkung sowohl hinsichtlich der akuten maniformen Symptomatik als auch in phasenprophylaktischer Hinsicht nachweisen. Hierbei zeigte sich, daß die antimanische (sowohl akute als auch phasenprophylaktische) Wirkung deutlicher ausgeprägt ist als die antidepressive (vgl. Okuma et al. 1979). Internationale Beachtung fanden diese Ergebnisse erst 1980, als eine Arbeitsgruppe um *Post* (Ballenger und Post 1980) unter Plazebo-kontrollierten Doppelblind-Bedingungen die Befunde über die akute antimanische Wirkung von Carbamazepin replizieren konnten. Schließlich folgte eine stürmische Entwicklung bezüglich Carbamazepin als Therapeutikum und Phasenprophylaktikum bei affektiven und insbesondere auch schizoaffektiven Psychosen (siehe unten). Bezüglich des Ketoderivats von Carbamazepin, des Oxcarbazepins, konnte darüber hinaus gezeigt werden, daß es in gleicher Weise wie Carbamazepin antikonvulsiv wirksam ist, aber weniger Nebenwirkungen aufweist, und auch antimanisch und phasenprophylaktisch wirkt (Emrich et al. 1984, 1985, Emrich 1990a).

Bezüglich der Wirkungsmechanismen von Carbamazepin gibt es bisher keine einheitliche Theorie, jedoch deuten vielfältige Wirkungen und elektrophysiologische Befunde auf ionale Membranwirkungen hin, wobei insbesondere die Wirkung auf das limbische System die multiplen psychotropen Effekte erklären könnte (vgl. Post et al. 1988, 1991, 1992, Emrich et al. 1993).

Bezüglich des klinischen Einsatzes von Carbamazepin ist einer Übersicht von *Demisch* et al. (1989) zu entnehmen, daß mit Bezug auf eine Zusammenschau früherer Studien zwischen 1975 und 1989 etwa 71% der prophylaktisch behandelten Patienten eine deutlichere Besserung ihrer rezidivierenden affektiven Psychose, zumeist einer bipolaren affektiven Störung, zeigten. Die meisten Doppelblindstudien wurden dabei hinsichtlich der prophylaktischen Wirksamkeit von Carbamazepin im Vergleich zu Lithium durchgeführt. In Studien von *Kishimoto* et al. (1984), *Svestka* (1985), *Placidi* et al. (1986), *Watkins* et al. (1987) und *Demisch* et al. (1989) wurden insgesamt 284 Patienten mit rezidivierenden affektiven Psychosen randomisiert auf Carbamazepin oder Lithium eingestellt. Insgesamt 131 Patienten dieser Studien wurden dabei mit Carbamazepin behandelt. In keiner der Studien wurde ein signifikanter Unterschied zwischen Lithium und Carbamazepin hinsichtlich des Ansprechens auf die Therapie gefunden. Die Prophylaxe-Erfolgsraten lagen in der Größenordnung von 60 bis 90%.

Erste Hinweise aus einer umfangreichen kontrollierten und multizentrischen Studie von *Greil* et al. (1994) zeigten, daß bei rein bipolaren Verläufen affektiver Erkrankungen Lithium therapeutisch dem Carbamazepin überlegen ist, jedoch Carbamazepin bei schiozaffektiven Verläufen eine bessere rezidivprophylaktische Wirksamkeit aufweist. Auch war in dieser Studie die Suizidrate der an einer affektiven Psychose erkrankten Patienten unter Lithium geringer ausgeprägt als unter einer monotherapeutischen Carbamazepin-Prophylaxe (vgl. Thies-Flechtner et al. 1994).

Seit einer Untersuchung von *Inoue* et al. (1981) gewann die Kombination Lithium/Carbamazepin in der Langzeitprophylaxe eine größere Bedeutung. *Inoue* et al. konnten zunächst bei 5 Patienten zeigen, daß die Kombination beider Präparate einer konventionellen Lithiumbehandlung überlegen war. Auch im Rahmen weiterer Einzelfalldarstellungen oder Behandlungen von Patientengruppen mit Lithium und Carbamazepin wurde in der Regel eine deutliche Besserung bei Zugabe von Carbamazepin zur Lithiumprophylaxe beobachtet. *Kishimoto* et al. (1984) untersuchten 17 Patienten, die auf Lithium schlecht ansprachen, von denen 8 auch auf Carbamazepin allein schlechte phasenprophylaktische Wirkungen aufwiesen. Der überwiegende Teil der Patienten reagierte jedoch hervorragend auf eine kombinierte Behandlung. Hinsichtlich der Frage, inwieweit die Kombination Lithium/Carbamazepin die Nebenwirkungen verstärkt, sind die Mitteilungen kontrovers. Einerseits wird von vielen Autoren die besonders gute Verträglichkeit dieser Kombination herausgestellt, andererseits zeigen *Ghose* (1978) sowie *Chaudry* und *Waters* (1993), daß es unter dieser Kombination zu einer Neurotoxizität mit Auftreten von Ataxie, Hyperreflexie, Nystagmus und Muskelfaszikulationen kommen kann. Die Erklärung dieser Diskrepanz dürfte darin liegen, daß hier oft die Standarddosierung der Teilkomponenten Lithium und Carbamazepin beibehalten wurde, während ansonsten bei der Kombinationstherapie sowohl Lithium als auch Carbamazepin niedriger dosiert wurde. Empfohlen wird hiernach eine Dosierung beider Komponenten im unteren Bereich des üblichen Wirkspiegels, d.h. für Lithium etwa 0,4 - 0,5 mmol/l und für Carbamazepin etwa bei 6-8 µg/ml (vgl. Emrich und Dose 1993).

Therapeutische Empfehlungen

Die Behandlung mit Carbamazepin kommt vorwiegend für Patienten in Frage, die auf Lithium nicht ansprechen („*Lithium-Nonresponder*") oder Patienten, bei denen die phasenprophylaktische Wirksamkeit durch einen adjuvanten Einsatz bei fortbestehender Lithium-Medikation („*Lithium-Partialresponder*") erhöht werden kann. Auch eine medizinische Kontraindikation für die Lithium-Therapie oder eine Ablehnung der Lithium-Prophylaxe aus unterschiedlichen Gründen seitens der Patienten kann zu einer alternativen oder adjuvanten Gabe von Antikonvulsiva führen.

Dosierungen, Nebenwirkungen und Kontraindikationen

Um einen Serumspiegel von 6 bis 10 µg/ml aufrechtzuerhalten, sind klinisch effektive Dosierungen von Carbamazepin zwischen 600 bis 1200 mg/die nötig. Eine Initialdosis von 100 - 200 mg (am besten abends) und eine Dosissteigerung in Intervallen von ca. 3 Tagen um jeweils 100 bis 200 mg auf 600 bis 1200 mg/die kann in der Regel problemlos vorgenommen werden. Die Dosis sollte in 3 bis 4 Einzeldosen über den Tag verteilt werden. Ratsam erscheint jedoch, etwa die Hälfte der Gesamtdosis abends oder zur Nacht einzunehmen, um auf diese Weise die subjektive Wahrnehmung potentieller Nebenwirkungen zu reduzieren und den häufig gestörten Schlaf zu fördern. Schwankungen des Carbamazepin-Plasmaspiegels können durch die Mehrfachdosierung oder durch die Verwendung von Retard-Präparaten mit 1 bis 2 Tagesdosen vermieden werden. Auch bei der Carbamazepin-Prophylaxe wird der therapeutische Plasmaspiegel ca. 12 Stunden nach der letzten und vor der morgendlichen Tabletteneinnahme bestimmt. Durch die Induktion von Leberenzymen kann es zum beschleunigten Metabolismus und Absinken des Serumspiegels kommen, was bei längerfristiger Anwendung höhere Dosierungen erforderlich machen kann. Da gegenwärtig noch keine gesicherten Erkenntnisse darüber vorliegen, welche Serumspiegel für die psychopharmakologischen Wirkungen erforderlich sind, sollte die klinische Effizienz bei einer psychiatrischen Indikation für die Dauerbehandlung entscheiden. Ein Absinken des Serumspiegels auf bis zu 4 µg/ml kann in Einzelfällen toleriert werden. Einige der unerwünschten Wirkungen bei der Behandlung mit Carbamazepin können initiale gastrointestinale Nebenwirkungen (Appetitlosigkeit, Übelkeit, Diarrhoen oder Obstipation), Mundtrockenheit, Kopfschmerzen, Schwindelgefühl/Ataxie oder das Wahrnehmen von Doppelbildern sein. Diese Nebenwirkungen sind meist dosisabhängig, vorübergehend oder häufig mit einer Dosisreduktion reversibel. Bei älteren Menschen können sich Herzrhythmusstörungen, Verwirrtheitszustände und Unruhe entwickeln. Bereits nach wenigen Behandlungstagen können sich auch allergische Hautreaktionen, vor allem an lichtexponierten Hautpartien zeigen, selten sind Komplikationen wie exfoliative Dermatitiden. Weitere unerwünschte Wirkungen sind milde Leuko- und Thrombozytopenien oder Transaminasenanstiege (die in etwa 5 bis 15% der Behandlungen auftreten). Hierbei ist zu beachten, daß eine vorübergehende Erhöhung der Gamma-GT ohne gleichzeitigen Anstieg anderer Transaminasen bis zu Werten von 80 U/l keinen Grund darstellt, eine Carbamazepin-Behandlung abzubrechen, da sie als Ausdruck der Enzyminduktion in der Leber zu werten ist. Seltene Nebenwirkungen sind Hyponatriämie, Hypokalzämie, Agranulozytose und aplastische Anämie. Nicht gegeben werden sollte Carbamazepin bei bekannter Überempfindlichkeit gegen trizyklische Antidepressiva oder bei atrioventrikulärem Block, bei Bestehen oder Eintritt einer Schwangerschaft nur unter strengster Indikationsstellung und ärztlicher Kontrolle.

Zeichen einer Überdosierung (ab 12 µg/ml) sind Tremor, Erregung, zerebrale Krampfanfälle, Blutdruckveränderungen, Bewußtseinstrübung und Koma. Diese Situationen erfordern eine sofortige intensiv-medizinische Überwachung der Vitalfunktionen.

Folgende Wechselwirkungen mit anderen Medikamenten sind bei Carbamazepin zu beachten: aufgrund der geschilderten Induktion von Leberenzymen kann Carbamazepin die Wirkung verschiedener Medikamente wie hormoneller Kontrazeptiva, Antikoagulantien, Neuroleptika, Benzodiazepinen sowie Antikonvulsiva (z.B. Ethosuximid, Primidon, Valproat) sowie Kortikosteroiden abschwächen. Bei einer Kombination mit Haloperidol sind bis zu 50% niedrigere Plasmakonzentrationen von Haloperidol und seiner Metabolite gemessen worden. Aufgrund der günstigen psychotropen Wirkung des Carbamazepins hat sich dies jedoch nur in wenigen Einzelfällen therapeutisch ungünstig ausgewirkt. Eine Erhöhung des Serumspiegels von Carbamazepin, verbunden mit Anzeichen einer Carbamazepinintoxikation, wurde für das Antidepressivum Viloxazin beschrieben. Auch Erythromycin, Isoniazid (INH), Cimetidin, Desipramin und Verapramil können die Carbamazepinserumkonzentration erhöhen. Beschrieben wurden auch kardiale Überleitungs- und Repolarisationsstörungen bei gleichzeitiger Gabe von MAO-Hemmern, eine Störung des Calziumstoffwechsels und Osteomalazien bei der Kombination mehrerer Antikonvulsiva.

Kontrolluntersuchungen des Blutbildes und der Transaminasen sollten am Anfang einer Therapie alle 8 bis 14 Tage, später alle 4 Wochen durchgeführt werden. Isolierte Anstiege der Gamma-GT sind – wie beschrieben – meist unproblematisch und Ausdruck der Enzyminduktion, während weitere Untersuchungen engmaschig durchzuführen sind, wenn das Ansteigen anderer Transaminasen mit pathologischer Wertigkeit beobachtet wird. Seltene Fälle ausgeprägter oder anhaltender Verringerung von Erythrozyten, Leukozyten oder Thrombozyten erfordern den sofortigen Abbruch der Behandlung mit Carbamazepin. Die von *Krämer* (1987) für die Carbamazepin-Therapie von Epilepsien ausgesprochenen Empfehlungen sollten im Falle der Behandlung affektiver Psychosen besonders bei der Kombination mit anderen Psychopharmaka bei unerwünschten Wirkungen restriktiv gehandhabt werden, d.h. daß bei insgesamt fallender Tendenz der Leukozytenwerte unter Umständen schon bei der Grenze von 3.000/mm^3 die Carbamazepin-Gabe abgebrochen werden sollte. Neben der Serumkonzentration von Carbamazepin sollte auch der Natrium- und Kalzium-Haushalt kontrolliert werden.

Einige allgemeine Richtlinien sind zudem bei der Behandlung affektiver Störungen mit Carbamazepin zu beachten: Carbamazepin ist zwar inzwischen vom Bundesgesundheitsamt als Monotherapeutikum für die phasenprophylaktische Behandlung affektiver Störungen bei nicht zufriedenstellender therapeutischer Wirkung von Lithium (oder bei bestehender Kontraindikation) zugelassen worden, die Anwendung von Carbamazepin und Valproat in Kombination mit Lithium ist jedoch weiterhin lediglich im Rahmen der ärztlichen Kurierfreiheit möglich. Es ist daher darüber aufzuklären, daß die Patienten ein für eine andere Indikation zugelassenes – und seit Jahren bewährtes – Medikament zur Behandlung ihrer affektiven Störung bekommen, das zwar noch nicht für diese Indikation zugelassen wurde, jedoch im Rahmen wissenschaftlicher Untersuchungen seine Wirksamkeit bewiesen hat.

Frauen müssen unbedingt auf teratogene Risiken und über die möglicherweise abgeschwächte antikonzeptive Wirkung von Hormonpräparaten hingewiesen werden; Fahrzeugführer müssen über eine Beeinträchtigung der Eignung zum Führen von Kraftfahrzeugen in der Einstellungsphase der Behandlung aufgeklärt werden.

23.1.3 Valproatprophylaxe

Historisch gesehen ist das Säureamid des Valproats, das Dipropylacetamid, nach dem Diphenylhydantoin (DPH) das zweitälteste Antikonvulsivum, das bei affektiven Psychosen therapeutisch eingesetzt wurde. *Lambert* et al. (1966, 1975) setzten diese Substanz bei affektiv erkrankten Patienten ein und konnten eine therapeutische Wirksamkeit bei akuten Manien sowie eine Wirkungsverstärkung von Neuroleptika nachweisen. Außerdem wurden neben schwach ausgeprägten antidepressiven Effekten deutliche prophylaktische Wirkungen beobachtet, insbesondere bei der Kombination mit Lithium. Dies wurde später von anderen Arbeitsgruppen (Puzynski und Klosiewicz 1984, Vencovsky et al. 1984) bestätigt. Die Wirkung von Valproat bei Patienten mit Manie untersuchten *Emrich* et al. (1980) unter Doppelblindbedingungen. Sie konnten eine akut antimanische Wirkung nachweisen und zeigten, daß Patienten, die auf die Lithium-Prophylaxe nur unzureichend oder gar nicht ansprachen, durch eine zusätzliche Langzeittherapie mit Valproat (bei gleichzeitiger Senkung der Lithium-Dosierung) prophylaktisch effektiver behandelt waren. Der Phasen-Kalender eines solchen Patienten, der auf den Zusatz von Valproat bei vorbestehender Lithium-Medikation deutlich gebessert war, ist in Abb. 23.2 dargestellt. Eine positive prophylaktische Wirkung des Valproats konnten *Emrich* et al. (1984) auch bei schizoaffektiven Psychosen nachweisen, jedoch

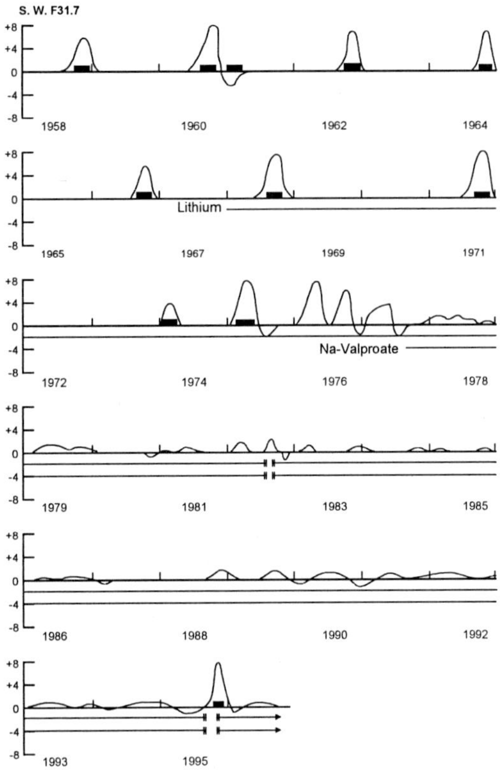

Abb. 23.2: Phasenkalender eines 61jährigen Patienten mit unzureichender Therapiewirkung der Lithiumprophylaxe. Verlaufsdokumentation durch Verwendung der Verlaufsbeurteilungs-Skala (positive Werte: Schweregrad des manischen Syndroms; negative Werte: Schweregrad der Depression; Blöcke: stationäre Therapie). Durch Zusatzmedikation von Valproat weitgehendes Verschwinden der affektiven Schwankungen. Nach kurzzeitigem Absetzen der Medikation aus internistischen Gründen: hypomanische Phase im Jahr 1982 und deutliche Exazerbation im Jahr 1995 mit Besserung nach Wiederbeginn der Valproat-Therapie.

war die prophylaktische Wirkung bei den rein affektiv Erkrankten deutlicher ausgeprägt.

Die positive Wirksamkeit von Valproat beruht wahrscheinlich einerseits auf den direkten Membraneffekten, andererseits auf einer Verstärkung der GABAergen Hemmung, die am ehesten durch eine präsynaptische Wirkung der Valproinsäure zu erklären ist (Löscher 1987, Wolf et al. 1988, Emrich et al. 1993).

Hinsichtlich der klinischen Anwendung können das Dipropylacetamid und das Valproat gemeinsam diskutiert werden, da Dipropylacetamid im Körper sehr rasch desaminiert und in Valproat umgesetzt wird. Seit den 80er Jahren hat das Interesse an beiden Substanzen als Phasenprophylaktika sprunghaft zugenommen: es konnten in verschiedenen Studien durchweg günstige Therapieeffekte bei Patienten mit bipolarer affektiver Psychose, in Einzelfällen auch mit schizoaffektiver Psychose, nachgewiesen werden (Semadini et al. 1976, Brennan et al. 1984, Emrich et al. 1984, Lambert 1984, Puzynski und Klosiewicz 1984, Vencovsky et al. 1984, McElroy et al. 1988a,b, Hayes 1989, Calabrese et al. 1993). Besonders Patienten mit einem raschen Phasenwechsel (*„Rapid Cycling“*, siehe unten) scheinen von Valproat zu profitieren (Emrich et al. 1985, McElroy et al. 1988a,b).

Valproat und Dipropylacetamid können sowohl als Adjuvantien zu einer Lithium-Behandlung als auch als Monotherapeutika verwendet werden. Bei einer Kombinationsbehandlung mit Lithium sollte die Lithium-Dosis etwas reduziert werden, z.B. auf einen Plasmaspiegel von etwa 0,5 bis 0,7 mmol/l. Eine Indikation zur Monotherapie besteht insbesondere dann, wenn sich Lithium und Carbamazepin als unwirksam erwiesen haben oder aus Gründen der Unverträglichkeit oder wegen *„Non-Compliance“* der Patienten nicht einsetzbar sind. Im Vergleich zu Carbamazepin ergeben sich Hinweise darauf, daß Valproat innerhalb der Gruppe der rein bipolaren affektiven Psychosen eine präferentiell bessere phasenprophylaktische Wirkung aufweist als Carbamazepin, das bei der Prophylaxe schizoaffektiver Psychosen offenbar Vorteile bietet (Emrich 1990b). Im Vergleich zu Carbamazepin ergeben sich aus dem Nebenwirkungsspektrum folgende therapeutische Empfehlungen: Patienten mit Lebererkrankungen oder einer Tendenz zur Gewichtszunahme sollten nicht mit Valproat behandelt werden; nachteilig ist eine Carbamazepinbehandlung bei Patientinnen, die mit oralen Antikonzeptiva behandelt werden, aufgrund einer Abschwächung des Kontrazeptivaeffektes.

Therapeutische Empfehlungen

Die Dosis der Valproinsäure sollte ausgehend von einer Initialdosis von 150 bis 300 mg in 1- bis 3-tägigen Abständen um jeweils 150 bis 300 mg langsam auf Erhaltungsdosen zwischen 900 und

1500 mg/die gesteigert werden. Hiermit werden therapeutische Plasmakonzentrationen von 50 bis 100 µg/ml erreicht. Meist vorübergehende Begleiteffekte wie Übelkeit (manchmal auch Erbrechen und Appetitlosigkeit) treten eher zu Beginn einer Valproinsäure-Behandlung auf, sind eher harmloser Natur und bilden sich von selbst oder durch vorübergehende Dosisreduktion zurück. Weitere und teilweise im Verlauf rückläufige Nebenwirkungen sind andere gastrointestinale Beschwerden, Tremor, Ataxie oder Sedierung, eine milde und asymptomatische Erhöhung der Lebertransaminasen oder Leuko- und Thrombozytopenie, Gewichtszunahme oder selten Alopezie. In seltenen Fällen kann es zu einer schweren Leberschädigung, vorwiegend in den ersten 6 Behandlungsmonaten kommen. Diese ist nicht in jedem Fall dosisabhängig oder durch veränderte Laborparameter gekennzeichnet. Daher muß eine erhöhte Aufmerksamkeit unter einer Valproat-Therapie insbesondere körperlicher Schwäche, Teilnahmslosigkeit, Appetitlosigkeit, Übelkeit und Erbrechen bei unklaren Oberbauchbeschwerden gelten. Diese Beschwerden sind dann – meist bei Kombinationsbehandlungen mit anderen Antikonvulsiva – mit hoher Wahrscheinlichkeit auf die Akkumulation eines toxischen Metaboliten zurückzuführen. Kontraindiziert ist Valproinsäure daher bei gestörter Leberfunktion, aber auch bei vorausgegangenen Knochenmarkschädigungen und Störungen der Bauchspeicheldrüse. Die Toxizität von Valproat ist gering, eine massive Überdosierung kann aber dennoch Bewußtseinstrübungen bewirken und muß bei nachgewiesener Intoxikation durch eine forcierte Diurese behandelt werden.

Folgende Wechselwirkungen mit anderen Substanzen wurden unter Valproat-Therapie beschrieben: durch eine kompetitive Hemmung des Metabolismus anderer Medikamente kann eine Erhöhung der Plasmaspiegel von Phenobarbital, Primidon, Phenytoin, Carbamazepin und Clonazepam auftreten. Verstärken kann sich die Wirkung von Barbituraten, Antidepressiva, Neuroleptika und MAO-Hemmern durch die Bindung von Valproat an Plasmaproteine. Beschrieben wurde auch eine erhöhte Blutungsneigung bei gleichzeitiger Einnahme von Antikoagulantien, Analgetika und Antipyretika.

Kontrolluntersuchungen sind für Valproat im Vergleich zu Carbamazepin eher in geringerer Frequenz notwendig. Zwar wurden unter Valproat seit Ende der 70er Jahre Fälle von Hepatotoxizität bekannt, das Risiko für erwachsene Patienten in der Psychiatrie ist jedoch als sehr gering zu bewerten. Dennoch sollten in den ersten 6 Monaten der Valproat-Therapie etwa alle 2 bis 3 Wochen neben der Valproat-Serumkonzentration auch Leberenzyme und das Blutbild untersucht werden, während später eine Kontrolle der genannten Parameter etwa alle 3 bis 6 Wochen ausreicht.

Auch für Valproat gilt, daß – vergleichbar mit einer Carbamazepin-Behandlung – eine eingehende Aufklärung insbesondere auch über die teratogenen Risiken bei Frauen durchgeführt werden muß sowie darüber, daß die Behandlung im Rahmen der ärztlichen Kurierfreiheit erfolgt.

Weitere Behandlungshinweise finden sich bei *Emrich* und *Dose* (1993).

23.1.4 Prophylaxe mit Thymoleptika

Bezüglich der unipolaren depressiven Störung wird bei einem einmaligen Auftreten depressiver Symptome zunächst nur eine Fortsetzung der antidepressiven Therapie etwa 12 bis 18 Wochen über die Erkrankungsphase hinaus em-pfohlen. Im Falle von rezidivierend auftretenden depressiven Episoden kann eine prophylaktische Erhaltungstherapie mit Antidepressiva sinnvoll sein und scheint der Prophylaxe mit Lithium nicht sicher unterlegen. Eine Kombinationsbehandlung mit Antidepressiva und Lithium ist der Einzeltherapie aber bei erhöhtem Suizidrisiko vorzuziehen, da eine Langzeitprophylaxe mit Lithium offenbar das Suizidrisiko vermindert (Prien et al. 1984, Greenhouse et al. 1991, Thies-Flechtner et al. 1994). Ein deutlicher Vorteil einer fortgesetzten Antidepressiva-Behandlung bei rekurrenten Depressionen konnte auch durch Studien von *Frank* et al. (1990b) und *Kupfer* et al. (1989) belegt werden. Insgesamt gibt es aber nur wenige Studien hierzu, und es bleiben offene Fragen wie etwa bezüglich zu empfehlender Dosierungen. Empfohlen wird aus der Zusammenschau der vorliegenden Studien eine prophylaktische Dosis, die sich vorwiegend an der Vermeidung potentieller Nebenwirkungen orientiert und nur langsam und schrittweise reduziert werden sollte, um u.a. das Risiko eines cholinergen *„rebound"* zu vermeiden (Dilsaver et al. 1983).

Bezüglich bipolarer affektiver Störungen gibt es bisher keine kontrollierten Untersuchungen zur Frage, ob eine passagere Antidepressiva-

Behandlung einer Behandlung mit Phasenprophylaktika (*mood stabilizer*) überlegen ist. Problematisch ist hier die Tatsache, daß Antidepressiva die Wahrscheinlichkeit des Auftretens einer manischen Episode im Rahmen der bipolaren Störung erhöhen (Wehr und Goodwin 1987, Zornberg und Pope 1993, Peet 1994). Auch erhöht sich die Wahrscheinlichkeit eines *„Rapid Cycling"* (Wehr und Goodwin 1987) unter antidepressiver Therapie. Vorteilhaft gegenüber trizyklischen Antidepressiva hat sich Bupropion erwiesen, bei dem dieser unerwünschte Effekt seltener auftritt (Shopsin 1983, Wright et al. 1985, Haykal und Akiskal 1990, Sachs et al. 1994). Auf dem deutschen Markt ist Bupropion allerdings bisher nicht zugelassen.

Insgesamt ist bei der alleinigen Prophylaxe mit Antidepressiva aufgrund dieser Befunde Vorsicht geboten. Sie können aber bei ausgeprägter depressiver Symptomatik – passager verabreicht – hilfreich und sinnvoll sein, insbesondere in Kombination mit Phasenprophylaktika.

23.1.5 Prophylaxe mit anderen chemischen Substanzen

Von Benzodiazepinen wie Clonazepam, Diazepam oder Lorazepam zur Langzeitprophylaxe ist aufgrund des Abhängigkeitspotentials abzuraten. Ihre therapeutische Rolle beschränkt sich im wesentlichen auf die supportive antimanische – aber auch antidepressive – Behandlung vorwiegend akuter affektiver Psychosen (Chouinard 1987, 1988, Chouinard et al. 1993, Edwards et al. 1991, Bradwejn et al. 1990, Lenox et al. 1992).

Eine Gabe von Calziumantagonisten beschränkt sich auf die akute antimanische Behandlung, zur Prophylaxe affektiver Störungen liegen keine Studien vor.

Die Rolle von Schilddrüsenhormonen wird im Rahmen der bipolaren *„Rapid Cycling"* Störungen diskutiert, für die eine gesicherte Indikation besteht. Eine phasenprophylaktische Wirksamkeit bei affektiven Störungen ohne raschen Phasenwechsel konnte bisher in einer Studie von *Baumgartner* et al. (1994) nachgewiesen werden.

Als einziges Antipsychotikum scheint Clozapin auch phasenprophylaktische Wirksamkeit zu besitzen. Es konnten sowohl prophylaktische antidepressive als auch antimanische Effekte bei alleiniger Clozapin-Gabe und in Kombination mit Lithium oder Valproat gefunden werden: *Frankenburg* und *Zanarini* (1994) sowie *Banov* et al. (1994) fanden eine derartige Wirkung bezüglich bipolarer Erkrankungen mit psychotischer Symptomatik. *Calabrese* et al. (1991a,b) und *Suppes* et al. (1994) beschrieben eine Wirksamkeit bei Rapid cycling-Patienten und *Suppes* et al. (1992) bei bipolar Erkrankten mit einer dysphorisch geprägten Manie. An dieser Stelle muß aber angemerkt werden, daß bisher eine Zulassung von Clozapin bezüglich rein affektiver Störungen nicht vorliegt.

23.1.6 Prophylaxe durch Psychotherapie

Wesentliche Ziele einer psychotherapeutischen Behandlung sowohl rezidivierender unipolarer als auch bipolarer affektiver Störungen bestehen darin, zwischen einzelnen Erkrankungsphasen Belastungsfaktoren (z.B. externe Stressoren oder intrapsychische Konflikte) zu minimieren und die Bewältigung der alltäglichen Anforderungen zu erleichtern, um eine Reduzierung der Frequenz weiterer Episoden zu erreichen (Kahn 1993). Therapeutisch sinnvoll erscheint eine supportive, kognitive oder Verhaltenstherapie bei unipolar depressiven sowie bipolaren Erkrankungen, aber auch tiefenpsychologisch-analytisches Vorgehen kann hilfreich sein. Für einige Patienten kann auch eine Paartherapie, Familien- oder dynamische Gruppentherapie etc. induziert sein. Da psychotherapeutische Maßnahmen in der Regel darauf abzielen, strukturelle Veränderungen herbeizuführen oder aktuelle Konflikte zu bearbeiten, beinhaltet nahezu jedes psychotherapeutische Vorgehen in diesem Sinne in der Regel auch eine prophylaktische Wertigkeit.

Einige der wichtigen Therapieverfahren werden hier beschrieben:

Psychosoziale Interventionen

Untersuchungen über eine kurzfristige therapeutische Intervention unter Einbeziehung der Familie bei psychotischen Erkrankungen berichteten *Haas* et al. (1988) und *Clarkin* et al. (1990a,b). Ihre Form der relativ kurzzeitigen Psychotherapie (ca. 6 Sitzungen) zielte auf eine psychoedukative Intervention ab. Die Ziele waren, dem Patienten zu ermöglichen, die Krankheit anzuerkennen, belastende Streßfaktoren außerhalb und innerhalb der Familie zu erkennen, Strategien zur Streßreduktion zu entwickeln und die Patienten und deren Familien über die Bedeutung einer weiteren prophylaktischen ambulanten Behandlung zu unterrichten. Zwar gibt es kaum Ergebnisse im Rahmen einer systematisierten Untersuchung, jedoch scheinen einige Patienten mit einer unipolaren oder bipolaren Störung von der Intervention zu profitieren (Clarkin et al. 1990a,b). In diesem Zusammenhang sind auch Befunde von *Miklowitz* und *Goldstein* (1990) von Bedeutung, die zeigen, daß eine verhaltenstherapeutisch orientierte Familientherapie, deren Inhalte in etwa den oben beschriebenen Zielen entsprechen, in Kombination mit einer adäquaten Pharmakotherapie zu einer wesentlichen Reduzierung der Rückfallrate rezidivierender affektiver Störungen führt. Auch *Miller* et al. (1991) belegten den Wert einer Familientherapie und Psychoedukation bei bestehender pharmakologischer Therapie bei Patienten mit bipolar affektiver Störung. Die Patienten, die sich (durch Randomisierung) in der Familientherapiegruppe befanden, zeigten eine geringere Rate von Trennungssituationen innerhalb der Familie, eine bessere Genesungs- und geringere Rehospitalisierungsrate in einem zweijährigen Beobachtungszeitraum.

Patienten mit einer bipolaren Störung scheinen auch von einer Regulierung des Tagesablaufes und der Tagesaktivitäten zu profitieren. Diese Beobachtungen führten zu der Entwicklung einer als *„interpersonal and social rhythm therapy"* bezeichneten Therapieform (Frank et al. 1994).

Spezifische Therapien im Rahmen rezidivierender affektiver Erkrankungen

Das Wissen um intrapsychische Prozesse und Konflikte ist von großer Bedeutung für die psychiatrische Behandlung und Prophylaxe allgemein. Analytische Psychotherapien wurden aber vor allem bei Patienten mit unipolaren Depressionen beschrieben (Benedetti 1987). Während in einer manischen Phase Patienten der Therapie kaum zugänglich sind, ist ein analytisches Vorgehen in einer schweren akuten depressiven Phase möglich, aber auch sehr schwierig. Meist ist das Abklingen der depressiven Phase abzuwarten, um danach gemeinsam mit dem Patienten einen Versuch der Aufarbeitung von aktuellen Konflikten zu unternehmen. Dies könnte z.B. die Analyse möglicher Auslöser sowie die Betrachtung der Beziehungsstrukturen des Patienten zu einem für ihn wichtigen anderen beinhalten, z.B. die Beziehung zum Lebenspartner. Kontrollierte Studien zur prophylaktischen Effizienz dieser Therapieform liegen nicht vor.

Verhaltenstherapeutische Vorgehensweisen sind im Gegensatz zu analytischen Verfahren systematischer untersucht: so wurde die Effizienz einer Verhaltenstherapie in der Akutbehandlung depressiver Episoden insbesondere in Kombination mit einer Psychopharmakotherapie nachgewiesen (McLean und Hakstian 1979, Thompson et al. 1987, Usaf und Kavanagh 1990). Die prophylaktische Effizienz einer verhaltenstherapeutischen Intervention in einer depressiven Episode wurde von *Gallagher* und *Thompson* (1982) und *Gallagher-Thompson* et al. (1990) untersucht. Hieraus lassen sich aber leider keine sicheren Aussagen ableiten. Der Nutzen einer Verhaltenstherapie für bipolare Patienten war bisher nicht Gegenstand kontrollierter Studien. Hinsichtlich einer kognitiven Therapie konnte eine akut antidepressive Wirkung nachgewiesen werden. Die Ergebnisse über eine prophylaktische Wirkung bei rezidivierenden depressiven Störungen sind jedoch uneinheitlich (vgl. Ross und Scott 1985, O'Leary und Beach 1990a,b, Hollon et al. 1992a,b, Shea et al. 1992). Es liegen keine kontrollierten Studien zur Rolle kognitiver Therapie bei bipolaren Patienten vor.

Eine interpersonale Psychotherapie, die z.B. monatlich durchgeführt wurde, schien einen prophylaktischen Effekt bei rekurrent depressiven Störungen zu haben (Frank et al. 1990a). Auch für diese Therapieform liegen keine Studien zur Prophylaxe bipolarer Störungen vor.

Ein gruppenpsychotherapeutisches Vorgehen ist für die Behandlung akuter depressiver Belastungsreaktionen wirkungsvoller als bei chronischen Erkrankungen. Angaben zu einer prophylaktischen Effizienz dieser Therapieformen liegen weder für rezidivierend depressive noch für bipolare affektive Störungen vor. Dennoch gibt es Hinweise darauf, daß gruppenpsychotherapeutische Verfahren von klinischem Nutzen sind. So leiden Patienten nach einer akuten bipolaren affektiven Episode häufig an den psychosozialen Konsequenzen der letzten Episode oder der weiterbestehenden Vulnerabilität. Außerdem sind diese Patienten häufig anfällig für andere psychiatrische Störungen, z.B. für einen Substanzmißbrauch (Regier et al. 1990) oder für Persönlichkeitsstörungen (Akiskal et al. 1983a, Blacker und Tsuang 1992). Jeder dieser Faktoren erhöht die Gefährdung bipolarer Patienten, so daß im Rahmen einer psychosozialen Behandlung diese Störungen und Risikofaktoren Berücksichtigung finden müssen.

Einer Gruppenpsychotherapie kommt gerade für solche Patienten eine nicht unbedeutende Rolle zu. Sie kann in Verbindung mit einer adäquaten medikamentösen Therapie diesen Patienten helfen, mögliche Belastungssituationen und Konflikte adäquater zu verarbeiten, Selbstvertrauen aufzubauen und andere psychosoziale Anforderungen ohne erneute Exazerbation der Grunderkrankung zu bewältigen (vgl. Shakir et al. 1979, Volkmar et al. 1981, van Gent et al. 1988, Wulsin et al. 1988, Graves 1993).

23.1.7 Prophylaxe durch Schlafentzugstherapie

Die prophylaktische Wirksamkeit einer Schlafentzugsbehandlung bei affektiven Erkrankungen wurde von *Christodoulou* et al. (1978) und *Papadimitriou* et al. (1981) untersucht. In einem Untersuchungszeitraum von 2 Jahren vor der Einleitung und einer zweijährigen Beobachtungsperiode mit wöchentlicher Schlafentzugsbehandlung konnten von den 5 untersuchten bipolaren Patienten 2 sicher als Responder und 2 als Non-Responder eingestuft werden. Weitere Studien zu dieser Frage liegen nicht vor.

23.2 Prophylaxe schizoaffektiver Erkrankungen

23.2.1 Lithiumprophylaxe

Eine gewisse Problematik bei der Beurteilung der vorliegenden Literatur liegt in der teils uneinheitlichen Definition schizoaffektiver Erkrankungen. So konnten *Goodnick* und *Meltzer* (1984) bei einem Überblick über verschiedene Studien, die die Lithiumprophylaxe bei bipolaren im Vergleich zu schizoaffektiven Patienten untersuchten, zeigen, daß in früheren Studien eine bessere Wirkung von Lithium auf bipolare Erkrankungen nachgewiesen wurde, spätere Studien hingegen eine etwa gleiche Wirksamkeit bei bipolaren und schizoaffektiven Verläufen zeigten. Wahrscheinlich beruht der Unterschied zwischen den frühen und späteren Studien darauf, daß die diagnostischen Kriterien inzwischen für schizoaffektive Erkrankungen im Intervall eine Normalisierung des psychopathologischen Befundes fordern, und diese Erkrankungen sich damit diagnostisch den bipolaren Störungen annähern.

Vermutlich als erste beschrieben *Angst* et al. (1970b) die Wirkung von Lithium bei schizoaffektiven Psychosen. Im Laufe der darauffolgenden Jahre konnten andere Arbeitsgruppen die prophylaktische Wirkung auf schizoaffektive Verläufe bestätigen (Tress und Haag 1979, Brockington et al. 1980a, 1980b, Kemali et al. 1985, Lenz et al. 1989, Müller-Oerlinghausen et al. 1989, 1990). Ein signifikanter Unterschied hinsichtlich der Lithiumbehandlung konnte in Abhängigkeit von der Symptomatik schizoaffektiver Störungen gefunden werden: einerseits wiesen die Befunde darauf hin, daß sog. *„affektdominante"* schizoaffektive Psychosen besser auf eine Lithiumprophylaxe reagierten als *„schizodominante"* Formen (Shopsin 1979, Küfferle und Lenz 1983); andererseits sprachen Patienten mit einer vorwiegend schizomanischen Symptomatik besser auf die Lithiumprophylaxe an als die eher schizodepressiv geprägten Patienten (Brockington et al. 1980a, b, Kemali et al. 1985). Vgl. auch Kapitel 23.1.1-3, insbesondere bzgl. therapeutischer Empfehlungen zur Lithium- und Carbamazepinprophylaxe.

23.2.2 Carbamazepinprophylaxe

Während die meisten klinischen Studien insbesondere bei affektiven Psychosen bzgl. der Phasenprophylaxe zwischen Lithium und Carbamazepin keinen gravierenden therapeutischen Unterschied fanden, erbrachten Befunde von *Greil* et al. (1994) im Rahmen einer umfangreichen kontrollierten multizentrischen Studie erste Hinweise darauf, daß bei rein bipolaren Verläufen affektiver Erkrankungen Lithium dem Carbamazepin therapeutisch überlegen ist, jedoch Carbamazepin bei schizoaffektiven Verläufen eine bessere rezidivprophylaktische Wirksamkeit aufweist. Diese Befunde passen zu Ergebnissen von Dose et al. (1987), die eine Effizienz von Carbamazepin als Adjuvans in der Neuroleptikatherapie bei schizophrenen Psychosen nachweisen konnten. Dies weist darauf hin, daß Carbamazepin eine leichte intrinsische antipsychotische Aktivität aufweist. Auch *Emrich* (1990b) bestätigte die bessere prophylaktische Wirksamkeit von Carbamazepin bei Patienten mit einer schizoaffektiven Psychose im Vergleich zu reinen bipolaren Verläufen.

23.2.3 Valproatprophylaxe

Sowohl Valproat als auch dessen Säureamid, das Dipropylacetamid, erwiesen sich als phasenprophylaktisch wirksam (vgl. Emrich et al. 1984, Puzýnski und Klosiewicz 1984, Hayes 1989). Hinsichtlich der differentialtherapeutischen Erwägungen im Vergleich zu Lithium und Carbamazepin zeigte sich, daß Carbamazepin auch dem Valproat bei schizoaffektiven Pschosen überlegen ist (Emrich 1990b), und daher Valproat lediglich bei Lithium- und Carbamazepin-Unverträglichkeit oder unzureichender Wirksamkeit dieser Substanzen sowie bei vorwiegend schizomanischer Symptomatik eingesetzt werden sollte. (Emrich und Dose 1993)

Bezüglich therapeutischer Empfehlungen sei auf Kapitel 23.1.3 verwiesen.

23.2.4 Prophylaxe mit Thymoleptika

Während Antidepressiva in der Akutbehandlung schizodepressiver Syndrome in der Kombination mit Neuroleptika eine wichtige Rolle besitzen, sind sie zur Prophylaxe eher nicht zu empfehlen (vgl. auch Kapitel 23.1.4 und 23.8.4).

23.2.5 Prophylaxe mit anderen Substanzen

Mattes und *Nayak* (1984) fanden eine Überlegenheit einer Neuroleptikaprophylaxe gegenüber einer Lithiumprophylaxe bei schizoaffektiven Psychosen, bei denen die schizophreniforme Symptomatik dominierte. Aufgrund der relativ kleinen Anzahl von Patienten ist diese Studie aber nur bedingt richtungsweisend. Eine kombinierte Prophylaxe mit Neuroleptika und Lithium – sofern gegen Lithium keine Kontraindikation besteht – ist der alleinigen Neuroleptikaprophylaxe vorzuziehen, da schizoaffektive Psychosen polymorph verlaufen, d.h. auch manisch-depressive und schizomanisch-schizodepressive Phasen auftreten. Daten aus einer Langzeitstudie von *Marneros* et al. (1991a) belegen diese Empfehlungen. Die empfohlenen Lithiumspiegel entsprechen dabei denen zur Prophylaxe affektiver Psychosen, die Dosierung von Neuroleptika der prophylaktischen Dosierung bei schizophrenen Psychosen. Auch eine jeweils niedrig dosierte Kombination von Carbamazepin und Neuroleptika erscheint möglich. Hierzu liegen jedoch nur wenige Studien vor. *Dose* et al. (1987) konnten beispielsweise einen adjuvanten Effekt von Carbamazepin bei der Behandlung schizophrener Psychosen mit Neuroleptika nachweisen bei gleichzeitiger Reduzierung neuroleptischer Nebenwirkungen.

Weitere Substanzen besitzen derzeit keine klinische Relevanz.

23.2.6 Prophylaxe durch andere Maßnahmen

Prophylaktische psychotherapeutische und andere Maßnahmen werden in Kapitel 23.1.6 beschrieben.

23.3 Prophylaxe der Dysthymia

Die Dysthymia zeichnet sich durch eine chronische depressive Verstimmung aus, die nach Schweregrad und Dauer der einzelnen Episoden nicht den Schweregrad einer leichten oder mittelgradigen rezidivierenden depressiven Störung erreicht. Der Verlauf der einzelnen Episoden leichterer Depression und der dazwischen liegenden Perioden annähernder Normalität ist sehr unterschiedlich ausgeprägt. Da die Dysthymia sehr viel mit den Konzepten der depressiven Neurose und der neurotischen Depression gemeinsam hat und zudem zur Chronifizierung neigt, wird das Hauptschwergewicht einer prophylaktischen Behandlung in einer psychotherapeutischen Bearbeitung der zugrunde liegenden neurotischen Störung oder depressiven Persönlichkeitsentwicklung stehen (vgl. hierzu Kapitel 23.1.6).

Bezüglich der medikamentösen Therapie von chronischen Depressionen gibt es einige Studien, die den Nutzen von Antidepressiva belegen (Akiskal und Haykal 1988, Harrison et al. 1986, Rounsaville et al. 1980a, Murphy und Checkely 1988). Informationen fehlen aber dennoch über den Langzeitverlauf dieser Behandlungen. Eine weitere Schwierigkeit besteht in der oft recht unzureichenden Trennung der diagnostischen Kriterien, was ein Verfassen von Richtlinien erschwert.

Weissman und *Akiskal* (1984) und *Akiskal* und *Haykal* (1988) sehen in der Kombination von Antidepressiva und psychotherapeutischer Behandlung die größte therapeutische Effizienz für die Mehrheit chronischer Depressionen. Kontrollierte Studien darüber, welche Behandlung im einzelnen oder in Kombination für bestimmte Patienten von besonderem Wert ist, oder über die Effizienz von Psychotherapie allein, gibt es jedoch nicht.

23.4 Prophylaxe der Zyklothymia

Bei der Zyklothymia handelt es sich um eine andauernde Instabilität der Stimmung mit zahlreichen Episoden leichter Depression und leicht gehobener Stimmung. Da die Stimmungsschwankungen relativ gering ausgeprägt und die Perioden gehobener Stimmung angenehm und fruchtbar sein können, gelangen Patienten mit Zyklothymia nicht sehr häufig in ärztliche Behandlung. Dies ist auch der Grund, warum selten eine pharmakologische Behandlung eingeleitet wird.

Es gibt Vermutungen, daß Zyklothymia und die bipolaren affektiven Störungen sehr eng verwandte Störungen sind, die sich letztlich nur durch den Ausprägungsgrad der Beschwerden unterscheiden (Akiskal 1988). Vor diesem Hintergrund müßte man vermuten, daß eine Lithium-Gabe durchaus therapeutischen Nutzen besitzt. *Jefferson* et al. (1987) fanden auf der Grundlage von wenigen Beobachtungen tatsächlich, daß zyklothyme Patienten von Lithium profitieren konnten. Im Vergleich zur Wirksamkeit bei einer bipolaren affektiven oder rezidivierend depressiver Störung schien aber die Lithium-Effektivität reduziert (Peselow et al. 1982).

Studien über den Einsatz anderer Phasenprophylaktika liegen nicht vor. Sehr viel häufiger scheint eine Therapie mit Antidepressiva zur Anwendung zu kommen, wenn Zyklothymia-Patienten sich aufgrund einer depressiven Episode in ärztliche Behandlung begeben. Bezüglich antidepressiver Behandlung wird von *Akiskal* (1988) kritisch angemerkt, daß bei der Behandlung depressiver Episoden möglicherweise eine Zyklothymia übersehen wird und durch den Einsatz von trizyklischen Antidepressiva ein Rapid Cycling und möglicherweise eine Chronifizierung der Erkrankung induziert werden könnte. Hieraus ergibt sich die Notwendigkeit zur Durchführung weiterer Studien, die auch insbesondere den Langzeitverlauf vergleichen.

Ein prophylaktisches psychotherapeutisches Vorgehen scheint dann indiziert, wenn das Ausmaß der Erkrankung einen subjektiven Krankheitswert erlangt hat (vgl. Kapitel 23.1.6).

23.5 Prophylaxe zykloider Psychosen

23.5.1 Lithium-, Carbamazepin- und Valproatprophylaxe

Es liegen nur sehr wenige Studien zur medikamentösen Prophylaxe von zykloiden Psychosen mittels Phasenprophylaktikum vor. Eine Lithium- oder Carbamazepinprophylaxe senkt aber offenbar die Morbidität im Rahmen dieser Erkrankung (vgl. Lenz et al. 1989). Die Untersuchungen der Gruppe um *Perris* (Perris 1986) zeigen, daß Lithium allein, in Ausnahmefällen auch kombiniert mit Neuroleptika, in der Prophylaxe zykloider Psychosen effektiv ist.

23.5.2 Prophylaxe mit anderen Substanzen

Systematische Untersuchungen zur Prophylaxe zykloider Psychosen liegen auch bezüglich anderer Substanzen nicht vor. Eine prophylaktische Gabe von Neuroleptika kann von *Börner* (1995) und *Kirov* (1995) nicht empfohlen werden.

23.6 Prophylaxe bei saisonal-abhängigen affektiven Störungen

Rhythmische Veränderungen bei bipolaren affektiven Erkrankungen sind offensichtlich. Das Schwergewicht der Forschung wurde dabei auf Veränderungen des Tag/Nacht-Rhythmus und die damit verbundenen Störungen des Schlafes gelegt. Über die saisonalen Abhängigkeiten liegen wenige Studien vor. Aus diesen Studien geht hervor, daß sowohl die Lichtintensität als auch Temperaturvariablen einen Einfluß auf die Ausprägung und den Verlauf affektiver Störungen haben und daß man unterschiedliche Formen saisonal-abhängiger affektiver Störungen beschreiben kann. Oft ist der Beginn einer depressiven Episode verbunden mit einem erhöhten Suizidrisiko am Ende des Frühlings und – meist weniger ausgeprägt – auch im Herbst. Bei einer anderen Verlaufsform treten vorwiegend manische/hypomanische Symptome im Sommer auf. Eine weitere Variante zeichnet sich durch regelmäßiges Wiederkehren einer depressiven Episode im Winter, kombiniert mit gelegentlich hypomanischer Symptomatik im Sommer aus. Diese Winterdepression (vgl. Lingjaerde et al. 1986, Boyce und Parker 1988) ist u.a. gekennzeichnet durch gehäuftes Auftreten atypischer Symptome, die Verlaufsformen, deren Beginn im Frühling liegt, eher durch typische endomorphe Symptomatik. Auch wurde inzwischen eine wiederkehrende Sommerdepression mit hypomanischen Symptomen im Winter beschrieben (vgl. Wehr et al. 1987, 1989).

In mehreren Studien (vgl. Rosenthal et al. 1985a, Rosenthal und Wehr 1987, Terman et al. 1987) zeigte sich, daß insbesondere Patienten mit einer bekannten bipolaren affektiven Störung – sowohl bipolar I als auch und vorwiegend bipolar II – derartige saisonale Schwankungen, meist im Sinne einer Winterdepression, aufwiesen. Hieraus leiten sich Überlegungen bezüglich des prophylaktisch-therapeutischen Vorgehens ab; leider ist aber die Zahl der Studien noch zu gering, um aus diesen Daten konkrete Empfehlungen für die Prophylaxe abzuleiten. Die prophylaktische Anwendung von Lichttherapie scheint in diesem Zusammenhang durchaus vielversprechend (vgl. Rosenthal et al. 1985b, Rosenthal und Wehr 1987, Terman et al. 1987, und Lewy et al. 1982).

Weitere Behandlungsempfehlungen entsprechen denen von bipolaren und unipolaren affektiven Erkrankungen (vgl. Kapitel 23.1).

23.7 Prophylaxe bei Rapid-Cycling-Verlaufsformen

23.7.1 Lithiumprophylaxe

In der Behandlung, insbesondere in der Prophylaxe episodisch verlaufender affektiver Störungen ist die Lithiumtherapie gut etabliert. *Dunner* und *Fieve* beschrieben aber bereits 1974 phasisch verlaufende Erkrankungen, die auf eine Lithiumgabe nicht ausreichend reagierten: 88% der Patienten mit einem raschen Phasenwechsel (Rapid Cycler) sprachen auf eine Lithiumtherapie nicht ausreichend an im Gegensatz zu 41% der anderen bipolaren Patienten. In weiteren Studien konnten diese Ergebnisse bestätigt werden (Koukopoulos et al. 1980, Abou-Saleh 1986, Goodnick et al. 1987, Prien und Gelenberg 1989). Ein gutes Ansprechen von Lithium bei Rapid Cycling-Störungen wurde hingegen von *Schou* (1973) und *Page* et al. (1987) beschrieben.

Allerdings gibt es auch Hinweise, daß eine Lithiumtherapie die Häufigkeit des Phasenwechsels erhöhen kann (Hanna et al. 1972, Koukopoulos et al. 1983). Ein Absetzen der Lithiummedikation ist aber selbst unter diesen Umständen gut abzuwägen, da bei einem erneuten Beginn der Lithiummedikation ein Nachlassen therapeutischer Effektivität von Lithium möglich ist (vgl. Post 1993). In den Fällen unzureichender Wirksamkeit scheint zunächst eine Kombinationstherapie mit anderen Phasenprophylaktika wie Carbamazepin und Valproat sinnvoll (siehe unten).

Bezüglich der Einleitung einer Lithiumtherapie gelten die unter 23.1.1 beschriebenen Empfehlungen.

23.7.2 Carbamazepinprophylaxe

Die Effizienz von Carbamazepin bei der Prophylaxe affektiver Störungen wurde ausführlich in Kapitel 23.1.2 und 23.2.2 beschrieben. In der Zusammenschau dieser Befunde erwies sich Carbamazepin als ein wichtiges Prophylaktikum insbesondere schizoaffektiver Psychosen. Es hat einen hohen Stellenwert in der Kombinationstherapie mit Lithium oder als Alternative bei unzureichender Lithium-Wirksamkeit zur Prophylaxe bipolarer Störungen. Auch in der Behandlung von Rapid Cycling-Psychosen erwies sich Carbamazepin als effektiv. Bei *Emrich* (1990b) findet sich eine Übersicht über insgesamt 31 mit Carbamazepin behandelte Patienten mit Rapid Cycling, von denen 75% auf diese Medikation günstig ansprachen. Der Nutzen des Carbamazepins für die Behandlung von Rapid Cycling-Patienten wurde von *Okuma* (1993) jedoch in Frage gestellt: sie beschrieben frühere und aktuelle Phasen von Rapid Cycling als ein Prädiktor für eine fehlende prophylaktische Carbamazepinwirkung. Ein wesentlicher Vorteil der Behandlung mit Carbamazepin besteht aber andererseits darin, daß bisher keine Induzierung einer Symptomverschlechterung – wie z.B. beim Lithium – beschrieben wurde (vgl. Post et al. 1990).

Als ein wichtiger therapeutischer Faktor erwies sich Carbamazepin insbesondere in der Kombinationstherapie mit Lithium. In verschiedenen Studien konnten die Vorteile dieser Kombination gegenüber einer Monotherapie auch für Rapid Cycling-Verläufe aufgezeigt werden (Post et al. 1984, Keck et al. 1992a,b), wobei aber der Kombination von Lithium und Valproat eine noch bedeutendere Rolle zufällt (siehe unten). Bezüglich einer Carbamazepin-Monotherapie und der Kombination von Lithium und Carbamazepin gelten die unter 23.1.2 beschriebenen therapeutischen Empfehlungen.

23.7.3 Valproatprophylaxe

Die Effizienz von Valproat bei Rapid Cycling-Psychosen wurde erstmals von *Emrich* et al. (1985) beschrieben. Auch *McElroy* et al. (1988a,b) konnten belegen, daß besonders Patienten mit einem Rapid Cycling von Valproat als Phasenprophylaktikum profitierten. *Calabrese* et al. (1990, 1993) wiesen durch ihre Studien nach, daß insbesondere die Rapid Cycler mit initialen und vorwiegend manischen Episoden gut auf Valproat ansprachen im Vergleich zu denen mit vorwiegend depressiven Verlaufsformen.

Am effektivsten erscheint aber eine Kombination von Lithium und Valproat bei der Behandlung vom Rapid Cycling.

Aber auch für die Kombination von Carbamazepin mit Valproat sind Besserungen akuter Symptomatik und eine prophylaktische Wirkung beschrieben worden (Keck et al. 1992a,b, Ketter et al. 1992).

Für die Monotherapie und Kombination mit anderen Präparaten gelten die Behandlungshinweise der Kapitel 23.1.1-3.

23.7.4 Prophylaxe mit Thymoleptika

Wie bereits in Kapitel 23.1.4 beschrieben, besteht eine Indikation für die Anwendung von Thymoleptika im wesentlichen in der Akuttherapie depressiver Episoden. Bei monopolaren Verläufen wird meist eine Fortführung der antidepressiven Medikation über die Erkrankungsphase hinaus empfohlen. Die Fortführung einer antidepressiven Therapie beinhaltet aber beim Rapid Cycling ein hohes Risiko, manische Phasen oder eine erhöhte Frequenz der Episoden zu induzieren (vgl. Wehr und Goodwin 1979). Leider ist der Einfluß der antidepressiven Medikation auf den Verlauf von bipolaren affektiven Störungen bisher nicht systematisch untersucht. Es gibt aber erste Ergebnisse, daß das trizyklische Antidepressivum Bupropion und auch Trazodon seltener derartige Probleme verursachten (vgl. Roy-Byrne 1984, Haykal und Akiskal 1990, Sachs et al. 1994).

Zudem scheint die Zugabe von Antidepressiva nur bei prädisponierten Patienten zu einem Anstieg der Episodenfrequenz zu führen (Bauer et al. 1993): alle Patienten, die durch eine antidepressive Medikation ein Rapid Cycling entwikkelten, wiesen in der Vorgeschichte passagere hochfrequente Episodenfolgen auf.

Daher hat sich bei einer notwendigen Antidepressivabehandlung und vorliegendem Rapid Cycling eine zusätzliche Gabe von Phasenprophylaktika bewährt.

23.7.5 Prophylaxe mit anderen Substanzen

Bei der Behandlung des Rapid Cycling kommen auch folgende Substanzen in Betracht: Neuroleptika, L-Thyroxin, Kalziumantagonisten sowie Benzodiazepine.

Zwar gibt es keine systematischen Studien zur Wirksamkeit der Benzodiazepine bezüglich dieser speziellen Indikation, eine adjuvante Anwendung erscheint aber im Rahmen typischer Symptome wie Schlafstörungen oder psychomotorischer Erregung sinnvoll (Post et al. 1990). Für die Langzeitprophylaxe verbieten sich diese Substanzen aufgrund ihres hohen Abhängigkeitspotentials.

Neuroleptika sind zwar auch in der Akutbehandlung einer insbesondere manischen Symptomatik im Rahmen des Rapid Cycling sinnvoll, von einer prophylaktischen Gabe muß aber aufgrund der möglichen Entwicklung von Spätdyskinesien und der Induzierung depressiver Symptomatik abgeraten werden. Eine Ausnahme bildet in diesem Falle das Clozapin, für das diese Nebenwirkungen bisher nicht beschrieben wurden (Calabrese et al. 1991b). Außerdem wirkt Clozapin günstig auf manische Episoden und scheint, adjuvant eingesetzt, gute phasenprophylaktische Eigenschaften zu besitzen (Calabrese und Woyshville 1995).

Auch für Schilddrüsenhormone, insbesondere T_4, gibt es klinische Hinweise, daß sie, adjuvant eingesetzt, das Rapid Cycling therapeutisch positiv beeinflussen (Stancer und Persad 1982, Bauer und Whybrow 1990). Die T_4-Dosis betrug dabei zwischen 0,015 und 0,4 mg/die, womit supranormale T_4-Blutspiegel erreicht wurden. Die Befunde und deren pathogenetische Bedeutung bleiben jedoch umstritten (vgl. Bauer und Whybrow 1990, Maj et al. 1994).

Hinweise darauf, daß Kalziumantagonisten, insbesondere Verapramil, antimanisch wirksam sind, finden sich bei *Dose* und *Emrich* (1986) und *Hoschel* und *Kozeny* (1989). Auch wurden stimmungsstabilisierende Effekte (Wehr et al. 1988) und eine gute phasenprophylaktische Wirksamkeit von Nimodipin (Manna 1991) – in diesem Falle aber mit noch besserer Wirksamkeit in Kombination mit Lithium – beschrieben. Andere, insbesondere systematische und kontrollierte, Untersuchungen hierzu liegen nicht vor.

23.7.6 Andere prophylaktische Maßnahmen

Bezüglich psycho- und soziotherapeutischer Maßnahmen liegen zum Rapid Cycling keine spezifischen Untersuchungen vor. Es gelten die Hinweise unter 23.1.6. Eine Schlafentzugsbehandlung zeigt bezüglich der Behandlung depressiver Episoden beim Rapid Cycling zwar partiell positive Effekte, kann aber bisher aufgrund fehlender Untersuchungen zur Phasenprophylaxe nicht empfohlen werden.

Auch eine EKT-Behandlung kann als prophylaktische Maßnahme nach heutigem Forschungsstand nicht empfohlen werden.

23.8 Prophylaxe gemischt-bipolarer Erkrankungen

(siehe auch Kapitel 11.4)

Es liegen nur sehr wenige Studien zur Prophylaxe von gemischten affektiven Störungen vor. Einige Gruppen schlossen aus ihren Untersuchungen, daß die Anwesenheit von gemischten Episoden einer affektiven Störung mit einer relativ geringen prophylaktischen Effizienz von Lithium korreliert (Himmelhoch et al. 1986a, Keller et al. 1986, Prien et al. 1988). Es gelten auch hier die Empfehlungen zur Prophylaxe von Rapid-Cycling-Verlaufsformen.

23.9 Prophylaxe unipolarer und bipolarer Erkrankungen während der Schwangerschaft und im Wochenbett, prämenstruell und im Klimakterium

23.9.1 Prophylaxe im Wochenbett

Da für Lithium teratogene Wirkungen nachgewiesen sind, sollte eine Lithium-Behandlung mindestens während des ersten Trimenons abgesetzt werden. Das Risiko einer kongenitalen Anomalie – insbesondere kardialer Fehlbildungen – wird dabei für die Lithium-behandelten Patientinnen mit etwa 4-10% angegeben (Cohen et al. 1994). Wenn Lithium im Laufe der späteren Schwangerschaft fortgeführt wird, sollte der Lithium-Serumspiegel so niedrig wie möglich gehalten werden. Bei der Prophylaxe einer affektiven Erkrankung während des Wochenbetts ist zu beachten, daß die Lithium-Konzentration in der Muttermilch meist zwischen 30 und 100% des Serumspiegels der Stillenden liegt. Dadurch befindet sich die Lithium-Serumkonzentration des Säuglings, der an der Brust ernährt wird, bei 10 bis 50% der mütterlichen Serumkonzentration. Gegen eine Fortsetzung der Lithium-Behandlung nach der Geburt bestehen in dem Fall keine Einwände, in dem ein Rückfall-Risiko für die Mutter besteht. Ernstzunehmen ist das Risiko einer Lithium-Intoxikation des Säuglings bei einsetzenden Störungen des Wasser- und Elektrolythaushaltes (z.B. durch gastrointestinale Störungen). Ein Abstillen sollte hier ggf. erwogen werden.

Da Carbamazepin insbesondere im ersten Trimenon teratogen wirken kann (Lindhout und Meinardi 1984, Rosa 1991, Lindhout und Omtzigt 1992) und ähnliche Befunde für Valproat beschrieben wurden (Battimo et al. 1992, Kaneko et al. 1993), ist eine ähnlich strenge Indikationsstellung wie bei Lithium während des ersten Trimenons angezeigt. Zu einem späteren Zeitpunkt sind diese Risiken sehr viel geringer ausgeprägt. Wird dann mit Antikonvulsiva behandelt, sollte gegen Ende der Schwangerschaft zumindest die Dosierung reduziert werden, da sich bei Säuglingen durchaus nach der Geburt eine Sedierung oder auch Entzugssymptomatik einstellen kann. Genauere Angaben und Hinweise über eine solche Dosisreduktion können jedoch aufgrund fehlender Literatur hierzu nicht gemacht werden. Über Schäden durch die Aufnahme von Carbamazepin oder Valproat mit der Muttermilch wurde bisher nicht berichtet.

Weitere prophylaktische Maßnahmen während Schwangerschaft und Wochenbett

Milde manische Episoden sollten möglichst ohne Medikamente behandelt werden. Eine sinnvolle Alternative könnte in diesem Fall Clonazepam sein, für das bisher keine fetalen Schädigungen beschrieben wurden. Bezüglich einer Antidepressiva-Behandlung gibt es bisher keine gesicherten Hinweise auf ein teratogenes Risiko. Dennoch sollte die Indikation zur Behandlung im ersten Trimenon eng gefaßt werden, weil sich das Risiko einer Fehlgeburt – insbesondere unter Fluoxetin – erhöhen kann (vgl. Pastuszak et al. 1993). Da bei Neugeborenen toxische Wirkungen sowie Entzugserscheinungen nach Gabe trizyklischer Antidepressiva (insbesondere bei Clomipramin) beobachtet wurden, empfiehlt es sich, diese Medikamente gegen Ende der Schwangerschaft langsam zu reduzieren und möglichst abzusetzen. Das Stillen der mit Antidepressiva behandelten Mutter erscheint bei relativ niedrig dosierter Antidepressivagabe nicht problematisch.

Ein sehr wesentlicher Anteil der prophylaktischen Behandlung kommt im Wochenbett der psychotherapeutischen Behandlung zu. Hierbei handelt es sich im wesentlichen um eine supportive und die Besonderheiten der Geburts- und Wochenbettsituation aufgreifende Begleitung dieser besonderen Lebenssituation.

23.9.2 Prophylaxe prämenstrueller affektiver Schwankungen

Es gibt Hinweise von *Himmelhoch* (1984) darauf, daß eine von ihm als *„subictal affective disorder"* bezeichnete Untergruppe affektiver Störungen gehäuft mit ausgeprägten prämenstruellen Verschlechterungen der Beschwerden einhergeht. Die meisten dieser Patientinnen hatten eine bipolare affektive Erkrankung und eine nachgewiesene funktionelle Störung im Temporallappenbereich im Sinne einer im EEG nachweisbaren Dysrhythmie II. Grades. Im Rahmen einer Einzelfallbeschreibung konnte er zeigen, daß sich die Beschwerden bei dieser Patientin sehr gut unter einer Carbamazepin-Gabe (600 mg/die) besserten und schließlich vollständig remitierten.

Auch eigene Beobachtungen lassen darauf schließen, daß prämenstruelle Stimmungsschwankungen auch z.B. im Rahmen von Persönlichkeitsstörungen unter einer Carbamazepin-Gabe an Ausprägung verlieren. Befunde über andere prophylaktisch wirksame Psychopharmaka liegen nicht vor. Auch können aufgrund fehlender kontrollierter Studien keine konkreten Behandlungsempfehlungen hierzu gegeben werden. Die Gabe hormoneller Antikonzeptiva kann einen stabilisierenden Einfluß haben.

23.9.3 Besonderheiten der Prophylaxe im Klimakterium

Die Gabe von Östrogenen im Klimakterium reduziert offenbar die Wahrscheinlichkeit des Auftretens einer depressiven Störung: *Klaiber* et al. (1979) konnten im Rahmen einer doppelblinden, Plazebokontrollierten Studie zeigen, daß eine hochdosierte Gabe von Östrogenen (5-25 mg eines konjugierten Östrogens) eine gewisse antidepressive Effektivität bei Frauen in der Prämenopause aufwies. Auch *Holsboer* et al. (1985) konnten ähnliche Befunde in einer offenen Studie belegen, in der sie 3x20 mg Ethinyl-Estradiol kombiniert mit 120 mg Vitamin B6 pro die verabreichten. Vor dem Hintergrund dieser Befunde, die sicherlich noch zu vertiefen sind, kann eine Substitution von Östrogenen in der Postmenopause bei ersten Anzeichen einer depressiven Symptomatik oder Akzentuierung bei vorbestehender affektiver Störung und gleichzeitigem Nachweis eines Östrogenmangels empfohlen werden.

23.10 Prophylaxe bei unipolaren und bipolaren Erkrankungen des Kindes- und Jugendalters

Epidemiologische Daten haben erbracht, daß bipolare Störungen am häufigsten zwischen dem 15. und 45. Lebensjahr beginnen und etwa ein Viertel hiervon vor dem 21. Lebensjahr (Goodwin und Jamison 1990). Eine sehr viel geringere Anzahl (< 1%) dieser Erkrankungen scheinen vor der Pubertät einzusetzen (vgl. Goodwin und Jamison 1990, Faedda et al. 1995, Wozniak et al. 1995). Hierbei ist zusätzlich die Diagnosestellung sehr schwierig, da über den Verlauf der Erkrankung in jungen Jahren meist keine Aussagen möglich sind. Bei etwa ein Fünftel der depressiven Kinder manifestiert sich im späteren Leben eine bipolare affektive Störung (Anderson et al. 1987, Kovacs 1989). Die Schwierigkeiten bei der Diagnosestellung einer bipolaren und unipolaren affektiven Erkrankung im Kindes- und Jugendalter hat sicherlich dazu beigetragen, daß es wenige kontrollierte Studien über prophylaktische Therapieansätze gibt. Die meisten Studien legten den Schwerpunkt auf die Untersuchung von Adoleszenten (vgl. Youngerman und Canino 1978, Carlsson 1983, 1995, Younes et al. 1986, Varanka et al. 1988, Strober et al. 1990, Faedda et al. 1995). Diese Befunde belegen eine mindestens ebenso gute Wirksamkeit der prophylaktischen Lithiumtherapie wie bei Erwachsenen.

Obwohl es keine kontrollierten Studien über die Dosis-Wirkungs-Beziehung der Lithium-Therapie von depressiven oder bipolaren Störungen im Kindes- und Jugendalter gibt, ergibt sich doch aus dem Wissen um die hohe Rate von Rezidiven bei affektiven Erkrankungen die Notwendigkeit zu prophylaktischem Handeln (Moll und Rothenberger 1998). Konkrete Richtlinien basieren somit eher auf klinischen Erfahrungen. Ein großes Gewicht kommt der psychosozialen Beratung der Patienten und der Eltern zu. Dies beinhaltet eine ausdrückliche Information über die Erkrankung, den natürlichen Verlauf, mögliche auslösende Faktoren, insbesondere auch über das potentielle Risiko eines Drogenkonsums hinsichtlich der Induzierung einer affektiven Erkrankung, sowie über mögliche Anzeichen eines Wiederauftretens der Erkrankung, was insbesondere bei Unterbrechung der Therapie ein schnelles Handeln im Rahmen einer erneuten Episode erleichtern soll. Die Behandlung sollte auch Faktoren wie damit im Zusammenhang stehende Ängste oder Lernschwierigkeiten berücksichtigen und eine rasche Wiedereingliederung in das soziale Umfeld (z.B. Schule etc.) fördern.

Besteht eine monopolare affektive Störung, sollte die eingeleitete antidepressive Therapie für mindestens 6-8 Monate fortgeführt werden, um das Risiko des Wiederauftretens der Symptomatik zu reduzieren. In der Folge muß aber das langsame Reduzieren der Antidepressivamedikation erwogen werden. Im Falle einer Lithium-Behandlung – z.B. bei bipolaren Verläufen – sollte die Reduktion eines in der Akutphase möglicherweise bestehenden Serumspiegels von 1,0 - 1,2 mmol/l auf eine Erhaltungsdosis von ca. 0,6 - 1,0 mmol/l erfolgen. Die genaue Dosis richtet sich nach Symptomatik und Nebenwirkungsprofil.

Der Kontinuität der Behandlung kommt auch schon in diesen frühen Jahren eine besondere Bedeutung zu. In einer der wenigen vorliegenden Studien über die Langzeitprophylaxe bipolarer Störungen im Jugendalter berichten *Strober* et al. (1990) über eine dreimal höhere Rate eines Wiederauftretens affektiver Symptome bei Patienten, die kurz nach der Stabilisierung eine Lithiummedikation beendeten (ca. 92%) im Vergleich zu Patienten, die über 18 Monate die Lithiummedikation beibehielten (ca. 37%).

Hieraus resultiert zumindest die Empfehlung einer gewissen Dauerhaftigkeit der prophylaktischen Medikation. Eine Reduzierung sollte langsam erfolgten sowie unter engmaschiger klinischer Kontrolle und guter psychosozialer Beratung unter Einbindung der Eltern (vgl. Moll und Rothenberger 1998).

Noch seltener sind Studien über alternative Behandlungsmöglichkeiten zur Lithiumtherapie im Kindes- und Jugendalter. Carbamazepin beispielsweise wird zwar recht häufig bereits im Kindes- und Jugendalter aufgrund unterschiedlicher neuropsychiatischer Störungen eingesetzt, aber eine kontrollierte Studie über bipolare affektive Störungen gibt es hierzu nicht (Evans et al. 1987). Die meisten Informationen stammen aus der Epilepsiebehandlung. Die Beobachtungen der Nebenwirkungen in dieser Altersgruppe lassen darauf schließen, daß das Risiko einer Behandlung etwa vergleichbar ist mit der Behandlung erwachsener bipolarer Patienten (Pellock 1987). Für Valproat scheint eine geringere Nebenwirkungsrate vorzuliegen (vgl. Papatheodorou et al. 1996). Weitere relevante und kontrollierte Studien zur medikamentösen Prophylaxe affektiver Störungen im Kindes- und Jugendalter mit anderen Substanzen liegen nicht vor.

23.11 Besonderheiten der Prophylaxe affektiver Erkrankungen des höheren Lebensalters

23.11.1 Lithiumprophylaxe

Wie bei vielen Medikamenten ist auch die Pharmakokinetik von Lithium bei älteren Menschen verändert (Shulman et al. 1987, Jensen et al. 1990). Einer Studie von *Greil* et al. (1985) ist zu entnehmen, daß Patienten mit über 75 Jahren nur etwa 2/3 der Dosis von unter 45jährigen Patienten benötigen, um therapeutische Plasmaspiegel zu erreichen. Einzelheiten zur Pharmakokinetik bei älteren Menschen wurden von *Hardy* et al. (1987) beschrieben: bezüglich der physiologischen Veränderungen spielt die Verteilung des Körperwassers und die Veränderung der glomerulären Filtrationsrate eine wesentliche Rolle, z.T. sind hiernach lediglich 30-60% der ursprünglichen Lithiumdosis zum Erreichen der gleichen Serumspiegel notwendig. Auch konnte gezeigt werden, daß niedrigere Serumblutspiegel zwischen 0,45 und 0,80 mmol/l im Vergleich zu höheren Spiegeln bei alten Patienten eine gleiche therapeutische Wirksamkeit, aber deutlich geringere Nebenwirkungsraten besitzen. Neuere Studien (Young et al. 1992) zeigen aber auch eine bessere Wirkung höherer Lithiumspiegel im Vergleich zu niedrigeren Serumwerten sowohl bei jüngeren als auch älteren mit Lithium behandelten Patienten. Diesbezüglich sollte deshalb im Einzelfall und unter Abwägung des Nebenwirkungsprofils und der klinischen Effizienz entschieden werden.

Ein häufiger Faktor, der bei älteren Menschen die Lithiumprophylaxe beeinflussen kann, ist das Auftreten anderer Erkrankungen. So treten im Laufe des Lebens häufig kardiale oder renale Funktionsstörungen hinzu. Insbesondere Nierenerkrankungen erfordern dann ein genaues Abwägen und engermaschige Lithiumkontrollen. Uneinigkeit besteht darüber, ob eine fortgesetzte Lithiummedikation die Nierenfunktion bei zunehmender Schädigung durch andere Ursachen zusätzlich negativ beeinträchtigen kann. Während *Meyers* und *Kalayam* (1989) keinen sicheren Hinweis auf eine zusätzliche Beeinträchtigung der Nierenfunktion fanden, beschrieben *dePaulo* et al. (1981) und *Gitlin* (1993) eine progressive Funktionsstörung unter Lithiumtherapie.

Ein zu beachtender Aspekt ist eine häufig im Alter begonnene zusätzliche Medikation aufgrund einsetzender internistischer Erkrankungen. Lithium kann durch eine Vielzahl von Medikamenten beeinflußt werden (vgl. Shulman et al. 1987, Goodwin und Jamison 1990); besondere Aufmerksamkeit ist der Gabe von Thiaziddiuretika zu schenken, die den Lithiumserumspiegel um mehr als 33% erhöhen können. Im Gegensatz hierzu konnte für Furosemid kein signifikanter Einfluß auf die Plasmaspiegel von Lithium nachgewiesen werden (Crabtree et al. 1991). Häufig erhöhen auch nichtsteroidale Antiphlogistika (Jefferson et al. 1981) oder ACE-Hemmer (DasGupta et al. 1992) den Lithiumserumspiegel.

23.11.2 Prophylaxe mit Antikonvulsiva

Studien über den Einsatz von Antikonvulsiva bei geriatrischen Patienten sind auf Fallbeschreibungen beschränkt. Diesen ist zu entnehmen (McFarland et al. 1990, Gnam und Flint 1993), daß sich Valproat sowohl adjuvant als auch als Monotherapie als hilfreich bei geriatrischen manischen Patienten erwiesen hat. Auch gegen die Anwendung von Carbamazepin bei älteren Menschen gibt es auf der Grundlage weniger Fallbeschreibungen bisher keine Einwände (Schneier und Kahn 1990, Kellner und Neher 1991).

Da aber bezüglich der Anwendung beider Substanzen keine kontrollierten Studien vorliegen, können Dosierungsempfehlungen lediglich auf der Grundlage allgemeinen Wissens über Veränderungen der Pharmakokinetik gemacht werden. Die Dosis beider Wirksubstanzen sollte hiernach im unteren therapeutischen Bereich liegen, unter der Voraussetzung, daß keine gravierenden Nebenwirkungen vorliegen.

23.11.3 Prophylaxe mit anderen Maßnahmen

Auch die Behandlung mit Antidepressiva erfordert besondere Vorsicht aufgrund möglicher Veränderungen der Plasmakonzentration. Eine Übersicht hierzu findet sich bei *Rudorfer* und *Potter* (1989). Bezüglich der Prophylaxe affektiver Erkrankungen mit Antidepressiva sei auf das Kapitel der Akuttherapie mit Antidepressiva und Kapitel 23.1.4 verwiesen. Angemerkt werden sollte aber, daß z.B. *Brown* et al. (1983) anhand einer retrospektiven Untersuchung nachweisen konnten, daß Patienten, die mit Imipramin, Amitriptylin oder Desipramin behandelt wurden, im höheren Alter häufiger Non-Responder waren. Ein Problem im Rahmen der Antidepressivabehandlung ist dabei insbesondere die mögliche Provokation deliranter Syndrome. Ihre Manifestation wird durch eine zu schnelle Dosissteigerung begünstigt und erscheint unter Amitriptylin besonders ausgeprägt. MAO-Hemmer scheinen bei geriatrischen Patienten und Patienten mit einer Alzheimererkrankung vorteilhaft, insbesondere da die sich negativ auswirkenden cholinergen Nebenwirkungen umgangen werden. Kontrollierte Daten zur Pharmakokinetik oder zur Wirksamkeit von MAO-Hemmern im Vergleich zu trizyklischen Antidepressiva im Alter liegen allerdings nicht vor.

Eine weitere Behandlungsmethode, die sich als effektiv in der Prophylaxe weiterer Episoden erwiesen hat, ist die Elektrokrampftherapie (Monroe 1991), jedoch muß trotz der geringen Gefährdung auch älterer depressiver Patienten darauf hingewiesen werden, daß diese Methode auch bei diesen Patienten als ultima ratio angesehen werden muß.

Bezüglich der psychotherapeutischen Prophylaxe affektiver Störungen im Alter gibt es leider nur sehr wenig Studien. Dennoch gibt es Hinweise, daß jüngere geriatrische Patienten von einer kurzen Psychotherapie dann einen mit einer Antidepressivabehandlung vergleichbaren Effekt erfahren können, wenn die depressiven Symptome einen nicht-endomorphen Charakter besitzen. Die Rate des Wiederauftretens depressiver Symptomatik unter psychotherapeutischer Prophylaxe war in Studien von *Gallagher* und *Thompson* (1982) und *Gallagher-Thompson* et al. (1990) höher im Vergleich zu medikamentösen Prophylaxestudien mit z.B. Nortriptylin (Reynolds et al. 1988). Hieraus war zu schließen, daß sich bei älteren Patienten mit einer *„major depressive episode“*, insbesondere mit endomorphem Charakter der Symptomatik, eine Kurzzeitpsychotherapie als weniger effektiv erwiesen hatte als eine Psychopharmakotherapie. Studien, die einen direkten Vergleich vornehmen, finden sich jedoch nicht. Auch bezüglich der Frage, ob eine Kombination zwischen Psychopharmakotherapie und Psychotherapie effektiver sein könnte, gibt es keine ausreichenden Daten. Ein wesentlicher Vorteil einer Kombinationstherapie scheint sich aber nicht zu ergeben (vgl. Frank et al. 1990b, Reynolds et al. 1992).

Konkrete Behandlungsempfehlungen lassen sich aus den genannten Studien nicht ableiten, obwohl kognitive, interpersonelle und dynamische Psychotherapien bei nicht vorwiegend endogenen depressiven geriatrischen Patienten hilfreich zu sein scheinen. Die meisten Ergebnisse wurden bei relativ jungen und körperlich gesunden Patienten erhoben. Eine Verallgemeinerung auf Patientenkollektive älterer und gebrechlicher Patienten scheint aus diesem Grunde schwierig und die Durchführung weiterer Studien notwendig.

23.12 Prophylaxe unipolarer und bipolarer Erkrankungen im Rahmen von körperlichen Erkrankungen

Bezüglich der prophylaktischen Behandlung unipolarer und bipolarer Erkrankungen bei Patienten mit bestimmten körperlichen Erkrankungen gelten die gleichen Besonderheiten und Richtlinien, die bei der Einleitung einer medikamentösen oder nichtmedikamentösen Akuttherapie gelten. Bezüglich Lithium, Carbamazepin und Valproat sind diese Hinweise ausführlich in Kapitel 23.1.1 bis 23.1.3 beschrieben.

Sollten im Laufe einer bereits bestehenden prophylaktischen Therapie körperliche Störungen neu entstanden sein, können auch hier die Empfehlungen bezüglich der Einleitung einer medikamentösen Therapie bei derartigen Erkrankungen zugrunde gelegt werden. Allgemein kann gelten, daß man durch das Wissen über mögliche

Risiken und Nebenwirkungen der prophylaktisch wirksamen Medikamente sowie anderer prophylaktisch wirksamer Maßnahmen das potentielle Risiko hinsichtlich der Entstehung einer körperlichen Erkrankung weitestgehend reduzieren sollte. Beim Auftreten von durch Medikamente induzierten Störungen sind engmaschigere Kontrollen oder ein Absetzen der vorbestehenden Medikation bei gleichzeitiger Suche nach einer Alternative ratsam.

23.13 Prophylaxe unipolarer und bipolarer Erkrankungen im Rahmen von speziellen Erkrankungen des ZNS

Besonderheiten bezüglich der Prophylaxe bei Patienten mit neurologischen Störungen sind den Kapiteln zur Akuttherapie zu entnehmen. Bezüglich der Lithium-, Carbamazepin- und Valproatprophylaxe sei an dieser Stelle auf das Kapitel 23.1.1 bis 23.1.3 verwiesen.

23.14 Prophylaxe substanzinduzierter unipolarer und bipolarer Erkrankungen

Für nahezu jede Substanz, die eine depressive, manische, bipolare oder schizoaffekte Störung induzieren kann, gilt zunächst, daß diese rasch abzusetzen und in Zukunft – sofern vertretbar – zu vermeiden ist. Je nach induzierter Störung gelten zusätzlich die in den einzelnen Kapiteln beschriebenen Hinweise und Empfehlungen zur weiteren Prophylaxe.

KAPITEL 24: PSYCHOTHERAPIEN

„Δεῖ δέ οὐ μόνον ἑαυτόν παρέχειν τά δέοντα ποιέοντα, ἀλλά καί τόν νοσέοντα, καί τούς παρέοντας, καί τά ἔξωθεν."

„Die Pflicht des Arztes ist nicht nur, zu tun, was er kann, sondern auch die Kranken, deren Begleiter und Umgebung in die Therapie einzubeziehen."

Hippokrates, Aphorismen, Übersetzung des Verfassers

„Der Therapeut sollte nicht nur über Pharmakotherapien und Psychotherapien, sondern auch über weniger häufig angewandte Behandlungsverfahren wie Elektrokrampftherapie, Lichttherapie und Schlafentzug informieren. Es ist anzustreben, daß der Patient ein möglichst objektives Bild von den einzelnen Therapiemöglichkeiten erhält. Die ideologische Verpflichtung des Therapeuten einer Therapieschule gegenüber bzw. die persönliche Einstellung gegenüber pharmakologischen oder psychotherapeutischen Verfahren sollte nicht als Entscheidungskriterium dienen. Und auch nicht die Mutmaßung, ob eine Depression 'endogen' oder 'psychologisch' bedingt ist."

Die Autoren dieses Kapitels

24.1 Psychotherapien bei unipolaren Erkrankungen

24.1.1 Die Rolle der Psychotherapie in der Behandlung unipolarer Erkrankungen

Die Entwicklung und Überprüfung psychotherapeutischer Verfahren zur Behandlung unipolar affektiver Störungen ist im Vergleich zu denen für bipolare Störungen schon recht ausgereift. Dem unipolar depressiven Patienten stehen eine Reihe erwiesenermaßen wirksamer psychotherapeutischer Behandlungsansätze zur Verfügung. Während bipolare Störungen nach dem jetzigen Erkenntnisstand auf jeden Fall einer medikamentösen Behandlung – am besten in Kombination mit Psychotherapie – bedürfen, können nach Auffassung mancher Autoren unipolare Depressionen mit gleicher Effektivität mittels spezifischer psychotherapeutischer Verfahren behandelt werden. Dies trifft aber in erster Linie für leichte bis mittelschwere Depressionen zu (Elkin 1994). Diese Aussage gründet sich auf zahlreiche Therapievergleichsstudien, die in den letzten 20 Jahren durchgeführt wurden, wobei jedoch die Bedeutung der Pharmakotherapie, wie sie in Kapitel 22 dargestellt wird, nicht in Frage gestellt werden soll. Den neueren psychologischen Verfahren wurde zunächst mit großer Skepsis begegnet, die jedoch durch überzeugende Effektivitätsdaten größtenteils entkräftet werden konnte. Heute spielen Psychotherapien bei der Depressionsbehandlung eine bedeutsame Rolle. Sie sind ein wirksamer Adjunkt oder gar eine Alternative zu medikamentösen Verfahren. Außerdem werden sie zur gezielten Therapie der psychosozialen Auswirkungen der depressiven Störung eingesetzt, wie beispielsweise Arbeitsplatzverlust oder Probleme in der Partnerschaft. In Risikogruppen reduzieren sie die Rezidivgefahr und tragen zur Prävention bei.

Unipolare Depressionen gehören zu den psychiatrischen Störungen mit hohem Behandlungserfolg. Dies gilt zumindest für die Therapie der einzelnen Depressionsphasen, weniger allerdings für den Langzeitverlauf, der durch ein hohes Rückfallrisiko geprägt ist und von daher meist medikamentöser prophylaktischer Therapiemaßnahmen bedarf.

Die folgenden Abschnitte geben einen Überblick über die wichtigsten psychotherapeutischen Verfahren zur Depressionsbehandlung und deren Effektivität. Ein weiteres Unterkapitel ist der Besprechung von Kombinationsbehandlungen gewidmet.

24.1.2 Beschreibung der wichtigsten psychotherapeutischen Ansätze

Bei den systematisch untersuchten Therapieansätzen, die speziell für das Störungsbild der Depression entwickelt wurden, handelt es sich um: Verhaltenstherapie (VT), kognitive Therapie (KT) und Interpersonelle Psychotherapie (IPT). Diese drei relativ neuen Therapieformen haben neben ihrer guten Wirksamkeit gemeinsam, als Kurztherapien in Manualen spezifiziert und durch ein gezieltes Trainingsprogramm erlernbar zu sein. Zu psychodynamischen und psychoanalytischen Therapieverfahren liegen zwar nur begrenzte Wirksamkeitsnachweise vor, jedoch werden sie sehr häufig angewandt. Aus diesem Grund werden sie ebenfalls hier beschrieben. Vielfach eingesetzt und untersucht sind auch paartherapeutische Ansätze.

Behaviorale Depressionstherapie nach Lewinsohn

Theoretischer Hintergrund

Die Depressionstherapie nach *Lewinsohn* hat, wie die meisten verhaltenstheoretisch formulierten Ansätze, ihre Wurzeln in den Lerntheorien *Skinners* und *Pawlows* sowie in der sozialen Lerntheorie. Die erste behaviorale Konzeption zur Behandlung der Depression stammt von *Ferster* (1973), der postulierte, daß Depression infolge des Verlustes von positiver Verstärkung auftritt (Verstärkerverlusttheorie). Der Verstärkermangel führt nach dem Extinktionsprinzip zu reduzierten Verhaltenshäufigkeiten und in respondenter Weise zu den typischen emotionalen, kognitiven und physiologischen Depressionssymptomen. Depression wird demnach als erlerntes Verhalten mit entsprechenden auslösenden und nachfolgenden Bedingungen gesehen. *Lewinsohn* (1974a,b, 1976) modifizierte und erweiterte diesen Ansatz um die Rolle des sozialen Lernens und die Betonung reaktionskontingenter Verstärkung. Ihr Erklärungsmodell beinhaltet drei Schwerpunkte, die bei der Entstehung und dem Verlauf der Depression eine Rolle spielen:

1) es besteht ein Defizit an verhaltenskontingenter positiver Verstärkung und ein Überwiegen aversiver Erfahrungen;
2) es besteht ein Mangel an sozialen Fertigkeiten, der dazu führt, daß von der sozialen Umgebung unzureichende positive Verstärkung erzielt wird, oder daß negative Ereignisse nicht adäquat bewältigt werden können;
3) es bestehen aktuelle Belastungen, die mit einem Rückgang positiver Verstärkung verbunden sind (z.B. Trennung vom Partner) und soziale Ängste, die zur Abschwächung oder Blockierung von üblicherweise positiven Verstärkern (z.B. Einladung zu einer Party) führen.

Die Autoren konnten in der Tat nachweisen, daß Depressive mehr negative Ereignisse und weniger positive Verstärkung aufwiesen als Nicht-Depressive. Eine Reihe anderer Studien zeigte, daß Depressive über weniger soziale Fertigkeiten verfügten als Kontrollpersonen (z.B. Coyne 1976a,b, Lewinsohn et al. 1980, Youngren und Lewinsohn 1980).

Was die Aufrechterhaltung des depressiven Zustands anbelangt, gehen die Autoren von folgenden Mechanismen aus:

a) das depressive Verhalten selbst wirkt reduzierend auf die Verhaltensrate;
b) die verringerte Verhaltensrate zieht wiederum eine Einschränkung der Menge erreichbarer positiver Verstärker nach sich;
c) das depressive Verhalten wird außerdem von Angehörigen oder anderen Personen, z.B. durch erhöhte Unterstützung und Zuwendung, positiv verstärkt.

Das oben beschriebene Modell Lewinsohns wurde später von *Hoberman* und *Lewinsohn* (1985) entsprechend dem neusten Forschungsstand um kognitive Faktoren und sogenanntes Skript-Verhalten, d.h. lernbedingt automatisierte soziale Verhaltensmuster, erweitert. Es ist bisher allerdings nicht geklärt, ob der Verstärkerverlust als kausal, begleitend oder einer Depression nachfolgend anzusehen ist. Obwohl immer wieder eine Korrelation von täglichen Stimmungseinschätzungen und der Rate erfreulicher Aktivitäten gefunden werden konnte, zeigen zwei Studien, daß die Steigerung erfreulicher Aktivitäten nicht zu Stimmungsverbesserungen führt und stellen somit die Basisannahmen der *Lewinsohnschen* Theorie der Depression in Frage (Biglan, Craker 1982, Hoevenaars, van Son 1990).

Durchführung

Auf dem Hintergrund der oben beschriebenen Annahmen entwickelten *Lewinsohn* et al. (1984, dt. Version: Herrle und Kühner 1994) ein auf sozialem Lernen basierendes Gruppenprogramm für depressive Patienten, das die langfristige Veränderung defizitärer Verstärkerbedingungen zum Ziel hat. Die verschiedenen Behandlungselemente des Gruppenprogramms sind in Abb. 24.1 dargestellt.

1. Sitzung	->	Vermittlung der sozialen Lerntheorie der Depression
2. Sitzung	->	Basisfertigkeiten zur Selbsthilfe
3.-4. Sitzung	->	Entspannungstraining
5.-6. Sitzung	->	Aufbau positiver Aktivitäten
7.-8. Sitzung	->	Veränderung kognitiver Aspekte
9.-10. Sitzung	->	Verbesserung der Qualität und Quantität sozialer Interaktionen
11.-12. Sitzung	->	Beibehaltung des Therapieerfolgs und präventive Maßnahmen

Abb. 24.1: Behandlungselemente des Gruppenprogramms für Depressive nach Lewinsohn

Der erste Schritt des Programms besteht in der Vermittlung eines plausiblen Störungsmodells und grundlegender Fertigkeiten der Selbstkontrolle. Danach erlernen die Gruppenmitglieder Entspannungstechniken, um eine Möglichkeit der Selbstkontrolle über ihr Erregungsniveau zu erhalten. Dies ist wichtig, da Angstgefühle und Anspannung dazu führen, daß angenehme Aktivitäten nicht genossen werden können und unangenehme Ereignisse noch aversiver erlebt werden. Außerdem kann erhöhte Anspannung das Erlernen neuer Fertigkeiten behindern. Die mittleren Sitzungen sind dem systematischen Aufbau angenehmer Aktivitäten zur Erhöhung der positiven Verstärkerrate gewidmet. Zu diesem Zweck wird der Patient zunächst instruiert, seine täglichen Aktivitäten sowie seine Stimmung mit Hilfe eines strukturierten Wochenplans zu beobachten und zu protokollieren, um Beziehungen zwischen Art und Anzahl der Aktivitäten und der Stimmung zu erkennen (siehe Abb. 24.2).

Mit Hilfe dieser Aufzeichnungen erfolgt die Planung eines Verstärkerprogramms. Dabei werden individuell stimmungsverbessernde Aktivitäten (z.B. ins Kino gehen) identifiziert und stufenweise erhöht. Die Aktivitätsplanung soll außerdem beinhalten, daß depressionsfördernde Verhaltensweisen (z.B. im Bett liegen und grübeln) reduziert werden.

Neben dem Aktivitätsaufbau spielt die Verbesserung sozialer Fertigkeiten eine wichtige Rolle, die es dem Patienten ermöglichen sollen, potentielle soziale Verstärker zu nutzen. Zunächst mit Hilfe von Rollenspielen, später in Realsituationen, werden günstige Kommunikationsmuster und Interaktionsstile sowie soziales Kontaktverhalten eingeübt (z.B. ein Gespräch beginnen, Gefühle äußern, Komplimente und Lob ausdrükken, etc.). Außerdem sollen soziale Ängste reduziert werden, da sie den Patienten von potentiellen Verstärkerquellen fernhalten.

Weitere Techniken beinhalten das Einüben von Selbstkontrolle zur Unterbrechung automatisierter negativer Gedankenketten (z.B. Gedankenstop) und die Verbesserung von Problemlösefertigkeiten.

	Montag	Dienstag	Mittwoch	Donnerstag	Freitag	Samstag	Sonntag
7 - 8	im Bett wach, Radio --	mache Frühstück f. Fam. --					
8 - 9	Frühstück nach Bad --	Bad Hausarbeit -					
9 - 10	Nachbarin kommt -/+	lesen -					
10 - 11	Wäsche -	lesen -/+					
11 - 12	Hausarbeit einkaufen -	einkaufen kochen -					
12 - 13	kochen +/-	Kinder kommen +/-					
13 - 14	Kinder von Schule +/-	Mittagessen Unterhaltung +/-					
14 - 15	Schularbeiten der Kinder -	Schularbeiten der Kinder --					
15 - 16	Besuch von Bekannten +/-	lesen -					
16 - 17	Spaziergang mit Bekannten +/-	alleine lesen -					
17 - 18	Hausarbeit Abendbrot -	Hausarbeit -					
18 - 19	Ärger mit Kindern --	Ärger m. Fam. TV, Kinder ins Bett --					
19 - 20	lesen -	Bett --					
20 - 24	TV -	lesen -					

Abb. 24.2: Aktivitäten und Stimmungen im Tagesverlauf, eingetragen in einen Wochenplan (nach Hautzinger 1994)

Regelmäßige Hausarbeiten zwischen den einzelnen Sitzungen gehören gemäß verhaltenstherapeutischen Prinzipien zur erfolgreichen Durchführung des Programms. Der Therapeut ist bei der im Durchschnitt 12 Sitzungen andauernden Intervention aktiv, anleitend und ermunternd. Das Programm ist für ein Gruppensetting entwickelt worden, kann aber auch einzeln durchgeführt werden. Zur didaktischen Unterstützung stehen ausgearbeitete Arbeitsmaterialien in Form eines Manuals sowohl für den Therapeuten als auch für den Patienten zur Verfügung.

Wirksamkeit

Nach *Grawe* und Kollegen (1994) lagen bis zum Jahre 1983 17 kontrollierte Studien vor, in denen die verhaltenstherapeutische Depressionsbehandlung nach *Lewinsohn* bei leicht bis mittelschwer Depressiven überprüft wurde. Diese und mehrere nach 1983 durchgeführte Untersuchungen erbrachten eine insgesamt erstaunlich hohe absolute Wirksamkeit gemessen an der sehr kurzen Dauer (in diesen Studien meist unter 10 Sitzungen). Verglichen mit psychodynamischer Kurztherapie, humanistisch orientierter Therapie, nicht näher spezifizierter Psychotherapie und einem Entspannungsverfahren schnitt die Verhaltenstherapie trendmäßig fast immer besser ab (Grawe et al. 1994). Ein Vergleich mit anderen kognitiv-behavioralen Methoden erbrachte bis auf eine Ausnahme keine signifikanten Unterschiede (siehe Tabelle 24.1). Auch die medikamentöse Behandlung wies gleich hohe Effektivität auf. Die Kombination des Verfahrens mit Psychopharmaka zeigte in einer Studie additive (Wilson 1982), ansonsten gleiche Wirkung wie beide Bedingungen alleine (Jarrett, Rush 1994).

Untersuchungen zur prophylaktischen Wirkung der verhaltenstherapeutischen Depressionstherapie als Akutbehandlung erbrachten bisher uneinheitliche Ergebnisse (Karasu et al. 1993). Als langfristige Erhaltungsform wurde diese Intervention bisher noch nicht überprüft.

Zusammenfassend kann festgestellt werden, daß *Lewinsohns* Depressionstherapie als eine spezifisch auf das depressive Störungsbild zugeschnittene Methode in beachtlich kurzer Zeit zu beträchtlicher Symptomreduzierung führen kann. Die Gesamteffektivität wird mit 55,3 Prozent (SD=9,3) angegeben (Frank et al. 1993).

Tabelle 24.1: Wirksamkeit der verhaltenstherapeutischen Depressionstherapie (VT) in der akuten Behandlungsphase im Vergleich (aus: Jarrett und Rush 1994)

VT im Vergleich zu:	VT besser	beide gleich	Vergleichsbedingung besser
Medikamenten-Plazebo	-[a]	-[a]	-[a]
Warteliste	7	1	0
Unspezifische Therapie	0	2	0
Kognitive Therapie	0	5	1
Interpersonelle Psychotherapie	-[a]	-[a]	-[a]
Psychodynamische Kurztherapie	2	3	0
Pharmakotherapie	0	1	0

[a] keine veröffentlichten Studien

Kognitive Therapie nach Beck

Obwohl kognitive und verhaltensbezogene Therapiemethoden heutzutage in der Regel kombiniert eingesetzt und auch in der Konzeption miteinander integrierbar sind, werden beide Verfahren der Genauigkeit halber und zur besseren Übersicht hier getrennt beschrieben. Zu den verschiedenen auf kognitionspsychologischen Hypothesen begründeten Ansätzen zählen die von *Beck* und Mitarbeitern (Beck 1967, 1979) entwickelte kognitive Therapie, die Selbstkontrolltheorie nach *Rehm* (1977) sowie die Theorie der erlernten Hilflosigkeit nach *Seligman* (1975). Auf eine Beschreibung der beiden letzteren Ansätze wird an dieser Stelle aus Platzgründen verzichtet. Für eine ausführlichere Darstellung sei beispielsweise auf *Wahl* (1994) oder *Ingram* (1988) verwiesen.

Die KT gehört neben der IPT zu den am besten belegten Psychotherapiemethoden und wurde ebenfalls ursprünglich spezifisch für depressive Störungen entwickelt. Die von *Beck* und Mitarbeitern (Beck 1979) konzipierte Depressionstherapie ist innerhalb der kognitiven Verfahren die bestuntersuchte und am häufigsten angewandte

Methode und wird deshalb im Folgenden näher beschrieben.

Theoretischer Hintergrund

Die kognitive Theorie nach Beck räumt der dysfunktionalen Informationsverarbeitung und verzerrtem Denken eine zentrale Rolle hinsichtlich der Ätiologie und Aufrechterhaltung der Depression ein. Demnach ist das Denken Depressiver durch die sogenannte kognitive Triade geprägt, das heißt eine negative Sichtweise bezüglich des Selbst, der Umwelt und der Zukunft (Beck 1967). Diese Sichtweise wird bestimmt durch automatische und damit sich wiederholende, verfestigte negative Gedanken. Hierfür wird von *Beck* (1979) die Bezeichnung *„kognitive Verzerrungen"* verwendet. Kognitive Verzerrungen werden durch einseitige, übergeneralisierende, willkürliche, übertriebene, dichotome oder andere in der Logik fehlerhafte Informationsverarbeitungsmuster aufrechterhalten. Ein Beispiel für einen durch willkürliche, übertriebene und übergeneralisierende Muster verzerrten Gedanken ist die Wahrnehmung eines Depressiven: *„Alle lehnen mich ab, ich bin einfach nichts wert"*. Diese Einschätzung kann beispielsweise dadurch aktiviert werden, daß sich im Kino niemand neben ihn setzt.

Diese depressionstypisch verzerrten Kognitionen werden zwar als der Depression vorausgehend, jedoch nicht als Ursache der Depression angesehen (Beck et al. 1987). Sie entstehen als Ergebnis der Interaktion zwischen belastenden Ereignissen und latent bereits vorliegenden depressiv-dysfunktionalen Schemata. Beispiele für ein solches Schema sind die Grundannahmen: *„Jeder muß mich mögen, sonst bin ich nicht liebenswert"* oder *„Ich bin ein Versager"*. Auf dem Hintergrund eines solchen Schemas kann eine bestimmte Information, wie z.B. Zurückweisung durch eine begehrte Person, zu negativ-verzerrten automatischen Gedanken (*„Niemand findet mich liebenswert"*) führen. Dies mündet dann in depressive Stimmung und depressives Verhalten wie beispielsweise verminderte Energie. Depression wird damit in erster Linie als kognitive, nicht als Stimmungsstörung betrachtet. Bei der VT spielen Kognitionen zwar auch eine Rolle, werden aber als Folge der Depression betrachtet und nicht wie bei der KT als der Depression vorausgehend.

Auslöser für die kognitiven Störungen können Verlusterlebnisse, traumatisierende Ereignisse, anhaltende Kontrollverlust- oder andere belastende Erfahrungen im Verlauf der lebensgeschichtlichen Entwicklung eines Patienten sein. Die so verfestigten kognitiven Schemata können z.B. durch Streßsituationen aktiviert werden. Bei der kognitiven Theorie handelt es sich also um ein Diathese-Streß-Modell (Riskind und Rholes 1984). Das heißt, bei einer durch dysfunktionale Gedankenschemata depressionsvulnerablen Person kann z.B. ein negatives Ereignis automatisch ablaufende negativ-verzerrte Gedanken reaktivieren, die in der Folge zu einer langanhaltenden dysphorischen Herabstimmung und anderen depressiven Symptomen führen. Dieses kausale Modell ist lediglich auf nicht-endogene, unipolare Depressionen bezogen (Beck et al. 1987).

Neuere Weiterentwicklungen der kognitiven Depressionstheorie beziehen sich in erster Linie auf die vorwiegend interpersonelle Natur auslösender Belastungssituationen.

Die kognitive Theorie der Depression wurde zwar untersucht (zusammenfassend Haaga et al. 1991), der derzeitige empirische Stand ist jedoch als kontrovers zu bezeichnen. Während der deskriptive Anteil (i.S. dysfunktionaler Kognitionen als Symptome) durchgehend empirische Unterstützung findet, gibt es für die oben beschriebenen kausalen Aspekte (i.S. dysfunktionaler Kognitionen als Vulnerabilitätsfaktoren) bisher keine überzeugenden Nachweise.

Durchführung

Bei der kognitiven Depressionstherapie handelt es sich um eine strukturierte, problemzentrierte Kurzbehandlung mit durchschnittlich 20 Sitzungen, die in erster Linie die Korrektur der dysfunktionalen Gedankenprozesse im Rahmen der negativen kognitiven Triade zum Ziel hat. Nachdem dem Patienten das Therapierational und der Zusammenhang zwischen Kognitionen, Gefühlen und Verhalten erklärt wurde, erfolgt eine sorgfältige Analyse dysfunktionaler Kognitionen bzw. depressiv verzerrter Wahrnehmungen und Einstellungen. Dies geschieht unter Anwendung spezifischer verhaltenstherapeutischer Techniken, wie der Selbstbeobachtung und Protokollierung von automatischen Gedanken/Bewertungen/Wahrnehmungen und Gefühlen. Ein Beispiel dafür wird in Abb. 24.3 gegeben.

Datum	Situationsbeschreibung Aktuelle Ereignisse, die zu unangenehmen Gefühlen führen Gedanken Tagträume usw., die zu unangenehmen Gedanken führen	Gefühle (E) Genau angegeben (Angst, Wut usw.) Einschätzen von 0 - 100%	Automatische Gedanken Die automatischen, negativen Gedanken angeben, die dem Gefühl vorausgingen Wie gültig sind diese Gedanken? Einschätzen von 0 - 100%	Rationalere Gedanken Rationale Reaktion auf automatische Gedanken aufschreiben Wie gültig sind diese rationaleren Gedanken? Einschätzen von 0 - 100%	Ergebnis Gefühle nach den rationaleren Gedanken angeben und einschätzen
	Allein im Haus nach Trennung von Frau, liege wach (1 Uhr)	Unruhig, nervös, Herzklopfen, deprimiert (100%), hoffnungslos, schwitzen	Ich habe hier soviel reingesteckt, war alles umsonst. Das wird nie mehr was. Ich bin und bleib verlassen. Das Leben lohnt so nicht. Ohne Partner hat das doch keinen Sinn.		

Abb. 24.3.: Beispielprotokoll negativer (automatischer) Gedanken bezogen auf eine konkrete Situation (nach Hautzinger 1994)

Die herausgearbeiteten Kognitionen werden zunächst auf logische Fehler wie selektive Abstraktion, dichotomes Denken, Personalisierungen etc. hin untersucht und einer Realitätstestung unterzogen. Dies ist von großer Relevanz, da Depressive dazu neigen, ihre Wahrnehmungen als Tatsachen zu bewerten, ohne sie an der Realität zu überprüfen. So würde beispielsweise im Falle einer dichotomen Wahrnehmung eines Ereignisses (z.B.: Patient fällt durch Führerscheinprüfung -> Bewertung: *„Ich mache immer alles falsch"*) versucht werden, zwischen den Extrempolen *„immer alles richtig"* versus *„immer alles falsch"* ein Mittelfeld zu identifizieren, auf dem im allgemeinen die meisten menschlichen Erfahrungen angesiedelt sind. Mit Hilfe verschiedener Beispiele aus dem Leben des Patienten, die die Evidenz der absolutistischen Bewertung hinterfragen, soll eine neue Sichtweise ermöglicht werden.

Das Hinterfragen der irrationalen Überzeugung durch den Therapeuten geschieht unter Anwendung des sokratischen Dialogs, bei dem der Therapeut dem Patienten durch gelenktes Fragen hilft, zu neuen, günstigeren Bewertungen und Einstellungen zu gelangen (kognitives Neubenennen und Reattribuierung). Dieses Vorgehen bezieht sich nicht nur auf die automatischen Gedanken, sondern auch auf die dahinterstehenden fehlangepaßten Grundannahmen. In einem weiteren Schritt werden die neuen Bewertungen dann in den relevanten Problembereichen erprobt und eingeübt. Dazu können zunächst Rollenspiel- oder Imaginationstechniken und schließlich Verhaltensexperimente in Form von Hausaufgaben angewandt werden.

Nach Beendigung der Therapie soll der Patient in der Lage sein, ungünstige Kognitionen zu erkennen, zu überprüfen und zu korrigieren und als Resultat daraus alternative Verhaltensmuster zu zeigen.

Die therapeutischen Interventionen der KT beziehen sich auf das *„Hier und Jetzt"*. Sie sind in einem Behandlungsmanual und Trainingsprogramm spezifiziert. Besonders wichtig erscheint es, daß das Hinterfragen und die Korrektur der dysfunktionalen Informationsverarbeitungsprozesse von seiten des Therapeuten in partnerschaftlich-kooperativer Weise und nicht von einem argumentativ überlegenen oder rechthaberischen Standpunkt aus geschieht. Zur Beschreibung der therapeutischen Beziehung wurde der Begriff *„kollaborativer Empirismus"* eingeführt.

Wirksamkeit

Die kognitive Therapie ist von allen psychologischen Depressionstherapien am umfassendsten untersucht. Obwohl sie zwischenzeitlich auch auf die Behandlung anderer Störungen ausgeweitet wurde (Beck et al. 1992, Cochran 1984, Beck 1990), liegen ausführlichere Effektivitätsüberprüfungen lediglich für den Anwendungsbereich der

Depressionsbehandlung vor. Insgesamt zeigte die kognitive Therapie mit einer hohen durchschnittlichen Effektstärke eine sehr gute Wirksamkeit bei der Behandlung leichter bis mittelschwerer Depressionen. Dies gilt auch für die längerfristige Erhaltung der Therapieeffekte.

Wie in Tabelle 24.2 aufgeführt, erwies sich die KT bei Vergleichen mit medikamentöser Therapie bei der Reduktion der depressiven Symptomatik und vor allem bei der Erhaltung des Therapieerfolgs in einigen Studien als signifikant überlegen und mit weniger Nebenwirkungen verbunden (Dobson 1989, Hollon et al. 1991, Conte et al. 1986, Robinson et al. 1990, Hautzinger 1993, Hollon et al. 1993, zusammenfassend siehe Grawe et al. 1994). Kognitive Therapie scheint einer alleinigen medikamentösen Behandlung zu bevorzugen zu sein, wenn ein Rückfall verhindert werden soll. Auch die Drop-out-Rate erwies sich als deutlich niedriger im Vergleich zur pharmakologischen Behandlungsbedingung. Allerdings wird in neueren Übersichtsarbeiten von *Hollon* et al. und von *Scott* (1996) kritisch angemerkt, daß die Methodik der bisher durchgeführten Studien unzureichend gewesen sei und die Überlegenheit, ja sogar die gleich hohe Wirksamkeit der KT nicht bewiesen sei. KT sei jedoch anscheinend effizient bezüglich der Reduktion des Rückfallrisikos und habe längeranhaltende Effekte als Pharmakotherapie alleine (Scott 1996).

Insgesamt wurden bei leicht bis mittelschwer Depressiven Erfolgsquoten zwischen 63 und 83% gefunden. Im Vergleich zu psychoanalytischer Kurztherapie und tiefenpsychologisch orientierter Therapie war die KT kurzfristig in einer, längerfristig in zwei von vier Untersuchungen überlegen (siehe Tabelle 24.2). Verglichen mit anderen verhaltenstherapeutischen und kognitiv-behavioralen Verfahren (u.a. der Depressionstherapie nach Lewinsohn) konnten bis auf eine Ausnahme, wo die KT überlegen war, keine signifikanten Unterschiede gefunden werden, was angesichts der sehr guten Wirksamkeit dieser älteren Methoden für das beeindruckende Effektivitätsprofil der vergleichsweise jungen KT spricht. Ein Vergleich der KT mit der IPT nach *Klerman* et al. (1984) erbrachte in der äußerst umfassenden Multicenterstudie des National Institute of Mental Health (NIMH) bei der Gesamtgruppe der untersuchten Patienten keine signifikanten Unterschiede hinsichtlich der Symptomreduktion (Elkin et al. 1989). Jedoch war die KT der IPT bei der Therapie der schwerer depressiven Patienten tendenziell unterlegen. In der gleichen Untersuchung zeigte sich die KT weder bei den leichter noch bei den schwerer gestörten Patienten wirksamer als ein Medikamentenplazebo in Kombination mit psychiatrischen Kurzgesprächen. Letztere Behandlungsbedingung erwies sich in dieser Studie allerdings insgesamt als auffallend und unerwartet wirksam. Während manche Autoren aus diesen Befunden schlossen, daß die Wirksamkeit der KT bisher überschätzt wurde, machten andere methodische Gründe für das schwache Abschneiden der KT verantwortlich, nämlich 1) eine mangelnde Supervisionsfrequenz der Therapeuten und 2) auffallend schlechte Behandlungserfolge mit KT in nur einem der beteiligten Zentren. Weitere Ergebnisanalysen sind nötig, um gesicherte Aussagen treffen zu können. Die Resultate der NIMH-Studie werden im Abschnitt über den empirischen Stand der IPT näher ausgeführt (siehe Kapitel 24.1.2).

Es gibt erste Hinweise darauf, daß eine Kombination von Antidepressiva und KT einer alleinigen Pharmakotherapie überlegen ist (Hollon et al. 1993). Viele Autoren empfehlen vor allem bei schweren Depressionen vom melancholischen Typ eine Kombinationsbehandlung mit Medikamenten, obgleich sich die KT in einer neueren Studie (Thase et al. 1991) auch bei schweren, endogen-depressiven Patienten mit einer 50%igen Erfolgsrate als relativ wirksam erwies. Bei einer Kombination der KT mit der Depressionstherapie nach *Lewinsohn* oder mit pharmakologischer Therapie konnte die Effektivität sogar gegenüber den jeweiligen Einzelbedingungen noch gesteigert werden (Grawe et al. 1994).

Zur Wirkungsweise der KT liegen weitaus weniger Studien vor. Es deutet sich jedoch an, daß eine Veränderung der Symptomatik mit einer Modifikation im kognitiven Bereich verbunden ist. Außerdem veränderten sich das negative Denken und die Stimmung vor den physiologischen und motivationalen Symptomen. Verschiedene Versuche, Aussagen zur differentiellen Wirksamkeit der KT anhand wissenschaftlicher Untersuchungen zu treffen, sind bis jetzt enttäuschend verlaufen. Zwar zeigten sich Chronizität und das Bestehen einer Persönlichkeitsstörung als Prädiktoren für schlechteren Behandlungserfolg (Frank et al. 1987, Scott 1992), das gleiche trifft jedoch auch auf medikamentöse Behandlung zu. Zur gelernten Hilflosigkeit oder der Schwere der

Störung als prädiktive Faktoren liegen widersprüchliche Befunde vor (Scott 1996).

Zusammenfassend läßt sich feststellen, daß sich die kognitive Therapie nach *Beck* bei der Behandlung ambulanter depressiver Patienten als effektiv erwies und sich damit die Lage bei der Depressionsbehandlung im Vergleich zu vor 15 Jahren deutlich veränderte. In einer Metaanalyse, die vom *„Depression Guideline Panel"* (DGP 1993) durchgeführt wurde, wird die Effektivität der kognitiven Therapie alleine mit 46,6 Prozent (SD=6,9) angegeben (Frank et al. 1993).

Tabelle 24.2: Wirksamkeit der kognitiven Therapie (KT) in der akuten Behandlungsphase im Vergleich (aus Jarrett und Rush 1994)

VT im Vergleich zu:	VT besser	beide gleich	Vergleichsbedingung besser
Medikamenten-Plazebo	0	1	0
Warteliste	8	2	0
Unspezifische Therapie	0	2	0
Verhaltenstherapie	1	4	0
Interpersonelle Psychotherapie	0	1	0
Psychodynamische Kurztherapie	2	2	0
Pharmakotherapie	2	5	0
Gestalttherapie	0	1	0
Beratung durch einen Pfarrer	1	1	0

Interpersonelle Psychotherapie nach Klerman und Weissman

Bei der Interpersonellen Psychotherapie nach Klerman und Weissman (IPT) handelt es sich um eine Kurzzeittherapie zur Behandlung ambulanter depressiver Patienten, bei der der Schwerpunkt auf der Bearbeitung depressionsrelevanter zwischenmenschlicher Probleme liegt (siehe auch Kapitel 29). Das Verfahren basiert in erster Linie auf empirischen Befunden, beispielsweise aus der Life-event- und Social-support-Forschung, und unterscheidet sich diesbezüglich von vielen anderen Psychotherapien, die eher stringent aus ausgereiften Ursprungstheorien abgeleitet wurden. Die IPT läßt sich dementsprechend keiner der etablierten Therapieschulen zuordnen und beansprucht auch nicht den Status einer eigenen Schule. Sie beinhaltet – neben eigenen spezifischen Elementen – Strategien und Techniken verschiedener Therapierichtungen, ohne sich jedoch ideologisch der Theorie einer dieser Schulen zu verschreiben. In dieser Hinsicht stellt die IPT – laut *Grawe* et al. (1994) – eine Psychotherapieform eines ganz neuen Typs dar.

Theoretischer Hintergrund

Theoretische Bezüge gehen auf *Adolf Meyer* (1957) zurück, der mit seinem Konzept der Psychobiologie die amerikanische Psychiatrie wesentlich prägte. Meyer betrachtete, in seiner Sichtweise entscheidend von Darwin beeinflußt, psychische Störungen als mißlungenen Versuch des Individuums, sich an veränderte Umweltbedingungen, und dabei insbesondere an psychosoziale Stressoren anzupassen. Das Anpassungsverhalten des Patienten sah er als geprägt von frühen Erfahrungen in der Familie und in anderen sozialen Gruppen.

Meyers Ansatz wurde von einem seiner Schüler, *Harry Stack Sullivan* (1953), erweitert und ergänzt, indem dieser die gesamte Psychiatrie als Wissenschaft interpersoneller Beziehungen auffaßte – konträr zu Freuds Konzept der sexuellen Triebe und intrapsychischen Konflikte als Grundlage für Psychopathologie. Sullivan gilt als der bekannteste Vertreter der interpersonellen Schule, die zwischen den 30er und 40er Jahren in Washington gegründet wurde. Von der Neopsychoanalyse herkommend wie andere Begründer und führende Vertreter der interpersonellen Schule (z.B. Mabel Blake Cohen, Frieda Fromm-Reichmann, Erich Fromm, Karen Horney) wies *Sullivan* fundamentale analytische Konstrukte wie das Unbewußte oder die Bedeutung früher Kindheitserfahrungen nicht zurück, legte jedoch den Behandlungsschwerpunkt auf zwischenmenschliche, soziale oder familiäre Faktoren. Eine ausführlichere Beschreibung der Vorläufer, Entwicklung und Konzepte der interpersonellen Schule findet sich bei *Klerman* et al. (1984).

Initiale Phase	
Hauptziele:	Entlastung des Patienten Symptombewältigung Informationsgewinnung
Haupttechniken:	Exploration Psychoedukation Unterstützung Ermutigung Zuspruch Behandlungsvertrag
Strategien: z.B.	dem Patienten die Krankenrolle geben Depression in einen interpersonellen Kontext bringen
Mittlere Phase (Beispiel:	**Rollenwechsel)**
Hauptziele:	Betrauern und Akzeptieren des Verlustes der alten Rolle positivere Sichtweise der neuen Rolle Wiederherstellen des Selbstwertgefühls
Haupttechniken:	Ausweitung des Themas Klärung Ermunterung zum Ausdruck von Gefühlen positives Umformulieren problematischer Aspekte Entscheidungsanalyse
Strategien:	z.B. positive und negative Aspekte alter und neuer Rollen besprechen Gefühle bzgl. des Verlustes explorieren zum Aufbau eines sozialen Stützsystems und neuer Fertigkeiten, welche die neue Rolle erfordert, ermutigen
Beendigungsphase	
Hauptziele:	angemessener Umgang mit dem Abschiedsprozeß Vorbereitung auf die Zukunft
Haupttechniken:	Ermunterung zum Ausdruck von Gefühlen Unterstützung Ermutigung positive Bestätigung
Strategien:	z.B. Beendigung der Therapie ausführlich besprechen dem Patienten seine autonomen Kompetenzen bewußt machen Besprechen von typischen Frühwarnzeichen der Depression

Abb. 24.4: Ziele, Techniken und Strategien in den 3 Phasen der IPT am Beispiel Rollenwechsel

Der interpersonelle Ansatz nach Klerman und Weissman steht allerdings in einer recht losen Beziehung zu Sullivans therapeutischem Vorgehen bzw. der traditionellen, psychodynamisch ausgerichteten interpersonellen Schule. Klerman und Weissman orientierten sich bei der Entwicklung der IPT hauptsächlich an empirischen Befunden bzw. an der Beobachtung, daß es einen entscheidenden Zusammenhang zwischen ineffektivem Umgang mit interpersonellen Belastungen und dem Auftreten einer depressiven Episode gibt. Das heißt, jede Depression wird unabhängig von ihrer komplexen Entstehung auch in einem psychosozialen Kontext betrachtet, z.B. im Rahmen eines aktuellen zwischenmenschlichen Konflikts. Die Begründer der IPT gehen davon aus, daß das Erfassen und Verändern dieser Zusammenhänge depressionslindernde und möglicherweise prophylaktische Wirkung hat.

Gemäß dem Konzept der IPT sind drei Prozesse an der Depressionsentstehung beteiligt, nämlich die Symptombildung, die zwischenmenschliche und soziale Konstellation und die Persönlichkeitsfaktoren. Aufgrund der kurzen Behandlungsdauer und des problemorientierten Vorgehens versucht die IPT, nur auf der Ebene der Symptome und der interpersonellen Dysfunktionen zu intervenieren und nicht auf der Ebene der situationsüberdauernden Persönlichkeitsaspekte.

Durchführung

Die IPT ist grundsätzlich orientiert am medizinischen Krankheitsmodell und kann mit oder ohne begleitende Medikation durchgeführt werden. Die beschränkte Dauer (12-20 Sitzungen) impliziert, daß der Behandlungsschwerpunkt im *„Hier und Jetzt"*, also auf der Bearbeitung gegenwärtiger Probleme liegt.

Der Behandlungsablauf ist inhaltlich klar strukturiert und in einem Manual (Klerman et al. 1984, dt. Version: Schramm 1996) beschrieben. Der therapeutische Prozeß gliedert sich in drei Abschnitte, die jeweils für die Behandlung der depressiven Störung eine ganz bestimmte Funktion aufweisen (siehe Abb. 24.4).

In den ersten ein bis ca. drei Sitzungen werden die depressiven Symptome systematisch erhoben, so daß für den Patienten erkennbar werden kann, daß es sich dabei um ein Störungsbild handelt. Dieses wird vom Therapeuten als Depression benannt. Der Patient erhält umfassende Informationen über die Erkrankung und die Behandlungsmöglichkeiten, die ihn von Selbstvorwürfen entlasten und ihm Hoffnung vermitteln sollen. Das gleiche Ziel wird mit dem Zuteilen einer limitierten Krankenrolle verfolgt. Darüber hinaus steht in diesem Behandlungsabschnitt der Umgang mit den depressiven Symptomen (Symptommanagement) im Vordergrund. Parallel dazu werden alle wichtigen zwischenmenschlichen Beziehungen des Patienten exploriert, um die Depression in den interpersonellen Kontext setzen zu können. Nach ca. 3 Sitzungen einigen sich Therapeut und Patient auf einen der vier Problembereiche, die empirisch am häufigsten im Zusammenhang mit Depression gefunden wurden, als Behandlungsfokus. Dabei handelt es sich um:

1) Pathologische Trauer
2) Interpersonelle Auseinandersetzungen und Konflikte
3) Rollenwechsel- und übergänge
4) Interpersonelle Defizite.

Der ausgewählte Problembereich steht in engem Zusammenhang zur Entstehung der derzeitigen depressiven Episode. In der mittleren Phase (Sitzung 4-13), die das Kernstück der Therapie darstellt, ist die Symptomatik des Patienten üblicherweise zum Teil abgeklungen, und die Krankenrolle kann nach und nach zurückgenommen werden. Jetzt widmet sich die Therapie der Bearbeitung des ausgewählten Problemfeldes, wobei vor allem emotionale Themen Beachtung finden. Grob beschrieben sollen je nach Problemfeld der Verlust einer Bezugsperson angemessen betrauert, Konflikte oder Rollenwechsel erkannt und gelöst und soziale Defizite bewältigt werden mit dem Ziel, soziale Unterstützung zugänglich zu machen. Es wird unter Anwendung der im Manual beschriebenen Strategien und Zwischenziele an angemessenen Bewältigungsstrategien oder alternativen Verhaltensmöglichkeiten gearbeitet. Das therapeutische Vorgehen ist dabei in erster Linie unterstützend und ermutigend. Ein weiteres Ziel in der mittleren Phase besteht darin, soziale Unterstützung aufzubauen und zu erkennen, wie depressive Symptome mit Schwierigkeiten in Beziehungen oder der Rollenerfüllung zusammenhängen.

Die Beendigungsphase (Sitzung 14-16) unterscheidet sich nicht von anderen Kurzzeittherapien. Themen sind die Vorbereitung auf das Therapieende und die Zeit danach, Zusammenfassung der therapeutischen Fortschritte und das emotionale Begreifen dieser Therapiephase als Abschiedsprozess.

Die Techniken der IPT sind größtenteils anderen Therapieformen entlehnt und z.T. modifiziert. Dieses Verfahren ist im Vergleich zu anderen Psychotherapieformen nicht besonders stark technikorientiert. Im ersten Teil kommen hauptsächlich explorative, psychoedukative und symptombewältigende Techniken (z.B. Ermutigung, Ratschläge, positive Rückmeldung) zur Anwendung. Im mittleren und letzten Abschnitt zielen sie vorwiegend auf die Förderung der Einsicht, des emotionalen Lernens und der zwischenmenschlichen Problemlösung ab (z.B. Ausweitung eines Themas, Klärung, Akzeptieren negativer Gefühlszustände, Kommunikationsanalyse).

Insgesamt läßt sich über diese Methode sagen, daß sie eine systematische Aufstellung von Vorgehensweisen bietet, von denen man weiß, daß sie für den Therapieerfolg von Bedeutung sind (z.B. explizit einen Behandlungsvertrag zu schließen) und die von kompetenten, erfahrenen Therapeuten meist ohnehin angewandt werden (z.B. bei der Therapiebeendigung auf Gefühle des Patienten zu fokussieren).

Wirksamkeit

Trotz des relativ jungen Alters der IPT ist sie sowohl als Akut- als auch als Erhaltungstherapie schon recht umfassend untersucht und weist laut *Grawe* et al. (1994) eine überdurchschnittliche Effektstärke auf. Sie zählt heute zu den wirksamsten psychologischen Depressionstherapien. Die Qualität der Arbeiten zur IPT ist bis auf wenige Ausnahmen als sehr anspruchsvoll zu bezeichnen. Sie wurde als Einzelbedingung, im Vergleich zu oder in Kombination mit medikamentöser Therapie an meist großen Stichproben überprüft. Bis auf eine Ausnahme wurde die IPT in allen Studien an ambulanten depressiven Patienten untersucht.

In den 70er Jahren führte die Arbeitsgruppe um *Klerman* und *Weissman* mehrere Studien durch (Klerman et al. 1974, Weissman et al. 1979), die die Überlegenheit der IPT gegenüber unspezifischer psychotherapeutischer Behandlung zeigte (siehe Tabelle 24.3). Die Untersuchung, die der IPT jedoch zum Durchbruch verhalf, war die bereits erwähnte Multicenterstudie des National Institute of Mental Health (Elkin et al. 1989). Eine Stichprobe von 250 depressiven Patienten wurde auf die Bedingungen *„IPT"*, *„Kognitive Verhaltenstherapie"*, *„Imipramin und Clinical Management"* und *„Plazebo und Clinical Management"* randomisiert. Unter *„Clinical Management"* sind bis zu 30minütige, supportive und in erster Linie auf die Medikation bezogene Gespräche mit einem erfahrenen Psychiater zu verstehen. Die Patienten zeigten in allen Behandlungsbedingungen (auch in der sog. Plazebo-Gruppe) eine signifikante Reduktion der depressiven Symptome sowie eine Verbesserung des psychosozialen Funktionsniveaus über den Behandlungsverlauf. Über 2/3 der Patienten waren bei Behandlungsende symptomfrei. In einer zweiten Analyse erwies sich die IPT als einzige Psychotherapie sogar bei der Gruppe der schwer Depressiven (Hamilton-Wert größer/gleich 20) als gleichwirksam wie die medikamentöse Behandlung. Allerdings war man durch die Ergebnisse des naturalistisch erhobenen 18-Monats-Follow-up dieser Untersuchung ziemlich ernüchtert (Shea et al. 1992). Man mußte feststellen, daß die Akutbehandlung bestehend aus 16 wöchentlichen Sitzungen für die meisten Patienten nicht ausreichte, um ganz gesund zu werden und diesen Zustand länger als 18 Monate beizubehalten. Nur 24% der Patienten remittierten vollständig und erlitten keine neue Episode. Zwischen den Therapiebedingungen zeigten sich hierbei keine signifikanten Unterschiede.

In einer Untersuchung von Ellen Frank und ihrer Arbeitsgruppe in Pittsburgh wurde deswegen die Wirksamkeit der IPT (IPT-M) als sog. maintenance- oder Erhaltungstherapie über einen Zeitraum von 3 Jahren überprüft (Frank et al. 1990b).

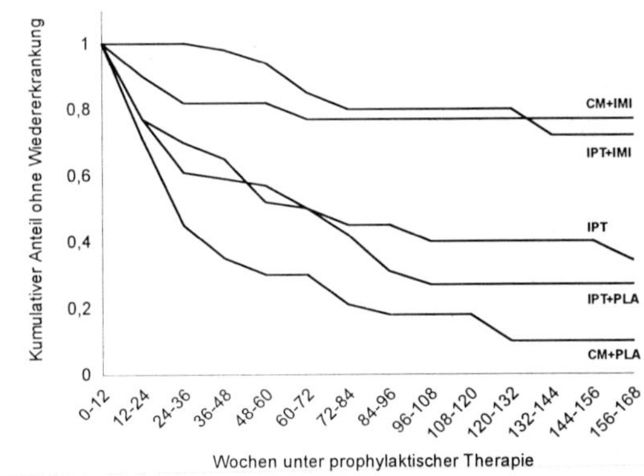

Abb. 24.5: Behandlungserfolg der verschiedenen rezidivprophylaktischen Bedingungen in der Studie von *Frank* et al. 1990b

In einem fünfarmigen Design wurde die Wirksamkeit von *„Imipramin plus IPT-M"* mit *„Imipramin plus Clinical Management"*, *„IPT-M alleine"*, *„IPT-M plus Plazebo"* und *„Plazebo plus Clinical Management"* bei 128 rezidivierenden Patienten verglichen. Die Therapiesitzungen wurden monatlich durchgeführt. Am erfolgreichsten hinsichtlich der Länge der phasenfreien Zeit schnitten die Bedingungen *„Imipramin + IPT-M"* und *„Imipramin + Clinical Management"* ab. Trotz der klinischen Überlegenheit der Kombinationsbehandlung erreichte der Effekt keine statistische Signifikanz. Bei der Interpretation der Ergebnisse ist außerdem zu berücksichtigen, daß Imipramin in der höchsten (150-300mg) und IPT-M in der niedrigsten *„Dosis"* verabreicht wurde, die bisher bei der Langzeittherapie untersucht wurde. Der dadurch erzeugte Deckeneffekt erklärt möglicherweise, warum keine signifikanten Unterschiede entstanden, wenn Imipramin mit IPT-M versus nur mit Arztgesprächen kombiniert wurde. Diese Vermutung wird dadurch unterstützt, daß *„IPT-M"* und *„IPT + Plazebo"* signifikant wirksamer waren als *„Clinical Management + Plazebo"*, die sich als die am wenigsten wirksame Maßnahme herausstellte. Hauptergebnis hinsichtlich der IPT-M war, daß die rückfallfreie Zeit nach Absetzen der Medikation signifikant und positiv mit der minimalen Fortsetzung der interpersonellen Psychotherapie korrelierte. Patienten, die IPT-M erhielten, blieben fast doppelt solange ohne erneute Episode wie Patienten, die mit Plazebo und ärztlichen Gesprächen behandelt wurden. Eine integre bzw. spezifische Durchführung der IPT-M, d.h. wenn sich der Therapeut eng an das im Manual beschriebene Vorgehen hielt und wenn Patient und Therapeut den interpersonellen Fokus über die Behandlungsdauer beibehalten konnten, ging mit einer deutlichen Verlängerung der phasenfreien Zeit nach Absetzen der Medikation einher (Frank et al. 1991a).

Untersuchungen zur Erforschung der Wirkmechanismen der IPT und ihrer Prozeßmerkmale liegen erst vereinzelt vor (zusammenfassend: Schramm 1996). Die Ergebnisse dieser Untersuchungen weisen darauf hin, daß bei der IPT sowohl allgemeine als auch spezifische therapeutische Wirkfaktoren zum Behandlungserfolg beitragen, wobei die Ausprägung allgemeiner positiver Prozeßmerkmale stark mit der spezifischen Kompetenz eines Therapeuten bei der Durchführung der IPT korreliert (O'Malley et al. 1988). Ebenso zeigten die Spezifität und Ausschließlichkeit interpersoneller Strategien und Elemente einen wichtigen Einfluß auf das Therapieergebnis (Frank et al. 1991a). Wie bei anderen effektiven Behandlungsformen wurde auch bei der IPT versucht, sie auf neue Anwendungsbereiche auszudehnen. Modifikationen beziehen sich auf die ursprünglich postulierte Zeitdauer (z.B. Erhaltungsform, Kurzberatung), auf die spezifische Störungsform (z.B. Eßstörungen, Dysthymie, bipolare Störungen) oder auf Patientencharakteristika (z.B. Jugendliche, Alterspatienten) und dienen dazu, die Behandlung spezifischer zu gestalten und dadurch die Wirksamkeit zu erhöhen. Die ersten Ergebnisse zu den modifizierten Formen sind sehr ermutigend. Davon ausgenommen sind lediglich die beiden Studien von *Rounsaville* und Kollegen (1983, 1985), in denen sich IPT bei der Behandlung von Opiat- bzw. Kokainabhängigen als nicht besonders erfolgreich erwies.

Tabelle 24.3: Wirksamkeit der interpersonellen Psychotherapie (IPT) im Vergleich: akute Behandlungsphase (aus Jarrett und Rush 1994)

VT im Vergleich zu:	VT besser	beide gleich	Vergleichsbedingung besser
Medikamenten-Plazebo	0	1	0
Warteliste	-[a]	-[a]	-[a]
Unspezifische Therapie	1	0	0
Verhaltenstherapie	-[a]	-[a]	-[a]
Kognitive Therapie	0	1	0
Psychodynamische Kurztherapie	-[a]	-[a]	-[a]
Pharmakotherapie	0	2	0

[a] keine veröffentlichten Studien

Psychodynamische und psychoanalytisch-orientierte Ansätze

Psychoanalytische Konzeptualisierungen beherrschten die wissenschaftlichen sowie therapeutischen Ansichten über die Depression bis in die 70er Jahre. Psychodynamische oder analytische Verfahren zählen zu den am häufigsten angewandten Psychotherapiemethoden in der Depressionsbehandlung, obgleich sie erst relativ spät in ihrer Entwicklung für diesen Störungsbereich eingesetzt wurden. Der Begriff psychoanalytisch und psychodynamisch wird im Folgenden weitgehend austauschbar angewandt oder jeweils näher bestimmt.

Theoretischer Hintergrund

Diese Ansätze lassen sich zurückführen auf *Freuds* Depressionskonzeption, in der die Wurzeln der depressiven Störung in frühen Kindheitserfahrungen gesehen werden. Früher Objektverlust oder traumatisierende Enttäuschungserlebnisse und dadurch bedingt narzistisch und abhängig gestörte Persönlichkeitsfunktionen gehen demnach der Entwicklung einer depressiven Phase voraus. Aus der Verlusterfahrung resultierende unterdrückte und auf das Selbst gerichtete Aggressionen, erhöhte Selbstkritik, übertriebene Schuldgefühle, Abhängigkeit und Selbstzerstörungsimpulse spielen bei dieser Konzeption eine zentrale Rolle. Der nach innen gerichtete Ärger gilt eigentlich dem libidinös besetzten, jedoch enttäuschenden und damit ständig ambivalent erlebten Liebesobjekt, das gezwungenermaßen zum Teil des Selbst gemacht wurde. *Freud* postulierte drei Vorbedingungen der Depression: Objektverlust, Ambivalenz und Regression der Libido in das Ich.

Weiterentwicklungen der frühen Formulierung des psychodynamischen Konzeptes integrierten andere ätiologische Faktoren, wie zum Beispiel psychische Vulnerabilität, ein früh erfahrener Mangel an Fürsorge, Liebe, Schutz und emotionaler Wärme, Abhängigkeit von externen Quellen zur Aufrechterhaltung des Selbstwertgefühls, ein überhöhtes Ich-Ideal sowie eine depressive Prädisposition geprägt durch Schuldgefühle, Verlustangst und Hilflosigkeit. Diese Prozesse sind dem Betroffenen nicht bewußt und können von daher nicht gezielt angegangen werden. Die psychodynamische Theorie geht davon aus, daß die der Depression zugrundeliegenden intrapsychischen Konflikte fortbestehen, bis die relevanten unbewußten Kräfte bewußt gemacht und unter die Kontrolle des Ichs gestellt werden. Wenn es mit Hilfe von Einsicht dazu kommt, können Schwierigkeiten antizipiert und bewältigt oder Konflikte neutralisiert werden. Einsicht, Konfliktbewältigung und Veränderungen in der Persönlichkeitsstruktur stellen folglich die Hauptziele der psychodynamischen Therapie dar. Die Symptomreduktion und Verbesserung der sozialen Beziehungen werden indirekt bzw. in Folge dieser Veränderungen erwartet.

Der psychoanalytische Ansatz erlebte in dem Jahrhundert seiner Existenz vielfache Anwendungsformen von der klassischen Analyse mit offenem Ende bis hin zu den heute eher angewandten zeitlich limitierten Kurzformen. In den psychodynamischen Kurztherapien erfuhren die Sitzungsfrequenz, der schwerpunktmäßige Bezug auf die Vergangenheit sowie die Therapeutenrolle einige Modifikationen. Das Repertoire klassischer analytischer Techniken wurde um expressive und supportive Strategien erweitert. Zu den Hauptzielen der psychodynamischen Kurzverfahren gehört die Entwicklung eines Verständnisses des fokalen Konflikts des Patienten. Interpretationen sind zwar immer noch die therapeutische Haupttechnik, haben aber einen eher integrativen als regressiven Charakter und beziehen sich mehr auf gegenwärtige Probleme, denn auf frühe Kindheitserfahrungen. Das Entwickeln einer Übertragungsneurose ist aufgrund der zeitlichen Beschränkung der Therapie in der Regel nicht erwünscht. Für die sorgfältige Auswahl der für eine psychodynamische Kurztherapie geeigneten Patienten liegen vielfache Ausschlußkriterien vor. Bekannte Vertreter psychodynamischer Kurztherapien sind *Malan* (1979), *Sifneos* (1979), *Mann* (1973), *Davenloo* (1980), *Strupp* und *Binder* (1984) und *Luborsky* (1984). Die beiden letztgenannten Autoren haben ihre Ansätze in Manualen beschrieben.

Durchführung

Die Beschreibung der Therapiedurchführung in diesem Abschnitt bezieht sich in erster Linie auf die Langzeitform der psychoanalytisch orientierten Psychotherapie. Im Gegensatz zu der kognitiven, interpersonellen oder der Verhaltenstherapie zielt die analytische Psychotherapie nicht direkt darauf ab, die Symptome möglichst schnell zu reduzieren. Sie setzt vielmehr auf die graduell zunehmende Einsicht des Patienten in seine Konflikte und die mit der Zeit eintretenden Veränderungen problematischer Persönlichkeitszüge. Dies geschieht mit Hilfe der Analyse der Übertragung und des Widerstandes, die als die tragenden Säulen psychoanalytischer Therapien gelten. Bei der Übertragung wird davon ausgegangen, daß der Patient in der Vergangenheit erlebte positive und negative Gefühle gegenüber wichtigen Bezugspersonen auf den Therapeuten projiziert. Enttäuschung, das Ringen um Zuwendung oder ausgeprägtes Selbstschutzverhalten sind Beispiele dafür. Unter Widerstand versteht man den Versuch des Patienten, sich dem Eindringen von schmerzlichen Erinnerungen oder Einsichten in das Bewußtsein zu verschließen. Zum Beispiel reflektiert der anfängliche Widerstand des Patienten in der Therapie meist eine Abwehr der frühen Verlusterfahrung und kann zur Klärung der unbearbeiteten Ambivalenzen gegenüber den Eltern genutzt werden. Das therapeutische Auflösen des Widerstandes und die Interpretation der Übertragungssituation sollen dem Patienten zu bewußten Einsichten verhelfen, die es ihm wiederum ermöglichen, aus der Kindheit stammende dysfunktionale Bewertungen von sich selbst oder anderen durch reifere Ansichten zu ersetzen.

Im therapeutischen Prozeß soll es deswegen zur Regression des Patienten auf die Ebene der in der frühen Kindheit erlebten Konflikte kommen, um eben auf dieser Ebene die durch die Übertragungssituation reaktivierten Konflikte bewußt zu machen, durchzuarbeiten und unter die Kontrolle des Ichs zu bringen.

Konkret geht es in den Therapiesitzungen schwerpunktmäßig um die Exploration bewußten und unbewußten Materials, die Rekonstruktion von Kindheitserfahrungen und das Interpretieren und Verwenden der therapeutischen Übertragungsbeziehung sowie des Widerstands. Therapeutische Strategien beinhalten außerdem Konfrontation, Klärung und das Durcharbeiten von Konflikten. Die Interpretation ist essentiel für das Fortschreiten des therapeutischen Prozesses und bezieht sich auf die zugrundeliegende Bedeutung oder Ursache von in und außerhalb der Therapie gezeigten Gefühlen oder Verhalten. Diese und andere spezifische Techniken ermöglichen die Analyse der Übertragungs- und Gegenübertragungsbeziehung und des Widerstands des Patienten.

Im psychoanalytischen Therapieprozeß soll auch kathartische Entlastung von unterdrückten aggressiven Impulsen, die der Depression zugrundeliegen, ermöglicht werden. Wird die Behandlung beendet, steht wiederum die Bearbeitung des Widerstandes im Vordergrund, da die bevorstehende Trennung beim Patienten in der Regel frühe irrationale Reaktionen auf Verlust reaktiviert. Sie können sich in Form von Ärger, Manipulation etc. gegenüber dem Therapeuten äußern. Das angemessene Betrauern der Trennung vom Therapeuten stellt schließlich das gelungene Ende der Behandlung dar.

Die Rolle des Therapeuten als Interpretierender und Reflektierender ist klassischerweise rezeptiv schweigend, neutral und abstinent. Diese Rolle hat sich jedoch in den neueren psychodynamischen Kurztherapien im Sinne einer direktiveren, aktiveren und supportiveren Haltung des Therapeuten geändert.

Wirksamkeit

Trotz der häufigen Anwendung psychoanalytischer Therapien wurde ihre Wirksamkeit zur Depressionsbehandlung bisher kaum untersucht. Für psychoanalytische Langzeittherapien fehlt jeglicher Effektivitätsnachweis durch kontrollierte Studien. Dies trifft sowohl für die akute als auch für die Erhaltungsphase zu. Was die psychodynamischen Kurztherapien anbelangt, liegen einige wenige Untersuchungen vor. Demnach konnte die alleinige oder kombinierte Anwendung dieser Therapieform zur Behandlung der Major Depression keinen schlüssigen Wirksamkeitsnachweis erbringen (Karasu et al. 1993). VT und KT übertrafen die psychodynamische Kurztherapie hinsichtlich der Symptomreduktion (siehe Tabelle 24.4, Jarrett und Rush 1994). Über die Effektivität in der Erhaltungsphase ist nichts bekannt. Die Gesamtwirksamkeit psychodynamischer Kurztherapien liegt bei 34,8 Prozent (SD=17,8) (Frank et al. 1993). Möglicherweise wird die Wirksamkeit jedoch unterschätzt, zumal bei der Mehrzahl dieser Studien die psychodynamische Kurztherapie als Kontrollbedingung diente und die Untersucher sich hauptsächlich mit anderen Therapieformen identifizierten.

Tabelle 24.4: Wirksamkeit der psychodynamischen Kurztherapie (PKT) im Vergleich: akute Behandlungsphase aus: (Jarrett und Rush 1994)

VT im Vergleich zu:	VT besser	beide gleich	Vergleichsbedingung besser
Medikamenten-Plazebo	-[a]	-[a]	-[a]
Warteliste	1	0	0
Unspezifische Therapie	0	1	0
Verhaltenstherapie	0	3	2
Kognitive Therapie	0	2	2
Interpersonelle Psychotherapie	-	-	-
Pharmakotherapie	0	1	0
Kognitive + Pharmakotherapie	0	0	1

[a] keine veröffentlichten Studien

Paartherapie

Die empirisch gut belegte Bedeutung von belastenden zwischenmenschlichen Ereignissen und anderen interpersonellen Faktoren für das Auftreten und den Verlauf von affektiven Störungen ist im Kapitel 29 (*„Interaktionsmuster bei unipolaren und bipolaren Patienten“*) beschrieben. Dennoch gibt es zur Paartherapie relativ wenige Untersuchungen. Diese wurden überwiegend an ambulanten Stichproben durchgeführt und sind z.T. methodisch mit großen Problemen belastet. Die meisten Studien liegen mittlerweile zur verhaltenstherapeutischen Paartherapie in der Akutphase vor (Hahlweg 1986, Prince und Jacobson 1995).

In der Studie von *Beach* et al. (1990) wurden 45 Paare, bei denen die Frau eine depressive oder dysthyme Störung nach DSM-III-R (APA 1987) hatte und bei denen darüber hinaus beide Partner ihre Ehe als unbefriedigend einschätzten, untersucht. Die Patienten wurden randomisiert auf drei Gruppen mit jeweils 15 Therapiesitzungen verteilt: kognitive Verhaltenstherapie als Einzelbehandlung, verhaltenstherapeutische Ehetherapie und eine Wartelistenkontrollgruppe. Nach der psychotherapeutischen Behandlung zeigte sich unabhängig von der Art der Behandlung eine deutliche Reduktion der depressiven Symptomatik im Vergleich mit der Kontrollgruppe. Diese Verbesserungen blieben in der Ein-Jahres-Katamnese stabil. Verbesserungen in der Ehequalität ergaben sich nur für die Paartherapiegruppe. Auch nach einem Jahr konnte die Verbesserung der Beziehungsqualität noch nachgewiesen werden. Unter der Einzel-Verhaltenstherapie und in der Wartelistengruppe kam es zu keinen Verbesserungen in diesem Bereich. In dieser Studie konnten auch Hinweise auf differentielle Indikationskriterien gefunden werden, auf die später noch eingegangen werden soll (Beach 1996, Beach und O’Leary 1992, O’Leary und Beach 1990a,b).

In der Studie von *Jacobson* et al. (1991) wurden 60 Paare untersucht, bei denen die Frau an einer Major Depression nach DSM-III-R (APA 1987) erkrankt war. Eine niedrige Ehequalität wie in der Studie von *Beach* und *O’Leary* (1986) war kein Selektionskriterium. Es wurden 20 Sitzungen mit drei Therapiebedingungen durchgeführt: kognitive Verhaltenstherapie als Einzelbehandlung, als Paartherapie und als Kombination von Einzel- und Paartherapie (Prince und Jacobson 1995). Auch in dieser Studie zeigte sich eine deutliche Verringerung der depressiven Symptomatik während der Behandlung. Dabei waren die Verbesserungen aber abhängig von der Ehequalität selbst. Insgesamt sind die Ergebnisse dieser Studien auch aufgrund einer anderen verwendeten Auswertungstechnik weniger eindeutig zu interpretieren als die Befunde von *Beach* und *O’Leary* (1986). Es kann jedoch als bestätigt gelten, daß für Paare mit hoher Ehezufriedenheit diese Form der verhaltentherapeutischen Paartherapie wenig hilfreich ist. Bei einer getrennten Auswertung der unzufriedenen Paare zeigten sich ähnliche Ergebnisse wie in der Studie von *Beach* und *O’Leary*. Für den Sechs- und Zwölf-Monats-Verlauf nach Behandlungsende ergaben sich keine Unterschiede in den Rückfallhäufigkeiten (Jacobson et al. 1993).

In einer von *Friedman* (1975) durchgeführten Untersuchung wurde versucht, die Effekte medikamentöser antidepressiver Behandlung mit paar- und familientherapeutisch orientierter Psychotherapie zu vergleichen. Dazu wurden 150 depressive Patienten und deren Partner vier Therapiebedingungen zugeteilt. Neben der ausschließlich medikamentösen Behandlungsgruppe gab es eine Paartherapiegruppe mit Plazebo, die Kombination aus diesen beiden Behandlungverfahren sowie eine reine Plazebogruppe. Die Behandlung erstreckte sich über einen Zeitraum von zehn Wochen. Alle Therapiegruppen schnitten besser ab als die Plazebogruppe. Es fanden sich darüber hinaus Hinweise auf differentielle Effekte. Die Kombinationsbehandlung schnitt dabei am besten ab. Eine vom Design ähnliche Studie mit vergleichbaren Ergebnissen wurde von *Waring* et al. (1988) mit dysthymen Patienten durchgeführt.

Neben diesen verhaltenstherapeutisch orientierten Ansätzen wurde auch versucht, die interpersonelle Therapie (IPT, Klerman et al. 1984) für die Paartherapie zu adaptieren. In der Studie von *Foley* et al. (1989) wurden 18 Paare auf eine Therapiegruppe mit interpersoneller Therapie als Einzelbehandlung oder als Paartherapie per Zufall verteilt. Die Stichprobe entspricht von ihren Charakteristika her weitgehend der von *Jacobson* et al. (1991) sowie der von *Beach* und *O'Leary* (1992). Wie bereits in anderen Untersuchungen fand sich in dieser Studie ein ähnliches Ergebnis mit einer Reduktion der depressiven Symptomatik und einer Verbesserung des allgemeinen Funktionsniveaus für beide Behandlungsgruppen. Differentielle Effekte ergaben sich hingegen mit einer deulicheren Veränderung der Ehezufriedenheit für das paartherapeutische Behandlungssetting.

Differentielle Indikation

Es stellt sich die Frage, was sich aus den bisherigen Forschungsergebnissen an Hinweisen für differentielle Indikationskriterien ableiten läßt. Wann soll eine Mehr-Personen-Psychotherapie in der Akutphase der Behandlung, wann in der Langzeitbehandlung durchgeführt werden? Soll diese als alleinige psychotherapeutische Behandlung für affektiv erkrankte Patienten oder als zusätzliche Behandlungsstrategie zur Einzelpsychotherapie gewählt werden? Welches Subsystem – Paare, Dyaden oder die gesamte Familie – soll einbezogen werden?

Reiter (1995a,b) schlägt ein einfaches Schema zur Indikationsstellung auf der Basis von zwei Unterscheidungen vor, nämlich des Stadiums der Erkrankung und der partnerschaftlichen bzw. familiären Situation des Patienten. Für die akute Phase der Depressionsbehandlung empfiehlt *Reiter* (1995a,b) prinzipiell eine angehörigenorientierte Behandlung mit Stützung, Führung und Information des Patienten und der Angehörigen sowie einer Deeskalierung interpersoneller Konflikte. In der subakuten Phase der Remission und bei chronischem Verlauf der Depression soll je nachdem, ob anhaltende offene oder verdeckte Konflikte in Partnerschaft oder Familie bereits vor Beginn der Episode bestanden, eine Partner- oder Familientherapie durchgeführt werden, oder bei einem Nichtvorhandensein solcher Konflikte eine Indikation für eine individuelle Psychotherapie gestellt werden. Ein weiteres wichtiges differentialindikatorisches Merkmal zur Entscheidung zwischen Einzel- oder Familientherapie besteht in der depressiven Symptomatik selbst. *Reiter* (1995a,b) geht dabei von der persönlichkeitspsychologischen Einteilung nach *Blatt* und *Maroudas* (1992) aus, die einen introjektiven Typ von einem soziotropen Typ unterscheiden. Der introjektive Typ der depressiven Störung würde eher durch Individualtherapie behandelt, während bei dem soziotropen Typ eine Paar- oder Familientherapie indiziert sei. *Reiter* (1995a,b) geht davon aus, daß für den autonomen Typ eher eine Individualbehandlung, für den soziotropen Typ dagegen eher eine Mehr-Personen-Therapie in Frage kommt. Dies muß jedoch vom Stadium der Erkrankung abhängig gemacht werden. Insgesamt kann vielleicht gelten, daß bei allen Behandlungen affektiver Patienten interpersonelle Gesichtspunkte berücksichtigt werden sollten. Eine weitere persönlichkeitsorientierte Entwicklung differentieller Indikationskriterien für die psychotherapeutische Behandlung bei Depressiven wurde von *Mundt* (1996a,b) vorgeschlagen.

Der Gedanke, die Indikationsentscheidung an die Phase der Depressionsentwicklung zu koppeln, wurde auch von *Gotlib* und *Colby* (1987) weiterentwickelt. In ihrem Konzept wird das interpersonelle Familiensystemkonzept der Depression mit den familiären Rollen, die sowohl das Individuum als auch die Angehörigen bei der Depression innehaben, betont. Dazu formulieren die Autoren ein prozessuales Drei-Stufen-Modell der Depressionsentwicklung: Phase 1: Ereignis-Stressor als Entwicklungsaufgabe, Phase 2: Beginn der Depression, Phase 3: Verschlimmerung und Chronifizierung der Depression. Neben diesen drei Phasen unterscheiden *Gotlib* und *Colby* (1987) drei Familientypen: den flexiblen und gesunden, den verletzlichen sowie den starren und ungesunden Familientyp. Je nach Familientyp laufen die Phasen der Depression unterschiedlich ab und sind unterschiedliche therapeutische Interventionen sinnvoll. Trotz der relativ undifferenzierten Familientypen, die nur zwei Regulationsdimensionen berücksichtigen, stellt dieses Modell doch beispielhaft dar, wie familiäre und nicht-störungsbezogene Merkmale als Grundlage für die Entwicklung von Indikationskriterien dienen können.

Neben diesen eher theoretisch formulierten Indikationskonzepten liegen aber auch eine Reihe von empirisch überprüften Merkmalen zur differentiellen Indikation vor. Leider wurden bislang nur wenig komplexere Interaktionsmerkmale als Indikationskriterien untersucht. In der bereits erwähnten Studie von *Beach* und *O'Leary* (1992) wurde die Frage nach der differentiellen Indikation von verhaltenstherapeutischer Einzel- und Paartherapie erforscht. Die Ergebnisse legen nahe, daß Patienten mit niedrigerer Ehezufriedenheit und zugleich weniger depressiogenen Kognitionen eher mit Paartherapie und Patienten, bei denen ein umgekehrtes Muster vorliegt, eher mit Einzeltherapie behandelt werden sollten. Dabei scheint dieser Ansatz eher für Paare geeignet, die schon im vorneherein die Depression im Zusammenhang mit Eheproblemen sehen (Jacobson et al. 1991). In einigen Studien konnte ein Geschlechtereffekt gefunden werden, wobei Frauen besser von Mehr-Personen-Therapie profitieren. Insbesondere scheint Paartherapie geeigneter für Paare, die beide unzufrieden mit ihrer Beziehung sind (Hahlweg 1996b, Jacobson et al. 1986). Nach *Prince* und *Jacobson* (1995) gilt dies aber vor allem für die klassische verhaltenstherapeutisch orientierte Paartherapie. Sie geben dabei ein Indikationsprofil mit vier Variablen für diesen Therapieansatz an. Eher profitieren Patienten mit beeinträchtigter Ehequalität, jüngere Paare, emotional engagierte und Paare, die bezüglich ihrer Vorstellungen nicht allzu sehr polarisiert sind. Um dieses Indikationsspekrum zu erweitern, wurde ein integrativer Ansatz entwickelt, bei dem die Entwicklung emotionaler Akzeptanz eine zentrale Variable darstellt. Inwieweit dieser Ansatz in der Lage ist, das Indikationsspektrum klassisch verhaltenstherapeutischer Paartherapie zu erweitern, bleibt abzuwarten. Dennoch zeigt diese Entwicklung, welche grundlegende Bedeutung die Erforschung von Indikationskriterien hat.

24.1.3 Kombination psychotherapeutischer und pharmakologischer Behandlung

Aus Therapiewirksamkeitsstudien ist bekannt, daß mindestens 50-80% der unipolar depressiven Patienten entweder auf antidepressive Medikation oder kognitive, Verhaltens- und interpersonelle Psychotherapie ansprechen. Umgekehrt hieße das jedoch, daß bei bis zu 40% der Behandelten möglicherweise ein Verfahren alleine nicht ausreicht. Aus diesem Grund erhoffen sich viele Kliniker durch die Kombination von Medikamenten und Psychotherapie eine ergänzende bzw. additive und außerdem eine schneller eintretende und länger anhaltende Wirkung. Dies erscheint ganz besonders bei schweren oder therapieresistenten Depressionsformen von großer Bedeutung.

Eine integrative Behandlung, bestehend aus pharmako- und psychotherapeutischen Elementen, fand aufgrund der früher vorherrschenden Körper-Seele-Dichotomie erst in jüngerer Zeit Akzeptanz. In den frühen 60er Jahren wurde das Rational für die Kombination von Medikamenten- und Psychotherapie von einigen Wissenschaftlern und Klinikern vehement in Frage gestellt. In einem neueren Übersichtsartikel von *Paykel* (1995) werden die von *Klerman* in den späten 70ern veröffentlichten potentiell negativen und positiven Auswirkungen von Pharmako- auf Psychotherapie sowie umgekehrt von Psycho- auf Pharmakotherapie zusammengefasst. Es wird beispielsweise zu bedenken gegeben, daß eine medikamentöse Parallelbehandlung die therapeutische Beziehung (insbesondere die Übertragungsbeziehung) beeinträchtigen oder gar aufgrund zu schnell erzielter Symptomreduktion zu einem Abbruch der Psychotherapie führen könnte. Ein günstiger Einfluß der medikamentösen Behandlung wird z.B. in der Möglichkeit eines positiven Plazeboeffekts gesehen, der die Erwartung auf Besserung und somit die Therapiemotivation des Patienten erhöhen könnte. Außerdem kann eine frühzeitige symptomatische Remission dem Patienten die therapeutische Arbeit erleichtern, indem er z.B. besser in der Lage ist, sich auf das Gespräch mit dem Therapeuten zu konzentrieren. Umgekehrt wurde als negative Auswirkung von Psychotherapie auf eine medikamentöse Behandlung beispielsweise befürchtet, daß erstere aufgrund einer Überforderung des Patienten die Symptomatik verschlechtern könnte. Eine günstige Auswirkung der Psychotherapie auf die Pharmakobehandlung vermutete man in der verbesserten therapeutischen Beziehung und in einer Erhöhung der Medikamenten-Compliance. Die zahlreichen möglichen Auswirkungen einer Kombinationsbehandlung, die *Klerman* (1975) in seinem Artikel aufführt, können als interessante Anregung dienen, im Einzelfall über die Wahrscheinlichkeit des Auftretens der verschiedenen Effekte nachzudenken.

Bedingt durch das steigende klinische Interesse wurde der kombinierten Behandlung von Depressionen in den letzten 10 Jahren zunehmende wissenschaftliche Aufmerksamkeit gewidmet. Neuere Übersichtsarbeiten über den diesbezüglichen Forschungsstand stellen zusammenfassend fest, daß sich eine kombinierte Behandlung nicht als weniger effektiv als Psychotherapie oder Pharmakotherapie alleine erwies (Jarrett und Rush 1986, Weissman et al. 1987, Shea et al. 1988, Manning und Frances 1990). Das heißt, es wurden keine negativen Interaktionen der beiden Verfahren gefunden. In den meisten Studien war die Kombinationsbehandlung gleichwirksam wie jede Therapieform für sich alleine, in manchen Studien zeigte sie mäßige Überlegenheit gegenüber den jeweiligen Einzelverfahren. Diese äußerte sich bei der Pharmakotherapie im Vergleich zur ausschließlichen psychotherapeutischen Behandlung in schnellerem Einsetzen der Symptomreduktion auf der vegetativen Ebene (z.B. bei Schlafstörungen). Gegenüber der Pharmakotherapie alleine bestand der Vorteil von Psychotherapie in besserer interpersoneller und kognitiver Funktionsfähigkeit (z.B bezogen auf das Ausmaß an Hoffnung oder Interesse) und in der Stabilität der Remission. Außerdem konnten bei den parallel mit Medikamenten und Psychotherapie behandelten Patienten insgesamt eine geringere Abbrecherquote und erhöhte Akzeptanz der Behandlung gefunden werden (Weissman und Klerman 1990).

Nützliche Kriterien zur Entscheidung in der Praxis für oder gegen eine Parallelbehandlung bei Vorliegen einer unipolaren Depression stellen die Schwere, Chronizität bzw. der Verlauf und die Dringlichkeit der Depression dar, außerdem das frühere Ansprechen auf Behandlung oder mangelndes Ansprechen auf ein Therapieverfahren alleine. Was die Schwere der Störung anbelangt, ist bei den Schweregraden an beiden Enden des Spektrums von einer Kombinationsbehandlung eher abzuraten, während das Mittelfeld eine Indikation darstellt. Nicht zuletzt sollte im Zeitalter des mündigen Patienten auch die Präferenz des Betroffenen selbst bei der Behandlungsplanung entscheidend sein, nachdem er über Vor- und Nachteile der verschiedenen Ansätze informiert wurde.

Für das Ansprechen auf Psychotherapie versus Pharmakotherapie gibt es in der Tat, neben dem früheren Ansprechen auf eine bestimmte Behandlungsstrategie, nur wenige Prädiktoren. Erwies sich eine Monotherapie als nicht ausreichend, sollte die Behandlung bevorzugt mit beiden Verfahren parallel begonnen werden. Dies empfiehlt sich auch, wenn der Patient einen langfristigen Störungsverlauf aufweist. Es liegen allerdings kaum wissenschaftliche Befunde darüber vor, wann Kliniker eine Kombinationsbehandlung einleiten sollten. Es gibt keine gut belegten Prädiktoren dafür, welcher Patient zu welchem Zeitpunkt von einer doppelgleisigen Therapie profitieren könnte.

24.1.4 Psychotherapie unipolar schizoaffektiver Erkrankungen

Die hier beschriebenen Methoden, die gesammelten Erfahrungen und die meisten Studien betreffen die rein affektiven unipolaren Erkrankungen. Über die Psychotherapie unipolarer schizoaffektiver Erkrankungen liegen bisher kaum Literatur oder Studien vor. Als Behandlung erster Wahl von schizodepressiven Episoden ist die medikamentöse Therapie anzusehen (siehe Kapitel 22.6.2). In der Heidelberger Interventionsstudie zur systemischen Familientherapie bei affektiven Störungen wurden Patienten mit bipolaren und schizoaffektiven Störungen untersucht (Retzer et al. 1989, Stierlin und Retzer 1993, Weber et al. 1987). Wirkprinzipien dieses Therapieansatzes werden im Infragestellen der Bedeutung von '*Krankheit*' gesehen, einer Rekontextualisierung der Symptomatik, Implizieren von Mitverantwortung, zirkulärer Kausalität in der Aufrechterhaltung von Symptomen und einer Zukunftsorientierung mit Erweiterung des Aufmerksamkeitsfokus auf symptomfreie Zeiten. Über einen Vergleich der Rückfallhäufigkeit vor und nach der ambulanten Familientherapie wurde auf die Effektivität des Behandlungsansatzes geschlossen. Bislang liegen jedoch keine Replikationsstudien vor.

24.1.5 Psychotherapie bei Dysthymia

Seit Dysthymia bzw. dysthyme Störungen nicht mehr als Persönlichkeitsstörungen betrachtet werden, sondern als Unterform der affektiven Störungen, gilt die kombinierte Therapie aus pharmakologischen und psychotherapeutischen Ansätzen als die meistversprechende Behandlungsform. Es wurden inzwischen mehrere Effektivitätsüberprüfungen zu verschiedenen Psychotherapieverfahren durchgeführt, bei denen vor allem zeitlimitierte und auf einem Manual basierende Therapieformen gute Ergebnisse erzielten. Darüber hinaus sprechen chronisch depressive Patienten besser auf strukturierte, bewältigungsorientierte Ansätze an, bei denen die Therapeutenrolle als aktiv und unterstützend definiert ist (Weissman und Akiskal 1984). Der Schwerpunkt der psychotherapeutischen Behandlung sollte auf zwischenmenschlichen Schwierigkeiten als einem der Hauptmerkmale der dysthymen Störung liegen (Markowitz 1996).

Zu tiefenpsychologischen, psychoanalytischen Therapieformen liegen keine genauen Wirksamkeitsuntersuchungen vor. Obwohl in der klinischen Praxis sehr häufig eingesetzt, gibt es also keine wissenschaftlichen Nachweise, daß psychoanalytische Ansätze wirksam sind. Besser, wenn auch noch nicht umfassend genug untersucht wurden dagegen verhaltenstherapeutische, kognitive und interpersonelle Therapieansätze. In solchen Studien wurden meist auch Follow-up-Daten erhoben. Insgesamt scheinen diese Verfahren mit einer 40 bis 50prozentigen Responsrate in ihrer Wirkung einer rein pharmakologischen Behandlung ebenbürtig zu sein (Markowitz 1994, 1996). Vorteile einer Psychotherapie bestehen allerdings in der oft größeren Akzeptanz bei den Betroffenen und in der überzeugenderen Verbesserung der psychosozialen und interpersonellen Bewältigungsstrategien der Patienten, die bei dieser Störungsform in der Regel ausgeprägte Defizite aufweisen.

Für die kognitiv-verhaltenstherapeutischen Ansätze liegen Therapiemanuale vor. Das Vorgehen dabei zielt in erster Linie auf die Veränderung dysthym-verzerrter Kognitionen und auf den Aufbau sozialer Fähigkeiten ab. Auch die interpersonelle Psychotherapie (IPT) wurde für dysthyme Patienten modifiziert (IPT-D, Mason et al. 1993) und in einem Manual beschrieben (Markowitz und Klerman 1993). Bei dieser fokussierten Therapieform sollen die Patienten lernen, den Zusammenhang zwischen interpersonellen Ereignissen, wie z.B. zwischenmenschlichen Konflikten und ihrer Stimmung zu erkennen. Die depressive Störung wird als psychiatrische Erkrankung und nicht als Persönlichkeitsstörung erklärt. Es ist also wichtig, daß der Patient begreift, welche Aspekte von ihm bisher als persönlichkeitsbedingt angesehen wurden, die in Wirklichkeit von der chronisch depressiven Symptomatik bestimmt und durchaus veränderbar sind. Weiterhin wird die langanhaltende depressive Symptomatik als relativ vertraute, wenn auch unfreiwillige *„Rolle“* per se definiert, von der der Patient in der Behandlung im Rahmen eines Rollenwechsels Abschied nehmen und sich auf die neue Rolle eines Gesunden vorbereiten soll. Die Therapie sollte wegen des chronischen Verlaufs der Störung über einen längeren Zeitraum in niedriger Frequenz als Erhaltungstherapie fortgeführt werden, selbst wenn die Symptomatik remittiert ist (Markowitz 1996). Unerwarteterweise konnte in zwei offenen Pilotstudien sogar bei lebenslang chronisch dysthymen Patienten nach 16 Sitzungen eine deutliche Verbesserung der Depression festgestellt werden. Von 16 Pilotpatienten remittierten elf, und bei keinem trat eine Verschlechterung ein (Markowitz 1994, Kocsis et al. 1988). Aufgrund der vielversprechenden Ergebnisse dieser Pilotuntersuchungen ist eine Vergleichsstudie von IPT-D, Pharmakotherapie und Plazebo geplant. Für interpersonelle und für Paartherapie bestehen derzeit die überzeugendsten Effektivitätsnachweise (WPA 1995).

Da für dysthyme Patienten eine hohe Wahrscheinlichkeit besteht, im Laufe ihres Lebens eine Major Depression zu entwickeln, was dann als *„Double Depression“* bezeichnet wird, ergeben sich zwangsläufig Überschneidungen mit den oben beschriebenen Therapieformen für akute Depressionen.

24.1.6 Psychotherapie bei rezidivierender kurzandauernder Depression

Zu dieser Störungsuntergruppe liegen noch keine Psychotherapiestudien vor.

24.1.7 Psychotherapie von saisonal-abhängigen affektiven Erkrankungen

Neben der Lichttherapie, die für diese Verlaufsform depressiver Erkrankungen als wirksam gilt (siehe Kapitel 15), werden derzeit auch andere Therapieformen überprüft (Dalgleish et al. 1996). Die Rolle psychologischer Faktoren bei saisonal affektiven Störungen findet zwar noch wenig Beachtung in der empirischen und theoretischen Literatur, jedoch legen erste Untersuchungen (z.B. Marks und Hodges 1993) die Anwendung kognitiver Therapie nahe. Ein dysfunktionaler, negativer Denkstil und depressive Attributionen scheinen eine wichtige Rolle bei der Aufrechterhaltung dieser Erkrankung zu spielen (Dalgleish, Marks 1995). Veränderungen in der Lebensführung können ebenfalls zu einem verbesserten Umgang mit der Erkrankung beitragen. Zum Beispiel sollte die Durchführung verschiebbarer herausfordernder Aufgaben und Verpflichtungen, wenn möglich zu den depressionsfreien Sommerzeiten geplant werden.

24.2 Psychotherapien bei bipolaren Erkrankungen

24.2.1 Die Rolle der Psychotherapie in der Behandlung bipolarer Erkrankungen

Bei der Behandlung bipolarer Störungen ging man seit der Einführung des Lithiums im allgemeinen davon aus, daß die Erkrankung durch diese Substanz allein effektiv zu therapieren sei. Neuere retro- und prospektive Studien stellen die bisher angenommene gute Prognose der bipolaren Erkrankung bei Lithiumbehandlung ernsthaft in Frage und zeigen vielmehr, daß ein grosser Teil bipolarer Patienten selbst unter optimaler Lithiumeinstellung unter gravierenden psychiatrischen und psychosozialen Beeinträchtigungen leidet und daß die Rückfallquote hoch ist. Die Wahrscheinlichkeit, nach einer Krankheitsepisode über einen Zeitraum von 2 Jahren genesen zu bleiben, betrug selbst bei angemessener Pharmakotherapie nur 33% (Shapiro et al. 1989). Der Prozentsatz von Patienten, die gar nicht oder kaum von Lithium profitieren, liegt bei mindestens 20-40%, vermutlich sogar beträchtlich höher (Prien und Potter 1990). Insgesamt spricht die derzeitige Datenlage dafür, daß sowohl medikamentöse als auch nicht-medikamentöse Zusatzverfahren zur wirksameren Rückfallprophylaxe dringend erforderlich sind.

Die Entwicklung und Anwendung psychotherapeutischer Verfahren für bipolare Störungen liegt allerdings noch weit hinter der für schizophrene oder unipolar affektive Erkrankungen zurück. Obwohl bis heute erst wenige systematische Untersuchungen existieren, gibt es bereits Hinweise, daß die unabdingbare Pharmakotherapie bei bipolaren Störungen durch psychotherapeutische Verfahren wirkungsvoll ergänzt werden kann (APA 1994). So konnte gezeigt werden, daß durch Individual-, Gruppen- und Familientherapie die bekanntermaßen problematische Medikamentencompliance bei bipolaren Patienten erhöht sowie die Dauer und Anzahl der Kliniksaufenthalte verringert werden kann (Cochran 1984, Glick et al. 1985, Miller et al. 1991). Die verschiedenen Therapieansätze sind kognitiver, verhaltenstherapeutischer, interpersoneller und psychodynamischer Ausrichtung.

24.2.2 Allgemeine Aufgaben und Ziele einer psychotherapeutischen Behandlung bei bipolaren Störungen

Unabhängig von der Art des jeweiligen psychotherapeutischen Verfahrens gibt es verschiedene Themenbereiche, deren Bearbeitung im Rahmen der psychologischen Zusatzbehandlung bipolarer Erkrankungen üblicherweise von besonderer Relevanz sind. Dazu gehören beispielsweise die Bewältigung der oftmals verheerenden Auswirkungen einzelner Krankheitsepisoden und anderer psychosozialer Belastungsfaktoren, die hohe Tendenz zur Verleugnung der Erkrankung und die damit verbundene geringe Medikamentencompliance, die hohe Wahrscheinlichkeit für das Auftreten weiterer Episoden, das Bewältigen von Residualsymptomen sowie die erhöhte Suizidgefahr bei dieser Patientengruppe. Die einzelnen Themen werden später in diesem Kapitel näher ausgeführt.

Die Psychotherapie bipolarer Patienten erfordert neben einem umfassenden Wissen über diese Störung ein hohes Maß an Flexibilität und therapeutischem *„Fingerspitzengefühl"* aufgrund der häufig wechselnden Stimmungszustände des Patienten. Je nach Krankheitsstadium sollte ein angemessenes Verhältnis zwischen aktiver Anleitung des Patienten und Selbstverantwortung gefunden werden. Da bipolare Patienten dazu neigen, die Krankheit und damit auch die Notwendigkeit einer Behandlung zu leugnen, sind Kämpfe um Macht und Kontrolle hinsichtlich der Gestaltung der Therapie nicht selten. Sie sollten mit Hilfe gezielter therapeutischer Interventionen durch partnerschaftliche Zusammenarbeit ersetzt werden. Dazu gehört, den Patienten zu ermuntern und darin zu verstärken, Fragen oder Bedenken hinsichtlich seiner Erkrankung und der Behandlung offen anzusprechen.

Behandlungsphasen

Ebenso wie die Pharmakotherapie richtet sich auch die Durchführung der Psychotherapie nach dem jeweiligen Krankheitsstadium. Man unterscheidet zwischen dem akuten Krankheitsstadium, der Stabilisierungsphase und der langfristigen prophylaktischen Phase. Die verschiedenen ineinanderübergehenden Krankheitsstadien erfordern unterschiedliche therapeutische Strategien. Während es in der akuten Phase im Vordergrund steht, die psychiatrische Störung abzuklären, die therapeutische Beziehung aufzubauen und den Patienten zu unterstützen, sind in der Stabilisierungsphase umfassendere, strukturierte und bewältigungsorientierte Interventionen möglich. Dies entspricht meist dem Bedürfnis des Patienten, nach dem Ablauf einer Krankheitsepisode etwas Konkretes im Sinne einer Schadensbegrenzung zu unternehmen. In der prophylaktischen Phase, in der sich der Patient üblicherweise an seine medikamentöse Einstellung angepasst hat, kann je nach Akzeptanz nun therapeutisch intensiver gearbeitet werden (z.B. aufdeckende oder einsichtsorientierte Exploration, Änderung des Kommunikationsstils). Die wichtigsten Aufgaben im Rahmen der Therapie sind im Folgenden inhaltlich beschrieben.

Das Akzeptieren der Erkrankung von seiten des Patienten und seiner Familie

Insbesondere bei Krankheitsbeginn zeigen bipolare Patienten in der Regel eine hohe Tendenz zur Leugnung der Störung und ihrer Konsequenzen. Bedenkt man die von allen Betroffenen oftmals als traumatisch erlebten Ereignisse innerhalb einer Krankheitsepisode, ist Leugnung zunächst eine nachvollziehbare Bewältigungsstrategie, die langfristig jedoch ungünstige Auswirkungen hat. Neben der Exploration der Bedeutung der Erkrankung für den Patienten helfen sensibel vermittelte Informationen über die Natur der Störung und deren Behandlung bei gleichzeitigem Validieren des erlebten *„Traumas"* dem Patienten und seiner Familie, die Krankheit besser zu akzeptieren. Das Vermitteln der Informationen sollte je nach Anpassungsstadium an diese chronische Erkrankung graduiert erfolgen und sich über den gesamten Therapieprozess erstrecken. Dabei ist zu berücksichtigen, daß die Erkrankung selbst bereits extremen Stress sowohl auf den Patienten als auch auf seine Familie ausübt. Während das Verhalten der Familie in depressiven Episoden in der Regel unterstützend, einfühlend und mitleidvoll ist, können die Aktionen und Verhaltensweisen des Patienten in manischen Episoden meist nicht nachvollzogen werden. Die Symptome der Manie sind den Angehörigen typischerweise unverständlich und werden insbesondere in der ersten Epsiode nicht als Krankheitszeichen erkannt. Mangelndes Urteilsvermögen, aggressive Ausbrüche, Promiskuität und Größenideen können verheerende Folgen für die Beziehungen haben. Der Partner zum Beispiel erlebt den Betroffenen in seiner übertriebenen Gereiztheit oder Euphorie als fremd und empfindet die Sicherheit der Familie bzw. der Partnerschaft als bedroht. Die Patienten wiederum verübeln es ihren Partnern, daß sie sich während der manischen Phasen nicht mit ihnen verbünden, sondern versuchen, sie in Behandlung zu bringen oder sie am Aus-agieren zu hindern. Deswegen ist es besonders wichtig, die Ereignisse, die während der Krankheitsepisode vorfielen, sowie die Umstände der Klinikaufnahme ausführlich zu besprechen und die damit verbundenen negativen Gefühle aller Betroffenen, wie z.B. Angst, Hilflosigkeit, Wut, Schuldgefühle etc. zu validieren. Klüfte, die aufgrund des Verhaltens des Patienten während einer manischen Episode zwischen ihm und seinen Angehörigen entstanden sind, können durch gezielte und einfühlsame Krankheitsaufklärung wieder überwunden werden. Der Patient sollte auch irgendwann im therapeutischen Prozess die Möglichkeit erhalten, krankheitsbedingte Verluste zu betrauern wie beispielsweise den Verlust wichtiger Beziehungen, sozialen Abstieg, mangelnde Kontrolle über die eigene Stimmung und das Verhalten etc. und schließlich das, was er von seinem Leben erwartet hatte, bevor die Krankheit auftrat (grieving the lost *„healthy self"*, Frank et al. 1994).

Ein weiteres wichtiges Thema ist die von allen Betroffenen befürchtete Stigmatisierung aufgrund der psychischen Störung. Durch diese Angst kann der oben erwähnte Leugnungsprozess verstärkt werden. Dem Patienten und seiner Familie wird erklärt, daß es sich bei dieser Störung um eine Krankheit im medizinischen Sinne handelt, wie beispielsweise Diabetes, über deren Auftreten der Patient nur mit Hilfe angemessener Behandlung eine bedingte Kontrolle hat. Zur Stigmatisierungsangst gehört auch die berechtigte Furcht vor den praktischen, finanziellen und emotionalen Folgen dieser Krankheit. Als Beispiele seien häufige Klinikaufnahmen, Schulden, sekundärer Alkohol- und Substanzmißbrauch oder ein Arbeitsplatzverlust genannt. Hier geht der Therapeut unterstützend vor und versichert, daß eine bipolare Störung nicht die Persönlichkeit des Betroffenen verändern muß und außerdem nicht unbedingt bedeutet, daß man kein erfülltes und erfolgreiches Leben führen kann. Darüber hinaus besteht eines der Ziele des psychoedukativen Vorgehens darin, sich als Partner des Patienten explizit mit ihm gegen die Erkrankung zu verbünden und dadurch die Behandlungscompliance, insbesondere was die Medikamenteneinnahme anbelangt, zu erhöhen. Der Informations- und Beratungsprozess sollte durch schriftliche Materialien ergänzt werden (Faust 1996, Glaser und Gottwald 1994, Schou 1991, Rafaelsen und Helmchen 1982, siehe auch Anhang).

Das Erhöhen der Medikamenten-Compliance

Leugnung, mangelnde Akzeptanz oder ausgeprägte Ambivalenz hinsichtlich der Erkrankung schlagen sich meist unmittelbar in mangelnder Medikamentencompliance nieder. Dieses Phänomen ist bei bipolaren Patienten so häufig, daß der Behandelnde es im Verlauf der Therapie antizipieren und zu gegebenem Zeitpunkt ansprechen sollte. Über verschiedene Studien hinweg variiert die Rate der Noncompliance mit Lithium von 18 bis 53% (Goodwin und Jamison 1990). Nahezu 45% bipolarer Patienten setzen Lithium im ersten Behandlungsjahr ab (Shaw 1986) und noch mehr zeigen später eine mangelnde Compliance (Cochran 1986, Jamison et al. 1979). Die Patienten geben zahlreiche Gründe für ihre mangelnde Behandlungsbereitschaft an, wie beispielsweise die Befürchtung, auf hypomanische Stimmungen verzichten zu müssen (Jamison und Akiskal 1983). Die Frage der Medikamenten-Compliance ist bei der Behandlung bipolarer Störungen von besonderer Bedeutung aufgrund der gesicherten Erkenntnis, daß Lithium-Noncompliance mit einem hohen Rückfallrisiko verbunden ist (Connely et al. 1982, Jamison und Akiskal 1983, Haas et al. 1986, Strober et al. 1990). Die Erhöhung der Medikamenten-Compliance ist – zumindest aus der Sicht der Patienten – vielleicht der direkteste Vorteil einer zusätzlichen psychotherapeutischen Behandlung. In einer Befragung zeigte sich, daß doppelt so viele Patienten wie Therapeuten der Meinung waren, Psychotherapie helfe, die regelmäßige Einnahme des Lithiums zu unterstützen (Jamison et al. 1979).

Der mangelnden Behandlungsbereitschaft kann einerseits dadurch begegnet werden, daß wichtige Fakten vermittelt und praktische Probleme bezüglich der Medikamenteneinnahme gelöst werden. Dem Patienten und, wenn möglich, seiner Familie wird beispielsweise erklärt, daß es von essentieller Bedeutung ist, mindestens ein Jahr nach der Klinikentlassung das Lithium regelmäßig einzunehmen, da die Rückfallgefahr nach einem stationären Aufenthalt besonders hoch ist. Zu den wichtigen Fakten gehört außerdem, daß Lithium die Häufigkeit von Krankheitsepisoden um mehr als 50% reduzieren kann. Diese und andere Informationen über die Pharmakotherapie des jeweiligen Patienten können wirkungsvoll durch Graphiken oder Tabellen veranschaulicht werden.

Andererseits sollte die emotionale Bedeutung der Medikamenteneinnahme für den Patienten sorgfältig exploriert werden. Zu den vier häufigsten Gründen für Lithium-Noncompliance gehören: (1) es abzulehnen, die eigene Stimmung von einem Medikament kontrollieren zu lassen; (2) es abzulehnen, eine chronische Krankheit zu haben; (3) sich depressiv zu fühlen; und (4) die Nebenwirkungen des Lithiums nicht zu tolerieren (Goodwin und Jamison 1990). Die tägliche Medikamenteneinnahme ist für viele Patienten mit dem unangenehmen Bewußtsein verbunden, nicht gesund und dadurch nicht voll leistungsfähig zu sein. Der Therapeut kann dem Betroffenen helfen, mit dieser Tatsache produktiver umzugehen, indem er, so wie oben beschrieben, die Akzeptanz der Krankenrolle fördert. Er sollte dem Patienten erklären, daß dieser gerade durch die regelmäßige Medikamenteneinnahme die maximale Kontrolle über die Krankheit erreichen kann. Bei anderen Patienten wiederum, deren Lithiumeinnahme unter der engen Kontrolle von Familienangehörigen steht, kann mangelnde Compliance Ausdruck des Dranges nach mehr Unabhängigkeit sein. Eine Einigung innerhalb der Familie, wie mit der Medikamenteneinnahme günstiger umzugehen ist, kann Abhilfe schaffen. Es gibt auch Patienten, die nicht willens sind, die Erfahrung manischer Episoden aufzugeben. Dabei werden die angenehm erinnerten Symptome idealisiert, wie beispielsweise die Steigerung der Aktivität, Euphorie, erhöhtes Selbstwertgefühl, intensivere Sexualität etc., die vernichtenden Folgen der Episoden dagegen heruntergespielt. Darüber hinaus haben die positiv erlebten Symptome für den Patienten im lerntheoretischen Sinne eine ausgeprägte Verstärkerfunktion, deren Wiederholung natürlicherweise angestrebt wird. Hier ist es sinnvoll, mit Hilfe des Therapeuten die positiven und negativen Aspekte manischer Phasen ins Verhältnis zu setzen. Schließlich können auch, wie oben erwähnt, unangenehme Nebenwirkungen wie beispielsweise Gewichtszunahme, Tremor oder Müdigkeit den Patienten davon abhalten, die Medikation vorschriftsmäßig einzunehmen. Die Nebenwirkungen des Lithiums sind manchmal schwer von der Medikamentenwirkung auf hypomanische Symptome zu unterscheiden und manchmal sogar von den Symptomen unzureichend behandelter depressiver Episoden (z.B. verminderte Energie). Nach einem angemessenem Nebenwirkungsmanagement sollten der Kosten-Nutzen-Aspekt der möglicherweise verbleibenden Nebenwirkungen oder ggf. Behandlungsalternativen diskutiert werden.

Die Fragestellung der Medikamenten-Compliance ist in *Goodwin* und *Jamison* (1990) umfassend abgehandelt.

Das Bewältigen psychosozialer Beeinträchtigungen

Psychosoziale Belastungsfaktoren können die Häufigkeit und den Verlauf bipolarer Episoden beeinflussen (Johnson und Roberts 1995). Diese Beobachtung wird durch zwei Forschungsrichtungen bestätigt. Bei der ersten handelt es sich um die Expressed-Emotion-Forschung (EE). Der EE-Index gibt das Ausmaß an Kritik, Feindseligkeit und emotionalem Überengagement eines engen Familienangehörigen, meist des Partners oder der Eltern an. Vier unabhängige prospektive Studien (Miklowitz et al. 1988, 1996a,b, Priebe et al. 1989, O'Connell et al. 1991) aus diesem Forschungsbereich zeigen, daß bipolare Patienten mit einem hohen EE-Index der Familie einen schlechteren Behandlungserfolg aufweisen als solche mit niedrigem EE-Index. Die Belastungen des familiären Klimas durch solche Faktoren können im Rahmen psychotherapeutischer Arbeit angegangen und verändert werden.

Bei der zweiten Forschungsrichtung handelt es sich um die Lebensereignisforschung. Bipolare Patienten weisen mehr belastende Lebensereignisse vor dem Auftreten von Krankheitsepisoden auf als nichtpsychiatrische Kontrollgruppen (Kennedy et al. 1983, Bebbington et al. 1993). Patienten, die einem hohen Ausmaß an Belastung durch Lebensereignisse ausgesetzt sind, haben ein fünffach erhöhtes Risiko, eine Episode zu erleiden, im Vergleich zu Patienten ohne bedeutsame Belastungen (Ellicot et al. 1990). Eine Übersicht über den Zusammenhang zwischen Lebensereignissen und Krankheitsepisoden findet sich bei *Johnson* und *Roberts* (1995).

Die Bearbeitung der psychosozialen Folgen und psychosozialer Belastungsfaktoren im allgemeinen sowie der Aufbau effektiver Bewältigungsstrategien ist ein wichtiges Ziel bei der Behandlung bipolarer Patienten. Das genaue therapeutische Vorgehen ist anhand der interpersonellen Therapie und anhand der verhaltenstherapeutischen Familienbetreuung weiter unten beschrieben.

Krankheitsbewältigung und Symptommanagement

Der regelmäßige Ablauf von täglichen Aktivitäten und insbesondere ein geregelter Schlaf-Wach-Rhythmus ist bei bipolaren Patienten förderlich, um die Stabilität der Stimmung zu unterstützen.

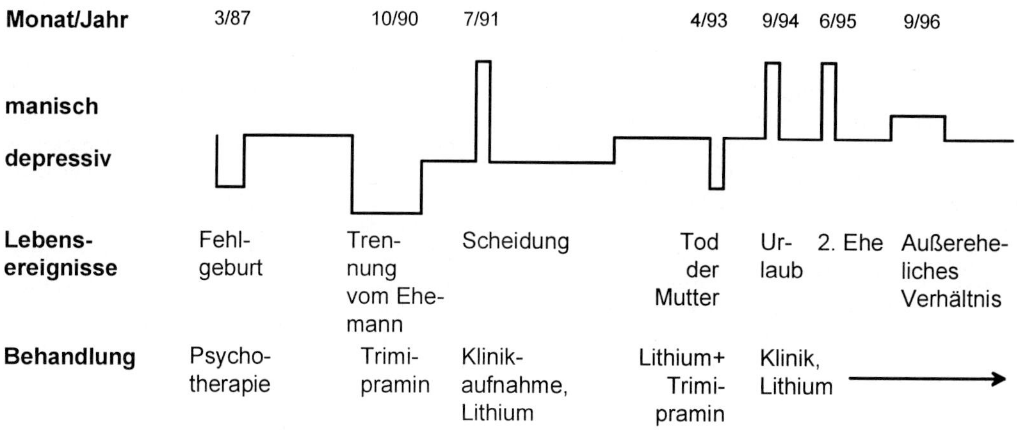

Abb. 24.6: Beispiel eines erweiterten Phasenkalenders (modifiziert nach Frank et al. 1994)

Ziel dabei ist, eine Balance zu finden zwischen physischer, psychischer und sozialer Über- und Unterstimulierung. Die fortwährende Selbstbeobachtung der sozialen Ryhthmen mit Hilfe einer Protokollierungsmethode ermöglicht dem Patienten zunehmende Kontrolle über die Regelmäßigkeit seiner Lebensführung und somit über seine Symptomatik. Das Prozedere und Rational dieses Therapieelements ist weiter unten beim Abschnitt über interpersonelle Psychotherapie ausführlicher beschrieben.

Suizidalität

Zu der Therapie dieser Patientengruppe gehört die sorgfältige und regelmäßige Abklärung von Suizidalität und von der Notwendigkeit einer Klinikeinweisung sowie ein Suizidvertrag. Hinsichtlich der therapeutischen Strategien bei Suizidalität sei der Leser auf *Goodwin* und *Jamison* (1990) und *Linehan* (1993) verwiesen. *Linehan* empfiehlt, eine Verhaltensanalyse zu erstellen, bei der die Abfolge von Ereignissen, Verhaltensweisen, Gedanken und interpersonellen Interaktionen, die dem Suizidversuch vorausgehen und folgen, geklärt werden. Daraufhin wird gemeinsam mit dem Patienten nach günstigeren Reaktionsweisen gesucht. Gleichzeitig wird besprochen, welche Intention einem Suizidversuch zugrundeliegt. Handelt es sich um den wahren Wunsch zu sterben, oder sehnt sich der Betroffene nur nach einer Ruhepause oder nach mehr Unterstützung? Ist mit der suizidalen Handlung eine Botschaft an eine ganz bestimmte Person oder Personengruppe (z.B. die Familie) verbunden? Der Patient wird ermutigt, seine Bedürfnisse, die im Zusammenhang mit der suizidalen Handlung stehen, verbal mitzuteilen und geeignetere Problemlösestrategien zu finden.

Früherkennung weiterer Krankheitsepisoden

Neue Krankheitsepisoden frühzeitig zu erkennen, ist bei bipolaren Störungen besonders wichtig, um den Schaden, der durch die volle Ausprägung und das Ausagieren manischer Symptome angerichtet werden kann (z.B. sich zu verschulden), möglichst zu begrenzen. Es gibt für jeden Patienten typische Symptome, die das Auftreten einer Krankheitsepisode ankündigen. Viele Patienten identifizieren beispielsweise Schlafstörungen oder auch andere, idiosynkratische und subtilere Veränderungen (z.B. häufigeres Beten) zu Beginn der Krankheitsphasen als charakteristisches Frühsymptom. Andere häufige Frühsymptome sind Ablenkbarkeit und erhöhte Reizbarkeit. Ein erweiteter Episodenkalender erleichtert es, den Verlauf und die Abfolge von Krankheitsphasen, deren Schwere, Häufigkeit sowie Polarität, eventuelle Zusammenhänge mit Belastungsfaktoren und den Behandlungserfolg systematisch und übersichtlich abzubilden (siehe Abb. 24.6). Auf diese Weise gelingt es leichter, typische Frühwarnzeichen zu bestimmen. Für den Patienten und seine Familie ist es allerdings oftmals schwierig, zwischen Frühsymptomen und normalen Schwankungen im allgemeinen Befinden und der Stimmung zu unterscheiden. Meist fallen den Angehörigen bedeutsame Veränderungen zuerst auf. Der Therapeut sollte dem Patienten und ggf. der Familie dabei helfen, einen exakten Plan zum frühzeitigen Intervenieren zu erstellen.

24.2.3 Derzeitiger Forschungsstand: Zusammenfassung der wichtigsten Untersuchungen

Der Erfolg kombinierter Ansätze in der Erhaltungstherapie unipolarer Erkrankungen (siehe Abschnitt 24.1.2) ermutigte dazu, auch für bipolare Störungen psychologische Therapiemethoden zu entwickeln und zu überprüfen. Wie bereits erwähnt, sind bisher nur wenige systematische Untersuchungen zur Wirksamkeit adjunktiver psychotherapeutischer Verfahren bei der Behandlung bipolarer Störungen abgeschlossen. Diese zeigen zum Teil vielversprechende Ergebnisse. Bis jetzt zeigte sich keine der untersuchten Methoden einer anderen als überlegen. Von den bisherigen Daten können, unter anderem aufgrund methodischer Schwächen, jedoch keine endgültigen Schlußfolgerungen gezogen werden. Die Anzahl der Studien zu den einzelnen Verfahren ist gering, die Untersuchungsstichproben sind klein, Kontrollgruppen, randomisierte Zuweisung und Prä-/Posttest-Messungen sind in den einzelnen Studien oftmals nicht gegeben. Ferner wußten die Rater häufig, in welcher Behandlungsbedingung sich die Patienten befanden. Ein weiterer Kritikpunkt bei einigen Untersuchungen ist die fehlende Festlegung des psychotherapeutischen Vorgehens in einem Manual und die fehlende Standardisierung bei der Pharmakotherapie. So können wir bisher wenig Aussagen treffen über die differentielle Wirksamkeit der einzelnen untersuchten Methoden. Man kann beispielsweise nicht sagen, ob Familientherapie bei mangelnder Lithiumcompliance wirksamer als andere Verfahren ist, oder ob kognitive Verhaltenstherapie besonders effektiv bei Suizidgedanken hilft. Allerdings sind die klinischen Beobachtungen hilfreich, die in diesen Untersuchungen gewonnen werden konnten. Die wichtigsten abgeschlossenen Arbeiten und Pilotstudien sind weiter unten aufgeführt (siehe auch Tabelle 24.5).

Derzeit befinden sich fünf kontrollierte Studien prophylaktischer Kombinationsbehandlungen in Durchführung (zusammenfassend siehe Miklowitz 1996). Alle Untersuchungen befassen sich mit Therapieformen, die in einem Manual standardisiert und auf die Langzeitbehandlung ambulanter Patienten zugeschnitten sind. Das Design der einzelnen Arbeiten sowie die Behandlungsmethoden unterscheiden sich allerdings voneinander. Bei drei der getesteten Verfahren handelt es sich um familientherapeutische Interventionen der Arbeitsgruppen um *Goldstein*, um *Miller* und um *Miklowitz*, bei einer Methode untersucht die Gruppe um *Clarkin* eine paartherapeutische Methode, und nur in einem Fall wird ein einzeltherapeutisches Verfahren mit interpersonellem Schwerpunkt, die sog. *„Interpersonal and Social Rhythm Therapy"* (IP/SRT, Frank et al. 1994) überprüft. Zwei dieser Verfahren werden zum Abschluß dieses Kapitels ausführlicher vorgestellt: die Interpersonelle Psychotherapie bei Regulation der sozialen Rhythmik bei bipolaren Störungen (IP/SRT) und die Verhaltenstherapeutische Familienbetreuung bei bipolaren Störungen Behavioral Family Management for Bipolar Disorder BFM-BP, Miklowitz und Goldstein 1990].

Familientherapeutische Verfahren

Davenport und Kollegen (1977) verglichen 53 bipolare Patienten unter ambulanter Standard-Lithiumtherapie mit 12 bipolaren Patienten, die zusätzlich vier mal pro Woche psychodynamische Paartherapie erhielten. Die Ehen aller Untersuchten waren vor Beginn der Untersuchung intakt. Beim Follow-up nahezu 4 Jahre später wiesen die Patienten mit Paartherapie eine geringere Rückfallrate und eine signifikant bessere soziale Leistungsfähigkeit und eheliche Beziehung auf und bedurften außerdem keiner erneuten Klinikaufnahme. Aus der Kontrollgruppe wurden 18 Patienten zwischenzeitlich stationär aufgenommen, 10 berichteten von gescheiterten Ehen, und 3 suizidierten sich. Die Untersucher führen diese Ergebnisse auf die bessere Medikamentencompliance in der paartherapeutisch behandelten Gruppe zurück.

Tabelle 24.5: Zusammenfassung der Untersuchungen zur Wirksamkeit von Kombinationsbehandlungen (Lithium und Psychotherapie) bei bipolaren Störungen

Design	n	Dauer d. Therapie Wochen/ (Jahre)	Autoren (Publikation)	Followup Monate/ (Jahre)	Ergebnisse
Familientherapie Psychodynamische Paartherapie + Lithium (4x Woche) versus Standard-Lithiumtherapie	65	-	Davenport et al. (1977)	(ca. 4)	Pat. mit Paartherapie: geringere Rückfallrate; bessere soziale Leistungsfähigkeit und eheliche Beziehungen; keine Klinikaufnahmen. Vergleichsgruppe: 18 Pat. rehospitalisiert; 10 gescheiterte Ehen; 3 Suizide.
Psychoeduktive Familienintervention für stationäre Pat. (o 6 Sitzungen) + Standardbehandlung versus stationäre Standardbehandlung; randomisiert	21	über ∅ 51,1 Tage	Glick et al. (1985), Haas et al. (1988), Spencer et al. (1988), Clarkin et al. (1990)	6 und 18	Pat. (weibl.) mit Familienintervention: bessere allgemeine Leistungsfähigkeit und Rollenerfüllung; weniger Symptomatologie, weniger Belastungen der Familie, weniger Klinikaufnahmen.
Verhaltenstherapeutische Familienbetreuung (BFM-BP; ca. 21 Sitzungen) + Lithium versus Standard-Lithiumtherapie	32	36	Miklowitz und Goldstein (1990)	Post 9	Pat. mit BFM-BP: 11% erlitten Rückfälle im Behandlungszeitraum versus 61% der Vergleichsgruppe.
Pilot-Studie: Familientherapie + Standard-Pharmakotherapie versus Standard-Pharmakotherapie; randomisiert	14	18	Miller et al.	(2)	Pat. mit Familientherapie: höhere Rate vollständiger Remission, weniger Klinikaufnahmen, weniger Trennungen von der Familie und größere Verbesserungen hinsichtlich eines funktionierenden Familienlebens.
Gruppentherapie Gruppentherapie (interaktionell/interpersonell; wöchentlich 75 Min.) + Lithium	15	∅ 15	Shakir et al. (1979), Volkmar et al. (1985)	Post (2)	Im 2jährigen Zeitraum von Gruppentherapie: o 16 Wochen in Kliniken. Während und nach der Gruppentherapie: o 3 Wochen in Kliniken. Verbesserte soziale und berufliche Leistungsfähigkeit.
Problemlöseorientierte Gruppentherapie + Lithium (14-tägig 90 min.)	17	(11)	Kripke und Robinson (1985)	Post	Pat. mit Gruppentherapie; weniger Klinikaufnahmen, verbesserte sozioökonomische Leistungsfähigkeit im Vergleich als vorher.
Einzeltherapie Kognitive Verhaltenstherapie (wöchentlich 60 min.) + Lithium versus Standard-Lithiumtherapie	28	6	Cochran (1984)	6	Pat. mit KVT: bessere Lithium-Compliance, weniger Klinikaufnahmen.

Eine weitere klinische Studie verglich 9 stationäre Patienten, die nach dem Zufallsprinzip einer multimodalen Standardbehandlung zugeteilt waren, mit 12 stationären Patienten, die zusätzlich noch über durchschnittlich 6 Sitzungen hinweg eine psychoedukativ ausgerichtete Familienintervention erhielten (Glick et al. 1985, Haas et al. 1988, Spencer et al. 1988, Clarkin et al. 1990b). Das Behandlungsprogramm ist in einem Manual beschrieben. Zu dessen Zielen gehören: (1) die Akzeptanz für die Erkrankung zu erhöhen, (2) relevante Belastungsfaktoren innerhalb und außerhalb der Familie zu erkennen, (3) belastende Familieninteraktionen zu verändern, (4) Strategien zum Umgang mit zukünftigen Stressfaktoren zu planen und (5) die Einsicht der Familie zu fördern, daß der Patient nach der Klinikentlassung einer Weiterbehandlung bedarf. Bei der Nachuntersuchung nach 6 und 18 Monaten zeigten vor allem die weiblichen Patienten, die familientherapeutisch behandelt worden waren, bessere Werte in der allgemeinen Leistungsfähigkeit, der Symptomatologie und in der Rollenerfüllung. Außerdem ging die Familienintervention mit signifikant weniger Belastungen der Familie einher. Bei der Familienintervention schnitten die Familien am besten ab, bei denen die Zurückweisung des Patienten als gering eingestuft wurde und bei der der Patient die Medikation vorschriftmäßig einnahm. Die Messungen wurden von Ratern vorgenommen, die bezüglich der Behandlungsbedingungen blind waren.

Miklowitz und *Goldstein* (1990) untersuchten die Wirksamkeit eines verhaltenstherapeutischen Familienprogramms (BFM-BP) zur ambulanten Nachbehandlung in Kombination mit Pharmakotherapie an 9 bipolaren Fällen. Die Methode beinhaltet einen psychoedukativen Teil sowie ein Kommunikations- und Problemlösetraining. Nur ein Patient (11%) erlitt einen Rückfall in dem neunmonatigen Zeitraum, in dem die Behandlung durchgeführt wurde. Im Gegensatz dazu wurden 14 (61%) der 23 Patienten, die lediglich medikamentös behandelt wurden, im gleichen Zeitraum rückfällig. Die Daten stammen jedoch nicht aus einer randomisierten, kontrollierten Studie. Das Behandlungsprogramm wurde von *Goldstein* und *Miklowitz* in zwei Zentren in großangelegten kontrollierten Studien überprüft (Miklowitz et al. 1996a,b, Goldstein und Miklowitz 1994) und ist weiter unten im Detail beschrieben. Als Kontrollbedingung dienten Einzelbehandlungen nach dem *„case management"* Prinzip. Die Ergebnisse sind bislang noch nicht veröffentlicht.

Eine weitere Studie zum psychoedukativen Ansatz unter einer EE-Perspektive stammt von *Honig* et al. (1995). In diese Studie wurden bipolare Patienten und ihre Angehörigen einbezogen. Als ein Ergebnis der Studie zeigte sich, daß es unter der Behandlung zu einer klinisch signifikanten Veränderung im EE-Status der Angehörigen gekommen war. Zudem wiesen Patienten mit niedrig-EE-Angehörigen ein geringeres Rückfallrisiko auf. Bei dieser wie bei anderen Studien zum psychoedukativen Ansatz fiel auf, daß es im Unterschied zu anderen familientherapeutischen Behandlungsansätzen fast nie zu einem vorzeitigen Behandlungsabbruch kam und die Teilnehmer eine hohe Zufriedenheit mit dem Behandlungsangebot zeigten.

In einer Pilotstudie von *Miller* et al. (1991) wurden 14 ambulante bipolare Patienten mit ihren Familien entweder auf eine Standardtherapie (Pharmakotherapie plus klinisches Management) alleine oder familientherapeutische Behandlung plus Standardtherapie randomisiert. Während des 18-wöchigen Behandlungszeitraums erfüllten 56% der Patienten, die Familientherapie erhielten, die Kriterien für vollständige Genesung verglichen mit nur 20% der Patienten unter Standardbehandlung. Im 2-jährigen Zeitraum des Follow-up wiesen die familientherapeutisch Behandelten wiederum eine höhere Rate vollständiger Genesung sowie eine halb so niedrige Rate von Klinikaufnahmen auf. Darüber hinaus zeigten sie weniger Trennungen von der Familie und größere Verbesserungen hinsichtlich eines funktionierenden Familienlebens.

Van Gent und *Zwart* (1991) untersuchten in ihrer Studie 14 Paare mit einem Partner, der an einer bipolaren Störung erkrankt war. Das Studientreatment bestand in einer psychoedukativ orientierten Angehörigengruppe für die Partner der Patienten. Nach Behandlungsende und sechs Monate später wußten diese mehr über die Erkrankung und Behandlung sowie über soziale Strategien als eine Kontrollgruppe. Ein Risiko dieses Behandlungsansatzes besteht nach *van Gent* und *Zwart* (1991) darin, daß zu Beginn der Gruppe vermehrt Ängste beim Patienten ausgelöst werden können. Die medikamentöse Compliance der Patienten wurde dabei jedoch nicht verändert.

Gruppentherapeutische Verfahren

Ein Fallbericht (Shakir et al. 1979) beschreibt 15 ambulante Patienten, die prophylaktisch sowohl mit Lithium als auch wöchentlich für 75 Minuten mit einer interaktionell und interpersonell ausgerichteten Gruppentherapie behandelt wurden. Zu den häufig angesprochenen Themen in der Gruppe gehörten: (1) anfängliche Skepsis gegenüber der Lithium- und der Gruppentherapie, (2) massive Leugnung von Problemen, (3) Projektion der Verantwortlichkeit für die Wirksamkeit der Lithiumbehandlung auf den Psychiater, (4) befürchtete Rückfälle, Chronizität der Erkrankung, soziale Akzeptanz, Anpassung an die berufliche und eheliche Situation. Während und nach dem 2-jährigen Zeitraum, in dem das Gruppenprogramm durchgeführt wurde, waren die durchschnittlichen Lithiumspiegel höher und die durchschnittliche Aufenthaltsdauer in Kliniken deutlich geringer im Vergleich zu dem 2-jährigen Zeitraum vor der Gruppentherapie (vorher: 16 Wochen pro Jahr; nachher: 3 Wochen pro Jahr). Eine weitere Nachuntersuchung bei der gleichen Patientengruppe erbrachte wiederum einen reduzierten Bedarf an stationärer Behandlung sowie eine verbesserte berufliche und soziale Leistungsfähigkeit (Volkmar et al. 1981).

Kripke und *Robinson* (1985) verfolgten den Krankheitsverlauf von 17 bipolaren Patienten, die 11 Jahre lang alle 14 Tage mit einer problemlöseorientierten Gruppentherapie behandelt wurden. Die Gruppenteilnehmer erreichten reduzierte Rehospitalisierungsraten und eine verbesserte sozioökonomische Leistungsfähigkeit im Vergleich zu vorher.

Einzeltherapeutische Verfahren

Kognitiv-verhaltenstherapeutisch

Ein kognitiv-verhaltenstherapeutisches Programm, das über 6 Wochen hinweg einmal wöchentlich durchgeführt wurde, zielte in erster Linie darauf ab, die Lithiumcompliance zu erhöhen (Cochran 1984). 28 ambulante bipolare Patienten, die auf Lithium eingestellt waren, wurden auf die Therapiebedingung oder eine Standardbehandlung randomisiert. Zum Zeitpunkt des 6-Monate-Follow-up wies die Patientengruppe, die zuvor kognitive Verhaltenstherapie erhalten hatte, eine signifikant bessere Lithium-Compliance und weniger Klinikaufnahmen auf. Die Evaluierung wurde von blinden Ratern vorgenommen.

Die systematische Anwendung kognitiver Therapie bei Bipolaren befindet sich derzeit in einigen klinischen Zentren in Untersuchung (Basco und Rush 1995). Dieser Ansatz enthält neben einem ein psychoedukativen Modul zum Umgang mit der Störung ein Modul zum gezielten Aufbau einer Tagesstruktur. Die Selbstbeobachtung zur Aufdeckung prodromaler Symptome und der angemessene Umgang damit stellen einen weiteren Bestandteil des Programms dar. Schließlich soll auch die Medikamentencompliance mit Hilfe kognitiver Umstrukturierung erhöht werden.

24.2.4 Beschreibung des Verfahrens: Interpersonelle Therapie und Regulation der sozialen Rhythmik bei bipolaren Störungen (IP/SRT)

Bei der IP/SRT handelt es sich um eine speziell für die prophylaktische Behandlung bipolarer Störungen modifizierte Version der Interpersonellen Psychotherapie (IPT) nach *Klerman* und *Weissman* (1984, dt. Version: Schramm 1996). Die IPT ist weiter oben ausführlich dargestellt. Die vielversprechenden Resultate der Forschungsarbeiten zur IPT bei unipolaren affektiven Störungen (zusammenfassend Schramm 1996) geben Grund zur Annahme, daß die effektive Bewältigung interpersoneller Schwierigkeiten auch bei bipolaren Störungen einen positiven Einfluß auf den Behandlungserfolg haben könnte.

Ebenso wie bei der Erhaltungsform der IPT (IPT-M; maintenance) besteht das Hauptziel der IP/SRT in Kombination mit Pharmakotherapie in der Verhinderung oder zumindest Verzögerung weiterer Krankheitsphasen. Die Behandlung erstreckt sich in zunächst wöchentlichen, dann 14-tägigen und schließlich monatlichen Abständen über einen Zeitraum von insgesamt drei Jahren. Das therapeutische Vorgehen ist strukturiert und manualgeleitet (Frank et al. 1990a). Die Schwerpunkte der IP/SRT liegen auf der Bewältigung der Residualsymptomatik sowie der psychosozialen Konsequenzen und Beeinträchtigungen infolge der affektiven Episoden (z.B. Auseinandersetzung mit der krankheitsbedingten Aufgabe von bestimmten Lebensplänen) und auf der gezielten Reduzierung der Rückfallgefahr. In

Abgrenzun
der IP/SRT
ptombewält
Therapie h
Dabei spie
bzw. der s
Hilfe eines
entscheiden
versteht ma
Aktivitäten,
Mahlzeiten,
zeiten etc.
ments grün
Hypothese
davon ausg
stabilität un
sozialer Rh
Stabilität
Rhythmen a
zeigen, daß
men die c
(Monk et al.
Bei der
zit interpers
verhaltensth
die soziale F
und stabil ge
Das Ra
lungsstrategi
Pathophysiol
krankungen
zogener Erf
modell", das
integrative
Störungen v
einander ver
zum Auftret
Lithiumpropl
1. die Lithiur
2. Unregelmä
sozialen R
3. belastende

Die IP/SF
drei Risikofa
alltäglichen
regulieren un
der Lösung
gearbeitet wi

Abb. 24.7: Fortsetzung

	Später							
	Genaue Zeit							
	Nicht ausgeführt							
Erster Kontakt (persönlich oder telefon-isch) mit einer anderen Person Mittlerer Zeit-punkt innerhalb Ihres normalen Abweichungs-spielraums ➔	Früher							
	Genaue Zeit							
	Später							
	Genaue Zeit							
	Nicht ausgeführt							

Abb. 24.7: Beispielseite aus der Sozialen Rhythmusskala (SRM) (aus Frank et al. 1994; vom Verfasser ins Deutsche übertragen)

In der **mittleren Phase** steht neben der Bearbeitung des oder der ausgewählten interpersonellen Problembereiche vor allem die weitere Ausarbeitung eines Planes zum Umgang mit der Residualsymptomatik und den psychosozialen Folgen der manischen oder depressiven Episoden im Vordergrund. Es wird unter Anwendung der im Manual beschriebenen Strategien und Zwischenziele an angemessenen Bewältigungsmethoden oder alternativen Verhaltensmöglichkeiten gearbeitet. In diesem Sinne werden vom Patienten weiterhin die täglichen Aktivitäten unter fortwährender Selbstbeobachtung protokolliert und mit dem Therapeuten auf ihre Regelmäßigkeit hin überprüft. Der soziale Rhythmus des Patienten wird dabei so ausbalanciert, daß unter Beibehaltung einer gewissen Gleichmässigkeit weder eine Unter- noch Überforderung entsteht. Durch dieses Vorgehen soll das Risiko für ein erneutes Auftreten einer manischen oder auch depressiven Phase reduziert werden. Die therapeutische Haltung ist dabei in erster Linie aktiv, unterstützend und ermutigend. Außerdem soll in der mittleren Phase weiterhin das Verständnis des Patienten für den wechselseitigen Zusammenhang von Symptomen und Veränderungen innerhalb der Beziehungs- und Rollenkonstellation sowie der sozialen Rhythmen vertieft werden.

In der **Spätphase** der Behandlung soll der Patient zunehmend eigenständig in der Lage sein, seinen Plan zur Beibehaltung eines ausgeglichenen und stabilen Tagesablaufs durchzuführen und Strategien zur Symptombewältigung sowie zur Bewältigung sozialer und interpersoneller Schwierigkeiten anzuwenden. In diesem Therapieabschnitt ist der Therapeut weniger aktiv, sondern überläßt mehr und mehr dem Patienten die Verantwortung für das therapeutische Geschehen.

Die **Abschlußphase** umfasst in der Regel die letzten vier bis fünf monatlichen Sitzungen. In diesem Abschnitt werden das Beenden der Therapie und die Trennung vom Therapeuten thematisiert. Die Fortschritte werden zusammengefaßt und der Patient wird ermutigt, die erlernten Strategien weiterhin einzusetzen. Die Zukunft wird geplant und das Vorgehen im Falle eines Wiederauftretens der Erkrankung besprochen.

Wie bereits erwähnt, wird die Wirksamkeit der IP/SRT in Kombination mit Pharmakotherapie derzeit an Patienten mit einer wiederkehrenden Bipolar-I-Störung an der Universität von Pittsburgh von der Arbeitsgruppe um Ellen Frank untersucht. Es gibt bereits erste Erkenntnisse, daß sich unter Anwendung der IP/SRT der Tagesrhythmus bipolarer Patienten stabilisiert. *Frank* (1995) konnte zeigen, daß Patienten, die IP/SRT erhielten und täglich die SRM ausführten, einen konstanten Anstieg in der Regelmäßigkeit ihrer sozialen Rhythmen über 52 Behandlungswochen hinweg aufwiesen. Die Patienten der Vergleichsgruppe, die ebenfalls täglich die SRM anwendeten, jedoch anstatt mit IP/SRT mit ärztlichen Gesprächen behandelt wurden, zeigten dagegen keinerlei Veränderungen hinsichtlich der Stabilität dieser Rhythmen.

24.2.5 Beschreibung des Verfahrens: Verhaltenstherapeutische Familienbetreuung bei bipolaren Störungen (BFM-BP)

Die BFM-BP (Miklowitz und Goldstein 1990) schließt die Behandlung der Familie – meist des Ehepartners oder der Eltern – des bipolaren Patienten ein und verbindet einen psychoedukativen Teil mit einem Kommunikations- und Problemlöseteil. Dem voraus geht eine umfassende funktionale Abklärung des Familiensystems. Dieses Verfahren basiert auf den Arbeiten von *Falloon* und Kollegen (1985, 1992), die bei einem 2-Jahres Follow-up nachweisen konnten, daß eine edukative und soziale Fertigkeiten aufbauende Familientherapie eine wirksame Ergänzung zur neuroleptischen Langzeitbehandlung schizophrener Patienten darstellt. Die BFM-BP schließt sich in der Regel direkt an die stationäre Behandlung an und beinhaltet 21 ambulante Sitzungen, die über einen Zeitraum von 9 Monaten verteilt sind. In den ersten 3 Monaten finden die Sitzungen wöchentlich, weitere 3 Monate danach 14-tägig und schließlich monatlich statt.

Durchführung der BFM-BP. Auch der Behandlungsablauf der BFM-BP läßt sich in 4 Phasen unterteilen. In der **Anfangsphase**, in der der Patient in der Regel noch akut manisch ist, versucht das Behandlungsteam vorrangig, eine tragfähige Beziehung zum Patienten und seiner Familie herzustellen und Informationen über das Behandlungsprogramm zu vermitteln. Während dieser Phase werden auch eine Reihe an Erhebungen vorgenommen, mit deren Hilfe das emotionale Klima in der Familie sowie deren Kommunikations- und Problemlösefertigkeiten eingeschätzt werden. Dazu gehören unter anderem das Camberwell Family Interview (Vaughn und Leff 1976a), das die Erfassung des *„Expressed-Emotion-Index"* (EE) ermöglicht, und Interaktionsaufgaben für die Familie. Sobald sich der Patient stabilisiert hat, wird mit dem psychoedukativen Teil begonnen. Zwei Therapeuten vermitteln der Familie die typischen Krankheitszeichen der Störung, den zu erwartenden Krankheitsverlauf, ätiologische Modelle und die Bedeutung der Medikation und Psychotherapie in den verschiedenen Behandlungsphasen. Die Informationsvermittlung richtet sich individuell an dem jeweiligen Patienten aus und berücksichtigt dessen Vorgeschichte, Krankheitserfahrung, Familienkonstellation etc. Der Patient erhält die Rolle des Experten für seine Erkrankung und soll seine Familie über seine subjektiven Erfahrungen mit der Störung während der verschiedenen Phasen unterrichten. Der gesamte Aufklärungsprozeß wird durch didaktisch wirksame, schriftliche Materialien unterstützt und veranschaulicht (Beispiele siehe Abb. 24.8).

Kann die Familie helfen?

* Helfen Sie dem Betroffenen, Behandlung aufzusuchen
* Unterstützen Sie den Betroffenen bei der Einnahme der Medikation
* Schaffen Sie eine tolerante und entspannte Atmosphäre zu Hause
* Reduzieren Sie Leistungsansprüche auf ein realistisches Niveau
* Ermuntern Sie zur Teilnahme an der Behandlung und zu entspannenden Aktivitäten

Abb. 24.8: Beispiel für Informationsmaterialien im psychoedukativen Behandlungsteil des BFM-BP

Abschließend wird noch ein Rückfallvorsorgetraining vorgenommen, bei dem die ganze Familie sozusagen im *„Trockenlauf"* einen detaillierten Plan zur Frühintervention durchspielt, falls der Patient wieder prodromale Anzeichen zeigt (*„relapse drill"*). Eines der Hauptziele des psychoedukativen Behandlungsteils besteht in der Erhöhung der Medikamenten-Compliance. Ein anderes Ziel besteht in der Veränderung der Meinung innerhalb der Familie, der Patient habe über die Symptome willentliche Kontrolle. Solche und ähnliche Annahmen führen häufig zu einem hohen Maß an Kritik gegenüber dem Patienten und damit zu einem erhöhten EE-Index.

In der **mittleren und späten Phase** ist der Patient in der Regel stabil und auf ein phasenprophylaktisches Medikament eingestellt. Zu diesem Zeitpunkt wird das Training kommunikativer Fertigkeiten eingeführt, das direkt auf die Veränderung des zuvor erfaßten EE-Index abzielt. Die Ergebnisse der Erhebung werden mit den Familienmitgliedern zunächst besprochen, günstige und ungünstige Kommunikationsmuster und -stile deutlich gemacht. Bei diesem Behandlungsteil werden in erster Linie Rollenspiele und Verhaltensübungen angewandt, bei denen bevorzugt an aktuellen Beispielen aus dem Familienleben folgende Fertigkeiten gelernt werden sollen: (1) aktiv zuzuhören, (2) positive und negative Rückmeldung in angemessener Weise zu äußern, und (3) den anderen um eine Veränderung seines Verhaltens zu bitten. Auch hier werden den Familienmitgliedern sowohl Informationsblätter ausgeteilt, auf denen die jeweiligen Fertigkeiten zusammengefaßt sind, als auch Protokollbögen zur Durchführung von Hausaufgaben mitgegeben (Beispiele siehe Abb. 24.9). An die Vermittlung der Kommunikationsfertigkeiten schließt sich das Problemlösetraining an. Das Problemlösen beinhaltet die aus der Verhaltenstherapie bekannten Schritte der (1) Problemdefinition, (2) des Sammelns von Lösungen im Sinne eines Brainstormings (3) der Bewertung des Für und Wider der vorgeschlagenen Lösungen und (4) der Auswahl, Durchführung und Überprüfung der gewählten Lösung(en). Die einzelnen Schritte werden schriftlich in ein vorgefertigtes Protokoll eingetragen. Im Rahmen des Problemlöseprozesses sollen die Familienmitglieder die zuvor erworbenen Kommunikationsfertigkeiten einsetzen.

Wie bei anderen Therapien auch wird an das **Therapieende** frühzeitig und wiederholt erinnert. Die Therapeuten fragen, welche Gefühle bei der Familie mit dem Abschluß der Behandlung verbunden sind. Darüber hinaus werden die therapeutischen Fortschritte zusammengefaßt und die Familie positiv verstärkt und ermutigt. Falls weitere Einzel- oder Familientherapie nötig ist, sollte der Familie bei der Suche nach geeigneten Stellen geholfen werden.

Wochentag	Person, mit der Sie gesprochen haben	Über was wurde gesprochen?	Welche positive Rückmeldung haben Sie gegeben?	Welche aktiven Zuhörerfertigkeiten haben Sie angewandt?	Welche Veränderungswünsche haben Sie geäußert?

Abb. 24.9: Beispiel für Hausaufgabenbögen im Kommunikationstraining des BFM-BP

Die hier beschriebene Reihenfolge der BFM-BP-Module kann im Einzelfall nach Bedarf modifiziert werden. Hat die Familie beispielsweise in der mittleren Phase ein akutes Problem, das zur Lösung ansteht, können Problemlösefertigkeiten auch schon früher vermittelt werden. Das gleiche gilt für das Vermitteln oder Wiederholen von Informationen zur bipolaren Erkrankung.

24.2.6 Psychotherapie bipolarer schizoaffektiver Erkrankungen

Die beschriebenen therapeutischen Vorgehensweisen und die erwähnten wissenschaftlichen Untersuchungen betreffen vorwiegend die reinen affektiven bipolaren Erkrankungen. Über Psychotherapie bei bipolar schizoaffektiven Erkrankungen liegen bisher weder Untersuchungen noch spezielle Therapieformen vor. Die Behandlung dieser Störungsform ist vorwiegend als Domäne pharmakologischer Therapie anzusehen (siehe Kapitel 22).

24.2.7 Psychotherapie zykloider Psychosen

Auch über diese Untergruppe gibt es keine entsprechenden Studien.

24.2.8 Psychotherapie der Zyklothymia

Es liegt bisher keine spezielle Psychotherapieform für Zyklothymia vor. Da die Zyklothymia aber ähnlich wie die bipolare Erkrankung in der Regel zu ausgeprägten psychosozialen und zwischenmenschlichen Problemen führt, sollte die Behandlung bei eben dieser Art von Schwierigkeiten Unterstützung bieten. Wie bei anderen bipolaren Störungen erscheint es außerdem notwendig, daß sowohl der Patient als auch seine Angehörigen über die chronische zyklothyme Erkrankung umfassend informiert und aufgeklärt und bei deren Bewältigung aktiv unterstützt werden. Diese Maßnahmen zielen insgesamt auf einen günstigeren Umgang mit der Störung ab. Ebenso wie bei der bipolaren Störung soll die psychologische Behandlung die Regulierung und Balance des Lebensrhythmus und der instabilen Temperamente beinhalten (Akiskal 1994a). Eine Kombination mit psychopharmakologischer Therapie wird empfohlen (Akiskal 1994a).

24.2.9 Psychotherapie von Rapid Cycling

Auch für diese Untergruppe bipolarer Erkrankungen wurde bislang kein spezielles psychotherapeutisches Verfahren entwickelt. Psychosoziale und zwischenmenschliche Faktoren scheinen jedoch ebenso wie bei der bipolaren Erkrankung einen Einfluß auf den Verlauf der Störung und auf die medikamentöse Behandlungscompliance zu haben (Roy-Byrne et al. 1984). Eine zusätzliche psychologische Begleitung nach den oben für bipolare Störungen beschriebenen Prinzipien wird von daher generell empfohlen.

24.3 Inanspruchnahmeforschung

An dieser Stelle scheint es auch von Bedeutung zu sein, auf Ergebnisse der Forschung zur Inanspruchnahme psychotherapeutischer Angebote durch affektiv erkrankte Patienten einzugehen. Denn nicht allein die Tatsache, daß wirkungsvolle psychotherapeutische Behandlungen existieren, scheint für den Stand der Versorgung von Bedeutung, sondern auch, daß die Patienten in eine solche gelangen. Trotz des Wissens um eine optimale Behandlung affektiver Störungen bleibt die in der Praxis durchgeführte Behandlung häufig hinter diesem Wissen zurück (Paykel et al. 1997). Dennoch hat sich wohl in den letzten Jahren die psychotherapeutische Versorgung endogen depressiver Patienten verbessert (Bakkenstraß et al. 1997). So nahmen 50% einer untersuchten Stichprobe endogener Patienten in einem Zeitraum von zwei Jahren nach Entlassung aus stationärer Behandlung psychotherapeutische Hilfe in Anspruch. Alle Patienten, die in diesem Zeitraum von zwei Jahren mit Paar- oder Familientherapie behandelt wurden (22%), hatten zusätzlich eine Einzelpsychotherapie. Nach diesen Ergebnissen läßt sich auch aus psychosozialen und störungsspezifischen Merkmalen ein differentielles Inanspruchnahmeverhalten für psychotherapeutische und medikamentöse Langzeitbehandlung bei Major Depression vorhersagen (Backenstraß et al. im Druck).

24.4 Selbstbehandlung und Copingforschung

Neben diesen zahlreichen Behandlungsmodellen darf nicht vergessen werden, daß Patienten mit affektiven Störungen meist eine Vielzahl von Selbstbehandlungsversuchen vor und während einer Therapie von professioneller Seite durchführen und erproben. Die Anzahl von affektiv erkrankten Menschen, die auch aufgrund solcher Selbstbehandlungsversuche gar nicht erst in das medizinische Versorgungssystem gelangen, ist weitgehend unbekannt. Häufig kommt bei diesen Selbstbehandlungsversuchen Angehörigen eine große Bedeutung zu.

Hier finden sich auch Überschneidungen zur Copingforschung (Haltenhof und Vossler 1994). Dem Aspekt des dyadischen Copings wurde in den letzten Jahren mehr Aufmerksamkeit geschenkt (Bodenmann 1995). Dennoch ist weitgehend unbekannt, durch welche protektiven Copingstile und Bewältigungsmechanismen an einer affektiven Störung erkrankte Menschen aus dieser auch ohne professionelle Hilfe wieder herausgelangen. Auch bei später stationär behandelten Patienten bieten diese Bewältigungsversuche meist wertvolle Hinweise für die psychotherapeutische Behandlung.

24.5 Präventive Interventionsstrategien

In zunehmendem Maße wurde auch versucht, aus den Ergebnissen zu Interaktionsmustern bei Patienten mit affektiven Störungen präventive Strategien für solche Personen abzuleiten, die ein erhöhtes Risiko haben, an einer affektiven Störung zu erkranken (Beardslee 1990). Die Forderung nach mehr präventiven Ansätzen (Hahlweg 1996b) hat dazu geführt, daß in den nächsten Jahren weitere wichtige empirische Ergebnisse in diesem Forschungsbereich zu erwarten sind.

TEIL D: KAUSALE KONSTELLATIVE UND PRÄDISPONIERENDE FAKTOREN

KAPITEL 25: GENETIK

„Die Ursachen des Leidens haben wir, wie es scheint, wesentlich in krankhafter Veranlagung zu suchen."

Emil Kraepelin 1913

„Die Anlage spielt zwar eine wesentliche Rolle; es spricht aber keineswegs gegen jede Mitwirkung des Milieus und äußeren Schicksals."

Johannes Lange 1928

„Der Besitz eines genetischen Markers, der eine erhöhte Disposition für eine bestimmte psychiatrische Krankheit bedeutet, wird seinen Träger nicht schicksalhaft dieser Krankheit ausliefern und schon gar nicht den ganzen Lebensweg determinieren."

Peter Propping 1989

25.1 Genetik affektiver Erkrankungen

25.1.1 Methodische Grundlagen

In den letzten 70 Jahren ist in einer zunehmenden Zahl von Zwillings-, Familien- und Adoptionsuntersuchungen gezeigt worden, daß genetische Faktoren an der Entstehung psychiatrischer Erkrankungen beteiligt sein müssen. Man konnte weiterhin schließen, daß es nicht die psychiatrische Krankheit selbst, sondern in den meisten Fällen eine Vulnerabilität sein muß, die genetisch bedingt ist. Es erschien jedoch lange Zeit völlig unklar, wie diese Vulnerabilität auf der Ebene der Gene jemals verstanden werden könnte. In den Jahrzehnten nach dem Zweiten Weltkrieg kam vielfach noch die Befürchtung hinzu, die Aufdeckung genetischer Ursachen bei psychiatrischen Erkrankungen könnte zur Stigmatisierung der Patienten, zu therapeutischem Nihilismus oder gar zur selektiven Abortierung nach pränataler Diagnostik führen.

Nachdem immer mehr monogen erbliche Krankheiten in den letzten 20 Jahren mit molekulargenetischen Methoden in eindrucksvoller Weise aufgeklärt worden sind, ist die Hoffnung groß, daß die genetischen Methoden es auch ermöglichen, die Krankheiten mit einer komplexen genetischen Grundlage schrittweise einer Aufklärung näherzubringen. Bei einigen Krankheiten mit einer vermutlich ebenfalls komplexen genetischen Grundlage, z.B. dem Diabetes mellitus Typ I, sind in jüngster Zeit gewisse Fortschritte erzielt worden. Dabei zeigt sich immer mehr, daß offenbar eine Reihe von Genen mit jeweils begrenztem Einfluß auf den Phänotyp wirksam sind, und daß es exogene Einflüsse geben muß, die in die Genwirkung eingreifen.

Genetische Forschung dient in der Medizin im wesentlichen der Aufklärung von Krankheitsursachen. Wenn Krankheitsgene identifiziert worden sind, wird im Anschluß daran deren Funktion aufgeklärt werden können, was wiederum zu einem besseren pathophysiologischen Verständnis der untersuchten Erkrankung und schließlich neuen diagnostischen und therapeutischen Strategien führen wird.

Das Verständnis der genetischen Variabilität und ihrer Bedeutung für die Verursachung komplexer Krankheiten wird auch für die Erforschung der äußeren Faktoren völlig neue Möglichkeiten eröffnen. Man wird die Wechselwirkung zwischen einem Genotyp und exogenen Einflüsssen, z.B. lebensgeschichtlichen Ereignissen, auf die Manifestation einer Krankheit gezielt untersuchen können.

25.1.1.1 Klassische genetisch-epidemiologische Methoden

Familienuntersuchungen

Genetische Familienuntersuchungen vergleichen die Häufigkeit der untersuchten Erkrankung bei den Verwandten von Patienten und von gesunden Kontrollpersonen. Sie basieren darauf, daß Verwandte aufgrund ihrer Abstammung einen Teil ihrer Gene gemeinsam haben, so z.B. Verwandte ersten Grades (Eltern, Kinder, Geschwister, zweieiige Zwillinge) 50%, Verwandte 2. Grades (Großeltern, Enkel, Onkel, Tanten, Neffen, Nichten) 25% der Gene. Für viele, u.a. auch psychiatrische Erkrankungen hat man gesehen, daß das Erkrankungsrisiko einer Person mit der Nähe der Verwandtschaft zu einem Erkrankten korreliert. Man nennt diese Korrelation *empirische Wiederholungsziffer*. Sie muß nicht ausschließlich genetische Ursachen haben, auch gemeinsame Umweltfaktoren sind denkbar. Sie hat den Vorteil, daß sie an keine genetische Theorie gebunden ist, sondern ein pauschales Erkrankungsrisiko angibt. So können evtl. heterogene, aber klinisch nicht unterscheidbare Krankheitsbilder in einem Zahlenwert berücksichtigt werden.

Die empirischen Wiederholungsziffern werden im allgemeinen mit *Alterskorrektur* angegeben. Da es sich bei den psychiatrischen Erkrankungen um spätmanifeste Erkrankungen handelt, die auch erst im fortgeschrittenen Lebensalter beginnen können, würde ein Morbiditätsrisiko, das die Altersverteilung der Erstmanifestation nicht einbezieht, zu niedrig ausfallen. Gebräuchlich sind die Alterskorrekturen nach Weinberg oder Strömgren (siehe Propping 1989).

Folgende Fragen können durch Familienuntersuchungen beantwortet werden: Wie hoch ist das Erkrankungsrisiko für Verwandte eines Patienten? Bestehen Kreuzprävalenzen, d.h. wird nur die gleiche Erkrankung weitergegeben oder besteht auch ein erhöhtes Risiko für andere, ähnliche Erkrankungen? (z.B.: Besteht für Verwandte eines bipolar erkrankten Patienten nur ein erhöhtes Risiko, eine bipolare Erkrankung zu bekommen, oder ist das Risiko für unipolare oder schizoaffektive Verläufe ebenfalls erhöht?) Entspricht die familiäre Segregation der Erkrankung (beobachtbares Vererbungsmuster in den Familien) einem genetischen Modell?

Adoptionsuntersuchungen

Durch Adoptionsuntersuchungen kann unterschieden werden, ob eine Erkrankung hauptsächlich genetisch bedingt oder durch spätere Einflüsse in der Adoptivfamilie entstanden ist. Allerdings können pränatale, in utero einwirkende und perinatale Variablen nicht von genetischen Einflüssen unterschieden werden.

Es gibt verschiedene Strategien in Adoptionsstudien: Die aussagekräftigste vergleicht die Häufigkeit der Erkrankung in den biologischen Familien der wegadoptierten, später erkrankten Kinder mit der Häufigkeit der Erkrankung in den biologischen Familien von gesunden, wegadoptierten Kindern. Eine weitere Strategie geht von erkrankten Adoptierten aus, die Häufigkeit der Erkrankung bei biologischen und Adoptiv-Verwandten wird verglichen. Die dritte Strategie untersucht die Häufigkeit der Erkrankung bei wegadoptierten Kindern von erkrankten Personen im Vergleich zu der Erkrankungshäufigkeit von wegadoptierten Kindern von gesunden Personen. Die Adoption soll in jedem Fall möglichst früh nach der Geburt stattgefunden haben, um frühe postnatale Einflüsse zu kontrollieren.

Zwillingsuntersuchungen

Durch Vergleich der Konkordanzraten (Anteil der gleichsinnig Erkrankten) bei eineiigen und zweieiigen Zwillingen läßt sich der genetische Anteil an der Krankheitsentstehung abschätzen. Eineiige Zwillinge haben 100% ihrer Erbanlagen gemeinsam, zweieiige Zwillinge wie normale Geschwister nur durchschnittlich 50%. Es ist auch für den Laien einleuchtend, daß bei einer genetisch beeinflußten Erkrankung die Konkordanz bei eineiigen Zwillingen höher sein muß als bei zweieiigen.

Die Ermittlung der Konkordanzraten kann jedoch der Interessantheitsauslese unterliegen, d.h. konkordante Paare werden im allgemeinen eher bekannt und publiziert. Daher sollen möglichst *„unbeschränkt repräsentative"* (sämtliche Zwillinge einer definierten Population, z.B. eines Landes, werden erfaßt und auf ein Merkmal hin untersucht) oder *„beschränkt repräsentative"* (alle Patienten einer Institution, z.B. Klinik, werden daraufhin überprüft, ob sie einem Zwillingspaar angehören) Zwillingsserien untersucht werden (Luxenburger 1940).

Konkordanzraten können als *Paar- und Probandenkonkordanz* angegeben werden. Dies ist wichtig, weil manche Zwillingspaare durch beide Paarlinge unabhängig erfaßt worden sein können (Allen et al. 1967). Bei der paarweisen Erfassung werden konkordante Paare nur zur Hälfte gezählt, weil ein konkordantes Paar eine doppelt so hohe Wahrscheinlichkeit der Erfassung hat. Bei der probandenweisen Methode werden alle unabhängig erfaßten Merkmalsträger als Probanden aus eigenem Recht behandelt. Über die Konkordanzen bei eineiigen und zweieiigen Zwillingen läßt sich z.B. die Heritabilität (Anteil am Phänotyp eines Individuums, der durch die von den Eltern erhaltenen Gene determiniert ist) berechnen und dadurch Aussagen über die Gewichtung genetischer Faktoren bei der Entstehung eines Merkmals machen.

25.1.1.2 Molekulargenetische Methoden

Für die *„großen"* psychiatrischen Erkrankungen, die Schizophrenien, bipolaren und schizoaffektiven Erkrankungen, konnte mit Hilfe der epidemiologisch-genetischen Methoden sicher nachgewiesen werden, daß sie zu einem maßgeblichen Anteil genetisch bedingt sind. Jedoch konnten Segregationsuntersuchungen, außer in einigen wenigen Familien, keinen einfachen Mendelschen Vererbungsmodus nachweisen. Daher werden die großen psychiatrischen Erkrankungen, wie auch eine ganze Reihe weiterer, in der Bevölkerung häufiger somatischer Erkrankungen, als multifaktoriell oder *„komplex"* bezeichnet, was die Verursachung durch mehrere, bisher nicht weiter identifizierte genetische Faktoren zusammen mit ebenfalls noch nicht bekannten Umwelteinflüssen meint (siehe auch Kapitel: Genetische Modelle affektiver Erkrankungen).

Im Hinblick auf eine weitere ätiologische Klärung führen die epidemiologischen Methoden nicht weiter, da sich einzelne, krankheitsverursachende Gene dadurch nicht identifizieren lassen. Durch die rasante Entwicklung molekulargenetischer Methoden konnten im letzten Jahrzehnt die krankheitsverursachenden Gene einer großen Zahl von Krankheiten mit einfachem Mendelschen Erbgang chromosomal lokalisiert und z.T. in ihrer Funktion aufgeklärt werden. Auch die Genkartierung von komplexen Krankheiten, darunter auch einige für psychiatrische Erkrankungen, sind in zunehmender Zahl berichtet worden. Zwei Methoden (mit ihren Modifikationen) stehen prinzipiell zur Verfügung: Kopplungs- und Assoziationsuntersuchungen.

Kopplungsmethode

Ein Gen kann lokalisiert werden, indem man in geeigneten Stammbäumen nach gemeinsamer Vererbung (Kosegregation) eines sog. genetischen Markers und eines Krankheitsphänotyps sucht. Der Marker ist ein genetischer Polymorphismus, eine variable DNA-Sequenz, dessen chromosomale Lokalisation bekannt ist. Dabei hat der Polymorphismus selbst keinerlei vermuteten pathogenetischen Zusammenhang mit der untersuchten Erkrankung, er dient lediglich als *„Markierungspunkt"* im Genom.

Liegt eine *Kopplung* vor, d.h. genetischer Marker und Erkrankung werden innerhalb von Familien überzufällig häufig gemeinsam vererbt, so befinden sich Marker und Krankheits-Genort benachbart auf dem gleichen Chromosom (Abb. 25.1). Damit ist zunächst einmal die chromosomale Lage des Krankheitsgens (wegen der bekannten Lokalisation des Markers) gefunden, wobei die Zuordnung häufig noch recht grob ist. Die Feinkartierung und schließlich Charakterisierung des Gens ist dann mit anderen molekulargenetischen Methoden möglich, kann aber sehr aufwendig sein.

Kopplungsuntersuchungen waren vor allem bei der Kartierung von Erkrankungen mit einfachem Mendelschen Erbgang erfolgreich, weil der Nachweis eines solchen Erbgangs in einer Familie für ein einziges krankheitsverursachendes Gen spricht. Bei den meisten psychiatrischen Erkrankungen ist ein Mendelscher Erbgang, außer in einigen seltenen Familien, nicht nachweisbar, es handelt sich um ätiologisch komplexe Erkrankungen. Im allgemeinen muß man davon ausge-

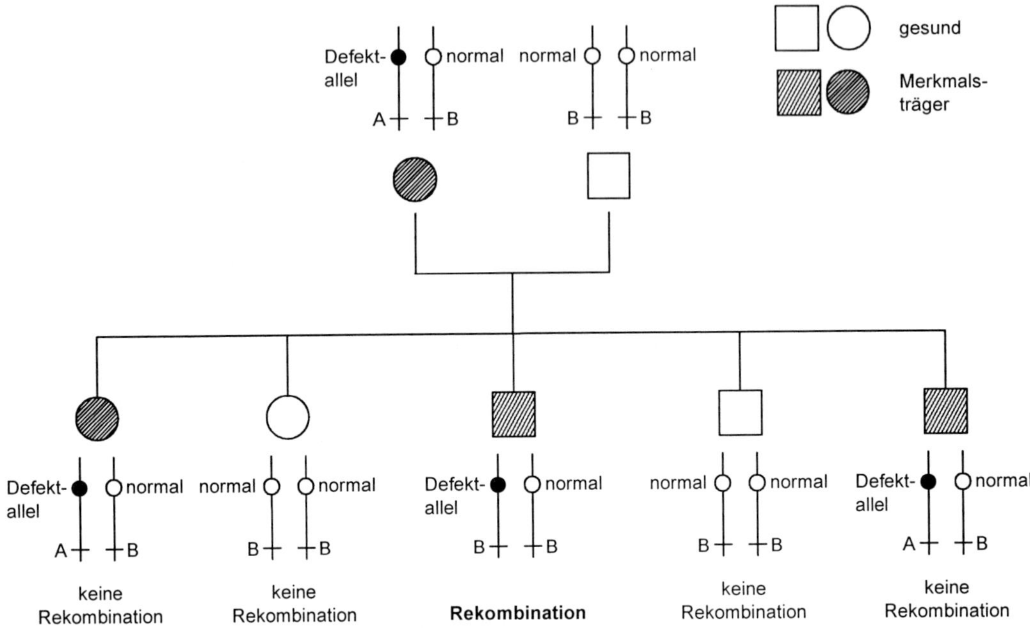

Abb. 25.1: Prinzip der Kopplung

hen, daß zur Krankheitsentstehung mehrere Gene an verschiedenen Genorten und mit variablem Anteil notwendig sind. Mit der Kopplungsmethodik lassen sich jedoch nur solche Gene kartieren, die für einen größeren Teil der phänotypischen Varianz verantwortlich sind (sog. Hauptgeneffekt, *„major gene effect"*). Zudem muß man bei Anwendung der klassischen Kopplungsmethode (Lod-Score-Methode) bestimmte Annahmen machen, so z.B. über Erbgang, Gen-Frequenz und Penetranz des Gens. Diese Parameter können bei den komplexen Erkrankungen jedoch nur geschätzt werden, weshalb die klassische Methode hier problematisch ist. Daher sind annahmefreie Weiterentwicklungen der Kopplungsmethodik wie die Affected-Sib-Pair-Methode (Penrose 1953/54) oder die Affected-Pedigree-Member-Methode (Weeks und Lange 1988) für die komplexen Erkrankungen besser geeignet.

Assoziationsmethode

Unter Assoziation versteht man das überzufällig häufige Vorkommen eines Risikofaktors in einem Patienten-Kollektiv. Der Risikofaktor ist ein bestimmtes Allel an einem polymorphen Genort, d.h. eine DNA-Sequenzvariante. Im Vergleich zu den Kopplungsuntersuchungen ist das Design der Assoziationsuntersuchungen einfach: Man untersucht die Häufigkeit des Risikofaktors bzw. des Allels an dem zu untersuchenden Genort in einem Kollektiv nicht verwandter Patienten und einem Kollektiv nicht verwandter gesunder Kontrollpersonen. Der Grad der Assoziation wird als *Relatives Risiko (RR)* ausgedrückt und gibt an, wieviel mal wahrscheinlicher die Erkrankung bei einem Träger des Risikofaktors auftritt als bei einer Person, die den Risikofaktor nicht trägt. Näherungsweise erfolgt die Abschätzung des Relativen Risikos durch Berechnung der *Odds Ratio (OR):*

$$OR = \frac{a \times b}{c \times d}$$

wobei

a = Anzahl erkrankter Alleträger
b = Anzahl gesunder Allel-Nichtträger
c = Anzahl erkrankter Allel-Nichtträger
d = Anzahl gesunder Allel-Träger

Für die Entstehung einer Assoziation gibt es mehrere Erklärungen:

1. Das untersuchte Allel hat einen direkten kausalen Effekt auf die Entstehung der Erkrankung, indem die genetische Variation zu einer veränderten Expression oder Aminosäuresequenz des Genproduktes führt.
2. Die Assoziation entsteht durch sehr enge genetische Nachbarschaft zu einem direkt am Krankheitsgeschehen beteiligten Gen, und es besteht ein Kopplungsungleichgewicht (linkage disequilibrium) zwischen den Varianten an den benachbarten Genorten.

Aus 1. folgt, daß es für Untersuchungen auf Assoziation in erster Linie sinnvoll ist, Sequenzvarianten von Genen zu testen, die aufgrund pathophysiologischer Hypothesen eine Rolle bei der Entstehung der Erkrankung spielen könnten. Solche Gene bezeichnet man als *Kandidatengene.*

Vor der molekularbiologischen Ära standen als polymorphe genetische Systeme lediglich die Blutgruppen, darunter das hochpolymorphe HLA-System zur Verfügung. Bereits damals konnten mit dem HLA-System eine Reihe von z.T. hohen Assoziationen nachgewiesen werden. Die stärkste bekannte Assoziation mit einer OR von 358 besteht bei japanischen Patienten zwischen der Narkolepsie und dem HLA-Allel DR2. Den meisten mit HLA-Allelen assoziierten Erkrankungen liegen – in Übereinstimmung mit der Kandidatengen-Hypothese – Immunvorgänge zugrunde (Tiwari und Terasaki 1985).

Bis vor kurzem standen für molekulargenetische Untersuchungen ausschließlich Varianten aus nicht kodierenden Bereichen (Introns oder flankierenden Sequenzen) von Kandidatengenen zur Verfügung. Zunehmend werden aber auch Varianten innerhalb der kodierenden Abschnitte identifiziert, die über eine veränderte Aminosäurensequenz zu einem modifizierten Protein führen oder über Varianten in den regulatorischen DNA-Sequenzen des Gens die Expression des Proteins verändern. Von *Sobell* und Mitarbeitern (1992) wurde zur Bezeichnung solcher Varianten das Akronym VAPSE (*„variations affecting protein structure or expression“*) eingeführt.

Der Vorteil von Assoziationsstudien liegt darin, daß sie auch und vor allem Gene mit nur geringem Beitrag zur Krankheitsentstehung (*„minor genes“*) nachweisen können. Auch bei hohem relativen Risiko hängt die Bedeutung eines Assoziationsbefundes auf Bevölkerungsebene wesentlich ab von a) der Erkrankungswahrscheinlichkeit in der Bevölkerung ohne das assoziierte Allel und b) der Häufigkeit des assoziierten Allels in der Bevölkerung. Um das Gewicht anzugeben, das einem für die Ätiologie einer Krankheit bedeutsamen Faktor (hier dem assoziierten Allel) zukommt, wird manchmal die sog. *ätiologische Fraktion* (ÄF, attributable risk bzw. fraction) angegeben (Khoury et al. 1993). Sie gibt den Anteil der Krankheitsfälle in der Bevölkerung an, den es ohne das Allel nicht gäbe.

Da komplexe Erkrankungen im allgemeinen sowohl genetische als auch nicht-genetische Ursachen haben, ist das relative Risiko bzw. die ätiologische Fraktion immer nur für die Umweltbedingungen gültig, unter denen die Untersuchung durchgeführt wurde. Veränderte Umweltbedingungen können auch zu Veränderungen eines Assoziationsbefundes führen. Das gleiche gilt für genetisch unterschiedliche Populationen.

25.1.2 Genetische Epidemiologie unipolarer und bipolarer Erkrankungen

25.1.2.1 Familienuntersuchungen

Frühe Studien, die eine Kraepelinsche Definition der manisch-depressiven Erkrankung benutzten, kamen mehrheitlich zu dem Ergebnis, daß die Erkrankung bei Verwandten von Patienten häufiger auftritt als in der Allgemeinbevölkerung (Slater und Cowie 1971).

Auf *Kleist* (1928) und *Leonhard* (1957a) zurückgehend, hat man in den letzten 30 Jahren in den Familienuntersuchungen zwischen Probanden mit bipolaren (manische und depressive Episoden oder, seltener, nur manische Episoden im Verlauf der Erkrankung) und unipolaren (nur depressive Episoden im Verlauf der Erkrankung) Verläufen differenziert. *Perris* (1966) fand eine weitgehende Homotypie in seinen Familien, d.h. die Verwandten zeigten gleiche Krankheitsverläufe wie die Probanden. Die Ergebnisse von *Angst* (1966) zeigten ein komplexeres Bild: In den Familien von unipolaren Probanden waren unipolare Verläufe gehäuft, dagegen waren in den Familien bipolarer Probanden sowohl bipolare als auch unipolare Erkrankungen gehäuft zu finden.

Dieses Muster zeigen auch die meisten der späteren Studien (siehe Tabelle 25.1): Verwandte ersten Grades von bipolar Erkrankten haben ein insgesamt viel höheres empirisches Wiederholungsrisiko (im Mittel ca. 19%) als Verwandte unipolar Erkrankter (im Mittel ca. 10%). In den Familien unipolar erkrankter Probanden ist das Erkrankungsrisiko für bipolare Erkrankung kaum erhöht. Um (z.B. in einer genetischen Beratung) die Erkrankungsrisiken richtig einschätzen zu können, müssen sie immer mit den Lebenszeitrisiken für die jeweilige Erkrankung in der Allgemeinbevölkerung in Beziehung gesetzt werden. Diese betragen für unipolare Erkrankungen etwa 3%, für bipolare Erkrankungen etwa 1% (Reich et al. 1982).

Tabelle 25.1: Alterskorrigierte Morbiditätsrisiken für affektive Erkrankungen bei Verwandten ersten Grades von unipolaren und bipolaren Probanden. Zusammenstellung zahlreicher Studien (nach McGuffin und Katz 1989)

	Morbiditätsrisiko[1] (Spannweite) in % für	
	bipolare Erkrankung	unipolare Erkrankung
Proband bipolar	7,8 (1,5 - 17,9)	11,4 (0,5 - 22,4)
Proband unipolar	0,6 (0,3 - 2,1)	9,1 (5,9 - 18,4)

[1]gewichtete Mittelwerte

Auffällig ist der weite Bereich, in dem die Morbiditätsrisiken für Verwandte von Patienten in den verschiedenen Studien variieren. Diese Unterschiede finden sich sowohl in den frühen als auch in den neueren Studien. Sie lassen sich z. T. durch die unterschiedlichen, anfangs nicht näher spezifizierten diagnostischen Kriterien, die von den Untersuchern angewandt wurden, erklären. Möglicherweise reflektieren sie aber auch tatsächliche Unterschiede der Lebenszeitrisiken in verschiedenen Populationen.

Ein in diesem Zusammenhang erstaunliches Phänomen ist der sogenannte **Kohorteneffekt**: Sowohl in epidemiologischen Untersuchungen in der Allgemeinbevölkerung als auch in Familienstudien steigt die Lebenszeit-Prävalenz affektiver Erkrankungen für Menschen, die etwa ab 1940 geboren sind. Dies scheint sowohl für Depressionen als auch für Manien wie für schizoaffektive Erkrankungen zu gelten (Klerman et al. 1985, Lavori et al. 1987, Gershon et al. 1987). Wegen des kurzen Zeitraums, über den er beobachtet werden kann, kann der Kohorteneffekt weder durch genetische Veränderungen noch durch Veränderungen der Reproduktionsrate Erkrankter erklärt werden. Möglicherweise reflektiert er veränderte Umweltbedingungen, die mit der familiären Vulnerabilität interagieren (Gershon 1990). Oder aber es werden Krankheitssymptome von jüngeren Menschen eher berichtet als früher, und diese werden von älteren eher vergessen (Mc Guffin und Katz 1989).

Neuere Familienstudien wenden standardisierte diagnostische Kriterien an und führen standardisierte diagnostische Interviews auch mit den Verwandten der Probanden durch. Dies führt zum einen zu reliableren Ergebnissen, zum anderen tritt immer mehr das *„affektive Spektrum"* ins Blickfeld, weitere Störungen, die in den Familien affektiv Erkrankter außer den uni- und bipolaren Erkrankungen noch gehäuft auftreten.

Das genetische Spektrum **bipolar affektiver Erkrankungen** kann durch Familienuntersuchungen, aber auch Zwillings- und Adoptionsuntersuchungen, erfaßt werden. In den Familienuntersuchungen wird dazu die Prävalenz weiterer Erkrankungen in den Familien bipolarer Probanden untersucht und (im Idealfall) mit der in Familien von Kontrollpersonen verglichen. Aufgrund der in Familienstudien beobachteten Häufungen werden heute außer den unipolaren Depressionen die Bipolar-II-Erkrankungen, die schizoaffektiven Erkrankungen und die zyklothyme Persönlichkeit zum Spektrum bipolarer Erkrankungen gezählt. Erwähnenswert ist außerdem, daß Suizide in den Familien bipolarer Probanden häufiger auftreten. Wie die *„genetische Verwandtschaft"* dieser affektiven Spektrumerkrankungen mit den bipolaren Erkrankungen geartet ist, und ob all diesen Erkrankungen die gleichen Gene zugrundeliegen, ist noch unklar. Eine Klärung dieser Fragen wurde dadurch versucht, daß die Übereinstimmung der Erkrankungshäufigkeiten in Familienstudien mit vorformulierten mathematisch-statistischen Modellen überprüft wurde (siehe Kapitel Genetische Modelle affektiver Erkrankungen).

Erkrankungen, die zum genetischen Spektrum bipolarer Störungen gerechnet werden:

Unipolare affektive Erkrankungen werden immer wieder gehäuft in Familien bipolarer Probanden beobachtet (siehe auch Tabelle 25.1). Über lange Zeit, wahrscheinlich noch durch die Kraepelinsche Dichotomie verursacht, hielt man die genetische Verwandtschaft bipolarer und unipolarer Erkrankungen für sehr eng. Allerdings war bereits früher aufgefallen, daß eine Häufung bipolarer Erkrankungen in den Familien unipolarer Probanden nicht oder kaum auftritt. Im Zwei-Schwellen-Modell von *Reich* et al. (1972) liegen uni- und bipolare Erkrankungen auf einem stufenlosen Kontinuum der genetischen Disposition. Bei Überschreiten einer *„weiten"* Schwelle (geringere Disposition) kommt es zur Entstehung einer unipolaren, bei Überschreiten der *„engen"* Schwelle (stärkere Disposition) zu einer bipolaren Erkrankung (siehe 25.1.3). In neueren, kontrollierten Familienstudien (Heun und Maier 1993, Winokur et al. 1995b) wird ebenfalls deutlich, daß unipolar depressive Erkrankungen in den Familien bipolarer Probanden gehäuft zu finden sind, jedoch keine Häufung bipolarer Erkrankungen in den Familien unipolar erkrankter Probanden beobachtet werden kann. Die Autoren dieser Studien kommen zu dem Schluß, daß ein affektives Kontinuum, wie es in den multifaktoriellen Schwellenmodellen postuliert wurde, zugunsten einer kategorialen Unterscheidung unipolarer und bipolarer Erkrankungen aufgegeben werden sollte.

In einem Report der NIMH Collaborative Study (Andreasen et al. 1987) werden Erkrankungshäufigkeiten für die meisten RDC-Diagnosen bei Angehörigen von Probanden aus verschiedenen affektiven Krankheitskategorien genannt. Unipolare Erkrankungen treten bei den Verwandten von schizoaffektiv-bipolaren, schizoaffektiv-depressiven, bipolar-I, bipolar-II und unipolar depressiven Probanden praktisch gleich häufig auf (25,4% resp. 21,0% resp. 22,8% resp. 26,2% resp. 28,4%). *Maier* et al. (1993a) haben in ihrer Familienstudie lebenslange Morbiditätsrisiken für unipolare Erkrankungen bei den erstgradigen Verwandten von Probanden aller *„großen"* psychiatrischen Erkrankungen (Schizophrenie, bipolare und unipolare schizoaffektive Erkrankung, bipolare und unipolare affektive Erkrankung) und bei den erstgradigen Verwandten von Probanden aus der Allgemeinbevölkerung untersucht. Bei allen Verwandten von Probanden der großen psychiatrischen Diagnosegruppen finden sich die unipolaren Depressionen (diagnostiziert nach RDC) gehäuft (rund 20%) im Vergleich zu den Verwandten von Probanden aus der Allgemeinbevölkerung (10,6%). Dies könnte ein Indiz dafür sein, daß Depressionen, so wie sie mit den derzeitigen standardisierten diagnostischen Kriterien erfaßt werden, einen genetisch unspezifischen Phänotyp darstellen.

Die Depressionen, wie sie unter dem Konzept der *„Major Depression"* von RDC oder DSM erfaßt werden, scheinen jedenfalls heterogen zu sein. *Winokur* et al. (1995c) verglichen anhand verschiedener klinischer Kriterien an RDC-Major-Depressionen erkrankte Verwandte von Probanden mit affektiven Erkrankungen mit depressiv erkrankten Personen aus einer Kontrollgruppe (ebenfalls RDC-Major-Depression). Die Verwandten affektiv kranker Probanden hatten deutlich längere und schwerere Krankheitsepisoden, wurden häufiger hospitalisiert, zeigten in der Krankheitsphase mehr Einschränkungen und waren im gesamten Längsschnitt deutlicher eingeschränkt als die Kontrollpersonen. In die gleiche Richtung deutet eine Zwillingsstudie von *Kendler* et al. (1994a); vier klinische Variablen beim Probanden, die nicht in der Krankheitsdefinition (DSM-III-R-Major Depression) enthalten sind, tragen zu einem erhöhten Risiko für den Co-Zwilling bei, ebenfalls depressiv zu erkranken: Zahl der Episoden, Grad der Einschränkung und Komorbidität mit Panik-Erkrankung oder Bulimie.

Für die genetische Heterogenität des Konzepts der Major Depression spricht weiterhin, daß es genetische Überlappungen unipolarer Depressionen mit nicht-affektiven psychiatrischen Erkrankungen zu geben scheint (vgl. Kapitel 32): Bei den Kindern selbst und bei den erstgradigen Verwandten von Kindern mit *Aufmerksamkeits- und Hyperaktivitätsstörung* ist die Diagnose Major Depression gehäuft (Faraone und Biederman 1997).

Eine häufige Komorbidität von *Alkoholkrankheit* und Depression beim gleichen Patienten ist schon lange bekannt. Ob Alkoholismus und unipolare Depression gemeinsame genetische Faktoren haben, ist umstritten. *Winokur* et al. (1974) postulierten die *„Depression spectrum disease"*, in der eine innerhalb von Familien weitergegebene Erkrankung sich bei Frauen als Depression, bei Männern als Alkoholkrankheit äußern soll. Erhöhte Raten von Alkoholmißbrauch bzw. -abhängigkeit werden immer wieder in den Familien von Probanden mit unipolarer Depression gefunden (z.B. Rende et al. 1997), andere schließen allerdings aus ihren Ergebnissen, daß Alkoholismus und unipolare Depression unabhängig vererbt werden (Maier et al. 1994b, Merikangas und Gelernter 1990).

Auch *Panikstörungen* und unipolare Depressionen treten oft komorbid auf. Auch hier ist die genetische Beziehung nicht ganz klar. Zwei Familienstudien (Weissman et al. 1993 und ähnlich Mannuzza et al. 1994) kommen zu dem Ergebnis, daß pure Panikstörung und pure Major Depression unabhängig vererbt werden, aber die Panikstörung mit Depression ein von den beiden ersteren verschiedenes, komplexes Syndrom darstellt. *Maier* et al. (1993a) hatten allerdings auch in den Familien von Patienten mit Panikstörung ohne Komorbidität gehäuft die Diagnose Major Depression gefunden.

Genetische Verbindungen werden auch zwischen *Bulimia und Anorexia nervosa* und der Major Depression angenommen (siehe z.B. die Zwillingsstudien von Walters et al. 1992 und Walters und Kendler 1995).

Bipolar-II-Störungen sind in den älteren Studien nicht separat behandelt worden. Auch heute scheint es schwierig zu sein, diese Diagnose in Familienstudien reliabel zu stellen (Gershon und Guroff 1984). *Rice* et al. (1986) haben die Stabilität der Diagnose nach 5 Jahren in einem Familienstudien-Setting überprüft. Der Kappa-Koeffizient für Hypomanie war mit 0,09 sehr klein. Tröstlich war, daß die Diagnose nur in den Familien bipolarer Probanden gestellt wurde, so daß es sich eher um ein Problem der Sensitivität als der Spezifität zu handeln scheint.

Abseits von dieser diagnostischen Schwierigkeit scheinen Probanden mit einer Bipolar-II-Diagnose in ihrer Verwandtschaft ersten Grades etwas seltener Verwandte mit einer Bipolar-I-Störung (1,1 - 4,0%) und etwas häufiger Verwandte mit Bipolar-II-Störung (0,7 - 8,2%) zu haben als Probanden mit Bipolar-I-Störung. Die Häufigkeit von unipolaren Störungen liegt im gleichen Bereich wie für Bipolar-I-Störungen (8,0 - 26,2%) (Gershon et al. 1982a, Angst 1986d, Andreasen et al. 1987). In einer neueren, kontrollierten Familienstudie, die von bipolar I, bipolar II und unipolar erkrankten Probanden und Kontrollprobanden ausging (Heun und Maier 1993), fanden sich gleiche Morbiditätsrisiken für Bipolar-I-Erkrankungen für die Verwandten ersten Grades von Bipolar-I- (3,6%) und Bipolar-II-Probanden (3,5%). Die Verwandten von Bipolar-II-Probanden hatten allerdings ein signifikant höheres Risiko für Bipolar-II-Erkrankungen (6,1%) als die Verwandten von Bipolar-I-Probanden (1,8%). Das Risiko der Verwandten der Kontrollpersonen betrug nur 0,5%.

Schizoaffektive Erkrankungen treten bei erstgradigen Verwandten in Familien bipolarer Probanden gehäuft auf. Die Morbiditätsrisiken liegen dabei zwischen 1 und 3% (z.B. Baron et al. 1982, Gershon et al. 1982a, Angst 1986a) gegenüber unter 0,5% bei Verwandten gesunder Kontrollpersonen (Gershon et al. 1982a, Weissman et al. 1984a). Für Verwandte unipolar erkrankter Probanden liegen die Risiken in den Studien meistens im Bereich der Normalbevölkerung (z.B. Weissman et al. 1984a, Gershon et al. 1982a). *Baron* et al. (1982) fanden allerdings 4,6% Morbiditätsrisiko für schizoaffektive Erkrankungen bei Verwandten ersten Grades unipolarer Probanden. Dagegen waren die Erkrankungshäufigkeiten für schizoaffektive Erkrankungen in der NIMH Collaborative Study (Andreasen et al. 1987) mit 0,7% in den Familien von Bipolar-I-Probanden, 0,4% und 0,5% in den Familien von Bipolar-II- bzw. unipolaren Probanden kaum unterschiedlich und lagen insgesamt sehr niedrig. Daten von Kontrollfamilien wurden hier nicht untersucht. *Maier* et al. (1993a) geben in ihrer kontrollierten Familienstudie Lebenszeitrisiken von 1,3% für erstgradige Verwandte bipolarer (bipolar I und II) Probanden und 0,6% für Verwandte unipolarer Probanden an, welche sich nicht wesentlich von den Risiken für Verwandte alkoholkranker Patienten (1,6%) und Probanden aus der Allgemeinbevölkerung (1,1%) unterscheiden. Obwohl die meisten der genannten Studien nach RDC diagnostiziert haben, differieren die jeweiligen Morbiditätsziffern und Erkrankungshäufigkeiten doch erheblich. Zu einer ausführlicheren Diskussion über die diagnostischen Kriterien bei schizoaffektiven Erkrankungen und ihre Auswirkungen auf genetische Untersuchungen sowie zur weiteren Genetik schizoaffektiver Erkrankungen verweisen wir auf das entsprechende Kapitel dieses Handbuchs.

Zyklothymia bzw. zyklothyme Störung werden als den bipolaren Erkrankungen genetisch verwandte Störungen angesehen. Sie scheinen in den Familien bipolarer Probanden gehäuft aufzutreten (vgl. dazu Kapitel über die Genetik der Zyklothymia).

Suizide sind in 90% der Fälle Folge einer psychiatrischen Erkrankung (Goldstein et al. 1991). Genetische Faktoren spielen demgemäß sowohl bei Suiziden/Suizidversuchen mit psychiatrischer Grunderkrankung wie auch ohne bekannte Erkrankung eine Rolle (z.B. Roy und Chir 1983). Aber auch soziale Faktoren beeinflussen das Suizidrisiko, ja sogar eine regelrechte *„soziale Infektiosität"* ist bekannt. Bei Suiziden in Zusammenhang mit affektiven Störungen zeigt z.B. die Adoptionsstudie von *Wender* et al. (1986), daß biologische Verwandte 1. Grades affektiv erkrankter Probanden in 3,9% durch Suizid verstorben sind im Vergleich zu 0,6% bei Adoptivverwandten bzw. 0,3% bei Verwandten von Kontrollpersonen. *Egeland* und *Sussex* (1985) untersuchten Suizide in einer 100-Jahres-Periode (1880 - 1980) bei den Old Order Amish People, einer religiösen Gemeinschaft in Pennsylvania, die durch Eheschließungen innerhalb der Gemeinschaft genetisch homogen ist und sich durch strenge Gläubigkeit, gut ausgebildetes Sozialsystem, Alkoholabstinenz und Vollbeschäftigung auszeichnet. Durch die letztgenannten Eigenheiten sind Suizide bei den Amish People seltener als in der amerikanischen Allgemeinbevölkerung. Von den untersuchten Suiziden hatten 92% der 26 identifizierten Fälle eine affektive Erkrankung; 19 von 26 Suiziden (73%) waren auf 4 Stammbäume mit affektiven Erkrankungen beschränkt (die zusammen lediglich 16% der Bevölkerung ausmachten). Von den Autoren wird angemerkt, daß es auch große Familien mit affektiven Erkrankungen gibt, in denen keine Suizide vorkommen, so daß für Suizidalität möglicherweise zusätzliche genetische Faktoren postuliert werden müssen.

Erkrankungen, bei denen ein genetischer Zusammenhang mit bipolaren Störungen möglich ist:

Neben den Erkrankungen, deren genetische Verwandtschaft mit den bipolaren Störungen relativ gesichert erscheint, wurden immer wieder Assoziationen mit weiteren psychiatrischen Krankheiten diskutiert: So findet sich z.B. in der Allgemeinbevölkerung überzufällig häufig eine Komorbidität von bipolarer Erkrankung und ***Alkoholismus*** (Goodwin und Jamison 1990). Familienstudien, die beide Erkrankungen untersucht haben, sind selten und widersprüchlich: Eine Adoptionsstudie (Wender et al. 1986) fand eine Häufung von Alkoholmißbrauch und –abhängigkeit bei den biologischen Verwandten von affektiv kranken Probanden im Vergleich zu Kontrollprobanden bzw. Adoptivverwandten. *Mendlewicz* und *Rainer* (1977) hatten diesen Zusammenhang in ihrer Adoptionsstudie mit ausschließlich bipolaren Probanden nicht gesehen. In einer Familienstudie von *Gershon* et al. (1982a) fand sich ebenfalls keine Häufung von Alkoholismus bei Verwandten ersten Grades bipolarer Probanden. *Morrison* (1975) und *Dunner* et al. (1979a) hatten bei Verwandten von Probanden mit bipolarer Erkrankung und Alkoholismus eine größere Häufigkeit von Alkoholismus gefunden als bei Probanden mit bipolarer Erkrankung ohne Alkoholismus. Dagegen fanden *Winokur* et al. (1993) mehr Verwandte mit Alkoholismus bei bipolaren Probanden ohne Alkoholismus. In einer neueren kontrollierten Studie von *Maier* et al. (1995b), die Familien von Probanden mit bipolarer Erkrankung allein, Alkoholismus allein und bipolarer Erkrankung mit Alkoholismus und von Kontrollpersonen untersuchte, fand sich keine Häufung von bipolarer Erkrankung bei den Verwandten *„pur"* alkoholkranker Probanden. In den Familien rein bipolarer Probanden war jedoch eine Häufung bipolarer Erkrankung mit Alkoholismus festzustellen. Affektive Erkrankungen mit Alkoholismus waren in den Familien von Probanden mit bipolarer Erkrankung und Alkoholismus so stark gehäuft, daß sich der Befund nur durch eine spezielle familiäre Vulnerabilität für die Kombination beider Erkrankungen in diesen Familien, nicht allein durch die Kombination unabhängiger Vulnerabilitäten für jede der beiden Erkrankungen erklären ließ.

Winokur und Mitarbeiter (1980) untersuchten die Häufigkeit von affektiven Erkrankungen bei Verwandten ersten Grades von Patientinnen mit ***Anorexie*** und von Kontrollpersonen. 22% der Verwandten der Patientinnen gegenüber 10% der Verwandten von Kontrollpersonen hatten eine affektive Störung, davon waren fast 5% bipolar krank. Zu ähnlichen Ergebnissen kamen *Gershon* et al. (1982b, 1984) und *Hudson* et al. (1983). In einer kontrollierten Familienstudie mit der Family-History-Methode an Patientinnen mit ***Bulimie*** (Hudson et al. 1987) fanden sich Morbiditätsrisiken von 32% für affektive Erkrankungen bei Verwandten ersten Grades. Die Risiken waren höher, wenn die Probanden selbst eine komorbide affektive Störung hatten. Allerdings sind Eßstörungen in Familien von Probanden mit affektiven Störungen nicht gehäuft, so daß affektive und Eßstörungen nicht Teil eines einfachen genetischen Spektrums sein können.

Faktoren, die das Erkrankungsrisiko in Familien affektiv erkrankter Probanden beeinflussen können:

Familienbefund

Das Risiko für ein Familienmitglied, ebenfalls eine affektive Erkrankung zu entwickeln, steigt mit der Anzahl der in der Familie von der Krankheit betroffenen Personen. Nach *Bertelsen* (1985), der einige diesbezügliche Untersuchungen zusammengefaßt hat, haben Kinder zweier affektiv erkrankter Eltern ein Morbiditätsrisiko von ca. 55%. Umgekehrt fällt das Erkrankungsrisiko mit abnehmender Nähe der Verwandtschaft zum Indexfall.

Ersterkrankungsalter

Viele Studien haben gezeigt, daß Verwandte von früh erkrankten Patienten ein höheres Erkrankungsrisiko für affektive Erkrankungen haben als Verwandte von später erkrankten. Dies scheint sowohl für unipolare als auch für bipolare Verläufe zu gelten. In der Übersicht von *Gershon* et al. (1976) beträgt das alterskorrigierte Morbiditätsrisiko für erstgradige Verwandte bipolarer Probanden fast 20%, wenn die Probanden vor dem 40. Lebensjahr zum ersten Mal erkrankt sind, aber nur ca. 11% bei einem Ersterkrankungsalter des Probanden nach dem 40. Lebensjahr. Für unipolare Erkrankungen betragen die entsprechenden Morbiditätsrisiken 16,7% bzw. 9,5%. *Taylor* und *Abrams* (1981) unterteilten ihre 134 bipolaren Probanden in solche mit Ersterkrankungsalter vor und nach dem 30. Lebensjahr und kamen zu Morbiditätsrisiken für erstgradige Verwandte von 9,6% für bipolare und 4,6% für unipolare Erkrankungen bzw. 0,8% für bipolare und 3,0% für unipolare Erkrankungen. *Gershon* et al. (1982a) fanden keine Abhängigkeit vom Ersterkrankungsalter für bipolare Erkrankungen, aber *Weissman* et al. (1984b) bestätigten ihn für unipolare Erkrankungen. Wenn als bipolare Probandengruppe soche mit Ersterkrankung im Kindesalter betrachtet wurden (Dwyer und DeLong 1987, Strober et al. 1988), dann ließen sich auch für die erstgradigen Familienmitglieder bipolar Erkrankter erhöhte Morbiditätsrisiken bei frühem Erkrankungsbeginn des Probanden zeigen.

Antizipation und genomisches Imprinting

Der Begriff *Antizipation* beschreibt ein Vererbungsmuster innerhalb von Familien: Im Vergleich zur Elterngeneration nimmt in nachfolgenden Generationen die Schwere der Erkrankung zu und das Alter bei Ersterkrankung sinkt. Bei der myotonen Dystrophie war Antizipation bereits früh beschrieben worden (Fleischer 1918), wurde dann jedoch als durch die Patientenerfassung entstandenes Artefakt („*ascertainment bias*“) verworfen (Penrose 1948). *Penrose* argumentierte, daß Patienten, die Kinder haben, nach späterem Erkrankungsbeginn ausgelesen sind. Früh erkrankte Patienten mit myotoner Dystrophie bleiben im allgemeinen kinderlos. Inzwischen konnte die Existenz von Antizipation in Stammbäumen mit myotoner Dystrophie tatsächlich nachgewiesen werden (Harper et al. 1992). Als molekulares Substrat der Antizipation wurde die Expansion repetitiver, drei Nukleotide enthaltender Sequenzen (Trinukleotid-Repeat-Polymorphismen) für verschiedene neurologische Erkrankungen, wie z.B. Fragiles-X-Syndrom, myotone Dystrophie, Chorea Huntington und spinozerebellare Ataxien, identifiziert.

Das Beispiel der myotonen Dystrophie zeigt, wie verwickelt die genetische Analyse sein kann. Das von *Penrose* angeführte Auslese-Argument trifft durchaus zu. Trotzdem gibt es zusätzlich einen molekularen Mechanismus, der eine wahre Antizipation erklärt.

Das Konzept des *genomischen Imprinting* ist so definiert, daß die Expression eines Gens dadurch modifiziert wird, ob es vom Vater oder der Mutter vererbt wird. Die phänotypischen Charakteristika der Erkrankung bei den Nachkommen werden nur durch das Geschlecht des vererbenden Elternteils beeinflußt, nicht durch das Geschlecht des erkrankten Kindes selbst (Hall 1990). Imprinting kann bei verschiedenen Vererbungsmustern vorkommen und deren Charakteristika verändern. Bei komplexen Erkrankungen geht man davon aus, daß Imprinting sich durch Unterschiede im Ersterkrankungsalter, im klinischen Bild, in der Krankheitsschwere und in den Erkrankungsrisiken für Verwandte des Probanden bemerkbar machen kann, in Abhängigkeit davon, ob die Erkrankung über die väterliche oder die mütterliche Seite ererbt wurde. Auf der molekularen Ebene scheint Imprinting unter anderem durch unterschiedliche Methylierung der DNA oder differentielle Expansion von Trinukleotid-

Repeats in der väterlichen bzw. mütterlichen Keimbahn bedingt zu sein (Varmuza und Mann 1994).

Für die Vererbung psychiatrischer Erkrankungen hatten *Morel* (1857) und *Mott* (1910/1911) bereits früh behauptet, daß Antizipation eine Rolle spiele (*„Degenerationspsychosen"*). *Petronis* und *Kennedy* (1995) kamen in ihrer Literaturübersicht über Familien-, Zwillings- und Adoptionsstudien bei Schizophrenien und bipolaren Erkrankungen zu dem Schluß, daß die Daten dieser Studien ebenso gut durch Antizipation und verwandte Phänomene zu erklären seien wie durch multifaktorielle Vererbung. Nachdem Antizipation bei einigen neuropsychiatrischen Erkrankungen erkannt und ihre molekulare Basis aufgedeckt worden war, untersuchten *McInnis* et al. (1993) 34 Zwei-Generationen-Familien mit bipolaren Erkrankungen, die für Kopplungsuntersuchungen rekrutiert worden waren, auf Veränderungen in Krankheitsschwere (Episoden-Häufigkeit) und Ersterkrankungsalter in den aufeinanderfolgenden Generationen. In verschiedenen Vergleichen zwischen den Generationen fanden sich ein mit 8,9 - 13,5 Jahren signifikant früheres Ersterkrankungsalter und signifikant schwerere (1,8 - 3,4fach) Erkrankungsverläufe in der zweiten Generation. *Nylander* et al. (1994) kamen an 14 schwedischen Familien zu ähnlichen Ergebnissen. In dieser Studie war kein Imprinting-Effekt nachweisbar. In einer Untersuchung an 100 bipolaren Probanden und ihren Familien (Grigoroiu-Serbanescu et al. 1995) fand sich ein Hinweis für Imprinting: Probanden, deren Erkrankung über die väterliche Seite ererbt war, hatten ein signifikant niedrigeres Ersterkrankungsalter. Ein Effekt auf die Krankheitsschwere zeigte sich nicht, und es bestanden keine erhöhten Erkrankungsrisiken für die väterlichen Verwandten. In einer Erweiterung dieser Untersuchung sahen die Autoren (Grigoroiu-Serbanescu et al. 1997) eine Antizipation von 6 - 10 Jahren, wenn die Gesamtgruppe von 115 Probanden betrachtet wurde. Der Effekt war hauptsächlich durch 24 Familien bedingt, 10 Familien zeigten eine *„negative Antizipation"* (zweite Generation bei Ersterkrankung älter als erste). Wurden Fälle ausgeschlossen, bei denen der entsprechende Elternteil oder Verwandte eine unipolare Erkrankung hatte (was wegen des generell späteren Ersterkrankungsalters unipolarer Depressionen eine Antizipation vortäuschen könnte), so reduzierte sich die Antizipation auf 4 - 5 Jahre. Außerdem war Antizipation wiederum nur in Familien mit väterlicher Transmission festzustellen, was auf einen Imprinting-Effekt hinweist. *McMahon* et al. (1995) dagegen sahen in ihren 31 Familien einen umgekehrten Imprinting-Effekt. Verwandte erkrankter Mütter sowie die Kinder dieser Mütter hatten ein signifikant höheres Erkrankungsrisiko als die Verwandten erkrankter Väter. Der Effekt auf das Ersterkrankungsalter wurde nicht untersucht. *Kato* und Mitarbeiter (1996) sahen bei 276 Probanden keinen Effekt auf das Ersterkrankungsalter, wenn unipolare Erkrankungen bei den Eltern ausgeschlossen wurden, und die Zahl erkrankter Kinder war bei betroffenen Vätern bzw. Müttern nicht unterschiedlich. Die Widersprüche zwischen den Studien dürften erst aufgeklärt werden, wenn die molekulare Grundlage der affektiven Erkrankung besser verstanden ist.

25.1.2.2 Zwillingsstudien

Zu affektiven Erkrankungen sind seit 1928 mehrere Zwillingsuntersuchungen durchgeführt worden, wobei die älteren Studien den Nachteil haben, daß die Zwillinge nicht auslesefrei erfaßt worden sind. Zusammengefaßt ergeben sich folgende Schlüsse (Propping 1989):

1. Die Konkordanzraten liegen für eineiige Zwillinge (EZ) weit höher als für zweieiige (ZZ). Aber auch für EZ liegen sie deutlich unter 100%.
2. Für bipolare Verläufe liegt die EZ-Konkordanz deutlich höher als für unipolare Verläufe (siehe Tabelle 25.2).

Bertelsen et al. (1977) haben ihre Zwillingspaare aus dem dänischen psychiatrischen Zwillingsregister und damit auslesefrei erfaßt. Die Autoren haben die Konkordanzraten bei Anwendung *„enger"* (nur eine uni- oder bipolare affektive Psychose wird als Sekundärfall akzeptiert) bzw. *„weiter"* (auch andere Psychosen, ausgeprägte affektive Persönlichkeitsstörungen oder Suizide werden als Sekundärfälle angesehen) diagnostischer Kriterien überprüft. Bei bipolaren Verläufen erwiesen sich EZ bei Anwendung weiter Kriterien in 97% der Fälle, ZZ in 38% als konkordant, bei Anwendung enger Kriterien waren EZ in 79%, ZZ in 19% konkordant (probandenweise Konkordanz). Bei unipolaren Verläufen waren die entsprechenden Konkordanzen bei Anwendung weiter Kriterien 77% für EZ und 35% für ZZ, bei Anwendung enger Kriterien 54% bei EZ und 24% für ZZ. Interessant in dieser Studie war die Tendenz zur Homotypie des Verlaufs bei den erkrankten eineiigen Zwillingspaaren. So waren 15 von 19 Zwillingspaaren gleichsinnig unipolar erkrankt und 21 von 27 gleichsinnig bipolar. Dies spricht jedoch nicht unbedingt für zwei getrennte genetische Entitäten, immerhin hatten 10 von 46 Zwillingspartnern eine andere affektive Erkrankung als ihr Probanden-Zwilling.

Tabelle 25.2: Paar-Konkordanzraten für affektive Erkrankungen. Zusammenfassung von 10 Studien zwischen 1928 und 1977. Nicht alle Untersuchungen unterschieden nach uni- und bipolaren Verläufen, so daß die nach Verlaufstyp differenzierten Konkordanzraten nur auf einem Teil der publizierten Paare beruhen (aus: Propping 1989).

	EZ	ZZ	EZ/ZZ-Verhältnis
bipolar	80/110 = 73%	37/262 = 14%	5,2
unipolar	18/43 = 42%	7/52 = 14%	3,1
total	114/198 = 58%	59/411 = 14%	4,0

Über 12 Paare *getrennt aufgewachsener eineiiger Zwillinge* mit affektiven Erkrankungen wurde von *Price* (1968) berichtet. 8 Paare dieser Serie waren konkordant (67%), was in etwa der Häufigkeit der Konkordanz von zusammen aufgewachsenen EZ entspricht.

Eine weitere Studie hat die *Erkrankungshäufigkeit bei Kindern diskordanter Zwillingspaare* untersucht (Bertelsen 1985): Die Wiederholungsrisiken sind für die Kinder der EZ praktisch gleich. 10,5% der Kinder des erkrankten Zwillings und 9,3% der Kinder des gesunden Zwillings waren ebenfalls erkrankt. Demgegenüber waren bei diskordanten ZZ 17,1% der Kinder des erkrankten gegenüber nur 2,4% der Kinder des gesunden Zwillingspartners erkrankt.

In den letzten Jahren ist die Zwillingsmethodik für erweiterte Fragestellungen verfeinert worden. So läßt sich z.B. aufgrund der Schätzung der Heritabilitäten unter verschiedenen Krankheitsdefinitionen deren *„genetische Validität"* ableiten.

McGuffin et al. (1991) haben eine Zwillingsserie unipolarer Erkrankungen untersucht, deren 214 Probanden systematisch über das Zwillingsregister des Maudsley Hospital London erfaßt wurden. Alle Probanden hatten eine Erkrankung, die stationär behandelt wurde. Mehrere verschiedene Depressions-Definitionen wurden bei den Co-Zwillingen angewandt (entsprechend verschiedener Weite des Erkrankungsbegriffs). In jedem Fall waren die Konkordanzen bei den EZ signifikant höher als bei den ZZ.

Verschiedene Krankheitsdefinitionen wurden in einer von der Allgemeinbevölkerung ausgehenden Stichprobe weiblicher Zwillinge mit Major Depression untersucht (Kendler et al. 1992). Für 7 Definitionen der Erkrankung kamen die Autoren zu ähnlichen, moderaten Heritabilitätswerten zwischen 33 und 45%. 2 Krankheitsdefinitionen, die weitere Sekundärfälle in der Familie ausschlossen, ergaben niedrigere Heritabilitätswerte.

Kendler et al. (1993) untersuchten in einer kombinierten Serie aus hospitalisierten Patienten des schwedischen psychiatrischen Zwillingsregisters und aus dem allgemeinen schwedischen Zwillingsregister probandenweise Konkordanzraten für affektive Erkrankungen. Die Diagnosen wurden über einen Fragebogen, der selbst auszufüllen war und die DSM-III-R-Kriterien für Manie und Major Depression enthielt, erfaßt. Erstaunlicherweise war das Risiko einer Erkrankung für den Co-Zwilling unabhängig von Geschlecht und Polarität (unipolar versus bipolar) des Probanden. Bei engen diagnostischen Kriterien ergaben sich probandenweise Konkordanzen für affektive Erkrankungen von 48,2% bei EZ und 23,4% bei ZZ.

In einer weiteren Zwillingsserie des Maudsley Zwillingsregisters haben *McGuffin* et al. (1996) die Heritabilität der DSM-IV-Definition der Major Depression untersucht. Die probandenweise Konkordanz betrug 46% (n=68) bei EZ und 20% (n=109) bei ZZ, der Unterschied war sta-tistisch hoch signifikant. Je nach der angenommenen Prävalenz der Erkrankung in der Allgemeinbevölkerung ergab dies eine Heritabilität zwischen 48 und 75%. Ein Trend zu einem höheren EZ/ZZ-Verhältnis, d.h. höhere genetische Vulnerabilität, ergab sich für Probanden, die eher kürzere Episoden, multiple Episoden und eher *„endogene"* Symptome hatten.

Kendler (1997) hat in einer aus der Allgemeinbevölkerung rekrutierten Zwillingsstichprobe den Versuch einer Validierung des melancholischen Subtyps der Major Depression (DSM-IV) gemacht. Er fand bei Probanden mit dem melancholischen Subtyp der Depression ein höheres Risiko für die Co-Zwillinge, ebenfalls eine Major Depression zu entwickeln, wobei dieses Risiko für EZ größer war als für ZZ. Innerhalb der konkordanten Paare fand sich keine Tendenz zur Homotypie. Aus einem Modellierungsversuch schließt er, daß Melancholie eine quantitativ schwerere, aber nicht qualitativ verschiedene Form der Major Depression darstellt.

25.1.2.3 Adoptionsstudien

Adoptionsstudien sind für affektive Erkrankungen sehr viel seltener durchgeführt worden als für Schizophrenien, vielleicht weil der Einfluß genetischer Faktoren bei den affektiven Erkrankungen weniger umstritten war. *Mendlewicz* und *Rainer* (1977) haben jeweils die biologischen und die Adoptiveltern von 29 bipolar erkrankten und 22 gesunden, innerhalb des ersten Lebensjahrs wegadoptierten Personen untersucht. Als weitere Kontrollen wurde die Krankheitshäufigkeit bei den Eltern von 31 nicht-adoptierten bipolar erkrankten Patienten betrachtet. Probanden und Verwandte waren jeweils mit einem semistrukturierten Interview persönlich untersucht worden, die Diagnosen wurden nach den Feighner-Kriterien (Feighner et al. 1972) gestellt. Die höchste Rate von Erkrankungen des affektiven Spektrums (bipolare und unipolare Erkrankung, schizoaffektive Erkrankung und Zyklothymia) fand sich unter den biologischen Eltern der manisch-depressiven Patienten (31% gegenüber 12% bei den Eltern der gesunden Kontrollen). Die Erkrankungshäufigkeit der Eltern der nicht wegadoptierten bipolaren Patienten lag mit 29% im gleichen Bereich. In beiden Elterngruppen traten hauptsächlich unipolare Erkrankungen auf, was wiederum für die Überlappung der genetischen Vulnerabilitäten für unipolare und bipolare Erkrankungen spricht.

Eine kleine Studie ging von 8 affektiv erkrankten Müttern aus, deren Kinder über private Adoptionsagenturen nach der Geburt wegadoptiert worden waren. 3 dieser Kinder bekamen ebenfalls eine affektive Erkrankung, signifikant mehr als in der Kontrollgruppe (Cadoret 1978).

1983 untersuchten *von Knörring* und Mitarbeiter in Schweden die biologischen und Adoptivverwandten von 115 früh adoptierten Personen mit affektiven Erkrankungen (n=56) und Substanzabusus (n=59) sowie von 115 parallelisierten Kontroll-Adoptivpersonen. Allerdings befanden sich unter den Patienten nur 16 mit Diagnosen des *„harten“* affektiven Spektrums (2 bipolar, 3 zykloid, 5 unipolar und 6 *„andere Depressionen“*), weitere 40 mit neurotischen depressiven Reaktionen und sekundärem Alkoholismus. Die Diagnosen wurden aufgrund von Daten aus den Registern des schwedischen Krankenversicherungssystems gemacht, teilweise wurden Klinikakten angefordert. Die Autoren fanden keine Übereinstimmung von Diagnosen zwischen Adoptierten und ihren biologischen Eltern, außer einer marginalen Häufung affektiver Erkrankungen bei den biologischen Müttern weiblicher Adoptierter. Insgesamt sind die Studien von *Cadoret* (1978) und *von Knörring* und Mitarbeitern (1983) aufgrund der kleinen Zahl und der Art der Diagnosestellung wenig aussagekräftig.

In einer dänischen Adoptionsuntersuchung (Wender et al. 1986) wurden die biologischen Verwandten 1. Grades und Adoptivverwandte von Patienten mit *„major mood disorder“* (typische unipolare (n=27) bzw. bipolare affektive Erkrankung (n=10)), *„neurotischer Depression“* (n=21) und *„Affekt-Reaktion“* (n=13) untersucht. Affekt-Reaktion ist ein spezifisch dänischer diagnostischer Terminus und bezeichnet eine Erkrankung mit histrionischem oder panischem Verhalten oder impulsivem Suizidversuch auf ein identifizierbares Lebensereignis. Die Kontrollgruppe bestand aus gesunden, adoptierten Personen und den entsprechenden biologischen und Adoptivverwandten. Die Personen wurden über das dänische Adoptionsregister und psychiatrische Register eingeschlossen. Die Diagnosen bei Probanden und Verwandten wurden aufgrund von Krankenakten und Todesstatistiken gestellt. Obwohl die Diagnosen der Indexpersonen heterogen sind, fand sich eine achtfache Häufung unipolarer Erkrankungen und eine 15fache Häufung von vollendeten Suiziden bei den biologischen Verwandten der erkrankten Adoptierten im Vergleich mit den gesunden Adoptierten.

Überblickt man die Adoptionsstudien, so sind die Ergebnisse angesichts des enormen Aufwandes ausgesprochen unbefriedigend. Zum einen war es schwierig, überhaupt eine aussagekräftige Anzahl von Probanden aufzufinden, was andererseits dazu führte, daß heterogene Diagnosen bei den Probanden in die Untersuchungen eingeschlossen wurden. Einige Untersuchungen diagnostizierten aufgrund von Versicherungs- oder Krankenakten. *Cadorets* (1978) und *von Knörrings* (1983) Ergebnisse lassen im Grunde keine rechte Interpretation zu, *Wender* und Kollegen (1986) fanden zwar Häufungen affektiver Erkrankungen bzw. Suizide, jedoch liegen die Zahlen deutlich unter denen neuerer kontrollierter Familienstudien. Wegen der persönlichen Interviews und standardisierten diagnostischen Kriterien scheint die Untersuchung von *Mendlewicz* und *Rainer* (1977) die zuverlässigste zu sein. Am ehesten kann man die Adoptionsstudien als methodischen Umweg betrachten, durch den versucht wurde, genetische und perinatale Faktoren von Einflüssen des frühen und späteren familiären Umfelds zu trennen.

25.1.3 Genetische Modelle affektiver Erkrankungen

Die Anwendung genetischer Modelle auf die affektiven Erkrankungen muß die dargestellten Befunde aus Familien- und Zwillingsuntersuchungen berücksichtigen. Aus den Familiendaten und den Konkordanzraten von eineiigen Zwillingen läßt sich ableiten, daß die Wiederholungswahrscheinlichkeiten bzw. Konkordanzraten mit den Aufspaltungszahlen für einfache Mendelsche Erbgänge prima vista nicht vereinbar sind. Allerdings gibt es einzelne Familien mit bipolaren Erkrankungen, die einem autosomal-dominanten Erbgang nahekommen bzw. mit einem X-chromosomal-dominanten Erbgang vereinbar sind.

Am ehesten lassen sich die Daten mit ***Modellen der multifaktoriellen Vererbung*** erklären. Ein wichtiger Hinweis für multifaktorielle Vererbung ist das sogenannte Zwillingskriterium (Vogel und Motulsky 1986): Wenn die Konkordanzrate eineiiger Zwillinge mindestens 4fach höher liegt als die Konkordanzrate von zweieiigen Zwillingen, dann weist dies auf multifaktorielle Vererbung hin. Dieses Kriterium ist für die affektiven Psychosen in etwa erfüllt.

Um eine Übereinstimmung der genetischen Modelle (die immer mathematisch formuliert sind) mit beobachteten Daten zu überprüfen, werden Erwartungswerte unter dem zu überprüfenden Modell berechnet und mit den beobachteten Daten verglichen.

Bei der Modellbildung für die affektiven Erkrankungen muß berücksichtigt werden, daß offenbar Gemeinsamkeiten in der genetischen Grundlage für verschiedene, phänomenologisch unterschiedliche psychopathologische Störungen bestehen. Dies wird durch das gemeinsame Vorkommen dieser Störungen in den gleichen Familien gezeigt bzw. durch verschiedenartige psychopathologische Syndrome bei eineiigen (genetisch identischen) Zwillingen nahegelegt.

Das *Zwei-Schwellen-Modell* von *Reich* et al. (1972) wurde vielfach auf die älteren Befunde bei affektiven Erkrankungen angewandt und macht folgende Annahmen:

1. Die Disposition zur Erkrankung (liability, nach Falconer 1965) ist eine kontinuierliche Variable, die sowohl genetische als auch äußere Einflüsse enthält. Die Disposition ist in der Bevölkerung normalverteilt.
2. Die Disposition wird durch eine größere Anzahl von Genen verursacht, die additiv wirken.
3. Äußere Einflüsse auf die Erkrankung sind vielgestaltig und wirken ebenfalls additiv.
4. Ein Individuum erkrankt, wenn ein Schwellenwert der Disposition überschritten ist.

Das Modell für die affektiven Psychosen nimmt an, daß unipolaren und bipolaren Verläufen die gleiche, kontinuierlich zunehmende Disposition zugrundeliegt. Bei Überschreiten einer *„weiten"* Schwelle kommt es zur unipolaren Depression, jenseits der *„engen"* Schwelle zum bipolaren Verlauf. Da für bipolare Verläufe eine stärkere Disposition angenommen wird, sollten folgende *„Faustregeln"* (Gershon et al. 1975) erfüllt sein:

1. Verwandte bipolarer Patienten sind häufiger bipolar krank als Verwandte unipolarer Patienten.
2. Das Wiederholungsrisiko für schwere affektive Erkrankungen ist unter den Verwandten bipolarer Patienten höher als unter den Verwandten unipolarer Patienten.

Viele Familienstudien konnten diese beiden Phänomene tatsächlich beobachten (Gershon et al. 1982a). Anschaulich bedeutet dies, daß die Disposition zur Erkrankung bei Verwandten erkrankter Personen ebenfalls normalverteilt ist. Jedoch ist die Kurve nach rechts, d.h. in Richtung höherer Disposition (und für Verwandte bipolar Kranker stärker als für Verwandte unipolarer Probanden), verschoben (Abb. 25.2).

Gershon et al. (1975, 1976) haben die Übereinstimmung des Zwei-Schwellen-Modells mit eigenen Familiendaten (Gershon et al. 1965, 1975) und den Daten von *Angst* (1966) und *Perris* (1966) überprüft. Nur die Daten von *Perris* waren nicht kompatibel mit dem Modell. Allerdings ließ sich für die gleichen Daten auch ein Modell, das ein Hauptgen mit zwei Allelen annimmt, nicht ausschließen.

Gershon et al. (1982a) testeten auch ein *Modell mit multiplen Schwellen*, das auch Bipolar-II-Erkrankungen und schizoaffektive Störungen mit einbezog. Die Familiendaten waren hier vereinbar mit der Annahme verschiedener Schwellen für unipolare, bipolare II, bipolare I und schizoaffektive Erkrankungen. In einer anderen Untersuchung (Price et al. 1985) waren die Familienbefunde allerdings weder mit einem multifaktoriellen Schwellenmodell noch mit einem Hauptgeneffekt vereinbar.

Verschiedene Untersucher testeten ***Einzel-Genort-Modelle bzw. Hauptgen-Modelle*** (*„single major locus models“*, d.h. Modelle, die die Krankheitsverursachung durch einen einzelnen Genort beschreiben; Modelle modifizierter Mendelscher Vererbung) auf die Vereinbarkeit mit ihren Familiendaten bei unipolaren und bipolaren Probanden (Tsuang et al. 1985, Goldin et al. 1983, Bucher und Elston 1981) und schlossen diese Vererbungsform anhand ihres Familiendatenmaterials aus. *Spence* et al. (1995) testeten ein *„Single-Major-Locus-Modell“* an ihren Familiendaten mit Bipolar-I- und Bipolar-II-Probanden (286 Probanden mit mehr als 1500 erstgradigen Verwandten; Diagnosen nach DSM-III-R und RDC). Von 5 Einzelgenmodellen (dominant, rezessiv, willkürliche Mendelsche Vererbung, umweltbedingte Transmission, kein Hauptgeneffekt) war ein dominantes Hauptgen am besten mit den Daten vereinbar, wenn nur bipolare Erkrankungen als *„erkrankt“* berücksichtigt wurden. Wenn auch rezidivierende unipolare Erkrankungen einbezogen wurden, war ein Hauptgeneffekt weniger gut nachweisbar.

Morton und *MacLean* (1974) entwickelten ein ***„gemischtes Modell“*** (*„mixed model“*), bei dem in die Vulnerabilität zur Erkrankung eine Kombination von Hauptgen-Effekt (major gene effect, d.h. Gene mit relativ großem Anteil an der Krankheitsentstehung), multifaktoriellem Effekt und einer Umwelt-Komponente (environmental effect) eingeht. Dieses Modell ist in gewisser Weise eine Kombination aus Einzel-Gen-Modell

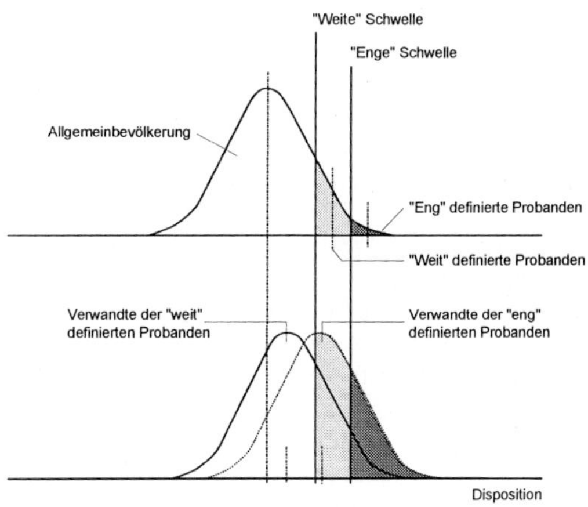

Abb. 25.2: Zwei-Schwellen-Modell

und multifaktoriellem Modell. *Rice* et al. (1987) haben eine solche Analyse an Familien bipolarer Probanden durchgeführt. Es war dem multifaktoriellen Modell überlegen, allerdings nicht dem Einzel-Gen-Modell. Allerdings gab es in dieser Studie interne Inkonsistenzen bei der Schätzung der Parameter, so daß eine generelle Verursachung bipolarer Erkrankungen durch einzelne Hauptgene auch aufgrund dieser Studie nicht wahrscheinlich ist.

Ein generelles Problem der beschriebenen Modelle ist es, daß sie alle von additiven Gen- und Umwelt-Effekten ausgehen. Dominanz-Effekte, multiplikative Effekte, epistatische Effekte (d.h. Gen-Gen-Interaktionen) und nicht-additive Gen-Umwelt-Interaktionen (Wahlsten 1990) werden nicht modelliert. In den letzten Jahren wurden auch einige Modelle untersucht, die solche Effekte einzubeziehen versuchen. So haben *Neuman* und *Rice* (1992) Zwei-Genort-Modelle untersucht, darunter solche, die Heterogenität und epistatische Effekte einschlossen. Keines ihrer Modelle ergab gute Übereinstimmung mit den beobachteten Daten, am ehesten jedoch noch die epistatischen Modelle. *Craddock* et al. (1995c) haben eine graphische Methode entwickelt, mit der sie das Einzelgen-Modell und Multi-Locus-Modelle mit Heterogenität und multiplikativen Effekten auf die Familien- und Zwillingsdaten bei bipolarer Erkrankung anwendeten. Dabei wurde als Phänotyp nur die Bipolar-I- und die bipolare schizoaffektive Störung als *„erkrankt“* zugelassen. Mit dieser Methode konnte das Einzel-Gen-Modell sowie das Modell mit Heterogenität ausgeschlossen werden. Nur multiplikative Modelle mit drei oder mehr Genorten waren mit den Daten vereinbar, so daß aufgrund der neueren mathematischen Modellierungsversuche zunehmend auch von Gen-Interaktionen ausgegangen wird.

Bei Betrachtung der Modelle zum Vererbungsmodus affektiver Erkrankungen sollte man nicht aus dem Auge verlieren, daß es sich um mathematische Modelle handelt, die nicht unmittelbar auf biologische Gegebenheiten übertragbar sind. Jedoch ist für die Aufklärung der molekularen Grundlagen der Erkrankung für die Wahl der Untersuchungsmethode und bei Anwendung parametrischer Methoden die Kenntnis des Vererbungsmodus notwendig, was zumindest in der Näherung mit Hilfe dieser quantitativen Modelle erreicht werden kann.

25.1.4 Molekulargenetische Untersuchungen

25.1.4.1 Kopplungsstudien

Die Kopplungsuntersuchungen bei affektiven Erkrankungen gehen bisher praktisch ausschließlich von Familien mit bipolaren Probanden aus. Die als ebenfalls erkrankt geltenden Familienmitglieder haben i. allg. Diagnosen des affektiven Spektrums (bipolar I, bipolar II, schizoaffektiv, rezidivierende Major Depression, evtl. einzelne Episode einer Major Depression). Die neuen, valider erscheinenden Befunde haben fast ausschließlich eine enge Krankheitsdefinition (bipolar I und bipolar II) gewählt. Da die genetischen Grundlagen für die anderen Erkrankungen des affektiven Spektrums weniger klar sind als die für die bipolaren Erkrankungen, erscheint dies sehr sinnvoll. Wenn daher unten von Familien mit affektiven Erkrankungen die Rede ist, sind immer Stammbäume mit bipolaren Probanden gemeint. Nur einige wenige Untersuchungen haben sich unipolaren Familien gewidmet (z.B. Neiswanger et al. 1990, Wesner et al. 1990, Wilson et al. 1989, Tanna et al. 1989), ohne eine sichere Kopplung nachweisen zu können.

Exkurs: Frühe Kopplungsuntersuchungen mit klassischen genetischen Markern:

X-chromosomale Marker: Rosanoff und Mitarbeiter schlugen bereits 1934 vor, daß die manisch-depressive Erkrankung durch ein Gen auf dem X-Chromosom vererbt sein könnte. 1969 legten *Winokur* und Mitarbeiter Familienstudiendaten vor, in denen sie keine Vater-Sohn-Vererbung finden konnten und das Erkrankungsrisiko für weibliche erstgradig Verwandte bipolarer Probanden größer war als für männliche. Sie werteten dies als Hinweis auf einen X-chromosomal dominanten Erbgang. Gleichzeitig publizierten sie zwei bipolare Familien, in denen die X-chromosomal vererbte Rot-Grün-Blindheit mit der Erkrankung kosegregierte. In der Folge wurden verschiedene klassische X-chromosomale Marker in Familien mit manisch-depressiver Erkrankung auf Kopplung untersucht, darunter Rot-Grün-Blindheit, Glukose-6-Phosphat-Dehydrogenase (G6PD), Faktor IX und die Xg-Blutgruppe (Mendlewicz und Fleiss 1974, Mendlewicz et al. 1979, Mendlewicz et al. 1980, Del Zompo et al. 1984, Baron et al. 1987). Da die Rot-Grün-Blindheit, Faktor IX und G6PD auf dem langen Arm des X-Chromosoms lokalisiert sind und die Xg-Blutgruppe auf dem kurzen Arm, ist gleichzeitige Kopplung mit beiden Genorten in einer Familie nicht möglich. Außerdem fanden sich in anderen Familien keine Hinweise auf Kopplung mit Xg oder Rot-Grün-Blindheit (Leckman et al. 1979, Gershon et al. 1979). Der Frage nach einer Kopplung bipolarer affektiver Erkrankungen mit X-chromosomalen Markern wird seit 1987 mit molekulargenetischen Markern weiter nachgegangen (siehe unten).

HLA (Humanes Leukozyten-Antigen)-Locus: Der HLA-Genort, der hochpolymorph ist, wurde bereits lange bevor man seine Lokalisation kannte (kurzer Arm von Chromosom 6) für Assoziationsuntersuchungen mit diversen, u.a. psychiatrischen Erkrankungen, genutzt (siehe unten). Getestet wurden die HLA-Antigene mit konventionellen serologischen Methoden. *Targum* et al. (1979) untersuchten auf Kopplung des HLA-Genorts mit bipolaren Erkrankungen und konnten diese in ihren Familien ausschließen. *Smeraldi* und *Bellodi* (1981) fanden eine gehäufte Übereinstimmung der HLA-Typen bei Geschwistern mit affektiven Erkrankungen, was auf Kopplung hindeuten kann. *Weitkamp* et al. (1981) sahen eine gehäufte Übereinstimmung von HLA-Typen bei Geschwistern mit unipolarer Depression und postulierten ein Hauptgen in der HLA-Region. *Goldin* und Mitarbeiter (1982) kritisierten die Methodik, in 27 Familien fanden *Goldin* et al. (1983) keine Kopplung unipolarer Erkrankungen zum HLA-Locus. Zum selben Ergebnis kamen *Suarez* und *Croughan* (1982) und *Suarez* und *Reich* (1984). Die Gruppe um *Weitkamp* (Stancer et al. 1988) bestätigte erneut in ihrem erweiterten Familienmaterial eine gehäufte Übereinstimmung von HLA-Haplotypen, diesmal bei unipolaren und bipolaren Erkrankungen. Der Befund soll stärker sein, wenn stark betroffene Familien (mehr als 2 betroffene Geschwister oder betroffener Elternteil) ausgeschlossen sind. Dagegen fand *Price* (1989) in einer Metaanalyse früher veröffentlichter Stammbäume keinen Hinweis auf Kopplung mit Hilfe der Affected-Sib-Pair-Methode. Anhand der großen Stammbäume konnte Kopplung bis zu einer Distanz von 20 - 25 centiMorgan ausgeschlossen werden.

Blutgruppenantigene und Serumproteine: Außer den HLA-Antigenen wurden die ABO-Blutgruppenantigene und eine Reihe von polymorphen Serumproteinen, z.B. Gc-Protein, MNS-Locus, C3 und Alpha-Haptoglobin auf Kopplung mit unipolaren und bipolaren affektiven Erkrankungen getestet. Ihre Lokalisation im Genom war damals großenteils noch nicht bekannt. Die Ergebnisse waren inkonsistent (z.B. Tanna et al. 1977, Winokur 1979a, Crowe et al. 1981, Goldin et al. 1983, Tanna et al. 1989).

Molekulargenetische Untersuchungen X-chromosomaler Loci:

Auch in der Ära molekulargenetischer Marker erbrachten Kopplungsuntersuchungen mit X-chromosomalen Markern kontroverse Resultate: Etwa gleichzeitig mit der oben zitierten Kopplungsstudie von *Baron* et al. (1987) mit klassischen genetischen Markern (X-chromosomale Farbenblindheit, G6PD), bei der von 5 israelischen Familien 4 Familien sephardischen Ursprungs gekoppelt schienen, berichteten *Mendlewicz* et al. (1987) eine Kopplung von bipolaren Erkrankungen und Polymorphismen im Faktor IX-Gen in 9 belgischen Familien. In einer französischen Familie war die Erkrankung ebenfalls zu Faktor IX gekoppelt (Lucotte et al. 1992). Allerdings ist das Gen für Faktor IX ca. 30 centiMorgan vom Genort für Farbenblindheit entfernt, so daß nicht klar ist, ob es konsistente Befunde sind. In den Stammbaumserien anderer Untersucher ließ sich keine Kopplung zu X-chromosomalen Markern nachweisen oder Kopplung sogar ausschließen (Berrettini et al. 1990, Neiswanger et al. 1990, Gejman et al. 1990).

Nach Re-Evaluation und Vergrößerung der Stammbäume der o. g. Studie von *Baron* und Mitarbeitern (1987) fielen die Lod Scores in zwei von 3 Familien zum Teil auf negative Werte (Baron et al. 1993). *De Bruyn* et al. (1994a) konnten zwar in zwei von den von *Mendlewicz* et al. (1987) berichteten Familien mit anderen, nahe Faktor IX lokalisierten Markern die Kopplung bestätigen, in 7 zusätzlichen Familien wurde Kopplung zur Region Xq27-q28 jedoch ausgeschlossen.

Zusätzlich wurden die positiven Befunde über X-chromosomale Kopplung formalgenetisch kritisiert (Hebebrand 1992, Hebebrand und Hennighausen 1992), weil die präsentierten Stammbäume zwar keine Vater-Sohn-Übertragung enthielten, diese jedoch keineswegs ausschließen konnten. Über die Kinder betroffener Väter wurde nämlich nichts mitgeteilt bzw. diese hatten die Risikoperiode noch nicht durchlaufen.

Eine Untersuchung an einem großen finnischen Stammbaum mit bipolaren Erkrankungen kann die Informationen, die formalgenetisch für einen X-chromosomal dominanten Erbgang zu fordern sind, ebenfalls nicht vollständig anbieten, hat ihre Befunde jedoch durch eine Haplotypen-Analyse untermauert (Pekkarinen et al. 1995). Es wurden 25 DNA-Marker in der Region Xq24-q28 typisiert; alle Familienmitglieder mit einem eng definierten klinischen Phänotyp (bipolare und schizoaffektive Erkrankung) trugen den gleichen Haplotyp in der Region Xq24-q27, der Lod Score am Marker DXS994 betrug 3,54. Die Region Xq26-28 wird auch durch den Genom-Scan der NIMH genetics initiative (Stine et al. 1997) gestützt, allerdings ist der Lod Score weit unter der Signifikanzschwelle (1,34).

Keinesfalls kann eine Schätzung von *Risch* und Mitarbeitern (1986), wonach ein Drittel bipolarer Erkrankungen durch einen X-chromosomalen Genort verursacht werden soll, aufrechterhalten werden. Wenn überhaupt, dürfte nur ein kleiner Teil von Erkrankungen durch X-chromosomale Gene bedingt sein.

Chromosom 4

Blackwood und Mitarbeiter (1996) führten einen Genom-Scan an einer großen schottischen Familie mit 120 Personen durch. Auf dem kurzen Arm von Chromosom 4 (4p16) ergab der Marker D4S394 einen hochsignifikanten Lod Score (4,09, theta=0,0). Auch bei den benachbarten Markern waren die Lod Scores positiv, eine Dreipunkt-Analyse ergab für die Region D4S431 bis

D4S403 einen Lod Score von 4,8. Bei der Erstellung von Haplotypen über 7 verschiedene Marker zeigte sich, daß ein erkrankter Vorfahr einen bestimmten Haplotyp an die erkrankten Personen weitergegeben zu haben schien. Wenn weitere 11 Familien ebenfalls mit den Markern typisiert wurden, ergab sich ein Lod Score von 4,1 unter der Annahme von Heterogenität (ca. 30% der Familien zum Genort gekoppelt). Kopplung zu verschiedenen Kandidatengenen in der Region, z.B. Dopamin-5-Receptor und GABA-Rezeptor schien nicht zu bestehen.

Detera-Wadleigh et al. (1994) hatten in 21 Stammbäumen keinen Hinweis auf Kopplung zu Chromosom 4 gefunden. In einer Kopplungsstudie an 57 kleineren Familien durchgeführt wurde, ergab sich für ein bestimmtes genetisches Modell (dominante Genwirkung, weites Krankheitsmodell) mit den gleichen Markern wie bei *Blackwood* und Mitarbeitern (1996) ein signifikanter Kopplungshinweis (M. Nöthen, pers. Mitteilung).

Chromosom 11

Die 1987 von *Egeland* und Mitarbeitern in einer großen Familie der Old Order Amish berichtete Kopplung bipolarer Erkrankung zu Markern des kurzen Arms von Chromosom 11 ist im Grunde nur noch von wissenschaftshistorischem Interesse. Der Bericht hat zu Anfang riesiges Aufsehen, Hoffnung und Aufregung hervorgerufen, um dann einer umso tieferen Enttäuschung Platz zu machen. Der Publikation folgten eine ganze Reihe von Replikationsversuchen (z.B. Hodgkinson et al. 1987, Gill et al. 1988, Neiswanger et al. 1990, Mitchell et al. 1991, Mendlewicz et al. 1991, Byerley et al. 1992, Law et al. 1992, De Bruyn et al. 1994b, Detera-Wadleigh et al. 1994, Smyth et al. 1996, Stine et al. 1997), die Kopplung ausschlossen oder nicht sicher nachweisen konnten, bis 1989 von *Kelsoe* aus der Gruppe um *Egeland* eine Re-Evaluation mit Änderungen im klinischen Status von 2 Personen und Erweiterung des Amish-Stammbaums die Wahrscheinlichkeit der Kopplung deutlich reduzierte. In einer weiteren Follow-up-Studie konnte die originale Kopplung nicht mehr bestätigt werden (McInnes und Freimer 1995). Ein krankheitsverursachender Genort für affektive Erkrankungen auf dem kurzen Arm von Chromosom 11 ist daher wenig wahrscheinlich.

Auch einige Genorte auf dem langen Arm von Chromosom 11 wurden auf Kopplung mit affektiven Erkrankungen getestet, vor allem die Kandidatengenorte Tyrosinase und Dopamin-D_2-Rezeptor (Berrettini et al. 1997, Ewald et al. 1995a, Gerhard et al. 1994, Ewald et al. 1994, De Bruyn et al. 1994b, Kelsoe et al. 1993, Coon et al. 1993, Mitchell et al. 1992, Holmes et al. 1991). Eine Kopplung konnte entweder ausgeschlossen oder nicht nachgewiesen werden.

Chromosom 18

Berrettini et al. (1994) fanden Hinweise für eine Kopplung zur perizentromerischen Region von Chromosom 18. Die Gruppe hatte einen systematischen *„Genom-Scan"* (Untersuchung des gesamten Genoms auf Kopplung) an 22 nordamerikanischen Familien durchgeführt. Mit der Affected-sib-pair(ASP)-Methode konnte Kopplung zum Genort D18S21 gezeigt werden (p=0,0007), die auch in der Affected-pedigree-member(APM)-Methode signifikant war. Die Analyse mit der parametrischen Lod-Score-Methode ergab allerdings keine signifikanten Werte, obwohl in einigen Stammbäumen positive Lod Scores gefunden wurden. Die höchsten Werte ergaben sich, wenn Bipolar-I- und II-Erkrankung, schizoaffektive Erkrankung und rezidivierende Depression als Krankheitsphänotyp zugelassen wurden.

In einer Replikationsstudie (Stine et al. 1995) an 28 nordamerikanischen Stammbäumen fand sich in der ASP-Analyse ebenfalls eine Kopplung zum kurzen Arm von Chromosom 18, zusätzlich trugen die betroffenen Geschwister überzufällig häufig die gleichen Allele an drei Markergenorten auf dem langen Arm von Chromosom 18. Dies ließ sich für vom Vater, aber nicht von der Mutter ererbte Allele zeigen, und besonders in solchen Stammbäumen, in denen die Erkrankung über die väterliche Seite ererbt zu sein schien.

Pauls und Mitarbeiter (1995) fanden Kopplung zu perizentromerischen Markern von Chromosom 18 in einer von drei Familien der Old Order Amish People, schlossen diese in weiteren zwei Familien jedoch aus. Sie folgerten, daß in der Amish-Bevölkerung auf Chromosom 18p kein Hauptgen für bipolar affektive Erkrankung lokalisiert sei. *Maier* et al. (1995a) schlossen Kopplung zu perizentromerischen Markern auf Chromosom 18 sowohl mit der Lod-Score-Methode als auch der AFP-Methode in fünf größeren Familien aus. In einer Familie fand sich jedoch ein Lod Score, der größer als 1,0 war.

Aufgrund dieses Ergebnisses könnte nach Ansicht der Autoren ein Gen in dieser Region das genetische Risiko in einer Minderzahl von Familien modifizieren. In einer Serie von 57 deutschen Familien mit bipolaren Erkrankungen fand sich in der gleichen Region auf dem kurzen Arm von Chromosom 18 signifikante Kopplung, wenn rezessive Genwirkung, ein enges Krankheitsmodell und Begrenzung auf die Familien mit paternaler Übertragung zugrundegelegt wurde (M. Nöthen, pers. Mitteilung).

In zwei Stammbäumen aus Costa Rica wurde Kopplung zu Markern auf dem langen Arm von Chromosom 18 (18q21-23) mit der ASP-Methode nachgewiesen, an diesen Familien war ein kompletter Genom-Scan durchgeführt worden (Freimer et al. 1996). Eine Überlappung mit der von *Berrettini* und Mitarbeitern (1994) berichteten Region ließ sich ausschließen, eine Überlappung mit der von *Stine* et al. (1995) berichteten Region war nicht wahrscheinlich.

Andere Studien konnten Kopplung zu Chromosom 18 in ihren Familien ausschließen oder zumindest nicht wahrscheinlich machen (De Bruyn et al. 1996a, Coon et al. 1996). Die Einteilung in *„paternale"* und *„maternale"* Transmission erfolgt immer nur anhand der Übertragung des putativen Krankheitsgens von einem Elternteil auf die Patienten der jüngsten Generation. In der Aszendenz (z.B. Großeltern) können Erkrankungsfälle vorkommen, die z.B. mit *„paternaler"* Übertragung nicht konsistent sind. Diese Tatsache ist in den verschiedenen Studien nicht berücksichtigt worden. Trotzdem ist insbesondere der putative Genort auf Chromosom 18p der bisher interessanteste Kandidat, da für diese Region von mindestens 3 Gruppen unabhängig Hinweise auf Kopplung gefunden wurden.

Chromosom 21

Straub und Mitarbeiter berichteten 1994 über einen Genom-Scan in einer Serie von 47 Familien mit bipolarer Erkrankung aus den USA und Israel. Am PFKL-Genort auf Chromosom 21q22.3 erhielten sie in einer größeren Familie einen Lod Score von 3,4; auch benachbarte Genorte zeigten positive Lod Scores. In 5 weiteren Familien waren die Lod Scores ebenfalls positiv, allerdings deutlich kleiner. Mit der ASP-Methode, durchgeführt über die ganze Stammbaumserie, waren die Ergebnisse nicht signifikant, jedoch mit der APM-Methode.

In den 23 britischen und isländischen Familien von *Gurling* und Mitarbeitern (1995) betrug der Lod Score für den Genort D21S171 nur 1,33, mit der nichtparametrischen ASP-Methode fand sich jedoch ein signifikanter Hinweis (p=0,001). Ebenfalls unterstützt wurde der Chromosom 21 - Befund durch eine Untersuchung an 22 nordamerikanischen Stammbäumen (Detera-Wadleigh et al. 1996), die signifikante ASP-Werte für die Region fanden, die in den obigen Arbeiten beschrieben wurden sowie für eine Region etwas weiter proximal. Hinweis auf Kopplung, jedoch kein signifikanter Lod Score fand sich auch im Genom-Scan der NIMH genetics initiative (siehe unten, Detera-Wadleigh et al. 1997).

Aber auch hier gibt es widersprechende Untersuchungen. *Byerley* et al. (1995) fanden weder mit parametrischen noch nonparametrischen Verfahren signifikante Hinweise für einen Chromosom 21-Genort. *Ewald* et al. (1996) fanden nur kleine positive Lod Scores, nonparametrische Analysen wurden nicht durchgeführt.

Andere Lokalisationen

In einem großen Stammbaum der Old Order Amish People führten *Ginns* et al. (1996) einen Genom-Scan durch. Mit der ASP-Analyse sahen sie mögliche Hinweise auf Kopplung zu den Chromosomen 6pter-p24, 13q13 und 15q11-qter. Keiner der getesteten Marker erreichte in der Lod-Score-Analyse Werte von 3.

Drei Arbeiten der NIMH genetics initiative (Stine et al. 1997, Detera-Wadleigh et al. 1997, Rice et al. 1997) berichten über einen Genom-Scan an 540 Personen aus 97 Familien mit bipolaren Erkrankungen. Keine der getesteten Regionen erreichte signifikante Lod Scores, jedoch gab es für die Regionen 13q14, Xp22, Xq26-28, 21q, 6q, Chromosom 1 und 10 Hinweise auf Kopplung aufgrund der nonparametrischen Methoden.

Ebenfalls ein Genom-Scan, diesmal an 8 Familien, ergab einen möglichen Hinweis auf die Lokalisation eines Gens auf dem distalen langen Arm von Chromosom 5 mit der APM-Methode (Coon et al. 1993). Einen mäßigen, aber positiven Lod Score (1,14) mit einem Marker des Glukokortikoid-Rezeptor-Gens auf der distalen 5q-Region fanden auch *Mirow* et al. (1994). *Kelsoe* et al. (1996a) sahen mäßige positive Lod Scores sowie positive Ergebnisse in non-parametrischen Tests für die Region des Dopamin-Transporter-

Gens auf dem kurzen Arm von Chromosom 5 (5p15.3).

Mehrere Marker in der Region 16p13 ergaben in einer Untersuchung an zwei dänischen Familien Lod Scores von über 2, erreichten aber nicht die geforderte Signifikanzschwelle von 3 (Eiberg et al. 1993, Ewald et al. 1995b). Dagegen konnten *Adams* und Mitarbeiter (1997) in 12 australischen Familien in dieser Region sowie dem größten Teil von Chromosom 16 eine Kopplung ausschließen.

Mit Markern aus der Kandidaten-Region um die Mikrodeletion von Chromosom 22q11, die das velo-kardio-faziale Syndrom (Dysmorphien, Lippen-Kiefer-Gaumenspalte, Herzfehler, Lernbehinderung und psychotische und affektive Episoden) verursacht, fanden *Lachman* et al. (1997) in 16 Familien maximale Lod Scores von über 2 und signifikante Hinweise mit den nichtparametrischen Methoden.

Demgegenüber stehen inzwischen eine große Zahl negativer Berichte, die hier nicht vollständig erwähnt werden können. Diese schlossen Kopplung in den jeweiligen Familien entweder aus oder konnten sie zumindest nicht wahrscheinlich machen. Die untersuchten Genorte waren entweder Teil eines systematischen Genom-Scans (z.B. Detera-Wadleigh et al. 1994, La Buda et al. 1996, Stine et al. 1997, Edenberg et al. 1997) oder hatten verschiedene Kandidatengen-Re-gionen untersucht, z.B. die Region 7p um das Gen für Dopa-Decarboxylase (Ewald et al. 1995c), die Region um das Gen für Morbus Darier (12q23-q24, Dawson et al. 1995a), verschiedene Regionen, die Gene für GABAerge und dopaminerge Transmission enthalten (DeBruyn et al. 1996b) und die Region um das Serotonin-Transporter-Gen auf Chromosom 7 (Kelsoe et al. 1996b).

Weitere Untersuchungen an möglichst großen und ethnisch einheitlichen Familienstichproben sind nötig, um mit der Kopplungsmethode weiterzukommen.

25.1.4.2 Assoziationsstudien

Exkurs: Assoziationsstudien mit klassischen Proteinpolymorphismen:

Bereits seit den 70er Jahren sind Assoziationsuntersuchungen mit klassischen Proteinpolymorphismen durchgeführt worden. Untersucht wurden z.B. das ABO-Blutgruppen-System (Rinieris et al. 1979), die Haptoglobin-Typen (Balgir 1986) und natürlich das hochpolymorphe HLA-System (Übersicht bei Goldin und Gershon 1983, Payami et al. 1989). Bisher ist kein Proteinpolymorphismus bekannt geworden, der konsistent mit affektiven Erkrankungen assoziiert wäre. Auch in einer eigenen Untersuchung an 88 affektiv erkrankten Patienten (57 bipolar, 31 unipolar krank) und 100 Kontrollpersonen, bei der die HLA-Typisierung mit molekulargenetischen Methoden durchgeführt wurde (Körner et al. 1990a), fand sich kein signifikanter Unterschied in der Häufigkeit der HLA-Typen bei Patienten und Kontrollpersonen.

Gene für Proteine des katecholaminergen System

Wegen ihrer Kandidatengen-Funktion wurden die bisher bekannten Gene des katecholaminergen Systems besonders intensiv untersucht: Die erste Assoziation eines DNA-Polymorphismus mit bipolaren affektiven Erkrankungen wurde von *Leboyer* und Mitarbeitern 1990 berichtet. Sie untersuchten zwei in nicht kodierenden Bereichen des Tyrosinhydroxylase (TH)-Gens gelegene Restriktionsfragment - Längenpolymorphismen (RFLP). Das höchste relative Risiko von 3,0 ergab sich für das Allel C1 eines RFLP, der sich nach Verdau mit dem Restriktionsenzym TaqI und Hybridisierung mit der Sonde pJ4.7 darstellt. *Nöthen* et al. (1990) konnten diesen Befund an ihren Patienten und Kontrollen nicht replizieren. Mit einem benachbart gelegenen RFLP (Enzym BglII, Sonde Ty7) ergab sich bei *Leboyer* und Mitarbeitern noch ein relatives Risiko von 2,4 für das Allel b. *Körner* et al. (1990b) hatten hier den gleichen, allerdings lange nicht signifikanten Trend beobachtet, ähnlich auch *Gill* et al. (1991). In dieser englischen Untersuchung findet sich auch eine Zusammenfassung aller bisherigen Studien für den Polymorphismus mit der Sonde Ty7. Der Unterschied zwischen Patienten und Kontrollen ist signifikant, das relative Risiko beträgt 1,5. Seither fanden lediglich *Perez de Castro* et al. (1995) noch eine schwache Assoziation eines RFLP am TH-Locus mit bipolarer Erkrankung, eine Reihe weiterer Replikationsversuche konnten keine Assoziation wahrscheinlich machen (Inayama et al. 1993, Kawada et al. 1995, Souery et al. 1996, Cavazzoni et al. 1996, Oruc et al. 1997). Bei der bekannten Anfälligkeit von Assoziationsuntersuchungen für Stratifikationseffekte ist es daher wahrscheinlich, daß es sich bei den TH-Befunden um falsch-positive handelt.

Für 3 DNA-Marker des Monoaminoxidase A (MAOA)-Gens, aber nicht für einen Marker des Monoaminoxidase B (MAOB)-Gens, berichteten *Lim* und Kollegen (1995) über eine schwache Assoziation mit bipolarer Erkrankung, die von *Craddock* et al. (1995b) nicht repliziert wurde. In einer Metaanalyse der Patienten und Kontrollen aus den beiden obigen Studien und einer eigenen Untersuchung fanden *Rubinsztein* et al. (1996) eine signifikante Assoziation. Im Gen für ein weiteres Katecholamin-abbauendes Enzym, der Catechol-O-Methyltransferase (COMT), gibt es einen Polymorphismus, der an der Aminosäure 158 Methionin für Valin ersetzt und in homozygoter Form 158met zu einer 3 - 4fachen Reduktion der Enzymaktivität führt. Das COMT 158met-Allel scheint bei Patienten mit dem velo-cardio-fazialen Syndrom mit der Entwicklung affektiver Störungen assoziiert zu sein (Lachman et al. 1996). Eine Assoziation einer Variante mit niedriger Enzymaktivität mit genuinen bipolaren Erkrankungen konnten *Gutierrez* et al. (1997) jedoch nicht nachweisen. Eine Assoziation bipolarer Erkrankungen mit Varianten des Norepinephrin-Transportergens fand sich ebenfalls nicht (Stober et al. 1996).

Gene für Proteine des dopaminergen Systems

Die Dopamin-Rezeptor-Gene und das Dopamin-Transporter-Gen wurden – mit weitgehend negativen Resultaten – intensiv auf Assoziation mit bipolaren Erkrankungen untersucht (Rietschel et al. 1993, Shaikh et al. 1993, Lim et al. 1994, Perez de Castro et al. 1995, Craddock et al. 1995a, Di Bella et al. 1996, Sasaki et al. 1996a, Souery et al. 1996, Cichon et al. 1996, Piccardi et al. 1997). Lediglich *Perez de Castro* et al. (1995) fanden eine schwache Assoziation mit dem Dopamin-D_2-Rezeptor-Gen, alle anderen waren negativ.

Gene für Proteine des serotonergen Systems

Gene des serotonergen Systems wurden ebenfalls mehrfach untersucht. *Battersby* und Mitarbeiter (1996) fanden bei 119 Patienten mit rezidivierender Major Depression, 128 Patienten mit bipolarer Erkrankung und 346 Kontrollpersonen das STin2.9-Allel eines VNTR (variable number of tandem repeats)-Polymorphismus des Serotonin-Transporter-Gens mit affektiven Erkrankungen assoziiert. Das relative Risiko für Allelträger war 4,44 für unipolare Erkrankungen und 3,22 für bipolare Erkrankungen. Auch ein Allel eines funktionellen Polymorphismus innerhalb der Promotor-Region des Serotonin-Transporter-Gens, das zu erniedrigter Transkription des Transporters führt, war bei 454 Patienten mit bipolarer Erkrankung gegenüber 570 Kontrollpersonen gehäuft (Collier et al. 1996). Das relative Risiko betrug 1,23 für Allelträger, für homozygote Allelträger 1,53. Dagegen waren die Befunde für die Serotoninrezeptor-Gene 5-HT_{2A} und 5-HT_{2C} weitgehend negativ (Gutierrez et al. 1996, Arranz et al. 1997, Mahieu et al. 1997), gleiches gilt für die Serotoninrezeptor-Gene 5-HT_7 (Erdmann et al. 1996) und 5-HT_{1F} (Shimron-Abarbanell et al. 1996).

Andere Kandidatengene

Assoziationen mit Allelen von GABA-Rezeptorgenen konnten nicht aufgedeckt werden (Puertollano et al. 1995, Puertollano et al. 1997), ebensowenig fanden sich Mutationen, eine Assoziation oder Kopplung mit einem G-Protein (Gs-alpha, Ram et al. 1997).

Eine Assoziation in der Region des Krankheitsgens für den Morbus Darier (eine Kosegregation von M. Darier mit bipolarer Erkrankung war von *Craddock* et al. (1994) beschrieben worden), mit Allelen des Gens für die pankreatische Phospholipase A2 (Dawson et al. 1995b) konnte nicht repliziert werden (Jacobsen et al. 1996).

Entsprechend der Hypothese von *Crow* (1990), wonach ein Genort für die psychotischen Erkrankungen in der pseudoautosomalen Region des X- und Y-Chromosoms existieren sollte, wurde von *Yoneda* und Mitarbeitern (1992) bei japanischen Patienten und Kontrollpersonen eine Assoziation mit einem nicht-kodierenden Repeat-Polymorphismus am DXYS20-Locus beschrieben. Das A4-Allel fand sich bei 47% der Patienten und nur 26% der Kontrollen, was ein relatives Risiko von 2,51 ergab. Folgeuntersuchungen (Nöthen et al. 1993, Parsian und Todd 1994) bestätigten den Befund nicht.

Nachdem Antizipation (siehe Kapitel Familienstudien) auch bei affektiven Erkrankungen beschrieben worden war, wurden verschiedene Triplet-Repeat (TNR)-Polymorphismen auf Assoziation untersucht. *O'Donovan* et al. (1996) fanden eine Assoziation von verlängerten Triplet-Repeats (CAG/CTG), die mit der Repeat-Expansion-Detection-Methode gefunden wurden, sowohl für Schizophrenien als auch für affektive Erkrankungen. Die Assoziation alleine konnte das Ausmaß der Antizipation jedoch nicht erklären. *Sasaki* et al. (1996b) fanden für die Gene B33 und N-cadherin, die TNR-Polymorphismen enthalten, keine Assoziation mit bipolaren Erkrankungen, ebensowenig *Morris-Rosendahl* und Mitarbeiter (1997) für die Gene SCA1 und B37.

25.2 Genetik schizoaffektiver Erkrankungen

25.2.1 Genetische Epidemiologie schizoaffektiver Erkrankungen

25.2.1.1 Familienstudien

Betrachtet man die erheblichen Unterschiede in den Krankheitsdefinitionen, so verwundert es nicht, daß die Morbiditätsrisiken für Verwandte ersten Grades, wie sie in den Familienstudien angegeben werden, über einen weiten Bereich differieren. Unter Einschluß der Schizophrenie-Spektrum-Erkrankungen in den neueren Studien finden sich sehr hohe Erkrankungsrisiken, die für psychotische und affektive Erkrankungen insgesamt über 30% liegen. Damit liegen die Risiken deutlich höher als jene für die Verwandten ersten Grades von schizophren oder affektiv kranken Probanden. Dabei finden sich homotypische schizoaffektive Erkrankungen nur gering gehäuft, wogegen die Risiken für Schizophrenien und deren Spektrum und affektive Erkrankungen deutlich erhöht sind (Tabellen 25.3 und 25.4). Der größte Anteil an Erkrankungen bei den Verwandten fällt auf die affektiven Erkrankungen und unter diesen mit über 20% Erkrankungsrisiko vorwiegend auf die unipolaren Erkrankungen bzw. die Diagnose einer Major Depression. Wie bereits im Kapitel über die rein affektiven Erkrankungen diskutiert, ist das Syndrom *„Major Depression"* wahrscheinlich ein genetisch unspezifischer Phänotyp, der bei Verwandten schizophrener, schizoaffektiver und affektiv erkrankter Probanden fast gleichermaßen erhöht ist (z.B. Maier et al. 1993a).

Tabelle 25.3: Morbiditätsrisiken in % für Schizophrenie, schizoaffektive und affektive Erkrankungen für Verwandte ersten Grades von Probanden mit schizoaffektiver Erkrankung (nach Bertelsen und Gottesman 1995 modifiziert)

Autoren und diagnostische Kriterien	Morbiditätsrisiko in % für		
	Schizophrenie	Schizoaffektive	Affektive Erkrankungen
Tsuang et al. (1977) DSM-II	0,9		11,8
Angst et al. (1979a) ICD	5,3	3,0	6,7
Scharfetter und Nüsperli (1980) ICD	13,5	2,5	9,6
Baron et al. (1982) RDC	2,2	2,2	18,9
Gershon et al. (1982) RDC	3,6	6,1	31,3
Kendler et al. (1986) DSM-III	5,6	2,7	11,0
Kendler et al. (1993a,b,c)	6,7	1,8	49,7

Von verschiedenen Autoren wurde untersucht, ob sich die Erkrankungsrisiken von Verwandten schizoaffektiver Patienten nach der Verlaufsform (unipolar versus bipolar) beim Probanden unterscheiden. In den Studien von *Maier* et al. (1992b, 1993a) und *Andreasen* et al. (1987) litten die Verwandten von bipolar-schizoaffektiven Probanden tendenziell häufiger an bipolar affektiven und bipolar schizoaffektiven Erkrankungen als die Verwandten von unipolar schizoaffektiven Probanden. Ihre Erkrankungshäufigkeiten lagen im Bereich der Verwandten von Probanden mit rein bipolaren Verläufen. Im Gegensatz hierzu fanden *Kendler* et al. (1986,

1995) keine solche Beziehung: bipolare Erkrankungen waren in der einen Studie sogar häufiger bei Verwandten schizoaffektiv unipolar Erkrankter.

Eine andere Möglichkeit der Unterteilung schizoaffektiver Erkrankungen ist die nach der dominierenden Symptomatik – hauptsächlich affektiv oder affektdominant (SA-A) bzw. hauptsächlich schizophren oder schizodominant (SA-S). Hier zeigte sich relativ konsistent eine Zunahme schizophrener Sekundärfälle, wenn nur Verwandte schizodominanter schizoaffektiver Probanden untersucht wurden bzw. eine Zunahme affektiver Sekundärfälle, wenn Verwandte affektdominanter Probanden diagnostiziert wurden (Angst et al. 1979a,b, Baron et al. 1982, Kendler et al. 1986). Dagegen waren die familiären Erkrankungsrisiken unabhängig davon, ob der Proband einen Verlauf mit guter Remission zwischen den Erkrankungsepisoden (*„schizophreniformer Verlauf“*) hatte oder nicht (*„schizophrenieähnlicher Verlauf“*) (Kendler et al. 1995).

Tabelle 25.4: Erkrankungsrisiken für psychotische und affektive Erkrankungen bei Verwandten ersten Grades von schizoaffektiven Probanden nach der Polarität und von Verwandten ersten Grades von Kontrollpersonen

Autoren und diagnostische Kriterien	Morbiditätsrisiko in % für					
	Schizophrenie Summe (+Spektrum)	Schizoaffektive Erkrankungen		Affektive Erkrankungen		Summe
		UP	BP	UP	BP	
Proband SA-UP: Kendler et al. (1986); DSM-III	11,5 (inkl. schizoaffektive Erkrankungen)			7,5	3,5	22,5
Coryell und Zimmermann (1988); RDC	9,9	2,5		22,5	2,2	37,1
Maier et al. (1993a); RDC	4,4 (Spektrum n.a.)	3,9	0	20,1	2,0	30,4
Kendler et al. (1995); DSM-III-R	20	3,3		50,6	99,5	83,4
Proband SA-BP: Kendler et al. (1986); DSM-III	12,8 (inkl. schizoaffektive Erkrankungen)			7,1	3,9	23,8
Maier et al. (1993a); RDC	3,6 (Spektrum n.a.)	2,3	3,9	20,6	8,0	
Kendler et al. (1995); DSM-III-R	25,3	1,4		49,3	1,4	77,4
Kontrollpersonen: Kendler et al. (1986); DSM-III	0,6 (inkl. schizoaffektive Erkrankungen)			7,6	0,3	8,5
Coryell und Zimmermann (1988); RDC	2,5	2,0		10,4		16,4
Maier et al. (1993a); RDC	0,5	0,7	0,4	10,6	1,8	14,0

SA schizoaffektiv; BP bipolar; UP unipolar; n.a. nicht angegeben

25.2.1.2 Zwillingsstudien

Zwillingsstudien über schizoaffektive Erkrankungen stammen überwiegend aus der Zeit bis 1980 und sind dann ohne standardisierte Diagnostik durchgeführt worden. In der Untersuchung von *Cohen* et al. (1972) sind an den Zwillingen der amerikanischen Kriegsveteranenserie die Konkordanzraten bei den verschiedenen Psychosetypen verglichen worden. Die Untersuchung ging von den Computerdiagnosen bzw. Krankenakten aus, die über die Zwillinge angelegt worden waren. Die paarweise Konkordanzrate betrug bei den 14 eineiigen Zwillingspaaren 50%, bei den 12 zweieiigen Zwillingspaaren 0%. Damit war die eineiige Konkordanzrate deutlich höher als die bei eineiigen schizophrenen Zwillingen (24%) und affektiv kranken Zwillingen (33%) in der gleichen Population.

Je 7 monozygote und dizygote Paare aus der dänischen Zwillingsserie mit schizophrenen und affektiven Erkrankungen (Fischer 1973, Bertelsen et al. 1977) hatten eine gemischte schizophrenieähnliche und affektive Symptomatik. Bei den monozygoten Zwillingen betrug die paarweise Konkordanz 71%, bei den dizygoten 0% (Bertelsen und Gottesman 1995). In der gleichen Serie lag die Konkordanz bei den eineiigen, schizophrenen Zwillingen bei 48%, bei den affektiv erkrankten bei 58%.

Neben diesen kleinen Zwillingsserien mit im weitesten Sinne schizoaffektiven Probanden finden sich in den Zwillingsserien mit affektiv oder schizophren erkrankten Probanden immer wieder Sekundärfälle mit schizoaffektiven Erkrankungen bei eineiigen Zwillingen. So waren z.B. in der dänischen Zwillingsstudie mit affektiven Erkrankungen zwei von acht konkordanten eineiigen Co-Zwillingen als *„atypische Psychose mit schizophrenie-artigen und affektiven Symptomen"* diagnostiziert worden (Bertelsen et al. 1977). In der Maudsley-Zwillingsserie mit schizophrenen Zwillingen, die von *Farmer* et al. (1987) nach DSM-III-Kriterien neu diagnostiziert wurde, hat einer von 22 eineiigen konkordanten Zwillingspartnern von schizophrenen Probanden eine schizoaffektive Erkrankung, in einer norwegischen, nach DSM-III-R diagnostizierten Serie schizophrener Zwillinge, einer von 31 (Onstad et al. 1991). Ebenso gibt es mehrere kasuistische Berichte von eineiigen Zwillingen bzw. Drillingen, von denen ein Partner affektiv bzw. schizophren, der Partner schizoaffektiv erkrankt ist (Fischer 1980, Mc Guffin et al. 1982, Dalby et al. 1986). Diese Beobachtungen zeigen, daß die gleiche genetische Basis zu verschiedenen psychopathologischen Syndromen führen kann und illustrieren erneut die Verwandtschaft der schizoaffektiven Erkrankungen mit den affektiven und schizophrenen Psychosen.

25.2.1.3 Adoptionsstudien

Kendler und *Gruenberg* (1984) haben einen Teil der dänischen Schizophrenie-Adoptionsstudie von *Kety* und Mitarbeitern (Adoptierte aus Kopenhagen und Umgebung) mit modifizierten DSM-III-Kriterien nachdiagnostiziert und zusätzlich die schizoaffektiven Adoptierten nach ihrer dominierenden Symptomatik unterteilt. Unter 28 biologischen Verwandten von schizodominanten schizoaffektiven Adoptierten hatten 3 eine Schizophrenie- bzw. Schizophrenie-Spektrum-Diagnose, einer eine affektive Störung. Von 5 Verwandten von affektdominanten Adoptierten hatte einer eine affektive Störung.

In einer Erweiterung der obigen Studie (Kendler et al. 1994b) wurden auch die Adoptierten aus den dänischen Provinzen mit einbezogen. Die Ergebnisse in der Gesamtpopulation der biologischen Verwandten sprachen für eine starke genetische Verwandtschaft von DSM-III-Schizophrenie und schizodominanter schizoaffektiver Erkrankung.

25.2.2 Molekulargenetische Untersuchungen

Es gibt bisher weder Kopplungs- noch Assoziationsuntersuchungen, bei denen explizit Familien, die von schizoaffektiven Probanden ausgehen, oder Patientenserien allein mit schizoaffektiven Erkrankungen untersucht wurden. Dies wäre aufgrund der obigen Befunde, die einerseits zu keinem klaren genetischen Modell für die Erkrankungen führen und andererseits eine enge genetische Verwandtschaft sowohl mit schizophrenen als auch rein affektiven Erkrankungen zeigen, auch nicht sinnvoll. Wegen dieser Verwandtschaft werden in Kopplungsuntersuchungen an Familien mit schizophrenen Erkrankungen und bei Untersuchungen bipolarer Stammbäume schizoaffektiv kranke Verwandte im allgemeinen als *„krank"* (affected) in die Auswertung einbezogen (z.B. Edenberg et al. 1997, Silverman et al.

1996, Crow et al. 1994). Einige Assoziationsstudien, die primär Schizophrenien untersuchten, haben auch schizoaffektive Probanden zugelassen (z.B. Williams et al. 1996, Sanders et al. 1993).

Möglicherweise wird sich die nosologische Stellung der schizoaffektiven Erkrankungen am ehesten klären lassen, wenn Genorte für Schizophrenien und affektive Störungen identifiziert sind. Denkbar wäre z.B., daß die Familienmitglieder mit schizoaffektiven Erkrankungen an einigen Krankheitsgenorten die gleichen Allele aufweisen wie ihre schizophrenen bzw. affektiv kranken Verwandten. Da es sich mit großer Wahrscheinlichkeit aber nicht um komplett überlappende genetische Systeme handelt, werden an anderen Genorten die Allele nicht identisch sein.

25.3 Genetik zykloider Psychosen

25.3.1 Genetisch-epidemiologische Untersuchungen bei zykloiden Psychosen

25.3.1.1 Familienstudien

Leonhard hat versucht den Nachweis zu erbringen, daß die von ihm beschriebenen Krankheitsformen in Familien gleichsinnig (homotyp) vererbt werden und unterschiedliche Erkrankungsrisiken für Familienmitglieder nach sich ziehen. Er veröffentlichte zunächst Sammelkasuistiken über episodische Dämmerzustände (Leonhard 1931b) und über atypische Psychosen im allgemeinen (Leonhard 1934), die belegen sollten, daß in den Familien homotype Krankheitsbilder vererbt wurden.

In die 7. Auflage der *„Aufteilung der endogenen Psychosen“* (Leonhard 1995a) sind *„statistische Befunde aus Untersuchungen vor und nach 1968“* aufgenommen, die auch Erkrankungshäufigkeiten bei Eltern und Geschwistern von Patienten mit zykloiden Psychosen beinhalten. Leider werden über die Methoden der Datenerhebung keine näheren Angaben gemacht. Es wird jedoch für die Zahlen vor 1968 erwähnt, daß sie durch *von Trostorff*, einer Schülerin *Leonhards*, erhoben wurden, weshalb die Methodik der aus *von Trostorff* (1968) entsprechen dürfte: Probanden wurden zur Nachuntersuchung einbestellt und eine ausführliche Familienanamnese erhoben. Nach Möglichkeit wurden erkrankte Verwandte ebenfalls einbestellt oder Krankengeschichten von ihnen ausgewertet. Sekundärfälle waren alle *„Psychosen“*, es wurden alterskorrigierte Morbiditätsrisiken nach Weinberg angegeben. Für die zykloiden Psychosen betrug das Morbiditätsrisiko in den Daten vor 1968 für Geschwister 4,7%, für Eltern 4,6% (zum Vergleich die Zahlen bei manisch-depressiver-bipolarer- Krankheit: 10,6% für Geschwister und 9,5% für Eltern). Die Morbiditätsrisiken, die nach 1968 erhoben wurden, liegen in einem ähnlichen Bereich, sind aber nach den einzelnen Formen der zykloiden Psychosen aufgeschlüsselt: Eltern von Probanden mit Angst-Glücks-Psychose haben ein Risiko von 6,3%, Geschwister von 4,2%. Eltern bzw. Geschwister von Probanden mit Verwirrtheitspsychose haben ein Risiko von 6,4% bzw. 3,8%, die von Probanden mit Motilitätspsychose ein Risiko von 5,1% bzw. 4,1%.

Leonhard (1995a) glaubte, daß genetische Einflüsse bei den zykloiden Psychosen nur von untergeordneter Bedeutung seien, er machte dafür vorwiegend das psychosoziale Umfeld (Geschwisterkonstellation, erkrankter Elternteil) verantwortlich. Dies belegt er unter anderem damit, daß sich bei einem (außer dem Probanden) ebenfalls erkrankten Elternteil vermehrt kranke Geschwister finden (15,4% versus 3,1% bei gesunden Eltern). Allerdings ließe sich ein solcher Anstieg des Erkrankungsrisikos auch durch einen multifaktoriellen Erbgang erklären.

Bei der Untersuchung von *Kaij* (1967) handelt es sich strenggenommen nicht um eine Familienstudie sondern um die Beobachtung eines interessanten Familienstammbaums mit zykloiden Psychosen. Er berichtete über eine Familie, in der über 4 Generationen 9 Mitglieder an einer *„atypischen endogenen Psychose“* im Sinne von *Kleist/Leonhard* und *Mitsuda* erkrankt waren. Sie zeigten eine polymorphe Symptomatik mit Agitiertheit, Verwirrtheit, depressiver oder gehobener Stimmung und Wahn und Halluzinationen in verschiedenen Modalitäten. Die rezidivierenden Episoden waren oft körperlich oder psychosozial ausgelöst (5 postpartale Erkrankungen), und häufig bestand Amnesie für die Episode, die in der Regel defektlos ausheilte. 6 weitere Familienmitglieder waren minderbegabt. *Kaij* schloß aus der Familie auf einen autosomal-dominanten

Tabelle 25.5: Alterskorrigierte Morbiditätsrisiken für psychotische Erkrankungen bei Verwandten ersten Grades von Probanden mit zykloider Psychose (n=60) (nach Perris 1986)

	n	Homotypische Erkrankung	Schizophrenie	Bipolare affektive Erkrankung	Suizid
Väter	58	8,6	-	3,2	1,7
Mütter	56,5	14,2	-	3,1	-
Brüder	80,5	7,4	2,5	-	4,1
Schwestern	67,5	7,4	-	2,0	3,0

Erbgang der Psychose, die Minderbegabung sah er unabhängig.

Perris (1986) hat bei 60 Patienten mit zykloiden Psychosen ausgedehnte Familienanamnesen erhoben, erkrankte Verwandte wurden persönlich untersucht oder die Krankengeschichten nachdiagnostiziert. Bei den erstgradigen Verwandten waren die Morbiditätsrisiken für zykloide Psychosen mit ca. 10% deutlich, die Risiken für bipolare Erkrankungen und Suizide leicht erhöht (Tabelle 25.5). *Perris* vermutete einen autosomal-dominanten Erbgang mit geringer Penetranz.

Ungvári (1985a,b) klassifizerte Krankengeschichten (genealogisches Archiv des Psychiatrischen Instituts der Akademie der medizinischen Wissenschaften der UdSSR) von 256 Probanden und ihren erkrankten Verwandten anhand eines Kriterienkatalogs für die großen Kategorien der *Leonhardschen* Psychosenaufteilung (systematische Schizophrenien, unsystematische Schizophrenien, zykloide Psychosen). Ähnlich wie bei *Leonhard* waren die Risikoziffern für erstgradige Verwandte am höchsten für die unsystematischen Schizophrenien (Eltern 11,5%; Geschwister 15,1%), niedrig für die systematischen Schizophrenien (Eltern 1,3%; Geschwister 7%) und mäßig hoch für die zykloiden Psychosen (Eltern 3,8%; Geschwister 9,1%). Außerdem bestand ein Trend zur Homotypie der Symptomatik bei den Sekundärfällen (8/13 der erkrankten Verwandten von zykloiden Probanden ebenfalls an zykloiden Psychosen erkrankt).

Die bisher methodisch beste, wenn auch nur an einer kleinen Anzahl von Patienten durchgeführte Familienstudie (Maj 1990) untersuchte die erstgradigen Verwandten von 22 Patienten mit zykloider Psychose. Die Psychosen bei den Patienten erfüllten die Kriterien von *Perris* und *Brokkington* (1981). Zum Vergleich wurden Verwandte von einer vergleichbaren Anzahl von nach RDC diagnostizierten schizophrenen, schizoaffektiven und bipolar erkrankten Probanden untersucht. Eine nichtpsychiatrische Kontrollgruppe fehlt leider, und die Anzahl der untersuchten Verwandten wird nicht genannt. Die Verwandten wurden mit dem SADS-L (Schedule for Affective Disorders and Schizophrenia, Endicott und Spitzer 1978) untersucht bzw. Informationen über die Family-History-Methode erhalten. Die Untersucher und Diagnostiker waren blind zur Diagnose des Indexfalls und erstellten Best-estimate-Diagnosen. Das alterskorrigierte Morbiditätsrisiko für psychotische Erkrankungen war bei den erstgradigen Verwandten der zykloiden Probanden mit insgesamt 9% geringer als das der Verwandten der anderen Krankheitsgruppen (schizoaffektive Erkrankung 12,8%; Schizophrenie 14,6%; bipolare affektive Erkrankung 14,9%), der Unterschied war allerdings nicht statistisch signifikant. Schizophrenien wurden bei den Verwandten nicht gefunden. Das Risiko für affektive Erkrankungen betrug 4,2%. Für *„Mischpsychosen"* (mixed psychotic disorders) war das Erkrankungsrisiko mit 4,8% trendmäßig höher als bei den anderen Erkrankungsgruppen (1,7 - 2,0%). In drei Familien der zykloiden Probanden ließen sich auch bei den Sekundärfällen klare zykloide Psychosen identifizieren. Der Autor wertet seine Ergebnisse als Hinweis auf eine gewisse Homotypie in den Familien.

25.3.1.2 Zwillingsstudien

Leonhard (1976a,b) hat selbst eine Zwillingsserie gesammelt, um auch über diese Methodik seine Diagnostik zu begründen. Zum Verständnis seiner Befunde ist es wichtig zu beachten, daß *Leonhard* von einer weitgehenden Homotypie in der Vererbung ausging, d.h. wenn ein Geschwister an einer endogenen Psychose erkrankt ist, dann in der Regel auch an der gleichen Psychoseform wie der Indexproband selbst. Vor diesem

Hintergrund berichtete *Leonhard* über unterschiedliche Häufigkeiten bestimmter Psychoseformen in seiner Zwillingspopulation, insbesondere über eine Häufung von Motilitätspsychosen und eine weitgehende Abwesenheit von Verwirrtheitspsychosen. Zusammen mit Untersuchungen zu Geschwisterzahlen und zur Stellung in der Geschwisterreihe führten diese Befunde *Leonhard* zu ungewöhnlichen Spekulationen über den Einfluß der Zwillingseigenschaft selbst auf die Manifestation einer endogenen Psychose. Für die Motilitätspsychose nahm er einerseits an, daß eine organische Schädigung durch die Zwillingsgeburt die Krankheitsmanifestation fördern kann, andererseits soll der enge Kontakt mit dem Geschwister in der frühen Kindheit die Entwicklung einer Motilitätspsychose fördern und die einer Verwirrtheitspsychose hemmen.

In seiner Beschreibung der *„Angst-Eingebungspsychose"* schilderte er eine Familie mit drei gleichartig erkrankten Geschwistern und schloß daraus auf eine *„einheitliche erbliche Entstehung"* der Angst-Eingebungspsychosen (Leonhard 1939a,b). Die Beschreibung eines Falles eineiiger Drillinge, von denen zwei schizophren und einer manisch-depressiv erkrankt waren (McGuffin et al. 1982), kommentierte er mit der Bemerkung, daß bei differenzierter Diagnostik sicherlich eine einheitliche Diagnose gefunden worden wäre. Gleichzeitig schildert er einen eigenen Fall eineiiger Drillinge, die alle an einer Motilitätspsychose erkrankten (Leonhard 1983).

Franzek und *Beckmann* (1996) haben eine beschränkt repräsentative Zwillingsserie mit Diagnosen der ICD-9-Kategorien *„schizophrene Syndrome"* und *„paranoide Syndrome"* aus den psychiatrischen Kliniken des Bezirks Unterfranken zusammengestellt und nach den *Leonhardschen* Kriterien diagnostiziert. Von insgesamt 39 Zwillinspaaren (21 EZ, 18 ZZ) standen für die probandenweise Auswertung 13 EZ und 7 ZZ mit zykloiden Psychosen zur Verfügung. Sowohl bei engen als auch bei weiten Kriterien für Konkordanz waren 5/13 EZ und 2/7 ZZ konkordant betroffen. Daraus errechnete sich eine Heritabilität von 0,23, also ein geringer bis mäßiger Einfluß genetischer Faktoren. Für die *Leonhard*-Diagnosen *„unsystematische Schizophrenie"* errechnete sich bei mittlerer Weite der Konkordanzdefinition eine Heritabilität von 0,81. Wenn zum Vergleich nach DSM-III-R diagnostiziert wurde und die Konkordanzen für die Probanden mit einer DSM-III-R-Schizophrenie bestimmt wurden, ergab sich eine Heritabiliät von 0,88 bei mittlerer Weite der Konkordanzkriterien. D.h., daß aufgrund dieser Zwillingsserie die letzten beiden Krankheitsdefinitionen stark genetisch determinierte Krankheitsbilder zu erfassen scheinen.

25.3.1.3 Adoptionsstudien

sind für die zykloiden Psychosen nicht durchgeführt worden.

25.3.2 Genetische Marker bei zykloiden Psychosen

Molekulargenetische Untersuchungen sind bisher nicht bei den zykloiden Psychosen durchgeführt worden, aber klassische genetische Marker, nämlich einige Protein-Polymorphismen, wurden auf Assoziation mit den Erkrankungen untersucht. Kopplungsuntersuchungen wurden nicht durchgeführt, unter anderem vielleicht deshalb, weil die vorhandenen Informationen über die genetische Basis der Erkrankungen noch unzureichend sind.

Beckman et al. (1978) untersuchten HLA-Antigene, Blutgruppenantigene, Serumgruppenantigene und rote Blutzellenzyme bei Patienten mit zykloiden Psychosen, bipolarer Erkrankung und Kontrollpersonen. Bei den zykloiden Patienten waren Rhesus-negative und Kell-positive Typen gehäuft, ebenso der heterozygote Gc 2-1-Typ im Gc-Serumgruppen-System. Im Gegensatz hierzu fand *Lange* (1982) den homozygoten Gc 1-1-Typ mit zykloiden Psychosen assoziiert, außerdem den Typus Hp 1-1 des Haptoglobin-Systems, der bei *Beckman* et al. (1978) keine signifikanten Unterschiede zwischen Patienten mit zykloiden Psychosen und Kontrollpersonen gezeigt hatte. Die Widersprüchlichkeit der in wenigen Untersuchungen erhobenen Befunde deutet an, daß die genannten Assoziationen am ehesten durch Stratifikationseffekte bedingt sein dürften, für die Assoziationsuntersuchungen besonders anfällig sind.

25.4 Genetik der Zyklothymia

Es wird allgemein angenommen, daß die Zyklothymia zum genetischen Spektrum bipolarer Erkrankungen gehört. Allerdings sind die Familienuntersuchungen, die diesen Phänotyp mit einbezogen haben, nicht sehr zahlreich.

Winokur et al. (1969) fanden unter den gesunden erstgradigen Verwandten von Probanden mit bipolarer Erkrankung eine Häufung von zyklothymen Störungen bzw. Persönlichkeiten. In der kontrollierten Familienstudie über affektive und schizoaffektive Erkrankungen von *Gershon* und Mitarbeitern (1982a) fand sich eine nichtsignifikante Erhöhung des Lebenszeiterkrankungsrisikos für zyklothyme Persönlichkeit bei den erstgradigen Verwandten von Probanden mit einer Bipolar-I- und Bipolar-II-Störung (2,7 bzw. 2,6%) gegenüber den Familienmitgliedern von Kontrollpersonen (0,8%). Diese Risikoerhöhung fand sich nicht bei den Verwandten unipolarer Probanden (0%). In der NIMH Collaborative Study (Andreasen et al. 1987), in der nach RDC diagnostiziert wurde, fand sich bei nichthierarchischer Betrachtung eine Erkrankungshäufigkeit für eine zyklothyme Störung von 0,7% für Verwandte von Bipolar-I-Probanden, von 2,6% für Verwandte von Bipolar-II-Probanden, und von 1,2% für Verwandte unipolarer Probanden. Bei hierarchischer Betrachtung (Verwandter hatte eine in der Hierarchie höherstehende Diagnose zusätzlich zur Zyklothymia) betrugen die Häufigkeiten nur noch 0,2 bzw. 0,4 bzw. 0,3%. Werte in Kontrollfamilien werden nicht angegeben.

Heun und *Maier* haben in ihrer kontrollierten Familienstudie (1993) die Häufigkeit der Zyklothymia bei den erstgradigen Verwandten von Probanden mit Bipolar-I-, Bipolar-II-Störungen, rezidivierenden Depressionen und gesunden Kontrollen erfaßt. Verwandte von Bipolar-I-Probanden (4,8%) und Bipolar-II-Probanden (6,1%) hatten signifikant häufiger die Diagnose Zyklothymia als die Verwandten von Probanden mit rezidivierender Depression (1,0%) oder die Verwandten gesunder Kontrollpersonen (1,4%). Hier wurden die Diagnosen der Verwandten ebenfalls hierarchisch erfaßt, d.h. die Gegenwart einer *„Major-Erkrankung"* schloß die *„Minor-Diagnose"* Zyklothymia aus. *Maier* et al. (1995c) haben in einer weiteren kontrollierten Familienstudie die Häufigkeiten von DSM-III-R-Persönlichkeitsstörungen bei Verwandten 1. Grades affektiv kranker Probanden untersucht. Auch die Zyklothymia, allerdings als Persönlichkeitsvariante definiert (über die meiste Zeit des erwachsenen Lebens), wurde mit einbezogen. Sie war mit 5,0% bei den Verwandten bipolarer Patienten ohne Axis I-Erkrankung signifikant höher als bei den Verwandten unipolarer (1,0%) oder Kontrollprobanden (0,8%). Hatten die Verwandten eine Axis I-Erkrankung, so waren 14% bzw. 4,2% bzw. 3,4% von ihnen von einer Zyklothymia im obigen Sinn betroffen.

Daß die familiäre Beziehung zwischen bipolarer Erkrankung und Zyklothymia auch bestehen bleibt, wenn der zyklothyme Verwandte keine Axis I-Diagnose erhält, macht es unwahrscheinlich, daß die Zyklothymia nur eine *„Narbe"* einer abgelaufenen affektiven Episode darstellt. Vielmehr scheint es umgekehrt so zu sein, daß die Zyklothymia zur affekiven Erkrankung prädisponiert oder ihr Vorläufer ist.

Klein und Mitarbeiter (1985, 1986) haben Kinder im Adoleszentenalter von Patienten mit einer Bipolar-I-Störung psychopathologisch untersucht. 24% erhielten die Diagnose einer Zyklothymia. Diese Autoren sind ebenfalls der Meinung, daß die Zyklothymia zu einem hohen Prozentsatz in einem späteren Alter in ein volles bipolares Syndrom übergeht.

Der umgekehrte Weg, in dem in der Familienstudie von zyklothymen Probanden ausgegangen wird, ist nur selten und bisher unbefriedigend beschritten worden: *Akiskal* et al. (1977) sah ähnliche Familienstammbäume, gleichgültig, ob er nun von Probanden mit Zyklothymia oder einer vollen bipolaren Erkrankung ausging. 65% der Zyklothymia-Patienten und 56% der bipolaren Probanden hatten eine positive Familienanamnese für affektive Erkrankungen. *Klein* et al. (1990) verglichen die Familiengeschichten von zyklothymen und dysthymen Probanden. Unter den Verwandten ersten Grades der Probanden mit Zyklothymia war die Anzahl derer, die eine bipolare affektive Erkrankung oder einen Drogenabusus hatten, signifikant höher als unter den Verwandten der dysthymen Probanden (siehe Abschnitt Komorbidität).

Bei der einzigen uns bekannten Adoptionsstudie (Mendlewicz und Rainer 1977), die auch die Zyklothymia bei den Verwandten später bipolar erkrankter Adoptierter erfaßt hat, fand sich kein signifikanter Unterschied zwischen Adoptiveltern und leiblichen Eltern der Probanden, was aber auch durch die kleine Zahl der Untersuchten bedingt sein könnte.

25.5 Genetik der Dysthymia

Die Diagnose *„Dysthymia"* bzw. *„Dysthymie"* ist relativ neu. Deshalb sind genetische Untersuchungen, die explizit und mit einem modernen Design Familien oder Zwillinge mit dieser Diagnose untersucht haben, rar. Überlappungen der Diagnose Dysthymie mit den früheren Diagnosen aus der ICD-9 sind zahlreich, so daß für die Genetik der Dysthymie nicht einfach auf Untersuchungen mit ICD-9-Diagnosen zurückgegriffen werden kann. Auf den ersten Blick würde man in der Tat annehemen, daß die stärkste Beziehung zwischen Dysthymie und der neurotischen Depression nach ICD-9 besteht. Dies scheint aber nicht der Fall zu sein. So hat z.B. *Torgersen* (1986) die Diagnosen der Zwillinge seiner Zwillingsstudie zur neurotischen Depression nach DSM-III umklassifiziert. Nur ein Fünftel erhielt jetzt die Diagnose Dysthymie, ein weiteres Fünftel die Diagnose Anpassungsstörung mit Depression, aber ca. die Hälfte der Erkrankungen wurden als Major Depression klassifiziert. Deshalb ist aus älteren Studien, z.B. zur neurotischen Depression, über die Genetik der Dysthymie kaum Aufschluß zu erwarten. Es sollen daher hier nur genetische Befunde berücksichtigt werden, die seit Aufnahme der Diagnose Dysthymie ins DSM-III erhoben worden sind. Diese können durch Aufdeckung einer familiären Aggregation von Erkrankungen Hinweise für die nosologische Stellung der Dys-thymie und ihre Beziehung zu anderen psychiatrischen Erkrankungen geben.

Familienstudien

Einige Untersucher (Klein et al. 1988a, Goldstein et al. 1994, Weissman et al. 1984a) haben berichtet, daß in den Familien von Probanden mit Major Depression Dysthymien gehäuft vorkommen. *Rosenthal* et al. (1981) unterteilten die Diagnosen ihrer Probanden mit chronischen mäßiggradigen Depressionen in subaffektive Dysthymien und Charakter-Spektrum-Dysthymien. In den Familien der Charakter-Spektrum-Patienten waren Depressionen seltener und Alkoholismus häufiger als in den Familien der Probanden mit subaffektiver Dysthymie. Diese unterschieden sich in ihrer Familiengeschichte nicht signifikant von Probanden mit unipolarer Depression. *Akiskal* und Mitarbeiter (1981) haben diese Differenzierung noch erweitert: Bei 30 - 35% der Probanden mit subaffektiven Dysthymien fand sich eine positive Familienanamnese für unipolare und bipolare affektive Störungen, bei 10% für Alkoholabhängigkeit. Die Probanden mit Charakter-Spektrum-Störungen hatten in mehr als der Hälfte der Fälle (53%) eine positive Familienanamnese für Alkoholabhängigkeit, jedoch nur in 3% für affektive Erkrankungen. Eine weitere Subgruppe waren die unvollständig remittierten Patienten mit residualer Major Depression, die in 42% unipolare Depressionen und 5% bipolare Störungen in der Familie hatten. Die sog. sekundären Dysthymien (nach chronischer körperlicher oder seelischer Erkrankung) hatten keine pathologischen Familienbefunde. Nach der Vorstellung dieser Autoren gehören die subaffektiven Dysthymien zum Spektrum der affektiven Störungen. Die Charakter-Spektrum-Dysthymien ähneln eher den Persönlichkeitsstörungen. *Anderson* et al. (1991) haben versucht, Akiskals Unterscheidung der subaffektiven und Charakter-Spektrum-Dysthymie klinisch und anhand einer Familienstudie zu validieren. Die Erkrankungshäufigkeiten bei den Verwandten ersten Grades bzgl. affektiver Störungen unterschieden sich nicht, jedoch fand sich bei den Verwandten von Charakter-Spektrum-Dysthymien gehäuft die Diagnose Alkoholabhängigkeit. In der Studie von *Angst* und *Wicki* (1991) erfüllten die meisten Probanden mit Dysthymie zeitweise die Kriterien für eine Major Depression. Deren Familiengeschichte unterschied sich nicht von der Familiengeschichte von Probanden mit reiner Major Depression. Die kleine Gruppe von Patienten, die eine pure Dysthymie hatte, unterschied sich in ihrer Familiengeschichte bzgl. behandelter Depressionen nicht von Kontrollpersonen.

Die gerade aufgeführten Untersuchungen, die von dysthymen Probanden ausgingen, weisen einige Einschränkungen auf: Bis auf die Studie von *Anderson* und Mitarbeitern (1991) haben sie nur die Family-History-Methode benutzt und z.T. nicht einmal Erkrankungshäufigkeiten bei den Verwandten ersten Grades angegeben. Eine kontrollierte Familienstudie, die den modernen Standards entspricht, wurde von *Klein* et al. (1995) durchgeführt. Die Verwandten ersten Grades von Probanden mit Dysthymie mit frühem Beginn (early onset), mit episodischer Major Depression und gesunden Kontrollpersonen wurden entweder persönlich untersucht, oder es wurden Family-History-Interviews mit dem Probanden und mindestens einem weiteren Informanten durchgeführt sowie Krankenakten durchgesehen. Es wurden jeweils standardisierte Interviews verwendet, Untersucher und Diagnostiker waren blind bzgl. der Diagnose des Probanden. Die diagnostischen Kriterien waren die des DSM-III-R. Es wurden nicht alterskorrigierte Erkrankungshäufigkeiten angegeben (siehe Tabelle 25.6)

Die Verwandten ersten Grades sowohl der Dysthymie-Probanden als auch der Probanden mit episodischer Major Depression erhielten signifikant häufiger als die Verwandten der Kontrollpersonen die Diagnose einer affektiven Erkrankung überhaupt, einer affektiven *„Major-Erkrankung“* (bipolare Störung oder Major Depression) und einer Major Depression. Bipolare Störungen waren in den Familien beider Erkrankungsgruppen nicht signifikant häufiger als in den Familien der Kontrollpersonen. Tatsächlich waren die gesamten affektiven Erkrankungen, die medikamentös behandelten und die chronischen Depressionen, bei den Verwandten der Dysthymie-Probanden sogar signifikant häufiger als bei den Verwandten der Probanden mit episodischer Major Depression. Die Dysthymie selbst war in den Familien der Probanden mit Dysthymie häufiger als in den Familien der Probanden mit Major Depression und der Kontrollpersonen. Bzgl. der DSM-III-R-Persönlichkeitsstörungen, die ebenfalls bei den Verwandten diagnostiziert wurden, war die Rate der Persönlichkeitsstörungen insgesamt bei den Familienmitgliedern der dysthymen Probanden erhöht gegenüber den Familienmitgliedern der Probanden mit Major Depression und der Kontrollpersonen. Wenn die Probanden mit Dysthymie danach unterteilt wurden, ob sie früher oder gleichzeitig die Diagnose Major Depression erhalten hatten (also eine *„Double Depression“* hatten) oder nicht, so änderten sich die Ergebnisse nicht, die Unterschiede zwischen diesen beiden Dysthymie-Gruppen waren nicht signifikant.

Tabelle 25.6: Erkrankungshäufigkeiten für affektive Erkrankungen und Persönlichkeitsstörungen bei den Verwandten ersten Grades von Patienten mit Dysthymie, episodischer Major Depression und gesunden Kontrollpersonen (gekürzt nach Klein et al. 1995)

	Probandendiagnose				
Diagnose bei Verwandte	DY-gesamt	DY-MD	DY+MD	EMD	NK
Affektive Erkrankungen gesamt	37,4	34,0	38,5	27,1	16,6
Affektive Major-Erkrankungen	31,2	24,3	33,2	26,1	15,7
Major Depression	24,3	30,0	23,7	15,3	28,9
MD mit Medikation	8,1	3,9	9,3	3,9	3,1
Chronische Depression	16,6	18,4	16,0	7,7	2,6
Dysthymie	10,1	12,6	9,3	2,9	1,3
Persönlichkeitsstörungen gesamt	47,2	48,5	46,8	38,6	14,8

DY-gesamt > Verwandte aller Dysthymie-Patienten; DY-MD > Verwandte der Patienten mit Dysthymie ohne Anamnese einer Major Depression; DY+MD > Verwandte der Patienten mit Dysthymie mit Anamnese einer Major Depression; EMD > Verwandte der Patienten mit episodischer Major Depression; NK > Verwandte der normalen Kontrollpersonen

Eine Familienuntersuchung mit der Family-History-Methode (Remick et al. 1996) hat sich des Problems der *„Double Depression"* (Dysthymie überlagert mit Episoden von Major Depression) angenommen. Allerdings wurden RDC-Kriterien (statt Dysthymie Minor/intermittierende Depression) verwendet. Laut den Autoren gibt es aber gute Übereinstimmung zur DSM-III-R-Dysthymie. Wenn auch die absoluten Zahlen sich unterscheiden, kommen die Autoren zu ähnlichen Ergebnissen wie *Klein* und Mitarbeiter (1995): Die Erkrankungsrisiken für affektive Erkrankungen unterscheiden sich nicht signifikant zwischen den Verwandten ersten Grades von Patienten mit Minor Depression, Double Depression und Major Depression.

Donaldson et al. (1997) untersuchten in ihrer kontrollierten Familienstudie die Verwandten ersten Grades von vier Probandengruppen: Dysthymie allein, Major Depression allein, Dysthymie plus Major Depression und gesunde Kontrollprobanden. Verwandte von Patienten mit Dysthymie bzw. komorbider Dysthymie plus Major Depression erhielten signifikant häufiger die Diagnose Dysthymie als die Verwandten von Patienten mit Major Depression bzw. normalen Kontrollpersonen. Verwandte der Patienten mit Major Depression bzw. Dysthymie plus Major Depression wiesen signifikant häufiger die Diagnose Major Depression auf als die Verwandten der Kontrollpersonen.

Riso und Mitarbeiter (1996b) haben eine kontrollierte Familienstudie durchgeführt, um die familiäre Beziehung der Dysthymie und der Cluster-B-Persönlichkeitsstörungen aus DSM-III-R (antisoziale, Borderline-, histrionische und narzistische Persönlichkeitsstörungen) zu beleuchten. Beide Erkrankungen treten häufig auch komorbid beim gleichen Patienten auf. Daher wurden Verwandte ersten Grades von Probanden mit Dysthymie (früher Beginn) allein, von Probanden mit komorbider Dysthymie mit Cluster-B-Persönlichkeitsstörung und Verwandte gesunder Kontrollpersonen untersucht. Die Verwandten beider Dysthymie-Untergruppen erhielten häufiger Diagnosen von Dysthymie mit Persönlichkeitsstörung, von Dysthymie ohne Persönlichkeitsstörung und Cluster B-Persönlichkeitsstörung ohne Dysthymie als die Verwandten der gesunden Kontrollpersonen. Zudem erhielten Verwandte der komorbiden Dysthymie-Probanden häufiger die Diagnose einer Cluster B-Persönlichkeitsstörung als die Verwandten der *„einfachen"* Dysthymie.

Die Ergebnisse der referierten Untersuchungen sprechen dafür, daß zwischen Dysthymie und Major Depression eine starke familiäre Beziehung besteht. In den Familien der Patienten mit Dysthymie scheinen möglicherweise sogar häufiger affektive Erkrankungen und solche von höherem Schweregrad aufzutreten. Lediglich für die Dysthymie selbst besteht vielleicht eine gewisse Spezifität, da die Erkrankungshäufigkeiten für Dysthymie bei Verwandten von dysthymen Patienten höher zu liegen scheinen als bei Verwandten von Patienten mit episodischer Major Depression. Zwischen den Dysthymien und den Persönlichkeitsstörungen, insbesondere des Cluster B, gibt es wohl ebenfalls eine familiäre Verbindung. Zuletzt scheint ein Phänomen, das auch bei den unipolaren und bipolaren affektiven Erkrankungen bekannt ist, auch bei der Dysthymie eine Rolle zu spielen: Die Erkrankungshäufigkeiten bei den Verwandten von Probanden mit Dysthymie werden durch das Ersterkrankungsalter der Probanden beeinflußt (Klein et al. 1988c); die Verwandten früh erkrankter Patienten erkranken häufiger an affektiven Erkrankungen als die Verwandten von spät erkrankten Patienten.

Zwillingsstudien

Torgersen (1986) hat seine Zwillingsserie mit milden depressiven Erkrankungen nach DSM-III umdiagnostiziert. 16 eineiige und 19 zweieiige Index-Zwillinge erhielten die Diagnose Dysthymie. Wurden alle affektiven Erkrankungen (inkl. Major Depression, Dysthymie, Anpassungsstörung mit Depression und *„andere"* affektive Störungen) als Kriterium akzeptiert, so waren 31% der eineiigen und 26% der zweieiigen Zwillinge konkordant (absolut 5/16 eineiigen und 5/19 zweieiigen Zwillingen). Dieser Unterschied dürfte kaum signifikant sein, so daß diese Zwillingsstudie nicht für eine wesentliche Beteiligung genetischer Faktoren an der Krankheitsentstehung spricht. Allerdings ist die Zahl der untersuchten Zwillinge sehr klein. In jedem Fall deuten die heterogenen Diagnosen der Co-Zwillinge darauf hin, daß die Dysthymie wahrscheinlich keine nosologische Einheit darstellt, sondern weite familiäre Überlappungen mit anderen depressiven Erkrankungen hat.

Glossar

Affected-pedigree-member(APM)-Methode: Methode zur Kartierung von Genen. Geht von erkrankten Verwandten im Stammbaum in verschiedenen Konstellationen aus.

Affected-sib-pair(ASP)-Methode: Methode zur Kartierung von Genen. Geht von erkrankten Geschwisterpaaren aus.

Allel: Gene können an einem Genort in mehreren alternativen Formen vorkommen, die sich durch ihre Basensequenz unterscheiden. Diese bezeichnet man als Allele.

Antizipation: Im Vergleich zur Elterngeneration nimmt in nachfolgenden Generationen die Schwere einer genetischen Erkrankung zu, und das Alter bei Ersterkrankung sinkt.

Assoziation: Überzufällig häufiges Vorkommen eines Risikofaktors (z.B. Blutgruppe, DNA-Sequenzvariante) in einem Patientenkollektiv.

Autosom: Alle Chromosomen außer den Geschlechts-chromosomen; beim Menschen 44 Autosomen bzw. 22 Autosomen-Paare.

CentiMorgan: Einheit für Entfernung von Genen voneinander auf einem Chromosom. Ein centiMorgan entspricht etwa der Distanz zweier Gene, zwischen denen 1% Rekombination stattfindet. Das gesamte menschliche Genom hat ca. 3300 centiMorgan.

Chromosom: Träger der Erbinformation im Zellkern; beim Menschen insgesamt 46 Chromosomen bzw. 23 Chromosomenpaare. Ein Chromosom besteht aus einem DNA-Strang und Strukturproteinen.

Diskordanz (bei Zwillingen): ein Zwillingspartner ist erkrankt, der andere nicht; bzw. unterscheiden sich die Zwillingspartner bezüglich eines untersuchten Merkmals.

Dizygot: siehe *„zweieiig"*.

DNA (Desoxyribonukleinsäure): Die Erbsubstanz; großes Molekül, das die genetische Information für die Replikation von Zellen und die Produktion von Proteinen trägt.

DNA-Polymorphismus: Unterschiede in der DNA-Basensequenz homologer Chromosomen (siehe auch Allele). Durchschnittlich jedes 500. Basenpaar homologer Chromosomen nicht verwandter Individuen ist unterschiedlich.

Dominante Vererbung: Liegt dann vor, wenn die Anwesenheit einer genetischen Information in einfacher Dosis (auf einem der homologen Chromosomen) genügt, um ein Merkmal voll zur Ausprägung zu bringen.

Eineiig (bei Zwillingen): Aus einer Zygote (befruchteten Eizelle) durch Teilung hervorgegangene Zwillinge; sind daher genetisch identisch (100% der Gene gemeinsam).

Epistasis: Interaktion zwischen nicht gekoppelten Genen. Z.B. kann die Expressivität oder Penetranz eines Gens durch ein anderes modifiziert werden.

Family-history-Methode (in Familienstudien): Diagnostisches Interview mit einem oder mehreren Informanten aus der Familie über ein Familienmitglied, mit dem kein persönliches Interview zu erhalten ist.

Gen: Abschnitt eines Chromosoms, der die Information für die Synthese eines Genprodukts, in der Regel eines Proteins, trägt; die *„Einheit"* der Vererbung.

Genlocus: Position eines Gens auf einem Chromosom.

Genom: Gesamtheit der genetischen Information eines Organismus.

Genom-Scan: Untersuchung des gesamten Genoms auf Kopplung.

Genort: siehe Genlocus.

Genotyp: Genetische Grundlage eines gesamten Organismus oder eines einzelnen Merkmals (inklusive der Allele, die nicht im Phänotyp exprimiert werden).

Haplotyp: Kombination von Allelen an benachbarten Genorten auf einem der beiden homologen Chromosomen, die – sofern keine Rekombination erfolgt – von einer Generation an die nächste weitergegeben werden kann.

Haplotypen-Analyse: Untersuchung der Haplotypen und ihrer Weitergabe über die Generationen in Familienstammbäumen.

Hauptgeneffekt: Ein Gen hat einen großen Anteil an der Entstehung eines Merkmals oder einer Erkrankung, so daß nur geringfügige weitere (genetische oder Umwelt-) Faktoren für die Entstehung notwendig sind.

Heritabilität: Anteil am Phänotyp eines Individuums, der durch die von den Eltern erhaltenen Gene determiniert ist; kann z.B. anhand von Zwillingsstudien berechnet werden.

Heterogenität: Ein genetisch determiniertes Merkmal, z.B. eine Krankheit, kann durch mehrere, verschiedene Gene verursacht sein, ohne daß dies phänotypisch erkennbar ist.

Imprinting, genomisches: Die Expression eines Gens wird dadurch modifiziert, ob es vom

Vater oder der Mutter ererbt wurde. Imprinting kann bei verschiedenen Vererbungsmustern vorkommen und deren Charakteristika verändern.

Kandidatengen: Gen, dessen Genprodukt aufgrund pathophysiologischer Überlegungen bei der Entstehung einer Erkrankung beteiligt sein könnte.

Komplexe Erkrankung: Die Erkrankung ist ätiologisch und genetisch heterogen; z.B. ist ein Teil der Fälle monogen erblich, evtl. mit herabgesetzter Penetranz; ein Teil ist durch das Zusammenwirken mehrerer Gene (und Umweltfaktoren) bedingt; ein Teil ist nichtgenetisch (eine *„Phänokopie"*).

Konkordanz (bei Zwillingen): Beide Zwillingspartner sind gleichsinnig erkrankt bzw. tragen die gleiche Eigenschaft.

Kopplung: Gene, die in enger Nachbarschaft zueinander auf einem Chromosom lokalisiert sind, werden mit hoher Wahrscheinlichkeit gemeinsam an die Nachkommen vererbt, sie sind gekoppelt und *„kosegregieren"*. In Abhängigkeit von ihrer Entfernung auf dem Chromosom werden sie selten während der Keimzellbildung voneinander getrennt.

Kosegregation: Zwei Merkmale werden innerhalb von Familien überzufällig häufig bei den gleichen Individuen gefunden. Dies läßt darauf schließen, daß die diese Merkmale kodierenden Gene benachbart auf einem Chromosom lokalisiert sind; siehe auch Kopplung.

LOD Score: Statistisches Maß für die Wahrscheinlichkeit, daß zwei oder mehrere Gene gekoppelt sind (*„logarithm of the odds"*).

Marker: Nachweisbare genetische Variante (z.B. ABO-Blutgruppen oder DNA-Polymorphismus); im günstigen Fall ist die chromosomale Lokalisation bekannt, so daß die Variante als *„Markierungspunkt"* im Genom genutzt werden kann.

Monogen: Durch ein einzelnes Gen determiniert (z.B. Erkrankung oder erbliche Eigenschaft).

Monozygot: siehe *„eineiig"*.

Morbiditätsrisiko: Lebenslange Krankheitserwartung, *„lifetime risk"*. Anteil einer Geburtenkohorte, der eine bestimmte Krankheit bis zu einem definierten Alter entwickelt.

Multifaktorielle Vererbung: Zur Ausprägung des Phänotyps tragen zahlreiche Gene von geringem Effekt (Polygene), einzelne Hauptgene und Umweltfaktoren bei.

Penetranz: Prozentualer Anteil aller Träger eines bestimmten Gens bzw. Allels, die den zugehörigen Phänotyp aufweisen. Führt der Besitz eines Gens immer zur Ausprägung der Eigenschaft, beträgt die Penetranz 100%.

Perizentromerisch: In der Region um das Zentromer (zentrale Einschnürung) eines Chromosoms gelegen.

Phänotyp: Gesamte physische und psychische Erscheinung eines Individuums, die aus dem Zusammenwirken seiner genetischen Konstitution mit seiner Umwelt hervorgeht; in anderem Zusammenhang Begriff für die einem bestimmten Gen zugenordnete *„phänische"* Eigenschaft.

Pseudoautosomale Region: Kleine Region am Ende der kurzen Arme von X- und Y-Chromosom, wo während der männlichen Meiose (Keimzellbildung) Austausch von genetischem Material zwischen X- und Y-Chromosom stattfinden kann wie zwischen zwei Autosomen.

Restriktionsenzym (Restriktionsendonuklease): Enzym, das bestimmte DNA-Nukleotidsequenzen (meist 4 - 6 Basenpaare) erkennt und die DNA-Doppelhelix an oder nahe bei diesen spezifischen Stellen spaltet.

Rezessive Vererbung: Zur Ausprägung eines Merkmals muß das (pathologische) Gen in doppelter Dosis, d.h. auf jedem der beiden homologen Chromosomen, vorliegen.

RFLP (**Restriktionsfragment-Längen-Polymorphismus**): DNA-Sequenzvariante an einem spezifischen Genort, die durch Verdau mit einem Restriktionsenzym nachgewiesen werden kann. Elektrophoretisch aufgetrennt zeigen sich verschieden lange DNA-Fragmente, weil die DNA-Variante zu Verlust bzw. Neuentstehung einer Enzym-Schnittstelle führt.

Segregationsuntersuchung: Mathematische Analyse der Verteiıung eines Merkmals in Familien; überprüft wird, ob die Verteilung einem bestimmten Vererbungsmuster entspricht.

Sonde: Radioaktiv oder mit Farbstoff markierte, für den zu untersuchenden Genort spezifische DNA-Sequenz; liegt als Einzelstrang vor und kann daher mit denaturierter (ebenfalls einzelsträngiger) zu untersuchender DNA hybridisieren (einen Doppelstrang bilden). Dadurch wird diese markiert und in der Elektrophorese als Fragment spezifischer Länge sichtbar gemacht.

Stratifikationseffekte: Mangelhafte Vergleichbarkeit von Experimental- und Kontrollgruppe, z.B. aufgrund ethnischer Unterschiede in beiden Kollektiven; kann zu falsch-positiven oder falsch-negativen Befunden in Assoziationsstudien führen.

Trinukleotid-Repeat-Polymorphismus (TNR): DNA-Polymorphismus, der durch eine variable Anzahl von Wiederholungen einer Sequenz von drei Basenpaaren (Nukleotiden) entsteht.

Variabilität, genetische: Unterschiedliche genetische Ausstattung verschiedener Individuen einer Spezies; auf der DNA-Ebene Variationen der DNA-Basensequenz.

VNTR (variable number of tandem repeats)-Polymorphismus: Zwischen zwei Schnittstellen für ein Restriktionsenzym liegt eine variable Anzahl von Wiederholungen einer Sequenz von vier und mehr Basenpaaren.

X-Chromosom: Eines der Geschlechtschromosomen.

X-chromosomal dominante Vererbung: Das Vorliegen einer genetischen Information auf dem X-Chromosom in einfacher Dosis genügt zur vollen Ausprägung des kodierten Merkmals. D.h. im Falle von Erkrankungen erkranken sowohl Frauen als auch Männer, wobei solche Gene für Männer oft *„Letalfaktoren“* darstellen, weil kein zweites X-Chromosom mit normalem Allel zur Kompensation vorhanden ist.

Y-Chromosom: Eines der Geschlechtschromosomen. Das Vorhandensein eines Y-Chromosoms führt beim Menschen im Normalfall zur Entwicklung eines männlichen Phänotyps.

Zweieiig (bei Zwillingen): Aus zwei Zygoten (befruchteten Eizellen) entstandene Zwillinge; haben daher, wie normale Geschwister, durchschnittlich 50% der Gene gemeinsam.

KAPITEL 26: BIOLOGISCHE BEFUNDE

„Εἰδέναι δέ χρή τούς ἀνθρώπους ὅτι ἐξ οὐδενός ἡμῖν αἱ ἡδοναί γίνονται καί εὐφροσύναι καί γέλωτες καί παιδιαί ἤ ἐντεῦθεν, καί λῦπαι καί ἀνίαι καί δυσφροσύναι καί κλαυθμοί. ... καί ταῦτα πάσχωμεν ἀπό τοῦ ἐγκεφάλου πάντα, ...“

„Auf jeden Fall müssen die Menschen wissen, daß Lust und Freude, Lachen und Scherzen, Traurigkeit und Sorgen, Dysphorie und Weinen nicht aus dem Nichts kommen ... sondern durch das Gehirn.“

Hippokrates, Über die Heilige Krankheit, Übersetzung des Verfassers

26.1 Neurobiologische Ursachen unipolarer und bipolarer affektiver Erkrankungen

In den letzten Jahrzehnten wurde durch die Einführung der verschiedenen Antidepressiva die Forschungsaktivität zu neurobiologischen Grundlagen affektiver Störungen erheblich intensiviert. Die antidepressive Wirkung tri- und tetrazyklischer Substanzen sowie der MAO-Hemmer führte zur Formulierung der Monoamin-Hypothese der Depression (Schildkraut 1965). Danach ging man davon aus, daß die Verfügbarkeit von monoaminergen Neurotransmittern, v.a. des Noradrenalins, bei depressiven Erkrankungen vermindert ist und durch die verschiedenen Antidepressiva die synapische Verfügbarkeit der Monoamine entweder durch eine Hemmung der präsynaptischen Wiederaufnahme (Tri- und Tetrazyklika) oder einen verminderten Abbau (Monoaminoxidase-Hemmer) wieder erhöht wird. In den folgenden Jahren wurde diese Hypothese um einen synaptischen Serotonin-Mangel erweitert (van Praag 1967).

Allerdings bestanden trotz aller Forschungsbemühungen Schwierigkeiten, die Symptomatik und den Verlauf affektiver Störungen durch die Monoamin-Mangelhypothese zu erklären. Zum einen setzt die antidepressive Wirkung von sowohl MAO-Hemmern als auch Serotonin- oder Noradrenalin-Wiederaufnahmehemmern erst nach ein bis vier Wochen ein, obwohl die Transmitterveränderungen innerhalb von Stunden nach initialer Gabe einsetzen. Zum anderen führen Substanzen wie Amphetamine oder Kokain, die als sehr potente Wiederaufnahmehemmer der präsynaptischen Monoamine anzusehen sind, zu keiner antidepressiven Wirkung bei Patienten mit affektiven Störungen, während Substanzen wie Iprindol oder niedrigdosierte Neuroleptika ohne Effekt auf die monoaminergen Neurotransmitter eine antidepressive Wirkung zeigen (Brown et al. 1994).

Diese klinischen Befunde belegen, daß Symptomatik und Verlauf affektiver Störungen nicht allein auf kurzfristigen und selektiven Transmitterveränderungen beruhen können, sondern daß daneben v.a. auch die längerfristig auftretenden nachgeschalteten Neurotransmitter- und Neurorezeptorveränderungen und die Interaktion mit neuroendokrinen Regelkreisen von Bedeutung sind. Im ersten Teil dieses Kapitels werden daher die Forschungsergebnisse zu neuroendokrinen Befunden und Transmitter-Hypothesen bei uni- und bipolaren affektiven Störungen referiert (siehe Tabellen 26.1 und 26.2 am Ende des Kapitels). Ausführungen zu molekulargenetischen Befunden, zu biologischen Rhythmen und elektrophysiologischen Ergebnissen finden sich in eigenen Kapiteln.

Im zweiten Teil dieses Kapitels werden die Ergebnisse bildgebender Verfahren mit Darstellung anatomischer Strukturen mit zerebraler Computertomographie (CCT) und Magnetresonanztomographie (MRT) sowie regionaler Darstellung von Hirnstoffwechsel, Hirndurchblutung und Rezeptorverteilung mit Hilfe nuklearmedizinscher Methoden (Positronen-Emissions-Tomographie (PET) und Einzel-Photonen-Emissions-Computer-Tomographie (SPECT) bei uni- und bipolaren affektiven Störungen dargestellt. Die immensen Fortschritte in der Computertechnologie ermöglichten hier eine stetige Verbesserung der Aufnahmeparameter bei immer kürzeren Untersuchungszeiten, und besser angepaßte mathematische Modelle zur Bildrekonstruktion führten zu bis vor einigen Jahren nicht denkbarer Bildqualität mit hoher räumlicher Auflösung. Kürzlich eingeführte Overlining-Techniken ermöglichen nun die Übereinander-Projektion funktioneller Befunde aus PET und SPECT mit den entsprechenden anatomischen Strukturen aus CCT und MRT, so daß die festgestellten Veränderungen auch exakt bestimmten anatomischen Regionen zugeordnet werden können. Allgemein läßt sich feststellen, daß uni- und bipolare affektive Störungen mit diesen Methoden im Vergleich zu den schizophrenen Psychosen nur wenig systematisch untersucht wurden. Die Untersuchungskollektive sind meist klein, die Diagnosekriterien in den einzelnen Studien unterschiedlich und mögliche Einflußparameter wie z.B. Erkrankungsalter, Erkrankungsdauer, Phasendauer, Polarität und Therapie mit oder ohne Response wurden nur unzureichend berücksichtigt.

Diese Ausführungen gelten um so mehr für pathologisch-anatomische Befunde bei Patienten mit affektiven Störungen. Wenn überhaupt, wurden Patienten mit affektiven Störungen meist als Kontrollgruppe in Studien mit schizophrenen Patienten untersucht (Jeste et al. 1988). Insgesamt sind die untersuchten Patientenzahlen sehr niedrig, und die weiter oben genannten methodischen Einschränkungen gelten auch hier, so daß im Rahmen dieses Kapitels auf eine ausführlichere Darstellung der pathologisch-anatomischen Befunde verzichtet wird. In den letzten Jahren haben einige Arbeitsgruppen – ermutigt von den Ergebnissen bei Patienten mit schizophrenen Störungen und den Resultaten in CCT und MRT – aber begonnen, mit den heute zur Verfügung stehenden Techniken die Gehirne gut definierter Patientenkollektive mit primären affektiven Störungen zu untersuchen, so daß hierzu bald einige an größeren Kollektiven gewonnene Befunde vorliegen dürften. Ein Beispiel dafür ist die Untersuchung von *Baumann* et al. (1998), in der gezeigt werden konnte, daß bei bipolaren Patienten signifikant mehr neuromelatoninhaltige Neurone vorhanden sind als bei unipolaren depressiven Patienten. Eine relativ umfangreiche Literatur existiert zu den pathologisch–anatomischen Veränderungen bei sekundär bedingten affektiven Störungen. Da diese sich zumeist aber auf den Zusammenhang von Läsionsort und klinischer Symptomatik beziehen, werden auch dazu die Studien mit CCT und MRT bei sekundär bedingten affektiven Störungen referiert und auf die neuroanatomischen Studien wird nur in diesem Zusammenhang verwiesen.

26.1.1 Neuroendokrine Hypothesen

Verschiedene psychiatrische Erkrankungen, vor allem die unipolar verlaufende Depression, aber auch andere affektive Störungen sind mit spezifisch neuroendokrinologischen Auffälligkeiten assoziiert. Darüber hinaus führen endokrinologische Erkrankungen, vor allem der Schilddrüse und der Nebenniere, in einem hohen Prozentsatz zu affektiven Störungen. Umfangreiche Ergebnisse liegen vor zu Hypothalamus-Hypophysen-Nebennieren- und Hypothalamus-Hypophysen-Schilddrüsen-Regelkreisen (Holsboer 1995).

Hypothalamus-Hypophysen-Nebennieren-Achse (HPA)

Die Hypothalamus-Hypophysen-Nebennierenrinden-Achse (HPA) wurde intensiv bei Patienten mit affektiven Störungen untersucht. Eine Aktivierung dieses Regelkreises kommt vor als Antwort auf Streßfaktoren und resultiert in einer verstärkten Synthese und Freisetzung von ACTH (adrenokortikotropes Hormon), β-Endorphinen und anderen Melanocortin-Produkten (Holsboer 1995, Stokes 1995). Es existieren zahlreiche Studien, die eine Überaktivität der HPA bei unbehandelten uni- und bipolar depressiven Patienten nachweisen, eine Überfunktion ist dabei im Hypothalamus (Corticotropin releasing hormon [CRF]), in der Hypophyse (ACTH) und auch in der Nebennierenrinde (Glukokortikoide) nachweisbar (Arborelius et al. 1999, Heuser 1998). Kürzlich berichteten *Holsboer* et al. (1995) Alterationen der HPA-Achse bei gesunden Probanden mit einer hohen familiären Belastung affektiver Störungen. CRF hat Anteil an der Regulation endokriner, autonomer und neuroimmunologischer Veränderungen nach Streßbelastung (Nathan et al. 1995).

Die Beteiligung von CRF in der Pathophysiologie der Depression wird weiter gestützt durch erhöhte CRF-Konzentrationen im Liquor, was in zahlreichen Studien unbehandelter depressiver Patienten nachgewiesen wurde (Arato et al. 1986, Banki et al. 1987, 1992, France et al. 1988, Nemeroff et al. 1984). CRF ist im Liquor auch bei depressiven Patienten erhöht, die im Dexamethason-Suppressionstest (DST) kaum Suppression zeigen (Pitts et al. 1990, Roy et al. 1987). Es wird angenommen, daß die erhöhten CRF-Konzentrationen auf einer erhöhten zentralen CRF-Sekretion im Hypothalamus beruhen. Demgegenüber wurde eine Verminderung der CRF-Konzentration im Liquor bei gesunden Kontrollen nach Gabe von Desipramin festgestellt (Veith et al. 1992). Eine Möglichkeit zur Untersuchung der Aktivität der HPA-Achse besteht im CRF-Stimulationstest. CRF wird intravenös (üblicherweise in einer Dosis von 1 µg/kg) appliziert und die darauf folgende ACTH- und Kortison-Freisetzung nach einer zwei- oder dreistündigen Zeitperiode bestimmt (Hermus et al. 1984, Watson et al. 1986). Bei unbehandelten depressiven Patienten zeigt sich eine verminderte Freisetzung von ACTH und β-Endorphinen nach CRF-Applikation (Amsterdam et al. 1987, Gold et al. 1986, Holsboer et al. 1987, Holsboer et al. 1984, Young et al. 1990). Die verminderte ACTH-Freisetzung nach CRF-Gabe findet sich dabei vor allem bei den depressiven Patienten, welche im DST keine Suppression zeigen (Krishnan et al. 1993). Die eingeschränkte ACTH-Sekretion nach CRF-Applikation beruht wahrscheinlich auf einer chronischen Hypersekretion von CRF von der medianen Eminenz des Hypothalamus, welche zu einer Down-Regulation der adenohypophysären CRF-Rezeptoren führt (Aguilera et al. 1986, Holmes et al. 1987, Wynn et al. 1984). Eine Hyperaktivität der hypothalamischen CRF-Neurone bei Depressiven wurde von *Raadsheer* et al. auch in Post-mortem-Untersuchungen bestätigt (Raadsheer et al. 1994, 1995), des weiteren wurde eine verminderte CRF-Rezeptordichte im frontalen Kortex bei Post-mortem-Untersuchungen von Patienten gefunden, die sich suizidiert hatten (Nemeroff et al. 1988).

Mit bildgebenden Verfahren ließen sich Veränderungen der Strukturen, die an der HPA-Achse beteiligt sind, bei depressiven Patienten nachweisen. So zeigten sich in MRT-Untersuchungen Vergrößerungen der Hypophyse, welche signifikant mit der nachweisbaren Kortison-Konzentration im DST korrelierten (Axelson et al. 1992, Krishnan et al. 1991). Weiterhin wurden Vergrößerungen der Nebennierenrinde sowohl in vivo bei depressiven Patienten mittels CT und MRT als auch post mortem bei Suizidpatienten nachgewiesen. Dies ist am ehesten als Folge der chronischen ACTH-Hypersekretion anzusehen (Nemeroff et al. 1992, Rubin et al. 1992). Die hypertrophierte Nebennierenrinde erklärt auch die normalen Kortisonspiegel nach Gabe von CRF bei depressiven Patienten, welche in deutlichem Kontrast zur verminderten ACTH- und β-Endorphinfreisetzung nach CRF-Gabe steht (Holsboer et al. 1984, Kathol et al. 1989). Mit jeder Gabe von ACTH produzieren depressive Patienten größere Mengen von Glukokortikoiden im Vergleich zu gesunden Kontrollen. Die Hypertrophie der Nebennierenrinde beruht dabei auf der deutlich erhöhten Stimulation durch ACTH mit der Folge erhöhter Kortisonspiegel bei depressiven Patienten (Amsterdam et al. 1983, Krishnan et al. 1990, Linkowski et al. 1985a,b). Zum anderen zeigt die pulsatile Freisetzung von ACTH eine erhöhte Frequenz bei depressiven Patienten im Vergleich zu gesunden Kontrollen (Deuschle et al. 1997).

Dementsprechend läßt sich die Überaktivität der HPA-Achse neben dem CRF-Stimulationstest anhand der erhöhten Plasmaspiegel der Glukokortikoide und ihrer Metabolite, einer erhöhten Ausscheidung von Kortison im 24-Stunden-Sammelurin und der fehlenden Suppression im DST überprüfen (Gibbons und McHugh 1962, Sachar et al. 1970). Die Rate der depressiven Patienten mit fehlender Suppression im DST korreliert mit der Schwere der depressiven Symptomatik, so haben fast alle Patienten mit einer psychotischen Depression eine fehlende Suppression der Kortison-Freisetzung nach Dexamethasongabe (Nemeroff und Evans 1984, Ritchie et al. 1990), die auch bei depressiven schizoaffektiven Patienten nachweisbar war (Maj 1986, Meador Woodruff et al. 1988).

Die Überaktivität der HPA-Achse bessert sich mit Remission der depressiven Symptomatik, auch die Ergebnisse im DST normalisieren sich (Carroll 1968, Heuser et al. 1996, Nemeroff und Evans 1984). Bleibt diese Normalisierung aus, spricht dies für einen drohenden Rückfall bzw. eine schlechtere Prognose. Alle diese Veränderungen wie erhöhte Freisetzung von CRF, ACTH und Glukokortikoiden, die fehlende Suppression im DST und die Hypertrophie von Hypophyse und Nebenniere sind aber state-abhängig und keine trait-Marker (Amsterdam et al. 1988, De Bellis et al. 1993, Nathan et al. 1995, Nemeroff et al. 1991).

Eine Überaktivität wurde außer bei Patienten mit unipolarer Depression auch bei bipolaren Störungen (Kiriike et al. 1988, Stokes und Sikes 1987), bei Mischzuständen (Evans und Nemeroff 1983, Swann et al. 1992), bei Manien (Godwin et al. 1984) und Depressionen mit Rapid Cycling (Kennedy et al. 1989) nachgewiesen. *Schmider* et al. (1995) zeigten bei manischen Patienten in der akuten Krankheitsphase eine Überaktivität der HPA-Achse, die nach 6 Monaten Remission nicht mehr nachweisbar war, allerdings bestand auch in der Remission eine vermehrte Freisetzung von Kortison nach DST und CRF. Widersprüchliche Befunde wurden bei Patienten mit schizodepressiven Psychosen berichtet. *Sauer* et al. (1984) wiesen für diese Patienten DST-Ergebnisse nach, die eher unipolar depressiven Patienten entsprechen, während die Ergebnisse von *Wahby* et al. (1990) eher denen mit schizophrener Psychose entsprachen.

Hypothalamus-Hypophysen-Schilddrüsen-Achse (HPT)

Die Hypothalamus-Hypophysen-Schilddrüsen-Achse (HPT) wurde bei Patienten mit affektiven Störungen intensiv erforscht (Musselman und Nemeroff 1996, Sullivan et al. 1997, Jackson 1998, Hendrick et al. 1998). Eine Hypothyreose ist seit langem als mögliche Ursache einer Depression bekannt, v.a. bei Patienten mit Rapid-Cycling kommt eine Schilddrüsen-Unterfunktion häufig vor, und diese Patienten bessern sich nach Substitution von Schilddrüsenhormonen (Bauer und Whybrow 1990, Bauer et al. 1990, Cowdry et al. 1983). Allerdings konnte in neueren Studien die stärkere Beeinträchtigung der HPT gerade bei Patienten mit Rapid-Cycling nicht bestätigt werden (Bartalena et al. 1990a, Marangall und Callahan 1998, Post et al. 1997), so verglichen *Post* et al. (1997) 31 Rapid-Cycling- mit 36 Non-Rapid-Cycling-Patienten, die jeweils 6 Wochen unbehandelt waren, und fanden keine Unterschiede in den peripheren Schilddrüsenmarkern. Des weiteren beschleunigen Schilddrüsenhormone (üblicherweise Trijod-Thyronin [T_3]) den Wirkeintritt trizyklischer Antidepressiva und sind wirksam in der Augmentation bei Nonrespondern auf eine medikamentöse Therapie (Joffe et al. 1993, Prange et al. 1980).

Thyreotropin releasing hormone (TRH) wird ebenfalls in der medianen Eminenz des Hypothalamus freigesetzt und über das hypothalamisch-hypophysäre Pfortadersystem zum Hypophysenvorderlappen transportiert. Dort bindet TRH an spezielle TRH-Rezeptoren, die die Synthese und Freisetzung des thyreoidea-stimulierenden Hormons (TSH) aktivieren. Nach Freisetzung in den systemischen Blutkreislauf bindet dieses an TSH-Rezeptoren der Schilddrüse und fördert die Synthese und Exkretion von T_3 und Thyroxin (T_4). Im Sinne eines negativen Feedback-Mechanismus hemmen T_3 und T_4 die Freisetzung von TSH in der Hypophyse und die Synthese und Exkretion von TRH im Hypothalamus (Holsboer 1995, Nathan et al. 1995).

Kirkegaard et al. beschrieben 1979 erstmals eine Erhöhung von TRH im Liquor bei depressiven Patienten, die sich in weiteren Studien bestätigen ließ und als Folge einer zentralen Hypersekretion von TRH angesehen wird (Banki et al. 1988). Bei leichteren Depressionen ließ sich allerdings keine TRH-Erhöhung im Liquor nachweisen (Roy et al. 1994). Die von Autoren im MRT nachgewiesene Vergrößerung der vorderen Hypohyse dürfte ebenfalls auf der Hypersekretion von TRH beruhen (Krishnan et al. 1991).

Die Aktivität der HPT-Achse läßt sich mit dem TRH-Test überprüfen. Bei einer Hypothyreose findet sich nach TRH-Gabe (200 bis 500 μg i.v.) eine überschießende TSH-Freisetzung, bei einer Hyperthyreose eine verminderte TSH-Sekretion. Bei ca. einem Viertel depressiver Patienten ist eine verminderte TSH-Sekretion nach TRH-Gabe nachweisbar (Kastin et al. 1972, Prange et al. 1972). Diese verminderte TSH-Freisetzung bei unipolar depressiven Patienten nach exogen zugeführtem TRH dürfte auf der Hypersekretion von endogen produziertem TRH mit nachfolgender Down-Regulation hypophysärer TRH-Rezeptoren beruhen. So wurde eine umgekehrt proportionale Beziehung zwischen fehlendem TSH-Anstieg und TRH-Konzentrationen im Liquor festgestellt (Nemeroff et al. 1980). Weitere Methoden zur Überprüfung der Aktivität der HPT-Achse bestehen im Nachweis verminderter nächtlicher TSH-Plasmaspiegel (Bartalena et al. 1990b, Weeke und Weeke 1980) oder in der Auswertung zweier standardisierter TRH-Tests um 8.00 Uhr und um 23.00 Uhr mit Bestimmung einer Differenz (23.00 Uhr ΔTSH – 8.00 Uhr

ΔTSH). Diese Differenz ist bei depressiven Patienten deutlich niedriger als bei Kontrollprobanden mit einer diagnostischen Spezifität von 95% und einer diagnostischen Sensitivität von 89% (Duval et al. 1990).

Bei annähernd 15% depressiver Patienten wurde allerdings eine verstärkte TSH-Freisetzung nach TRH-Applikation berichtet (Extein et al. 1981). Depressive Patienten haben erhöhte Prävalenzzahlen einer symptomarmen Autoimmun-Thyreoiditis mit Nachweis von antimikrosomalen Antikörpern gegen Schilddrüsengewebe oder von Antithyreoglobulin-Antikörpern (Gold et al. 1982, Nemeroff et al. 1985). Die höchsten Prävalenzzahlen (50%) einer solchen Autoimmunthyreoiditis wurden bei depressiven Patienten mit fehlender Suppression im DST (Haggerty et al. 1987) und bei Rapid-Cycling-Patienten beschrieben (Oomen et al. 1996).

Bei bipolar depressiven Patienten wurden sowohl eine überschießende TSH-Freisetzung im TRH-Test als auch erhöhte basale Plasmaspiegel von TSH festgestellt (Haggerty et al. 1990, Loosen und Prange 1982). Bipolare Patienten mit Rapid-Cycling zeigen dies häufiger, passend zu der erhöhten Prävalenz einer Hypothyreose, als bipolare Patienten ohne Rapid Cycling (Cowdry et al. 1983), wobei die schon erwähnten neueren Studien dies wieder in Frage gestellt haben (Bartalena et al. 1990a, Marangall und Callahan 1998, Post et al. 1997). Bei bipolar depressiven Patienten wurden aber ebenfalls eine verminderte TSH-Antwort nach TRH, fehlender nächtlicher Anstieg von TSH und antithyreoidale Antikörper nachgewiesen (Lazarus et al. 1986, Sack et al. 1988, Souetre et al. 1988). *Wahby* et al. (1988) verglichen die Ergebnisse im TRH-Test bei 14 schizodepressiven, 23 schizophrenen, 41 unipolar depressiven und 45 gesunden Männern und konnten zeigen, daß schizophrene, schizodepressive und Kontrollprobanden keine signifikanten Unterschiede in der maximalen TSH-Freisetzung aufwiesen, während diese bei unipolar Depressiven deutlich vermindert war. *Chang* et al. (1998) wiesen eine signifikant höhere TSH-Konzentration und niedrigere T_4-Konzentration bei gemischter Symptomatik im Vergleich zu rein manischer Symptomatik bei bipolaren Patienten nach.

Hypothalamus-Wachstumshormon-Achse (HGH)

Uni- und bipolare Erkrankungen zeigen auch Veränderungen im Regelkreis Hypothalamus-Wachstumshormon (HGH) (Holsboer 1995, Nathan et al. 1995). Das Wachstumshormon (GH) wird von Zellen des anterioren Hypophysenlappens synthetisiert und freigesetzt. Dies wird durch zwei Peptide des Hypothalamus (Wachstumshormon-Releasing Hormon [GH-RH] und Somatostatin [SRIF]) sowie die biogenen Amine (Noradrenalin, Serotonin, Dopamin) moduliert. GH-RH fördert die Synthese und Freisetzung von GH, während SRIF diese hemmt. Eine Stimulation von GH konnte durch L-DOPA und Apomorphin erreicht werden, ebenso durch die Gabe der Serotonin-Vorstufen L-Tryptophan und 5-Hydroxytryptophan. Noradrenalin und Clonidin hemmen die GH-Freisetzung (Holsboer 1995, Nathan et al. 1995).

Unter physiologischen Bedingungen wird GH pulsatil freigesetzt mit höchsten Spiegeln in den frühen Morgenstunden (Finkelstein et al. 1972). Bei uni- und bipolaren depressiven Patienten ist die nächtliche GH-Produktion reduziert, während die GH-Spiegel am Tage erhöht sind (Mendlewicz et al. 1985, Schildkraut et al. 1975). Weiterhin wurde die fehlende Suppression der GH-Freisetzung nach Gabe von Clonidin bei unipolar depressiven Patienten nachgewiesen (Lesch et al. 1987, Risch 1991). Bei bipolaren Patienten in der manischen Phase war die Hemmung der GH-Freisetzung durch Noradrenalin ebenfalls abgeschwächt (Dinan et al. 1991). Nicht eindeutig sind die Ergebnisse im GH-RH-Stimulationstest bei depressiven Patienten. Es wurden fehlende GH-Anstiege aber auch eine normale Antwort mit physiologischem Anstieg von GH berichtet (Krishnan et al. 1988, Lesch et al. 1987).

Im Liquor wurden erniedrigte SRIF-Spiegel bei depressiven Patienten berichtet (Agren und Lundqvist 1984, Gerner und Yamanda 1982). Diese waren umgekehrt proportional zu Kortison-Plasmaspiegeln nach Dexamethason-Gabe, auf der anderen Seite erniedrigten exogen applizierte Glukokortikoide die SRIF-Spiegel im Liquor (Dinan et al. 1991, Rubinow 1986).

Hypothalamus-Hypophysen-Gonaden-Achse

Trotz des häufigeren Auftretens affektiver Störungen bei Frauen und der Zunahme depressiver Erkrankungen während und nach der Menopause liegen nur wenige Daten zum hypothalamisch-hypophysär-gonadalen Regelkreis bei diesen Krankheitsbildern vor. Im Hypothalamus wird Gonadotropin-Releasing Hormon (Gn-RH) pulsatil freigesetzt und führt im Hypophysenvorderlappen zur Synthese und Exkretion des luteinisierenden Hormons (LH) und des follikel-stimulierenden Hormons (FSH). Veränderungen im Plasmaspiegel des LH werden dabei häufig als Index für die Bestimmung der pulsatilen Gn-RH-Sekretion benutzt (Clarke und Cummins 1982, Knobil 1990). In der Follikelphase des Menstruationszyklus finden sich regelmäßige Anstiege von LH mit einer konstanten Amplitude, z.B. alle 1 bis 2 Stunden. In der lutealen Phase sind die Amplituden der LH-Anstiege demgegenüber unterschiedlich, und es kommt zu größeren Intervallen zwischen den LH-Anstiegen, z.B. auf alle 3-6 Stunden (Jaffe et al. 1990, Reame et al. 1984). Gonadale Hormone hemmen die Freisetzung von Gn-RH, LH und FSH über einen negativen Feedback-Mechanismus. Die Sekretion von Gn-RH wird auch durch β-Endorphin und CRF vermindert (Clarke und Cummins 1982, Knobil 1990).

Sachar et al. (1972) konnten keine Unterschiede der Plasmakonzentrationen von LH und FSH bei depressiven Patientinnen in der Postmenopause und altersgematchten Kontrollprobandinnen nachweisen. Demgegenüber teilten andere Autoren verminderte LH-Plasmaspiegel bei einem solchen Studienkollektiv mit (Brambilla et al. 1990). Nach hohen Dosen Gn-RH wurden bei depressiven Patientinnen physiologische Anstiege von LH und FSH berichtet (Winokur et al. 1982), während bei niedrig dosierter exogener Zufuhr von Gn-RH verminderte Anstiege von LH bei prä- und postmenopausalen depressiven Patientinnen gemessen worden waren (Brambilla et al. 1990). Eine Arbeitsgruppe fand erhöhte LH-Plasmaspiegel bei manischen Patientinnen nach Abklingen der akuten Symptomatik (Whalley et al. 1987).

26.1.2 Neurotransmitter- und Neurorezeptor-Hypothesen bei uni- und bipolaren Erkrankungen

Frühere neurochemische Modellvorstellungen über affektive Erkrankungen postulieren Störungen in bestimmten Neurotransmittersystemen, die an der Steuerung und Modulation von Affekten beteiligt waren. Am besten untersucht ist dabei der Metabolismus biogener Amine, die eine zentrale Rolle in der Pathophysiologie affektiver Störungen einnehmen. Die Katecholamin-Hypothese der affektiven Erkrankungen geht auf *Schildkraut* (1965) zurück, allerdings haben sich in den letzten Jahren Hinweise darauf ergeben, daß auch andere Neurotransmittersysteme an der Modulation affektiver Störungen beteiligt sind. In den frühen 60er Jahren wurde eine serotonerge Unterfunktion als Ursache depressiver Symptome diskutiert (Maes und Meltzer 1995). Diese Befunde wurden gestützt durch Ergebnisse von *Åsberg* et al. (1976a,b), die bei unbehandelten depressiven Patienten niedrige Konzentrationen von 5-Hydroxyindol-Essigsäure im Liquor nachwiesen und zeigten, daß bei diesen Patienten ein höheres Risiko bestand, einen Suizid zu begehen. Die Serotonin-Hypothese affektiver Störungen wurde nicht zuletzt gestützt durch die hohe Effektivität der in den letzten Jahren eingeführten Serotonin-Wiederaufnahmehemmer (Maes und Meltzer 1995).

Janowsky et al. (1972) sowie *Janowsky* und *Overstreet* (1995) stellten die Hypothese auf, daß adrenerg-cholinerge Dysregulationen für pathologische Wechsel im Affekt verantwortlich seien. Eine relative Zunahme des Acetylcholins in der Synapse im Vergleich zu Noradrenalin wurde als ursächlich für eine depressive Verstimmung angesehen, umgekehrt sollte eine synaptische Erhöhung von Noradrenalin im Vergleich zu Acetylcholin mit der Induktion maniformer Symptome einhergehen. Einige dieser Theorien gingen auf pharmakologische Untersuchungen zurück, am bekanntesten sind die Befunde mit dem Antihypertonikum Reserpin, welches bei einer hohen Anzahl von Patienten depressive Symptome hervorruft, was auf eine Erniedrigung von Serotonin, Noradrenalin und möglicherweise auch Dopamin zurückgeht (Maes und Meltzer 1995, Manji und Potter 1997, Willner 1995).

Noradrenalin/Adrenalin

Nach der Katecholaminhypothese affektiver Erkrankungen sind bestimmte Formen der Depression mit einem relativen Mangel von Katecholaminen, speziell Noradrenalin, verbunden, während manischen Krankheitsphasen ein relatives Überwiegen des Noradrenalin zugrundeliege (Schildkraut 1965). In frühen Studien wurden die Spiegel von 3-methoxy-4-hydroxyphenylglykol (MHPG), dem Hauptmetaboliten von Noradrenalin, im Urin als indirektes Maß für die zentrale noradrenerge Aktivität bestimmt. Die MHPG-Spiegel im Urin waren bei depressiven Patienten im Vergleich zu gesunden Kontrollprobanden erniedrigt, bei bipolaren Patienten fanden sich während manischer Phasen signifikant höhere MHPG-Spiegel als während ihrer depressiven Phasen (Halaris 1978).

In zahlreichen Studien zum Stoffwechsel der Katecholamine wurde versucht, Subgruppen depressiver Patienten zu differenzieren. So wurden bei bipolar depressiven Patienten signifikant niedrigere MHPG-Spiegel im Urin gefunden als bei unipolar depressiven Patienten und gesunden Kontrollprobanden (Schildkraut et al. 1978b). Nach heutigem Kenntnisstand scheinen niedrige MHPG-Werte für bipolar-I-depressive Patienten charakteristisch, aber nicht bei bipolar-II-depressiven Patienten, deren MHPG-Spiegel denen unipolar Depressiver entsprechen (Muscettola et al. 1984, Schatzberg et al. 1989). Ergänzend ist festzuhalten, daß einige unipolare Patienten ebenfalls niedrige MHPG-Werte aufweisen und daß diese ein höheres Risiko tragen, im weiteren Verlauf hypomanische oder manische Phasen zu entwicklen als unipolar Depressive mit höheren MHPG-Spiegeln (Schatzberg et al. 1989).

Allgemein weisen unipolar depressive Patienten im Hinblick auf die Freisetzung von Katecholaminen ein heterogeneres Bild auf als Bipolar-I-Patienten. Die MHPG-Werte unipolarer Depressiver weisen eine weite Streuung von niedrigen bis hohen Werten auf (Schatzberg et al. 1982, Schildkraut et al. 1981). Patienten mit niedrigen MHPG-Werten könnten eine erniedrigte zentrale Katecholamin-Synthese oder Freisetzung aufweisen und zeigen eine positive Therapieresponse auf noradrenerg wirksame Antidepressiva (Maas et al. 1972), obwohl dies nicht von allen Autoren bestätigt werden konnte (Janicak et al. 1986). Neuere Studien zeigten, daß Patienten mit niedrigen MHPG-Spiegeln auch auf eine Therapie mit SSRI ansprechen. Nach Therapie mit dem SSRI Fluoxetin zeigten *De Bellis* et al. (1993) bei neun depressiven Patienten einen Abfall der vorher normalen MHPG-Spiegel im Liquor, was dafür spricht, daß Fluoxetin den zentralen Noradrenalin-Umsatz beeinflußt.

Patienten mit hohen MHPG-Werten haben einen hohen zentralen Noradrenalin-Umsatz, welcher auf eine Rezeptor-Dysfunktion hinweist oder sekundär als Folge auf eine cholinerge Überfunktion gesehen wird (Schildkraut et al. 1984). Diese Patienten weisen häufig auch erhöhte Plasma-Kortisonspiegel auf und sprechen nur unzureichend auf die Therapie mit noradrenergen Trizyklika und Fluoxetin an.

Schildkraut und Mitarbeiter (1978a) bestimmten anhand einer Diskriminanzanalyse der Urinspiegel der Katecholamine und deren Metabolite einen sogenannten Depressions-Typ (D-Typ)-Score, mit dessen Hilfe sich unipolare Depressionen sicherer von bipolaren Depressionen unterscheiden ließen als bei alleiniger Auswertung der MHPG-Spiegel. In einer neueren Studie ermöglichten D-Typ-Scores eine höhere Sensitivität und Spezifität in der Abgrenzung depressiver Patienten mit bipolarer oder schizoaffektiver Erkrankung und Patienten mit unipolarer Störung und anderen Depressionen als mit den Katecholamin- oder MHPG-Spiegeln allein (Schatzberg et al. 1989). Bipolar-I-Patienten hatten signifikant niedrigere D-Typ-Scores als alle anderen depressiven Subtypen einschließlich der Bipolar-II-Patienten, deren D-Typ-Scores im Level unipolar depressiver Patienten lagen.

Noradrenalin spielt eine große Rolle in der Regulation der HPA-Achse. Verschiedene Studien wiesen einen Zusammenhang zwischen Aktivität der HPA-Achse und dem Katecholamin-System nach. Obwohl frühe Hypothesen von einer Hemmung der HPA-Achse durch Noradrenalin ausgingen, wurden signifikante Korrelationen zwischen Plasma-Kortisonwerten und MHPG-Werten im Urin bei depressiven Patienten nachgewiesen (Rosenbaum et al. 1983, Stokes et al. 1981). Dies deutet darauf hin, daß bei einem Teil der depressiven Patienten eine gleichzeitige erhöhte Aktivität des Katecholamin-Systems und der HPA-Achse bestehen kann. Diese gleichzeitige Aktivitätssteigerung könnte auf einer erhöhten Sekretion von Acetylcholin oder CRF beruhen.

Katecholamine wurden auch während der manischen Phase bipolarer Patienten bestimmt, dabei fanden sich signifikant höhere Plasmaspiegel von Noradrenalin und Adrenalin als während depressiver oder euthymer Phasen dieser Patienten (Maj et al. 1984). Unterstützt wird dies durch Befunde von *Swann* et al. (1987), die erhöhte Noradrenalin- und MHPG-Werte im Liquor bei manischen Patienten im Vergleich zu depressiven Patienten oder gesunden Kontrollprobanden nachwiesen. Eine andere Arbeitsgruppe bestimmte erhöhte Plasmaspiegel für MHPG während manischer Phasen im Vergleich zu depressiven Phasen dieser bipolaren Patienten belegten (Halaris 1978). In einer weiteren Untersuchung belegten *Swann* et al. (1990) den Einfluß externer Streßfaktoren auf die Noradrenalin-Ausscheidung im Urin. Manische Patienten, deren Episoden *„sensitiv auf Umweltfaktoren"* waren, wiesen eine erhöhte Noradrenalin-Ausscheidung auf, während das bei manischen Patienten ohne Sensitivität gegen externe Stressoren nicht der Fall war.

Adrenalin und Noradrenalin entfalten ihre Wirkung über die Bindung an adrenerge Rezeptoren. Der α_1-Rezeptor ist unabhängig vom Adenylatzyklase-System, ist aber an der Regulation des zellulären Kalzium-Ionen-Flusses beteiligt. Im Gegensatz dazu wirken die prä- und postsynaptisch sitzenden α_2-Rezeptoren inhibitorisch auf das Adenylatzyklase-System. Aktivierung der präsynaptischen α_2-Rezeptoren hemmt die Noradrenalin-Freisetzung in den synaptischen Spalt. Eine erhöhte Anzahl von α_2-Rezeptoren an Thrombozyten depressiver Patienten wurde publiziert, was die Hypothese einer Supersensitivität von α_2-Rezeptoren bei Depressionen stützt (Halaris und Piletz 1990). Nach Gabe von Antidepressiva wurde eine Abnahme der Rezeptordichte und auch der Sensitivität der α_2-Rezeptoren berichtet (Nathan et al. 1995).

Aktivierung der α_2-Rezeptoren führt über die Inhibierung der Adenylatzyklase zu einer entsprechenden Abnahme an zyklischem Adenosin-Monophosphat, was wiederum unter anderem zu einer erhöhten Thrombozytenaggregation führt. Bei Vergleich der Bestimmung der Aktivität von α_2-Rezeptoren mittels Messung der Adenylatzyklase-Aktivität oder der Thrombozytenaggregation kam eine Arbeitsgruppe zu dem Ergebnis, daß die Thrombozytenaggregation der bessere Marker für Veränderungen der α_2-Rezeptoren bei depressiven Patienten sei (Garcia-Sevilla et al. 1990). Eine weitere Möglichkeit die Aktivität der α_2-Rezeptoren zu prüfen, liegt in Challenge-Untersuchungen mit dem α_2-Agonisten Clonidin. Clonidin führt zu einer erhöhten Sekretion von GH vorwiegend über eine postsynaptische Rezeptorbeeinflussung. Bei unipolar depressiven Patienten ist die Freisetzung von GH nach Clonidin-Gabe vermindert (Siever et al. 1984), was auf einer verminderten Aktivität der postsynaptischen α_2-Rezeptoren beruht. *Siever* et al. (1992) berichteten, daß die verminderte GH-Antwort nach Challenge mit Clonidin sowohl bei akut depressiven als auch nach Remission im euthymen Zustand nachweisbar war und postulieren, daß es sich bei diesem Befund um einen trait-Marker depressiver Störungen handeln könnte.

Der β-adrenerge Rezeptor ist postsynaptisch lokalisiert und aktiviert das Adenylatzyklase-System. Eine Arbeitsgruppe um *Mann* (Mann et al. 1986) berichtete eine erhöhte β-adrenerge Rezeptordichte in Gehirnen von Patienten, welche sich suizidiert hatten und konnte dies in weiteren Post-mortem-Untersuchungen bestätigen. Im Gegensatz dazu berichteten *Crow* et al. (1984) eine verminderte β-adrenerge Rezeptordichte im Hippokampus, wobei dies auch eine Folge der Vorbehandlung der Patienten mit Antidepressiva sein könnte, die zu einer ß-down-Regulation führt.

Serotonin

Die Bedeutung von Serotonin in der Pathogenese affektiver Störungen ist seit langem bekannt. Die Serotonin-Hypothese geht von einer verminderten serotonergen Neurotransmission sowohl bei depressiven als auch bei manischen Episoden aus. Depressive oder manische Ausprägung seien durch eine erniedrigte bzw. erhöhte noradrenerge Neurotransmission bestimmt (Copper et al. 1972, Maes und Meltzer 1995, Manji und Potter 1997).

Zahlreiche Studien wiesen die Erniedrigung von 5-Hydroxy-Indolessigsäure (5-HIAA), dem Hauptmetaboliten von Serotonin, im Liquor bei unbehandelten depressiven Patienten nach, v.a. auch dann, wenn eine Suizidneigung vorhanden war (Åsberg et al. 1976b, Gibbons und Davis 1986). Von *Åsberg* et al. (1976b) wurden niedrige 5-HIAA-Spiegel im Liquor als Marker für ein erhöhtes Suizidrisiko angesehen, was in mehreren Studien bestätigt werden konnte (Banki et al. 1984, Brown 1989). Erniedrigte 5-HIAA-Konzentrationen im Liquor korrelieren mit impulsiveren Umsetzungen von Suizidversuchen, Aggressionsneigung und verminderter Impulskontrolle (Linnoila und Virkkunen 1992). So wurden in einer Untersuchung auch verminderte 5-HIAA-Konzentrationen im Liquor bei gewalttätigen Straftätern und bei Brandstiftern nachgewiesen (Linnoila et al. 1983, Virkkunen et al. 1987). Auf der anderen Seite wurden bei Patienten mit psychotischer Depression erhöhte 5-HIAA-Spiegel im Liquor berichtet (Schatzberg und Rothschild 1992).

Die Bedeutung des serotonergen Systems bei affektiven Störungen wird nicht zuletzt dadurch hervorgehoben, daß Medikamente, die den präsynaptischen Serotonin-Transporter hemmen und damit die Serotonin-Konzentration im synaptischen Spalt erhöhen, antidepressiv wirksam sind (Feighner und Boyer 1997). Auf der anderen Seite ließ sich die Bedeutung des Serotonins bei affektiven Störungen mit Hilfe des Tryptophan-Belastungstests nachweisen (Neumeister et al. 1997). Nach Zufuhr eines tryptophanfreien Aminosäuregemisches kommt es zu einem deutlichen Abfall des Tryptophans im Plasma, was zu einer Erniedrigung von Serotonin führt. Depressive Patienten in Remission unter antidepressiver Therapie und Probanden mit einer genetischen Belastung für affektive Störungen zeigten im Rahmen des Tryptophan-Belastungstests eine passagere depressive Symptomatik, die wahrscheinlich als Folge des Serotoninmangels zu interpretieren ist (Aberg-Wistedt et al. 1998, Neumeister et al. 1997).

Immer größeres Interesse wird nun den zahlreichen Serotonin-Rezeptorsubtypen entgegengebracht. Prinzipiell lassen sich 3 Hauptklassen der Serotonin-Rezeptoren unterscheiden: 5-HT_1-, 5-HT_2- und 5-HT_3-Rezeptoren. In jeder dieser 3 Hauptklassen lassen sich weitere Subtypen abgrenzen, z.B. für die 5-HT_1-Rezeptoren: 5-HT_{1A}, 5-HT_{1B}-, 5-HT_{1D}-, 5-HT_{1E}-, und 5-HT_{1F}-Rezeptoren. In der Pathophysiologie von Angststörungen und depressiven Erkrankungen ist v.a. der 5-HT_{1A}-Rezeptorsubtyp von Bedeutung. Dieser Rezeptor hat eine hohe Affinität für Serotonin, und nach längerer Gabe von Antidepressiva kommt es zu einer Abnahme sowohl der Rezeptordichte als auch der Rezeptoraffinität (Gonzalez-Heydrich und Perouka 1990).

Mann et al. (1986) beschrieben eine erhöhte Rezeptordichte an Post-mortem-Präparaten durch Suizid verstorbener depressiver Patienten. Man geht heute davon aus, daß ein relativer Mangel an präsynaptisch freigesetztem Serotonin zu einer erhöhten Rezeptordichte und -affinität der 5-HT_2-Rezeptoren bei depressiven Patienten führt. Aufgrund neuerer Untersuchungsergebnisse wurde dies aber auch angezweifelt (Manji und Potter 1997).

Das Bindungsverhalten von 5-HT_2-Rezeptoren an Thrombozyten wurde häufig bei depressiven und suizidalen Patienten unter der Annahme untersucht, daß dies Rückschlüsse auf die zentrale Aktivität dieser Rezeptoren zuläßt. *Beigon* et al. (1990) postulierten, daß die Erhöhung der 5-HT_2-Rezeptoren auf Thrombozytenmembranen ein state-Marker depressiver Erkrankungen sei. In einer Studie an 15 depressiven Patienten zeigten sie, daß die Rezeptorbindung an 5-HT_2-Rezeptoren nach einer und nach drei Wochen bei Respondern auf eine Therapie mit Maprotilin im Vergleich zur Ausgangsmessung vor Therapie zunahm, was sich bei den Non-Respondern nicht zeigte.

Der Serotonin-Transporter der Thrombozytenmembran verhält sich nahezu identisch zu dem zentralen präsynaptischen Serotonin-Transporter, so daß Untersuchungen an der Thrombozytenmembran als Modell für die Untersuchung zentraler serotonerger Neurone genutzt werden. Serotonerge Antidepressiva binden an den Serotonin-Transporter, und es wurde mit markiertem Imipramin und Paroxetin nachgewiesen, daß depressive Patienten eine verminderte Bindungskapazität für diese Substanzen an der Thrombozytenmembran zeigten (Langer und Raisman 1983, Lewis und McChesney 1985). Andere Arbeitsgruppen berichteten eine verminderte Imipramin-Bindungskapazität in Post-mortem-Untersuchungen an frontalem Kortex, Hypothalamus, Hippokampus und okzipitalem Kortex bei depressiven Patienten (Perry et al. 1983, Stanley et al. 1982). Im Widerspruch dazu wurde nach den Ergebnissen einer großen WHO-Studie angezweifelt, daß die Imipramin-Bindung als valider biologischer Marker endogener Depressionen angesehen werden kann (World Health Organization Collaborative Study 1990). In dieser multizentrischen Studie zeigten sich keine signifikanten Unterschiede der Imipramin-Bindung zwischen 154 depressiven Patienten und 130 gesunden Kontrollprobanden. Bei weiterer Analyse fielen aber deutliche Diskrepanzen in unterschiedlichen Zentren auf, so daß durch qualitative Mängel in der Methodik vorhandene Unterschiede verwischt worden sein dürften. Eine kürzliche Metaanalyse aller Bindungsstudien mit Imipramin an Thrombozytenmembranen kam zu dem Ergebnis, daß eine signifikante Verminderung der Dichte des Serotonin-Transporters bei depressiven Patienten vorliegt (Ellis und Salmond 1994). Die Durchsicht der Studien zum Bindungsverhalten von Imipramin mit den widersprüchlichen Ergebnissen zeigen aber eindrücklich und exemplarisch die Schwierigkeiten in der Bewertung von biologischen Parametern für die Pathophysiologie affektiver Störungen. Bindungsstudien mit Paroxetin haben eine höhere Spezifität als mit Imipramin und werden nun bevorzugt eingesetzt. *Nemeroff* et al. (1994) fanden heraus, daß die Bindungskapazität für Paroxetin an den Serotonin-Transporter bei medikamentenfreien depressiven Patienten vermindert war, und daß dies bei nie vorbehandelten depressiven Patienten sowohl mit Paroxetin als auch mit Imipramin nachweisbar war. Damit konnten die Autoren auch den Verdacht ausräumen, daß eine antidepressive Behandlung zu einer Verminderung der Bindungskapazität für den Serotonin-Transporter führt.

Das serotonerge System beinflußt aber auf verschiedenen Ebenen auch die unterschiedlichen neuroendokrinologischen Regelkreise. So führt Fenfluramin durch vermehrte Freisetzung von Serotonin zu erhöhten Plasmakonzentrationen von ACTH, Kortison und Prolaktin sowie zu einer Erhöhung der Körpertemperatur. Bei unbehandelten depressiven Patienten scheinen diese Anstiege vermindert zu sein (Stahl et al. 1992). Die serotonininduzierte Kortison-Freisetzung ist bei unbehandelten depressiven Patienten erhöht und normalisiert sich wieder nach Gabe von Antidepressiva. Die signifikant negative Korrelation zwischen basalen Kortisonspiegeln und serotonininduzierter Kortisonfreisetzung bei nicht depressiven Probanden weist dabei auf den Einfluß des Serotonins auf die neuroendokrinologischen Regelkreise hin (Koyama und Meltzer 1986). *Lesch* et al. (1980) untersuchten die HPA-Achse mit dem 5-HT_{1A} -Agonisten Ipsapiron, der bei gesunden Kontrollen zu verstärkter Freisetzung von ACTH und Kortison führt, bei depressiven Patienten war dieser Anstieg signifikant niedriger.

Dopamin

Krankheiten oder medikamentöse Therapien, welche mit einer Inhibition dopaminerger Neuronenverbände einhergehen, führen in einem hohen Prozentsatz zu depressiven Syndromen oder weisen einzelne depressive Symptome wie Anhedonie, psychomotorische Verlangsamung und Schlafstörungen auf. Eine Dopamin-Hypothese der affektiven Störungen wurde daher schon sehr früh diskutiert und ist in letzter Zeit vermehrt verfolgt worden (Ebert und Lammers 1997, Willner 1995). Eine erhöhte dopaminerge Aktivität spielt unter Umständen eine signifikante Rolle in der Pathophysiologie der psychotischen Depression. Im Vergleich zu nicht psychotischen depressiven Patienten haben psychotisch depressive Patienten eine verminderte Aktivität der Dopamin-β-Hydroxylase (DβH) im Serum sowie erhöhte Plasmakonzentrationen von Dopamin und Homovanillinmandelsäure (HVA) (Devanend et al. 1985, Schatzberg et al. 1985a, Sweeney et al. 1978).

In mehreren Studien wurde gezeigt, daß die erhöhte dopaminerge Aktivität bei psychotischer Depression eine Folge der erhöhten Glukokortikoid-Sekretion ist. Glukokortikoide aktivieren die Tyrosinhydroxylase, welche das umsatzlimitierende Enzym in der Synthese von Dopamin und Noradrenalin ist. Nach Gabe von Dexamethason steigen bei Kontrollprobanden die Konzentrationen von Dopamin und HVA im Plasma. Daraus folgerten *Schatzberg* et al. (1985a), daß die Steigerung der dopaminergen Aktivität durch Glukokortikoide an dem Auftreten psychotischer Symptome bei depressiven Patienten ursächlich beteiligt ist.

Des weiteren sind dopaminagonistische Substanzen in unterschiedlicher Ausprägung mit einem antidepressiven Effekt verbunden, der Wiederaufnahmehemmung scheint dabei die größte Bedeutung zuzukommen (Ebert und Lammers 1997, Willner 1995).

Die Monoaminoxidase-Aktivität (MAO) von Thrombozyten wurde ebenfalls als möglicher biologischer Marker affektiver Erkrankungen untersucht. Mehrere Studien wiesen darauf hin, daß bipolare Patienten und ihre Angehörigen eine verminderte Aktivität der MAO der Thrombozyten im Vergleich zu gesunden Kontrollen und unipolaren Patienten zeigen (Rothschild et al. 1984, Wolkowitz et al. 1985). Eine erniedrigte Aktivität der Thrombozyten-MAO war in einer weiteren Studie (Samson et al. 1985) bei Bipolar-I-Patienten, aber nicht bei Bipolar-II-Patienten nachweisbar. Andere Autoren wiederum konnten dies nicht bestätigen (Maubach et al. 1981). *Schatzberg* et al. (1987) berichteten, daß die thrombozytäre MAO-Aktivität bei psychotischen

Depressionen signifikant höher war als bei nicht psychotischen Patienten und Kontrollen. Die MAO-Aktivität korreliert mit erhöhten Kortisonspiegeln im Urin und fehlender Suppression im DST (Agren und Orleland 1982, Meltzer et al. 1988, Pandey et al. 1992, Schatzberg et al. 1985b). Die Bedeutung dieser Befunde ist noch nicht eindeutig geklärt. Auf der einen Seite könnte eine erhöhte hypothalamische MAO-Aktivität zu einer verminderten zentralen noradrenergen Aktivität und nachgeschalteter Enthemmung der HPA-Achse führen, was die fehlende Suppression im DST erklären könnte. Des weiteren könnte eine erhöhte zentrale MAO-Aktivität zu einer gleichzeitig bestehenden serotonergen Supersensitivität und einer vermehrten Aktivität der HPA-Achse bei depressiven Patienten führen. Auf der anderen Seite ist aber auch möglich, daß die erhöhten Glukokortikoide zu Anstiegen der Katecholamin-Konzentrationen führen und gegenregulatorisch die MAO-Aktivität zunimmt (Nathan et al. 1995).

Die DβH bewirkt die Hydroxylierung von Dopamin zu Noradrenalin. In mehreren Untersuchungen wurde gezeigt, daß die Aktivität der DβH bei unipolaren depressiven Patienten erniedrigt ist, v.a. bei psychotischen Depressionen (Sapru et al. 1989).

GABA

Gamma-Amino-Butter-Säure (GABA) ist als inhibitorischer Neurotransmitter an der Regulation einer Vielzahl von Regelkreisen des ZNS beteiligt und verstärkt unter anderem den inhibitorischen Input auf andere Neurotransmittersysteme wie z.B. Noradrenalin und Dopamin (Paul 1995). Vereinzelte Hinweise lassen vermuten, daß der Metabolismus von GABA bei affektiven Störungen beeinträchtigt ist.

Zwei Hauptformen des GABA-Rezeptors wurden bisher identifiziert, $GABA_A$ und $GABA_B$. $GABA_A$ ist an der Kontrolle von Chlorid-Ionenkanälen beteiligt und eng assoziiert mit dem Benzodiazepinrezeptor, während $GABA_B$-Rezeptoren den Ionenfluß an Kalzium-Kanälen beeinflussen (Paul 1995). $GABA_B$-Agonisten wie z.B. Baclofen fördern die Syntheserate von zyklischem Adenosin-Monophosphat bei Vorhandensein anderer Neurotransmitter wie z.B. Noradrenalin ohne eine starke direkte Eigenwirkung auf die second-messenger-Systeme zu entfalten. Änderungen der GABA-ergen Aktivität spielen wahrscheinlich über die Regulation der Katecholamin-Rezeptoren bei affektiven Erkrankungen eine Rolle (Bernasconi 1982), z.B. verstärkt Baclofen als $GABA_B$-Agonist die down-Regulation ß-adrenerger Rezeptoren nach Therapie mit Imipramin (Enna et al. 1986).

Die Rolle von GABA bei epileptischen Krankheitsbildern ist gut untersucht. Antiepileptika beeinflußen direkt und indirekt die GABA-Neurone. Es besteht aber auch kein Zweifel, daß Antiepileptika wie Carbamazepin oder Valproinsäure stimmungsstabilisierende Wirkung haben und von manchen Autoren ja auch schon als Mittel der ersten Wahl als Alternative zu Lithium in der Prophylaxe affektiver Störungen eingesetzt werden. Lithium und Carbamazepin z.B. erhöhen die GABA-erge Neurotransmission, was als einer der Faktoren der stimmungsstabilisierenden Wirkung angesehen wird. Auf der anderen Seite soll eine verminderte GABA-erge Neurotransmission bei Manien eine Rolle spielen (Bernasconi 1982).

Signifikante Erniedrigungen der Konzentrationen von GABA wurden im Liquor und Plasma festgestellt (Gold et al. 1980, Petty und Schlesser 1981, Petty und Sherman 1983). *Honig* et al. (1989) berichteten über eine umgekehrt proportionale Beziehung zwischen GABA-Konzentration im Hirngewebe und Depressionsschwere bei therapierefraktären depressiven Patienten, welche sich einer Cingulotomie unterzogen.

Acetylcholin

Janowsky et al. (1972) postulierten einen erhöhten Quotienten von cholinerger zu adrenerger Aktivität bei depressiven Patienten, bei manischen Patienten sollte es umgekehrt sein. Pharmakologisch ausgelöste Änderungen der cholinergen Aktivität führen zu erheblichen Stimmungsschwankungen. Vermehrte cholinerge Aktivität, z.B. nach Gabe von Cholinesterase-Inhibitoren, führt zur Besserung manischer Symptome bei bipolaren Patienten, bzw. verschlechtert die depressive Symptomatik bei depressiven Patienten (Janowsky und Overstreet 1995).

Demgegenüber berichteten *Schatzberg* und *Mooney* (1991), daß eine vermehrte cholinerge Aktivität bei einem Teil depressiver Patienten zu einer erhöhten Freisetzung von Katecholaminen und auch Kortison führen würden, so daß keine reziproke Wirkung von Acetylcholin und Katecholaminen bestehe. *Sitaram* et al. (1984) diskutierten eine state-unabhängige cholinerge Hypersensitivität in Verbindung mit einer state-abhängigen noradrenergen Hypersensitivität in späten Phasen depressiver Störungen und frühen Phasen manischer Syndrome mit Normalisierung in Remission.

Tabelle 26.1: Biologische Auffälligkeiten bei verschiedenen Depressionformen

	MHPG im Urin ↓	Periphere Kate-cholamine ↑	5-HIAA im Liquor ↓	REM-Latenz ↓	Kortisol ↑	TRH-Test ↓	Frontaler Glu-Stoffwechsel ↓
Major Depression	+	++	++	+++	+++	++	+++
Bipolare Depression	+++	+	+	++	++	++	+++
Psychotische Depression	+	+	+	+++	+++	++	++
Neurotische Depression	∅	∅	∅	++	+	+	+
Saisonale Depression	?	∅	?	++	∅	+	++
Dysthymie	?	∅	?	++	∅	+	?

Tabelle 26.2: Vorkommen biologischer Auffälligkeiten in unterschiedlichen Depressionsstadien

Störung	State-abhängig	State-unabhängig
Neurotransmitter	MHPG im Urin ↓ Periphere Katecholamine ↑ 5-HT_2-Rezeptorsensitivität ↑ β-adrenerge Rezeptorsensitivität ↓ Imipramin-Bindungskapazität ↓	5-HIAA im Liquor ↓ α-adrenerge Rezeptorsensitivität ↑
Neurophysiologie	REM-Aktivität ↑ REM-Latenz ↓ Aktivierung der nichtdominanten Hemisphäre (?)	Slow wave-Schlaf ↓ REM-Latenz (↓) Aktivität des autonomen Nervensystems ↓
Neuroendokrinologie	HPA-Aktivität ↑ CRH-Spiegel ↑ TRH-Spiegel ↑ Insulin-Antwort ↓	TSH-Test ↓ Wachstumshormon-Test ↓
Neuroradiologie	Frontaler Hypometabolismus	Kortikale Atrophie (?) Glukosestoffwechsel in C.amygd. (?)

26.2 Bildgebende Verfahren bei uni- und bipolaren Erkrankungen

In den letzten Jahren wurden erhebliche Fortschritte in den bildgebenden Verfahren mit Darstellung struktureller und funktioneller Veränderungen bei verschiedenen Erkrankungen des Zentralnervensystems erzielt. Die Einführung der zerebralen Computertomographie (CCT) in den 70er Jahren und der Magnet-Resonanz-Tomographie (MRT) in den 80er Jahren in die klinische Routinediagnostik ermöglichte die Darstellung der Hirnstruktur mit hoher räumlicher Auflösung und revolutionierte nicht nur die Diagnostik von zerebrovaskulären Erkrankungen oder Tumoren des ZNS, sondern führte neben der Ausschlußdiagnostik auch bald zu intensiver Forschungsarbeit bei verschiedenen psychiatrischen Krankheitsbildern. Zahlreiche Studien mit CCT und MRT wurden auch bei Patienten mit affektiven Erkrankungen durchgeführt. Allerdings gelten für diese Untersuchungen teilweise nicht unerhebliche methodische Einschränkungen: Zum einen wurden recht heterogene und kleine Populationen mit affektiven Störungen untersucht und als Kontrollprobanden dienten oft als unauffällig beurteilte Scans von Patienten, die wegen Kopfschmerzen, Zustand nach Trauma oder wegen eines Anfallsleidens etc. untersucht worden waren. Zum anderen lag die räumliche Auflösung und v.a. die Schichtdicke der in den ersten Jahren publizierten Studien meist bei 5 mm oder darüber, dadurch waren Meßgenauigkeit und Präzision als Folge von deutlich größeren Partial-Volumen-Effekten niedriger, was die zum Teil nicht unerheblichen Widersprüche in publizierten Ergebnissen erklären könnte. Im Folgenden werden zunächst die Ergebnisse struktureller Veränderungen in CCT und MRT bei uni- und bipolaren affektiven Störungen dargestellt, im Anschluß daran die Ergebnisse von Positronen-Emissions-Tomographie (PET) und Einzel-Photon-Emissions-Computertomographie (SPECT).

26.2.1 CCT und MRT

Neben den zahlreichen Studien mit Nachweis einer Hirnatrophie bei Patienten mit schizophrenen Erkrankungen existieren einige Untersuchungen, die eine Erweiterung der inneren, v.a. der Seitenventrikel, und äußeren Liquorräume bei Patienten mit uni- und bipolaren affektiven Erkrankungen zeigen. Am häufigsten wurde ein Ventrikel-Hirn-Quotient (VBR) als Maß der Ventrikelgröße bestimmt. Dazu wurde üblicherweise in der Schicht, in der die Seitenventrikel ihre größte Ausdehnung zeigten, der prozentuale Anteil der Ventrikel an der Gesamthirngröße gemessen. Eine Erweiterung der kortikalen Furchen wurde ebenfalls häufig berichtet. Meist wurde dies anhand der Furchen im Bereich der Inselrinde, bzw. der Silvischen Furche oder im Frontallappenbereich bestimmt. Die erste Studie bei 37 unipolaren Patienten erbrachte eine mittlere bis ausgeprägte kortikale Atrophie (von Gall und Becker 1978). *Jacoby* und *Levy* (1980) konnten dies bei älteren depressiven Patienten nicht nachweisen, nur bei einem Teil der Patienten mit ausgeprägter *„endogener“* Symptomatik fand sich eine Erweiterung der Seitenventrikel. Ähnliche Befunde wurden dann bei jüngeren Patienten mit einer bipolaren Erkrankung (Pearlson et al. 1984) und bei manischen und schizophrenen Patienten (Nasrallah et al. 1982a,b) erhoben. *Rieder* et al. (1983) wiesen ein vergleichbares Ausmaß der Ventrikelerweiterung bei schizophrenen, schizoaffektiven und bipolaren Erkrankungen nach. Eine der umfangreichsten kontrollierten CT-Studien bei depressiven Patienten gegenüber Kontrollen zeigte neben der Erweiterung der Seitenventrikel eine Vergrößerung der Sulci, v.a. in frontalen und parietalen Hirnregionen, die alle untersuchten Altersgruppen und sowohl unipolare als auch bipolare Erkrankungen betraf. Dabei bestand keine Beziehung zwischen dem Ausmaß der Hirnatrophie und klinischen oder Verlaufsparametern (Dolan et al. 1985, Dolan et al. 1986).

Widersprüchliche Daten existieren in bezug auf die Erweiterung des 3. Ventrikels (Dewan et al. 1988, Schlegel und Kretzschmar 1987, Tanaka et al. 1992) und dessen Beziehung zum Dexamethasonsuppressionstest (Coffey et al. 1993, Schlegel und Kretzschmar 1987). Allerdings wurden die Befunde im Hinblick auf die Seitenventrikel und kortikale Atrophie nicht von allen Autoren bestätigt (Elkis et al. 1995, Raz und Raz 1990). Ursache dafür könnten unterschiedliche Altersgruppen, die fehlende Berücksichtigung des allgemeinkörperlichen Befundes, Komorbidität mit Alkoholabusus, somatische Therapien und Unterschiede in den diagnostischen Kategorien sein. Mehrere Metaanalysen, die in den letzten Jahren durchgeführt wurden, haben aber einige klare Befunde ergeben. *Raz* und *Raz* (1990) zeigten in ihrer Metaanalyse, daß eine Erweiterung der Ventrikel (in 18 Studien) und der kortikalen Furchen (in 7 Studien) nachweisbar waren, daß diese sich jedoch vom Ausprägungsgrad im Vergleich zu Kontrollprobanden eher leicht bis mittelgradig darstellten und daß sich keine signifikanten Unterschiede zu den Befunden schizophrener Patienten nachweisen ließen. In einer anderen Metaanalyse fanden *Elkis* et al. (1995) eine Erweiterung der Seitenventrikel in 29 Studien und der kortikalen Furchen in 10 Studien (CCT- und MRT-Studien wurden eingeschlossen). Die Unterschiede waren im Vergleich zu Kontrollprobanden hochsignifikant, von der Ausprägung jedoch ebenfalls leicht bis mittelgradig. Weiterhin ließen sich keine Korrelationen zum Geschlecht oder Krankheitspolarität nachweisen. Auch diese Autoren verglichen ihre Ergebnisse bei depressiven Patienten mit denen bei schizophrenen Patienten, sie berichteten eine signifikant ausgeprägtere Ventrikelerweiterung bei schizophrenen Patienten. Follow-up-Untersuchungen weisen darauf hin, daß die Ventrikelerweiterung mit der Krankheitsdauer zunimmt und ausgeprägter ist als bei normalem Alterungsprozeß (Vita et al. 1988, Woods et al. 1990). Zwei Arbeitsgruppen zeigten, daß die Ventrikelerweiterung bei bipolaren, vor allem männlichen Patienten, im Vergleich zu unipolaren Patienten ausgeprägter sei (Andreasen et al. 1990, Swayze et al. 1990). Andere Arbeitsgruppen hingegen konnten dies nicht nachweisen (Dolan et al. 1985, Luchins et al. 1984). In diesem Zusammenhang ist auch nochmals auf die Befunde von *Elkis* et al. (1995) hinzuweisen, die in ihrer Metaanalyse keinerlei Korrelationen zu Geschlecht oder Krankheitspolarität nachweisen konnten. Ebenso ließen sich keine signifikanten Korrelationen zwischen Ventrikelerweiterungen und Schweregrad der depressiven Symptomatik (Luchins et al. 1984, Schlegel et al. 1989, van den Bosche et al. 1981) zu gleichzeitig vorhandenen kognitiven Dysfunktionen (Abas et al. 1990, Kellner et al. 1986, Pearlson et al. 1984, Rabins et al. 1991) oder zum Auftreten von psychotischen Symptomen (Dewan et al. 1988, Luchins und Meltzer 1983, Schlegel et al. 1989, van den Bosche et al. 1981) nachweisen. In zwei Studien wurde eine Beziehung zwischen Ventrikelerweiterungen und den Ergebnissen im Dexamethasonsuppressionstest und im Postdexamethasonkortisol-Plasmaspiegel gefunden, andere Arbeitsgruppen konnten dies nicht bestätigen (Ketter et al. 1997).

Höffler et al. (1997) fanden bei 37 Patienten mit zykloider Psychose nach *Leonhard* keine Auffälligkeiten im CCT, während *Franzek* et al. (1996) eine Ventrikelerweiterung bei einem Teil ihrer Patienten mit zykloider Psychose nachwiesen.

In MRT-Untersuchungen wurden zwar hirnatrophische Veränderungen bei Patienten mit uni- und bipolaren affektiven Störungen beschrieben, insgesamt ließen sich die Befunde mit der CCT in diesem Ausmaß aber nicht bestätigen (Soares und Mann 1997, Videbech 1997). Die Mehrzahl der MRT-Studien befaßte sich mit dem Auftreten von sogenannten subkortikalen Hyperintensitäten (Botteron und Figiel 1997, Soares und Mann 1997, Videbech 1997). Im Vergleich zu altersgemäßen Kontrollen wurden sowohl für bipolare als auch für ältere unipolare Patienten ausgeprägtere subkortikale Hyperintensitäten im Vergleich zu Kontrollprobanden nachgewiesen. Aus zahlreichen Untersuchungen ist bekannt, daß die Anzahl und das Ausmaß dieser subkortikalen Hyperintensitäten von zerebrovaskulären Risikofaktoren abhängig sind und mit dem Alter zunehmen, deren Signifikanz bei unipolaren affektiven Störungen und Depressionen des höheren Lebensalters ist daher noch nicht endgültig geklärt.

Pantel et al. (1997) beschrieben zwar eine signifikante Abnahme des Gesamtvolumens des Gehirns und eine Erweiterung der Liquorräume bei älteren depressiven Patienten im Vergleich zu Kontrollen, es fanden sich aber keine Volumenänderungen im Bereich der Frontal- und Temporallappen oder der Amygdala-Hippokampus-Region, so daß auch eine klare Abgrenzung gegenüber Patienten mit einer Demenz vom Alzheimer-Typ möglich war. *Greenwald* et al. (1997) konnten ebenfalls keine signifikanten morphologischen Unterschiede zwischen älteren depressiven Patienten und Kontrollprobanden finden, allerdings hatten Patienten mit Late-onset-Depression eine signifikante Atrophie des linken medialen Temporallappens und Nucl. caudatus gegenüber Patienten mit Early-onset-Depression. Andere Autoren (Figiel et al. 1991a, Salloway et al. 1996) wiesen bei Late-onset-Depression ebenfalls signifikant häufiger als bei Early-onset-Depression subkortikale Hyperintensitäten nach. *Coffey* et al. (1990) untersuchten 51 ältere depressive Patienten (60 Jahre oder älter) und verglichen diese mit 22 altersgematchten Patienten. In den T2-gewichteten MRT-Bildern hatten die depressiven Patienten signifikant häufiger als die Kontrollprobanden Hyperintensitäten periventrikulär (62% versus 23%), in der tiefen weißen Substanz (55% versus 14%) und in den Basalganglien (51% versus 5%), wobei die depressiven Patienten auch häufiger zerebrovaskuläre Risikofaktoren aufwiesen. Ähnliche Befunde wurden auch von *Figiel* et al. (1989a) beschrieben. In dieser Studie wurden 19 depressive Patienten zu 20 altersgematchten Kontrollen verglichen, und auch das Profil der vaskulären Risikofaktoren in beiden Gruppen wurde kontrolliert und ergab keine signifikanten Unterschiede. Die depressiven Patienten wiesen signifikant häufiger Hyperintensitäten im Nucl. caudatus (37% versus 10%) und in der tiefen weißen Substanz (37% versus 10%) als die Kontrollprobanden auf. *Hickie* et al. (1995, 1997) konnten in einer Verlaufsuntersuchung mit 37 schwerer depressiven älteren Patienten anhand der Ausprägung der subkortikalen Hyperintensitäten in der Basisuntersuchung einen chronischen Verlauf und die Entwicklung kognitiver Einbußen vorhersagen (Haggerty et al. 1987, Hickie et al. 1995, 1997). Ältere depressive Patienten mit Hyperintensitäten weisen ein höheres Risiko für delirante Syndrome nach Therapie mit EKT oder Antidepressiva auf (Figiel et al. 1990, Figiel et al. 1989b).

In mehreren Studien von fünf unabhängigen Arbeitsgruppen wurden höhere Inzidenzen subkortikaler Hyperintensitäten bei bipolaren Patienten nachgewiesen (Altshuler et al. 1995, Aylward et al. 1994, Dupont et al. 1990, Dupont et al. 1995, Figiel et al. 1991b, McDonald et al. 1991, Strakowski et al. 1993, Swayze et al. 1990). *Dupont* et al. (1995) setzten ein automatisiertes Image-Analyseprogramm mit Segmentation von grauer und weißer Substanz, Liquorraum und Hyperintensitäten ein und bestimmten das Volumen der subkortikalen Hyperintensitäten bei 36 bipolaren und 30 unipolar depressiven Patienten sowie bei 26 alters- und geschlechtergematchten Kontrollen. Die bipolaren Patienten hatten signifikant häufiger und größere subkortikale Hyperintensitäten als unipolare Patienten und Kontrollen, wobei mit dem Ausmaß der subkortikalen Veränderungen kognitive Störungen, familiäre Belastung mit psychiatrischen Krankheitsbildern und Beginn in der Adoleszenz korrelierten. Des weiteren scheinen von der Verteilung her die subkortikalen Hyperintensitäten bei bipolaren Patienten eher frontal lokalisiert zu sein. *Altshuler* et al. (1995) berichteten periventrikuläre Hyperintensitäten bei Bipolar-I-, aber nicht bei Bipolar-II-Patienten im Vergleich zu altersgematchten Kontrollen. Im Rahmen ihrer Studie führten sie auch eine Metaanalyse von MR-Studien durch, die 198 Bipolar-I-Patienten und 307 Kontrollprobanden berücksichtigte. In 4 Studien wurden signifikant erhöhte subkortikale Hyperintensitäten bei den bipolaren Patienten gefunden, in drei Studien fand sich lediglich ein Trend und in einer Studie konnte dies nicht nachgewiesen werden (Altshuler et al. 1995). Bei bipolaren Patienten zeigte sich kein Zusammenhang zwischen der Inzidenz subkortikaler Hyperintensitäten und zerebrovaskulären Risikofaktoren, Vorbehandlung mit Lithiumsalzen, Neuroleptika oder EKT (Aylward et al. 1994, Dupont et al. 1990, Dupont et al. 1995, Figiel et al. 1991b, Strakowski et al. 1993, Swayze et al. 1990).

Neben den zuvor genannten Befunden sind andere strukturelle Auffälligkeiten bei affektiven Störungen weniger untersucht. Differierende Befunde existieren in bezug auf eine Abnahme der Fläche oder des Volumens im Bereich des Frontallappens, Nucleus caudatus, des Putamens, des Hirnstamms oder des Kleinhirnwurms (Botteron und Figiel 1997, Videbech 1997). *Coffman* et al. (1990) fanden mittels MRT einen Trend zugunsten einer verminderten Frontalfläche bei bipolaren Patienten, welche mit dem Ausmaß der neuropsychologischen Defizite korrelierte. Bei bipolaren Patienten wurden verminderte Volumen der Temporallappen beschrieben (Altshuler et al. 1991), was in anderen Studien nicht bestätigt werden konnte (Harvey et al. 1994, Johnstone et al. 1989). Die Größe des Corpus callosum bei unipolaren Patienten wurde als vermindert bei bipolaren Patienten (Coffman et al. 1990, Hauser et al. 1989) und als unverändert (Husain et al. 1991) oder vermehrt (Wu et al. 1993) bei unipolaren Patienten beschrieben. *Dupont* et al. (1990) berichteten, daß junge bipolare Patienten im Vergleich zu unipolaren Patienten oder gesunden Kontrollen vermehrte Volumen weißer Substanz aufweisen.

Eine Vergrößerung der Hypophyse wurde bei depressiven Patienten im MRT nachgewiesen und scheint mit Parametern des hypothalamisch-hypophysären-adrenergen Regelkreises zu korrelieren (Krishnan et al. 1991). *Schwartz* et al. (1987) fanden keine Größenänderung der Hypophyse bei wiederholten Untersuchungen bei Patienten mit saisonaler Winter-Depression im Vergleich zu Kontrollen, weder im Gruppenvergleich der diagnostischen Kategorien noch im saisonalen Vergleich. Für schizophrene Patienten wurde nachgewiesen, daß die bei gesunden Probanden nachweisbare zerebrale Asymmetrie im Frontallappen und Okzipitallappen umgedreht ist. Bei affektiven Störungen konnten drei Studien einen solchen Befund nicht erheben (Dewan et al. 1988, Tsai et al. 1983, Weinberger et al. 1982), in einer Studie fand sich lediglich ein Trend auf eine umgekehrte zerebrale Asymmetrie (Tanaka et al. 1992).

Verschiedene Arbeitsgruppen versuchten, die Eigenständigkeit der zykloiden Psychosen durch biologische Validatoren zu untermauern.

Morphologische Hirnveränderungen wie z.B. Vergrößerung der Seitenventrikel, die mit einer ungünstigen Prognose korrelierten, gehören zu den gut bestätigten Befunden bei schizophrenen Psychosen (Katsanis et al. 1991). Dies scheint bei zykloiden Psychosen nicht der Fall zu sein. Entsprechende Untersuchungen führten *Höffler* et al. (1995a) an ersterkrankten Patienten mit zykloiden Psychosen nach *Leonhard* durch. Es fanden sich im Gegensatz zu schizophrenen Kontrollen keine Atrophiezeichen im CCT. Auch Patienten mit langjährigem Verlauf einer zykloiden Psychose unterschieden sich nicht von gleichaltrigen gesunden Kontrollen (Höffler et al. 1995b).

Die hohe Prävalenz von affektiven Störungen bei Patienten mit Schlaganfall, Schädelhirntrauma, Parkinson-Syndrom und anderen Erkrankungen des ZNS führte zu zahlreichen Studien mit Versuch einer Zuordnung psychopathologischer Phänomene zu den strukturell nachweisbaren Hirnläsionen (Gordon und Hibbard 1997, Mayberg 1997, Sabatini et al. 1996, Starkstein et al. 1990). Das Risiko einer Post-stroke-Depression zum Beispiel scheint mit eher anterioren und linksseitigen Hirnläsionen zu korrelieren (Herrman et al. 1995, Starkstein und Robinson 1989, Stern und Bachmann 1991), v.a. nach Läsionen des präfrontalen Kortex und der Basalganglien (Herrman et al. 1995, Lauterbach et al. 1997, Morris et al. 1996), während das Risiko einer Manie (Starkstein und Robinson 1989) bzw. von bipolaren Störungen (Berthier et al. 1996) bei rechtsseitigen Hirnläsionen erhöht ist. Nach Schädelhirntraumata mit strukturellen Hirnläsionen scheinen dorsolaterale, präfrontale und Läsionen der Basalganglien linksseitig das Risiko von Depressionen zu erhöhen (Federoff et al. 1992), während rechtsseitige Temporallappenläsionen das Risiko für eine Manie erhöhten (Jorge et al. 1993a,b, Starkstein et al. 1987). Auch bei Epilepsiepatienten scheint das Risiko einer sekundären Depression bei Schädigungen des linken Temporallappens größer als bei rechtsseitigen Läsionen (Altshuler et al. 1990), ähnliche Befunde wurden auch bei Läsionen nach Encephalomyelitis disseminata beschrieben (George et al. 1994).

Zusammenfassend läßt sich festhalten, daß die strukturellen bildgebenden Verfahren bei affektiven Störungen nachwiesen, daß es eine Erweiterung der Seitenventrikel gibt, daß die kortikalen Furchen erweitert sind und daß subkortikale Hyperintensitäten im MRT, v.a. bei bipolaren Patienten und Late-onset-Depression, unabhängig von zerebrovaskulären Risikofaktoren häufiger vorkommen als bei altersgematchten Kontrollen. Insgesamt ließen sich aber keine Korrelationen dieser strukturellen Veränderungen zu klinischen Parametern bei affektiven Störungen nachweisen. Die Befunde von CT- und MRT-Untersuchungen bei sekundären Depressionen nach strukturellen Läsionen bestimmter Hirnregionen sprechen dafür, daß vor allem spezifische präfrontale und temporale sowie Veränderungen der Basalganglien für affektive Störungen von Bedeutung sind, nach linksseitigen Läsionen kommt es dabei eher zu depressiven Syndromen während rechtshirnige Läsionen eher zu manischen Syndromen führen (Botteron und Figiel 1997, Dougherty und Rauch 1997, Soares und Mann 1997, Videbech 1997).

26.2.2 PET und SPECT

Funktionelle Neuroimaging-Verfahren wie die Positronen-Emissions-Tomographie (PET) und Einzel - Photon - Emissions - Computertomographie (SPECT) ermöglichen die Bestimmung der regionalen Hirndurchblutung (rCBF) und des regionalen Glucosestoffwechsels ($rCMR_{Glu}$). Zur Bestimmung der rCBF mittels PET wird mit Sauerstoff (^{15}O) markiertes Wasser eingesetzt, in der SPECT werden zum einen Technetium-markierte Radioliganden (^{99m}Tc-hexamethylpropylenaminoxim: ^{99m}Tc-HMPAO, ^{99m}Tc-exametazim: ^{99m}Tc-EMZ) und Iod-markierte Tracer (^{123}J-N-isopropyl-4-iodo-amphetamin: ^{123}J-IMP) verwandt. Unter physiologischen Bedingungen und bei psychiatrischen Krankheitsbildern sind Durchblutung und Stoffwechsel des Gehirns in der Regel gekoppelt, so daß beide

Techniken die Erfassung der neuronalen Aktivität bestimmter Hirnregionen ermöglichen. Unter methodischen Gesichtspunkten ist die PET der SPECT überlegen: PET hat die höhere räumliche Auflösung und ermöglicht eine absolute Quantifizierung der erhobenen Meßparameter. Nachteile der PET sind der nach wie vor erhebliche personelle und finanzielle Aufwand, der Untersuchungen unter klinischen Routinebedingungen an größeren Patientenkollektiven entgegen steht. Trotz der Nachteile in der räumlichen Auflösung und nur semiquantitativen Auswertung liegen die Vorteile der SPECT daher in der besseren klinischen Verfügbarkeit und der dadurch gegebenen Möglichkeit, größere Patientenkollektive zu untersuchen. Deutliche methodische Verbesserungen erbrachten aber die immer höhere räumliche Auflösung moderner SPECT- (~8mm) oder PET-Systeme (~4mm) und die Auswertung nach einer Pixel-bei-Pixel Technik in Kombination mit Overlining-Verfahren im CCT oder MRT, die eine exakte anatomische Zuordnung der funktionellen Änderungen in SPECT und PET ermöglichen. In der Folge werden daher v.a. neuere Studien, die nach diesen methodischen Standards durchgeführt wurden, referiert. Erste Befunde liegen auch zur *In-vivo*-Darstellung bestimmter Neurorezeptorsysteme bei affektiven Störungen vor.

In bezug auf affektive Störungen lassen sich mehrere Studiendesigns mit PET und SPECT unterscheiden. Bei dem Großteil der Studien handelt es sich um Querschnitts-Untersuchungen, die unter Ruhebedingungen durchgeführt wurden und Patienten mit affektiven Störungen mit gesunden Kontrollprobanden oder Patienten mit nicht-affektiven Krankheitsbildern verglichen. Des weiteren wurden aber die Änderungen der neuronalen Aktivität vor und nach bestimmten Therapieverfahren, vor und nach kognitiver Aktivierung mit standardisierten neuropsychologischen Testverfahren sowie nach Induktion affektiver Zustände durch medikamentöse Challenge-Untersuchungen (z.B. mit Laktat- oder Prokain-Infusionen, Tryptophan-Depletions-Test) oder psychologische Verfahren (z.B. mit Erinnerung und Vorstellung trauriger Lebensereignisse oder Betrachten trauriger Bildinhalte) registriert.

Untersuchungen an gesunden Probanden erbrachten zum einen Hinweise auf an Emotion und Affekt beteiligte Hirnregionen, ermöglichten zum anderen den Vergleich zu Patienten mit affektiven Störungen. *Pardo* et al. (1993) stellten ausgehend von einer Basisuntersuchung mit PET bilaterale rCBF-Steigerungen im lateralen orbitofrontalen Kortex nach Selbstinduktion einer dysphorischen Grundstimmung durch traurige autobiographische Erlebnisse dar. Die Arbeitsgruppe um *Ketter* (1996) beschrieb ebenfalls die Aktivierung der anterioren paralimbischen Hirnregionen anhand des Durchblutungs-PET nach Selbstinduktion passagerer Emotionen wie Traurigkeit, Ärger und Angst (George et al. 1995), in einer weiteren Untersuchung wurden die gleichen Änderungen der rCBF nach durch Prokain-Infusion ausgelösten dysphorischen Affekten (Ketter et al. 1996) bestimmt. Dabei fanden sich gleichsinnige Änderungen mit signifikanten Korrelationen zwischen rCBF-Zunahme im linken Amygdala-Kern und dem Ausmaß negativer Affekte (sowohl selbstinduzierte Traurigkeit als auch prokaininduzierte Dysphorie) und rCBF-Abnahme und dem Ausmaß positiver Affekte (selbstinduzierte Freude, prokaininduzierte Euphorie) (Ketter et al. 1996, Ketter et al. 1997). Bei 10 gesunden männlichen Probanden bestimmten *Baker* et al. (1997) die rCBF mittels PET in Ruhe und in euthymem Zustand, gefolgt von einer kognitiven Aktivierung mit einem Wortflüssigkeits-Test. Nach kognitiver Aktivierung nahm die rCBF links dorsolateral-präfrontal, bilateral inferior-frontal, im prämotorischen Kortex, anterioren Cingulum und Thalamus zu. Nach Selbstinduktion sowohl trauriger als auch gehobener Stimmung wurde bei den Probanden eine rCBF-Zunahme im lateralen orbitofrontalen Kortex festgestellt, eine rCBF-Zunahme fand sich auch bei gehobener Stimmung in Mittelhirnregionen, während bei trauriger Grundstimmung eine rCBF-Minderung im medialen präfrontalen Kortex auftrat. Die durch kognitive Aktivierung ausgelöste rCBF-Zunahme war bei trauriger und gehobener Stimmung abgeschwächt, wobei sich ein fehlender Anstieg im anterioren Cingulum nur bei trauriger Stimmung nachweisen ließ (Baker et al. 1997). *Bremner* et al. (1997) wiesen in einer eleganten Untersuchung eine Abnahme der $rCMR_{Glu}$ bei unipolar depressiven Patienten in Remission nach Tryptophan-Depletion induzierter passagerer depressiver Symptomatik im dorsolateralen frontalen Kortex, Thalamus und orbitofrontalem Kortex nach, das Ausmaß der Aktivitätsminderung korrelierte dabei mit der Ausprägung der depressiven Symptome. Diese Befunde belegen eindrücklich die Bedeutung anteriorer Hirnregionen bei affektiven

Störungen, v.a. in präfrontalen Regionen und im anterioren Cingulum.

Zu diesen Ergebnissen passen die in den letzten Jahren zahlreich durchgeführten Studien mit Bestimmung der rCBF bei Patienten mit uni- und bipolaren affektiven Störungen mittels SPECT und PET. Die überwiegende Zahl der Querschnitt-Studien wies eine stark verminderte Hirndurchblutung in frontalen und paralimbischen Hirnregionen nach (Dolan et al. 1994, Dougherty und Rauch 1997, Goodwin 1997, Kennedy et al. 1997, Kumar und Miller 1997). Da eine globale Hypofrontalität auch bei chronisch schizophrenen Patienten, v.a. mit Minussymptomatik (Andreasen et al. 1992, Broich et al. 1994), und in fortgeschritteneren Stadien der Demenz vom Alzheimer-Typ (Curran et al. 1993, Holman et al. 1992, Starkstein et al. 1997) beschrieben wurde, scheint diese verminderte rCBF anteriorer Hirnregionen eher von der Querschnittssymptomatik, unabhängig von der Ätiologie der Grunderkrankung, abzuhängen.

In einer Metaanalyse von *Ketter* et al. (1997) wurden 38 Studien ausgewertet, in denen 576 Patienten mit affektiven Störungen mit 590 gesunden Kontrollen verglichen wurden. In 19 dieser Studien wurde der regionale Glucosestoffwechsel mittels PET gemessen, in den übrigen 19 Studien wurde die Hirndurchblutung mit PET und auch SPECT mit verschiedenen Durchblutungstracern bestimmt. Nur zwei Studien wiesen keine signifikanten Differenzen zwischen depressiven Patienten und Kontrollen nach. Der ganz überwiegende Befund all dieser Untersuchungen war eine verminderte Aktivität in paralimbischen, kortikalen und subkortikalen Strukturen

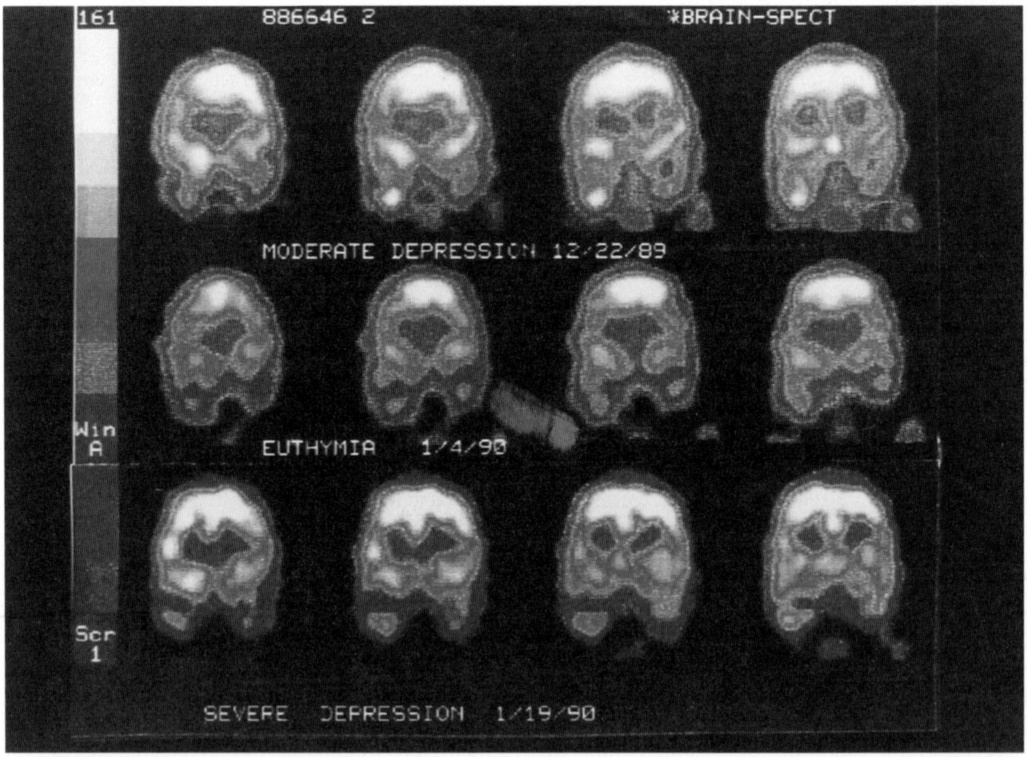

Abb. 26.1: Koronare Schnittbilder im Durchblutungs-SPECT mit ^{123}J-IMP (IMP) unter Einbeziehung der Temporallappen-Region. Die Untersuchung wurde bei dem Patienten mit Rapid-Cycling zu unterschiedlichen Zeitpunkten durchgeführt: In der oberen und unteren Reihe zeigte sich eine deutliche Asymmetrie der Aufnahme von IMP zugunsten des rechten Temporallappens während depressiver Zustände, im euthymen Zustand fand sich keine signifikante Asymmetrie.

(präfrontal > temporal > Basalganglien > vorderes Cingulum). Diese frontale Verminderung wurde in 27 der 38 Studien nachgewiesen, nur 7 Studien (mit insgesamt nur 56 Patienten) zeigten frontale Zunahmen von Glucosestoffwechsel oder Hirndurchblutung. Unter regionalen Gesichtspunkten wurde am häufigsten eine Abnahme von rCBF und $rCMR_{Glu}$ im linken dorsolateralen präfrontalen Kortex bei depressiven Patienten beschrieben (Baxter et al. 1989, Bench et al. 1995, Bench et al. 1992, Dolan et al. 1992, Dolan et al. 1993, Martinot et al. 1990, Mayberg 1997, Reischies et al. 1989). *Bench* et al. (1993) berichteten bei 33 depressiven Patienten eine Durchblutungsabnahme im linken anterioren Cingulum und anterolateralen präfrontalen Kortex. Eine Subgruppenanalyse ergab, daß depressive Patienten mit kognitiven Störungen zusätzlich eine rCBF-Abnahme im linken medialen anterofrontalen Kortex und eine rCBF-Zunahme im Kleinhirnwurm aufweisen. In einer methodisch aufwendigen neueren Untersuchung wiesen *Drevets* et al. (1997) eine Minderung von rCBF und $rCMR_{Glu}$ bei uni- und bipolaren depressiven Patienten gegenüber altersgematchten Kontrollprobanden in einer präfrontalen Hirnregion unterhalb des Knies des Corpus callosum nach. Ein Teil dieser Minderung ist durch eine Reduktion der grauen Substanz in der gleichen Region erklärbar, im hochauflösenden MRT der gleichen Patienten fand sich eine Volumenminderung des Kortex von 39% bei den bipolar und von 48% bei den unipolar depressiven Patienten. In zahlreichen Studien korrelierte die Abnahme der frontalen Aktivität mit dem Ausmaß der depressiven Symptomatik im Gegensatz zu der fehlenden Korrelation zwischen strukturellen Hirnveränderungen und klinischen Parametern (Tabelle 26.3).

In den Studien depressiver Patienten mit rCBF-Zunahme in präfrontalen und anterioren paralimbischen Hirnregionen wurden viele Patienten mit Subtypen affektiver Störungen untersucht, z.B. Patienten mit ausschließlich familiärer unipolarer Depression (Drevets et al. 1992), Bipolar-II-Patienten mit saisonaler Sommer-Depression (Goyer et al. 1992), Bipolar-I-Depression (Ketter et al. 1997) und Responder auf eine Schlafentzugstherapie (Ebert et al. 1991, Wu et al. 1992).

Tabelle 26.3: Negative Korrelationen zwischen Hamilton-Depressions-Ratings und zerebralem Blutfluß und Metabolismus bei depressiven uni- und bipolaren Patienten

Studie	Region	r	p
Baxter et al. (1989)	L: DLPF/Hemisphäre	-0,49[a]	0,0002
	R: DLPF/Hemisphäre	-0,41	0,005
O`Connell et al. (1989)	FL/Cerebellum	-0,32[a]	0,001
	TL/Cerebellum	-0,45	0,001
Schlegel et al. (1989)	L: TL	-0,44	0,05
Kanaya & Yonekawa (1990)	Cerebrum/Cerebellum	-0,58	0,01
Kumar et al. (1991)	Cerebrum/Cerebellum	-0,75	0,01
Austin et al. (1992)	R: FL/Occipital	-0,37[a]	0,05
Cohen et al. (1992)	M: PF	-0,95[a]	0,02
Drevets et al. (1992)	L: PF/Global	-0,62[a]	0,05
Yazici et al. (1992)	L: PF/Schnittebene	-0,68[a]	0,006
	M: PF/Schnittebene	-0,58	0,02
O`Connell et al. (1995)	FL/Cerebellum	-0,34[a]	0,01

[a]Sieben Studien mit signifikant negativen Korrelationen zwischen frontaler Aktivität und Schweregrad der Depression.
L = Links; R = Rechts; M = Mesial; FL = Frontrallappen; PF = Präfrontal; DLPF = Dorsolateral Präfrontal

Wenige Studien existieren mit widersprüchlichen Ergebnissen zu rCBF und $rCMR_{Glu}$ bei manischen Patienten. *Schwartz* et al. (1987) beschrieben, daß die $rCMR_{Glu}$ bei euthymen oder hypomanischen Patienten erhöht war im Vergleich zu bipolaren Patienten im depressiven Zustand oder mit Mischzuständen, sich aber nicht im Vergleich zu altersgematchten Kontrollen unterschied. Eine andere Arbeitsgruppe fand bei drei unbehandelten manischen Patienten deutlich global erhöhte $rCMR_{Glu}$ im Vergleich zu Kontrollprobanden, während signifikante Erniedrigungen bei depressiven Patienten bestimmt wurden (Kishimoto et al. 1987). *Drevets* et al. (1997) bestätigten diese Befunde, 4 manische Patienten zeigten eine signifikant erhöhte $rCMR_{Glu}$ präfrontal unterhalb des Knies des Corpus callosum im Gegensatz zu den depressiven Patienten. *O'Connell* et al. (1995) beschrieben mit IMP-SPECT eine Zunahme der temporalen rCBF bei manischen Patienten, bei einem Teil der Patienten jedoch auch deutlich erniedrigte frontale rCBF-Werte. *Migliorelli* et al. (1993) wiederum berichteten eine Asymmetrie von rCBF im Temporallappen bei 5 unbehandelten manischen Patienten zuungunsten des rechten Temporallappens. Asymmetrien der rCBF im Temporallappen waren von *Amsterdam* und *Mozley* (1992) bei unipolar depressiven Patienten sowie von *Gyulai* et al. (1997) bei Rapid-Cyclern mit bipolarer Erkrankung berichtet worden.

Martinot et al. (1990) beschrieben bei 10 schwer depressiven Patienten mit globaler Minderung von $rCMR_{Glu}$ und signifikanter Rechts-Links-Asymmetrie ein Verschwinden der Asymmetrie mit der klinischen Besserung nach medikamentöser Therapie, allerdings persistierte die verminderte $rCMR_{Glu}$, was auch von *Hurwitz* et al. (1990) gezeigt wurde. In anderen Untersuchungen normalisierten sich die während des depressiven Zustands festgestellten Minderungen von Hirndurchblutung und -stoffwechsel (Baxter et al. 1989, Bench et al. 1995, Kanaya und Yonekawa 1990, Kumar et al. 1991). Eine Zunahme von rCBF im anterioren Cingulum und Putamen beidseits sowie im posterioren Cingulum und Thalamus rechts berichteten *Goodwin* et al. (1993) bei Respondern auf eine medikamentöse Therapie. In drei Untersuchungen wurden insgesamt 81 uni- oder bipolare Patienten vor und nach Elektrokrampftherapie (EKT) untersucht. In einer Studie mit nur 5 depressiven Patienten zeigte sich nach EKT eine Normalisierung der rCBF bestimmt mit einem zerebralen-zerebellären Quotienten parallel zur klinischen Besserung. *Nobler* et al. (1994) beobachteten bei 68 depressiven Patienten (45 unipolar, 23 bipolar, 24 mit psychotischen Symptomen) keine Normalisierung der rCBF-Reduktion nach EKT, interessant war v.a. die Feststellung, daß die rCBF-Minderung vor EKT bei den Therapierespondern am ausgeprägtesten war. Die Responder auf EKT zeigten sowohl 50 Minuten als auch eine Woche nach der Behandlung eher eine Zunahme der Minderperfusion. Dies ist in Übereinstimmung mit Ergebnissen von *Rosenberg* et al. (1988), die eine globale rCBF-Abnahme, v.a. in frontalen Hirnregionen, 24 Stunden nach EKT bei Therapie-Respondern berichteten.

Signifikante Effekte einer Schlafentzugsbehandlung bei depressiven Patienten auf rCBF (Ebert et al. 1991, Ebert et al. 1994) oder $rCMR_{Glu}$ (Wu et al. 1992, Wu et al. 1994) ließen sich im Vergleich zu Kontrollen oder bei Vergleich von Respondern und Non-Respondern nicht nachweisen, allerdings fanden sich tendentiell bei Respondern höhere Ausgangswerte von rCBF und $rCMR_{Glu}$ in limbischen und fronto-orbitalen Hirnregionen (Ebert et al. 1994, Wu et al. 1994). Keine signifikanten Änderungen des Hirnstoffwechsels konnten *Cohen* et al. (1992) vor und nach Lichttherapie bei 7 Patienten mit saisonaler Depression nachweisen, nach Lichttherapie zeigte sich lediglich eine Zunahme der $rCMR_{Glu}$ im okzipitalen visuellen Assoziationskortex. Demgegenüber fanden *Matthew* et al. (1996) bei Patienten mit saisonaler Depression im HMPAO-SPECT bei 5 Respondern auf Lichttherapie eine Zunahme der rCBF in frontalen Hirnregionen, Cingulum und Thalamus, die bei 5 Non-Respondern nicht nachweisbar war.

Zahlreiche rCBF-Studien wiesen eine signifikante Hypofrontalität auch bei sekundären Depressionen nach. Patienten mit Depressionen in der Folge von Schlaganfällen (Schwartz et al. 1990), Epilepsie (Bromfield et al. 1992), Parkinson-Syndrom (Mayberg et al. 1990), Chorea-Huntington (Mayberg et al. 1992) oder im Rahmen von Zwangskrankheiten und Eßstörungen wiesen eine verminderte rCBF in frontalen Hirnregionen auf, die mit dem Ausmaß der depressiven Symptomatik korrelierte. *Mayberg* et al. (1988) beschrieben, daß nach linksseitigen Schlaganfällen der Quotient von ipsi- zu kontralateraler Serotonin-5-HT_2-Rezeptordichte umgekehrt proportional zur Schwere der depressiven

Symptomatik korrelierte. Die Autoren diskutieren, daß eine fehlende Up-Regulation der ipsilateralen 5-HT_2-Rezeptoren nach linksseitigen ischämischen Insulten an der Entstehung depressiver Syndrome beteiligt sein kann. *Starkstein* et al. (1989) beschrieben bei 3 Patienten mit sekundärer Manie nach Schlaganfall eine verminderte $rCMR_{Glu}$ des rechten Temporallappens. Zusammenfassend sprechen diese Befunde wie die Ergebnisse von CCT und MRT dafür, daß linksseitige Hirnläsionen eher zu depressiven und rechtshemisphärische Läsionen eher zu manischen Syndromen führen (Ketter et al. 1997).

Bei rCBF-Messungen fanden *Warkentin* et al. (1992) eine erhöhte kortikale Durchblutung bei 8 Patienten in der akuten Phase einer zykloiden Psychose, allerdings untersuchten sie keine Kontrollgruppe.

Schär et al. (1995) fanden im ^{99m}HMPAO-SPECT keine Unterschiede zwischen vorübergehenden akuten Psychosen der ICD-10 und schizophrenen Psychosen.

Bisher existieren nur wenige In-vivo-Untersuchungen zu Rezeptor- und Transmittersystemen bei uni- und bipolaren affektiven Erkrankungen.

Tabelle 26.4: Neurochemische und Rezeptor-Studien bei uni- und bipolaren affektiven Störungen

Studie	Methode	Patienten	Ergebnisse
Ågren et al. (1991)	L-[^{11}C]5-HTP-PET	6 Patienten mit unipolarer Depression, 8 Kontrollen	Verminderte globale 5-HTP-Aufnahme bei Pat., 5 von 6 Patienten verminderte Aufnahme im PFC und Nucleus caudatus
Ågren et al. (1993)	[^{11}C]5-HTP-PET, [11C]L-Dopa-PET	8 Patienten mit unipolarer Depression, 15 Kontrollen	Vermehrte 5-HTP-Aufnahme im unteren medialen PFC bei Pat., kein Unterschied der L-Dopa-Aufnahme
D`haenen et al. (1992)	^{123}I-Ketanserin-SPECT	19 Patienten mit unipolarer Depression, 10 Kontrollen	Vermehrte 5-HT_2-Bindung im bilateralen parietalen Cortex und Asymmetrie (rechts > links) inferofrontal bei Pat.
Ebert et al. (1994)	^{123}I-IBZM-SPECT	10 Patienten mit Bipolar-II-Depression, 5 Kontrollen	Kein Unterschied der D_2-Besetzung in den Basalganglien, aber Abnahme bei Respondern im Vergleich mit Nonrespondern nach TSD
Pearlson et al. [1995]	NMSP-SPECT	14 bipolare Pat. (11 manisch, 3 depressiv; 7 psychotisch)	Erhöhte D_2-Rezeptor-Dichte in den Basalganglien bei jeweils psychotischen schizophrenen und bipolaren Patienten
Suhara et al. [1992]	[^{11}C]SCH23390-PET	10 bipolare Pat. (6 euthym, 3 depressiv, 1 manisch), 21 Kontrollen	Signifikant erniedrigte D_1-Bindung im frontalen Cortex bei bipolaren Pat., im Striatum kein Unterschied
Biver et al. (1997)	[^{18}F]Altanserin-PET	8 Pat. mit unipolarer Depression, 22 Kontrollen	Signifikant erniedrigte Bindung im posterolat. orbitofrontalen Kortex und anteriorer Inselrinde der rechten Hemisphäre
Shah et al. (1997)	^{123}I-IBZM-SPECT	15 Pat. mit Major Depression, 15 Kontrollen	Kein Unterschied der D_2-Besetzung im Striatum links, rechts erhöhte Rezeptordichte bei depressiven Pat.

HTP: Hydroxytryptophan; PET: Positronen-Emissions-Tomographie; PFC: präfrontaler Cortex; SPECT: Single-Photon-Emissions-Computer-Tomographie; 5-HT: Serotonin; IBZM: [^{123}I]-Iodobenzamid; TSD: Totaler Schlafentzug; NMSP: N-Methylspiperone; Pat.: Patienten

In einer Studie an 6 unipolar depressiven Patienten wurde von *Ågren* et al. (1991) eine verminderte globale Aufnahme des Serotonin-Präkursors 5-Hydroxytryptophan des Gehirns nachgewiesen, in einer weiteren Untersuchung mit regionaler Bestimmung fanden sie eine vermehrte Aufnahme von 5-Hydroxytryptophan im präfrontalen Kortex bei 8 Patienten mit unipolarer Depression (Ågren und Reibring 1994, Ågren et al. 1992). *D'haenen* et al. (D'haenen et al. 1992) beschrieben mittels SPECT eine präfrontale Asymmetrie (rechts > links) und eine Erhöhung der parietalen 5-HT_2-Rezeptordichte bei unipolaren depressiven Patienten. In einer neueren Studie mit PET fand sich eine verminderte 5-HT_2-Rezeptordichte im rechten orbitofrontalen Kortex und der Inselrinde bei 8 unbehandelten depressiven Patienten (Biver et al. 1997). Bei bipolaren Patienten (11 von 14 Patienten waren manisch) wurde mit PET eine erhöhte Dopamin-D_2-Rezeptordichte im Striatum festgestellt, die mit der Schwere der psychotischen Störung korrelierte (Pearlson et al. 1995). 1997 wurde von *Shah* et al. publiziert, daß die IBZM-Bindung zur Darstellung striataler Dopamin- D_2-Rezeptoren bei depressiven Patienten rechtsseitig, aber nicht linksseitig, signifikant erhöht war im Vergleich zu Kontrollprobanden, und daß die Quotienten der IBZM-Aufnahme beidseits mit neuropsychologischen Meßparametern wie Reaktionszeit und Wortflüssigkeit korrelierten. *Ebert* et al. (1994) fanden bei bipolar depressiven Patienten in der Ausgangsuntersuchung im IBZM-SPECT keine signifikanten Unterschiede zu Kontrollprobanden, allerdings zeigten Responder einer Schlafentzugsbehandlung eine verminderte D_2-Rezeptordichte am ehesten als Folge einer vermehrten endogenen Dopamin-Freisetzung, die bei Non-Respondern auf die Schlafentzugsbehandlung nicht nachweisbar war. Eine verminderte frontale Dopamin-D_1-Rezeptordichte bei bipolaren Patienten wurde von *Suhara* et al. (1992) berichtet. Zusammenfassend lassen die bisher in den Studien nachgewiesenen Veränderungen von Neurorezeptoren *in vivo* noch keine Schlußfolgerungen zu, die Untersuchungskollektive waren klein, teilweise waren die Patienten behandelt und auch andere Parameter wie z.B. Einflüsse neuroendokrinologischer Parameter etc. wurden nicht berücksichtigt.

Bei Berücksichtigung der zuvorgenannten Ergebnisse zu SPECT und PET bei uni- und bipolaren affektiven Störungen zeigt sich als richtungsweisender Befund die deutliche Minderung von Hirndurchblutung und -stoffwechsel in anterioren Hirnregionen, v.a. der Nachweis einer Aktivitätsminderung im linken dorsolateralen präfrontalen Kortex bei depressiven Störungen. Im Gegensatz dazu gehen manische Episoden eher mit Durchblutungserhöhungen in diesen Hirnregionen einher. Andere Hirnregionen, die in neueren Studien mit Veränderungen imponierten, sind anteriores und posteriores Cingulum und die medialen präfrontalen Kortizes (Dolan und Goodwin 1996, Dougherty und Rauch 1997, Kennedy et al. 1997, Kumar und Miller 1997, Trivedi und Husain 1997). Die teilweise doch sehr widersprüchlichen Befunde dürften auf den zum Teil sehr kleinen und auch sehr inhomogenen Untersuchungskollektiven sowie methodischen Unterschieden der jeweiligen SPECT- und PET-Technik beruhen. Zukünftige Studien mit klar definierten Diagnosegruppen und Symptomclustern und verbesserten Image- und Auswertetechniken dürften eine Klärung der diskrepanten Ergebnisse und deren Relevanz erbringen, positive Beispiele hierfür sind die Studien von *Drevets* et al. (1997) und *Bremner* et al. (1997).

KAPITEL 27: SCHLAF UND BIORHYTHMEN

„῞Υπνος, ἀγρυπνίη ἀμφότερα τοῦ μετρίου μᾶλλον γενόμενα, κακόν.“

„Schlaf oder Wachsein, wenn sie die Mitte überschreiten, das ist Krankheit.“

Hippokrates, Aphorismen, Übersetzung des Verfassers

27.1 Vorbemerkungen

Die Somnologie als Querschnittsdisziplin der gesamten Medizin hat in den vergangenen Jahren eine rasante Entwicklung genommen. Da es sich um eine noch sehr junge Disziplin handelt, sollen einige Anmerkungen zur Methodik und zur Terminologie sowie zu Modellen physiologischer Verhältnisse der Schlafregulation vorangestellt werden.

27.1.1 Methodik und Terminologie

Die Entwicklung der Kenntnisse über den Schlaf als aktiven physiologischen Prozeß ist mit dem Einsatz spezifischer Techniken und Methoden verbunden. Heute ist die Polysomnographie als Standardmethode der Schlafforschung und Schlafmedizin anzusehen. Dabei handelt es sich um die kontinuierliche Registrierung des Elektroenzephalogramms (EEG), des Elektromyogramms (EMG) und des Elektrookulogramms (EOG) mit Hilfe von Oberflächenelektroden, je nach Fragestellung auch der Atmung, der Körperposition, des Hautwiderstandes oder der Aktivität der Sexualorgane. Die Auswertung der Biosignale erfolgt epochenweise, wobei jede Epoche von 30 Sekunden Dauer gesondert beurteilt wird. Erste Versuche der Klassifikation von Schlafstadien (Loomis 1936) wurden nach Entdeckung von Schlafphasen mit raschen Augenbewegungen (Rapid Eye Movements, REM-Schlaf, Aserinsky und Kleitmann 1953) revidiert und ergänzt. International hat sich die Klassifikation der Schlafstadien nach *Rechtschaffen* und *Kales* (1968) durchgesetzt. Danach läßt sich jede Epoche einem von 7 Zuständen zuordnen.

Die Aufzeichnung der (visuell ausgewerteten) Schlafstadien über die Zeit liefert das Hypnogramm und gestattet die Bestimmung von Parametern, die zur Charakterisierung des Schlafes dienen. Die Definition einiger für diese Darstellung relevanter Schlafparameter wird in Tabelle 27.2 wiedergegeben.

Neben der Polysomnographie existiert eine Reihe weiterer somnologischer Untersuchungsverfahren. Während Untersuchungen in zeitgeberfreier Umgebung wenigen wissenschaftlichen Zentren vorbehalten sind, wo sie für die Erforschung biologischer Rhythmen von Bedeutung sind, wird wahrscheinlich die Actimetrie, d.h. die Registrierung der motorischen Aktivität über längere Zeiträume mit Hilfe nur armbanduhrgroßer Geräte, breite Anwendung finden, da sie longitudinale Untersuchungen der Ruhe-Aktivitäts-Verteilung mit vergleichsweise geringem Aufwand ermöglichen.

Tabelle 27.1: Definitionsmerkmale der Schlafstadien nach Rechtschaffen und Kales (1968) und Richtwerte für den prozentualen Anteil an der Registrierzeit (nach Schulz 1988a)

Stadium	EEG	EOG	EMG	Richtwerte für den Anteil an der Schlafperiode
Wach	α-(8-12Hz) und β-(≥ 13 Hz)-Wellen	Rasche Augenbewegungen, Sakkaden	Wechselnder Tonus	< 5%
S1	Unregelmäßige Aktivität mit q -Wellen (4 – 7 Hz)	Langsame pendelnde Augenbewegungen	Wechselnder Tonus, geringer als im Wachen	5 – 10%
S2	Spindeln (13 – 15 Hz) und K-Komplexe		Wechselnder Tonus	50%
S3	20 – 50% Belegung mit δ-Wellen (≤ 2 Hz, ≥ 75 µV)		Wechselnder Tonus	10%
S4	≥ 50% Belegung mit δ-Wellen		Wechselnder Tonus	10%
REM	Niedrigamplitudiges EEG, Sägezahnwellen	Schnelle konjugierte Augenbewegungen	Atonie der Halte- und Stellmuskulatur	10 – 25%
MT	Bewegungsartefakte (≥ 15 s)	Bewegungsartefakte	Hoher Tonus	1 – 2%

Tabelle 27.2: Definition einiger ausgewählter Schlafparameter

Bezeichnung	Abkürzung	Definition
Registrierzeit (time in bed)	TIB	Zeit zwischen Beginn und Ende der Registrierung
Schlafzeit (total sleep time)	TST	TIB abzüglich der Wach-Episoden
Dauer der Schlafperiode (sleep period time)	SPT	Zeit zwischen der ersten S2-Epoche und der letzten Epoche eines Stadiums außer Wach (W)
Schlafeffizienz (sleep efficiency index)	SEI	Prozentualer Anteil aller Stadien (außer W) bezogen auf TIB oder SPT
Schlaflatenz (sleep onset latency)	SOL	Zeit zwischen Beginn der Registrierung und dem erstmaligen Auftreten von S2
REM-Latenz	REML	Zeit zwischen dem erstmaligen Auftreten von S2 und der ersten Epoche REM
REM	REM%	Prozentualer Anteil von REM, bezogen auf TST oder SPT
S3+4 Tiefschlaf (slow wave sleep, SWS)	S3+4%	Prozentualer Anteil von S3+4, bezogen auf TST oder SPT

27.1.2 Schlaf und Schlafregulation bei Gesunden

Der Schlaf läßt sich physiologisch als Abfolge verschiedener Zustände beschreiben. Bei Erwachsenen entwickelt sich vom Zustand ruhigen Wachseins ausgehend mit Abnahme der Vigilanz zunächst eine kurze Phase des labilen Schlafstadiums 1, das nach wenigen Minuten von dem stabileren Stadium 2 abgelöst wird. Im weiteren Verlauf nimmt mit zunehmendem Anteil an Delta-Wellen im Schlaf-EEG auch die Schlaftiefe zu, d.h. der Mensch ist nur schwer erweckbar. Diese Tiefschlafphase entspricht Schlafstadium 3 (20-50% Delta-Aktivität) und Schalfstadium 4 (mehr als 50% Delta-Aktivität), die gemeinsam als langsamwelliger Schlaf (slow wave sleep, SWS) bezeichnet werden. Das Ende der Tiefschlafphase erfolgt meist ziemlich abrupt, etwa 60 – 100 Minuten nach dem Einschlafen, und nach einem kurzen Intervall von oberflächlichem Schlaf oder Wachsein entwickelt sich eine erste REM-Schlaf-Phase, die nur 10 – 15 Minuten andauert. Mit dem Ende der ersten REM-Phase endet auch der erste Non-REM/REM-Zyklus. Die Dauer eines solchen Zyklus beträgt im Mittel 80 – 110 Minuten. Im Verlauf der Nacht werden 4 bis 6 Non-REM/REM-Zyklen durchlaufen. Dabei lassen sich zwei entgegengesetzte Tendenzen erkennen: Der Anteil an langsamwelligem Schlaf nimmt im Verlauf der Nacht ab, während der Anteil an REM-Schlaf zunimmt (Dement und Kleitman 1957).

Dies wirft die Frage nach der Regulation dieser Prozesse auf. Einerseits ist die Kenntnis schlafregulatorischer Mechanismen wichtig für das Verständnis schlafbezogener Phänomene bei den unipolaren und bipolaren Erkrankungen, andererseits hat gerade deren Erforschung wesentlich zur Entwicklung des heutigen Kenntnisstandes auf dem Gebiet der Schlafregulation beigetragen. Aktuelle chronobiologische Erklärungen (Übersicht bei Kronauer 1994) gehen vom Vorliegen zweier rhythmischer Prozesse (Oszillatoren) beim Menschen aus. Dabei handelt es sich zum einen um einen zirkadianen Pacemaker, der als x-Oszillator (Terminologie von Kronauer et al. 1982) oder Prozeß C (Terminologie von Borbély 1982, Daan et al. 1984) bezeichnet wurde, mit einer relativ konstanten Periode von 24,5 Stunden. Die Lokalisation dieser *„inneren Uhr"* konnte tierexperimentell im Nucleus suprachiasmaticus nachgewiesen werden. Die zweite Komponente dieses Modells umfaßt den Generator des Schlaf-Wach-Rhythmus, der als y-Oszillator (Terminologie von Kronauer) bzw. Prozeß S (Terminologie von Borbély) bezeichnet wurde. Dessen Periode ist labiler und länger als die Periode des x-Oszillators, es wurden Perioden von ungefähr 29,5 h, teils aber auch bis zu 50 h, gefunden. Unter physiologischen Bedingungen sind beide Oszillatoren gekoppelt und synchronisiert. Die wechselseitige Beeinflussung beider Oszillatoren äußert sich darin, daß in zeitgeberfreier Umgebung (sog. Freilaufbedingungen) beide Oszillatoren mit einer resultierenden Phasendauer von etwa 25,5 h synchronisiert sind. Mit dem x-Oszillator sind eine Reihe von physiologischen Parametern verbunden, die als Marker von x (bzw. Prozeß C) gelten können: REM-Schlaf, Körpertemperatur, Kortisolsekretion, in gewissem Umfang auch die Melatoninsekretion. Der y-Oszillator (bzw. Prozeß S) ist bisher sowohl in physiologischer als auch in anatomischer Hinsicht wesentlich weniger charakterisiert. Funktionell wird durch ihn der Schlaf-Wach-Rhythmus erklärt. In der Theorie von *Borbély* entspricht Prozeß S der mit zunehmender Wachzeit zunehmenden Neigung zu langsamwelligem Schlaf (SWS). Je länger die vorangehende Wachzeit war, umso größer ist der Anteil an langsamwelligem Schlaf. Im Verlauf der Nacht nimmt der Anteil an SWS exponential ab, so daß Prozeß S sich erneuert. Im Modell von *Borbély* kann Prozeß S prinzipiell stofflich aufgefaßt werden, etwa in Form der Akkumulation eines oder mehrerer *„Hypnotoxine"* während der Wachzeit, während der y-Oszillator im Modell von *Kronauer* als abstrakte Formulierung einer Prozeßbeschreibung aufzufassen ist. (Demgegenüber ist Prozeß C im ursprünglichen Borbély-Modell ein mehr abstraktes Konstrukt, das die Schwellen für die Übergänge zwischen Schlafen und Wachen determiniert.) Beide Oszillatoren sind demnach gemeinsam für die Regulation des Schlafes verantwortlich. Sie unterliegen dabei jedoch exogenen Einflüssen, von denen Licht (Hell-Dunkel-Rhythmus) den bei weitem stärksten Einfluß hat. Daneben sind soziale Zeitgeber von Bedeutung.

Die dargestellten chronobiologischen Modelle können jedoch nicht ohne weiteres den ultradianen Non-REM/REM-Zyklus erklären. Es existiert eine Reihe tierexperimenteller, aber auch pharmakologischer Befunde, nach denen REM- und Non-REM-Schlaf von wechselseitig sich beeinflussenden Neuronensystemen gesteuert werden. Erstmals hatte *Jouvet* (1972) die Hypothese formuliert, daß serotonerge Neurone im Bereich der Raphekerne für den Beginn und die Aufrechterhaltung des Non-REM-Schlafes verantwortlich sind, wobei cholinerge Neurone einen unterstützenden Einfluß haben. Da serotonerge Neurone in den Raphekernen jedoch im Wachzustand aktiver sind als im Schlaf, wurde die Serotoninhypothese durch *Jouvet* (1984) dahingehend modifiziert, daß Serotonin als Transmitter mit schlaffördernden Eigenschaften anzusehen ist, der aber im Wachzustand im Sinne eines Neurohormons an der Synthese eines hypnogenen Faktors beteiligt ist. Größere Bedeutung haben indessen Vorstellungen erlangt, die unter der Bezeichnung reziprokes Interaktionsmodell bekannt sind (McCarley und Hobson 1975, Hobson et al. 1986). Danach wird die Abfolge von REM und Non-REM durch die wechselseitige Beeinflussung aminerger und cholinerger Neuronenverbände reguliert. In der ursprünglichen Formulierung der Theorie waren die Autoren von streng lokalisierten serotonergen Neuronensystemen in den Raphekernen, noradrenergen Neuronen im Locus coeruleus und cholinergen Neuronen im Bereich der Brückenhaube ausgegangen. Cholinerge Neurone wirken REM-Schlaf-induzierend und zeigen während des REM-Schlafes maximale Aktivität (REM-on-Neurone). Maximale Aktivität der REM-on-Neurone induziert aber auch die Aktivität aminerger Neurone, die im Non-REM-Schlaf ihre maximale Aktivität zeigen (REM-off-Neurone). Mit fortschreitender Dauer des Non-REM-Schlafes fällt die hemmende Aktivität der REM-off-Neurone auf die REM-on-Neurone weg, und es entwickelt sich eine alternierende zyklische Aktivität beider sich wechselseitig stimulierender und inhibierender Systeme. In der späteren Formulierung der Hypothese wurde die streng topographische Relation der cholinergen und aminergen Systeme aufgegeben und von jeweils weit verzweigten aktivierenden, zumeist cholinergen REM-on-Neuronenverbänden und hemmenden, aminergen REM-off-Neuronenverbänden ausgegangen.

27.2 Schlaf bei unipolaren affektiven Störungen

27.2.1 Phänomenologie

Schlafstörungen gehören zu den häufigsten Symptomen depressiver Störungen. Störungen des Schlafes sind nicht nur das häufigste Initialsymptom depressiver Erkrankungen (Demel et al. 1980, Perlis et al. 1997), sie können auch über lange Zeit das klinische Bild dominieren (Hauri 1982). 80 - 90% der klinisch behandlungsbedürftigen Depressionen sind mit einer Hyposomnie verbunden, 10 - 20% mit einer Hypersomnie (Garvey et al. 1984, Hawkins et al. 1985). Für diese Minorität hat sich der Begriff der atypischen Depression (siehe Kapitel 8.5) etabliert. Hypersomnie ist auch ein Symptom der saisonalabhängigen Depression (siehe Kapitel 15)

Eine Vielzahl von Studien ist zu Schlafstörungen bei Depressionen durchgeführt worden, *Benca* et al. 1992 fanden in einer Metaanalyse von 115 Arbeiten folgende Veränderungen:

Tabelle 27.3: Metaanalyse des Schlafes bei affektiven Erkrankungen: Vergleich mit normalen Kontrollen (Benca et al. 1992, aus Benca 1994)

Schlafparameter	Kontrollierte Studien	Alle Studien Gruppen < 20 Jahre	Gruppen 20 - 50 Jahre	Gruppen > 50 Jahre
Gesamtschlafzeit	↓	=	↓	↓
Schlafeffizienz	↓	=	↓	↓
Schlaflatenz	↑	↑	↑	↑
NREM-Dauer		=	↓	↓
SWS-Dauer	↓	=	↓	=
SWS-Anteil am Gesamtschlaf	↓	=	↓	↓
REM-Latenz	↓	=	↓	↓
REM-Aktivität		=	↑	=
REM-Dichte	↑	=	=	=
REM-Dichte in der ersten REM-Periode	↑	=	=	↑
Dauer der ersten REM-Periode	↑	=	↑	↑
Gesamt-REM-Dauer	↑	=	=	=
REM-Anteil am Gesamtschlaf	↑	=	↑	↑

Die konsistentesten schlafbezogenen Befunde bei Depressionen sind:

- Beeinträchtigung der Schlafkontinuität
- Disinhibition des REM-Schlafes
- Verlagerung des maximalen Tiefschlafanteils aus dem ersten in den zweiten REM/Non-REM-Zyklus.

Ausdruck der beeinträchtigten Schlafkontinuität sind eine verlängerte Einschlaflatenz, häufiges nächtliches Erwachen und vor allem vorzeitiges Erwachen. Diese Veränderungen sind altersabhängig (Lauer et al. 1991, Riemann et al. 1994), wobei in der Adoleszenz eine verlängerte Schlaflatenz überwiegt, im Alter ein oft ausgeprägtes Früherwachen.

Die Disinhibition des REM-Schlafes äußert sich nicht nur in einer Verkürzung der REM-Latenz, die ebenfalls altersabhängig ist (Lauer et al. 1991 fanden erst nach Mitte des 4. Lebensjahrzehnts signifikante Unterschiede zwischen Depressiven und einer gesunden Kontrollgruppe), sondern auch in einer erhöhten REM-Dichte, welche als altersunabhängig angesehen wird (Lauer et al. 1991, Riemann et al. 1991). Über die Verkürzung der REM-Latenz bei Depressiven (Kupfer und Foster 1972) wurde in den vergangenen 30 Jahren eine intensive Diskussion geführt. Anhand der verlängerten REM-Latenz unterschied *Kupfer* (1976) primäre von sekundären Depressionen, allerdings waren die sekundär depressiven Patienten jünger und weniger ausgeprägt depressiv. In späteren Studien (Thase et al. 1984) konnten diese Befunde auch nicht repliziert werden, so daß die Unterscheidbarkeit depressiver Syndrome unterschiedlicher nosologischer Zuordnung für artefiziell zu halten ist (Berger und

27.2.2 Theoretische Implikationen

Die wesentlichsten Theorien zur Erklärung der Veränderungen des Schlafes bei Depressionen umfassen heute zwei Gruppen sich gegenseitig ergänzender Modelle: chronobiologische und neurophysiologische.

Störungen biologischer Rhythmen

Zwei-Prozeß-Modell

Dieses Modell der Schlafregulation (Borbély 1982, Borbély und Wirtz-Justice 1982, Daan und Beersma 1984) ist zur Erklärung depressionstypischer Schlafveränderungen herangezogen worden und in diesem Zusammenhang auch als Prozeß-S-Mangel-Hypothese bekannt. Es geht von der Vorstellung aus, daß zwei unabhängige schlafregulierende Prozesse existieren, deren Summation die Schlafneigung determiniert. Zum einen handelt es sich um den schlafabhängigen Prozeß S, der sich allmählich im Verlauf des Wachseins aufbaut. Im Non-REM-Schlaf, und zwar mit dem Tiefschlaf (SWS), wird Prozeß S auf das Ausgangsniveau zurückgeführt. Der zweite Prozeß ist der zirkadiane Prozeß C, der u.a. die REM-Schlaf-Neigung determiniert. Nach dem Zwei-Prozeß-Modell haben Depressive einen Mangel an Prozeß S, der zu einem verringerten Tiefschlafanteil und zu einer Schlaffragmentation führt; der Mangel an Prozeß S ist zugleich mit der depressiven Symptomatik ursächlich verbunden. Wenn Prozeß S vermindert ist, führt das relativ unbeeinträchtigte Weiterlaufen von Prozeß C zu einer Disinhibition von REM-Schlaf mit Verkürzung der REM-Latenz und Erhöhung der REM-Dichte. Das Modell erklärt den antidepressiven Effekt von Schlafentzug, der zu einer Zunahme von Prozeß S führt. Kritikpunkte des Modells liegen in der Beobachtung, daß Schlafentzug nur in etwa der Hälfte der Fälle zu einer Stimmungsbesserung führt. Das Modell kann den antidepressiven Effekt von REM-Schlaf-Entzug nicht erklären (es sei denn, man nimmt an, daß auch ein Entzug von REM-Schlaf zu einem Anstieg von Prozeß S führt), und es erklärt nicht, wieso der Mangel an Prozeß S etwa bei der Manie zu einer Anhebung der Stimmungslage führt, bzw. bei schizophrenen Psychosen oder Insomnien keine Auswirkungen auf die Affektivität hat.

REM-Druck-Hypothese

Die Beobachtung, daß bei der Depression eine Disinhibition des REM-Schlafes vorliegt und daß chronischer selektiver REM-Schlafentzug nach einiger Zeit (etwa drei Wochen) einen antidepressiven Effekt zeigt, führte *Vogel* (1975) zur Formulierung der Hypothese, daß bei der Depression eine Störung im Bereich der REM-Schlafregulation selbst besteht. Das verstärkte Auftreten von REM-Schlaf vermindert die Entwicklung von Non-REM-Schlaf. REM-Schlaf-Deprivation erhöht den REM-Schlaf-Druck, dieser ist antidepressiv wirksam. Die Wirkung des totalen oder partiellen Schlafentzugs besteht ebenfalls in der Unterdrückung von REM-Schlaf und einer Erhöhung des REM-Drucks.

Phase-advance-Hypothese

Wenn man von der Existenz zweier unter physiologischen Umständen synchronisierter Oszillatoren ausgeht, von denen einer u.a. REM-Schlaf, Körpertemperatur und regulierend Kortisolsekretion, während der zweite den Schlaf-Wach-Rhythmus steuert, ist die Verkürzung der REM-Latenz aus der Vorverlagerung der Phasenlage des REM-Schlaf-kontrollierenden Oszillators (phase advance) erklärbar (Papousek 1975, Wehr et al. 1979). Für Körpertemperatur und Kortisolkonzentration fand sich in einer Reihe von Studien ebenfalls eine mehr oder weniger ausgeprägte Phasenvorverlagerung (Wehr und Goodwin 1981). Gegen das Modell spricht, daß eine Verkürzung der REM-Latenz nicht nur zu Beginn des Schlafes beobachtbar ist, sondern auch zu anderen Zeiten des Schlaf-Wach-Zyklus (Kupfer et al. 1981), wie etwa nach nächtlichem Wecken in der zweiten Nachthälfte (Schulz und Tetzlaff 1982). Darüber hinaus wurde für andere mit dem zirkadianen Rhythmus assoziierte Parameter, wie die Kortisolsekretion, die Körpertemperatur, TSH und Noradrenalin eine Phasenverschiebung weitaus weniger konstant gefunden als zunächst angenommen wurde (Souêtre et al. 1986, 1989, von Zerssen et al. 1987); in einer Metaanalyse waren statistisch signifikante Phasenvorverlagerungen die Ausnahme, und es fand sich eine erhebliche Variabilität der Befunde. Allerdings sind bei der Interpretation dieser Befunde einige methodische Probleme zu berücksichtigen (Goodwin und Jamison 1990), etwa daß möglicherweise Unterschiede zwischen unipolaren und bipolaren Depressionen nicht ausreichend berücksichtigt wurden oder daß Stichproben nicht frei von altersabhängigen Einflüssen waren. Unterschiede zwischen unipolar und bipolar depressiven Patienten fanden sich etwa bei der Kortisolausschüttung, die bei unipolaren Patienten eine signifikante Phasenvorverlagerung, hingegen bei bipolaren nur einen Trend zeigte (Linkowski et al. 1985a, b). Fehleinschätzungen durch eine zu kurze Untersuchungsdauer können durch longitudinale Untersuchungen vermieden werden; so fanden *Wehr* und *Goodwin* (1983) über einen Untersuchungszeitraum von 240 Tagen bei einer Patientin mit bipolarer affektiver Störung eine deutliche Phasenvorverlagerung des REM-Schlafes und der Körpertemperatur im Vorfeld depressiver Episoden mit einem Maximum zu Beginn depressiver Episoden, während sich die Parameter dann allmählich normalisierten und während hypomanischer Episoden eine Normalisierung bzw. eine Verzögerung zeigten.

Andere chronobiologische Modelle

In einer Reihe von Untersuchungen fand sich eine Amplitudenminderung biologischer Rhythmen. *Schulz* und *Lund* (1983, 1985) fanden bei depressiven Patienten mit Sleep-onset-REM eine Abflachung der zirkadianen Temperaturkurve. Sie formulierten die Auffassung, daß es sich dabei entweder um eine Störung der zirkadianen Variation des Erregungsniveaus handelt oder um eine Störung des ultradianen REM-Non-REM-Zyklus, der durch die reziproke Interaktion cholinerger und aminerger Neuronensysteme erklärbar ist. Amplitudenminderungen mehrerer Parameter haben sich als konsistenter Befund erwiesen (Souêtre et al. 1989).

Neurobiologische Modelle

Aminerg/cholinerge Dysbalance

Eine heute weit entwickelte und experimentell belegte Hypothese (Gillin et al. 1979) geht von einer Störung im Bereich der Non-REM/REM-Schlaf-regulierenden Systeme aus. Die reziproke Interaktion cholinerger REM-on-Neurone und aminerger (serotoninerger und noradrenerger) REM-off-Neurone ist bei der Depression zugunsten des Überwiegens der Aktivität des cholinergen Systems gestört. Cholinerge Stimulation mit Arecholin (Sitaram 1980) oder mit RS 86 (einem oral applizierbaren Cholinomimetikum) (Berger et al. 1989, Riemann et al. 1988) führt zu einer Verkürzung der REM-Latenz, zu einer Zunahme der REM-Dichte und zu einer Suppression des Tiefschlafes. Der Effekt auf die erste REM-Phase ist bei Depressiven ausgeprägter als bei gesunden Probanden. Cholinerge Stimulation kann bei depressiven Patienten die typischen Schlafveränderungen demaskieren. Kontrovers wurde diskutiert, ob die Unterschiede in den Effekten der cholinergen Stimulation episodenüberdauernd, also Trait-Marker, sind. Während einige Autoren (Berger et al. 1989, Riemann und Berger 1989) eine Normalisierung der abnormen Stimulierbarkeit innerhalb von 4 Monaten fanden, sahen andere Autoren eine Persistenz der abnormen Stimulierbarkeit in der Remission (Sitaram et al. 1980, Nurnberger et al. 1987). Neben Unterschieden im Studiendesign könnte dies auf einen Unterschied zwischen bipolaren und unipolaren Verläufen hinweisen (Berger und Steiger 1992) in dem Sinne, daß bipolare Patienten eher eine Persistenz der Veränderungen zeigen.

Neuroendokrine Regulationsstörungen

Fehlregulationen der Aktivität der Hypothalamus-Hypophysen-Nebennieren-Aktivität sind bei depressiven Patienten seit der Einführung des Dexamethason-Supressions-Tests (DST, Carroll et al. 1968, 1981) vielfach untersucht worden. Dabei findet sich jedoch nicht bei allen Patienten eine Auffälligkeit in der Weise, daß im Gegensatz zu Gesunden der Kortisolspiegel nicht nach Gabe von Dexamethason absinkt. Non-Responder im DST stellen eine Subgruppe depressiver Patienten dar, die häufiger als depressive Patienten mit normaler DST-Response eine Verkürzung der REM-Latenz zeigt (Ansseau et al. 1985, Kerkhofs et al. 1986, Mendlewicz et al. 1984, Thase et al. 1989). Eine reduzierte REM-Latenz bei normaler DST-Response wurde häufiger gefunden als eine normale REM-Latenz bei DST-Nonresponse (Benca 1994). Außer der Verkürzung der REM-Latenz fanden *Ansseau* et al. (1985) bei Non-Respondern im DST auch Verminderungen der Gesamtschlafzeit, der Schlafeffizienz und des Tiefschlafs (SWS).

Neuere Konzepte sehen die Primärstörung bei der Depression in einer Fehlregulation der neuroendokrinen Streßachse. Dabei kommt es zum

Versagen der Feedback-Hemmung CRH-sezernierender Neuronen, die unter diesen Bedingungen auch ein weiteres Neuropeptid (Arginin-Vasopressin, AVP) freisetzen. Sowohl CRH als auch AVP haben einen direkten Einfluß auf monoaminerge Systeme, die eine schlafregulierende Funktion haben. CRH unterdrückt dabei den Non-REM-Schlaf, AVP unterdrückt den REM-Schlaf. (Baumgarten et al. 1997). Für die Erklärung von Schlafveränderungen bei Depressionen müssen daher auch die Wirkungen von CRH und AVP berücksichtigt werden. Darüber hinaus existiert eine Vielzahl von biogenen Substanzen, die schlafregulierende oder -modulierende Effekte zeigen, die jedoch weder auf physiologischem noch auf pathophysiologischem Niveau ausreichend aufgeklärt sind (Übersicht bei Zoltoski und Gillin 1994).

Insgesamt ist zum jetzigen Zeitpunkt festzustellen, daß bei Depressionen eine Reihe von Befunden theoriebildend integriert werden konnten. Dabei ist jedoch bis heute problematisch, daß die Befundlage durch Inhomogenität der Stichproben, insbesondere im Hinblick auf die Unipolar-Bipolar-Dichotomie, schwer interpretierbar ist. Für die nicht rein affektiven Störungen fehlen entsprechende Untersuchungen völlig.

27.3 Schlaf bei bipolaren affektiven Störungen

Schlafstörungen, typischerweise ein verkürzter Schlaf bei verringertem Schlafbedürfnis, gehören zu den am regelmäßigsten auftretenden Symptomen der Manie. Polysomnographische Untersuchungen an manischen Patienten sind methodisch schwierig durchzuführen, und bis zum Ende der 80er Jahre existierten nur wenige, zumeist kasuistische Mitteilungen über Schlafveränderungen bei der Manie. Der Schlaf war zumeist verkürzt, oder es lag eine Insomnie vor, die Schlafeffizienz war vermindert. Einige Autoren, etwa *Mendels* und *Hawkins* (1971), fanden einen verminderten Anteil an langsamwelligem Schlaf (Stadium 4). Über Veränderungen der REM-Latenz fanden sich widersprüchliche Angaben. *Van Sweden* (1986) berichtet über eine verkürzte Schlaflatenz bei zwei manischen Patienten.

Linkowski et al. (1986) fanden bei 6 manischen Patienten Störungen der Schlafkontinuität, eine verminderte Gesamtschlafzeit und eine verminderte Schlafeffizienz bei erhöhter Schlaflatenz. Bezüglich des Anteils an Tiefschlaf (SWS), der REM-Latenz und der REM-Dichte unterschieden sich die Patienten jedoch nicht von der Kontrollgruppe.

Hudson et al. (1988) beschäftigten sich ebenfalls systematisch mit Schlafveränderungen bei der Manie. Neun nach DSM-III-R diagnostizierte unbehandelte Maniker unterschieden sich, im Kontrast zu der Gruppe von *Linkowski* et al. (1986), von einer Kontrollgruppe in folgender Weise: Die Bettzeit war ebenso wie die Gesamtschlafzeit verkürzt, wobei die Schlafkontinuität besonders in den Morgenstunden gestört war, die REM-Latenz war verkürzt, die REM-Aktivität und REM-Dichte erhöht. Der Anteil an SWS erschien gegenüber der Kontrollgruppe unverändert. Der Befund wurde an einer größeren Gruppe von 19 manischen Patienten repliziert (Hudson et al. 1992). Die Hyposomnie und die Veränderungen des REM-Schlafes, wie sie auch bei Patienten mit unipolaren (endogenen) und psychotischen Depressionen vorkommen, sehen *Hudson* et al. als Hinweise auf eine gemeinsame Pathophysiologie, etwa im Bereich der adrenergen Rezeptoren.

Goodwin und *Jamison* (1990) weisen auch auf mögliche Unterschiede im Schlafmuster zwischen Bipolar-I- und Bipolar-II-Störungen hin, die bisher nach unserer Kenntnis nicht systematisch untersucht wurden. Zumindest wird eine solche Unterscheidung in der Literatur nicht systematisch vorgenommen.

Möglicherweise ist diese Unterscheidung von Bedeutung für die Beantwortung der Frage, ob sich der Schlaf in depressiven Phasen im Rahmen unipolarer Störungen vom Schlaf in depressiven Phasen im Rahmen bipolarer Störungen unterscheidet. Obwohl einige Autoren bei bipolaren affektiven Störungen einen Zusammenhang von manischen Phasen mit einer Hyposomnie oder Insomnie und von depressiven Phasen mit einer Hypersomnie fanden (Hartmann 1968, Kupfer et al. 1972, Duncan et al. 1979), existieren auch Befunde, nach denen keine Unterschiede zwischen unipolar und bipolar-I-depressiven Patienten bezüglich der verkürzten Gesamtschlafzeit, der verkürzten REM-Latenz und des verminderten Tiefschlafs vorliegen (Giles et al. 1986). Bei bipolar-II depressiven Patienten fanden die Autoren hingegen längere REM-Latenzen, mehr Non-REM-Schlaf und eine Hypersomnie. *Kupfer*

(1976) fand bei bipolar-depressiven Patienten zwar eine gegenüber unipolar-depressiven Patienten verlängerte Gesamtschlafzeit und einen erhöhten Anteil an Stadium 1, die REM-Latenz war jedoch in beiden Fällen verkürzt und der Tiefschlafanteil vermindert.

Als Sonderfall bipolarer Störungen ist das Rapid Cycling, d.h. der rasche Phasenwechsel, aufzufassen. Ein solches Phänomen liegt vor, wenn jährlich mindestens vier depressive oder manische Phasen auftreten. Als Ultra Rapid Cycling wird eine Störung bezeichnet, bei der die Phasenlänge oft nur 48 Stunden beträgt. Polysomnographische Untersuchungen dieser Phänomene sind als longitudinale Einzelfalluntersuchungen durchgeführt worden. *Post* et al. (1977), *Gillin* et al. (1977) und *Wehr* et al. (1985) fanden jeweils über mehrere Zyklen eine verminderte Gesamtschlafzeit während der manischen Verstimmung, z.T. auch eine periodische Insomnie, während in der depressiven Phase die Gesamtschlafzeit (zumindest relativ) erhöht war. Die REM-Latenzen erwiesen sich in allen genannten Arbeiten während der depressiven Phasen als verkürzt. Während der manischen Verstimmungen war die REM-Latenz hingegen unterschiedlich verändert, z.T. fand sich eine gegenüber der depressiven Phase verlängerte REM-Latenz (Gillin et al. 1977), z.T. aber auch Sleep-onset-REM zu Beginn der manischen Verstimmung (Post et al. 1977). *Erkwoh* und *Bräunig* (1991) konstatieren daher beim Rapid Cycling einen im Vergleich zu gewöhnlichen bipolaren Störungen engeren Zusammenhang von hyposomnischer Schlafverkürzung mit manischer und (relativer) Hypersomnie mit depressiver Verfassung.

27.4 Schlaf bei schizoaffektiven Störungen

In der Untersuchung von *Reich* et al. (1975) wurde versucht, anhand von Schlafparametern Untergruppen einer Population unbehandelter schizophrener Patienten zu identifizieren. Dabei sollten akut schizophrene Patienten von schizoaffektiven und *„latent schizophrenen“* (einem diagnostischen Konstrukt, das mit dem Konzept der Borderline-Persönlichkeitstörungen vieles gemeinsam hat) unterschieden werden. Gegenüber der letztgenannten Gruppe fanden sich bei schizophrenen ebenso wie bei schizoaffektiven Patienten eine Verminderung der Schlafeffizienz und eine verlängerte Schlaflatenz. Ausschließlich bei den schizoaffektiven Patienten fand sich eine verkürzte REM-Latenz und eine erhöhte REM-Dichte, der Anteil an SWS (Schlafstadium 3 und 4) war vermindert. Damit unterschieden sich die schizoaffektiven (schizodepressiven) Patienten kaum von den psychotisch-depressiven Patienten derselben Arbeitsgruppe (Kupfer 1976). Unabhängig von diagnostischen Zuordnungen fand sich jedoch in der Arbeit von *Reich* et al. (1975), daß die REM-Latenz bei Patienten vermindert war, die später eine medikamentöse antidepressive Behandlung benötigten. Die Interpretation der Ergebnisse wird durch die fehlende Angabe des Typs der vorliegenden schizoaffektiven Störung erschwert. Da ausschließlich konkurrente Formen schizoaffektiver Störungen betrachtet werden, können in der Gruppe der akut Schizophrenen auch schizoaffektive Patienten, nämlich solche mit sequentiellen Formen, verborgen sein. In der Tat wies ein Teil der akut schizophrenen Patienten eine Verminderung des Anteils an langsamwelligem Schlaf auf, wie sie bei schizoaffektiven Patienten gefunden wurde.

Kupfer et al. (1979) fanden bei 12 (nach RDC-Kriterien) schizoaffektiven (depressiven) Patienten im Vergleich mit 29 psychotisch depressiven Patienten in beiden Gruppen eine verlängerte Schlaflatenz und ein vorzeitiges Erwachen und dadurch eine verminderte Schlafeffizienz und eine gleichermaßen verkürzte REM-Latenz.

Zarcone et al. (1987) verglichen Schlafparameter, insbesondere die REM-Latenz, von Patienten, die (nach RDC-Kriterien) an einer Schizophrenie, an einer schizoaffektiven Störung oder an einer Major Depression litten. Die Autoren konnten zeigen, daß eine verkürzte REM-Latenz keinesfalls spezifisch für Major Depressionen ist, und auch, wenngleich weniger ausgeprägt, bei Schizophrenien vorkommt. Schizoaffektive Störungen stehen in dieser Hinsicht zwischen den schizophrenen und den depressiven Störungen. Die Fallzahlen sind jedoch gering, und im Falle der schizoaffektiven Störungen fehlt die Angabe des aktuellen Episodentyps. Über Unterschiede im Bereich des langsamwelligen Schlafes machen die Autoren keine Angaben.

Eine jüngere Verlaufsuntersuchung (Keshavan et al. 1995) fand in einem Kollektiv von 12 schizophrenen und 8 schizoaffektiven Patienten, daß ein verminderter Anteil an SWS (Stadium 3 und 4) mit einem schlechteren Ausgang korreliert. Diese Befunde sollten zunächst überprüft werden, zumal sich in der Arbeit keine Angaben zur Art der schizoaffektiven Störung finden und andere relevante Angaben, etwa zur Erkrankungsdauer und Anzahl bisheriger Episoden, fehlen.

Die wenigen bisher vorliegenden Arbeiten haben, soweit Angaben zur Affektivität der Patienten überhaupt gemacht werden, vorwiegend schizodepressive Patienten untersucht. Dennoch zeigt sich, daß schizoaffektive Psychosen hinsichtlich der Schlafparameter, vor allem der REM-Latenz-Verkürzung und der Störung der Schlafkontinuität, wahrscheinlich auch der Veränderung des Tiefschlafs, mehr Gemeinsamkeiten mit affektiven Störungen besitzen als mit schizophrenen Psychosen, worauf bereits *Kupfer* 1976 hingewiesen hat. Konsequenterweise sollte man daher von zukünftigen Arbeiten auch die Berücksichtigung longitudinaler Phänomene, besonders der Polarität, erwarten. Nach unserer Kenntnis existieren bislang keine Schlafuntersuchungen, in denen systematisch zwischen schizodepressiver und schizomanischer Symptomatik unterschieden wurde.

27.5 Schlaf bei zykloiden Psychosen

Systematische Untersuchungen über Schlafveränderungen bei zykloiden Psychosen existieren unseres Wissens nicht.

27.6 Schlaf bei Dysthymia und Zyklothymia

Dysthyme Störungen in der Konzeptualisierung moderner Klassifikationssysteme wie DSM-III-R bzw. DSM-IV oder ICD-10 wurden bisher nur selten systematisch bezüglich ihres Schlafes untersucht. *Akiskal* et al. (1984) fanden eine verminderte REM-Latenz und einen erhöhten prozentualen REM-Schlaf-Anteil, während die REM-Dichte, die Gesamtschlafzeit, und der Anteil an langsamwelligem Schlaf nicht verändert waren. *Arriaga* et al. (1990) fanden demgegenüber eine erhöhte Gesamtschlafzeit bei verminderter Schlafeffizienz, die REM-Schlaf-bezogenen Parameter zeigten keine Auffälligkeiten. Die Ergebnisse sind somit nicht einheitlich, und eine Interpretation ist schwer möglich.

Über analog definierte zyklothyme Störungen sind uns keine Studien bekannt.

27.7 Beeinflussung des Schlafes durch Pharmaka bei unipolaren und bipolaren Erkrankungen

Unabhängig von der jeweils genau zu prüfenden Indikation finden bei unipolaren und bipolaren Erkrankungen Pharmaka häufig Anwendung, die sich den Gruppen der Antidepressiva, Neuroleptika oder Benzodiazepine zuordnen lassen. Daneben sind phasenprophylaktische Medikamente wie Lithium, Carbamazepin oder Valproinsäure im Gebrauch. Unter dem Blickwinkel der unipolaren und bipolaren Erkrankungen sind pharmakologische Einflüsse auf den Schlaf von Bedeutung, weil zum einen schlafverändernde Effekte häufig therapeutisch erwünscht sind, zum anderen weil Schlafbefunde in hohem Maße vom Medikamentenstatus abhängig sind. Es ist dabei zu beachten, daß die Auswirkungen von Pharmaka auf den Schlaf sich erheblich bei Gesunden und Kranken unterscheiden können.

Benzodiazepine

Der hypnotische, schlafanstoßende Effekt der Benzodiazepine wird häufig ausgenutzt und scheint bei Patienten mit einer Insomnie besonders ausgeprägt zu sein. Die Verbesserung der Schlafkontinuität ist mit Änderungen der Schlafarchitektur verbunden, insbesondere wird eine Zunahme von S2 bei gleichzeitiger Abnahme von REM-Schlaf und Tiefschlaf beobachtet. Problematisch ist die Toleranzentwicklung, die u.a. beim Entzug zum Auftreten einer Rebound-Insomnie führen kann, die durch ausgeprägte, der Benzodiazepinwirkung entgegengesetzte Änderungen der Schlafparameter charakterisiert ist.

Tabelle 27.5: Wirkungen der Benzodiazepine auf Schlafparameter

- Verkürzte Schlaflatenz
- verbesserte Schlafkontinuität, weniger nächtliches Erwachen
- längere Gesamtschlafzeit
- Änderung der Schlafarchitektur
- S2 vermehrt
- SWS vermindert
- REM vermindert
- REM-Latenz verlängert
- REM-Dichte vermindert
- Abnahme von Traumerleben

Antidepressiva

Die meisten Antidepressiva zeigen einen typischen Effekt auf den Schlaf, der den als depressionstypisch angesehenen Schlafveränderungen entgegengerichtet ist. Dies betrifft trizyklische (mit Ausnahme von Trimipramin) und tetrazyklische Antidepressiva, MAO-Inhibitoren, selektive Noradrenalin-Reuptake-Inhibitoren und selektive Serotonin-Reuptake-Inhibitoren. Dabei existieren jedoch erhebliche graduelle Unterschiede. Eine besonders ausgeprägte, u.U. sogar vollständige REM-Schlaf-Unterdrückung wurde bei irreversiblen Inhibitoren der MAO (etwa Tranylcypromin) und bei Clomipramin gefunden. Die Effekte der Antidepressiva auf den Schlaf sind abhängig von der Dosis, der Plasmakonzentration und der Dauer der Anwendung, wobei der REM-Schlaf-inhibierende Effekt mit der Zeit nachläßt. Die REM-Schlaf-inhibierenden Eigenschaften der meisten Antidepressiva sind nach Absetzen der Medikation reversibel und können dann zu einem ausgeprägten REM-Rebound führen. Eine Sonderstellung unter den Antidepressiva nimmt Trimipramin ein, welches bei Gesunden den REM-Schlaf nicht unterrückt, bei depressiven Personen sogar zu einer Zunahme des REM-Schlafes führen kann. Darüber hinaus führt es zu einer Verbesserung der Schlafkontinuität und zu einer Zunahme von SWS. Einen ähnlichen Effekt hat Nefazodone.

Tabelle 27.6: Wirkungen der Antidepressiva auf Schlafparameter

- Zunahme der REM-Latenz
- Abnahme des REM-Schlafs
- Abnahme der REM-Dichte
- Zunahme von SWS
- Abnahme des nächtlichen Erwachens

Neuroleptika

Die Effekte der Neuroleptika sind weniger einheitlich als die der Antidepressiva. Tendenziell führen sie zu Veränderungen der Schlafparameter, die den bei schizophrenen Psychosen beschriebenen Alterationen des Schlafes, d.h. Verkürzung der Gesamtschlafzeit, Abnahme von SWS, besonders Stadium 4, Verminderung und Fragmentierung des REM-Schlafs, entgegengesetzt sind (Ashton 1994). In einer neueren Untersuchung an 14 schizophrenen Patienten fanden *Maixner* et al. (1998) unter der neuroleptischen Behandlung mit Haloperidol bzw. Thiothixen eine Verbesserung der Schlafkontinuität und eine Zunahme von Stadium 3. Die REM-Latenz nahm signifikant zu. Wahrscheinlich bestehen in dieser Hinsicht auch erhebliche Unterschiede zwischen klassischen und atypischen Neuroleptika (Hinze-Selch 1997), etwa führt Clozapin zu einer Zunahme von S2 und zu einer Abnahme von SWS.

Tabelle 27.7: Wirkungen der Neuroleptika auf Schlafparameter

- Zunahme der Gesamtschlafzeit
- Verbesserung der Schlafkontinuität
- SWS: Zunahme oder unverändert
- REM: Zunahme oder unverändert
- Zunahme der REM-Dichte

Carbamazepin

Die schlafbezogenen Wirkungen von Carbamazepin sind weniger gut dokumentiert. Wahrscheinlich ist der Effekt auch bei gesunden Versuchspersonen und Patienten verschieden, so wurde bei Gesunden über eine Abnahme der Schlaflatenz und Zunahme von REM-Schlaf berichtet (Maxion 1968), jedoch über eine Verminderung von SWS und von REM-Schlaf bei Patienten (Drake et al. 1990). Die Verbesserung der Schlafkontinuität ist dagegen ein einheitlich erhobener Befund (Touchon 1987).

Lithium

Lithiumwirkungen auf den Schlaf sind bisher wenig untersucht worden. *Friston* et al. (1989) führen die Zunahme von SWS und die Abnahme von REM-Schlaf auf einen serotonergen Wirkmechanismus des Pharmakons zurück.

Tabelle 27.8: Wirkungen von Lithium auf Schlafparameter

- Zunahme von SWS
- Verminderung von REM

Valproat

Valproinsäure führt zu eine Zunahme von Stadium 1 über die ganze Nacht, weitere Veränderungen fanden sich nicht (Wolf 1987).

KAPITEL 28: PERSÖNLICHKEIT

„Καί γάρ δή νοσέουσι οἱ φύσι ὀργίλοι, ὀξύθυμοι, ῥέκται, εὐμάρεες, ἱλαροί, παιδίωδεις· Ατάρ καί οἷσι ἐξ ἐναντίην ἡ φύσις ῥέπει ... οἷδε καί μελαγχολῆσαι ἑτοιμότεροι· Οἱ δέ καί πρόσθεν ἐκμαίνονται."

„Von der Krankheit sind am häufigsten diejenigen betroffen, die von ihrem Naturell her zornig, aufbrausend, ehrgeizig, leichtsinnig, scherzhaft und albern sind. Aber auch solche, deren Naturell in die entgegengesetzte Richtung neigt ... Diese neigen aber eher zur Melancholie, während die ersteren zu Manie tendieren."

Aretäus von Kappadokien: Über Ursachen und Symptome der chronischen Krankheiten. Erstes Buch, Kapitel VI, Übersetzung des Verfassers

„Zykloide Menschen haben Gemüt."

Ernst Kretschmer 1921

„Since subsyndromal states are likely to be long lasting, how can these states be separated conceptually and operationally from abnormalities of personality? Do individuals have abnormal personality features (personality disorder perhaps) or do they have chronic (subsyndromal) affective states? Does it make any difference? At this point we have no answer to these vexing problems."

Robert M.A. Hirschfeld 1990

28.1 Allgemeines und Historisches

Persönlichkeit und Psychose sowie Persönlichkeit und psychische Erkrankungen bleiben ein Dauerdiskussions- und Forschungsthema in der Psychiatrie (Janzarik 1988, Marneros und Philipp 1992). Insbesondere die Beziehungen zwischen unipolaren und bipolaren Erkrankungen und Persönlichkeit – vor allem Depression und Persönlichkeit – beschäftigen die Wissenschaft und die Philosophie seit der Antike. Sowohl der Gründer der wissenschaftlichen Medizin, *Hippokrates*, als auch *Aristoteles* beschäftigten sich damit. *Hippokrates* sah anhand des Falles des Atom-Philosophen Demokrit eine Beziehung zwischen Genialität und Melancholie (Temkin hat 1985 ausführlich die Überlieferung kommentiert), ähnlich auch *Sokrates*, *Platon* und *Aristoteles*. *Aristoteles* stellte in seinen *„Problemata Physika"* die Frage: *„Warum sind außergewöhnliche Männer in Philosophie, Politik, Dichtung oder Kunst Melancholiker?"* Sowohl *Hippokrates* als auch *Aristoteles* unterschieden zwischen einer melancholischen Persönlichkeit (Typos melancholikos) und Melancholie als Erkrankung (Nosos melancholiké) (vgl. Literatur in Tellenbach 1961 sowie Temkin 1985).

Die Psychiatrie und Psychologie der neuen Zeit begannen schon zu Anfang dieses Jahrhunderts Beziehungen zwischen Persönlichkeit und psychischen Erkrankungen zu erforschen (vgl. von Zerssen und Akiskal 1998). Psychoanalytiker sahen in sogenannten oralen und anankastischen Strukturen eine zu Depressionen prädisponierende Persönlichkeitsstruktur (Abraham 1916, 1924). *Kretschmer* (1921) beschrieb die zykloide und zyklothyme Persönlichkeit, die zu affektiven Erkrankungen disponiere. Einen wesentlichen Beitrag leistete Tellenbach, der im Jahre 1961 den *„Typus melancholicus"* beschrieb. Lange vor der Beschreibung des Typus melancholicus beschrieben japanische Autoren, vor allem *Shimoda* (1932), eine Persönlichkeitsstruktur bei melancholischen Patienten, die *„immobilithyme"* bzw. *„statothyme"* Persönlichkeit. Die Arbeiten von *Shimoda* wurden in der Übersetzung zusammengefaßt von *Kraus* (1971) und *Schinfuku* und *Ihda* (1969) sowie von *Tellenbach* (1969).

Als Gegenpol zum Typus melancholicus beschrieb *von Zerssen* (1977a) den *„Typus manicus*, der besonders zu bipolaren affektiven Erkrankungen prädisponiert (auch in Janzarik 1988, von Zerssen 1996).

Die moderne operationale Persönlichkeitsforschung geht weniger von einem mehr oder minder starken *„Typus"* sondern vorwiegend von der Relevanz einzelner übergeordneter Persönlichkeitsvariablen aus (etwa nach dem Muster: Introversion – Extraversion u.ä. [Akiskal et al. 1983a, Goodwin und Jamison 1990, Hirschfeld und Shea 1992, Möller 1992c]).

Ende der siebziger und zu Beginn der achtziger Jahre begann eine systematische operationale Erforschung der Beziehungen von bestimmten Persönlichkeitsstrukturen oder von Persönlichkeitsmerkmalen und ihrer Beziehung zu psychischen Erkrankungen, insbesondere zu unipolaren und bipolaren Erkrankungen.

Das Hauptanliegen der modernen Persönlichkeitsforschung im Bereich der unipolaren und bipolaren Erkrankungen ist vorwiegend auf vier Schwerpunkte ausgerichtet:

a) Gibt es bestimmte Persönlichkeitsmerkmale, die als Risikofaktor für das Auftreten einer unipolaren oder bipolaren Erkrankung angesehen werden können?
b) Sind bestimmte Persönlichkeitsmerkmale eine *„subklinische Variante"* oder eine *„abgemilderte Form"* von unipolaren und bipolaren Erkrankungen?
c) Besitzen bestimmte Persönlichkeitsmerkmale eine prädiktive Validität (etwa in den Bereichen Ansprechbarkeit auf Pharmako- und Psychotherapie oder Prophylaxe) oder eine prognostische Validität im Sinne der Prädiktion einer Vollremission oder nicht?
d) Sind *„prämorbide"* Persönlichkeitsstrukturen vererbbar?

Über diese vier Kernfragen hinaus beschäftigt sich die Persönlichkeitsforschung aber auch mit der Frage der Persönlichkeitsveränderungen durch die Erkrankung selbst (Marneros et al. 1991a, 1992a, Möller 1992c).

28.2 Zu den Begriffen *„Persönlichkeit"*, *„Charakter"*, *„Temperament"* und *„Konstitution"*

In einer Übersichtsarbeit (Brieger und Marneros 1997a) haben wir darauf hingewiesen, daß in der deutschsprachigen psychiatrischen Literatur die Begriffe *„Charakter"*, *„Temperament"* und *„Konstitution"* oft synonym gebraucht werden, jedoch aufgrund ihrer geschichtlichen Entwicklung mit weitreichenden impliziten Vorannahmen versehen sind, ohne daß heute ein Konsens hinsichtlich ihrer jeweiligen Bedeutung besteht. Der Begriff *„Temperament"* steht in der Tradition der *Hippokratischen* Vier-Säfte-Lehre (Fiedler 1995, Klibansky et al. 1994) und wurde in der deutschen Psychiatrie vor allem durch *Kretschmer* (1921, 1942) und *Ewald* (1924) im Sinne eines *„Biotonus"* geprägt. In diesem Sinne ist mit *„Temperament"* eine konstitutionsgebundene individuelle Eigenart der Reaktionen im Bereich des Gefühls-, Willens- und Trieblebens gemeint. Es sei *„ein mit dem Leben gegebener, angeborener und nur in geringen Grenzen schwankender energetischer, biotonischer Dauerzustand"* (Ewald 1924). Manisch-depressive Erkrankungen rechnete *Ewald* zu den *„Temperamentkrankheiten"*. *Jaspers* (1973) unterteilte *„Charakter"* in Persönlichkeitsstrukturen und Persönlichkeitsqualitäten, wobei er das *„Temperament"* zu den ersteren rechnete.

Das Temperamentkonzept erfährt zur Zeit eine Wiederbelebung, vor allem in der amerikanischen Literatur, vorwiegend durch die Arbeiten der Gruppe um *Akiskal*.

„Konstitution" bedeutete in der deutschen Psychiatrie in erster Linie Körperbau, wobei der erbgenetische Aspekt eine zentrale Bedeutung hatte. So definiert *Kretschmer* (1936) *„Konstitution"* als *„Gesamtheit aller der individuellen Eigenschaften, die auf Vererbung beruhen"*. Im Gegensatz dazu versuchte *von Zerssen* (1980) den erbbiologischen Aspekt zugunsten einer viel-

schichtigen *„Grundstruktur"* aufzulösen. Der Begriff *„Charakter"* steht bei *Kretschmer* für die *„psychische Gesamtpersönlichkeit"*, während moderne Autoren, etwa *Fiedler* (1995), den *„Charakter"* als ein unmodernes Synonym für *„Persönlichkeit"* ansehen.

28.3 Modelle

Betrachtet man die Persönlichkeitsforschung im Bereich der unipolaren und bipolaren Erkrankungen (etwa Akiskal et al. 1983a, die Arbeiten der Gruppen um Hirschfeld, siehe in Hirschfeld und Shea 1992 sowie Tellenbach 1961 und von Zerssen 1977-1992), erkennt man vier wichtige Modelle, die die Frage der Beziehung zwischen Persönlichkeit und Erkrankung zu beantworten versuchen (Goodwin und Jamison 1990, Hirschfeld und Shea 1992):

a) Vulnerabilitäts- oder Prädispositionsmodell,
b) Spektrums- oder Erkrankungsformmodell,
c) Pathoplastik- oder Modifikationsmodell,
d) Komplikations- oder Alterationsmodell.

Zu a) Vulnerabilitäts- bzw. Prädispositionsmodell

Das Vulnerabilitäts- bzw. Prädispositionsmodell besagt, daß bestimmte Persönlichkeitsmerkmale eines Menschen zur Entwicklung einer unipolaren, aber auch einer bipolaren Erkrankung prädisponieren. Dieses Modell besitzt insofern Attraktivität, als daß dadurch eine Komplettierung der Kausalitätskette für die Entstehung der Erkrankung angeboten werden kann. Sowohl psychoanalytische als auch verhaltenstheoretische bzw. kognitiv-psychologische und auch biologische Theorien bedienen sich dieses Modells (Hirschfeld und Shea 1992). Auch der *„Typus melancholicus"* wird von *Tellenbach* (1961) beschrieben als zur endogenen Depression bzw. Melancholie prädisponierende Persönlichkeitsstruktur, so wie auch der Typus manicus zu bipolaren Erkrankungen prädisponiert (von Zerssen 1996).

Zu b) Spektrums- bzw. Erkrankungsformmodell

Nach dem Spektrums- oder Erkrankungsformmodell sind bestimmte Konstellationen von Persönlichkeitsmerkmalen nichts anderes als eine milde Form einer unipolaren bzw. bipolaren Erkrankung. Diese Ansichten findet man in den Werken von klassischen Autoren wie etwa *Kraepelin* (1913), *Kretschmer* (1921), *Leonhard* (1963), aber auch bei modernen Autoren (vgl. Akiskal et al. 1979, 1995).

Zu c) Pathoplastik- bzw. Modifikationsmodell

Nach diesem Modell determinieren Persönlichkeitsmerkmale die Erscheinungsform und die Intensität der klinischen Symptome von unipolaren und bipolaren Erkrankungen, darüber hinaus aber auch Ansprechbarkeit für Pharmakotherapie oder psychotherapeutischen Verfahren (Goodwin und Jamison 1990, Hirschfeld und Shea 1992, Paykel et al. 1976, Philipp 1992, Tölle 1992).

Zu d) Komplikations- bzw. Alterationsmodell

Das Komplikations- bzw. Alterationsmodell besagt, daß die Erkrankung selbst die Persönlichkeitsstruktur verändert. Nach den Erfahrungen und dem Erleben einer Krankheitsepisode werden bestimmte Erlebnis- und Verhaltensweisen des Betroffenen in persistierender Form alteriert. Es entstehen dann adyname, asthenische, phobische oder auch hyperthyme oder andere Persönlichkeitsmerkmalskonstellationen, die dauerhaft sind (Hirschfeld und Shea 1992, Triebwasser und Shea 1996).

28.4 Typen-Konstruktion

Eng verbunden mit dem Vulnerabilitäts- bzw. Prädispositionsmodell sind seit den zwanziger Jahren des 20. Jahrhunderts Bemühungen, Typen zu konstruieren, die mehr oder weniger spezifisch für unipolare bzw. bipolare Erkrankungen sein sollen. Die wichtigsten Typenkonstrukte sind die *„zykloiden"* und *„zyklothymen"* Temperamente *Kretschmers*, der *„Typus melancholicus"*, die *„statothyme Persönlichkeit"* und der *„Typus*

er kann aber dem komplexeren Konstrukt des Typus melancholicus und der Statothymie nur ansatzweise gerecht werden (Möller 1992c, Möller und von Zerssen 1987).

Statothyme Persönlichkeit

Japanische Autoren, vor allem *Shimoda*, beschrieben einen Typus, dessen Charakteristikum die *„Immodithymie"* (später *„Immobilithymie"* oder *„Statothymie"*) ist (Übersetzungen der Arbeiten von Shimoda findet man in Kraus 1971, Schinfuku und Ihda 1969, Tellenbach 1969). Obwohl die ersten Beschreibungen von *Shimoda* aus dem Jahre 1932 stammen, waren sie wegen der sprachlichen Barrieren im europäischen und amerikanischen Raum völlig unbekannt. Erst die Übersetzungen der o.g. Autoren ermöglichten ein Bekanntwerden der geleisteten Arbeit. *Shimoda* beschrieb die prämorbide Persönlichkeit von depressiven Patienten, die er *„Shujaku-Sekaku"* nannte (die später in den europäischen Übersetzungen eben als *„Immobilithymie"* bzw. *„Statothymie"* eingegangen ist), als einen gutartigen Charakter, der erst dann zufrieden ist, wenn sowohl seine Arbeit als auch seine eigene Pflicht oder Verantwortung rundum gründlich erledigt sind. Diese Menschen werden stets als vorbildlich, zuverlässig und ernsthaft hoch geschätzt. Die Merkmale des von ihm beschriebenen Charakters sind vorwiegend: *„fleißig in der Arbeit, sich in eine Sache gänzlich vertiefen, gründlich, ehrlich, ordentlich, hohes Gerechtigkeits- und Verpflichtungsgefühl, nicht simulieren und nicht faul sein können"*. *Shimoda* sah in den beschriebenen Qualitäten einen pathogenetischen Zusammenhang unipolarer und bipolarer Erkrankungen. Diesen erklärte er mit einer pathologischen Affektansprechbarkeit der statothymen Persönlichkeit.

Das Konzept des Typus melancholicus (und der Statothymie) ist vorwiegend im europäischen (vor allem deutschsprachigen) Raum, teilweise auch Japan und Lateinamerika, auf Interesse gestoßen, während es in der nordamerikanischen Literatur nur peripher angenommen wurde (Akiskal 1983a, Möller 1992c, Kraus 1971, Schinfuku und Ihda 1969).

28.4.3 Der Typus manicus

Den Typus manicus konzipierte *von Zerssen* als Gegenstück zum Typus melancholicus (von Zerssen 1977a,b, 1980, 1982, 1988b, 1996). Nach dem Konzept des *„Typus manicus"* handelt es sich dabei weder um einen blanden krankhaften Verstimmungszustand noch um eine Persönlichkeitsstörung, sondern um eine im allgemeinen durchaus normal erscheinende Persönlichkeitsstruktur, die sich gehäuft in der prämorbiden Entwicklung manischer Patienten nachweisen läßt, ohne für diese spezifisch zu sein (von Zerssen 1996). Die Gegenpolarität zum Typus melancholicus zeigt sich in Tabelle 28.2.

Auf deskriptivem Niveau entspricht der *„Typus manicus"* der hypomanischen Variante des zyklothymen Temperaments, das von *Kretschmer* (1921) beschrieben worden ist und teilweise der *„cyclothymischen Veranlagung"*, die *Kraepelin* (1913) als Gemütsveranlagung beschrieb, die sich gehäuft bei Patienten mit einer zirkulären Form des *„manisch-depressiven Irreseins"* findet. Bei einer Disposition für bipolar affektive Erkrankungen kommt nach dieser Auffassung eine Tendenz zur Auslenkung von Aktivitätsniveau, Stimmungslage und Selbstwertgefühl in einer der depressiven Auslenkung diametral entgegengesetzten Richtung hinzu, welche subjektiv als positiv erlebt wird und keine Abwehr herausfordert (von Zerssen 1996).

Tabelle 28.2: Gegenüberstellung einzelner Merkmale des Typus melancholicus und des Typus manicus (aus: von Zerssen 1980, 1996)

„Typus melancholicus"		*„Typus manicus"*
• beharrlich		• unstet
• auf Sicherheit bedacht		• risikofreudig
• besonnen		• begeisterungsfähig
• pedantisch		• großzügig
• wenig vital		• vital
• autoritätsgebunden		• eigenständig
• unoriginell		• originell
• konventionell		• unkonventionell
• einseitig interessiert		• vielseitig interessiert
• phantasiearm		• phantasievoll
	beide	
	• aktiv	
	• tüchtig	
	• gefühlsbetont	
	• warmherzig	

28.4.4 Die hypernomische Persönlichkeit

Von einem rollendynamischen Ansatz ausgehend beschrieb *Kraus* (1977) eine prämorbide Persönlichkeit bei Manisch-Depressiven in enger Anlehnung an den Typus melancholicus, die durch eine überidentifizierende Identitätsbildung und durch eine Überidentifikation mit der sozialen Rolle gekennzeichnet ist. Die Identitätsbildung manisch-depressiver Menschen wird vorwiegend definiert durch

a) hypernomisches Leistungsverhalten,
b) Anpassung und Autonomie und
c) emotionale und kognitive Ambiguitätsintoleranz.

Zu a) hypernomisches Leistungsverhalten

Die von *Tellenbach* beschriebenen Merkmale des Typus melancholicus, wie etwa Ordentlichkeit, Genauigkeit, Gewissenhaftigkeit und hoher Leistungsanspruch, weisen auf ein hypernomisches Leistungsverhalten hin, das heißt auf eine Überidenfikation mit der sozialen Rolle bzw. mit den normativen Rollenerwartungen und dem Verlust der Rollendistanz (Kraus 1977, 1987). Das hypernomische Verhalten bei melancholischen bzw. bipolar manisch-depressiven Menschen dient der Etablierung und Aufrechterhaltung sozialer Identität, vor allem sogenannter Rollenidentitäten. Erst die Begründung dieses Verhaltens im Sinne des Typus melancholicus in einer besonderen Identitätsbildung vermag die auffallende Festgelegtheit Melancholischer auf diese Verhaltensweise und deren spezifische Auswirkungen in der Auslösesituation depressiver Phasen zu erklären (Kraus 1987).

Zu b) Anpassung und Autonomie

Nach dem rollendynamischen Ansatz sind Manisch-Depressive in besonderer Weise auf die sozialen Konventionen ausgerichtet, autoritären Werten, insbesondere solchen einer traditionellen Familienideologie verhaftet und in ihrem starken Leistungsstreben an der Bestätigung durch andere orientiert. Man geht davon aus, daß sich Unipolare und Bipolare in dieser Hinsicht überwiegend gegensätzlich verhalten. So hebt sich gegenüber dem Mangel an Autonomie, der Überanpassungsbereitschaft und Abhängigkeit unipolar Depressiver das starke Autonomie- und Unabhängigkeitsstreben bipolar Manisch-Depressiver scharf ab. Dem aufopfernden *„Sein-für-andere"* Monopolarer lassen sich egoistische Handlungen Bipolarer gegenüberstellen (Kraus 1977, 1987).

Zu c) emotionale und kognitive Ambiguitätsintoleranz

Der Begriff der Ambiguitätstoleranz geht auf soziologische Arbeiten zurück (siehe in Kraus 1987, Wolfradt und Rademacher 1999). Emotionale Ambiguitätstoleranz bezeichnet die Fähigkeit, emotionale Ambivalenzen, also etwa gleichzeitige Liebes- und Haßgefühle gegenüber denselben Objekten, tragen zu können. Kognitive Ambiguitätstoleranz ist die Fähigkeit, miteinander in Konflikt stehende Persönlichkeitszüge, also etwa sowohl positive als auch negative Eigenschaften zugleich am selben Objekt erkennen zu können. Nach dem rollendynamischen Ansatz besteht sowohl bei unipolaren als auch bei bipolaren Patienten eine Neigung zur emotionalen und kognitiven Ambiguitätsintoleranz. Diese tendentielle Unfähigkeit zur Toleranz von Ambiguitäten scheint nicht nur in den jeweiligen Krankheitsepisoden, sondern auch außerhalb derselben zu bestehen. Zwischen der Ambiguitätsintoleranz und der Ordentlichkeit des Typus melancholicus sowie hypernomischen Leistungsverhaltens scheinen enge Beziehungen zu bestehen.

So wie das Konstrukt des Typus melancholicus und des Typus manicus versucht auch der rollendynamische Ansatz das Ingangkommen von manisch-depressiven Erkrankungen durch das zugrundeliegende Konstrukt zu erklären: Von entscheidender Bedeutung ist danach, daß Manisch-Depressive ihre Identität überwiegend in ihren jeweiligen sozialen Rollen etablieren und deshalb von ihren Rollen besonders abhängig sind. Aufgrund mangelnder Ich-Identität sind sie mit ihren jeweiligen Rollenidentitäten überidentifiziert (Kraus 1977, 1987). Aus der Struktur einer mit der jeweiligen sozialen Rolle überidentifizierten Identitätsbildung resultiert eine Vulnerabilität, die bewirkt, daß Manisch-Depressive sowohl durch kontradiktorische Rollenanforderungen als auch durch alle Rollenveränderungen besonders gefährdet sind. Die Coping-Strategien der manisch-depressiven Patienten gegen Identitätsverlust, nämlich das hypernomische und ambiguitätsintolerante Verhalten, erweisen sich in der Auslösungssituation ihrer Erkrankung häufig als zusätzlich gefährdend. Das hypernomische Verhalten, das bestrebt ist, stets alle Erwartungen zu erfüllen, führt so zu der im Vorfeld von Depressionen beobachteten psychophysischen Erschöpfung. In der folgenden Erschöpfung kommt es dann aber durch die nachlassende Erfüllung von normativen Erwartungen zu immer neuen Normverletzungen. So bewirkt paradoxerweise letztlich das hypernomische Verhalten jene Rollenidentität, die es eigentlich zu verhindern bestrebt ist (Kraus 1977).

28.5 Operationale Persönlichkeitsforschung

28.5.1 Methodische Aspekte

Bei der Erfassung von Persönlichkeitsstrukturen oder -merkmalen, vor allem wenn sie kausal in Verbindung mit der Erkrankung gebracht werden sollen, stellt sich die Frage der Stabilität der erfaßten Strukturen und Merkmale. Eine Stabilität über Zeit und soziopsychologische Umstände stellt eine der wichtigsten Voraussetzungen zur Entwicklung von kausal-genetischen Konstrukten dar. Außer dieser fundamentalen Voraussetzung ist die Frage der Beziehungen zwischen der Persönlichkeitsstruktur und unipolaren und bipolaren Erkrankungen mit relevanten methodischen Problemen verbunden. Eines der wichtigsten Probleme ist die Konfusion von *„State"* und *„Trait"*, was ist schon *„morbid"* – krankheitsbedingt also – oder noch *„extramorbid"* bzw. *„prämorbid"*, also krankheitsunabhängig? Die Patienten stehen nicht nur in der akuten Episode, sondern auch nach ihrem Abklingen unter dem Einfluß oder unter dem Eindruck der Symptomatik, die prämorbide Persönlichkeitsmerkmale, Erlebnis- und Verhaltensweisen modifizieren kann. In diesem Sinne können entsprechende Befunde in ihrer Validität leiden. In einer longitudinalen Untersuchung von *Hirschfeld* und *Klerman* (1983) wurden Patienten in der depressiven Phase und ein Jahr nach dem kompletten Abklingen der Symptomatik untersucht. Trotz der Anweisung an die Patienten, nicht ihren aktuellen Zustand zu beurteilen, sondern sich so zu beschreiben, wie sie gewöhnlich außerhalb der Phase sind, fielen die Befunde der ersten Erhebung signifikant pathologischer aus, als diejenigen, die ein Jahr nach dem kompletten Abklingen der Phase erhoben worden waren. Die Befunde, die während einer klinischen Beobachtung erhoben wurden, müssen unter dem Aspekt der Kontamination von State und Trait betrachtet werden.

Darüber hinaus muß berücksichtigt werden, welche Wirkung Psychopharmaka nicht nur auf objektivierbare Persönlichkeitsmerkmale, sondern auch auf das eigene Selbsterleben und die Selbstidentität haben. Beurteilungen über prämorbide oder extramorbide Persönlichkeitsmerkmale bei unipolaren und bipolaren Patienten finden zwar außerhalb der Phase statt, aber in Perioden, in denen noch Erhaltungsmedikation oder Prophylaxe gegeben wird. Ein anderes Problem, das mit der Frage von State und Trait verbunden ist, betrifft subklinische bzw. subkriteriologische Formen der Erkrankung, die zwar nicht als behandlungsbedürftig eingestuft werden, die Selbstbeurteilung des Betroffenen jedoch unter dem Prisma des abgewandelten Selbsterlebens beeinflussen können. Werden tatsächlich dann prämorbide Merkmale erfaßt oder bestehen durch Neuroleptika, Antidepressiva, Lithium etc. alterierte Merkmale, auch wenn der Betroffene nicht mehr unter Erhaltungsmedikation oder prophylaktisch wirkenden Substanzen steht? Ebenso müßte geklärt werden, inwieweit die Folgen der abgelaufenen Episoden und der einschneidenden Erlebnisse, die er während der Episoden gemacht hat (die Unterbrechung der Lebenskontinuität), Einflüsse auf das Selbsterleben, die Erlebnis- und Verhaltensweise gehabt haben, dadurch, wie extramorbid diese Persönlichkeitsmerkmale sind.

Auch diejenigen Untersuchungen, die die *„prämorbide"* Persönlichkeitsstruktur zu erfassen versuchen, und zwar nicht nur aufgrund der Informationen der Patienten selbst, sondern von Angehörigen und anderen Bezugspersonen sowie der in Personal- oder Krankenhausakten vorhandenen Angaben, beseitigen die Gefahr der Kontamination von *„prämorbiden"* und *„postmorbiden"* Merkmalen nicht. (Marneros et al. 1991a, 1992a). Man kann davon ausgehen, daß bei einer Anzahl von Patienten mit unipolaren und bipolaren Störungen *„prodromale"* oder *„präepisodische"* Alterationen eintreten können; zwar nicht in der gleichen Häufigkeit und Intensität wie bei den schizophrenen Psychosen, aber ausgeschlossen werden können sie nicht. Dies trägt auch dazu bei, daß Angaben über *„prämorbide"* Persönlichkeitsmerkmale an ihrer Validität verlieren können.

Ein weiterer Faktor, der die Aussagekraft von Untersuchungen zur Beziehung zwischen Persönlichkeit und Erkrankung beeinträchtigen kann, ist die Heterogenität der Diagnosen. Depressive Zustände sind bekanntlich vielfältig, haben verschiedenartige phänomenologische Konstellationen, unterschiedliche Verlaufsmuster und einen unterschiedlichen Ausgang oder differierende Abhängigkeit von Umweltfaktoren. Das Konzept der *„Major Depression"* beinhaltet sicherlich ein breites Spektrum von depressiven Syndromen, etwa melancholische Depression, psychotische Depression etc. Aber auch bipolare Erkrankungen sind durch eine *Inhomogenität* gekennzeichnet, (etwa vorwiegend manisch, vorwiegend depressiv, mit psychotischen Symptomen, ohne psychotische Symptome, Rapid Cycling etc.). Dies ist ein zusätzlicher Faktor, der bei der Erforschung der Beziehung zwischen Persönlichkeitsmerkmalen und Erkrankung berücksichtigt werden soll.

Ein weiterer Aspekt, der in der bisherigen Forschung im Bereich von Persönlichkeit und unipolaren und bipolaren Erkrankungen eine Rolle spielt, betrifft die longitudinale *Stabilität.* Wie im Kapitel Stabilität (19.5) gezeigt wird, sind manche Verläufe von unipolaren und bipolaren Erkrankungen durch hohe Instabilität gekennzeichnet. Wenn prämorbide Persönlichkeitsmerkmale mit einer unipolaren affektiven Erkrankung in Verbindung gebracht werden, bedeutet das nicht immer etwas Endgültiges. Diese unipolare affektive Erkrankung kann im Verlauf zu einer bipolaren affektiven Erkrankung oder zu einer unipolaren schizoaffektiven Erkrankung oder zu einer bipolaren schizoaffektiven Erkrankung wechseln. Sie kann unipolar psychotisch oder bipolar psychotisch werden. Sie kann jedoch auch unipolar bleiben usw. Dies ist ein Faktor, der auch prospektive Erfassungsstudien der Persönlichkeit fragwürdig machen kann (Möller 1992c).

Das *Design* berücksichtigt häufig Faktoren sowie soziodemographische Daten, wie etwa Alter, Geschlecht, Intelligenz, Herkunftsschicht, Schulbildung, sozioökonomischen Status, höchsterreichte Herkunftsschicht usw. Solche Variablen sind jedoch direkt oder indirekt mit Persönlichkeitsmerkmalen assoziiert (Möller 1992c).

Ein weiteres Problem ist, ob sich die erfaßten Persönlichkeitsmerkmale nur von anderen psychiatrischen Populationen oder auch von der Normalbevölkerung unterscheiden. Und darüber hinaus, ob gefundene Unterschiede nicht nur auf der statistischen Ebene signifikant sind, sondern auch, daß sie ein bestimmtes Ausmaß erreichen müssen, um als klinisch relevant eingestuft werden zu können (Möller 1992c).

28.5.2 Operationale Forschungsergebnisse

Die Ergebnisse der modernen Persönlichkeitsforschung im Bereich unipolarer und bipolarer Erkrankungen sind schwer miteinander vergleichbar. Die wichtigsten Gründe dafür liegen in den schon vorher geschilderten methodischen Problemen. Während im deutschsprachigen Raum viele Persönlichkeitsuntersuchungen an den Typenmodellen orientiert sind, nutzen amerikanische Untersuchungen Persönlichkeitsmerkmal- und Eigenschaften-Scores aus mehrdimensionalen Persönlichkeitsinventaren.

Operational-statistische Untersuchungen konnten *Kretschmers* Körperbau-Temperament-Modell nicht bestätigen (von Zerssen et al. 1970). Die Befunde bezüglich der Verifizierung des Typus melancholicus als *die* prämorbide Persönlichkeitsstruktur der unipolar depressiven und teilweise auch bipolar depressiven Patienten sind teilweise widersprüchlich. *Tellenbach* und *Shimoda* gingen davon aus, daß praktisch alle unipolar depressiven Patienten die Persönlichkeitsstruktur des Typus melancholicus bzw. der statothymen Persönlichkeit aufweisen. Diese Meinung konnte nicht in vollem Umfang bestätigt werden. Einige Untersuchungen zeigen einen deutlichen Zusammenhang zwischen Typus melancholicus und unipolarer Depression, aber nicht zwischen Typus melancholicus und bipolarer Depression (von Zerssen 1980). Nach einer kritischen Übersicht der vorhandenen Literatur folgert *Tölle* (1987) folgendes:

1. Ordentlichkeit ist ein Verhaltensmuster, das offensichtlich in unterschiedlichen psychischen Zusammenhängen vorkommt und psychodynamisch sinnvoll interpretierbar ist. Das Merkmal Ordentlichkeit ist bei verschiedenen Persönlichkeitsstrukturen und psychischen Krankheiten nachweisbar. Demnach kann Ordentlichkeit schwerlich ein konstituierendes Merkmal einer Persönlichkeitsstruktur sein. Ordentlichkeit macht nicht einen *„Typus"* aus.
2. Ordentlichkeit scheint ein allgemeines psychisches Merkmal zu sein, das nicht für Melancholiekranke typisch oder spezifisch ist.
3. Ordentlichkeit wird bei Melancholiekranken nicht durchgehend oder regelmäßig angetroffen.
4. Ordentlichkeit ist bei Melancholischen kaum ein persönlichkeitskonstituierendes Merkmal, sondern steht im Zusammenhang mit verschiedenen Persönlichkeitsstörungen.

Diesen Ansichten wurde aufgrund operational-statistischer Forschung widersprochen (von Zerssen 1991, 1996). Ähnlich strukturierte Persönlichkeiten wie der Typus melancholicus wurden auch bei Migränepatienten beschrieben (Schäfer 1992).

Durch operational-statistische Untersuchungen konnte gezeigt werden, daß Migränepatienten gegenüber den Gesunden, Neurotikern sowie andersweitig Schmerzkranken signifikant stärkere Ausprägungen von Typus-melancholicus-Eigenschaften aufweisen, während sie sich diesbezüglich von unipolaren Depressiven nicht unterscheiden. Dann wäre der Typus melancholicus und *„Typus migränicus"* tauschbar (Schäfer 1992). Ähnliche Persönlichkeitskonstellationen wurden auch bei psychosomatischen Patienten sowie auch bei Gesunden gefunden (Tölle 1987). Eine Spezifität des Typus melancholicus für Persönlichkeiten von Depressiven wird ihm dann abgesprochen. Es wurde sogar eine neutrale, nicht mit Melancholie verbundene Bezeichnung des Typus melancholicus, etwa *„Typus Tellenbach"* (Schäfer 1992), vorgeschlagen.

Unabhängig jedoch von der Spezifität wurde dem *„Typus melancholicus"* unter dem Aspekt des 5-Faktoren-Modells eine gute Konstruktvalidität zugesprochen (Furukawa et al. 1998). Die Untersuchungen von der Gruppe um *Angst* (Angst und Ernst 1996) zeigten sowohl prospektiv als auch retrospektiv, daß bei Probanden, die später eine Manie entwickelten, im Vergleich zu anderen Probanden, die später eine nichtorganische psychische Erkrankungen entwickelten, ein relativ unauffälliges Persönlichkeitsprofil vorlag (*„kein Neurotizismus"*). Später depressiv gewordene Probanden waren deutlich auffälliger als später manisch gewordene. Die genannten Autoren geben als mögliche Erklärung der prämorbiden Persönlichkeit Differenzen zwischen unipolaren und bipolaren Patienten an, bedingt dadurch, daß eventuell die bipolare Erkrankung (im Vergleich zur unipolaren Depression) *„stärkeren biologischen Ursprungs"* ist – was die genetischen Befunde ebenfalls belegen.

In einer eigenen Untersuchung fanden wir die wesentlichen Merkmale des *„Typus melancholicus"* bei 45% von Patienten mit affektiven und bei 24% bei Patienten mit schizoaffektiven Erkrankungen (Marneros et al. 1991a). Bei der

Aufteilung der reinen affektiven Erkrankungen in unipolar und bipolar fand sich der Typus melancholicus bei 52% der unipolaren und bei 27% der bipolaren affektiven Patienten sowie bei 35% der unipolaren schizoaffektiven und 14% der bipolaren schizoaffektiven Patienten (Marneros et al. 1989b, 1991a, 1992a).

Das operational statistische Konstrukt des *„Typus manicus"* wurde vorwiegend von *von Zerssen* selbst oder assoziierten Gruppen untersucht. Er fand eine Häufung der Eigenschaften des Typus manicus als prämorbide Wesenszüge bei manischen Patienten bzw. überwiegend manischen bipolaren Patienten (von Zerssen 1996). Einzelne Merkmale, die den Typus manicus konstruieren, wie etwa Extraversion, Dominanz u.ä. wurden aber auch von anderen Untersuchern gefunden (vgl. Goodwin und Jamison 1990, Angst und Ernst 1996). *Angst* und *Preisig* (1995a,b) fanden eine Häufigkeit des Typus manicus von 35,5% bei bipolar affektiven und schizoaffektiven und von 8,9% bei unipolaren Patienten (bei suizidalen bipolaren aber nur 4,2%). In eigenen Untersuchungen fanden wir bei 30% sowohl der affektiven als auch der schizoaffektiven Patienten sthenisch-selbstsichere Züge, die weitgehend dem *„Typus manicus"* entsprechen (im Gegensatz dazu 17% der schizophrenen Patienten). Bei der Unterteilung in unipolare und bipolare Formen verteilte sich die gefundene Häufigkeit der sthenisch-selbstsicheren Züge bei 23% der unipolar affektiven und 15% der bipolar affektiven Patienten, während sie sich in der Gruppe der unipolar schizoaffektiven bei 21% und in der Gruppe der bipolar schizoaffektiven Patienten bei 26% fand (Marneros et al. 1991a).

Studien, die während einer depressiven Phase durchgeführt worden sind, zeigen interessante Unterschiede bezüglich der persönlichkeitsgebundenen Funktionen zwischen unipolar depressiven und bipolar depressiven Patienten. Es zeigte sich nämlich, daß bipolar depressive Patienten weniger depressiv und weniger introvertiert waren, eine höhere Ich-Stärke zeigten und Erscheinungen der sozialen Erwünschtheit aufwiesen (Donnelly und Murphy 1973). Spätere Untersuchungen fanden, daß bipolare Patienten auch in der Depression weniger Neurotizismus, niedrigere Impulskontrollen und weniger Ängstlichkeit aufweisen als unipolar depressive Patienten (Donnelly und Murphy 1974, Donnelly et al. 1978).

Die von manchen Autoren aufgeworfene Frage (etwa von Fiedler 1995), ob der Typus melancholicus, wie auch der Typus manicus, nicht eine prämorbide Persönlichkeitsstruktur, sondern schon eine Persönlichkeitsstörung darstellt, beantwortete *von Zerssen* (1996) durch eine Reihe von Untersuchungen negativ. Beide Typen sind durch Auffälligkeit gekennzeichnet.

Die Persönlichkeitsuntersuchungen, die meistens im englischsprachigen Raum durchgeführt worden sind, untersuchten vorwiegend die Dimensionen Extraversion versus Introversion und Neurotizismus. Sie gehen nicht von einem vorgegebenen Typusmodell, etwa des Typus melancholicus bzw. der statothymen Persönlichkeit oder des Typus manicus aus. Die meisten Studien, die die genannten Dimensionen Introversion – Extraversion und Neurotizismus zwischen remittierten bipolaren Patienten und gesunden Kontrollgruppen vergleichen, finden keine signifikante Differenz zwischen beiden Gruppen (Goodwin und Jamison 1990, Hirschfeld und Shea 1992). Zwischen unipolar und bipolar remittierten Patienten dagegen wird über höhere Extraversions- und Dominanzwerte bei remittierten bipolaren Patienten berichtet. Im Bereich Neurotizismus und emotionale Instabilität finden sich diese Werte häufiger bei unipolaren remittierten Patienten. Allerdings gibt es auch Untersuchungen, die vor allem bezüglich Neurotizismus und emotionaler Instabilität keinen Unterschied zwischen den beiden Patientengruppen finden (Hirschfeld et al. 1986b, Beck et al. 1980).

Von einigen Untersuchern wird auf Geschlechtsunterschiede aufmerksam gemacht, etwa in dem Sinne von höherer Introversion bei Frauen (Hirschfeld und Shea 1992). Ebenfalls interessant scheint die Beziehung zwischen Persönlichkeitsmerkmalen und Alter zu sein: Die Forschungsgruppe um *Hirschfeld* (Hirschfeld und Shea 1992) fand in einer Gruppe von 17- bis 30jährigen keine signifikante Differenz in bezug auf Persönlichkeitsmerkmale zwischen Probanden, die später depressiv geworden sind und denjenigen, die frei von jeder psychiatrischen Erkrankung geblieben sind. In der Gruppe der 30 bis 40jährigen Probanden fanden sich dagegen signifikante Unterschiede. In dieser Gruppe zeigten sich bei Probanden, die später depressiv wurden, mehr neurotische Merkmale, niedrigere emotionale Stabilität und niedrigere Flexibilität. Die Befunde der genannten Untersuchungen weisen auf starke Maturationseffekte bzw. auf emotionale Stabilität hin. In einer prospektiven Untersuchung analysierten *Angst* und *Clayton* (1986) die mit dem Freiburger Persönlichkeitsinventar gewonnenen Items bei jungen Rekruten. In der follow-up-Untersuchung 12 Jahre später zeigte sich, daß Probanden, die später eine unipolare Depression entwickelten, prämorbid im Vergleich zur Kontrollgruppe vermehrte Aggressivität und autonome Labilität zeigten. Ähnliche Tendenzen aber fanden sich prämorbid auch bei Probanden, die später eine Angststörung oder eine Schizophrenie entwickelten. In diesem Sinne scheint es, daß es sich hierbei um unspezifische Vulnerabilitätsfaktoren handelt.

Manische Patienten waren weitgehend unauffällig bezüglich Merkmalen des Neurotizismus (Angst und Ernst 1996).

Akiskal und Mitarbeiter (1995) untersuchten prospektiv 559 rein unipolar depressive Patienten, die im weiteren Verlauf (im Durchschnitt 11 Jahre) hypomanische Episoden bzw. eine Bipolar-II-Störung entwickelten: Es waren solche, die schon zu Zeiten der Ersterkrankung vermehrt *„Stimmungslabilität“* und *„Energie“* zeigten sowie einen Hang zu Tagträumen hatten. Eine solche Persönlichkeitsstruktur, die an das zyklothyme Temperament erinnerte, wäre nach dieser Untersuchung ein Prädiktor mit hoher Sensitivität (in der Untersuchung über 90%) zur Erfassung des Risikos für eine Bipolar-II-Störung.

28.5.3 Depressive, hyperthyme und zyklothyme Temperamente in neuem Licht

In den letzten Jahren gewann das Konzept des *„Temperaments“* und der *„Temperamentkrankheiten“*, vor allem durch die Arbeiten von amerikanischen Forschungsgruppen, neue Aktualität. Insbesondere die Gruppe um *Akiskal* hat sich intensiv darum bemüht, die klassischen Lehren des Temperaments weiter zu entwickeln, sie als ein Bindeglied zwischen Normalität und Pathologie, zwischen Persönlichkeit und Erkrankung zu erfassen und als eine Art von *„subaffektiven Variationen der affektiven Erkrankungen“* (*„subaffective variants of mood disorders“*) zu beschreiben (vgl. Akiskal 1992a, Akiskal 1995, Akiskal und Akiskal 1992, Akiskal et al. 1983a). *Akiskal* versteht Temperamente als Variationen von normaler emotionaler Expressivität; sie können lebenslang so existieren, ohne bedeutende Beeinträchtigungen zu verursachen, oder sie können im Jugend- und Früherwachsenenalter akzentuiert erscheinen. Dann werden sie als *„dysthyme“* oder *„zyklothyme“* Störung mit Beeinträchtigung der interpersonellen und anderen sozialen Aktivitäten manifest, und letztlich können sie ein Ausgangspunkt für affektive Erkrankungen (*„point of departure for major mood disorders“*) werden (Akiskal 1995). Er unterscheidet drei Gruppen von Temperamenttypen:

1. *das depressive Temperament* (wobei der Betroffene leicht zu einer traurigen Verstimmung neigt),
2. *das hyperthyme Temperament* (der Betroffene neigt zu fröhlicher Stimmung),
3. *das zyklothyme Temperament,* das durch Schwankungen zwischen Heiterkeit und Traurigkeit gekennzeichnet ist.

Alle drei Gruppen von Temperamenten sind durch ihren Beginn im jüngeren Lebensalter und durch ihre lebenslange Persistenz gekennzeichnet (Akiskal 1995). Die wichtigsten Charakteristika des hyperthymen und depressiven Temperaments sind in Tabelle 28.3 dargestellt.

Das zyklothyme Temperament bewegt sich zwischen den beiden hier aufgelisteten Gruppen von Merkmalen.

Die Abgrenzung des zyklothymen Temperamentes ist nicht nur gegenüber der Zyklothymia schwierig, sondern auch in bezug auf die Borderline-Persönlichkeitsstörung. Ähnliches gilt für das depressive Temperament und die Abgrenzung zu den depressiven Persönlichkeitsstörungen und Dysthymia. Das hyperthyme Temperament kann von einer Hypomanie durch die Konstanz seiner Merkmale abgegrenzt werden, die durch das ganze Leben eine hohe Stabilität, im Gegensatz zu der episodenhaft auftretenden Manie, zeigen.

Tabelle 28.3: Merkmale des depressiven und hyperthymen Temperamentes

Depressives Temperament	**Hyperthymes Temperament**
1. schwermütig, unfähig zu Spaß, anklagend	1. vergnügt und überschwenglich
2. humorlos	2. gesprächig und zu Scherzen neigend
3. skeptisch, pessimistisch, Grübelneigung	3. überoptimistisch und sorglos
4. Neigung zu Schuldgefühlen, niedriges Selbstwertgefühl, Insuffizienzgefühle	4. selbstbewußt, selbstsicher, prahlerisch, grandios
5. introvertiert, mit eingeschränktem sozialen Leben	5. extrovertiert, nach menschlichen Kontakten suchend
6. träge, ohne soziale Aktivitäten	6. hohes energetisches Potential, voll von Plänen und leichtsinnigen Aktivitäten
7. wenig Interessen, aber falls welche vorhanden, kann denen mit relativer Konstanz nachgegangen werden	7. vielseitig interessiert
8. passiv	8. überengagiert und aufdringlich
9. zuverlässig, abhängig , ergeben	9. ungehemmt und risikofreudig
10. gewohnheitsmäßige Langschläfer (mehr als 10 Stunden pro Nacht)	10. gewohnheitsmäßige Kurzschläfer (weniger als 6 Stunden pro Nacht).

28.5.4 Die depressive Persönlichkeitsstörung

Während die ICD-10 keine *„depressive Persönlichkeitsstörung"* kennt, definiert das DSM-IV Forschungskriterien für eine *„depressive Persönlichkeitsstörung"*. Die ICD-10 begründet diese Entscheidung durch die Schaffung der Kategorie *„anhaltende affektive Störungen"* (Zyklothymia und Dysthymia). Die anhaltenden affektiven Störungen werden jedoch dann als Subformen der affektiven Erkrankungen bezeichnet und sind nach Meinung der ICD-10 besser in dieser Kategorie als bei den Persönlichkeitsstörungen einzuordnen, da Familienstudien auf genetische Beziehungen zu den affektiven Störungen hinweisen, und weil sie gelegentlich den selben Behandlungen wie diese zugänglich sind. Das DSM-IV ist noch unentschieden. Diese Unentschiedenheit reflektiert die noch offenen Fragen, ob *„subaffektive"* Merkmale zu einem Persönlichkeitstypus (bzw. Temperament im obigen Sinne), zu einer Persönlichkeitsstörung oder zu einer affektiven Störung gehören (Phillips et al. 1996a, Hischfeld und Shea 1992). Die Befürworter einer solchen Diagnose führen als Argumente dafür an a) die lange Tradition dieser Diagnose, und sie berufen sich auf *Kraepelin*, *Kretschmer*, *Schneider*, *Tellenbach* sowie auf psychoanalytische Autoren, b) ihre Anerkennung von Klinikern aus verschiedenen theoretischen Perspektiven und c) die Befunde mancher empirischen Studien. Es wird jedoch darauf hingewiesen, daß man viel mehr Daten braucht, die zu einer Abgrenzung von Dysthymie und anderen Persönlichkeitsstörungen dienen können. In bezug auf Dysthymia wird von der entsprechenden Arbeitsgruppe des DSM-IV darauf hingewiesen, daß die häufigste Gruppe von Patienten, die auch Kriterien einer Dysthymia erfüllen, Patienten mit depressiver Persönlichkeitsstörung sind, andererseits jedoch treffen bei *„nur 30%"* der Studienpatienten Kriterien für beide Störungen, depressive Persönlichkeitsstörung und Dysthymia zu (Phillips et al. 1996a). Die angenommenen Forschungskriterien im DSM-IV (siehe Tabelle 28.4) basieren vorwiegend auf den Arbeiten von *Akiskal* (1983a, 1989), welche eine Weiterentwicklung *Kurt Schneiders* Kriterien vornahmen.

Tabelle 28.4: Forschungskriterien für die depressive Persönlichkeitsstörung (nach DSM-IV)

A. Ein tiefgreifendes Muster depressiver Kognitionen und Verhaltensweisen, das im frühen Erwachsenenalter beginnt und in einer Vielzahl von Zusammenhängen zu Tage tritt, angezeigt durch mindestens fünf der folgenden Kriterien:
(1) die übliche Stimmung ist durch Niedergeschlagenheit, Trübsinnigkeit, Unbehaglichkeit, Freudlosigkeit und Unglücklichsein gekennzeichnet,
(2) das Selbstkonzept zentriert sich um Überzeugungen der Unzulänglichkeit, Wertlosigkeit und niedrige Selbstachtung,
(3) ist kritisch, anklagend und herabsetzend gegen sich selbst,
(4) grübelt und sorgt sich,
(5) ist negativistisch, kritisch und verurteilend gegen andere,
(6) ist pessimistisch,
(7) neigt zu Schuldgefühlen und Gewissensbissen.

B. Tritt nicht ausschließlich während Episoden einer Major Depression auf und kann nicht besser durch eine dysthyme Störung erklärt werden.

Kurt Schneider beschrieb tatsächlich im Jahre 1923 10 Formen *„psychopathischer Persönlichkeiten“*, darunter die *„depressiven Psychopathen“* und die *„hyperthymen Psychopathen“* (Kurt Schneider 1923). Er beschreibt die *„depressiven Psychopathen“* als pessimistisch, skeptisch, depressiv gestimmt, unglücklich, schwermütig. Die *„hyperthymen Psychopathen“* dagegen sind heiter, betriebsam und unkritisch, selbstsicher, streitsüchtig, besitzen eine Neigung zur Übertreibung u.ä. Allerdings sieht *Kurt Schneider* keine *„Krankhaftigkeit“*, wie bei allen seiner Psychopathieformen.

Ein wichtiges Problem scheinen die Überlappungsmöglichkeiten zwischen depressiver und Borderline-Persönlichkeit zu sein (Hirschfeld und Shea 1992). Der wesentlichste Unterschied besteht in der Instabilität und Polarität der Affekte bei Borderline-Patienten, während bei der depressiven Persönlichkeitsstörung als konstantes Merkmal die Dysphorie gilt.

28.5.5 Andere Persönlichkeitsstörungen

Manche Autoren fanden, daß Persönlichkeitsstörungen, wenn sie nach operationalen engen Kriterien erfaßt werden, nicht häufiger als bei einer Nicht-Unipolar-Bipolar-Population auftreten. So fanden sie *Tölle* und Mitarbeiter (1987) bei 11,5% der affektiven Patienten, ähnlich wie auch die Gruppe um *von Zerssen* (1993, ca. 12%). Die bei der Durchschnittsbevölkerung gefundene Häufigkeit von Persönlichkeitsstörungen beträgt ungefähr 10% (Maier et al. 1992a).

Für *von Zerssen* (1996) ist die nicht überdurchschnittliche Häufigkeit von Persönlichkeitsstörungen bei affektiven Patienten ein zusätzlicher Beweis dafür, daß der Typus melancholicus und der Typus manicus keinen pathologischen Zustand darstellen.

Manche Autoren sehen in der Borderline-Persönlichkeitsstörung einen *„Eingang“* oder *„Zugang“* zu den affektiven Erkrankungen (Fiedler 1995). Die Grenzen zwischen Borderline-Störungen, zyklothymem Temperament und Zyklothymia sind manchmal diffus, so auch die Frage der Beziehung zwischen Borderline-Persönlichkeitsstörung und affektiven Erkrankungen.

Unabhängig von der Frage der Häufigkeit von Persönlichkeitsstörungen bei unipolaren und bipolaren Patienten erscheint die Frage ihrer Beziehung miteinander. In der Literatur wurde die Möglichkeit eines *„Spektrums“* erwähnt, in dem affektive Erkrankungen und Persönlichkeitsstörungen zusammengehören. Bekannt ist das Konzept der *„Depressiven-Spektrum-Erkrankung“* von *Winokur*, wobei die Präsenz von Alkoholismus und/oder antisozialer Persönlichkeit in der Verwandschaft von unipolaren Patienten als zu einem Spektrum der Depression zugehörend postuliert wurde. Die definierenden Merkmale dieses Spektrums wurden jedoch nicht von allen Untersuchungen repliziert (Hirschfeld und Shea 1992). (Weiteres siehe in Kapitel 32).

28.6 Primärpersönlichkeit bei zykloiden Psychosen

Nach *Leonhard* (1957a/1995b) zeigen Patienten mit zykloiden Psychosen primärpersönlich (und im Intervall) oft ein Temperament, das dem Erscheinungsbild der Psychose entspricht. Seine Schülerin *S. von Trostorff* führte dazu systematische Untersuchungen durch (von Trostorff 1966). Patienten mit Angst-Glücks-Psychose weisen demzufolge präpsychotisch eine starke Erregbarkeit der Affekte bzw. ein *„überschwengliches Temperament"* auf, Patienten mit Verwirrtheitspsychose sind im Denken entweder abschweifend oder langsam, Patienten mit einer Motilitätspsychose sollen häufig ein *„Bewegungstemperament"* mit *„einem Reichtum an Ausdrucksbewegungen und oft einer tänzerischen Begabung"* aufweisen (Leonhard 1995a).

Perris (1974) befragte seine 60 zykloiden Probanden und deren Angehörige nach typischen Persönlichkeitszügen und erhielt als Antwort ein Spektrum von Persönlichkeitszügen, das keinen besonderen Schwerpunkt erkennen ließ. Er verschickte auch das Maudsley Personality Inventory (39 verwertbare Antworten) und die Marke-Nyman Temperament Scale (15 verwertbare Antworten). Die Ergebnisse sind relativ unauffällig und könnten den Schluß nahelegen, daß pathologische Persönlichkeitszüge kein ausschlaggebender Faktor für die Entstehung einer zykloiden Psychose seien. Die Aussagekraft wird aber durch die vielen nicht beantworteten Fragebögen eingeschränkt, die möglicherweise zu den stärker gestörten Probanden gehören.

28.7 Fazit

1. Man kann davon ausgehen, daß die Persönlichkeit von unipolaren und biplaren Patienten einige Eigenschaften hat, die eventuell eine Vulnerabilität bzw. Prädisposition zu affektiven Erkrankungen bedeutet.
2. Depressive Patienten (unipolare) sind offensichtlich in ihrer Primärstruktur auffälliger als manische (bipolare Patienten).
3. Häufig identifizierte Merkmale der Persönlichkeit von unipolaren und bipolaren Patienten besitzen kaum eine Spezifität.
4. Die Grenzen zwischen Persönlichkeit – Persönlichkeitsstörung und kriteriologisch definierter Erkrankung sind unklar.
5. Schizoaffektive Patienten ähneln bezüglich ihrer Persönlichkeitsstruktur der jeweiligen Gruppen von affektiven Patienten (unipolar bzw. bipolar).
6. Patienten mit einer Dysthymia sind schwer von einer *„depressiven Persönlichkeitsstörung"* oder von einem *„depressiven Temperament"* zu unterscheiden.
7. Die Grenzen zwischen Zyklothymia und zyklothymem Temperament, manchmal auch zur Borderline-Persönlichkeitsstörung, sind nicht immer deutlich zu erkennen.
8. Die Beziehungen zwischen kurzandauernden Syndromen (etwa *„rekurrente kurzandauernde Depression"* oder *„rekurrente kurzandauernde Hypomanie"*) zu den angesprochenen Temperamentsformen, Persönlichkeitseigenschaften bzw. Persönlichkeitsstörungen, sind noch zu erforschen.
9. Patienten mit zykloiden Psychosen sind entweder weitgehend unauffällig oder zeigen Merkmale, die verwandt sind mit den Symptomen der jeweiligen Erkrankungsform.

KAPITEL 29: INTERAKTIONSMUSTER

„In die Nähe eines Schwerefeldes der Melancholie gerät (man), wenn jene Ordnungen gefährdet, gestört oder gar zerstört werden, in denen sich seine nächsten mitmenschlichen Bezüge verwirklichen."

Emil Kraepelin 1913

29.1 Einleitung

Der Frage, welche Bedeutung dem sozialen Umfeld von Patienten mit affektiven Störungen in bezug auf Ätiologie, Therapie und Prognose zukommt, galten in den letzten Jahren größere Forschungsbemühungen. Anstoß dazu gaben empirische Befunde aus den 70er und dem Beginn der 80er Jahre zum Zusammenhang von interpersonellen Faktoren und affektiven Erkrankungen.

So konnten *Paykel* et al. (1969) zeigen, daß depressive Phasen verstärkt nach negativen Lebensereignissen auftreten, insbesondere nach Partnerverlust oder nach der Beendigung einer engen Beziehung. In ihrer klassischen Untersuchung hatten *Brown* und *Harris* (1978) bereits auf die protektive Bedeutung einer intimen Sozialbeziehung hingewiesen. In einer ganzen Reihe von Untersuchungen konnte gezeigt werden, daß es eine Beziehung zwischen niedriger Ehequalität und Depression gibt: Eheprobleme erhöhen die Wahrscheinlichkeit, an einer Depression zu erkranken (Hautzinger 1983). Dabei ist die Atmosphäre in Beziehungen von depressiven Patienten häufig durch Feindseligkeit und Spannungen charakterisiert (Weissman und Paykel 1974). Die Partnerschaften und Familien sind in der akuten Episode der affektiven Erkrankung häufig durch ein angespanntes bis zerrüttetes Familienleben belastet. Der Verlust sozialer Kontakte, aber auch finanzielle Schwierigkeiten und emotionale Belastungen wie Gefühle der Scham, Angst vor der Zukunft sowie Enttäuschung über das Desinteresse der depressiv erkrankten Angehörigen belasten die Beziehungen stark. Dabei scheint die psychosoziale Belastung durch affektive Störungen höher zu sein als durch andere psychiatrische Erkrankungen (Crowther 1985) oder chronische Leiden wie Rheuma und Herzerkrankungen (Bouras et al. 1986). Dies hat seine Ursache nicht zuletzt darin, daß affektive Störungen häufig gar nicht als eine Krankheit erkannt, sondern vielmehr von den Betroffenen selbst als Beziehungsstörung interpretiert werden. So suchen die Hälfte aller depressiven Frauen einen Therapeuten wegen Eheproblemen auf (Rounsaville et al. 1979). Die Belastung durch die affektive Störung selbst und ihre interaktionellen Aspekte sind für die Angehörigen zum Teil erheblich. *Coyne* et al. (1987) kommen zu dem Schluß, daß aufgrund dieser Belastungen für 40% der Angehörigen depressiv erkrankter Patienten eine therapeutische Intervention notwendig geworden sei. Nicht zuletzt diese Belastung der Angehörigen, die wiederum viele affektiv erkrankte Patienten schuldhaft verarbeiten, führt zu einer neuen Belastungseskalation. Häufig verlangen Patienten nach Änderungen in ihren Beziehungen (Crowther 1985). Häufiger als in der Allgemeinbevölkerung finden sich Beziehungsabbrüche und Scheidungen, was für die einzelnen affektiven Störungsbilder nochmals unterschiedlich häufig ist und vor allem bei der unipolaren Depression seltener vorkommt (Bebbington 1987, Lackner et al. 1996).

Neben diesen wichtigen, globalen Befunden, die einen Zusammenhang von Depression und Beziehungsstörung wahrscheinlich machen, sind in den letzten zehn Jahren zunehmend differenziertere Studien publiziert worden, die das Interaktionsverhalten auch im Verlauf affektiver Störungen besser verstehen lassen. So wurde das Expressed-Emotion-Konzept, das zuvor vornehmlich für schizophrene Störungen entwickelt worden war, auf affektive Störungen übertragen. Zudem wurden mikroanalytische Untersuchungen des Interaktionsverhaltens aus der Fremdbeobachtungsperspektive durchgeführt. In den letzten Jahren erschienen mehrere kontrollierte

Studien zu diesen Fragestellungen. Eine zentrale Fragestellung betrifft dabei die *„Viktimisierungshypothese"*: Ist die schlechtere Beziehungsqualität depressiver Patienten und ihrer Partner Ausdruck ihrer depressiv-negativen Sichtweise, spiegelt sie die Realität wider oder entsteht sie aus durch Vorurteile geprägte Fokussierung früherer Befragungsstudien, die depressive Patienten lediglich nach belastenden Beziehungsaspekten befragten (Fiedler et al. 1998).

Mittlerweile liegen einige Überblicksarbeiten zum Forschungsstand der Interaktionsmuster von Patienten mit affektiven Störungen vor. Diese beschränken sich jedoch meistens ausschließlich auf depressive Störungen und hierbei wiederum auf das partnerschaftliche Interaktionsverhalten oder auf die Interaktion mit fremden Sozialpartnern (Becker und Kleinman 1991, Hahlweg 1991, 1996b, Hammen 1996, Keitner und Miller 1990, Mundt et al. 1996a,b, Schmaling und Jacobson 1990, Segrin und Abramson 1994). Überblicksarbeiten mit dem Gegenstand nicht unipolarer depressiver Störungen oder zum familiären Interaktionsverhalten existieren kaum. Eine Ausnahme hiervon bilden die entwicklungspsychopathologisch orientierten Arbeiten.

Gegenstand des vorliegenden Beitrags ist zwar das Interaktionsverhalten von Patienten mit affektiven Störungen, es sollte jedoch nicht vergessen werden, daß eines der wichtigsten Probleme von Patienten mit affektiven Störungen auch ein Nichtvorhandensein aktiver Auseinandersetzung in der Beziehung oder gar *„Beziehungslosigkeit"* allgemein sein kann. So berichten *Bronisch* et al. und *von Zerssen* (1985) über einen ausgesprochen ungünstigen Störungsverlauf einer von ihnen untersuchten Gruppe neurotisch depressiver Patienten, bei denen Beziehungsstörungen meist in Verbindung mit Persönlichkeitsstörungen vorlagen. Bereits zum Zeitpunkt der Indexepisode lebten 35% dieser Patienten allein, 49% hatten keinen Lebenspartner, und 37% verfügten über keine enge Beziehung zu einem Freund. Eine über diese soziodemographischen Daten hinausgehende emotionstheoretische Erforschung der Einsamkeit und ihrer Bewältigung steht noch weitgehend aus. Demgegenüber liegen zur Erforschung der Bedeutung von sozialer Unterstützung und sozialen Netzwerken mittlerweile mehrere Übersichtsarbeiten vor (Belsher und Costello 1991, Fiedler 1991, Schwarzer und Leppin 1989).

Die Anfälligeit depressiver Patienten für interpersonale Probleme wird schon durch die Definition der Depression und ihre psychopathologische Beschreibung deutlich. Interessenverlust, sozialer Rückzug, Reizbarkeit und eingeschränkte emotionale Schwingungsfähigkeit führen zu eindrücklichen Konsequenzen im Interaktionsverhalten während der akuten Phase der Erkrankung. Das gleiche gilt für das Verhalten in manischen oder schizoaffektiven Phasen. Inwieweit diese Auffälligkeiten jedoch lediglich ein Ausdruck der affektiven Erkrankungen sind oder aber eine Akzentuierung bereits vorher vorhandener interpersoneller Muster darstellen, ist noch weitgehend ungeklärt. Kommt dem interpersonellen Verhaltensmuster eine Vorfeldfunktion für das Entstehen affektiver Störungen zu oder aber spielt, wie andere Autoren meinen, interaktionelles Verhalten vor allem eine Rolle in der Auslösung und der Aufrechterhaltung der affektiven Symptomatik? In den letzten Jahren sind einige Verlaufsuntersuchungen erschienen, die dieses Thema weiter differenzieren.

Für die Strukturierung eines mittlerweile umfangreichen und komplexen Forschungsbereiches wie dem interaktionellen Verhalten affektiv gestörter Patienten gilt es vor allem, die Vorentscheidung zu treffen, ob bei der Gliederung die nosologische Klassifikation oder die Strukturierung der Aspekte interpersonellen Verhaltens selbst in den Mittelpunkt gestellt werden soll. Wir entschlossen uns, den zweiten Gesichtspunkt zu fokussieren, da zum einen der überwiegende Teil der Untersuchungen an unipolar depressiven Patienten durchgeführt wurde und zum anderen die Spezifitätsdebatte der Interaktionsmuster einen so wichtigen Punkt darstellt, daß ihm ein eigener Abschnitt gewidmet werden soll. Der entscheidende Gesichtspunkt ist unseres Erachtens jedoch, daß durch diese Gliederung die Besonderheiten verschiedener Untersuchungsansätze interpersonellen Verhaltens in ihrer Komplexität besser veranschaulicht werden können.

Obgleich für die Beziehungsproblematik affektiv erkrankter Patienten zahlreiche Synonyme wie *„mangelhafte soziale Fertigkeit"*, *„sozial inkompetentes Verhalten"*, *„interpersonell dysfunktionales Verhalten"* bestehen, herrscht bei weitem keine Einigkeit darüber, was darunter zu verstehen sei. Dies gilt um so mehr, als die Begrifflichkeit meist einen externen Standard voraussetzt, mit dem die Funktionalität interpersonellen Verhaltens gemessen werden könnte. Hier haben in den letzten Jahren vor allem die systemisch orientierten Forscher, nicht selten vor dem Hintergrund des *„radikalen Konstruktivismus"* (Schmidt 1987), auf die Subjektivität und Eigenreferentialität von Beziehungserleben hingewiesen. Diese erkenntnistheoretische Problematik einer Mehr-Personen-Psychologie stellt einen weiteren Forschungsschwerpunkt dar. Welche Bedeutung kommt interpersonellem Verhalten aus Selbst- und Fremdsicht sowie aus Expertensicht zu? Inwieweit besteht eine Diskrepanz zwischen diesen Ebenen, und wie kann diese sowohl unter theoretischen als auch empirischen Gesichtspunkten interpretiert werden? Hier schließen sich zahlreiche methodologische Fragestellungen an.

Einen weiteren neueren Forschungsschwerpunkt bilden Untersuchungen zum Interaktionsverhalten Depressiver im natürlichen sozialen Umfeld aber außerhalb der engsten persönlichen Beziehungen in Familie und Partnerschaft (Blöschl 1993, Segrin und Abramson 1994). Hier steht die Frage nach der sozialen Kompetenz affektiv erkrankter Patienten im Mittelpunkt. In welchem Ausmaß kommt diesen interpersonellen Mustern auch außerhalb der Familie ein situationsübergreifender Charakter zu? Die Herausforderung dieses Forschungsbereiches besteht vor allem darin, daß die zumeist experimentellen Studien unter Kausalitätsaspekten andere Interpretationsmöglichkeiten bieten als klinisch durchgeführte Untersuchungen. Leider wurden in diesem Bereich bislang meist subklinische Stichproben untersucht (Arntz und Boelens 1993).

Neben der Darstellung des aktuellen Forschungsstandes versucht der vorliegende Beitrag auch, eine Antwort auf einige klinisch relevante Fragestellungen zu geben. Wie häufig sind interpersonelle Probleme bei Patienten, Paaren und Familien mit einem Angehörigen, der unter einer affektiven Störung leidet? Welche Bedeutung haben interpersonelle Faktoren für die Entstehung einer affektiven Störung, die Auslösung einer akuten Episode und den Verlauf der Störung? Welche Interaktionsmuster sind dysfunktional, und worin besteht die Dysfunktionalität? Welche Bedeutung kommt der Selbstbeurteilung der Beziehungsqualität und der Merkmale des Interaktionsverhaltens im Vergleich zur Fremdbeurteilung zu? Wie sieht der Zusammenhang zwischen der Paarbeziehung und dem Verlauf einer affektiven Störung aus? Welche Perspektiven ergeben sich für die psychotherapeutische Behandlung? Wann sollte ein Patient oder seine Angehörigen Paar- oder Familientherapie erhalten? Gibt es Hinweise auf differentielle Indikationskriterien?

Forschungsmethodologisch lassen sich vier wichtige Paradigmen zum Thema *„Interaktionsverhalten bei affektiven Störungen"* ausmachen: 1.) Das Expressed-Emotion-Paradigma in Form einer Expertenbeurteilung sozialer Einstellungen und der Beziehung zum erkrankten Familienmitglied. 2.) Ein weiteres Forschungsparadigma ist in einem meist experimentellen Ansatz zu sehen, der sich am Telefongesprächs-Paradigma von *Coyne* (1976b) orientiert. Hierbei werden Charakteristika sozialer Interaktionen von Depressiven mit nicht-intimen Beziehungspartnern untersucht. 3.) Die Beziehungsqualität und Kommunikationsbeurteilung in Form von Selbstberichten, mit denen die kognizierten Beziehungen von Patienten und Angehörigen (Haubl und Spitznagel 1983), meist mit Hilfe von Fragebögen, erfaßt werden. 4.) In den letzten Jahren sind schließlich mikroanalytische Interaktionsstudien mit Fremdbeurteilungsinstrumenten immer wichtiger geworden.

In allen diesen Bereichen der Interaktionsforschung zeigt sich eine deutliche methodische Ausdifferenzierung der einzelnen Forschungsansätze. Dies erschwert die Vergleichbarkeit sowie die Übersetzung der Einzelbefunde, ihre Bewertung, eine Zusammenfassung und Integration in allgemeinere theoretische Modelle. Eine weitere Präzisierung solcher Modelle scheint jedoch eine der dringlichsten Forschungsaufgaben zu sein, da eine deutliche Diskrepanz zwischen der Vielzahl neuer empirischer Befunde einerseits und fehlender Weiterentwicklung von theoretischen Konzepten mittlerer Reichweite andererseits besteht (Blöschl 1991).

Während eine Vielzahl theoretischer Modelle zum Interaktionsverhalten und interpersonellen Kontext bei depressiven Störungen existiert, liegen nur vereinzelte Konzeptionen zu bipolar affektiven und schizoaffektiven Störungen vor. Die Modelle für bipolare und schizoaffektive Störungen stammen dabei meist aus dem Umkreis der Expressed-Emotion-Forschung oder der systemischen Familientheorie.

In den letzten Jahren zeigten sich zunehmende Bemühungen, die unterschiedlichen Traditionen des Forschungsbereichs aufeinander zu beziehen, um der Komplexität affektiver Störungen und ihrer Verlaufsdynamik besser gerecht zu werden.

29.2 Theoretische Perspektiven: Interaktionsmodelle

29.2.1 Einleitung

In den letzten 15 Jahren gab es eine erhebliche Belebung der Forschung über soziale Interaktionen von Patienten mit affektiven Erkrankungen. Die Auswirkungen des Verhaltens depressiver Patienten und die Reaktion der Umgebung auf diese wurden bereits früh als ein Teufelskreis aversiver Interaktionen beschrieben. Aber erst in den 70er Jahren wurden explizite psychologische Theorien formuliert, die in dieser Zeit sozialpsychiatrischer Orientierung größere Aufmerksamkeit fanden. In diesen Theorien wurde versucht, Entstehung und Aufrechterhaltung von affektiven Störungen aus der Wechselwirkung zwischen dem depressiven Patienten und seiner sozialen Umwelt zu erklären. Trotz der vielfältigen empirischen Ergebnisse, die in den letzten Jahren berichtet wurden, haben diese bislang noch nicht zu einer Weiterentwicklung der theoretischen Konzepte, die bereits Mitte der 70er Jahre entwickelt worden waren, geführt (Blöschl 1991, Coyne 1976a, Hinchliffe et al. 1975).

29.2.2 Psychoanalytische Modelle

Die ersten differenzierten Konzepte zum Sozialverhalten von Patienten mit affektiven Störungen stammen aus psychoanalytischer Perspektive. Hier wurde schon früh das fordernde und abhängige Verhalten von depressiven Patienten beschrieben und als '*orale Problematik*' bezeichnet. Dies wurde als der Versuch des depressiven Patienten interpretiert, andere dahin zu bringen, seine Bedürfnisse zu befriedigen und durch andere sein beeinträchtigtes und erschüttertes Selbstwertgefühl zu stabilisieren (Abraham 1911, Becker und Schmaling 1991). Nach *Jacobson* (1956) erreicht der manisch-depressive Patient, daß sich seine gesamte Umgebung schuldig und deprimiert fühlt, was wiederum zu aversiven Reaktionen der Umgebung führen kann. *Rudolf* (1993) erklärt die interaktionellen Auffälligkeiten depressiver Patienten aus einer Persönlichkeitsdisposition. Durch die Erfahrung von Objektverlust und Verlassenheit, des Kollapses von Handlungsmöglichkeiten und der Erfahrung von Frustration in der triebhaft-lustvollen Bezogenheit auf das Objekt, erklären sich die spezifischen Interaktionsmuster des Depressiven als Versuch, sich gegen diese Verletzlichkeiten unter Aufgabe der eigenen Automomie abzusichern.

29.2.3 Rollentheoretische Modelle

Eine andere Tradition bildet das interaktionstheoretische Modell von *Kraus* (1977) für endogen Depressive, das aus Tellenbachs Typus-melancholicus-Beschreibung (Tellenbach 1961) auf existenzialistischer und rollentheoretischer Grundlage formuliert wurde. Aufgrund seiner Persönlichkeitsstruktur (Typus melancholicus) bemühe sich der Depressive, sich in möglichst unmittelbare Übereinstimmung mit seinen Bezugspersonen zu bringen und diese Verbundenheit unter allen Umständen aufrecht zu erhalten, um so den Mangel an Ich-Identität durch Rollenidentität auszugleichen. Dabei findet eine Über-Identifikation mit der Erwartung des sozialen Anderen um den Preis eines Verlustes von Autonomie statt. Ist die Ich-Identität z.B. durch Rollenverlust oder andere Verlustsituationen geschwächt, kann es zur depressiven Dekompensation kommen (Kraus 1989).

Peters (1991) erweiterte diese Konzeption um eine familientheoretisch orientierte Interpretation der Typus-melancholicus-Struktur. Hiernach bauen die später depressiven Patienten vor dem Auftreten der Depression eine Familienstruktur auf, die charakterisiert ist durch eine fest einzuhaltende Ordnung und das Bedürfnis, andere Familienmitglieder weitgehend der eigenen Kontrolle zu unterwerfen. Dabei ist die Familie von der Außenwelt abgeschirmt und auf sich selbst und die eigenen Strukturen bezogen. *Peters* (1991) geht davon aus, daß sich die Strukturen der Primärfamilie der später Depressiven in der Sekundärfamilie erneut abbilden. Die Depression breche aus, wenn dieses Gefüge an einer wichtigen Stelle aus dem Gleichgewicht gerät.

29.2.4 Lerntheoretische und kognitive Modelle

Auch Lerntheoretiker entwickelten Mitte der 70er Jahre eine Theorie über die Entstehung depressiven Verhaltens. Nach *Lazarus* (1974) wird depressives Verhalten positiv verstärkt, wenn die Umwelt dem Depressiven mit Sympathie und Unterstützung begegnet. Ziehen sich die Bezugspersonen jedoch nach vergeblichen Bemühungen zurück, verringern sich die verfügbaren Verstärker auch für nicht depressives Verhalten noch mehr, was negative Gefühle und Schuldgefühle beim depressiven Beziehungspartner verstärkt. So konnte *Lewinsohn* (1974a,b) im Rahmen seiner Verstärkerverlust-Theorie der Depression zeigen, daß Depressive weniger positive Reaktionen bei anderen hervorrufen.

In der kognitiven Depressionstheorie von *Beck* (1974) gilt ein Aspekt der kognitiven Triade der Umwelt, die im depressiven kognitiven Schema der Patienten als negativ und feindselig interpretiert wird. Dies führt zu dysfunktionalem Interaktionsverhalten, weil diese zentralen Grundannahmen gar nicht mehr überprüft werden.

29.2.5 Interaktionsmodelle

Das wegen seiner Detailliertheit und seines Einflusses auf die wissenschaftliche Diskussion wohl wichtigste Interaktionsmodell wurde von *Coyne* (1976a,b) vorgelegt. *Coyne* verbindet dabei die lerntheoretischen Annahmen im Sinne *Lewinsohns* (1974a,b) mit systemischen Aspekten, in denen Depression als ein sich selbst aufrechterhaltendes interpersonelles System betrachtet wird. Demnach entwickelt sich im Laufe der Depressionsentstehung ein charakteristisches komplementäres Beziehungsmuster, innerhalb dessen der Depressive von seinen Bezugspersonen nicht mehr unterstützt wird. Die von der Depression betroffene Person sucht bei den ersten Anzeichen einer Depression emotionale Unterstützung bei intimen Sozialpartnern. In dieser frühen Phase der Depressionsentstehung erhalten Patienten meist Unterstützung und Hilfe von ihren Angehörigen. Diese Unterstützung führt jedoch häufig nicht zu einem Abklingen des depressiven Zustandes. Die depressiven Äußerungen von Hilflosigkeit und Hoffnungslosigkeit sind für den Interaktionspartner zum einen zwar aversiv, lösen aber gleichzeitig Schuldgefühle aus, so daß Ärger und Feindseligkeit unterdrückt werden. Obwohl der Partner versucht, den Depressiven zu trösten und zu unterstützen, bleiben diese verbalen Äußerungen inkonsistent, da die aversiven Gefühle zu einem nonverbal ablehnenden Verhalten führen. Dies verstärkt die Unsicherheit des depressiven Partners, ob er akzeptiert und geliebt wird. Um dieser Unsicherheit zu entgehen, fordert er immer neue Zuneigungsbeweise, indem er depressive Signale aussendet. Er stimuliert dabei weitere inkonsistente Beziehungsinformationen des Partners. Dieser Prozeß führt zunehmend zur Ausbildung eines pathogenen Interaktionsmusters gegenseitiger Manipulation. Dies führt häufig auch dazu, daß sich die Angehörigen immer mehr zurückziehen und sich von der Situation zunehmend überfordert fühlen. Resultat ist eine depressive Spirale, die sich reziprok aufrecht erhält und zu einer Verschlimmerung und Chronifizierung der affektiven Symptomatik führen kann. Gerade in diesem Stadium der Erkrankung kommt es oft zu einer Hospitalisierung des Patienten.

Ein ähnliches theoretisches Modell wurde von *Hinchliffe* et al. (1978) formuliert. Sie gehen davon aus, daß depressive Symptome beim Partner vermehrt Unterstützung auslösen und damit das passive, antriebslose Verhalten des Depressiven verstärkt wird. Da der Partner jedoch die Erfahrung macht, daß seine Hilfe wirkungslos bleibt, entwickelt er Schuldgefühle, daneben aber auch Aggression. In dieser emotionalen Atmosphäre zieht sich der von der Depression Betroffene immer mehr zurück, worauf der Partner sich noch hilfloser fühlt und sich ebenfalls weiter zurückzieht. In dieser Phase treten häufig depressive Verstimmungen auch beim Partner des depressiven Patienten auf. *Hinchliffe* et al. (1975) betonen die Bedeutung des intimen sozialen Kontextes der depressiven Störungen. Sie sehen darin einen zunehmenden Entfremdungsprozeß des Kranken von seinen Bezugspersonen.

Eine weitere, detailliertere Theorie wurde von der Arbeitsgruppe um Hops (Biglan et al. 1985) mit der Beschreibung von manipulativem Verhalten (*„coercive behavior“*) vorgelegt. Sie lehnt sich an die von *Patterson* und *Reid* (1970) beschriebene Entwicklung aggressiven Verhaltens an. Ziel dieses verdeckten, manipulativen Verhaltens sei es, die Kontrolle über den Partner zu sichern. Um das Verhalten des Partners zu verändern, reagiere der Patient aversiv mit der Folge, daß der Partner einlenke. Aggressiv-aversives Verhalten des Patienten werde dabei positiv verster oder andere Familienangehörige. Studien, die ausschließlich die partners Beziehung zum Gegenstand haben, li

Tabelle 29.1: Expressed-Emotion-Studien b

Erstautor (Jahr)	n	Diagnosen (Stichprobengröße)
Vaughn (1976a)	67	Schizophrenie (37) Dysthymie (30)
Hooley (1986, 1989)	39	Major Depression
Miklowitz (1988)	23	Manie (bipolar) (11) Schizomanie (12)
Müller (1988)	85	Schizophrenie (42) Affektive Störungen und Neurosen (43)
Priebe (1989)	21	Bipolare Störung Schizoaffektive Psychose
Schwartz (1990)	273	Depression, Substanzmißbrauch und Verhaltensstörung
O'Connell (1991)	168	Bipolare Störung
Florin (1992)	37	Major Depression und Dysthymie (17) Kontrollgruppe (20)
Goering (1992)	47	Major Depression Bipolare Störung
Greil (1992)	101	Affektive Störungen
Andrew (1993)	59	Major Depression

stärkt, während das Einlenken selbst negativ verstärkt werde. Depressives Verhalten wird so durch einen manipulativen Prozeß wechselseitiger positiver und negativer Verstärkung aufrecht erhalten.

Hautzinger et al. (1982a,b) differenzieren den von *Coyne* (1976b) beschriebenen Prozeß unter weiterer Ausformulierung lerntheoretischer Prinzipien. Ebenso wie bei *Coyne* beginnt im Modell von *Hautzinger* et al. (1982a,b) der Interaktionsprozeß mit der Äußerung von depressiven Symptomen als einer Form des starken Appells um Hilfe und Unterstützung an andere. Da die Bezugsperson jedoch langfristig nicht andauernd Hilfe und Unterstützung anbieten kann und depressiv Erkrankte zusätzlich oft einen Mangel an sozialen Fertigkeiten aufweisen, bleibt der depressiven Person nur die Verstärkung der affektiven Symptomatik, um die Umgebung wieder zum Reagieren zu bringen. Das Verhalten der depressiven Patienten wird hiermit durch ihre Umgebung intermittierend verstärkt, was nach der Lerntheorie eine besonders wirksame Methode ist, Verhalten unveränderlich und löschungsresistent zu machen. Unterstützen die Bezugspersonen des Depressiven diesen und reagiert dieser trotzdem mit einer Steigerung seines appellativen Verhaltens, so werden die Angehörigen dadurch, daß der Depressive vorübergehend aufhört zu klagen, wiederum negativ verstärkt. Auf diese Art und Weise entsteht ein relativ stabiles System wechselseitiger Kontrolle aus intermittierender positiver Verstärkung durch die Umgebung und intermittierender negativer Verstärkung durch den Depressiven.

Ein weiteres interaktionstheoretisches Modell wurde von *Horowitz* und *Vitkus* (1986) auf der Grundlage des Zirkumplex-Modells menschlichen Interaktionsverhaltens vorgeschlagen. Diese Theorie hat die Zweidimensionalität von jeglichem Interaktionsverhalten mit den Achsen der Affiliation (freundlich versus feindselig) und des Status (dominant versus submissiv) zur Grundlage. Eine Annahme dieses Modells ist, daß interpersonelles Verhalten nicht zufällig erfolgt, sondern in komplementären Mustern verläuft. *Carson* (1969) postulierte, daß die komplementäre Reaktion invers ist bezüglich der Dimension der interpersonellen Kontrolle und symmetrisch bezüglich der Dimension der affektiven Bezogenheit oder Affiliation. Stellt man die beiden Achsen dieser Dimensionen orthogonal zueinander, so werden vier Quadranten, in denen Interaktionen charakterisiert werden können, aufgespannt: autonome freundliche Zuneigung, freundlich zugewandte Unterwerfung, autonome feindselige Zuwendung, feindselige Unterwerfung. *Horowitz* und *Vitkus* (1986) sehen depressives Verhalten vor allem in den Quadranten mit unterwürfigem Verhalten angesiedelt. Demnach nehmen die Bezugspersonen nach dem Komplementaritätsprinzip eher eine hohe Kontrolle wahr. Diese Reaktion kann entweder als freundlich dominierend oder als feindselig dominierend beschrieben werden. In beiden Fällen führt die dominierende Reaktion zur weiteren Festigung der Position des Depressiven in einem komplementären Bindungsmuster der Dependenz. Dies wiederum verstärkt weiter sein Problem, sich hilflos und inkompetent zu fühlen.

Feldman (1976) beschreibt ein theoretisches Modell, das das gesamte Familiensystem als Ausgangspunkt nimmt. Auch in diesem Modell wird versucht, lerntheoretische Konzepte mit systemtheoretischem Denken zu kombinieren. *Feldman* (1976) nimmt an, daß in der Interaktion mit Depressiven komplementäre kognitive Schemata bei beiden Partnern ausgelöst werden, was zu einem typischen Interaktionmuster führt. So kann das Äußern von Traurigkeit durch den Patienten beim Partner das kognitive Schema von überbeschützender Omnipotenz auslösen, was dazu führen kann, daß die Depression durch Aufmerksamkeit und Überbesorgtheit verstärkt wird, weil dieses Verhalten den Patienten darin bestärkt, sich heteronom und inkompetent zu erfahren. Dies löst nach *Feldman* (1976) Gefühle von Hilflosigkeit und Ärger beim Patienten aus, der sich zunehmend zurückzieht, aber sich auch feindselig verhält und für seine Autonomie eintritt. Diese interpersonellen Kennzeichen erzeugen beim Partner eine Reduktion des Selbstwertgefühls, das zum Ausgangspunkt weiterer die Depression stabilisierender Verhaltensweisen wird. Nach *Feldman* (1976) wird der Prozeß in immer gleicher Abfolge durchlaufen und kann an jedem Punkt des Kreisprozesses beginnen. Eine zentrale Rolle dabei spielen bei beiden Partnern kognitive Schemata bezüglich des eigenen Selbstwertgefühls. Beim depressiven Partner ist dieser Selbstwertkonflikt manifest, während er beim Partner eher latent hinter dem manifesten Selbstbild des Beschützers und Helfers verborgen bleibt.

Die geschilderten interaktionstheoretischen Modelle weisen eine Reihe von Gemeinsamkeiten enten. Depressive Patienten reagi also noch empfindlicher auf kritiscl ihrer Angehörigen als schizophr Dieser Befund konnte in späteren gen mehrfach bestätigt werden. In sind die bislang publizierten El Patienten mit affektiven Störungen tig dargestellt.

Für die meisten affektiven St mittlerweile Studien zum Expre Konzept durchgeführt worden. *I* (1989, 1990) untersuchten bipolare fektive Patienten. *Miklowitz* et al. einer 1988 publizierten Studie Patie manischen Episode und im Colc Project (Goldstein et al. 1996) wu Patienten einbezogen (Goldstein Miklowitz et al. 1996b). Ebenfalls enten wurden von *O'Connell* et al. sucht. *Goering* et al. (1992), *Greil* sowie *Okasha* et al. (1994) schlos Studien gemischte Stichproben v bipolar depressiven Patienten ein. *Leff* (1976a) untersuchten neurotisc Patienten und *Florin* et al. (1992) Major Depression oder Dysthymie. Studien von *Hooley* et al. (1986), *Teasdale* (1989), *Hayhurst* et al. (*Fiedler* et al. (1998) wurden ausschl enten mit einer Major Depression unt

Während die bisher aufgeführten größten Teil mit Patienten des mittle senenalters durchgeführt wurden, Studien vor, die Kinder und Jugenc suchten. In der Studie von *Asarnow* sowie *Asarnow* et al. (1993) wurder Kinder erforscht. *Schwartz* et al. (1 suchten Kinder und Jugendliche mi familiäre Belastung durch ein affekti Elternteil sowie den elterlichen EE Prädiktoren für das Auftreten einer Störung bei den Kindern. Neben derpsychiatrischen Untersuchungen lang nur eine einzige Studie an ältere mit einer Major Depression und ihrer gen durchgeführt (Hinrichsen und Poll

Mittlerweile wurden also zu den fektiven Störungen Studien zum E durchgeführt. Keine Untersuchungen Konzept liegen bislang zu den zykloid sen und subaffektiven Persönlichkeit vor. Da jedoch die Studien mit Ausnal zu unipolarer Major Depression aus d

von Störungen untersucht. *Arntz* und *Boelens* (1993) geben einen Überblick über zwölf dieser Studien. Von diesen untersuchte jedoch nur eine Studie (Boswell und Murray 1981) eine klinische Patientengruppe mit Diagnosen nach DSM-III (APA 1980). Die meisten Studien auf diesem Gebiet wurden im subklinischen Bereich, meist an Studenten mit erhöhten Werten in einem Depressionsinventar, durchgeführt. Trotz der dadurch stark eingeschränkten klinischen Bedeutung dieser Studien sind sie aufgrund ihres paradigmatischen Charakters von Relevanz.

In einer Zusammenfassung der Ergebnisse dieses Forschungsbereiches kommt *Gurtman* (1986) zu dem Schluß, daß die Hypothese der Abweisung des depressiven Beziehungspartners durch den nicht-depressiven im Gegensatz zur Hypothese der Auslösung negativer Gefühle beim nicht-depressiven Beziehungspartner gut belegt ist. Dieser Effekt ist nach *King* und *Heller* (1986) jedoch unter Zugrundelegung strengerer methodischer Forderungen nicht spezifisch für depressive Patienten. Eine von *Zeiss* und *Lewinsohn* (1988) durchgeführte Studie zeigt, daß der ungünstige Einfluß negativen Verhaltens auf Bezugspersonen nur bei einer Subgruppe von Depressiven eine Rolle spielt. Diese Interaktionsmuster stellten sich vor allem bei Patienten ein, die von einer Behandlung nicht profitiert hatten. Diese Studie ist weiter ein Hinweis für differentielle Interaktionsmuster bei depressiven Patienten. Noch nicht genügend geklärt jedoch ist die Frage, welches Element depressiven Verhaltens diese negativen und abweisenden Gefühle bei den Bezugspersonen auslöst. Nach *Arntz* und *Boelens* (1993) konnte die Hypothese von *Coyne* (1976a), daß Depressive einseitig intime Probleme mit anderen besprechen und durch diese Selbstenthüllung Ablehnung erfahren, nicht bestätigt werden. Es ist nach *Segrin* und *Abramson* (1994) noch weitgehend unklar, welche Elemente im Verhalten Depressiver zu negativen Konzequenzen führen. Gemäß dieser Autoren scheint die Hypothese der interaktionellen Komplementarität von *Horowitz* und *Vitkus* (1986) die am besten untersuchte und bestätigte zu sein.

Die bisherigen Ergebnisse dieses Forschungsbereiches ergaben einige Hinweise auf charakteristische Interaktionsmuster (Arntz und Boelens 1993, Blöschl 1993, 1995, Segrin und Abramson 1994). Depressive Äußerungen bei einem Sozialpartner scheinen Unterstützung und Hilfe beim anderen zu mobilisieren. Dabei ist jedoch noch unklar, was genau unter *„depressiven Äußerungen"* verstanden werden soll. Neben der Hilfe und Unterstützung, die Bezugspartner anbieten, scheinen diese auch Signale der Abweisung an Depressive zu vermitteln. Die Beziehung zwischen diesen zwei widersprüchlichen Interaktionsformen ist noch ungenügend geklärt. Die Kommunikation zwischen Depressiven und ihren Partnern ist weniger flexibel und weniger auf die aktuelle Situation gerichtet als bei sozialen Interaktionen mit klinisch unauffälligen Teilnehmern. Interaktionspartner scheinen sich häufig komplementär zum depressiven Patienten zu verhalten. Dabei nehmen Depressive häufig die Kommunikation des Partners negativer wahr. Partner von Depressiven können sehr stark unter den Symptomen der Depression leiden. Es ist jedoch unklar, inwieweit diese Interaktionsmuster spezifisch für soziale Interaktionen mit einem depressiven Sozialpartner sind. Die Kenntnis der Interaktionsaspekte ist auch für eine psychotherapeutische Behandlung von großer Bedeutung. Der Therapeut muß sich sein Verhalten in der Interaktion mit dem depressiven Patienten gründlich überlegen und auch die subjektive Sicht der Interaktion des depressiven Patienten rekonstruieren, um nicht in typische Interaktionsmuster zu verfallen. Dennoch weist *Coyne* (1985) zu Recht darauf hin, daß Ergebnisse aus einem sozialen Bereich nicht einfach auf einen anderen übertragen werden können.

29.5 Depression und Beziehungszufriedenheit

Einer der am häufigsten untersuchten Aspekte innerhalb des Forschungsbereiches betrifft die Frage, wie zufrieden oder glücklich affektiv gestörte Patienten und ihre Partner in ihrer Partnerbeziehung sind. Empirische Untersuchungen zur Ehezufriedenheit haben eine lange Tradition und gehen bis in die 30er Jahre zurück (Kirkpatrick 1937, Terman 1938). Einen Überblick über diesen Forschungbereich geben *Jäckel* (1980) und, bezüglich depressiver Störungen, *Klimitz* (1986). Dabei existieren für diesen globalen und evaluativen Aspekt von Beziehung eine Vielzahl unterschiedlicher Begriffe wie *„Partnerschaftszufriedenheit"*, *„Partnerschaftsglück"*, *„Anpassung innerhalb der Partnerschaft"* oder auch *„Part-*

nerschaftserfolg". Partnerschaftszufriedenheit als evaluativer Aspekt des Interaktionsverhaltens meint eine globale und subjektive Einschätzung, die sich wiederum aus mehreren Teildimensionen zusammensetzt. Subkonstrukte wie die Zufriedenheit mit der partnerschaftlichen Kommunikation, gemeinsame Freizeitgestaltung, Vertrauen und Nähe, Rollenorientierung, Elternschaft oder auch Sexualität und Zärtlichkeit wurden in einzelnen Studien untersucht.

Eine besondere Bedeutung hat das globale Konzept der Ehezufriedenheit dadurch erlangt, daß von zahlreichen Autoren die Hypothese vertreten wird, daß es keine störungsspezifischen Interaktionsmuster gäbe, sondern lediglich typische Unterschiede zwischen zufriedenen und unzufriedenen Paaren über die verschiedenen psychiatrischen Störungskategorien hinweg zu finden seien (Hahlweg 1991, 1996b). Der Erfassung dieses Merkmals kommt somit eine besondere Bedeutung zu, da sich als Konsequenz aus diesem Konzept andere Strategien der Indikationsstellung und Therapieplanung ergeben.

Zur Erfassung der Beziehungszufriedenheit wurden zahlreiche Instrumente, meist Fragebögen, eingesetzt. In amerikanischen Untersuchungen wurde vor allem die Dyadic Adjustment Scale von *Spanier* (1976) und das Item zur Beziehungszufriedenheit nach *Terman* (1938) eingesetzt. Neben diesem global evaluativen Aspekt von Beziehungen, der auf Zufriedenheit, Anpassung oder Partnerschaftsglück abzielt, wurden auch einzelne Dimensionen als Teilaspekte der Beziehungszufriedenheit untersucht. Auf diesen Aspekt soll im späteren genauer eingegangen werden. Nach *Bodenmann* (1993) und *Hahlweg* (1996a) sind die meisten Instrumente zur Erhebung der Beziehungszufriedenheit jedoch hoch miteinander korreliert, weswegen eine summarische Beurteilung dieses Forschungsbereiches leichter fällt als bei den übrigen Verfahren. Auch bezüglich eines Unterschiedes zwischen Selbst- und Fremdbeurteilung scheint dieser Forschungsbereich weniger problematisch. Nach *Gray-Little* und *Burks* (1983) sowie *Hell* (1982) sind diese auch hoch interkorreliert.

Zur Beziehungszufriedenheit von affektiv gestörten Patienten wurden zahlreiche Studien, vor allem Querschnittstudien, durchgeführt. Diese unterscheiden sich darin, inwieweit klinische oder subklinische Stichproben einbezogen wurden und in der Art der Erhebungsinstrumente. Es wurden dabei vor allem sechs Fragen untersucht: Weisen depressive Patienten und ihre Partner eine geringere Beziehungszufriedenheit auf als psychiatrisch unauffällige Paare? Korreliert das Ausmaß der Depressivität mit dem Ausmaß der Unzufriedenheit in der Beziehung? Finden sich Hinweise auf die Störungsspezifität dieser Beziehungsmuster für depressive Patienten? Gibt es Unterschiede zwischen erkrankten Männern und Frauen? Wie unterscheiden sich Paare mit einem depressiven Partner von Paaren mit einem Partner, der an einer anderen affektiven Störung leidet, bezüglich ihrer Ehezufriedenheit? Inwieweit sind diese Merkmale prognostisch bedeutsam für den weiteren Störungsverlauf?

In den meisten Untersuchungen, die depressive Patienten und Kontrollpersonen vergleichen, zeigte sich eine signifikant niedrigere Beziehungszufriedenheit bei den depressiven Patienten (Birtchnell 1988, Burns et al. 1994, Crowther 1985, Merikangas et al. 1985). In einer Studie von *Gotlib* und *Whiffen* (1989a) ergaben sich keine Unterschiede zwischen Patienten und ihren Partnern in der Einschätzung der Ehezufriedenheit. Dabei wiesen diese niedrigere Werte als eine vergleichbare Kontrollgruppe auf. Auch in der Studie von *Stravynski* et al. (1995) waren die depressiven Patienten im Vergleich zu einer nicht-psychiatrischen Kontrollgruppe signifikant unzufriedener in ihrer Ehe. Dennoch konnte bei den 20 untersuchten ambulanten Patienten mit depressiven Störungen kein signifikanter Zusammenhang zwischen dem Ausmaß der Ehezufriedenheit und der Ausprägung der Depression gefunden werden.

Eine zweite Fragestellung gilt dem Ausmaß der Depressivität im Vergleich zur wahrgenommenen Eheunzufriedenheit. In nahezu allen Studien liegt der Zusammenhang zwischen Depressivität und Eheunzufriedenheit mit Korrelationen zwischen 0,30 und 0,50 in einem mittleren Bereich (Coleman und Miller 1975, Crowther 1985, Waring und Patton 1984, Weiss und Aved 1978). Dabei ergaben sich für diesen Zusammenhang in der Selbstbeurteilung etwas höhere Korrelationskoeffizienten als in der häufig aber auch noch signifikanten Fremdbeurteilung (Coleman und Miller 1975, Crowther 1985). Keine signifikante Korrelation zwischen Depressivität und Ehezufriedenheit konnte hingegen in der Untersuchung von *Stravynski* et al. (1995) ermittelt werden.

Eine weitere Fragestellung gilt der Spezifität der Zusammenhänge zwischen Ehezufriedenheit und Depressivität. Hinweise ergeben sich vor

Bewertung der Partner durch die Patienten und einem umgekehrten Muster von positiver Selbstbewertung und negativer Partnerbewertung bei den Angehörigen. In dieser Studie konnten keine Inkongruenzen in den Interaktionen beider Beziehungspartner festgestellt werden (Linden et al. 1983).

Ein ähnliches Forschungsdesign wählten *Kahn* et al. (1985), indem sie in Konfliktgesprächen den Problemlöseprozeß von Paaren mit und ohne depressiven Partner untersuchten. Die Gespräche der Paare mit depressiven Partnern waren dadurch charakterisiert, daß schon bald das eigentliche Thema verlassen und die Art und Weise der Interaktion miteinander zum eigentlichen Gesprächsthema wurde, also immer stärker metakommunikativ interagiert wurde. Dabei zeigten Paare mit einem depressiven Partner häufiger negative und verletzende Bemerkungen und schätzten ihr Problemlöseverhalten insgesamt als weniger konstruktiv ein.

In den Untersuchungen von *Biglan* et al. (1985) sowie *Hops* et al. (1987) wurden depressive Patientinnen in der direkten Interaktion in einem Partner-Konfliktgespräch und zu Hause bei ihren Familien durch Heimbeobachtung untersucht. In dieser Studie wurde versucht, den Zusammenhang von Eheschwierigkeiten, Depression und spezifischen Interaktionsmustern weiter zu klären. Dazu wurden drei Gruppen gebildet, nämlich depressive Paare mit und ohne Eheprobleme sowie eine Kontrollgruppe ohne Eheprobleme. Die Paare mußten zehn-minütige Konfliktgespräche führen. Dabei verhielten sich die Partner in Paaren mit einem depressiven Partner aggressiver. Als Folge dieses aggressiven Verhaltens verringerte sich das gezeigte depressive Verhalten der Partnerin besonders ausgeprägt, wenn gleichzeitig Eheprobleme vorlagen. Beide Partner zeigten weniger Selbstöffnung. Mit Hilfe von Sequenzanalysen des Interaktionsverhaltens ergab sich, daß das depressive Verhalten negatives und aversives Verhalten durch die Partner unterbindet.

Hops et al. (1987) konnten in ihrer Heimbeobachtungsstudie ebenfalls diesen Mechanismus nachweisen, bei dem depressives Verhalten durch aggressive Äußerungen der Familienmitglieder unabhängig von der Qualität der Partnerschaft verringert wird. Außerdem hatte ein fürsorgliches Verhalten depressiver Frauen einen hemmenden Effekt auf die Aggressivität der Ehemänner. Dieser Effekt war jedoch nur in unproblematischen Beziehungen zu finden. Dies scheint ein Hinweis dafür zu sein, daß es für zufriedene Paare auch in schwierigen Zeiten eher möglich ist, ein effektives und funktionales dyadisches Coping- und Interaktionsverhalten zu zeigen.

Die Studie von *Nelson* und *Beach* (1990) diente der Replikation der Untersuchung von *Biglan* et al. (1985). Die Autoren betrachteten zusätzlich eine zweite Kontrollgruppe, nämlich nicht-depressive Paare mit Eheproblemen. Es konnte gezeigt werden, daß die Suppression aggressiven Verhaltens beim Partner durch vermehrt depressives Verhalten beim Patienten eher vom Ausmaß der Eheprobleme und der Ehezufriedenheit abhängig war als von der Schwere der Depression. Dieser Aggressions-Suppressions-Effekt war bei nicht depressiven Paaren mit Problemen am ausgeprägtesten und bei zufriedenen depressiven Paaren am geringsten. Unzufriedene Paare mit einem depressiven Partner lagen dazwischen. Es ergaben sich Hinweise, daß diesem Effekt vor allem zu Beginn der depressiven Phase eine Bedeutung zukommt und er mit zunehmender Chronifizierung schwächer wird.

Eine weitere sequenzanalytische Untersuchung wurde von *Hooley* und *Hahlweg* (1989) vorgelegt. Die Analysen beruhen auf einer post-hoc-Analyse zweier unabhängig voneinander durchgeführter Studien (Hooley 1986, Hahlweg 1986). In beiden Untersuchungen wurden Paar-Konfliktgespräche videographiert und mit dem *„Kategoriensystem für Partnerschaftliche Interaktion“* (KPI; Hahlweg et al. 1984b) ausgewertet. Ergebnis dieser Studie war, daß Paare mit niedriger Ehequalität unabhängig vom Vorliegen einer Depression deutlich negativere Eskalationen zeigten, indem sie sich in aversiv-negative Zirkel verstrickten. Diese Ergebnisse stützen demnach eher die Unspezifitätshypothese.

Hahlweg (1991, 1996b) schließt aus diesen Befunden, daß die Hypothese, nach der die Interaktionen bei Paaren mit einem depressiven Partner sehr viel negativer verlaufen, empirisch gut gestützt werden kann. Allerdings sind diese Interaktionsmuster nach *Hahlweg* (1991, 1996b) im wesentlichen depressionsunspezifisch und Ausdruck der jeweiligen Ehequalität. Aufgrund der sequenzanalytischen Studien von *Biglan* et al. (1985) und *Nelson* und *Beach* (1990) kann der Geltungsbereich der Aggressions-Suppressionshypothese vorläufig auf Paare mit niedriger Ehequalität und noch nicht chronifizierter depressiver Symptomatik eingeschränkt werden.

Die bislang einzige Studie, in der eine adäquate Kontrolle der Partnerschaftsqualität durchgeführt wurde, indem sowohl depressive glückliche und unglückliche Paare als auch nichtdepressive glückliche und unglückliche Paare einbezogen wurden, stammt von *Schmaling* und *Jacobson* (1990). Analysiert wurden Paar-Konfliktgespräche und Gespräche über neutrale Alltagsthemen mit Hilfe des Kategoriensystems für Partnerschaftliche Interaktion (KPI; Hahlweg et al. 1984a,b). Unglückliche Paare zeigten dabei einen negativeren Affekt und waren in eine negative reziproke Interaktion verstrickt. Für unglückliche Paare fand sich dabei kein Unterschied zwischen Paaren mit und ohne depressiven Partner. Bei den glücklichen Paaren unterschied sich die Interaktion je nach dem Vorliegen einer Depression. Depressive Patientinnen verhielten sich aggressiver, während sich die Partner nicht unterschieden. Unklar bleibt, inwieweit dies die Vorstufe einer negativ reziproken Interaktion ist, oder ob das aggressive Verhalten der Patientinnen auf ein kontrollierendes Verhalten der Partner zurückzuführen ist.

Gotlib und *Whiffen* (1989b) untersuchten Paare mit einem depressiven Partner, Paare mit einem körperlich kranken Partner und gesunde Kontrollpaare. Eine 20-minütige Interaktionsaufgabe wurde durch Experten und durch die Teilnehmer selbst beurteilt. Dabei ergaben sich durchweg dysfunktionalere Beziehungsmuster für depressive Paare im Vergleich zu gesunden Kontrollpaaren. Weniger deutlich jedoch waren die Unterschiede im Vergleich zu Paaren mit einem körperlich kranken Partner. Nur bei den depressiven Paaren fand sich nach der Interaktionsaufgabe ein negativer Affekt, besonders bei den Patientinnen.

Rusher und *Gotlib* (1988) untersuchten die Hypothese von *Coyne* (1976a), nach der das Interaktionsverhalten von Partnern depressiver Patienten häufiger durch inkonsistente Äußerungen als durch eine Diskrepanz zwischen verbalem und nonverbalem Ausdruck gekennzeichnet ist. Die Ergebnisse widersprachen dieser Hypothese, denn die depressiven Partner selbst wiesen die höchste Rate verbaler positiver aber nonverbaler negativer Äußerungen auf.

Im Rahmen der Heidelberger Untersuchung zur Rückfallprädiktion der Depression wurden n=36 Paare mit einem endogen depressiven Partner mit 13 psychisch gesunden Kontrollpaaren verglichen (Mundt et al. 1996b). Diese Paare wurden im Rahmen eines Paar-Konflikt-Gespräches dazu angehalten, über ein mittelschweres Problem zu diskutieren. Die videographierten Gespräche wurden mittels der Strukturellen Analyse Sozialen Verhaltens (SASB; Benjamin 1974) analysiert. Vergleiche der beiden Gruppen zeigten, daß sich depressive Paare bezüglich verschiedener Interaktionsmuster von den Kontrollpaaren unterschieden. So zeigten diese insgesamt ein auf den positiven Interaktionsbereich eingeschränktes Verhaltensspektrum und mehr Selbstöffnung. Dabei fand sich ein ähnlicher Interaktionsstil zwischen der depressiv erkrankten Person und ihrem Partner im Unterschied zu Kontrollpersonen. Diese Effekte zeigten sich auch unter Berücksichtigung des Effektes der Ehezufriedenheit (Backenstraß et al. 1996).

Neben dem Querschnittsvergleich wurde in dieser Studie auch die prognostische Bedeutung dieser Interaktionsmuster für den Zweijahresverlauf untersucht (Fiedler et al. 1998). Die Ehepartner depressiver Patienten vermeiden die offene Äußerung von Ärger und Feindseligkeit, wodurch die von ihnen stattdessen gezeigten Unterstützungs- und Lenkungsversuche auffällig ambivalent erscheinen.

Diese Interaktionsmuster sind besonders deutlich in Partnerbeziehungen von Patienten, die innerhalb von zwei Jahren nach der Entlassung aus stationär-psychiatrischer Behandlung einen Rückfall erleiden. So zeigten sich signifikant mehr Komplexkodierungen im Sinne uneindeutiger Kommunikation bei Paaren, in denen der Patient später einen Rückfall erleidet. Patienten, die später einen Rückfall erleiden, erweisen sich als einfühlender und damit möglicherweise verletzlicher. Dem entspricht, daß sich die Rückfallpatienten insgesamt persönlich weniger öffnen und offenbaren.

Patienten ohne späteren Rückfall haben weniger Scheu, ihrem Partner gegenüber eigene Gefühle, Gedanken und persönliche Ansichten klar und offen zum Ausdruck zu bringen. Patienten ohne Rückfall versuchen also in dem Maße, wie sie sich ihrem Partner gegenüber öffnen, zugleich lenkenden Einfluß auf die Beziehung zu behalten. Dagegen verhalten sich Partner von später rückfälligen Patienten deutlich lenkender im Vergleich zu ihren Partnern und Partnern von später nicht rückfälligen Patienten.

Die Hypothese von *Coyne* (1976a), daß sich vorrangig die Partner depressiver Patienten in zirkulären Interaktionsprozessen ambivalent und schiede jedoch nicht mehr. Diese Ergebnisse verweisen wiederum auf die Wichtigkeit, Beziehungsmuster auch im Verlauf krankheitsphasenspezifisch zu erfassen. So finden sich auch in unterschiedlichen Krankheitsphasen verschiedene Belastungen für Patienten und Angehörige.

Lackner et al. (1996) konnten zeigen, daß deutliche Unterschiede für partnerschaftliche und familiäre Strukturmerkmale zwischen unipolar depressiven und bipolaren Patienten bestehen. So finden sich bei unipolaren Patienten wesentlich seltener Trennungen, und die Dauer von Paarbeziehungen war signifikant länger. Mehrere Studien deuten darauf hin, daß Unterschiede zwischen den verschiedenen Depressionsformen zu finden sind. Dies ist wahrscheinlich weniger durch ihre psychopathologische Spezifität bedingt als durch die Verlaufsgestalt der Erkrankung. Deshalb sollte in Studien die Spezifität von Interaktionsmustern auch im Verlauf der akuten Krankheitsphase betrachtet werden, um so die Mechanismen interpersoneller Anpassung und Bewältigung einer psychiatrischen Erkrankung erfassen zu können.

Weitere Hinweise zur Spezifitätsproblematik ergeben sich aus Untersuchungen, die depressive Patienten mit Patienten vergleichen, die an einer schizophrenen Störung erkrankt sind.

Hell (1982) verglich in seiner Untersuchung Paare mit einem schizophrenen oder depressiven Partner und unauffällige Kontrollpaare. Bei den Paaren mit einem depressivem Partner zeigte sich im Unterschied zu den anderen beiden Gruppen eine komplementäre Rollenverteilung. Der depressive Patient nimmt dabei eine negative Position ein und idealisiert seinen Partner, indem er ihn positiver einschätzt als dieser sich selbst. Der nicht erkrankte Partner nimmt eine komplementäre Position ein, indem er sich selbst eher positiv beurteilt, seinen depressiven Partner aber noch negativer als dieser es selbst tut.

Im Gegensatz zu diesen Ergebnissen beurteilen sich Paare mit einem schizophrenen Partner widersprüchlicher, und ein komplementäres Muster ist bei diesen ebensowenig aufzeigbar wie bei den Kontrollpaaren. *Hell* (1982) vermutet in diesem interpersonellen Wahrnehmungsmuster einen Zirkel, der die Depression aufrechterhalten kann. Verlaufsergebnisse liegen aus dieser Studie jedoch nicht vor.

Schröder et al. (1996) verglichen endogen depressive mit schizophrenen Patienten. Ausgewertet wurde ein Paar-Konfliktgespräch mit dem Kategoriensystem für Partnerschaftliche Interaktion (KPI; Hahlweg 1986). Die Patienten wurden dabei im Unterschied zu den meisten anderen Studien im remittierten Zustand untersucht. Es konnten zahlreiche Unterschiede sowohl für die Patienten als auch für ihre Partner ermittelt werden. Insgesamt ergab sich entgegen der Erwartung, daß Depressive in Remission einen sehr positiven Interaktionsstil aufweisen, vergleichbar mit dem einer gesunden Kontrollgruppe. Die depressiven Paare unterschieden sich aber von dieser darin, daß negative Reaktionen bei ihnen gar nicht mehr vorkamen.

In einer weiteren Vergleichsstudie wurden bipolare und schizophrene Patienten miteinander verglichen (Miklowitz et al. 1995, Miklowitz et al. 1991). Dabei zeigte sich, daß die Angehörigen von schizophrenen Patienten häufiger negative Äußerungen machten als die von bipolaren Patienten. Andererseits äußerten schizophrene Patienten weniger unterstützende Bemerkungen ihren Angehörigen gegenüber. Dennoch fanden sich – vergleichbar zu anderen Studien – auch für eine ganze Reihe von Merkmalen keine signifikanten Unterschiede zwischen den diagnostischen Gruppen.

Die Frage nach der Spezifität von Interaktionsmustern für einzelne affektive Störungskategorien ist also bei weitem nicht so geklärt, wie die Anhänger der Unspezifitätshypothese (Cierpka 1989a,b, Hahlweg 1996b) dies postulieren. Zum einen liegen zu wenige Studien zum gesamten Spektrum affektiver Störungen vor, zum anderen wurden die meisten Studien an subklinisch-depressiven und unipolar depressiven Patienten durchgeführt. Studien mit bipolaren oder schizoaffektiven Patienten bilden weiterhin die Ausnahme. Gerade aber von den Autoren, die Studien bei diesen Patienten durchgeführt haben, wie *Retzer* (1994), *Miklowitz* et al. (1988) und *Miklowitz* (1996), sind Hinweise auf eine, wenn nicht strenge Spezifität, so doch Typizität von Interaktionsmustern zu finden. Auch im EE-Bereich zeigten sich bei der Übertragung des Konzeptes auf affektive Störungen einige Unterschiede wie z.B. in der Höhe des Grenzwertes für die Kritikdimension.

Insgesamt kann man wohl von einer Relativierung des Spezifitätskonzeptes der 60er Jahre ausgehen; trotzdem scheint es fraglich, ob nicht doch störungsspezifische Anteile von Interaktionsmustern nachweisbar sind. Hier könnte ein typologisch orientierter Forschungsansatz weiterhelfen, in dem verschiedene Interaktionsmuster innerhalb einer Störungsentität bestimmt werden könnten, die jedoch unterschiedlich häufig bei bestimmten Störungsbildern vorkommen.

Unter Berücksichtigung des empirischen Forschungsstandes scheint es verfrüht, ein endgültiges Urteil zum Spezifitätsproblem zu fällen. Dies gilt um so mehr, als der Nachweis der Störungsspezifität abhängig ist von einer reliablen und validen Diagnosestellung (Wittchen 1994). Bei den meisten Untersuchungen dieser Art wurde die psychiatrische Diagnose aber nicht standardisiert gestellt. In Untersuchungen, die dies dennoch leisten, ergibt sich damit ein anderes Problem. Viele Patienten weisen eine Komorbidität psychiatrischer Störungen auf. Gerade affektiv gestörte Patienten weisen häufig mehere psychiatrische Störungen auf. Insbesondere liegen bei 30 - 70% dieser Patienten Persönlichkeitstörungen vor (Millon und Kotik-Harper 1995), von denen man annimmt, daß sie mit spezifischen Interaktionsauffälligkeiten einhergehen (Benjamin 1993).

Als ein Ausweg aus diesem Dilemma der Spezifitätsforschung wurde vorgeschlagen, eine mehr typologische Forschungmethodik zu wählen (Cierpka 1990), die von der Hypothese ausgeht, daß sich unterschiedliche Interaktionsmuster bei einzelnen psychiatrischen Störungen finden lassen und diese keine heterogene Gruppe darstellen. So verglichen *Mundt* et al. (1994) endogen depressive Patienten mit und ohne die Persönlichkeitsstruktur des Typus melancholicus (Tellenbach 1961) in bezug auf ihr partnerschaftliches Interaktionsverhalten. Dabei zeigte sich, daß Patienten mit einer Persönlichkeitsstruktur im Sinne des Typus melancholicus mehr nach interpersoneller Harmonie strebten und negative kritische oder kontrollierende Interaktionen vermieden. Diese Patienten waren im Fokus des Interaktionsverhaltens auch stärker auf ihren Beziehungspartner orientiert als Patienten mit einer anderen Persönlichkeitsstruktur.

Schauenburg et al. (1995) konnten bei einer Gruppe von Patienten mit unterschiedlichen depressiven Störungen mit Hilfe einer Clusteranalyse zwei Typen von interpersonellen Problemkonstellationen aufzeigen. Das erste Cluster war bestimmt durch ein soziotropes Beziehungsmuster und damit eher interpersonell abhängig, während das zweite Cluster als autonom charakterisiert wurde. Das soziotrope Cluster war bei der Gruppe der depressiven Patienten im Vergleich zur Kontrollgruppe deutlich überrepräsentiert.

In einer neueren EE-Studie von *Hayhurst* et al. (1997) konnten vier verschiedene Interaktionsmuster identifiziert werden, die mit einer Remission oder einer unvollständigen Remission der depressiven Symptomatik einhergingen. Dies weist auf einen engen Zusammenhang zwischen den Veränderungen affektiver Symptomatik und interpersoneller Anpassung hin.

Der typologische Ansatz scheint dem Untersuchungsgegenstand angemessener als Untersuchungen, die über Mittelwertsunterschiede die Spezifität von Interaktionsmustern überprüfen. Die Persönlichkeit von Patienten mit affektiven Störungen könnte sich hierbei als eine entscheidende Moderatorvariable erweisen. Eine der wichtigsten Aufgaben zukünftiger Forschung wird die Identifizierung typischer interaktioneller Bewältigungsmuster im Verlauf verschiedener Krankheitsphasen sein. Dadurch könnten die situationellen Komponenten kontextueller Faktoren phasisch verlaufender im Vergleich zu chronisch verlaufenden Störungen besser verstanden werden.

29.7.2 Kausalität und Wechselwirkung

Eine der wichtigsten Fragen innerhalb des Forschungsbereiches betrifft die Frage nach der Kausalität der Beziehung zwischen interpersonellem Verhalten und Depression. Der Antwort auf diese Frage kommt eine hohe Bedeutung für die ätiopathogenetische Theoriebildung zu, und sie hat auch unmittelbare Auswirkungen auf Behandlungskonzepte (O'Leary et al. 1994). In unserem bisherigen Überblick haben wir bereits einige Befunde einer schlechten Beziehungsqualität bei depressiven Patienten und Patienten mit anderen affektiven Störungen referiert. Diese Ergebnisse sind jedoch meist korrelative Befunde aus Querschnittsuntersuchungen und können somit nicht in kausalem Sinne interpretiert werden. *Gotlib* und *Hooley* (1988) formulierten zwei Grundmodelle, um den Zusammenhang von Depression und Interaktionsverhalten zu erklären. Hierbei führt zum einen die Erfahrung einer affektiven Störung zu Ehestreß, zum anderen führt Unzufriedenheit in der Partnerschaft zu einer depressiven Episode.

Barnett und *Gotlib* (1988) schließen aus ihrer Zusammenstellung von Untersuchungen sogar, daß Eheprobleme als einziger Faktor kausal mit Depression zusammenhängen. Sie beschreiben dabei zwei Mechanismen, über die Eheprobleme zur Entwicklung einer Depression führen können. Erstens können Eheprobleme im Sinne einer chronischen Belastung ein positives Selbstwertgefühl untergraben, und zweitens können Eheprobleme dazu führen, daß die Vulnerabilitätsschwelle überschritten wird.

Neben einer Vielzahl von Querschnittsstudien zu diesem Thema liegen zwei Arten von Studien vor, die über korrelative Zusammenhänge hinaus weitere Schlußfolgerungen zulassen. Zum einen handelt es sich dabei um experimentelle Studien in Anlehnung an das Telefongesprächs-Paradigma von *Coyne* (1976b) sowie eine Untersuchung von *Youngren* und *Lewinsohn* (1980), zum anderen um Studien, die den Zusammenhang zwischen Depression und Interaktionsmuster in einem längsschnittlichen Design untersuchen und so weitere Interpretationen für mögliche Wirkungsrichtungen zulassen. Eine besondere Bedeutung kommt hierbei Untersuchungen zu, die Kausalstrukturmodelle verwenden.

Von Birtchnell (1988, 1991) wurde berichtet, daß neurotisch depressive Patienten signifikant mehr Eheprobleme aufweisen als endogen depressive. Außerdem konnten die Autoren zeigen, daß bei neurotischen Depressionen Eheprobleme dem Akutwerden der Krankheit vorangingen und nicht umgekehrt. Inwieweit jedoch unterschiedliche Kausalitätsmodelle bei unterschiedlichen affektiven Störungen vorliegen, ist bisher empirisch noch nicht untersucht worden.

In einer Untersuchung von *Richter* und *Richter* (1995) wurden die Hypothesen zum Zusammenhang von familiärem Interaktionsverhalten und Depressivität mit Hilfe von Kausalstrukturanalysen überprüft. Die Familienatmosphäre wurde dabei über die zwei Indikatoren *„Spannung versus Entspannung"* und *„Angenommensein versus Abgelehntwerden"* erfaßt. Meßzeitpunkte der Untersuchung, in die sowohl endogen als auch neurotisch depressive Patienten eingeschlossen wurden, waren Therapiebeginn und Therapieende sowie eine Follow-up-Untersuchung nach drei Monaten. Die Relation der Koeffizienten der Kausalstrukturmodelle zueinander spricht hier für eine Wechselwirkung zwischen Depressivität und Familienatmosphäre. Vorhergegangene Depressivität wirkt sich auf die erlebte Familienatmosphäre zum nachfolgenden Zeitpunkt aus. Umgekehrt wirkt sich aber auch die Familienatmosphäre auf die nachfolgende Depressivität aus. Diese Ergebnisse stützen also vor allem die Wechselwirkungshypothese zwischen Depressivität und Familienatmosphäre.

Eine ähnlich angelegte Untersuchung wurde von *Burns* et al. (1994) durchgeführt. Hierbei wurden n=115 depressive Patienten in den ersten zwölf Wochen einer kognitiven Verhaltenstherapie zu zwei Meßzeitpunkten untersucht. Die Schwere der Depressivität war zu beiden Zeitpunkten signifikant korreliert mit der Unzufriedenheit in sozialen Beziehungen. Die Ergebnisse aus den durchgeführten Kausalstrukturanalysen stützen nicht die Hypothese, daß die Schwere der Depressivität die Beziehungszufriedenheit beeinflußt. Allerdings gab es umgekehrt einen schwachen Effekt, nach dem die Unzufriedenheit in Beziehungen auf die Schwere der Depressivität wirkt.

Es liegen mittlerweile einige weitere Lösungsansätze des Kausalitätsproblems vor. Ein erster Ansatz besteht in dem Anliegen von *Prince* und *Jacobson* (1995), daß man Kausalitätsaussagen nicht für Gruppen treffen sollte, sondern diese eher Bedeutung für den Einzelfall besitzen. Im Gegensatz zum Multiple-Entry-Modell der Depression von *Beach* et al. (1990) gehen sie in ihrem Behandlungsmodell nicht von einer impliziten Kausalitätsannahme zwischen Partnerschaftsmerkmalen und Depression aus, sondern versuchen für jeden Einzelfall eine Kausalitätshypothese zu konstruieren. *Prince* und *Jacobson* (1995) halten es für nicht sehr bedeutsam, daß diese Frage für Gruppenuntersuchungen bisher noch nicht geklärt werden konnte, da trotz dieser ungelösten Frage Paartherapie klinisch wirksam und es wichtig sei, für jedes Paar eine idiographische Kausalitätshypothese zu formulieren. Auch *Keitner* und *Miller* (1990) gehen davon aus, daß die Kausalitätsfrage prinzipiell nicht die richtige Fragestellung sei.

Ein weiterer Ansatz zur Lösung des Kausalitätsproblems könnte in einer eher typologisch orientierten Forschung bestehen, wie sie z.B. von *Cierpka* (1989a) vorgeschlagen wird. Hierbei orientiert sich die Forschung nicht so sehr an Störungskategorien, sondern geht vielmehr davon aus, daß innerhalb einer Störungskategorie mehrere typische Interaktionsmuster vorliegen können. Ein weiterer Ansatz zur gruppenstatistischen Modellierung der Kausalitätsfrage liegt in Längsschnitt-Designs mit spezifischen statistischen Auswertungen. Zum einen sei hier die Kausalstrukturmodellanalyse genannt, zum anderen die sequenzanalytische Modellierung des Mikroprozesses. Eine weiteres Forschungsfeld jüngeren Datums ist die Analyse nicht-linearer Modelle, wie sie von *Schiepek* (1994) beschrieben wird, und die statistische und mathematische Modellierung nicht-linearer Kausalbeziehungen, die vielleicht neue Möglichkeiten der Modellierung interaktiver Prozesse darstellen. Bisher wurden diese forschungsmethodologischen Ansätze bei Patienten mit affektiven Störungen noch nicht zur Modellierung oder Neuformulierung des Kausalitätsproblems eingesetzt (Schiepek und Tschacher 1997).

29.7.3 Bedeutung von Beziehungsmerkmalen für den Verlauf von affektiven Störungen

Bis vor einigen Jahren bestand ein weitgehender Konsens in der Einschätzung der hohen Bedeutung von Beziehungsvariablen für den Verlauf von affektiven Störungen. So formulierte z.B. *Hahlweg* (1996b), daß die empirischen Befunde *„nachdrücklich auf die herausragende Rolle interpersoneller Faktoren wenn nicht für die Entstehung so doch für den Verlauf depressiver Störungen"* hinweisen.
In jüngster Zeit wurden jedoch, vor allem ausgehend von den Untersuchungen von *Paykel* et al. (1996) und *Hayhurst* et al. (1997), Zweifel an dieser generellen Einschätzung geübt. *Paykel* et al. (1996) (siehe auch Ramana et al. 1995) konnten keine psychosozialen Prädiktoren für den Verlauf depressiver Störungen ermitteln. Weder der Expressed-Emotion-Status noch andere Merkmale der Qualität der partnerschaftlichen Beziehung und des partnerschaftlichen Beziehungsverhaltens leisteten einen bedeutsamen Beitrag zur Aufklärung der Verlaufsvarianz. Ähnliche Ergebnisse waren bereits zuvor von *Andrew* et al. (1993) berichtet worden. In der Heidelberger Studie zur Rückfallprädiktion der unipolaren Depression (Mundt et al. 1998) konnte gezeigt werden, daß Beziehungsvariablen zwar einen Beitrag zur Aufklärung der Verlaufsvarianz leisten, jedoch nicht in dem Ausmaß wie psychopathologische, krankheitsspezifische und Persönlichkeitsmerkmale. Diese Ergebnisse stehen damit im Widerspruch zu einer Reihe klassischer Studien zur Verlaufprädiktion bei affektiven Störungen (Hooley et al. 1986, Vaughn und Leff 1976a). Kritisch ist jedoch zu diesen älteren Studien anzumerken, daß für keine der klassischen Prädiktoren wie Alter, Geschlecht und Schwere der Depression eine rückfallprädiktive Bedeutung ermittelt werden konnte. Außerdem wurden so wichtige Prädiktoren wie die Anzahl der Vorepisoden gar nicht untersucht. Ähnliche Kritik gilt auch für die Studie von *Goering* et al. (1992). Inwieweit sich die unterschiedlichen Befunde zur prognostischen Bedeutung von Interaktionsvariablen aus Stichprobenunterschieden bezüglich der Schwere der Depression (Erst- und Mehrfacherkrankte, stationäre und ambulante Behandlung) erklären lassen, bleibt jedoch fraglich. Diese Befundlage verweist erneut auf das Problem fehlender Replikationsstudien.
Insgesamt muß das Resumée zum Forschungsstand, daß Beziehungsmerkmale eine herausragende Rolle für den Verlauf depressiver Störungen darstellen, zumindest relativiert werden. In einigen neueren Untersuchungen bei schwer depressiven Patienten konnten diese Zusammenhänge nicht bestätigt werden. Dieses Ergebnis muß jedoch nicht bedeuten, daß Beziehungsvariablen für schwer gestört depressive Patienten oder Patienten mit einer hohen biologischen Vulnerabilität unbedeutend seien. Aufgrund der kleinen Stichprobenzahl ist allerdings auch in diesen Studien der Nachweis indirekter Zusammenhänge statistisch nahezu unmöglich. Um die Frage der verlaufsprognostischen Bedeutung für Beziehungsmerkmale zu untersuchen, bleibt nur, groß angelegte, prospektive Längsschnittuntersuchungen durchzuführen. Insgesamt ist die Bedeutung von Beziehungsmerkmalen bei schwer depressiven Patienten eine weiterhin offene Forschungsfrage.

29.8 Familienperspektive

Im Unterschied zur Interaktionsforschung bei Paaren mit einem affektiv erkrankten Partner steht die Erforschung familiärer Beziehungsstrukturen noch am Beginn (Baer 1990, Keitner et al. 1985, Keitner und Miller 1990). Zu diesem Thema liegen nur vereinzelte Untersuchungen vor. Intensiver untersucht wurden Familien mittlerweile, wenn das affektiv erkrankte Familienmitglied ein Kind war, oder aber aus der Perspektive von Kindern erkrankter Eltern. Auf diesen Forschungsbereich soll im folgenden Abschnitt näher eingegangen werden.

In der Studie von *Miller* et al. (1992) wurde der Grad familiärer Dysfunktion über Selbst- und Fremdbeurteilungsinstrumente, die auf dem Family Assessment Device (FAD) (Epstein et al. 1983) und der McMaster Clinical Rating Scale (MCRS; Miller et al. 1991) beruhen, untersucht. Das McMaster-Modell der Familie umfaßt sechs Dimensionen: Problemlösung, Kommunikation, Rollen, affektive Beziehungsaufnahme, und Verhaltenskontrolle. Sowohl der depressive Patient als auch die Familienangehörigen beurteilten die Familie im Sinne des FAD. Monatlich wurde die Beurteilung der Hamilton-Depressionsskala telefonisch durchgeführt. Nach zwölf Monaten wurde eine Wiederholungsmessung durchgeführt. Mit Hilfe dieser familiären Merkmale (Experteneinschätzung) gelang es nicht nur den klinischen Verlauf bei depressiven Patienten vorherzusagen, sondern auch die soziale Anpassung über einen Zeitraum von zwölf Monaten nach Kliniksentlassung. Die Bedeutung dieser familiären Merkmale wurde von *Keitner* et al. (1997) für den Sechsjahresverlauf untersucht. Im Unterschied zur Einjahreskatamnese ergaben sich für die Sechsjahresprädiktion auch im Patientenrating signifikante Unterschiede im allgemeinen Funktionsniveau der Familie und den Merkmalen *„ungünstiges Kommunikationsverhalten"*, *„Rollen"* und *„affektive Beziehungaufnahme"*. Das Expertenrating ergab für beide Prädiktionszeiträume ähnliche Ergebnisse. Das Merkmal einer dysfunktionalen affektiven Beziehungsaufnahme konnte als der für die unterschiedlichen Prädiktionszeiträume und Perspektiven konsistenteste Prädiktor ermittelt werden.

In einer weiteren Untersuchung konnten *Richter* und *Richter* (1995) zeigen, daß sowohl endogen als auch neurotisch depressive Patienten in einem Fragebogen eine schlechtere Familienatmosphäre in Form höherer Spannungen und des Gefühls, abgelehnt zu werden, angaben. Bei beiden Gruppen waren diese Merkmale bedeutsam für einen weiteren ungünstigen Störungsverlauf.

Trotz mittlerweile zahlreich vorliegender familiendiagnostischer Meßinstrumente (Cierpka 1996) liegen bislang nur wenige Studien vor, die nicht nur dyadische Beziehungen bei affektiven Patienten untersucht haben. Hierin dürfte ein weiterer wichtiger Schwerpunkt für künftige Forschung liegen.

29.9 Kinder und Jugendliche

War die Erfassung von Interaktionsmustern bei Patienten mit affektiven Störungen bislang vor allem auf die Partnerbeziehung und das mittlere Erwachsenenalter konzentriert, so ist in den letzten Jahren zunehmend die Erforschung von Kindern und Jugendlichen in das Blickfeld des wissenschaftlichen Interesses getreten. Dies geschah vor allem unter zwei Perspektiven: zum einen durch die Erforschung der Bedeutung familiären Interaktionsverhaltens für die Entstehung und Aufrechterhaltung affektiver Störungen bei Kindern und Jugendlichen, zum anderen durch die Frage nach den Auswirkungen der affektiven Erkrankung eines Elternteils auf die Entwicklung der Kinder innerhalb der Familie. Zu beiden Forschungsbereichen sind mittlerweile zahlreiche empirische Untersuchungen erschienen. Der Forschungsstand wurde in mehreren Überblicksarbeiten zusammengefaßt (Downey und Coyne 1990, Gotlib und Lee 1996, Hammen 1991, Keitner und Miller 1990, Merikangas et al. 1990b).

29.9.1 Kinder und Jugendliche mit affektiven Störungen

Affektive Störungen gehören bei Kindern und Jugendlichen mit zu den häufigsten psychischen Störungen (Speier et al. 1995). In den letzten Jahren wurden die Fragestellungen untersucht, inwieweit Streß, soziale Beziehungen und protektive Faktoren für die Entstehung und Aufrechterhaltung affektiver Störungen bei Kindern und Jugendlichen bedeutsam sind. So sprechen mehrere empirische Studien dafür, daß familiärer Streß und Familienkohäsion wichtigere Prädiktoren für die psychische Gesundheit bei Jugendlichen sind als etwa kritische Lebensereignisse (Siddique und D'Arcy 1984). In einer Untersuchung von *Seiffge-Krenke* (1993) konnten sowohl der Haupteffekt als auch Interaktionseffekte für die Merkmale der familiären Kohäsion bestätigt werden. Demnach gelang es, einen Puffereffekt für alltägliche Belastungen durch das familiäre Merkmal der Kohäsion nachzuweisen. In dieser Untersuchung an n=176 Adoleszenten im Alter von 13 bis 18 Jahren wurde leider das Familienklima ausschließlich als durch die Jugendlichen wahrgenommenes Familienklima untersucht.

Mittlerweile liegen auch zwei Studien zum Expressed-Emotion-Konzept (EE) und zu affektiven Störungen bei Kindern und Jugendlichen vor. So konnten *Schwartz* et al. (1990) zeigen, daß ein als high-EE indiziertes Elternteil mit einem dreifachen Anstieg des kindlichen Risikos assoziiert ist, eine Major Depression, eine dysthyme Störung, einen Substanzabusus oder eine Verhaltensstörung zu entwickeln.

Eine weitere Untersuchung zum Expressed-Emotion-Konzept bei affektiv erkrankten Kindern wurde von *Asarnow* et al. (1994) durchgeführt. Diese Autoren untersuchten Kinder im Alter von 7 bis 14 Jahren. Es wurden 35 depressive Kinder (Major Depression und Dysthymie), 30 Kinder mit einer Diagnose aus dem schizophrenen Spektrum und eine gesunde Kontrollgruppe miteinander verglichen. Die EE-Indizierung wurde mit der Five-Minute-Speech-Sample-Methode (FMSS) durchgeführt. Familien und Mütter mit depressiven Kindern wurden signifikant häufiger als high-EE eingestuft als Familien mit Kindern, die an einer schizophrenen Spektrumsstörung erkrankt waren und als Kontrollfamilien. Lag bei den depressiven Kindern gleichzeitig eine Störung des Sozialverhaltens vor, so konnten besonders hohe Werte für EE-Kritik festgestellt werden. High-EE konnte also vor allem dann festgestellt werden, wenn aus Sicht der Eltern das Symptomverhalten als unter Kontrolle des Kindes wahrgenommen wurde. High-EE kann damit als eine Copingstrategie der Eltern verstanden werden, Einfluß über ein von ihnen als unbeeinflußbar wargenommenes Verhalten zu gewinnen. In einer Ein-Jahres-Follow-up-Untersuchung konnte die verlaufsprädiktive Bedeutung des EE-Index nachgewiesen werden. So war die Rückkehr aus stationärer Behandlung in eine als high-EE indizierte Familie mit einem ungünstigen Verlauf der Depression verbunden (Asarnow et al. 1993).

29.9.2 Kinder von Eltern mit affektiven Störungen

Nach den Ergebnissen neuerer Untersuchungen weisen Kinder depressiver Elternteile nicht nur ein erhöhtes genetisches Risiko für die Entstehung von affektiven Störungen auf (Sevy et al. 1995), sondern zeigen auch im familiären Zusammenleben mit ihren Bezugspersonen eine Beeinträchtigung ihrer Entwicklungsbedinungen (Cummings und Davies 1994). Depressive Eltern haben zu ihren Kindern eine negativere Beziehung, nehmen ihnen gegenüber häufiger keine unterstützende Haltung ein (Field et al. 1990) und üben vermehrt Kritik bei mangelndem Engagement. Die erhöhte Reizbarkeit führt wiederum zu emotionalen Eskalationen (Hammen et al. 1990). Dabei ist das Erziehungsverhalten geprägt durch einen Mangel an Erfahrungsräumen (Zahn-Waxler et al. 1990) und häufig gekennzeichnet durch mangelnde Grenzsetzungen (Kochanska et al. 1987). Der Erziehungsstil manisch-depressiver Eltern ist durch die Betonung von Leistungen, Überprotektivität und einen negativen Affekt charakterisiert. Dabei sind diese Familien desorganisierter, gespannter und unglücklicher, aber auch weniger aktiv im Umgang mit ihren Kindern. Die Eltern erleben dabei situative Probleme schwieriger als andere Eltern (Davenport et al. 1984). *Dix* (1991) konnte die Auswirkung unterschiedlicher Erziehungsstile auf die emotionale Selbstregulierung der Kinder aufzeigen. Die Ergebnisse weisen darauf hin, daß dysfunktionale Interaktionen nicht nur durch mütterliche Psychopathologie, sondern auch durch kontextuelle Faktoren, die in Beziehung zur Qualität des familiären Umfelds stehen, bestimmt werden (Hamilton et al. 1993).

Das Zusammenleben mit einem depressiven Familienmitglied oder Elternteil stellt eine besondere Belastung für die Kinder dar. Am meisten irritierend scheint hierbei wohl das mangelnde Interesse am sozialen Zusammenleben, Müdigkeit, Hoffnungslosigkeit und das anhaltende Klagen depressiver Familienmitglieder (Keitner und Miller 1990). Verstärkt wird dieser Mechanismus noch durch die familiäre Isolation, die die Kinder elterlichen Konflikten immer mehr aussetzt (Pellegrini et al. 1986). Dabei nimmt die Vulnerabilität von Kindern depressiver Eltern mit dem Entwicklungsalter zu (Hops et al. 1990). Die Inzidenz von Depressionen erlebt in der Zeit zwischen Pubertät und Adoleszenz einen deutlichen Anstieg (Angold und Rutter 1992). Insgesamt sprechen die empirischen Ergebnisse dafür, daß es über die familiären Belastungen und Belastungen der Beziehung insbesondere zu einer Störung in der Entwicklung des Selbstwertgefühls kommt, sowie aufgrund der inadäquaten Grenzsetzungen zu externalisierten Verhaltensstörungen. Die Ergebnisse bestätigen insgesamt auch die Annahme, daß durch die mütterliche Depression das Risiko für psychopathologische Auffälligkeiten beim Kind erhöht wird (Bettes 1988). Neben der möglichen genetischen Vulnerabilität haben psychosoziale Einflußfaktoren eine entscheidende Bedeutung bei der Entwicklung psychopathologischer Symptome beim Kind affektiv erkrankter Eltern.

29.9.3 Zusammenfassung und Bewertung

Die in den letzten Jahren durchgeführten Untersuchungen bei Kindern liefern wichtige Beiträge für das Verständnis der Entwicklungspsychopathologie affektiver Störungen. Dabei wurden Interaktionsanalysen depressiver Eltern mit ihren Kindern sowie der Einfluß des Interaktionsverhaltens auf die gesamte Lebenskonstellation, die Entwicklung kognitiver Stile, der Selbstwertregulation, der sozialen Kompetenz und der Aufbau sozialer Netzwerke untersucht. Dabei scheint die Interaktion depressiver Eltern und ihrer Kinder generell durch eine verminderte emotionale Spannbreite charakterisiert zu sein (Mundt et al. 1996b). Diese Entwicklungsbeeinträchtigungen scheinen das Erkrankungsrisiko für Nachkommen depressiver Eltern zu erhöhen (Hammen 1991). Dennoch ist es aus methodischen Gründen nicht einfach, genetische von entwicklungsbedingten Anteilen zu trennen. Als Mediatoren zwischen ungünstigen familiären Interaktionsmustern und der Entwicklung einer affektiven Störung scheinen insbesondere kognitive Schemata einer überzogen selbstkritischen und selbst-negativierenden Tendenz sowie ein geringes Selbstwertgefühl mit mangelnden sozialen Kompetenzen bedeutsam zu sein.

Dieses Forschungsfeld bietet neben zunehmender entwicklungspsychopathologischer Ausdifferenzierung von Risikokonstellationen und Risikoentwicklungen auch ein immer genaueres Bild von protektiven Faktoren und liefert Anhaltspunkte, warum genetisch vorbelastete Kinder und Jugendliche häufig keine Depression entwikkeln. So konnte in mehreren Studien der Puffereffekt durch ein positives Familienklima und eine hohe Familienkohäsion bei auftretenden Belastungen nachgewiesen werden. Forschungsbemühungen im Bereich der Entwickungspsychopathologie von Kindern und Jugendlichen haben mittlerweile auch zur Entwicklung präventiver Ansätze für Kinder mit erhöhtem Risiko geführt (Beardslee 1990).

29.10 Forschungsmethodik

Die Darstellung der Entwicklungen und Kontroversen bezüglich der Methodik der Interaktionsforschung sollen unter einer erkenntnistheoretischen, methodologischen und methodischen Perspektive erfolgen. Im übrigen sei hier auf die Überblicksliteratur verwiesen (Christensen und Arrington 1987, Cierpka 1996, Jacob 1987, Mundt 1996b, Schiepek und Tschacher 1997, Wynne 1988).

Als die zentrale erkenntnistheoretische Kontroverse innerhalb dieses Forschungsbereiches ist hier die Konstruktivismusdebatte zu erwähnen. Von der Position des radikalen Konstruktivismus aus gilt die Welt als eine Erfindung, über deren Wirklichkeit wir nichts aussagen können, weil wir autopoetische Systeme sind. Trotz der Widersprüche, die sich aus einer solchen erkenntnistheoretischen Position ergeben (Nüse et al. 1991), verweist sie doch auf die hohe Subjektivität und Perspektivität, die es innerhalb der Interaktionsforschung zu berücksichtigen gilt. In diesem Zusammenhang sind auch die ausführlich geführten Kontroversen um lineare oder zirkuläre Kausalität zu sehen (Alexander et al. 1994, Cierpka 1989a,b, Retzer 1989). Eines der wichtigsten Ergebnisse dieser Diskussionen dürfte in einem zunehmenden Bemühen bestehen, qualitative Forschungsmethodik wissenschaftlich zu begründen (Moon et al. 1990, 1991). Diese erkenntnistheoretischen Diskussionen sind so auch von Bedeutung, den eigentlichen Gegenstand der Interaktionsforschung näher zu definieren.

Bislang wurden noch keine verbindlichen methodischen Standards für diesen Forschungsbereich formuliert. Trotzdem wurden in Überblicksarbeiten immer wieder Versuche unternommen, solche Standards zu formulieren (Alexander et al. 1994, Christensen und Arrington 1987, Keitner und Miller 1990, Mundt 1996b, Schmaling und Becker 1991). Diese berücksichtigen insbesondere die Forderungen nach größeren Stichproben, die es auch ermöglichen, Subgruppeneffekte und Moderatorvariablen zu überprüfen. Diese Stichproben sollten bezüglich ihrer diagnostischen Zusammensetzung klar definiert und homogen sein. Stichprobenselektionseffekte sollten klar beschrieben werden. Die eingesetzten Meßinstrumente müssen bezüglich ihrer psychometrischen Qualität gut überprüft sein. Insbesondere Längsschnittuntersuchungen sind geeignet, zentrale Fragestellungen zu beantworten.

Der derzeitige Forschungsstand aber zeigt, daß kaum eine der Untersuchungen mit Stichproben größer als 50 Patienten durchgeführt wurde. Häufig reduziert sich die Stichprobengröße noch bei Subgruppenanalysen. Es ist also unter Berücksichtigung der Teststärke davon auszugehen, daß nur recht große Effekte überhaupt eine Chance haben, statistisch signifikant abgesichert werden zu können. Häufig sind diese Stichproben darüber hinaus auch noch heterogen. Klar definierte Stichproben existieren eigenlich nur zur unipolaren Depression. Stichprobenselektionseffekte werden selten berichtet, sind jedoch für die adäquate Interpretation der Ergebnisse unerläßlich. Bei den eingesetzten Meßinstrumenten kann mittlerweile auf einige gut evaluierte Fragebögen zur Einschätzung der Partnerschaftsqualität zurückgegriffen werden. Komplexere Fragebögen zur Erfassung von Interaktionsmustern sind zwar ansatzweise evaluiert, jedoch stehen hier insbesondere Modellvergleiche aus (Kronmüller et al. 1998). Ähnliches gilt für die Fremdbeurteilungssysteme, bei denen jedoch mittlerweile auch einige gut evaluierte Instrumente vorliegen (Schauenburg und Cierpka 1994). Aspekte der konvergenten und divergenten Validität dieser Instrumente wurden aber bisher nur unzureichend untersucht (Hooley und Hahlweg 1986).

Eine besondere Schwierigkeit in diesem Forschungsbereich stellt die Wahl des statistischen Modells und Algorithmus dar (Griffin und Gottman 1990). Interaktionen laufen zwischen mehreren Personen und meist in einer Serie von Einzelinteraktionen über die Zeit ab. Das aber führt zu zwei grundsätzlichen Problemen: zum einen sind die Daten statistisch abhängig voneinander, zum anderen liegt eine multiple Meßwiederhohlung vor.

Ein statistisches Verfahren, das in diesem Forschungsbereich eine besondere Bedeutung erlangt hat, stellt die Sequenzanalyse dar (Castellan 1979, Gottman 1987, Bortz et al. 1990). In mehreren Untersuchungen wurde diese Methode bereits eingesetzt (Biglan et al. 1985, Hooley und Hahlweg 1989, Hops et al. 1987, Jacob und Leonhard 1992, Nelson und Beach 1990, Schmaling und Jacobson 1990). Bei der Sequenzanalyse wird ausgezählt, wie häufig eine Reaktion bei einer gegebenen Sequenzlänge vorkommt. Es werden dann bedingte Wahrscheinlichkeiten pro Reaktionsmuster berechnet, die sich beim Übergang von einer Sequenzlänge zur nächsten ergeben (Revenstorf et al. 1984). So gelang es mit dieser Auswertungsmethodik zu zeigen, daß bei Paaren mit einem depressiven Partner negative Eskalationen länger anhalten. Ein Problem dieses Auswertungsverfahrens besteht jedoch darin, daß die Interaktionen aller Paare zusammengefaßt werden und so einzelne Paare mit unterschiedlichem Gewicht in die Analyse eingehen.

Mit Hilfe von Kausalstrukturanalysen wurde in letzter Zeit versucht, den Zusammenhang zwischen Interaktionsmustern und affektiven Störungen näher zu untersuchen (Burns et al. 1994, Richter und Richter 1995). Mathematische Grundlage stellt die Theorie linearer Gleichungssysteme dar. Diese Strukturgleichungsmodelle beschreiben Wirkungsbeziehungen als Formalisierung theoretischer Aussagen. Hierbei werden dann theoretisch postulierte Variablenbeziehungen mit dem empirischen Datenmaterial verglichen. Damit gelingt es, komplexe Zusammenhangsmodelle als Gesamtes und nicht nur die Wechselwirkung einzelner Variablen zu überprüfen.

Neuere mathematische Algorithmen zur Modellierung komplexer Zusammenghänge wurden in den letzten Jahren vor allem im Zusammenhang mit dem systemwissenschaflichen Ansatz betrachtet (Schiepek 1994). Hier werden Möglichkeiten diskutiert, qualitative Modellierungen, Computersimulationen und nichtlineare Zeitreihenanalysen zur Analyse von Mehrpersonen-Interaktionen einzusetzen (Schiepek und Tschacher 1997).

In den letzten Jahren konnten deutliche Fortschritte in der Forschungsmethodik der Interaktionsforschung erzielt werden. Trotz grundlegender erkenntnistheoretischer Kontroversen innerhalb des Forschungsfeldes beginnen sich Standards sowohl für qualitative als auch quantitative Forschungsansätze zu etablieren. Mittlerweile liegt eine Vielzahl standardisierter und gut evaluierter Meßinstrumente zur Interaktionsdiagnostik vor. Eine Einschränkung muß hier jedoch gemacht werden, insofern es häufig unklar ist, welche Überschneidungsbereiche diesen Meßinstrumenten zukommen. Hier sind weitere Methodenvergleiche notwendig. Zunehmend wurden auch komplexe statistische Verfahren eingesetzt, die komplizierte Zusammenhänge zwischen Interaktionsmustern und affektiver Symptomatik abbilden können. Trotz dieser hoch elaborierten methodischen Entwicklungen bleibt die methodische

Hauptforderung innerhalb dieses Forschungsbereiches die nach Untersuchungen mit einer genügend großen Stichprobe von Patienten mit einheitlicher Diagnose in einem Längsschnittdesign, um auch kleinere Effekte statistisch absichern zu können. Bevor solche Studien nicht in einer größeren Zahl durchgeführt wurden, bleibt die Einschätzung der Bedeutung von Interaktionsmustern für den Verlauf affektiver Störungen eher von spekulativem Charakter.

29.11 Konsequenzen für die Behandlung von Patienten mit affektiven Störungen

Die bisher dargestellten Ergebnisse verdeutlichen die empirisch gut belegte Bedeutung von interpersonellen Faktoren für das Entstehen und den Verlauf von affektiven Störungen. In einer Vielzahl von Studien, die auch mikroanalytisch den Interaktionsprozeß zwischen Patienten mit affektiven Störungen und ihren Angehörigen untersuchten, wurden Interaktionsmuster, die mögliche Ansatzpunkte für psychotherapeutische Intervention darstellen, aufgezeigt (siehe auch Kapitel 24).

Interpersonelle Gesichtspunkte sollten somit bei jeder Behandlung von Patienten mit affektiven Störungen, insbesondere bei jeder psychotherapeutischen Behandlung, berücksichtigt werden. Dies gilt natürlich auch für die Einzelbehandlung von Patienten mit affektiven Störungen. Ein viel diskutiertes Beispiel für eine stark interaktionell ausgerichtete Einzelpsychotherapie stellt die Interpersonelle Psychotherapie dar (Klerman et al. 1984, Schramm 1996). An dieser Stelle ergeben sich nun verschiedene Fragestellungen: Wie erfolgreich ist Mehr-Personen-Psychotherapie? Kann sie als einzige psychotherapeutische Behandlungsform gewählt werden oder soll sie in Kombination mit anderen Verfahren eingesetzt werden? Wann ist eine Mehr-Personen-Psychotherapie – also Paar- oder Familientherapie – indiziert? Wann sollten unterstützende Maßnahmen in Form von Angehörigengruppen zur Behandlung von Patienten mit affektiven Erkrankungen eingesetzt werden? Für die Darstellung des Forschungsstandes zu diesen Fragekomplexen sei auf das Kapitel 24 in diesem Buch verwiesen. An dieser Stelle soll auf die Bedeutung der Interaktionsforschung für die psychotherapeutische Behandlung und deren wissenschaftliche Evaluation eingegangen werden.

Trotz einer Vielzahl von Studien über den Zusammenhang von familiären Beziehungsmustern und affektiven Störungen wurden in diesem Bereich bislang nur wenige empirisch orientierte Therapiestudien durchgeführt. Die meisten dieser Studien haben die Paartherapie bei depressiven Patienten zum Gegenstand. Hier findet sich auch der höchste methodische Anspruch in diesem Forschungsfeld (Beach et al. 1994). Im Gegensatz zur fast fehlenden Interaktionsforschung finden sich mittlerweile mehrere Studien zur Mehr-Personen-Psychotherapie für die bipolare Störung.

Die bisher durchgeführten Therapiestudien zur Mehr-Personen-Psychotherapie wurden fast ausschließlich mit ambulanten Patienten durchgeführt. Seltener wurden stationäre Behandlungskonzepte evaluiert. Dies steht aber im Gegensatz zur Erforschung von Interaktionsmustern, die meist an stationär behandelten Patienten durchgeführt wurde. Es stellt sich deswegen die Frage der Übertragbarkeit dieser Ergebnisse, gerade weil in Verlaufsstudien eine Veränderung interpersoneller Merkmale beim Übergang von der stationären zur ambulanten Behandlung gezeigt werden konnte (Hayhurst et al. 1997). Ein weiterer Gegensatz zur Erforschung der Interaktionsmuster – den EE-Bereich ausgenommen – zeigt sich darin, daß bei der Entwicklung und Evaluation von familienorientierten Therapiekonzepten neben der unipolaren Depression auch andere Störungen einbezogen wurden. So ist die Erforschung von Patienten mit bipolarer Störung mittlerweile zu einem Forschungsschwerpunkt geworden.

Als therapeutische Richtungen, die ihr Vorgehen auch empirisch untersuchten, sind vor allem der verhaltenstherapeutische Ansatz und die systemische Familientherapie zu nennen. Überblicksarbeiten zum Stand der Mehr-Personen-Psychotherapie bei affektiven Störungen finden sich bei *Alexander* et al. (1994), *Prince* und *Jacobson* (1995), *Keitner* (1990), *Beach* (1996), *Goldstein* et al. (1996), *Reiter* (1995a,b), *Gotlib* et al. (1990), *Beach* et al. (1994). Die meisten Studien liegen mittlerweile zur Behandlung von Depression mit Paartherapie in der Akutphase vor (Beach et al. 1990, Jacobson et al. 1991, O'Leary und Beach 1990a,b). Weiter findet sich eine Studie zur interpersonellen Paartherapie (Foley et al. 1989). Familientherapie wurde vor allem als systemische Familientherapie bei schizoaffektiven und bipolar erkrankten Patienten erforscht (Stierlin und Retzer 1993, Weber et al. 1987). Daneben liegen mittlerweile von *Miklowitz* und *Goldstein* Studien zu einem psychoedukativen Programm für bipolare Patienten vor (Goldstein et al. 1996). Auch die Angehörigenarbeit als psychoedukative Gruppe findet in jüngster Zeit bei affektiven Störungen eine stärkere Beachtung (Anderson et al. 1986, Antonuccio et al. 1984, Davenport 1981, Holder und Anderson 1990) (siehe dazu Kapitel 24).

In einzelnen Untersuchungen konnte die Wirksamkeit von Paartherapie in der ambulanten Akutbehandlung der depressiven Störung nachgewiesen werden. Dabei zeigte sich in den meisten Studien eine Abnahme der Depressivität und eine Verbesserung des interpersonellen Funktionsniveaus. In allen Studien konnte eine Erhöhung der Partnerschaftszufriedenheit festgestellt werden, die meist den Veränderungen durch andere Verfahren in diesem Bereich überlegen war. Der überwiegende Teil dieser Therapiekonzepte wurde bei ambulant behandelten Patienten mit affektiven Störungen entwickelt und evaluiert. Nur in wenigen Studien wurde untersucht, inwieweit Patienten in stationär psychiatrischer Behandlung von den Ansätzen der Mehr-Personen-Psychotherapie profitierten (Beach 1996, Gotlib et al. 1990). Diese Forschungsschwerpunkte stehen im Gegensatz zur psychotherapeutischen Versorgungspraxis. Die Einbeziehung der Partner oder Angehörigen in die Behandlung im stationären Setting gehört beinahe schon zu einem Behandlungsstandard, während dies nicht unbedingt für die ambulante psychotherapeutische Behandlung gilt (Wolfersdorf et al. 1997). So untersuchten *Clarkin* et al. (1988) die Wirksamkeit von Kurzzeit-Psychoedukation mit problemorientierten Interventionen mit dem Ziel, den Partnern der Patienten zu helfen, die Situation der Erkrankung und Kliniksbehandlung besser zu bewältigen. Dazu erhielten 50 unipolar depressive und bipolare Patienten und ihre Partner randomisiert eine Behandlung im Sinne des Therapiestudiensettings (*„in-patient family intervention"*, IFI) oder eine Standardkliniksbehandlung. Obwohl kein Haupteffekt für die Therapiegruppe bezüglich des allgemeinen Funktionsniveaus festgestellt werden konnte, zeigte sich in den 18 Monaten nach Kliniksentlassung ein Interaktionseffekt in dem Sinne, daß für bipolare Patienten ein besseres Ansprechen auf die familienbezogene Intervention und für monopolare ein besserer Erfolg im Einzeltherapiesetting festgestellt werden konnte (Clarkin et al. 1990a,b). Dabei zeigte sich auch, daß weibliche Patienten besser auf dieses Behandlungsangebot ansprachen als männliche (Spencer et al. 1988). *Waring* et al. (1988) untersuchten 27 stationär behandelte Patientinnen mit einer affektiven Störung, die vier verschiedene Therapieformen erhielten. Eine Gruppe erhielt Doxepin oder ein Plazebo in Kombination mit entweder kognitiv orientierter Paartherapie oder einem minimalen Kontakt mit supportiver Psychotherapie. Ergebnis dieser Studie war eine hohe Drop-out-Rate und keine signifikant besseren Behandlungsergebnisse als unter den Kontrollbedingungen. Es zeigt sich in diesen Studien, daß die Behandlung ambulanter und stationärer Patienten nicht unbedingt vergleichbar ist. Wünschenswert wäre hier eine Weiterentwicklung und Evaluation stationärer familienorientierter Behandlungskonzepte.

Es stellt sich die Frage, was sich aus den bisherigen Forschungsergebnissen an Hinweisen für differentielle Indikationskriterien ableiten läßt. Wann soll eine Mehr-Personen-Psychotherapie während der Akutphase der Behandlung, wann in der Langzeitbehandlung durchgeführt werden? Soll diese als alleinige psychotherapeutische Behandlung für affektiv erkrankte Patienten oder als zusätzliche Behandlungsstrategie zur Einzelpsychotherapie gewählt werden? Welches Subsystem – Paare, Dyaden oder die gesamte Familie – soll einbezogen werden?

Reiter (1995a) schlägt ein einfaches Schema zur Indikationsstellung auf der Basis von zwei Unterscheidungen vor, nämlich des Stadiums der Erkrankung und der partnerschaftlichen bzw. familiären Situation des Patienten. Für die akute Phase der Depressionsbehandlung empfiehlt *Reiter* (1995a) prinzipiell eine angehörigenorientierte Behandlung mit Stützung, Führung und Information des Patienten und der Angehörigen sowie einer Deeskalierung interpersoneller Konflikte. In der subakuten Phase der Remission und bei chronischem Verlauf der Depression soll je nachdem, ob anhaltende offene oder verdeckte Konflikte in Partnerschaft oder Familie bereits vor Beginn der Episode bestanden, eine Partner- oder Familientherapie durchgeführt werden, oder bei einem Nichtvorhandensein solcher Konflikte eine Indikation für eine individuelle Psychotherapie gestellt werden. Ein weiteres wichtiges differentialindikatorisches Merkmal zur Entscheidung zwischen Einzel- oder Familientherapie besteht in der depressiven Symptomatik selbst. *Reiter* (1995a) geht dabei von der persönlichkeitspsychologischen Einteilung nach *Blatt* und *Maroudas* (1992) aus, die einen introjektiven Typ von einem soziotropen Typ unterscheiden. Der introjektive Typ der depressiven Störung würde eher durch Individualtherapie behandelt, während bei dem soziotropen Typ eine Paar- oder Familientherapie indiziert sei. Eine weitere persönlichkeitsorientierte Entwicklung differentieller Indikationskriterien für die psychotherapeutische Behandlung bei Depressiven wurde von *Mundt* (1996b) vorgeschlagen.

Der Gedanke, die Indikationsentscheidung an einzelne Phasen der Depressionsentwicklung zu koppeln, wurde auch von *Gotlib* und *Colby* (1987) weiterentwickelt. Dazu formulieren die Autoren ein prozessuales Drei-Stufen-Modell der Depressionsentwicklung: Phase 1: Ereignis-Stressor als Entwicklungsaufgabe, Phase 2: Beginn der Depression, Phase 3: Verschlimmerung und Chronifizierung der Depression. Neben diesen drei Phasen unterscheiden *Gotlib* und *Colby* (1987) drei Familientypen: den flexiblen und gesunden, den verletzlichen sowie den starren und ungesunden Familientyp. Je nach Familientyp laufen die Phasen der Depression unterschiedlich ab, und es sind unterschiedliche therapeutische Interventionen sinnvoll. Trotz der relativ undifferenzierten Familientypen, die nur zwei Regulationsdimensionen berücksichtigen, stellt dieses Modell doch beispielhaft dar, wie familiäre und nicht-störungsbezogene Merkmale als Grundlage für die Entwicklung von Indikationskriterien dienen können. Es wird deshalb eine der wichtigsten Forschungsaufgaben sein, eine empirisch gewonnene Familien- und Paartypologie zu entwickeln, die klinisch relevante Aspekte für Indikationsentscheidungen liefert.

Neben diesen eher theoretisch formulierten Indikationskonzepten liegen aber auch eine Reihe von empirisch überprüften Merkmalen zur differentiellen Indikation vor (Hahlweg 1996a, Jacobson et al. 1986, Prince und Jacobson 1995). Leider wurden bislang nur wenig komplexere Interaktionsmerkmale als Indikationskriterien untersucht. Das Hauptergebnis der Indikationsforschung war, daß die aus der verhaltenstherapeutischen Paartherapie adaptierten Verfahren der Depressionsbehandlung vor allem bei unzufriedenen Paaren mit Beziehungsproblemen erfolgreich waren. Neben diesem klassischen Klientel für Paartherapie existieren aber eine ganze Reihe anderer Paarkonstellationen, für die derzeit adaptierte Verfahren erprobt werden (Prince und Jacobson 1995).

Aus den Ergebnissen der bisher durchgeführten Therapiestudien ist deutlich geworden, daß Paar- oder Familientherapie nur bei einem Teil aller Patienten mit affektiven Störungen die einzige Behandlungsmethode darstellen kann. Sehr viel häufiger wird sich die Frage stellen, ob und wann es günstig ist, diese Verfahren in einen Gesamtbehandlungsplan zu integrieren. Also stellt sich die Frage nach der Integration von Mehr-Personen-Psychotherapie und medikamentöser Behandlung ebenso wie die nach der Integration mit der Einzelpsychotherapie. Fraglich ist dabei die Hypothese von der Wirkungsaddition psychopharmakologischer und psychotherapeutischer Behandlungen in der Akutphase. Demnach ist noch nicht genügend geklärt, ob durch Integration von Einzelbehandlung und Mehr-Personen-Psychotherapie eine bessere Wirksamkeit erreicht werden kann.

Für die weitere Forschung ergeben sich eine ganze Reihe von Perspektiven (Beach 1996, Gotlib et al. 1990, Prince und Jacobson 1995). Eines der vorrangigsten Ziele sollte sein, besser zu verstehen, welche Möglichkeiten der Integration von Mehr-Personen-Psychotherapie und Pharmakotherapie, aber auch welche Möglichkeiten der Integration mit anderen psychotherapeutischen Ansätzen bestehen. Des weiteren sollte eine Weiterentwicklung und Evaluation von Behandlungskonzepten für die stationäre Versorgung stattfinden.

Paartherapie zeigte sich am effektivsten bei der Behandlung von Patienten mit Beziehungsschwierigkeiten. Einige Hinweise sprechen dafür, daß Frauen mehr von diesen therapeutischen Ansätzen profitieren. Dennoch sollte beachtet werden, daß fast alle Untersuchungen ausschließlich an Paaren und an Familien durchgeführt wurden, bei denen der Patient weiblich war. Nach *Beach* (1996) stellt eine wichtige Forschungsperspektive dar, inwieweit sich Unterschiede ergeben in der Behandlung und dem Behandlungsergebnis zwischen weiblichen und männlichen Patienten. Bei der Entwicklung differentieller Therapiekonzepte könnten Ergebnisse zu den unterschiedlichen Interaktionsmustern von weiblichen und männlichen Depressiven bedeutsam sein (Johnson und Jacob 1997).

Eine weitere wichtige Forschungsfrage stellt die Klärung der Bedeutung von Paar- und Familientherapie für leichtere subklinische affektive Erkrankungen dar. Wenige Forschungsergebnisse existieren auch zu der Frage, wieviele Behandlungen mit Mehr-Personen-Psychotherapie nötig und effektiv sind, also Fragen nach der Therapiedosis-Wirkungs-Beziehung. Meist wurde in den Forschungsdesigns eine Kurzzeitintervention mit wenigen Sitzungen untersucht, die häufig für die psychotherapeutische Versorgungspraxis wenig charakteristisch ist. Die vielleicht entscheidendste Schwäche der bisherigen Bemühungen ist darin zu sehen, daß eine Diskrepanz zwischen Interaktionsforschung und Therapieevaluation besteht. In diesen beiden Forschungsbereichen wurden meist unterschiedliche Gruppen von Patienten untersucht. Die Interaktionsforschung wurde meist an stationären Patienten durchgeführt, allerdings existieren kaum Therapiestudien mit diesen Patienten. Keiner einzigen Studie gelang es bisher zu zeigen, durch Veränderung welcher interpersonellen Merkmale mit Mehr-Personen-Psychotherapie eine Veränderung gelungen wäre.

Die vielleicht entscheidendste Weiterentwicklung in diesem Bereich besteht aber in einer Erweiterung klassischer Behandlungsansätze, von der Paar- und Familientherapie zur Familienmedizin (McDaniel et al. 1992). Dieser breiter angelegte und flexiblere Ansatz wird das klassische Indikationsspektrum familientherapeutischer Interventionsmethoden vergrößern und auch zu einem Umdenken bezüglich der Indikationskriterien führen (Prince und Jacobson 1995).

29.12 Diskussion, Bewertung und Ausblick

Die Forschung zum Interaktionsverhalten von Patienten mit affektiven Störungen konnte in den letzten Jahren sowohl unter konzeptuellen als auch methodischen Gesichtspunkten weiterentwickelt werden. Es gelang, wichtige Ergebnisse zu erzielen, die zu einem besseren Verständnis des Interaktionsverhaltens von Patienten mit affektiven Störungen geführt haben. An dieser Stelle sollen noch einmal die wichtigsten Befunde zusammengeführt und Perspektiven, die sich hieraus für die weitere Forschung ergeben, diskutiert werden.

29.12.1 Theoretische Perspektiven

Der Stand der Theoriebildung des Forschungsbereiches ist dadurch gekennzeichnet, daß nach den ersten theoretischen Konzeptualisierungen der 70er Jahre in zunehmendem Maße versucht wurde, allgemeine ätiologische Rahmenmodelle zu formulieren, die sich an multifaktoriellen Vulnerabilitäts-Streß-Modellen orientieren. Das Interaktionsverhalten stellt hierbei eine unter anderen Variablen im psychosozialen Feld dar. Vernachlässigt wurde jedoch weitgehend die Theoriebildung auf mittlerer Abstraktionsstufe, die präzise und überprüfbare Annahmen zu einzelnen Interaktionsmustern formuliert. Der Mangel an solchen Konzeptionen verweist auf ein weitgehendes Fehlen von theoriegeleiteter Forschung. So berufen sich die meisten Autoren immer noch auf die wohl weitverbreiteste Interaktionstheorie von *Coyne* (1976b). Häufig ist aber gerade diese Theorie wenig geeignet zur Ableitung von Hypothesen für mikroanalytische Interaktionsprozesse oder zur Überprüfung globaler Aspekte der Beziehungszufriedenheit. Im Gegensatz zu anderen Forschungbereichen, wie z.B. der Attributionsforschung, kam es deswegen bislang nur ansatzweise zu einer Rückbeziehung der empirischen Forschungsergebnissse auf die Theoriebildung und somit zu einer Reformulierung klassischer Interaktionsmodelle.

Der Forschungsbereich der Interaktionsmuster bei Patienten mit affektiven Störungen entwickelte sich vor allem aus zwei Traditionen. Zum einen handelt es sich um die eher sozialpsychologisch orientierte Tradition der experimentellen Interaktionsforschung und des Expressed-Emotion-Konzeptes. Die andere Forschungstradition hat ihren Ursprung in der Familientherapie und Familienpsychologie. Zwischen diesen beiden Forschungstraditionen gibt es aber bislang nur wenige Berührungspunkte. Aus diesem Grund schließt *Hahlweg* (1996b) in seiner Überblicksarbeit zum Forschungsstand über die interaktionellen Aspekte psychischer Störungen die Familienliteratur von vornherein aus. Dennoch werden mit zunehmender empirischer Erforschung die Grenzen beider Traditionen deutlich. Fehlt z.B. dem EE-Paradigma eine familienpsychologische und familientheoretische Einbindung, so genügen die Studien aus der familientherapeutischen Tradition häufig nicht den Maßstäben empirischer Forschung. Hier wäre für die Weiterentwicklung beider Forschungsbereiche eine stärkere Integration trotz der zum Teil bestehenden unterschiedlichen methodologischen Annahmen wichtig.

Nach *Blöschl* (1991) liegen die wichtigsten Aufgaben der weiteren Forschung auf konzeptuellem und erhebungsmethodischem Gebiet. Eine nicht mehr überschaubare Vielzahl von Erhebungsmaßen und Indikatoren, die in einzelnen Studien zur Erfassung interpersonellen Verhaltens herangezogen werden, scheint nach Meinung der Autorin zwar in Anbetracht der Komplexität verständlich, reduziert jedoch die Vergleichbarkeit der Befunde. Ein kontinuierlicher Erkenntnisprozeß, der zu einer theoretischen Weiterentwicklung und Reformulierung von Interaktionsmodellen führen könnte, findet so nicht statt. *Blöschl* (1991) schlägt deshalb vor, zu klarer formulierten und theoretisch begründeten Annahmen über die Basisdimension, die den ungünstigen Merkmalen des Kontaktverhaltens Depressiver zugrunde liegen könnte, zu kommen und diese Annahmen methodisch entsprechend umzusetzen. Gerade weil in den letzten Jahren eine kaum überschaubare Anzahl hochdifferenzierter Meßinstrumente zur Interaktionsdiagnostik entwickelt wurde, sind Studien zum Vergleich zwischen diesen Methoden unerläßlich. Methodenvergleichsstudien werden einen Forschungsschwerpunkt darstellen. Eine Vereinheitlichung und Konsensfindung, wie im Bereich der Persönlichkeitsforschung mit dem Fünf-Faktoren-Modell, ist jedoch derzeit für die Interaktionsforschung nicht abzusehen.

29.12.2 Forschungsmethodische Perspektiven

Trotz großer Fortschritte in der Erhebungstechnologie und -methodik, die sich insbesondere in der Entwicklung zum Teil hochdifferenzierter Verfahren zur Interaktionsdiagnostik ausdrücken, weist der überwiegende Teil der vorliegenden Studien gravierende methodische Mängel auf. Diese wurden in einigen Übersichtsarbeiten zu diesem Thema ausführlich diskutiert (Alexander et al. 1994, Keitner und Miller 1990). An dieser Stelle soll noch einmal auf zwei Punkte näher eingegangen werden.

Bislang wurde kaum eine Studie mit einer Stichprobengröße von über 50 Patienten durchgeführt. Beim überwiegenden Teil der Studien liegen die Stichprobengrößen zwischen 30 und 50 Patienten. Dies hat aber zur Folge, daß nur relativ robuste Effekte statistisch signifikant abgesichert werden können. Hypothesen zu komplexen Wechselwirkungen zwischen Beziehungsmustern, psychopathologischen Merkmalen im Querschnitt und Verlauf oder auch Persönlichkeitsmerkmalen sind somit kaum adäquat testbar. Eine typologische Analyse mit der Bildung von Subgruppen oder multivariate Testungen scheiden oft von vornherein aus. Aber gerade typologische Modelle scheinen geeignet, das Dilemma der Spezifitätshypothese des Interaktionsverhaltens affektiv gestörter Patienten konstruktiv und mit klinischer Relevanz weiterzuentwickeln.

Die häufig geäußerte Forderung nach groß angelegten Längsschnittstudien hat nach wie vor ihre Gültigkeit, wird aber durch den forschungsmethodischen Fortschritt etwas relativiert. Neu entwickelte statistische Algorithmen zur Modellierung von Interaktionsprozessen und mathematische Analyseverfahren, die auf einem nichtlinearen Ansatz aufbauen, werden in den nächsten Jahren zunehmend an Bedeutung gewinnen. Wichtig wäre es hier, diese Modelle auch in der klinischen Forschung stärker zu berücksichtigen, was mit einer präziseren theoretischen Explizierung von Interaktionsmodellen einhergehen müßte.

29.12.3 Ergebnisperspektiven

Die Annahme von gestörten Interaktionsprozessen zwischen Individuum und sozialer Umwelt während der Depression ist in vielfacher Hinsicht gestützt und in den letzten Jahren durch wichtige Facetten erweitert worden. Interpersonell dysfunktionale Verhaltensweisen depressiver Patienten konnten nicht nur in Partnerschaft und Familie, sondern auch in anderen sozialen Bereichen und Situationen sowie in Kontaktsituationen mit fremden Beziehungspartnern festgestellt werden.

Blöschl (1991) resümiert in ihrer Überblicksarbeit, daß die ungünstigen Merkmale des Kontaktverhaltens Depressiver nicht durchgängig Bestätigung erfahren haben. *Arntz* und *Boelens* (1993) weisen zudem darauf hin, daß signifikante Effekte eher von mäßiger Ausprägung waren. Dabei schien die Konsistenz ungünstiger Selbsteinschätzungen noch am ehesten gegeben. Dennoch sind nach *Blöschl* (1991) *„die betreffenden Tendenzen nicht so robust wie manchmal angenommen, wobei die versuchsmethodischen, stichprobenspezifischen, personenspezifischen Bewe-*

gungen, die dieser Variabilität zugrunde liegen, noch weitgehend ungeklärt sind".

Eine der umstrittensten Fragen innerhalb dieses Forschungsbereiches betrifft die Spezifität der Interaktionsmuster für Patienten mit unterschiedlichen affektiven und nicht-affektiven Störungen. Studien, bei denen eine nicht-depressive klinische Kontrollgruppe mit einbezogen wurde, ergaben im Gegensatz zum Vergleich mit einer unauffälligen Kontrollgruppe häufig keine signifikanten Unterschiede in Beziehungsmerkmalen. Nach *Blöschl* (1991) scheint dieser Befund vor allem rückwirkend für die Modellbildung von Bedeutung zu sein. Eine präzisere Erfassung solcher Gemeinsamkeiten und Unterschiede über verschiedene psychopathologische Störungsbilder hinweg stellt für die zukünftige Forschung ein wichtiges Anliegen dar.

Obwohl in einer Vielzahl von empirischen Studien wichtige Ergebnisse zum Interaktionsverhalten von Patienten mit affektiven Störungen erzielt werden konnten, muß berücksichtigt werden, daß mit Ausnahme der Expressed-Emotion-Forschung die meisten Studien an Patienten mit unipolarer Depression oder Patienten mit dysthymer Störung durchgeführt wurden. Eine große Zahl von Studien, insbesondere zum Interaktionsverhalten mit fremden Sozialpartnern, wurde darüber hinaus an nicht klinisch diagnostizierten Personen mit einer depressiven Symptomatik durchgeführt. Es ist zu vermuten, daß sich unter diesen Personen ein großer Anteil von subklinisch affektiv gestörten Personen befindet. Inwieweit die Ergebnisse, die in erster Linie bei depressiven Patienten gefunden wurden, auch für Patienten mit anderen Störungen gültig sind, bleibt der zukünftigen Forschung vorbehalten. Unter dieser Forschungssituation sollte auch die Folgerung von *Hahlweg* (1996a) betrachtet werden, der davon ausgeht, daß die bisherigen empirischen Ergebnisse eher die Unspezifitätshypothese stützen.

In einigen älteren Studien zum Expressed-Emotion-Konzept wurden häufig sogar höhere Raten an high-EE-indizierten Angehörigen ermittelt als bei Familien mit einem schizophrenen Mitglied. In der Mehrzahl dieser Studien erwies sich der EE-Index als verlaufsprädiktiv. Allerdings konnten in einigen neueren Studien weder die hohen Raten an high-EE-indizierten Familienmitgliedern, noch die rückfallprädiktive Bedeutung des Index repliziert werden. Es bleibt zu vermuten, daß für unterschiedliche Gruppen von affektiv erkrankten Patienten hier auch differentielle Zusammmenhänge bestehen. Die Hypothese, nach der dem EE-Index für bipolare Patienten eine größere rückfallprädiktive Bedeutung zukommt als für unipolar depressive Patienten, wurde bislang noch nicht direkt in einer Vergleichsstudie untersucht. Trotzdem weist dieser Befund auf ein weiteres methodologisches Problem des Forschungsbereiches hin: es existieren sehr wenige Replikationsuntersuchungen. Aber erst wenn Befunde mehrfach empirisch bestätigt werden konnten, können Hypothesen als hinreichend gestützt betrachtet werden.

Im Gegensatz zum EE-Paradigma finden sich für den Forschungsbereich der Ehezufriedenheit relativ einheitliche Ergebnisse. Affektive Störungen, insbesondere die Depression, scheinen hierbei mit einer schlechteren Beziehungsqualität verbunden zu sein. Dennoch sind auch hier die Wechselwirkungen zwischen Depression und negativer Beziehungsbewertung noch nicht hinreichend geklärt. Insbesondere wäre zu vermuten, daß einzelne Subgruppen vorliegen, für die unterschiedliche Beziehungen charakteristisch sind. So zeigte sich z.B. in Paartherapiestudien, daß es durchaus Paare mit einem depressiven Partner gibt, die nicht unzufrieden sind mit ihrer Beziehung und die von einem klassisch verhaltenstherapeutischen Ansatz nicht profitierten. Für diese Paare wurden mittlerweile neue Unterstützungsmögichkeiten entwickelt (Prince und Jacobson 1995). Ehezufriedenheit hat sich auch als eine wichtige Kontrollvariable innerhalb dieses Forschungbereiches etabliert. Es gilt heute als Standard, nicht nur die Ausprägung der affektiven Symptomatik, sondern wegen möglicher Konfundierungseffekte auch die Partnerschaftszufriedenheit zu berücksichtigen.

Neben diesen Selbstberichtsstudien wurden zahlreiche Fremdbeobachtungsstudien sowohl zum Interaktionsverhalten mit fremden als auch mit intimen Sozialpartnern, meist den Lebenspartnern, durchgeführt. Die Untersuchungen mit fremden Interaktionspartnern sind zwar aufgrund ihres meist experimentellen Charakters besonders aussagekräftig, doch wurden sie überwiegend nicht mit klinisch diagnostizierten Personen durchgeführt. Zudem ist fraglich, inwieweit die Ergebnisse auf familiäre Beziehungsmuster mit intimen Sozialpartnern übertragbar sind. In den meisten dieser Studien zeigen sich Unterschiede im Interaktionsverhalten von Paaren mit einem depressiven Partner im Vergleich zu gesunden und Kontrollpaaren mit anderen psychiatrischen Störungen. Dabei ist die verbale und non-verbale Paarinteraktion weniger positiv im Vergleich zu Paaren ohne depressiven Partner. Das Verhalten der Patienten ist gekennzeichnet durch dysphorische Äußerungen. Die Partner verhalten sich aktiver und problemlöseorientierter, sind ihrem Partner gegenüber jedoch kritisch eingestellt. Häufig finden sich negative Eskalationen, die nur schwer beendbar sind. Dieses Muster scheint jedoch vor allem für die akute Krankheitsphase typisch. Nach der Remission der Symptomatik findet sich eher ein Interaktionsverhalten, das aufgrund seiner nahezu ausschließlich positiven Elemente im Vergleich mit unauffälligen Paaren eine geringere Variationsbreite zeigt. Hier wird deutlich, daß es nicht genügt, eine Querschnittsdiagnostik des Interaktionsverhaltens durchzuführen. Vielmehr ist bedeutsam, welche Veränderungen sich im interaktionellen Muster von Paaren über verschiedene Krankheitsphasen ergeben. Mittlerweile liegen erste empirisch gewonnene Typologien für solche krankheitsphasenspezifischen dynamischen Interaktionsmuster von Paaren vor.

Welche Bedeutung aber diesen interaktionellen Auffälligkeiten für den weiteren Störungsverlauf zukommt, ist aufgrund der bisher vorliegenden Ergebnisse noch nicht zu entscheiden. Keines der untersuchten Merkmale hat sich bislang über mehrere Studien einheitlich als ein stabiler Verlaufsprädiktor erwiesen. Solange jedoch keine größeren homogenen Patientengruppen mit einem differenzierten Design für den Interaktions- und den Störungsverlaufs-Aspekt untersucht wurden, bieten die vorliegenden Studien nur erste Hinweise auf mögliche Zusammenhänge.

Bislang lag der Forschungsschwerpunkt fast ausschließlich auf einer Zweipersonen-Interaktionsforschung. Meist wurden der Lebenspartner oder die Eltern in die Untersuchung einbezogen. Diese Perspektive wurde jedoch in den letzten Jahren um eine mehr familienpsychologische erweitert. In diesem Sinne wurde auch die Situation von Kindern und Jugendlichen mit affektiv erkrankten Eltern mehr erforscht. Weiter wurde versucht, die familiären Kontextfaktoren von Kindern mit affektiven Störungen entwicklungspsychopathologisch besser zu verstehen.

29.12.4 Therapieperspektiven

Mittlerweile existieren eine ganze Reihe von Therapiestudien zur Mehr-Personen-Psychotherapie bei affektiv erkrankten Patienten (siehe auch Kapitel 24). Es besteht heute weitgehend Konsens darüber, daß eine ausschließliche Behandlung mit paar- oder familientherapeutischen Methoden nur bei einem kleineren Teil der Patienten mit affektiven Störungen erfolgreich sein kann. Deshalb rückt immer mehr die Frage der Kombination einer paar- und familientherapeutischen mit einer psychopharmakologischen Behandlung in den Mittelpunkt. Das gleiche gilt auch für die Kombination dieser mit anderen psychotherapeutischen Ansätzen der Einzelbehandlung.

Gerade in der Behandlung von Patienten mit affektiven Störungen, die ein großes Rückfall- und Chronifizierungsrisiko aufweisen, müssen diese parallelen und sequentiellen Aspekte der psychotherapeutischen Behandlung stärker berücksichtigt werden.

In mehreren kontrollierten Therapiestudien konnte die Effektivität paar- und familientherapeutischer Behandlungen bei Patienten mit affektiven Störungen, vor allem bei bipolaren Patienten, nachgewiesen werden. Einige Ergebnisse sprechen dafür, daß diese Wirkung durch eine Kombination mit medikamentöser und einzelpsychotherapeutischer Behandlung gesteigert werden kann. Bislang wurden jedoch die Ergebnisse der Interaktionsforschung nur wenig in das Design von Therapiestudien integriert. In kaum einer Therapiestudie, mit Ausnahme des Expressed-Emotion-Paradigmas, findet sich eine detaillierte Interaktionsdiagnostik. Als Folge ist unklar, welche veränderten Merkmale zu Therapieerfolgen führen. Dies ist jedoch von großer Bedeutung für das Verständnis und die Weiterentwicklung der psychotherapeutischen Ansätze und verweist gleichzeitig auf einen fast völligen Mangel bei der Erforschung des psychotherapeutischen Prozesses in der Behandlung affektiv erkrankter Patienten mit Mehr-Personen-Psychotherapie.

Unter der Perspektive protektiver Faktoren sowie Kompetenz- und Copingaspekten ist zu bedenken, daß viele Menschen, die an affektiven Störungen erkranken – gerade bei leichten Depressionen – gar nicht in ein professionelles Helfersystem gelangen, sondern mit der Unterstützung ihrer Partner, Angehörigen und Freunde einen Weg aus der Erkrankung finden. Welche Copingstrategien hierfür bedeutsam sind und welche Interaktionsmuster im Sinne dyadischen und familiären Bewältigungsverhaltens hierzu beitragen, ist trotz der Häufigkeit des Phänomens weitgehend ungeklärt. Gerade qualitative Studien könnten geeignet sein, diese Prozesse weiter aufzuklären.

KAPITEL 30: KULTUR UND NATION

„ ... ἐς πόλιν ἐπειδάν ἀφίκηταί τις., ἧς ἄπειρός ἐστι, διαφροντίσαι χρή τήν θέσιν αὐτῆς ... καί τήν δίαιταν τῶν ἀνθρώπων ... οὐκ ἄν αὐτόν λανθάνοι ... Ἡ οὔτε νοσήματα ἐπιχώρια οὔτε τῶν κοινῶν ἡ φύσις ὁκοίη τίς ἐστιν ...

„... wenn der Arzt in einer Stadt ankommt, die er nicht kennt, soll er ihre genaue Topographie anschauen ... sowie die Lebensgewohnheiten ihrer Menschen ... So kann er Fehldiagnosen in bezug auf gebietstypische Erkrankungen oder ortstypische Erscheinungsformen von allgemein bekannten Erkrankungen vermeiden ...

... βούλομαι δέ περί τῆς Ἀσίης καί τῆς Εὐρώπης δεῖξαι ὁκόσον διαφέρουσιν ἀλλήλων ἐς τά πάντα ...“

... ich beabsichtige zu zeigen, daß sich die Bewohner von Asien in allem von den Bewohnern Europas unterscheiden ...“

Hippokrates, Über Lüfte, Gewässer und Orte, Übersetzung des Verfassers

30.1 Transkulturelle Aspekte unipolarer und bipolarer Erkrankungen

Psychische Erkrankungen sind ubiquitär, so auch die hier zur Diskussion stehenden. Sie können Menschen jeder Kultur, jeder Religion, jeder Nation und jeder Epoche treffen. Dieses Wissen ist nicht erst eine Frucht des 20. Jahrhunderts; des Jahrhunderts nämlich, in dem *Emil Kraepelin* über die *„Vergleichende Psychiatrie“* publizierte (1904a,b) und die Weltgesundheitsorganisation internationale Studien auf allen Kontinenten durchführte; des Jahrhunderts, in dem weltweit anerkannte standardisierte diagnostische Instrumente einsetzbar wurden und Flugzeuge wie auch Kommunikationsmittel Distanzen und Grenzen überwinden. Die Begriffe *„Melancholie“* und *„Manie“* sind fast so alt wie die abendländische Kultur selbst (Leibbrand und Wettley 1961, Schmidt-Degenhardt 1983, Tellenbach 1976). Nicht nur die Fachschriften von *Hippokrates* und *Aristoteles*, *Galenus* und *Aretäus von Kappadokien*, sondern auch die *„schönen Künste“* von *Homer* (Ilias), von *Sophokles* (Aias), von *Euripides* (Bakchen) und von anderen liefern vertraute Beschreibungen psychischer Störungen, ebenso alte chinesische, indische und arabische Schriften (siehe in Pfeiffer 1994).

Das epochal und kulturell unabhängige Auftreten von psychischen Erkrankungen widerspricht der vor allem im 19. und früheren 20. Jahrhundert verbreiteten romantisierende Meinung, daß agrar- und naturnahe Kulturen von psychischen Erkrankungen verschont sind, Industrialisierung dagegen mit häufigem Auftreten von psychischen Erkrankungen verbunden sei. Die transkulturelle Psychiatrie, von *Kraepelin* (1904a) konzipiert und von den Kanadiern *Wittkower* und *Prince* (1980) so benannt, versucht u.a. auch die Bedeutung von Kultur und Nation für die Entstehung, Erscheinungsform und den Verlauf von psychischen Erkrankungen zu finden.

Was die hier beschriebenen unipolaren und bipolaren Erkrankungen betrifft, so findet man am ausführlichsten Berichte und Untersuchungen zu Depression und Manie. Schizoaffektive Erkrankungen, Dysthymie, Zyklothymia und zykloide Psychosen – unter welchen Bezeichnungen und Namen sie auch immer beschrieben werden mögen – sind bisher entweder nicht oder nur am Rande oder als Kasuistiken Gegenstand transkultureller Forschung. Eine Ausnahme könnten die zykloiden Psychosen sein, die zwar nicht als solche, sondern als *„akute vorübergehende psychotische Störungen“* (ICD-10:F23) teilweise untersucht worden sind (Okasha et al. 1993, Varma et al. 1992). Die Kategorie *„akute* *polymorphe psychotische Störungen"* beinhaltet zum größten Teil Syndrome, die nach der Nomenklatur *Leonhards* als zykloide Psychosen bezeichnet werden können, sie sollen häufig in Dritte-Welt-Ländern auftreten (Okasha et al. 1993, Susser et al. 1998). Die Erforschung der Depressionen unter transkulturellen Aspekten hat mit vielen Schwierigkeiten zu kämpfen, vor allem durch die unscharfe Grenze zwischen der sogenannten *„endogenen Depression"*, den *„reaktiven Verstimmungszuständen"* sowie den körperlich begründbaren Depressionen und Persönlichkeitseigenschaften (Pfeiffer 1994). Einer der wichtigsten Faktoren, die die transkulturelle Forschung sowohl auf Kausalitäts- als auch auf epidemiologischer Ebene zusätzlich erschwert, ist die unterschiedliche *„Sprache der Emotionen"* (Leff 1992). In manchen Sprachen gibt es gar keine äquivalente Bezeichnung für Depression. Es scheint, daß in Kulturen, die intensiver somatische Ausdrucksformen der Depression und der Dysphorie erleben, das Vokabular bezüglich Emotionen durch Begriffe geprägt ist, die auf körperliche Empfindungen hinweisen (Leff 1992). Auf jeden Fall hat die Kultur einen großen Einfluß darauf, wie das Individuum seine Beschwerden und Erlebnisse präsentiert und bewältigt. Daraus resultieren Konsequenzen für transkulturelle Kausalitäts- und epidemiologische Forschung. Man muß die *„Sprache der Emotionen"* übersetzen können. Das Resümee von entsprechenden Übersichtsberichten ist, daß depressive Patienten in Entwicklungsländern eine viel höhere Proportion von somatischen Erscheinungsformen der Depression zeigen als Patienten der westlichen Kulturen (Goodwin und Jaminson 1990, Leff 1988, 1992, Pfeiffer 1994). Dieser Standpunkt wird jedoch von anderen Autoren, etwa *Kleinman* (1977, 1986), kritisiert. *Kleinman* meint, daß Erkrankungskonzepte, die in den westlichen Kulturen entwickelt worden sind, nicht automatisch auf Patienten der nichtwestlichen Kulturen übertragen werden können. Infolgedessen stelle die Auffassung, daß Patienten in Entwicklungsländern eine atypische bzw. *„verzerrte Form"* der Depression aufweisen, eine ethnozentrische Attitüde des Westens dar.

Wenn man sich heute von Studien, die in oder zwischen bestimmten ethnischen Gruppen oder komparativ zwischen verschiedenen Ländern durchgeführt worden sind, eine *„transkulturelle Psychiatrie"* erhofft, die diese Bezeichnung verdient, wird man bald enttäuscht werden. Man muß dann nämlich feststellen, daß dies vielmehr eine *„transnationale"* oder *„transethnische"* epidemiologische Psychiatrie ist, die sich vorwiegend auf Zahlen und Häufigkeiten beschränkt, als sich mit der kausalen und prädiktive Bedeutung von Kultur, Religion, Tradition und Sozialisation auseinanderzusetzen. Wahrscheinlich trägt die – prinzipiell begrüßenswerte – Transparenz der Kulturen und die Zunahme einer – nicht immer begrüßenswerten – *„ökumenischen Kultur"* der multimedialen Gesellschaft dazu bei.

Wie schon oben erwähnt worden ist, liefert die *„transkulturelle Psychiatrie"* relativ viele Beiträge bezüglich *„Depression"* und *„Manie"*, was damit immer auch gemeint ist. Viele dieser Beiträge sind mehr oder weniger kasuistische Beiträge, Impressionen von Begegnungen mit Patienten und nicht selten anekdotisch (vgl. Pfeiffer 1994). Systematische transkulturelle Untersuchungen zur Frage der unipolaren und bipolaren Erkrankungen, die durch standardisierte Instrumente und mit einwandfreier Methodik durchgeführt worden sind, fehlen in der Regel. Vor allem die Unterscheidung zwischen unipolar und bipolar ist selten (man spricht von *„affektiv"*). Untersuchungen hinsichtlich der Prävalenz von unipolaren und bipolaren affektiven Erkrankungen, die in verschiedenen Zentren durchgeführt worden sind, zeigen keine nennenswerten Unterschiede bezüglich der Häufigkeit von unipolaren und bipolaren affektiven Erkrankungen (etwa die Untersuchungen von Helgason in Island 1979, Weissman et. al 1988a,b in den USA, Leff et al. 1976 in London, Aarhus und viele andere). Ein *„meta-transkultureller Vergleich"* bezüglich der Frage des Einflusses von Kultur und Nation auf die Häufigkeit von unipolaren und bipolaren Erkrankungen macht kaum einen Sinn. Es handelt sich ja bei allen genannten und vielen ähnlichen Untersuchungen um Studien, die vorwiegend in christlichen, industrialisierten, westlichen oder westlich geprägten Zentren durchgeführt worden sind.

Verläßt man sich jedoch auf die Mitteilungen, die aus afrikanischen, asiatischen, südamerikanischen oder polynesischen Kulturen stammen, findet man auffällige Widersprüche und Wandlungen in der Häufigkeit von psychischen Erkrankungen, wie sie *Pfeiffer* (1994) eindrucksvoll darstellt. Auch die Berichte über Unterschiede im Hinblick auf die Häufigkeit von Depression und Manie bei verschiedenen jüdischen Gruppen sind mit Vorsicht zu betrachten, da bei vielen dieser

Untersuchungen den Faktoren *„Operationalisierung"*, *„Übersetzung der Sprache der Emotionen"*, *„Sprachschwierigkeiten"* bei den eingewanderten Juden (in Palästina, Israel oder den USA) u.a. nicht genug Rechnung getragen wird, obwohl einige davon (etwa von Gershon und Liebowitz 1975 oder Cooklin et al. 1983) zu den qualitativ besseren transkulturellen Arbeiten zählen. Die meisten der durchgeführten Studien berichten über häufigeres Auftreten von affektiven Erkrankungen bei Aschkenasi-Juden (geboren in Europa) als bei sephardischen Juden (geboren in Asien oder Afrika). Andere Untersuchungen fanden eine größere Häufigkeit von affektiven Erkrankungen bei Juden als bei Nicht-Juden der jeweiligen Länder (etwa in New York, Kanada, London) (siehe Cooklin et al. 1983). Es wird auch von einer höheren Proportion der bipolaren Erkrankungen innerhalb der Gruppe der affektiv erkrankten israelischen Juden ausgegangen, als allgemein zu erwarten wäre (Gershon und Liebowitz 1975).

Die Betrachtung der vorhandenen Literatur erlaubt – zwar mit Einschränkungen und möglicherweise auch Vorläufigkeit – folgende Schlußfolgerungen:

1. Unipolare und bipolare Erkrankungen (vor allem in ihrer affektiven Form, aber nach Auswertung von kasuistischen Beiträgen sicherlich ebenfalls in der schizoaffektiven und zykloiden Form) treten in allen Kulturen, Nationen und Religionen auf. Angaben über Häufigkeit und Proportionalität sind noch widersprüchlich und bedürfen weiterer Erforschung (Goodwin und Jamison 1990, Leff 1992, Pfeiffer 1994).
2. Es besteht ein Kernsyndrom unipolarer und bipolarer Erkrankungen, das unabhängig von Kultur, Nation und Religion ist. Dieses Syndrom besteht aus Stimmungsveränderung, Veränderungen von physiologischen Funktionen (etwa Schlaf, Appetit, vegetative Funktionen) und Antriebsveränderungen (Escobar et al. 1983, Mezzich und Raab 1980, Pfeiffer 1994, Sartorius und Jablensky 1977).
3. Unipolare und bipolare Erkrankungen, vor allem die depressiven Syndrome, können eine Variation der Symptomatik haben, die kulturell bedingt ist (siehe Überblick in Tabelle 30.1. nach Pfeiffer 1994).

Tabelle 30.1: Häufigkeit verschiedener Formen der Thematik und des Verhaltens von depressiven Patienten aus verschiedenen Kulturen (nach Pfeiffer 1994)

Gebiet und Autor	Zahl der Patienten	Somat. Beschw. Hypochondrie	Verarmungsangst	Schuld, Sünde	Leistungsversagen	Verfolgung Beeinträchtigung	Suizidtendenz	Ausnahmezustände, hysteriform
Algerien (Manceaux u.a. 1955)	-	+++	-	+	-	++	-	-
Bulgarien (Milew u.a. 1967)	125	++	++	++	++	++	+++	-
Ghana (Forster 1966)	-	+++	-	++	-	++	+	-
Indien/Nord (Hoch 1961)	53	+++	-	++	++	+	++	++
Indien/Nord (Teja u.a. 1971)	100	+++	-	++	-	+	++	-

Tabelle 30.1: Fortsetzung

Indien/Süd (Venkoba Rao 1966)	30	+++	-	++	-	-	+++	-
Indonesien (Pfeiffer 1971)	53	++	+	+	+	+	+	
Japan (Kimura 1965)	350	++	++	++	++	-	++	-
Vietnam (Wulff 1967)	-	+++	++	++	-	-	+	++
Senegal (Collomb u.a. 1961)	95	+++	-	0	0	+++	+	-
Westafr. Militär (Aubin 1939)	-	+++	-	++	++	++	++	++

Bedeutung der Zeichen: +++ häufig; ++ mäßig; + gelegentlich; 0 fehlend; - nicht erwähnt

Vor allem Verarmungs- u. Schuldgefühle sowie Suizidtendenzen sind kulturell unterschiedlich. In manchen Kulturen in Afrika sind Schuldgefühle und Suizid ungewöhnlich (Sartorius und Jablensky 1977, Singer 1975, Pfeiffer 1994). Die Vergleichsuntersuchungen von *Mezzich* und *Raab* (1980) zwischen Peruanern und US-Amerikanern zeigen ebenfalls eine niedrigere Suizidrate bei den Peruanern.

Studien zu möglichen Besonderheiten von manischen Syndromen in Abhängigkeit von Kultur, Nation und Religion sind viel seltener als für Depression, obwohl die Manien verhältnismäßig häufig in den Entwicklungsländern vorkommen sollen (Literaturübersicht bei Pfeiffer 1994, wobei jedoch ersichtlich ist, daß die meisten Berichte nicht auf operationalen und zuverlässigen Kriterien basieren). Manien können offensichtlich auch in einfacheren Kulturen relativ leichter erkannt werden, vor allem weil sie für die Gemeinde eher störend wirken können als Depressionen. Einen direkten Vergleich zwischen Europäern (Engländer und Dänen) und Einwanderern aus Westindien unternahmen *Leff* et al. (1976). Sie fanden keine Unterschiede zwischen englischen und dänischen manischen Patienten, jedoch Unterschiede zwischen Westindern und Europäern. So fanden sie eine größere Population von Männern in der westindischen Gruppe und dort ein viel häufigeres Auftreten von manischem Wahn als bei den Europäern. Die Autoren erklären ihre Befunde damit, daß die Schwelle zur Wahnbildung bei den Emigranten aus Westindien eventuell höher ist als bei den Europäern, oder leichtere Formen der Manien in der Gruppe der Emigranten besser toleriert werden, so daß nur die schwereren Fälle in Krankenhäuser kamen. Darüber hinaus gaben die Autoren eine weitere Erklärung dahingehend, daß manische Patienten prämorbid oder in hypomanischen Phasen mehr Initiative entwickeln als andere Bevölkerungsgruppen, so daß sie auch das Risiko einer Emigration leichter auf sich nehmen als andere. Dies führt zu selektiven Ergebnissen und kann einen ethno-transkulturellen Vergleich zwischen europäischen und nicht-europäischen Bevölkerungsgruppen relativieren.

Man kann das Fazit ziehen, daß auch manische Syndrome ubiquitär sind, unabhängig von Kultur, Religion und Nation, mit wenig bedeutsamen psychopathologischen Unterschieden (Leff 1992, Pfeiffer 1994, Weissman et al. 1996).

TEIL E: EPIDEMIOLOGIE UND KOMORBIDITÄT

KAPITEL 31: EPIDEMIOLOGIE UND SOZIODEMOGRAPHISCHER HINTERGRUND

„Diagnosis and need for treatment are not the same.“
Robert L. Spitzer 1998

31.1 Epidemiologie: Möglichkeiten und *„Unmöglichkeiten“*

Die Entwicklung der epidemiologischen Methodik von den Fragebögen der Skandinavischen Psychiatrie über die Symptomlisten in Nordamerika bis zu den semi- oder vollstrukturierten Interviews, die zuerst von den Europäern eingesetzt wurden, etwa AMDP (Arbeitsgemeinschaft für Methodik und Dokumentation in der Psychiatrie) oder PSE (Present State Examination) und später durch DIS (Diagnostic Interview Schedule), CIDI (Composite International Diagnostic Interview), SCAN (Schedules for Clinical Assessment in Neuropsychiatry), SCID (Structured Clinical Interview for DSM-IV) u.ä. erweitert wurden, macht einen Vergleich der verschiedenen epidemiologischen Studien problematisch (Angst 1987b).

Die Planung und Durchführung von methodisch ausgezeichnet abgesicherten Studien, wie der Epidemiological Catchment Area Study (ECA) und der National Comorbidity Survey (NCS) in Amerika, haben die Möglichkeiten und Grenzen, ja auch *„Unmöglichkeiten“* der epidemiologischen Forschung gezeigt (Regier et al. 1998, Frances 1998, Spitzer 1998).

Die psychiatrische Epidemiologie wird sowohl von konzeptuellen Problemen, etwa wo die Grenzen der Normalität liegen, als auch praktischen Problemen, etwa welche Instrumente, welche Kriterien und welche Interviewer eingesetzt werden sollen, geplagt (Frances 1998). Auch von seiten *Regiers* et al. (1998) wurden aufgrund der Erfahrungen, die mit der ECA gesammelt worden sind, aber vor allem aufgrund der Diskrepanzen der Befunde zwischen ECA und NCS, einige kritische Bemerkungen zu den konzeptuellen und methodischen Voraussetzungen laut, und sie zeigten die Limitierungen von diagnostischen Kriterien und Erfassungsinstrumenten. Die Autoren haben vorgeschlagen, daß sich in der Zukunft die epidemiologische Forschung mit wenigen psychischen Störungen beschäftigen sollte, und zwar nur mit den schwerwiegenderen, die auch einen Einfluß auf die allgemeine Gesundheitspolitik haben können. Sie empfehlen, daß die Definition von *„Fällen“* (*„caseness“*) über das Vorhandensein oder Nichtvorhandensein von Symptomen hinaus gehen und meßbare Beeinträchtigungen erfassen muß. Den kritischen Bemerkungen von *Regier* et al. (1998) fügte *Frances* (1998) noch drei hinzu:

1. Die Definition von psychischen Störungen, wie sie im DSM-IV zu finden ist, gibt nicht die Möglichkeit, klare Grenzen zwischen Psychopathologie und Normalität zu ziehen.
2. Die Konzepte *„klinische Bedeutsamkeit“* und *„Therapienotwendigkeit“* (*„medical necessity“*) sind schwer zu operationalisieren und nur schwer zuverlässig zu erfassen.
3. Wenn die Interviews von Laien durchgeführt werden, wie bei den meisten epidemiologischen Untersuchungen, fehlt die klinische Erfahrung, die nötig ist zu entscheiden, ob klinische Bedeutsamkeit besteht oder nicht.

Trotz alledem bleiben die ECA und NCS ein exzellentes Fundament, worauf zukünftige epidemiologische Forschung, die alle zehn Jahre zu wiederholen wäre, basieren kann (Frances 1998).

Spitzer (1998) warnt davor, nur die schwereren Formen von psychischen Erkrankungen, die zu einer Beeinträchtigung führen, epidemiologisch zu erfassen. Man muß eben mit dem Risiko leben, daß zwei ähnlich strukturierte nationale Studien unterschiedliche Befunde haben oder auch differierende Zahlen angeben, die von der klinischen Realität weit entfernt sind. Dies hat, nach der Ansicht von *Spitzer*, mit der Natur der Erkrankungen zu tun und mit der Tatsache, daß Normalität und Psychopathologie fließend ineinander übergehen.

Die Kritik an der epidemiologischen Forschung betrifft auch – und gerade – die unipolaren und bipolaren Erkrankungen. Die fließenden Übergänge zwischen Normalität und Pathologie, zwischen Persönlichkeit, Temperament, subaffektiven Störungen, affektiven Störungen und Psychosen, das *„Syndromshift"* zwischen unipolaren und bipolaren, zwischen nichtpsychotischen und psychotischen Störungen, zwischen Dysthymia und Double Depression, zwischen Hyperthymie und Manie wirken auf jede Angabe relativierend. Die Erfassung von *„depressiven Symptomen"* oder von *„Depressivität"* durch die genannten Instrumente bedeutet noch längst nicht, daß eine *„depressive Erkrankung"* erfaßt worden ist. Die Erfassung von *„Euphorie"* oder Überaktivität bedeutet auch nicht unbedingt die Erfassung einer Manie. Die Erfassung der Polarität einer Erkrankung ist nur mangelhaft möglich.

Ergebnisse zur Häufigkeit und Verteilung psychischer Erkrankungen unterliegen von daher in erheblichem Maße dem Einfluß der angewandten Methodik. Bis in die 70er Jahre war psychiatrische Epidemiologie in größerem Maßstab nicht vorstellbar, da erst durch die Entwicklung der operationalisierten Diagnostik (z.B. PSE/CATEGO, RDC, DSM-III) standardisierte Erfassung psychischer Störungen möglich wurde. Insbesondere die schon zitierte Epidemiological Catchment Area Study (ECA, Robins und Regier 1991) in den USA, die in den frühen achtziger Jahren 18 571 repräsentative Personen aus der Normalbevölkerung untersuchte, führte aber zu zahlreichen neuen Ergebnissen – und auch zahlreichen Folgestudien. Für die Geschichte psychiatrischer epidemiologischer Forschung und deren methodologische Schwierigkeiten, die ganz erheblich den Bereich der Biomathematik bzw. Statistik berühren, sei auf entsprechende Handbücher verwiesen (z.B. Tsuang et al. 1995). Heute liegt zumindest für die Bereiche unipolarer Depressionen, Dysthymien und bipolar affektiver Erkrankung eine Vielzahl epidemiologischer Studien vor. Jedoch ist deren methodologische Bewertung nicht einfach: Die angewandten Studiendesigns unterscheiden sich oft erheblich, insbesondere die angewandten Erfassungsinstrumente sind in ihrer Wertigkeit kaum vergleichbar. Die meisten Instrumente sind semi- oder vollstandardisierte diagnostische Interviews (z.B. DIS, CIDI, SCAN, SCID, u.a.), deren Interrater-reliabilität zumeist ausreichend belegt ist, deren Validität jedoch Fragen offen läßt. So kam *Dohrenwend* (1995) in seinem Übersichtsartikel zu einer sehr skeptischen Sicht der diesbezüglichen Verläßlichkeit der angesprochenen Instrumente. Insbesondere für das DIS, auf dem die ECA basierte, implizierte er, daß Follow-up Studien, die die Häufigkeiten der Lebenszeitdiagnosen in einem zweiten späteren Interview untersuchten, gezeigt hatten, daß wohl mehr als 50% der gestellten Diagnosen zweifelhaft waren (siehe auch die oben zitierten kritischen Bemerkungen von Regier et al. 1998, Frances 1998 und Spitzer 1998). Solche Probleme scheinen aber allen Interviews mehr oder weniger inert zu sein, so daß die nachfolgend dargestellten Ergebnisse insbesondere dann von Belang sind, wenn verschiedene Studien mit unterschiedlicher Methodik zu vergleichbaren Ergebnissen kommen.

Kurz seien einige grundlegende Begriffe der Epidemiologie erklärt: *Prävalenzrate* bezeichnet die Häufigkeitsrate, mit der ein bestimmter Teil der Bevölkerung in einem definierten Zeitraum an einer bestimmten Störung leidet. *Inzidenz* beschreibt die Häufigkeit, mit der in einem definierten Zeitraum in einem bestimmten Teil der Bevölkerung eine bestimmte Störung neu auftritt (Angst 1987b, Zahner et al. 1995).

31.2 Unipolare Depression

In Tabelle 31.1 sind die Ergebnisse mehrerer neuerer epidemiologischer Untersuchungen dargestellt, die Prävalenzzahlen der unipolaren Depression berichten. Die Ergebnisse schwanken dabei ganz erheblich: Selbst die Studien, die das Interview DIS nach DSM-III einsetzten, variieren in den gefundenen Prävalenzzahlen um mehr als den Faktor 10 (Weissman et al. 1996), so z.B. 1,5% in Taiwan versus 19% in Beirut. Auch bei Studien in Nordamerika und Europa finden sich deutliche Unterschiede: Mit dem DIS variieren die Prävalenzzahlen von 5,2% (ECA, USA) bis 16,4% (Paris), mit dem CIDI bis 14,9% in den USA (Kessler et al. 1994). Dabei sind sicherlich kulturelle Unterschiede zu berücksichtigen, so fällt auf, daß die beiden asiatischen Studien (Lee et al. 1990a,b, Hwu et al. 1989) auffallend niedrige Werte der unipolaren Depression berichten. Erheblichen Einfluß hat aber auch die soziale und Alterszusammensetzung. So ist die hohe Häufigkeit der unipolaren Depression in der Studie aus Paris wohl auch darauf zurückzuführen, daß diese in einem Neubauvorort durchgeführt wurde. Die Kontroll- und Rekrutierungsstrategien der Stichproben der jeweiligen Studien sind ebenfalls Einflußfaktoren, so sind etwa die Zahlen aus Florenz (Faravelli et al. 1990) schwer vergleichbar, da die Stichprobe über Allgemeinarztpraxen rekrutiert wurde. Schließlich sind die Rekrutierungsquoten zu berücksichtigen (Weissman et al. 1996): Diese lagen beispielsweise in den Studien, die das DIS benutzten und gemeinschaftlich ihre Ergebnisse publizierten (Weissman et al. 1996), zwischen 63% (Paris) und 100% (Florenz).

Zwei deutsche Studien, einmal von *Heun* und *Maier* (1993) und zum anderen von *Wittchen* und *von Zerssen* (1988), sowie einige amerikanische Untersuchungen, etwa von *Bland* et al. (1988), zeigen eine Lebenszeitprävalenz zwischen 7,7% und 9%. Neuere europäische Studien, wie etwa von *Angst* (1997c) in Zürich, *Lépine* (1994) in Paris und *Wacker* et al. (1992) in Basel, fanden dagegen Lebenszeitprävalenzen zwischen 15,7% und 16,4%. Auffallend ist die Ähnlichkeit der neuen europäischen Studien mit den Befunden der NCS. Inzwischen gibt es eine sich noch in Durchführung befindende europäische Depressions-Studie in Belgien, Frankreich, Deutschland, Holland, Spanien und Großbritannien, an der unter anderem unter Anwendung des Mini International Neuropsychiatric Interviews (MINI) mit 78.463 Probanden gearbeitet wird. Nach den vorläufigen Berichten beträgt die Sechstmonateprävalenz für *„Major Depression"* 6,9% und für die depressiven Symptome insgesamt 8,3% (Angst 1997c).

Angesichts des Erstmanifestationsalters der unipolaren Depression, das deutlich im Erwachsenenalter liegt, ist es nicht möglich, international gültige *Prävalenzzahlen* für die Gesamtbevölkerung zu berichten, da offensichtlich die unterschiedliche Alterszusammensetzung verschiedener Gesellschaften (z.B. Ostafrika versus Europa) eine Vergleichbarkeit erschwert. Berücksichtigt man aber die verschiedenen Einflußfaktoren, so kann man den berichteten Studien entnehmen, daß im *„westlichen"* Kulturraum (Nordamerika, Europa, Australien, Neuseeland) die Lebenszeitprävalenz der unipolaren Depression bei 5-15%, nach neueren Studien sogar bei 12-17% liegt (vgl. Angst 1997c). Die Einjahresprävalenzen liegen zumeist bei etwas über der Hälfte der Lebenszeitprävalenzen (3-8%).

Das *Geschlechterverhältnis* erkrankter Männer und erkrankter Frauen hängt weniger von der jeweiligen Kultur ab als von der Alterszusammensetzung der jeweiligen Population: *„Jüngere"* Stichproben (z.B. NCS, Kessler et al. 1994) haben ein etwas geringeres Überwiegen der Frauen als *„ältere"* (z.B. ECA, Weissman et al. 1996). Insgesamt sind aber diesbezüglich die Zahlen recht einheitlich: Frauen erkranken in allen hier dargestellten Untersuchungen 1,6-3fach häufiger an einer unipolaren Depression als Männer.

Das durchschnittliche *Ersterkrankungsalter* wurde in einer Zusammenfassung (Weissman et al. 1996) von 10 internationalen epidemiologischen Studien, die das DIS benutzten, mit einheitlich 25 (Kanada) bis 30 Jahren (BRD, Puerto Rico) angegeben, abweichend war nur der Wert aus Florenz (35 Jahre), was aber mit der Rekrutierung über Allgemeinarztpraxen zu erklären ist. Man muß sich aber vergegenwärtigen, daß das so ermittelte Ersterkrankungsalter nicht dem allgemeinen durchschnittlichen Ersterkrankungsalter für unipolare Depressionen entspricht, da ja eine bestimmte Anzahl von Personen in den jüngeren Alterskohorten noch erkranken wird und ältere Menschen über 64 Jahre von der Auswertung ausgeschlossen waren. Es weicht zudem auch erheblich von dem Erstmanifestationsalter bei klinischen Populationen ab (siehe Kapitel Ausbruch).

Andere Risikofaktoren für unipolare Depressionen sind aus epidemiologischen Studien nicht immer eindeutig zu bestimmen. Möglicherweise finden sich in Städten mehr Depressionen als auf dem Land, einige Ergebnisse vor allem aus den USA (z.B. ECA, Robins und Regier 1991) teilweise auch Puerto Rico (Canino et al. 1987) sprechen dafür, während sich in Taiwan (Hwu et al. 1989) der Trend umkehrte: Dort waren in der Stadt weniger Depressive als auf dem Land zu finden. Nahezu alle Studien zeigen dagegen, daß geschiedene und getrennt lebende Menschen ein höheres Risiko haben, an einer unipolaren Depression zu leiden, als ledige oder verheiratete (vgl. Weissman et al. 1996, Übersicht bei Horwath und Weissman 1995): Das entsprechende Erkrankungsrisiko war 1,6fach (Korea) bis 4,1fach (Kanada) erhöht, wobei es für geschiedene oder getrennt lebende Männer in der Mehrzahl der Studien noch stärker erhöht war als für Frauen in der selben Situation. Auch Arbeitslosigkeit scheint ein Risikofaktor zu sein, eine unipolare Depression zu entwickeln. Entsprechende Hinweise fanden sich in der ECA, auch wenn der Zusammenhang nur auf der Symptomebene signifikant wurde (Dooley et al. 1994).

Wiederholt diskutiert wurde, ob die Inzidenz der unipolaren Depression in den letzten Jahrzehnten in jüngeren Geburtskohorten zugenommen hat (*„Kohorteneffekt"*) (Klerman und Weissman 1989, Klerman et al. 1996). Entsprechende Hinweise fanden sich in verschiedenen Untersuchungen, beispielsweise in der Lundby-Studie (Hagnell und Gräsbeck 1990) oder dem Vergleich der Ergebnisse der ECA (Burke et al. 1991) und des NCS (Kessler et al. 1994), deren Datenerhebungen im Abstand von 10 Jahren erfolgten und deutlich höhere Prävalenzraten bei der späteren Untersuchung zeigten. Auch in Querschnittsuntersuchungen zeigen jüngere Jahrgänge, grundsätzlich relativ auf das Lebensalter bezogen, eine höhere Lebenszeitprävalenz als ältere für unipolare Depression, wobei nicht klar ist, ob es sich hierbei nicht um ein methodisches Artefakt der retrospektiven Erfassung der Lebenszeitmorbidität handelt (Vergessen früherer Episoden). Entsprechende neuere Übersichtsartikel (z.B. Klerman und Weissman 1989, Klerman et al. 1996, Horwath und Weissman 1995, Kaelber et al. 1995) geben Hinweise auf eine Zunahme der Depression, ohne daß dies aber noch als ausreichend belegt angesehen werden kann.

31.3 Dysthymia

Die Dysthymia ist unter anderem durch die Mindestdauer der Symptome von 2 Jahren definiert. Von daher erscheint es nur bedingt sinnvoll, 6-Monats- oder 1-Jahres-Prävalenzen für die Dysthymie anzugeben. Entsprechend sind die in Tabelle 31.2 angegebenen Prävalenzwerte aus epidemiologischen Studien ausschließlich *Lebenszeitprävalenzen*. Dabei fällt auf, daß die Schwankungsbreite bei den amerikanischen Untersuchungen zwischen 3,1% (ECA – Robins und Regier 1991) und 6,4% (NCS – Kessler et al. 1994) geringer ist als die Schwankungsbreite der Prävalenzzahlen der unipolaren Depression.

Nach anderen vorliegenden Untersuchungen kann man davon ausgehen, daß die Dysthymia, wie sie in der ICD-10 und im DSM-IV konzeptualisiert worden ist, eine häufige Erkrankung ist. Es werden Lebenszeitprävalenzen zwischen 2,4% (Lee et al. 1990a,b) und 20,6% (Kirel et al. 1991) angegeben. In der Münchner Follow-up-Studie (Wittchen et al. 1992) wurde die Prävalenzzahl mit 3,95% beziffert, während die Oberbayerische epidemiologische Studie Prävalenzraten von 5,4% angibt (Fichter et al. 1996).

Geschlechterverhältnis: In fast allen Untersuchungen zeigt sich, daß Frauen häufiger erkranken als Männer (das Risiko hierfür war für Frauen zwischen 1,5fach – Weissman et al. 1988a,b – und 5fach – Stefánsson et al. 1991 erhöht). In einer nicht-klinischen Population – durch Presseannoncen rekrutierte Population – fanden Versiani und Nardi (1997) sogar, daß fast 72% der als dysthym diagnostizierten Probanden Frauen waren.

In der ECA (Weissman et al. 1988a,b) zeigte sich, daß sich unter Unverheirateten mehr Dysthyme fanden als unter Verheirateten. Bei Menschen unter 45 Jahre war auch ein geringes Einkommen mit höheren Raten von Dysthymie vergesellschaftet (4,7% Lebenszeitprävalenz bei niedrigerem Einkommen versus 2,8% bei höherem Einkommen). Hinsichtlich des *Erkrankungsalters* zeigen sich ein Abnehmen der Häufigkeit der Dysthymie bei über 65jährigen (in der ECA) und recht gleichmäßige Prävalenzzahlen für 30- bis 65jährige ohne eindeutigen Erkrankungsgipfel, was die Chronizität der Störung bekräftigt. Einige Studien jedoch zeigen bei älteren Personen höhere Raten (bis 20,6% in Finnland (Angst 1997c, Kivelä et al. 1994). Insgesamt ist jedoch umstritten, ob die *„Dysthymie"* des höheren Lebensalters mit der Dysthymie des jüngeren Alters gleichzusetzen ist (vgl. Blazer 1994a).

Eine Studie bei Obdachlosen in Los Angeles (Koegel et al. 1988) fand, daß die Dysthymie zwar 2,3mal so oft wie in der Normalbevölkerung auftrat, jedoch war dieses Risiko vergleichsweise niedrig: Für alle anderen untersuchten psychiatrischen Störungen waren Obdachlose, verglichen mit der Normalbevölkerung, weit anfälliger (die Schizophrenie war in der selben Studie 27fach gegenüber der Normalbevölkerung erhöht).

Bei einer Zusammenfassung und Würdigung der Literatur kam *Angst* zu der Schlußfolgerung, daß es bei der Erwachsenenpopulation eine Punktprävalenz von Dysthymie zwischen 1 und 4% gibt (bei den Älteren zwischen 6 und 12%), wobei er wegen der Ungenauigkeiten der Untersuchungen (großer Zeitraum, Erinnerungsschwäche usw.) diese Zahlen als bedingt brauchbar ansieht.

Allerdings muß zu den epidemiologischen Zahlen angemerkt werden, daß fast alle zitierten Studien nach den breiteren Kriterien des DSM-III durchgeführt wurden. Man kann erwarten, daß bei Studien, die unter Verwendung der enger gefaßten Kriterien von ICD-10 und DSM-IV abgeschlossen wurden, die epidemiologischen Zahlen etwas niedriger ausfallen.

31.4 Bipolare affektive Erkrankungen

Auch wenn im DSM-IV und in der ICD-10 die Klassifikation bipolarer affektiver Erkrankungen diversifiziert und Unterformen wie die bipolaren Störungen I und II, die Zyklothymia und auch die gemischten affektiven Störungen beschrieben wurden, ist festzustellen, daß solche Formen bislang kaum Eingang in die epidemiologische Forschung gefunden haben. So berichteten die Autoren des National Comorbidity Surveys (NCS – Kessler et al. 1997a), daß alle Versuche mit dem CIDI einen Algorithmus zu entwickeln, der bipolare Störungen II beschreibt, scheiterten, da sich hierfür keine klinische Validität ergab. Es ist prinzipiell schwer vorstellbar, wie ein diagnostisches Interview valide retrospektiv unterscheiden soll, ob eine vor Jahren abgelaufene Krankheitsepisode hypoman oder manisch war und somit ob die Verlaufsform bipolar II oder bipolar I vorliegt. Auch Untersuchungen hinsichtlich der Epidemiologie der Zyklothymia und gemischter affektiver Störungen sind nicht vorhanden (vgl. z.B. Brieger und Marneros 1997a,b,c).

Betrachtet man die bipolaren affektiven Erkrankungen insgesamt, ohne sie in die obengenannten Subtypen zu unterteilen, dann wird dennoch zwangsläufig die epidemiologisch erfaßte Prävalenz immer niedriger als die *„tatsächliche"* sein, da ein Teil der als unipolar depressiv diagnostizierten Personen erst im weiteren Krankheitsverlauf eine manische Episode entwickeln und somit erst dann als bipolar zu klassifizieren sein wird. In der Literatur wird die Konversionsrate unipolar zu bipolar mit 5-7% im Lauf des Lebens angegeben (Bebbington und Ramana 1995, Angst 1985). Der Einfluß dieses Fehlers wird um so größer sein, je jünger die jeweils betrachteten Personen sind. Eine weitere Schwierigkeit der Erfassung von bipolaren affektiven Erkrankungen ist ihre relative Seltenheit: So fand die Münchner Follow-up Studie (Wittchen et al. 1992) bei 481 untersuchten Personen eine mit bipolarer affektiver Erkrankung, was natürlich eine weitere statistisch Analyse unmöglich macht.

Unter Berücksichtigung solcher Einschränkungen sind die in der Literatur berichteten Zahlen (vgl. Tabelle 31.3) insgesamt dennoch relativ einheitlich: Legt man einen engen Begriff der bipolaren Störungen zu Grunde, der weitgehend der bipolaren Störung I im DSM-IV und der manisch-depressiven Psychose im Sinne der klassischen Psychopathologie entspricht, dann liegt die Lebenszeitprävalenz für eine solche bipolare affektive Erkrankungen in epidemiologischen Studien bei zwischen 0,5% und 1,5% und wird auch in entsprechenden Übersichtsartikeln übereinstimmend in diesen Bereich angesiedelt (z.B. Bebbington und Ramana 1995, Tohen und Goodwin 1995, Angst 1995a,b). Relevante transkulturelle Unterschiede sind den epidemiologischen Daten – anders als bei den zur unipolaren Depression – nicht eindeutig zu entnehmen (vgl. Weissman et al. 1996, Pfeiffer 1994). Wenig Zweifel bestehen, daß das *Geschlechterverhältnis* ausgeglichen ist (Weissman et al. 1996).

Das durchschnittliche *Ersterkrankungsalter* unterliegt natürlich wieder den Effekten des Unipolar-bipolar-Shifts. Dennoch ist es niedrig und liegt vor oder in der dritten Lebensdekade: In einer Zusammenfassung von 6 internationalen epidemiologischen Studien lag es bei 17 bis 27 Jahren (Weissman et al. 1996), wobei in der ECA mit der größten Population – je nach Auswertung – Ersterkrankungsalter zwischen 18 (Weissman et al. 1996) und 21 Jahren (Weissman et al. 1988b) berichtet wurden. Auch in der Nachauswertung des NCS (Kessler et al. 1997a) fand sich ein durchschnittliches Ersterkrankungsalter von 21 Jahren.

Interessante Befunde liegen hinsichtlich longitudinaler Aspekte vor. Die Nachauswertung des NCS (Kessler et al. 1997a), die ein sehr restriktiv definiertes bipolares *„euphorisch-grandioses"* Syndrom erfaßte, die Autoren schätzen selbst, daß sie mit ihrem Algorithmus nur etwa 50% der Fälle von bipolaren Störungen nach DSM-III-R entdeckt hatten, identifizierte eine Population von bipolar Erkrankten, die ausgesprochen chronisch waren, was sich darin widerspiegelt, daß die Lebenszeitprävalenz (0,45%) und die Einjahresprävalenz (0,37%) der so definierten Störung nahezu identisch waren. In der ECA-Studie waren vergleichbare Ergebnisse beobachtet worden: Auch dort waren geringe Unterschiede zwischen der Lebenszeit- (0,8%) und der Einjahresprävlenz (0,6%) (Regier und Kaelber 1995) der bipolaren affektiven Erkrankungen gefunden worden. *Kraepelins* Verdikt, daß der Verlauf das manisch-depressive Irresein und die Dementia praecox unterscheiden würde, wurde hier widersprochen: In der ECA-Studie hatten 66% der schizophren und 75% der bipolar Erkrankten eine Krankheitsepisode im letzten Jahr vor dem Interview gehabt, was darauf hindeutet, daß zumindest hinsichtlich der Erkrankungshäufigkeit die bipolaren Störungen nicht günstiger verlaufen als die schizophrenen. Auch die Phasenhäufigkeit bestätigte die Chronizität der Störung: In der Edmonton-Studie (Fogarty et al. 1994) hatten die bipolar Erkrankten im Schnitt fast 24 Krankheitsepisoden gehabt, bei der noch chronischeren Gruppe der NCS-Nachauswertung lag der Median der Häufigkeiten bei 14 manischen und 6 depressiven Phasen, die Mittelwerte lagen sogar bei 43 manischen und 24 depressiven Episoden (Kessler et al. 1997a). Hierbei scheinen aber große interindividuelle Unterschiede zu bestehen, denn trotz des statistischen Überwiegens manischer Episoden berichteten mehr als 40% aller bipolar Erkrankten, daß sie mehr depressive Phasen gehabt hätten. Sowohl in der Nachauswertung des NCS (Kessler et al. 1997a) als auch in der Edmonton-Studie (Fogarty et al. 1994) war ein relativ großer Teil der bipolar Erkrankten dauerhaft rein *„unipolar"* manisch gewesen: Im NCS lag diese Quote bei 20,3%, in der Edmonton-Studie sogar bei 27%. Diese *„unipolaren Maniker"* waren in dem NCS (Kessler et al. 1997a) überwiegend Männer, fast 40% der Männer fielen dort unter diesen Typus, während nur 4% der Frauen *„unipolar manisch"* waren. Andere vergleichbare Befunde sind uns aber nicht bekannt, so daß dieses Ergebnis noch der Bestätigung bedarf.

Der Zusammenhang anderer soziodemographischer Daten mit der Häufigkeit bipolarer Störungen ist eher gering. Ausgesprochen widersprüchlich sind die Daten zum sozioökonomischen Status der Betroffenen. Ältere Studien (Weissman und Myers 1978) hatten mehr bipolare Störungen in höheren Schichten gefunden, neuere Untersuchungen finden das Gegenteil: mehr bipolare Störungen bei Personen mit geringem Einkommen (Kessler et al. 1997a). Wie bei vielen anderen Störungen war es auch bei bipolaren Störungen häufiger, daß die Betroffenen getrennt lebend, geschieden oder alleine lebend waren (Kessler et al. 1997a, Regier und Kaelber 1995), was aber angesichts der Chronifizierungstendenzen der Störung nicht zu überraschen vermag. Unter Obdachlosen finden sich signifikant mehr Menschen mit bipolaren Störungen als in der Normalbevölkerung (Koegel et al. 1988). Ob auch Emigration einen statistischen Risikofaktor für bipolare Störungen darstellt, ist nicht eindeutig geklärt (vgl. Tohen und Goodwin 1995).

Verwendet man einen weiter gefaßten Begriff der bipolaren Störungen, der auch *„atypische bipolare Störungen"*, *„bipolare Störungen II"* und *„zyklothyme Störungen"*, eventuell auch *„kurzdauernde rekurrente Manien"* bzw. Hypomanien umfaßt, so schätzte *Angst* u.a. aus den Ergebnissen der Zürich-Studie die Prävalenzzahlen hierfür auf 3 bis 6,5% (Angst 1995a,b). Solche Krankheitskonzepte sind aber mit den gängigen Forschungsinstrumenten schwer zu operationalisieren.

Auch bei bipolaren Störung wird diskutiert, daß die Inzidenzzahlen langfristig zunehmen. Dabei muß man aber zwei parallele Trends unterscheiden: Unzweifelhaft ist zum einen, daß in den letzten Jahren und Jahrzehnten der Schizophreniebegriff enger und das Konzept affektiver Störungen weiter wurde. Viele Patienten, die in den 60er Jahren als schizophren diagnostiziert wurden, werden heute selbstverständlich als affektiv erkrankt erkannt (Baldessarini 1970), was sich auch in Veränderungen von Krankenhausdiagnosen widerspiegelt (Zarate et al. 1997). Zum anderen finden sich aber in epidemiologischen Untersuchungen Hinweise, daß jüngere Altersgruppen ähnlich dem Kohorteneffekt bei unipolaren Depressionen (siehe oben) relativ höhere Lebenszeitprävalenzen aufweisen als ältere (Lasch et al. 1990, Kessler et al. 1997a).

Tabelle 31.2: Zusammenfassung einiger epidemiologischer Studien zur Epidemiologie der Dysthymie. Alle angegebenen Prävalenzen sind Lebenszeitprävalenzen.

Studie	Diagnose-system und Interview	Gesamt-prävalenz	Quotient – Frauen versus Männer	Stichprobenumfang und Besonderheiten
Epidemiologic Catchment Area Study (ECA), USA (Robins und Regier 1991)	DSM-III DIS	3,1%	1,9 : 1	18 571, 5 Gebiete, gut auf Repräsentativität kontrolliert
Edmonton, Kanada (Bland et al. 1988)	DSM-III DIS	3,7%	2,4 : 1	3 258, Stadt, auf Repräsentativität kontrolliert
Puerto Rico (Canino et al. 1987)	DSM-III DIS	4,7%	4,8 : 1	1 513, Insel, auf Repräsentativität kontrolliert
München (Wittchen et al. 1992)	DSM-III DIS	4,0%	2,2 : 1	481, kontrollierte Stichprobe aus *„alter BRD"*, Alter 26-64 Jahre
National Comorbidity Survey (NCS), USA (Kessler et al. 1994)	DSM-III-R UM-CIDI	6,4%	1,7 : 1	8 098, sehr aufwendig kontrolliert
Finnland (Isometsä et al. 1997)	DSM-III-R CATI,Teile des UM-CIDI	...[3]	1,4 : 1[4]	2 293, telephonische Interviews, kontrollierte Stichprobe

Tabelle 31.3: Zusammenfassung einiger epidemiologischer Studien zur Epidemiologie bipolarer affektiver Erkrankungen. Alle angegebenen Prävalenzen sind Lebenszeitprävalenzen.

Studie	Diagnose-system und Interview	Gesamt-prävalenz	Quotient – Frauen versus Männer	Stichprobenumfang und Besonderheiten
Epidemiologic Catchment Area Study (ECA), USA (Robins und Regier 1991, Weissman et al. 1996)	DSM-III DIS	0,8-0,9%	1,2 : 1	18 571, 5 Gebiete, gut auf Repräsentativität kontrolliert
Edmonton, Kanada (Weissman et al. 1996, Fogarty et al. 1994)	DSM-III DIS	0,6%	0,7 : 1	3 258, Stadt, auf Repräsentativität kontrolliert
Puerto Rico (Canino et al. 1987, Weissman et al. 1996)	DSM-III DIS	0,6%	0,6 : 1	1 513, Insel, auf Repräsentativität kontrolliert
Florenz (Faravelli et al. 1990)	DSM-III DIS	1,6%	2,9 : 1	1 000, aus Allgemeinarztpraxen rekrutierte Stichprobe
Taiwan (Hwu et al. 1989, Weissman et al. 1996)	DSM-III DIS	0,3%	1,0 : 1	11 004, 11 Gebiete, gut auf Repräsentativität kontrolliert
Korea (Lee et al. 1990a, Lee et al. 1990b, Weissman et al. 1996)	DSM-III DIS	0,4%	0,3 : 1	5 100, verschiedene Gebiete, kontrollierte Stichprobe

Tabelle 31.3: Fortsetzung

Christchurch, Neuseeland (Wells et al. 1989, Weissman et al. 1996)	DSM-III DIS	1,5%	0,7 : 1	1 498, eine Stadt, kontrollierte Stichprobe
National Comorbidity Survey (NCS), USA (Kessler et al. 1994, Kessler et al. 1997a)	DSM-III-R UM-CIDI	(1,6%)[5]	1,1 : 1	8 098, sehr aufwendig kontrolliert. Die Erfassung von Bipolaren Störungen durch das UM-CIDI
		(0,4%)[6]	1,1 : 1	

[1] LZ = Lebenszeitprävalenz, 1 Jahr = Einjahresprävalenz, 6 Monate = 6-Monatsprävalenz

[2] CATI=Computer-Assisted Telephone Interview

[3] Studie gibt für die Diagnose keine Lebenszeitprävalenz der Dysthymie an. Die Punktprävalenz betrug 1.7%.

[4] Bezogen auf Punktprävalenz.

[5] Die Erfassung bipolarer Störungen durch das UM-CIDI hat sich im Rahmen dieser Studie als von geringer Validität erwiesen. Bei Nachuntersuchungen (Kessler et al. 1997a) zeigte sich, daß die Rate der falsch Positiven möglicherweise bei 70% oder höher liegt. Von daher wurden die ursprünglichen Daten (u.a. Kessler et al. 1994) reanalysiert (Kessler et al. 1997a). Der hier angegebene Wert ist der der ersten Auswertung (Kessler et al. 1994).

[6] Wert der Reanalyse (Kessler et al. 1997a).

KAPITEL 32: KOMORBIDITÄT

„Ην φόβος καί δυσθυμίη πολύν χρόνον διατελέει, μελαγχολικόν τό τοιοῦτον."

„Wenn Angst und Mißmut (Dysthymie) lange Zeit fortbestehen, dann handelt es sich um Melancholie."

Hippokrates, Aphorismen, Übersetzung des Verfassers

32.1 Definition eines expandierenden Konzeptes

Daß es *„das Prinzip medizinischer Diagnostik"* sei, *„daß alle Krankheitserscheinungen in einer einzigen Diagnose getroffen werden sollen"* (Jaspers 1973, S. 512), ist heute nicht mehr konsensfähig. *Jaspers* Forderung, einer Diagnose den *„Vorrang"* zu geben, so *„daß die anderen Erscheinungen als abhängig oder sekundär oder beiläufig gelten"* (Jaspers 1973, S. 512), erscheint spätestens seit dem Siegeszug operationalisierter Diagnosesysteme als überkommen – und das obwohl *Robert Kendell* noch 1975 in seinem auf die Entwicklung operationalisierter Diagnosesysteme einflußreichen Buch keine Alternative zum *Jaspersschen* Hierarchieprinzip sah (Kendell 1975). *Merikangas* stellte dagegen fest, daß in der Psychiatrie Komorbidität die Regel und nicht die Ausnahme ist (Merikangas 1990).

Das Zusammentreffen von verschiedenen Erkrankungen, z.B. auch von Melancholie und Manie mit körperlichen Erkrankungen, war bereits *Hippokrates, Aretäus von Kappadokien* und anderen griechischen Ärzten bekannt, so beschrieb beispielsweise *Hippokrates* Melancholie bei Mastitis (Blutstauung in der Brust von Schwangeren, Hippokrates, Aphorismen). Auch die klassischen Autoren der modernen Psychiatrie behandeln das Thema. Charakteristisch sind die Auseinandersetzungen von *Kraepelin* mit den Ansichten von *Ziehen*, der eine Verursachung der Melancholie durch *Lues* sah, oder mit *Pilcz,* der die Entstehung von Apoplexie durch Melancholie annahm. *Kraepelin* vertrat die Auffassung, daß es ein zufälliges Zusammentreffen der beiden Erkrankungen sei (siehe Kapitel 37.1).

Der Begriff der *„Komorbidität"* als solcher wird seit mindestens 1970 in der Medizin gebraucht (Feinstein 1970). Aber erst seit den späten achtziger Jahren hat er auch größeren Einfluß auf die Psychiatrie genommen, wie Abb. 32.1 verdeutlicht. Von 1987 bis 1996 hat sich die Zahl der entsprechenden psychiatrischen Publikationen zu Komorbiditätsthemen fast um den Faktor 80 vervielfacht. Die gebräuchlichste Definition für Komorbidität ist das *„Vorhandensein von mehr als einer Störung bei einer Person in einem definierten Zeitraum"* (Burke et al. 1990). Diese Definition ist anwendbar, wenn Diagnosekriterien und Zeitraum klar festgelegt sind. Es handelt sich also um Komorbidität von Störungen – nicht von Symptomen, Syndromen oder Krankheiten. Es macht nämlich aufgrund der Genealogie des Begriffes *„Komorbidität"* keinen Sinn auf der Symptom- oder Syndromebene von Komorbidität zu sprechen, allenfalls von gleichzeitigem Auftreten verschiedener Symtpome bzw. Syndrome. Von komorbiden Krankheiten ist schwerlich zu sprechen, da die aktuellen Klassifikationskonzepte des DSM oder der ICD nur als Zwischenschritte auf dem Weg einer validen Einteilung der psychiatrischen Krankheiten gesehen werden (Blashfield 1990) und keine Krankheitsentitäten beschreiben.

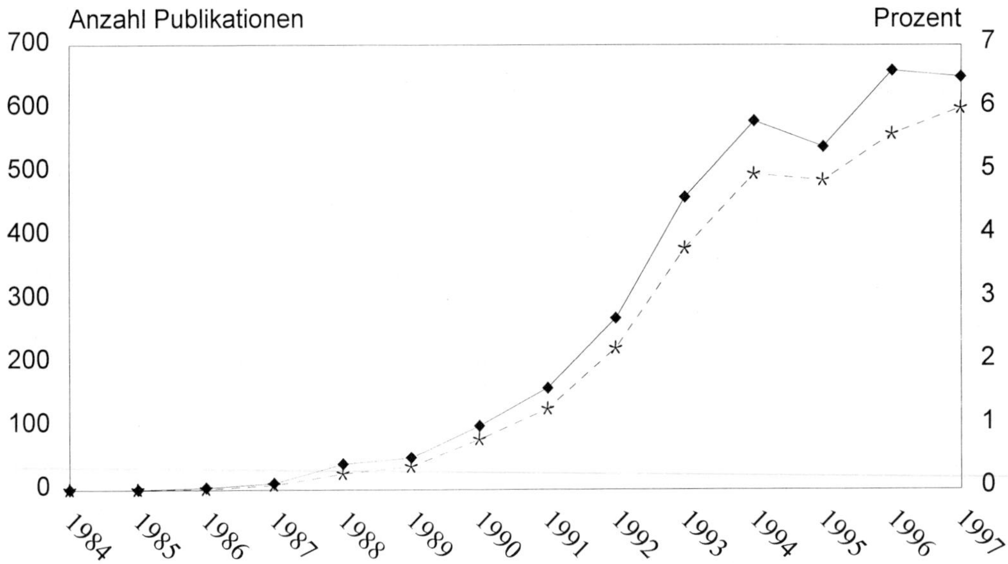

Abb. 32.1: Die Entwicklung der Häufigkeit von Artikeln zu Komorbiditätsthemen in der psychiatrischen Fachliteratur. Die folgende Abb. basiert auf einer MEDLINE-Recherche mit den Begriffen *„comorbidity"* und *„psychiatry"* oder *„psychiatric"*. Die *durchgezogene Kurve* zeigt die Anzahl der gefundenen Artikel pro Jahr, die *gestrichelte Kurve* gibt wider, welchen prozentualen Anteil psychiatrische Artikel mit Komorbiditätsthemen an allen psychiatrischen Artikeln (gefunden über die Schlüsselwörter *„psychiatry"* oder *„psychiatric"*) haben.

Hinsichtlich der zeitlichen Abfolge zweier komorbider Störungen wird unterschieden zwischen einer *primären* und einer *sekundären*, je nachdem welche Störung zuerst auftrat. Nur selten besteht aber in der Klinik und leider auch nur bei wenigen Studien die Möglichkeit, dies prospektiv zu untersuchen. Zumeist erfolgt die Einteilung *„primär versus sekundär"* retrospektiv und ist, wie es *Andreasen* et al. (1981) gezeigt haben, letztlich oft unzuverlässig.

Kraemer (1995) unterschied unter medizinstatistischer Perspektive vier Arten von Komorbiditätskonzepten, die zur Zeit parallel in der psychiatrischen Literatur angewandt werden:

a) Klinische Komorbidität:
Die Störung B beeinflußt die Prognose der Störung A: Patienten mit den Störungen A und B haben eine schlechtere Prognose als Patienten mit der Störung A ohne B. Dies ist das ursprüngliche Konzept der Komorbidität in den nicht-psychiatrischen Fächern (z.B: Feinstein 1970).

b) Epidemiologische Komorbidität:
Das Vorkommen der Störung A (z.B. Major Depression) macht das Auftreten der Störung B (z.B. somatoforme Störung) wahrscheinlicher: Die Prävalenz von B (somatoforme Störung) unter Trägern des Merkmals A (Depression) ist höher als ihre Prävalenz unter den Nicht-Trägern von A (der Nicht-Depression also). Dies ist die häufigste Anwendung des Komorbiditätskonzeptes in der Psychiatrie.

c) Familiäre Komorbidität:
Die Störungen A und B zeigen eine familiäre Überlappung: Entweder ist die Prävalenz der Störung A unter Verwandten von Trägern der Störung B, die aber nicht an A erkrankt sind, unterschiedlich von Verwandten von Trägern, die weder an A noch B erkrankt sind, oder die Prävalenz der Störung A unter Verwandten von an A und B Erkrankten ist unterschiedlich von der Prävalenz der Störung unter Verwandten von Personen, die zwar an A nicht aber an B erkrankt sind. Dieses Konzept ist gerade für die genetische Forschung von großer Bedeutung, entspricht aber alleine betrachtet nicht mehr der eigentlichen Komorbiditätsdefinition wie oben formuliert und wird deshalb im allgemeinen Teil dieses Kapitels

nicht weiter dargestellt werden. Diesbezüglich wird auf das Kapitel Genetik verwiesen.

d) Zufällige Komorbidität:
Es ist reiner Zufall, daß die Störungen A und B gleichzeitig auftreten.

Die ersten drei Formen von Komorbidität überlappen häufig. Sie schließen sich nicht gegenseitig aus.

Verschiedene Autoren haben sich gefragt, ob sich Unterformen von Komorbiditätsbeziehungen unterscheiden lassen (z.B. Maser und Cloninger 1990, Wittchen 1996). Da die Frage nach solchen Komorbiditätsbeziehungen aber auf ätiologischen Konzepten basiert, sind beim Stand der psychiatrischen Wissenschaft solche Modelle grundsätzlich hypothetischer Natur.

Wittchen (1996) formulierte vier Hypothesen zum Zusammenhang zwischen zwei komorbiden Störungen (A und B). Diese Hypothesen sind im Folgenden etwas modifiziert aufgeführt:

a) Kausale Komorbidität:
Die Störung A (z.B. Depression) prädisponiert, die Störung B (z.B. somatoforme Störung) zu entwickeln.
b) Wechselseitige Komorbidität:
Störung A und Störung B beeinflussen sich wechselseitig.
c) Komorbidität bei gemeinschaftlichem ätiologischen Faktor:
Ein zugrunde liegender Faktor Z wirkt sowohl auf die Ausbildung von Störung A als auch von Störung B.
d) Komorbidität als Produkt komplexer Faktoren:
Mehrere komplexe Faktoren (Genetik, Persönlichkeit usw.) (z.B. X, Y, Z) spielen zusammen. So mag X und Y Störung A bewirken, während X und Z zu Störung B führen können.

Natürlich lassen sich die ersten drei Hypothesen als Spezialfälle der vierten formulieren, so daß durch solche *„Produkt-mehrerer-komplexer-Faktoren"*-Hypothesen letztlich alle Fälle nichtzufälliger Komorbidität erklärt werden können. Dieses Modell könnte sogar zur umgekehrten Fragestellung führen: Gibt es bestimmte Störungen, die vor anderen Störungen schützen? Eine solche Frage wurde unseres Wissens bislang nicht in größerem Umfang bearbeitet, könnte aber gerade für die *„Salutogenese"*-Forschung von Belang sein.

32.2 Sinn und Unsinn des Komorbiditätskonzeptes

Es darf als unbestritten gelten, daß das Komorbiditätskonzept Relevanz auf verschiedenen Ebenen hat. Eine grundlegende Bedeutung der Komorbiditätsforschung ist, daß sie Risikogruppen ausmacht. Exemplarisch soll dies für einige wichtige Beispiele dargestellt werden:

a) Die medizinische Behandlung wird durch Komorbidität teuerer, wie das betriebswirtschaftlich für allgemeinmedizinische Krankenhäuser berechnet wurde (Shwartz et al. 1996). Tritt Depression komorbide zu anderen – auch somatischen Erkrankungen – auf, führt dies beinahe zu einer Verdoppelung der jährlichen Krankheitskosten (Simon et al. 1995) bzw. einer wesentlichen Verlängerung der stationären Behandlungsdauer (Verbosky et al. 1993). Komorbider Substanzmißbrauch erhöht die medizinischen Kosten um 60% (Dickey und Azeni 1996).
b) Bestimmte psychiatrische Komorbiditäten (z.B. komorbider Substanzmißbrauch) führen zu höheren Wiederaufnahmeraten in psychiatrische Krankenhäuser (Vogel und Huguelet 1997).
c) Komorbidität führt häufig zu medizinischen Komplikationen bis hin zu erhöhter Mortalität (Moss 1975) – auch durch Suizid (Beautrais et al. 1996). Bei Herzinfarkt (Lespérance et al. 1996) und Schlaganfall (Morris et al. 1993) wurde prospektiv gezeigt, daß eine Major Depression nach dem Ereignis das Risiko, an der körperlichen Krankheit im weiteren Verlauf zu sterben, signifikant erhöht.
d) Komorbidität führt oft zu Therapieresistenz bzw. großen Schwierigkeiten im Behandlungsverlauf (Katon et al. 1994, Sharma et al. 1995).

Andererseits jedoch führen manche methodischen Schwierigkeiten und manche klinischen Paradoxa und Oxymora das Komorbiditätskonzept an die Grenze des Unsinns. Zu den Eigentümlichkeiten des Komorbiditätskonzeptes gehört, daß die theoretischen Grundlagen zunächst einleuchtend erscheinen, daß jedoch kaum jemand thematisiert, wie problematisch die praktische Umsetzung ist. *Wittchen* (1996) berichtete, daß im Vergleich zwischen der *„klinischen Diagnostik"* erfahrener Psychiater und der Diagnostik durch standardisierte Interviews (in diesem Fall CIDI) die letztere ungleich häufiger zu komorbiden Diagnosen führte. Und das obwohl kein uns bekanntes diagnostisches Interview **alle** ICD-10- oder DSM-IV-Diagnosen zu prüfen vermag (man denke an die vielen *„Kategorien"*: *„Nicht näher bezeichnete Störungen"*). Zumeist wird nur ein Teil der möglichen Diagnosen erfaßt, so daß die tatsächlichen Komorbiditäten noch höher liegen, als wenn sie durch standardisierte Interviews erfaßt werden.

Hier liegt aber eine Schwierigkeit des Komorbiditätskonzeptes, die wir an einem Beispiel verdeutlichen wollen: Als wir in einem Forschungsprojekt durch ein standardisiertes Interview (SCAN) gewonnene Daten per Algorithmus nach den Forschungskriterien der ICD-10 auswerteten, stellten wir dabei fest, daß bei der Mehrzahl der Probanden mit Depression (ICD-10 F32) auch die Diagnose *„ICD-10 F51.0: nichtorganische Insomnie"* komorbide gestellt wurde oder daß einige Probanden gleichzeitig – also komorbide – die Kriterien einer *„undifferenzierten Somatisierungsstörung F45.1"* und *„hypochondrischen Störung F45.2"* erfüllten. Es entstanden so komorbide Diagnosen, die nach traditioneller psychiatrischer Sichtweise unsinnig sind. Jeder klinisch tätige Arzt würde natürlich die Schlafstörung des Depressiven als Symptom der Grundkrankheit ansehen oder sich fragen, wo die Aussagekraft der Doppeldiagnose *„undifferenzierte Somatisierungsstörung"* plus *„hypochondrische Störung"* liegt, der Computer ist hier aber *„konsequent"* und errechnet zwei – oder mehr – Diagnosen.

Ein weiterer Effekt ist, daß nicht wenige Personen fünf und mehr ICD-10 Diagnosen erhalten, so hätte z.B. ein Patient mit den fünf Diagnosen Panikstörung (F41.0), isolierte Phobie (F40.1), mittelgradig depressive Episode (F32.1), hypochondrische Störung (F45.2) und ängstliche Persönlichkeitsstörung (F60.6) vor 20 Jahren wahrscheinlich eine Diagnose unter dem Dach der Depression erhalten. Daß der klinisch tätige Arzt zögert, alle fünf Diagnosen in der Epikrise aufzuführen, wenn er sie denn diagnostiziert hat, ist eigentlich verständlich, denn der niedergelassene Psychiater oder gar Hausarzt wird angesichts solcher Diagnoseungetüme nur noch ungläubig mit dem Kopf schütteln.

Die Gefahr für einen konzeptionellen *„Unsinn"* kann anhand mehrerer Beispiele verdeutlicht werden. An dieser Stelle seien drei als repräsentativ genannt:

- die gemischt-bipolare Störung nach ICD-10 und DSM-IV,
- die schizoaffektiven Störungen nach den beiden genannten Systemen,
- die organischen affektiven Störungen, ebenfalls nach den beiden Systemen.

Die *„gemischte Episode"* einer affektiven Störung besteht aus einer depressiven und einer manischen Episode. Stellt dies trotz der vielen Besonderheiten im epidemiologischen und soziodemographischen, therapeutischen und prognostischen Bereich, die die gemischt-bipolare Störung hat, eine Komorbidität von Manie und Depression dar? Die genannten Systeme verlangen zur Stellung der Diagnose einer schizoaffektiven Psychose das gleichzeitige Vorhandensein von einer schizophrenen und einer depressiven bzw. manischen Episode. Sollte auch hier von Komorbidität zweier verschiedener Störungen, Schizophrenie und Depression bzw. Schizophrenie und Manie oder bei den gemischten schizoaffektiven Episoden von Schizophrenie und Depression und Manie, gesprochen werden? Und das trotz der vielen Besonderheiten hinsichtlich aller schon oben genannten Ebenen, die die schizoaffektiven Erkrankungen bezeichnen? Dies wäre unseres Erachtens ignorierende Simplizität. Ebenfalls halten wir es für wenig sinnvoll, ein depressives Syndrom, das nach einer Granatsplitterverletzung bestimmter Hirnregionen (die für den Ablauf von emotionalen Prozessen bedeutend sind) auftritt, als Komorbidität zwischen Hirnverletzung und Depression zu bezeichnen.

32.3 Komorbide Störungen bei unipolaren und bipolaren Erkrankungen

32.3.1 Grundsätzliche Bemerkungen

Im Folgenden wird dargestellt, welche Komorbiditäten zwischen verschiedenen Formen unipolarer bzw. bipolarer Störungen und anderen Störungen bestehen. Dabei muß hinsichtlich der Ergebnisse bedacht werden, daß für die Mehrzahl der Untersuchungen zwei grundsätzlich verschiedene Fragestellungen zu unterscheiden sind:

a) Entweder untersuchten sie, welche komorbiden Störungen bei affektiven Psychosen auftraten (Fragestellung ist dann z.B. *„welche anderen Störungen treten bei Dysthymie auf?“*)
b) oder aber sie berichteten Komorbiditätsraten von affektiven Störungen bei einer näher untersuchten nicht-affektiven Störung (Fragestellung wäre hier z.B. *„welche anderen Störungen inklusive Depression treten bei Alkoholabhängigkeit auf?“*).

Wir werden im Folgenden nur dann darauf hinweisen, welche der beiden Perspektiven der Untersuchung zugrunde lag, wenn dies offensichtlich zur Bewertung der Ergebnisse notwendig ist.

Jede körperliche oder seelische Erkrankung kann mit affektiven Störungen einhergehen.

a) Zunächst ist grundsätzlich jede Störung oder Krankheit eine Belastung, ein Stressor und kann somit zu kurzen oder länger dauernden Anpassungsstörungen auch mit affektiven Symptomen führen.
b) Jede Krankheit oder Störung kann ein kritisches Lebensereignis und somit ein Faktor der Krankheitsauslösung sein (vgl. Abschnitt *„life events“*).
c) Auch psychosoziale Belastungen können zu unipolaren Depressionen, und wenn sie chronisch sind, evtl. auch zu Dysthymien führen. Eine solche psychosoziale Belastung kann auch eine komorbide Krankheit bzw. Störung sein.
d) Affektive Störungen sind häufig. Wenn epidemiologische Studien Lebenszeitprävalenzen der Major Depression von bis zu 19% berichtet haben (vgl. Weissman et al. 1996, siehe Kapitel 31), dann ist zu erwarten, daß bereits die *„zufällige Komorbidität“* allgemein sehr hoch ist.

Komorbiditätsforschung bei affektiven Störungen muß demnach methodisch u.a. folgende Punkte berücksichtigen, um zu Aussagen von Belang zu kommen:

a) Sie muß zeigen, daß eine bestimmte affektive Störung häufiger, als normalerweise zu erwarten, bei einer bestimmten anderen Störung auftritt. Nur dann handelt es sich um eine nicht zufällige Komorbidität.
b) Sie sollte den Schweregrad, die sozialen Folgen und Einschränkungen der globalen Leistungsfähigkeit der komorbiden Störung erfassen und überprüfen, ob die Häufigkeit komorbider affektiver Störungen damit parallel geht.

Noch einige methodische Hinweise sind bei den nachfolgenden Ergebnissen zu bedenken:

a) Jede Diagnosestellung erfolgt mit einem gewissen Maß an Unsicherheit, obwohl die Reliabilität operationalisierter Diagnostik und standardisierter Interviews diesen Fehler in den letzten Jahren sicherlich erheblich reduziert hat. Dennoch kommt es bei Komorbidität zu Summationseffekten dieser Fehler: Werden die vier Lebenszeitdiagnosen A, B, C und D mit jeweils 80%iger Sicherheit gestellt, so erfolgt die korrekte Diagnosestellung einer Lebenszeitkomorbidität aller vier Diagnosen nur noch mit knapp 41%iger Sicherheit, das heißt, in der Mehrzahl der Fälle wird diese Komorbidität nicht korrekt diagnostiziert werden können. Zwar liegen standardisierte Instrumente heute hinsichtlich ihrer Reliabilitäten für den *„present state“* oft über den hier angeführten 80%, jedoch muß angesichts retrospektiver Erfassung von Lebenszeitkomorbiditäten in vielen Studien und vor allem im klinischen Alltag davon ausgegangen werden, daß diese Beispielszahl von 80% nicht utopisch ist.
b) *Lavori* (1990) und *Kraemer* (1995) haben in Grundsatzartikeln statistische Voraussetzungen und methodische Probleme der Erfassung von Komorbidität diskutiert. Gerade der Arti-

kel von *Lavori* zeigt kritisch, daß aufgrund statistischer Fehler möglicherweise zahlreiche Studien falsch positive Zusammenhänge berichten.

c) Es ist äußerst schwierig, mit Standardinstrumenten wie DIS, SKID, CIDI, SCAN, DIPS u.ä. *„vorübergehende psychotische Störungen"*, *„Zyklothymia"* und teilweise auch *„schizoaffektive Störungen"*, *„rekurrente kurzandauernde Depression"* und *„saisonalabhängige Depressionen (SAD)"* valide zu erfassen. Aufgrund der gerade aufgeführten methodischen Probleme ist es deswegen sehr schwer, für diese Diagnosen Komorbiditäten anzugeben.

d) Im nachfolgenden Überblick wird deutlich werden, daß nahezu alle psychiatrischen Störungen häufiger bei bipolaren als bei unipolaren affektiven Erkrankungen auftreten. Dies könnte ein Artefakt sein: Postuliert man zwei genuine, quasi *„endogene"* uni- und bipolare Krankheitsprozesse, so ist der bipolare mit Sicherheit klarer umrissen, die Spezifität der entsprechenden Diagnosen ist höher als bei dem potentiellen unipolaren, da ja die Diagnosen *„Major Depression"* und evtl. auch *„Dysthymie"* aller Wahrscheinlichkeit nach eine weitaus heterogenere Gruppe von Störungsbildern umfassen. Bipolare Störungen können sich wohl *nach*, nicht jedoch *aufgrund* von *„kritischen Lebensereignissen"* entwickeln, während ein Teil der Major Depressionen durchaus auch ursächlich durch kritische Lebensereignisse (z.B. Tod des Partners) bedingt sein kann, so daß dann – unter diesen Voraussetzungen – die Diagnose *„Major Depression"* genuine (endogene) und nicht genuine Formen umfassen würde, wobei für letztere andere Komorbiditäten anzunehmen wären.

e) In der Entwicklung vom DSM-III über das DSM-III-R zum DSM-IV nahm die Zahl der Ausschlußkriterien immer weiter ab (First et al. 1990). Epidemiologische Studien hatten jedoch häufig schon in den 80er Jahren bewußt alle Ausschlußkriterien mißachtet. Diese Zahlen liegen dann aber auch automatisch höher im Vergleich zu den Studien, bei denen die Ausschlußkriterien berücksichtigt worden waren.

Wichtig ist es, für den Bereich der Komorbidität das statistische Maß der *„Odds Ratio"* zu kennen. Die *„Odds Ratio"* oder der *„Kreuzproduktquotient"* (Bortz und Lienert 1998) ist in der Komorbiditätsforschung (Hillis und Woolson 1995) ein Maß des statistischen Risikos, das eine Störung A darstellt, daß eine komorbide Störung B auftritt. Es berechnet sich anhand einer Vierfeldertafel aus dem Quotienten (a*d)/(b*c). Hierfür eine hypothetisches Beispiel: Eine epidemiologische Studie habe gezeigt, daß in einer Stichprobe aus der Allgemeinbevölkerung unipolare Depressionen bei 10% der Personen ohne Angststörungen und 20% der Personen mit Angststörungen auftreten. Somit erhöht das Vorhandensein einer Angststörung das statistische Risiko einer unipolaren Depression. Die Odds Ratio berechnet sich dann wie folgt: Das Risiko einer Angststörung ist 0,2, das Risiko einer Depression 0,1. Der Quotient b/d für die Depression ist 10/90=0,11, der Quotient a/c für die Angststörung beträgt 20/80=0,25. Die Odds Ratio berechnet sich dann aus 0,25/0,11=(20*90)/(10*80)=2,25. Das relative Risiko dagegen berechnet sich aus dem Quotienten der beiden Risiken, d.h. das relative Risiko für eine depressive Störung bei Angststörung wäre hier in diesem Beispiel 0,2/0,1=2.

32.4 Angststörungen

32.4.1 Komorbidität mit unipolarer Depression

Angststörungen sind die häufigsten Störungen, die komorbide mit unipolarer Depression einhergehen (Merikangas et al. 1996a). Es darf nicht vergessen werden, daß über Jahrzehnte, ja sogar Jahrhunderte, Angst wie selbstverständlich zu den Symptomen der endogenen Depression gezählt wurde, ohne hier an eine diagnostische Kategorie zu denken.

Eugen Bleuler bezeichnete die Angst als *„Nuance"* der Depression neben *„Trauer, Verzweiflung, Gewissensbisse(n)"* (Bleuler 1937). Andere Autoren – wie z.B. *Lewis* (1934) – formulierten, daß es nur eine affektive Störung gäbe, nämlich Angst *und* Depression, und daß je nach Fall das eine oder das andere überwiege. Schließlich formulierte auch *Bowlby* (1977) die enge ätiologische Verbindung von Angst und – schließlich schlimmstenfalls anaklitischer – Depression beim Bindungserleben des Neugeborenen.

Andere Autoren betonen dagegen, daß es zu einfach sei, nur eine *„affektive Störung"* zu sehen, da auf phänomenologischer und konzeptioneller (Roth et al. 1972, Akiskal 1990b) und auch psychodynamischer (Frommer 1996) Ebene klare Unterschiede zwischen Angststörungen und affektiven Störungen zu finden sind.

Häufigkeit

Nach Kriterien von DSM-III bzw. DSM-III-R stellte eine internationale Expertengruppe (Merikangas et al. 1996a) fest, daß das tatsächliche Risiko (Odds Ratio), zu einer Major Depression eine Angststörung zu entwickeln, gegenüber dem zufälligen – je nach Studie – zwischen 2,7 und 14,9fach erhöht ist. Dieser Expertenbericht faßte die Ergebnisse der Baseler Epidemiologischen Studie (Wacker und Klein 1992), der ECA-Studie (Robins und Regier 1991), der Zürich-Studie (Angst 1996d), der epidemiologischen Untersuchung in Puerto Rico (Canino et al. 1987) und der Münchner Follow-up-Studie (Wittchen et al. 1992) zusammen.

Etwa die Hälfte der Probanden in epidemiologischen Studien mit unipolarer Depression im Beobachtungszeitraum hatten im selben Zeitraum auch eine Angststörung: In der National Comorditiy Survey (NCS) lag der Wert der entsprechenden Lebenszeitkomorbidität bei 58%, der der 1-Jahres-Komorbidität bei 51% (Kessler et al. 1996). Aus der Münchner Follow-up-Studie (Wittchen et al. 1992) läßt sich die Lebenszeitkomorbidität zwischen affektiven Störungen (etwa 2/3 Major Depression, 1/3 Dysthymie, 1 Proband von 75 mit bipolarer Störung) und Angststörung mit 47% berechnen. In der Zürich-Studie, die jedoch keine epidemiologische Feldstudie sondern eine Kohortenstudie ist, fand sich bei 57% der Probanden mit einer Major Depression eine Angststörung (Angst 1996d). In epidemiologischen Studien bei Kindern lag die Häufigkeit von Angst bei Depression zwischen 30% und 75% (Übersicht bei Angold und Costello 1993), wobei aber 2/3 der besprochenen Studien Ergebnisse zwischen 39% und 58% berichteten. Wohl aufgrund anderer diagnostischer Schwellen fand eine epidemiologische Studie aus Oregon dagegen deutlich niedrigere Zahlen bei über 1700 Jugendlichen und über 2000 Erwachsenen (Rohde et al. 1991): 18% der depressiven Jugendlichen und nur knapp 11% der depressiven Erwachsenen hatten eine komorbide Angststörung.

Eine viel größere Streubreite findet sich bei der Häufigkeit von Komorbidität zwischen unipolarer Depression und Angststörungen bei klinischen Populationen, da hier Selektionseffekte und Besonderheiten der jeweiligen Einrichtungen schwer standardisierbar sind. In einer methodisch guten Querschnittsuntersuchungen wurde – ähnlich wie in epidemiologischen Studien – eine aktuelle Komorbidität von 42% berichtet (Sanderson et al. 1990a), andere Studien berichten aber Zahlen zwischen 5% (Mezzich et al. 1990) und 92% (Pini et al. 1997). Bei Kindern fanden in einer prospektiven Studie *Kovacs* et al. (1989) bei 48% der Kinder mit Major Depression eine komorbide Angststörung, ansonsten schwanken hier aber auch die Ergebnisse zwischen 8% und 86% (vgl. Angold und Costello 1993).

Allgemein ist zu sagen, daß Panikstörung und generalisierte Angststörung gemäß DSM-III-R/DSM-IV häufiger als phobische Störungen komorbide mit einer Major Depression auftreten.

Tabelle 32.1: Lebenszeitkomorbiditäten mit Angststörungen bei bestehender unipolarer Depression oder einer entsprechenden Vorgeschichte. Die Zahlen sind Schätzungen aus der Literatur und sind den im Text referierten Studien entnommen. Die Odds Ratios sind nach *Merikangas* et al. (1996a) zitiert.

Diagnose[1]	Epidemiologische Lebenszeitkomorbidität[2]	Odds Ratio
Angststörungen insgesamt	ca. 45 - 50%	2,7 - 14,9
Panikstörung	ca. 10 - 15%	2,7 - 30,0
Agoraphobie	ca. 5 - 15%	1,3 - 12,2
Isolierte („*einfache*") Phobie	ca. 20%	1,8 - 9,0
Soziale Phobie	ca. 15 - 30%	2,2 - 18,2
Generalisierte Angststörung	mind. 12% (?)	4,1 - 7,4

[1] DSM-III- bzw. DSM-III-R-Diagnosen
[2] Wie viele Probanden mit unipolarer Depression haben auch eine Lebenszeitdiagnose einer Angststörung. Die Zahlen sind Schätzungen nach der Literatur.

Dabei erscheint der Zusammenhang zwischen **Panikstörung** und unipolarer Depression besonders stark zu sein. Man muß aber bedenken, daß alle wichtigen epidemiologischen Studien in diesem Bereich auf dem DSM-III oder DSM-III-R basieren und somit – anders als die ICD-10 – der Panikstörung das Primat über die Agoraphobie geben. Das komorbide Auftreten von Panikstörungen und unipolarer Depression zeigte die höchste Odds Ratio (zwischen 2,7 und 30) (Merikangas et al. 1996a). In verschiedenen epidemiologischen Studien war bei etwa 10% der unipolar depressiv Erkrankten die Lebenszeitdiagnose einer Panikstörung zu stellen: NCS 9,9% (Kessler et al. 1996), Edmonton-Studie 10,6% (Spaner et al. 1994), als Kohortenstudie Zürich-Studie 12% (Angst 1996d), Crossnational Study ECA 5,9% (Taiwan) bis 17,0% (Korea) (Weissman et al. 1996), was auch bei klinischen Populationen bestätigt wurde (10% bei Sanderson et al. 1990a, 15% bei Fava et al. 1996, dagegen über 30% bei Pini et al. 1997). Mindestens 50% der Patienten mit Panikstörungen entwickeln im Laufe ihres Lebens komorbide eine Depression (Angst 1996d, Clancy et al. 1978, Grunhaus 1988, Noyes et al. 1990, Starcevic et al. 1992), in der Edmonton-Studie lag dieser Wert sogar bei 73% (Dick et al. 1994a), während im aktuellen Querschnitt einer klinischen Population mit Angststörungen über 10% der Patienten mit Panikstörung mit Agoraphobie (DSM-III) eine gleichzeitige komorbide Major Depression hatten (Sanderson et al. 1990b).

Die **Agoraphobie** wird im DSM-III-R bzw. DSM-IV anders als in der ICD-10 nur dann als eigene Diagnose angesehen, wenn dabei keine Panikattacken auftreten (Frances et al. 1993), während in der ICD-10 die Agoraphobie das Primat über die Panikstörung hat. Da epidemiologische Studien der letzten 1 ½ Jahrzehnte nahezu ausschließlich auf dem DSM basierten, stand die Panikstörung viel stärker im Zentrum der Aufmerksamkeit als die Agoraphobie. Da die Agoraphobie jedoch etwa 2-3 mal so häufig ist wie die Panikstörung (Merikangas et al. 1996a), findet sich erwartungsgemäß auch eine häufigere Komorbidität mit unipolarer Depression: Meist lag die Lebenszeitprävalenz der Agoraphobie bei unipolarer Depression bei etwa 15%: 16,3% National Comorbidity Survey (Kessler et al. 1996), 13% Zürich-Studie (Angst 1996d), dagegen 2% bzw. 6% im Querschnitt zweier klinischer Populationen (Sanderson et al. 1990a, Fava et al. 1996). Möglicherweise sind die Unterschiede zwischen epidemiologischen und klinischen Studien auf unterschiedliche Handhabungen der Ausschlußkriterien zurückzuführen: Erstere verzichten oft auf die Ausschlußkriterien des DSM, während sie in klinischen Studien berücksichtigt werden, was gerade bei der Agoraphobie zu einer Abnahme der Prävalenzzahlen zugunsten der Panikstörung führt. Das Risiko, zu einer unipolaren Depression eine Agoraphobie gemäß DSM-IV zu haben, ist geringer als das, komorbide an einer Panikstörung zu leiden: Je nach Studie liegt die Odds Ratio bei zwischen 1,3 und 12,2 (Merikangas et al. 1996a). Umgekehrt hatten im National Comorbidity Survey (NCS) bei über 8000 Probanden aus der Normalbevölkerung 46% der Probanden mit einer Agoraphobie auch die Lebenszeitdiagnose einer unipolaren Depression, was eine Odds Ratio von 4,8 bedingt (Magee et al. 1996). In der Edmonton-Studie hatte dem vergleichbar ein Drittel der Personen mit Agoraphobie die Lebenszeitdiagnose einer unipolaren Depression, die Odds Ratio war mit 4,2 stärker erhöht als die Odds Ratio für die Komorbidität Soziale Phobie (2,5) bzw. isolierte Phobie (2,6) und Major Depression (Dick et al. 1994b), ein Ergebnis, das auch entsprechend in dem NCS gefunden worden war.

Die **soziale Phobie** ist als eigenständige Diagnose umstrittten, da es kaum Patienten gibt, die diese Diagnose alleine erfüllen. Vielmehr scheint hier eine allgemeine Komorbiditätsquote von 80% und höher zu bestehen (Merikangas und Angst 1995). Die Prävalenzzahlen schwanken selbst in guten epidemiologischen Studien ganz erheblich – teilweise um den Faktor 10 (Merikangas et al. 1996a, Lepine und Lellouch 1995) – , wobei die meisten Studien eine Lebenszeitprävalenz von 2-4% fanden (Dick et al. 1994b, Merikangas und Angst 1995). Etwa 45-60% der betroffenen Patienten haben außerdem die Lebenszeitdiagnose einer affektiven Störung (Merikangas und Angst 1995, Lepine und Lellouch 1995). Je nach Untersuchung liegt die Zahl der Patienten mit einer Lebenszeitdiagnose *„soziale Phobie"* bei bestehender Lebenszeitdiagnose einer unipolaren Depression zwischen 15% und 25%: Zürich-Studie 13% (Angst 1996d), NCS 27% (Kessler et al. 1996), Edmonton-Studie 21% (einfache und soziale Phobie; Spaner et al. 1994), klinische Populationen 11-30% (Pini et al. 1997, Sanderson et al. 1990a, Fava et al. 1996, Alpert et al. 1997). Die Odds Ratio beträgt je nach Studie 2,2 - 18,2. Unter sozial phobischen Personen fand die Edmonton-Studie ein Fünftel, der NCS 37% Personen (Magee et al. 1996) mit der Lebenszeitdiagnose einer Major Depression, die Odds Ratio war mit 2,5 bis 3,7 – weniger als für die Agoraphobie – erhöht (Dick et al. 1994b, Magee et al. 1996).

Daß Depressive eine sekundäre soziale Phobie im Rahmen einer unipolaren Depression haben können, die aber zeitlich parallel mit der unipolaren Depression auftritt und mit der erfolgreichen Behandlung der unipolaren Depression remittiert, berichteten *Dilsaver* et al. (1992). Sie fanden dieses Phänomen bei fast der Hälfte ihrer klinisch behandelten Depressiven. Eine Überlappung zwischen sozialer Phobie, selbstunsicherer Persönlichkeitsstörung und atypischer Major Depression fanden *Alpert* et al. (1997): Sie verglichen in einer klinischen Stichprobe jeweils 87 atypisch mit nicht-atypisch Depressiven und fanden bei der ersten Gruppe mehr als 2,5fach (26% versus 10%) häufiger komorbide soziale Phobie plus selbstunsichere Persönlichkeitsstörung. Auch diese beiden Ergebnisse deuten auf die möglicherweise geringe Eigenständigkeit der Diagnose *„soziale Phobie"* hin.

Die Diagnose **isolierte bzw. einfache Phobie** ist von geringerer Bedeutung, da sie meist – verglichen mit den anderen Angststörungen oder anderen psychiatrischen Störungen – weniger Leiden bedingt. Die allgemeine Lebenszeitprävalenz dieser Störung lag im NCS bei 11% mit einem deutlichen Geschlechterunterschied (m:f 2:5) (Magee et al. 1996). Wohl um 20% der Probanden außerhalb der Klinik mit der Lebenszeitdiagnose einer unipolaren Depression haben oder hatten eine isolierte Phobie (NCS 24%, Kessler et al. 1996; Zürich-Studie 21%, Angst 1996d). In klinischen Studien liegen diese Zahlen teilweise niedriger: 2% (Sanderson et al. 1990a), 6% (Pini et al. 1997), 16% (Fava et al. 1996), möglicherweise da diese Störungen nur ausnahmsweise in der Klinik behandelt werden. *Fava* et al. (1996) bestätigt in einer klinischen Stichprobe die bekannten Geschlechtsunterschiede: Isolierte Phobien traten mehr als doppelt so häufig bei Frauen als bei Männern auf (19,5% versus 9%). Die Odds Ratio beträgt 1,8 – 9,0 und ist damit zusammen mit der Agoraphobie die niedrigste der Angststörungen. Umgekehrt hatten in der Edmonton-Studie (Dick et al. 1994b) 19.8% und im NCS 42% (Magee et al. 1996) der Personen mit der Lebenszeitdiagnose *„isolierte Phobie"* auch eine unipolare Depression.

Die **generalisierte Angststörung (GAD)** ist als Diagnose ähnlich umstritten wie die soziale Phobie (Brown et al. 1994). Die Operationalisierung der generalisierten Angststörung im DSM-III, die auf die ursprüngliche Dichotomisierung *Kleins* der Angststörungen (Panikstörung versus generalisierte Angststörung) zurückgeht (Klein 1964), konnte sich empirisch nicht bestätigen und wird heute als überholt angesehen, aber selbst die DSM-IV-Operationalisierung, die sich erheblich von der älteren unterscheidet, wird kritisch diskutiert (Brown et al. 1994). Problematisch ist die sehr hohe Komorbidität mit anderen Störungen, die die Eigenständigkeit der Diagnose schmälert: Patienten, die nur an generalisierter Angststörung ohne Lebenszeitdiagnose einer anderen psychischen Störung leiden, sind die Ausnahme, entsprechende Komorbiditätsraten liegen nämlich bei über 90% (Wittchen et al. 1994). Unzweifelhaft ist aber, daß die Operationalisierungen von DSM-III-R und DSM-IV ein Syndrom beschreiben, daß zwar eine Angststörung bezeichnet, das aber auch eine große Nähe zu den affektiven Störungen hat (Roy et al. 1995). Die Lebenszeitprävalenz der generalisierten Angststörung wird zwischen 1,9% (Wacker und Klein 1992) und 5,1% (Wittchen et al. 1994) angegeben. In der Zürich-Studie hatten ca. 12% der Probanden mit einer Lebenszeitdiagnose einer unipolaren Depression auch ein generalisierte Angststörung, in klinischen Populationen lag diese Zahl zwischen 9% (Fava et al. 1996) und 50% (Sherbourne et al. 1996), während querschnittlich 14% von Patienten mit generalisierter Angststörung, die in der Klinik behandelt wurden, auch eine gleichzeitige Major Depression hatten (Sanderson et al. 1990b).

Folgen der Komorbidität von Angststörungen bei unipolaren Depressionen

Eine komorbide Angststörung verschlechtert den Verlauf und damit die Prognose einer unipolaren Depression. Dieses Ergebnis ist vielfach bestätigt und bezieht sich auf alle wichtigen Verlaufsparameter (vgl. z.B. Sherbourne und Wells 1997, Grunhaus et al. 1994, Kessler et al. 1996). Welche therapeutische Konsequenzen sich daraus ergeben, ist unseres Wissens aber bisher wenig beachtet worden. Angesichts der relativ guten Behandelbarkeit vieler Angststörungen wäre zu fragen, ob die erfolgreiche Behandlung der Angststörung auch die Prognose der Depression bessert.

Wichtig ist jedenfalls zu unterscheiden, was – zeitlich – primär und was sekundär war, da die Mehrzahl der komorbiden Major Depressionen bei Angststörungen sekundär zu sein scheinen. Zumindest in zwei prospektive Studien – der Zürich- (Angst et al. 1990c) und der Lundby-Studie (Hagnell und Gräsbeck 1990) – fand sich nämlich, daß reine Depressionen im Verlauf entweder remittierten oder weiter reine Depressionen blieben. Nur ausnahmsweise entwickelte sich daraus eine Angststörung, während reine Angststörungen im Längsschnitt häufig zu Depressionen wurden oder Depressionen zur Angststörung hinzutraten (Dohrenwend 1990), was auch durch die Daten des US National Comorbidity Survey (NCS, Kessler et al. 1996) bestätigt wurde.

In letzterer Untersuchung wurde versucht, bei einer ausreichend großen Population zwischen primärer und sekundärer unipolarer Depression zu unterscheiden, wobei hier kein kausaler, sondern ein ausschließlich zeitlicher Zusammenhang angenommen wurde. Primäre unipolare Depressionen waren solche, die *„rein"* auftraten, ohne daß bis zu ihrem Beginn eine weitere Diagnose zu stellen war. Sekundäre unipolare Depression bedeutete dementsprechend, daß zuvor eine andere Diagnose zu stellen war. Diese Ergebnisse sind von großer Bedeutung: Es zeigte sich, daß das Auftreten von generalisierter Angststörung und Panikstörung ein sehr hohes Risiko bedeutete, im selben Jahr *„sekundär"* eine Major Depression zu entwickeln (generalisierte Angststörung: Odds Ratio 62 (!), Panikstörung: Odds Ratio 28). Generalisierte Angststörung, Agoraphobie, einfache Phobie und soziale Phobie – nicht so sehr die Panikstörung – erhöhen aber auch im längeren Verlauf (über 1 Jahr) das Risiko, eine Major Depression zu entwickeln (Odds Ratio: 2,6 – 2,9). Da aber 50% und mehr der unipolaren Depressionen komorbide mit einer Angststörung einhergehen und letztere im Regelfall der unipolaren Depression vorausgeht, sind – zumindest nach Überlegung der Autoren der NCS – die Mehrzahl der komorbiden Major Depression mit Angststörung als sekundäre Major Depression anzusehen. Zu prüfen wäre natürlich, ob angesichts des engen zeitlichen Zusammenhanges und der ungewöhnlich hohen Odds Ratio sich die Eigenständigkeit von generalisierter Angststörung bzw. Panikstörung im Jahr vor Beginn einer unipolaren Depression aufrechterhalten läßt, oder ob es sich nicht hierbei um ein *„Prodrom"* der unipolaren Depression handelt. Aber auch für Jugendliche berichtete eine andere epidemiologische Studie vergleichbare Ergebnisse (Rohde et al. 1991): In mehr als 85% der Fälle von Komorbidität Angst und unipolarer Depression ging die Angst der unipolaren Depression voraus. Solche Ergebnisse führten zur Überlegung, daß die primäre Angststörung in solchen Fällen als Stressor zu sehen ist, der zur Entwicklung einer *„sekundären Depression"* führt (Akiskal 1990b, Kessler et al. 1996), daß also die Mehrzahl der Fälle von Angst und unipolarer Depression *„andersartig"* ist als die der reinen unipolaren Depression.

32.4.2 Die *„gemischte Angst-Depressions-Störung"*

Die Grenzen des Komorbiditätskonzeptes zeigen sich auch an den Diskussionen über die Existenz einer *„gemischten Angst-Depressions-Störung"* (*„Mixed Anxiety-Depression"*, Moras et al. 1996). Die Diskussion darüber spiegelt auch die Ratlosigkeit wider, die schon zu Beginn dieses Kapitels deutlich wurde, ab wann man von zwei unabhängigen komorbiden Störungen sprechen kann bzw. ab wann man eine einheitliche Störung annehmen muß.

Die ICD-10 nahm eine diagnostische Kategorie: *„Angst und depressive Störung, gemischt"* (ICD-10 F41.2) auf. Diese Kategorie soll bei gleichzeitigem Bestehen von Angst und Depression Verwendung finden, jedoch nur dann, wenn weder das eine noch das andere eindeutig vorherrscht. Keine der beiden Störungen darf ein Ausmaß erreichen, das eine entsprechende einzelne Diagnose rechtfertigen würde. Zeigt sich schwere Angst mit einem geringeren Anteil von Depression, muß eine der anderen Kategorien für Angst oder phobische Störungen verwendet werden. Treten beiden Syndrome in so starker Ausprägung auf, daß beide einzeln kodiert werden können, soll diese Kategorie nicht verwendet werden. Falls aus praktischen Gründen nur eine Diagnose möglich ist, ist der Depression Vorrang zu geben. Dezidierte Forschungskriterien wurden jedoch nicht formuliert.

Die entsprechende Arbeitsgruppe zur Vorbereitung des DSM-IV sträubte sich dagegen zuerst, eine *„gesicherte"* Kategorie *„Störung mit Angst und Depression, gemischt"* (Mixed Anxiety-Depression) (Moras et al. 1996) in die Nomenklatur aufzunehmen. Trotz der Vorteile einer Kompatibilität zwischen ICD-10 und DSM-IV kam die Arbeitsgruppe zu dem Schluß, daß die vorhandenen Komorbiditätsdaten des DSM-III und DSM-III-R für Angst und affektive Störungen noch nicht die Schaffung einer oder mehrerer Kategorien *„gemischte Angst-Depressions-Störung"* rechtfertigen. Sie empfahlen jedoch für die Vorbereitung des DSM-V eine Kategorie im *„Anhang B"* des DSM-IV (*„Kriterienlisten und Achsen, die für weitere Forschung vorgesehen sind"*) mit entsprechenden Forschungskriterien für eine mögliche Validierung einer solchen Diagnose (siehe Tabelle 32.2).

Akiskal (1990b) postulierte weiterhin eine *„panisch-depressive" Erkrankung* analog zur manisch-depressiven. Eine solche panisch-depressive Störung sei eigenständig und erkläre den engen Längsschnittzusammenhang zwischen Panikstörung, gemischt affektiv-ängstlichen Syndromen und Depression, wie auch die Beobachtung, daß sich aus *„reinen Depressionen"* kaum Angststörungen entwickelten. Mit dieser Theorie in Übereinstimmung zu bringen wäre eine neuere Therapiestudie (Brown et al. 1996), bei der prospektiv Patienten mit Major Depression alleine, mit Major Depression und generalisierter Angststörung und mit Major Depression und Panikstörung hinsichtlich ihres Ansprechens auf Pharmakotherapie (Nortryptilin) oder Psychotherapie (Interpersonelle Psychotherapie – IPT) verglichen wurden. Es zeigte sich, daß nach 8 Monaten Patienten mit Major Depression und Panikstörung auf beide Therapieformen erheblich schlechter angesprochen hatten als die anderen beiden Gruppen (33% versus 57% bzw. 62% Remissionsraten) und somit eventuell ein eigener Verlaufstyp waren.

Tabelle 32.2: Forschungskriterien DSM-IV für Störung mit Angst und Depression gemischt

A. Überdauernde oder wiederkehrende dysphorische Verstimmung, die mindestens einen Monat anhält.

B. Die dysphorische Verstimmung wird mindestens einen Monat lang von vier (oder mehr) der folgenden Symptome begleitet:

(1) Konzentrationsschwierigkeiten oder *„leerer Kopf"*,

(2) Schlafstörung (Einschlaf- oder Durchschlafschwierigkeit oder ruheloser und unbefriedigender Schlaf),

(3) Müdigkeit oder geringe Energie,

(4) Reizbarkeit,

(5) Besorgtheit,

(6) leicht zu Tränen gerührt sein,

(7) Überwachheit,

(8) Erwartung des Schlimmsten,

(9) Hoffnungslosigkeit (tiefgreifender Zukunftspessimismus),

(10) geringer Selbstwert oder Gefühle von Wertlosigkeit.

C. Die Symptome verursachen in klinisch bedeutsamer Weise Leiden oder Beeinträchtigungen in sozialen, beruflichen oder anderen wichtigen Funktionsbereichen.

D. Die Symptome gehen nicht auf die direkte körperliche Wirkung einer Substanz (z.B. Droge, Medikament) oder eines medizinischen Krankheitsfaktors zurück.

E. Alles folgende:

(1) Die Kriterien einer Major Depression, dysthymen Störung, Panikstörung oder generalisierten Angststörung sind nie erfüllt gewesen.

(2) Die Kriterien für irgendeine andere Angst- oder affektive Störung sind gegenwärtig nicht erfüllt (einschließlich Angst- oder affektive Störung, teilremittiert).

(3) Die Symptome werden nicht durch irgendeine andere psychische Störung besser erklärt.

Als Hypothese läßt sich somit formulieren, daß eine sehr große Zahl – wenn nicht sogar die Mehrzahl aller unipolaren Depressionen – in zeitlicher Folge nach einer Angststörung auftritt. Ob solche *„sekundären"* Depressionen etwas qualitativ anderes als *„reine"*, *„primäre"* unipolare Depressionen sind, ist letztlich ungeklärt. Ein gewichtiges Argument gegen diese Hypothese findet sich aber in einer neueren Auswertung des National Comorbidity Survey (Kessler et al. 1997b): Unterteilt man die Diagnose Major Depression (DSM-III-R) in zwei Untergruppen mit leichterer (5-6 Symptome) und schwerer (7-9 Symptome) Symptomatik und vergleicht sie mit unterschwelligen leichteren Formen von Depressionen (*„Minor Depression"*: 2-4 Symptome der Major Depression nach DSM-III-R), dann zeigte sich, daß der Zusammenhang zwischen affektiver und Angststörung um so größer war, je schwerer die folgende affektive Störung war: Die Odds Ratio nach irgendeiner Angststörung eine Minor Depression zu entwickeln lag bei 1,5, dagegen bei 5,9 für eine *„schwere"* Major Depression. Für generalisierte Angststörung und Panikstörung war dieses Muster noch eindrucksvoller: Odds Ratio für Minor Depression nach Panikstörung 1,7, für *„schwere"* Major Depression nach Panikstörung 7,4; Odds Ratio für Minor Depression nach generalisierter Angststörung 1,3, für *„schwere"* Major Depression nach generalisierter Angststörung 12,9. Die *„leichte"* Major Depression lag jeweils im Zwischenbereich. Diese Ergebnisse widersprechen der Idee, daß Major Depression in der Folge von Angststörungen *„Streßreaktionen"* sind und für die These, daß es sich bei Angststörungen vor Major Depression teilweise um *„Frühsymptome"* der Depressionen handelt, da nämlich sonst nicht nachvollziehbar wäre, warum gerade das Risiko, eine schwere Major Depression nach Angststörung zu entwickeln, so erheblich erhöht ist.

32.4.3 Komorbidität mit Dysthymia

Die Dysthymie, die als Diagnose erst seit den späten 70er Jahren existiert (Brieger und Marneros 1995), ist – ähnlich wie die generalisierte Angststörung und die soziale Phobie – aufgrund ihrer hohen Komorbiditätsraten umstritten: Bei wohl mindestens 2/3 der Dysthymen ist eine weitere psychiatrische Diagnose zu stellen, zumeist eine unipolare Depression, aber auch bei nahezu der Hälfte der Fälle eine Angststörung. Die Dysthymie wird als eng mit der unipolaren Depression verwandt angesehen, was auch durch viele Komorbiditätsergebnisse gestützt wird, so daß vieles im Abschnitt über die Komorbidität der unipolaren Depression Gesagte auch bei der Dysthymie Gültigkeit hat.

Die Lebenszeitprävalenz der Dysthymie liegt bei 2-6% (Weissman et al. 1988b, Angst und Wicki 1991, Brieger und Marneros 1995, WPA-Dysthymia-Working-Group 1995, Kessler et al. 1994). Die Lebenszeitkomorbidität der Dysthymie mit Angststörungen wird in der ECA-Studie mit 46% angegeben, davon 10,5% Panikstörungen (Weissman et al. 1988b). In der Edmonton-Studie hatten fast 36% der Personen mit Panikstörung auch eine Lebenszeitdiagnose einer Dysthymie, was eine zehnfache Erhöhung bedeutet (Dick et al. 1994a). In klinischen Stichproben fanden sich im Querschnitt bei zwischen 14% (Mezzich et al. 1990) und 88% (Pini et al. 1997) der Dysthymen auch eine Angststörung. Dabei scheint gerade der Zusammenhang mit der **generalisierten Angststörung** groß zu sein: In mehreren klinischen Studien lagen die entsprechenden Komorbiditätsraten ausgesprochen hoch: zwischen 22% (Sanderson et al. 1990a) und 65% (Pini et al. 1997) der Dysthymen erfüllten auch die Diagnosekriterien einer generalisierten Angststörung, während umgekehrt 27% der Patienten mit einer generalisierten Angststörung auch dysthym waren (Sanderson et al. 1990b). Aber auch **Panikstörungen** waren häufig. Forscher fanden Werte zwischen 6% und 26%: 6.4% (Sanderson et al. 1990b), 13% (Pini et al. 1997), 26% Panikstörungen bei Dysthymie im Querschnitt (Markowitz et al. 1992); 13% Lebenszeitdiagnose Dysthymie bei Patienten mit aktueller Panikstörung (Starcevic et al. 1992).

Der Zusammenhang mit den **Phobien** ist wohl vergleichbar dem zwischen unipolarer Depression und Phobien. So fanden *Markowitz* et al. (1992) 15% soziale Phobien bei Dysthymien. In der Edmonton-Studie lag das Risiko für komorbide Dysthmyien bei zugrundeliegenden Phobien sämtlich über den entsprechenden Werten der Major Depression (Dick et al. 1994b), während im NCS dies genau umgekehrt war (Magee et al. 1996). Dort hatten jeweils 14-16% der sozial phobischen, agoraphobischen und isoliert phobischen Patienten die Lebenszeitdiagnose einer Dysthymie. In der Verlaufsstudie von *Kovacs* et al. (1989), die durch exzellente Methodik besticht, zeigte sich, daß 39% von Kindern mit

Dysthymien komorbide auch eine Angststörung während der Indexepisode hatten.
Hinsichtlich der Unterscheidung **primär und sekundär** kritisierte *Markowitz* (1995) *Cloninger* et al. (1990) und *Akiskal* (1990b), daß sie zwar postulierten, Dysthmyien würden in der Mehrzahl sekundär – beispielsweise in der Folge einer Angststörung – auftreten, daß aber die entsprechenden Untersuchungen dies nicht untermauern würden. Vor allem die Verlaufsstudie von *Kovacs* et al. zeigte, daß bei Kindern zwar Angst in 2/3 der Fälle einer Major Depression vorausging, daß aber Dysthymien dagegen häufig die primäre Diagnose waren und von Angststörung bzw. einer Major Depression gefolgt wurden (Kovacs et al. 1989, Kovacs et al. 1994, Renouf und Kovacs 1995). Retrospektive Untersuchungen bei Erwachsenen stützen dieses Ergebnis (z.B. Markowitz et al. 1992).

32.4.4 Komorbidät mit bipolaren affektiven Ekrankungen

Angst- und vor allem Panikstörungen gehen sehr häufig mit bipolaren affektiven Erkrankungen einher. Es besteht bei der *Mehrzahl* (!) der bipolaren Patienten die Lebenszeitdiagnose einer Angststörung. Bipolare affektive Erkrankungen sind zwar mit einer Lebenszeitprävalenz von 0,3 - 1,5% (Kessler et al. 1997b, Weissman et al. 1996, Fogarty et al. 1994) seltener als unipolare, die Komorbidität mit Angstörungen ist aber sehr hoch (Kessler et al. 1997b: 93%, Odds Ratio 31,2 inklusive 39% Komorbidität mit posttraumatischer Belastungsstörung, vergleichbare Zahlen bei Fogarty et al. 1994). Dabei scheinen gerade **Panikstörungen** mindestens zehnmal häufiger bei bipolaren affektiven Erkrankten als in der Normalbevölkerung zu bestehen (Lebenszeitprävalenz in epidemiologischen Studien: 33%, Odds Ratio 13,2, Kessler et al. 1997b; 18%, relatives Risiko 15,3, Fogarty et al. 1994; 21%, Chen und Dilsaver 1995b; aktuelle Komorbidität in klinischen Populationen: 16-37%, Pini et al. 1997, Keck et al. 1995). In der ECA-Untersuchung war die Komorbidität von Panikstörung bei bipolaren affektiven Erkrankungen mehr als doppelt so häufig wie bei unipolarer Depression (Chen und Dilsaver 1995b). Umgekehrt hatten in der Edmonton-Studie über 8% (!) der Personen mit Panikstörung auch eine Lebenszeitdiagnose einer bipolaren affektiven Erkrankung, was eine über 16fache Erhöhung gegenüber der restlichen Bevölkerung bedeutet (Dick et al. 1994a). Diese Zusammenhangszahlen, vor allem die hohen Odd Ratios, gehören zu den höchsten, die bei affektiven Störungen zu berichten sind und deuten darauf hin, daß es Formen der Panikstörungen gibt, die eng mit den bipolaren Erkrankungen verwandt sind, was auch durch Familienstudien gestützt wird (MacKinnon et al. 1997).

Auch andere Angststörung treten gehäuft bei bipolaren Störungen auf: Für die **generalisierte Angststörungen** wurde in einer epidemiologischen Studie eine Lebenszeitkomorbidität bei bipolarer Störung von 43% (Odds Ratio 13,3, Kessler et al. 1997b) berichtet, in klinischen Populationen lagen entsprechende Querschnittswerte bei 32% (Pini et al. 1997). Auch **Phobien** treten deutlich häufiger bei bipolar Erkrankten auf als bei der Normalbevölkerung (z.B. Odds Ratio für Agoraphobie bei bipolarer Störung 22,7, Kessler et al. 1997b). Umgekehrt hatten in der Edmonton-Studie 3,4% der phobischen Patienten die Lebenszeitdiagnose einer bipolaren Störung, was zu einem hohen relativen Risiko von 11,3 führt (Dick et al. 1994b). Am stärksten war der Zusammenhang für die Agoraphobie (Odds Ratio 15,8), gefolgt von der sozialen Phobie (relatives Risiko 8,0) und schließlich der isolierten Phobie (relatives Risiko 5,8). Im NCS waren die Prävalenzzahlen noch höher (Magee et al. 1996), was aber mit Zurückhaltung gesehen werden muß, da sich hinsichtlich der Diagnostik von Manien in dieser Studie methodische Probleme gezeigt hatten, die zu einer zweiten Auswertung führten (Kessler et al. 1997a).

Young et al. (1993) zeigten, daß bipolare Patienten mit Angststörung ungünstigere Verlaufsparameter aufwiesen und insbesondere tendenziell schlechter auf Lithium ansprachen als solche ohne Angststörung.

32.4.5 Komorbidität mit anderen unipolaren und bipolaren Störungen

Zur Komorbidität bei **Zyklothymia**, die vergleichsweise selten (Lebenszeitprävalenz ca. 0,5%), aber eng mit anderen bipolaren Störungen verwandt ist, liegen nur sehr wenige Studien vor (Brieger und Marneros 1997a,b,c), insbesondere da es so gut wie keine epidemiologischen Untersuchungen für Zyklothymia gibt. Aus klinischen Untersuchungen ergeben sich aber Hinweise, daß ein großer Teil – wahrscheinlich mehr als 50%

der *„Zyklothymen"*- die Lebenszeitdiagnose einer Angststörung hat (Klein et al. 1990, vgl. auch Bowen et al. 1994)

Hinsichtlich der **kurzdauernden rekurrenten Depression (RBD)** (Angst et al. 1990a, Lepine et al. 1995), deren genauere Beschreibung und Erforschung als erstem *Jules Angst* gelang, zeigte sich vor allem ein enger Zusammenhang zur generalisierten Angststörung (Komorbiditätsraten 27-43%, Lepine et al. 1995, Maier et al. 1994a), wobei sich aber angesichts der hohen Komorbidität zwischen Major Depression und kurzdauernder rekurrenter Depression erwies, daß dieser Zusammenhang zwischen RDB und generalisierter Angststörung nicht für reine kurzdauernde rekurrente Depression ohne Major Depression zutraf, wobei nämlich keine signifikante Zunahme von Angststörungen zu beobachten war. Ein hoher Zusammenhang besteht aber mit der *„Recurrent brief anxiety"* (Angst und Wicki 1992), die aber als Diagnose bislang nicht allgemein anerkannt ist.

Bei der **saisonal-abhängigen Depression** (SAD) fanden sich in einem Vergleich von Patienten mit saisonal-abhängiger Depression bei Major Depression und reiner Major Depression keine Unterschiede hinsichtlich des Vorliegens von komorbiden Angststörungen (Levitt et al. 1993), obwohl eine andere Studie gezeigt hatte, daß es auch bei Panikstörungen saisonal-abhängige Muster geben kann (Marriott et al. 1994). Eine weitere Studie (Partonen und Lönqvist 1995) berichtete bei einer kleinen klinischen Stichprobe von saisonal-abhängigen Depressionen eine Häufung (8 von 20 Patienten) von *„sozialer Phobie"*.

Für den komorbiden Zusammenhang von Angststörungen mit **schizoaffektiven Störungen** und **zykloide Psychosen** sind uns keine aussagekräftigen Untersuchungen bekannt.

32.5 Zwangsstörungen

Zwangsstörungen sind seltener als Angststörungen, auch wenn sie um ein Vielfaches häufiger sind, als man noch vor 2 oder 3 Jahrzehnten glaubte (Rasmussen und Eisen 1990), wo Prävalenzen von 0,05% angenommen wurden. In neueren epidemiologischen Studien fand sich eine Punktprävalenz von 1-2% und eine Lebenszeitprävalenz von 2-3% (Weissman et al. 1994, Wittchen et al. 1992, Kolada et al. 1994).

32.5.1 Komorbidität mit unipolarer Depression

Die Lebenszeitdiagnose einer unipolaren Depression erhöht das Risiko, die Lebenszeitdiagnose einer Zwangsstörung zu haben. So lag die Lebenszeitkomorbidität zwischen den beiden Diagnosen bei zugrundliegender unipolarer Depression in epidemiologischen Studien bei 2% (Angst 1996d) bis 12,2% (Chen und Dilsaver 1995a, vgl. auch Weissman et al. 1996). In klinischen Stichproben lagen diese Zahlen meist höher (z.B: 5-35%, Fava et al. 1996, Pini et al. 1997, Krüger et al. 1995, vgl. auch Black und Noyes 1990). Das statistische Risiko – ausgedrückt durch die Odds Ratio – war erhöht, wenn auch geringer als für die meisten Angststörungen, nämlich zwischen 1,1 (nicht signifikant) (Angst 1996d) und 8,1 (Weissman et al. 1996). In der Edmonton-Studie (Kolada et al. 1994) hatte fast ein Drittel aller Personen mit Zwangsstörung eine Major Depression, das entsprechende relative Risiko lag bei 3,7. Wie auch bei den Angststörungen scheint sich in der Mehrzahl der Fälle sekundär eine unipolare Depression bei primärer Zwangsstörung zu entwickeln. Nach *Black* und *Noyes* (1990) würde sich dreimal häufiger die Zwangsstörung vor der unipolaren Depression entwickeln als umgekehrt.

Bei 50 konsekutiven Patienten mit **Tourette-Syndrom** fanden *Chee* und *Sachdev* (1994) in 18% der Fälle eine Komorbidität mit Major Depression.

32.5.2 Komorbidität mit Dysthymia

Zur Komorbidität von Zwangsstörung mit Dysthymie liegen weniger empirische Befunde als zur unipolaren Depression vor. In einer epidemiologischen jugendpsychiatrischen Untersuchung (Valleni-Basile et al. 1994) zeigten 29% der Jugendlichen mit einer Zwangsstörung auch eine Dysthymie. In der Edmonton-Studie (Kolada et al. 1994) hatten 12,4% der Personen mit Zwangsstörung die Lebenszeitdiagnose einer Dysthymie, das relative Risiko lag bei 3,6 und glich somit dem der unipolaren Depression. In klinischen Populationen bei Erwachsenen wurden im Querschnitt Komorbiditätsraten zwischen 0% (Sanderson et al. 1990a) und 12% (Markowitz et al. 1992) Zwangsstörungen bei Dysthymie angegeben. 33% einer kleinen klinischen Stichprobe mit Zwangsstörung (n=12) hatten komorbide eine Dysthymie (Sanderson et al. 1990b).

32.5.3 Komorbidität mit bipolaren affektiven Störungen

Es gibt Hinweise, daß die Zwangsstörungen eine größere Nähe zu den bipolaren als zu den unipolaren affektiven Störungen haben. So wurden aus der ECA-Studie (Chen und Dilsaver 1995a) Lebenszeitkomorbiditäten von 21% bei bipolaren versus 12% bei unipolar affektiven Störungen berichtet. In der epidemiologischen Studie in Edmonton war der Unterschied weniger ausgeprägt: 14,6% (bipolar) versus 10,2% (Major Depression) (Fogarty et al. 1994, Spaner et al. 1994). Umgekehrt zeigten aber 2,7% der Personen mit Zwangsstörung eine bipolare Störung (Kolada et al. 1994), was ein relatives Risiko von 5,4 bedeutet. Dieser Wert liegt deutlich über dem für Zwangsstörung plus Major Depression (3,7) bzw. Dysthymie (3,6). Eine klinische Studie hatte 21% Zwangsstörungen bei bipolaren Störungen gegenüber 14% bei Major Depression (Pini et al. 1997) nachgewiesen, während eine andere Studie (Krüger et al. 1995) sowohl 35% Komorbidität von Zwangsstörungen bei bipolaren Störungen als auch bei Major Depression gefunden hatte.

In einer Untersuchung von 205 Personen mit **Tourette-Syndrom** fanden sich über 7% bipolare Störungen, was eine Erhöhung gegenüber dem normalen Risiko um den Faktor 4 darstellt (Kerbeshian et al. 1995).

32.5.4 Komorbidität mit anderen unipolaren und bipolaren Störungen

Keine Untersuchungen sind uns über den Zusammenhang von Zwangsstörungen mit **Zyklothymia, saisonal-abhängiger Depression** oder **kurzdauernder rekurrenter Depression** bekannt.

Hinsichtlich **schizoaffektiver Störungen** fand eine klinische Untersuchung, daß bei schizoaffektiven Patienten in 20% die Diagnose einer Zwangsstörung zu stellen war und daß dies gegenüber schizophrenen Patienten zehnmal häufiger vorkam (Eisen et al. 1997). Angesichts von nur 25 untersuchten schizoaffektiven Patienten sind die Ergebnisse kaum zu verallgemeinern, sie geben aber einen Hinweis, daß der Zusammenhang von Zwangsstörung mit schizoaffektiver Störung erheblich mehr Beachtung finden sollte.

32.6 Eßstörungen

Eßverhalten und Affektivität sind eng verbunden, wie wohl jeder von uns aus eigener Erfahrung weiß. Appetitverlust und Hyperphagie sind wichtige diagnostische Symptome einer affektiven Störung. Da Eßstörungen jedoch zum einen oft verheimlicht werden, zum anderen ein spezifisches Erkrankungsalter aufweisen, ist ihre epidemiologische Erfassung schwierig, so daß häufig auf die Angabe entsprechender Pävalenzzahlen verzichtet wird. Die Edmonton-Studie fand bei über 3000 untersuchten Erwachsenen eine Lebenszeitprävalenz der Anorexie von 0,1% (Spaner et al. 1994). Eine neuere spanische Untersuchung (Canals et al. 1997) fand bei 18-jährigen eine aktuelle Prävalenz von 2,8% (ICD-10) bzw. 1,3% (DSM-III-R) von Eßstörungen, dabei war nach ICD-10 Anorexie häufiger als Bulimie, während nach DSM-III-R beide Störungen gleich häufig auftraten. Allgemein wird geschätzt, daß die Anorexie eine Lebenszeitprävalenz (der Begriff *„Lebenszeitprävalenz"* ist angesichts der typischen Erkrankungsalter natürlich nur bedingt sinnvoll) von unter 0,5% hat – bei einem etwa 10fachen Überwiegen der Frauen (Carlat et al. 1997, Kaplan et al. 1994) – , während die Bulimie möglicherweise etwas häufiger ist. In einer klinischen Stichprobe fanden *Fava* et al. (1996) bei 396 depressiven ambulanten Patienten bei 4,6% der Frauen und 1,5% der Männer die Lebenszeitdiagnose einer Anorexie und sogar bei 16,5% der Frauen (3% der Männer) die einer Bulimie.

Es ist wenig überraschend, daß die Mehrzahl der eßgestörten Patient(inn)en im Verlauf sekundär eine affektive Störung – zumeist eine unipolare Depression oder Dysthymie – entwickelt. Entsprechende Ergebnisse sind bei einer Lebenszeitkomorbidität von affektiven Störungen bei bestehender Eßstörungen von über 60 bis fast 100% eindeutig (Brewerton et al. 1995, Halmi et al. 1991, Braun et al. 1994). Im Querschnitt scheinen etwa 1/3 der Patientinnen mit **Anorexie** gleichzeitig eine affektive Störung zu haben (Halmi et al. 1991). Auch bei männlichen Eßgestörten wurden vergleichbare Zahlen mitgeteilt (Carlat et al. 1997). Entsprechend liegt die Odds Ratio, bei Anorexia nervosa eine unipolare Depression zu haben, bei 4 (Walters und Kendler 1995).

Bei der **Bulimie** wird die Komorbidität mit der unipolaren Depression in klinischen Populationen mit 2/3 bis 88% angegeben (Bushnell et al. 1994), bei Bulimikerinnen in der Allgemeinbevölkerung liegt sie aber möglicherweise deutlich niedriger (bei Bushnell et al. 1994: 30%). Die Komorbidität der Bulimie mit der Dysthymie ist möglicherweise ebenfalls niedriger als die bisher genannten Zahlen: 52% in einer klinischen Stichprobe, 12% in der Allgemeinbevölkerung (Bushnell et al. 1994).

Die zu Eßstörungen komorbide auftretenden affektiven Störungen sind zumeist **unipolare Depression** und **Dysthymie**, wobei unipolare Depressionen 2-4fach häufiger sind als Dysthymien (Halmi et al. 1991, Braun et al. 1994). Bezüglich der Komorbidität bei unipolaren Störungen scheinen sich Bulimie und Anorexie nicht wesentlich zu unterscheiden, bis auf die Tatsache, daß bei der Anorexie in der Regel die Eßstörung der Depression vorauszugehen scheint (etwa dreimal häufiger als umgekehrt), während die Bulimie in etwa gleich häufig primär wie sekundär zu sein scheint (Braun et al. 1994).

Möglicherweise hat aber die Bulimie eine gewisse Verwandtschaft zu den bipolaren Störungen, vor allem zur **Zyklothymia**. Entsprechende Hinweise finden sich in der Literatur, auch wenn angesichts der relativen Seltenheit beider Störungen diese Ergebnisse zurückhaltend zu werten sind. *Braun* et al. (1994) fanden jedenfalls bei 13% ihrer bulimischen Patientinnen eine *„andere bipolare Störung"*, *Brewerton* et al. (1995) berichteten 3% Zyklothymia bei Bulimie. Damit wäre auch vereinbar, daß *Keck* et al. (1995) 9% Lebenszeitdiagnosen einer Eßstörung bei bipolaren Patienten fanden, ohne dies näher hinsichtlich der Art der Eßstörung aufzuschlüsseln. All diese Zahlen sind deutlich über den Erwartungswerten, sind jedoch dennoch gering und an relativ kleinen Stichproben gewonnen. Schließlich muß man kritisch anmerken, daß eventuell auch eine symptomatische Überlappung besteht, da Hyperphagie sowohl Symptom der Bulimie als auch der (Hypo)Manie sein kann.

Daß Eßstörungen eine Variante affektiver Störungen sind, wird z.B. von *Maser* et al. (1995) formuliert. Es wird neben der hohen Komorbidität wie auch bei den Angst- und Zwangsstörungen das Ansprechen auf Antidepressiva als weiteres Argument für einen solchen Zusammenhang aufgeführt (Boyer und Feighner 1996). Als Gegenargument ist aber bekannt, daß Abbauprozesse während des Hungerns bei der Anorexie an und für sich depressiogen wirken (Maser et al. 1995). Auch die Tatsache, daß in fast drei Viertel der Fälle die Major Depression der Anorexie folgt, würde eher auf eine sekundäre, beispielsweise dem Streßmodell vergleichbare, Genese hinweisen.

Angesichts der jeweiligen Seltenheit liegen uns keine Ergebnisse zur Komorbidität von **saisonal-abhängiger Depression** und **rekurrenter kurzdauernder Depression** mit Eßstörungen vor. Komorbidität zwischen **schizoaffektiven Störungen** und Eßstörung ist bekannt (Rastam et al. 1995), ohne daß dieser Zusammenhang jedoch bislang systematisch untersucht wäre.

32.7 Somatoforme Störungen

Die Erfassung und Beschreibung von *„Leibgefühlsstörungen"* gehört sicher zu den Schwächen der operationalisierten Diagnostik, da dort die nicht immer sofort verständliche Differenziertheit, die diesbezüglich die europäische Psychopathologie erreicht hat (z.B. Huber 1995, Scharfetter 1991), verloren geht. In der *„klassischen"* deutschen Psychopathologie gehörten Körpersymptome unweigerlich zum Bild einer endogenen Depression (Feldmann 1969, siehe Kapitel 8.2). Die Konzepte der verschiedenen somatoformen Störungen, wie sie sich im DSM-III, DSM-IV und in der ICD-10 finden, stehen jedoch auch in der Nachfolge der *„Konversionsstörung"* psychoanalytischer Tradition (Rudolf 1995).

32.7.1 Komorbidität mit Somatisierungsstörung

Somatisierungsstörungen sind in der Allgemeinbevölkerung wohl selten, in epidemiologischen Studien lagen entsprechende Prävalenzzahlen zwischen 0,01% (1-Monatsprävalenz der ECA-Studie, Regier et al. 1988) und 0,8% (Lebenszeitprävalenz, Wittchen et al. 1992), so daß man die Lebenszeitprävalenz auf etwa 0,5% schätzen mag (Kaplan et al. 1994) – auch wenn bei 18jährigen eine spanische Studie eine Häufigkeit von 1,3% berichtete (Canals et al. 1997). In Allgemeinarztpraxen sind aber Somatisierungsstörungen häufiger, so fanden entsprechende Untersuchungen der WHO dort Häufigkeiten von 1,3-3% (Linden et al. 1996).

In den operationalisierten Kriterien besteht eine teilweise Überlappung der Symptome der Somatisierungsstörung mit denen der depressiven Störungen. Entsprechend besteht eine erhebliche Komorbidität der Somatisierungsstörungen mit **unipolaren Depressionen**, die entsprechenden Lebenszeitkomorbiditäten liegen bei 50-100% (55% beim Primärarzt: Brown et al. 1990, 69% aktuelle Komorbidität in einer psychiatrischen Ambulanz: Hsu und Folstein 1997, 94% in psychiatrischer Klinik: Maser et al. 1995). Das Risiko, eine unipolare Depression zu entwickeln, ist durch eine Somatisierungsstörung zwischen 9 (Brown et al. 1990) und 27fach erhöht (Boyd et al. 1984). **Dysthymien** scheinen sich ebenfalls bei einem großen Teil der Patienten mit somatoformen Störung zu entwickeln (z.B. 40% Lebenszeitkomorbidität bei Rief et al. 1992). Die Untersuchungen von *Rief* et al. (1992) zeigten, daß bei etwa drei Viertel der Patienten mit komorbiden somatoformen und affektiven Störungen erstere primär war. In einer klinischen Stichprobe fanden *Fava* et al. (1996) unter 396 depressiven ambulanten Patienten jeweils 0,8% Somatisierungsstörungen und undifferenzierte somatoforme Störungen. Somatoforme Schmerzstörungen fanden sie bei 1,3% und Hypochondrie (DSM-III-R) bei 1,8%.

Einige wenige Hinweise gibt es, daß auch **bipolare affektive Erkrankungen** häufiger bei Patienten mit somatoformen Störungen auftreten: So fanden *Brown* et al. (1990) in Primärarztpraxen, daß 119 Patienten mit Somatisierungsstörungen ein 5,3fach erhöhtes Risiko für eine bipolare Störung hatten, *Liskow* et al. (1986) hatten sogar bei 78 Patienten mit Somatisierungsstörung (bzw. Briquet-Syndrom) fast 40% Lebenszeitdiagnosen von bipolaren Störungen gefunden. *Hsu* und *Folstein* (1997) fanden dagegen in einer kleinen Stichprobe (n=32) eine aktuelle Komorbidität von 6%.

Keine systematischen Untersuchungen sind uns zum Zusammenhang von somatoformen Störungen und **Zyklothymia, saisonalabhängiger Depression, rekurrenter kurzdauernder Depression** oder **schizoaffektiven Störungen** bekannt.

32.7.2 Komorbidität mit Dysmorphophobien

Die seltene Diagnose der Dysmorphophobie (*„körperdysmorphe Störung“*) findet sich nur im DSM-III-R bzw. DSM-IV. Sie hat möglicherweise – anders als die anderen somatoformen Störungen – eine enge Verwandtschaft mit den Zwangsstörungen (Brawman-Mintzer et al. 1995, Perugi et al. 1997). Aber auch **unipolare Depressionen** scheinen häufig komorbide (um 40%: Perugi et al. 1997) aufzutreten. Eine neuere Untersuchung berichtete auch deutlich erhöhte Komorbiditätszahlen für **bipolare affektive Erkrankungen** (Perugi et al. 1997), ein Ergebnis, das aber erst bestätigt werden muß. Schließlich fand eine Arbeitsgruppe (Phillips et al. 1996b) in 14% von Patienten mit der Diagnose ***„atypische Depressionen“*** (DSM-III-R) eine Komorbidität mit Dysmorphophobie. Für **andere unipolare und bipolare Erkrankungen** sind uns keine vergleichbaren Ergebnisse bekannt.

32.7.3 Komorbidität mit anderen somatoformen Störungen

„Funktionelle“ gastrointestinale Beschwerden ohne organisches Korrelat sind häufig. Je nach Anzahl der geschilderten gastrointestinalen Symptome finden sich solche bei zwischen 3% und 50% der Normalbevölkerung (Agreus et al. 1994). In der ECA-Studie (Walker et al. 1992) und in der Zürich-Studie (Hochstrasser und Angst 1994) zeigte sich aber außerdem, daß solche Beschwerden mit depressiven Symptomen einhergingen. So fand die Zürich-Studie vor allem einen Zusammenhang von **rekurrenter kurzdauernder Depression** und **Dysthymie** mit funktionellen gastrointestinalen Beschwerden.

32.8 Substanzmißbrauch bzw. -abhängigkeit

Anders als bei Angststörungen, somatoformen Störungen und Eßstörungen gibt es auf der Symptomebene keine offenkundige Überlappungen zwischen Substanzabhängigkeits- bzw. Substanzmißbrauchsstörungen und affektiven Störungen. Dennoch ist die Komorbidität zwischen beiden Bereichen sehr hoch und hat gerade in den letzten Jahren zu zahlreichen Untersuchungen in diesem Bereich geführt. Wesentliche Ergebnisse sind im Folgenden dargestellt.

32.8.1 Alkoholismus

Ähnlich dem Gebrauch des Begriffs *„alcoholism"* im Englischen soll der Begriff *„Alkoholismus"* im Folgenden Alkoholabhängigkeit und Alkoholmißbrauch umfassen. Da die neueren Diagnosesysteme diesbezüglich zumeist von einem Kontinuum ausgehen, gibt es kaum Studien, die nur Abhängigkeit oder nur Mißbrauch betrachtet haben.

Die Lebenszeitprävalenz von Alkoholmißbrauch bzw. -abhängigkeit liegt je nach Kultur und Untersuchungsmethode zwischen 7,0% (Puerto Rico: Canino et al. 1987) und 23,5% (USA: Kessler et al. 1994, vgl. auch Weissman et al. 1996). Dabei sind Männer ca. 2-3mal häufiger betroffen als Frauen. Die Einjahresprävalenz beträgt etwa ein Drittel der Lebenszeitprävalenz (Kessler et al. 1994).

Tabelle 32.3: Lebenszeitkomorbiditäten mit Alkoholismus. Die Zahlen sind Schätzungen aus der Literatur und sind den im Text referierten Studien entnommen.

Diagnose	Epidemiologische Lebenszeitkomorbidität[1]
Major Depression	10-28%
Dysthymie	11-30%
Bipolare Störung	45-71%

[1] Wie viele Probanden mit der jeweiligen affektiven Diagnose haben auch eine Lebenszeitdiagnose einer Alkoholabhängigkeit oder eines Alkoholmißbrauchs.

Etwa 20-30% der Menschen mit Alkoholismus haben die Lebenszeitdiagnose einer affektiven Störung. Dabei sind Frauen relativ deutlich häufiger betroffen. In der ECA-Studie (Regier et al. 1990) lag der entsprechende Komorbiditätswert mit affektiven Störungen bei 21%, in einer klinischen Untersuchung bei 21% für Männer und 42% für Frauen (Tomasson und Vaglum 1995). *Modestin* et al. (1997) fanden, daß von in Zürich stationär psychiatrisch behandelten Patienten 22% mit affektiven Störungen aktuell Alkohol mißbrauchten. Diese Komorbiditätszahlen sind zwar relativ hoch, jedoch niedriger als z.B. die Komorbiditätsraten von affektiven Störungen mit Angststörungen.

32.8.1.1 Komorbidität mit unipolarer Depression

An einer unipolaren Depression zu leiden, verdoppelt bis verdreifacht das Risiko, ein *„Alkoholproblem"* zu haben. In der Zusammenfassung verschiedener internationaler epidemiologischer Studien nach ECA-Design (insgesamt 38 000 Probanden, Weissman et al. 1996) waren zwischen 10% (Taiwan) und 28% (Korea) der an unipolarer Depression Erkrankten im Laufe ihres bisherigen Lebens an Alkoholabhängigkeit oder -mißbrauch erkrankt, die Odds Ratio war zwischen 2,0 und 3,3fach erhöht (Weissman et al. 1996, Merikangas et al. 1996a). Umgekehrt wiesen in einer isländischen klinischen Untersuchung 7% der Männer und 14% der Frauen mit Alkoholismus die Lebenszeitdiagnose einer komorbiden Major Depression auf (Tomasson und Vaglum 1995). Bei Alkoholabhängigen fand eine andere Untersuchung bei 2945 Patienten eine Lebenszeitkomorbidität der Major Depression von 42% (Schuckit et al. 1997).

Der größte Teil – zumindest die Hälfte – der unipolaren Depressionen bei Alkoholabhängigkeit sind hinsichtlich des zeitlichen Ablaufs sekundär (Schuckit et al. 1997, Merikangas et al. 1996a, Grant und Pickering 1997). *Schuckit* et al. (1997), versuchten retrospektiv an einem großen Kollektiv von 2945 Alkoholkranken symptomatologische, biographische und andere Unterscheidungsmerkmale der *„vom Alkohol unabhängigen"* und der *„alkoholinduzierten"* Major Depression zu finden, kamen jedoch zu dem Ergebnis, daß die zeitliche Reihenfolge entscheidendes Kriterium ist, und bestätigten somit die Primär/sekundär-Unterscheidung. Dabei fanden sie keine stabilen psychopathologischen Unterscheidungsmerkmale zwischen primärer und sekundärer Major Depression bei Alkoholabhängigkeit, jedoch waren Alkoholkranke mit primärer Major Depression häufiger Frauen, verheiratet, hatten einen geringeren Gebrauch illegaler Drogen, weniger Alkoholbehandlungen und mehr Suizidversuche in der Vorgeschichte sowie mehr Verwandte mit einer affektiven Störung.

Im Verlauf einer Alkoholerkrankung mit komorbider Depression ist die Behandlung des *„Alkoholismus"* ein unabdingbarer Schritt für die Remission der Depression, insbesondere da Alkohol plus Depression das Suizidrisiko erhöht. In einer Verlaufsuntersuchung von Patienten mit Alkoholismus und Depression über 5 Jahre (Hasin et al. 1996) bzw. 10 Jahre (Mueller et al. 1994) zeigte sich, daß unabhängig davon, ob die Depression primär und sekundär war, und unabhängig vom Ausmaß des Alkoholismus, die Remission des Alkoholismus dafür Prädiktor war, daß die Depression remittierte. Umgekehrt war für das Wiederauftreten depressiver Symptome jedoch der *„Alkoholstatus"* nicht im selben Maße prädiktiv. Im Vergleich zwischen sekundär depressiven Alkoholikern und nicht depressiven Alkoholikern zeigten erstere signifikant mehr kritische Lebensereignisse in den letzten 6 Monaten und eine stärkere familiäre Belastung für affektive Erkrankungen sowie mehr Suizidversuche (Roy 1996).

Im Verlauf scheint Alkoholmißbrauch ein Faktor zu sein, der die Prognose einer unipolaren Depression signifikant verschlechtert. Entsprechende katamnestische Daten berichtete z.B. *McGlashan* (1989). *Cornelius* et al. (1995) fanden, daß bei Patienten mit unipolarer Depression und Alkoholproblemen das Suizidrisiko höher war als wenn sie nur an jeweils einer der beiden Diagnosen litten. Auch *Grant* et al. (1996) bestätigten diese Ergebnisse, wie auch Autopsiestudien an Suizidopfern (z.B. Conwell et al. 1996). In einer psychopathologischen Analyse von *„psychotischen"* Patienten mit substanzbedingten Doppeldiagnosen zeigten *Strakowski* et al. (1994), daß Alkoholprobleme im Vergleich zu anderen Substanzproblemen mit tendenziell erhöhter depressiver Stimmung, vermehrtem Gefühl der Wertlosigkeit, vermindertem Interesse und mehr Suizidgedanken einherging.

32.8.1.2 Komorbidität mit Dysthymia

Auch Dysthymien treten gehäuft mit Alkoholproblemen auf. Im Rahmen der ECA-Studie war bei 30% der Dysthymen die Lebenszeitkomorbidität eines Substanzmißbrauchs zu konstatieren (Weissman et al. 1988a,b). In klinischen Studien lagen entsprechende Werte bei 11-24% (Markowitz et al. 1992, Tomasson und Vaglum 1995).

32.8.1.3 Komorbidität mit bipolaren affektiven Erkrankungen

Auch bipolare affektive Erkrankungen und Alkoholabhängigkeit bzw. -mißbrauch treten überzufällig häufig gemeinschaftlich auf. Es gibt Hinweise darauf, daß dieser Zusammenhang für bipolare affektive Erkrankungen sogar stärker ist als für unipolare. Im National Comorbidity Survey hatten 71% der bipolaren Probanden die Lebenszeitdiagnose eines Substanzmißbrauchs oder Substanzabhängigkeit, davon 61% Alkoholabhängigkeit und 64% Alkoholmißbrauch (Kessler et al. 1997a). In der Edmonton-Studie war bei 45% der Probanden mit der Lebenszeitdiagnose einer manischen Störung auch die Lebenszeitdiagnose eines Alkoholmißbrauchs bzw. -abhängigkeit zu stellen (Fogarty et al. 1994). Das relative Risiko war entsprechend gegenüber der Normalbevölkerung 2,5fach erhöht. Vergleichbare Zahlen – 46% Alkoholdiagnosen bei bipolar Erkrankten – fanden sich auch in der ECA-Studie (Regier et al. 1990). Auch in klinischen Populationen ist die Komorbidität von Alkohol bei bipolaren Störungen sehr hoch: Entsprechende Lebenszeitkomorbiditäten lagen z.B. bei 66% (Mueser et al. 1992) bzw. 68% (Sonne et al. 1994), und waren bei *Mueser* et al. (1992) deutlich höher als bei schizophrenen, schizoaffektiven oder unipolar affektiven Störungen. Bei ersterkrankten *„Manikern"* fanden *Keck* et al. (1995) eine Punktprävalenz alkoholbedingter Störungen von 39%, ein Wert, der sich nicht wesentlich von dem bei mehrfach hospitalisierten *„Manikern"* unterschied.

Verschiedene katamnestische Untersuchungen betrachteten die Abfolge von alkoholbedingter bzw. bipolarer affektiver Erkrankung und damit verbundene Verlaufs- und soziodemographische Parameter (Winokur et al. 1995a, Sonne et al. 1994, Feinman und Dunner 1996). Im Vergleich von bipolaren Patienten mit und ohne Alkoholdiagnose zeigte sich, daß die Patienten mit der

Doppeldiagnose häufiger jünger, männlich (Sonne et al. 1994, Winokur et al. 1995a) und unverheiratet waren (Sonne et al. 1994). Außerdem war ihre Schulbildung niedriger, sie hatten häufiger weitere komorbide Störungen (zumeist Angststörungen), und ihre manischen Episoden waren dysphorischer (Sonne et al. 1994). Auch im Vergleich zwischen *„reinen"* bipolaren Patienten (*„primär bipolar"*), solchen mit primärer bipolarer Störung und sekundärem Alkoholproblem (*„komplizierte Manie"* – vgl. Black et al. 1988b) sowie solchen mit sekundärer Manie und primärem Alkoholproblem (*„sekundär bipolar"*) zeigten zwei parallel veröffentlichte Untersuchungen (Sonne et al. 1994, Winokur et al. 1995a) Übereinstimmungen: Patienten mit komplizierter Manie hatten ein erheblich geringeres Ersterkrankungsalter und hatten mehr Suizidversuche in der Vorgeschichte als die anderen beiden Gruppen. Außerdem waren unter den *„komplizierten manischen"* Patienten mehr Frauen als unter den *„sekundär"* bipolaren, jedoch weniger als bei den *„primär"* bipolaren. *Winokur* et al. (1995a) fanden, daß *„komplizierte"* Manien einen besseren Verlauf hinsichtlich der Alkoholabhängigkeit hatten als *„sekundär"* Bipolare. Diese Ergebnisse deuten darauf hin, daß es auch bei bipolaren Erkrankungen wichtig ist, primären und sekundären Alkoholismus zu unterscheiden. Insbesondere muß auch hier die erhöhte Suizidalität der doppelerkrankten Personen bedacht werden.

Häufig tritt zur Komorbidität von bipolaren Störung plus *„Alkoholismus"* als dritte Diagnose eine Angststörung (Kessler et al. 1997b), die insgesamt noch häufiger bei bipolaren Patienten auftreten als *„Alkoholismus"*. *Feinman* und *Dunner* (1996) berichteten, daß sekundäre bipolare Störungen am häufigsten und primäre am seltensten mit Panikattacken einhergingen, während *„komplizierte Manien"* diesbezüglich eine Zwischenstellung einnahmen. In der ECA-Untersuchung hatten fast 30% der Probanden mit bipolarer Störung und Alkoholstörung auch eine Panikstörung (Chen und Dilsaver 1995b). *Young* et al. (1993) fanden, daß hohe Angstwerte bei bipolaren Patienten signifikant häufiger mit Alkoholstörungen einhergingen.

Die Frage des genetischen Zusammenhangs zwischen bipolaren Störungen und Alkoholismus soll hier nicht diskutiert werden, es sei auf das Kapitel *„Genetik"* verwiesen. Neuere Studien (Maier und Merikangas 1996) zeigen jedoch, daß der genetische Zusammenhang wahrscheinlich geringer ist, als er noch in den 70er Jahren von G. *Winokur* postuliert wurde (Winokur 1979b). Dennoch gilt es als sicher, daß der Zusammenhang zwischen bipolaren Störungen und *„Alkoholismus"* stärker ist als der zwischen unipolaren Störungen und *„Alkoholismus"* (Maier und Merikangas 1996).

32.8.1.4 Komorbidität mit anderen unipolaren und bipolaren Störungen

Keine aussagekräftigen Untersuchungen sind uns zum Zusammenhang zwischen **Zyklothymia** und Alkoholismus bekannt, auch wenn kasuistische Berichte auf eine Häufung hindeuten (Akiskal et al. 1979, Brieger und Marneros 1997a,b,c).

Patienten mit **rekurrenter kurzdauernder Depression** ohne weitere affektive Störung scheinen kein wesentlich erhöhtes Risiko zu haben, *„Alkoholismus"* zu entwickeln (Maier et al. 1994b, Weiller et al. 1994), teilweise waren entsprechende Werte sogar niedriger als in der Normalbevölkerung. Die *„reine"* rekurrente kurzandauernde Depression ist jedoch eine seltene Diagnose. Entsprechend klein waren die jeweiligen Stichproben.

Hinsichtlich **saisonal-abhängiger Depressionen** liegen uns keine systematischen Untersuchungen zum Zusammenhang mit *„Alkoholismus"* vor, auch wenn einige Kasuistiken und Mitteilungen darauf hindeuten, daß nicht nur *„Kohlenhydrat"*-Craving (Rosenthal et al. 1989) sondern auch Alkoholgenuß vermehrt bei saisonal-abhängiger Depression auftritt (McGrath und Yahia 1993, Dilsaver et al. 1992, Leibenluft et al. 1993a).

Schizoaffektive Störungen und Alkohol treten gemeinsam auf. Entsprechende Befunde sind aus katamnestischen Untersuchungen bekannt. So berichteten *Berg* et al. (1983), daß 6 von 20 nachuntersuchten schizoaffektiven Patienten im weiteren Verlauf Alkoholabusus entwickelt hatten. *Opjordsmoen* (1989) fand 6% Alkoholabusus im weiteren Verlauf bei schizoaffektiven Patienten. Diese Untersuchungen entsprechen aber sicherlich hinsichtlich des methodischen Standards nur bedingt den Anforderungen operationalisierter Forschung. Bei einer klinischen Stichprobe fanden *Mueser* et al. (1992), daß hinsichtlich der Lebenszeitkomorbidität für *„Alkoholismus"* sich schizoaffektive (42%) schizophrene (45%) und Major Depression Patienten (47%)

entsprachen, während bipolare eine deutlich höhere Rate hatten (66%). Bereits in einer früheren Untersuchung und einem ausführlichen Übersichtsartikel hatte die selbe Autorin (Mueser et al. 1990) festgestellt, daß schizophrene und schizoaffektive Patienten sich wohl hinsichtlich der Komorbidität mit *„Alkoholismus"* nicht wesentlich unterschieden. Im Rahmen der Feldstudien für das DSM-IV zeigte eine Arbeitsgruppe (Strakowski et al. 1994) dagegen, daß bei *„psychotischen Störungen"* (d.h. Schizophrenie, atypischen Psychosen, schizoaffektiven Störungen, bipolaren Störungen und Major Depression) das Ausmaß affektiver Symptome mit der Häufigkeit von Alkoholabusus positiv korrelierte. Insgesamt ist somit die Datenlage hinsichtlich der Komorbidität von schizoaffektiven Störungen und *„Alkoholismus"* als unzureichend anzusehen, insbesondere da die Mehrzahl der Studien schizophrene und schizoaffektive Patienten nicht unterscheidet und keine uns bekannte Studie schizoaffektive Störungen hinsichtlich des Verlaufstyps (bipolar, unipolar, affekt- oder schizodominant) weiter unterteilt.

32.8.2 Drogenmißbrauch bzw. -abhängigkeit

Die Erfassung von Komorbidität bei Benutzern illegaler Drogen ist schwierig: Die negativen Auswirkungen des Drogengebrauchs auf die Fähigkeit und Bereitschaft zur Mitarbeit in wissenschaftlichen Untersuchungen und auf die emotionale Befindlichkeit des Betroffenen sowie eventuelle psychotische Episoden und Persönlichkeitsveränderungen können zu eklatanten methodischen Schwierigkeiten führen, wie dies beispielsweise *Bryant* et al. (1992) für die Erfassung psychotischer, Angst- und depressiver Symptome zeigten. Umgekehrt sind Angaben von Betroffenen hinsichtlich ihres Drogengebrauchs – schon alleine aufgrund der Illegalität der Substanzen und der damit verbundenen Beschaffungsmodi – oft nur bedingt verwertbar. Schließlich unterliegt der Gebrauch illegaler Substanzen noch mehr als beim Alkohol kulturellen, politischen und sozialen Einflußfaktoren wie etwa der Verfügbarkeit und Einstellung der Gesellschaft zur jeweiligen Droge. Entsprechend variieren Lebenszeitprävalenzzahlen von Drogenmißbrauch bzw. -abhängigkeit ganz erheblich zwischen 0.1% (Taiwan) und 11,9% (USA) (vgl. Weissman et al. 1996, Merikangas et al. 1996a, Kessler et al. 1994).

Illegale Drogen werden von psychiatrischen Patienten häufiger konsumiert als von der Normalbevölkerung. *Modestin* et al. (1997) fanden bei über 400 konsekutiven psychiatrischen Aufnahmen in eine Züricher Klinik bei einem Drittel der Patienten aktuellen Gebrauch von illegalen Drogen, bei 25% war dieser regelmäßig (mehr als 3 mal wöchentlich). 19% der affektiven Patienten gebrauchten illegale Drogen, 15% regelmäßig. 12% – regelmäßig 8% – konsumierten Opiate oder Kokain, 12% (regelmäßig 8%) Cannabis. Auch wenn Zürich für seine *„Drogenszene"* und die damit verbundene Verfügbarkeit illegaler Substanzen traurige Berühmtheit hat, belegen diese Zahlen eindrucksvoll die häufige Querschnittskomorbidität.

32.8.2.1 Komorbidität mit unipolarer Depression

Drogenprobleme – im Folgenden wird der Begriff *„Drogenprobleme"* synonym für Mißbrauch oder Abhängigkeit von illegalen Rauschdrogen gemäß ICD-10 bzw. DSM-III-R/-IV gebraucht – gehen gehäuft mit Major Depression einher. Aufgrund der unterschiedlichen kulturellen Rahmenbedingungen sind absolute Prävalenzzahlen wenig aussagekräftig, jedoch steigt die Odds Ratio, bei Drogenproblemen eine unipolare Depression zu entwickeln, auf 2,6 (Christchurch, Neuseeland) bis 11,9 (Korea), wobei ein großer Teil der epidemiologischen Studien (USA, München, Taiwan) Werte zwischen 4 und 6 fand (Weissmann et al. 1996, Merikangas et al. 1996a). Vergleichbare Werte fand auch *Jules Angst* in der Zürich-Studie (Angst 1996d). Daß die Odds Ratio um so höher war, je niedriger die Lebenszeitprävalenz in der Normalbevölkerung lag (Korea 0,6% versus 5,2% in Neuseeland) und daß in allen epidemiologischen Studien die Odds Ratio für komorbide Drogenprobleme bei Major Depression höher als für komorbide Alkoholprobleme lag, sind wohl methodische Artefakte, die u.a. durch sogenannte *„Deckeneffekte"* bedingt sind.

In einer großen multizentrischen Studie bei Patienten mit Alkohol- und Drogenproblemen zeigte sich aber an einer Population von 6355 Personen, daß Drogenprobleme noch häufiger mit Depressionen einhergingen als Alkoholprobleme (Miller et al. 1996). In der Edmonton-Studie

(Russel et al. 1994) war bei bestehender Lebenszeitdiagnose von Drogenproblemen das Risiko, auch eine Major Depression zu haben oder gehabt zu haben, 2,7fach erhöht.

Wenig Ergebnisse liegen dazu vor, welche Substanzen bei Drogenproblemen mit unipolarer Depression konsumiert werden. *Brooner* et al. (1997) berichteten eine Komorbidität von 16% Major Depression bei Opiatabhängigen, die Odds Ratio betrug 2,7. In einem Vergleich zwischen bipolaren, schizoaffektiven, schizophrenen und depressiven Patienten mit Drogenproblemen fanden sich hinsichtlich der konsumierten Substanzen keine signifikanten Unterschiede (Mueser et al. 1992), jedoch konsumierten depressive Patienten rein zahlenmäßig am häufigsten von diesen vier Gruppen Kokain und gemeinschaftlich mit den bipolaren Patienten Amphetamine, während sie hinsichtlich des Konsums von Halluzinogenen am zurückhaltendsten waren, ein Muster, das sich auch in der Edmonton-Studie tendenziell widerspiegelte (Russel et al. 1994). *Grant* (1995) fand im Rahmen einer größeren Feldstudien keinen eindeutigen Zusammenhang zwischen Major Depression und einem bestimmten Typus illegaler Drogen. Der stimulierende Effekt des Amphetamins und Kokains und ein potentieller antidepressiver Effekt von Cannabinoiden (Gruber et al. 1996) scheinen nur begrenzten Einfluß auf das Gebrauchsmuster Depressiver etwa im Sinne einer Selbstmedikation zu haben, auch wenn sich hinsichtlich Kokain und Amphetamine Tendenzen in diese Richtung finden. Hinsichtlich Cannabis liegen diesbezüglich aber keine eindeutigen Ergebnisse vor (Russel et al. 1994). Für Kokain gab es vor allem in den späten achtziger Jahren einige Berichte, die den Kokainmißbrauch in die Nähe der bipolaren Störung stellten (z.B. Weiss und Mirin 1986).

Benzodiazepine, Barbiturate und andere Sedativa weden von Depressiven mißbraucht, genaue Prävalenzzahlen sind uns aber nicht bekannt, insbesondere da in der Literatur der Begriff der *„Benzodiazepinabhängigkeit"* umstritten ist (Swinson et al. 1987, Martinez-Cano et al. 1996). Es zeigte sich aber, daß unter Patienten mit Benzodiazepinabhängigkeit ein Drittel die Lebenszeitdiagnose einer unipolaren Depression hatte (Busto et al. 1996). In der Edmonton-Studie gehörten Benzodiazepine zu den Substanzen, die von Personen, die komorbide die Diagnosen Substanzmißbrauch und Major Depression hatten (Russel et al. 1994), am häufigsten gebraucht wurden.

Welche Auswirkung komorbide unipolare Depressionen auf die Behandlung von Drogenabhängigkeit hat, ist letztlich ungeklärt: So stellten *Alterman* et al. (1996) in einer Therapiestudie entgegen ihrer Ausgangshypothese fest, daß weder komorbide Major Depression noch komorbide antisoziale Persönlichkeitsstörung noch die Kombination aus Major Depression und antisozialer Persönlichkeitsstörung den Therapieverlauf einer Methadonbehandlung bei Opiatabhängigen gegenüber nicht komorbid Erkrankten verschlechterten.

32.8.2.2 Komorbidität mit Dysthymia

Weniger Ergebnisse liegen zum Zusammenhang zwischen Drogenproblemen und Dysthymie als zum Zusammenhang mit unipolaren Depressionen vor. Wichtige Studien zur Komorbidität der Dysthymie (z.B. Markowitz et al. 1992, Markowitz 1995, Weissman et al. 1988a,b) schlüsselten den Substanzmißbrauch nicht näher in Alkohol und illegale Drogen auf. *Sanderson* et al. (1990a) hatten in ihrer klinischen Dysthymiegruppe keinen Patienten mit Drogenproblemen. *Grilo* et al. (1997) fanden bei 70 konsekutiv in ein psychiatrisches Krankenhaus aufgenommenen jungen Patienten mit Drogenproblemen in 27% eine Dysthymie. In einer anderen Untersuchung (Kell 1995) an Opiatabhängigen in einem Methadonprogramm hatten 23% der Opiatabhängigen die Lebenszeitdiagnose einer Dysthymie. *Brooner* et al. (1997) dagegen fanden in einer sehr viel größeren Stichprobe von Opiatabhängigen nur 3,4% Dysthymien (Lebenszeitprävalenz), was nicht wesentlich über der Prävalenz der Normalbevölkerung liegt. In der Edmonton-Studie hatten etwa 8% der Personen mit Drogenproblemen auch die Lebenszeitdiagnose einer Dysthymie, was das relative Risiko auf 2,4 erhöht (Russel et al. 1994). Insgesamt ist davon auszugehen, daß mehr Patienten mit Drogenproblemen auch an Dysthymie leiden als Personen aus der Normalbevölkerung, auch wenn dieser Zusammenhang nicht so ausgeprägt wie für die Major Depression ist. In der Edmonton-Studie fand sich ein ähnliches Gebrauchmuster wie bei der unipolaren Depression mit Cannabis als häufigster Droge (64%), wobei die Häufigkeit von Stimulantiengebrauch (Kokain, Amphetamin) niedriger als bei der Major Depression war. Ansonsten waren unter Dysthymen mit Substanzmißbrauch Sedativa nach Cannabis die am meisten konsumierten Substanzen, was sie von Personen mit Major Depression oder bipolaren Störungen unterscheidet, bei denen Amphetamine (Major Depression) bzw. Halluzinogene (bipolare Störungen) auf *„Platz 2"* standen. (Russel et al. 1994).

32.8.2.3 Komorbidität mit bipolaren affektiven Erkrankungen

Viele Menschen mit bipolaren affektiven Erkrankungen haben Drogen mißbraucht bzw. sind oder waren abhängig. In der Edmonton-Studie hatten 34% der bipolaren Personen ein Drogenproblem (gehabt) (Spaner et al. 1994), das relative Risiko betrug 5,1 und war mehr als doppelt so hoch wie das von Alkoholproblemen. Im National Comorbidity Survey lag die entsprechende Lebenszeitprävalenz bei 46% (Kessler et al. 1997b). Umgekehrt hatten in einer epidemiologischen Studie (Russel et al. 1994) 3,3% der Personen mit Drogenproblemen eine bipolare Störung, was das relative Risiko auf 7,8 (gegenüber 2,7 für Major Depression und 2,4 für Dysthymie) erhöht und somit den engeren Zusammenhang zwischen bipolaren (versus unipolaren) Störungen und Drogenproblemen belegt. Dagegen zeigte eine Untersuchung an 716 Opiatabhängigen (Brooner et al. 1997), daß dort die Häufigkeit von bipolaren Patienten nicht wesentlich erhöht war (0,4% Lebenszeitprävalenz). Auch Benzodiazepine scheinen eine geringe Rolle bei bipolaren Patienten zu spielen (Russel et al. 1994).

Mehrfach war der Zusammenhang zwischen bipolaren Störungen und Kokainmißbrauch bzw. -abhängigkeit diskutiert worden: Verschiedene Autoren hatten postuliert, daß ein Subtyp des Kokainkonsumenten an bipolaren oder zumindest zyklothymen Stimmungsschwankungen leidet (Weiss und Mirin 1986, Nunes et al. 1989). Jedoch stellten bereits Ende der 80er *Weiss* et al. (1988) fest, daß dieser Zusammenhang angesichts des sich verändernden Konsummuster des Kokains im Laufe der 80er Jahre sich wohl abgeschwächt hatte. Möglicherweise war der Kokainkonsument Anfang der 80er Jahre häufiger zyklothym als zu Beginn der 90er Jahre, als Kokain eine weitere Verbreitung erfahren hatte. Dennoch spricht manches für die These: Es gab erfolgreiche Versuche, bestimmte Kokainkonsumenten mit Lithium zu behandeln (Nunes et al. 1990). Mehrere Untersuchungen hatten relativ hohe Kokainkonsumraten unter bipolaren Patienten gefunden: *Sonne* et al. (1994) fanden 11% Prävalenz, *Kessler* et al. (1997b) fanden, daß Kokainkonsum als einzige Droge den nachfolgenden Beginn einer bipolaren Störung prädizierte. *Strakowski* et al. (1994) hatten in ihrer psychopathologischen Analyse von Drogenproblemen bei *„Psychosen"* gezeigt, daß Kokainmißbrauch im Vergleich mit anderen Substanzmißbrauchen tendenziell mit erhöhter *„Gereiztheit"* (irritabilty) einherging. In der Stichprobe von *Feinman* und *Dunner* (1996) war bei bipolaren Patienten die mit Abstand am häufigsten mißbrauchte illegale Droge Amphetamin gefolgt von Cannabis und Kokain, die jeweils ähnlich häufig konsumiert wurden. In der Untersuchung von *Mueser* et al. (1992) fand sich kein eindeutiger Unterschied zwischen schizoaffektiven, depressiven, schizophrenen und bipolaren Patienten hinsichtlich des Konsums von Kokain, Amphetamin oder Cannabis und in der Edmonton-Studie (Russel et al. 1994) hatte sich kein Patient mit bipolarer Störung – anders als bei Major Depression – gefunden, der Kokain mißbrauchte, während die Konsumraten für Cannabis, Amphetamine und Halluzinogene relativ hoch waren.

All diese Daten sind schwer zu interpretieren, da Konsummuster illegaler Drogen starken zeitlichen und regionalen Einflüssen unterliegen. So ist mit Sicherheit in Deutschland die Quote der Kokain konsumierenden bipolaren Patienten niedriger als in den USA, aus denen die Mehrzahl der oben angeführten Studien stammen. In jedem Fall gibt es aber Hinweise, daß bipolare Patienten gerne Psychostimulantien – nämlich Kokain und Amphetamine – konsumieren, was auch aus der Psychopathologie der bipolaren Störungen ableitbar erscheint.

32.8.2.4 Komorbidität mit anderen unipolaren und bipolaren Erkrankungen

Ein Teil der Kokainkonsumenten soll – wie bereits oben dargestellt – **zyklothym** sein (Weiss und Mirin 1986, Weiss et al. 1988, Nunes et al. 1989), auch wenn ein überzeugender empirischer Beleg hierfür letztlich fehlt.

Für die **saisonal-abhängige Depression** liegt eine kasuistisch Mitteilung (Sandyk und Kanofsky 1992) eines saisonal-abhängigen Kokaincravings mit depressiver Symptomatik vor, systematische Studien fehlen ebenfalls.

Keine Untersuchung kennen wir zum Zusammenhang zwischen Drogenproblem und **rekurrenter kurzdauernder Depression.**

Schizoaffektive Störungen können mit Drogenproblemen einhergehen. In der Untersuchung von *Mueser* et al. (1992) unterschieden sich entsprechende Patienten diesbezüglich aber nicht wesentlich von schizophrenen, bipolaren oder depressiven Patienten. *Verdoux* et al. (1996) zeigten an einer französischen, relativ kleinen klinischen Stichprobe, daß schizoaffektive Patienten mehr komorbide Drogenprobleme hatten (43%) als schizophrene (24%) oder bipolar affektive (20%), ohne daß aber dieses Ergebnis Signifikanz erreicht hätte. Hinsichtlich der Substanzarten gab es keine relevanten Unterschiede zwischen den drei Gruppen: Cannabis wurde am häufigsten konsumiert, gefolgt von Opiaten und Kokain. *Bryant* et al. (1992) hatten aber gezeigt, daß die valide Erfassung von Drogenproblemen und psychotischen Störungen – wohl aufgrund des Klientels – methodisch problematisch ist und daß teilweise selbst mit standardisierten Diagnostikinstrumenten nur unzureichende methodische Kennwerte wie Interraterreliabilitäten zu erreichen sind. Weitergehende Untersuchungen sind uns nicht bekannt.

32.9 Persönlichkeitsstörungen

Hinsichtlich des Zusammenhangs zwischen Persönlichkeit und affektiven Störungen sei auf das entsprechende Kapitel dieses Buches verwiesen. Die Frage der Häufigkeit von Persönlichkeitsstörungen bei affektiven Erkrankungen ist noch unbeantwortet. Während einige Autoren als unzweifelhaft bezeichnen, daß Persönlichkeitsstörungen bei affektiven Störungen häufiger zu diagnostizieren sind als in der Normalbevölkerung (Corruble et al. 1996, Fiedler 1995), berichten andere über Häufigkeiten bei depressiven Patienten, die nicht wesentlich von den bei der Allgemeinbevölkerung zu erwartenden differieren (Maier et al. 1992a, von Zerssen 1993, Tölle et al. 1987, siehe *„Andere Persönlichkeitsstörungen"* Kapitel 28.5.5). Persönlichkeitsstörungen sind aber noch viel weniger *„natürliche"* Entitäten als die anderen psychiatrischen Diagnosen und unterliegen somit ausgesprochen dem Einfluß der jeweiligen Operationalisierung und Methodik. Der nachfolgende Abschnitt wird sich ausschließlich mit Persönlichkeitsstörungen, wie sie DSM-III, DSM-III-R, DSM-IV und ICD-10 definieren, befassen.

Grundsätzlich bestehen bei der Erfassung von Persönlichkeitsstörungen bei affektiven Störungen zwei methodische Probleme:

a) Persönlichkeitsstörungen sind an und für sich problematisch zu erfassen (Fiedler 1995), und entsprechende Prävalenzzahlen hängen stark von angewandten Instrumenten ab.
b) Die affektive Störung beeinflußt die Persönlichkeitsstörung: In der akuten Episode einer affektiven Störung wird die Selbstschilderung der Persönlichkeit von den vorherrschenden Affekten geprägt sein. Diese Schilderung kann sich dann im Verlauf der affektiven Störung grundsätzlich ändern und zu völlig anderen Ergebnissen führen, was aber mit dem Konzept der Persönlichkeitsstörung als dauerhaftes, tief verwurzeltes und dysfunktionales Verhaltensmuster nicht vereinbar ist. In der deutschen Psychopathologie wird dem folgend auch zwischen der *„prämorbiden Persönlichkeit"* (Tellenbach 1983) und der *„Intervallpersönlichkeit"* (Czernik et al. 1986) bei affektiven Erkrankungen unterschieden. Diese Begriffe unterscheiden sich natürlich erheblich von den rein deskriptiven, atheoretischen Persönlichkeitsstörungskonzepten operationalisierter Diagnosekriterien. Insbesondere muß nach der klassischen deutschen Psychopathologie bezweifelt werden, ob in der akuten Episode einer affektiven Störung überhaupt eine Persönlichkeitsstörung valide zu bestimmen ist.

In der Normalbevölkerung wurden epidemiologische Prävalenzzahlen für Persönlichkeitsstörungen zwischen 6% und 18% gefunden (Corruble et al. 1996, Samuels et al. 1994), wobei die Mehrzahl der Ergebnisse im Bereich zwischen 6 und 10% lag. Hinsichtlich der weiteren Unterteilung in verschiedene Typen von Persönlichkeitsstörungen ist zu berücksichtigen, daß zwei Fragen aus der Literatur nicht eindeutig zu beantworten sind, nämlich

a) wie hoch die Komorbidität der Persönlichkeitsstörungen untereinander ist – *Fiedler* (1995) geht z.B. davon aus, daß es die Ausnahme ist, daß nur eine Persönlichkeitsstörung zu diagnostizieren ist, während epidemiologische Untersuchungen (z.B. Samuels et al. 1994) diese Annahme nicht immer unterstützen;

b) wie häufig ein bestimmter Typ von Persönlichkeitsstörung ist. Hierzu sind die Ergebnisse sehr divergent mit der Tendenz, daß – nach DSM-III-R, DSM-IV oder ICD-10 – Borderline-, histrionische, selbstunsichere, dependente und zwanghafte Persönlichkeitsstörungen deutlich häufiger sind als die restlichen Persönlichkeitsstörungen.

Außerdem muß berücksichtigt werden, daß die Grenzen zwischen bestimmten Persönlichkeitsstörungen, etwa bei der *„depressiven Persönlichkeitsstörung"* im Sinne von *Kurt Schneider* oder *Akiskal*, bzw. die Beziehungen zwischen depressivem Temperament, Dysthymie oder Depression nicht geklärt sind. So sind auch die Grenzen zwischen *„hyperthymer Persönlichkeit"*, *„hyperthymem Temperament"*, *„Hypomanie"* oder *„Manie"* nicht geklärt. Gleiches gilt für das *„zyklothyme Temperament"*, *„Zyklothymia"* oder *„Mischzustände"* (siehe Kapitel 29). Ein zusätzliche Faktor, der berücksichtigt werden muß, ist, daß in manchen Publikationen *„Typus melancholicus"* oder *„Typus manicus"* inkorrekterweise als Persönlichkeitsstörung angenommen werden (siehe Kapitel 29). Dies – und anderes bereits Erwähnte – relativiert die Angaben über die Häufigkeit von Persönlichkeitsstörungen bei unipolaren und bipolaren Patienten.

32.9.1 Komorbidität mit unipolarer Depression

Die Ergebnisse zur Komorbidität zwischen unipolaren Depressionen und Persönlichkeitsstörungen sind in hohem Maße uneinheitlich und widersprüchlich. Die Häufigkeit von Persönlichkeitsstörungen bei unipolarer Depression wird zwischen 6% (Mezzich et al. 1990) und 82% (Alnaes und Torgersen 1989b) berichtet, wobei die jeweiligen Studien sich methodisch erheblich unterscheiden (Übersicht bei Corruble et al. 1996), und epidemiologische Studien für diesen Bereich weitgehend fehlen. Dabei stimmen die meisten Studien dahingehend überein, daß unipolare Depressionen seltener als Dysthymie, Zyklothymia und bipolare Störung mit Persönlichkeitsstörungen einhergehen (Alnaes und Torgersen 1997, Flick et al. 1993, Pepper et al. 1995). Eine epidemiologische Studie fand sogar – jedoch ohne statistische Signifikanz, daß Personen mit Persönlichkeitsstörungen weniger Lebenszeitdiagnosen von Major Depression aufwiesen als Personen ohne Persönlichkeitsstörungen (Samuels et al. 1994), was ähnlich auch in einer klinischen Stichprobe bestätigt wurde (Flick et al. 1993). Dagegen fassen *Corruble* et al. (1996) in ihrem Übersichtsartikel die aktuelle Literatur dahingehend zusammen, daß 50-85% von ambulanten und 20-50% von stationären Patienten mit einer unipolaren Depression eine Persönlichkeitsstörungen haben.

Das zunächst überraschende Ergebnis, daß ambulante unipolare depressive Patienten häufiger an einer Persönlichkeitsstörung leiden als stationäre, läßt sich – wie das auch *Pepper* et al. (1995) getan haben – damit begründen, daß chronische Formen affektiver Störungen – bis hin zu den subaffektiven Störungen – eine größere – zumindest symptomatologische, evtl. aber auch ätiologische – Nähe zu den Persönlichkeitsstörungen haben. Episodische – also akut verlaufende und stationär behandlungsbedürftige unipolare Depressionen – gingen dann, wie das ja auch entsprechend *Kurt Schneider* für die klassische *„endogene Depression"* festgestellt hatte (Schneider 1946), – seltener mit Persönlichkeitsstörungen einher als chronische *„dysthyme"* – eventuell auch *„neurotischere"* – Formen affektiver Störungen.

Vorherrschend sind bei der unipolaren Depression dependente, selbstunsichere, Borderline- und histrionische Persönlichkeitsstörungen (Spaletta et al. 1996, Pepper et al. 1995, Alnaes und Torgersen 1997, Corruble et al. 1996). Ob diese Häufung, die ja auch dem Verteilungsmuster in der Normalbevölkerung zu entsprechen scheint, weiter zugespitzt ist, läßt sich aus der vorliegenden Literatur nicht sicher beantworten.

Interessante empirische Ergebnisse stützen aber die Nähe der Borderline-Störung zu den affektiven Störungen (Akiskal 1994b). So fanden *Alnaes* und *Torgersen* (1997) in einer prospektiven Studie, daß hinsichtlich von Persönlichkeitsstörungen – nur – initiale Borderline- und selbstunsichere Persönlichkeitsstörungen signifikante Prädiktoren für Neu- bzw. Wiedererkrankung an einer unipolaren Depression waren. Daß die Borderline-Persönlichkeitsstörung eher eine Beziehung zu den affektiven als zu den schizophrenen Erkrankungen hat, wird inzwischen von vielen namhaften Autoren angenommen (Fiedler 1995).

Daß eine – möglicherweise auch kriteriologisch bedingte – Überlappung zwischen selbstunsicherer Persönlichkeitsstörung, sozialer Phobie und atypischer Depression besteht (Alpert et al. 1997), war bereits im Absatz über Angststörungen ausgeführt worden.

32.9.2 Komorbidität mit Dysthymia

Dysthymien gehen häufiger mit Persönlichkeitsstörungen einher als unipolare Depressionen. Entsprechende klinische Untersuchungen zeigen eine hohe Übereinstimmung (Sanderson et al. 1992, Flick et al. 1993, Pepper et al. 1995, Spalletta et al. 1996). Die Prävalenzzahlen lagen bei 43% (Spalletta et al. 1996) bis 71% (Flick et al. 1993) und waren konstant höher als bei Vergleichsgruppen mit unipolarer Depression. Das Muster der komorbiden Persönlichkeitsstörungen entspricht dem bei unipolarer Depression: Am häufigsten waren vor allem Borderline-, selbstunsichere, dependente und teilweise auch histrionische Persönlichkeitsstörungen.

Allerdings ist die Abgrenzung zu Persönlichkeitseigenschaften oder Persönlichkeitsstörungen (etwa zur *„depressiven Persönlichkeitsstörung"*, *„selbstunsicheren"* und *„Borderline-Störung"*) sowie zum depressiven Temperament problematisch (siehe Kapitel 29).

32.9.3 Komorbidität mit bipolarer affektiver Erkrankung

Bipolare affektive Erkrankungen zeigen eine hohe Komorbidität mit Persönlichkeitsstörungen. *Samuels* et al. (1994) fanden in einer epidemiologischen Studie, daß das Vorliegen einer Persönlichkeitsstörung die Odds Ratio für eine bipolare Störung auf 3,5 erhöhte. In einer klinischen Population fanden *Peselow* et al. (1995) – abhängig davon, ob der Patient selbst oder ein Angehöriger berichtete – 55-60% Persönlichkeitsstörungen bei hypomanen Patienten. Nach erfolgreicher Behandlung ging die Quote um 5-10% zurück, lag aber immer noch bei ca. 50%. Geringfügig niedrigere Zahlen (48%) fand eine andere Arbeitsgruppe (Dunayevich et al. 1996), während *Carpenter* et al. (1995) anhand einer kleinen Stichprobe (n=23) geringere (35% wahrscheinliche Persönlichkeitsstörungen) und *O'Conell* et al. (1991) höhere (58%) Raten berichteten. Bei allen Studien vermißt man aber eine Kontrollgruppe.

Hinsichtlich des Typus der vorherrschenden Persönlichkeitsstörungen ist die Borderline-Störung häufig (27-41% bei Peselow et al. 1995). Auch die histrionische Persönlichkeitsstörung fand sich vermehrt. Dies überrascht angesichts der Kenntnisse zur Persönlichkeit bipolarer Patienten nicht (vgl. Marneros et al. 1991a, Kröber 1988a,b, Jamison 1994, Brieger und Marneros 1997a,b,c). *Dunayevich* et al. (1996) hatten gezeigt, daß ersterkrankte bipolare Patienten weniger Persönlichkeitsstörungen hatten als mehrfach erkrankte (33% versus 65%). Ob Persönlichkeitsstörungen ein Risikofaktor sind, einen schlechteren Verlauf zu haben, oder ob es sich hierbei um persistierende Alterationen (Marneros et al. 1991a) einer bipolaren Störung handelt, müssen prospektive Verlaufsstudien zeigen.

32.9.4 Komorbidität mit anderen unipolaren und bipolaren Erkrankungen

Bei **saisonal-abhängiger Depression** berichtete eine norwegische Arbeitsgruppe (Reichborn-Kjennerud und Lingjaerde 1996, Reichborn-Kjennerud et al. 1997) hohe Komorbiditätsraten mit Persönlichkeitsstörungen (60%), wobei sich hier die bereits erwähnte kriteriologische Überlappung der atypischen Depression mit der selbstunsicheren Persönlichkeitsstörung (Alpert et al. 1997) widerspiegelte: 31% der Patienten erfüllten die Kriterien dieser Persönlichkeitsstörung. Dabei zeigte sich, daß das Vorliegen einer Persönlichkeitsstörung – wiederum vor allem der selbstunsicheren – ein hochsignifikant negativer Prädiktor für das Ansprechen auf Lichttherapie war. Auch *Partonen* und *Lönqvist* (1995) hatten bei einer kleineren Stichprobe in Finnland ähnliche Ergebnisse mitgeteilt: Dort hatten 50% der Patienten mit saisonal-abhängiger Depression eine selbstunsichere Persönlichkeitsstörung, und diese Persönlichkeitsstörung prädestinierte zur vorzeitigen Beendigung der Lichttherapie.

Persönlichkeitsstörungen bei **schizoaffektiven Störungen** zu diagnostizieren, ist nicht nur wegen der *Jaspers*schen Schichtenregel nicht unumstritten, da potentielle krankheitsbedingte persistierende Alterationen (Marneros et al. 1991a) eine Persönlichkeitsdiagnostik erheblich erschweren. Entsprechende relevante Studien zur

Komorbidität mit Persönlichkeitsstörungen fehlen. *Pica* et al. (1990) fanden aber, daß sich bipolar affektive und bipolar schizoaffektive Patienten hinsichtlich des Vorliegens von Persönlichkeitsstörungen nicht wesentlich unterschieden. Ihre Patientenzahl war jedoch mit 10 schizoaffektiven Patienten sehr klein.

Bei **zykloiden Psychosen** fanden *Jorgensen* et al. (1996) 63% Persönlichkeitsstörungen nach Abklingen der psychotischen Episode, ohne daß hier ein eindeutiges Muster von Persönlichkeitsstörungen deutlich geworden wäre. Jedoch fanden sich relativ häufiger paranoide und schizoide Persönlichkeitsstörungen als sonst bei affektiven Störungen berichtet wurden. Außerdem war die Rate der nicht näher spezifizierten Persönlichkeitsstörungen mit 37% ungewöhnlich hoch. Dieser Befund überrascht insofern, als er von der in Kapitel 28.6 beschriebenen eher unauffälligen Persönlichkeit von zykloiden Patienten abweicht.

32.10 Nicht-psychiatrische Erkrankungen

Es ist selbstverständlich, daß bei der Betrachtung der Komorbidität nicht-psychiatrischer Krankheiten bei unipolaren und bipolaren affektiven Erkrankungen sowohl die psychiatrische als auch die nicht-psychiatrische Störung klar definiert sein müssen. Bei psychiatrischen Störungen ist dies heute der Standard operationalisierter Diagnostik (z.B. ICD-10, DSM-IV). Bei nicht-psychiatrischen Störungen sind solche diagnostischen Definitionen teilweise vorhanden (z.B. Lown-Klassifikation der Herzrhythmusstörungen), bzw. sie sind teilweise nicht notwendig (eine Fraktur ist eine Fraktur), es gibt aber auch Bereiche, wo in bestimmten Studien entsprechende allgemeingültige Diagnosekriterien fehlen (wo beginnt der Hypertonus?).

Der Zusammenhang zwischen komorbider psychiatrischer und nicht-psychiatrischer Störung kann theoretisch vielgestaltig sein:

a) die psychiatrische Störung ist physiologische Folge der nicht-psychiatrischen (oder umgekehrt);
b) die psychiatrische und die nichtpsychiatrische Störung sind beide Folge einer zugrundeliegenden Störung oder Vulnerabilität;
c) die psychiatrische und die nichtpsychiatrische Störung treten völlig zufällig gemeinsam auf;
d) die psychiatrische Störung ist Reaktion auf das kritisches Lebensereignis, das die nichtpsychiatrische Störung darstellt.

In der Praxis ist jedoch nicht ohne weiteres zu unterscheiden, welcher Zusammenhang besteht, da letztlich ätiologische Faktoren psychischer Störungen nur begrenzt bekannt sind und die obengenannten Muster kaum je *„in Reinform"* zu beobachten sind. Warum entwickelt z.B. nicht jede Person bei Reserpineinnahme eine Depression oder nach Einnahme eines Gyrasehemmers einen Verwirrtheitszustand? Auch hier müssen immer multifakorielle Modelle angewandt werden, die dann aber die Prägnanz der Ergebnisse zu mindern scheinen.

In diesem Zusammenhang muß man sich fragen, ob *„organische affektive Störungen"* (ICD-10) oder die Diagnosekategorien *„aufgrund eines medizinischen Krankheitsfaktors"* des DSM-IV letztlich je mit Sicherheit zu stellen sind, oder ob es sich bei solchen auf Zusammenhängen basierenden Diagnosen nicht zumeist um *„Wahrscheinlichkeitsbestimmungen"* handelt.

Insbesondere kann es im diagnostischen Prozeß ein Problem sein zu entscheiden, ob ein potentielles Symptom einer affektiven Störung Folge einer körperlichen Erkrankung oder somatischen Medikation ist, wie etwa die Frage, ob Appetitverlust bei einem Tumorpatienten oder Schlafstörungen bei einem Parkinsonpatienten unter L-Dopa-Therapie Symptome einer Depression sind. *Rouchell* et al. (1996) verweisen in diesem Zusammenhang auf die Unterscheidung zwischen inklusiver, exklusiver, ätiologischer und substitutiver Depressionsdiagnosestellung bei körperlich kranken Patienten (vgl. Tabelle 32.6) und favorisieren zumindest für die klinische Arbeit – im Gegensatz zum DSM-IV – die inklusive Diagnosestellung, da dadurch letztlich keine behandelbaren Patienten *„übersehen"* werden.

Tabelle 32.4: Der Zusammenhang zwischen Depression und somatischer Erkrankung: Verschiedene Diagnosestrategien (nach Cohen-Cole und Stoudemire 1987 und Rouchell et al. 1996)

Strategie	Erläuterung	Vorteil/Nachteil
Inklusiv	Alle Symptome einer Depression werden grundsätzlich in der psychiatrischen Diagnosestellung berücksichtigt, auch wenn sie durch die körperliche Erkrankung erklärbar sind (z.B. wird Appetitverlust bei einem Tumorpatienten auch als depressives Symptom gezählt).	Hohe Sensitivität bei geringerer Spezifität
Exklusiv	Bestimmte Symptome, die durch die körperliche Erkrankung erklärbar sind, werden grundsätzlich nicht als depressive Symptome gezählt (z.B. wird Appetitverlust bei Krebspatienten mit Chemotherapie nicht als depressives Symptom gezählt).	Höhere Spezifität bei geringerer Sensitivität
Ätiologisch	Es wird jeweils individuell entschieden, ob ein Symptom durch die Depression oder die körperliche Erkrankung erklärt wird (ist z.B. Ansatz des DSM-IV).	Zweifelhafte Reliabilität
Substitutiv	Symptome, die durch körperliche Erkrankungen bedingt sein können, werden in Kriterienkatalogen durch andere Symptome ohne einen solchen Zusammenhang ersetzt (z.B. *„sozialer Rückzug"* anstelle von *„Schlafstörungen"* bei Endicott 1984).	Zweifelhafte Validität.

Schließlich ist zu bedenken, daß der Schweregrad und die sozialen Konsequenzen (z.B. globales Funktionsniveau) bei der selben Diagnose höchst unterschiedlich sein können, wie es z.B. bei Untersuchungen an Tumorpatienten notwendig ist, Krebsart, Tumorstadium u.a. zu berücksichtigen.

Das DSM-IV verzichtet im Gegensatz zur ICD-10 auf den Begriff der *„organischen"* affektiven Störung, da ansonsten die Gefahr bestünde (vgl. Stevens et al. 1995), daß sprachlich anderen psychiatrischen Störungen (z.B. Major Depression, bipolare Störung) ein organisches Korrelat abgesprochen wird. Eventuell wäre es sinnvoll, zwischen *„organisch"* und *„biologisch"* zu unterscheiden, wobei *„organisch"* mit Hirnaffektion gleichzusetzen wäre.

32.10.1 Komorbidität mit unipolaren Depressionen und Dysthymien

Depressive Störungen sind bei körperlich kranken Menschen im allgemeinen häufiger als bei gesunden, die Komorbiditätszahlen scheinen aber deutlich geringer zu sein als noch vor einigen Jahren angenommen. Es scheint oft naheliegend, depressive Störungen bei körperlichen Erkrankungen als direkt psychologisch ableitbar zu verstehen. Gerade aber die Untersuchungen zum Zusammenhang von Multipler Sklerose bzw. Schlaganfall und depressiven Störungen haben gezeigt, daß eine solche Sichtweise im Einzelfall zwar überzeugend zu sein scheint, daß solche Erklärungen aber zu kurz greifen: Die Untersuchungen der Arbeitsgruppe um *Robinson* (z.B. Robinson et al. 1984, Morris et al. 1993) hatten z.B. kausale Zusammenhänge zwischen Lokalisation eines Schlaganfalles und Auftreten einer affektiven Symptomatik weitgehend bestätigt (Coryell, siehe Kapitel 37).

In einer epidemiologischen Studie (Wells et al. 1988) war der Unterschied von Depressionen bei chronisch körperlich Kranken und Gesunden relativ gering, in entsprechenden Untersuchungen von stationären und ambulanten somatischen Patienten wurden aber erhöhte Prävalenzzahlen berichtet: Die Gruppe um *Arolt* (Arolt und Driessen 1997, Arolt et al. 1995) fand bei 400 stationären chirurgischen und internistischen Patienten eine Punktprävalenz der unipolaren Depression von 3,8%, der Dysthymie von 4,3% und von Anpassungsstörungen bei 7,3%, also insgesamt 16,3% depressive Syndrome inklusive organisch depressiver Bilder. *Silverstone* (1996) berichtete bei 313 zumeist stationären internistischen Patienten mit vergleichbarer Methodik eine Punktprävalenz der Major Depression von 5,1% (substitutive Methode) bzw. 7,7% (ätiologische Methode nach DSM-IV) und der Anpassungsstörungen von 27% (davon die Hälfte mit depressiver

Symptomatik). Dabei waren die depressiven Patienten nicht schwerer körperlich krank als die nicht depressiven. Diese Ergebnisse sind aber deutlich niedriger als die Befunde älterer Studien aus den 70er und 80er Jahren, die meist ohne standardisierte Interviews (z.B. anhand von Selbstbeurteilungsskalen) Prävalenzzahlen von 20% und höher für unipolare Depressionen bei Krankenhauspatienten fanden (vgl. Übersicht bei Katon und Sullivan 1990). Zu dieser teilweisen *„Überdiagnostik"* depressiver Störungen in nicht-psychiatrischen Kliniken äußerten sich *Boland* et al. (1996) kritisch. Sie zeigten anhand von über 4000 Konsilanforderungen, daß in über 40% der Anforderungen wegen *„Depression"* von den anfordernden fachfremden Kollegen *„Depressionen"* vermutet wurden, die sich dann nicht bestätigten.

In Allgemeinarztpraxen ist die Häufigkeit von depressiven Erkrankungen je nach den Funktionsweisen des jeweiligen Gesundheitssystems international unterschiedlich. In der WHO-Studie (Sartorius et al. 1996) waren bei 25 900 Patienten in verschiedenen Ländern, die sich beim Allgemeinarzt vorstellten, 10,4% depressive Episoden (aller Schweregrade) berichtet worden. Dies korrespondiert gut mit älteren Studien, wo Werte von 4,8-9,2% für unipolare Depressionen gefunden wurden (Übersicht bei Katon und Sullivan 1990).

Moldin et al. (1993) zeigten, daß bei einem Vergleich zwischen drei Gruppen, nämlich behandelten (n=402) und unbehandelten (n=512) Personen mit unipolaren Depression und Personen ohne unipolarer Depression (n=1628), bei Personen mit unipolarer Depression, unabhängig davon, ob die Betroffenen therapiert wurden oder nicht, signifikant mehr Magenulcera, Migräne und sonstige Kopfschmerzen sowie tendenziell mehr Erkrankungen der Atemwege auftraten.

Tabelle 32.5: Komorbidität von affektiven Störungen und nicht-psychiatrischen Erkrankungen (Schätzungen nach der Literatur, Quellen siehe Text)

Diagnose	Häufigkeit von Major Depression[1]	Bemerkung
Karzinome	PP: 5-8%	abhängig von Tumorart und –stadium
MS	PP: 14%, LP ca. 50%	auch manische Syndrome
Epilepsien	LP: 30-55%	
Schlaganfall	PP: 20-30%	Auftreten von Major Depression ist prognostisch ungünstiger Faktor (erhöhte Mortalität). Linksanteriore Lokalisation der Ischämie geht mit erhöhter Depressivität einher.
Morbus Parkinson	PP: 3-8% (in älteren Studien sehr viel höhere Zahlen)	Depressive Symptome und kognitive Defizite werden häufig nur unzureichend unterschieden.
Migräne	LP: 26%	
Herzinfarkt	PP: 16%, 32% Major Depressionen im Jahr nach dem Infarkt	Auftreten von Major Depression ist prognostisch ungünstiger Faktor (erhöhte Mortalität).
Schmerzstörungen	LP: 22-72%	abhängig von Schmerzlokalisation, Schmerzart und -intensität, sozialen Folgen etc.
HIV	PP: 4-37%, LP: bis-48%	Prävalenz der Major Depression bei HIV-Positiven ist in den meisten Studien nicht signifikant gegenüber entsprechenden Risikogruppen erhöht. Jedoch scheint Zusammenhang zum Stadium der Erkrankung zu bestehen (mehr Major Depression bei AIDS).

[1]PP=Punktprävalenz, LP=Lebenszeitprävalenz

32.10.2 Komorbidität mit bipolaren affektiven Erkrankungen

Manische Syndrome bei körperlichen Erkrankungen sind vor allem aus zahlreichen Einzelfallschilderungen bekannt. Systematische Untersuchungen sind so gut wie nicht vorhanden, bzw. es berichten entsprechende Untersuchungen keine diesbezüglichen Prävalenzzahlen, was wir dahingehend interpretieren, daß diese Störungen nicht in ausreichender Zahl aufgetreten sind (Arolt et al. 1995, Silverstone 1996, vgl. McDaniel et al. 1996).

Grundsätzlich gilt, daß Erstmanifestationen von Manien bei über 50jährigen dringend für einen zugrundeliegenden organischen Prozeß verdächtig sind (McDaniel et al. 1996, Krauthammer und Klerman 1978). Hier liegen Grenzen des Begriffs der Komorbidität, der dann in biologische Auslösung übergeht.

Im Folgenden soll anhand ausgewählter körperlicher Krankheiten der Zusammenhang mit unipolaren und bipolaren affektiven Erkrankungen dargestellt werden, soweit hierzu Ergebnisse vorliegen.

32.10.3 Spezielle nicht-psychiatrische Erkrankungen

32.10.3.1 Krebserkrankungen

Ob Tumorpatienten häufiger als andere chronisch kranke Menschen an **depressiven Störungen** leiden, ist umstritten. *Fawzy* und *Greenberg* (1996) kommen in ihrem Überblick zu dem Ergebnis, daß 5-8% der stationären Tumorpatienten an einer unipolaren Depression leiden, was den Zahlen für die Punktprävalenz der unipolaren Depression bei anderen körperlichen Erkrankungen entspricht, während zahlreiche ältere Studien noch deutlich höhere Punktprävalenzen berichtet hatten (vgl. Stevens et al. 1995). Verschiedene Arbeitsgruppen, vor allem um *Jimi Holland*, hatten aber gezeigt, daß die Häufigkeit depressiver Erkrankungen bei Krebspatienten stark vom Typus des Krebs und dem Stadium der Erkrankung abhängt. So fanden sie, daß bei fortgeschrittenem Krebs die Häufigkeit depressiver Episoden stark zunimmt (Bukberg et al. 1984) und daß depressive Episoden bei Pankreaskarzinom signifikant häufiger sind als bei Magenkrebs (Holland und Tross 1986). Risikofaktoren, eine depressive Episode zu entwickeln, sind nach *Massie* und *Holland* (1990) die Vorgeschichte einer affektiven Erkrankung, Alkoholprobleme, fortgeschrittenes Erkrankungsstadium, uneffiziente Schmerztherapie und zusätzliche körperliche Erkrankungen oder belastende Therapien.

Lange Zeit war vor allem in der Folge einer prospektiven Studie von *Shekelle* und *Ostfeld* (1981) diskutiert worden, daß Depressionen im weiteren Verlauf ein Risikofaktor sind, Krebs zu entwickeln. Nach mehreren Replikationsstudien mit gegenteiligen Resultaten ist dieses Ergebnis aber wohl heute nicht mehr zu halten (vgl. Stevens et al. 1995, Spiegel 1996). Es gibt Hinweise, daß depressive Episoden möglicherweise Frühsymptome einer Krebserkrankungen sein können (Kerr et al. 1969, Lishman 1998), ohne daß ein genauer Wirkmechanismus bekannt oder diese Beobachtung eindeutig bestätigt wäre.

Sekundäre Manien wurden in Einzelfallberichten (z.B. Greenberg und Brown 1985) mitgeteilt, sind aber selten und resultieren meist aus ZNS-Beteiligung (Metastasen) oder medikamentösen Nebenwirkungen.

32.10.3.2 Neurologische Erkrankungen mit ZNS-Beteiligung

Allen neurologischen Erkrankungen mit ZNS-Beteiligung ist gemeinsam, daß sie zum ganzen Spektrum psychopathologischer Syndrome führen können, die – im *Bonhoefferschen* Sinn (Bonhoeffer 1917) – als exogenen Reaktionen bzw. symtpomatische Psychosen (Conrad 1972, Weitbrecht 1973, 1974, Marneros 1982) unspezifisch sind. Gerade aber angesichts biologischer und hirnlokalisatorischer Überlegungen in der Psychiatrie könnten solche symptomatischen Psychosen wichtige Hinweise zur Generierung von Hypothesen zur Ätiologie *„endogener"* Psychosen liefern. Die geschichtliche Entwicklung und die Auseinandersetzungen zur Frage der *„organischen Verursachung"*, *„Auslösung"* oder *„Komorbidität"* sind im Kapitel 37.1 dargestellt. In jedem Fall ist grundsätzlich zu erwarten, daß die Prävalenz aller affektiver Störungen bei solchen *„zentralneurologischen"* Störungen höher ist als in der Normalbevölkerung.

Demenzen

Zwischen Demenzen und depressiven Störungen bestehen auf der Symptomebene Überlappungen, da – vor allem subjektiv empfundene – kognitive Störungen im Einzelfall uneindeutig sein können. In dieser Hinsicht ist auf das Bild der *„Pseudodemenz"* hinzuweisen, das einer depressiven Erkrankung ein dementiell anmutendes Gepräge verleihen kann und manches Mal erst im weiteren Behandlungsverlauf mit Sicherheit zu differenzieren ist. Entsprechend wurden in einigen Studien (z.B. Weiner et al. 1994) bei der Erfassung depressiver Symptome bei Demenzkranken diagnostische Symptome, die sich auf *„uneffektives Denken"* oder Konzentrationsstörungen bezogen, ausgeschlossen und die diagnostische Schwelle entsprechend korrigiert (sogenannte *„exklusive"* Methode der Erfassung von Komorbidität vgl. Tabelle 32.4).

Dementielle Syndrome gehen unzweifelhaft gehäuft mit depressiven Störungen einher, wobei es aber auch hier ähnlich wie bei anderen neurodegenerativen Erkrankungen (vgl. z.B. Abschnitt Parkinsonsyndrome) schwierig ist, zwischen kognitiven Defiziten aufgrund der Demenz und tatsächlichen depressiven Symptomen zu unterscheiden. Mehrere Autoren, z.B. *Weitbrecht* (1973) und später *Marneros* (1982), analysierten phänomenologisch den engen Zusammenhang zwischen beginnender *„hirnorganischer"* und affektiver Störung. (Marneros 1982) umriß hierbei das Bild der *„hirnorganischen Melancholie"* als Syndrom im dementiellen Prozeß, das aber in seiner Phänomenologie im Querschnitt von einer endogenen Depression ununterscheidbar sein kann. Wie bereits ausgeführt, können wahrscheinlich alle nicht-psychiatrischen Erkrankungen mit ZNS-Beteiligung sekundäre Manien (Krauthammer und Klerman 1978) auslösen. Auch im Rahmen von Demenzen können solche Bilder prinzipiell auftreten, werden aber relativ selten berichtet (Young 1992).

Entsprechend der großen Häufigkeit vaskulärer und Alzheimer-Demenzen berichtet die Mehrzahl der vorliegenden Studien Ergebnisse für depressive Störungen bei Alzheimer- oder vaskulären Demenzen. Demenzen können natürlich im Gefolge zahlreicher anderer Erkrankungen auftreten, ohne daß uns hierzu aber entsprechende Komorbiditätsuntersuchungen bekannt wären, mit der Ausnahme der Parkinsonsyndrome. Ergebnisse zu den eigentlichen Parkinsonsyndromen werden in einem nachfolgenden Abschnitt besprochen. Parkinson-Demenz scheint aber mit mehr depressiven Symptomen einherzugehen als gleich schwere Alzheimer-Demenz (Starkstein et al. 1996), die mehr durch Anosognosie und Enthemmung gekennzeichnet ist. Auch im Vergleich mit den vaskulären Demenzen zeigten Alzheimer-Demenzen weniger affektive Symptome (Ballard et al. 1996, Reichman und Coyne 1995).

Tabelle 32.6: Komorbidität von depressiven Störungen bei Alzheimer-Demenz, vaskulärer Demenz und Parkinson-Demenz

Diagnose	Komorbidität mit Alzheimer-Demenz[1]	Komorbidität mit vaskulärer Demenz	Komorbidität mit Parkinson-Demenz
Major Depression	6-23%	29-45%, in allen direkten Vergleichen höher als bei Alzheimer-Demenz	(30% ?), im direkten Vergleich höher als bei Alzheimer-Demenz
Dysthymie	(28% ?), im direkten Vergleich häufiger als Major Depression	?	(27% ?)

[1]Punktprävalenz der affektiven Störung bei zugrundeliegender Demenz

Die berichteten Komorbiditätsraten zwischen Demenzen und affektiven Störungen schwanken insgesamt ganz erheblich zwischen 1,5% und 87% (Ballard et al. 1996, Weiner et al. 1994), wobei *„Extremergebnisse"* durch methodische Besonderheiten bedingt scheinen. So gibt es kaum epidemiologische Studien zu diesem Thema, die meisten Ergebnisse basieren auf klinischen Stichproben, was natürlich gerade bei Demenzpatienten einen erheblichen Selektionseffekt bedingt. Daß z.B. *Weiner* et al. (1994) mit 1,5% **Major Depression** bei Alzheimer-Demenz extrem niedrige Werte von Komorbidität berichteten, liegt u.a. daran, daß sie die DSM-III-R-Kriterien modifizierten und daß sie Patienten mit affektiven Erkrankungen in der Vorgeschichte ausschlossen. In einer der wenigen epidemiologischen Studien fand eine spanische Arbeitsgruppe (Lobo et al. 1995), daß 17% der über 65jährigen Personen mit Demenz auch eine klinisch relevante Depression nach GMS (Geriatric Mental State Schedule) hatten. Vergleichbare Werte fanden u.a. *Reichman* und *Coyne* (1995) und *Ballard* et al. (1996) in methodisch guten Studien an klinischen Populationen. In diesen Untersuchungen waren 11% bzw. 17% Major Depression bei Alzheimer-Demenzen und 29% bzw. 45% Major Depression bei vaskulären Demenzen gefunden worden, wobei aber in beiden Untersuchungen die Zahl der Patienten mit vaskulärer Demenz mit 20 bzw. 38 relativ klein war.

Migliorelli et al. (1995) fanden – ebenfalls bei einer klinischen Stichprobe – 23% Major Depression und 28% **Dysthymie** bei Alzheimer-Demenz. Dabei hatten Patienten mit Major Depression einen schlechteren Mini-Mental-State-Test – waren also *„dementer"* – als die mit Dysthymie. Die selbe Arbeitsgruppe fand aber bei zwei verschiedenen klinischen Stichproben mit vergleichbarer Methodik im Vergleich zwischen Parkinson-Demenz- und Alzheimer-Demenz-Patienten bei letzteren einmal eine Prävalenzrate der Major Depression von 6% und ein anderes Mal 23% (Starkstein et al. 1996), ein Unterschied, den die Untersucher selbst nicht so recht zu erklären wußten und der aufzeigt, mit welchen Vorbehalten alle Ergebnisse von klinischen Stichproben zu sehen sind. In dieser Untersuchung von *Migliorelli* et al. (1995) hatten Parkinson-Demenz-Patienten in 30% eine Major Depression, sowohl Alzheimer- als auch Parkinson-Demenz-Patienten erfüllten zu 27% die Kriterien einer Dysthymie.

In der Zusammenfassung zweier epidemiologischer Studien nämlich von Teilen der ECA-Studie und der Münchner Follow-up-Studie (Fichter et al. 1995) wurden kognitive Funktionen anhand des Mini-Mental-State-Tests (MMST) überprüft. Bei über 85-jährigen Probanden aus der Bevölkerung war die Häufigkeiten von Dysthymien und Major Depression bei Personen mit leichter Demenz (MMST-Score 18-23) etwas höher als in der Gesamtstichprobe (Major Depression 2,9% versus 1,3% in den USA, 0% versus 1,4% in München; Dysythymien 4,5% versus 2,4% in den USA, 6,8% versus 5,1% in München), bei Menschen mit schwererer Demenz zeigten sich diesbezüglich aber keine wesentlichen Unterschiede zur Normalbevölkerung. Da insgesamt aber sehr wenige affektive Störungen in der Stichprobe auftraten, war die Anzahl der Personen mit diesbezüglich komorbiden Diagnosen sehr gering, so daß diese Zahlen sehr zurückhalten zu werten sind.

Insgesamt ist festzustellen, daß nach operationalisierten Kriterien depressive Störungen im Verlauf von Demenzprozessen häufig auftreten können, daß aber die genauere Differenzierung von neuropsychologischen Defiziten solcher vermeintlich affektiver Syndrome aber bislang zu selten erfolgte. In jedem Fall treten solche depressiv anmutenden Syndrome aber häufiger bei Parkinson-Demenzen und vaskulären Demenzen als bei Alzheimer-Demenz auf.

Multiple Sklerose

Die Prävalenz von **Major Depression** bei Multipler Sklerose ist unzweifelhaft deutlich erhöht. *Joffe* et al. (1987) fanden 14% Punkt- und 47% Lebenszeitprävalenz der Major Depression bei MS-Kranken nach DSM-III. *Sadovnick* et al. (1996) berichteten mit einer Lebenszeitprävalenz von 50% nahezu identische Zahlen. In anderen Studien zumeist ohne operationalisierte Diagnosestellung waren Lebenszeitprävalenzraten von 27-54% gefunden worden (Übersichten bei Stevens et al. 1995 und Rouchell et al. 1996).

Auch bei psychiatrischen Patienten mit Major Depression muß die MS als Differentialdiagnose berücksichtigt werden – wenn sie auch selten ist. So fanden *Pine* et al. (1995) in einer retrospektiven Auswertung von 2720 Akten psychiatrischer Patienten 10 Fälle, bei denen dann schließlich eine MS entdeckt wurde; mehrheitlich hatten affektive Syndrome inklusive Major Depression –

häufig jedoch mit manischen Episoden – zur psychiatrischen Aufnahme geführt. *Rabins* et al. (1986) vermuteten aufgrund von MRT-Befunden, daß psychiatrische Syndrome inklusive depressiver Bilder häufiger seien, wenn mehr ZNS-Herdbefunde in der Bildgebung nachweisbar sind, eine Theorie, die gut mit *Felgenhauers* Konzept der *„enzephalitischen Form"* der MS einhergeht (Felgenhauer 1990).

Manien scheinen nach kasuistischen Mitteilungen auch häufig während oder vor einer Multiple-Sklerose-Erkrankung aufzutreten (Hutchinson et al. 1993, Pine et al. 1995). Aussagekräftige empirische Untersuchungen diesbezüglich sind uns aber nicht bekannt. *Pine* et al. (1995) berichteten aber, daß in einer retrospektiven Analyse von Patienten, die mit undiagnostizierter MS in ein psychiatrisches Krankenhaus eingeliefert wurden, die Mehrzahl maniforme Bilder, teilweise aber auch **schizoaffektiv** oder **zykloid** psychotische Störungen zeigten. Daß Psychosen bei MS überzufällig häufig eine *„zykloide"* Symptomatik zeigten, hatten auch *Schifferdecker* et al. (1995) postuliert und mit einer retrospektiven Aktenauswertung zu belegen versucht.

Lishman (1998) geht davon aus, daß **Euphorie** ein bei der Krankheit MS häufiges Phänomen ist, daß im Verlauf der MS zunimmt. Er versteht darunter eine isolierte Erhöhung des Affektes ohne korrespondierende Symptome im Bereich der Psychomotorik, des Antriebs oder des Selbstwertes.

Epilepsie

Lange Zeit war zumindest in der deutschen Nervenheilkunde die Behandlung der Epilepsien auch Aufgabe des Psychiaters (z.B. Huber und Penin 1972). Man muß sich vergegenwärtigen, daß sich in der zweiten Auflage der *„Psychiatrie der Gegenwart"* (Kisker et al. 1972) noch über 230 Seiten zum Thema *„Epilepsie"* fanden. *Jaspers* (1973) hatte ja noch *„drei Kreise der großen Psychosen"* beschrieben: Die Schizophrenie, die manisch-depressiven Erkrankungen und die *„genuinen Epilepsien"*. Nachdem aber die Behandlung der Epilepsien heute eindeutig in den Händen der Neurologen liegt, finden die zahlreichen Befunde und Theorien zu den *„Psychosen der Epileptiker"* und den entsprechenden *„Wesensänderungen"* kaum mehr Beachtung, vor allem da sie selten ausreichend empirisch belegt waren und für die heute vorherrschend englischsprachigen Neurowissenschaften kaum mehr rezipierbar sind.

Es gibt wenige Untersuchungen mit operationalisierter psychiatrischer Diagnostik zur psychiatrischen Komorbidität bei Epilepsien. Je nach Studie lagen in diesen wenigen Untersuchungen mit standardisierter Diagnostik die Lebenszeitprävalenzen von **Major Depression** zwischen 30% (Victoroff et al. 1994) und 55% (Mendez et al. 1986), so daß dieser Zusammenhang als unzweifelhaft überzufällig anzusehen ist. Ältere Studien mit weniger stringenter Methodik hatten Prävalenzraten zwischen 11% und 75% berichtet (Übersicht bei Stevens et al. 1995). Kein eindeutiger Zusammenhang konnte bislang mit der Art des Anfallsleidens hergestellt werden, jedoch fanden mehrere Arbeitsgruppen bei linksseitiger Lokalisation eines Anfallsherdes bei komplex-partiellen Anfällen eine signifikant höhere Rate von Depressionen als bei rechtsseitiger (Victoroff und Engel 1990, Victoroff et al. 1994, Mendez et al. 1994), eine Beobachtung, die mit ähnlichen Befunden bei Schlaganfällen (siehe unten) korreliert. Dagegen berichtete eine ältere Studie (Flor-Henry 1969) eine Häufung rechtsseitiger Foci bei manisch-depressiven Epilepsiepatienten.

Manien bei Epilepsien sind aus Einzelfallberichten bekannt (z.B. Howland 1993). Dabei scheinen bipolare Störungen bei Temporallappenepilepsien und bei rechts frontalem Focus gehäuft aufzutreten (Lishman 1998). Daß psychomotorische Anfälle bei bipolaren Patienten häufiger seien, wurde in kasuistischen Mitteilungen geäußert (z.B. Lewis et al. 1984). *Flor-Henry* (1969) zeigte an einer konsekutiven Serie von 50 Patienten mit Temporallappenepilepsie und *„Psychose"*, daß manisch-depressive Patienten (9 von 50) einen insgesamt besseren Verlauf und eine bessere prämorbide Anpassung zeigten.

Patienten mit Anfallsleiden und komorbider bipolarer oder schizoaffektiver Störung sollen besonders gut auf Valproat ansprechen (Stoll et al. 1994a). Schließlich gibt es in der Tradition *Mitsudas* in der japanischen Psychiatrie Tendenzen, die atypischen Psychosen bzw. **vorübergehenden psychotischen Störungen** als Bindeglied zwischen Epilepsien und endogenen Psychosen anzusehen (Hatotani 1996), ein Gedanke, der aber mehr auf theoretischen Überlegungen beruht, wenn auch *Landolt* (1958) aus einer Serie von 107 Epilepsiekranken entsprechende Hinweise berichtete.

Schizoaffektive Störungen werden bei Epilepsiepatienten möglicherweise zu selten diagnostiziert (Lishman 1998).

Schlaganfall

Eine Vielzahl von Publikationen existiert für den Zusammenhang *„Depression"* und *„Schlaganfall"*. Vor allem die Arbeitsgruppe um *Robinson* hat diesbezüglich wesentliche Forschungsergebnisse geliefert und ihrer Definition der *„poststroke depression"* (PSD) (Robinson und Price 1982) zu weiter Verbreitung verholfen. Problematisch an dieser Definition der PSD ist aber, daß sie eine *„Minor Depression"* bzw. *„Dysthymie"* ohne Zeitkriterium definiert, was natürlich nicht mit der Dysthymie gemäß DSM bzw. ICD-10 kompatibel ist. Depressionen wurden in zahlreichen Studien bei 30-50% der Schlaganfallpatienten im ersten Monat nach dem Ereignis festgestellt, etwa 20-30% der Patienten erfüllten die Kriterien einer Major Depression (Übersichten bei Stevens et al. 1995, Rouchell et al. 1996, Fricchione et al. 1996). Dabei zeigten die zahlreichen Studien der Arbeitsgruppe um *Robinson*, daß die Schwere einer Depression mit der anatomischen Nähe zum linken anterioren Hirnpol und der Größe des dort geschädigten Areals parallel ging (Robinson et al. 1984), ein Ergebnis, das bis heute von zahlreichen Arbeitsgruppen bestätigt wurde (unter vielen z.B. Downhill und Robinson 1994, Herrmann et al. 1995). In einer 10-Jahres Katamnese zeigte sich, daß initiale Post-stroke-Depression die Mortalität im weiteren Verlauf um das 3,4fache erhöhte (Morris et al. 1993).

Manien nach Schlaganfällen sind sehr viel seltener, wurden aber wiederholt kasuistisch berichtet (z.B. Starkstein et al. 1988b). Zwar wurde entsprechend der Post-stroke-Depression postuliert, daß rechts anteriore Herde zu manischen Bildern führten (z.B. Starkstein und Robinson 1989), dies kann aber nicht als empirisch belegt gelten. Überzeugende Hinweise gibt es dagegen, daß Erstmanifestationen von Manien bei über 50-jährigen in einer Vielzahl der Fälle Konsequenz unerkannter stummer Hirninfarkte sind (Fujikawa et al. 1995).

Parkinsonsyndrome

James Parkinson hatte 1817 in der Erstbeschreibung des nach ihm benannten Morbus auch die *„Melancholie"* zu deren Symptomen gezählt. Diese Sichtweise war bis vor wenigen Jahren wenig verändert – vor allem durch Studien der 70er und 80er Jahre –, wo ohne operationalisierte psychiatrische Diagnostik Komorbiditätsraten mit der **unipolaren Depression** von bis zu 90% berichtet wurden (Übersicht bei Stevens et al. 1995).

Neuere Untersuchungen zeigten jedoch, daß die vermeintliche depressive Symptomatik bei Parkinsonpatienten häufig eine symptomatische Überschneidung mit krankheitsbedingten kognitiven Einschränkungen ist, und daß bei exakter Diagnostik die Komorbiditätsraten deutlich niedriger sind als früher vermutet wurde (Danielczyk 1992, Tandberg et al. 1997). So fanden *Tandberg* et al. (1996, 1997) in einer epidemiologischen Studie in Norwegen, daß bei Patienten mit M. Parkinson in 7,7% eine Major Depression nach DSM-III-R zu diagnostizieren war, daß das Risiko hierzu aber wesentlich vom kognitiven Zustand der Patienten abhängig war. *Hantz* et al. fanden sogar nur 2,7% Major Depression nach DSM-III-R bei Parkinsonkranken (Hantz et al. 1994). *Danielczyk* (1992) vermutete sogar, daß bei adäquater Berücksichtigung der kognitiven Defizite die Häufigkeit von Major Depression bei Parkinson-Kranken nicht höher ist als bei anderen chonisch Kranken. Dennoch ist unzweifelhaft, daß Parkinsonpatienten häufiger depressiv sind als vergleichbare gesunde Personen und daß eine erhebliche Interferenz zwischen parkinsonbedingten kognitiven Defiziten und depressiver Symptomatik besteht, die gerade in psychometrischen Depressionstests zu zahlreichen falsch positiven Antworten führt. Einzelne Hinweise gibt es, daß – ähnlich wie bei Schlaganfällen – linksseitige (Hemi-)Parkinsonsyndrome mit größerer Depressivität einhergehen (Fleminger 1991).

Maniforme Syndrome bei Parkinsonsyndromen sind bei fortgeschrittenen Parkinson-Demenzen (vgl. Fricchione et al. 1996) oder als Medikamentennebenwirkungen (z.B. Keshavan et al. 1986) möglich, obwohl es dann zweifelhaft erscheint, solche Bilder angesichts ihres offensichtlichen *„organischen Charakters"* als Manien zu bezeichnen.

Migräne

Dank der ausgezeichneten Untersuchungen von *Naomi Breslau* und *Kathleen Merikangas* (Breslau et al. 1994) ist der epidemiologische Zusammenhang zwischen Migräne und affektiven Störungen wohl besser erhellt als mit den meisten anderen nicht-psychiatrischen Störungen. Dabei bestätigte sich zumindest teilweise ein Zusammenhang zwischen unipolarer Depression und Migräne, was auch hinsichtlich der Persönlichkeit mit dem sogenannten *„Typus migraenicus"* und seiner Verwandtschaft zum *„Typus melancholicus"* beschrieben worden ist (Peters 1988, Schäfer 1992). Jedoch zeigte sich auch ein – möglicherweise noch engerer – Zusammenhang mit den bipolaren Störungen, der dem Konzept des *„Typus migraenicus"* zuwiderlaufen würde.

Migräne – und hier vor allem Migräne mit Aura – geht hochsignifikant mit einer Erhöhung des Risikos aller uni- und bipolaren affektiven Erkrankungen einher. Die Studien in Zürich (Merikangas et al. 1990a) und Detroit (Breslau et al. 1994) an 457 bzw. 1200 Personen aus der Normalbevölkerung zeigten, daß die Lebenszeitprävalenz der **Major Depression** bei Migränekranken bei über 26% liegt und somit die Odds Ratio auf 3,4 ansteigt. Die Lebenszeitprävalenz der **Dysthymie** bei Migräne liegt bei 9,4%, was die Odds Ratio sogar auf 4,0 erhöht. **Bipolare Störungen** wurden sogar um das 5-6fach wahrscheinlicher (Odds Ratio für Manische Episode 5,9, Odds Ratio für Bipolar-II-Störung 4,7). Interessanterweise erhöhten sich die Odds Ratio noch einmal wesentlich, wenn die Komorbidität von affektiven Störungen mit Migräne mit Aura betrachtet wurde (Odds Ratio mit Major Depression 4,0, mit Dysthymie 7,0, mit Manischer Episode 7.3, Bipolar-II-Störung 5,2). Diese Zahlen entsprechen sehr gut dem, was ältere Studien mit weniger stringenter Methodik berichtet hatten (Übersicht bei Stevens et al. 1995). *Moldin* et al. (1993) hatten umgekehrt gezeigt, daß unipolare Depressionen signifikant häufiger mit Migräne und Kopfschmerzen einhergingen.

In einer prospektiven Untersuchung zum Zusammenhang zwischen Major Depression und Migräne zeigten *Breslau* et al. (1994), daß im Verlauf keine der beiden Störungen regelhaft oder gehäuft *„primär"* war. Die relativen Risiken, daß sich zu der einen Störung die andere entwickelte, waren nahezu identisch, so daß hier von einem engen inneren Zusammenhang auszugehen ist.

Andere Erkrankungen mit ZNS-Beteiligung

Wie bereits dargestellt kann prinzipiell jede zentralnervöse neurologische Erkrankung affektive Komorbidität bewirken.

So fanden *Folstein* et al. (1983) in einer Serie von 88 Patienten mit **Morbus Huntington** 32% Depressionen und 9% bipolar affektive Erkrankungen.

Bei **Hirntumoren** kann es zu Apathie, Affektarmut und Gereiztheit kommen. Stimmungshochs sind äußerst selten (Lishman 1998, Henry 1932).

Nach **Schädelhirntraumen** sind affektive Störungen häufig (z.B. 26% Major Depression nach einem Monat bei Jorge et al. 1993a,b). Auch hier deuten – wie bei Schlaganfallspatienten – Beobachtungen daraufhin, daß linksanteriore Schädigungen für depressive Störungen prädisponieren (Jorge et al. 1993a,b). Gereizt manische Bilder wurden auch beschrieben, sind aber deutlich seltener. Möglicherweise führt hier eine rechtsanteriore Lokalisation des Traumas zu einem erhöhten Risiko, ein komorbides (bzw. sekundäres) manisches Syndrom zu entwickeln (Starkstein et al. 1988a).

Zahlreiche endokrine oder immunologische Erkrankungen betreffen auch das ZNS. Selbstverständlich können diese auch mit affektiven Störungen einhergehen. Ein bekanntes Beispiel ist der **systemische Lupus erythematosus** (SLE). Beim SLE berichtete schon 1967 *Sam Guze* (1967), daß Depressionen bei etwa 10% der Fälle beobachtet werden. Nahezu jede endokrine Erkrankung kann mit depressiven und auch manischen Syndromen einhergehen, was teilweise durch die enge Verschaltung mit entsprechenden hypophysären Strukturen zu erklären sein könnte. Von besonderer Bedeutung sind hier vor allem Störungen im Bereich der **Schilddrüsenhormone** und des **Kortisols.** So geht das **Cushing-Syndrom** fast regelmäßig mit Depressionen einher (Häufigkeiten bis zu 86%, Cohen 1980). Auch **Folsäuremangel** (Shorvon et al. 1980) und **Hyperparathyreodismus** (Petersen 1968) gehören bekanntermaßen zur Differentialdiagnose depressiver Erkrankungen, ohne daß aber solche endokrinologischen Störungen bei einer größere Anzahl von Depressionen auftreten würden. **Hyperthyreosen** können nicht nur depressive sondern auch manische Bilder bedingen (Lishman 1998).

Die Zahl der bekannten **genetisch determinierten Syndrome** wächst ständig und kann teilweise nur noch über entsprechende Datenbanken (z.B. OMIM) gesichtet werden. Ein interessantes Ergebnis entsprechender Komorbiditätsforschung, die von großer Bedeutung zur Generierung von Hypothesen für die psychiatrische Genetik sein kann, war die Beobachtung, daß nahezu 2/3 der Patienten mit einem **velokardiofazialen (Shprintzen) Syndrom** an einer bipolar affektiven Störung leiden oder litten (Papolos et al. 1996).

32.10.3.3 Kardiovaskuläre Erkrankungen

Die genauen Zusammenhänge zwischen kardiovaskulären Krankheiten und affektiven Erkrankungen sind letztlich unklar. Beim **Bluthochdruck** gibt es einige Hinweise, daß Depressive vermehrt an Bluthochdruck leiden, zahlreiche Studien fanden aber keine signifikanten Unterschiede zwischen Depressiven und Nicht-Depressiven (Übersicht bei Stevens et al. 1995). Insgesamt fehlen in diesem Bereich methodisch überzeugende Untersuchungen. Im Verlauf von 2 Jahren der Depression scheint Bluthochdruck – anders als eine Vorgeschichte eines Herzinfarktes – kein signifikanter Prädiktor einer schlechteren Prognose der Depression zu sein (Wells et al. 1993). Sekundäre Manien kommen im Rahmen antihypertensiver Medikationen vor (z.B. Gajula und Berlin 1993).

Depressive Erkrankungen treten vermehrt nach einem **Herzinfarkt** auf und erhöhen die weitere Mortalität. *Schleifer* et al. (1989) fanden eine Rate von allen – auch geringgradigen – affektiven Störungen bei Herzinfarktpatienten von 45%, 18% aller hatten eine Major Depression (DSM-III) nach einer Woche. Eine kanadische Arbeitsgruppe (Lespérance et al. 1996) fand in einer prospektiven Studie, daß nach dem Herzinfarkt 16% während des Krankenhausaufenthaltes und im Jahr danach 31,5% der Patienten eine Major Depression nach DSM-III-R entwickelten. Eine Vorgeschichte einer Major Depression hatten 27,5% der Patienten, jedoch war nur 7,7% eine Major Depression im Jahr vor dem Infarkt erinnerlich. Dabei stand die Schwere des Infarkts nicht mit der Häufigkeit des Auftretens einer unipolaren Depression im Zusammenhang. Die Autoren interpretieren dieses Ergebnis dahingehend, daß vor dem Infarkt kein eindeutiger Zusammenhang zur unipolaren Depression besteht, daß aber im ersten Jahr nach dem Infarkt unipolaren Depressionen eindeutig gehäuft – nämlich bei einem Drittel der Patienten – auftreten. Ihr wichtigstes Ergebnis ist aber, daß im prospektiven Verlauf das Auftreten von unipolare Depressionen signifikant die Mortalität erhöht: So betrug die Odds Ratio, in den ersten 6 Monaten nach Infarkt zu sterben, 6,2.

32.10.3.4 Schmerzstörungen

An Schmerzen zu leiden, erhöht die Wahrscheinlichkeit, depressiv zu sein. *Von Korff* und *Simon* (1996) faßten wichtige eigene Studien an insgesamt mehreren tausend Patienten zusammen – unabhängig von der Genese der Schmerzen. Neben den direkten Schmerzfolgen (z.B. Energieverlust, Schlafstörungen) gibt es einen engen Zusammenhang mit Depressionen, der stärker mit dem Aktivitätsverlust als mit der Schmerzintensität zu korrelieren scheint. Entsprechende Aussagen sind jedoch vom Schmerztyp, der Grunderkrankung, der Schmerzverteilung und vielen anderen Faktoren abhängig. Prävalenzzahlen zur Häufigkeit von unipolaren Depressionen bei Schmerzsyndromen sind dementsprechend unterschiedlich: Je nach Art der Schmerzstörung wurden Komorbiditäten mit Major Depression z.B. zwischen 22% (chronischer Gesichtsschmerz; Korszun et al. 1996) und 72% (lumbale Rückenschmerzen; Gallagher et al. 1995) angegeben. Im Verlauf von Depressionen treten jedoch nur Kopf- und Thoraxschmerzen signifikant häufiger quasi *„sekundär"* auf (Korff und Simon 1996).

32.10.3.5 HIV-Infektion oder AIDS

Ein Zusammenhang zwischen HIV-Infektion und Depression ist, wie *Maj* (1996) darstellte, auch theoretisch für drei Bereichen gut zu begründen:

a) Die Diagnose einer HIV-Infektion bedeutet offensichtlich eine enorme psychische Belastung auf vielen Ebenen (z.B. Lebensperspektive, soziale Bezüge).
b) Die HIV-Viren sind neurotrop und lagern sich direkt in Nervengeweben (z.B. Basalganglien, Thalamus, Hirnstammkerne) ein. Somit besteht die Möglichkeit einer unmittelbaren ZNS-Wirkung (vgl. z.B. auch die *„AIDS-*

Demenz", Übersicht bei Worth und Halman, 1996).

c) Zumindest in den westlichen Ländern sind die Risikogruppen einer HIV-Infektion homosexuelle Männer und i.v.-Drogenbenutzer. Beide Gruppen haben aber eine erhöhte Rate von affektiven Erkrankungen.

Die größte bisher durchgeführte Untersuchung zum Zusammenhang zwischen HIV und Depression ist eine multizentrische Untersuchung der WHO auf verschiedenen Kontinenten (Westeuropa, Afrika, Südostasien, Südamerika) mit jeweils typischen HIV-negativen Risikopersonen als Kontrollgruppen. Eine 1996 veröffentlichte Zusammenfassung (Maj 1996) berichtete die Ergebnisse von knapp 1000 Probanden. Dabei zeigte sich, daß in den meisten Zentren symptomatisch HIV-positive Personen mehr **unipolare Depressionen** hatten als asymptomatisch HIV-positive und letztere wieder mehr als HIV-negative Kontrollen. Diese Unterschiede waren jedoch teilweise gering und nur in einem Zentrum (Bangkok) signifikant. Mehrere andere Untersuchungen hatten ähnliche Ergebnisse berichtet: Erhöhte Prävalenzzahlen unipolarer Depressionen bei HIV-seropositiven Personen, ohne daß diese sich aber statistisch signifikant von der Prävalenz bei seronegativen Personen der jeweiligen Kontrollgruppen unterschieden hätten (z.B. Perkins et al. 1994, Rabkin et al. 1997). Eine neuere Untersuchung (Dew et al. 1997) hatte aber gezeigt, daß sich bei einer prospektiven Untersuchung im Einjahresverlauf signifikant erhöhte Major Depressionsraten bei HIV-positiven Männern gefunden hatten. Somit ist festzustellen, daß unipolare Depressionen bei HIV-Positiven häufig auftreten, daß das Risiko einer unipolaren Depression noch mit dem Auftreten von HIV-bedingten körperlichen Symptomen steigt, daß aber nicht eindeutig belegt ist, daß bei HIV-positiven Personen unipolare Depressionen signifikant häufiger sind als bei den entsprechenden Risikogruppen, zu denen sie mehrheitlich zählen.

Sekundäre **Manien** sind bei AIDS relativ häufig beschrieben (z.B. Lyketsos et al. 1997, Peters 1988) und scheinen gerade bei fortgeschrittenen Krankheitsstadien aufzutreten, sind dann aber auch oft mit kognitiven Defiziten im Rahmen einer beginnenden AIDS-Demenz vergesellschaftet (vgl. Lyketsos et al. 1997).

32.11 Komorbidität verschiedener affektiver Störungen untereinander

Hinsichtlich der Komorbidität der verschiedenen affektiven Störungen untereinander sei auf die jeweiligen Einzelkapitel verwiesen. **Dysthymie** tritt in der Regel (weit über 50%) im Verlauf mit Major Depression auf, was dann zum Bild der *„Double Depression"* führt (Keller und Shapiro 1982). Genauso gibt es einen sehr engen Zusammenhang zwischen **Zyklothymia** und bipolaren Störungen (Brieger und Marneros 1997a,b,c). Diese Zusammenhänge sind wenig überraschend, da die jeweiligen diagnostischen Kriterien überlappen und schon aufgrund der eng verwandten Operationalisierungen hohe Komorbiditätsraten zu erwarten sind. Hohe Komorbiditätsraten bestehen auch zwischen **kurzdauernder rekurrenter Depression** und Major Depression (Angst 1996a, 1997a, Maier et al. 1994a) – auch hier ist es die Ausnahme, daß im Verlauf eine rekurrente kurze Depression *ohne* Major Depression auftritt. Von einer Komorbidität von **saisonalabhängiger Depression** und Major Depression kann man nicht sprechen, da diagnostisch die saisonal-abhängige Depression ein Subtyp der Major Depression ist. Komorbidität zwischen **schizoaffektiven Störungen** und anderen affektiven Störungen zu konstatieren ist problematisch, da die Diagnose der schizoaffektiven Störung eine Längsschnittdiagnose ist und es im Verlauf dieser Störung – je nach *„Schizo-"* und *„Affektdominanz"* – zu unterschiedlichen schizophrenen und affektiven Syndromen kommen kann.

TEIL F: FORENSIK

KAPITEL 33: DELINQUENZ UND GEWALT

„ ...τοῖσι δέ μελαγχολῶσι ἐς λύπην καί ἀθυμίην μοῦνον.' Ατάρ καί μαίνονται μέν ἐς τά πλεῖστα τοῦ βίου ἀφρονέοντες, καί δεινά καί αἰσχρά πρήσσοντες.“

„ ... die Melancholiker (neigen) nur zu Traurigkeit und Niedergeschlagenheit. Aber darüber hinaus können sie in Raserei geraten und große Teile ihres Lebens mit Unvernunft verbringen und furchtbare und beschämende Dinge tun.“

Aretäus von Kappadokien: Über Melancholie. In: Über Ursachen und Symptome der chronischen Krankheiten, Buch 1, Kapitel V, Übersetzung des Verfassers

„Καί οἷσι μέν ἡδονή ἧ ἡ μανίη... Μετεξέτεροι δέ ὑπό ὀργῆς ἐκμαίνονται. καί ἔσθ 'ὅτε ἐσθῆτας τε ἐῤῥήξαντο, καί θεράποντας ἀπέκτειναν, καί ἑωυτέοισι χεῖρας ἐπήνεγκαν. ἥδε καί τοῖς πέλας οὐκ ἀκίνδυνος ἡ ξυμφορή.“

„Bei manchen zeigt sich die Manie als Fröhlichkeit ... Diese Art macht den Angehörigen keine Sorgen. Andere aber geraten vor Zorn in Raserei und von manchen (wird berichtet), daß sie ihre Kleider zerrissen und die Menschen, die sich um sie kümmerten, töteten, und auch Hand an sich legten. Diese schlimme Form der Erkrankung ist nicht ungefährlich für die Umgebung.“

Aretäus von Kappadokien, Über Manie, s.o., Kapitel VI, Übersetzung des Verfassers

„Le maniaque fait généralement plus de bruit que de mal.“

„Der Maniker macht mehr Lärm als er Schaden anrichtet.“

H. Dasberg und H. Winnik 1980

33.1 Gewalt und Kriminalität bei Patienten mit unipolaren und bipolaren Erkrankungen im allgemeinen

Die schon von Aretäus von Kappadokien beschriebene Möglichkeit, daß auch Melancholiker *„in Raserei“* Gewalttäter werden können, setzte sich im 18., 19. und der ersten Hälfte des 20. Jahrhunderts fort, vor allem durch kasuistische Mitteilungen über Patienten, die in einem *„Raptus melancholicus“* (die *„Raserei“* von *Aretäus*) Gewalttaten begangen haben. In der zweiten Hälfte des 20. Jahrhunderts konzentrierte sich jedoch die Aufmerksamkeit bezüglich der Frage des Zusammenhanges von Depression und Gewalttat auf den sogenannten erweiterten Suizid oder Mitnahme-Suizid (Böker und Häfner 1973, Häfner und Böker 1972, Mende 1967, Wolfersdorf et al. 1997, Rosenbaum 1990, Harrer und Kofler-Westergren 1986, Frank und Harrer 1985). Wegen der großen Bedeutung, die der erweiterte Suizid bei depressiven Syndromen hat, wird er als ein getrennter Abschnitt behandelt werden (siehe Kapitel 33.2.2). Ansonsten gibt es eine sehr gute Übereinstimmung in der Literatur darüber, daß die Kriminalität bei depressiven Patienten vergleichsweise gering ist (Böker und Häfner 1973, Häfner und Böker 1972, Mende 1967, Frank und Harrer 1985, Harrer und Kofler-Westergren 1986, Gunn und Taylor 1995). Es ist *Böker* und *Häfner* (1973) zuzustimmen, wenn sie feststellen, daß, obwohl repräsentative Untersuchungen über die Kriminalitätsrisiken depressiv Erkrankter bisher fehlen, sich aus den dargestellten Ergebnissen die Tendenz ablesen läßt, daß die allgemeine Kriminalität dieser Kranken bezogen auf die Kriminalität der Gesamtbevölkerung niedrig ist. Vor allem scheinen alltägliche Straftaten, wie Eigentumsdelikte, jede Art von Sittlichkeitsdelikten und desgleichen bei Depressiven erheblich unterrepräsentiert zu sein.

Bei manischen Krankheitsbildern kommen Eigentumsdelikte, Sittlichkeitsvergehen und kleinere Aggressionsdelikte durchaus vor, ohne daß aus den vorliegenden Studien auf eine größere oder geringere Häufigkeit gegenüber der Gesamtbevölkerung zu schließen wäre (Böker und Häfner 1973, Dasberg und Winnik 1980 Good 1978, Ratner 1981, Stapleton 1979, Schipkowensky 1968, Wulach 1983). Es hat den Anschein, daß Gewalttaten bei manisch Kranken eher selten sind (Böker und Häfner 1973, Dasberg und Winnik 1980, Wulach 1983). Die Autoren der Mannheimer Studie haben ein *„Gewalttäterrisiko"* für die *„affektiven Psychosen"* (wobei die unipolaren und bipolaren affektiven Erkrankungen gemeint sind) von ca. 0,006% ermittelt, d.h., daß das Risiko, daß ein Patient mit einer unipolaren oder bipolaren affektiven Erkrankung ein Gewalttäter wird, 6 : 100.000 beträgt. Dies liegt um das Zehnfache niedriger als bei der Schizophrenie (Häfner und Böker 1972, Böker und Häfner 1973). Es muß jedoch angemerkt werden, daß sogar dieses niedrige *„Gewalttäterrisiko"* hauptsächlich durch die Fälle von erweitertem Suizid bzw. erweitertem Suizidversuch entsteht. Depressive Täter begehen ihre Gewalttat nahezu immer in Verbindung mit einer Selbsttötung oder mit einem Selbsttötungsversuch, in der Regel als erweiterter Suizid. Opfer sind meist die in den nihilistischen Wahn einbezogenen eigenen Kinder oder der Partner. In allen anderen Bereichen aggressiven Verhaltens und wahrscheinlich auch hinsichtlich der gesamten Kriminalität scheinen Depressive deutlich unterrepräsentiert zu sein. Risikofaktoren für Gewalttätigkeit bei depressiven Patienten sind nach Auffassung von *Böker* und *Häfner* (1973) folgende:

1. verheiratete Hausfrauen im mittleren Lebensalter (30 - 40 Jahre), die an einer schweren endogenen Depression leiden,
2. wahnhafte Befürchtungen unabwendbaren Übels, verbunden mit wahnhaften Erlösungsvorstellungen, worin die Familie, insbesondere die eigenen noch unmündigen Kinder einbezogen sind,
3. vorausgegangene Selbsttötungsversuche und Äußerungen von Selbsttötungsabsichten, besonders wenn sie auf Mitnahme-Selbsttötung zielen,
4. Periode erheblich erhöhten Risikos unmittelbar nach Entlassung aus einem psychiatrischen Krankenhaus.

In einer Population von 533 Gewalttätern fanden die genannten Autoren einen Anteil von unipolaren und bipolaren affektiven Erkrankungen von 6,9%.

Schizoaffektive Erkrankungen und *zykloide Psychosen* kommen in der großen Mannheimer Studie von *Böker* und *Häfner* nicht expressis verbis vor, sie sind aber stark zu vermuten und dürften wohl den größten Anteil der Gruppe *„nichtklassifizierbarer endogener Psychosen"* ausmachen, zumal die Autoren bemerken, daß diese Gruppe sich auch aus *„Mischpsychosen"* (die *Bleulersche* Bezeichnung für schizoaffektiv) und *„Emotionspsychosen"* (eine Bezeichnung die sowohl schizoaffektive als auch zykloide Psychosen beinhaltet) (siehe Kapitel 3a) zusammensetzt. Diese Vermutung wird dadurch bis zur Sicherheit erhärtet, als die Autoren bemerken, daß die Gruppe *„nicht klassifizierbarer endogener Psychosen"* auch nicht nur bezüglich der Psychopathologie sondern auch bezüglich der Kriminologie eine Zwischenstellung zwischen affektiven und schizophrenen Erkrankungen einnimmt. Ein Teil jedoch der schizoaffektiven Patienten könnte auch unter der größeren Gruppe der Schizophrenie subsumiert werden, da zum damaligen Zeitpunkt die diagnostischen Systeme wohl die schizoaffektiven Psychosen am häufigsten unter Schizophrenie ansiedelten.

Auch andere entsprechende Studien und Berichte stammen vorwiegend aus den sechziger oder siebziger Jahren, und viele davon verwenden einen weiteren Schizophreniebegriff, der offensichtlich auch schizoaffektive und andere *„atypische"* Psychosen beinhaltet (Dasberg und Winnik 1980, Ratner 1981, Wulach 1983). Die vollständig fehlenden bzw. von Land zu Land differierenden operationalen diagnostischen Kriterien der damaligen Zeit sind ein zusätzlicher Faktor, der diesbezügliche Angaben erschwert. So zeigte die Vergleichsstudie von *Good* (1978), der 23 Studien zum delinquenten Verhalten von *„Manisch-Depressiven"*, die zwischen den Jahren 1918 und 1947 durchgeführt wurden, verglich, daß in den europäischen Studien die Häufigkeit von *„Manisch-Depressiven"* fast viermal höher war als in den US-Studien (8% versus 2,2%). Dies hat vorwiegend mit den Unterschieden zwischen amerikanischen und europäischen diagnostischen Gewohnheiten zu tun: Der Schizophreniebegriff war in der amerikanischen Psychiatrie viel breiter – und infolgedessen war der Begriff der *„manisch-depressiven Erkrankung"* enger – als in der europäischen Psychiatrie, wie die U.K.-U.S.-Studie zeigte (Kendell 1975).

Die neuesten, noch nicht veröffentlichten Befunde von *Stange* et al. (Mitteilung auf einer Tagung, Oktober 1998) belegen nochmals, daß Gewalt bei unipolaren und bipolaren Patienten relativ selten ist: Bei 75 Gewalttätern mit einer *„endogenen Psychose"* waren weniger als 3% affektiv und etwa 10% schizoaffektiv, aber 87% schizophren (alle diagnostiziert nach DSM-IV und ICD-10).

In einer noch nicht veröffentlichten aber abgeschlossenen prospektiven Studie, durchgeführt von *Marneros*, *Ulrich* und *Rösner* (1999), fanden wir bei 105 angeklagten Straftätern der Landgerichte Halle und Dessau 8 (7,6%) mit einer *„affektiven Störung"*. Die ICD-10-Diagnosen (F3) verteilten sich wie folgt: eine *„leichte depressive Episode"* (1%), 3 Probanden mit einer *„mittelgradigen depressiven Episode"*, 2 *„schwere depressive Episoden"* (2%) und 2 mit der Diagnose *„Dysthymia"* (F34.1). Bei keinem wurden die Diagnosen *„Manie"*, *„Hypomanie"*, *„schizoaffektive Erkrankung"* oder *„akute vorübergehende psychotische Störung"* gestellt (Marneros et al. 1999).

In einer anderen, ebenfalls abgeschlossenen Studie bei begutachteten Straftätern (n=261), wurde die Diagnose *„Manie"* (F31.2) zweimal gestellt, daß heißt bei weniger als 1%, und dreimal die Diagnose *„schizoaffektive Erkrankung, gegenwärtig manisch"* (F25.0).

33.2 Die Art der Delikte bei Depressiven

Die Mannheimer Untersucher (Häfner und Böker 1972, Böker und Häfner 1973) fanden, daß bei über 60% der Gewalttäter mit einer depressiven Erkrankung die Gewalttat einen erweiterten Suizid betraf. So auch *Schipkowenski* (1968), der einen Zeitraum von 40 Jahren überblickte.

Mende (1967) berichtet, daß Unterlassungsdelikte oder Selbstanklage gleichermaßen selten sind. Es ist ihm zuzustimmen, daß dies deshalb bemerkenswert ist, weil der Tatbestand der unterlassenen Hilfeleistung oder der Vernachlässigung der Aufsichtspflichten bei gehemmten, entschlußunfähigen und sich vor dem Umweltgeschehen verschließenden Melancholikern wahrscheinlich gar nicht so selten verwirklicht wird; es wird jedoch zumeist keine Anklage erhoben. Ähnlich verhält es sich bei Selbstbezichtigungen und falschen Geständnissen Depressiver. Offensichtlich werden Ermittlungs- und Strafverfahren bei Versündigungs- oder Schuldwahn Depressiver auch bei Selbstbezichtigung und Selbstanklage nicht eingeleitet. Es darf in diesem Zusammenhang auch bemerkt werden, daß Schuldwahn und Versündigungswahn, welche das psychopathologische Korrelat der genannten Delikte darstellen, zwar imponierende Phänomene bei depressiven Patienten sind, aber verhältnismäßig selten auftreten. *Mende* (1967) macht auf ein zuerst kurios erscheinendes Delikt bei depressiven Patienten aufmerksam, nämlich die Selbstzerstümmelung. Dies ist ja eigentlich nicht strafbar, aber es könnte zu Strafverfahren bei Soldaten führen. Es muß also genau untersucht werden, ob eine Selbstverstümmelung bei einem Soldaten doch keine Zweck- und Ausweichsreaktion ist, sondern Ausdruck einer depressiven selbstdestruktiven Tendenz (Mende 1967, Frank und Harrer 1985).

Sthenische Entgleisungen einer gegen die Umwelt gerichteten Gewalthandlung bei einem *„Raptus melancholicus"* mit unvermittelter Erregung aus einem Zustand der schweren depressiven Hemmung heraus sind extrem selten (Frank und Harrer 1985).

Schulte (1954) beschrieb, daß bei Depressiven auch andere Delikte vorkommen können, vor allem *„triebbetonte Handlungen"*, etwa Exhibitionismus, Unzucht mit Kindern, stehlen usw. Dies sind Handlungen, welche sich oftmals Menschen zuschulden kommen lassen, die häufig neben dem depressiven Zustand auch einen *„Hirnabbau"* aufweisen. *Schulte* (1954) sah als gemeinsamen psychodynamischen Faktor der delinquenten Handlungen die Erschütterung und das Darniederliegen der Selbstwertgefühle sowie das Erleben der Leistungs- und Seins-Insuffizienz.

Nichtdestoweniger ist aber die *„echte Melancholie ein Schutzwall gegen strafbare Entgleisungen"* (Schulte 1954).

Mende (1967) sieht in der veränderten soziologischen Struktur unserer Gesellschaft, die sich in den letzten Jahrzehnten vollzogen hat, einen konstellativen Faktor, der die Delinquenz depressiver Menschen mitbestimmen kann. Er stellt drei seiner Meinung nach wesentliche Faktoren heraus, die für die Delinquenz mitdeterminierend sein können:

a) zunehmende Motorisierung,
b) Ausbreitung von Alkoholkonsum,
c) Ausbreitung des Gebrauchs von Pharmaka (Schlafmittel, Psychopharmaka, Thymoleptika).

Mit der zunehmenden Motorisierung bringt *Mende* die *„Selbsttötung im Straßenverkehr"* in Zusammenhang. Er vertritt die Auffassung, daß diese Art der Selbsttötung in der letzten Zeit zunimmt, es ist jedoch von einer großen Dunkelziffer auszugehen, da viele Selbsttötungen als gewöhnliche Verkehrsunfälle getarnt werden. Die Wahl dieser Selbsttötungsart erfolgt oft aus Tarnungsgründen. Die Suizidabsicht soll nicht offenbart und statt dessen ein Unfall angenommen werden, um den Angehörigen das moralisch abwertende Gerede zu ersparen und um gegebenenfalls Versicherungsleistungen nicht zu gefährden. Sofern jedoch der Suizid mißlingt, ergeben sich strafrechtliche Konsequenzen, vor allem wenn dritte Personen gefährdet wurden oder zu Schaden kamen. Es gibt auch Fälle, bei denen nach einem Suizidversuch bzw. mißlungenen Suizidversuch, etwa nach Einnahme von Tabletten, der Suizident fahruntüchtig wird und dadurch einen Unfall verursacht.

Eine weitere Art von Delikten, die unter der o.g. Rubrik *„zunehmende Motorisierung"* unterzubringen sind, sind diejenigen Delikte, bei denen das Auto als Werkzeug und Tatort für gezielte Aggressionshandlungen dient. So berichtete *Mende* (1967) über depressiv verstimmte junge Männer, die nach einer Trennungsproblematik mit der Freundin diese entweder mit dem Auto oder im Auto töteten bzw. versucht haben zu töten. Offensichtlich handelte es sich dabei aber nicht um Menschen, die an einer *„endogenen"* Depression litten.

Depressive Menschen können entweder als eine Art von Selbstmedikation oder im Rahmen einer Komorbidität (siehe Kapitel 32) Alkohol mißbrauchen, so daß es im alkoholisierten Zustand auch zu delinquenten Handlungen kommen kann. Manche Untersuchungen zeigten jedoch, daß Alkohol- oder Drogenmißbrauch sowohl bei Straftätern mit einer Major Depression als auch bei schizophrenen Straftätern eine geringere Bedeutung besitzen als bei anderen Straftätern – psychisch gestört oder nicht (Kunjukrishnan und Bradford 1988). Eine ganz besondere Bedeutung wird der potenzierenden Wirkung von Alkohol auf psychotrope Medikamente, die zur Behandlung von depressiven Zuständen eingesetzt werden, zugesprochen. *Mende* diskutiert auch die Möglichkeit, daß Antidepressiva *„kriminogen"* wirken können, im Sinne der Steigerung des Antriebes und einer möglichen Enthemmung bei Umschaltung des schon depressiven Zustandes in einen maniformen (Mende 1967, Frank und Harrer 1985).

Die Ansichten *Mendes* (1967) in bezug auf die Rolle von Alkohol, die später von *Frank* und *Harrer* (1985) sowie *Venzlaff* (1994) übernommen wurden, sind durch spätere statistische Untersuchungen relativiert worden. So fand die Mannheimer Studie (Häfner und Böker 1972, Böker und Häfner 1973), daß nur ein geringer Teil (5%) von Patienten mit affektiven Erkrankungen zum Tatzeitpunkt alkoholisiert war. Andere spätere Untersuchungen haben keine Beziehung zwischen Delinquenz von Patienten mit affektiven Erkrankungen, aber auch psychotischen Erkrankungen insgesamt und Alkohol- oder Drogenkonsum gefunden (Mullen et al. 1993).

33.2.1 Häufigkeit von delinquenten Handlungen bei Depressiven und Schizodepressiven

Die Angaben in der Literatur über die Häufigkeit von unipolaren und bipolaren Patienten, die strafrechtlich relevant in Erscheinung getreten sind, variiert sehr. *Good* (1978) hat eine Zusammenstellung der diesbezüglichen Literatur zwischen 1918 und 1974 erarbeitet und über eine Häufigkeitsrate berichtet, die von 0,5-13,2% reicht, wobei sowohl Insassen von Staf- und Maßregelvollzugseinrichtungen als auch Gutachtenpopulationen von unterschiedlichen Kliniken berücksichtigt worden sind. Über deutlich höhere Zahlen berichten *London* und *Taylor* (1982). Sie stellten die Diagnosen nach DSM-III-Kriterien und untersuchten 187 Männer, die in ein forensisches Krankenhaus wegen Schuldunfähigkeit aufgrund einer psychischen Störung eingewiesen worden waren. Die größte Gruppe bildeten die bipolaren Patienten mit 34%, wobei auch schizomanische Patienten gemeint waren. Rein depressive Patienten waren mit 5% repräsentiert. Insgesamt jedoch wurden von den bipolaren Patienten, die insgesamt den niedrigsten Anteil an Gewaltverbrechern aufwiesen, nur 3% – d.h. also praktisch nur 2 Patienten – wegen Tötungsdelikten verurteilt. Von den 9 untergebrachten depressiven Patienten waren es 7, die wegen Tötungsdelikten strafrechtlich belangt wurden, dabei vorwiegend im Rahmen von erweitertem Suizid.

33.2.2 Der erweiterte Suizid

33.2.2.1 Häufigkeit

Der erweiterte Suizid – obwohl ein diagnoseübergreifendes Phänomen (Marneros 1997, Okumura und Kraus 1996) – ist dennoch am ehesten mit einer depressiven Symptomatik in Verbindung zu bringen, die entweder in Form einer reinen affektiven oder einer schizoaffektiven Erkrankung auftritt. Der erweiterte Suizid wird als *„das"* Gewaltdelikt unipolarer und bipolarer Patienten angesehen (Böker und Häfner 1973, Coid 1983, Mende 1967, Harrer und Kofler-Westergren 1986, Frank und Harrer 1985, Venzlaff 1994, Rasch 1973, Wolfersdorf et al. 1997).

Die Häufigkeit des erweiterten Suizides bei unipolaren und bipolaren Erkrankungen ist nicht genau zu bestimmen. Die Dunkelziffer ist sehr hoch, vor allem wenn der erweiterte Suizid *„erfolgreich"* für den Initiator und das passive Opfer verlaufen ist. *Böker* und *Häfner* (1973) fanden, daß 13,4% aller psychisch gestörten Gewalttäter als Anlaßtat einen erweiterten Suizid begingen. Somit wird der erweiterte Suizid als eine der charakteristischen Formen der Gewalttätigkeit psychisch Kranker bezeichnet. Kennzeichnend ist der Anteil des erweiterten Suizids bei affektiven Erkrankungen: 60% der Gewalttäter mit einer affektiven Erkrankung begingen einen erweiterten Suizid, wobei der Anteil der Frauen signifikant größer ist (fast zwei Drittel der Population). Im Vergleich zu den affektiven Erkrankungen ist der Anteil des erweiterten Suizids bei Schizophrenien mit 7,8% angegeben, wobei man die Vermutung äußern darf, daß dies auf die damalige Nomenklatur zurückzuführen ist, da unter dieser Kategorie auch schizoaffektive Psychosen subsumiert wurden.

Wie schon erwähnt wurde, sind die Angaben in der Literatur aus verschiedenen Gründen lükkenhaft: Berücksichtigt man die berichteten Fälle (etwa die von Harrer und Kofler-Westergren 1986), dann muß man auch aus eigener klinischer und forensischer Erfahrung sagen, daß viele Fälle überhaupt nicht publiziert wurden. Der andere einschränkende Faktor ist, daß offensichtlich viele Fälle von erweitertem Suizid nicht als solche registriert werden (vgl. auch Mende 1967). Drittens ist der erweiterte Suizid eine besondere Form von Suizidalität plus Homizität, die nicht zwangsläufig alle Suizide, die einer Tötung folgen, involviert (Marneros 1997). Die angegebenen Zahlen müssen immer mit Vorsicht betrachtet werden. Die neutralere Bezeichnung *„Mord-Suizid"* (*„murder-suicide"*, wie vorzugsweise von amerikanischen Autoren verwendet), ist nicht immer identisch mit dem erweiterten Suizid (siehe Kapitel 33.2.2.2). *Marzuk* et al. (1992) fanden, daß 1,5% aller Suizide und 5% aller Homizide in den USA in der Kategorie *„Mord-Suizid"* zu subsumieren wären. In einer Analyse der Suizid- und Homizidrate in 12 verschiedenen Nationen fand *Coid* (1983) eine Häufigkeit von 0,2 bis 0,3 auf 100.000 Einwohner.

Tötungsdelikte mit nachfolgendem Suizid bzw. Suizidversuch werden für die USA mit einer Häufigkeit von ca. 0,22 pro 100.000 Einwohner angegeben, wobei jedoch die Relation zu allen Tötungsdelikten stark variiert (2% in North Carolina) und 20% der Tötungsdelikte in der Familie (*„domestic murders"*) in Albuquerque (Coid 1983, Rosenbaum 1990). Von den 12 Fällen, die *Rosenbaum* untersucht hat, waren 9 depressive Patienten, darunter 6 mit Major Depression, 2 mit einer bipolaren Störung und ein Patient mit Dysthymie. Ansonsten haben 2 Patienen einen Substanzmißbrauch betrieben, ein Patient wies eine Anpassungsstörung auf. Kein einziger Fall war ohne psychiatrische Diagnose.

33.2.2.2 Definition und Dynamik

Man hat den Eindruck, daß der Begriff *„erweiterter Suizid"* – vor allem aufgrund des unproblematisch scheinenden Alltagsgebrauchs – ein fester, unmißverständlicher und deutlicher Begriff ist. Die in der forensischen Praxis Erfahrenen jedoch erkennen bald, vor allem im Umgang mit den Juristen, daß noch viele Unsicherheiten bezüglich der begrifflichen Definition des erweiterten Suizids bestehen. Die Unsicherheiten, die damit verbunden sind, haben vorwiegend mit Motiven und Ablauf des *„Homizids"*, also der Fremdtötung, zu tun.

Als wesentliches Merkmal des erweiterten Suizids (Suizidversuches), wurden die altruistischen Motive der Fremdtötung angesehen (vgl. auch Bien 1984, 1986, Schrappe 1970, Witter und Luthe 1966, Wolfersdorf et al. 1997).

Dies haben wir nicht bestätigt gesehen, im Gegenteil, wir sahen bei dem erweiterten Suizid als wichtigsten Bestandteil *„egozentrische"* Merkmale (Marneros 1997). Als erweiterter Suizid wurde wohl zuerst von *Naecke* (1908) der Suizid bezeichnet, bei dem sich ein Mensch zum Suizid entschlossen hat und gleichzeitig andere Menschen in den Tod mitnimmt, ohne deren Zustimmung und ohne deren Wissen.

Die Bezeichnung *„erweiterter Suizid"* wurde in der internationalen Literatur nur teilweise übernommen, etwa unter der Bezeichnung *„extended suicide"*. Häufig wird aber die Bezeichnung *„murder-suicide"* verwendet, die aber – wie schon erwähnt wurde – nicht immer mit dem hier gemeinten erweiterten Suizid identisch ist.

Wir haben aufgrund von drei von uns untersuchten Fällen ein *„homisuizidales Syndrom"* beschrieben (Marneros 1997) (inzwischen ist unser Material durch einen vierten Fall mit erweitertem Suizidversuch bei einer unipolaren Depression erweitert worden, der mit der Dynamik und Phänomenologie der drei schon publizierten Fälle kompatibel ist). Es ist nicht nur von psychopathologischer und klinischer Seite her eine genaue analytische Betrachtungsweise der erweiterten Suizidalität von Bedeutung sondern auch aus forensisch-psychiatrischer Sicht. Von kriminologischer Seite aus soll der erweiterte Suizid von der *„altruistischen Tötung"*, dem *„Doppelsuizid"* abgegrenzt werden. Darüber hinaus soll der erweiterte Suizid von der *„Tötung mit nachfolgendem Suizid-(versuch)"*, dem vorwiegend in der amerikanischen Literatur verwendeten Überbegriff *„murder-suicide"*, getrennt werden.

Von psychiatrischer Seite her sind die psychologischen und psychopathologischen Determinanten des prä- und homisuizidalen Umfeldes von Bedeutung. Für die Justiz sind die motivationalen Aspekte sowie die Frage der De- oder Exkulpierung essentiell.

Zum besseren Verständnis und für eine exaktere Definition des erweiterten Suizids, haben wir ein *„homisuizidales Syndrom"* beschrieben, dessen wesentlichste Merkmale, wie sie in der entsprechenden Originalpublikation dargestellt worden sind (Marneros 1997), an dieser Stelle nur kurz wiedergegeben werden sollen.

Das homisuizidale Syndrom beinhaltet das *prä-homisuizidale Syndrom* sowie die *homisuizidale* Handlung selbst in ihrer Art und Intensität. Wir definierten als *prä-homisuizidales* Syndrom alle äußeren und inneren Umstände, die zur Tötung (oder zum Tötungsversuch) eines Menschen mit anschließender Selbsttötung (bzw. Selbsttötungsversuch) des Täters führen. Ein prä- und homisuizidales Syndrom liegt vor sowohl bei dem sogenannten *„erweiterten Suizid"* und bei der *„altruistischen Tötung"* mit nachfolgender suizidaler Handlung, und in den meisten der in der amerikanischen Literatur unter der Bezeichnung *„murder-suicide"* bekanntgewordenen Fällen.

Die Differenzierung des erweiterten Suizids vom *„Doppelsuizid"* wird durch den Tatbestand definiert, daß hier, im Gegensatz zu dem erweiterten Suizid, zwei oder mehrere Betroffene *gemeinsam* die Entscheidung treffen, sich das Leben zu nehmen, aber dann führen sie die suizidale Handlung getrennt durch, oder der eine der Betroffenen vollstreckt den gemeinsamen Entschluß. Der erweiterte Suizid wird im psychiatrischen und forensischen Schrifttum durch drei wesentliche Kriterien unterschieden – und dadurch gleichzeitig von *„Doppelsuizid"* und von der *„Tötung mit nachfolgendem Suizid(versuch)"* – definiert:

a) Die Suizidabsicht des Handelnden dominiert *primär*,
b) es besteht gegenüber dem Tatopfer *keine destruktive Einstellung* und
c) die Mitnahmetötung ist *altruistisch* motiviert.

Gerade das letzte Kriterium, das dem Handelnden altruistische Motive unterstellt (Bien 1984, 1986, Lange 1963, Popella 1964, Schrappe

pathologischen Abweichungen in einer Gefängnispopulation.

Wulach (1983) untersuchte eine große manische Population, die nach dem DSM-III diagnostiziert wurde. Er konnte von 5081 konsekutiven Entlassungsdiagnosen, die zwischen 1974 bis 1981 auf einer Städtischen Forensischen Psychiatrischen Station gestellt wurden, 100 Personen als an einer Manie Leidende identifizieren. Das bedeutet, daß die manischen Patienten 2% der Gesamtpopulation ausmachten. Dies befindet sich in guter Übereinstimmung mit der schon zitierten Arbeit von *Good* (1978), der amerikanische und europäische Studien evaluierte. Es befindet sich auch in guter Übereinstimmung mit den Untersuchungen von *Schipkowensky* (1968), von *Dasberg* und *Winnik* (1980) sowie den Angaben in Erfahrungsberichten, etwa von *Witter* (1972) oder *Bresser* und *Langelüddeke* (1978). In zwei von uns durchgeführten Untersuchungen fanden wir, daß bei einer Gruppe von 261 begutachteten Probanden zwei Patienten als manisch diagnostiziert worden sind. In einer anderen Studie, in der wir alle Angeklagten der Landgerichte Halle und Dessau für die Dauer von einem Jahr untersuchten (105 Angeklagte), unabhängig davon, ob sie begutachtet werden mußten oder nicht, fanden wir keinen einzigen unipolaren oder bipolaren Patienten (Marneros 1999a).

Von Interesse ist auch der Befund von *Wulach* (1983), daß 73% seiner Patienten schon wegen krimineller Handlungen im Gefängnis gewesen waren, so daß der Autor die Schlußfolgerung zieht, daß vorherige kriminelle Handlungen ein Prädiktor für spätere kriminelle Handlungen während der manischen Phase sein können. Allerdings geht aus dieser Arbeit nicht eindeutig hervor, ob die vorherigen Inhaftierungen während einer manischen Phase stattfanden oder nicht. Schwere Körperverletzungen sind nur mit 6% verteten. 2% betrafen eine fahrlässige Tötung im Rahmen eines Autounfalls. Ebenfalls selten sind nach diesen Untersuchungen Sexualdelikte bei Manikern (6%), wobei es sich hierbei um zwei Vergewaltigungen handelte bzw. um das Berühren von Genitalien. Auch diese Untersuchung zeigt, daß die delinquenten Handlungen bei Manikern mehrheitlich leichter Natur sind. Sie betreffen Eigentumsdelikte oder sind Resultate eines inadäquaten Verhaltens. Nur selten handelt es sich um schwere aggressive Gewaltdelikte.

33.4 Zur Frage der Schuldfähigkeit bei unipolaren und bipolaren Patienten

Die Frage der Schuldfähigkeit bzw. verminderten Schuldfähigkeit bei unipolaren und bipolaren Patienten muß von Fall zu Fall getrennt entschieden werden. Als Faustregel gilt exkulpierend, wenn die Tat aus psychotischen Inhalten bzw. durch psychotische oder krankhafte Abwandlung des Erlebens und Verhaltens entstanden ist. Unipolare und bipolare Erkrankungen gehören zu den *„schweren krankhaften seelischen Störungen"* im Sinne des § 20 bzw. 21 des deutschen StGB. Da offensichtlich sogenannte Bagatelldelikte oder Nicht-Gewaltdelikte selten sind, wie bereits oben dargestellt wurde, beschränkt sich die Frage der Schuldfähigkeit bei Gewaltdelikten, bei depressiven und schizodepressiven Patienten in der Regel auf den erweiterten Suizid. Es ist anzunehmen, daß bei fast allen *„endogen-depressiven"* bzw. *„schizodepressiven"* Patienten der erweiterte Suizid aus dem pathologischen Geschehen heraus entspringt. Im allgemeinen ist dann die volle Schuldunfähigkeit zu bescheinigen. Da jedoch nicht alle depressiven Patienten, die einen erweiterten Suizidversuch begehen, das Vollbild einer *„typischen"* endogenen Depression bzw. Schizodepression aufweisen, ist größte Sorgfalt bei der Diagnosestellung notwendig. Uns sind Fälle bekannt, bei denen manche *„Atypizitäten"* oder *„Abweichungen"* von dem idealtypischen Bild zu Fehldiagnosen geführt haben und falsche Entscheidungen bezüglich der Schuldfähigkeit der Patienten nach sich zogen.

Allerdings ist die Beurteilung der Schuldfähigkeit abhängig von den jeweiligen nationalen Kriterien der Schuldfähigkeit. Kurios erscheinen uns die Berichte von *Hirose* (1979), der einen erweiteren Suizid bei 4 Patienten untersucht hat, zwei davon hatten eine typisch endogene Depression, ein Patient wies eine neurotische Depression auf und ein Patient eine *„involutions-organische"* Depression. Nur der Patient mit *„involutions-organischer"* Depression wurde von den japanischen Gerichten als schuldunfähig bezeichnet, während die anderen drei lediglich als vermindert schuldfähig angesehen wurden.

Eine wichtige Frage, die bei unipolaren und bipolaren Patienten mit einem erweiterten Suizidversuch verbunden ist, ist die nach der Unterbringung nach dem Gesetz der Besserung und Sicherung (§ 63 StGB). Dieses Gesetz hat nicht den Schutz des Lebens des Patienten zum Ziel, sondern den von anderen Menschen. Das heißt also, das Vorhandensein von suizidalen Intentionen rechtfertigt nicht die Empfehlung der Anwendung des Paragraphen zur Besserung und Sicherung (dafür ist das Gesetz zum Schutz psychisch Kranker – PsychKG – vorgesehen). Dies wird durch eine *„weitere Gefährlichkeit"*, die von dem Kranken ausgeht, bzw. von der prinzipiellen Wiederholbarkeit einer ähnlichen Tat bestimmt. *Wir verneinen prinzipiell die Anwendung von solchen Maßnahmen* aus folgenden Gründen:

a) Nach dem tragischen Geschehen ist die Erkrankung erkannt und die Diagnose gestellt.
b) Dadurch ist die Anbindung an eine psychiatrische Klinik, Poliklinik oder psychiatrische Praxis zu veranlassen. Depressive und schizodepressive Episoden sind in der Regel gut behandelbar.
c) Bei Remanifestation der Episode reicht die Aufnahme in eine allgemeine psychiatrische Klinik, auch wenn es nötig ist unter kustodialen Maßnahmen nach dem Gesetz zum Schutz von psychisch Kranken.
d) Prophylaktische und therapeutische Maßnahmen können bei dem größten Teil der Patienten neue Manifestationen verhindern bzw. die Intervalle verlängern bzw. die Symptomatik abmildern.
e) Da sich ein homisuizidales Syndrom bei depressiven und schizodepressiven Patienten auf Personen mit symbiotisch anmutenden Beziehungen begrenzt, konzentriert sich die therapeutische Einbeziehung auch auf diese Personen.
f) Der Beginn einer Depression bzw. Schizodepression kann in einer sensibilisierten Umgebung oder in enger Anbindung an psychiatrische Praxen leicht erkannt werden, und somit ist eine rechtzeitige neue Behandlung möglich bzw. können schon vorhandene Behandlungen intensiviert oder kustiodiale Maßnahmen getroffen werden, wenn es nötig ist.
g) Diese Faktoren können eine Wiederholbarkeit eines erweiterten Suizids verhindern und somit die Anordnung von *„Maßnahmen zur Besserung und Sicherung"* überflüssig machen. *„Maßnahmen der Besserung und Sicherung"* im Sinne des § 63 StGB sollen nur in seltenen Fällen empfohlen werden, wenn diese unter Berücksichtigung aller individuellen Parameter unvermeidlich erscheinen. Die Behandlung eines depressiven Menschen im Maßregelvollzug mit den Persönlichkeitsmerkmalen, wie sie oben beschrieben wurden, betrachten wir als nicht immer günstig.

TEIL G: BESONDERE FORMEN

KAPITEL 34: UNIPOLARE UND BIPOLARE ERKRANKUNGEN IN SCHWANGERSCHAFT, WOCHENBETT, KLIMAKTERIUM UND PRÄMENSTRUELL

„ 'Εμάνησαν δέ κοτε καί γυναῖκες ὑπό ἀκαθαρσίης τοῦ σκήνεος, ...“

„Auch Frauen erkranken an Manie durch die Verunreinigung des Uterus.“

Aretäus von Kappadokien: Über Ursachen und Symptome der chronischen Krankheiten, 1. Buch, Kapitel VI, Übersetzung des Verfassers

34.1 Psychische Erkrankungen in der Schwangerschaft

Psychische Störungen in Form einer affektiven, schizoaffektiven oder sonstigen Psychose treten relativ selten als Erstmanifestation im Rahmen einer Schwangerschaft auf. Es gibt sogar Autoren, die davon ausgehen, daß das Risiko für Psychosen bzw. *„major“* psychiatrische Erkrankungen in der Schwangerschaft geringer ist als zu anderen Zeiten (Oates 1986). Am ehesten treten Rezidive bereits bestehender Erkrankungen auf.

Daß Frauen in der Schwangerschaft im Vergleich zur Zeit post partum sehr viel weniger vulnerabler sind für den Ausbruch einer psychischen Störung, konnten auch *Marks* und Mitarbeiter (1992) in einer prospektiven Untersuchung während der Schwangerschaft von 43 mit und 45 Frauen ohne vorherige psychiatrische Erkrankung zeigen: Keine der Frauen der Kontrollgruppe, aber auch keine der 17 Frauen mit vorbekannter bipolarer oder schizoaffektiver Psychose und keine der 17 Patientinnen mit einer Major Depression in der Vorgeschichte zeigte in der Schwangerschaft eine Symptomatik, die nach den angewandten Research Diagnostic Criteria (RDC) zur Diagnosestellung führte. Dagegen erkrankten 51% der untersuchten Frauen mit psychiatrischer Anamnese innerhalb der ersten 6 Monate post partum erneut.

34.1.1 Unipolare und bipolare affektive Erkrankungen in der Schwangerschaft

Häufigkeit: Erstmanifestationen einer unipolaren oder bipolaren Störung (z.B. als *„Major Depression, melancholic subtype“* oder als psychotische Depression fallen sehr selten in die Zeit der Schwangerschaft (siehe oben), ähnliches gilt für die Manie. Anders stellt sich die Situation bei affektiven Erkrankungen mit geringerem Schweregrad dar: *Watson* et al. (1984) führten eine Untersuchung von 128 schwangeren Frauen vor und nach der Entbindung durch und fanden in 17 Fällen (13%) ein depressives Syndrom in der Schwangerschaft (6 frühe, 7 späte Schwangerschaft).

Ebenfalls aus dem Jahr 1984 stammt eine Arbeit von *Kumar* und *Robson*, die 119 Erstgebärende wiederholt während der Schwangerschaft und im ersten postpartalen Jahr interviewten. Sie fanden einen signifikanten Anstieg depressiver Syndrome in der frühen Schwangerschaft (10%) und in den ersten 3 Monaten post partum (14%). Dabei war keine der Frauen von beiden Störungen betroffen.

Zu ähnlichen Ergebnissen bezüglich der Häufigkeit kamen *O'Hara* et al. (1984), die eine Major bzw. Minor Depression (nach RDC) in der

Überlegungen zur Ätiologie: Es wurde bereits erwähnt, daß die Erstmanifestation *„endogen"* affektiver Syndrome in der Schwangerschaft sehr selten ist, ähnlich wie auch bei den schizoaffektiven und schizophrenen Psychosen. Überlegungen hinsichtlich einer *hormonellen Ursache* gehen dahin, daß Östrogene und Progesteron, die beide in der Schwangerschaft reichlich gebildet werden, daran beteiligt sind. Untermauert werden solche Thesen durch Befunde, die darauf hinweisen, daß z.B. Östrogene verschiedene Neurotransmittersysteme im Gehirn modulieren bzw. eine *„protektive"* Wirkung haben könnten (Riecher-Rössler 1997a,b, Riecher-Rössler und Häfner 1993). Jedoch können auch *psychologische und psychosoziale Faktoren* von Bedeutung sein. Das betrifft am ehesten die depressiven Verstimmungen leichteren Schweregrades, die als *„Anpassungsstörungen"* zuzuordnen sind, und zwar sowohl als Folge der psychosozialen als auch der somatischen Veränderungen. Letzteres betrifft insbesondere die späte Schwangerschaft, wo die körperlichen Veränderungen und oftmals auch Beeinträchtigungen im Vordergrund stehen.

In der bereits erwähnten Arbeit von *Kumar* und *Robson* (1984) kamen die Autoren zu dem Schluß, daß bei depressiven Syndromen in der Schwangerschaft Eheprobleme und Zweifel bezüglich der Schwangerschaft von Bedeutung sind. Ein signifikanter Zusammenhang zwischen Depression in der frühen Schwangerschaft, einer Schwangerschaftsunterbrechung in der Vorgeschichte sowie aktuellen Ängsten dieser Frauen, daß das Kind mißgebildet sein könnte, und der Befund, daß 13 der 14 Frauen, die eine Unterbrechung der Schwangerschaft in Erwägung gezogen hatten, depressiv wurden, wird von den Autoren als deutlicher Hinweis auf eine psychologische Verursachung gesehen.

Auf einen Einfluß der *Persönlichkeitsstruktur* bei den antenatalen Depressionen weisen die Befunde von *Kumar* und *Robson* (1984) ebenfalls hin: Es fanden sich signifikant höhere Werte in den *„Neurotizismus"*- und *„Psychotizismus"*-Skalen des EPQ (Eysenck personality questionnaire), ein Befund, der sich für postpartale Depressionen nicht erheben ließ.

34.1.2 Unipolare und bipolare schizoaffektive Erkrankungen in der Schwangerschaft

Ebenso wie unipolare Störungen sind Erstmanifestationen bipolarer Störungen (Manie bzw. Schizomanie) in der Schwangerschaft insgesamt selten. Am ehesten treten Rezidive bereits bekannter Erkrankungen auf.

Von *Brockington* et al. (1990) und *Glaze* et al. (1991) wurde auch diskutiert, ob in seltenen Fällen eine postpartale Psychose bereits in der späten Schwangerschaft beginnen kann (*„prepartum-psychosis"*). Die Fallbeschreibungen in der Arbeit von Glaze et al. weisen am ehesten auf eine schizomanische bzw. schizomanisch-depressiv gemischte Symptomatik bei diesen Fällen hin.

34.1.3 Zykloide Psychosen in der Schwangerschaft

Da die Manifestation psychotischer Erkrankungen in der Schwangerschaft insgesamt selten ist, ist auch bezüglich der zykloiden Psychosen nur mit Einzelfällen zu rechnen. Studien zu diesem Thema sind uns nicht bekannt.

34.1.4 Dysthymie in der Schwangerschaft

Epidemiologische Untersuchungen konnten zeigen, daß Frauen eine bis zu 5fach höhere Wahrscheinlichkeit haben, an einer Dysthymie zu erkranken als Männer (Brieger und Marneros 1995). Da von der Dysthymie auch eher jüngere Menschen betroffen sind, ist davon auszugehen, daß Schwangerschaften bei an Dysthymie erkrankten Frauen vorkommen. Spezielle Untersuchungen zum Einfluß einer Schwangerschaft auf die Dysthymie oder eventuell neu auftretende dysthyme Störungen in der Schwangerschaft sind den Autoren nicht bekannt.

34.1.5 Zyklothymia und Schwangerschaft

Über Zyklothymia, die nach aktueller Klassifikation (DSM-IV bzw. ICD-10) als mindestens 2 Jahre andauernder Zeitraum milder depressiver und hypomanischer Phasen, die hinsichtlich Schwere nie die vollen Kriterien einer depressiven oder manischen Episode erreichen (Brieger und Marneros 1997a,b) definiert ist, und Schwangerschaft liegt keine Literatur vor. Modulationen einer bestehenden Zyklothymia durch die hormonellen Veränderungen prä- und postpartal und evtl. vorhandene psychosoziale Probleme in der Schwangerschaft sind denkbar.

34.1.6 Andere affektive Störungen in der Schwangerschaft

Eine Schwangerschaft bedeutet für die Frau ein hohes Maß an somatischer und psychischer Anpassungsfähigkeit. Nicht immer wird dieser Prozeß problemlos bewältigt, so daß es vorübergehend zu *Anpassungsproblemen* kommen kann. Besonders in der späten Schwangerschaft kommt es durch die zunehmend körperliche Belastung oftmals zu Beschwerden, die auch von leichten depressiven oder dysphorischen Verstimmungen begleitet werden können. Eine Behandlungsbedürftigkeit leitet sich hieraus jedoch in der Regel nicht ab. *Angst* vor der Entbindung, die über das in der Regel zu erwartende Maß hinausgeht, findet sich am ehesten bei Frauen, die bereits eine schwierige erste Geburt hinter sich haben, evtl. sogar mit folgender posttraumatischer Belastungsstörung (Brockington 1996), bei bereits aufgetretenen Schwangerschaftskomplikationen und bei Frauen mit einer ängstlich-unsicheren Primärpersönlichkeit.

Im weitesten Sinne kann auch das *suizidale Syndrom* zu diesem Themenkomplex gerechnet werden. Deshalb hier kurz der Hinweis, daß die Suizidgefahr in der Schwangerschaft im Vergleich zu anderen Zeiten bei Frauen signifikant geringer ist. In einer retrospektiven Studie in England und Wales für die Jahre 1973 bis 1984 fand *Appleby* (1991) eine Mortalitätsrate von 0,05 für schwangere Frauen im Vergleich zu nichtschwangeren, also ein 20fach geringeres Risiko. Besondere Risikogruppen waren nach seinen Ergebnissen schwangere Teenager und Frauen mit psychiatrischer Vorerkrankung. Genauere Angaben über eine vorausgegangene psychopathologische Symptomatik sind der Arbeit nicht zu entnehmen.

34.1.6.1 Behandlung von psychischen Störungen in der Schwangerschaft

Wegen der zum Teil bekannten bzw. in den meisten Fällen nicht sicher auszuschließenden teratogenen Wirkung von Psychopharmaka sollte im ersten Trimester der Schwangerschaft nach Möglichkeit auf eine medikamentöse Therapie verzichtet werden. Das gleiche gilt auch bei vorbekannter psychischer Störung, eine bestehende Prophylaxe bzw. Behandlung sollte möglichst vor Eintreten der Schwangerschaft und im ersten Trimester abgesetzt werden. Danach kann die prophylaktische Therapie dann in der Regel wieder aufgenommen werden. In der späteren Schwangerschaft kann eine erforderliche Psychopharmaka-Therapie dann syndromorientiert erfolgen, die Indikation dafür sollte jedoch eng gestellt werden, besonders um den Zeitpunkt der Entbindung herum. Nähere Einzelheiten siehe auch Kapitel 22 und 23.

Bei den zahlenmäßig überwiegenden leichteren depressiven Syndromen bzw. Anpassungsstörungen bietet sich am ehesten eine psychotherapeutische bzw. psychologische Betreuung an.

34.2 Psychische Erkrankungen post partum

Psychische Veränderungen im Zusammenhang mit Entbindungen und Wochenbett sind weit verbreitet und besonders in Entbindungskliniken und bei Hebammen wohlbekannt. Sie können sich mit einer Vielzahl von Symptomen, besonders aus dem affektiven Bereich, präsentieren.

Das Risiko, wegen einer postpartalen psychischen Störung hospitalisiert zu werden, liegt bezogen auf psychotische und nicht-psychotische Störungen bei 2/1000 Geburten (Hemphill 1952, Paffenbarger 1964, Grundy und Roberts 1985, Kendell et al. 1981a). *Kendell* und Mitarbeiter ermittelten außerdem, daß das Risiko bei Erstgebärenden bei 2,63/1000 und das für Mehrfachgebärende bei 1,42/1000 Geburten liegt (Risiko für Multiparae also nur 54% der Primiparae).

Wochenbettpsychosen, zu denen neben den affektiven und schizoaffektiven Psychosen auch die organischen, schizophrenen, zykloiden und psychogenen Psychosen zählen, sind die schwersten psychischen Störungen im Zusammenhang mit einer Entbindung. Für Wochenbettpsychosen insgesamt geht man von einer Häufigkeit von 0,1 - 0,2 o/oo aller Geburten aus (Brockington und Cox-Roper 1988, Cox 1986, Dalton 1971).

Nott berichtete 1982 über eine eine Case-Register-Studie (Southamptom Case Register 1976 - 1977), bei der er eine Häufigkeit von 1,15 pro 1000 Geburten für postpartale Psychosen (2/3 davon depressive Episoden, Rest je zur Hälfte schizophren bzw. manisch) innerhalb der ersten 90 Tage post partum gefunden hatte. Im Vergleich zum letzten Trimester der Schwangerschaft ergab sich ein 12fach höheres Risiko, an einer Psychose zu erkranken.

Hamilton (1989) weist darauf hin, daß die Morbidität schwerer postpartaler Störungen seit dem 19. Jahrhundert und in verschiedenen Kulturen (Europa, Nordamerika, Japan, Afrika) stabil ist, und daß Verbesserungen in der Geburtshilfe keinen offensichtlichen Effekt auf die Häufigkeit haben. Nach *Kumar* (1994) ist es erstaunlich, daß trotz der psychosozialen Verursachung der postnatalen Depression keine großen Variationen in der Inzidenz dieser Störung zwischen verschiedenen Kulturen zu beobachten sind. Er betont gleichzeitig, daß es aber auch keine guten Belege für oder gegen die Theorie gäbe, daß postnatale Depressionen zumindest teilweise mit den kulturell geprägten Bräuchen und Ritualen beim Übergang zur Elternschaft zu tun haben. Nach seinen Ausführungen hat sich in den letzten 150 Jahren auch die Inzidenzrate für postpartale Psychosen nicht geändert. Auch hierfür gibt es keine Hinweise auf relevante transkulturelle Unterschiede.

34.2.1 Unipolare und bipolare affektive Erkrankungen post partum

Affektive Erkrankungen post partum können sowohl als Depression als auch als Manie auftreten. Bipolare Störungen post partum in Form einer manischen oder einer schizomanischen Krankheitsepisode werden als typische Manifestation einer nicht-depressiven Wochenbettpsychose angesehen (Brockington und Cox-Roper 1988, Kendell et al. 1981a, 1987). Ob Krankheitsbilder als manische oder schizomanische Syndrome diagnostiziert werden, hängt dabei auch von den angewandten diagnostischen Kriterien ab.

Häufigkeit: Zur Häufigkeit affektiver Störungen gibt es neben den eingangs erwähnten Untersuchungen eine Reihe von Studien, besonders zur Häufigkeit depressiver Syndrome. Wochenbettdepressionen (*„postnatal depression“*, PND) werden bei etwa einer von zehn bis fünfzehn Geburten beobachtet (Brockington und Cox-Roper 1988, Cox 1986, Dalton 1971, Pitt 1968). *Bratfos* und *Haug* (1966) führten eine Erhebung bei 118 Fällen manisch-depressiv erkrankter Frauen in den Jahren 1952 bis 1961 durch: Sie fanden bei 37,8% aller Frauen mit Entbindungen in der Vorgeschichte Hinweise auf eine puerperale Depression (bzw. bei 20,7% bezogen auf die Gesamtzahl ihrer Entbindungen).

Kendell et al. (1981a) ermittelten in der Edinburgh Case Register Study einen Anteil von 69% depressiver Episoden bezogen auf 71 Frauen, die innerhalb der ersten 3 Monate postpartal hospitalisiert worden waren (nach RDC 33 Frauen Major Depression, 16 Minor Depression).

Symptomatik unipolarer affektiver Störungen: Postnatale Depressionen sind oftmals nicht so schwer ausgeprägt, daß sie zur stationären Behandlung oder zu schweren Komplikationen führen, wodurch letzten Endes wohl eine hohe Dunkelziffer bedingt ist. Die Frauen leiden in der Regel unter depressiver Verstimmung, grundlosem Weinen, Ängstlichkeit – besonders auf das Kind bezogen – , Reizbarkeit oder Anspannung, vermindertem Selbstwertgefühl, Verlust von Vitalität und körperlichem Wohlbefinden, Schlafstörungen, Konzentrationsstörungen und Suizidgedanken (im Extremfall Steigerung bis zum erweitertem Suizid). Auch Zwangsgedanken mit dem Inhalt, dem Kind etwas anzutun, können auftreten und führen bei den Müttern zu weiteren Schuldgefühlen und zu einer Verstärkung der Verunsicherung und Depressivität.

Postpartale depressive Syndrome können das Ausmaß einer depressiv-psychotischen Symptomatik erreichen (Major Depression, melancholic subtype), können aber auch der Beginn einer schizodepressiven Symptomatik sein (siehe Kapitel 34.2.2). Bei einer psychotischen depressiven Symptomatik ist immer an die Gefahr eines Suizides und damit auch an den erweiterten Suizid mit Tötung des Kindes zu denken. Der **Infantizid** (im Rahmen des erweiterten Suizides, siehe Kapitel 33.2.2) ist zwar bei etwa einer von 50000 Geburten ein extrem seltenes Ereignis (Brockington und Cox-Roper 1988), stellt aber neben dem

Tod der Mutter die extremste Komplikation einer psychischen Störung im Wochenbett dar. Abzugrenzen davon ist die sogenannte *„Kindstötung“* (Tötung des neugeborenen Kindes innerhalb der ersten 24 Stunden), die am ehesten von unreifen jungen Müttern durchgeführt wird, die ihre Schwangerschaft bisher verheimlicht haben und die auch juristisch anders behandelt wird.

Symptomatik bipolarer affektiver Störungen: Manische oder schizomanische Krankheitsepisoden post partum sind oftmals sehr akute, sehr stürmische Krankheitsbilder, die sich in der Regel, aus völliger Gesundheit entwickeln und meist die Behandlung auf einer geschützten psychiatrischen Station unerläßlich machen. Rein manische Krankheitsepisoden sind eher selten, wenn man eine enge Definition anlegt. Neben der euphorischen bzw. manischen Verstimmung zeigen sich alle für ein manisches Krankheitsbild typischen Symptome, wie etwa formale Denkstörungen (Ideenflucht), Antriebssteigerung, Schlafstörungen aber auch produktive Symptome, wie etwa Größenideen. Oftmals beinhalten diese Größenideen bzw. der Größenwahn die Überzeugung, das Kind sei das Jesuskind, es bestehe Kontakt zu Gott. Entsprechende Erlebnisse können an eine oneiroide Psychose erinnern. Analog zu anderen manischen Syndromen kann aber auch eine gereizt-aggressive Stimmung vorherrschen, die sich dann oftmals gegen Personen in der Umgebung (z.B. den Ehemann) richtet. Eine Gefährdung für das Kind besteht am ehesten dadurch, daß die Mutter nicht mehr in der Lage ist, ihre Handlungen richtig einzuschätzen und das Kind falsch behandelt, es beispielsweise wie eine Puppe anfaßt.

Beginn: Postnatale Depressionen treten oftmals schleichend auf und zwar in den ersten Wochen bis Monaten nach der Entbindung. Manche Autoren rechnen auch noch Depressionen, die bis zu einem Jahr nach einer Entbindung auftreten, zu den postpartalen Depressionen.

Hamilton weist in einer Arbeit von 1989 auf den Unterschied zwischen *„postnataler“* und *„post partum“*-Depression hin. Das sei ein guter Brauch, um zwischen der leichteren postnatalen Depression, die bei etwa 1 von 10 Frauen auftritt, und der postpartalen Depression mit schwererem Ausprägungsgrad (bis hin zur postpartalen psychotischen Depression) zu unterscheiden. Die milde bis mäßig ausgeprägte postnatale Depression entwickele sich langsam während der ersten Wochen nach der Entbindung, während die *„major postpartum Depression“* nach dem 20. postpartalen Tag beginne und ihren Höhepunkt in der 5. oder 6. Woche entwickele (Hamilton 1989). In der Praxis wird diese Unterscheidung auch im englischen Schrifttum nicht immer durchgehalten, im deutschen Sprachraum wird am ehesten der Begriff *„Wochenbettdepression“* oder auch *„postnatale Depression“* mit einer relativ weiten Bedeutung verwendet.

Die *bipolaren* Erkrankungen post partum (manische oder auch manisch-depressiv gemischte Wochenbettpsychosen) beginnen nach der übereinstimmenden Meinung der meisten Untersucher in den ersten beiden Wochen post partum und selten vor dem 2. oder 3. Tag (Paffenbarger 1964, Brockington et al. 1978b, Dean und Kendell 1981, Rohde 1994, Rohde und Marneros 1993a,b)

Hypothesen zur Ätiologie: Nach der Konzeption bzw. Nidation kommt es während der Schwangerschaft zu einem stetigen Anstieg der Hormonproduktion durch die Plazenta (sowohl Östrogen als auch Progesteron), nach der Entbindung dann, durch den Wegfall dieser plazentaren Produktion, innerhalb von 24 Stunden zu einem rapiden Abfall der Hormonkonzentrationen im Blut. In der Regel treten erst nach etwa 72 Stunden psychopathologische Symptome auf (*„blues“*, Depressivität), ein Zusammenhang mit diesen hormonellen Veränderungen scheint relativ eindeutig. In der Vergangenheit wurden insbesondere nach den Arbeiten von *Dalton* (1980, 1985), die eine Behandlung mit Progesteron nach der Entbindung empfahl, diese Thesen wiederholt überprüft. Es fanden sich keine konsistenten Ergebnisse, die eine durchgängig angewandte Hormonprophylaxe rechtfertigen würden (Sandler 1988). Es gibt jedoch Arbeiten, die einen Zusammenhang zwischen dem Quotienten des Abfalls der Hormone und der Stärke einer postnatalen Verstimmung zeigen konnten (Pitt 1968).

Kendell und Mitarbeiter (1981b) konnten in einer prospektiven Untersuchung von 81 Frauen zeigen, daß die Stärke postpartaler Stimmungsveränderungen (Depressivität, Weinen und emotionale Labilität) mit dem späteren Auftreten einer postpartalen Depression korreliert (siehe auch Kapitel 34.2.6), ein Befund, der von *Hapgood* et al. (1988) bestätigt wurde, aber auch Widerspruch fand (Kumar und Robson 1984).

Daß auch psychosoziale Faktoren eine bedeutende Rolle bei der postnatalen Depression spielen, konnten verschiedene Untersucher zeigen: In der bereits zitierten Edinburgh-Studie (Kendell et al. 1981a) fand sich ein Zusammenhang zwischen der ersten Entbindung, dem Familienstand *„nicht-verheiratet"* und Entbindung per Kaiserschnitt einerseits sowie einem erhöhten Risiko psychiatrischer Hospitalisierung andererseits, während Zwillingsentbindung, Tod des Kindes oder das Alter der Mutter keine Korrelation zur Notwendigkeit einer Hospitalisierung zeigten. Aus ihren Untersuchungen ziehen die Autoren den Schluß, daß man die postpartalen psychischen Störungen nicht als rein psychologisch oder rein somatisch verursacht ansehen kann, sondern daß Einflüsse aus beiden Richtungen für die Genese verantwortlich sind.

Auf die Bedeutung von *„sozialem Streß"* (negative life events, fehlender sozialer Support, Zeitraum seit Beginn der Schwangerschaft) weisen auch *Paykel* et al. (1980) hin, die bei 20% von 120 Frauen nach der Entbindung eine *„milde klinische Depression"* fanden (Score > 7 auf der Raskin Three Area Depression Scale, d.h. nach Schweregrad ambulante Behandlung mit Antidepressiva indiziert). Auch *O'Hara* et al. (1982) wiesen nach einer prospektiven Untersuchung von 170 Frauen auf die Rolle von kognitiv-behavioralen Faktoren und von life events bei der Genese postpartaler Depressionen bzw. deren Schweregrad hin, ein Befund der auch mit einer weiteren Untersuchung (O'Hara 1986) bestätigt wurde.

Boyce et al. (1991) untersuchten den Einfluß der Persönlichkeit und fanden eine Korrelation zwischen postpartaler Depression (Beck Depression Inventar) und hoher *„interpersoneller Sensitivität"* und hohen *„Neurotizismus"*-Scores (Interpersonal Sensitivity Measure, Eysenck Personality Inventory).

In einer Literaturübersicht weist *Romito* (1990) darauf hin, daß in einer Reihe von Untersuchungen der Faktor *„Eheschwierigkeiten"* eine Korrelation mit dem Auftreten von Depressionen zeigte. Die Bedeutung dieser Befunde hinsichtlich der ätiologischen Theorien sei aber noch nicht eindeutig geklärt. Dieselbe Autorin stellt auch die verschiedenen biologischen Erklärungsmodelle gegenüber. So wurden beispielsweise Östrogene, Progesteron, Norepinephrin, Tryptophan, Cortisol etc. untersucht, ohne daß konsistente und reproduzierbare Ergebnisse gefunden wurden, die ein monokausales Erklärungsmodell rechtfertigen würden. Zu dieser Schlußfolgerung kommen auch andere Reviewarbeiten.

Nicht erwähnt wurde bisher eine möglicherweise bereits vorhandene Vulnerabilität für psychische Störungen bei den betroffenen Frauen. Dafür sprechen einerseits Befunde zur familiären Belastung mit psychischen Störungen (Dean et al. 1989, Schöpf et al. 1984, Rohde 1994) und auch die Ergebnisse, daß Frauen mit postpartalen Depressionen in etwa einem Drittel der Fälle bereits vorher einmal an einer psychiatrischen Störung erkrankt waren (Dean und Kendell 1981, Meltzer und Kumar 1985, O'Hara 1986, Paykel et al. 1980, Riecher-Rössler 1997b, Watson et al. 1984). Ähnliche Befunde gibt es auch für bipolare Erkrankungen (Bratfos und Haug 1966, Reich und Winokur 1970).

Dafür, daß auch eine gewisse *„Vulnerabilität"* für das Auftreten psychischer Störungen bei den betroffenen Frauen besteht, und daß es sich um durch den *„Stressor"* Entbindung ausgelöste, aber nicht alleinig verursachte Störungen handelt, sprechen auch eigene Untersuchungsbefunde, die eine hohe Übereinstimmung im Verlauf und Ausgang zwischen postpartal auftretenden psychischen Störungen und unabhängig davon manifestierten Erkrankungen zeigen konnten (Rohde 1994, Rohde und Marneros 1992).

Zusammenfassend ist am ehesten von einer multifaktoriellen Verursachung auszugehen, wobei genetische, biologische und psychologische Parameter zusammenwirken.

Therapie: Die Therapie von affektiven Erkrankungen post partum richtet sich nach der im Vordergrund stehenden Symptomatik und nach den allgemein üblichen Richtlinien für die Behandlung dieser Störungen (siehe Kapitel 22.10). Dasselbe gilt für eine eventuell später erforderliche Prophylaxe (siehe Kapitel 23.10.1). Eingeschränkt werden die Möglichkeiten der Therapie, wenn die Mutter stillt und dies auch beibehalten möchte, da dann besondere Bedingungen gelten (siehe Kapitel 22.10). In anderen Ländern, wie etwa in Großbritannien, gibt es sehr viel häufiger als in Deutschland bereits in vielen Kliniken Spezialeinheiten für Mutter und Kind (*„mother-and-Baby-Units"*), wo Mutter und Kind gemeinsam aufgenommen werden können. Dies ist besonders zu befürworten beim Vorliegen von postpartalen Depressionen, die ohnehin mit einer hochgradigen Verunsicherung der Mutter, mit

Schuldgefühlen gegenüber dem Kind und Insuffizienzgefühlen einhergehen. Die Mutter kann dann Schritt für Schritt ihre Ängstlichkeit und Unsicherheit überwinden und unter Anleitung die Pflege des Kindes übernehmen.

Bei nicht-psychotischen postpartalen Depressionen ist auch an eine alleinige psychotherapeutische Behandlung bzw. an Psychotherapie in Kombination mit Psychopharmakotherapie zu denken, wobei in den meisten Fällen kognitiv-behaviourale bzw. supportive Verfahren zu bevorzugen sind. Auch die interpersonelle Psychotherapie (IPT) wird zwischenzeitlich mit einem speziell modifizierten Manual für postnatale Depressionen eingesetzt (Scott und O'Hara 1995, Schramm 1996), dabei steht der von der Mutter erwartete Rollenwechsel (meist von der berufstätigen Frau zur Mutter und Hausfrau) im Zentrum der Therapie.

Nach wie vor umstritten ist die Wirksamkeit von Progesteron. Einige Autoren berichten über die Wirksamkeit einer Progesteron-Behandlung postpartal (Bower und Altschule 1956, Dalton 1980, 1985), allerdings gibt es keine kontrollierten Untersuchungen, die diese Auffassung bestätigen konnten (Wisner und Stowe 1997).

In einer Studie aus dem Jahr 1996 (Gregoire et al. 1996) wurde die Wirksamkeit von Östrogen untersucht: In einer Doppelblindstudie wurden 61 Frauen, die innerhalb von 3 Monaten post partum depressiv geworden waren, entweder mit transdermalem Östrogen (3 Monate 17ß-Östradiol 200 µg/die, dann 3 Monate zusätzlich zyklisches Dydrogesteron 10 mg täglich an 12 Tagen pro Monat) oder mit Plazebo behandelt. Dabei zeigte sich eine signifikant schnellere und deutlichere Besserung in der Verum-Gruppe. Weitere Untersuchungen dazu scheinen erforderlich.

Prognose: Postpartale Depressionen können eine sehr unterschiedliche Dauer haben, von einigen Wochen bis zu mehreren Monaten oder in Extremfällen sogar bis ein oder zwei Jahre. In den meisten Fällen kommt es zu einer Vollremission, obwohl auch Fälle bekannt sind, in denen die Mutter nie wieder ihr altes prämorbides Niveau erreicht. Das ist am ehesten dann zu erwarten, wenn es im Verlauf zum Syndromshift in Richtung schizoaffektive Psychose kommt, da diese insgesamt gesehen eine etwas schlechtere Prognose haben als rein affektive Erkrankungen (Marneros et al. 1988c, 1991a).

Nicht selten sind postpartale Störungen die Erstmanifestation einer rezidivierenden affektiven Erkrankung, besonders wenn das Vollbild einer endomorphen Depression bzw. Manie bestand. Im weiteren Verlauf sind Rezidive möglich, die bei etwa 2/3 aller postpartal beginnenden Störungen vorkommen (Rohde und Marneros 1993b,c), wobei bei einem unipolaren Beginn seltener ein Syndromshift zum schizoaffektiven Verlauf vorkommt als bei manischem Beginn (Marneros et al. 1988c). Depressive Remanifestationen im *Klimakterium* treten auch bei Frauen auf, die bis dahin rezidivfrei waren (Rohde und Marneros 1993c).

Obwohl insgesamt immer von einer eher guten Prognose der postpartal auftretenden psychischen Störungen ausgegangen wird und dies besonders für affektive Erkrankungen gilt, können auch *persistierende Alterationen* auftreten: psychopathologische Residualsymptomatik, Einschränkung im globalen Funktionsniveau, psychologische Defizite etc. (Marneros et al. 1991a), insbesondere bei bipolaren Krankheitsbildern. Symptomatik und Häufigkeit der persistierenden Alterationen entsprechen denen bei Krankheitsbildern derselben Diagnose, die unabhängig vom Wochenbett aufgetreten sind (Rohde 1994, Rohde und Marneros 1992, 1993c).

Ein für die praktische Beratung wichtiger Aspekt der Prognose ist die Häufigkeit von *Rezidiven nach weiteren Entbindungen*. Nach eigenen Untersuchungen treten diese bei etwa 25% der Frauen auf (Rohde 1994, Rohde und Marneros a,b,c), eine Zahl, die auch in etwa dem entspricht, was andere Autoren gefunden haben (Arentsen 1968, Paffenbarger et al. 1961, Protheroe 1969, Schöpf et al. 1984, Wilson et al. 1972). In derselben Größenordnung treten puerperale Rezidive auch bei unabhängig von Entbindung erstmanifestierten Erkrankungen auf (McGorry und Connell 1990, Reich und Winokur 1970).

Ein weiterer prognostischer Aspekt neben Verlauf und Langzeitausgang ist, wie sich das weitere Verhältnis der Mütter zu ihren Kindern entwickelt. *Kumar* und *Robson* fanden in einer prospektiven Untersuchung von 119 Frauen, daß postpartal depressive Mütter negative oder gemischte Gefühle ihren Kindern gegenüber äußerten. Bei der Katamnese nach 4 Jahren fand sich, daß viele der Frauen, die erstmals an einer Depression erkrankt waren, auch in den folgenden Jahren wegen psychologischer Probleme in Behandlung waren.

34.2.2 Unipolare und bipolare schizoaffektive Erkrankungen post partum

Wenn schizoaffektive Psychosen nach einer Entbindung auftreten (z.B. 4 von 71 Fällen in der Edinburgh Case Register Study), ist es weniger häufig eine unipolare schizoaffektive Symptomatik (also eine schizodepressive Erkrankung), sondern eher eine schizomanische Symptomatik.

Bipolare Störungen post partum in Form einer manischen oder einer schizomanischen Krankheitsepisode werden als typische Manifestation einer nicht-depressiven Wochenbettpsychose angesehen (Arentsen 1968, Brockington et al. 1981, Brockington und Cox-Roper 1988, Kendell et al. 1981a, Schöpf et al. 1984). Ob Krankheitsbilder als manische oder schizomanische Syndrome diagnostiziert werden, hängt dabei auch von den angewandten diagnostischen Kriterien ab.

Symptomatik: Unipolare schizoaffektive Erkrankungen bzw. schizodepressive Episoden post partum zeigen neben dem depressiven Syndrom meist auch produktiv-psychotische Symptome, z.B. Wahn (oftmals katathymer Wahn bezogen auf das Kind, z.B. daß das Kind vertauscht ist, daß dem Kind etwas angetan werden soll etc.), Halluzinationen (wie etwa Halluzinationen ersten Ranges als kommentierende, dialogisierende Stimmen) oder auch Ich-Erlebnis-Störungen (Gedankenbeeinflussung, Gedankenentzug, Gedankenausbreitung, körperliche Beeinflussungserlebnisse). Weiterhin können formale Denkstörungen (z.B. Zerfahrenheit) und eine hochgradige Ängstlichkeit auftreten. Außerdem sind katatone Symptome (wie etwa Erregungszustände im Wechsel mit katatonem Stupor) nicht selten (Rohde und Marneros 1993a).

Besonders bei schizodepressiven Störungen post partum ist wieder auf das Suizidrisiko hinzuweisen, daß insgesamt bei dieser Symptomkonstellation hoch ist (Rohde und Marneros 1990).

Wie bereits erwähnt, gehören schizomanische Krankheitsepisoden nach Meinung verschiedener Autoren zu den häufigsten postpartalen Psychosen, obwohl es auch andere Untersuchungsergebnisse gibt – z.B. daß schizophrene Krankheitsbilder überwiegen (Rohde und Marneros 1993a,b, Agrawal et al. 1990). Die Häufigkeit der einzelnen Diagnosekategorien hängt dabei nicht nur von der Art des Untersuchungskollektivs (z.B. ambulante oder stationäre Patienten etc.), sondern ganz entscheidend von den angewandten Diagnosekriterien und der engen bzw. weiteren Definition eines affektiven Syndroms ab. So führten *Kadrmas* et al. 1979 eine Untersuchung von insgesamt 157 bipolaren affektiven Patientinnen (nach Feighner-Kriterien) durch, von denen 21 postpartal erkrankt waren. Dabei zeigte die postpartale Gruppe signifikant mehr Symptome ersten Ranges nach *Kurt Schneider* (62 versus. 28%). Unter Anwendung engerer diagnostischer Kriterien für die Manie wären diese Krankheitsbilder als schizoaffektive Psychosen einzuordnen.

Die vorbeschriebene manische Symptomatik ergänzt sich bei Fällen schizomanischer Krankheitsepisoden durch zusätzliches Auftreten von nicht-synthymen Wahninhalten und Halluzinationen bzw. schizophrenen Symptomen ersten Ranges. Besonders wenn Verfolgungs- oder Beeinträchtigungserlebnisse im Vordergrund stehen, sind die Mütter oft maximal ängstlich, bis hin zum ängstlichen Erregungszustand. Kommen im Wechsel auch depressive Verstimmungen hinzu, handelt es sich um eine schizomanisch-depressiv gemischte Störung.

Beginn: Schizodepressive Episoden nach einer Entbindung treten wie alle psychotischen Syndrome post partum in der Mehrzahl in den ersten Wochen nach einer Entbindung auf. Ebenso wie bei den depressiven Syndromen stellt sich die Frage, ob bei Krankheitsbildern, die mehrere Monate bis zu einem Jahr nach der Entbindung auftreten, noch in organisch-kausalem Zusammenhang gesehen werden können.

Wie bereits erwähnt, beginnen die bipolaren schizoaffektiven Erkrankungen post partum (schizomanische bzw. schizomanisch-depressiv gemischte Wochenbettpsychosen) nach der übereinstimmenden Meinung der meisten Untersucher in den ersten beiden Wochen post partum und selten vor dem 2. oder 3. Tag (Paffenbarger 1964, Brockington et al. 1978b, Dean und Kendell 1981, Rohde und Marneros 1993a,b,c)

Wie bereits in Kapitel 34.1.2 dargestellt, gibt es Überlegungen, ob in seltenen Fällen eine postpartale Psychose auch bereits im letzten Trimester der Schwangerschaft beginnen kann (Brockington et al. 1990, Glaze et al. 1991). In den beschriebenen Fällen handelte es sich am ehesten um eine schizomanische bzw. schizomanisch-depressiv gemischte Episode. Dabei wird diskutiert, ob durch eine vorhergegangene Entbindung bereits die Vulnerabilität erhöht wird, auch wenn es bei dieser ersten Entbindung nicht zur Manifestation einer Psychose gekommen war.

Ätiologie: Während insbesondere bei den postpartal auftretenden unipolaren affektiven Erkrankungen mehr die psychosozialen Aspekte bei der Verursachung herausgestellt werden, sucht man bei den schizoaffektiven Psychosen post partum mehr nach den neurobiologischen Korrelaten. So testeten verschiedene Arbeitsgruppen (Kumar 1994, Meakin et al, 1995, Wieck und Mitarbeiter 1991) die Hypothese, ob affektive und schizoaffektive Psychosen post partum mit einer veränderten Sensitivität auf dopaminerge Stimulation assoziiert sind. Die dazu gefundenen Ergebnisse sind jedoch noch uneinheitlich.

Am ehesten ist wohl *Kumar* (1994) zuzustimmen, der darauf hinweist, daß postpartal auftretende Psychosen endogener Natur sind, die möglicherweise durch die Entbindung getriggert werden. Dafür sprechen auch die bereits erwähnten eigenen Verlaufsuntersuchungen sowie der Vergleich mit anderen Patientinnengruppen, die unabhängig von einer Entbindung erkrankt waren (Rohde und Marneros 1992, 1993c). In noch stärkerem Maße als für die meisten depressiven Störungen post partum ist für die schizoaffektiven Psychosen davon auszugehen, daß bei vorhandener Vulnerabilität die Geburt und die damit assoziierten psychologischen und somatischen Stressoren zur multifaktoriellen Genese beitragen.

Therapie: Auch für die Therapie schizoaffektiver Erkrankungen post partum (schizodepressive, schizomanische bzw. schizomanisch-depressiv gemischte Krankheitsepisode) gelten die allgemein gültigen Richtlinien für die Behandlung solcher Störungen (siehe Kapitel 22.2.3). Wegen der oftmals allerdings sehr stürmischen und akuten Krankheitssymptomatik gerade bei Krankheitsbildern mit manischer und/oder produktiv-psychotischer Symptomatik kann es erforderlich sein, zu Beginn hohe Dosen sedierender Medikamente zu geben (wie etwa Benzodiazepine, besonders Anxiolytika oder Neuroleptika). Grundsätzlich ist auch bei den schizoaffektiven Erkrankungen post partum das Stillen zu berücksichtigen, obwohl wegen der Akuität der Symptomatik in den meisten Fällen das Abstillen erforderlich sein wird. Als sinnvoll in der Stillzeit wird von *Weller* und *Kornhuber* (1992) ggf. auch die Gabe von Clozapin angesehen, dies sollte aber vielleicht solchen Fällen vorbehalten bleiben, bei denen die schizophrene Symptomatik ganz im Vordergrund steht. Bei bereits bekannten Psychosen mit entsprechender Rezidivgefahr wird auch die prophylaktische Gabe von Lithium bereits vor der Entbindung diskutiert (Stewart et al. 1991).

Falls möglich, wäre auch bei den schizoaffektiven Erkrankungen die gemeinsame Unterbringung von Mutter und Kind auf einer entsprechenden Mutter-Kind-Station sinnvoll, sobald es die Akuität der Symptomatik bzw. das Befinden der Mutter zuläßt.

Prognose: Wie auch unabhängig vom Wochenbett auftretende schizoaffektive Erkrankungen sind die postpartal beginnenden Störungen in der Regel rezidiverende Erkrankungen. Rezidivhäufigkeit und Langzeitausgang (persistierende Alterationen) sind vergleichbar mit denen der unabhängig von Reproduktionsvorgängen auftretenden Erkrankungen (Rohde 1994, Rohde und Marneros 1992, 1993c).

Wie alle Frauen mit schizoaffektiven Erkrankungen in der Vorgeschichte haben auch Frauen mit Erstmanifestation post partum ein erhöhtes Risiko, nach einer weiteren Entbindung ein Rezidiv zu entwickeln (ca. 20 bis 25%, Rohde und Marneros 1992, 1993c).

34.2.3 Zykloide Psychosen post partum

Die Häufigkeit diagnostizierter zykloider Psychosen nach einer Entbindung hängt nicht zuletzt vom angewandten diagnostischen System ab. Noch nicht abgeschlossen ist die Diskussion, ob zykloide Psychosen einen relevanten Anteil an postpartal auftretende Psychosen ausmachen. (Lanczik et. al 1990, McNeil 1986a,b). Unter Anwendung *Leonhardscher* Kriterien und auch der Kriterien von *Perris* und *Brockington* (1981) wurden von *Lanczik* et al. (1990) 45% von 42 postpartalen Psychosen als zykloide Psychose diagnostiziert. Bei Anwendung der operationalisierten Kriterien von *Perris* und *Brockington* (1981) war im eigenen Untersuchungsmaterial die Zahl zykloider Psychosen deutlich geringer (4 von 61 Patientinnen, 6,6%, Rohde und Marneros 1996). Definitionsgemäß zeigen zykloide Psychosen einen gutartigen Verlauf ohne Auftreten von Residualsymptomatik. Die postpartal beginnenden zykloiden Psychosen zeigen denselben

Langzeitverlauf wie auch sonst auftretende zykloide Psychosen.

McNeil (1986a,b) führte eine prospektive Verlaufsuntersuchung bei Patientinnen durch, die bereits psychisch erkrankt waren und schwanger wurden (Hauptziel war die Untersuchung der Entwicklung der Kinder). Bei zykloiden Psychosen und affektiven Psychosen fand er die häufigste Rezidivrate post partum (jeweils 47% aller Indexfälle).

Da es sich definitionsgemäß um weitgehend mit den zykloiden Psychosen nach *Leonhard* übereinstimmende Krankheitsbilder handelt, sollen hier die sogenannten *„Emotionspsychosen"* nach *Störring*, *Suchenwirth* und *Völkel* erwähnt werden. Nach einer Arbeit von *Janssen* und *Denker* aus dem Jahr 1964 handelt es sich bei der großen Mehrzahl postpartal auftretender Psychosen um Emotionspsychosen mit bunter und vielgestaltiger Störung der Affekte und Gemütsbewegungen (z.B. im Sinne der Angst-Glücks-Psychose) sowie der Antriebs- und Denkfunktionen. Verbunden damit sei die gute Prognose mit eher seltenen Rezidiven und in der Regel restitutio ad integrum.

34.2.4 Dysthymie und Geburt

Zu diesem Thema gibt es praktisch keine Literatur, außer der allgemeinen Aussage, daß die Dysthymie bei Frauen häufiger vorkommt als bei Männern (Brieger und Marneros 1995). Es ist aber anzunehmen, daß durch Schwangerschaft und Entbindung eine dysthyme Störung beeinflußt werden kann und daß es durch die psychischen und somatischen Belastungen von Schwangerschaft und Geburt zu einer vorübergehenden Verschlechterung der Symptomatik kommen kann. Andererseits kommt es im Einzelfall vor, daß eine postpartal beginnende depressive Verstimmung chronifiziert und dann nach 2 Jahren die Kriterien einer Dysthymie erfüllt.

In der bereits zitierten Untersuchung von *Kumar* und *Robson* (prospektive Untersuchung von 119 Frauen) fanden sich 3 Frauen, die bereits zu Beginn der Schwangerschaft an einer *„chronischen Depression"* litten, wohl am ehesten gleichzusetzen mit dem heutigen Begriff der Dysthymie. Die katamnestische Untersuchung nach 4 Jahren ergab keine wesentliche Verbesserung dieser Störungen, während sich z.B. phobische Störungen nach der Entbindung besserten.

34.2.5 Zyklothymia und Geburt

Hier gilt das, was bereits in Kapitel 34.1.5 ausgeführt wurde. Auch zum Thema Zyklothymia und Geburt sind uns keine speziellen Untersuchungen bekannt. In einer Untersuchung von *Meltzer* und *Kumar* (1985) wurde nur 1 von 142 innerhalb eines Jahres nach einer Entbindung aufgenommenen Frauen als zyklothyme Persönlichkeit diagnostiziert, dabei ist davon auszugehen, daß diese Störung schon vor der Schwangerschaft bestand.

34.2.6 Andere affektive Störungen post partum

Die wohl häufigste affektive Störung post partum ist die *postnatale Verstimmung* (im englischen Sprachraum als *„postnatal blues"*, *„baby blues"*, *„maternity blues"* bezeichnet). Dabei handelt es sich um eine Störung, die nach epidemiologischen Zahlen bei 50 bis 70% aller Entbindungen auftritt (Brockington und Cox-Roper 1988, Cox 1986, Dalton 1971, Kendell et al. 1981a, Pitt 1973). Auch dabei finden sich keine transkulturellen Unterschiede (Kumar 1994).

Besonders zwischen dem dritten und fünften Tag post partum zeigt die betroffene Frau dabei eine erhöhte emotionale Labilität und *„grundlose"* Depressivität, verbunden mit Konzentrations- und Schlafstörungen, die rasch vorbeigehen und in den meisten Fällen nicht behandlungsbedürftig sind. Obwohl die kausalen Zusammenhänge noch nicht endgültig geklärt sind, handelt es sich bei diesem Phänomen wohl am ehesten um eine Folge der abrupten Hormonumstellungen nach der Entbindung (Cox 1986, Dalton 1971). Dafür sprechen Untersuchungen, daß die Schnelligkeit des Hormonabfalls nach der Entbindung mit der Schwere der postpartalen Verstimmung korreliert (Pitt 1973). Übergänge zur postpartalen Depression bzw. zur Wochenbettpsychose sind möglich, so daß bei prolongierter Problematik eine intensive Betreuung der Patientin erfolgen muß.

In einer retrospektiven Befragung von 100 Frauen zwischen dem 7. und 10. Tag post partum (Pitt 1973) berichteten 50% über die Symptomatik des *„blues"*, wie etwa Depressivität, Weinerlichkeit, Ängstlichkeit und Konzentrationsstörungen. *Pitt* fand im Vergleich zu einer Kontrollgruppe keinen Einfluß von Persönlichkeit, früheren Zyklusproblemen, Zahl der Entbindungen, Einstellung zur Schwangerschaft, Entbindung, Gesundheit des Kindes oder sozialem

Streß. Lediglich Schwierigkeiten beim Stillen fanden sich signifikant häufiger bei der *„blues"*-Gruppe.

Kendell und Mitarbeiter (1981b) führten eine Untersuchung von 81 Frauen in den ersten 3 Wochen nach der Entbindung durch mit täglicher Anwendung von 6 visuellen Analogskalen (Glücksgefühle, Depressivität, Weinen, Ängstlichkeit, Reizbarkeit und emotionale Labilität). Depressivität, Weinen und emotionale Labilität zeigten einen starken Anstieg am 5. Tag post partum, danach folgte ein stetiger Abfall. Dieser Gipfel am 5. Tag zeigte sich sowohl bei Erstgebärenden als auch bei Multiparae, bei stillenden und nichtstillenden Müttern und war weitestgehend unabhängig vom Tag der Entlassung aus der Klinik. Frauen, die später eine postpartale Depression entwickelten, zeigten höhere Scores bei Depression und emotionaler Labilität mit deutlicherer Betonung am 5. postpartalen Tag als Frauen ohne eine postnatale Depression. Aus der Tatsache, daß sich kein Unterschied zwischen stillenden und nichtstillenden Müttern fand, schlossen die Autoren, daß die zugrundeliegenden hormonellen Mechanismen mit den direkt an die Entbindung geknüpften hormonellen Umstellungen zu tun haben müssen und nicht mit denen der Laktation. Dabei gehen sie jedoch nicht von einem direkten kausalen Zusammenhang mit den physiologischen Veränderungen post partum aus, sondern von einer dadurch erhöhten Sensitivität bezüglich der emotionalen Verarbeitung gerade gemachter Erfahrungen der Geburt und sonstiger Umgebungsfaktoren.

Bei besonders schweren bzw. traumatischen Geburten kann es zu der Entwicklung einer *posttraumatischen Belastungsstörung* kommen (Ballard et al. 1995, Brockington 1996). Die bekannten Symptome der Störung treten auf, in den Alpträumen wird das traumatische Geburtsereignis wieder und wieder durchlebt.

Ängstlichkeit ist ein häufiges Symptom bei jungen Müttern, besonders nach der ersten Geburt. In einigen Fällen kann aber die volle Symptomatik einer *Panikstörung* erstmals nach einer Entbindung auftreten (*„Puerperal Panic"*, Brokkington 1996). Andere postpartal auftretende Ängste mit Behandlungserfordernis können eine ausgeprägte *Angst vor dem plötzlichen Kindstod* sein, eine *generalisierte Angststörung* oder aber eine *phobische Symptomatik* bezogen auf das Kind (Brockington 1996).

Aus der bereits zitierten Untersuchung von *Appleby* (1991, siehe Kapitel 34.1.6) ergibt sich für die postpartale Zeit ein geringeres *Suizidrisiko* als nach statistischen Berechnungen zu erwarten, und zwar 0,17 (etwa 1/6 im Vergleich zur Gesamtgruppe). Dabei traten die Suizide am häufigsten im ersten Monat nach der Entbindung auf. Obwohl keine ausreichenden Informationen vorliegen, ist zu vermuten, daß ein depressives oder psychotisches Syndrom post partum vorgelegen hat. 63% dieser Frauen hatten eine psychiatrische Anamnese. Von den Autoren wird in diesem Zusammenhang eine möglicherweise vorhandene *„protektive"* Wirkung der Mutterschaft diskutiert. Angaben über Fälle von erweitertem Suizid sind in der Arbeit leider nicht gemacht.

34.3 Psychische Erkrankungen im Klimakterium

Vor der Darstellung der Befunde zu affektiven und schizoaffektiven Erkrankungen im Klimakterium bzw. in der Perimenopause sind verschiedene Begriffsbestimmungen erforderlich. Als **Klimakterium** wird die Übergangsphase von der vollen Geschlechtsreife bis zum Senium der Frau bezeichnet. Die **Menopause** (Zeitpunkt der letzten Menstruation) unterteilt das Klimakterium in einen prämenopausalen und einen postmenopausalen Abschnitt. Das durchschnittliche Menopausenalter ist mit 52 Jahren anzusetzen, die Dauer des Klimakteriums bzw. der Perimenopause ist unterschiedlich und dauert etwa 10 Jahre (Martius et al. 1996). Bereits in der **Prämenopause** zeigt sich das allmähliche Nachlassen der Ovarialfunktion durch Zyklusunregelmäßigkeiten. In der **Postmenopause** kommt es bedingt durch die Stoffwechselveränderungen zu weitreichenden organischen Veränderungen (z.B. Haut- und Schleimhautveränderungen, Veränderung der Behaarung, Steigerung der Talgdrüsenaktivität, Gewichtszunahme, atrophische Veränderungen im Urogenitalbereich und zur Osteoporose (eine der wichtigsten Folgeerscheinungen der fehlenden Östrogensekretion des Ovars).

Die im Klimakterium auftretenden vegetativen Symptome (Hitzewallungen, Schweißausbrüche, Schlaflosigkeit, Herzrasen, oft einhergehend mit einem subjektiven Gefühl der Leistungsminderung) und die o.g. somatischen Veränderungen lassen sich auf das postmenopausale Östrogendefizit zurückführen. Etwa 1/3 aller Frauen durchlebt das Klimakterium ohne subjektive Symptome, ein weiteres Drittel berichtet über vegetative Beschwerden, und die Frauen des restlichen Drittels erleben stärkere Beschwerden, die auch Krankheitswert erreichen können (Martius et al. 1996). In der Gynäkologie war zur Erfassung von Menopausebeschwerden lange Zeit der sog. *„Kuppermannindex"* verbreitet (Kupperman et al. 1953). Die später erfolgte Weiterentwicklung durch eine Expertengruppe ist die *„Menopause Rating Scale"* (MRS, Hauser et al. 1994), womit sowohl somatische als auch psycho-vegetative Symptome erfaßt werden.

Obwohl die somatischen und vegetativen Veränderungen des Klimakteriums auch häufig mit psychischen Einzelsymptomen (wie depressiver Verstimmung, Ängstlichkeit, Nervosität, Reizbarkeit, Insuffizienzgefühlen, Erschöpfbarkeit, Konzentrationsstörungen, Schlafstörungen etc.) einhergehen, gibt es keine epidemiologischen Untersuchungen, die zeigen konnten, daß die Zeit des Klimakteriums eine besonders risikoreiche Zeit für das Neuauftreten psychischer Erkrankungen darstellt.

34.3.1 Unipolare affektive Störungen im Klimakterium

Häufigkeit: Obwohl etwa 1/3 aller Frauen in der Postmenopause über depressive oder gedrückte Stimmung klagen (Frick-Bruder 1983), handelt es sich in den meisten Fällen nicht um eine affektive Störung im engeren Sinne, d.h. im Sinne einer Major Depression. Treten depressive oder manische Krankheitsepisoden auf, die die Diagnosekriterien von ICD-10 oder DSM-IV erfüllen, handelt es sich am ehesten um Remanifestationen bereits vorbestehender uni- oder bipolarer Erkrankungen (Hay et al. 1994). Dagegen birgt die Perimenopause kein erhöhtes Risiko für Erstmanifestationen affektiver, insbesondere depressiver Erkrankungen in sich (Gitlin und Pasnau 1989, Hallstrom und Samuelsson 1985, Weissman und Klerman 1977b, Winokur 1973). Von der Voraussetzung ausgehend, daß affektive Störungen eine multifaktorielle Genese haben, ist es auch schwierig, den genauen Stellenwert des Faktors *„Östrogenabfall"* zu bestimmen, zumal selbst für Zeitpunkte mit noch kurzfristigeren und deutlicheren hormonellen Veränderungen (wie etwa nach einer Entbindung) der Zusammenhang mit dem Auftreten psychischer Störungen nie eindeutig nur auf diesen Faktor zurückgeführt werden konnte. Dazu trägt auch bei, daß affektive Störungen von den sogenannten endogenen Erkrankungen das höchste mittlere Ersterkrankungsalter haben, mit einem Gipfel etwa um das 25. Lebensjahr und einem weiteren Gipfel Anfang des 5. Lebensjahrzehnts (Angst 1966, Marneros et al. 1991a).

Bratfos und *Haug* (1966) kamen durch eigene katamnestische Untersuchungen zu dem Schluß, daß manisch-depressive Patientinnen mit mindestens einer depressiven Erkrankung post partum auch ein höheres Risiko für depressive Rezidive in der Menopause haben. Dasselbe gelte für Frauen mit affektiven Psychosen in der engeren Familie. Auch in einer Längsschnittuntersuchung von *Avis* und *McKinlay* (1991) konnte gezeigt werden, daß Frauen, die in jüngeren Jahren bereits zu Depressionen neigen, in der Menopause besonders häufig über Symptome klagen – woraus *von Sydow* und *Reimer* in ihrer Übersichtsarbeit 1995 den Schluß ziehen, daß hänge evtl. damit zusammen, daß aus ärztlicher Sicht Menopause häufig mit Depressionen verknüpft wird. *Avis* und *McKinlay* (1991) untersuchten insgesamt 2565 Frauen im Alter zwischen 45 und 55 Jahren und kamen zu dem Ergebnis, daß menopausale Frauen mit etwa 10% ebenso selten depressive Neigungen haben wie jüngere oder ältere Frauen. *Gitlin* und *Pasnau* hatten bereits in ihrer Review-Arbeit 1989 die These aufgestellt, daß weder in der normalen Menopause noch nach Hysterektomie wegen benigner Veränderungen die Rate von Depressionen ansteigt. Andere Längsschnittuntersuchungen konnten weiter nachweisen, daß sich das psychische Befinden in den Wechseljahren auch in Hinsicht auf verschiedene Einzelaspekte kaum verändert: z.B. Angstgefühle, subjektives Gefühl von Gesundheit, Streß, hypochondrische Neigungen, Häufigkeit von Arztbesuchen (Hunter 1990, von Sydow und Reimer 1995).

Nosologische Zuordnung: Der Begriff der *„Involutionsdepression"* bzw. *„Involutionsmelancholia"*, der auf *Kraepelin* (1896) zurückgeht und mit dem lange Zeit die Depression in der Menopause (als Erstmanifestation einer agitierten psychotischen Depression mit ausgeprägten Schuldgefühlen und somatischen Beschwerden) bezeichnet wurde (Gitlin und Pasnau 1989, Schmidt und Rubinow 1991), ist heute nicht mehr gebräuchlich. *Kraepelin* selbst hat die Auffassung von einer nosologischen Eigenständigkeit der Involutionsdepression noch aufgegeben (1909) und sie nur noch als Form der manisch-depressiven Erkrankung angesehen. Seit dieser Zeit ist die Diskussion darüber, ob es in der Menopause ein spezifisches affektives Krankheitsbild gibt, immer noch nicht vollständig abgeschlossen. Eine Übersicht über die historische Entwicklung und die methodischen Probleme findet sich bei *Schmidt* und *Rubinow* (1991). Für die Differentialdiagnose ist nach Meinung der Autoren besonders wichtig zu untersuchen, ob die betroffene Frau tatsächlich in der Menopause ist, ob die affektiven und Verhaltenssymptome sekundär zu menopausebedingten somatischen Symptomen auftreten, ob die Symptome als Erstmanifestation einer primären psychiatrischen Erkrankung angesehen werden können oder ob es sich um eine Exazerbation bereits früher bestehender psychiatrischer Syndrome handelt.

Einen interessanten Aspekt in diese Diskussion bringt eine Arbeit von *Harlow* et al. 1995, die 344 Frauen in der Prämenopause mit einer Kontrollgruppe verglichen und bei den Frauen in der Menopause vor dem 40. Lebensjahr den höchsten Anteil von Depressionen in der Vorgeschichte im Vergleich zur Kontrollgruppe fanden (14,1% versus 1,6%). Zwei Erklärungsmodelle werden angeboten: zum einen, daß möglicherweise eine Depression oder ihre Behandlung zur vorzeitigen Menopause prädisponiert, zum anderen, daß möglicherweise die Depression eine Manifestation der verminderten Ovarialfunktion ist, die dem Ausbleiben der Menstruation um viele Jahre vorausgeht. Zu diesem Thema sind noch interessante Forschungsergebnisse zu erwarten, da die Funktion der Östrogene (z.B. als Modulator der Neurotransmittersysteme im Gehirn) zunehmend ins Blickfeld biologischer Forschung rückt (Riecher-Rössler 1997a, Riecher-Rössler und Häfner 1993).

In den zur Zeit aktuellen diagnostischen Systemen DSM-IV (Saß et al. 1996) und ICD-10 (WHO 1993) ist keine Kategorie oder auch kein Hinweis mehr auf eine Involutionsdepression bzw. -melancholie enthalten, es wird nicht mehr von einem nosologisch getrennt zu betrachtenden Krankheitsbild ausgegangen.

Bedeutung anderer (nicht-hormoneller) Faktoren bei der Ätiologie:

Hinweise auf einen veränderten *Serotonin-Stoffwechsel* in der Perimenopause fanden *Guicheney* et al. (1988). *Herzog* (1989) untersuchte *Veränderungen in der Hirnsubstanz* und fand einen signifikanten Zusammenhang zwischen menopausaler Erstmanifestation einer Depression und Linkshändigkeit, neurologischen Befunden und paroxysmalen EEG-Veränderungen.

Letzten Endes sind dies jedoch Einzelbefunde, während von verschiedenen Autoren darauf hingewiesen wird, daß zum Auftreten depressiver Störungen im Klimakterium auch *psychosoziale und psychologische Parameter*, wie etwa life events, familiäre Veränderungen und Konflikte, interpersonelle Verluste, aber auch kulturelle Unterschiede – insbesondere im Umgang mit dem Alterungsprozeß – beitragen können (Cooke 1985, Gitlin und Pasnau 1989, Schmidt und Rubniow 1991). Daß auch die *Einstellung* zur Menopause bzw. die *Persönlichkeitsstruktur* bedeutsam sein kann, fanden *Avis* und *McKinlay* (1991), nach deren Untersuchungen an 2565 Frauen eine negative Einstellung zur Menopause mit einer höheren Zahl geklagter Symptome im allgemeinen und der Depression im besonderen einherging.

Therapie: Wenn eine depressive Störung im Klimakterium das Ausmaß erreicht hat, daß eine Psychopharmakotherapie erforderlich ist, erfolgt diese nach den allgemeinen Regeln für die Behandlung depressiver Erkrankungen, wie sie in Kapitel 23.10.3 dargestellt sind. Der Effekt einer alleinigen Hormonsubstitution bei einer manifesten depressiven Krankheitsepisode ist bisher nicht ausreichend gesichert (Harlow et al. 1995). Da es keine hinreichenden Belege für eine monokausale Ätiologie der Depressionen im Klimakterium gibt (siehe oben), ist damit auch nicht zu rechnen. Ob eine zusätzliche Hormonsubstitution zur antidepressiven und ggf. auch psychotherapeutischen Behandlung sinnvoll ist, sollte aufgrund des gynäkologischen Befundes und nach den allgemeinen Richtlinien für eine Hormonsubstitution entschieden werden.

34.3.2 Bipolare affektive Störungen im Klimakterium

Praktisch keine Bedeutung in der Diskussion um die Auslösung psychischer Störungen im Klimakterium hat die bipolare affektive Symptomatik bzw. die manische Krankheitsepisode. Ein spezifischer Zusammenhang zwischen der Erstmanifestation einer bipolaren affektiven Störung in Form einer manischen bzw. manisch-depressiv gemischten Krankheitsepisode und den hormonellen Veränderungen wurde bisher nicht diskutiert. Am ehesten ist von einer Remanifestation einer bereits bestehenden bipolaren affektiven Störung auszugehen.

34.3.3 Schizoaffektive Erkrankungen im Klimakterium

Hinsichtlich des durchschnittlichen Ersterkrankungsalters liegen schizoaffektive Psychosen zwischen schizophrenen und affektiven Störungen mit einem Mittel von etwa 31 Jahren bei Frauen (Marneros et al. 1991a). Obwohl sich auch schizoaffektive Störungen in jedem Lebensalter manifestieren können, ist mit dem Neuauftreten im Alter um die 50 Jahre seltener zu rechnen (nur noch etwa ein Drittel der schizoaffektiven Störungen beginnt nach dem 36. Lebensjahr). Also ist auch bezüglich der schizoaffektiven Störungen am ehesten ein Rezidiv einer vorbekannter Psychose zu erwarten. In diesem Zusammenhang sind möglicherweise auch die bereits zitierten Befunde der Mannheimer Arbeitsgruppe von *Häfner* und Mitarbeitern interessant, die nämlich bezüglich der Schizophrenie einen protektiven Effekt der Östrogene diskutieren (Riecher-Rössler 1997a, Riecher-Rössler und Häfner 1993). Wenn es einen solchen protektiven Effekt tatsächlich gibt, wäre in diesem Zusammenhang die Frage interessant, ob es bei vorbestehenden affektiven oder auch schizoaffektiven Störungen zu einem Syndromshift in dem Sinne kommt, daß eine schizophrene Symptomatik neu auftritt bzw. mehr in den Vordergrund tritt. Gegen eine solche These sprechen die eigenen Untersuchungsbefunde über Rezidive von postpartal erstmanifestierten Störungen mit Rezidiv postmenopausal, die sich sowohl bei Wochenbettpsychosen mit schizophrener also auch schizoaffektiver Prägung am ehesten als depressives Syndrom zeigten (Rohde 1994).

34.3.4 Zykloide Psychosen im Klimakterium

Untersuchungen zu dem erstmaligen Auftreten zykloider Psychosen in der Zeit des Klimakteriums liegen nicht vor. Es ist davon auszugehen, daß für zykloide Psychosen dasselbe gilt, wie bereits für affektive und schizoaffektive Psychosen dargestellt wurde, daß nämlich am ehesten mit Rezidiven vorbestehender Störungen zu rechnen ist.

34.3.5 Dysthymie im Klimakterium

Wie bereits erwähnt, gibt es insgesamt wenig Literatur zum Thema Dysthymie und Auftreten in bestimmten Phasen des weiblichen Lebens. Übereinstimmend wird festgestellt, daß Frauen insgesamt mit bis zu 5fach erhöhtem Risiko häufiger erkranken als Männer (Brieger und Marneros 1995). Da weiterhin gefunden wurde, daß die Dysthymie eher bei Menschen unter 45 Jahren auftritt und die Häufigkeit mit zunehmendem Alter abnimmt, ist davon auszugehen, daß die Dysthymie im Klimakterium keine wesentliche Rolle spielt. Allerdings könnte sich im Einzelfall die Differentialdiagnose dysthyme Störung bei den anderen affektiven Störungen im Klimakterium (siehe unten) stellen, wenn sie über einen längeren Zeitraum vorhanden sind.

34.3.6 Zyklothymia im Klimakterium

Untersuchungen zum Thema Zyklothymia und Klimakterium bzw. Menopause liegen nicht vor.

34.3.7 Andere affektive Störungen im Klimakterium

Als affektive Störungen im weitesten Sinne können auch die depressiven Verstimmungen im Klimakterium gewertet werden, die nicht das Vollbild einer affektiven Störung ausmachen. *Lanczik* bezeichnete diesen Zustand als *„hyperästhetisch-emotionalen Schwächezustand"*, gekennzeichnet durch Symptome wie etwa Schlafstörungen, Konzentrationsstörungen, Affektlabilität, Reizbarkeit, Angstzustände, Weinerlichkeit, traurige Verstimmung, Interesselosigkeit, leichte Erschöpfbarkeit und Libidoverlust (Lanczik 1997, Schmidt und Rubinow 1991). Als

Abgrenzung gegen die erst- bzw. remanifestierten affektiven Störungen in der Perimenopause schlägt der Autor wegen der hinsichtlich des Prägnanztypus vorhandenen Ähnlichkeiten mit dem prämenstruellen Syndrom und dem von ihm als *„postpartales dysphorisches Syndrom"* bezeichneten *„Heultagen"* die Bezeichnung *„perimenopausales dysphorisches Syndrom"* vor.

Therapie: Bei diesen Störungen, die unterhalb der Schwelle einer affektiven Störung im Sinne einer Major Depression liegen, scheint zunächst ein Versuch mit Hormonsubstitution sinnvoll. Obwohl inzwischen weit verbreitet, wird die Hormonsubstitution im Klimakterium immer noch kontrovers diskutiert. Eine Untersuchung von *Iatrakis* et al. (1986) konnte zeigen, daß die Hormonbehandlung bei postmenopausalen Frauen den besten Effekt auf vegetative Symptome sowie auf Libidoverlust hat, dagegen bei Depressivität und Ängstlichkeit kein Unterschied zwischen behandelten und unbehandelten Frauen zu finden war. Häufig kommen bei diesen Störungen pflanzliche bzw. homöopathische Präparate zum Einsatz.

34.4 Prämenstruelle affektive Störungen

Bis zu 80% aller Frauen im gebärfähigen Alter bemerken in der zweiten Zyklushälfte, speziell in den Tagen vor Beginn der Menstruation, verschiedenartige somatische und psychische Symptome. *Frank* prägte 1931 den Begriff *„premenstrual tension"* für einen Symptomenkomplex mit Depression, Gereiztheit, emotionaler Anspannung und verschiedenen körperlichen Sympomen, wie etwa Kopfschmerzen, Gliederschmerzen, Spannungsgefühl in der Brust, Gewichtszunahme, Ermüdbarkeit. Der von *Dalton* (1953) eingeführte Begriff *„premenstrual syndrom"* setzte sich auch im deutschen Sprachraum durch.

Problematisch war in der Vergangenheit, daß unterschiedliche Definitionen und Erfassungsinstrumente angewendet wurden, was die Vergleichbarkeit von Studien zu Häufigkeit, Symptomatik und Therapie erschwerte. Mit der Aufnahme einer Kategorie *„Late Luteal Phase Dysphoric Disorder"* (LLPDD, in der deutschen Fassung Dysphorische Störung der späten Lutealphase) in das DSM-III-R unter der Rubrik *„Vorschläge für diagnostische Kategorien, die weiterer Forschung bedürfen"* wurden erstmals Ein- und Ausschlußkriterien definiert, die international vergleichbare Forschungsansätze ermöglichten.

In der 4. Revision des DSM findet sich das Syndrom unter dem einfacher gestalteten Namen *„Prämenstruelle dysphorische Störung"* (PDS), aber nach wie vor in der Rubrik für weiteren Forschungsbedarf (Anhang B, Saß 1996). Dies spiegelt eine allgemeine Unsicherheit wider, nämlich ob es sich bei prämenstruellen psychischen Symptomen um ein behandlungsbedürftiges Störungsbild handelt oder aber um als physiologisch anzusehende Veränderungen, die nur unnötigerweise zur *„Iatrisierung"* führen.

Zu den nach DSM-IV möglichen Symptomen der PDS gehören deutliche depressive Verstimmung, Ängstlichkeit bzw. Spannung, deutliche Affektlabilität, Ärger oder Reizbarkeit, vermindertes Interesse an normalen Aktivitäten, Konzentrationsschwierigkeiten, leichte Ermüdbarkeit/Energiemangel, deutliche Appetitveränderungen, Hypersomnie oder Insomnie, subjektives Gefühl, außer Kontrolle zu geraten sowie verschiedenartige körperliche Symptome (z.B. Brust-, Kopf-, Gelenk- oder Muskelschmerzen, Gewichtszunahme, Gefühl des *„Aufgedunsenseins"* etc.) während der Lutealphase mit deutlichen Auswirkungen auf Arbeits- oder Schulleistungen bzw. im sozialen Umfeld (Beziehungen, Familie etc.). Erforderlich zur Erfüllung der diagnostischen Kriterien ist eine prospektive 2monatige tägliche Selbstbeobachtung.

Als Ausschlußkriterium gilt, wenn es sich um eine Exazerbation einer bekannten affektiven Störung, einer Panikstörung, einer dysthymen Störung oder einer Persönlichkeitsstörung handelt. Durch die genannten Kriterien und Ausschlußkriterien ist bereits deutlich gemacht, daß Manifestationen von unipolaren und bipolaren affektiven und schizoaffektiven Störungen, von Dysthymie, Zyklothymia oder zykloiden Psychosen nicht in die Kategorie *„Prämenstruelle Störung"* fallen. Exazerbationen der genannten Störungen mit regelmäßiger zeitlicher Bindung an den Menstruationszyklus sind sicher im Einzelfall möglich und wären dann von *„Rapid Cycling"* bzw. im Fall der Depression ggf. auch von einer *„rekurrenten kurzandauernden Depression"* zu differenzieren.

Nach bisherigen Untersuchungen leiden etwa 3 bis 8% aller Frauen an schweren prämenstruellen Störungen, die die o.g. symptomatischen Kriterien erfüllen (Rohde et al. 1992a, Steiner 1992). Unter Anwendung der prospektiven Selbstbeobachtung erfüllen zwischen 3 und 5% der Frauen die Kriterien einer prämenstruellen dysphorischen Störung (Rivera-Tovar und Frank 1990, Steiner 1992). Nur bei Störungen, die dieses Ausmaß erreichen, ist von einem *„Krankheitsbild"* im engeren Sinne auszugehen. Im Vordergrund der Symptomatik steht meist die dysphorische Gereiztheit, die in der Regel auch zu Auswirkungen auf Beziehungen und soziale Kontakte führt.

Schwere Störungen, bei denen die Depressivität im Mittelpunkt steht und die dann auch mit Suizidalität einhergehen können, kommen auch vor, sind aber eher selten im Sinne eines prämenstruellen Syndroms, d.h. mit klarer Zyklusbindung. Differentialdiagnostisch ist in diesen Fällen, wie bereits erwähnt, eine *„Rapid-Cycling-Verlaufsform"* bzw. eine *„rekurrente kurzandauernde depressive Störung"* (DSM-IV) in Erwägung zu ziehen (siehe Kapitel 16 und 17). Bei der Abgrenzung ist die prospektive Selbstbeobachtung hilfreich, wobei sich dann meist auch die unterschiedliche Symptomkonstellation zeigt (wie etwa im Vordergrund stehende Reizbarkeit, Hypersomnie, Appetitsteigerung mit Kohlehydrat-Craving bei der PDS im Gegensatz zur Depression).

Neben einer möglichen hormonellen Komponente (Progesteronabfall in der späten Lutealphase), verschiedenen psychosozialen und Persönlichkeitsfaktoren fanden sich auch Hinweise darauf, daß das Serotoninsystem im ZNS an der Symptomatik der PDS beteiligt ist. Daraus resultierten therapeutische Ansätze mit SSRI, die auch in den wenigen bisher vorhandenen kontrollierten Studien eine positive Wirkung zeigten (z.B. Steiner et al. 1995). Allerdings sollten solche Therapieansätze den schweren prämenstruellen dysphorischen Störungen vorbehalten bleiben. Bei leichteren Symptomkonstellationen gibt es eine Vielzahl anderer Behandlungsansätze (z.B. Vitamin B6, Nachtkerzenöl etc.), oftmals helfen auch bereits die Aufklärung über die Art der Störung, der Einsatz von Entspannungsverfahren sowie Maßnahmen zur Verhaltensmodifikation.

KAPITEL 35: UNIPOLARE UND BIPOLARE ERKRANKUNGEN DES HÖHEREN LEBENSALTERS

„Explorers of affective disorders in the elderly will find familiar country – the same signs, symptoms, treatment and responses as in younger patients, yet they will find differences, and this chapter attempts to chart these. Even so, it is an expedition rather than a survey; we map out a few areas of interests, and then withdraw, with no apology."

Elaine Murphy und Alistair Macdonald (1992)

35.1 Unipolare affektive Erkrankungen

Während das Risiko für Schizophrenie, schizoaffektive Erkrankungen und bipolar affektive Erkrankungen offensichtlich mit zunehmendem Alter sinkt, ist dies bei den unipolaren Depressionen nicht der Fall. Trotz der variierenden Angaben zur Häufigkeit von *„depressiven Erkrankungen"*, *„Syndromen"*, *„Zuständen"* oder *„depressiven Symptomen"*, scheint es, daß die depressiven Erkrankungen des höheren Lebensalters nicht häufiger sind als im jüngeren Alter (Murphy und Macdonald 1992). Sie stellen aber das häufigste Problem im Bereich der psychischen Gesundheit bei älteren Menschen dar (Baldwin und Simpson 1997). *Murphy* und *Macdonald* vertreten die Auffassung, daß die überwiegende Mehrzahl von alten Menschen sich nicht depressiv, nicht unglücklich und nicht unerfüllt fühlt. Die meisten älteren Menschen berichten über ein glückliches und erfülltes Leben. Es scheint ein Stereotyp zu sein, daß ältere Menschen größere Risiken haben, sich unglücklich, traurig und abhängig zu fühlen. Dies geht aus der Arbeit mit einer kleinen Minorität von Menschen hervor, bei denen tatsächlich diese Merkmale zutreffen. Sie prägen dadurch ein falsches Bild für die gesamte ältere Bevölkerung. Man kann davon ausgehen, daß Depression nicht das Schicksal von älteren Menschen ist (Murphy und Macdonald 1992). Die Befunde von Studien in westlichen Gesellschaften zeigen sogar, daß die Prävalenz der Depression bei älteren Menschen niedriger ist als bei jüngeren und Erwachsenen mittleren Alters. Vor allem die Epidemiologic Catchment Area (ECA) geht in diese Richtung (Blazer 1994a,b). Trotzdem bleibt die Depression aus Gründen der Therapieresistenz (Baldwin und Simpson 1997), der Komorbidität mit physischen Erkrankungen (Beekman et al. 1997, Evans 1994), des Auftretens von dementiellen Syndromen (Nahas et al. 1997, Herrmann 1996) und des Auftretens von zusätzlichen sozialen und psychologischen Beeinträchtigungen (Rozzini et al. 1997) ein größeres und besonderes Problem für Patienten, Angehörige, Ärzte und soziale Institutionen (siehe auch Beiträge in Marneros 1999a).

Es wurde lange Zeit die Auffassung vertreten, daß die Depression im höheren Alter *„etwas anders"* ist als die Depression in jüngeren Jahren. Diese Auffassung vertrat auch *Kraepelin*, der das Konzept der *„Involutionsdepression"* entwickelte (1899a,b). Er grenzte die Involutionsdepression von anderen Formen des *„manisch-depressiven Irreseins"* ab, bis sein Schüler *Dreyfus* im Jahre 1907 in seiner Monographie *„Die Melancholie"* seinen Lehrer widerlegte. *Kraepelin* akzeptierte die Befunde *Dreyfus*' und revidierte auch seine diesbezügliche Auffassung. Empirisch wurde noch einmal in der schon häufig zitierten Monographie von *Jules Angst* aus dem Jahre 1966 gezeigt, daß zwischen der Depression des höheren Alters und der Depression der jüngeren Jahre keine wesentlichen Unterschiede bestehen, die dazu führen können, daß man von einer *„Involutionsdepression"* als getrennter Entität sprechen dürfte. Spätere Untersuchungen haben gezeigt, daß die in Lehrbüchern häufig vertretene gängige

Meinung, daß bei depressiven Erkrankungen des höheren Lebensalters häufiger Agitation, vegetativ-somatische Zeichen und Beschwerden sowie Wahngedanken auftreten, vorwiegend auf Beobachtungen bei stationären Patienten basieren. Dies spiegelt aber in erster Linie die Ausprägung der Erkrankung wider. Es scheint, daß die genannten Merkmale mit der Schwere der Erkrankung zu tun haben und nicht altersspezifisch sind (Baldwin 1999).

Trotz einiger gegensätzlicher Meinungen kann man heute davon ausgehen, daß die meisten Altersforscher und Kliniker der Meinung sind, daß *„Depression"* in jedem Alter gleich ist, und daß es nichts Wesentliches gibt, das die Depression des höheren Lebensalters von der Depression des jüngeren Alters überzeugend unterscheiden kann, obwohl einige, eher pathoplastische Charakteristika bestehen (Murphy und Macdonald 1992, Herrmann 1996).

35.1.1 Charakteristika der Depression des höheren Lebensalters

Obwohl man davon ausgehen kann, daß die Depression des höheren Lebensalters im großen und ganzen dieselbe ist wie die Depression des jüngeren Alters, bestehen erwartungsgemäß einige altersbedingte pathoplastische Charakteristika (Herrmann 1996). Vor allem das Vorhandensein von körperlichen Erkrankungen oder unspezifischen somatischen Symptomen, kognitiven Defiziten, Persönlichkeitsakzentuierungen und Verhaltensstörungen kann das Bild einer Depression prägen oder komplizieren. Häufig ist eine psychomotorische Agitation sowie psychomotorische Retardierung bei ein und demselben Patienten zu beobachten. Eine Vielzahl von Klagen über somatische Symptome, häufig hypochondrischer Natur (Herrmann 1996, Folks und Ford 1994), erzeugt für manche Patienten eine nicht gerade positive Einstellung der unmittelbar sozialen Umgebung.

Zwei Somatisierungsformen sind bei älteren depressiven Patienten am häufigsten zu finden: Hypochondrie und Konversion (Folks und Ford 1994). Frühere Studien erweckten den Eindruck, daß die Hypochondrie eine der häufigsten und prägendsten Symptome der Altersdepression sei, und berichteten eine größere Häufigkeit von hypochondrischen Symptomen bei älteren als bei jüngeren Depressiven. Dies wurde jedoch durch neue Untersuchungen relativiert, die keinen Unterschied bezüglich Hypochondrie und Somatisierung insgesamt zwischen älteren und jüngeren depressiven Patienten fanden (Blazer et al. 1987, Musetti et al. 1989, Koenig et al. 1993). Auch die Auffassung, daß das Beklagen körperlicher Beschwerden bei älteren Patienten eine maskierte Depression darstellen können (Folks und Ford 1994), bleibt nicht unwidersprochen (Baldwin 1991, Herrmann 1996). Man kann davon ausgehen, daß die Hypochondrie nicht häufiger bei den älteren Depressiven als bei den jüngeren Depressiven ist. Ähnliches gilt auch für Konversionssymptome, die eventuell ein depressives Syndrom überschatten können (Folks und Ford 1994).

Primäre depressive Gefühle, etwa Schuld-, Verarmungs- und Insuffizienzgefühle (siehe Kapitel 7.2), können die Dimensionen des affektkongruenten Wahns annehmen.

Ob psychotische Symptome häufiger bei älteren depressiven Patienten auftreten oder nicht, ist nicht einheitlich beantwortet worden. Manche Studien berichten über eine Zunahme der psychotischen Symptome bei Spätmanifestationen der Depression (etwa Meyers und Greenberg 1986), andere finden keine Beziehung zwischen psychotischen Symptomen und höherem Alter (etwa Herrmann et al. 1989), wieder andere finden sogar eine Abnahme der psychotischen Symptome im höheren Lebensalter (Musetti et al. 1989).

Agitation ist in der Regel verbunden mit Angst und innerer Unruhe. Nicht so häufig, aber gefährlich, sind die retardierten Formen der Depression bei Menschen im höheren Lebensalter, die in seltenen Fällen auch die Form eines depressiven Stupors annehmen können (Murphy und Macdonald 1992). Retardierte Formen sind in der Regel relativ häufig mit Negativismus verbunden. Im Rahmen dieser Symptomatik lehnen es die Patienten ab, Nahrung zu sich zu nehmen, oder wenn, dann in nicht ausreichendem Maße, wobei die Gefahr der Dehydratation bei älteren Patienten sehr hoch ist. Darüber hinaus vernachlässigen Patienten mit stark gehemmter Depression elementare hygienische Grundsätze, so daß auch daraus eine weitere gesundheitliche Gefahr entstehen kann.

Eine andere Form von Schwierigkeiten bereitet die mildere Form der Depression des höheren Lebensalters. Außer den bekannten Grundsymptomen einer Depression erscheinen bei der milderen Form dieser Erkrankung die Patienten querulatorisch, ängstlich, pessimistisch und klagsam. Manchmal werden diese Phänomene von der Umgebung nicht als Depression erkannt, sondern als zwar unangenehme, aber doch normale Erscheinungen, bzw. als Persönlichkeitsveränderung und Persönlichkeitsakzentuierung des Alters interpretiert (Murphy und Macdonald 1992). Auch bei manchen therapieresistenten Patienten neigen Ärzte häufig dazu, die Therapieresistenz nicht als solche zu betrachten, sondern als persönlichkeitsgebundenes Merkmal, das unabhängig von dem depressiven Syndrom auftritt.

Umgekehrt ist es jedoch auch so, daß alte Patienten zur Dissimulation ihrer Gefühle neigen. Daher ist eine gezielte Exploration der charakteristischen Symptome der Depression notwendig. Baldwin (1988b) stellt aber dar, daß neuentstandene neurotisch anmutende Symptome bei alten Menschen durch eine Depression bedingt sein können. Die rasche Entwicklung von Zwangsgedanken und Zwangshandlungen oder von histrionischen Persönlichkeitszügen, die im Alter selten Ausdruck einer eigenständigen Erkrankung sind (Persönlichkeitsstörungen bei Patienten mit Spätdepression sollen seltener sein als bei jüngeren Patienten, Camus et al. 1997), oder die Entwicklung von ausgeprägten hypochondrischen Befürchtungen ohne entsprechende Anamnese sollten Anlaß zu einer sorgfältigen Suche nach einer möglicherweise zugrundeliegenden Depression sein. Von jeder auch hinsichtlich der medizinischen Folgen noch so geringfügigen Selbstschädigung muß, bis zum Beweis des Gegenteils, angenommen werden, daß sie Ausdruck einer Depression ist (Baldwin 1988b).

35.1.2 Depression, Demenz, Pseudodemenz

Ausgeprägte kognitive Defizite und Depression können in höherem Alter häufiger zusammentreffen (Lishman 1998, Herrmann 1996). *Murphy* und *Macdonald* (1992) stellten 6 Möglichkeiten zusammen, die zu einem gemeinsamen Auftreten von depressiven und dementiellen Syndromen führen können:

1. Sie können parallel in Erscheinung treten.
2. Die Depression kann als Reaktion auf die durch das beginnende dementielle Syndrom erlebten Veränderungen auftreten, vor allem in jenem Stadium, in dem die Einsichtsfähigkeit noch erhalten ist.
3. Die Depression kann von den gleichen strukturellen Veränderungen des Gehirns verursacht werden, die auch das dementielle Syndrom verursachen (in diesem Fall als eine *„organische Depression"*, siehe Kapitel 34).
4. Die Depression kann möglicherweise solche strukturellen Veränderungen verursachen, die auch dann zu einem dementiellen Syndrom führen können.
5. Eine schwere Depression kann solche kognitiven Defizite und solche Symptome verursachen, die nicht von einem dementiellen Syndrom unterscheidbar sind (depressive Pseudodemenz).
6. Depression kann ein Epiphänomen des systematischen *„abuse-by-neglect"* herbeiführen, beispielsweise in Langzeiteinrichtungen für demente Patienten.

In diesem Zusammenhang wird von den Autoren betont, daß die Majorität älterer depressiver Patienten keine kognitiven Dysfunktionen zeigt, trotz der manchmal gegenteiligen Behauptung der Patienten selbst.

Das Phänomen der *„Pseudodemenz"* hat in der letzten Zeit eine große Diskussionsbreite erlangt. Aber es scheint, daß seine klinische Relevanz nicht so groß ist, wie früher angenommen wurde (Herrmann 1996). Wie *Baldwin* (1997) ausdrückte, ist die beste Funktion des Begriffes *„Pseudodemenz"*, uns daran zu erinnern, daß schwere Depressionen auch einmal eine organische Erkrankung vortäuschen können. Sonst hat er kaum praktischen Nutzen, da ausgeprägte depressive Störungen in jedem Fall eine Behandlung erfordern, gleichgültig, ob der Patient eine zugrundeliegende Demenz hat oder nicht (Baldwin 1997). Manchmal kann die Annahme einer *„depressiven Pseudodemenz"* irreführen, da eine sehr hohe Komorbidität zwischen dementiellen und depressiven Syndromen besteht (Alexopoulos 1996) (siehe Kapitel 32). Darüber hinaus zeigen longitudinale Untersuchungen, daß Patienten mit sogenannter *„depressiver Pseudodemenz"* in ihrer Mehrzahl einige Zeit später ein echtes dementielles Syndrom entwickeln. *Kral* und *Emery* (1989) berichteten in diesem Zusammenhang, daß Patienten mit *„depressiver Pseudodemenz"*, die nach einer antidepressiven Behandlung auf prämorbides kognitives Niveau zurückkehrten, in 89% der Fälle nach einem Zeitraum von 4 bis 18 Jahren ein echtes dementielles Syndrom entwickelten. *Alexopoulos* et al. (1993) fanden, daß 42% der Patienten mit Depression und *„reversibler Demenz"* innerhalb einer Beobachtungszeit von 33 Monaten eine *„irreversible Demenz"* entwickelten. Nach der Survival-Analyse zeigte sich, daß die Gruppe mit *„reversibler Demenz"* eine 4,69mal höhere Wahrscheinlichkeit zur Entwicklung einer *„irreversiblen Demenz"* hatte als Patienten, die eine Depression, aber keine *„reversible Demenz"* hatten. Diese und ähnliche Befunde haben dazu beigetragen, daß viele Autoren den Begriff der *„depressiven Pseudodemenz"* als *„entbehrlich"* bezeichnen.

Ursprünglich hatte der Begriff *„Pseudodemenz"* eine ganz andere Bedeutung. Er wurde nämlich von *Wernicke* (1900) geprägt, um Symptome, die beim *„Ganser-Syndrom"* auftreten, zu bezeichnen. Charakteristisch ist im Sinne *Wernickes* der Ausfall von elementaren Kenntnissen und Erfahrungen, die sonst auch bei schweren Formen organischer Psychosyndrome erhalten bleiben (Beispiel: Frage: *„Wieviele Beine hat die Kuh?"*, Antwort: *„5"*). Darüber hinaus geben die Betroffenen eine allgemeine Gedächtnisschwäche im Sinne einer stereotypen Antwort an, z.B.: *„Ich weiß nicht."*. Falsche Handlungen sind auffällig, etwa daß der Löffel am verkehrten Ende angefaßt wird. Emotionale Enthemmung und *„verblödet"* erscheinendes Auftreten gehören ebenfalls dazu.

Obwohl zu Beginn des Jahrhunderts *Wernickes* Begriff der *„Pseudodemenz"* im deutschsprachigen Raum gebräuchlich war (vor allem in Form der *„hysterischen Pseudodemenz"*, etwa bei Ganser, C.G. Jung, Pick), blieb er auf internationaler Ebene unbekannt. Stattdessen wurde offensichtlich in Unwissenheit darüber, daß der Begriff präokkupiert war, nun der von *Kiloh* (1961) geprägte Begriff der *„Pseudodemenz"* verbreitet. *Kiloh* beschrieb 10 Fälle von Patienten, die kognitive Defizite zeigten, welche offensichtlich auf *„funktionelle psychische Erkrankungen"* zurückzuführen und nicht progressiv waren sowie nach einer entsprechenden Behandlung reversibel verliefen. *Kiloh* hat die Pseudodemenz weder auf die älteren Patienten noch auf Depressionen eingeschränkt, sie wurde später jedoch in der Literatur als *„depressive Pseudodemenz"*, die am ehesten bei älteren Patienten auftritt, etabliert. Die wesentlichen Charakteristika einer Pseudodemenz sind Klagen über Gedächtnis- und Denkschwierigkeiten, einen abrupten Beginn, eine kurze Dauer, eine Vorgeschichte oder eine Familienanamnese mit Depression (Lishman 1998).

Angesichts der Kontroversen in der Literatur kann man folgendes sagen: Offensichtlich gibt es eine Anzahl von Patienten mit depressiven Syndromen, die gleichzeitig auch Merkmale aufweisen, wie sie unter der Bezeichnung *„depressive Pseudodemenz"* beschrieben wurden, deren kognitive Defizite jedoch nach einer adäquaten Therapie rückgängig sind. Dies ist eine kleine Gruppe, die größtenteils aus Patienten besteht, die nach einer längeren Beobachtungszeit eine irreversible Demenz entwickeln. Andererseits gibt es eine große Gruppe von Patienten mit dementiellen Syndromen, welche ebenfalls depressive Syndrome komorbid aufweisen (Herrmann 1996). (Zur Frage der Komorbidität von Demenz und Depression siehe Kapitel 32).

35.1.3 Epidemiologische Daten zur Depression im höheren Lebensalter

Wie schon zu Beginn des Kapitels erwähnt worden ist, bestand früher die Tendenz, die Häufigkeit von depressiven Syndromen im Alter zu überschätzen. Die Erfahrungen und Statistiken basierten vorwiegend auf klinischen Studien, wobei bekanntlich in der Klinik nicht nur die schwierigeren Fälle zu sehen sind, sondern auch die, die sich in der schwersten Phase der Erkrankung befinden. Neue Studien geben jedoch ein viel günstigeres und viel optimistischeres Bild bezüglich der Häufigkeit von depressiven Syndromen bei älteren Menschen (vgl. Blazer 1994b, Herrmann 1996, Murphy und Macdonald 1992). Je enger die Kriterien für das depressive Syndrom gestellt werden, desto niedriger liegt die berichtete Häufigkeit (Baldwin 1997, Murphy und Macdonald 1992, Alexopoulos 1996). Die allgemeine Prävalenz der Major Depression, diagnostiziert nach DSM-III, beträgt bei Personen über 65 Jahre 1%, wobei Frauen häufiger als Männer erkranken (1,4% für Frauen und 0,4% für Männer, Weissman 1988a). In allen ECA-Zentren zeigte sich, daß die Häufigkeit der Depression bei Menschen über 65 Jahren (vor allem bei Frauen) niedriger ist als bei jüngeren Populationen (Blazer 1994b). Depressive Symptome ohne Erfüllung der Kriterien einer Major Depression finden sich bei ca. 10-25% der älteren Bevölkerung (Baldwin 1997, Alexopoulos 1996, Blazer

1994b). Allerdings zeigt sich eine subkriteriologische depressive Symptomatik offensichtlich nicht häufiger bei älteren im Vergleich zu jüngeren Menschen (Koenig und Blazer 1992). Die Berichte über die Häufigkeit von depressiven Syndromen bei älteren Patienten sind davon abhängig, ob sie anhand einer älteren Allgemeinbevölkerung ermittelt wurden oder ob sie in psychiatrischen Kliniken für akute Fälle oder in Langzeiteinrichtungen erhoben worden sind. In der älteren Allgemeinbevölkerung findet man niedrigere Raten und in den Langzeiteinrichtungen höhere Erkrankungsraten (Blazer 1994b).

Es wird auch die Auffassung vertreten, daß die relativ niedrige Prävalenz von depressiven Syndromen im höheren Alter, die einige Studien berichten, ein Artefakt sein könnte, vor allem dadurch bedingt, daß ältere Menschen vorwiegend über somatische Symptome klagen und Schwierigkeiten haben, sich an abgelaufene depressive Symptome zu erinnern und darüber zu berichten. Oder aber auch, daß die angewendeten Erfassungsinstrumente für psychische Störungen des höheren Lebensalters ungeeignet sind (Koenig und Blazer 1992). Es scheint jedoch, daß Depressionen häufiger in besonderen Gruppen von geriatrischen Patienten auftreten. So fanden *Koenig* und *Blazer* in der schon oben zitierten Arbeit von 1992, daß die Häufigkeit der Depression bei ambulanten Patienten allgemeinmedizinischer Einrichtungen zwischen 7% und 36% liegt und damit höher als bei der Allgemeinbevölkerung gleichen Alters ist. Die Häufigkeit von depressiven Syndromen ist bei stationären geriatrischen Patienten höher als bei ambulanten.

Versucht man ein epidemiologisches Bild der Depression im höheren Lebensalter darzustellen, dann ergibt sich folgendes: Depression im höheren Alter findet man häufiger bei Frauen, bei geschiedenen oder getrennt lebenden Menschen, bei Menschen aus vorwiegend niedriger sozioökonomischer Klasse und mit unerwarteten und streßvollen life events. Körperliche Erkrankungen und Behinderungen, neurologische und endokrinologische Störungen, chronische obstruktive pulmonale Erkrankungen, Myokardinfarkte und maligne Erkrankungen sind ebenfalls häufiger mit einer Depression verbunden (Alexopoulos 1996). Die modernen epidemiologischen Studien bestätigen, daß die frühere Annahme, depressive Syndrome treten häufiger in einem höheren Lebensalter auf, ein Mythos ist (Murphy und Macdonald 1992, Blazer 1994b). Es bleibt trotzdem das häufigste psychische Problem der älteren Population (Baldwin 1997).

35.1.4 Verlauf und Ausgang

Die meisten Studien, die über Verlauf und Ausgang der Depression im höheren Lebensalter berichten, sind Studien bei hospitalisierten Patienten, während Studien über Verlauf und Ausgang an nicht hospitalisierten Patienten selten, aber methodisch besser sind (Cole 1997).

Cole (1997) unternahm eine kritische Selektion und Beleuchtung aller wesentlichen Studien, die sich mit der Prognose der Depression des höheren Alters beschäftigten. Kaum eine Arbeit erfüllte strenge wissenschaftliche Kriterien, weshalb ihre Ergebnisse sehr unterschiedlich waren. Es zeigt sich, daß bei Patienten mit Vollremission die Ergebnisse von Verlaufsbeobachtungen bis zu zwei Jahren zwischen 25 und 64% variieren. Bei Kombination von Verläufen von weniger und mehr als zwei Jahren zeigte sich, daß 60% der Patienten entweder relativ symptomfrei blieben oder Remanifestationen mit anschließender Symptomfreiheit hatten. Er kam auch zu dem Ergebnis, daß man anhand der vorhandenen Studien nicht davon ausgehen kann, daß durch eine der Therapien, die in den letzten 40 Jahren eingeführt worden sind, sich die Prognose der Depression besserte, zumindest gab es keinen Hinweis dafür (Cole 1997). Offensichtlich hatten Patienten, die sich nicht in einer stationären Behandlung befanden, eine schlechtere Prognose (22 - 46% blieben relativ symptomfrei, während 14 - 44% kontinuierlich krank waren). Die Liverpool Longitudinal Study (Copeland et al. 1987, Sharma 1994) berichtet von einer zunehmenden Reduktion der Anzahl der Patienten, die während einer 5-Jahres-Beobachtungsperiode konstant depressiv blieben.

Die Prognose, also der Verlauf und Ausgang der Depression des höheren Lebensalters, ist nicht schlechter als bei Depressionen im jüngeren Lebensalter (Angst 1999, Baldwin 1999, Murphy und Macdonald 1992, Alexopoulos 1996).

Ca. 15 bis 25% der Patienten entwickeln eine chronische Depression und ungefähr ein Viertel, obwohl nicht schwer depressiv, zeigt Einschränkungen und Limitierungen im Sinne des von uns beschriebenen chronisch-depressiven Syndroms (Marneros et al. 1991a). Man kann sagen, daß die moderne Pharmakotherapie die Schwere der jeweiligen Episode beeinflußt und dazu beiträgt, daß immer weniger ältere Patienten lange Zeit in psychiatrischen Krankenhäusern behandelt werden müssen. Trotzdem bleibt ein Teil der älteren Patienten chronisch krank und ein anderer Teil hat irgendwelche Formen persistierender Alterationen, und es scheint, als ob nur ein Drittel eine vollständige Remission zeigt. Allerdings können diese Ergebnisse durch das Zusammentreffen mit körperlichen Erkrankungen oder durch die Unvollständigkeit der bisherigen Verlaufsstudien beeinträchtigt sein. Als ungünstige Verlaufsprädiktoren gelten eine lange Episodendauer, Vorhandensein von körperlichen Erkrankungen, strukturelle Veränderungen des Gehirns sowie eine vorbestehende Dysthymie.

35.1.5 Mortalität und Suizid

Es wird berichtet, daß die Mortalität von Patienten mit Depression des höheren Lebensalters höher ist als im Vergleich mit der Allgemeinbevölkerung. Die gängige Erklärung dieses Phänomens ist, daß depressive ältere Patienten insgesamt einen schlechteren allgemein-gesundheitlichen Zustand haben als nicht-depressive. Es scheint jedoch auch, daß dies allein nicht in der Lage ist, diese höhere Mortalität zu erklären (Murphy und Macdonald 1992).

Neuere Studien jedoch, die differenziert die Mortalität durch physische Erkrankungen oder *„Altersschwäche"* und Suizidalität abtrennen, finden keine signifikante Häufung bei den älteren depressiven Patienten (Brodaty et al. 1997). In der von *Kiloh* angelegten und von anderen weitergeführten Sydney-Studie liegen jetzt Befunde eines 25jährigen Verlaufs vor (Brodaty et al. 1997). Die Studie bestätigt zwar Befunde von früheren Untersuchungen, daß die Mortalität bei älteren depressiven Patienten höher ist als zu erwarten wäre, jedoch waren 16% der Todesfälle Suizide, ein Befund der auch mit früheren Studien konform ist, und gleichzeitig signifikant höher ist als bei anderen Bevölkerungsgruppen. Nachdem jedoch die Suizide aus der allgemeinen Mortalität ausgeklammert wurden, zeigten sich keine Unterschiede zu anderen Bevölkerungsgruppen mehr. Zwischen Mortalität und Subtypen der Depression wurden ebenfalls keine Beziehungen festgestellt. Es wurde zwar eine höhere Mortalität bei Frauen gefunden, die sich jedoch durch eine höhere Suizidrate bei Frauen erklärt (84,6% der suizidierten depressiven älteren Menschen waren Frauen).

Die Suizidalität in der älteren Bevölkerung ist (unabhängig vom Vorhandensein einer psychischen Erkrankung und von der Art der Erkrankung) nach WHO-Daten in allen Ländern insgesamt höher als in der jüngeren Population, trotz der großen Variationen, die zwischen manchen Ländern bestehen (Diekstra 1989). Der Anteil an depressiven Patienten, sowohl hinsichtlich erfolgter Suizide als auch Suizidversuche, ist mit 80 bis 90% dominierend (Cattell 1994). Es scheint jedoch, daß das Risiko für einen Suizidversuch bei affektiven Erkrankungen linear bleibt und deswegen auch konstant über die gesamte Lebenszeit besteht (Angst und Stassen 1987, Angst 1999, wie auch Beiträge in Marneros 1999a).

35.2 Bipolare Erkrankungen im höheren Lebensalter

Eine Erstmanifestation einer bipolaren Erkrankung liegt selten im höheren Lebensalter. Bei Manien mit Erstmanifestation im höheren Alter ist zu untersuchen, ob in diesem Fall nicht eine *„sekundäre"* oder *„organische Manie"* vorliegt, also ein manisches Syndrom, das Folge- und Begleiterscheinung von körperlichen, vor allem hirnorganischen Erkrankungen darstellt (siehe Kapitel 37).

35.2.1 Epidemiologische Daten zu bipolaren Erkrankungen im höheren Lebensalter

Daß Erstmanifestationen bipolarer Erkrankungen im höheren Alter ein seltenes Phänomen sind, spiegelt sich auch in den Ergebnissen der ECA-Studie wider: Bei einer untersuchten Population aus 923 älteren Menschen wurde kein einziger Fall von Manie identifiziert (Kramer et al. 1985).

Es wurde unter 5507 über 65jährigen Personen eine Einjahresprävalenz der Manie von 0,1% gefunden. In der Altersgruppe der 45- 64jährigen lag die Prävalenz bei 0,4%, in der Gruppe der 14jährigen bis 18jährigen dagegen bei 1,4% (Weissman et al. 1988a).

Berichte, daß Manie oder Hypomanie häufig im Alter zum ersten Mal auftreten, sollten mit Skepsis betrachtet werden und auf methodologische Ungenauigkeiten überprüft werden. So wird etwa berichtet, daß Manie und Hypomanie 5 bis

10% aller Diagnosen der älteren Population ausmachen (Roth 1955, Yassa et al. 1988, Young und Klerman 1992). Es muß daran gedacht werden, daß Manien im späteren Lebensalter auftreten können, aber im Rahmen einer schon langandauernden bipolaren Erkrankung oder nach einer allgemein-körperlichen oder Gehirnerkrankung (Krauthammer und Klerman 1978).

Auch die Untersuchungen von *Tohen* und Mitarbeitern (1994), die eine hohe Anzahl von Erstmanifestationen der Manie nach dem 65. Lebensjahr fanden (28% von 50 stationär aufgenommenen Patienten mit manischen Episoden zeigten eine Erstmanifestation), belegen, daß die sogenannte *„Spätmanie"* häufig ein sekundäres manisches Syndrom sein kann oder auch eine Manie im Verlauf einer schon früher begonnenen bipolaren Erkrankung. Die Untersuchungen von *Shulman* et al. (1992) belegen, daß die sogenannten *„Manien mit Spätmanifestation"* in der Regel im Rahmen einer bipolaren Erkrankung, die schon früher begonnen hat, auftreten, oder als *„sekundäre Manien"* zu verstehen sind.

Auf die Beziehung zwischen *„Spätmanie"* und *„organischem Enthemmungssyndrom"* haben *Shulman* (1997) sowie *Starkstein* und *Robinson* (1997) hingewiesen (siehe auch Kapitel 37). Einige Studien berichten von einer langen Latenz zwischen einer vorangegangenen depressiven Episode und nachfolgenden manischen Episoden, die im höheren Alter auftreten: *Stone* (1989): 16 Jahre, *Broadhead* und *Jacoby*: 17 Jahre, *Shulman* et al. (1992): 15 Jahre, *Snowton* (1991): 14 Jahre. Das heißt, daß ähnliche methodologische Artefakte wie bei der Erfassung der unipolaren Erkrankungen die Aussagekraft von Häufigkeitsangaben der Erstmanifestationen von bipolaren Erkrankungen im höheren Alter beeinträchtigen: Entweder werden frühere hypomanische Episoden nicht mehr erinnert oder nicht als krankhaft angenommen. Dies gilt auch für depressive oder subdepressive Episoden, die in früheren Jahren angefangen haben. Die oben erwähnte hohe Latenzzeit zwischen der letzten depressiven Episode und der erfaßten *„spätmanischen"* Episode stößt gerade bei älteren Menschen an die Grenzen der Berichtsfähigkeit. Auch die im Kapitel der unipolaren Erkrankungen des späteren Lebensalters erwähnte Tendenz von älteren Menschen, wenig oder anders über abgelaufene psychische Symptome zu berichten, spielt hier eine Rolle. Dazu kommt die Erfahrung, daß hypomanische und manische Patienten nicht nur die Gegenwart unter einem optimistischen Prisma sehen und beschreiben, sondern auch ihre eigene Vergangenheit. Häufig gibt es im Rahmen der manischen oder hypomanischen Abwandlung des Erlebens keinen Platz für Erinnerungen an depressive Episoden.

Es scheint also, daß Neumanifestationen von nicht organisch bedingten Manien im höheren Alter selten sind. Die manischen Episoden des höheren Lebensalters sind in der Regel eine Fortsetzung von früher begonnenen bipolaren Erkrankungen, oder aber sind organisch bedingt.

35.2.2 Klinische Merkmale

Die Symptome der Manie im höheren Lebensalter unterscheiden sich trotz mancher Alterseigentümlichkeiten nicht von den Symptomen der Manie des jüngeren Alters (Dunn und Rabins 1996, Broadhead und Jacoby 1990, Zeh 1956b). Es scheint allerdings, daß die Mischung von depressiven Syndromen im Vollbild einer Manie in der Form einer *„gemischten"* Episode nicht selten ist (Murphy und Macdonald 1992, Post 1962, 1972). *Post* berichtet diesbezüglich, daß ältere manische Patienten häufiger als jüngere unter nicht aus dem manischen Erleben ableitbarem Verfolgungswahn leiden.

Jüngere Untersuchungen berichten, daß das Erscheinungsbild der Manie im höheren Lebensalter nicht schwerer ausgeprägt ist als bei Jüngeren (Dunn und Rabins 1996). Im Gegensatz dazu sehen ältere Arbeiten als eines der Merkmale der Spätmanie die *„Schwere der Verstimmung und Erregung"* (Zeh 1956b).

Es bestehen weitgehend identische psychopathologische Bilder zwischen *„Jungmanien"* und *„Spätmanien"*, abgesehen von bestimmten pathoplastischen Abweichungen, die vorwiegend mit einer Komplikation durch zugrundeliegende körperliche Erkrankungen einhergehen. Auch in der Manie können sich kognitive Defizite bemerkbar machen, genau wie bei der Depression des höheren Lebensalters. *Young* und *Klerman* (1992) beschreiben eine Mischung von kognitiven Symptomen im manischen Bild, das dem der depressiven Pseudodemenz sehr ähnlich ist.

35.2.3 Verlauf und Ausgang

Verlauf und *Ausgang* der bipolaren affektiven Erkrankungen, die im späteren Lebensalter anfangen, zeigen keine wesentlichen Unterschiede im Vergleich zu bipolaren Erkrankungen mit Frühbeginn (Broadhead und Jacoby 1990, Dhingra und Rabins 1991). Allerdings ist eine Verkürzung der Zyklen, d.h. häufige Rezidive, zu erwarten (Angst 1987a, Marneros et al. 1991a). Darüber hinaus ist die Komplikation durch neurologische Erkrankungen von Bedeutung (Angst und Preisig 1995a,b). Es ist bemerkenswert, daß die meisten Autoren nur eine geringe Komorbidität zwischen dem spezifischen dementiellen Syndrom und Spätmanifestationen bipolarer Erkrankungen oder Spätmanien gefunden haben, obwohl auch hier vereinzelte Berichte eine Gegenmeinung vertreten (Payk 1987, Shulman 1997). *Stone* (1989) fand in Dreijahresverlaufsuntersuchungen, daß 3% der Patienten innerhalb des Beobachtungszeitraumes ein dementielles Syndrom entwickelten.

Die in der Literatur berichteten *Mortalitätsraten* liegen zwischen 11% (Zweijahresverlaufsbeobachtung, Roth 1955) und 16% (ebenfalls Zweijahresverlaufsbeobachtung, Stone 1989) und 34% (im Fünf- bis Siebenjahresbeobachtungszeitraum, Dhingra und Rabins 1991). Die letztgenannten Autoren fanden höhere Mortalitätsraten bei älteren manischen Patienten als bei vergleichbaren älteren Menschen einer normalen Bevölkerungsgruppe. Einige Untersuchungen zeigen, daß die Mortalität von manischen Patienten höher ist als bei depressiven Patienten. So berichten *Shulman* et al. (1992) etwa in einer Sechsjahresverlaufsbeobachtungsstudie, daß 50% der Patienten mit manischen (bipolaren) und 20% der depressiven (unipolaren) Patienten bereits verstorben waren. Es wird von einer höheren Mortalität bei Männern mit neurologischen Erkrankungen berichtet (Tohen et al. 1994).

35.3 Schizoaffektive Psychosen des höheren Lebensalters

Schizoaffektive Psychosen, die im höheren Lebensalter zum ersten Mal auftreten, sind enorm selten; dies betrifft sowohl unipolare als auch bipolare Formen (Marneros 1999b). *Pitt* (1990) meinte, daß die unzureichende Forschung über schizoaffektive Psychosen des höheren Lebensalters eher mit Desinteresse zu tun hat. Betrachtet man die Literatur, so findet man tatsächlich nur ganz wenige Arbeiten, die sich explizit mit diesem Thema befassen (Pitt 1990, Marneros et al. 1992a, Marneros 1999b). Wir meinen, daß es sich in Anbetracht der Tatsache, daß in den letzten Jahren die Literatur zu schizoaffektiven Erkrankungen expandiert, nicht um ein Desinteresse handelt, sondern die Begründung eher darin liegt, daß die Erstmanifestation von unipolaren und bipolaren schizoaffektiven Erkrankungen im höheren Lebensalter extrem selten ist. *Pitt* vertrat die Auffassung, daß das Thema der schizoaffektiven Erkrankungen des höheren Lebensalters übersehen worden ist, obwohl *Post* in seiner Arbeit von 1971 zeigte, daß diese Erkrankungen nicht selten sind. In der Tat publizierte *Post* 1971 seine Arbeit *„Schizo-affective symptomatology in late life“*. Er untersuchte dabei alle Patienten über 60 Jahre, die im Bethlem- und Maudsley-Hospital über einen Zeitraum von 5 Jahren behandelt worden waren. Er fand, daß 29 Patienten, das heißt 4% von denjenigen, die in die Studie einbezogen waren, ein Problem bezüglich der Differentialdiagnose zwischen Paraphrenie und affektiver Erkrankung aufwiesen. Allerdings waren die verwendeten Kriterien sehr weit gefaßt. *Pitt* (1990) selbst fand, daß nur 7 von 500 psychogeriatrischen Patienten (das sind 1,4%) retrospektiv als schizoaffektiv bezeichnet werden konnten. *Holden* (1987) identifizierte 5 von 47 Patienten über 60 Jahre als schizoaffektiv. Im Jahre 1994 fanden *Howard* et al. bei 101 Patienten mit *„Spät-Paraphrenie“* ca. 7% mit einer schizodepressiven und nur einen Patienten mit einer schizomanisch-depressiv gemischten Episode. Wir fanden keinen einzigen Patienten, der eine Erstmanifestation einer schizoaffektiven Erkrankung nach dem 60. Lebensjahr hatte (Marneros 1999b).

Innerhalb von drei Jahren haben in der Klinik für Psychiatrie und Psychotherapie der Martin-Luther-Universität Halle-Wittenberg 2236 Aufnahmen von 1505 Patienten stattgefunden. Davon waren 602 Erstaufnahmen. 2,5% der Erstaufnahmen wurden als schizoaffektiv diagnostiziert, 7,5% als schizophren und 6,3% als affektiv. Bei Patienten, die über 60 Jahre alt und zum ersten Mal in einem psychiatrischen Krankenhaus aufgenommen worden waren, fanden sich 2,8% Schizophrene, 29,9% affektiv Erkrankte, aber kein einziger Patient mit der Diagnose einer schizoaffektiven Psychose (Marneros 1999b).

Es gibt auch keinen Grund, die Grenze zwischen Früh- und Spätmanifestation zu verschieben. Es hat sich z.B. gezeigt, daß Patienten, die nach dem 45. Lebensjahr an einer schizoaffektiven Psychose erkrankten, keine Unterschiede zu den früher Erkrankten im Bereich der prämorbiden und soziodemographischen Charakteristika in allen ihren Aspekten sowie in bezug auf Verlauf, Ausgang und Therapie zeigten (Marneros et al. 1992b).

Die Rarität von schizoaffektiven Erkrankungen im höheren Lebensalter ist in gewisser Hinsicht ein Paradoxon. Paradoxon in dem Sinne, daß die sogenannten atypischen psychischen Störungen im höheren Lebensalter nicht ungewöhnlich sind: Es wäre dann zu erwarten, daß die schizoaffektive Symptomatologie – die in gewisser Weise in sich *„atypisch"* ist – im höheren Lebensalter häufiger auftreten würde, dies ist aber offensichtlich nicht der Fall.

35.4 Dysthymia, Zyklothymia und zykloide Psychosen im höheren Lebensalter

(siehe Kapitel 31 und 32)

KAPITEL 36: UNIPOLARE UND BIPOLARE STÖRUNGEN IM KINDES- UND JUGENDALTER

„ ... οἵ δε μαίνονται τοῖσι ἀμφί ἥβην, καί νέοισι, καί οἷσι πάντων ἡ ἀκμή.“

„... ferner erkranken an der Manie Jugendliche und junge Männer in der Blüte des Lebens.“

Aretäus von Kappadokien, Über Ursachen und Symptome der chronischen Krankheiten, 1. Buch, Kapitel VI, Übersetzung des Verfassers

36.1 Einleitung

Während es keinerlei Zweifel darüber gibt, daß depressive Syndrome in der Adoleszenz häufig sind und in dieser Lebensphase auch bereits stark dem klinischen Bild der Depression Erwachsener ähneln, gibt es über das Vorkommen unipolarer depressiver Syndrome und bipolarer Erkrankungen im Kindesalter seit jeher kontroverse Meinungen.

Nach *Carlson* und *Garber* (1986) kann man fünf Phasen im Hinblick auf die wissenschaftlichen Lehrmeinungen über Depressionen im Kindesalter und der Pubertät unterscheiden:

Die erste Phase war durch die Theorie der Nicht-Existenz depressiver Syndrome im Kindesalter (zumindest vor der Pubertät) gekennzeichnet. Es folgte eine zweite Phase, in der man der Meinung war, daß die präpuberalen Depressionen als *„maskierte Depressionen“* auftreten. Darunter verstand man eine andere, mehr körperlich ausgedrückte Symptomatik und nicht das klassische Bild der Depression wie im Jugend- oder im Erwachsenenalter. In der dritten Phase wurde aufgrund verschiedener Untersuchungen festgestellt, daß Kinder in der Präpubertät, aber auch bereits jüngere Kinder, die Kernsymptome einer Depression wie bei Erwachsenen zeigen: traurige Grundstimmung, Anhedonie, niedriges Selbstwertgefühl, vegetative Symptome, jedoch zusätzlich eine altersspezifische Symptomatik, z.B. körperliche Beschwerden, sozialer Rückzug, aggressives Verhalten, Schulverweigerung. Die vierte Phase war dadurch gekennzeichnet, daß man eine komplette Übereinstimmung der depressiven Symptomatik zwischen Kindern und Erwachsenen feststellte, ohne jeden krankheitsspezifischen Unterschied.

Schließlich wird in der derzeitigen fünften Phase die Meinung geäußert, daß die depressiven Syndrome zwischen präpuberalen Kindern, Jugendlichen und Erwachsenen nicht vollständig, aber doch in einer Reihe von Symptomen, übereinstimmen. Wichtig für die Betrachtung ist jeweils die Entwicklungsphase, in der sich ein Kind oder ein Jugendlicher befindet. Für die Bewertung des Zustandsbildes muß die Symptomebene überschritten werden. Es muß jeweils auch das Kompetenz- und Anpassungsverhalten in die Betrachtung einbezogen werden, an dem man am besten ablesen kann, welche Auswirkungen das depressive Zustandsbild hat.

Es ist nicht möglich, die hier genannten fünf Phasen der wissenschaftlichen Betrachtung zeitlich genau abzugrenzen, sie überlappen sich z.T. erheblich und werden auch noch heute nebeneinander vertreten.

36.2 Epidemiologie

Während zu Epidemiologie, Symptomatik und Verlauf *unipolarer Depressionen* im Kindes- und Jugendalter sich unser Kenntnisstand in den letzten Jahren deutlich erweitert hat, ist der Wissensstand um die bipolaren Erkrankungen, speziell im Kindesalter, weiterhin unbefriedigend.

Eingedenk dieser Gesichtspunkte und der noch zu besprechenden entwicklungspsychopathologischen Besonderheiten kann festgestellt werden, daß depressive Zustandsbilder vor der Pubertät relativ selten sind. So fanden *Rutter* et al. (1976) in der Isle-of-Wight-Studie bei 10jährigen Kindern nur drei Fälle unter insgesamt 2000 Kindern, welche sie als depressiv klassifizierten. Hingegen waren in der Altersgruppe der 14 - 19jährigen neun Fälle einer *„rein depressiven Erkrankung"* festzustellen und 26 weitere mit einer gemischt-affektiven Störung.

Neuere epidemiologische Untersuchungen belegen Prävalenzraten für unipolare Depressionen bei Kindern von 0,4 bis 2,5% und bei Adoleszenten von 0,4 bis 8,3% (Anderson und McGee 1994, Angold und Costello 1995, Fleming und Offord 1990, Kashani et al. 1987a,b, Lewinsohn et al. 1994a). Die Lebenszeitprävalenzrate für eine depressive Störung (Major Depression) wird in der Adoleszenz auf 15 bis 20% geschätzt – eine Häufigkeit, die der im Erwachsenenalter nahezu entspricht (Kessler et al. 1994, Lewinsohn et al. 1993). Für die dysthyme Störung liegen im Kindes- und Jugendalter nur wenige epidemiologische Befunde vor. Die in diesem Zusammenhang durchgeführten Studien belegen eine Prävalenzrate von 0,6 bis 1,7% im Kindesalter und von 1,6 bis 8,0% bei Adoleszenten (Kashani et al. 1987a,b, Lewinsohn et al. 1993, 1994a). Im Kindesalter findet sich im Hinblick auf die Häufigkeit der Major Depression kein nennenswerter Unterschied zwischen den Geschlechtern. In der Adoleszenz hingegen entsprechend die Befunde weitgehend der bei Erwachsenen beschriebenen Relation mit Überwiegen des weiblichen Geschlechts im Verhältnis von etwa 2:1 (Fleming und Offord 1990, Kessler et al. 1994, Lewinsohn et al. 1994a).

Anders verhält es sich jedoch mit der Häufigkeit von depressiven Syndromen unter Einschluß der für das Kindesalter typischen Emotionalstörungen mit depressiver Symptomatik. Bereits in der Isle-of-Wight-Studie (Rutter et al. 1976) wurde festgestellt, daß depressive Syndrome um die Pubertät und in der Adoleszenz einen deutlichen Häufigkeitsanstieg erfahren. Es handelt sich jedoch nicht nur um einen Häufigkeitsanstieg, sondern gleichzeitig um einen geschlechtsspezifischen Wandel in Richtung einer Häufigkeitszunahme depressiver Zustandsbilder beim weiblichen Geschlecht. Dieser Zusammenhang ist in Abb. 36.1 dargestellt. Sie zeigt, daß vor der Pubertät depressive Störungen bei Jungen eindeutig häufiger sind, und daß sich das Bild nach der Pubertät komplett umgekehrt hat.

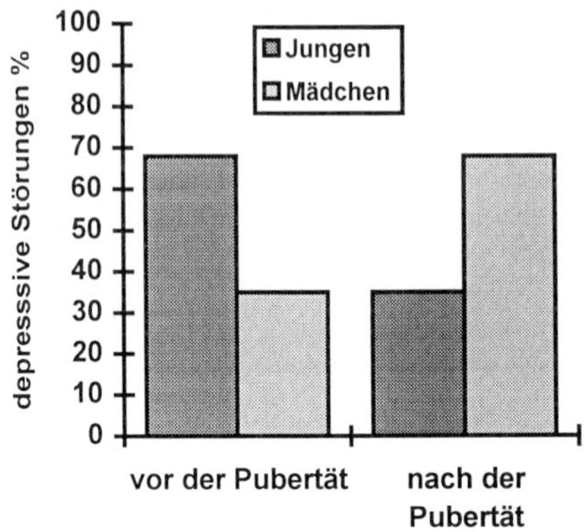

Abb. 36.1: Geschlechterverhältnis hinsichtlich depressiver Störungen vor und nach der Pubertät (nach Rutter 1986).

Es ist noch unklar, welche Faktoren diesen deutlichen Wandel bewirken. Verantwortlich gemacht wurden hierfür (Rutter et al. 1986): die hormonellen Veränderungen in der Pubertät, genetische Einflüsse, die nach der Pubertät ihre Wirksamkeit erreichen, ein Wechsel in der Häufigkeit und Bedeutung von Umweltbelastungen in der Adoleszenz, unterschiedliche Vulnerabilitäten bzw. protektive Einflüsse und eine unterschiedliche kognitive Einstellung von Jungen und Mädchen im Hinblick auf die Ausbildung von *„erlernter Hilflosigkeit"*. Wie auch immer die Erklärung für den Häufigkeitswandel depressiver Syndrome in der Adoleszenz und das Überwiegen der Mädchen sein mag, an der Tatsache ist kein Zweifel, und wir müssen diesem Umstand Rechnung tragen.

Darüber hinaus sind aber noch eine Reihe weiterer Gesichtspunkte im Hinblick auf den Wandel der depressiven Symptomatik von der Kindheit zur Adoleszenz bedeutsam (Rutter et al. 1986):

- Während depressive Verstimmungen im Kindesalter selten sind, nehmen sie in der Adoleszenz an Häufigkeit zu, mehr in Relation zu den Vorgängen in der Pubertät als zum chronologischen Alter.

- Unmittelbare Trauerreaktionen auf Verlusterlebnisse sind im Kindesalter sowohl weniger ausgeprägt als auch von kürzerer Dauer als im Jugend- und Erwachsenenalter.
- Erfolgreiche Suizide sind vor der Pubertät äußerst selten und zeigen in der Adoleszenz einen erheblichen Häufigkeitsanstieg, der zum Erwachsenenalter hin weiter progredient ist. Auch Suizidversuche werden in der Adoleszenz deutlich häufiger, erreichen ihren Häufigkeitsgipfel allerdings im frühen Erwachsenenalter, im Gegensatz zu den Suiziden, deren Häufigkeit weiter mit zunehmendem Lebensalter ansteigt. Auch Suizidgedanken sind in der Adoleszenz häufiger, zumindest in klinischen Populationen. Dabei überwiegen ebenfalls die Mädchen.
- Ebenso nehmen depressive Erkrankungen in der Adoleszenz an Häufigkeit zu und wechseln, wie erwähnt, ihr Häufigkeitsprofil. Auch manische Episoden treten nach der Pubertät häufiger auf, obwohl sie gelegentlich auch vor der Pubertät bereits vorkommen.

Gestützt auf aktuelle Verlaufsstudien und epidemiologische Untersuchungen kann beim gegenwärtigen Stand der Forschung davon ausgegangen werden, daß ca. 15 bis 20% aller *bipolaren Erkrankungen* vor dem 20. Lebensjahr beginnen (Bowden und Rhodes 1996, Joyce 1984, Noronha und Kruesi 1996). *Lewinsohn* et al. (1995) fanden in einer repräsentativen Bevölkerungsstichprobe (n=1709) von Jugendlichen im Alter von 14 bis 18 Jahren eine Lebenszeitprävalenzrate für bipolare Erkrankungen (Bipolar-I, Bipolar-II und Zyklothymia) von nahezu 1%. Das ermittelte Ersterkrankungsalter für eine bipolare Störung lag dabei im Alter von 11,8 Jahren (± 2,9 Jahre) mit einer durchschnittlichen Episodendauer von 36 Monaten. Vergleichbare Untersuchungen für das Kindesalter und die Zeitspanne um die Präpubertät fehlen bislang.

Retrospektive Datenanalysen von Stichproben aus dem Erwachsenenalter zeigen jedoch, daß ein nicht unerheblicher Prozentsatz von Patienten mit einer bipolaren Erkrankung bereits im Kindes- und verstärkt im Jugendalter deutliche Symptombelastungen aufwies. So finden *Lish* et al. (1994) im Rahmen einer nationalen Studie, daß von 274 erwachsenen Patienten mit einer bipolaren Erkrankung immerhin 31% erste deutliche Symptome vor dem 14. Lebensjahr aufwiesen. Dabei wurde die Diagnose einer beginnenden bipolaren Erkrankung im Mittel über 10 Jahre hinweg nicht gestellt. Der frühe Beginn der Symptomatik erwies sich in dieser Untersuchung als prädiktiv für eine stärkere Symptombelastung mit häufigeren Episoden im Erwachsenenalter und stärkerer sozialer Beeinträchtigung. Vor der Pubertät scheinen sich jedoch nur weniger als 1% der bipolaren Störungen erstmalig zu manifestieren (Wozniak et al. 1995). Die bislang vorliegenden Befunde lassen vermuten, daß es sich bei einer Erstmanifestation vor dem 18. Lebensjahr im wesentlichen um das gleiche für Erwachsene typische Erkrankungsbild handelt (McClellan und Werry 1997).

Für *saisonal-abhängige affektive Störungen* werden im Erwachsenenalter Prävalenzraten von bis zu 6% ermittelt, wobei bis zu 42% der Patienten über einen Beginn der Symptomatik im Kindesalter berichten (Rosenthal et al. 1984, 1986). Jüngste epidemiologische Untersuchungen bestätigen diese ersten Beobachtungen. So finden sich für das Kindesalter Prävalenzraten von bis zu 3% mit stetigem Zuwachs über die Adoleszenz in das Erwachsenenalter (Carskadon und Acebo 1993, Swedo et al. 1995).

Schizoaffektive Erkrankungen im Kindes- und Jugendalter sind zwar bekannt, ihre genaue Häufigkeit ist bisher jedoch nicht systematisch untersucht worden. Einzelne Befunde sind lediglich aus Untersuchungen zur Schizophrenie des Kindes- und Jugendalters bekannt (Eggers 1986, Remschmidt et al. 1973, 1988). Zur Epidemiologie *zykloider Psychosen* liegen ebenfalls keine systematischen Untersuchungen vor.

Im Folgenden wird auf die entwicklungspsychopathologischen Besonderheiten unipolarer und bipolarer affektiver Störungen im Kindes- und Jugendalter eingegangen, einschließlich der in den letzten Jahren viel diskutierten Frage der Komorbidität.

36.3 Entwicklungspsychopathologische Besonderheiten und Komorbidität

36.3.1 Das Konzept der Entwicklungsaufgaben

In der neueren Entwicklungspsychologie werden Entwicklungen auf allen Altersstufen als Bewältigung von Entwicklungsaufgaben angesehen (Remschmidt 1992). Diese Konzeption hat die früher üblichen Phasen- und Stufenlehren abgelöst. Zu solchen Entwicklungsaufgaben in jener Phase, in der Depressionen häufiger werden (also in der Adoleszenz), gehören z.B. (Oerter et al. 1987): Akzeptieren der eigenen körperlichen Erscheinung und effektive Nutzung des Körpers, Erwerb der männlichen bzw. weiblichen Rolle, Erwerb neuer und reiferer Beziehungen zu Altersgenossen beiderlei Geschlechts, Gewinnung emotionaler Unabhängigkeit von den Eltern und anderen Erwachsenen, Vorbereitung auf eine berufliche Karriere, Aufbau eines Wertesystems und eines ethischen Bewußtseins als Richtschnur für das eigene Verhalten.

Eine Reihe von psychiatrischen Auffälligkeiten im Kindesalter oder auch in der Adoleszenz können aus dieser Sicht auch als fehlgeschlagene Versuche zur Bewältigung von Entwicklungsaufgaben angesehen werden. In Tabelle 36.1 ist die Beziehung zwischen Entwicklungsaufgaben und psychopathologischen Auffälligkeiten wiedergegeben. Wie aus der Tabelle ersichtlich wird, zeigen gerade depressive Erkrankungen bedeutsame Zusammenhänge mit unterschiedlichen Entwicklungsaufgaben, wobei ja auch der Zusammenhang zwischen Depression und aggressivem Verhalten im Kindes- und Jugendalter wohlbekannt ist.

Tabelle 36.1: Mögliche Beziehungen zwischen psychopathologischen Auffälligkeiten und Entwicklungsaufgaben (nach Garber 1984)

Psychopathologische Auffälligkeiten	Entwicklungsaufgabe
Trennungsangst	Objektpermanenz, Bindung und Abhängigkeit
Depression	Differenzierung des Selbst, Selbstwertgefühl, sozialer Vergleich
suizidales Verhalten	Todesvorstellungen, Zeit- und Zukunftsperspektiven
dissoziales Verhalten	moralisch-ethische Entwicklung, Perspektivenübernahme, Empathie
Impulsivität	Gratifikationsaufschub
oppositionelles Verhalten	Autonomie, Individuation
schizoide Störung	Beziehungsmuster, Beziehung zu Gleichaltrigen, Freundschaften

36.3.2 Bewältigungsstrategien (Coping)

Zur Bewältigung von Entwicklungsaufgaben sind Kompetenzen erforderlich, die z.T. auf Fähigkeiten und Erfahrungen aufbauen, die im Laufe der Entwicklung erworben werden. Man könnte auch sagen, die Entwicklungsaufgaben provozieren neue Möglichkeiten der Auseinandersetzung und der Bewältigung.

Viele psychopathologische Symptome können als insuffiziente Bewältigungsstrategien aufgefaßt werden, denn auch psychisch kranke und behinderte Kinder und Jugendliche nutzen die ihnen neu zugewachsenen Fähigkeiten in der Bewältigung von Situationen und Problemen. Dementsprechend zeigen sich Bewältigungsstrategien bei verschiedenen Erkrankungen und Behinderungen, nur führen sie häufig nicht zu einer konstruktiven Auseinandersetzung mit dem jeweiligen Problem, sondern zu einer Fehlanpassung.

Copingverhalten ist notwendig, wenn man vor neuen Anforderungen steht, die mit den eingeübten und habitualisierten Verhaltensweisen nicht bewältigt werden können. Die Lösung eines solchen Problems erfordert die Entwicklung neuer Verhaltensweisen in Form von konstruktiven Einfällen, der Weiterentwicklung vorhandener Fähigkeiten oder der Entdeckung neuer Möglichkeiten der eigenen Person.

Es steht außer Zweifel, daß die unzureichende Entwicklung derartiger Bewältigungsstrategien auch bei depressiven Syndromen, zumindest in der Adoleszenz, eine bedeutsame Rolle spielt. Dies wird auch therapeutisch genutzt, indem Bewältigungsstrategien im Rahmen therapeutischer Interventionen bewußt gefördert werden.

36.3.3 Entwicklungspsychopathologie und Symptomatik unipolarer und bipolarer affektiver Störungen

Zur Vereinheitlichung der Diagnostik manisch-depressiver Erkrankungen bei Kindern und Jugendlichen haben *Anthony* und *Scott* (1960) zehn Kriterien erarbeitet, die eine gute Richtschnur für die klinische Diagnostik darstellen:

1. Symptombild, das den klassischen Beschreibungen der manisch-depressiven Erkrankungen entspricht,
2. homologe familiäre Belastung,
3. frühzeitige Neigung zu manisch-depressiven Reaktionsformen,
4. mindestens einmaliges Rezidivieren der Phasen,
5. zweiphasiger (manisch-depressiver) Verlauf,
6. Unwahrscheinlichkeit exogener Einflüsse,
7. erhebliche Erkrankung i.S. einer klinischen Behandlungsbedürftigkeit,
8. abnorme, extravertierte Persönlichkeit,
9. Ausschluß einer organischen Ursache oder einer Schizophrenie und
10. Absicherung der Diagnose durch den Verlauf.

Ein Teil dieser Kriterien kann natürlich bei der ersten Diagnose noch nicht erfüllt sein.

Wie im Erwachsenenalter kann die Störung unipolar und bipolar auftreten. Weitaus häufiger sind unipolare Verläufe, die dann ganz überwiegend nur depressive Phasen aufweisen.

36.3.3.1 Kennzeichen der depressiven Episode

Vor der Pubertät fallen die Kinder meist durch extreme Hemmung, Grübeln, Angst und Schuldgefühle, Antriebsmangel, Suizidgedanken, Entscheidungsunfähigkeit und Apathie auf. Die Verstimmungszustände sind meist kurzphasig. Absolute Antriebslosigkeit und Antriebsüberschuß bzw. Aggressivität können innerhalb von Stunden einander ablösen, im Sinne einer gemischt-bipolaren Episode (siehe Kapitel 11). Bei einer eingehenden Exploration zeigt sich dann auch, daß der Denkablauf verlangsamt ist und viele Kinder zu Zwangsphänomenen (z.B. Grübelzwang) neigen und Schuld- und Versündigungsideen äußern. Häufig sind vegetative Funktionsstörungen wie Schlaflosigkeit, Appetitlosigkeit, Kopfschmerzen, Herzsensationen und Obstipation.

In der Adoleszenz finden wir häufig eine Symptomatik wie bei Erwachsenen, wobei die Inhalte von Selbstvorwürfen und Schuldgefühlen alterstypisch gefärbt sind: im Vordergrund stehen Identitätsprobleme, Insuffizienzgefühle, hypochondrische Befürchtungen, Sorgen über das Nachlassen des Geschlechtstriebes (z.B. fehlende Erektion bei Jungen) sowie eine entsprechende Färbung etwaig auftauchender Wahnphänomene.

36.3.3.2 Kennzeichen der manischen Episode

Die manischen Episoden sind charakterisiert durch Antriebsüberschuß, Distanzlosigkeit, planlose Umtriebigkeit und Hyperaktivität, gesteigertes Selbstwertgefühl und überhöhte Selbsteinschätzung, ferner durch Größenideen oder absolut unrealistische Zukunftspläne. In diesen Episoden benötigen die Kinder und Jugendlichen kaum Schlaf und sind ständig in Bewegung. Das manische Zustandsbild kann bei Kindern innerhalb von wenigen Tagen in ein depressives „umkippen“.

Die manische Symptomatik ist im Kindesalter von einer starken Fluktuation der Symptomatik gekennzeichnet und gleicht oft eher einem erethischen Zustandsbild, wobei die in der Adoleszenz und im Erwachsenenalter häufige Euphorie meist fehlt (McClellan und Werry 1997).

In der Adoleszenz zeigt die Manie oft schizophrenietypische Symptome mit Wahn und Halluzinationen und kann somit leicht als schizophrene oder schizoaffektive Psychose fehlgedeutet werden. Eine sichere differentialdiagnostische Abgrenzung ist daher meist erst unter Beobachtung des weiteren Verlaufs möglich (Werry et al. 1991).

36.3.3.3 Anhaltende affektive Störungen (Dysthymia und Zyklothymia)

Unter dieser Bezeichnung sind in der ICD-10 *„anhaltende und gewöhnlich fluktuierende Stimmungsstörungen"* beschrieben, *„bei denen einzelne Episoden selten, wenn überhaupt, ausreichend schwer genug sind, um als hypomanische oder auch nur leichte depressive Episoden beschrieben zu werden. Da sie jahrelang andauern und manchmal den größten Teil des Erwachsenenlebens bestehen, ziehen sie beträchtliches subjektives Leiden und Beeinträchtigungen nach sich. Gelegentlich können jedoch wiederholte oder einzelne manische Episoden oder eine leichte oder schwere depressive Störung die anhaltende affektive Störung überlagern. Die anhaltenden affektiven Störungen sind besser hier als bei den Persönlichkeitsstörungen einzuordnen, da Familienstudien auf genetische Beziehungen zu den affektiven Störungen hinweisen, und weil sie gelegentlich denselben Behandlungen wie diese zugänglich sind"* (ICD-10, 2. Auflage). Zu dieser Rubrik werden die Zyklothymia und die Dysthymia gerechnet.

Bei der Zyklothymia handelt es sich um eine andauernde Instabilität der Stimmungslage, die sowohl durch leichte depressive Episoden als auch durch Episoden mit gehobener Stimmung gekennzeichnet ist. Obwohl es in der Definition heißt, daß sich diese Störung im frühen Erwachsenenalter entwickelt, gibt es auch Beobachtungen im Kindes- und Jugendalter, wenngleich die Diagnose in dieser Lebensphase außerordentlich schwer zu stellen ist. Hier hilft oft die Familienanamnese weiter, denn die Zyklothymia kommt gehäuft bei Verwandten von Patienten mit einer bipolaren affektiven Störung vor, ferner entwickeln auch Personen mit einer Zyklothymia häufiger eine bipolare affektive Störung. Insofern können im Kindes- und Jugendalter Vorstufen einer bipolaren affektiven Störung in Form von zyklothymen Stimmungsschwankungen festgestellt werden.

Bei der Dysthymia handelt es sich um eine chronische depressive Verstimmung, die meist monatelang anhält, aber immer wieder durch kürzere Perioden psychischen Wohlbefindens unterbrochen wird.

Kennzeichnend ist ein ausgeprägtes depressives Zustandsbild, das in der Regel einer traumatisierenden Erfahrung folgt. Die traumatisierende Erfahrung kann auch ein länger anhaltender Konflikt sein, mit dem sich das Kind oder der Jugendliche lange und kontinuierlich (oft auch unbewußt) beschäftigt. Meist ist außerdem eine ausgeprägte Angstsymptomatik vorhanden bzw. ein Mischzustand aus Angst und Depression. Wahnideen oder Halluzinationen fehlen ebenso wie Tagesschwankungen. Der meist chronisch-depressive Zustand ist von wechselnden Perioden (Tage oder Wochen) guten Befindens unterbrochen. Die Kinder oder Jugendlichen klagen über Antriebslosigkeit, depressive Grundstimmung, Schlafstörungen und Schwierigkeiten, mit den alltäglichen Anforderungen fertig zu werden. Die Störung beginnt in der Regel erst im Jugendalter und dauert meist mehrere Jahre an.

Die diagnostischen Leitlinien der ICD-10 betonen die Chronifizierung und die lange Dauer der Depression, die jedoch nicht den Schweregrad einer leichten oder mittelgradigen rezidivierenden depressiven Störung erreicht.

Differentialdiagnostisch müssen vor allem andere Formen affektiver Störungen abgegrenzt werden. Dies geschieht aufgrund der jeweiligen Symptomatik und der Vorgeschichte. Ferner sind schizophrene Erkrankungen, Depressionen im Rahmen der Anorexia nervosa oder im Zusammenhang mit körperlichen Erkrankungen abzugrenzen. Leitlinien für die Differentialdiagnosen sind jeweils die bei den genannten Erkrankungen vorhandenen zusätzlichen Symptome, die Vorgeschichte sowie etwaige körperliche Befunde.

36.3.3.4 Depressive Reaktionen im Zusammenhang mit Belastungsstörungen

Sie treten im Zusammenhang mit anderen, meist körperlichen Erkrankungen auf und kommen auch bei verschiedenen entzündlichen Erkrankungen, bei heredodegenerativen Erkrankungen, als episodisch-depressive Verstimmung im Rahmen einer Epilepsie oder auch am Beginn und im Verlauf einer Anorexia nervosa vor.

Die derzeit gebräuchlichen Klassifikationsschemata geben keine Möglichkeit, diese Form depressiver Erkrankungen angemessen zu klassifizieren. In der ICD-10 und im DSM-IV (APA

1994) sind sie am ehesten unter den Anpassungsstörungen einzuordnen.

Es ist jedoch fraglich, ob sich alle symptomatischen Depressionen als Anpassungsstörungen auffassen lassen. Sie werden deshalb hier als eigene Kategorie abgehandelt. Es ist z.B. keineswegs klar, ob die häufig zu findenden depressiven Verstimmungen im Rahmen der Anorexia nervosa oder im Rahmen einer schizophrenen Psychose als *„Anpassungsstörungen"* oder als *„reaktive Depression"* oder schließlich als Variante affektiver Erkrankungen aufgefaßt werden können.

Die Diagnose läßt sich meist aus der Anamnese und der klinischen Symptomatik stellen. Differentialdiagnostisch müssen andere Formen depressiver Syndrome abgegrenzt werden.

36.3.3.5 Kennzeichen der affektiven Erkrankungen im Kindesalter

Je jünger die Patienten sind, desto weniger ähnelt die Symptomatik der klassischen Form der Erkrankung im Erwachsenenalter. Nach *Stutte* (1963) unterscheiden sich endogen-phasische Psychosen im Kindesalter von denen des Erwachsenenalters durch folgende Merkmale:

- Sie sind kurzphasiger und zeigen keine so deutliche Wesensalteration. Es kommt viel rascher zum Phasenwechsel von der manischen zur depressiven Phase und umgekehrt.
- Sie richten sich in der Symptomatologie nach alterstypischen Ausdrucksformen.
- Sie zeigen häufig vegetative Funktionsstörungen, erst um die Pubertät erfolgt ein Wechsel in Richtung der Symptomatik von Erwachsenen.
- Sie sind ferner gekennzeichnet durch ein häufiges Nebeneinandervorkommen von manischen und depressiven Phasen.
- Inhaltlich werden sie von Interessen, Konflikten und Triebzielen der jeweiligen Altersstufe mitgeprägt, wobei phobisch-anankastische und hypochondrische Symptome häufig sind.
- Sie münden des öfteren in einen schizoformen Zerfallsprozeß ein.

Dies wirft die Frage auf, ob die im Kindesalter beobachteten affektiven Störungen wirklich Frühmanifestationen der gleichnamigen affektiven Erkrankungen des Erwachsenenalters sind. Katamnesen haben ergeben, daß sich sehr früh manifestierte manische Zustandsbilder (z.B. im Vorschulalter oder auch vor dem 10. Lebensjahr) im späteren Verlauf häufig als nicht erkannte organische Erkrankungen erweisen. Ferner kann man sich fragen, ob es sich bei diesen Krankheitsbildern nicht bereits um schizophrene Erkrankungen gehandelt hat, die lediglich mit einer depressiven Phase begannen.

36.3.4 Komorbidität

Eine bei allen depressiven Zustandsbildern im Kindes- und Jugendalter sehr wichtige Frage konzentriert sich darauf, ob die jeweils vorhandene Depression ein eigenständiges Krankheitsbild darstellt, also primär ist, oder sich erst sekundär entwickelt, nachdem eine andere Symptomatik vorausgegangen ist. So ist das Vorkommen depressiver Verstimmungen beispielsweise geläufig bei der Schizophrenie, bei der Anorexia nervosa, bei verschiedenen Persönlichkeitsstörungen, aber auch bei Angstzuständen unterschiedlicher Genese, nach hirnorganischen Erkrankungen und bei chronischen körperlichen Erkrankungen. Herkömmlicherweise wird eine derartige sekundäre Depression als Zusatzdiagnose klassifiziert. Hiergegen gibt es aber insofern auch Einwände, als die depressive Verstimmung z.B. bei der Schizophrenie in bestimmten Phasen, aber auch bei der Anorexia nervosa, als konstituierender Bestandteil der Erkrankung selbst aufgefaßt werden kann (Remschmidt et al. 1973).

In diesem Zusammenhang ist es bedeutsam festzustellen, daß ca. 20% der schizophrenen Psychosen im Jugendalter mit einem depressiven Syndrom beginnen (Remschmidt et al. 1973, 1988). Darüber hinaus konnten wir zeigen, daß der depressive Affekt, unabhängig von negativen Symptomen, bei bereits chronisch an einer schizophrenen Psychose erkrankten Jugendlichen erfaßt werden kann und deutlich mit dem Ausprägungsgrad positiver Symptome assoziert ist (Schulz et al. 1994). Während depressive Symptome wie Anergie und sozialer Rückzug mit negativen Symptomen der Schizophrenie korrelieren, gilt dies offensichtlich nicht für den depressiven Affekt per se. In einer weiteren prospektiven Studie zeigte *Martin* (1991), daß der Belastung mit affektiven Symptomen und speziell der Depressivität eine für den ungünstigen Verlauf der Schizophrenie im Jugendalter prädiktive Wertigkeit zukommt.

Der Begriff der *„Major Depression"* ist aus unserer Sicht eher unglücklich, da er weder mit der früher gebräuchlichen Bezeichnung *„endogene Depression"* übereinstimmt noch mit der neurotischen Depression oder anderen Formen der Depression. Major Depression besagt lediglich, daß ein depressiver Zustand eines gewissen Schweregrades vorhanden ist, unabhängig von der Ätiologie. Darin zeigt sich zwar das Bestreben der aktuellen Klassifikationsschemata, möglichst ätiologiefrei zu sein, andererseits bringt diese Bezeichnung aber auch Verwirrung mit sich, zumal ihre Abgrenzung von anderen depressiven Zustandsbildern relativ unscharf ist. So haben z.B. Untersuchungen an Patientinnen und Patienten mit Anorexia nervosa ergeben, daß ein Großteil der Patienten eine Major Depression aufweist (Herpertz-Dahlmann und Remschmidt 1989).

Schließlich unterscheidet die ICD-10 noch spezifische emotionale Störungen des Kindes- und Jugendalters, die nicht im eigentlichen Sinne depressive Syndrome darstellen, jedoch mit solchen eng verquickt sind.

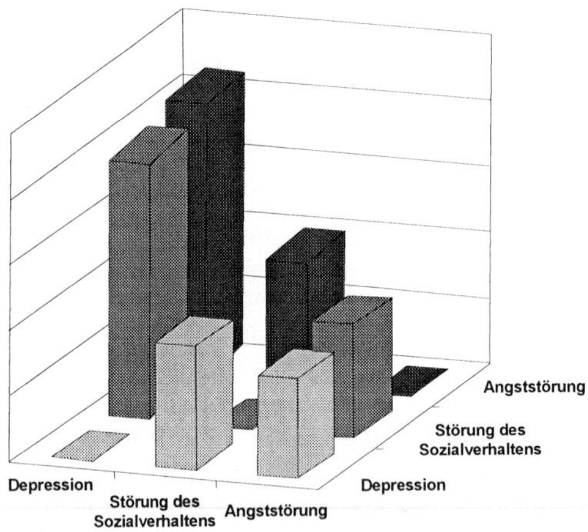

Abb. 36.2: Übersicht über die Komorbiditätsraten bei depressiven Störungen. Angegeben ist der Prozentsatz der Kinder mit einer zweiten Diagnose bei einer vorgegebenen Indexdiagnose (nach Angold und Costello 1995)

Bereits seit den Isle-of-Wight-Studien von *Rutter* und Mitarbeitern (1976) ist bekannt, daß emotionale Störungen und Verhaltensauffälligkeiten, insbesondere Störungen des Sozialverhaltens, gehäuft gemeinsam vorkommen. Dies wurde in einer Vielzahl neuerer Studien bestätigt, wobei jüngste Studien eine außerordentlich hohe Komorbidität zwischen depressiven Störungen, Angststörungen und Störungen des Sozialverhaltens festgestellt haben (Angold und Costello 1995, Gurley et al. 1996, Meller und Borchardt 1996). Dieser Zusammenhang ist in Abb. 36.2 wiedergegeben.

Sie zeigt, daß depressive Störungen in bis zu 40% der Fälle mit Angststörungen und bis zu 35% mit Störungen des Sozialverhaltens einhergehen. Diese hohe Komorbidität wirft natürlich die Frage auf, ob es eine depressive Störung in Reinkultur vor dem Erwachsenenalter überhaupt gibt. Aber auch Studien bei Erwachsenen zeigen, daß die *„reine Depression"* eher eine Seltenheit darstellt, so daß in allen Lebensphasen die Frage des gemeinsamen Vorkommens verschiedener Syndrome oder Erkrankungen von großer Bedeutung ist.

Dies hat Implikationen sowohl für die Ätiologie als auch für die Behandlung aller dieser Störungen. Im Hinblick auf die Ätiologie geht es darum, mögliche Risikofaktoren ausfindig zu machen, um präventive Ansätze zu fördern. In der Therapie kommt es darauf an, mehrdimensional vorzugehen, um die gemeinsam vorkommenden Störungen mit unterschiedlichen Ansätzen therapeutisch zu beeinflussen, da nicht davon ausgegangen werden kann, daß eine einzige *„Basisstörung"* die Grundlage für das Vorkommen der komorbiden Symptomatik darstellt.

Die Frage der Kormobidität ruft auch nosologische Überlegungen hervor. Wenn zwei Störungen sehr häufig gemeinsam vorkommen, so muß man sich die Frage stellen, ob sie als voneinander getrennte Störungsmuster wirklich hinreichend definiert sind oder ob nicht die eine Störung auch zugleich konstituierender Bestandteil der anderen ist. Diese Frage stellt sich z.B. bei der hohen Komorbidität zwischen Angststörungen und depressiven Störungen (Joiner et al. 1996). Zu fragen ist hier, ob nicht Angst Teil der depressiven Symptomatik ist und depressive Symptomatik Teil der Angststörung. Wenn dem so ist, so wären die Krankheitsbilder anders zu definieren, als dies bislang geschieht. Im Hinblick auf das Kindes- und Jugendalter ist jedenfalls festzustellen, daß hier die Frage der Komorbidität vielleicht eine noch größere Rolle spielt als im Erwachsenenbereich, weil eine Vielzahl von Entwicklungsprozessen sich ebenfalls überlappen und noch nicht in eine Konsolidierungsphase getreten sind, wie sie für das Erwachsenenalter, jedenfalls in gewissen Grenzen, angenommen werden kann.

Wie bereits ausgeführt, kommen depressive Störungen und Störungen des Sozialverhaltens gehäuft gemeinsam vor (Meller und Borchardt 1996). In der ICD-10 ist unter der Kategorie F92 (Störung des Sozialverhaltens mit depressiver Störung) dieses gemeinsame Vorkommen in einer eigenen Kategorie festgelegt. Sie ist definiert als eine *„Kombination einer Störung des Sozialverhaltens im Kindesalter mit anhaltenden, eindeutigen depressiven Symptomen wie ausgeprägter Traurigkeit, Interessenverlust und Freudlosigkeit bei üblichen Aktivitäten, Schuldgefühlen und Hoffnungslosigkeit. Schlafstörungen und Appetitverlust können ebenfalls vorhanden sein"* (ICD-10, 2. Auflage).

Störungen des Sozialverhaltens machen sich durch ein Muster dissozialen, aggressiven und aufsässigen Verhaltens bemerkbar, welches über längere Zeit besteht und stets die altersentsprechenden sozialen Erwartungen, die an ein Kind oder einen Jugendlichen gestellt werden, verletzt. Interessant ist, daß derartige Störungen des Sozialverhaltens, vor allem aggressive Verhaltensweisen, auch gehäuft mit Suizidversuchen einhergehen, insbesondere bei Mädchen.

Die Komorbidität mit Störungen des Sozialverhaltens zeigt sich auch bei bipolaren Affektpsychosen im Jugendalter (Kovacs und Pollock 1995). Bei Störungen des Sozialverhaltens ergibt sich darüber hinaus eine hohe Belastung mit Alkohol- und Drogenmißbrauch und eine damit assozierte deutlich erhöhte Suizidrate (Blau 1996). Familienuntersuchungen und epidemiologische Studien belegen des weiteren eine hohe Komorbidität von hyperkinetischem Syndrom und affektiven Störungen bei betroffenen Kindern und deren Verwandten ersten Grades (Biederman et al. 1987, 1991, 1995b, 1996a, Milberger et al. 1995). Unter entwicklungspsychopathologischen Gesichtspunkten haben diese Zusammenhänge zwischen hyperkinetischen Syndromen im Kindes- und Jugendalter, sich entwickelnden Störungen des Sozialverhaltens und komorbiden affektiven Störungen, einschließlich bipolarer Affektpsychosen (Biederman et al. 1996b), eine große Bedeutung für die differentialdiagnostische Abgrenzung und die differentielle Therapie.

36.4 Verlauf

Schwere depressive Syndrome im Sinne der Major Depression verlaufen bei Kindern und Jugendlichen mit einer durchschnittlichen Dauer der Episoden von ca. 7 bis 9 Monaten wesentlich langwieriger, als früher vermutet wurde (Birmaher et al. 1996a). Die aktuellen Verlaufsuntersuchungen belegen übereinstimmend Rückfallraten von 40% innerhalb der ersten zwei Jahre nach Erkrankungsbeginn und von 70% nach 5 Jahren (Birmaher et al. 1996a). Höhere Rückfallraten zeigen speziell jene Kinder und Jugendliche, die einem konfliktreichen familiären Klima ausgesetzt sind (Asarnow et al. 1994). Ferner zeigen die vorliegenden Längsschnittstudien, daß ca. 20 bis 40% der mit einer schweren depressiven Episode erkrankten Jugendlichen innerhalb eines Zeitraums von 5 Jahren eine bipolare Affektpsychose entwickeln. Ein jüngeres Ersterkrankungsalter mit einem depressiven Syndrom prädiziert dabei einen früheren Wechsel hin zur bipolaren Erkrankung. Kinder mit einer dysthmen Störung zeigen gehäuft (ca. 70%) nach 2 bis 3 Jahren einen Übergang in eine erste schwere depressive Episode und in ca. 13% einen Übergang in eine bipolare Affektpsychose (Kovacs et al. 1994).

Sichere Aussagen über den Langzeitverlauf und die Prognose der Frühmanifestationen bipolarer Störungen sind jedoch beim gegenwärtigen Stand der Forschung noch nicht möglich. In diesem Zusammenhang konnte jedoch gezeigt werden, daß ca. 30-40% der im Kindes- und Jugendalter manifesten Fälle mit einer Major Depression im weiteren Verlauf durch die Entwicklung manischer Episoden gekennzeichnet sind (Geller et al. 1994, Rao et al. 1995). In Übereinstimmung mit den an Erwachsenen erhobenen Befunden (Goodwin und Jamison 1990) gelten die folgenden Risikofaktoren als Prädiktoren für die Entwicklung manischer Episoden auch im Jugendalter (Strober und Carlson 1982):

(1) eine rasch einsetzende depressive Episode, psychomotorische Hemmung und psychotische Symptome,
(2) eine familiäre Belastung mit affektiven Störungen und speziell mit bipolaren Erkrankungen sowie
(3) manische oder hypomanische Zustände im Zusammenhang mit der Gabe von Antidepressiva.

Die Vorgeschichte eines hyperkinetischen Syndroms im Kindesalter gilt als weiterer Risikofaktor für einen durch Antidepressiva ausgelösten Phasenwechsel von der depressiven Symptomatik in die Manie bei Jugendlichen (Venkataraman et al. 1992).

Schizoaffektive Psychosen mit Manifestation in der Adoleszenz zeigen einen deutlich ungünstigeren Verlauf, als bislang vermutet wurde, und stehen somit den Frühmanifestationen schizophrener Psychosen hinsichtlich der Prognose näher als den affektiven Störungen (McClellan et al. 1993, Werry et al. 1991, Lay et al. 1997).

36.5 Psychobiologische Befunde

Im Gegensatz zu den an Erwachsenen erhobenen Daten ergeben die bislang an Kindern und Jugendlichen durchgeführten Untersuchungen noch ein recht unscharfes Bild im Hinblick auf die Spezifität endokrinologischer und neurophysiologischer Befunde. Dies gilt speziell für die verminderte REM-Schlaf-Latenz (Hill 1994, Birmaher et al. 1996a), aber auch für abnorme Sekretionsmuster des Wachstumshormons, von Prolaktin, Kortisol und ACTH in entsprechenden Stimulationstests (Birmaher et al. 1992, 1996a, 1996b, Debellis et al. 1996, Ryan et al. 1992, 1994, Sokolov et al. 1994, Waterman et al. 1994). So konnte u.a. gezeigt werden, daß Kinder mit einer Major Depression (RDC-Kriterien) unter 5-Hydroxytryptophan-Stimulation eine im Vergleich zu gesunden Kontrollgruppen deutlich geringere Kortisolausschüttung aufweisen. Dieser Befund wird als ein Hinweis auf eine Dysregulation des zentralen serotonergen Systems bei einer Subgruppe von Kindern und Jugendlichen mit Major Depression gewertet (Ryan et al., 1992).

36.6 Therapie

(siehe auch Kapitel 22, 23)

36.6.1 Allgemeine Maßnahmen

Depressive Kinder und Jugendliche müssen, wenn eine ausgeprägte Suizidneigung besteht, stationär aufgenommen werden. Die Behandlung suizidaler Kinder und Jugendlicher ist eine Gratwanderung zwischen Einschränkung und Freizügigkeit. Eine sorgfältige Beobachtung auf Station ist erforderlich. Jeder Suizidversuch muß ernstgenommen werden, auch wenn es immer wieder Kinder und Jugendliche gibt, die Suizidversuche aus *„demonstrativen Gründen“* unternehmen. Jedoch auch sie befinden sich in einer Notsituation. So konnte gezeigt werden, daß Jugendliche mit einem vorausgegangenen Suizidversuch, auch wenn dieser wenig zielgerichtet war, verglichen mit Jugendlichen ohne eine entsprechende Vorbelastung ein 18-fach erhöhtes Risiko haben, erneut einen Suizidversuch zu unternehmen (Lewinsohn et al. 1994a).

Die Suizidneigung läßt sich bereits vor Ausbruch der depressiven Erkrankung am *„präsuizidalen Syndrom“* feststellen. Darunter verstehen wir einen auffälligen Rückzug, ein Nachlassen der Interessen sowie Suizidgedanken. Neben der akuten Krisenintervention bei vorhandener Suizidalität gilt es jedoch auch zu berücksichtigen, daß eine schwere depressive Episode zu häufig langanhaltenden kognitiven Leistungseinbußen und nachhaltigen psychosozialen Beeinträchtigungen bei den Kindern und Jugendlichen führen kann (Kovacs et al. 1991, Vostanis et al. 1996).

Bei schweren depressive Episoden, speziell endogen-phasischen Depressionen und Suizidalität, ergibt sich eine Indikation zur medikamentösen Behandlung. Gerade bei Kindern und Jugendlichen sind jedoch zusätzliche psychotherapeutische und heilpädagogische Maßnahmen unter Einbeziehung der Eltern unerläßlich für die weitere Therapie.

36.6.2 Medikamentöse Behandlung

Der Stellenwert von trizyklischen Antidepressiva für die Behandlung depressiver Syndrome bei Kindern und Jugendlichen ist nach wie vor umstritten. Dies resultiert aus der Tatsache, daß die bislang vorliegenden doppelblind und plazebokontrollierten Studien (Tabelle 36.2) bei depressiven Kindern und Jugendlichen keinen nennenswerten Vorteil des Verums gegenüber der Plazeboapplikation erbracht haben (zur Übersicht: Remschmidt und Schulz 1995, Kye et al. 1996). Dies könnte mit der Heterogenität depressiver Syndrome in dieser Altersgruppe und entwicklungsbedingten Besonderheiten im Metabolismus und im Ansprechen der Antidepressiva zu-

sammenhängen (Wilens et al. 1992, Remschmidt und Schulz 1995).
In diesem Zusammenhang spielt auch die offensichtlich von den Serumspiegeln abhängige Toxizität dieser Substanzen eine besondere Rolle (Preskorn et al. 1988), weswegen Serumspiegelbestimmungen zur Optimierung der Arzneimittelsicherheit zu empfehlen sind. Dennoch ergibt sich ein klinischer Nutzen der trizyklischen Antidepressiva. Sie werden eingesetzt, um gezielt eine schwere depressive Symptomatik zu beeinflussen, die Schlaflosigkeit abzumildern und die vielfach vorhandenen körperlichen Begleitsymptome zu behandeln (Übersicht bei Schulz und Remschmidt 1988, Remschmidt und Schulz 1995). Tabelle 36.3 zeigt die bei Kindern und Jugendlichen empfohlenen Dosierungen und Serumspiegelbereiche für einige ausgewählte trizyklische Antidepressiva und für das tetrazyklische Antidepressivum Maprotilin. Besonders genau untersucht sind die Nebenwirkungen der trizyklischen Antidepressiva. Im Vordergrund stehen hier die meist passageren und dosisabhängigen anticholinergen und sympathomimetischen Nebenwirkungen, insbesondere Schwindel, Mundtrockenheit, orthostatische Hypotension, erhöhte Krampfbereitschaft, Tachykardie oder Veränderung der kardialen Reizleitung und Akkommodationsstörungen. Wegen der kardialen Nebenwirkungen ist vor und unter dem Einsatz dieser Medikamente unbedingt ein EKG abzuleiten sowie wegen der Beeinflussung der hirnelektrischen Aktivität sind entsprechende EEG-Kontrollen durchzuführen.

Der Stellenwert von sogenannten selektiven Serotonin-Wiederaufnahmehemmern (SSRI) bei Kindern und Jugendlichen wird derzeit noch überprüft, so daß eine abschließende Bewertung noch nicht möglich ist. Erste Ergebnisse verweisen jedoch auf eine geringere Rate von antiadrenergen, anticholinergen und antihistaminischen Nebenwirkungen sowie auf eine möglicherweise den Trizyklika überlegene Wirksamkeit bei der Behandlung depressiver Syndrome im Kindes- und Jugendalter (Johnston und Fruehling 1994, Ambrosini et al. 1995, Emslie et al. 1995, Sallee et al. 1995, Findling 1996).

Tabelle 36.2: Plazebo- und doppelblind-kontrollierte Studien zur Wirksamkeit von trizyklischen Antidepressiva (TCA) im Kindes- und Jugendalter

Studie	Population	TCA	Drop outs	Responder Rate (TCA)	Responder Rate (Placebo)
Kashani et al. 1984	Kinder	Amitriptylin	0	7 / 9	5 / 9
Preskorn et al. 1982, 1987	Kinder	Imipramin	0	8 / 10	2 / 12
Puig-Antich et al. 1987	Kinder	Imipramin	0*	9 / 16	15 / 22
Geller et al. 1989	Kinder	Nortriptylin	10	8 / 13	4 / 29
Kramer et al. 1981	Jugendliche	Amitriptylin	0	5 / 10	1 / 10
Geller et al. 1990	Jugendliche	Nortriptylin	4	1 / 14	4 / 21
Boulos et al. 1991	Jugendliche	Desipramin	13	11 / 22	7 / 21
Kutcher et al. 1994	Jugendliche	Desipramin	18	8 / 30	9 / 30
GESAMT				48 / 132 (36%)	47 / 154 (31%)

* unbekannt

Tabelle 36.3: Empfohlene Dosierungen und Serumspiegelbereiche für ausgewählte Antidepressiva im Kindes- und Jugendalter (nach Remschmidt und Schulz 1995)

Antidepressivum	Tagesdosis bei Kindern unter 14 Jahren	Tagesdosis bei Jugendlichen über 14 Jahren	Serumspiegelbereiche
Amitriptylin	50 - 75 mg	75 - 150 mg	Amitriptylin + Nortriptylin Spiegel: 80 - 200 ng/ml
Imipramin	50 - 75 mg	75 - 150 mg	Imipramin + Desipramin Spiegel: 130 - 250 ng/ml
Desipramin	50 - 75 mg	75 - 100 mg	keine Empfehlungen
Clomipramin	50 - 75 mg	75 - 100 mg	Clomipramin + Desmethylclomipramin Spiegel: 70 - 200 ng/ml
Maprotilin	50 - 100 mg	75 - 150 mg	75 - 200 ng/ml

Lithiumpräparate werden bei affektiven Erkrankungen eingesetzt. Sie haben eine prophylaktische Wirkung im Hinblick auf manische und depressive Phasen einer endogen-phasischen Erkrankung. Als gesicherte Indikation gilt daher ihre Anwendung bei der akuten Manie sowie als Prophylaktikum bei affektiven Störungen unipolaren und bipolaren Verlaufes (Poustka und Lehmkuhl 1982).

Auch Carbamazepin hat sich zur Behandlung affektiver Erkrankungen (Rezidivprophylaxe bipolarer und unipolarer Episoden) und zur Rezidivprophylaxe bei schizoaffektiven Psychosen (hierbei häufig in Kombination mit Neuroleptika oder Antidepressiva) bewährt.

Schließlich liegen auch über eine Kombination von Lithium und Carbamazepin bei affektiven Erkrankungen im Jugendalter positive Erfahrungen vor. Durch die Kombination beider Substanzen kommt man mit einer geringeren Lithiumdosis aus (Poustka und Lehmkuhl 1988).

Die unerwünschten Wirkungen, die auch bei gut kontrollierter Behandlung eintreten können, sind (Müller-Oerlinghausen 1988): feinschlägiger Tremor, Gewichtszunahme, Durst und Polyurie, Übelkeit, Störung der Schilddrüsenfunktion und EKG- bzw. EEG-Veränderungen. Von großer Bedeutung ist die Kenntnis der Symptome einer Lithium-Intoxikation. Sie tritt bei einer Serumkonzentration von über 1,6 - 2 mmol/l auf und macht sich durch Symptome wie grobschlägigen Tremor und Ataxie, Müdigkeit, Benommenheit, starken Durst, verwaschene Sprache und u.U. auch Krampfanfälle bemerkbar. In allen Fällen einer Lithium-Intoxikation ist eine intensivmedizinische Behandlung erforderlich. Sie kann vermieden werden durch eine sorgfältige Kontrolle des Lithium-Blutspiegels, der zwischen 0,8 und 1,2 mmol/l variieren soll, eher nach der unteren Grenze tendierend (weiteres in den Kapiteln 22 und 23).

36.6.3 Psychotherapeutische Maßnahmen

Bei der Psychotherapie depressiver Syndrome (insbesondere der reaktiven und neurotischen Depression) haben sich die modernen Formen der Verhaltenstherapie unter Nutzung kognitiver Aspekte in den letzten Jahren durchgesetzt und als erfolgversprechend erwiesen (Lewinsohn et al. 1994b). Dabei werden folgende Elemente berücksichtigt (Hautzinger und DeJong-Meyer 1990): *„Aufbau einer tragfähigen Beziehung, kurzfristige entlastende Maßnahmen, Aufbau angenehmer, verstärkender Aktivitäten, Abbau von belastenden Aktivitäten und Strukturen; Aufbau sozialer Fertigkeiten und Kontakte; Veränderung einseitiger Wahrnehmungen und Bewertungsmuster; Korrektur absolutistischer Grundüberzeugungen und Einbezug der sozialen Kontaktpersonen (Partner, Familie)"*.

Die Erfolge der kognitiven Verhaltenstherapie bei Depressionen werden auf folgende Wirkkomponenten zurückgeführt (Zeiss et al. 1979):

- Vermittlung einer plausiblen Erklärung über die Natur der Erkrankung an den Patienten,
- Planung und Strukturierung des Tagesablaufes und des Handelns gemeinsam mit dem Patienten,

- positive Erfahrungen des Patienten mit den vorgeschlagenen Maßnahmen,
- Veränderung der kognitiven Erwartungshaltung des Patienten.

Die kognitiven Verhaltenstherapien der Depression sind jedoch nur bedingt indiziert bei den endogen-phasischen Psychosen, allenfalls als zusätzliche Maßnahmen.

36.6.4 Flankierende Maßnahmen

Hierunter sind alle Maßnahmen zu verstehen, die das Leben und das Lebensumfeld des Patienten berücksichtigen. In der Kindheit und Adoleszenz sind einige spezielle Aspekte zu berücksichtigen wie:

- Einbeziehung der Eltern: Die Eltern müssen über das Krankheitsbild aufgeklärt und in den Behandlungsplan einbezogen werden. Es kommt dabei darauf an, daß die Eltern auch an der *„kognitiven Umstrukturierung"* mitwirken, z.B. durch Vermittlung von Erfolgserlebnissen. Entsprechende psychoedukative Behandlungsansätze befinden sich derzeit in Erprobung und werden auch auf ihren rückfallverhindernden Nutzen hin untersucht (Fristad et al. 1996, Lewinsohn et al. 1994b).
- Einbeziehung des schulischen und beruflichen Umfeldes: In vielen Fällen kann es nützlich sein, mit dem Klassenlehrer bzw. dem Anleiter einer beruflichen Ausbildungsstätte Kontakt aufzunehmen, wenn es um konkrete Fragen geht wie z.B. Verbesserung der Selbstbehauptung in einer Leistungssituation oder vorübergehende Entlastung zu Beginn der Behandlung. Dies muß jedoch vorher mit dem Kind oder Jugendlichen besprochen werden und mit seinem Einverständnis erfolgen.

Zu den flankierenden Maßnahmen gehört auch die Verbesserung der Stellung des jeweiligen Patienten im Kreise Gleichaltriger, wozu die Eingliederung in eine Gruppe manchmal sinnvoll ist.

TEIL H: *„ORGANISCHE“* UND *„EXOGENE“* VERURSACHUNG

KAPITEL 37: ORGANISCH BEDINGTE UNIPOLARE UND BIPOLARE ERKRANKUNGEN

„Es wird hiermit auch äußerlich und lebendig der Satz realisiert, daß die Krankheiten der Nervenapparate zusammen ein untrennbares Ganzes bilden.“

Wilhelm Griesinger 1866

37.1 Das organische affektive Syndrom: Der lange Weg bis zur Akzeptanz einer *„hirnorganischen Melancholie“* bzw. *„hirnorganischen Manie“* in Kürze dargestellt

Das *„organisch affektive Syndrom“* ist inzwischen sowohl in der ICD als auch im DSM gut etabliert. Mit der Bezeichnung *„organisches affektives Syndrom“* oder *„organische affektive Störung“* bzw. *„affektive Störung aufgrund eines medizinischen Krankheitsfaktors“* sind nicht depressive Reaktionen oder depressive Verarbeitung einer körperlichen Erkrankung oder ihrer Folgen gemeint, auch nicht unspezifische Syndrome mit Beeinträchtigung der Affektivität und des Antriebes; damit wird ausdrücklich eine unipolare oder bipolare affektive Störung beschrieben – wie sie in diesem Buch dargestellt worden und auch sonst in den genannten Systemen definiert ist. Die beiden genannten diagnostischen Systeme setzen voraus, daß eine körperliche Erkrankung direkt oder indirekt die Gehirnfunktionen beeinträchtigt und daraus ein Syndrom resultiert, das die phänomenologischen Merkmale einer *„nicht-organischen“* affektiven Störung aufweist.

Die Akzeptanz eines organisch bedingten affektiven Syndroms, d.h. einer *„organisch verursachten endogenen Depression“* oder *„hirnorganischen Melancholie“* bzw. *„organischen Manie“* stieß zuerst auf das theoretische Hindernis der scheinbar unüberbrückbaren Kontroverse *„endogen“* versus *„exogen“* (Marneros 1982, 1998). Aus dieser Kontroverse heraus enstand eine leidenschaftliche Diskussion, die die letzten Dekaden des vorigen und die erste Hälfte des jetzigen Jahrhunderts prägte. Eine Diskussion, die vor allem den deutschsprachigen Raum betraf, und bei der die markantesten Namen der damaligen deutschsprachigen Psychiatrie zu finden sind: *Kraepelin* (1899a, 1913), *Bonhoeffer* (1907, 1917), *Ziehen* (1907a), *Saiz* (1907), *Weygandt* (1902), *Seelert* (1919), *Stern* (1930), *Lange* (1928), *Leidesdorf* (1860), *Sommer* (1894), *Pilcz* (1909), *Bostroem* (1931), *Kurt Schneider* (1950), *Specht* (1913), *Weitbrecht* (1953), um einige wenige zu nennen. Vor allem unzählige kasuistische Mitteilungen über *„endogenomorphe“* Psychosen bei oder durch körperliche Erkrankungen dokumentierten die offenen Probleme, die die Dichotomie *„endogen“ – „exogen“* bzw. *„organisch“* entstehen ließ, und die heute nur scheinbar mit dem eher atheoretischen – manchmal simplifizierenden – Konzept der Komorbidität gelöst wurde. Vielmehr scheint sie vorerst an die Seite geschoben worden zu sein.

Obwohl das Begriffspaar *„endogen – exogen“* ursprünglich von *Möbius* (1892) als ätiologische Systematisierung gedacht war, bezeichnete es zuletzt ein gewisses *„Aussehen“* der Psychose und der psychischen Störungen insgesamt und nicht ihre *„Herkunft“* (Kurt Schneider 1950-1992). Die klinische Realität zwang zu der Annahme des Vorhandenseins *„organisch begründbarer aber endogen aussehender“* psychischer Störungen; ob hierbei der körperlichen Erkrankung eine auslösende, provozierende, verursachende oder nach moderner Normenklatur auch *„komorbide"* Rolle (im Sinne des Kapitels 32) zugedacht wird, kam letzten Endes auf den theoretischen Standpunkt der jeweiligen Betrachtungsweise, teilweise auch auf den Zeitgeist an.

Erstaunlicherweise betrafen die Diskussionen über die Möglichkeit einer organischen Genese vorwiegend die Melancholie, nur selten die Manie. Viele der kasuistischen Mitteilungen über organisch bedingte affektive Syndrome berichteten zwar über bipolare Verlaufsformen, aber Mittelpunkt der klinischen Beschreibungen blieb überwiegend die Melancholie.

Mit der Etablierung der Dichotomie *„endogen – exogen"* rückten frühere Ansichten, die die Melancholie als eine ausschließlich körperlich begründbare psychische Störung ansahen (etwa Vering 1821, Griesinger 1845, Leidesdorf 1860), gewissermaßen im Geiste von *Hippokrates* und *Aretäus von Kappadokien*, die die *„schwarze Galle"* als Ursache der Affektion des Gehirns vermuteten, in den Hintergrund. *Vering* erkennt in seinem Buch *„Psychische Heilkunde"* (1821) sowohl somatische als auch psychische prädisponierende Faktoren für die Entstehung der Geistesstörungen an. Die Melancholie sei jedoch nach Meinung *Verings* eine einwandfrei körperlich begründbare Psychose, die ihren Ursprung in Erkrankungen der Nerven oder des Unterleibes oder in einer Abstumpfung der Sinnesorgane hat (Vering 1821). *Griesinger* (1845) betrachtete das *„Irresein"* als *„ein Symptom, dessen Grundlage eine Erkrankung des Gehirns ist"*. Auch *Leidesdorf* (1860) nahm unter dem Einfluß *Griesingers* an, daß Melancholie, Manie und Wahnsinn körperlich begründbare Psychosen sind. Ebenfalls unter dem Einfluß von *Griesinger* – vor allem *Griesingers „Mitvorstellungstheorie"*, wonach durch Erregung von Hirnpartien Mitvorstellungen entstehen, die mit dem ursprünglichen Reiz, etwa Schmerzen, nicht direkt zu tun haben – formulierte *v.Krafft-Ebing* (in seiner Monographie aus dem Jahre 1874 *„Die Melancholie"*) die These, daß die *„Grunderscheinungen des melancholischen Irreseins eine Erkrankung der sensorischen Zentren der Cortikalis des Großhirns"* sei. Obwohl *Kraepelin* (1899a,b, 1913) das *„manisch-depressive Irresein"* zweifelsohne als *„endogen"* betrachtete, weist er auf das gelegentliche Zusammentreffen mit körperlichen Erkrankungen hin. Die Arteriosklerose könne demnach eine Begleiterscheinung des manisch-depressiven Irreseins darstellen, andererseits aber auch selbst Depressionszustände erzeugen. *Kraepelin* betrachtete die Beobachtungen *Ziehens* (1896, 1907a) dennoch kritisch, der Fälle von *„periodischen"* oder *„circulären Psychosen"* beschrieben hat, die er auf erworbene oder vererbte Lues zurückführte. *Kraepelin* sah dabei ein Zusammentreffen – eine Komorbidität würden wir heute sagen – von Lues und manisch-depressivem Irresein, aber nicht ein durch Lues erzeugtes. Kritisch steht *Kraepelin* auch den Beobachtungen von *Pilcz* (1909) gegenüber. Dieser vertrat die Auffassung, daß das manisch-depressives Irresein öfter an gröbere Hirnerkrankungen anknüpfe. Er berichtete über sieben Fällen von Apoplexien, die das psychopathologische Bild des manisch-depressiven Irreseins boten. Für *Ziehen* (1907a) ist die ätiologische Bedeutung von organischen Faktoren, wie etwa der Arteriosklerose und des Diabetes, zur Entstehung der Melancholie *„unzweifelhaft"*. So auch sein Schüler *Saiz* (1907), der für die Ätiologie der Manie und des *„circulären Irreseins"* insgesamt die Wirksamkeit eines hirnorganischen Faktors bejaht. Für *Seelert* (1919) fungieren die exogenen Faktoren, obwohl das Zusammenwirken von endogenen und exogenen Faktoren in der Pathogenese der Melancholie nicht wegzudiskutieren sei, als eine *„Beihilfe"* für die Manifestation der Melancholie. *Sommer* vertrat in seinem Buch *„Diagnostik der Geisteskrankheiten"* aus dem Jahre 1894 die These, daß die Melancholie und die Manie unter der Rubrik der Geisteskrankheiten ohne nachweisbare Veränderungen der Hirnsubstanz abzuhandeln sind; er wies jedoch gleichzeitig darauf hin, daß die Gemütsverstimmungen auch symptomatisch bei einer Reihe anderer Nerven- und Geisteskrankheiten vorkämen: bei progressiver Paralyse, Tumor cerebri, multipler Sklerose und Myxödem. Für *Weygandt* (1902), den Schüler *Kraepelins*, stand dagegen fest, daß somatische Faktoren nur eine auslösende Bedeutung haben, aber keine ursächliche.

Die Kontroversen setzten sich fort, einerseits durch die Thesen *Stranskys* (1911) und *Langes* (1928), die den körperlichen Erkrankungen, genauso wie *Weygandt* (1902), nur eine auslösende Bedeutung beimessen und anderen, vor allem kasuistischen Beobachtungen, die einen ursächlichen Zusammenhang sehen, etwa *Stern* bei Arteriosklerose (1930), *Bostroem* bei paralytischen Hirnprozessen (1931) oder *Frankl* (1950) nach Schädeltraumen.

Die Debatte, ob es eine *„hirnorganische Melancholie"* bzw. eine *„hirnorganische Manie"* gibt oder geben kann, wurde im deutschsprachigen Raum praktisch durch die Arbeiten von *Weitbrecht* beendet. *Weitbrecht* setzte sich fast leidenschaftlich für die Anerkennung eines *„hirnorganischen zyklothymen Syndroms"* ein. Im Jahr 1953 beschrieb er das *„zyklothyme Syndrom bei hirnatrophischen Prozessen"* und setzte seine Arbeit bis kurz vor seinem Tod mit seiner letzten diesbezüglichen Publikation über *„Pseudomelancholie"* im Jahre 1974 fort.

In den letzten 30 bis 40 Jahre des jetzt zu Ende gehenden Jahrhunderts wurde auch in der amerikanischen und der gesamten englischsprachigen Literatur vermehrt über *„secondary depression"* bzw. *„secondary mania"*, *„depression in medical conditions"* bzw. *„settings"*, *„organic-affective syndromes"* etc. berichtet und zuletzt, wie anfangs gesagt worden ist, fest im DSM etabliert (APA 1980, 1987, 1994, 1996, Fava 1992, Lishman 1978, 1998, Talbott et al. 1988, Goodwin und Jamison 1990, Robertson und Katona 1997).

Inzwischen sind organisch bedingte affektive Syndrome – sowohl depressive als auch manische Formen – bei fast allen Erkrankungen, die das zentrale Nervensystem angreifen (Lishman 1998), beschrieben worden. Tabelle 37.1 zeigt die wesentlichen Erkrankungen des zentralen Nervensystems, die mit unipolaren oder bipolaren Syndromen in Verbindung gebracht worden sind. Schizoaffektive Erkrankungen wurden nur ausnahmsweise expressis verbis beschrieben, klinisch-psychopathologische Bilder jedoch, die eindeutig eine Mischung von *„affektiven Syndromen"* und *„schizophrenen Symptomen"* aufweisen, findet man in den entsprechenden kasuistischen Mitteilungen (Lishman 1998).

Der kausale Zusammenhang zwischen affektivem Syndrom und körperlicher Erkrankung bleibt in der Regel ungeklärt. Nachdem sich das Konzept der Komorbidität (siehe Kapitel 32) ausgebreitet hat, subsumieren viele die *„Koexistenz"* einer körperlichen und einer bipolaren Erkrankung unter der Bezeichnung *„Komorbidität"*. Theorieneutral und aus pragmatischen Gründen werden von uns auch die meisten der in der Tabelle genannten Erkrankungen im Kapitel Komorbidität dargestellt.

Tabelle 37.1: Häufigere körperliche Erkrankungen mit *„Affektiven Syndromen"*

- Hirntumor
- Cushing-Syndrom
- Epilepsie
- Vitamin-B12-Mangel
- Folsäuremangel
- syphylitische Erkrankungen des Zentralnervensystems
- Schädelhirntrauma
- HIV-Infektion
- Chorea Huntington
- Hyperparathyreoidismus
- infektiöse Mononukleose
- multiple Sklerose
- Parkinson-Erkrankung
- Alzheimer-Demenz
- zerebrovaskuläre Erkrankungen
- Subarachnoidalblutung
- Migräne
- Systemischer Lupus erythematodes
- Hirnstammläsionen
- Basalganglienläsionen

37.2 Chronische organische depressive Syndrome (bei chronischen Hirnerkrankungen)

In diesem Abschnitt soll das klinische Bild des chronischen („*endomorphen*") depressiven Syndroms („*organische Melancholie*") dargestellt werden, das bei einer irreversiblen chronischen Gehirnerkrankung zu beobachten ist. Es handelt sich um Beobachtungen bei hirnatrophischen Prozessen bzw. chronisch-progredienten schweren zerebrovaskulären Erkrankungen.

Es scheint, daß die Entwicklung eines „*endomorph*" aussehenden depressiven Syndroms (einer „*hirnorganischen Melancholie*") eine phänomenologisch-verlaufsdynamische Regelmäßigkeit aufweist. Im Verlauf der Erkrankung finden Symptomwandlungen statt, die jeweils eine andere prägnante Konstellation von psychopathologischen Symptomen bewirken. Trotz der langsamen und allmählichen Übergänge, die teilweise auch lang und fließend sind, kristallisieren sich nach unseren Beobachtungen vier Stadien heraus (Marneros 1982, 1998).

1. das asthenisch-hypochondrische Stadium
2. das „*endogen aussehende*" depressive Stadium
3. das organisch depressive Stadium
4. das rein organische Stadium

(siehe Tabelle 37.2).

Tabelle 37.2: Stadien der Entwicklung der Symptomkonstellationen (aus Marneros 1982)

asthenisch-hypochondrisch	endogen-depressiv	organisch depressiv	rein organisch
rasche körperliche und geistige Erschöpfbarkeit	*„vitale Traurigkeit"*	Beimischung zu den Symptomen des vorigen Stadiums:	Verschwinden der endogenen Symptomatik
Konzentrationsschwäche	primäre Schuldgefühle und/oder Verarmungswahn	Störungen der mnestischen Funktionen (vor allem Neuzeitgedächtnis)	Zunahme der organischen Symptomatik
Leistungsminderung	Insuffizienzgefühle		
Reizbarkeit	psychomotorische Hemmung (selten Agitiertheit)	Labilität und Inkontinenz der Affekte, Reizbarkeit	Verlust der Merkmale des Typus melancholicus
Gefühl des Unwohlseins	tagesrhythmische Schwankungen	Beeinträchtigung der Kritikfähigkeit	Fortbestehen der neurologischen Symptomatik
ängstliche Selbstbeobachtung	Schlafstörungen (Wachvorverlagerung)	Konzentrationsschwäche (vor allem Tenazitätsschwäche)	selten Einleiten durch delirante Symptomatik
hypochondrische Befürchtungen	morgendliche Grübelzustände	neurologische Symptome	
Umformierung von Interaktionsmustern	Syndrom der *„Losigkeit"* (Lust-, Interessen-, Appetit-, Sinn- und Zwecklosigkeit)	epileptische Anfälle möglich	
vegetative Erscheinungen	Suizidalität	mögliches Ende durch delirante Symptomatik	

In Zusammenfassung können die o.g. Stadien wie folgt beschrieben werden:

1. Das asthenisch-hypochondrische Stadium
   Dieses Stadium kann auch als Prodrom der nachfolgenden depressiven Episoden angenommen werden.
   In dieser Phase der Erkrankung klagen die Patienten über rasche körperliche und geistige Erschöpfbarkeit und Ermüdbarkeit, Konzentrationsschwäche, qualitative und quantitative Beeinträchtigung der Leistungsfähigkeit, ein Gefühl des Unwohlseins und vegetative Erscheinungen. Ängstliche Selbstbeobachtung, Gereiztheit, interaktionale Probleme und anderes kennzeichnen symptomatologisch dieses Stadium. Die Phänomenologie des asthenisch-hypochondrischen Stadiums erinnert sehr an die von Huber (1962, 1972) beschriebenen pseudoneurasthenischen Syndrome, die als leichteste Form einer organischen Persönlichkeitsveränderung betrachtet werden dürfen. Man erkennt in diesem Stadium sowohl primäre hirnorganische Symptome als auch sekundäre im Sinne der Reaktion auf erlebtes Kranksein bzw. als Reaktion auf die erlebten Veränderungen im somatopsychischen und interaktionalen Bereich. Die Dauer der dargestellten Symptomatik ist abhängig von der jeweiligen hirnorganischen Schädigung. Die meisten Erfahrungen, die wir gemacht haben, betrafen Hirnatrophien, vor allem leichteren Grades, und zerebrale Gefäßprozesse. Bei dieser Gruppe von Patienten dauerte das asthenisch-hypochondrische Stadium zwischen wenigen Monaten und einigen Jahren.

2. Das phänomenologisch *„endogene"* depressive Stadium (*„endogen"* aussehendes depressives Syndrom)
   Die typischen Symptome der depressiven Symptomatik treten in ihrer melancholischen Konstellation auf (siehe z.B. DSM-IV) – eine Wiederholung der wohlbekannten klassischen melancholischen Symptomkonstellation erübrigt sich deshalb an dieser Stelle. Es sei angemerkt, daß die frühere Annahme von *Weitbrecht*, daß bei hirnorganischen Melancholien keine primären Schuldgefühle (also nicht-psychologisch ableitbare Schuldgefühle) auftreten, später von ihm selbst (1974) in seinem Vortrag über die *„Pseudozyklothymie"* relativiert wurde. Auch primäre nicht-ableitbare Schuldgefühle können bei der hirnorganischen Melancholie auftreten. Es ist wohl möglich, daß auch in diesem Stadium die charakteristischen organisch-psychopathologischen Symptome vorhanden sind. Sie werden, wahrscheinlich aus den folgenden drei Gründen, nicht wahrgenommen:
   - Die Intensität der *„melancholischen Symptomatik"* ist so stark, daß die *„organische Symptomatik"* in den Hintergrund gerät.
   - Die melancholische Symptomatik ist imponierend und überzeugend, so daß der Untersucher nicht die hintergründige hirnorganische Symptomatik sucht.
   - Die hirnorganische Symptomatik ist in der Tat nicht ausgeprägt vorhanden.

   Die Dauer des rein *„endogen-depressiven"* Stadiums ist ebenfalls unterschiedlich und mit großer Zurückhaltung abzugrenzen (nach unseren Beobachtungen Dauer von 3 bis 5 Monaten).

   Das psychopathologische Bild der Melancholie wird im Verlauf durch einen langsamen *„Zuwachs"* von organischen Symptomen bereichert, dessen Beginn nur sehr ungenau einschätzbar ist. Damit konstelliert sich das nächste Stadium, nämlich:

3. Das organisch depressive Stadium
   Dieses Stadium zeichnet sich aus durch
   a) das Verschwinden von typischen melancholischen Symptomen,
   b) die Abflachung von melancholischen Symptomen,
   c) den Wandel der Erlebnisqualität der depressiven Thematik,
   d) das Auftreten von organischen psychopathologischen Symptomen und
   e) das mögliche Erscheinen von neurologischen Symptomen.

   Diese Veränderung der Symptomatik vollzieht sich sehr langsam und progredient. Am Anfang ist eine Abflachung der zirkadianen Tagesrhythmik bis hin zum Verschwinden zu registrieren. Ein anderes Charakteristikum dieses Stadiums ist jenes, das wir als *„intradepressiven Wandel"* bezeichnet haben (Marneros 1982). Dies bedeutet, daß eine Veränderung der Erlebnisqualität stattfindet: Die Depressivität verliert allmählich ihren endogenen Charakter und gewinnt immer stärker eine situative Ableitbarkeit, vor allem erhält sie ein organisches Kolorit. Im Verlauf mündet sie vollständig im vierten Stadium:

4. Das rein organische Stadium
   In diesem Stadium verschwindet die depressive Symptomatik und wird vollständig durch ein organisches Psychosyndrom abgelöst. Dieses Stadium stellt gleichzeitig den Ausgang der hirnorganischen Melancholie dar; der Status quo ante melancholiae kann nicht mehr erreicht werden. Besonders auffällig ist die Persönlichkeitsveränderung. Manche Patienten, die prämorbid Merkmale des Typus melancholicus aufwiesen, verlieren diese Charakteristika. Dieser Ausgang der hirnorganischen Melancholie stellt eines der wichtigsten Unterscheidungsmerkmale von den reinen Melancholien dar.

Der paradigmatische Fall:

Der Patient, Buchhalter von Beruf und ein sehr begabter Freizeitmaler und -musiker, merkte in seinem 40sten Lebensjahr, daß seine Leistungsfähigkeit ständig abnahm. Er erlebte selbst, daß seine Konzentrationsfähigkeit nachgelassen hatte, und daß er sehr leicht ermüdbar und erschöpfbar wurde. Früher beschäftigte er sich nach Büroschluß sehr intensiv mit Malerei – zwei Ausstellungen des Patienten fanden in Frankfurt statt – und musizierte mit einer Kapelle in verschiedenen Lokalen. Mit zunehmender Erschöpfbarkeit und „Kraftlosigkeit" mußte er zuerst mit dem Musizieren aufhören und konnte, weil er nach Büroschluß „todmüde" war, auch in seiner Malerei nichts tun. Er ging nach Feierabend am liebsten ins Bett oder lag auf dem Sofa. Er hatte keine Lust, mit der Familie etwas zu besprechen, am liebsten wollte er seine Ruhe haben, er mußte „sich erholen".

Diese Leistungsminderung wurde sowohl von ihm als auch von seinen Angehörigen auf eine berufliche Überbelastung zurückgeführt. In diesem Rahmen kam es auch zur Aufgabe von Musik und Malerei und zum Besuch beim Arzt. Der Arzt schrieb ihn für ein paar Tage krank und gab ihm Vitamine und andere Stärkungsmittel.

Dies rettete die Situation jedoch nicht. Er fing an, sich „böse Gedanken" zu machen. Er fürchtete, daß er unheilbar krank sei. Er beobachtete sich selbst und äußerte Befürchtungen wegen einer Obstipation und meinte, daß er vielleicht „Magen-Darm-Krebs" habe. Seine Frau teilte diese Befürchtungen nicht. Sie hatte ihm kurzerhand gesagt, er sei ein Schwächling, er sei faul, er müsse arbeiten. Schwer verletzt durch diese Haltung seiner Frau konnte der Patient ihr sein Leid nicht mitteilen. Dies führte zu einer ständigen Abkapselung des Patienten. Er blieb längere Zeit im Bett und nahm nicht am familiären Leben teil. Sein Appetit verschlechterte sich zunehmend, weswegen er in kürzester Zeit mehrere Kilogramm verlor. Schlaflosigkeit, Alpträume und Potenzstörungen traten auf. Der Besuch beim Hausarzt und die verordneten Stärkungsmittel und Vitamine erbrachten keinen Erfolg. Eines Tages versuchte der Patient, sich durch einen Sprung aus dem Fenster umzubringen. Nach Schilderung seiner Familie hatte dieser Suizidversuch einen appellativen Charakter. Die Ehefrau sagte dazu: „das war Schauspielerei". Er wurde von seiner Frau deswegen ausgelacht. Dieser Zustand dauerte acht Monate. In dieser für den Patienten kritischen Situation fand in seiner Firma eine Veränderung statt, die für die Entwicklung seines psychischen Zustandes von ausschlaggebender Bedeutung gewesen zu sein schien. Er mußte sein Büro wechseln und in einem anderen Raum arbeiten. Dies brachte ihn durcheinander. Er wollte überhaupt nicht in diesen Raum gehen. Er ließ sich krankschreiben und entschuldigte seine Haltung mit der Begründung, daß das Zimmer zu dunkel und kalt sei. Leider fand er kein Verständnis von seiten seiner Ehefrau. Sie ging sogar zu seiner Firma und besuchte das Zimmer. Sie fand das Zimmer sehr schön und die Befürchtungen ihres Mannes unbegründet. Das sagte sie dem Patienten mit harten Worten. Daraufhin unternahm er einen sehr ernsthaften Suizidversuch (er versuchte sich mit Elektrostrom in der Badewanne umzubringen). Die hinzugezogene Hausärztin überwies den Patienten in eine psychiatrische Klinik unter der Diagnose einer endogenen Depression.

Nach Angaben des behandelnden Arztes bot der Patient das Vollbild einer endogenen Depression. Das bekannte Syndrom der „Losigkeit" – Schlaflosigkeit, Appetitlosigkeit, Interesselosigkeit usw. – war sehr ausgeprägt. Eine Vertiefung der Depression am Vormittag mit nachmittägli-

cher Aufhellung von Stimmung und Antrieb war vorhanden. Aus privaten Gründen verließ er die andere Klinik und kam zu uns. Er kam um 20 Uhr in Begleitung seiner Frau: mit langsamen Schritten, den Kopf nach unten gesenkt, fast von seiner Frau getragen. Er saß auf einem Stuhl und richtete seinen Blick kaum auf uns. Seine Antworten auf unsere Fragen waren durch Wortkargheit gekennzeichnet. Die Mimik und die Gestik waren äußerst gehemmt. Trotz der Hemmung konnte man doch eine sehr große Angst spüren. Die unter großen Schwierigkeiten durchgeführte Exploration erbrachte eine sehr intensive und quälende Schuldthematik. Er sei sündig, er habe alles in seinem Leben falsch gemacht, er habe nicht die Gebote Gottes befolgt. Er werde jetzt von Gott zurecht bestraft. Zur Erläuterung gab er an, daß er als Kind nicht häufig genug zur Kirche gegangen sei und deswegen von Gott bestraft werde. „Ich bin schon tot." „Ich fühle mich nicht." „Ich kann es nicht beschreiben." „Das Leben hat keinen Zweck mehr." „Auf meiner Brust sitzt eine tiefe Traurigkeit, und ich habe ein ungemein großes Unwohlgefühl." „In meinem Leben habe ich alles falsch gemacht."

Auf unsere Fragen zur Präzisierung dessen, was er genau falsch gemacht habe, antwortete er: „Alles, einfach alles, ich kann es nicht genau sagen, alles ist falsch von mir gemacht worden. Jetzt ist es aus, es funktioniert nichts mehr. Mein Körper nimmt keine Nahrung mehr an. Sie bleibt im Darmkanal stehen. Ich bin praktisch ein lebendiger Toter, man braucht mich nur in das Grab zu stecken".

Er berichtete uns weiter, daß die Freude an seinen Hobbys und seine übrigen Interessen völlig verblaßt seien. Er sähe kein Fernsehen, und er lese keine Zeitung mehr. Mit dem Schlafen sei es furchtbar geworden. Er schlafe sehr schlecht durch, sei schon gegen 2 oder 3 Uhr morgens wach, könne dann nicht aufstehen, bleibe vielmehr stundenlang im Bett und grübele über seine persönliche Existenz, seine Gesundheit und seine finanzielle Existenz.

Die neurologische und internistische Untersuchung ergab keinen pathologischen Befund. Es wurde eine antidepressive Behandlung mit Lofepramin 210 mg tgl. durchgeführt. Eine eindeutige Besserung war nicht zu sehen. Vier Wochen nach Beginn der Erkrankung erzählte er uns: „Ich bin ein fürchterlicher Typ, ein Grübler. Ich grübele über alles, vielleicht weil ich mich arbeitsmäßig übernommen habe. Man braucht großen Willen zum Leben, und ich habe ihn nicht. Ich bin auch von Gott verdammt. Für mich gibt es keine Rettung mehr.

Warum geben Sie mir Medikamente? Die haben überhaupt keine Wirkung. Die bleiben im Darm, die werden vom Körper nicht aufgenommen. Mein ganzes Leben war eine Beleidigung Gottes."

Durch die Fortsetzung der Medikation der verschiedenen Antidepressiva wurde nur eine geringradige Besserung erreicht. Deswegen wurde eine Elektrokrampf-Behandlung durchgeführt. Sechs Elektrokrampf-Sitzungen brachten keine eindeutige Besserung, sondern nur eine gewisse Minderung der Ängstlichkeit. Die antidepressive Medikation wurde durch Anxiolytika ergänzt. Nach mehrwöchiger Behandlung beobachtete man eine Abflachung des depressiven Erlebens. Obwohl der Patient noch sehr gehemmt war, initiativ- und interessenlos, klagte er nicht mehr über die tiefe Traurigkeit. Er sei selbstverständlich ein Versager, er schaffe es nicht mehr mit der Arbeit, aber was solle das schon sein, er sei kein Sünder. Er wisse nicht, ob Gott ihn bestrafen wolle oder nicht. Sicherlich sei er krank, er wisse aber nicht, was er habe. Er vermute, daß er Krebs habe.

Auffallend war das Verschwinden der Tagesschwankungen. Der Patient war in diesem Stadium im Verlauf des Tages unverändert. Er blieb fast den ganzen Tag im Bett und schlief unregelmäßig ein. Nur mit großer Mühe konnte man ihn zu einem Spaziergang oder zur krankengymnastischen Behandlung mobilisieren. Bezeichnend war, daß er bei diesen Versuchen immer die Gelegenheit nutzte, sich zurückzuziehen. Er zog sich in verschiedene abgelegene Ecken zurück und versteckte sich oder lag auf einer Matratze im Keller, um sich zu erholen, wie er sagte. Ein Gespräch mit ihm konnte nicht stattfinden, weil man beobachtete, daß die gestellten Fragen ihn reizten. Er antwortete halb aggressiv, halb abweichend mit einem „ich weiß es nicht, es kann sein, alles ist möglich" usw.

Das Gedächtnis ließ deutlich nach, insbesondere das Neugedächtnis, und die Oberflächlichkeit der Affekte rückte immer mehr in den Vordergrund. Die tiefe Traurigkeit und die Versündigungsideen waren stark in den Hintergrund getreten. Obwohl in diesem Stadium ein engerer Kontakt zum Personal bestand, erweckte er durch sein „kaltes Verhalten" eine Abneigung. Unsauber, unrasiert, mit schmutzigen Kleidern saß oder lag er im Bett. Auf energische Aufforderungen des Personals hin ging er jedoch ins Bad.

Die mnestischen Funktionen nahmen ständig ab. Man gab ihm eine Zeitung mit leichtem Inhalt, damit er diese lese und dann auswendig den Inhalt des Artikels wiederhole; das gelang nur mit großen Schwierigkeiten. Es fiel eine zunehmende Schwierigkeit auf, das Wesentliche vom Unwesentlichen zu unterscheiden. All diese Symptome, die deutlich einen organischen Charakter hatten, führten den Untersucher zur Annahme einer hirnorganischen Schädigung.

Die durchgeführten paraklinischen Untersuchungen bestätigten diesen Verdacht, der anhand der psychopathologischen Erscheinungen aufgekommen war. Die computertomographische Untersuchung zeigte eine diffuse Hirnatrophie sowohl kortikal als auch zentral. Das EEG war deutlich pathologisch mit bilateraler, streckenweise rechts betonter, vorwiegend gruppierter Delta-Aktivität. Die Hirnszintigraphie und die Hirnperfusionsdarstellung ergaben den Verdacht auf einen atypischen, szintigraphisch nicht mehr zu differenzierenden Verlauf der linksseitigen Halsarterien sowie auf einen verminderten venösen Abfluß über die linksseitigen Halsvenen.

Auf Drängen der Familie wurde der Patient nach Hause entlassen. Einige Tage später mußte er jedoch wieder aufgenommen werden. Anlaß dafür war ein epileptischer Anfall. Nach der Schilderung der Ehefrau handelte es sich um einen typischen Grand-mal-Anfall mit initialem Schreien, tonisch-klonischen Abläufen und postiktualem terminalen Schlafen.

Bei der jetzigen Aufnahme imponierte die organische psychopathologische Symptomatik, obwohl noch eine Restsymptomatik des depressiven Syndroms vorhanden war: „Ich weiß, er tauge jetzt nicht mehr für die Arbeit und das Schlimmste, ich bin ein Versager. Aber ich bin ja krank, ich kann nichts dafür."

Während dieser stationären Behandlung bekam der Patient eine fieberhafte Pneumonie. Einen Tag nach Beginn der Pneumonie wurde der Patient stuporös: er sagte nichts, bewegte sich nicht, tat nichts, aß nichts, nahm keinen Kontakt auf und verfolgte das Gespräch nicht. Am nächsten Tag begann er plötzlich weinerlich zu lachen, sich unmotiviert auf die Schenkel zu schlagen und beim Lachen zu verrenken. Dann lief er im Zimmer und Gang umher, mal rannte er, mal hob er beschwörend die Arme, mal rief er weinerlich, wobei man den Eindruck hatte, daß er zu halluzinierten Personen sprach. Er war bewußtseinsgetrübt, d.h. zeitlich, räumlich und zur Person vollständig desorientiert. Seine Auffassungsfähigkeit und die Aufmerksamkeit waren sehr beeinträchtigt. Am nächsten Tag bestand der geschilderte Zustand fort. Er schritt jammernd einher, sprach mit imaginären Personen und sagte: „Das Ende, das Ende, ach, der Mann ist wirklich tot. Ich bin die Sonne, ich die Sonne." Dabei lachte er gequält und ging mit der Bemerkung: „Das ist doch alles Scheiße, aber alles Scheiße" zum Weinen über. Er gab an, daß er einen Mond im Zimmer und oben an der Dachleiste seine Frau und seinen Freund sehe. Nach Nachlassen des Fiebers war der akut psychotische Zustand am 4. Tag abgeklungen. Es bestand eine völlige Amnesie für das Geschehen. Der Patient war dann bewußtseinsklar, voll orientiert, seine Auffassungsfähigkeit und Aufmerksamkeit waren wiederhergestellt.

Für einige Tage klagte er noch über Doppelbilder. Dabei ergab die neurologische Untersuchung (die zum wiederholten Mal durchgeführt worden war) zum erstenmal eine linksseitige motorische Hemisymptomatik mit positivem Babinski- und positivem Oppenheim-Phänomen. Die paraklinische Untersuchung zeigte keine Veränderung der schon erhobenen pathologischen Befunde sowie der computertomographischen Untersuchung, der Hirnperfusion und des Hirnszintigrammes.

Bemerkenswert ist die Tatsache, daß er nach Abklingen der akuten organischen Psychose keine Depressivität im Sinne einer endogen anmutenden depressiven Symptomatik mehr zeigte. Verarmungsideen, Versündigungsideen, Tagesschwankungen usw. waren nicht mehr vorhanden. Das Absinken der Intelligenz und die Unfähigkeit, das Wesentliche vom Unwesentlichen zu unterscheiden, nahmen deutlich zu. Das Gedächtnis wurde miserabel. Eine testpsychologische Untersuchung bestätigte die Organizität der psychopathologischen Befunde. Dabei fiel auf, daß seine Fähigkeit zu abstrakt-logischem Denken gering ausgeprägt war. Ebenfalls gering ausgeprägt war die Fähigkeit zum Neulernen.

Der Patient wurde berentet. Seine Reaktion darauf war sehr indifferent; er meinte: „ich weiß, ich kann nicht mehr arbeiten – aber egal." Der Patient wurde zunächst nach Hause entlassen, wobei jedoch erhebliche Schwierigkeiten für das familiäre Leben entstanden. Deswegen mußte er in einer Anstalt dauerhaft untergebracht werden.

Der Aufenthalt dort wurde allerdings oft unterbrochen, damit er für einige Tage oder Wochen bei seiner Familie leben konnte. Bei unseren wiederholten Hausbesuchen fanden wir den Patienten in einem Sessel sitzend, er bewegte stereotyp den Kopf nach vorn und hinten, sagte ein paar Worte, war aber meistens geistig abwesend. Unsere Frage nach seiner Gesundheit wurde immer mit „es geht mir sehr gut, gut, gut – Sie sehen es doch" beantwortet. Zu kleinen Spaziergängen mußte er immer von der Ehefrau angetrieben werden. Vor Abschluß dieser Krankengeschichte besuchten wir den Patienten noch einmal und hatten wiederum den Eindruck einer raschen Alterung. Die Familie bezeichnete ihn schon als verblödet. Dies im Alter von 43 Jahren.

37.3 Organische Manie (sekundäre Manie)

Die im Abschnitt 37.1 dargestellte Kontroverse, die sich durch die ganze Geschichte der Psychiatrie zog, betraf nicht nur die Melancholie sondern auch die Manie bzw. die manisch-depressive Erkrankung. Inzwischen ist gut etabliert, daß auch Manien durch organische Störungen oder durch Substanzen hervorgerufen werden können. Eine Beobachtung übrigens, die schon *Aretäus von Kappadokien* gemacht hat. Allerdings wies er auch schon darauf hin, daß manche euphorischen bzw. maniformen Erscheinungen nach einer Substanzwirkung nicht mit Manie gleichzustellen sind (Über Ursachen und Symptome der chronischen Krankheiten, 1. Buch, Kapitel VI).

Außer den schon in dem Kapitel der organischen Depression zitierten Berichte über organisch bedingte bipolare Störungen, findet man in den letzten Jahrzehnten, vor allem in der englischsprachigen Literatur, Berichte über organische Manie, vorwiegend unter der Bezeichnung *„secondary mania"* (vgl. Lishman 1998 sowie Shulman 1997). Die Literatur über *„secondary mania"* wird durch folgende Besonderheiten gekennnzeichnet (vgl. dazu auch Dunn und Rabins 1996, Shulman 1997, Shulman und Tohen 1996):

1. Es überwiegen kasuistische Mitteilungen.
2. Es werden aufgrund der Lokalisation von Hirnläsionen topographische Korrelate diskutiert.
3. Es werden Häufigkeiten von sekundärer Manie bei bestimmten Formen von Gehirnaffektionen, vor allem Apoplexie und ischämischen Störungen insgesamt sowie Hirntraumen festgestellt.
4. Es werden mögliche Beziehungen zwischen *„Spät-Manie"*, d.h. also Manie mit sogenannter Spätmanifestation, und hirnorganischen Störungen registriert.
5. Es fehlen psychopathologische Differenzierungen zwischen *„rein endogener"* Manie und organisch bedingter Manie sowie des *„organischen Enthemmungssyndroms"*.

Der Begriff des *„organischen Enthemmungssyndroms"* wird in der neuen angloamerikanischen Literatur (unter der Bezeichnung *„disinhibition syndrome"*) manchmal alternativ zu der *„organischen Manie"* bzw. der *„sekundären Manie"* verwendet (Starkstein und Robinson 1997, Shulman 1997). Damit wird vor allem das Phänomen, das in der älteren Literatur als *„Moria"* (vom griechischen Wort *„moria"* – Verrückheit, Kindlichkeit) beschrieben wurde, bezeichnet. Mit diesem Begriff wird vorwiegend die *„Witzelsucht"* gemeint. Es handelt sich um ein psychopathologisches Phänomen, das durch Neigung zu unentwegtem Witzeln, insbesondere zu Wortwitzen, Wortspielen und witzigen Klangassoziationen gekennzeichnet ist (Peters 1990). Dieses Phänomen ist vor allem in der älteren deutschen Literatur ausführlich beschrieben. Eingang in die internationale Literatur fanden die Arbeiten von *Leonore Welt* aus dem Jahre 1888 (*„Über Charakterveränderungen der Menschen infolge von Läsionen des Stirnhirns"*) und von *Oppenheim* (1890), der sie in Verbindung mit den Hirngeschwülsten brachte, vor allem der Frontallappentumoren.

Auch aus der Psychopathologie des Morbus Pick ist das Phänomen bekannt. *Starkstein* und *Robinson* (1997) heben hervor, daß die Symptome des *„organischen Enthemmungssyndroms"* den DSM-IV-Kriterien für Manie sehr ähnlich sind: vor allem Symptome wie Überaktivität, Rededrang, Verminderung des Schlafbedürfnisses, Übersexualität, Hyperphagie, aggressive Äußerungen, Euphorie, Exaltation, Reizbarkeit, Gradiosität oder Ideenflucht.

Obwohl die Literatur über die Lokalisation des organischen Enthemmungssyndroms nicht einheitlich ist, scheint es nach der Mehrzahl der publizierten Arbeiten, daß vor allem Schädigungen des rechten Frontallappens häufig in Verbindung mit dem Syndrom zu bringen sind (Shulman 1997).

Shulman (1997) vertritt die Auffassung, daß trotz der Evidenz von neurologischen Schädigungen, die mit einem Enthemmungssyndrom oder einer organischen Manie im Zusammenhang stehen, offensichtlich auch eine bestimmte Vulnerabilität bestehen muß. So kann man die relative Seltenheit der maniformen Syndrome insgesamt im höheren Alter, trotz der häufigeren Hirnläsionen, erklären.

Fujikawa und Mitarbeiter (1995) verglichen 20 Patienten, die erst nach ihrem 50. Lebensjahr eine bipolare Erkrankung entwickelten mit 20 Patienten, die bereits vor ihrem 50. Lebensjahr bipolar geworden sind. Es wurde eine Häufigkeit von *„Silent Cerebral Infarction“* (SCI) von 65% in der Gruppe mit Spätmanifestation festgestellt, welche sich signifikant unterscheidet von den Patienten, die einen Beginn der Erkrankung vor ihrem 50. Lebensjahr gehabt haben. Die Autoren vermuten, daß bei einem großen Anteil der sogenannten Spätmanien wahrscheinlich eine *„Silent Cerebral Infarction“* vorliegen könnte. *Shulman* et al. (1992) haben aufgrund von neurologischen Befunden bei 365 der älteren Patienten mit einer manischen Episode die Diagnose einer sekundären Manie gestellt. Sie vermuten auch, daß subtile zerebrale Veränderungen bei Patienten, die bis zum Alter von 50 Jahren nur Depressionen hatten und nach diesem Alter auch manische Syndrome aufwiesen, für die Manifestation der manischen Episoden verantwortlich sein könnten. Eindrucksvoll ist dagegen die kasuistische Aussage von *Kellner* und *Neher* (1991), die über eine Erstmanifestation einer Manie bei einem über 80jährigen Patient berichteten, der keinen einzigen Hinweis auf eine somatologische Erkrankung hatte. Ausgehend von zwei Fällen mit einem ventralen pontinen Infarkt vertraten *Drake* und Mitarbeiter (1990) die Auffassung, daß Hirnstammläsionen affektive Erkrankungen hervorrufen können (eine Auffassung, die wir schon in der Arbeit *„Zyklothymie und Hirnstamm“* 1978 vertreten haben). Vor allem gelte dies, nach Auffassung der Autoren, für die sogenannte Spätmanie. Auch die Berichte von *Trautner* et al. (1988) sprechen für eine Beteiligung von Basalganglien bei der Entstehung organisch bedingter affektiver Syndrome inklusive sekundärer Manie. Zu diesen Angaben kamen sie anhand von 5 Patienten, die eine idiopathische Verkalkung der Basalganglien, die ein organisches Syndrom aufwiesen und ein affektives Syndrom entwickelten.

Gegen die Auffassung, daß die sogenannte sekundäre Manie vorwiegend mit dem höheren Alter zu tun hat (aber auch gegen die Auffassung einer bestimmten Lokalisation), richten sich *Starkstein* et al. 1988b mittels einer Studie mit 12 Fällen: Das Alter lag zwischen 20 und 83 Jahren, die Hirnschädigungen waren verschiedenartig (Hirntumore, Hirninfarkte, Hirntraumen, etc.), aber auch unterschiedlicher Lokalisation (sowohl links- als auch rechtshemisphärische Strukturen waren betroffen). Die Autoren vermuten multimodale Prozesse, in denen monoaminerge, genetische und perinatale Läsionen mitwirken könnten. Es zeigte sich, daß eine rechtshemisphärische Schädigung erst in Interaktion mit anderen lokalen Schädigungen oder genetischen Faktoren zu einem manischen Syndrom führen konnte.

Im Gegesatz dazu zeigten die Untersuchungen von *Robinson* et al. (1988), daß Patienten mit sekundärer Manie signifikant häufiger eine rechtshemisphärische Läsion haben (vor allem im limbischen Systembereich) als Patienten mit einer sekundären Depression, die vorwiegend eine linkshemisphärische Schädigung zeigten (vor allem im Bereich des frontalen Kortex und der Basalganglien).

Eine neurologische Erkrankung, die häufig mit einer Manie in Verbindung gebracht wird, stellt neben dem zerebralen Infarkt und den Schädelhirntraumata die multiple Sklerose (Encephalomyelitis disseminata) dar, obwohl depressive, darunter auch melancholische Syndrome nach Ansicht mancher Autoren häufiger als maniforme Syndrome auftreten (Lishman 1998).

Der Zusammenhang zwischen einer Gehirnverletzung (offen oder geschlossen) als Ursache oder Auslöser von psychischen Störungen, nicht nur im Sinne eines klassischen hirnorganischen Psychosyndroms oder einer akuten organischen Psychose, sondern auch anderer Syndrome, etwa paranoiden, melancholischen, manischen u.a., ist seit langem bekannt (vgl. Lishman 1998, Marneros und Philipp 1978, Marneros 1982). Die Forschung hat sich aber erst in den letzten Jahren intensiver damit beschäftigt, vor allem nachdem Interesse an den Lokalisationsfragen damit verbunden war. Eine relativ größere Anzahl von Patienten haben *Jorge* et al. (1993a,b) untersucht (66 Patienten mit geschlossenem Schädelhirntrauma wurden während des Krankenhausaufenthaltes untersucht und dann nach drei, sechs und zwölf Monaten nachuntersucht). Während dieser Zeit erfüllten 6 der Patienten die Kriterien einer Manie. Läsionen in der temporobasal-polaren Region korrelierten signifikant mit sekundärer Manie. Die Schwere des Traumas, die Intensität der somatischen und kognitiven Defizite oder die allgemeine Beeinträchtigung spielten keine Rolle. Bei diesen Patienten wurde eine Dauer der manischen Episode von zwei Monaten festgestellt. Es muß jedoch kritisch angemerkt werden, daß bei 9 % der Patienten (in absoluten Zahlen ausgedrückt nur 6 Patienten), die eine Manie entwickelten, die gefundenen Signifikanzen zu hinterfragen sind. Betrachtet man weitere Publikationen der selben Forschungsgruppe (etwa Starkstein et al. 1987) erkennt man, daß einige Patienten, die nach einer Hirnverletzung eine manische Symptomatik entwickelten, prämorbid schon depressive Phasen hatten. In diesem Sinne könnte die aufgetretene Polarität etwa als zufälliges zeitliches Zusammentreffen mit dem Trauma oder als ein durch das Trauma beschleunigtes und ausgelöstes Ereignis zu interpretieren sein.

Hirntumore werden nicht selten sowohl mit depressiven als auch manischen Syndromen und, wie auch nicht anders zu erwarten wäre, mit paranoid-halluzinatorischen und deliranten Symptomen in Verbindung gebracht (Lishman 1998). Die Lokalisation scheint von sekundärer Bedeutung zu sein.

In der Literatur finden sich zahlreiche Berichte über Manie und andere psychische Störungen bei Erkrankungen mit hormonellen Veränderungen (siehe Kapitel 38: Substanzinduzierte affektive Syndrome), Urämie (Thomas und Neale 1991), Aids (Boccellari et al. 1988), Vitamin-B12-Mangel (Goggans 1984), infolge von Hämodialyse (Jarecke und Reid 1990), Herzerkrankungen und Herzoperationen (Isles und Orrell 1991) (siehe auch Kapitel Komorbidität).

37.4 Diagnostische Kriterien

Um eine organisch bedingte unipolare oder bipolare affektive Störung zu diagnostizieren, ist conditio sine qua non, daß körperliche Erkrankungen nachgewiesen sind und diese bereits vor der psychopathologischen Symptomatik vorhanden waren. Falls im Verlauf einer unipolaren oder bipolaren Erkrankung eine körperliche Erkrankung auftritt und das psychopathologische Bild entsprechend modifiziert, dann darf man nicht von einer organisch-affektiven Störung sprechen, sondern von einer *„komplizierten Depression"* oder *„komplizierten Manie"* (Marneros 1982), im Sinne einer den Verlauf des affektiven Syndroms modifizierenden Komorbidität.

Die ICD-10 fordert für die Diagnose von *„organischen affektiven Störungen"* (F06.3), daß die allgemeinen Kriterien der organischen Ätiologie und zusätzlich die diagnostischen Kriterien der affektiven Störungen, wie sie in den Kapiteln 8 und 10 dargestellt worden sind, vorhanden sein müssen. Die organischen affektiven Störungen, so wie die ICD-10 sie definiert, sind durch eine Veränderung der Stimmung oder des Affektes, meist zusammen mit einer Veränderung in der gesamten Aktivitätslage charakterisiert. Der Grund für den Einschluß dieser Störungen in den organischen Abschnitt ist die Annahme ihrer Verursachung durch eine zerebrale oder andere körperliche Störung; diese muß mittels körperlicher oder Laboruntersuchungen belegt oder aufgrund einer entsprechenden Krankengeschichte vermutet werden. Die affektive Störung muß der angenommenen organischen Störung folgen. Sie ist nicht mit einer emotionalen Reaktion auf das Wissen um eine bestehende Hirnerkrankung oder auf deren Symptome zu verwechseln. Die ICD-10 unterscheidet vier Formen von organischen affektiven Störungen:

1. organische manische Störung (F06.30)
2. organische bipolare Störung (F06.31)
3. organische depressive Störung (F06.32)
4. organische gemischte affektive Störung (F06.33).

Das DSM-IV verlangt für die Diagnose die Kriterien, die in Tabelle 37.3 dargestellt sind:

Tabelle 37.3: Diagnostische Kriterien für affektive Störung aufgrund von medizinischen Krankheitsfaktoren nach DSM-IV

A. Das klinische Bild wird bestimmt durch eine ausgeprägte und anhaltende Störung des Affekts, die sich in einem oder beiden der folgenden Merkmale zeigt:
   (1) depressive Verstimmung oder deutlich vermindertes Interesse oder verminderte Freude an allen oder fast allen Aktivitäten,
   (2) gehobene, expansive oder reizbare Stimmung.

B. Nach Anamnese, körperlicher Untersuchung und Laborbefunden ist die Störung als direkte Folge eines medizinischen Krankheitsfaktors belegt.

C. Das Störungsbild kann nicht besser durch eine andere psychische Störung erklärt werden (z.B. Anpassungsstörung mit depressiver Stimmung als Reaktion auf die Belastung, den medizinischen Krankheitsfaktor zu haben).

D. Die Störung tritt nicht ausschließlich im Verlauf eines Delirs auf.

E. Die Symptome verursachen in klinisch bedeutsamer Weise Leiden oder Beeinträchtigungen in sozialen, beruflichen oder anderen wichtigen Funktionsbereichen.

Mit depressiven Merkmalen: Die vorherrschende Stimmung ist depressiv, aber die Kriterien einer Episode einer Major Depression sind nicht vollständig erfüllt.

Mit major-depression-ähnlicher Episode: Die vollständigen Kriterien für eine Episode einer Major Depression (außer Kriterium D) sind erfüllt.

Mit manischen Merkmalen: Die vorherrschende Stimmung ist gehoben, euphorisch oder reizbar.

Mit gemischten Merkmalen: Es bestehen sowohl manische als auch depressive Symptome, aber keine von beiden herrschen vor.

37.5 Andere unipolare und bipolare Erkrankungen, *„organisch verursacht"*

Systematische Untersuchungen zur Organizität von anderen unipolaren und bipolaren Erkrankungen sind bisher nicht durchgeführt worden. Es gibt kasuistische Beiträge für schizoaffektive Erkrankungen (Brewerton 1997, Lishman 1998) oder auch für zykloide Psychosen (Schifferdecker et al. 1995) sowie die Vermutung, daß gemischt-bipolare Episoden häufiger bei körperlichen Erkrankungen auftreten können (siehe Kapitel 11).

(Weiteres siehe auch Kapitel Komorbidität.)

KAPITEL 38: SUBSTANZINDUZIERTE UNIPOLARE UND BIPOLARE STÖRUNGEN

„ 'Εκφλέγει γάρ καί οἶνος ἐς παραφορήν ἐν μέθῃ· ἐκμαίνει δέ καί τῶν ἐδεστῶν, μετεξέτερα, ἢ μανδραγόρη, ἢ ὑοσκύαμος, ἀλλ οὔ τι πω μανίῃ τάδε κικλήσεται· ἐπί γάρ σχεδίου γιγνόμενα καθίσταται θᾶττον. τό δέ ἔμπεδον ἡ μανίη ἴσχει."

„Verursacht zwar auch der Wein eine Unbeherrschbarkeit während des Rausches; wie auch das Verzehren verschiedener Speisen maniformes Verhalten hervorruft, etwa von Mandragora oder Hyoscyamus – dieses Verhalten wird aber nicht als Manie bezeichnet, denn so etwas verschwindet schnell, die Manie dagegen ist durch Beständigkeit gekennzeichnet".

Aretäus von Kappadokien, Ätiologie und Symptomatologie chronischer Krankheiten, 1. Buch, Kapitel VI, Übersetzung des Verfassers

38.1 Begriffsbestimmung

Es gibt viel Literatur zu *„substanzinduzierten Depressionen"* oder *„Manien"*, allerdings ist hierzu die Datenlage sehr unterschiedlich. Es existieren kontrollierte prospektive Studien zu einigen Medikamentengruppen, die meisten Hinweise beziehen sich aber auf kasuistische Mitteilungen. Zum anderen ist in vielen dieser Berichte nicht dargelegt, auf welchen Kriterien die Diagnose einer depressiven oder manischen Störung beruht. Häufig werden Apathie, Lethargie, Müdigkeit und ähnliches als depressive Symptome berichtet, während andere typischere Symptome einer Depression kaum angeführt werden, das gleiche gilt für Manien (Edwards 1989, Keshavan 1997, Long und Kathol 1993). In zukünftigen Untersuchungen ist daher eine klarere Abgrenzung von depressionsähnlichen bzw. manieähnlichen Symptomkonstellationen von einer vollständigen Depression oder Manie unter Berücksichtigung operationalisierter Kriterien zu wünschen wie dies z.B. die Einführung der *„substanzinduzierten affektiven Störung"* als eigene Kategorie im DSM-IV (1994) ermöglicht (siehe Tabelle 38.1). Das Hauptmerkmal besteht dabei in einer ausgeprägten und anhaltenden affektiven Veränderung, die als direkte körperliche Folge einer Substanz (z.B. Droge, Medikament, andere somatische antidepressive Behandlung und Exposition gegenüber einem Toxin) angesehen wird. Je nach Eigenschaften der Substanz und dem Zusammenhang, in dem die Symptome auftreten (z.B. während Intoxikation oder Entzug einer Substanz) kann die Störung sich in depressiver Verstimmung oder deutlich reduziertem Interesse oder reduzierter Freude oder gehobener, expansiver oder gereizter Stimmung äußern. Da nicht immer die vollständigen Kriterien für eine Major Depression oder eine manische Episode erfüllt sind, ist eine Subtypisierung mit *„depressiven Merkmalen, mit manischen Merkmalen oder mit gemischten Merkmalen"* eingeführt worden.

Tabelle 38.1: DSM-IV Kriterien für substanzinduzierte affektive Störung

A. Das klinische Bild wird bestimmt durch eine ausgeprägte und anhaltende Stimmungsveränderung, die durch eines oder beide der folgenden Merkrmale charakterisiert ist:
   (1) depressive Verstimmung oder deutlich reduziertes Interesse oder reduzierte Freude an allen oder fast allen Aktivitäten
   (2) gehobene, expansive oder gereizte Stimmung.

B. Vorgeschichte, körperliche Untersuchung oder Laborbefunde belegen entweder (1) oder (2):
   (1) die Symptome aus Kriterium A entwickeln sich während oder innerhalb eines Monats nach Substanzintoxikation oder -entzug,
   (2) es besteht ein ätiologischer Zusammenhang zwischen einer Medikamenteneinnahme und der Störung.

C. Die Störung kann nicht besser durch eine nicht-susbstanzinduzierte affektive Störung erklärt werden. Das Vorliegen einer der folgenden Konstellationen kann darauf hinweisen, daß eine nicht-substanzinduzierte affektive Störung vorliegt: Das Auftreten der Symptome liegt vor dem Beginn des Substanzgebrauchs oder der Medikamenteneinnahme; die Symptome halten längere Zeit (etwa einen Monat) nach dem Ende eines akuten Entzugs oder einer schweren Intoxikation an oder gehen, gemessen an den Eigenschaften oder der Dosierung der Substanz oder der Einnahmedauer, erheblich über das erwartete Maß hinaus; andere Anhaltspunkte (z.B. rezidivierende Episoden einer Major Depression in der Vorgeschichte) lassen auf das Vorliegen einer eigenständigen, nicht-substanzinduzierten affektiven Störung schließen.

D. Die Störung tritt nicht ausschließlich während eines Delirs auf.

E. Die Symptome verursachen in klinisch bedeutsamer Weise Leiden oder Beeinträchtigungen in sozialen, beruflichen oder anderen wichtigen Funktionsbereichen.

Während substanzinduzierte *„reine"* affektive Syndrome in der Literatur beschrieben worden sind, finden sich kaum Informationen über andere Formen unipolarer und bipolarer Erkrankungen, etwa schizoaffektive und zykloide Psychosen. Zyklothymia, Dysthymie und andere chronische Formen sind per definitionem kaum mit substanzinduzierten Erkrankungen in Verbindung zu bringen. Über die schizoaffektiven und zykloiden Psychosen und deren mögliche Induziertheit durch Substanzen ist auch deshalb wenig bekannt, da die diagnostische Zuordnung nicht leicht ist. Es werden zwar von den diagnostischen Systemen substanzinduzierte affektive Syndrome und substanzinduzierte *„psychotische"* Syndrome beschrieben, aber eine expressis-verbis-Kombination der beiden Zustände in der Form von schizoaffektiv oder zykloid (auch unter dem Etikett *„akute vorübergehende psychotische Störung"*) ist bis jetzt nicht erfolgt. Offensichtlich nicht, weil es solche symptomatologischen Mischungen nicht gibt, sondern weil sie häufig unter der Kategorie der *„akuten organischen"* bzw. *„exogenen"* bzw. *„substanzinduzierten"* Psychosen diagnostiziert werden dürften.

Auch ein Versuch der ICD-10, verschiedenartige Zustände, auch schizoaffektive und zykloide, in der Gruppe der substanzinduzierten Störungen zu erfassen, bleibt diffus. Im Kapitel *„Psychische und Verhaltensstörungen durch psychotrope Substanzen"* (F10-F19) nennt die ICD-10 die psychotischen Störungen, die in Verbindung mit psychotropen Substanzen entstehen können. Man spricht dort von psychotischen Störungen, die schizophreniform oder vorwiegend wahnhaft, halluzinatorisch, oder polymorph sind, die von vorwiegend depressiven oder vorwiegend manischen Symptomen gekennzeichnet, oder psychotischen Störungen, die als gemischt bezeichnet werden. Dies wird jedoch kriteriologisch nicht scharf abgegrenzt. Es ist wahrscheinlich auch bei solchen akuten Zuständen, bei denen ebenfalls der Substanzgebrauch bekannt ist, eine genauere phänomenologische Differenzierung nicht unbedingt von Priorität.

Schwierigkeiten in der Zuordnung affektiver Störungen als Folge einer bestimmten Substanz bestehen unter anderem darin, daß aufgrund der großen Häufigkeit depressiver Störungen die Chance eines gleichzeitigen Auftretens von depressiver Verstimmung und einer medikamentös zu behandelnden körperlichen Erkrankung nicht gering ist – es ist daher oft schwierig zu entscheiden, ob die Depression komorbid auftritt, eine Folge der primären Grunderkrankung oder deren spezifischer Therapie ist (Edwards 1989, Keshavan 1997, Long und Kathol 1993, Patten und Lamarre 1992). Bekannt ist, daß eine familiäre Belastung mit depressiven Erkrankungen oder frühere depressive Krankheitsphasen einen Risikofaktor für die Entwicklung medikamenteninduzierter Depressionen darstellen (Keshavan 1997).

Die zuvor gemachten Ausführungen erklären, warum fast zu jeder Medikamentenklasse Berichte zur Auslösung affektiver Störungen, v.a. von Depressionen, vorliegen (Keshavan 1997, Metzger und Friedman 1994, Patten und Love 1993) und eine vollständige Auflistung kaum möglich ist. Im Folgenden sollen die Substanzen besprochen werden, nach deren Gabe oder Absetzen bzw. im Entzug affektive Störungen häufiger beschrieben wurden (Edwards 1989, Keshavan 1997, Long und Kathol 1993, Patten und Love 1993, Rouchell et al. 1996).

38.2 Antihypertensiva

Antihypertensiva gehören zu den am häufigsten genannten Medikamenten, welche eine depressive Verstimmung auslösen können. Dies geht auf Befunde mit Reserpin zurück, einem zentral wirksamen Rauwolfia-Alkaloid, das als eines der ersten Antihypertensiva eingesetzt wurde (Goodwin und Bunney 1971, Schildkraut und Kety 1967). Reserpin führt zu einer präsynaptischen Speicherentleerung von Katecholaminen und führt so zu einer deutlichen Verminderung der synaptischen Verfügbarkeit der Katecholamine. Bei weitgefassten Diagnosekriterien einer depressiven Phase wurde in einer Metaanalyse von 16 Studien eine mittlere Inzidenz von 20% der mit Reserpin behandelten Patienten gefunden. Wurden hingegen nur Patienten mit klar definierten depressiven Phasen im Sinne einer endogenen Depression berücksichtigt, lag die Inzidenz nur noch bei 5% (Goodwin und Bunney 1971). Andere Nebenwirkungen bestanden in optischen Halluzinationen, Häufung von Alpträumen und vermehrtem REM-Schlaf. In der antihypertensiven Therapie spielt Reserpin heute aber kaum noch eine Rolle (Keshavan 1997).

ß-Blocker sind heute mit die Mittel der ersten Wahl in der Behandlung von Hypertonikern. Zu diesen Substanzen gibt es zahlreiche Publikationen, daß diese Substanzen aufgrund ihrer Wirkung an zentralen ß-adrenergen Rezeptoren eine Verminderung zentraler Konzentrationen von Noradrenalin und Serotonin und somit Depressionen auslösen können (Avorn et al. 1986, Thiessen et al. 1990). Allerdings wurde von einigen Autoren kein Zusammenhang zwischen der Therapie mit ß-Blockern und Auftreten affektiver Störungen gefunden Bei Risikopatienten sollten in der Regel neuere hydrophile ß-Blocker, wie Atenolol oder Nadolol, den älteren lipophilen ß-Blockern, wie Propanolol, vorgezogen werden, da sie infolgedessen die Bluthirnschranke in deutlich niedrigerer Konzentration überwinden (Levenson 1993, Paykel et al. 1982b, Yudovsky 1992). Wenn sich ein depressives Syndrom nach Therapie mit ß-Blockern entwickelt, sollte die Therapie wenn möglich auf alternative Präparate wie Kalzium-antagonisten oder Angiotensin-Converting-Enzyme-Hemmer umgestellt werden. Sollte dies nicht möglich sein, ist die Zugabe eines Antidepressivums zu empfehlen. Bei den heute verfügbaren neueren Substanzen sollten die älteren Trizyklika dann nach Möglichkeit nicht eingesetzt werden, da sie die antihypertensive Wirkung der ß-Blocker beeinträchtigen, indem sie diese, je nach Affinität, von adrenergen Zielrezeptoren auch verdrängen können (Keshavan 1997, Paykel et al. 1992).

Clonidin und α-Methyldopa sind beides α_2-adrenerge Agonisten, die als Antihypertensiva eingesetzt werden (Demuth und Ackerman 1983, Paykel et al. 1982b). Vom theoretischen Standpunkt her wurden diese Substanzen als möglich depressiogen eingestuft, weil zum einen unter ihrem Einsatz depressive Verstimmungen immer wieder beschrieben wurden und zum anderen Störungen der noradrenergen Rezeptorfunktion durch diese Substanzen verstärkt werden können. Insgesamt treten depressive Verstimmungen nach diesen Substanzen aber eher selten auf, so publizierte *Paykel et al.* (1982b) in einer Übersicht eine Inzidenz von 1,5% depressiver Störungen in 44 Studien, in denen Clonidin zur Hypertoniebehandlung eingesetzt wurde. Kasuistische Mitteilungen existieren auch darüber, daß sowohl neuere Kalziumantagonisten und Angiotensin--Converting-Enzyme-Inhibitoren als auch Diuretika, wie z.B. Hydralazin, Depressionen auslösen können, systematische Untersuchungen liegen dazu aber nicht vor (Levenson 1993, Rouchell et al. 1996).

38.3 Kardiaka

Depressive Störungen treten häufig nach Therapie mit *Digitalis-Präparaten* auf, zu den berichteten Symptomen gehören depressive Stimmung, Abgeschlagenheit, Agitiertheit, Schlafstörungen und Alpträume. Überdosierungserscheinungen mit Digitalispräparaten führen allerdings zu deliranten Zuständen mit optischen Halluzinationen und Skotome. *Schleifer* et al. (1991) berichteten eine Häufung depressiver Störungen unter Therapie mit Digoxin, allerdings bestanden in dieser kontrollierten Untersuchung depressive Erkrankungen häufiger in der Baseline-Untersuchung der Studie als im Verlauf. Vereinzelt wurde über depressive Symptome nach Einnahme von *Procainamid* und *Lidocain* berichtet. Gerade bei kardiologischen Erkrankungen werden unabhängig von der Therapie aber häufig komorbid auftretende depressive Störungen berichtet und erschweren die Beurteilung eines kausalen Zusammenhangs zwischen Antiarrhythmika und affektiven Störungen (Gala et al. 1997, Levenson 1993).

38.4 Lipidsenkende Substanzen

In den 90er Jahren wurde die mögliche Beziehung zwischen Depression und *lipidsenkenden Medikamenten* intensiv untersucht, da kontrollierte klinische Studien mit Lipidsenkern zu gehäuftem Auftreten depressiver Syndrome mit einer erhöhten Mortalität durch Suizid und zu gewalttätigem Verhalten geführt hatten (Law et al. 1994, Muldoon et al. 1990), allerdings wurde dies in einer kürzlich publizierten Studie von *Markowitz* et al. (1997) in Frage gestellt. *Engelberg* (1992) diskutierte, daß die Senkung des Serumcholesterins mit einer verminderten Viskosität der Zellmembranen zentraler Neurone einherginge, was zu einer verminderten Exposition von oberflächlich liegenden Serotoninrezeptoren führe und so depressiogen wirke. Depressive Symptome wurden regelmäßiger nach Therapie mit den Substanzen *Pravastatin*, *Lovastatin* berichtet und *Cholestyramin* (Engelberg 1992, Lechleitner et al. 1992).

38.5 Hormonpräparate und Kontrazeptiva

Psychiatrische Krankheitsbilder, vor allem affektive Störungen, wurden häufig mit hormonellen Erkrankungen in Zusammenhang gebracht. Am besten untersucht sind dabei die *Kortikosteroide* und die *Schilddrüsenhormone* (Boswell et al. 1997, Kathol 1996). Hypothyreote Werte gehen eher mit depressiven Verstimmungen einher, während hyperthyreote Störungen, z.B. unter vermehrter Stimulation oder nach Zufuhr von Schilddrüsenhormonen, eher zu gereizt-maniformen Syndromen führen (Kathol 1996). Krankheitsbilder mit abnormem Steroidmetabolismus, wie z.B. der Morbus Cushing, gehen in einem hohen Prozentsatz mit depressiven Störungen einher, es sind aber auch manische Krankheitsepisoden beschrieben (Boswell et al. 1997, Kathol 1996). Unter Therapie mit Kortikosteroiden treten solche manischen Syndrome sogar häufiger auf als depressive Störungsbilder, wobei Frauen etwas häufiger als Männer betroffen sind. Patienten mit einem systemischen Lupus erythematodes oder einer Encephalomyelitis disseminata scheinen dabei ein besonders hohes Risiko für affektive Störungen unter Kortikosteroiden im Vergleich zu Patienten mit anderen Krankheitsbildern zu haben (Lewis und Smith 1983, McDaniel et al. 1996). Affektive Störungen treten dabei entweder schon zu Beginn der Therapie auf oder machen sich bei Änderung der Dosierung im Therapieverlauf bei Erhöhung oder Erniedrigung der Tagesdosis bemerkbar. Ist eine Therapie mit Steroiden unumgänglich, und es kommt zu affektiven Störungen, so sollten trizyklische Antidepressiva vermieden werden, weil unter deren zusätzlicher Gabe vermehrt psychotische Dekompensationen berichtet wurden (Keshavan 1997).

Sowohl depressive als auch manische Syndrome wurden ebenfalls nach Therapie mit *anabolen Steroiden* berichtet, die im Rahmen von myotonen Dystrophien oder zur Therapie von primärem oder sekundärem Hypogonadismus eingesetzt worden waren. *Keshavan* (1997) wies darauf hin, daß anabole Steroide zunehmend mißbräuchlich, v.a. im Sport, eingenommen würden und daß affektive Störungen bei bis zu 22% der diese Stoffe einnehmenden Probanden gesehen würden, berichtet sowohl depressive als auch manische Zustandsbilder (Malone und Dimeff 1992, Pope und Katz 1988). Nach dem Absetzen von anabolen Steroiden kommt es ebenfalls zur Entwicklung depressiver Störungen, diese sprechen nach einem Bericht von *Malone* und *Dimeff* (1992) sehr gut auf Serotonin-Wiederaufnahmehemmer an.

Unklarer ist die Datenlage zu affektiven Störungen nach Einnahme oraler *Kontrazeptiva*. Seit deren Einführung wurde immer wieder vor allem über depressive Verstimmungen berichtet (Kendler et al. 1988), anhand von kontrollierten doppelblinden Studien ließ sich eine Beziehung zwischen affektiven Störungen und oralen Kontrazeptiva aber nicht eindeutig belegen (Long und Kathol 1993, Patten und Love 1993).

38.6 Zytostatika

Zytostatika wie *Methotrexat*, *Decarbazin*, *Vinblastin*, *Asparaginase* und *Procarbazin* sowie auch neuere Therapien mit *Interferon-* und *Interleukinpräparaten* bei Tumorerkrankungen wurden in Zusammenhang mit dem gehäuften Auftreten depressiver Störungen gebracht (Fava 1992, Maguire 1997, Middleboe et al. 1994). Ein kausaler Zusammenhang zwischen diesen Substanzen und affektiven Störungen konnte in Studien aber nicht nachgewiesen werden, dabei ist vor allem zu berücksichtigen, daß 40 bis 60% aller Tumorpatienten an affektiven Störungen, fast immer depressiver Prägung, leiden. Auf der anderen Seite gibt es gerade in den letzten Jahren bei Tumorpatienten Hinweise darauf, daß sich durch eine verbesserte antidepressive Therapie deren Lebensqualität und auch langfristige Krankheitsprognose bessern läßt, so daß weitere systematische Untersuchungen hierzu dringend erforderlich sind (Fava 1992, Maguire 1997, Middleboe et al. 1994).

38.7 Antibiotika / Tuberkulostatika

Der antidepressive Effekt des *Tuberkulostatikums Iproniazid* führte in den 50er Jahren zu einer deutlichen Intensivierung der psychopharmakologischen Forschung. Der antidepressive Effekt von Iproniazid beruhte dabei auf einer Hemmung der Monoamin-Oxidase, und kasuistische Mitteilungen weisen auf die Induktion maniformer Syndrome hin (Holdiness 1987). Auf der anderen Seite führten Tuberkulostatika, wie *Cycloserin* oder *Ethionamid,* zu einem vermehrten Auftreten depressiver Störungen. Die Symptome schienen dabei dosisabhängig, und auch psychotische Depressionen waren nicht selten (Holdiness 1987). Auch andere ältere *Antibiotika, wie Dapson* und *Amphotericin B*, aber auch neuere Substanzen wie *Penicilline*, *Gyrasehemmer* oder *Cephalosporine* wurden kasuistisch als depressionsauslösend beschrieben, für alle diese Substanzen finden sich bei Applikation in höheren Dosierungen aber vorwiegend Berichte über delirante Syndrome, v.a. nach intravenöser Gabe (Edwards 1989, Fava 1992, Keshavan 1997, Rouchell et al. 1996, Sternbach und State 1997).

38.8 Histamin-H_2-Blocker

Selektive *Histamin-H_2-Blocker*, wie *Cimetidin*, *Famotidin* oder *Ranitidin,* wurden in kasuistischen Mitteilungen angeschuldigt, depressive Verstimmungen auszulösen. Weitaus häufiger sind aber Beschreibungen deliranter Zustandsbilder, vor allem bei intravenöser Applikation dieser Substanzen (Olden und Lydiard 1996). Kontrollierte Studien zur oralen Einnahme von *Ranitidin* zeigten keine Zunahme depressiver Verstimmungen (Keshavan 1997, Olden und Lydiard 1996).

38.9 Sympathikomimetika und Antiparkinsonmittel

Affektive Störungen unter Anwendung von *Sympathikomimetika* sind häufig berichtet worden, typischerweise treten eher maniforme Syndrome bei Gabe dieser Substanzen, wie *Fenfluramin,*

Methylphenidat, Pemolin oder *Katecholaminen,* auf. Auf der anderen Seite sind depressive Störungen nach Absetzen dieser Substanzen häufig beschrieben worden (Keshavan 1997).

Auch nach *Levodopa* sollen depressive Symptome gehäuft aufgetreten sein, allerdings wird diese Substanz meist ja bei Parkinson-Syndromen eingesetzt und dieses Krankheitsbild ist per sé mit einer hohen Inzidenz depressiver Störungen vergesellschaftet (Edwards 1989, Fava 1992, Robertson 1997). Es ist daher schwer entscheidbar, ob die depressiven Symptome medikations- oder morbusbedingt sind. Auf der anderen Seite zeigte eine Studie aus den 70er Jahren, daß Parkinson-Patienten, welche mit Levodopa behandelt wurden, ausgeprägtere depressive Symptome aufwiesen als eine Gruppe, die mit anticholinergen Präparaten und Amantadin therapiert wurde (Mindham et al. 1976).

38.10 Antikonvulsiva

Depressive Symptome wurden nach Einnahme von *Antikonvulsiva*, und zwar *Phenytoin, Carbamazepin, Phenobarbital* und *Felbamat,* berichtet (Ketter et al. 1994, Robertson et al. 1987, Robertson 1997). Bei Durchsicht der Literatur fällt allerdings auf, daß die Diagnose depressiver Syndrome in manchen Studien auf den Symptomen Sedation und psychomotorischer Verlangsamung beruhte. Es existieren nur wenige kontrollierte Studien mit klaren Diagnosekriterien im Hinblick auf affektive Störungen, auf der anderen Seite berichteten *Robertson* et al. (1987), daß 40% der 64 Patienten ihrer Studie die Kriterien einer Major Depression erfüllten, 34% dieser Patienten hatten eine positive Familienanamnese für affektive Erkrankungen. Phenobarbital war dabei mit einem erhöhten Depressionsrisiko assoziiert, während unter Carbamazepin depressive Störungen und auch Angstsymptome weniger berichtet wurden. *Ketter* et al. (1994) berichteten depressive und Angstsymptome nach Absetzen von Antikonvulsiva. Zusammenfassend läßt sich festhalten, daß Phenobarbital ein erhöhtes Risiko im Hinblick auf die Entstehung depressiver Symptome hat, während Carbamazepin eher einen stimmungsstabilisierenden Effekt aufweist, wie dies ja auch aus der Nutzung als Phasenprohylaktikum bekannt ist. Studien bzw. Mitteilungen über Valproat liegen nicht vor, aus theoretischen Erwägungen dürften dessen Effekte am ehesten dem Carbamazepin entsprechen (Robertson 1997).

38.11 Neuroleptika

Immer wieder wurden in der Literatur Fälle berichtet, nach denen unter *neuroleptischer Medikation* depressive Symptome ausgelöst oder verstärkt würden. Allerdings gehen diese depressiven Symptome dann meist auch mit extrapyramidalmotorischen Symptomen einher, so daß es sich auch um eine Folge dieser Störung und nicht um eine eigenständige depressive Verstimmung handeln könnte. Eine Diskussion der methodischen Schwierigkeiten im Hinblick auf primäre und sekundäre Minus-Symptomatik oder das neuroleptikainduzierte Defizit-Syndrom würde hier zu weit führen (Lader 1993, Möller et al. 1994b). Nach *Angst* (1992) spielen Neuroleptika aber eher eine untergeordnete Rolle in der Genese depressiver Syndrome bei akuten oder chronischen schizophrenen Patienten. Atypische Neuroleptika wie Clozapin, Risperidon oder Olanzapin sollen im Vergleich zu den älteren klassischen Neuroleptika sogar einen antidepressiven Wirkeffekt haben. Kasuistisch wurde bei bipolaren Patienten auch die Auslösung manischer Krankheitsepisoden durch atypische Neuroleptika berichtet (Meltzer 1995, Möller 1996a).

38.12 Benzodiazepine

Kontrollierte Studien sprechen dafür, daß die depressionsartigen Symptome nach hochdosierten *Benzodiazepinen* eher auf der ausgeprägten Sedation beruhen (Buckner und Mandell 1990, Keshavan 1997). Depressive Syndrome auch gravierenden Ausmaßes wurden mehr nach Absetzen von Benzodiazepinen, die über längere Zeit eingenommen worden waren, berichtet. Nach *Morton* und *Lader* (1992) sprechen diese depressiven Syndrome nach Benzodiazepin-Entzug gut auf die Therapie mit dem Benzodiazepin-Antagonisten Flumazenil an. *Lader* (1994) wies aber auch darauf hin, daß bisher noch nicht geklärt sei, ob das Wiederauftreten von depressiven und ängstlichen Symptomen nach Absetzen dieser Substanzen auf der Grunderkrankung, Rebound-Phänomenen oder regelrechten Entzugserscheinungen beruhe.

38.13 Weitere Substanzen

Nach Absetzen fast aller psychotropen Medikamente sind depressive Syndrome beschrieben (Keshavan 1997). Typische Symptome solcher depressiv gefärbter Syndrome sind depressive Grundstimmung, Schlafstörungen mit vermehrter Traumaktivität, psychomotorische Verlangsamung und Antriebsminderung, Kopfschmerzen und Parästhesien. Im Vergleich zu tri- oder tetrazyklischen Antidepressiva scheinen solche Absetzerscheinungen nach MAO-Hemmem oder Serotonin-Wiederaufnahmehemmern häufiger und verstärkt aufzutreten (Keshavan 1997, Rouchell et al. 1996). Affektive Störungen wurden auch nach Entzug anderer psychotroper Substanzen, wie *Amphetaminen, Kokain, Anticholinergika,* berichtet. Umgekehrt treten nach Einnahme von Rauschmitteln wie Alkohol, v.a. aber nach *Amphetaminen, Kokain* und *Ecstasy,* vorübergehende maniforme Syndrome auf (Keshavan 1997, Rouchell et al. 1996). Manische und schizomanische Syndrome wurden im Rahmen von Intoxikationen mit diesen Rauschdrogen beschrieben (McDaniel et al. 1996, Sultzer und Cummings 1989).

Alkohol, Halluzinogene, Opiate und andere Drogen wurden oft mit Manie in Verbindung gebracht (siehe Tabelle 38.3). Da jedoch in diesem Falle die Frage der Auslösung bzw. Verursachung sehr eng mit der Frage der Komorbidität zusammenhängt, werden wir diesen im Kapitel Komorbidität darstellen.

Tabelle 38.2: Substanzen, die depressive Störungen verursachen können

• **Blutdruckmittel** · Reserpin · ß-Blocker · Clonidin · α-Methyldopa · Kalzium-Antagonisten · ACE-Hemmer · Diuretika • **Antiarrhythmika** · Digitalis · Procainamid · Lidocain • **Lipidsenker** · Cholestyramin · Pravastatin · Lovastatin • **Hormonpräparate** · Kortikoide · Anabole Steroide · Orale Kontrazeptiva	• **Antibiotika** · Amphotericin · Cycloserin · Dapson · Ethionamid · Tetrazykline · Sulfonamide · Gyrase-Hemmer · Cephalosporine • **Typische Neuroleptika (?)** • **Antiepileptika** · Phenytoin · Dilantin · Felbamat · Phenobarbital · Clonazepam • **H_2-Blocker** · Cimetidin · Ranitidin	• **Schmerzmittel, Opiate** · Antiphlogistika · Gold · Opiate · Phenacetin · Chloroquin · Pizotifen • **Entzug psychotroper Substanzen** · Alkohol, Drogen · Stimulantien · Benzodiazepine · Antidepressiva · Lithium · Barbiturate · Methaqualon • **Zytostatika** · Methotrexat · Vinblastin · Asparaginase · Procarbazin · Interferone · Interleukine

Tabelle 38.3: Substanzen, die manische Störungen verursachen können

• **Psychotrope Substanzen** · Alkohol · Stimulantien - Amphetamine - Ecstasy - Kokain - LSD - Methylphenidat · Benzodiazepine - Alprazolam - Lorazepam - Triazolam · Antidepressiva - SSRI - MAO-Hemmer - Trazodon - Clomipramin	• **Antibiotika** · Isoniazid · Gyrase-Hemmer • **Zytostatika** · Methotrexat · Vinblastin · Asparaginase · Procarbazin · Interferone · Interleukine • **Hormonpräparate** · Kortikoide · Anabole Steroide · Orale Kontrazeptiva • **Neuroleptika** · Olanzapin · Risperidon · Sulpirid	• **Andere** · Schilddrüsenhormone · Antiphlogistika · ACE-Hemmer · Diuretika · Sympathikomimetika · L-Dopa · Dopa-Agonisten · Biperiden · Trihexyphenidyl · Lisurid · Baclofen · Cimetidin, Ranitidin · Zidovudin

TEIL I: ÜBER DIE GRENZEN DES KLINISCHEN HINAUS

KAPITEL 39: DAS GUTE IM BÖSEN: GIBT ES AUCH POSITIVE ASPEKTE BEI UNIPOLAREN UND BIPOLAREN ERKRANKUNGEN?

„Οὐδέν κακόν ἀμιγές καλοῦ." — *„Alles Schlimme enthält auch Gutes."*

Grundsatz griechischer Philosophie, Übersetzung des Verfassers

„... νῦν δέ τά μέγιστα τῶν ἀγαθῶν ἡμῖν γίγνεται διά μανίας." — *„... nur die höchsten aller guten Dinge werden uns durch die Manie gegeben."*

Sokrates in Platon „Phaidros", Übersetzung des Verfassers

„Although manic-depressive illness is much more common in writers and artists than in the general population, it would be irresponsible to romanticize an extremely painful, destructive, and lethal disease."

Kay Redfield Jamison 1994

39.1 Das Licht in der Finsternis. Das Festland im Sturm.

Es gibt keinen Zweifel daran: Depression ist Schmerz, ist Hoffnungslosigkeit, ist Dunkelheit; kann todbringend sein.

Es gibt keinen Zweifel daran: Manie ist Explosion, ist isolierend, kann zerstörend sein.

Es gibt keinen Zweifel daran: Wahn und Halluzinationen in den produktiv-psychotischen Formen der unipolaren und bipolaren Erkrankungen, etwa bei schizoaffektiven und zykloiden Psychosen, psychotischer Depression oder psychotischer Manie, kapseln den Menschen in eine eigene und eigenartige Welt ein – *„privat und privativ"*, um mit den Worten von *Scharfetter* (1976) zu sprechen – sie isolieren, quälen, stempeln ab.

Es gibt keinen Zweifel daran: Man hat ein schweres Kreuz zu tragen, wenn man an einer unipolaren oder bipolaren Erkrankung leidet.

Gibt es aber auch Licht in der Finsternis, durch das man Kraft schöpfen kann? Gibt es Land mitten im stürmischen Meer, wo man mit den Füßen doch festen Stand findet? Geben solche Erkrankungen den Menschen, die sie peinigen, auch etwas Wertvolles, was andere Menschen in ähnlicher Form nicht erfahren?

Wer ist kompetenter, diese Fragen zu beantworten, als *Kay Redfield Jamison*, die Wissenschaftlerin, die Autorin, die Patientin. Sie beantwortet die Fragen wie folgt:

„I have often asked myself whether, given the choice, I would choose to have manic-depressive illness. If lithium were not available to me, or didn't work for me, the answer would be a simple no – and it would be an answer laced with terror. But lithium does work for me, and therefore I suppose I can afford to pose the question. Stran-

gely enough I think I would choose to have it. It's complicated. Depression is awful beyond words or sounds or images; I would not go through an extended one again. It bleeds relationships through suspicion, lack of confidence and self-respect, the inability to enjoy life, to walk or talk or think normally, the exhaustion, the night terrors, the day terrors. There is nothing good to be said for it except that it gives you the experience of how it must be to be old, to be old and sick, to be dying; to be slow of mind; to be lacking in grace, polish, and coordination; to be ugly; to have no belief in the possibilities of life, the pleasures of sex, the exquisiteness of music, or the ability to make yourself and others laugh.

Others imply that they know what it is like to be depressed because they have gone through a divorce, lost a job, or broken up with someone. But these experiences carry with them feelings. Depression, instead, is flat, hollow, and unendurable. It is also tiresome. People cannot abide being around you when you are depressed. They might think that they ought to, and they might even try, but you know and they know that you are tedious beyond belief: you're irritable and paranoid and humorless and lifeless and critical and demanding and no reassurance is ever enough. You're frightened, and you're frightening, and you're „not at all like yourself but will be soon," but you know you won't.

So why would I want anything to do with this illness? Because I honestly believe that as a result of it I have felt more things, more deeply; had more experiences, more intensely; loved more, and been more loved; laughed more often for having cried more often; appreciated more the springs, for all winters; worn death „as close as dungarees," appreciated it – and life – more; seen the finest and the most terrible in people, and slowly learned the values of caring, loyalty, and seeing things through. I have seen the breadth and depth and width of my mind and heart and seen how frail they both are, and how ultimately unknowable they both are. Depressed, I have crawled on my hands and knees in order to get across a room and have done it for month after month. But, normal or manic, I have run faster, thought faster, and loved faster than most I know. And I think much of this is related to my illness – the intensity it gives to things and the perspective it forces on me. I think it has made me test the limits of my mind (which, while wanting, is holding) and the limits of my upbringing, familiy, education, and friends.

The countless hypomanias, and mania itself, all have brought into my life a different level of sensing and feeling and thinking. Even when I have been most psychotic – delusional, hallucinating, frenzied – I have been aware of finding new corners in my mind and heart. Some of those corners were incredible and beautiful and took my breath away and made me feel as though I could die right then and the images would sustain me. Some of them were grotesque and ugly and I never wanted to know they were there or to see them again. But, always, there were those new corners and – when feeling my normal self, beholden for that self to medicine and love – I cannot imagine becoming jaded to life, because I know of those limitless corners, with their limitless views."

(K.R. Jamison, „*An Unquiet Mind*", 1995).

39.2 Kreativität bei unipolaren und bipolaren Patienten

Als einer der positivsten Aspekte manisch-depressiver Erkrankungen wird seit dem Altertum eine außergewöhnliche Kreativität angenommen (Aristoteles, siehe in der Übersetzung von Flashar 1962, Sokrates und Platon, in Phaidros und Theaitos, Goodwin und Jamison 1990, Jamison 1989, 1994, Juda 1949, 1953, Ludwig 1994, Myerson und Boyle 1941, Post 1994, Carreño und Goodnick 1998).

Kreativität bedeutet freilich nicht immer Glück. Kreativ sein bedeutet gewiß nicht immer „*glücklich sein*", aber teilweise und zeitweise doch. Und es kann auch Erfüllung, Genugtuung, Zufriedenheit, Hoffnung, manchmal auch hoher Genuß sein (von manchen Kreativen wird der Höhepunkt schöpferischen Schaffens als Rausch erlebt). Einige unipolare und bipolare Patienten sind außergewöhnlich kreativ. Viele berühmte kreative Menschen waren manisch, depressiv, psychotisch. Schon *Sokrates*, *Platon*, *Aristoteles*, *Hippokrates* und *Demokrit* haben diese Beobachtung gemacht. „*Warum erweisen sich alle außergewöhnlichen Männer in Philosophie oder Politik, in Dichtung oder in den Künsten als Melancholiker?*", fragte *Aristoteles* vor 2400 Jahren (Aristoteles, Problemata Physika, Kapitel

XXX). In der gleichen Form wird die Frage noch heute gestellt (Carreño und Goodnick 1998, Jamison 1994).

Die vorhandenen Studien – leider nur wenige und wenig systematische – sprechen dafür, daß depressive und manische Patienten sowie Patienten mit Zyklothymia oder *„zyklothymer Persönlichkeit“* sowie ihre Verwandten ersten Grades ein höheres Kreativitätsniveau zeigen als *„normale“* Personen; darüber hinaus koexistieren sowohl Kreativität als auch affektive Erkrankungen überdurchschnittlich häufig bei Verwandten ersten Grades von Schriftstellern und Künstlern (Jamison 1994).

Die obige Frage von Aristoteles nach dem Zusammenhang zwischen Melancholie und Kreativität, nach dem *„wie“* und *„warum“*, bleibt aber noch unbeantwortet.

Es gibt wenige systematische Untersuchungen zu diesem Thema. Die meisten Untersuchungen stützen sich auf Analysen von Biographien oder Autobiographien von Wissenschaftlern, Künstlern, Autoren und politischen Führern (Carreño und Goodnick 1998, Goodwin und Jamison 1990, Ludwig 1994, Post 1994). Systematische wissenschaftliche Untersuchungen bei in der heutigen Zeit lebenden kreativen und führenden Menschen stellen die Ausnahme dar (etwa die Untersuchungen von Andreasen 1987, Ludwig 1994). Wenige Studien verwenden standardisierte Instrumente und allgemeingültige diagnostische Kriterien. Repräsentativ seien hier die Untersuchungen von *Andreasen* und Mitarbeitern (1974, 1975, 1987, 1988), von *Jamison* (1989, 1994, 1995b), von *Ludwig* (1992) und von *Richards* et al. (1988) genannt. Eine endgültige Antwort auf die alte Frage wird wahrscheinlich nie gegeben werden können. Es gibt viele Gründe, die dies erschweren; nicht nur statistische, epidemiologische, Wahrscheinlichkeits- oder Zufälligkeitsgründe, sondern auch andere, die mit der Beantwortung von Fragen zu tun haben wie: *„Was ist Kreativität?“*, *„Was sind Führungsqualitäten?“*, *„Wie mißt man Kreativität?“*, *„Wie operationalisiert man Führungsqualitäten?“*. Die von *Richards* entworfenen Kreativitätsskalen konnten nichts anderes darstellen als einen Kompromiß (Richards et al. 1988). Betrachtet man die vorhandene systematische und unsystematische, biographische und autobiographische oder historische Literatur, kann man *Carreño* und *Goodnick* (1998), *Goodwin* und *Jamison* (1990) sowie *Jamison* (1994) folgendermaßen zustimmen: Eines kann als sicher gelten: Manche Menschen mit ungewöhnlicher Kreativität litten oder leiden an bipolaren Erkrankungen oder auch unipolaren Störungen. Umgekehrt jedoch gilt, daß die meisten Menschen, die an einer bipolaren (oder auch unipolaren) Erkrankung leiden, nicht übermäßig produktiv sind. Die Listen von hervorragenden Poeten, Schriftstellern, Wissenschaftlern, Komponisten, Malern und politischen Führern, die an einer bipolaren oder unipolaren Erkrankung litten, sind eindrucksvoll. Bezüglich der unipolaren und bipolaren außergewöhnlich Kreativen beeindruckt der Vergleich, den *Post* (1994) aufgrund von zuverlässigen Biographien angestellt hat: Nur ca. ein Drittel von kreativen und führenden Menschen mit gut dokumentiertem biographischen Hintergrund zeigten eine unauffällige Psychopathologie (siehe Tabelle 39.1). Bemerkenswert ist auch die von *Jamison* (1994) erstellte Liste (siehe Tabelle 39.2). Dennoch stellen sie eine verschwindende Minorität dar und dies im doppelten Sinne:

a) Innerhalb der vielen Millionen von Menschen, die seit den homerischen Epen bis heute an unipolaren und bipolaren Erkrankungen gelitten haben, bilden die außergewöhnlich Kreativen eine kleinere Minorität.
b) Es muß uns aber bewußt sein, daß Pathographien nicht nur eine „heikle Sache“ sind, wie sie Brieger (1997) zurecht bezeichnete, sondern auch hochselektiert und selektierend. Nicht nur zuletzt deswegen, weil nur für manche „großen“ Männer und Frauen Pathographien geschrieben wurden (abgesehen davon stellt sich die Frage: Wann beginnt man, „groß“ zu sein?), sondern auch deswegen, weil der Bekanntheitsgrad von kreativen Menschen unter anderem auch von den jeweiligen soziokulturellen, linguistischen, ja auch sozioökonomischen und politischen Bedingungen des Herkunftslandes abhängig ist. Damit meinen wir den Verbreitungsgrad von Literatur und Sprache durch begünstigende soziopolitische Gegebenheiten. Ist es ein Zufall, daß z.B. kein chinesischer, indischer oder arabischer Künstler, Komponist, Autor oder Philosoph mit Ausnahme von Politikern in den verschiedenen Studien und Tabellen aufgelistet ist? Ist es ein Zufall, daß fast ausschließlich amerikanische und europäische „Große“ in der entsprechenden Literatur zu finden sind?

Tabelle 39.1: Psychopathologische Störungen bei Künstlern und Politikern (modifiziert nach Post 1994)

Wissenschaftler				**Komponisten**			
Keine	Leichte	Ausgeprägte	Schwere	Keine	Leichte	Ausgeprägte	Schwere
Charcot	Bernard	Babbage	Bell	Bartok	Bizet	Chopin	Berg
Eddington	Boole	Darwin	Bohr	Brahms	Britten	Grieg	Berlioz
Fermi	Brunel	Hamilton WR	Boltzmann	Busoni	Debussy	Mahler	Bruckner
Heisenberg	Dalton	Helmholtz	Galton	Chabrier	Donizetti	Mendelssohn	Elgar
Henry	Edison	Liebig	Mayer R	Hindemith	Dvorák	Rimski-Korsakov	Falla
Herschel	Ehrlich	Lister	Mendel	Janacek	Fauré	Rossini	Gounod
Humboldt A	Einstein	Mach	Metchnikoff	Offenbach	Franck	Schoenberg	Martinu
Kelvin	Faraday	Pasteur	Michelson	Smetana	Gershwin	Sibelius	Moussorgsky
Koch	Gauss	Röntgen		Shostakovich	Léhar	Stravinsky	Puccini
Marconi	Lyell	Rutherford			Liszt	Wolf	Rachmaninoff
Maxwell	Pavlov	Schrödinger			Meyerbeer		Reger
Osler		Tyndall			Prokofiev		Satie
Planck					Ravel		Schumann
Virchow					Strauss J		Scriabin
					Strauss R		Tchaikovsky
					Sullivan		Wagner
					Verdi		

Tabelle 39.1: Fortsetzung

Politiker				Künstler			
Keine	Leichte	Ausgeprägte	Schwere	Keine	Leichte	Ausgeprägte	Schwere
Briand	Asquith	Adenauer	Bismarck	Braque	Cornelius	Böcklin	Cézanne
Franco	Ben Gurion	Cavour	Bülow	Corot	Degas	Corinth	Courbet
Gandhi	Bethmann-Hollweg	Chian Kai-Shek	Disraeli	Daumier	Delacroix	Giacometti	Ensor
Metternich	Garibaldi	Churchill	Hitler	Derain	Hodler	Ingres	Epstein
Smuts	Lenin	Clemenceau	Kemal Ataturk	Liebermann	Kaulbach	Matisse	Friedrich
Stresemann	Mao-Zedong	Gambetta	Lincoln	Pissarro	Klee	Monet	Gauguin
Thiers	Masaryk	Gladstone	O'Connell	Sargent	Manet	Rodin	John
	Mazzini	De Gaulle	Woodrow Wilson		Menzel	Whistler	Kandinsky
	Nkrumah	Lloyd George			Mondrian		Kokoschka
	Poincaré	Mussolini			Renoir		Modigliani
	Roosevelt FD	Nasser			Rousseau		Munch
	Sun-Yat-Sen	Nehru			'Le Douanier'		Picasso
		Palmerston			Schiele		Rivera
		Parnell			Seurat		Rossetti
		Peel			Spitzweg		Sickert
		Perón					Turner
		Pilsudsky					Utrillo
		Stalin					van Gogh
		Venizelos					

Tabelle 39.1: Fortsetzung

Denker				Schriftsteller			
Keine	Leichte	Ausgeprägte	Schwere	Keine	Leichte	Ausgeprägte	Schwere
Aron	Acton	Buber	Bakunin	Maupassant	Chekov	Balzac	Conrad
Burkhardt	Adams	Carlyle	Comte		France	Bennett	Dostoevsky
Keynes	Feuerbach	Ellis H	James W		Hauptmann	Brecht	Faulkner
Renan	Foucault	Emerson	Kierkegaard		Melville	Camus	Gide
Schweitzer	Frazer	Flinders Petrie	Newman (Card.)		Orwell	Dickens	Gogol
	Herzen	Freud	Nietzsche			Dumas (père)	Hemingway
	Herzl	Heidegger	Marx			Flaubert	Hesse
	Michelet	Jung	Proudhon			Galsworthy	Ibsen
	Mommsen	Macaulay	Ruskin			Gorky	Joyce
	Moore GE	Mill JS	Russell			Hardy	Kafka
	Plekhanov	Sainte-Beuve	Tocqueville			Hugo	Kipling
	Santayana	Schliemann	Toynbee A			Huxley A	Lawrence DH
	Strauss DF	Schopenhauer	Watson JB			James H	Mann T
	Sapir	Spengler				Maugham S	Manzoni
		Treitschke				Pasternak	Proust
		Weber M				Pirandello	Sartre
		Whitehead				Shaw	Scott Fitzgerald
		Wittgenstein				Thackeray	Stendhal
						Trollope	Strindberg
						Turgenev	Tolstoy
						Zola	Waugh E
							Wells
							Wilde

Tabelle 39.2: Kreative mit einer wahrscheinlichen unipolaren oder bipolaren Erkrankung (nach Jamison 1994)

DICHTER	Robert Fergusson	Hugh MacDiarmid
Antonin Artaud	Afanasy Fet	Louis MacNeice
Konstantin Batyushkov	Anne Finch, Countess of Winchil-sea	Osip Mandelstam
Charles Baudelaire		James Clarence Mangan
Thomas Lovell Beddoes	Edward FitzGerald	Vladimir Mayakovsky
John Berryman	John Gould Fletcher	Edna St. Vincent Millay
William Blake	Gustaf Fröding	Alfred de Musset
Aleksandr Blok	Oliver Goldsmith	Gerard de Nerval
Barcroft Boake	Adam Lindsay Gordon	Boris Pasternak
Louise Bogan	Thomas Gray	Cesare Pavese
Rupert Brooke	Nikolai Gumilyov	Sylvia Plath
Robert Burns	Robert Stephen Hawker	Edgar Allan Poe
George Gordon, Lord Byron	Friedrich Hölderlin	Ezra Pound
Thomas Campbell	Gerard Manley Hopkins	Alexander Pushkin
Paul Celan	Victor Hugo	Laura Riding
Thomas Chatterton	Randall Jarrell	Theodore Roethke
John Clare	Samuel Johnson	Delmore Schwartz
Hartley Coleridge	John Keats	Anne Sexton
Samuel Taylor Coleridge	Henry Kendall	Percy Bysshe Shelley
William Collins	Velimir Khlebnikov	Christopher Smart
William Cowper	Heinrich von Kleist	Torquato Tasso
Hart Crane	Walter Savage Landor	Sara Teasdale
George Darley	Nikolaus Lenau	Alfred, Lord Tennyson
John Davidson	J.M.R. Lenz	Dylan Thomas
Emily Dickinson	Mikhail Lermontov	Edward Thomas
Ernest Dowson	Vachel Lindsay	Francis Thompson
T. S. Eliot	James Russell Lowell	Georg Trakl
Sergey Esenin	Robert Lowell	Marina Tsvetayeva
		Walt Whitman
SCHRIFTSTELLER	F. Scott Fitzgerald	Herman Melville
Hans Christian Andersen	Lewis Grassic Gibbon	Eugene O'Neill
Honoré de Balzac	Nikolai Gogol	Francis Parkman
James Barrie	Maxim Gorky	John Ruskin
Arthur Benson	Kenneth Graham	Mary Shelley
E. F. Benson	Graham Creene	Jean Stafford
James Boswell	Ernest Hemingway	Robert Louis Stevenson
John Bunyan	Hermann Hesse	August Strindberg
Samuel Clemens	Henrik Ibsen	Leo Tolstoy
Joseph Conrad	William Inge	Ivan Turgenev
Charles Dickens	Henry James	Tennessee Williams
Isak Dinesen	William James	Mary Wollstonecraft
Ralph Waldo Emerson	Charles Lamb	Virginia Woolf
William Faulkner	Malcolm Lowry	Emile Zola

Tabelle 39.2: Fortsetzung

KOMPONISTEN	Mikhail Glinka	Sergey Rachmaninoff
Anton Arensky	Georg Friedrich Händel	Giocchino Rossini
Hector Berlioz	Gustav Holst	Robert Schumann
Anton Bruckner	Charles Ives	Alexander Scriabin
Jeremiah Clarke	Otto Klemperer	Peter Tchaikovsky
John Dowland	Orlando de Lassus	Peter Warlock
Edward Elgar	Gustav Mahler	Hugo Wolf
Carlo Gesualdo	Modest Mussorgsky	Bernd Alois Zimmerman
NICHTKLASSISCHE	Noel Coward	Charles Parker
KOMPONISTEN UND MUSIKER	Stephen Foster	Cole Porter
Irving Berlin	Charles Mingus	Bud Powell
KÜNSTLER	Arshile Gorky	Edvard Munch
Ralph Barton	Phllip Guston	Jules Pascin
Francesco Bassano	Benjamin Haydon	Georgia O'Keeffe
Ralph Blakelock	Carl Hill	Raphaelle Peale
David Bomberg	Ernst Josephson	Jackson Pollock
Francesco Borromini	George Innes	George Romney
John Sell Cotman	Ernst Ludwig Kirchner	Dante Gabriel Rossetti
Richard Dadd	Edwin Landseer	Mark Rothko
Edward Dayes	Edward Lear	Nicolas de Staël
Thomas Eakins	Wilhelm Lehmbruck	Pietro Testa
Paul Gauguin	John Martin	Henry Tilson
Theodore Gericault	Charles Méryon	George Frederic Watts
Hugo van der Goes	Michelangelo	Sir David Wilkie
Vincent van Gogh	Adolphe Monticelli	Anders Zorn

Aus verschiedenen Quellen kann man diese Listen mit Namen anderer berühmter Menschen weiter ergänzen: *Ludwig van Beethoven* (der auch selbst eine saisonale Form seiner Depressivität berichtete), *Michelangelo, Martin Luther, Ignatius De Loyola, Albrecht van Haller, Johann Georg Zimmermann, Arthur Schopenhauer, Charlotte Stieglitz, Conrad Ferdinand Meyer* (*Carreño und Goodnick* 1998, *van Lieburg* 1988, *Brieger* 1997).

Die Stellung einer psychiatrischen Diagnose retrospektiv nach mehreren Jahren, Jahrzehnten oder auch Jahrhunderten nach dem Tod einer außergewöhnlich Person ist aber fraglich und kann nur orientierend berücksichtigt werden. Biographisch gestützte Diagnosen sind nicht nur von der Vollständigkeit der Informationen abhängig, sondern auch von dem jeweiligen *„diagnostischen Zeitgeist"*, wie *Brieger* (1997) anhand der Pathographien von *Conrad Ferdinand Meyer* zeigen konnte: In den verschiedenen Pathographien des genannten Dichters (u.a. von Möbius, Hellbach, Saedger, Lange, Jung und später Kielholz u.a.) spiegelte sich zum einen die Auseinandersetzung mit dem *kraepelinschen* Lehrgebäude, zum anderen der Konflikt mit der Psychoanalyse wider. Was *Brieger* (1997) für die Pathographien *Meyers* feststellt, gilt fast für alle verfügbaren psychiatrisierenden Pathographien, nämlich der Widerstreit zwischen idiographischer und nomothetischer Methodik und die Frage, wo die Grenze zwischen Persönlichkeitsvariation und Krankheit verläuft. Dies kann man z.B. auch bei der Person von *Benito Mussolini* erkennen: hyperthyme Persönlichkeit oder schon eine Hypomanie, wie *Post* (1994) meint.

Bei manchen außergewöhnlichen Personen wurde zuerst eine *„reine"* bipolare oder unipolare Erkrankung angenommen, dann änderten sich die Ansichten und damit auch die Diagnose zu einem *„organischen affektiven Syndrom"*, etwa bei *Friedrich Nietzsche, Robert Schumann* und anderen, bei denen eine syphilitische Erkrankung als Ursache der maniformen oder depressiven Symptomkonstellation angenommen wurde (vgl. Carreño und Goodnick 1998, Goodwin und Jamison 1990). Auch bezüglich der Diagnose bei lebenden Personen änderten sich die Ansichten der Zeitgenossen. Als Beispiel kann der französische Psychiater *Gilles de la Tourette* erwähnt werden (der Beschreiber des gleichnamigen Syndroms), der zuerst in Paris als *„manisch-depressiv"* behandelt worden ist und dann aber in der Psychiatrischen Klinik in Lausanne als Mittvierziger an Syphilis starb; die Diagnose wurde von *„manisch-depressiver Erkankung"* in *„syphilitische Psychose"* geändert (Müller 1998).

Was wir also über Kreativität und psychische Erkrankung wissen, ist relativ und mangelhaft. Frühere systematische Untersuchungen, darunter auch die große Untersuchung von *Adele Juda* (1949, 1953), die 19.000 Personen berücksichtigen (wovon 5.000 persönlich untersucht worden waren), sind durch die Einschlußkriterien und diagnostischen Methoden wenig brauchbar. Arbeiten von *Andreasen* und ihren Mitarbeitern (1974, 1975, 1987) erfüllen dagegen standardisierte Kriterien. Sie untersuchten über mehrere Jahre hinaus kreative Schriftsteller der *„University of Iowa Writers Workshop"* (UIWW). Die Gruppe der Untersuchten umfaßte bei der letzten Untersuchung (im Jahr 1987) 30 Autoren (27 Männer und 3 Frauen), die mit einer analogen Kontrollgruppe verglichen wurden. Die Autoren fanden eine Lebenszeitprävalenz von affektiven Erkrankungen bei 80% der Schriftsteller und bei 30% der Kontrollgruppe, wobei die bipolaren Erkrankungen bei 43% der Schriftsteller und bei 10% der Kontrollgruppe auftraten (am häufigsten Bipolar-II-Störung). Ebenfalls eine hohe Anzahl von affektiven Erkrankungen fand sich signifikant häufiger in der Verwandtschaft ersten Grades der Schriftsteller als in der Kontrollgruppe. Die Anzahl der *„Kreativen"* in den Familien der Schriftsteller war ebenfalls signifikant höher als in der Gruppe der Kontrollprobanden. Diese Befunde können eine Beziehung zwischen affektiven Erkrankungen und Kreativität unterstützen. Allerdings scheint die hohe Anzahl der betroffenen Personen überraschend, sowohl in der Gruppe der Schriftsteller als auch in der Kontrollgruppe (offensichtlich ist diese Anzahl nicht mit breiten Definitionskriterien zu erklären, weil Andreasen und Mitarbeiter die RDC-Kriterien verwendet haben).

Die Iowa-Befunde wurden durch die Arbeit von *Jamison* (1989) trotz Anwendung einer anderen Methode indirekt bestätigt: Sie untersuchte 47 britische Autoren und Künstler, die mit bekannten nationalen und internationalen Preisen ausgezeichnet worden waren oder renommierten Akademien angehörten. 38% wurden wegen einer affektiven Erkrankung behandelt, wobei 50 - 75% der Untersuchten in Phasen mit hoher Kreativität Phänomene und Erscheinungen zeigten, die man ohne weiteres als hypomanisch bezeichnen könnte. Eine Beziehung zwischen Kreativität und Bipolarität sowohl bei Patienten als auch bei Angehörigen von Patienten fand auch die Gruppe um *Richards*, die auch die *„Lifetime Creativity Scale"* entwickelten (1988).

Zur Beantwortung der Frage des Zusammenhanges zwischen Kreativität und affektiven Erkrankungen untersuchte *Ludwig* (1994) 59 Schriftstellerinnen, Teilnehmerinnen der *„National Women Writers Conference"* an der Universität Kentucky. Sie wurden mit standardisierten Instrumenten, u.a. auch mit den oben erwähnten Lifetime Creativity Scale, und mit einer vergleichbaren Kontrollpopulation verglichen. Seine Befunde bezüglich der Häufigkeit von psychopathologisch relevanten Störungen ähneln denen von *Andreasen* (1987): Er fand bei 90% der Schriftstellerinnen psychische Störungen, bei 75% davon waren diese als eine spezifische Erkrankung des DSM-III-R kategorisierbar (siehe Tabelle 39.3).

56% der Schriftstellerinnen hatten eine Depression (im Vergleich 14% der Kontrollgruppe) und 19% eine Manie (versus 3%). Es fanden sich auch in den Familien der Schriftstellerinnen häufiger psychische Störungen als in den Familien der Kontrollgruppe. Obwohl *Ludwig* die Beziehung zwischen Kreativität und affektiven Erkrankungen bejaht, sieht er diesbezüglich nur einen konstellativen Faktor, der offensichtlich im Zusammenhang mit familiären und Umweltfaktoren zur Geltung kommt.

Ähnlich sahen es auch *Myerson* und *Boyle* (1941). Sie untersuchten die Frage, ob *„manisch-depressive"* Patienten sterilisiert werden sollten oder nicht, und stießen dabei auf eine ungewöhnliche Häufung von *„manisch-depressiven Psychosen"* in *„sozial bedeutsamen"* amerikanischen Familien. Sie sahen im *„zyklothymen Temperament"* einen additiven und konstellativen Faktor, aber keinen kausalen, der die höheren sozialen Errungenschaften der genannten Familien hätte erklären können. Solche und ähnliche Befunde beantworteten die gestellte Frage der Sterilisation mit einem eindeutigen *„Nein"*!

Tabelle 39.3: Lebenszeitprävalenz von psychischen Erkrankungen bei Schriftstellerinnen und Nichtschriftstellerinnen (nach Ludwig 1994)

Psychiatrische Störung	Schriftstellerinnen (n=59) n	%	Nichtschriftstellerinnen (n=59) n	%	χ^2 (df=1)	p
Depression	33	56	8	14	23,4	≤ 0,00000
Suizidversuch	9	15	2	3	4,9	≤ 0,03
Manie	11	19	2	3	7,0	≤ 0,01
Panikstörung	13	22	3	5	7,2	≤ 0,01
Generalisierte Angst	8	14	1	2	5,9	≤ 0,02
Phobie	12	20	8	14	1,0	n.s.
Somatische Störung	2	3	1	2	0,3	n.s.
Alkoholismus	12	20	6	10	2,4	n.s.
Drogenmißbrauch	10	17	3	5	4,2	≤ 0,04
Psychotische Episode	9	15	3	5	3,3	n.s.
Jede Eßstörung	7	12	1	2	4,8	≤ 0,03
Andere (nicht näher bestimmte)	36	61	20	34	8,7	≤ 0,003
Jede psychische Störung (einschl. *„Andere“*)	53	90	30	51	23,0	≤ 0,00000
Jede psychische Störung (außer *„Andere“*)	44	75	18	31	23,0	≤ 0,00000

39.3 Beziehung zwischen Polarität der psychophysischen Funktionen und Kreativität

Spätestens seit *Sokrates* wissen wir, daß Kreativität, Inspiration und Schöpfung mit Unruhe, Exaltation oder Gehobenheit verbunden sind. Das *„Musizieren“*, die *„Schaffung von Musik“*, also die Hingabe an die Musen (Musik im sokratischen Sinne bedeutet nicht nur was wir heute darunter verstehen, sondern jede Kunst und Kreativität, die von den Musen geschützt und gefördert wird), ist das Produkt von solchen Zuständen, die Sokrates als *„Dämon“* (*„Daimon“*) oder *„Dämonion“* (*„Daimonion“*) bezeichnet. Aber gerade dieser *„Dämon“*, dieses *„Dämonion“*, diese *„Exaltation“*, entsprechen den Beschreibungen, die hyperthyme Persönlichkeiten, hypomanische Zustände oder andere maniforme Konstellationen kennzeichnen. Es ist nicht verwunderlich, daß der Ursprung der Kreativität in erster Linie mit der psychopathologischen Charakteristika den hyperthymen Psychopathologie in Verbindung gebracht worden ist. Ideenflucht und Logorrhoe in ihren milderen Formen können eine Steigerung der Produktivität im sprachlichen, assoziativen und expressiven Bereich sowie eine Erhöhung der Vorstellungskraft des Betroffenen bedingen. *Jamison* (1989, 1994) sowie *Jamison* und *Goodwin* (1990) sehen – sich vorwiegend auf die Theorien von *Guilford* (1957) stützend – außer der oben erwähnten Steigerung der Fluidität der Denkprozesse auch den Anstieg der kognitiven Flexibilität, die Hyperakusis, die Verminderung des Schlafbedürfnisses bei gleichzeitiger Steigerung der Gesamtvitalität sowie die insgesamt hohe Emotionalität mit Tief- und Höhepunkten bei bipolaren Patienten als die wesentlichen Determinanten der Kreativität und Produktivität von Patienten dieser Gruppen. Auch die zyklische und bipolare – also auch antithetische – Natur der Erkrankung ist nach Auffassung dieser Autoren eine unschätzbare Quelle von tiefen Erfahrungen, die zu Kreativität führen könnte.

Rothenberg (1990) vertritt aufgrund seiner Untersuchungen bei tausenden kreativen Menschen (im Vergleich mit einer Kontrollgruppe) die Auffassung, daß zwei spezielle kognitive Prozesse die Basis von Kreativität bilden. Diese beiden speziellen kognitiven Prozesse seien gemeinsames Mitcharakteristikum jeder Art von Kunst, Wissenschaft, Produktivität und Kreativität insgesamt. Den einen Prozeß nennt er *„Janus-Prozeß"* (*„Janusian Process"*), und den zweiten *„gleichräumigen Prozeß"* (*„Homospatial Process"*). Der *Janus-Prozeß* wird definiert als ein mentaler Prozeß, bei dem multiple Antithesen gleichzeitig nebeneinander existieren oder in gleicher Weise wirksam, valid oder wahr sind. Im Gegensatz zum paranoiden Denken ist dem Individuum in einem Janus-Prozeß immer bewußt, daß es sich hierbei um Antithesen und Widersprüche handelt. Diese Bewußtheit der Antithese der kognitiven Prozesse sei ein wesentliches Merkmal der Kreativität. Der *„gleichräumige Prozeß"* (*„Homospatial Process"*) greift später über in den Prozeß der Kreativität im Sinne des *„Empfangens"* (*„Conceiving"*) von zwei oder mehr unterschiedlichen kognitiven Entitäten, die den gleichen Raum besetzen. Dies führt wiederum zu der Artikulation von neuen Identitäten.

Andere psychologische Modelle versuchen das Phänomen durch eine *„funktionelle Überkommunikation"* (*„functional hyperconnectivity"*) der beiden Hemisphären zu erklären oder durch einen Hoch-Energieprozeß (*„high-energy process"*), der auch zu Kreativität führen kann (siehe in Carreño und Goodnick 1998).

39.4 Pharmakologische Beeinträchtigung der Kreativität bei unipolaren und bipolaren Patienten

Mögliche Einschränkungen von Kreativität, Produktivität, aber auch von Wohlbefinden und *„guter Laune"* durch Neuroleptika oder Antidepressiva mit sedierenden Effekten sind wesentliche Faktoren, die die Compliance von Patienten, vor allem denen mit maniformer Symptomatik, erheblich beeinträchtigen. Während die akute kurzfristige Therapie einer Episode wenig Probleme bereitet, ist die langfristige Therapie und Prophylaxe von größerer Bedeutung. Es gibt inzwischen viele Berichte, sowohl kasuistische als auch offene Studien, aber auch experimentelle Untersuchungen, die zeigen, daß Lithium die Kreativität eines produktiven Menschen beeinträchtigen kann (ausführliche Literaturbesprechung in Carreño und Goodnick 1998, in Goodwin und Jamison 1990 sowie Schou 1979). Offensichtlich betrifft dies nicht alle kreativen Menschen, sondern es müssen zu der Lithium-Therapie auch andere konstellative Faktoren (etwa Persönlichkeit, Umgebung, Bewältigungsstrategien etc.) hinzukommen. Ob auch andere Prophylaktika, wie etwa Carbamazepin oder Valproat und andere Antikonvulsiva eine einschränkende Wirkung auf die Kreativität haben, ist nicht bekannt.

Die positiven Aspekte der unipolaren und bipolaren Erkrankungen, wie sie in diesem Kapitel kurz skizziert wurden, sollen uns nicht davon abhalten, sie als schwere, schmerzhafte, isolierende Erkrankungen zu betrachten. Erkrankungen, die immer einer Therapie bedürfen, sofern sie klinisch manifest sind. Erkrankungen, denen man vorbeugen muß bzw. die abgemildert werden müssen. Aber die Positiva der Erkrankung können stabilisierend in einem psychotherapeutischen bzw. psychagogischen Prozeß aufgenommen werden, das Selbstbewußtsein der Patienten verstärken und Akzeptanz und Respekt von seiten der Gesellschaft erzeugen.

Man denke, wie arm die Welt wäre ohne Beethoven, Schumann, Lord Byron, van Gogh, Virginia Woolf und die anderen!

KAPITEL 40: DIE GRUPPIERUNG DER UNIPOLAREN UND BIPOLAREN ERKRANKUNGEN: VON ENTITÄTEN UND KONTINUITÄTEN

„Die einen trugen die Lehre von der Einheitspsychose vor: es gibt gar keine Krankheitseinheit in der Psychopathologie, es gibt eine ungeheure Mannigfaltigkeit von Variationen des Irreseins, die überall und nach allen Richtungen fließend ineinander übergehen. Die Gestalten des Irreseins sind nur zu ordnen als typisch aufeinanderfolgende Zustände ...

Die anderen lehrten: es ist die Hauptaufgabe der Psychiatrie, die natürlichen Krankheitseinheiten zu finden, die prinzipiell voneinander getrennt sind, denen Symptomatologie, Verlauf, Ursache und körperlicher Befund charakteristisch gemeinsam sind, zwischen denen keine Übergänge bestehen."

Karl Jaspers 1913

40.1 Zur Dichotomie gestörter Affektivität

Dieses Buch könnte noch beliebig weiter ausgedehnt werden. Die diesbezüglichen Befunde, Berichte, Gedanken, Überlegungen, Erfahrungen, klinischen Realitäten, theoretischen Konstrukte, aber auch Selbsterfahrungen von Patienten könnten noch viele Seiten über die von uns selbst gezogene Grenze hinaus füllen. 2400 Jahre nach *Hippokrates*, fast 2000 Jahre nach *Aretäus von Kappadokien*, etwa 150 Jahre nach *Falret* und *Baillarger*, genau 100 Jahre nach *Kraepelins „manisch-depressiven Irresein"* und 33 Jahre nach den Monographien von *Jules Angst* und *Carlo Perris* kann man doch schon vieles an gesammeltem Wissen präsentieren; aber auch an noch offenen Fragen.

Die Befunde und Ansichten, die in diesem Buch dargestellt worden sind, dokumentieren eine weitgehende Selbständigkeit der unipolaren von den bipolaren Erkrankungen und umgekehrt. Befunde im klinischen, verlaufsdynamischen, genetischen, biochemischen, biomorphologischen, interaktionalen, therapeutischen, prophylaktischen und prognostischen Bereich können als Argumente der genannten Dichotomie gelten. Die Dichotomie ist aber dennoch unvollständig. Sie ist es insofern, da die dichotom verlaufenden Richtungen zuerst eine gemeinsame Basis haben, die, weil gemeinsam, nicht *„dicho-tom"*, sondern *„a-tom"*, also unaufspaltbar, ist.

Diese gemeinsame Basis ist die Affektivität (siehe Abb. 40.1).

Etwas Krankhaftes geschieht, das die Affektivität zu einer Entgleisung bringt. Dieses *„Etwas"* – mal im biologischen Alleingang, manchmal aber erst durch einen psychologischen Anstoß – stört die unter normalen Zuständen bestehende *„regulierbare Homöostase"* der Affektivität. Mit dem Begriff der *„regulierbaren Homöostase"* meinen wir, daß unter normalen Umständen der Mensch selten eine stabile Affektivitätsebene besitzt, sondern seine Affektivität bewegt sich im Verlauf von Stunden oder Tagen, im Rahmen von Reagibilität, Modulierbarkeit und Reaktionsfähigkeit zwischen zwei Polen affektiver Normalität – wie Flüssigkeit in einem schwankenden Gefäß: von Trauer bis zu Freude, von Zurückhaltung bis zu hoher Aktivität, von Selbstvertrauen hin zur Selbstunsicherheit. Diese Polaritäten gehören zum menschlichen Leben. *„Unmenschlich"* – also wider die menschliche Natur – wird es, wenn diese Polaritäten in dieser Form nicht mehr bestehen. *„Unmenschlich"* hier auch in einem weiteren Sinne, im Sinne des Leblosen. Die Bezeichnung *„unmenschlich"* ist etwas anthropozentrisch, weil auch tierisches Leben durch Affektivitätsschwankungen gekennzeichnet wird.

Die Fluktuationen und Bewegungen überschreiten dabei jedoch die Grenze der soziologischen, psychologischen und biologischen Erträglichkeit nicht, kein *„Ausschütten aus dem schwankenden Gefäß"* also. Wird jedoch diese normkonforme Fluktuation gestört, kann sie zwei unterschiedliche Richtungen nehmen, so daß die *„Atomie"* zur *„Dichotomie"* wird, das Untrennbare zum Trennbaren. Die gestörte Affektivität fließt dann offensichtlich in zwei unterschiedliche Flußbetten, begleitet von vielen anderen Störungen, etwa Störungen des Antriebes, des Denkens, des Empfindens, des Wahrnehmens, des Willens, des Schlafens, des Vegetativums und anderer vitaler Funktionen. Die eine Richtung, in die die gestörte Affektivität mit ihren Begleitern fließt, ist auf der gesamten Strecke nur durch eine *„Restriktion"* (Janzarik 1959, 1988) der oben erwähnten psychischen Funktionen gekennzeichnet. Die andere Richtung fällt durch eine *„Expansion"* oder *„Unstetigkeit"* oder einen *„Wechsel"* zwischen *„Restriktion"*, *„Expansion"* und *„Unstetigkeit"* (Janzarik 1959, 1988) auf.

40.2 Das Kontinuum im Dichotomen

Man darf infolge der in diesem Buch genannten Gründe annehmen, daß die unterschiedliche Kanalisierung der gestörten Affektivität durch unterschiedliche pathophysiologische und pathopsychologische Mechanismen verursacht wird. Eine solche Annahme ist aber nicht unbedingt konträr zu den Ansichten mancher Autoren – nicht nur diejenigen der klassischen, sondern auch die der modernen operationalen und datengestützten Forschung – nämlich daß es ein Kontinuum zwischen den verschiedenen psychischen Störungs- und Krankheitsformen gibt (etwa Angst 1995a, Crow 1991, Marneros et al. 1995b, vgl. auch Marneros et al. 1995a, Mundt und Saß 1992 sowie Vliegen 1980).

Das Bindeglied wäre die Affektivität. Man kann aufgrund der in den vorigen Kapiteln dargestellten Befunde stark annehmen, daß die entgleiste Affektivität in ihrer dichotomen Richtung eine lineare Zunahme der Komplexität und Intensität ihrer Gestaltung erfährt, so wie die Flüsse, die in der Nähe ihres Ursprungs, in der Nähe der Quelle, klein und ungefährlich sind, im Verlauf jedoch durch die Wassermassen, die sie transportieren, aber immer größer, stärker und gefährlicher werden. Wenn man dieses Bild überträgt auf die Subtypen unipolarer und bipolarer Erkrankungen, dann kann man folgendes annehmen:

Die unipolare Form beginnt eventuell schon mit einem depressiven Temperament, wobei die Grenze zwischen der bestehenden *„regulierbaren Homöostase"* auf der einen Seite und einer depressiven Persönlichkeitsstörung auf der anderen Seite unscharf und fließend sind (vgl. Akiskal 1983c, Akiskal und Akiskal 1992, Fiedler 1995, siehe Abb. 40.1). Die Grenzen zwischen einer depressiven Persönlichkeitsstörung und der Dysthymie sind ebenfalls nicht immer erkennbar. Die Dysthymie kann jedoch direkt durch ihre relative Abgrenzbarkeit und manchmal stärkere Intensität als solche erkannt und als eine prägnantere Form einer psychischer Störung definiert werden, als das darunter liegende (Akiskal 1983c, Akiskal und Akiskal 1992, Brieger und Marneros 1995, vgl. auch Kapitel 12). Schon das Konzept der *„Double Depression"* (wobei Dysthymie und depressive Episoden [Major Depression] aufeinandertreffen, Keller und Shapiro 1982, Brieger und Marneros 1995) zeigt, wie fließend und unscharf die Grenze ist und wie die Tendenz zu Komplexität und stärkerer Intensität immanent ist. Die depressive Episode stellt in ihrer leichten Form zuerst eine mehr oder weniger quantitative Steigerung der Symptome der Dysthymie dar. Die depressive Episode selbst kann eine weitere Schwere und Komplexität annehmen und durch die *„melancholischen"* oder *„psychotischen"* Merkmale auch eine andere Gestaltung erhalten. Die unipolaren schizoaffektiven Erkrankungen stellen offensichtlich die schwersten Formen der genannten Gruppierungen von unipolaren Störungen dar: schwerer im subjektiven Erleben des Patienten, in der objektiven Symptomgestaltung und Prognose, Therapie, Prophylaxe und Hinterlassen von persistierenden Alterationen. Das Abwechseln von reinen schizodepressiven mit reinen depressiven Episoden im langjährigen Verlauf ist auch ein weiteres Indiz, das für die Kontinuität sprechen kann (Marneros et al. 1995b, 1991a).

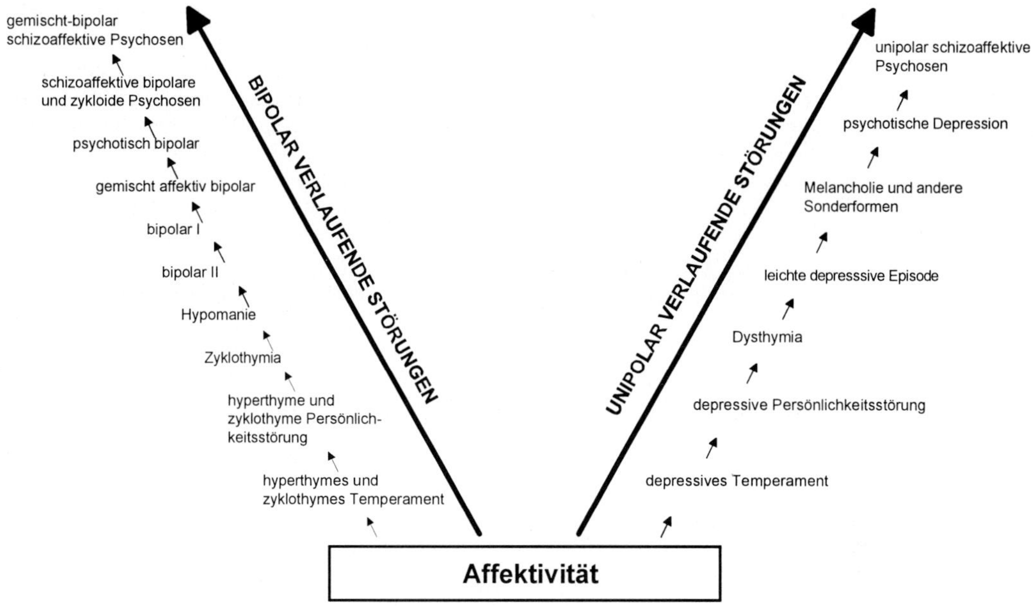

Abb. 40.1: Entitäten und Kontinuitäten affektiver Syndrome

In den bipolaren Formen geht die *„regulierbare Homöostase"* der Affektivität ohne große Sprünge zu hyperthymen oder zyklothymen Temperamenten über, in schwereren Formen kann sie in hyperthyme oder zyklothyme Persönlichkeitsstörungen überwechseln (Akiskal 1983c, Akiskal und Akiskal 1992, Fiedler 1995). Die Grenze zwischen einer zyklothymen Persönlichkeitsstörung und einer Zyklothymia kann oft nur aufgrund quantitativer Steigerungen oder auch einer Bereicherung der Symptomkonstellation erkannt werden, aber eben nur als eine leichtere Form einer bipolaren Störung (Akiskal 1983c, Akiskal und Akiskal 1992, Brieger und Marneros 1995).

Hypomanie ist die leichtere Form der Manie, wie sie im Kapitel 9 beschrieben wurde. In diesem Sinne geht der strömende Fluß in zunehmender Intensität und Komplexität über in die Bipolar-II- zur Bipolar-I-Störung, wobei wir die gemischt-bipolaren Formen aufgrund ihrer Hartnäkkigkeit und ihrer negativen prädiktiven Bedeutung als eine schwerere und kompliziertere Form der bipolaren Störungen ansehen (Patienten mit gemischt-bipolaren Formen haben längere Episoden und häufiger persistierende Alterationen, siehe Kapitel 11). In analoger Form verläuft die Zunahme weiter in die psychotischen bipolaren, die schizoaffektiven bipolaren oder auch die zykloiden Psychosen (die letzteren unter einem bestimmten Vorbehalt), wobei wir die gemischt-bipolare schizoaffektive Psychose als die schwerste Form bipolarer Erkrankungen ansehen (schwerer therapierbar und häufiger persistierende Alterationen).

Auf den beschriebenen dichotomen Dimensionen gestörter Affektivität lassen sich die verschiedenen Gruppierungen abbilden, die durch bestimmte Merkmale definiert werden können, etwa nach ihrer Saisonalität, nach der Häufigkeit der Rezidive, der kurzen Dauer der Episoden, der Besonderheit der Symptomkonstellation usw.

Aber man kann auch annehmen, so wie Aretäus von Kappadokien vor 2000 Jahren bereits gemeint hat:

„ ... τρόποι εἴδεσί μεν μύριοι,
γένει δέ μοῦνο εῖς...“,

„ ... also, daß diese Erkrankungen zwar
verschiedenartige Formen darstellen,
sie aber alle zu ein und derselben Familie
gehören ...“

Literatur

Abas M, Sahakian B, Levy R. Neuropsychological deficits and CT scan changes in elderly depressives. Psychol Med. 1990;20:507-520.

Aberg-Wistedt A, Hasselmark L, Stain-Malmgren R, et al. Serotonergic „vulnerability“ in affective disorder: a study of the tryptophan depletion test and relationships between peripheral and central serotonin indexes in citalopram-responders. Acta Psychiatr Scand. 1998;97:374-380.

Abou-Saleh MT. Who responds to prophylactic lithium? J Affect Disord. 1986;10:115-125.

Abou-Saleh MT. Lithium. In: Paykel ES, ed. Handbook of Affective Disorders. 2nd ed. London: Churchill Livingstone; 1992.

Abraham K. Ansätze zur psychoanalytischen Erforschung und Behandlung des manisch-depressiven Irreseins und verwandter Zustände. In: Abraham K. Psychoanalytische Studien II. Frankfurt/M.: Fischer; 1911.

Abraham K. Ansätze zur psychoanalytischen Erforschung und Behandlung des manisch-depressiven Irreseins und verwandter Zustände. In: Klinische Beiträge zur Psychoanalyse. Leipzig Wien Zürich: Internationaler Psychoanalytischer Verlag; 1912:95-111.

Abraham K. Versuch einer Entwicklungsgeschichte der Libido aufgrund der Psychoanalyse seelischer Störungen. Neue Arbeiten zur ärztlichen Psychoanalyse. Heft 1, 1;1924. In: Abraham K. Psychoanalytische Studien zur Charakterbildung und andere Schriften. Frankfurt: Fischer; 1969.

Abraham K. The first pregenital stage of the libido. (1916). In: Selected papers on psycho-analysis. London: Hogarth Press; 1927a:248-279.

Abraham K. A short study of the development of the libido, viewed in the light of mental disorders. (1924). In: Selected papers on psycho-analysis. London: Hogarth Press; 1927b:418-502.

Abrams R. Electroconvulsive therapy. 2nd ed. Oxford: University Press; 1992.

Abrams R, Taylor MA. Unipolar and bipolar depressive illness. Phenomenology and response to electroconvulsive therapy. Arch Gen. Psychiatry. 1974;30:320-321.

Abrams R, Taylor MA. Mania and schizoaffective disorder, manic type: a comparison. Am J Psychiatry. 1976;133:1445.

Abrams R, Taylor MA. The importance of mood incongruent psychotic symptoms in melancholica. J Affect Disord. 1983;5:227.

Achté K, Tuulio-Henriksson A. Schizophrenia and schizo-affective psychosis. Psychiatr Clin. 1983;16:126-140.

Adams LJ, Salmon JA, Kwok JB, et al. Exclusion of linkage between bipolar affective disorder and chromosome 16 in 12 Australian pedigrees. Am J Med Genet. 1997;74:304-310.

Adler L, Ulrich M, Lehmann K, et al. Praxis der stationären Akutbehandlung von Manien. Retrospektive Vergleichsuntersuchung an je 100 Patienten zweier psychiatrischer Zentren. Fortschr Neurol Psychiat. 1994;62:479-488.

Adler L, Ulrich M, Lehmann K, et al. Die stationäre medikamentöse Akutbehandlung von Manien. Nervenarzt. 1996;67:235-243.

Agrawal P, Bhatia MS, Malik SC. Postpartum psychosis: a study of indoor cases in a general hospital psychiatric clinic. Acta Psychiatr Scand. 1990;81:571-575.

Agren H. Symptom patterns in unipolar and bipolar depression correlating with monoamine metabolites in the cerebrospinal fluid: II suicide. Psychiatry Res. 1980;3:225-235.

Agren H, Orleland L. Early morning awakening in unipolar depressives with higher levels of platelet MAO activity. Psychiatry Res. 1982;7:245-254.

Agren H, Lundqvist G. Low levels of somatostatin in human CSF mark depressive episodes. Psychoneuroendocrinology. 1984;9:233-248.

Agren H, Reibring L, Hartvig P, et al. Low brain uptake of L-[11C]5-hydroxytryptophan in major depression: a positron emission tomography study on patients and healthy volunteers. Acta Psychiatr Scand. 1991;83:449-55.

Agren H, Reibring L, Hartvig P, et al. PET studies with L-[11C]5-HTP and L-[11C]dopa in brains of healthy volunteers and patients with major depression. Clin Neuropharmacol. 1992;15:235a-236a.

Agren H, Reibring L. PET studies of presynaptic monoamine metabolism in depressed patients and healthy volunteers. Pharmacopsychiatry. 1994;27:2-6.

Agreus L, Svärsudd L, Nyren O, Tibblin G. The epidemiology of abdominal symptoms: prevalence and demographic characteristics in a Swedish adult population. Scand J Gastroenterol. 1994;29:102-109.

Aguglia E, Casacchia M, Cassano GB, et al. Double-blind study of the efficacy and safety sertraline versus fluoxetine in major depression. Int Clin Psychopharmacol. 1993;8:197-202.

Aguilera G, Wynn P, Harwood J, et al. Receptor-mediated actions of corticotropin-releasing factor in pituitary gland and nervous system. Neuroendocrinology. 1986;43:79-88.

Ahrens B, Berghöfer A, Wolf T, Müller-Oerlinghausen B. Suicide attempts, age and duration of illness in recurrent affective disorders. J Affect Disord. 1995a;36: 43-49.

Ahrens B, Müller-Oerlinghausen B, Schou M, et al. Excess cardiovascular and suicide mortality of affective disorders may be reduced by lithium prophylaxis. J Affect Disord. 1995b;33:67-75.

Ahrens B, Bauer M. Bipolare Störungen: ein Leitfaden für die medikamentöse Behandlung in der Praxis. Psycho. 1996;22:259-268.

Ahrens B, Linden M. Is there a suicidality syndrome independent of specific major psychiatric disorder? Acta Psychiatr Scand. 1996;94:79-86.

Akiskal HS. External validating criteria for psychiatric diagnosis: Their application in affective disorders. J Clin Psychiatry. 1980;41:6-15.

Akiskal HS. Dysthymic and cyclothymic disorders: a paradigm for highrisk research. In: Davis JM, Maas JW, ed. The affective disorders. Washington D.C.: American Psychiatric Press; 1983a: 211 -231.

Akiskal HS. Dysthymic disorders: Psychopathology of proposed chronic depressive subtypes. Am J Psychiatry. 1983b;140:11-20.

Akiskal HS. The bipolar spectrum: New concepts in classification and diagnosis. In: Grinspoon L, ed. Psychiatry update: The American Psychiatric Association annual review. Washington DC: American Psychiatric Press; 1983c.

Akiskal HS. Cyclothymic and related disorders. In: Georgotis A, Cancro R, eds. Depression and mania: a comprehensive textbook. New York: Elsevier; 1988.

Akiskal HS. Validating affective personality types. In: Robins L, Barrett J, eds. The validity of psychiatric diagnosis. New York: Raven; 1989.

Akiskal HS. Towards a definition of dysthymia: boundaries with personality and mood disorders. In: Burton SW, Akiskal HS, eds. Dysthymic Disorder. London: Gaskell; 1990a.

Akiskal HS. Toward a clinical understanding of the relationship of anxiety and depressive disorders. In: Maser JD, Cloninger CR, ed. Comorbidity of mood and anxiety disorders. Washington: American Psychiatric Press; 1990b:597-607.

Akiskal HS. Delineating irritable and hyperthymic variants of the cyclothymic temperament. Journal of Personality Disorders. 1992a;6:326-342.

Akiskal HS. The distinctive mixed states of bipolar I, II, and III. Clin Neuropharm. 1992b;15:632-633.

Akiskal HS. Dysthymic and cyclothymic depression: therapeutic considerations. J Clin Psychiatry. 1994a;55 (Suppl): 46-52.

Akiskal HS. The temperamental borders of affective disorders. Acta Psychiatric Scand. 1994b;89 (suppl 379):32-37.

Akiskal HS. Mood disorders: Clinical features. In: Kaplan HI, Sadock BJ, eds. Comprehensive Textbook of Psychiatry/VI. vol.1. Baltimore: Williams and Wilkins; 1995.

Akiskal HS. The prevalent clinical spectrum of bipolar disorders: Beyond DSM-IV. J Clin Psychopharmacol. 1996;16(suppl 1):4S-14S.

Akiskal HS. Overview of chronic depressions and their clinical management. In: Akiskal HS, Cassano GB, eds. Dysthymia and the spectrum of chronic depressions, New York London: The Guilford Press; 1997a.

Akiskal HS. The role of temperament in mixed states. In: Proceedings of APA. San Diego, California; 1997b.

Akiskal HS, McKinney WT. Overview of recent research in depression. Arch Gen Psychiatry. 1975;32:285-295.

Akiskal HS, Djenderedjian AH, Rosenthal RH, Khani MK. Cyclothymic disorder: validating criteria for inclusion in the bipolar affective group. Am J Psychiatry. 1977;134:1227-1233.

Akiskal HS, Bitar AH, Puzantian VR, Rosenthal TL, Walker PW. The nosological status of neurotic depression: A prospective three-to-four-year follow-up examination in light of the primary-secondary and unipolar-bipolar dichotomies. Arch Gen Psychiatry. 1978;35:756-766.

Akiskal HS, Khani MK, Scott-Strauss A. Cyclothymic temperamental disorders. Psychiatr Clin North Am. 1979;2:527-554.

Akiskal HS, Puzantian VR. Psychotic forms of depression and mania. Psychiatr Clin North Am. 1979;2:419-439.

Akiskal HS, Rosenthal TL, Haykal RF, Lemmi H, Rosenthal RH, Scott-Strauss A. Characterological depressions: Clinical and sleep EEG findings separating "subaffective dysthymias" from "character spectrum disorders". Arch Gen Psychiatry. 1980;37:777-783.

Akiskal HS, King D, Rosenthal TL, Robinson D, Scott-Strauss A. Chronic depressions. Part 1. Clinical and familial characteristics in 137 probands. J Affect Disord. 1981;3:297-315.

Akiskal HS, Hirschfeld RNA, Yerevanian BI. The relationship of personality to affective disorders: A critical review. Arch Gen Psychiatry. 1983a;40:801-810.

Akiskal HS, Walker P, Puzantian VR, King D, Rosenthal TL, Dranon M. Bipolar outcome in the course of depressive illness: Phenomenologic, familial, and pharmacologic predictors. J Affect Disord. 1983b;5:115-128.

Akiskal HS, Lemmi H, Dickson H. Chronic depressions part 2. Sleep EEG differentiation of primary dysthymic disorders from anxious depressions. J Affect Disord. 1984;6:287-295.

Akiskal HS, Chen S, Davis GC, et al. Borderline: An adjective in search of a noun. J Clin Psychiatry. 1985a;46:41-48.

Akiskal HS, Downs J, Jordan P, Watson S, Daugherty D, Pruitt DB. Affective disorders in referred children and younger siblings of manic-depressives: Mode of onset and prospective course. Arch Gen Psychiatry. 1985b;42:996-1003.

Akiskal HS, Yerevanian BI, Davis GC, King D, Lemmi H. The nosologic status of borderline personality: clinical and polysomnographic study. Am J Psychiatry. 1985c;142:192-198.

Akiskal HS. Mallya G. Criteria for the „soft“ bipolar spectrum: treatment implications. Psychopharmacol Bull. 1987;23:68-73.

Akiskal HS, Haykal RF. Dysthymic and chronic depressive conditions. In: Georgotis A, Cancro R, eds. Depression and mania: a comprehensive textbook. New York: Elsevier; 1988.

Akiskal HS, Cassano GB, Musetti L, Perugi G, Tundo A, Mignani V. Psychopathology, temperament, and past cours in primary major depression. 1. Review of evidence for a bipolar spectrum. Psychopathology. 1989;22:268-277.

Akiskal HS, Rosenthal TL, Haykal RF, Lemmi H, Rosenthal HL, Scott-Strauss A. Characterological depression. Arch Gen Psychiatry. 1990;37:777-786.

Akiskal HS, Akiskal K. Cyclothymic, hypertymic, and depressive temperaments as subaffective variants of mood disorders. In: Tasman A, Riba MB, eds. Review of Psychiatry 11. Washington D.C.: American Psychiatric Press; 1992:43-46.

Akiskal HS, Maser JD, Zeller PJ, et al. Switching from "unipolar" to bipolar II. A 11-year prospective study of clinical and temperamental predictors in 559 patients. Arch Gen Psychiatry. 1995;52:114-123.

Akiskal HS, Cassano GB, eds. Dysthymia and the spectrum of chronic depressions. New York London: The Guilford Press; 1997.

Akiskal HS, Placidi GF, Maremmani I, et al. TEMPS-I: delineating the most discriminant traits of the cyclothymic, depressive, hyperthymic and irritable temperaments in a nonpatient population. J Affect Disord. 1998;51:7-20.

Alexander JF, Holtzworth-Munroe A, Jameson P. The process and outcome of marital and family therapy: Research review and evaluation. In: Bergin AE, Garfield SL, eds. Handbook of psychotherapy and behavior change. New York: Wiley & Sons; 1994:595-630.

Alexander RC, Salomon M, Ionescu-Pioggia M, et al. Convulsive therapy in the treatment of mania. Convulsive Therapy. 1988;4:115-125.

Alexopoulos GS. Affective disorders. In: Sadavoy J, Lazarus LW, Jarvik LF, Grossberg GT, eds. Comprehensive review of geriatric psychiatry, second edition. Washington: American Psychiatric Press; 1996.

Alexopoulos GS, Meyers BS, Young RC, Mattis S, Kakuma T. The course of geriatric depression with „reversible dementia“: a controlled study. Am J Psychitry. 1993;150:1693-1699.

Allen G, Harvald B, Shields J. Measures of twin concordance. Acta Genet Statist Med. 1967;17:475-481.

Alnaes R, Torgersen S. Characteristics of patients with major depression in combination with dysthymic or cyclothymic disorders. Childhood and precipitating events. Acta Psychiatr Scand. 1989a;79:11-80.

Alnaes R, Torgersen S. Personality and personality disorders among patients with major depression in combination with dysthymic or cyclothymic disorders. Acta Psychiatr Scand. 1989b;79:363-369.

Alnaes R, Torgersen S. Mood disorders: developmental and precipating events. Can J Psychiatry. 1993;38:217-224.

Alnaes R, Torgersen S. Personality and personality disorders predict development and relapses of major depression. Acta Psychiatr Scand. 1997;95:336-342.

Alpert JE, Uebelacker LA, Mclean NE, et al. Social phobia, avoidant personality disorder and atypical depression: co-occurrence and clinical implications. Psychol Med. 1997;27:627-633.

Alsen V. Euphorie. Heidelberg: Hüthig; 1960.

Altamura AC, Mauri MC, Rudas N, et al. Clinical activity and tolerability of trazodone, mianserin, and amitriptyline in elderly subjects with major depression: a controlled multicenter trial. Clin Neuropharmacology. 1989;12:25-33.

Altamura AC, Carta MG, Carpiniello B, Piras A, Maccio MV, Marcia L. Lifetime prevalence of brief recurrent depression (results from a community survey). Eur Neuropsychopharmacol. 1995;5(suppl.):99-102.

Alterman AI, Rutherford MJ, Cacciola JS, McKay JR, Woody GE. Response to methadone maintenance and counseling in antisocial patients with and without major depression. J Nerv Ment Dis. 1996;184:695-702.

Altshuler L, Devinski O, Post Rea. Depression, anxiety, and temporal lobe epilepsy: laterality of focus and symptoms. Arch Neurol. 1990:47:284-288.

Altshuler L, Conrad A, Hauser P, et al. Reduction of temporal lobe in bipolar disorder. A preliminary report of magnetic resonance imaging. Arch Gen Psychiatry. 1991;48:482-483.

Altshuler L, Curran J, Hauser P, Mintz J, Denikoff K, Post R. T2 hyperintensities in bipolar disorder: magnetic resonance imaging comparison and literature meta-analysis. Am J Psychiatry. 1995;152:1139-1144.

Ambelas A, George M. Individualized stress vulnerabilities in manic depressive patients with repeated episodes. J R Soc Med. 1988;81:448-449.

Ambrosini PJ, Emslie GJ, Greenhill LL, Kutcher S, Weller EB. Selecting a sequence of antidepressants for treating depression in youth - Discussion. J Child Adolesc. Psychopharmacol. 1995;5:233-240.

American Psychiatric Association. Diagnostic and Statistical Manual of Mental Disorders. 1st ed. Washington: APA; 1952.

American Psychiatric Association. Diagnostic and Statistical Manual of Mental Disorders. 2nd ed. Washington: APA; 1968.

American Psychiatric Association. Diagnostic and Statistical Manual of Mental Disorders. 3rd edition. Washington: American Psychiatric Press; 1980.

American Psychiatric Association. Task Force Report: Tricyclic antidepressants – Blood level measurements and clinical outcome. Am J Psychiatry. 1985;142:155-162.

American Psychiatric Association. Diagnostic and Statistical Manual of Mental Disorders. Washington: American Psychiatric Press; 1985.

American Psychiatric Association (APA). Diagnostic and statistical manual of mental disorders. 3rd. ed. revised (DSM-III-R). Washington: APA; 1987.

American Psychiatric Association (APA). Diagnostic and statistical manual of mental disorders. 4th ed. (DSM-IV). Washington: APA; 1994.

American Psychiatric Association. Diagnostisches und Statistisches Manual Psychischer Störungen (DSM-IV). Göttingen Bern Toronto: Hogrefe; 1996.

American Psychiatric Association: Practice guideline for major depressive disorder in adults. Am J Psychiatry. 1993;150(suppl.):1-26.

American Psychiatric Association: Practice guideline for the treatment of patients with bipolar disorder. Am J Psychiatry. 1994;151(suppl.):1-36.

American Psychiatric Association. The Practice of Electroconvulsive Therapy: Recommendations for Treatment, Training, and Privileging. A Task Force Report. Washington D. C.: APA; 1990.

Amman G. Social network and social support deficits in depressed patients: a result of distored perception? Eur Arch Psychiatry Clin Neurosci. 1991;241:49-56.

Amsterdam J, Brunswick D, Mendels J. The clinical application of tricyclic antidepressant pharmacokinetics and plasma levels. Am J Psychiatry. 1980;137:653-662.

Amsterdam J, Winokur A, Abelman E, et al. Cosyntropin (ACTH) stimulation test in depressed patients and healthy subjects. Am J Psychiatry. 1983;140:907-909.

Amsterdam J, Marinelli D, Arger P, et al. Assessment of adrenal gland volume by computed tomography in depressed patients and healthy colunteers: A pilot study. Psychiatry Res. 1987;21:189-197.

Amsterdam J, Maislin G, Winokur A, et al. The oCRF test before and after clinical recovery from depression. J Affect Disord. 1988;14:213-222.

Amsterdam JD, Mozley PD. Temporal lobe asymmetry with iofetamine (IMP) SPECT imaging in patients with major depression. J Affect Disord. 1992;24:43-53.

Ananth J. Side effects in the neonate from psychotropic agents excreted through breast-feeding. Am J Psychiatry. 1978;135:801-805.

Anderson CM, Griffin S, Rossi A, et al. A comparative study of the impact of education vs. process groups for families of patients with affective disorder. Family Process. 1986;25:185-205.

Anderson JC, Williams S, McGee R, Silva PA. DSM-III disorders in preadolescent children: Prevalence in a large sample from the general population. Arch Gen Psychiatry. 1987;44:69-76.

Anderson JC, McGee R. Comorbidity of depression in children and adolescents. In: Reynolds WM, Johnson HF, eds. Handbook of depression in children and adolescents. New York: Plenum Press; 1994:581-601.

Anderson IM, Tomenson BM. The efficacy of selective serotonin re-uptake inhibitors in depression: a meta-analysis of studies against tricyclic antidepressants. J Psychopharmacology. 1994;8:238-249.

Andreasen NC. Thought, language, and communication disorders. I. Clinical assessment, definition of terms and evaluation of their reliability. Arch Gen Psychiatry. 1979a;36:1315-1321.

Andreasen NC. Thought, language and communication disorders: II. Diagnostic significance. Arch Gen Psychiatry. 1979b;36:1325-1330.

Andreasen NC. The clinical significance of „thought disorder". Hibbs Award Lecture, 137th annual meeting of the American Psychiatric Association. 1984.

Andreasen NC. Creativity and mental illness: prevalence rates in writers and their first degree relatives. Am J Psychiatry. 1987;144:1288-1292.

Andreasen NC, Canter A. The creative writer: psychiatric symptoms and family history. Compr Psychiatry. 1974;15:123-131.

Andreasen NC, Powers PS. Creativity and psychosis: an examination of conceptual style. Arch Gen Psychiatry. 1975;32:70-73.

Andreasen NC, Pfohl B. Linguistic analysis of speech in affective disorder. Arch Gen Psychiatry. 1976;33:1361-1367.

Andreasen NC, Grove W, Shapiro R, et al. Reliability of lifetime diagnosis: a multicenter collaborative perspective. Arch Gen Psychiatry. 1981;38:400-405.

Andreasen NC, Rice J, Endicott J, Coryell W, Grove WM, Reich T. Familial rates of affective disorder. A report from the National Institute of Mental Health Collaborative Study. Arch Gen Psychiatry. 1987;44:461-469.

Andreasen NC, Glick ID. Bipolar affective disorder and creativity: implications and clinical management. Compr Psychiatr. 1988;29:207-217.

Andreasen NC, Swayze VD, Flaum M, Alliger R, Cohen G. Ventricular abnormalities in affective disorder: clinical and demographic correlates. Am J Psychiatry. 1990;147:893-900.

Andreasen NC, Rezai K, Alliger R, et al. Hypofrontality in neuroleptic-naive patients and in patients with chronic schizophrenia. Arch Gen Psychiatry. 1992;49:943-958

Andrew B, Hawton K, Fagg J, Westbrook D. Do psychosocial factors influence outcome in severely depressed female psychiatric in-patients? Br J Psychiatry. 1993;163:747-754.

Angold A, Rutter M. Effects of age and pubertal status on depression in a large clinical sample. Development and Psychopathology.1992; 4:5-28.

Angold A, Costello EJ. Depressive comorbidity in children and adolescents: empirical, theoretical, and methodological issues. Am J Psychiatry. 1993;150:1779-1791.

Angold A, Costello EJ. The epidemiology of depression in children and adolescents. In: Goodyer IM, ed. The depressed child and adolescent. Cambridge: Cambridge University Press; 1995:127-147.

Angst J. Tofranil: A clinical analyses. In: Proceedings of the third world congress of psychiatry. Montreal: University of Toronto Press; 1961a.

Angst J. A clinical analysis of the affects of Tofranil in depression. Longitudinal and follow-up studies. Treatment of blood relations. Psychopharmacol. 1961b;2:381-407.

Angst J. Zur Ätiologie und Nosologie endogener depressiver Psychosen. Eine genetische, soziologische und klinische Studie. Berlin Heidelberg New York: Springer; 1966.

Angst J. Clinical aspects of imipramine. In: Angst J, Theobald W, Bleuler M, et al., eds. Tofranil (Imipramine). Bern: Stämpfli; 1970.

Angst J. The course of affective disorders. II. Typology of bipolar manic-depressive illness. Arch Psychiat Nervenkr. 1978;226:65-73.

Angst J. Verlauf unipolar depressiver, bipolar manisch-depressiver und schizoaffektiver Erkrankungen und Psychosen. Fortschr Neurol Psychiatr. 1980;48:3-30.

Angst J. Switch from depression to mania - a record study over decades between 1920 and 1982. Psychopathology. 1985;18:140-154.

Angst J. The course of schizoaffective disorders. In: Marneros A, Tsuang MT, eds. Schizoaffective Psychoses. Berlin Heidelberg New York: Springer; 1986a.

Angst J. Verlauf und Ausgang affektiver und schizoaffektiver Erkrankungen. In: Huber G, Hrsg. Zyklothymie - offene Fragen. Frankfurt: pmi; 1986b.

Angst J. The course of affective disorders. Psychopathology. 1986c;119(Suppl.2):47-52.

Angst J. Zurich genetic study findings. Presented at the NIMH affective disorders workshop. September; 1986d.

Angst J. Verlauf der affektiven Psychosen. In: Kisker KP, Lauter H, Meyer JE, Müller C, Strömgren E, Hrsg. Psychiatrie der Gegenwart. Bd. 5, 3.Aufl. Berlin Heidelberg New York: Springer; 1987a.

Angst J. Epidemiologie der affektiven Pschosen. In: Kisker KP, Lauter H, Meyer JE, Müller C, Strömgren E, Hrsg. Psychiatrie der Gegenwart. Bd.5, 3.Aufl. Berlin Heidelberg New York: Springer; 1987b.

Angst J. Begriff der affektiven Erkrankungen. In: Kisker KP, Lauter H, Meyer J-E, Müller C, Strömgren E, Hrsg. Psychiatrie der Gegenwart, Bd. V, 3. Aufl. Heidelberg: Springer; 1987c.

Angst J. European long-term follow-up studies of schizophrenia. Schizophr Bull. 1988a;14:501-513.

Angst J. Clinical course of affective disorders. In: Helgason T, Daly RJ, eds. Depressive illness: Prediction of course and outcome. Berlin Heidelberg New York: Springer; 1988b.

Angst J. Risikofaktoren für den Verlauf affektiver Störungen. In: von Zerssen D, Möller HJ, Hrsg. Affektive Störungen. Diagnostische, epidemiologische, biologische und therapeutische Aspekte. Berlin Heidelberg New York: Springer; 1988c.

Angst J. Der Verlauf schizoaffektiver Psychosen. In: Marneros A, Hrsg. Schizoaffektive Psychosen. Diagnose, Therapie und Prophylaxe. Berlin Heidelberg New York: Springer; 1989.

Angst J. Recurrent brief depression: A new concept of depression. Pharmacopsychiatry. 1990;23:63-66.

Angst J. Prädiktoren des Spontanverlaufs affektiver Psychosen. In: Heinrich K, Hrsg. Prädiktoren des Therapieverlaufs bei endogenen Psychosen. Stuttgart New York: Schattauer; 1991.

Angst J. Neuroleptic induced dysfunction. In Keshavan M, Kennedy J, eds. Drug induced dysfunction in psychiatry. Hemisphere Publishing Corporation; 1992.

Angst J. Psychotic continuum or distinct entities: Discussion. In: Marneros A, Andreasen NC, Tsuang MT, eds. Psychotic Continuum. Berlin Heidelberg New York: Springer; 1995a.

Angst J. Epidemiologie du spectre bipolaire. Encephale. 1995b;21:37-42.

Angst J. Epidemiologie des troubles bipolaires. In: Bourgeois ML, Verdoux H, Hrsg. Les troubles bipolaires de l'humeur. Paris Milan Barcelone: Masson; 1995c.

Angst J. Comorbidity of mood disorders: A longitudinal prospective study. Br J Psychiatry. 1996a;168(suppl.30):31-37.

Angst J. Dysthymia and personality disturbances. Eur Neuropsychopharmacol. 1996b;6(suppl 3):222-223.

Angst J. The course of psychiatric disorders as a diagnostic tool. In: Ackenheil M, Bondy B, Engel R, et al. eds. Implications of psychopharmacology to psychiatry. Berlin Heidelberg New York: Springer; 1996c.

Angst J. Comorbidity of anxiety disorders with mood disorders and substance abuse. Second tryptich workshop in psychiatry. Anxiety and is comorbidity. Maastricht March 14th, 1996. Aachen Liege Maastricht; 1996d.

Angst J. The epidemiology of dysthymia. Psychiatry Review. 1996e;1:5-9.

Angst J. Minor and recurrent brief depression. In: Akiskal HS, Cassano GB. Dysthymia and the spectrum of chronic depression. New York London: Guilford; 1997a.

Angst J. Die klinische Forschung im Bereich affektiver Erkrankungen. Eine persönliche Sicht. Anna Monika Stiftung. Jubiläumsschrift 1965-1995; 1997b.

Angst J. Epidemiology of depression. In: Honig A, van Praag HM, eds. Depression: Neurobiological, Psychopathological and Therapeutic Advances. Chichester New York Brisbane Toronto Singapore: John Wiley & Sons; 1997c.

Angst J. A regular review of the long term follow up of depression. BMJ. 1997d;315:1143-1146.

Angst J. Recurrent brief psychiatric syndromes: Hypomania, depression, anxiety and neurasthenia. In: Judd LL, Saletu B, Filip V, eds. Basic and clinical science of mental and addictive disorders. Bibl. Psychiatr. Basel: Karger; 1997e.

Angst J. Depression and anxiety: implications for nosology, course, and treatment. J Clin Psychiatry. 1997f;58(suppl 8):3-5.

Angst J. Epidemiologie der Angststörungen. In: Rockstroh B, Elbert T, Watzl H, Hrsg. Impulse für die Klinische Psychologie. Göttingen Bern Toronto Seattle: Hogrefe; 1997g.

Angst J. A brief history of bipolar disorder. Journal of Bipolar Disorder. 1997h;1:31-36.

Angst J. The prevalence of depression. In: Briley M, Montgomery SA, eds. Antidepressant therapy at the dawn of the third millennium. London: Martin Dunitz; 1998a.

Angst J. Klassifikation der Depression aus historischer Sicht. Symposium zu Ehren von Professor Paul Kielholz in der Psychiatrischen Universitätsklinik Basel „Paul Kielholz und die Depressionstherapie – Rückblick und Ausblick". Jatros Neuro. 1998b;3(suppl):6-11.

Angst J. Late Onset Depression: Longterm Course and Outcome. In: Marneros A. Late Onset Mental Disorders. London: Gaskell; 1999.

Angst J, Weis P. Ätiologie und Verlauf endogener Depressionen. Fortbildungskurse. Schweiz Ges Psych. 1968;1:8-16.

Angst J, Grof P, Hippius H, et al. Verlaufsgesetzlichkeiten depressiver Syndrome. In: Hippius H, Selbach, Hrsg. Das depressive Syndrom. München Berlin Wien: Urban Schwarzenberg; 1969.

Angst J, Theobald W, Bleuler M, Kuhn R. Tofranil (Imipramine). Bern: Stämpfli; 1970a.

Angst J, Weis P, Grof P, Baastrup PC, Schou M. Lithium prophylaxis in recurrent affective disorders. Br J Psychiatry. 1970b;116:604-614.

Angst J, Baastrup P, Grof P, Hippius H, Pöldinger W, Weis P. The course of monopolar depression and bipolar psychoses. Psychiat Neurol Neurochir. 1973;76:489-500.

Angst J, Baastrup P, Grof P, Hippius H, Pöldinger W, Weis P. Zum Verlauf affektiver Psychosen. In: Bochnik HJ, Pittrich, Hrsg. Multifaktorielle Probleme in der Medizin. Wiesbaden: Akademische Verlagsgesellschaft; 1976.

Angst J, Felder W, Frey R, Stassen HH. The course of affective disorders. I. Change of diagnosis of monopolar, unipolar, and bipolar illness. Arch Psychiat Nervenkr. 1978;226:57-64.

Angst J, Felder W, Lohmeyer B: Schizoaffective disorders: Results of a genetic investigation, I. J Affect Disord. 1979a;1:139-153.

Angst J, Felder W, Lohmeyer B. Are schizoaffective psychoses heterogeneous? Results of a genetic investigation, II. J Affect Disord. 1979b;1:155-165.

Angst J, Felder W, Frey R. The course of unipolar and bipolar affective disorders. In: Schou M, Strömgren E, eds. Origin, prevention and treatment of affective disorders. London New York San Francisco: Academic Press; 1979c.

Angst J, Felder W, Lohmeyer B. A genetic study on schizoaffective disorders. In: Obiols J, Ballus C, Gonzales Monclús E, Pujol J, eds. Biological Psychiatry Today. Amsterdam, New York, Oxford: Elsevier; 1979d.

Angst J, Felder W, Lohmeyer B. Course of schizoaffective psychoses: results of a follow-up study. Schizophr. Bull. 1980a;6:579-585.

Angst J, Frey R, Lohmeyer B, Zerbin-Rüdin E. Bipolar manic-depressive psychoses: Results of a genetic investigation. Hum Genet. 1980b;55:237-254.

Angst J, Dobler-Mikola A, Binder J. Zur Diagnostik der Depression – epidemiologische und genetische Aspekte. In: Poeldinger W, Hrsg. Aktuelle Aspekte der Depressionsbehandlung. Grundlagen – Diagnostik – Therapie. Bern, Stuttgart, Wien: Huber; 1983a.

Angst J, Scharfetter C, Stassen HH. Classification of schizo-affective patients by multidimensional scaling and cluster analysis. Psychiatr Clin. 1983b;16:254-264.

Angst J, Dobler-Mikola, Binder J. The Zurich Study: A prospective epidemiological study of depressive, neurotic and psychosomatic syndromes. I. Problem and methodology. Eur Arch Psychiatry Neurol. 1984;234:13-20.

Angst J, Scharfetter C. Familial aspects of schizoaffective disorder. In: Affective disorders. The World Psychiatric Association Regional Symposium Athens. Abstracts. 1985;S104:p39.

Angst J, Clayton P. Premorbid personality of depressive, bipolar, and schizophrenic patients with special reference to suicidal issues. Compr Psychiatry. 1986;27:511-532.

Angst J, Stassen H. Verlaufsaspekte affektiver Psychosen: Suizide, Rückfallrisiko im Alter. In: Huber G, Hrsg. Fortschritte in der Psychosenforschung? 7."Weißenauer" Schizophrenie-Symposion am 5./6.12.1986 in Bonn. Stuttgart New York: Schattauer; 1987.

Angst J, Scharfetter C. Schizoaffektive Psychosen – ein nosologisches Ärgernis. In: Lungershausen E, Kaschka WP, Witkowski RJ, Hrsg. Affektive Psychosen. Stuttgart New York: Schattauer; 1990.

Angst J, Merikangas KR, Scheidegger P, Wicki W. Recurrent brief depression: A new subtype of affective disorder. J Affect Disord. 1990a;19:87-98.

Angst J, Stassen HH, Gross G, Huber G, Stone MH. Suicide in Affective and Schizoaffective Disorders. In: Marneros A, Tsuang MT, eds. Affective and Schizoaffective Disorders. Berlin Heidelberg New York: Springer-Verlag; 1990b:168-185.

Angst J, Vollrath M, Merikangas KR, Ernst C. Comorbidity of anxiety and depression in the Zurich Cohort Study of Young Adults. In: Maser JD, Cloninger CR, eds. Comorbidity of mood and anxiety disorders. Washington: American Psychiatric Press; 1990c:123-137.

Angst J, Wicki W. The Zurich Study. XI. Is dysthymia a separate form of depression? Results of the Zurich Cohort Study. Eur Arch Psychiatry Clin Neurosci. 1991;240:349-354.

Angst J, Wicki W. The Zurich Study. XIII. Recurrent brief anxiety. Eur Arch Psychiatry Clin Neurosci. 1992;241:296-300.

Angst J, Hochstrasser B. Recurrent brief depression: The Zürich Study. J Clin Psychiatry. 1994;55(Suppl.4):3-9.

Angst J, Preisig M. Course of a clinical cohort of unipolar, bipolar and schizoaffective patients. Results of a prospective study from 1959 to 1985. Schweizer Archiv für Neurologie und Psychiatry. 1995a;146:5-16.

Angst J, Preisig M. Outcome of a clinical cohort of unipolar, bipolar and schizoaffective patients. Results of a prospective study from 1959 to 1985. Schweizer Archiv für Neurologie und Psychiatry. 1995b;146:17-23.

Angst J, Ernst C. Prämorbide und postmorbide Persönlichkeit bei affektiv Erkrankten. In: Gross G, Huber G, Morgner J, Hrsg. Persönlichkeit, Persönlichkeitsstörung, Psychose. Stuttgart New York: Schattauer; 1996.

Angst J, Merikangas K. The depressive spectrum: diagnostic classification and course. J Affect Disord. 1997;45:31-40.

Angst J, Sellaro R, Angst F. Long-term outcome and mortality of treated versus untreated bipolar and depressed patients. A preliminary report. Int J Psychiatry Clin Pract. 1998.

Angst J, Merikangas KR. Multi-dimensional criteria for the diagnosis of depression. 1999a; in Druck.

Angst J, Sellaro R, Merikangas KR. Depressive spectrum disorders. 1999b; in Druck.

Ansseau M, Kupfer DJ, Reynolds CF, McEachran AB. REM latency distribution in major depression: clinical characteristics associated in major depression: clinical characteristics associated with sleep onset REM periods. Biol Psychiatry. 1984;19:1651-1666.

Ansseau M, Scheyvaerts M, Doumont A. Concurrent use of REM latency, dexamethasone suppression, clonnidine and apomorphine tests as biological markers of endogenous depression: a pilot study. Psychiatry Res. 1985;12:261-272.

Anthony J, Scott PD. Manic-depressive psychoses in childhood. J Child Psychol Psychiatry. 1960;1:52-72.

Antonucci TC, Jackson JS. Environmental factors, life events and coping abilities. In: Copeland JRM, Abou-Saleh MT, Blazer DG, eds. Principles and practice of geriatric psychiatry. Chichester New York Brisbane Toronto Singapore: John Wiley & Sons; 1994.

Antonuccio DO, Akins WT, Chatham PM, Monagin JA, Tearnan BH, Ziegler BL. An exploratory study: The psychoeducational group treatment of drug refractory unipolar depression. Journal of Behavioral Therapy and Experimental Psychiatry. 1984;1:309-313.

Appleby L. Suicide during pregnancy in the first postnatal year. Br Med J. 1991;302:137-140.

Apte SN, Langston JW. Permanent neurological deficits due to lithium toxicity. Ann Neurol. 1983;13:452-458.

Arana GW, Baldessarini RJ, Ornsteen M. The dexamethasone suppression test for diagnosis and prognosis in psychiatry. Arch Gen Psychiatry. 1985;42:1193-1204.

Arango V, Ernsberger P, Marzuk PM, et al. Autoradiographic demonstration of increased serotonin 5HT2 and b-adrenegic receptor binding sites in the brain of suicide victims. Arch Gen Psychiatry. 1990;47:1038-1047.

Arato M, Banki C, Nemeroff C, et al. Hypothalamic-pituitary-adrenal axis and suicide. Ann N Y Acad Sci. 1986;487:263-270.

Arborelius L, Owens MJ, Plotzky PM, Nemeroff CB. The role of corticotropin-releasing factor in depression and anxiety disorders. J Endocrinol. 1999;160:1-12.

Arentsen K. Postpartum psychoses. With particular reference to the prognosis. Dan Med Bull. 1968;15:97-100.

Aretäus von Kappadokien. Ursachen und Symptome der chronischen Krankheiten. Ermerins FZ. APUD KEMINK ET FILIUM. 1847.

Aristoteles. Werke. (In dtsch.Übersetzung). Bd.XIX. Problemata. Berlin: Akademieverlag.

Aristoteles. Problemata physica. Kap. XXX. Übersetzung Flashar H. Berlin: Akademie-Verlag; 1962.

Armbruster B, Gross G, Huber G. Long-term prognosis and course of schizoaffective, schizophreniform and cycloid psychoses. Psychiatr Clin. 1983;16:156-168.

Armbruster B, Huber G. Die zykloiden und schizoaffektiven Psychosen der Bonner Schizophrenie-Studie. Psychiatr Neurol Med Psychol. 1986;33:54-62.

Arnold OH, Kryspin-Exner K. Zur Frage der Beeinflussung des Verlaufs des manisch-depressiven Krankheitsgeschehens durch Antidepressiva. Wien Med Wochenschr. 1965;115:929-934.

Arnold MB. Feelings and Emotions. The Loyola Symposium. New York: Academic Press; 1970.

Arntz A, Boelens W. Interaktionsmodelle. In: Albersnagel FA, Emmelkamp PMG, van den Hoofdakker R, Hrsg. Depression: Theorie, Diagnostik und Behandlung. Göttingen: Verlag für Angewandte Psychologie; 1993:123-142.

Arolt V, Driessen M, Bangert-Verleger A, Neubauer H, Schürmann A, Seibert W. Psychische Störungen bei internistischen und chirurgischen Krankenhauspatienten Prävalenz und Behandlungsbedarf. Nervenarzt. 1995;66:670-677.

Arolt V, Driessen M. Psycho- und Pharamakotherapie depressiver Störungen bei Allgemeinkrankenhauspatienten. In: Marneros A, Brieger P. Psychiatrie als Therapiefach. Regensburg: S. Roderer; 1997:105-112.

Arora RC, Meltzer HY. Serotonergic Measures in the Brains of Suicide Victims: 5-HT2 Binding Sites in Frontal Cortex of Suicidal Victims and Control Subjects. Am J Psychiatry. 1989;146:730-736.

Arranz MJ, Erdmann J, Kirov G, et al. 5-HT2A receptor and bipolar affective disorder: association studies in affected patients. Neurosci Lett. 1997;224:95-98.

Arriaga F, Rosado P, Paiva T. The sleep of dysthymic patients: A comparison with normal controls. Biol Psychiatry. 1990;27:649-656.

Asarnow JR, Goldstein MJ, Tompson M, Guthrie D. One-year outcomes of depressive disorders in child psychiatric in-patients: Evaluation of the prognostic power of a brief measure of expressed emotion. Journal of Child Psychology and Psychiatry. 1993;34:129-137.

Asarnow JR, Tompson M, Hamilton EB, Goldstein MJ, Guthrie D. Family-expressed emotion, childhood-onset depression, and childhood-onset schizophrenia spectrum disorders: is expressed emotion a non-specific correlate of child psychopathology or a specific risk factor for depression? J Abnorm Child Psychol. 1994;22:129-146.

Asberg M, Thoren P, Träskman L, et al. "Serotonin depression" - a biochemical subgroup within the affective disorders? Science. 191;1976a478-480.

Asberg M, Träskman L, Thoren P. 5-HIAA in the cerebrospinal fluid. A biochemical suicide predictor? Arch Gen Psychiatry. 1976b;33:1193-1197.

Asberg M, Bertillson L, Rydin E, et al. Monoamine metabolites in cerebrospinal fluid in relation to depressive illness, suicidal behaviour and personality. In: Angrist B, Burrows G, Lader M, Lingjaerde O, Sedvall G, Wheatley D, eds. Recent advances in neuropharmacology. Oxford: Pergamon; 1981:257-271.

Aserinsky E, Kleitman N. Regularly occuring periods of eye motility, and concomittant phenomena, during sleep. Science. 1953;118:273-274.

Ashton H. The effect of drugs on sleep. In: Cooper R, ed. Sleep. London Glasgow New York: Chapman & Hall; 1994:175-211.

Avery DH, Lubrano A. Depression treated with imipramine and ECT: the DeCarolis study reconsidered. Am J Psychiat. 1979;136:559-562.

Avery DH, Wilson LG, Dunner DL. Diagnostic subtypes of depression as predictors of therapeutic response. In: Clayton PJ, Barrett JE, eds. Treatment of depression: Old controversies and new approaches. New York: Raven; 1983.

Avis NE, McKinlay SM. A longitudinal analysis of women's attitudes toward the menopause: results from the Massachusetts Women's Health Study. Maturitas. 1991;13:65-79.

Avorn J, Everitte D, Weiss E. Increased antidepressant use in patients prescribed beta-blockers. JAMA. 1986;255:357-360.

Axelson D, Doraiswamy P, Boyko O, et al. In vivo assessment of pituitary volume using MRI and systemic stereology: Relationship to dexamethasone suppression test results in patients with affective disorder. Psychiatry Res. 1992;46:63-70.

Aylward EH, Roberts Twillie JV, Barta PE, et al. Basal ganglia volumes and white matter hyperintensities in patients with bipolar disorder. Am J Psychiatry. 1994;151:687-93.

Backenstraß M, Kronmüller K-T, Mundt Ch, Fiedler P. Verhalten sich Paare mit einem depressiven Partner in einem Konflikt-Gespräch anders als Kontrollpaare? Eine Analyse interpersonellen Verhaltens. Nervenarzt. 1996;67(Suppl.1):S105.

Backenstraß M, Kronmüller K-T, Mundt Ch, Fiedler P. Inanspruchnahme ambulanter Psychotherapie von Patienten mit endogener Depression nach stationär-psychiatrischer Behandlung. Psychotherapie, Psychosomatik und medizinische Psychologie. 1997;47:234-239.

Backenstraß M, Kronmüller K-T, Mundt Ch, Fiedler P. Differentielle Inanspruchnahme von Psychotherapie und Lithiumprophylaxe bei depressiven Patienten nach stationärer Behandlung. In: Mundt Ch, Linden M, Barnett W, Hrsg. Psychotherapie in der Psychiatrie. Wien: Springer; [im Druck].

Baer R. Familiendynamische Aspekte der endogenen Depression. In: Lungershausen E, Kaschka WP, Witkowski RJ, Hrsg. Affektive Psychosen. Stuttgart: Schattauer; 1990:275-278.

Baillarger J. De la folie à double forme. Ann méd-psychol. 1854;6:369-389.

Baker SC, Frith CD, Dolan RJ. The interaction between mood and cognitive function studied with PET. Psychol Med. 1997;27:565-78.

Baldessarini RJ. Frequency of diagnoses of schizophrenia versus affective disorders from 1944 to 1968. Am J Psychiatry. 1970;12:759-763.

Baldessarini RJ, Cohen BM, Teicher MH. Significance of neuroleptic dose and plasma level in the pharmacological treatment of psychoses. Arch Gen Psychiatry. 1988;45:79-91.

Baldessarini RJ, Tondo L, Floris G, Rudas N. Reduced morbidity after gradual discontinuation of lithium treatment for bipolar I and II disorders: a replication study. Am J Psychiatry. 1997;154:551-553.

Baldwin RC. Delusional and non-delusional depression in late life. Evidence for distinct subtypes. Br J Psychiatry. 1988;152:39-44.

Baldwin RC. Depressive illness. In: Jacoby R, Oppenheimer C, eds. Psychiatry in the elderly. Oxford: Oxford University Press; 1991.

Baldwin RC. Depressive Erkrankungen. In: Förstl H, Hrsg. Lehrbuch der Gerontopsychiatrie. Stuttgart: Enke; 1997.

Baldwin RC. Delusional (Psychotic) Depression in the Elderly. In: Marneros A, Hrsg. Late Onset Mental Disorders. London: Gaskell; 1999.

Baldwin RC, Simpson S. Treatment resistant depression in the elderly: a review of its conceptualisation, management and relationship to organic brain disease. J Affect Disord. 1997;46:163-173.

Balgir RS. Serological markers in unipolar and bipolar affective disorders. Hum Hered. 1986;36:250-253.

Ballantine HT, Levy BS, Dagi TF, et al. Cingulotomy for psychiatric illness: Report of 13 years' experience. In: Sweet WH, Obrador S, Martin-Rodriguez JG, eds. Neurosurgical Treatment in Psychiatry, Pain, and Epilepsy. Baltimore: University Park Press; 1977:333-353.

Ballantine HT, Giriunas IE. Advances in psychiatric surgery. In: Rasmussen T, Marino R, eds. Functional Neurosurgery. New York: Raven Press; 1979:155-164.

Ballantine HT Jr, Bouckoms AJ, Thomas EK, et al. Treatment of psychiatric illness by sterotactic cingulotomy. Biol. Psychiatry. 1987;22:807-819.

Ballard CG, Stanley AK, Brockington IF. Post-traumatic stress disorder following childbirth. Br J Psychiatry. 1995;166:525-528.

Ballard C, Bannister C, Solis M, Oyebode F, Wilcock G. The prevalence, associations and symptoms of depression amongst dementia sufferers. J Affect Disord. 1996;36:135-144.

Ballenger JC, Post RM. Carbamazepine in manic-depressive illness: a new treatment. Am J Psychiatry. 1980;137:782-790.

Ban TA. Clinical pharmacology and Leonhard's classification of endogenous psychoses. Psychopathology. 1990;23:331-338.

Bandelow B, Rüther E. Neuroleptika in der Behandlung schizoaffektiver Psychosen: In: Marneros A, Hrsg. Schizoaffektive Psychosen: Diagnose, Therapie und Prophylaxe. Berlin Heidelberg New York: Springer; 1989.

Banki C, Arato M, Papp Z, et al. Biochemical markers in suicidal patients: Investigations with cerebrospinal fluid amine metabolites and neuroendocrine tests. J Affect Disord. 1984;6:341-350.

Banki C, Bisette G, Arato M, et al. Cerebrospinal fluid corticotropin-releasing factor-like immunoreactivity in depression and schizophrenia. Am J Psychiatry. 1987;144:873-877.

Banki C, Bissette G, Arato M, et al. Elevation of immunoreactive CSF TRH in depressed patients. Am J Psychiatry. 1988;145:1526-1531.

Banki C, Karmacsi L, Bissette G, et al. CSF corticotropin-releasing hormone and somatostatin in major depression: Response to antidepressant treatment and relapse. Eur Neuropsychopharmacol. 1992;2:107-113.

Banov MD, Zarate CA Jr, Tohen M, et al. Clozapine therapy in refractory affective disorders: Polarity predicts response in long-term follow-up. J Clin Psychiatry. 1994;55:295-300.

Barnett PA, Gotlib IH. Psychosocial functioning and depression: Distinguishing among antecedents, concomitants, and consequences. Psychological Bulletin. 1988;104:97-126.

Baron M, Gruen R, Asnis L, Kane J. Schizoaffective illness, schizophrenia and affective disorders: Morbidity risk and genetic transmission. Acta Psychiatr Scand. 1982;65:253 -262.

Baron M, Risch N, Hamburger R, et al. Genetic linkage between X-chromosome markers and bipolar affective illness. Nature. 1987;326:289-292.

Baron M, Freimer NF, Risch N, et al. Diminished support for linkage between manic depressive illness and X-chromosome markers in three Israeli pedigrees. Nat Genet. 1993;3:49-55.

Barraclough B, Pallis D. Depression followed by suicide: A comparison of depressed suicides with living depressives. Psychol Med. 1975;5:55-61.

Barraclough BM, Mitchell-Heggs NA. Use of neurosurgery for psychological disorder in the British Isles during 1974-1976. Br Med J. 1978;2:1591-1593.

Bartalena L, Pellegrini L, Meschi M, et al. Evaluation of thyroid function in patients with rapid-cycling and non-rapid-cycling bipolar disorder. Psychiatry Res. 1990a;34:13-17.

Bartalena L, Placidi G, Martino E, et al. Nocturnal serum thyrotropin (TSH) surge and the TSH response to TSH-releasing hormone: Dissociated behavior in untreated depressives. A Clin Endocrinol Metab. 1990b;71:650-655.

Bartlett JR, Bridges PK, Kelly D. Contemporary indications for psychosurgery. Br J Psychiatry. 1981;138:507-517.

Basco M, Rush A. Cognitive-behavioral treatment of manic-depressive disorder. New York: Guilford; 1995.

Battersby S, Ogilvie AD, Smith CA, et al. Structure of a variable number tandem repeat of the serotonin transporter gene and association with affective disorder. Psychiatr Genet. 1996;6:177-181.

Battino D, Binelli S, Caccamo ML, et al. Malformations in offspring of 305 epileptic women: a prospective study. Acta Neurol Scand. 1992;85:204-207.

Bauer MS, Whybrow PC. Rapid cycling affective disorder. Treatment of refractory rapid cycling with high dose levothyroxine: A preliminary study. Arch Gen Psychiatry. 1990;47:435-440.

Bauer MS, Whybrow PS, Winokur A. Rapid cycling bipolar affective disorders. I: Association with great I Hypothioridism. Arch Gen Psychiatry. 1990;47:427-432.

Bauer M, Kurtz J, Batt L. Mood and behavioral effects of four-week light treatment in winterdepressives and controls. Proceedings of the Third Annual Meeting of the Society for Light Treatment and Biological Rhythm. Toronto; 1991.

Bauer MS, Calabrese JR, Dunner DL. Multi-site data reanalysis: Validity of rapid cycling as a course modifyer for bipolar disorder in DSM-IV. Am J Psychiatry. 1993;151:506-515.

Bauer MS, Whybrow PC, Gyulai L, Gonnel J, Yeh HS. Testing definitions of dysphoric mania and hypomania: prevalence, clinical characteristics and inter-episode stability. J Affect Disord. 1994;32:201-211.

Bauer M, Dunner DL. Validity of seasonal pattern as a modifier for recurrent mood disorders in DSM-IV. In: Widiger ThA, Frances AJ, Pincus HA, Ross R, First MB, Davis WW, eds. DSM-IV Sourcebook. vol.2. Washington D.C.: American Psychiatric Association; 1996.

Baumann P, Broly F, Kosel M, Eap CB. Ultrarapid metabolism of clomipramine in a therapy-resistant depressive patients, as confirmed by CYP1 D6 genotyping. Pharmacopsychiatry. 1998;31:72.

Baumgarten HG, Grozdanovic Z, Möller H-J. Streßachse, Depression und Schlafstörungen. Die Rolle von Cortisol und von Serotonin. Psychopharmakotherapie. 1997;4:133-137.

Baumgartner A, Bauer M, Hellveg R. Treatment of intractable non-rapid cycling bipolar affective disorder with high-dose thyroxin: An open clinical trial. Neuropsychopharmacology. 1994;10:183-189.

Baxter LR Jr, Schwartz JM, Phelps ME, et al. Reduction of prefrontal cortex glucose metabolism common to three types of depression. Arch Gen Psychiatry. 1989;46:243-50.

Bayer R, Spitzer RL. Neurosis, psychodynamics, and DSM-III. A history of controversy. Arch Gen Psychiatry. 1985;42:187-196.

Beach SRH. Marital therapy in the treatment of depression. In: Mundt Ch, Goldstein MJ, Hahlweg K, Fiedler P, eds. Interpersonal factors in the origin and course of affective disorders. London: Gaskell;1996:341-361.

Beach SRH, O'Leary KD. The treatment of depression occurring in the context of marital discord. Behavior Therapy. 1986;17:43-49.

Beach SRH, Sandeen EE, O'Leary KD. Depression in marriage: A model for etiology and treatment. New York: Guilford; 1990.

Beach SRH, O'Leary KD. Treating depression in the context of marital discord: Outcome and predictors of response for marital therapy versus cognitive therapy. Behavior Therapy. 1992;23:507-528.

Beach SRH, Smith DA, Fincham FD. Marital interventions for depression: Empirical foundation and future prospects. Applied and Preventive Psychology. 1994;3:233-250.

Beach SRH, Whisman MA, O'Leary KD. Marital therapy for depression: Theoretical foundation, current status, and future directions. Behavior Therapy. 1994;25:345-371.

Beach SRH, Nelson G. Pursuing research on major psychopathology from a contextual perspective: The example of depression and marital discord. In: Brody G, Sigel IE, eds. Family research: vol. II. Hillsdale N.J.: Lawrence Erlbaum; 1997.

Beardslee WR. Development of a preventive intervention for families in which parents have serious affective disorders. In: Keitner GI, ed. Depression and families: Impact and treatment. Washington: American Psychiatric Press; 1990:101-120.

Beautrais AL, Joyce PR, Mulder RT, Fergusson DM, Deavoll BJ, Nightingale SK. Prevalence and comorbidity of mental disorders in persons making serious suicide attempts: a case-control study. Am J Psychiatry. 1996;153:1009-1014.

Bebbington P. Marital status and depression: A study of English national admission statistics. Acta Psychiat Scand. 1987;75:640-650.

Bebbington P, Wilkons, Jones P, et al. Life events and psychosis: initial results from the Camberwell Collaborative Psychosis Study. Br J Psychiatry. 1993;162:72-79.

Bebbington P, Ramana R. The epidemiology of bipolar affective disorder. Soc Psychiatry Psychiatr Epidemiol. 1995;30:279-292.

Bech P. Acute therapy of depression. J. Clin. Psychiatry. 1993;54(suppl.):18-27.

Bech P, Shapiro RW, Sihm F, Nielsen BM, Sørensen B, Rafaelsen OJ. Personality in unipolar and bipolar manic-melancholic patients. Acta Psychiatr Scand. 1980;62:245-257.

Beck AT. Depression: clinical, experimental and theoretical aspects. New York: Harper & Row; 1967.

Beck AT. The development of depression. A cognitive model. In: Friedman RJ, Katz MM, eds. The psychology of depression. New York: Wiley; 1974:3-28

Beck AT. Cognitive therapy and the emotional disorders. New York: Universities Press; 1976.

Beck AT. Wahrnehmung der Wirklichkeit und Neurose: Kognitive Psychotherapie emotionaler Störungen. (Dt. von B. Stein). München: Pfeiffer; 1979.

Beck AT. Hopelessness as a predictor of eventual suicide. Ann NY Acad Sci. 1986;487:90-96.

Beck AT. Cognitive therapy of personality disorders. New York: Guilford Press; 1990.

Beck AT, Steer RA, Kovacs M, Garrison B. Hopelessness and eventual suicide: A 10-year prospective study of patients hospitalized with suicidal ideation. Am J Psychiatry. 1985;142:559-563.

Beck AT, Brown G, Steer RA, Eidelson IJ, Riskind JH. Differentiating depression and anxiety: a test of the cognitive content-specificity hypothesis. J Abn Psychology. 1987;96:179-83.

Beck AT, Brown G, Steer RA. Prediction of eventual suicide in psychiatric inpatients by clinical ratings of hopelessness. J Cons Psychol. 1989;57:309-310.

Beck AT, Brown G, Berchick RJ, Stewart BL, Steer RA. Relationship between hopelessness and ultimate suicide: A replication with psychiatric outpatients. Am J Psychiatry. 1990;147:190-195.

Beck AT, Rush AJ, Shaw BF, Emery G. Kognitive Therapie der Depression. 3.Aufl. Weinheim: PVU; 1992.

Becker J, Kleinman A. Psychosocial aspects of depression. Hillsdale, New Jersey: Lawrence Erlbaum; 1991.

Becker J, Schmaling K. Interpersonal aspects of depression from psychodynamic and attachment perspectives. In: Becker J, Kleinman A, eds. Psychosocial aspects of depression. Hillsdale, N. J: Erlbaum; 1991:131-168.

Beckman G, Beckman L, Cedergren B, Perris C, Strandman E, Wählby L. Genetic markers in cycloid psychosis. Neuropsychobiology. 1978;4:276-282.

Beckmann H. Die medikamentöse Therapie der Depressionen. Nervenarzt. 1981;52:135-146.

Beckmann H. Therapie mit nicht trizyklischen Antidepressiva. In: Langer G, Heimann H, Hrsg. Psychopharmaka - Grundlagen und Therapie. Wien: Springer; 1983:140-159.

Beckmann H, Fritze J, Lanczik M. Prognostic validity of the cycloid psychoses. A prospective follow-up study. Psychopathology. 1990;23:205-211.

Beekman ATF, Penninx BWJH, Deeg DJH, Ormel J, Braam AW, van Tilburg W. Depression and physical health in later life: results from the Longitudinal Aging Study Amsterdam (LASA). J Affect Disord. 1997;46:219-231.

Beigel A, Murphy DS. Assessing clinical characteristics of the manic state. Am J Psychiatry. 1971;128:688-694.

Beigon A, Essar N, Israeli M, et al. Serotonin 5-HT receptor binding on blood platelets as as state dependent marker in major affective disorder. Psychopharmacology (Berl). 1990;102:73-75.

Bell L. On a form disease resembling some advanced stages of mania and fever, but so contradistinguished from any ordinarily observed or described combination of symptoms as to render it probable that it may be an overlooked and hitherto unrecorded malady. Am J Insanity. 1849;6:97-127.

Belsher G, Costello CG. Do confidants of depressed women provide less social support than confidants of nondepressed women? Journal of Abnormal Psychology. 1991;100:516-525.

Benazzi F. Antidepressant-associated hypomania in outpatient depression: A 203-case-study in private practice. J Affect Disord. 1997;46:73-77.

Benca RM, Obermeyer WH, Thisted RA, Gillin JC. Sleep and psychiatric disorders: A meta-analysis. Arch Gen Psychiatry. 1992;49:651-668.

Benca RM. The affective disorders. In: Cooper R, ed. Sleep. London Glasgow New York: Chapman & Hall; 1994:525-556.

Bench CJ, Friston KJ, Brown RG, Scott LC, Frackowiak RS, Dolan RJ. The anatomy of melancholia-focal abnormalities of cerebral blood flow in major depression. Psychol Med. 1992;22:607-15.

Bench CJ, Friston KJ, Brown RG, Frackowiak RS, Dolan RJ. Regional cerebral blood flow in depression measured by positron emission tomography: the relationship with clinical dimensions. Psychol Med. 1993;23:579-90.

Bench CJ, Frackowiak RS, Dolan RJ. Changes in regional cerebral blood flow on recovery from depression. Psychol Med. 1995;25:247-61.

Benedetti G. Analytische Psychotherapie der affektiven Psychosen. In: Kisker KP, Lauters H, Meyer JE, Müller C, Strömgren E, Hrsg. Psychiatrie der Gegenwart. 3. Aufl. Bd. 5. Berlin Heidelberg New York London Paris Tokyo: Springer; 1987.

Benjamin LS. Structural analysis of social behavior. Psychological Review. 1974;81:392-425.

Benjamin LS. Interpersonal diagnosis and treatment of DSM personality disorders. New York: Guilford; 1993.

Benkert O, Hippius H. Psychiatrische Pharmakotherapie. 6. Aufl. Berlin Heidelberg New York: Springer; 1996.

Berg E, Lindelius R, Petterson U, Salum I. Schizoaffective psychoses. A long-term follow-up. Acta Psychiatr Scand. 1983;67:389-398.

Berger M, Hrsg. Psychiatrie und Psychotherapie. München Wien Baltimore: Urban und Schwarzenberg; 1999.

Berger M, Riemann D. Schlaf und Schlafentzug bei affektiven Störungen. In: von Zerssen D, Möller HJ, Hrsg. Affektive Störungen. Berlin Heidelberg New York Tokyo: Springer; 1988:149-164.

Berger M, Riemann D, Höchli D, Spiegel R. The colinergic REM-sleep-induction test with RS 86: State- or traitmarker of depression? Arch Gen Psychiatry. 1989;46:421-428.

Berger M, Steiger A. Schlaf bei psychiatrischen Erkrankungen. In: Berger M, Hrsg. Handbuch des normalen und gestörten Schlafs. Berlin Heidelberg New York: Springer; 1992.

Berger M, Hohagen F, Koenig A, et al. Chronotherapeutische Ansätze bei depressiven Erkrankungen. Wien Med Wschr. 1995;145:418-422.

Bergman U, Rosa FW, Baum C, et al. Effects of exposure to benzodiazepine during fetal life. Lancet. 1992;340:694-696.

Berkson J. Limitations of the application of fourfold table analysis to hospital data. Biomet. Bull. 1946;2:47-53.

Bernad PG, Ballantine HT, Giriunas IE. Neuropathological study of bilateral cingulotomy for mood disturbance. In: Hitchcock ER, Ballantines HT Jr, Meyerson BA, eds. Modern Concepts in Psychiatric Surgery. Amsterdam: Elsevier; 1979:283-302.

Bernasconi R. The GABA hypothesis of affective illness; influence of clinically effective antimanic drugs on GABA turnover. In: Emrich HM, Aldenhoff JB, Lux HD, eds. Basic Mechanisms in the Action of Lithium. New York: Elsevier; 1982:183-192.

Berner P, Gabriel E, Katschnig H, et al. Diagnosekriterien für schizophrene und affektive Psychosen. American Psychiatric Press, Inc. 1983.

Berner P, Lenz G. Definitions of Schizoaffective Psychosis: Mutual Concordance and Relationship to Schizophrenia and affective Disorder. In: Marneros A, Tsuang MT, Eds. Schizoaffective Psychoses. Berlin Heidelberg New York Tokyo: Springer; 1986.

Berrettini WH, Goldin LR, Gelernter J, Gejman PV, Gershon ES, Detera-Wadleigh S. X-chromosome markers and manic-depressive illness. Rejection of linkage to Xq28 in nine bipolar pedigrees. Arch Gen Psychiatry. 1990;47:366-373.

Berrettini WH, Ferraro TN, Goldin LR, et al. Chromosome 18 markers and manic-depressive illness: evidence for a susceptibility gene. Proc Natl Acad Sci USA. 1994;91:5918-5921.

Berrettini W, Ferraro TN, Goldin LR, et al. A linkage study of bipolar illness. Arch Gen Psychiatry. 1997;54:27-35.

Berrios GE. The psychopathology of affectivity: conceptual and historical aspects. Psychol Med. 1985;15:745-758.

Berrios GE. Melancholia and depression during the 19th century: a conceptual history. Br J Psychiatry. 1988;153:298-304.

Berrios GE. Psychotic symptoms in the elderly: concepts and models. In: Katona C, Levy R, eds. Delusions and hallucinations in old age. London: Gaskell; 1992.

Bertelsen A. Controversies and consistencies in psychiatric genetics. Acta Psychiatr Scand. 1985; 71(suppl 319):61-75.

Bertelsen A, Harvald B, Hauge M. A Danish twin study of manic-depressive disorders. Br J Psychiatry. 1977;130:330-351.

Bertelsen A, Gottesman II. Schizoaffective psychoses: genetical clues to classification. Am J Med Genet. 1995;60:7-11.

Berthier ML, Kulisevsky J, Gironell A, Fernandez Benitez JA. Poststroke bipolar affective disorder: clinical subtypes, concurrent movement disorders, and anatomical correlates. J Neuropsychiatry Clin Neurosci. 1996;8:160-7.

Berti Ceroni G, Neri C, Pezzoli A. Chronicity in major depression. A naturalistic prospective study. J Affect Disord. 1984;7:123-132.

Bettes B. Maternal depression and motherese: Temporal and international features. Child Development. 1988;59:1089-1096.

Biederman J. Sudden death in children treated with a tricyclic antidepressant. J Am Acad Child Adolesc Psychiatry. 1991;30:495-498.

Biederman J, Lerner Y, Belmaker RH. Combination of lithium carbonate and haloperidol in schizoaffective disorder: A controlled study. Arch Gen Psychiatry. 1979;6:327-333.

Biederman J, Munir K, Knee D, et al. High rate of affective disorders in probands with attention deficit disorder and in their relatives: A controlled family study. Am J Psychiatry. 1987;144:330-333.

Biederman J, Newcorn J, Sprich S. Comorbidity of attention deficit hyperactivity disorder with conduct, depressive, anxiety, and other disorders. Am J Psychiatry. 1991;148:564-577.

Biederman J, Faraone S, Mick E, Lelon E. Psychiatric comorbidity among referred juveniles with major depression: Fact or artifact? J Am Acad Child Adolesc Psychiatry. 1995a;34:579-590.

Biederman J, Thisted RA, Greenhill LL, Ryan ND. Estimation of the association between desipramine and the risk for sudden death in 5- to 14-year-old children. J Clin Psychiatry. 1995b;56:87-93.

Biederman J, Faraone S, Mick E, Moore P, Lelon E. Child behavior checklist findings further support comorbidity between ADHD and major depression in a referred sample. J Am Acad Child Adolesc Psychiatry. 1996a;35:734-742.

Biederman J, Faraone S, Mick E, et al. Attention-deficit hyperactivity disorder and juvenile mania: An overlooked comorbidity? J Am Acad Child Adolesc Psychiatry. 1996b;35:997-1008.

Bielski RJ, Friedel RO. Prediction of tricyclic antidepressant response. Arch Gen Psychiatry. 1976;33:1479-1489.

Bien S. Der erweiterte Suizid. In: Faust V, Wolfersdorf M, Hrsg. Suizidgefahr. Häufigkeit – Ursachen - Motive - Prävention - Therapie. Stuttgart: Hippokrates; 1984.

Bien S. Der erweiterte Suizid bei psychiatrischen Patienten. In: Pöldinger W, Reimer Ch, Hrsg. Psychiatrische Aspekte suizidalen Verhaltens. Köln: Das Ärztliche Gespräch Nr. 37 (Tropon); 1986

Biglan A, Craker D. Effects of pleasant-activities manipulation on depression. J Consult Clin Psychology. 1982;50:436-8.

Biglan A, Hops H, Sherman L, Friedman L, Arthur J, Osteen V. Problem-solving interactions of depressed women and their husbands. Behavior Therapy. 1985;16:431-451.

Birmaher B, Ryan ND, Dahl RE, et al. Dexamethasone suppression test in children with major depressive disorder. J Am Acad Child Adolesc Psychiatry. 1992;31:291-297.

Birmaher B, Dahl RE, Perel J, et al. Corticotropin-releasing hormone challenge in prepubertal major depression. Biol. Psychiatry. 1996a;39:267-277.

Birmaher B, Ryan ND, Williamson DE, et al. Childhood and adolescent depression: a review of the past 10 years. Part I. J Am Acad Child Adolesc Psychiatry. 1996b;35:1427-1439.

Birtchnell J. Depression and family relationships: A study of young, married women on a London housing estate. Br J Psychiatry.1988;153:758-769.

Birtchnell J. Negative modes of relating, marital quality and depression. Br J Psychiatry. 1991;158:648-657.

Biver F, Wikler D, Lotstra F, Danhaut P, Goldman S, Mendlewicz J. Serotonin 5-HT2 receptor imaging in major depression: focal changes in orbito-insular cortex. Br J Psychiatry. 1997;171:444-448.

Black DW, Warrack G, Winokur G. The Iowa Record-Linkage Study. I. Suicides and accidental deaths among psychiatric patients. Arch Gen Pschiatry. 1985;42:71-75.

Black DW, Winokur G, Nasrallah A. Treatment of mania: a naturalistic study of electroconvulsive therapy versus lithium in 438 patients. J Clin Psychiatry. 1987;48:132-139.

Black DW, Winokur G, Nasrallah A. Effect of psychosis on suicide risk in 1,593 patients with unipolar and bipolar affective disorders. Am J Psychiatry. 1988a;145:849-852.

Black DW, Winokur G, Bell S, Nasrallah A, Hulbert J. Complicated mania. Comorbidity and immediate outcome in the treatment of mania. Arch Gen Psychiatry. 1988b;45:232-236.

Black DW, Noyes R. Comorbidity and obsessive-compulsive disorder. In: Maser JD, Cloninger CR, eds. Comorbidity of mood and anxiety disorders. Washington: American Psychiatric Press; 1990:305-316.

Blacker D, Tsuang MT. Contested boundaries of bipolar disorder and the limits of categorical diagnosis in psychiatry. Am J Psychiatry. 1992;149:1473-1483.

Blackwood DH, He L, Morris SW, et al. A locus for bipolar affective disorder on chromosome 4p. Nat Genet. 1996;12:427-430.

Blackwood DHR, Cull RE, Freeman CPL, et al. A study of the incidence of epilepsy following ECT. J Neurol Neurosurg Psychiat. 1980;43:1098-1102.

Blanchard JJ. Hedonic capacity. In: Flack WF Jr, Laird JD, Eds. Emotions in Psychopathology. Theory and Research. New York Oxford: Oxford University Press; 1998.

Bland RC, Newman SC, Orn H. Epidemiology of psychiatric disorders in Edmonton. Acta Psychiatrica Scand. 1988;77(suppl 338) .

Blashfield R K. Comorbidity and classification. In: Maser JD, Cloninger CR, eds. Comorbidity of mood and anxiety disorders. Washington: American Psychiatric Press; 1990:61-82.

Blatt SJ, Maroudas C. Convergences among psychoanalytic and cognitive-behavioral theories of depression. Psychoanalytic Psychology. 1992;9:157-190.

Blau GM. Adolescent suicide and depression. In: Blau GM, Gullotta TP, eds. Adolescent Dysfunctional Behavior. vol.3. (Issues in Children and Families Lives.). Pk Ca: Sage Publications Inc: 1996:187-205.

Blazer DG. Epidemiology of depression: prevalence and incidence. In: Copeland JRM, Abou-Saleh MT, Blazer DG, eds. Principles and practice of geriatric psychiatry. Chichester New York Brisbane Toronto Singapore: John Wiley & Sons; 1994a.

Blazer DG. Dysthymia in community and clinical samples of older adults. Am J Psychiatry. 1994b;151:1567-1569.

Blazer D, Bachar JR, Hughes DC. Major depression with melancholia: a comparison of middle-aged and elderly adults. JAGS. 1987;35:927-932.

Blazer DG, Hughes DC, George LK. The epidemiology of depression in an elderly community population. Gerontologist. 1987;27:281-287.

Blazer DG, Kessler RC, Swartz MS. Epidemiology of recurrent major and minor depression with a seasonal pattern. The National Comorbidity Survey. Br J Psychiatry. 1998;172:164-167.

Bleuler E. Affektivität, Suggestibilität, Paranoia. Halle: Carl Marhold; 1906.

Bleuler E. Dementia praecox oder Gruppe der Schizophrenien. In: Aschaffenburg G, Hrsg. Handbuch der Psychiatrie. Spezieller Teil 4. Leipzig: Deuticke; 1911.

Bleuler E. Affektivität, Suggestibilität, Paranoia. 2.Aufl. Halle/Saale: Carl Marhold; 1926.

Bleuler E. Syntonie – Schizoidie – Schizophrenie. J Psychol Neurol. 1929;38:47-57.

Bleuler E. Lehrbuch der Psychiatrie. 6. Aufl. Berlin; 1937.

Bleuler M. Die schizophrenen Geistesstörungen im Lichte langjähriger Kranken- und Familiengeschichten. Stuttgart: Thieme; 1972.

Bleuler M. Lehrbuch der Psychiatrie. 15.Aufl. Berlin Heidelberg New York Tokyo: Springer; 1983.

Bloch AL, Shear MK, Markowitz JC, Leon AC, Perry JC. An empirical study of defense mechanisms in dysthmia. Am J Psychiatry. 1993;150:1194-1198.

Blöschl L. Ein Schlußwort aus psychologischer Sicht: Auf dem Weg zu einer integrativen Depressionsforschung. In: Mundt Ch, Fiedler P, Lang H, Kraus A, Hrsg. Depressionskonzepte heute: Psychopathologie oder Pathopsychologie? Berlin: Springer; 1991:302-305.

Blöschl L. Interpersonelles Verhalten und Depression: Befunde, Probleme und Perspektiven. In: Montada L, Hrsg. Bericht über den 38. Kongreß der DGP in Trier. Göttingen: Hogrefe; 1993:134-140.

Blöschl L. Depression und Hostilität: Neuere Forschungsergebnisse und Forschungsperspektiven. In: Pawlik K, Hrsg. Bericht über den 39. Kongreß der Deutschen Gesellschaft für Psychologie in Hamburg 1994. Göttingen: Hogrefe; 1995:250-255.

Boccellari A, Dilley JW, Shore MD. Neuropsychiatric aspects of AIDS dementia complex: a report on a clinical series. Neurotoxicology. 1988;9:381-389.

Bodamer J. Zur Entstehung der Psychiatrie als Wissenschaft im 19. Jahrhundert. Fortschr Neurol Psychiat. 1953;21:511-535.

Bodenmann G. Erfassung und Bedeutung von Partnerschaftszufriedenheit: Eine Vergleichsuntersuchung. Psychologisches Institut Saarbrücken. Forschungsbericht Nr. 49; 1993.

Bodenmann G. Bewältigung von Streß in Partnerschaften: Der Einfluß von Belastungen auf die Qualität und Stabilität von Paarbeziehungen. Bern: Huber; 1995.

Boerner RJ. Integrative Behandlungsstrategien bei Panikstörung mit Agoraphobie sowie depressiver Störung. Nervenarzt. 1995;66:212-216.

Boerner RJ. Therapierefaktäre Panikstörung - Erfolg einer Kombinationsbehandlung mit Imipramin, Moclobemid sowie Verhaltenstherapie. Psychiat. Prax. 1995;22:30-32.

Boeters U. Die oneiroiden Emotionspsychosen. Klinische Studie als Beitrag zur Differentialdiagnose atypischer Psychosen. Basel: S. Karger; 1971.

Böker W, Häfner H, Hrsg. Gewalttaten Geistesgestörter – Eine psychiatrisch-epidemiologische Untersuchung in der Bundesrepublik Deutschland. Berlin, Heidelberg, New York: Springer; 1973.

Boland RJ, Keller MB. Outcome studies of depression in adulthood. In: Shulman KI, Tohen M, Kutcher SP, eds. Mood disorders across the life span. New York Chichester Brisbane Toronto Singapore: Wiley-Liss; 1996.

Boland RJ, Diaz S, Lamdan RM, Ramchandani D, McCartney JR. Overdiagnosis of general depression in the general hospital. Gen Hosp Psychiatry. 1996;18:28-35.

Bond TC. Recognition of acute delirious mania. Arch Gen Psychiatry. 1980;37:553-554.

Bonhoeffer K. Klinische Beiträge zur Lehre von den Degenerationspsychosen. Halle; 1907.

Bonhoeffer K. Die exogenen Reaktionstypen. Arch Psychiat Nervenkr. 1917;58:58-70.

Booker JM, Hellekson CJ. Prevalence of seasonal affective disorder in Alaska. Am J Psychiatry. 1992;149:1176-1182.

Borbély AA. A two-process model of sleep regulation. Hum Neurobiol. 1982;1:195–204.
Borbély AA, Wirtz-Justice A. Sleep, sleep-deprivation and depression: A hypothesis derived from a model of sleep regulation. Hum Neurobiol. 1982;1:205-210.
Borbély AA, Tobler I, Loepfe M, et al. All-night spectral analysis of the sleep EEG in untreated depressives and normal controls. Psychiatry Res. 1984;12:27-33.
Börner I. Differentialtherapie und Prophylaxe akuter Psychosen. In: Emotionspsychopathologie und zykloide Psychosen. Schattauer; 1995:207-214.
Bortz J, Lienert GA, Boehnke K. Verteilungsfreie Methoden in der Biostatistik. Berlin: Springer; 1990.
Bortz J, Lienert GA. Kurzgefaßte Statistik für die klinische Forschung. Berlin Heidelberg New York: Springer; 1998.
van den Bosche B, Maes M, Brussard C, et al. Computed tomography of the brain in unipolar depression. J Affect Disord. 1981;21:67-74.
Bostroem A. Über organisch provozierte endogene Psychosen. Zbl ges Neurol Psychiat. 1931;131:1.
Boswell EB, Anfinson TJ, Nemeroff CB. Depression associated with endocrine disorders. In Robertson MM, Katona CLE, eds. Depression and physical illness. Vol.6. Chichester: Wiley & Sons; 1997.
Boswell PC, Murray EJ.. Depression, schizophrenia, and social attraction. Journal of Consulting and Clinical Psychology. 1981;49:641-647.
Bothwell S, Weissman MM. Social impairments four years after an acute depressive episode. Am J Orhopsychiatry. 1977;47:231-237.
Botteron KN, Figiel GS. The Neuromorphometry of Affective Disorders. In: Krishnan KRR, Doraiswamy PM, eds. Brain Imaging in Clinical Psychiatry. New York: Marcel Dekker; 1997:145-184.
Boulos C, Kutcher S, Marton P, Simeon J, Ferguson B, Roberts N. Response to desipramine treatment in adolescenct major depression. Psychopharmocol. Bull. 1991;27:59-61.
Bouras N, Vanger P, Bridges PK. Marital problems in chronically depressed and physically ill patients and their spouses. Compr Psychiatry. 1986;27:127-130.
Bowden CL, Brugger AM, Swann AC, et al. Efficacy of divalproex vs. lithium and placebo in the treatment of mania. JAMA. 1994;12:918-924.
Bowden CL, Rhodes LJ. Mania in children and adolescents: recognition and treatment. Psychiat Ann. 1996;26:430-434.
Bowen R, South M, Hawkes J. Mood swings in patients with panic disorder. Can J Psychiatry. 1994;39:91-94.
Bower WH, Altschule MD. Use of progesterone in the treatment of post-partum psychosis. New England J Med. 1965;254:157-160.
Bowlby J. The making and breaking of affectional bonds: I. Aetiology and psychopathology in the light of attachment theory. Br J Psychiatry. 1977;130:201-210.
Boyce P, Parker G. Seasonal affective disorder in the southern hemisphere. Am J Psychiatry. 1988;145:96-99.
Boyce P, Parker G, Barnett B, Cooney M, Smith F. Personality as a vulnerability factor to depression. Br J Psychiatry. 1991;159:106-114.
Boyd JH, Burke JD, Gruenberg E, et al. Exclusion criteria of DSM-III: a study of cooccurence of hierarchy-free syndromes. Arch Gen Psychiatry. 1984;41:983-989.
Boyer WF, Feighner JP. Other uses of the selective serotonin re-uptake inhibitors in psychiatry. In: Feighner JP, Boyer WF, eds. Selective Serotonin Re-uptake Inhibitors. Chichester New York Brisbane: John Wiley & Sons; 1996:267-289.
Braden W, Fink EB, Qualls B, et al. Lithium and chlorpromazine in psychotic inpatients. Psychiat Res. 1982;7:69-71.
Bradvik L, Berglund M. Risk factors for suicide in melancholia. Acta Psychiatr Scand. 1993;87:306-311.
Bradwejn J, Shriqui C, Koszycki D, Meterissian G. Double-blind comparison of the effects of clonazepam and lorazepam in acute mania. J Clin Psychopharmacol. 1990;10:403-408.
Brambilla F, Maggioni M, Ferrari E, et al. Tonic and dynamic gonadotropin secretion in depressive and normothymic phases of affective disorders. Psychiatry Res. 1990;32:229-239.
Bratfos O, Haug JO. Puerperal mental disorders in manic-depressive females. Acta Psychiatr Scand. 1966;42:285-294.
Bratfos O, Haug JO. The course of manic-depressive psychosis. A follow-up investigation of 215 patients. Acta Psychiatr Scand. 1968;44:89-112.
Braun DL, Sunday SR, Halmi KA. Psychiatric comorbidity in patients with eating disorders. Psychol Med. 1994;24:859-867.
Bräunig P, Hrsg. Emotionspsychopathologie und zykloide Psychosen. Stuttgart: Schattauer; 1995.
Brawman-Mintzer O, Lydiard RB, Phillips KA, et al. Body dysmorphic disorder in patients with anxiety disorders and major depression: a comorbidity study. Am J Psychiatry. 1995;152:1665-1667.

Bremner JD, Innis RB, Salomon RM, et al. Positron emission tomography measurement of cerebral metabolic correlates of tryptophan depletion-induced depressive relapse. Arch Gen Psychiatry. 1997;54:364-74.

Bremner JD, Smith WT. Org 3770 vs amitriptyline in the continuation treatment of depression: a placebo-controlled trial. Eur Psychiatry; [im Druck].

Brennan M, Sandyk R, Borsook D. Use of sodium valproate in the management of affective disorders: Basic and clinical aspects. In: Emrich HM, Okuma T, Müller AA, eds. Anticonvulsants in affective disorders. Ansterdam: Elsevier; 1984:56-65.

Brentano F. Von der Klassifikation der psychischen Phänomene. Leipzig: Duncker und Humblot; 1911.

Breslau N, Merikangas K, Bowden CL. Comorbidity of migraine and major affective disorders. Neurology. 1994;44(suppl.7):S17-S22.

Bresser PH, Langelüddeke A. Gerichtliche Psychiatrie. 4th ed. Berlin: W. De Gruyter; 1978.

Brewerton TD. The phenomenology of psychosis associated with complex partial seizures disorder. Ann Clin Psychiatry. 1997;9:31-51.

Brewerton TD, Lydiard RB, Herzog DB, Brotman AW, O'Neil PM, Ballenger JC. Comorbidity of axis I psychiatric disorders in bulimia nervosa. J Clin Psychiatry. 1995;56:77-80.

Bridges P. Resistant depression and psychosurgery. In: Paykel ES, ed. Handbook of Affective Disorder. 2nd ed. New York London: Guilford Press; 1992:437-451.

Brieger P. Conrad Ferdinand Meyer im Spiegel der Paradigmenwechsel der deutschsprachigen Psychiatrie. Fortschr Neurol Psychiat. 1997;65:62-70.

Brieger P, Marneros A. Das Dysthymiekonzept. Aktuelles und Geschichtliches - Ein Überblick. Fortschr Neurol Psychiat. 1995;63:411-420.

Brieger P, Marneros A. Was ist Zyklothymia? Nervenarzt. 1997a;68:531-544.

Brieger P, Marneros A. Dysthymia and cyclothymia: historical origins and contemporary development. J Affect Disord. 1997b;45:117-126.

Brieger P, Marneros A. Subaffektive Störungen: Dysthymie und Zyklothymia. Münch med Wschr. 1997c;139:161-164.

Brierley M. Die Affekte in Theorie und Praxis. Internationale Zeitschrift für Psychoanalyse. 1936;22:439-452.

Broadhead J, Jacoby R. Mania in old age: a first prospective study. International Journal of Geriatric Psychiatry. 1990;5:215-222.

Brockington IF. Motherhood and Mental Health. Oxford: Oxford University Press; 1996.

Brockington IF, Kendell RE, Kellett JM, et al. Trials of lithium, chlorpromazine and amitriptyline in schizoaffective patients. Brit J Psychiat. 1978a;133:162-168.

Brockington IF, Schofield EM, Donelly P, Hyde C. A clinical study of post-partum psychosis. In: Sandler M, ed. Mental illness in pregnancy and puerperium. Oxford New York Toronto: Oxford University Press; 1978b.

Brockington I, Leff JP. Schizo-affective psychosis: definitions and incidence. Psychol Med. 1979;9:91-99.

Brockington I, Kendell RE, Wainwright S. Depressed patients with schizophrenic or paranoid symptoms. Psychol Med. 1980a;10:665-675.

Brockington I, Wainwright S, Kendell RE. Manic patients with schizophrenic or paranoid symptoms. Psychol Med. 1980b;10:73-83.

Brockington I, Cernik K, Schofield E, et al. Puerperal psychosis. Arch Gen Psychiatry. 1981;38:829-833.

Brockington IF, Perris C, Kendell RE, et al. The course and outcome of cycloid psychosis. Psychol Med. 1982a;12:97-105.

Brockington IF, Perris C, Meltzer HY. Cycloid psychoses. Diagnosis and heuristic value. J Nerv Ment Dis 170. 1982b;651-656.

Brockington IF, Cox-Roper A. The nosology of puerperal mental illness. In: Kumar R, Brockington IF, eds. Motherhood and mental illness. 2: Causes and consequences. London Boston: Wright; 1988.

Brockington IF, Oates M, Rose G. Prepartum psychosis. J Affect Disord. 1990;19:31-35.

Brodaty H, MacCuspie-Moore C, Tickle L, Luscombe G. Depression, diagnostic sub-type and death: a 25 year follow-up study. J Affect Disord. 1997;46:233-242.

Broich K, Kasper S, Danos P, Grünwald F, Laux G, Möller H. "Frontale Hypoperfusion" mittels SPECT bei schizophrener Minussymptomatik. In: Möller H, Laux G, Hrsg. Fortschritte in der Diagnostik und Therapie schizophrener Minussymptomatik. Berlin: Springer; 1994:163-170.

Bromfield E, Altshuler L, Leiderman D, et al. Cerebral metabolism and depression in patients with complex partial seizures. Arch Neurol. 1992;49:617-623.

Bronisch T: Dysthyme Störungen. Nervenarzt. 1990;61:133-139.

Bronisch T, Wittchen H-U, Krieg C, Rupp H-U, von Zerssen D. Depressive neurosis. A long-term prospective and retrospective follow-up study of former inpatients. Acta Psychiatr Scand. 1985;71:237-248.

Brooner RK, King VL, Kidorf M, Schmidt CW, Bigelow GE. Psychiatric and substance use comorbidity among treatment-seeking opioid abusers. Arch Gen Psychiatry. 1997;54:71-80.

Brown C, Schulberg HC, Madonia MJ, Shear MK, Houck PR. Treatment outcomes for primary care patients with major depression and lifetime anxiety disorders. Am J Psychiatry. 1996;153:1293-1300.

Brown FW, Golding JM, Smith GR. Psychiatric comorbidity in primary care somatization disorder. Psychosom Med. 1990;52:445-451.

Brown GL, Goodwin FK, Ballenger JC, Goyer PF, Major LF. Aggression in humans correlates with cerebrospinal fluid metabolites. Psychiatry Res. 1979;1:131-139.

Brown GL, Ebert ME, Goyer PF, et al. Aggression, suicide and serotonin: Relationships to CSF amine metabolites. Am J Psychiatry. 1982;139:741-746.

Brown GM. Neuroendocrine probes as biological markers of affective disorders: new directions. Can J Psychiatry. 1989;34:819-23.

Brown GW. The discovery of Expressed Emotion: Induction or deduction? In: Leff J, Vaughn C, eds. Expressed Emotion in families: Its significance for mental illness. New York: Guilford; 1985.

Brown GW, Monck EM, Carstairs GM, Wing JK. Influence of family life on the course of schizophrenic illness. British Journal of Preventive and Social Medicine. 1962;16:55-68.

Brown GW, Rutter M. The measurement of family activities and relationships: A methodological study. Human Relations. 1966;19:241-263.

Brown GW, Harris T, Copeland JR. Depression and loss. Br J Psychiatry. 1977;130:1-18.

Brown GW, Harris T. Social origins of depression: A study of psychiatric disorders in women. New York: Free Press; 1978.

Brown GW, Moran P. Emotion and the Etiology of Depressive Disorders. In: Flack WF Jr, Laird JD, Eds. Emotions in Psychopathology. Theory and Research. New York Oxford: Oxford University Press; 1998.

Brown JT, Stoudemire GA. Normal and pathological grief. JAMA. 1983;250:378-382.

Brown RP, Sweeney J, Frances A, Kocsis JH, Loutsch E. Age as a predictor of treatment response in endogenous depression. J Clin Psychopharmacol. 1983;3:176-178.

Brown TA, Barlow DH, Liebowitz MR. The empirical basis of generalized anxiety disorder. Am J Psychiatry. 1994;151:1272-1280.

van Brunt N. A clinical utility of tricyclic antidepressant blood levels: A review of the literature. Ther Drug Monit. 1983;5:1-10.

Bryant KJ, Rounsaville B, Spitzer RL, Williams JB. Reliability of dual diagnosis. Substance dependence and psychiatric disorders. J Nerv Ment Dis. 1992;180:251-257.

Bucher KD, Elston RC. The transmission of manic depressive illness: I: Theory, description of the model and summary of results. J Psychiat Res. 1981;16:53-63.

Buck R. Prime theory: An integrated view of motivation and emotion. Psychol Rev. 1985;92:389-413.

Buckner J, Mandell W. Risk factors for depressive symptomatology in a drug using population. Am J Public Health. 1990;80:580-585.

Bukberg J, Penman D, Holland JC. Depression in hospitalized cancer patients. Psychosomat. Med. 1984;45:199-212.

Bumke O. Lehrbuch der Geisteskrankheiten (2. Aufl.). München: J.F. Bergmann; 1924.

Bumke O. Über die gegenwärtigen Strömungen in der klinischen Psychiatrie. Allg. Z. Psychiat. 1924;811:379-393.

Bunney WE Jr. Psychopharmacology of the switch process in affective illnes. In: Lipton MA, DiMascio A, Killam KF, eds. Psychopharmacology: a generation of progress. New York: Raven Press; 1978:134-144.

Bürk F, Kurz A, Möller H-J. Suicide Risk Scales: Do they help to predict suicidal behaviour? Eur Arch Psychiatry Neurol. 1985;23:153-157.

Burke JD, Wittchen H-U, Regier DA, Sartorius N. Extracting information from diagnostic interviews on co-occurence of symptoms of anxiety and depression. In: Maser JD, Cloninger CR, eds. Comorbidity of mood and anxiety disorders. Washington: American Psychiatric Press; 1990:439-462.

Burke KC, Burke JD, Rae DS, Regier DA. Comparing the age at onset of major depression and other psychiatric disorders by birth cohorts in five US community populations. Arch Gen Psychiatry. 1991;48:789-795.

Burns DD, Sayers SL, Moras K. Intimate relationships and depression: Is there a causal connection? Journal of Consulting and Clinical Psychology. 1994;62:1033-1043.

Burton SW, Akiskal HS, eds. Dysthymic disorder. London: Gaskell; 1990.

Bushnell JA, Wells JE, McKenzie JM, Hornblow AR, Oakley-Browne MA, Joyce PR. Bulimia comorbidity in the general population and in the clinic. Psychol Med. 1994;24:605-611.

Busto UE, Romach MK, Sellers EM. Multiple drug use and psychiatric comorbidity in patients admitted to the hospital with severe benzodiazepine dependence. J Clin Psychopharmacol. 1996;16:51-57.

Byerley W, Plaetke R, Hoff M, et al. Tyrosine hydroxylase gene not linked to manic-depression in seven of eight pedigrees. Hum Hered. 1992;42:259 -263.

Byerley W, Holik J, Hoff M, Coon H. Search for a gene predisposing to manic-depression on chromosome 21. Am J Med Genet. 1995;60:231-233.

Cade JFL. Lithium salts in the treamtent of psychotic excitement. Med J Aust. 1949;36:349-352.

Cadoret RJ. Evidence for genetic inheritance of primary affective disorder in adoptees. Am J Psychiatry. 1978;135:463-466.

Calabrese JR, Delucchi GA. Spectrum of efficacy of valproate in 55 patients with rapid-cycling bipolar disorder. Am J Psychiatry. 1990;147:431-434.

Calabrese JR, Markovitz P, Wagner S. Predictors of valproate response in rapid cycling bipolar disorder. Biol Psychiatry. 1991a;29:166A-167A.

Calabrese JR, Meltzer HY, Markowitz P. Clozapine prophylaxis in rapid cycling bipolar disorder. J Clin Psychopharmacology. 1991b;11:396-397.

Calabrese JR, Markovitz PJ, Kimmel SE, et al. Spectrum of efficacy of valproate in 78 rapid-cycling bipolar patients. J Clin Psychopharmacol. 1992;12:53S-56S.

Calabrese JR, Rapport DJ, Kimmel SE, Reece B, Woyshville M. Rapid cycling bipolar disorder and ist treatment with valproate. Can J Psychiatry. 1993;38(suppl):57-61.

Calabrese JR, Woyshville MJ. A medication algorithm for treatment of bipolar rapid cycling? J Clin Psychiatry. 1995;56(suppl 3):11-18.

Calabrese JR, Kimmel SE, Woyshville MJ, et al. Clozapine for treatment-refractory mania. Am J Psychiatry. 1996;153:759-764.

Canals J, Domenech E, Carbajo G, Blade J. Prevalence Of DSM-III-R and ICD-10 psychiatric disorders in a Spanish population of 18 year olds. Acta Psychiatr Scand. 1997;96:287-294.

Canino GJ, Bird HR, Shrout PE, et al. The prevalence of specific psychiatric disorders in Puerto Rico. Arch Gen Psychiatry. 1987;44:727-735.

Cannon WB. The James-Lange Theory of Emotions: A critical examination and an alternative theory. Am J Psychol. 1927;39:106-124.

Carlat DJ, Camargo CA, Herzog DB. Eating disorders in males: a report on 135 patients. Am J Psychiatry. 1997;145:1127-1132.

Carlson GA. Bipolar affective disorders in childhood and adolescence. In: Cantwell DP, Carlson GA, eds. Affective Disorders in Childhood and Adolescence: An Update. New York: Spectrum Publications; 1983:61-83.

Carlson GA. Bipolar affective disorder in children and adolescents: Commentary. J Am Acad Child Adolesc Psychiatry. 1995;34:750-753.

Carlson GA, Goodwin FK. The stages of mania - A longitudinal analysis of the manic episode. Arch Gen Psychiat. 1973;28:221-228.

Carlson GA, Kotin J, Davenport YB, Adland M. Follow-up of 53 bipolar manic-depressive patients. Br J Psychiatry. 1974;124:134-139.

Carlson GA, Garber J. Developmental issues in the classification of depression in children. In: Rutter M, Izard CE, Read BP, eds. Depression in young people. Developmental and clinical perspectives. New York: Guilford; 1986.

Carlson GA, Fennig S, Bromet EJ. The confusion between bipolar disorder and schizophrenia in youth - where does it stand in the 1990s. J Am Acad Child Adolesc Psychiatry. 1994;33:453-460.

Carman JS, Bigelow LB, Wyatt RJ. Lithium combined with neuroleptics in chronic schizophrenic and schizoaffective patients. J Clin Psychiat. 1981;42:124-128.

Carpenter D, Clarkin JF, Glick ID, Wilner PJ. Personality pathology among married adults with bipolar disorder. J Affect Disord. 1995;34:269-274.

Carreno T, Goodnick PJ. Creativity and mood disorder. In: Goodnick PJ. Mania. Clinical and research perspectives. Washington London: American Psychiatric Press; 1998.

Carroll B. Pituitary-adrenal function in depression. Lancet. 1968;1:1373-1374.

Carroll BJ, Martin FI, Davies B. Resistance to suppression by dexamethasone of plasma 11-OHCS levels in severe depressive illness. Br Med J. 1968;3:285-287.

Carroll BJ, Feinberg M, Greden JF. A specific laboratory test for the diagnosis of melancholia: Standardization, validation and clinical utility. Arch Gen Psychiatry. 1981;38:15–22.

Carskadon MA, Acebo C. Parental reports of seasonal mood and behavior change in children. J Am Acad Child Adolesc Psychiatry. 1993;32:264-269.

Carson RC. Interaction concepts of personality. Chicago: Aldine; 1969.

Cassano GB, Maggini C. The long-term effects of depression. In: Davis JM, Maas JW, eds. The affective disorders. Washington: American Psychiatric Press; 1983.

Cassano GB, Savino M. Chronic and residual major depressions. In: Akiskal HS, Cassano GB, eds. Dysthymia and the spectrum of chronic depressions. New York London: The Guilford Press; 1997.

Castellan NJ. The analysis of behavior sequences. In: Cairns RB, ed. The analysis of social interactions: Methods, issues, and illustrations. Hillsdale: Erlbaum; 1979:81-116.

Cattell H. Suicidal behaviour. In: Copeland JRM, Abou-Saleh MT, Blazer DG, eds. Principles and practice of geriatric psychiatry. Chichester New York Brisbane Toronto Singapore: John Wiley & Sons; 1994.

Cavazzoni P, Alda M, Turecki G, et al. Lithium-responsive affective disorders: no association with the tyrosine hydroxylase gene. Psychiatry Res. 1996;64:91-96.

Chang KD, Keck PE, Stanton SP, et al. Differences in thyroid function between bipolar manic and mixed states. Biol Psychiatry. 1998;43:730-733.

Charney DS, Nelson JG. Delusional and nondelusional unipolar depression: Further evidence for distinct subtypes. Am J Psychiatr. 1981;138:328-333.

Chaudry RP, Waters BGH. Lithium and carbamazepine interaction: possible neurotoxicity. J Clin Psychiatry. 1983;44:30-31.

Chee KY, Sachdev P. The clinical features of Tourette's disorder: an Australian study using a structured interview schedule. Aust N Z J Psychiatry. 1994;28:313-318.

Chen YW, Dilsaver SC. Comorbidity for obsessive-compulsive disorder in bipolar and unipolar disorders. Psychiatry Res. 1995a;59:57-64.

Chen YW, Dilsaver SC. Comorbidity of panic disorder in bipolar illness: evidence from the Epidemiologic Catchment Area Survey. Am J Psychiatry. 1995b;152:280-282.

Chouinard G, Young SN, Annable L. Antimanic effect of clonazepam. Biol Psychiatry. 1983;18:451-466.

Chouinard G. Clonazepam in acute and maintenance treatment of bipolar disorder. J Clin Psychiatry. 1987;48(Oct suppl):29-37.

Chouinard G. The use of benzodiazepines in the treatment of manic-depressive illness. J Clin Psychiatry. 1988;49(Suppl 11):15.

Chouinard G, Annable L, Turnier L, Holobow N, Szkrumelak N. A double-blind randomized clinical trial of rapid tranquilization with I.M. clonazepam and I.M. haloperidol in agitated psychotic patients with manic symptoms. Can J Psychiatry. 1993;38(suppl 4):114-121.

Christensen A, Arrington A. Research issues and strategies. In: Jacob T, ed. Family interaction and psychopathology: Theories, methods, and findings. New York: Plenum Press; 1987:259-296.

Christodoulou GN, Malliaras DE, Lykouras EP, Papadimitriou GN, Stefanis CN. Possible prophylactic effect of sleep deprivation. Am J Psychiatry. 1978;135:375-376.

Churchland PS. Neurophilosophy: toward a unified science of the mind/brain. Cambridge, MA: MIT Press; 1986.

Cichon S, Nöthen MM, Stober G, et al. Systematic screening for mutations in the 5'-regulatory region of the human dopamine D1 receptor (DRD1) gene in patients with schizophrenia and bipolar affective disorder. Am J Genet. 1996;67:424-428.

Cierpka, M. Das Problem der Spezifität in der Familientheorie. System Familie. 1989a;2:197-216.

Cierpka M. Das rote Tuch der linearen Kausalität: Antwort auf A. Retzer. System Familie. 1989b;2:223-228.

Cierpka M. Zur Diagnostik von Familien mit einem schizophrenen Jugendlichen. Berlin: Springer; 1990.

Cierpka M. Handbuch der Familiendiagnostik. Berlin: Springer; 1996.

Ciompi L. Allgemeine Depressionsprobleme im Lichte von Verlaufsforschungen bis ins Alter. Z Gerontol. 1973;6:400-408.

Ciompi L. Affektlogik. 4. Aufl. Stuttgart: Klett-Cotta; 1994.

Ciompi L. Die emotionalen Grundlagen des Denkens. Göttingen: Vandenhoeck und Ruprecht; 1997.

Ciompi L. Is schizophrenia an affective disease? The hypothesis of affect-logic and its implications for psychopathology. In: Flack WF, Laird JD, eds. Emotions in psychopathology. Theory and research. New York Oxford: Oxford University Press; 1998.

Ciompi L, Müller C. Lebensweg und Alter der Schizophrenen. Eine katamnestische Langzeitstudie bis ins Senium. Berlin Heidelberg New York: Springer; 1976.

Clancy J, Noyes R, Hoenk PR, et al. Secondary depression in anxiety neurosis. J Nerv Ment Dis. 1978;166:846-850.

Clarke I, Cummins J. The temporal relationship between genadotropin releasing hormone (GnRH) and luteinizing hormone (LH) secretion in ovariectomized ewes. Endocrinology. 1982;111:1737-1739.

Clarkin JF, Haas GL, Glick ID. Inpatient family intervention. In: Clarkin JF, Haas GL, Glick ID, eds. Affective disorders and the family. New York: Guilford; 1988:134-152.

Clarkin JF, Glick ID, Haas GL, Spencer JH. Inpatient family intervention for affective disorders. In: Keitner GI, ed. Depression and families – impact and treatment. Washington D.C: American Psychiatric Press; 1990a:121-136.

Clarkin JF, Glick ID, Haas GL, et al. A randomized clinical trial of inpatient family intervention, V: results for affective disorders. J Affect Disord. 1990b;18:17-28.

Clayton PJ. Schizoaffective disorders. J Nerv Ment Dis. 1982;11:646-650.

Clayton PJ, Pitts FN Jr, Winokur G. Affective Disorder: IV. Mania. Compr Psychiatry. 1965;6:313-322.

Clayton PJ, Rodin L, Winokur G. Family history studies: III – Schizoaffective disorder, clinical and genetic factors - including a one to two year follow-up. Compr Psychiatry. 1968;9:31-49.

Clayton PJ, Marten S, Davis MA, et al. Mood disorder in woman professionals. J Affect Disord. 1980;2:37-46.

Cloninger CR, Martin RL, Guze SB, Clayton PJ. The empirical structure of psychiatric comorbidity and its theoretical significance. In: Maser JD, Cloninger CR, eds. Comorbidity of mood and anxiety disorders. Washington: American Psychiatric Press; 1990:439-462.

Cochran SD. Preventing medical noncompliance in the outpatient treatment of bipolar affective disorders. J Consult Clin Psychol. 1984;52:873-878.

Cochran SD. Compliance with lithium regimens in the outpatient treatment of bipolar affective disorders. J Compliance Health Care. 1986;1:153-170.

Coffey C, Figiel G, Djang W, Weiner R. Subcortical hyperintensity on magnetic resonance imaging: a comparison of normal and depressed elderly subjects. Am J Psychiatry. 1990;147:187-189.

Coffey CE, Wilkinson WE, Weiner RD, Ritchie JC, Aque M. The dexamethasone suppression test and quantitative cerebral anatomy in depression. Biol Psychiatry. 1993;33:442-9.

Coffman JA, Nasrallah HA, Lyskowski J, et al. Clinical effectiveness of oral and parenteral rapid neuroleptization. J Clin Psychiat. 1987;48:20-24.

Coffman J, Bornstein R, Olson S, Schwarzkopf S, Nasrallah H. Cognitive impairment and cerebral structure by MRI in bipolar disorder. Biol Psychiatry. 1990;27:1188-1196.

Cohen-Cole SA, Stoudemire A. Major depression and physical illness: special considerations in diagnosis and biological treatment. Psychiatr Clin North Am. 1987;10:1-17.

Cohen LS, Rosenbaum JF, Heller VL. Psychotropic drug use in pregnancy. In: Gelenberg AJ, Bassuk EL, Schoonover SC, eds. The practitioner's guide to psychoactive drugs. 3rd ed. New York London: Plenum; 1991.

Cohen LS, Friedman JM, Jefferson JW, et al. A reevaluation of risk of in utero exposure to lithium. JAMA. 1994;271:146-150.

Cohen RM, Gross M, Nordahl TE, et al. Preliminary data on the metabolic brain pattern of patients with winter seasonal affective disorder. Arch Gen Psychiatry. 1992;49:545-52.

Cohen S. Cushing's syndrome: a psychiatric study of 29 patients. Br J Psychiatry. 1980;36:120-124.

Cohen SM, Allen MG, Pollin W, Hrubec Z. Relationship of schizo-affective psychosis to manic depressive psychosis and schizophrenia. Arch Gen Psychiatry. 1972;26:539-546.

Coid J. The epidemiology of abnormal homicide and murder followed by suicide. Psychol Med. 1983;13:855-886.

Cole JD, Kazarian SS. The Level of Expressed Emotion Scale: A new measure of expressed emotion. Journal of Clinical Psychology. 1988;44:392-397.

Cole MG. Major depression in old age: outcome studies. In: Shulman KI, Tohen M, Kutcher SP, eds. Mood disorders across the life span. New York: Wiley-Liss; 1997.

Coleman RE, Miller AG. The relationship between depression and marital maladjustment in a clinic population: A multitrait-multimethod study. Journal of Consulting and Clinical Psychology. 1975;43:647-651.

Collier DA, Stober G, Li T, et al. A novel functional polymorphism within the promoter of the serotonin transporter gene: possible role in susceptibility to affective disorders. Mol Psychiatry. 1996;1:453-460.

Connely CE, Davenport YB, Nurnberger JI. Adherence to treatment regimen in a lithium carbonate clinic. Arch Gen Psychiatry. 1982;39:585-588.

Conrad K. Der Konstitutionstypus. Berlin: Springer; 1961.

Conrad K. Die symptomatischen Psychosen. In: Kisker KP, Meyer J-E, Müller M, et al., ed. Psychiatrie der Gegenwart. Berlin Heidelberg New York: Springer; 1972:170.

Conte HR, Plutchik R, Wild KV, Karasu TB. Combined psychotherapy and pharmacotherapy for depression. A systematic analysis of the evidence. Arch Gen Psychiatry. 1986;43:471-9.

Conwell Y, Duberstein PR, Cox C, Herrmann JH, Forbes NT, Caine ED. Relationships of age and axis I diagnoses in victims of completed suicide: a psychological autopsy study. Am J Psychiatry. 1996;153:1001-1008.

Cook FA. Gynecology and obstetrics among the Eskimos. The Brooklyn Med J. 1894;8:154-169.

Cooke DJ. Psychosocial vulnerabilcity to life events during the climacteric. Br J Psychiatry. 1985:147:71-75

Cooklin RS, Ravindran A, Carvey MWP. The patterns of mental disorder in Jewish and non-Jewish admissions to a district general hospital psychiatric unit: Is manic-depressive illness a typically Jewish disorder? Psychol Med. 1983;13:209-212.

Cookson JC, Silverstone T, Wells B. A double-blind controlled study of pimozide versus chlorpromazine in mania. Psychopharmacol Bull. 1980;16:38-41.

Cookson JC. Carbamazepine in acute mania: a practical review. Int Clin Psychopharmacology. 1987;2:11-22.

Coon H, Jensen S, Hoff M, et al. A genome-wide search for genes predisposing to manic-depression, assuming autosomal dominant inheritance. Am J Hum Genet. 1993;52:1234-1249.

Coon H, Hoff M, Holik J, et al. Analysis of chromosome 18 DNA markers in multiplex pedigrees with manic depression. Biol Psychiatry. 1996;39:689-696.

Copeland JRM, Dewey ME, Wood N, Searle R, Davidson IA, McWilliam C. Range of mental illness among the elderly in the community. Prevalence of Liverpool using the GMS-AGECAT package. Br J Psychiatry. 1987;150:815-823.

Coppen A. Depression as a lethal disease: Prevention Strategies. J Clin Psychiatry. 1994;55(suppl.):37-45.

Coppen A, Standish-Barry H, Bailey J. Long-term lithium and mortality. Lancet. 1990;335:1347.

Coppen A, Standish-Barry H, Bailey J, Houston G, Silcockx P, Hermon C. Does lithium reduce the mortality of recurrent mood disorders? J Affect Disord. 1991;23:1-7.

Copper A, Prange AJ, Whybrow P, et al. Abnormalitites of indoleamines in affective disorders. Arch Gen Psychiatry. 1972;26:474-478.

Corkin S, Twitchell TE, Sullivan EV. Safety and efficacy of cingulotomy for pain and psychiatric disorder. In: Hitchcock ER, Ballantine HT, Meeyerson BA, eds. Modern Concepts in Psychiatrc Surgery. Amsterdam: Elsevier; 1979:253-272.

Cornelius JR, Salloum IM, Mezzich J, et al. Disproportionate suicidality in patients with comorbid major depression and alcoholism. Am J Psychiatry. 1995;152:358-364.

Corruble E, Ginestet D, Guelfi JD. Comorbidity of personality disorders and unipolar major depression: a review. J Affect Disord. 1996;37:7-170.

Coryell W, Winokur G. Diagnosis, family, and follow-up studies. In: Belmaker RH, van Praag HM, eds. Mania. An evolving concept. Jamaica, NY: Spectrum Publ; 1980.

Coryell W, Lavori P, Endicott J, Keller M, van Eerdewegh M. Outcome in schizoaffective, psychotic, and nonpsychotic depression. Course during a six to 24-month follow-up. Arch Gen Psychiatry; 1984;41:787-791.

Coryell W, Zimmermann M. The heritability of schizophrenia and schizoaffective disorder. Arch Gen Psychiatry. 1988;45:323-327.

Coryell W, Endicott J, Keller M. Predictors of relaps into major depressive disorder in a nonclinical population. Am J Psychiatr. 1991a;148:1353-1358.

Coryell W, Endicott J, Keller MB. Rapidly Cycling Affective Disorder: Demographics, diagnosis, family history and course. Arch Gen Psychiatry. 1991b;49:126-131.

Coryell W, Winokur G. Course and Outcome. In: Paykel ES, ed. Handbook of affective disorders. 2nd. ed. Edinburgh: Churchill Livingstone; 1992.

Coryell W, Scheftner W, Keller M, Endicott J, Maser J, Klerman GL: The enduring psychosocial consequences of mania and depression. Am J Psychiatry. 1993;150:720-727.

Coryell W, Endicott J, Maser JD, Keller MB, Leon AC, Akiskal HS. Long-term stability of polarity distinctions in the affective disorders. Am J Psychiatry. 1995;152:385-390.

Cotard J. Delire de negation. Arch Neurol. 1882;4:152-170.

Covi L, Lipman RS, Derogatis LR, et al. Drugs and group psychotherapy in neurotic depression. Am J Psychiatry. 1974;131:191-198.

Cowdry R, Wehr T, Zis A, et al. Thyroid abnormalities associeted with rapid-cycling bipolar illness. Arch Gen Psychiatry. 1983;40:414-420.

Cox JL. Postnatal depression. Edinburh London Melbourne New York: Churchill Livingstone; 1986.

Coyne JC. Depression and the response of others: J Abnorm Psychology. 1976a;85:186-93.

Coyne JC. Toward an interactional description of depression. Psychiatry. 1976b;39:28-40.

Coyne JC. Studying depressed persons' interactions with strangers and spouses. Journal of Abnormal Psychology. 1985;94:231-232.

Coyne JC, Kessler RC, Tal M, Turnbull J. Living with a depressed person. Journal of Consulting and Clinical Psychology. 1987;55:347-352.

Coyne JC, Burchill SAL, Stiles WB. An interactional perspective on depression. In: Snyder CR, Forsyth DR, eds. Handbook of social and clinical

psychology. The health perspective. New York: Pergamon; 1991:327-349.
Crabtree BL, Mack JE, Johnson CD, Amyx BC. Comparison of the effects of hypochlorothiazide and furosemide on lithium dissposition. Am J Psychiatry. 1991;148:1060-1063.
Craddock N, McGuffin P, Owen M. Darier's disease cosegregating with affective disorder. Br J Psychiatry. 1994;165:272.
Craddock N, Daniels J, Roberts E, Rees M, McGuffin P, Owen MJ. No evidence for allelic association between bipolar disorder and monoamine oxidase A gene polymorphisms. Am J Med Genet. 1995a;60:322-324.
Craddock N, Khodel V, van Eerdewegh P, Reich T. Mathematical limits of multilocus models: The genetic transmission of bipolar disorder. Am J Hum Genet. 1995b;57:690-702.
Craddock N, Roberts Q, Williams N, McGuffin P, Owen MJ. Association study of bipolar disorder using a functional polymorphism (Ser311 -->Cys) in the dopamine D2 receptor gene. Psychiatr Genet. 1995c;5:63-65.
Crane GE. The psychiatric side effects of iproniazid. Am J Psychiatry. 1956;112:494-501.
Croughan JL, Welner A, Robins E. The group of schizoaffective and related psychoses – critique, record, follow up, and family studies. II. Record studies. Arch Gen Psychiatry. 1974;31:632-637.
Crow TJ. The continuum of psychosis and its genetic origins. The sixty-fifth Maudsley lecture. Br J Psychiatry. 1990;156:788-797.
Crow TJ. The demise of the Kraepelinian Binary Concept. In: Marneros A, Andreasen NC, Tsuang MT, eds. Negative versus positive schizophrenia. Berlin Heidelberg New York: Springer; 1991.
Crow T, Cross A, Cooper S, et al. Neurotransmitter receptors and monoamine metabolites in the brains of patients with Alheimer-type dementia and depression, and suicides. Neurpharmacology. 1984;23:1561-1569.
Crow TJ, Delisi LE, Lofthouse R, et al. An examination of linkage of schizophrenia and schizoaffective disorder to the pseudoautosomal region. Br J Psychiatry. 1994;164:159-164.
Crowe RR, Namboodiri KK, Ashby HB, Elston RC. Segregation and linkage analysis of a large kindred of unipolar depression. Neuropsychobiology. 1981;7: 20-25.
Crowther JH. The relationship between depression and marital maladjustment: A descriptive study. J Nerv Ment Dis. 1985;173:227-231.
Crundwell JK. Lithium and its potential benefit in reducing increased mortality rates due to suicide. Lithium. 1994;5:193-204.
Cummings E, Davies P. Maternal depression and child development. Journal of Child Psychology and Psychiatry. 1994;35:73-112.
Curran SM, Murray CM, van Beck M, et al. A single photon emission computerised tomography study of regional brain function in elderly patients with major depression and with Alzheimer-type dementia. Br J Psychiatry. 1993;163:155-65.
Cutting J, Clare A, Mann A. Cycloid psychosis: an investigation of the diagnostic concepts. Psychol Med. 1978;8:637-648.
Czernik A, Steinmeyer EM, Samen A. Objektivierende Untersuchungen über Unterschiede der Intervallpersönlichkeit monopolarer und bipolarer depressiver Patienten unter Lithiumbehandlung. Nervenarzt. 1986;57:517-525.
d'Elia J, Katz JR, Simpson GM. Teratogenicity of psychotherapeutic medications. Psychopharmacol Bull. 1987;23:531-585.
D'haenen H, Bossuyt A, Mertens J, Bossuyt Piron C, Gijsemans M, Kaufman L. SPECT imaging of serotonin2 receptors in depression. Psychiatry Res. 1992;45:227-37.
Daan S, Beersma DGM, Borbély AA. Timing of human sleep: Recovery process gated by a circadian pacemaker. Am J Physiol. 1984;246:R161-R178.
Dalby JT, Morgan D, Lee M. Schizophrenia and mania in identical twin brothers. J Nerv Ment Dis. 1986;174:304-308.
Dalgleish T, Marks M. Information processing in seasonal affective disorder. Manuscript submitted for publication; 1995.
Dalgleish T, Rosen K, Marks M. Rhythm and blues: the theory and treatment of seasonal affective disorder. Br J Clin Psychology. 1996;35:163-182.
Dalton K. Prospective study into puerperal depression. Br J Psychiatry. 1971;118:689-692.
Dalton K. Depression after Childbirth. Oxford: Oxford University Press; 1980.
Dalton K. Progesterone prophylaxis used sucessfully in postnatal depression. Practitioner. 1985;229:507-508.
Danielczyk W. Mental disorders in Parkinson's disease. J Neural Transm. 1992;38(suppl):115-127.
Darwin C. Der Ausdruck der Gemüthsbewegungen bei dem Menschen und den Thieren. Stuttgart: Schweizerbart`sche Verlagsbuchhandlung; 1872.
Das Gupta K, Jefferson JW, Kobak KA, Greist JH. The effect of enalapril on serum lithium levels in healthy men. J Clin Psychiatry. 1992;53:398-400.

Dasberg H, Winnik HZ. Forensic aspects of mania. In: Belmaker RH, van Praag HM, eds. Mania. An evolving concept. Lancaster: MTP Press Limited; 1980.

Dausch BM, Miklowitz DJ, Richards JA. Global assessment of relational functioning scale (GARF): II. Reliability and validity in a sample of families of bipolar patients. Family Process. 1996;35:175-189.

Davenloo H. Short-term dynamic psychotherapy. vol.1. New York: Jason Aronson; 1980.

Davenport YB. Treatment of the married bipolar patient in conjoint psychotherapy groups. In: Lansky MR, ed. Family therapy and major psychopathology. New York: Grune & Stratton; 1981.

Davenport YB, Ebert MH, Adland ML, Goodwin FK. Couples group therapy as an adjunct to lithium maintenance of the manic patient. Am J Orthopsychiatry. 1977;47:495-502.

Davenport YB, Zahn-Waxler C, Adland M, Mayfield A. Early childrearing practices in families with a manic-depressive parent. Am J Psychiatry. 1984;141:230-235.

Davidson JRT. Atypical Depression. In: Akiskal HS, Cassano GB, eds. Dysthymia and the Spectrum of Chronic Depressions. New York London: Guilford; 1997.

Davidson JT, Miller RD, Turnbull CD, et al. Atypical depression. Arch Gen Psychiatry. 1982;39:527-534.

Davis JM, Schaffer CB, Killian GA, et al. Important issues in the drug treamtent of schizophrenia. Schizophr Bull. 1980;6:70-87.

Dawson E, Gill M, Curtis D, et al. Genetic association between alleles of pancreatic phospholipase A2 gene and bipolar affective disorder. Psychiatr Genet. 1995a;5:177-180.

Dawson E, Parfitt E, Roberts Q, et al. Linkage studies of bipolar disorder in the region of the Darier's disease gene on chromosome 12q23-24.1. Am J Med Genet. 1995b;60:94-102.

De Bellis M, Geracioti TJ, Altemus M, et al. Cerebrospinal fluid monoamine metabolites in fluoxetine-treated patients with major depression and in healthy volunteers. Biol Psychiatry. 1993;33:636-641.

De Bruyn A, Mendelbaum K, Sandkuijl LA, et al. Nonlinkage of bipolar illness to tyrosine hydroxylase, tyrosinase, and D2 and D4 dopamine receptor genes on chromosome 11. Am J Psychiatry. 1994a;15:102-106.

De Bruyn A, Raeymaekers P, Mendelbaum K, et al. Linkage analysis of bipolar illness with X-chromosome DNA markers: a susceptibility locus in Xq27-28 cannot be excluded. Am J Med Genet. 1994b,54:411-419.

De Bruyn A, Souery D, Mendelbaum K, Mendlewicz J, van Broeckhoven C. Linkage analysis of families with bipolar illness and chromosome 18 markers. Biol Psychiatry. 1996a;39:679-688.

De Bruyn A, Souery D, Mendelbaum K, Mendlewicz J, van Broeckhoven C. A linkge study between bipolar disorder and genes involved in dopaminergic and GABAergic neurotransmission. Psychiatr Genet. 1996b;6:67-73.

de Crinis, M. Der Affekt und seine körperlichen Grundlagen. Leipzig: Georg Thieme; 1944.

de Paulo JR, Correa EI, Sapir DG. Renal glomerular function and longterm lithium therapy. Am J Psychiatry. 1981;138:3.

De Vanna M, Kummer J, Agnoli A, et al. Moclobemide compared with second-generation antidepressants in elderly people. Acta Psychiatr Scand. 1990;360:64-66.

Dean C, Kendell RE. The symptomatology of puerperal illnesses. Br J Pschiatry. 1981;139:128-133.

Dean C, Williams RJ, Brockington IF. Is puerperal psychosis the same as bipolar manic-depressive disorder? A family study. Psychol Med. 1989;19:637-647.

Debellis MD, Dahl RE, Perel JM, et al. Nocturnal ACTH, cortisol, growth hormone, and prolactin secretion in prepubertal depression. J Am Acad Child Adolesc Psychiatry. 1996;35:1130-1138.

Deister A, Marneros A, Rohde A. Die Langzeitprognose der schizoaffektiven Psychosen im Vergleich zur Schizophrenie. In: Marneros A, Hrsg. Schizoaffective Psychosen. Diagnose, Therapie und Prophylaxe. Berlin Heidelberg New York: Springer, 1989.

Deister A, Marneros A, Rohde A, Staab B, Jünemann H. Long-term outcome of affective, schizoaffective, and schizophrenic disorders: a comparison. In: Marneros A, Tsuang MT, eds. Affective and schizoaffective disorders. Berlin Heidelberg New York: Springer; 1990.

Del Zompo M, Bocchetta A, Goldin LR, Corsini GU. Linkage between X-chromosome markers and manic-depressive illness. Acta Psychiatr Scand. 1984;70:282-287.

Dell'Osso L, Placidi GF, Nassi R, Freer P, Cassano GB, Akiskal HS. The Manic-Depressive Mixed State: familial, temperamental and psychopathologie characteristics in 108 female inpatients. Eur Arch Psychiatry Clin Neurosci. 1991;240:234-239.

Dell'Osso L, Akiskal HS, Freer P, Barberi M, Placidi GF, Cassano GB. Psychotic and nonpsychotic bipolar mixed states: comparisons with manic and schizoaffective disrders. Eur Arch Psychiatry Clin Neurosci. 1993;243:75-81.

Demel J, Schubert H, Unterthiner D. Initialsymptome bei depressiven Erkrankungen. Neurol Psychiatry. 1980;5:263-266.

Dement W, Kleitman N. Cyclic variations in EEG during sleep and their relation to eye movements, body motolity, and dreaming. Electroencephalogr Clin Neurophysiol. 1957;9:673–690.

Demisch K, Bellaire W, Stoll KD. Carbamazepin in der Prophylaxe rezidivierender affektiver Psychosen. In: Müller-Oerlinghausen B, Haas S, Stoll KD, Hrsg. Carbamazepin in der Psychiatrie. Stuttgart: Thieme; 1989:134-141.

Demling J, Ebert D, Laux G, et al. Klinik der nicht trizyklischen Antidepressiva. In: Riederer P, Laux G, Pöldinger W, Hrsg. Neuro-Psychopharmaka. Bd. 3. Antidepressiva und Phasenprophylaktika. Wien New York: Springer; 1993:127-251.

Demuth G, Ackerman S. Alpha-methyldopa and depression: a clinical study and review of the literature. Am J Psychiatry. 1983;140:534-538.

Depression Guideline Panel (DGP). Depression in primary care. vol.2. Treatment of Major Depression. Clinical Practice Guideline. Number 5. Rockville MD. U.S. Department of Health and Human Services, Public Health Service, Agency for Health Care Policy and Research, AHCPR Pub. No. 93-0551; April 1993.

Depue RA, Monroe SM. The unipolar-bipolar distinction in the depressive disorders. Psychological Bulletin. 1978;88:1001-1030.

Detera-Wadleigh SD, Hsieh WT, Berrettini WH, et al. Genetic linkage mapping for a susceptibility locus to bipolar illness: Chromosomes 2, 3, 4, 7, 9, 10p, 11p, 22, and Xpter. Am J Med Genet. 1994;54:206-218.

Detera-Wadleigh SD, Badner JA, Goldin LR, et al. Affected sib-pair analyses reveal support of prior evidence for a susceptibility locus for bipolar disorder, on 21q. Am J Hum Genet. 1996;58:1279-1285.

Detera-Wadleigh SD, Badner JA, Yoshikawa T, et al. Initial genome scan of the NIMH genetics initiative bipolar pedigrees: chromosomes 4, 7, 9, 18, 19, 20, and 21q. Am J Med Genet. 1997;74:254-262.

Deuschle M, Schweiger U, Weber B, et al. Diurnal acticity and pulsatility of the hypothalamus-pituitary-adrenal system in male depressed patients and healthy controls. J Clin Endocrinol Metab. 1997;82:234-238.

Devanand D, Bowers M, Hoffmann F, et al. Elevated plasma homovanillic acid in depressed females with melancholia and psychosis. Psychiatry Res. 1985;15:1-4.

Devanand DP, Sackeim HA, Decina P, et al. The development of mania and organic euphoria during ECT. J Clin Psychiatry. 1988;49:69-71.

Dew MA, Becker JT, Sanchez J,et al. Prevalence and predictors of depressive, anxiety and substance use disorders in HIV-infected and uninfected men: a longitudinal evaluation. Psychol Med. 1997;27:395-409.

Dewan MJ, Haldipur CV, Lane EE, Ispahani A, Boucher MF, Major LF. Bipolar affective disorder. I. Comprehensive quantitative computed tomography. Acta Psychiatr Scand. 1988;77:670-6.

Dhingra U, Rabins PV. Mania in the elderly: a five-to seven-year follow-up. J Am Geriatr Soc. 1991;39:581-583.

Di Bella D, Catalano M, Cichon S, Nöthen MM. Association study of a null mutation in the dopamine D4 receptor gene in Italian patients with obsessive-compulsive disorder, bipolar mood disorder and schizophrenia. Psychiatr Genet. 1996;6:119-121.

Dick CL, Bland RC, Newman SC. Epidemiology of psychiatric disorders in Edmonton. Panic Disorder. Acta Psychiatr Scand. 1994a;Suppl.376:45-53.

Dick CL, Sowa B, Bland RC, Newman SC. Epidemiology of psychiatric disorders in Edmonton. Phobic Disorders. Acta Psychiatr Scand. 1994b;Suppl.376:36-44.

Dickey B, Azeni H. Persons with dual diagnoses of substance abuse and major mental illness: their excess costs of psychiatric care. Am J Public Health. 1996;86:973-977.

Diekstra RFW. Suicide and the attempted suicide: An international perspective. Acta Psychiatr Scand. 1989;80(Suppl 354):1-24.

Dietzel A, Saletu B, Lesch OM, et al. Light treatment in depressive illness: Polysomnographic, psychometric, and neuroendocrinological findings. Eur Neurol. 1986;25:93-103.

Dietzfelbinger T. Elektrokrampftherapie als ultima ratio bei Antidepressiva-NonRespondern. In: Möller HJ, Hrsg. Therapieresistenz unter Antidepressivtherapie. Berlin Heidelberg New York: Springer; 1990.

Dilling H, Mombour W, Schmidt MH, Hrsg. Internationale Klassifiktation psychischer Störungen: ICD-10 Kapitel V (F), Klinisch-diagnostische Leitlinien. 1.-2. Aufl. Bern Göttingen Toronto: Hans Huber; 1991-1993.

Dilsaver SC, Kronfol Z, Sackellares JC, Greden JF. Antidepressant withdrawal syndromes: evidence supporting the cholinergic overdrive hypothesis. J Clin Psychopharmacol. 1983;3:157-164.

Dilsaver SC, Greden JF. Antidepressants withdrawal - induced activation (hypomania and mania): mechanism and theoretical significance. Brain Res. 1984;7:29-48.

Dilsaver SC, Del Medico VJ, Quadri A, et al. Pharmacological responsiveness of winter depression. Psychopharmacol Bull. 1990;26:303-309.

Dilsaver SC, Qamar AB, Del-Medico VJ. Secondary social phobia in patients with major depression. Psychiatry Res. 1992;44:33-40.

Dinan T, Yatham L, O'Keane V, Barry S. Blunting of noradrenergic-stimulated growth hormone release in mania. Am J Psychiatry. 1991;148:936-938.

Dingman CW, McGlashan TH. Discriminating characteristics of suicide. Acta Psychiatr Scand. 1986;74:91-97.

Dix T. The affective organization of parenting: Adaptive and maladaptative processes. Psychological Bulletin. 1991;110:3-25.

Dobler-Mikola A, Angst J. Life events and depressive syndromes: results of a prospective panel study over 4 years. In: Angermeyer MC, eds. From social class to social stress. New developments in psychiatric epidemiology. Berlin Heidelberg New York London Paris Tokyo: Springer; 1987.

Dobson KS. A meta-analysis of the efficacy of cognitive therapy for depression. J Consul Clin Psychol. 1989;57:414-9.

Docherty NM, Serper MR, Harvey PD. Development and preliminary validation of a questionnaire assessment of expressed emotion. Psychological Reports. 1990;67:279-287.

Doerfler LA, Chaplin WF. Type III error in research on interpersonal models of depression. Journal of Abnormal Psychology. 1985;94:227-230.

Dohrenwend BP. Notes on some epidemiologic studies on comorbidity. In: Maser JD, Cloninger CR, eds. Comorbidity of mood and anxiety disorders. Washington: American Psychiatric Press; 1990:177-185.

Dohrenwend BP. "The problem of validity in field studies of psychological disorders" revisited. In: Tsuang MT, Tohen M, Zahner GEP, eds. Textbook in Psychiatric Epidemiology. New York Chichester Brisbane: Wiley-Liss; 1995:3-20.

Dolan R, Calloway S, Mann A. Cerebral ventricular size in depressed subjects. Psychol Med. 1985;15:873-878.

Dolan R, Calloway S, Thacker P, Mann A. The cerebral cortical appearance in depressed subjects. Psychol Med. 1986;16:775-779.

Dolan RJ, Bench CJ, Brown RG, Scott LC, Friston KJ, Frackowiak RS. Regional cerebral blood flow abnormalities in depressed patients with cognitive impairment. J Neurol Neurosurg Psychiatry. 1992;55:768-73.

Dolan RJ, Bench CJ, Liddle PF, et al. Dorsolateral prefrontal cortex dysfunction in the major psychoses; symptom or disease specificity? J Neurol Neurosurg Psychiatry. 1993;56:1290-4.

Dolan RJ, Bench CJ, Brown RG, Scott LC, Frackowiak RS. Neuropsychological dysfunction in depression: the relationship to regional cerebral blood flow. Psychol Med. 1994;24:849-57.

Dolan R, Goodwin G. Brain imaging in affective disorders. In Lewis S, Higgins N, eds. Brain Imaging in Psychiatry. Oxford: Blackwell Science; 1996:227-245.

Donaldson SK, Klein DN, Riso LP, Schwartz JE. Comorbidity between dysthymic and major depressive disorders: a family study analysis. J Affect Disord. 1997;42:103-111.

Donnelly EF, Murphy DL. Social desirability and bipolar affective disorder. J Consult Clin Psychol. 1973;41:469.

Donnelly EF, Murphy DL. Primary affective disorder: Bender-Gestalt sequence of placement as an indicator of impulse control. Percept Mot Skills. 1974;38:1079-1082.

Donnelly EF, Murphy DL, Goodwin FK. Primary affective disorder: Anxiety in unipolar and bipolar depressed groups. J Clin Psychol. 1978;34:621-623.

Donnelly J. The incidence of psychosurgery in the United States, 1971-1973. Am J Psychiatry. 1978;135:1476-1480.

Dooley D, Catalano R, Wilson G. Depression and unemployment: panel findings from the Epidemiologic Catchment Area study. Am J Community Psychol. 1994;22:745-765.

Dose M, Emrich HM, Cording-Tommel C, von Zersen D. Use of calcium antagonists in mania. Psychoneuroendocrinology. 1986;11:241-243.

Dose M, Apelt S, Emrich HM. Carbamazepine as an adjunct of antipsychotic therapy. Psychiatry Res. 1987;22:303-310.

Dose M, Emrich HM. Medikamentöse Therapie der Manie. In: Möller HJ, Hrsg. Therapie psychiatrischer Erkrankungen. Stuttgart: Enke; 1993:251-257.

Dose M, Emrich HM. Acute mania - pracitcal therapeutic guidelines. CNS Drugs. 1995;3:427-435.

Dougherty D, Rauch S. Neuroimaging and Neurobiological Models of Depression. Harvard Rev Psychiatry. 1997;5:138-159.

Downey G, Coyne JC. Children of depressed parents: An integrative review. Psychological Bulletin. 1990;108:50-76.

Downhill JE, Robinson RG. Longitudinal assessment of depression and cognitive impairment following stroke. J Nerv Ment Dis. 1994;182:425-431.

Drake ME, Pakalnis A, Bogner JE, Andrews JM. Outpatient sleep recording during antiepileptic drug monotherapy. Cln Electroencephalogr. 1990;21:170-173.

Drevets WC, Videen TO, Price JL, Preskorn SH, Carmichael ST, Raichle ME. A functional anatomical study of unipolar depression. J Neurosci. 1992;12:3628-41.

Drevets W, Price J, Simpson J, et al. Subgenual prefrontal cortex abnormalities in mood disorders. Nature. 1997;386:824-827.

Dreyfus GL. Die Melancholie - ein Zustandsbild des manisch-depressiven Irreseins. Jena: Gustav Fischer; 1907.

Duffy E. Emotion: An example of the need for reorientation in psychology. Psychol Rev. 1934;41:184-198.

Duffy E. Leeper's motivational theory of emotion. Psychol Rev. 1948;55:324-335.

Dunayevich E, Strakowski SM, Sax KW, et al. Personality disorders in first- and multiple-episode mania. Psychiatry Res. 1996;64:69-75.

Duncan WC Jr, Pettigrew KD, Gillin JC. REM architecture changes in bipolar and unipolar depression. Am J Psychiatry. 1979;136:1424-1427.

Dunn KL, Rabins PV. Mania in old age. In: Shulman KI, Tohen M, Kutcher SP, eds. Mood disorders across the life span. New York: Wiley-Liss; 1996.

Dunner DL. Rapid cycling bipolar manic depressive illness. Psychiatr Clin North Am. 1979;2:461-467.

Dunner DL. Therapeutic considerations in treating depression in the elderly. J Clin Psychiatry. 1994;55:48-58.

Dunner DL. Diagnostic revisions for DSM-IV. In: Goodnick PJ. Mania. Clinical and research perspectives. Washington London: American Psychiatric Press; 1998.

Dunner DL, Gershon ES, Goodwin FK. Heritable factors in the severity of affective disorders. Sci Proc Am Psychiatr Ass. 1970;123:187-188.

Dunner DL, Fieve RR. Clinical factores in lithium-carbonate prophylaxis failure. Arch Gen Pychiat. 1974;30:229-233.

Dunner DL, Gershon ES, Goodwin FK. Heritable factors in the severity of affective illness. Biol Psychiatry. 1976;11:31-42.

Dunner DL, Patrick V, Fieve R. Rapid cycling manic depressive patients. Compr Psychiatry. 1977;18:561-565.

Dunner DL, Hensel BM, Fieve RR. Bipolar illness: Factors in drinking behavior. Am J Psychiatry. 1979a;136:583-585.

Dunner DL, Murphy D, Stallone F, Fieve RR. Episode frequency prior to lithium treatment in bipolar manic depressive patients. Compr Psychiatry. 1979b;20:511-515.

Dunner DL, Murphy D, Stallone F, Fieve RR. Affective episode frequency and lithium therapy. Psychopharmacol Bull. 1980;16:49-50.

Dunner DL, Cohn JB, Walshe T, et al. Two combined, multicenter double-blind studies of paroxetine and doxepine in geriatric patients with major depression. J Clin Psychiatry. 1992;53:57-60.

Dupont R, Jernigan T, Butters N, et al. Subcortical abnormalities detected in bipolar affective disorder using magnetic resonance imaging: clinical and neuropsychological significance. Arch Gen Psychiatry. 1990;47:55-59.

Dupont R, Jernigan T, Heindel W, et al. Magnetic resonance imaging and mood disorders: Localization of white matter and other subcortical abnormalities. Arch Gen Psychiatry. 1995;52:747-755.

Duval F, Macher J, Mokrani M. Difference between evening and morning thyrotropin responses to protirelin in major depressive episode. Arch Gen Psychiatry. 1990;47:443-448.

Dwyer JT, DeLong GR. A family history study of twenty probands with childhood manic-depressive illness. J Am Acad Child Adol Psychiatry. 1987;26:176-180.

Eaton WW, Anthony JC, Gallo J, et al. Natural History of Diagnostic Interview Schedule/DSM-IV Major Depression: The Baltimore Epidemiologic Catchment Area Follow-up. Arch Gen Psychiatry. 1997;54:993-999.

Ebert D, Feistel H, Barocka A. Effects of sleep deprivation on the limbic system and the frontal lobes in affective disorders: a study with Tc-99m-HMPAO SPECT. Psychiatry Res. 1991;40:247-251.

Ebert D, Feistel H, Kaschka W, Barocka A, Pirner A. Single photon emission computerized tomography assessment of cerebral dopamine D2 receptor blockade in depression before and after sleep deprivation--preliminary results. Biol Psychiatry. 1994;35:880-885.

Ebert D, Kaschka W. Humorale Aspekte des Schlafentzuges. Forschr Neurol Psychiatrie. 1995;63:441-450.

Ebert D, Lammers C-H. Das zentrale dopaminerge System und die Depression. Nervenarzt. 1997;68:545-555.

Edenberg HJ, Foroud T, Conneally PM, et al. Initial genomic scan of the NIMH genetics initiative bipolar pedigrees: chromosomes 3, 5, 15, 16, 17, and 22. Am J Med Genet. 1997;74:238-246.

Edwards G. Drug related depression. In Herbst K, Paykel E, eds. Depression. Oxford: Heinemann; 1989.

Edwards R, Stephenson U, Flewett T. Clonazepam in acute mania: a double-blind trial. Aust N Z J Psychiatry. 1991;25:238-242.

Egeland JA, Sussex JN. Suicide and family loading for affective disorders. JAMA. 1985;254:915-918.

Egeland JA, Gerhard DS, Pauls DL, et al. Bipolar affective disorders linked toDNA markers on chromosome 11. Nature. 1987;325:783-787.

Eggers C. Schizoaffective psychoses in childhood and adolescence. In: Marneros A, Tsuang MT, eds. Schizoaffective psychoses. Berlin Heidelberg New York: Springer; 1986.

Ehlers CL, Frank E, Kupfer DJ. Social zeitgebers and biological rhythms: a unified approach to understanding the etiology of depression. Arch Gen Psychiatry. 1988;45:948-952.

Ehlers CL, Kupfer DJ, Frank E, Monk TH. Biological rhythms and depression: the role of zeitgebers and zeitstörers. Depression. 1993;1:285-293.

Eiberg H, Ewald H, Mors O. Suggestion of linkage between manic-depressive illness and the enzyme phosphoglycolate phosphatase (PGP) on chromosome 16p. Clin Genet. 1993;44:254-257.

Eisen JL, Beer DA, Pato MT, Venditto TA, Rasmussen SA. Obsessive-compulsive disorder in patients with schizophrenia or schizoaffective disorder. Am J Psychiatry. 1997;154:271-273.

Elkin I. The NIMH Treatment of Depression Collaborative Research Program: where we began and where we are. In: Bergin AE, Garfield SL, eds. Handbook of Psychotherapy and Behavior Change. 4th ed. New York: Wiley; 1994:114-39.

Elkin J, Shea NT, Watkins JT, et al. National Institute of Mental Health. Treatment of Depression Collaborative Research Programme: General Effectiveness of Treatments. Arch Gen Psychiatry. 1989;46:971-982.

Elkis H, Friedman L, Wise A, Meltzer HY. Meta-analyses of studies of ventricular enlargement and cortical sulcal prominence in mood disorders. Comparisons with controls or patients with schizophrenia. Arch Gen Psychiatry. 1995;52:735-46.

Ellgring H, Smith M. Affect regulation during psychosis. In: Flack WF, Laird JD, eds. Emotions in psychopathology. Theory and research. New York Oxford: Oxford University Press; 1998.

Ellicott A, Hammen C, Gitlin M, Brown G, Jamison K. Life events and the course of bipolar disorder. Am J Psychiatry. 1990;147:1194-1198.

Ellis P, Salmond C. Is platelet imipramine binding reduced in depression? A meta-analysis. Biol Psychiatry. 1994;36:292-299.

Emminghaus H. Allgemeine Psychopathologie. Leipzig: FCW Vogel; 1878.

Emrich HM. Studies with oxcarbazepine (TRILEPTAL) in acute mania. Intern Clin Psychopharmacol. 1990a;5(Suppl.1):83-88.

Emrich HM. Alternatives to lithium prophylaxis for affective and schizoaffective disorders. In: Marneros A, Tsuang MT, eds. Affective and schizoaffective disorders. Berlin: Springer; 1990b: 262-273.

Emrich HM, von Zerssen D, Kissling W, Möller HJ, Windorfer A. Effect of sodium valproate on mania. The GABA-hypothesis of affective disorders. Arch Psychiat Nervenkr. 1980;229:1-16.

Emrich HM, von Zerssen D, Kissling W, et al. Therapeutic effect of valproate in mania. Am J Psychiatry. 1981;138:256.

Emrich HM, Dose M, von Zerssen D. Action of sodium-valproate and of oxcarbazepine in patients with affective disorders. In:. Emrich HM, Okuma T, Müller AA, eds. Anticonvulsants in affective disorders. Amsterdam: Excerpta Medica; 1984a:45-55.

Emrich HM, Okuma T, Müller AA. Anticonvulsants in affective disorders. Amsterdam: Exc Medica; 1984b.

Emrich HM, Dose M, von Zerssen D. The use of sodium valproate, carbamazepine and oxcarbazepine in patients with affective disorders. J Affect Dis. 1985;8:243-250.

Emrich HM, Wolf R. Valproate treatment of mania. Prog. Neuro-Psychopharmacol. & Biol. Psychiatr. 1992;16:691-701.

Emrich HM, Dose M. Carbamazepin und andere Antikonvulsiva. In: Riederer P, Laux G, Pöldinger W, Hrsg. Neuro-Psychopharmaka. Ein Therapiehandbuch. Bd.3. Wien New York: Springer; 1993.

Emrich HM, Dose M, Wolf R. The action of mood-stabilizers in affective disorders: an integrative view as a challenge. Neuropsychobiology. 1993;27:158-162.

Emslie GJ, Kowatch R, Costello L, Travis G, Pierce L. Double-blind study of fluoxetine in depressed children and adolescents. Presented at the Annual Meeting of the American Academy of Child and Adolescent Psychiatry. New Orleans; 1995.

Endicott J. Measurement of depression in patients with cancer. Cancer. 1984;53:2243-2248.

Endicott J, Spitzer RL, Fleiss JL, Cohen J. The global assessment scale. A procedure for measuring overall severity of psychiatric disturbance. Arch Gen Psychiatry. 1976;33:766-771.

Endicott J, Spitzer RL. A diagnostic interview: The Schedule for Affective Disorders and Schizophrenia. Arch Gen Psychiatry. 1978;35:837-844.

Engelberg H. Low serum cholesterol and suicide. Lancet. 1992;339:727-729.

Enna S, Karbon E, Dumas R. GABA-B agonist and imipramine-induced modifications in rat brain beta-adrenergic receptor binding and function. In: Bartholine G, Lloyd KG, Morselli PL, eds. GABA and Mood Disorders: Experimental and Clinical Research. New York: Raven Press; 1986:23-49.

Ennoch MD, Trethowan WH. Uncommon psychiatric syndromes. 2.ed. Bristol: John Wright; 1979.

Epstein NB, Baldwin LM, Bishop DS. The McMaster Family Assessment Device. Journal of Marital and Family Therapy. 1983;9:171-180.

Epstein S. Emotions and psychopathology from the perspective of cognitive-experiential self-theory. In: Flack WF, Laird JD, eds. Emotions in psychopathology. Theory and research. New York Oxford: Oxford University Press; 1998.

Erdmann J, Nöthen MM, Shimron-Abarbanell D, et al. The human serotonin 7 (5-HT7) receptor gene: genomic organization and systematic mutation screening in schizophrenia and bipolar affective disorder. Mol Psychiatry. 1996;1:392-397.

Erkwoh R. Schlafende Depression. Psychopathologische und biochemische Befunde einer Einzelfallanalyse. Nervenarzt. 1986;57:538-541.

Erkwoh R, Bräuning P. Biologische Befunde bei Rapid-Cycling-Syndromen. Fortschr Neurol Psychiat. 1991;59:1–11.

Ernst C, Angst J, Klesse R, Zuberbühler HU. Unipolar and bipolar disorder: premorbid personality in patients and in community samples. In: Mundt C, Goldstein MJ, Hahlweg K, Fiedler P, eds. Interpersonal factors in the origin and course of affective disorders. London: Gaskell; 1996.

Eronen M, Tilhonen J, Hakola P. Schizophrenia and homicidal behavior. Schizophrenia Bulletin. 1996;22(1):83-89.

Escobar JI, Gomez J, Tuason VB. Depressive phenomenology in North and South American patients. Am J Psychiatry. 1983;140:47-51.

Esquirol JED. Mélancolie. In: Dictionnaire des sciences médicales par une Société de Medicins et de Chriurgiennes. Paris: Panckoucke; 1820.

Esquirol E. Des maladies mentales. Paris: J. Baillière; 1838.

Evans D, Nemeroff C. Use of dexamethasone suppression test using DSM-III criteria on an inpatient psychiatric unit. Biol Psychiatry. 1983;18:505-511.

Evans ME. Physical illness and depression. In: Copeland JRM, Abou-Saleh MT, Blazer DG, eds. Principles and practice of geriatric psychiatry, Chichester New York Brisbane Toronto Singapore: John Wiley & Sons; 1994.

Evans RW, Clay TH, Gualtieri ST. Carbamazepine in pediatric psychiatry. J Am Acad Child Adolesc Psychiatry. 1987;26:2-8.

Ewald G. Temperament und Charakter. Berlin: Springer; 1924.

Ewald H, Mors O, Friedrich U, Flint T, Kruse T. Exclusion of linkage between manic-depressive illness and tyrosine hydroxylase and dopamine D2 receptor genes. Psychiatr Genet. 1994;4:13-22.

Ewald H, Mors O, Flint T, Friedrich U, Eiberg H, Kruse TA. Linkage analysis between manic-depressive illness and markers on the long arm of chromosome 11. Am J Med Genet. 1995a;60:386-392.

Ewald H, Mors O, Flint T, Koed K, Eiberg H, Kruse TA. A possible locus for manic- depressive illness on chromosome 16p13. Psychiatr Genet. 1995b;5:71-81.

Ewald H, Mors O, Eiberg H, Flint T, Kruse TA. No evidence of linkage between manic depressive illness and the dopa decarboxylase gene or nearby region on chromosome 7p. Psychiatr Genet. 1995c;5:161-169.

Ewald H, Eiberg H, Mors O, Flint T, Kruse TA. Linkage study between manic-depressive illness and chromosome 21. Am J Med Genet. 1996;67:218-224.

Ewert O. Ergebnisse und Probleme der Emotionsforschung. In: Scherer K, ed. Psychologie der Emotion. Göttingen Toronto Zürich: Hogrefe; 1990.

Extein I, Pottash A, Gold M. The thyrotropin-releasing hormone test in the diagnosis of unipolar depression. Psychiatry Res. 1981;5:311-316.

Faedda GL, Tondo L, Baldessarini RJ, Suppes T, Tohen M. Outcome after rapid vs. gradual discontinuation of lithium treatment in bipolar disorders. Arch Gen Psychiatry. 1993;50:448-455.

Faedda GL, Baldessarini RJ, Suppes T, Tondo L, Becker I, Lipschitz DS. Pediatric-onset bipolar disorder: A literature review. Harvard Rev Psychiatry. 1995;3:171-195.

Fähndrich E. Schlafentzugsbehandlung depressiver Syndrome bei schizophrener Grunderkrankung. Nervenarzt: 1982;53:279-285.

Fähndrich E. Effect of sleep deprivation as a predictor of treatment response to antidepressant medication. Acta Psychiatr Scand. 1983;68:341-382.

Fähndrich E. Do the response of sleep deprivation and EEG parameters have a predictive value for the differential therapy of depression. Adv. Pharmacother. vol.2. Basel: Karger; 1986: 121-131.

Falconer DS. The inheritance of liability to certain diseases, estimated from the incidence among relatives. Ann Hum Genet. 1965;29:51.

Falk F. Studien über Irrenheilkunde der Alten. Zeitschrift für Psychiatrie. 1829;XXIII:429-704.

Falloon IR. Psychotherapy of schizophrenia. British Journal of Hospital Medicine. 1992;48:164-170.

Falloon IRH, Boyd JL, McGill CW, et al. Family management in the prevention of morbidity of schizophrenia. Arch Gen Psychiatry. 1985;42:887-896.

Falret JP. De la folie circulaire ou forme de maladie mentale caracterisée par l'alternative réguliére de la manie et de la mélancolie. Bull Acad Natl Med. (Paris). 1851.

Falret JP. Mémoire sur la folie circulaire, forme de maladie mentale caracterisée par la reproduction successive et régulière de l'état maniaque, de l'état mélancholique, et d'un intervalle lucide plus ou moins prolongé. Bull Acad Natl Med. (Paris). 1854:382-415.

Faraone SV, Biederman J. Do attention deficit hyperactivity disorder and major depression share familial risk factors? J Nerv Ment Dis. 1997;185:533-541.

Faravelli C, Degl'Innocenti BG, Aiazzi L, Incerpi G, Pallanti S. Epidemiology of mood disorders: a community survey in Florence. J Affect Disord. 1990;20:135-141.

Farmer AE, McGuffin P, Gottesman II. Twin concordance for DSM-III schizophrenia. Arch Gen Psychiatr. 1987;44:634-641.

Faust V. Medikament und Psyche. Sonderdruck: Lithium. Stuttgart: Wissenschaftliche Verlagsgesellschaft; 1996.

Fava GA. Depression in medical settings. In: Paykel ES, ed. Handbook of Affective Disorders. 2nd ed. Edinburgh: Churchill Livingstone; 1992.

Fava M, Abraham M, Alpert J, Nierenberg AA, Pava JA, Rosenbaum JF. Gender differences in Axis I comorbidity among depressed outpatients. J Affect Disord. 1996;38:129-133.

Fawcett J. The detection and consequences of anxiety in clinical depression. J Clin Psychiatry. 1997;58(suppl 8):35-40.

Fawcett J, Scheftner A, Clark D, Hedeker D, Gibbons R, Coryell W. Clinical predictors of suicide in patients with major affective disorders: a controlled prospective study. Am J Psychiatry. 1987;144:35-40.

Fawzy FI, Greenberg DB. Clinicial consultation-liaison settings. Oncology. In: Rundell JR, Wise MG, eds. The American Psychiatric Press textbook of consultation-liaison psychiatry. Washington D.C.: American Psychiatric Press; 1996:672-695.

Federoff J, Starkstein S, Forrester A, Jorge R, Robinson R. Depression in patients with acute traumatic brain injury. Am J Psychiatry. 1992;149:918-923.

Fehr FS, Stern JA. Peripheral physiological variables and emotion: the James Lange theory revisited. Psychological Bull. 1970;74:411-424.

Feighner JP. Nosology of primary affective disorders and application to clinical research. Acta Psychiatr Scand. 1981;63(Suppl.190):29-41.

Feighner JP, Robins E, Guze SB, Woodruff RA, Winokur G, Munoz R. Diagnostic criteria for use in psychiatric research. Arch Gen Psychiatry. 1972;16:57-63.

Feighner JP, Cohn JB. Double-blind comparative trials of fluoxetine and doxepine in geriatric patients with major depressive disorder. J Clin Psychiatry. 1985;46:20-25.

Feighner JP, Boyer WF, Meredith CH, et al. An overview of fluoxetine in geriatric depression. Br J Psychiatry. 1988;(Suppl.):105-108.

Feighner J, Boyer W. Selective Serotonin Re-uptake Inhibitors. 2nd ed. Chichester: J. Wiley; 1997.

Feinman JA, Dunner DL. The effect of alcohol and substance abuse on the course of bipolar affective disorder. J Affect Disord. 1996;37:43-49.

Feinstein AR. The pre-therapeutic classification of comorbidity in chronic disease. J Chron Dis. 1970;23:455-468.

Feinstein E, Hahlweg K, Müller U, Dose M. Fragebogen zur Erhebung des "Expressed-Emotion"-Maßes: Kurzverfahren zur Rückfallprognose bei psychiatrischen Patienten. In: Buchkremer G, Rath N, Hrsg. Therapeutische Arbeit mit Angehörigen schizophrener Patienten. Bern: Huber; 1989:39-45.

Feldman LB. Depression and marital interaction. Family Process. 1976;15:389-395.

Feldmann H. Hypochondrische Leibbezogenheit und Melancholie. In: Schulte W, Mende W, eds. Melancholie in Forschung, Klinik und Behandlung. Stuttgart: Thieme; 1969:29-32.

Feldmann R, Buchkremer G, Minneker-Hügel E, Hornung P. Fragebogen zur Erfassung der Familienatmosphäre (FEF): Einschätzung des emotionalen Angehörigenverhaltens aus der Sicht schizophrener Patienten. Diagnostica. 1995;41:334-348.

Felgenhauer K. Psychiatric disorders in the encephalitic form of multiple sclerosis. J Neurol. 1990;237:11-18.

Fenton WS. Course and outcome in schizophrenia. Current Opinion in Psychiatry. 1997;10:40-44.

Fenton WS. Determinants of medication compliance in schizophrenia: empirical and clinical findings. Schizophrenia Bulletin. 1997;23:637-651.

Ferster CB. A functional analysis of depression. Am Psychol. 1973;10:857-70.

Fichter MM, Bruce ML, Schroppel H, Meller I, Merikangas K. Cognitive impairment and depression in the oldest old in a German and in U.S. communities. Eur Arch Psychiatry Clin Neurosci. 1995;245:319-325.

Fichter MM, Narrow WE, Roper MT, et al. Prevalence of mental illness in Germany and the United States. Comparison of the Upper-Bavarian Study and the Epidemiologic Catchment Area Program. J Nerv Ment Dis. 1996;184:598-606.

Fiedler P. Kritische Lebensereignisse, soziale Unterstützung und Depression. In: Mundt CH, Fiedler P, Lang H, Kraus A, Hrsg. Depressionskonzepte heute: Psychopathologie oder Pathopsychologie? Berlin: Springer; 1991: 280-295.

Fiedler P. Persönlichkeitsstörungen. 2.Aufl., Weinheim: PVU; 1995.

Fiedler P, Leeb B, Ernst S, Kohlhoff A, Mundt Ch. "Verdeckte Kritik" als "Expressed Emotion" (EE) in der Partnerschaft depressiver Patienten: Eine Konstruktvalidierung mittels SASB. Zeitschrift für Klinische Psychologie. 1994;23:52-60.

Fiedler P, Backenstraß M, Kronmüller K-T, Mundt Ch. "Expressed Emotion" (EE), Ehequalität und das Rückfallrisiko depressiver Patienten. Nervenarzt. 1998;69:600-608.

Fiedler P, Backenstraß M, Kronmüller K-T, Mundt Ch. Eheliche Interaktion und das Rückfallrisiko depressiver Patienten: Eine Strukturanalyse ehelicher Beziehungsmuster mittels SASB. [in Vorbereitung].

Field T, Healy B, Goldstein S, Guthertz N. Behavior-state matching and synchrony in mother-infant interactions of nondepressed vs. depressed dyads. Developmental Psychology. 1990;26:7-14.

Figiel G, Coffey C, Weiner R. Brain magnetic resonance imaging in elderly depressed patients receiving electroconvulsive therapy. Convuls Ther. 1989a;5:26-29.

Figiel G, Krishnan K, Breitner J. Radiologic correlates of antidepressant induced delirium: the possible significance of basal ganglia lesions. J Neuropsychiatry. 1989b;1:188-190.

Figiel G, Coffey C, Djang W. Brain magnetic resonance imaging findings in ECT-induced delirium. J Neuropsychiatry. 1990;2:53-58.

Figiel GS, Krishnan KR, Doraiswamy PM, Rao VP, Nemeroff CB, Boyko OB. Subcortical hyperintensities on brain magnetic resonance imaging: a comparison between late age onset and early onset elderly depressed subjects. Neurobiol Aging. 1991a;12:245-247.

Figiel GS, Krishnan KR, Rao VP, Doraiswamy PM, Nemeroff CB. Subcortical hyperintensities on brain magnetic resonance imaging: a comparison of normal and bipolar subjects. J Neuropsychiatry. 1991b;3:18-22.

Findling RL. Open-label treatment of comorbid depression and attentional disorders with co-administration of serotonin reuptake inhibitors and psychostimulants in children, adolescents, and adults. J Child Adolesc Psychopharmacol. 1996;6:165-175.

Fink M. Convulsive therapy: Theory and practice. New York: Raven; 1979.

Fink M. Electroconvulsive therapy. In: Paykel ES, ed. Handbook of affective disorders. 2nd ed. London: Churchill Livingstone; 1992:359-368.

Fink M. Who should get ECT. In: Coffey CE, ed. The clinical science of ECT. Washington D.C. London: American Psychiatric Press; 1993.

Fink M. Catatonia. In: Widiger ThA, Frances AJ, Pincus HA, Ross R, First MB, Davis WW, eds. DSM-IV Sourcebook. vol.2. Washington D.C.: American Psychiatric Association; 1996.

Finkelstein J, Boyar R, Roffwarg H, et al. Age-related change in the twenty-four-hour spontaneous sectretion of growth hormone. J Clin Endocrinol Metab. 1972;35:665-670.

First MB, Spitzer RL, Williams JBW. Exclusonary principles and the comorbidity of psychiatric diagnoses: A historical review and implications for the future. In: Maser JD, Cloninger CR, eds. Comorbidity of mood and anxiety disorders. Washington: American Psychiatric Press; 1990:83-112.

Fischer-Homberger E. Das zirkuläre Irresein. Zürich: Juris; 1968.

Fischer M. Genetic and environmental factors in schizophrenia: A study of schizophrenic twins and their families. Acta Psychiatr Scand. 1973;328(Suppl).

Fischer M. Twin studies and dual mating studies in defining mania. In: Belmaker RH, van Praag HM, eds. Mania, an evolving concept. Lancaster: MTP press; 1980:423-60.

Fish F. The cycloid psychoses. Compr Psychiatry. 1964;5:55-169.

Flack WF, Laird JD. Emotions in psychopathology. Theory and research. New York Oxford: Oxford University Press; 1998.

Flashar H. Melancholie und Melancholiker. Berlin: de Gruyter;1966.

Fleischer B. Über myotonische Dystrophie mit Katarakt: eine hereditäre, familiäre Degeneration. Arch Ophthalmol. 1918;96:91-133.

Fleischhauer J, Glauser G, Hofstetter P. The influence of light therapy in depressive patients. Pharmacopsychiatry. 1988;21:414-415.

Flemming CF. Ueber Classifikation der Seelenstörungen nebst einem Versuch derselben, mit besonderer Rücksicht auf gerichtliche Psychologie. Allg. Zeitschr. für Psychiatrie und psychisch-gerichtliche Medizin. 1844;1:97-130.

Fleming JE, Offord DR. Epidemiology of childhood depressive disorders: a critical review. J Am Acad Child Adolesc Psychiatry. 1990;29:571-580.

Fleming JE, Offord DR. Childhood Depression. In: Cappeliez P, Flynn RJ, eds. Depression and the Social Environment. Canada: McGill-Queens Univ Pr; 1993:12-72.

Fleminger S. Left-sided Parkinson's disease is associated with greater anxiety and depression. Psychol Med. 1991;21:629-638.

Flick SN, Roy-Byrne PP, Cowley DS, Shores MM, Dunner DL. DSM-III-R personality disorders in a mood and anxiety disorders clinic: prevalence, comorbidity, and clinical correlates. J Affect Disord. 1993;27:71-79.

Flor-Henry, P. Psychosis and temporal lobe epilepsy: a controlled investigation. Epilepsia. 1969;10:363-395.

Florin I, Nostadt A, Reck C, Franzen U. Expressed emotion in depressed patients and their partners. Family Process. 1992;31:163-172.

Foa EB, Jenike M, Kocak MJ, et al. Obsessive-compulsive Disorders. In: Widiger ThA, Frances AJ, Pincus HA, Ross R, First MB, Davis WW, eds. DSM-IV Sourcebook. vol. 2. Washington D.C.: American Psychiatric Association; 1996.

Fogarty F, Russell JM, Newman SC, Bland RC. Epidemiology of psychiatric disorders in Edmonton. Mania. Acta Psychiatr Scand. 1994;suppl. 376:16-23.

Foley SH, Rounsaville BJ, Weissman MM, Sholomskas D, Chevron E. Individual versus conjoint interpersonal therapy for depressed patients with marital disputes. International Journal of Family Psychiatry. 1989;10:29-42.

Folkerts H. Elektrokrampftherapie. Dtsch Ärztebl. 1995;92:230-236.

Folks DG, Ford CV. Clinical features of depression and dysthymia. In: Copeland JRM, Abou-Saleh MT, Blazer DG, eds. Principles and practice of geriatric psychiatry. Chichester New York Brisbane Toronto Singapore: John Wiley & Sons; 1994.

Folstein M, Folstein S, McHugh PR. Clinical predictors of improvement after electroconvulsive therapy of patients with schizophrenia, neurotic reactions and affective disorders. Biol Psychiatry. 1973;7:147-152.

Folstein SE, Abbott MH, Chase GA, Jensen BA, Folstein MF. The association of affective disorder with Huntington's disease in a case series and in families. Psychol Med. 1983;13:537-542.

Foster JR. Use of lithium in elderly psychiatric patients: a review of the literature. Lithium. 1992;3:77-93.

Foville A. Folie à double forme. Brain 1882;5:288-323.

Fowler RC, McCabe MS, Cadoret RJ, Winokur G. The validity of good prognosis schizophrenia. Arch Gen Psychiatry. 1972;26:182-185.

France R, Urban B, Kishnan K, et al. CSF corticotropin-releasing factor-like immunoreactivity in chronic pain patients with and without major depression. Biol Psychiatry. 1988;23:86-88.

Frances A. Problems in defining clinical significance in epidemiological studies. Arch Gen Psychiatry. 1998;55:119.

Frances A, Miele GM, Widiger TA, Pincus HA, Manning D, Davis WW. The classification of panic disorders: from Freud to DSM-IV. J Psychiatr Res. 1993;27(Suppl 1):3-10.

Frances A, First MB, Pincus HA. DSM-IV guidebook. Washington D.C.: American Psychiatric Press; 1995.

Frank C, Harrer G. Forensisch-Psychiatrische Probleme bei Depression. Wiener klinische Wochenschrift. 1985;4:196-201.

Frank E. Regularizing social routines in patients with bipolar I disorder. Vorgetragen auf dem 34. Jahrestreffen des American College of Neuropsychopharmacology. San Juan, Puert Rico; 1995.

Frank E. Interpersonal and social rhythm therapy for bipolar disorder: integrating interpersonal and behavioral approaches. Behavior Therapist. [in press].

Frank E, Kupfer D, Jacob M, Jarrett R. Personality features and response to acute treatment in recurrent depression. J Pers Disord. 1987;1:14-26.

Frank E, Frankel D, Carter S, Cornes C, Kupfer DJ. Manual for the adaptation of interpersonal psychotherapy to the treatment of bipolar disorders. Unpublished manuscript. University of Pittsburgh; 1990a.

Frank E, Kupfer D, Perel J, et al. Three-year outcomes for maintenance therapies in recurrent depression. Arch Gen Psychiatry 1990b;47:1093-9.

Frank E, Kupfer DJ, Wagner EF, McEachran AB, Cornes C. Efficacy of interpersonal psychotherapy as a maintenance treatment of recurrent depression: contributing factors. Arch Gen Psychiatry. 1991a;48:1053-9.

Frank E, Prien RF, Jarrett RB, et al. Conceptualization and rationale for consensus definitions of terms in major depressive disorder: remission, recovery, relapse, and recurrence. Arch Gen Psychiatry. 1991b;48:851-855.

Frank E, Karp JF, Rush AJ. Efficacy ot treatment for Major Depression. Psychopharmacol Bulletin. 1993;29:457-475.

Frank E, Kupfer DJ, Ehlers CL, et al. Interpersonal and social rhythm therapy for bipolar disorder: integrating interpersonal and behavioral approaches. Behav Therapist. 1994;17:143-149.

Frank E, Hlastala S, Ritenour A, et al. Inducing lifestyle regularity in recovering bipolar disorder patients: Results from the maintenance therapies in bipolar disorder protocol. Biol Psychiatry. 1998;41:1165-1173.

Frankenburg FR, Zanarini MC. Uses of clozapine in nonschizophrenic patients. Harvard Rev Psychiatry. 1994;2:142-150.

Frankl VE. Manisch-depressive Phasen nach Schädeltrauma. Mschr Psychiat Neurol. 1950;119: 307-311.

Franzek E. Influence of Carl Wernicke on Karl Leonhard's Nosology. Psychopathology. 1990;23:277-281.

Franzek E, Beckmann H. Die genetische Heterogenität der Schizophrenie. Ergebnisse einer systematischen Zwillingsstudie. Nervenarzt. 1996;67:583-594.

Franzek E, Becker T, Hofmann E, Flohl W, Stober G, Beckmann H. Is computerized tomography ventricular abnormality related to cycloid psychosis ? Biol Psychiatry. 1996;40:1255-1266.

Freeman CP. The ECT Handbook. London: Gaskell; 1995.

Freeman WT, Clothier JL, Pazzaglia P, et al. A double-blind comparison of valproate and lithium in the treatment of acute mania. Am J Psychiatry. 1992;149:108-111.

Freimer NB, Reus VI, Escamilla MA, et al. Genetic mapping using haplotype, association and linkage methods suggests a locus for severe bipolar disorder (BPI) at 18q22-q23. Nat Genet. 1996;12:436-441.

Freisleder FJ, Schmauß M. Venlafaxin: Stellenwert in der psychiatrischen Pharmakotherapie. Psychopharmakotherapie. 1996;4:152-157.

Fricchione G, Weilburg JB, Murray GB. Clinicial consultation-liaison settings. Neurology and neurosurgery. In: Rundell JR, Wise MG, eds. The American Psychiatric Press textbook of consultation-liaison psychiatry. Washington D.C. London: American Psychiatric Press; 1996:696-719.

Frick-Bruder, V. Das Klimakterium der Frau. Psychosoziales Umfeld - Präsentation der Ergebnisse einer Befragung. In: Schneider HPG, Hrsg. Klimakterium der Frau. Medizinische, psychologische und soziale Aspekte. Bäumenheim: Drexler Druck; 1983:21-40.

Friedman AS. Interaction of drug therapy with marital therapy in depressive patients. Arch Gen Psychiatry. 1975;32:619-637.

Fristad MA, Gavazzi SM, Centolella DM, Soldano KW. Psychoeducation: A promising intervention strategy for families of children and adolescents with mood disorders. Contemp Fam Ther. 1996;18:371-383.

Friston KJ, Sharpley AL, Solomon RA, Cowen PJ. Lithium increases slow wave sleep: Possible mediation by brain 5-HT2 receptors. Psychopharmacology 1989;98:139-140.

Frith CD, Stevens M, Johnstone EC, et al. Effects of ECT and depression on various aspects of memory. Brit J Psychiat. 1983;142:610-617.

Frommer J. Grundlinien einer Systematik der Neurosen und Persönlichkeitsstörungen. Psychotherapeut. 1996;41:305-312.

Fujikawa T, Yamawaki S, Touhouda Y. Silent cerebral infarctions in patients with late-onset mania. Stroke. 1995;26:946-949.

Fukuda K, Etoh T, Iwadate T, Ishii A. The course and prognosis of manic-depressive psychosis: A quantitative analysis of episodes and intervals. Tohoku J Exp Med. 1983;139:299-307.

Furukawa T, Yamada A, Tabuse H, et al. Typus melancholicus in light of the five-factor model of

preliminary results of the six-month follow-up. Arch Gen Psychiatry. 1985;42:882-886.
Gnam W, Flint AJ. New onset rapid cycling bipolar disorder in an 87 year old woman. Can J Psychiatry. 1993;324-326.
Godwin C, Greenberg L, Shukla S. Predicitve value of the dexmethasone suppression test in mania. Am J Psychiatry. 1984;141:1610-1612.
Goering PN, Lancee WJ, Freeman SJ. Marital support and recovery from depression. Br J Psychiatry. 1992;160:76-82.
Goetze U, Tölle R. Antidepressvie Wirkung des partiellen Schlafentzugs während der 1. Hälfte der Nacht. Psychiat Clin. 1981;14:129-149.
Goggans FC. A case of mania secondary to vitamin B12 deficiency. Am J Psychiatry. 1984;141:300-301.
Gold B, Bowers M, Roth R, et al. GABA levels in CSF of patients with psychiatric disorders. Am J Psychiatry. 1980;137:362-364.
Gold M, Pottash A, Extein I. Symptomless autoimmune thyroiditis in depression. Psychiatry Res. 1982;6:261-269.
Gold PW, Loriaux DL, Roy A, et al. Responses to corticotropin-releasing hormone in the hypercortisolism of depression and Cushing's disease. Pathophysiologic and diagnostic implications. N Engl J Med. 1986;314:1329-35.
Goldin LR, Clerget-Darpoux F, Gershon ES. Relationship of HLA to major affective disorder not supported. Psychiatry Res. 1982;7:29-45.
Goldin LR, Gershon ES. Association and linkage studies of genetic marker loci in major psychiatric disorders. Psychiatr Dev. 1983;1:387-418.
Goldin LR, Gershon ES, Targum SD, Sparkes RS, McGinniss M. Segregation and linkage analyses in families of patients with bipolar, unipolar, and schizoaffective mood disorders. Am J Hum Genet. 1983;35:274-287.
Goldring N, Fieve RR. Attempted suicide in manic-depressive disorders. Am J Psychother. 1984;28:373-383.
Goldstein MJ, Miklowitz DJ. Family intervention for persons with bipolar disorder. In: Hatfield A, ed. Family interventions in mental illness. San Francisco: Jossey-Bass; 1994:23-35.
Goldstein MJ, Rea M, Miklowitz DJ. Family factors related to the course and outcome of bipolar disorder. In: Mundt Ch, Goldstein MJ, Hahlweg K, Fiedler P, eds. Interpersonal factors in the origin and course of affective disorders. London: Gaskell; 1996:193-205.
Goldstein RB, Black DW, Nasrallah A, Winokur G. The prediction of suizide. Sensitivity, specificity and predictive value of a multivariate model applied to suizide among 1906 patients with affective disorders. Arch Gen Psychiatry. 1991;48:418-422.
Goldstein RB, Weissman MM, et al. Psychiatric disorders in relatives of probands with panic disorder and/or major depression. Arch Gen Psychiatry. 1994;51:383-394.
Goller H. Emotionspsychologie und Leib-Seele-Problem. Stuttgart Berlin Köln: Kohlhammer; 1992.
Gonzalez-Heydrich J, Perouka S. Serotonin receptors and reuptake sites: Pharmacologic significance. J Clin Psychiatry. 1990;51(suppl):5-12.
Good MI. Primary affective disorder, aggression, and criminality. Arch Gen Psychiatry. 1978;35:954-960.
Goodnick PJ. Risperidone treatment of refractory acute mania. J Clin Psychiatry. 1995;56:431-432.
Goodnick PJ, ed. Mania. Clinical and research perspectives. Washington, London: American Psychiatric Press; 1998.
Goodnick PJ, Meltzer HY. Lithium treatment of schizomania and mania. Paper presented at the Annual Meeting of the American Psychiatric Association. New York; 1983:May 1-6.
Goodnick PJ, Meltzer HY. Treatment of schizoaffective disorders. Schizophr Bull. 1984;10:30-48.
Goodnick PJ, Fieve RR, Schlegel A, Baxter N. Predictors of interepisode symptoms of relapse in affective disorder patients treated with lithium carbonate. Am J Psychiatry. 1987;144:367-369.
Goodwin F, Bunney W. Depression following reserpine: a reevaluation. Semin Psychiatry. 1971;3:435-448.
Goodwin FK, Zia A. Lithium in the treatment of mania. Comparisons with neuroleptics. Arch Gen Psychiatry. 1979;36:840-844.
Goodwin FK, Jamison KR. Manic-Depressive Illness. New York Oxford: Oxford University Press; 1990.
Goodwin FK, Ghaemi SN. Understanding Manic-depressive Illness. Arch Gen Psychiatry. 1998;55:23-25
Goodwin GM. Tricyclic and newer antidepressants. In: Paykel ES, ed. Handbook of affective disorders. 2nd ed. London: Churchill, Livingstone; 1992:327-343.
Goodwin GM. Neuropsychological and neuroimaging evidence for the involvement of the frontal lobes in depression. J Psychopharmacol. 1997;11:115-22.
Goodwin GM, Austin MP, Dougall N, et al. State changes in brain activity shown by the uptake of 99mTc-exametazime with single photon emission

tomography in major depression before and after treatment. J Affect Disord. 1993;29:243-53.

Gordon WA, Hibbard MR. Poststroke depression: an examination of the literature. Arch Phys Med Rehabil. 1997;78:658-63.

Gotlib IH, Colby CA. Treatment of depression – an interpersonal systems approach. New York: Pergamon Press; 1987.

Gotlib IH, Hooley JM. Depression and marital functioning: Current status and future directions. In: Duck S, ed. Handbook of personal relationships: Theory, research and interventions. New York: Wiley; 1988:543-570.

Gotlib IH, Whiffen VE. Depression and marital functioning: An examination of specificity and gender differences. Journal of Abnormal Psychology. 1989a;98:23-30.

Gotlib IH, Whiffen VE. Stress, coping, and marital satisfaction in couples with a depressed wife. Special Issue: Clinical depression. Canadian Journal of Behavioural Science. 1989b;21:401-418.

Gotlib IH, Wallace PM, Colby CA. Marital and family therapy for depression. In: Wolman BB, Stricker G, eds. Depressive disorders: Facts, theories, and treatment methods. New York: Wiley; 1990:396-424.

Gotlib IH, Lee CM. Impact of parental depression on young children and infants. In: Mundt Ch, Goldstein MJ, Hahlweg K, Fiedler P, eds. Interpersonal factors in the origin and course of affective disorders. London, England: Gaskell; 1996:218-239.

Gottman JM. The sequential analysis of family interaction. In: Jacob T, ed., Family interaction and psychopathology: Theories, methods, and findings. New York: Plenum Press; 1987:453-478.

Goyer PF, Schulz PM, Semple WE, et al. Cerebral glucose metabolism in patients with summer seasonal affective disorder. Neuropsychopharmacology. 1992;7:233-40.

Grant BF. Comorbidity between DSM-IV drug use disorders and major depression: results of a national survey of adults. J Subst Abuse. 1995;7:481-497.

Grant BF, Hasin DS, Dawson DA. The relationship between DSM-IV alcohol use disorders and DSM-IV major depression: examination of the primary-secondary distinction in a general population sample. J Affect Disord. 1996;38:113-128.

Grant BF, Pickering RP. Familial aggregation of DSM-IV alcohol use disorders: examination of the primary-secondary distinction in a general population sample. J Nerv Ment Dis. 1997;185:335-343.

Graves JS. Living with mania: a study of outpatient group psychotherapy for bipolar patients. Am J Psychother. 1993;47:113-126.

Graw P, Gisin B, Wirz-Justice A. Follow-up study of seasonal affective disorder in Switzerland. Psychopathology. 1997;30:208-214.

Grawe K, Donati R, Bernauer F. Psychotherapie im Wandel. Von der Konfession zur Profession. 3.Aufl. Göttingen: Hogrefe; 1994.

Gray-Little B, Burks N. Power and satisfaction in marriage: A review and critique. Psychological Bulletin. 1983;93:513-538.

Greenberg DB. Neurasthenia and chronic fatigue. In: Akiskal HS, Cassano GB, eds. Dysthymia and the Spectrum of Chronic Depressions. New York London: Guilford; 1997.

Greenberg DB, Brown GL. Single case study: mania resulting from brain stem tumor. J Nerv Ment Dis. 1985;173:434-436.

Greenhouse JB, Stangl D, Kupfer DJ, Prien RF. Methodologic issues in maintenance therapy clinical trials. Arch Gen Psychiatry 1991;48:313-318.

Greenwald BS, Kramer Ginsberg E, Bogerts B, et al. Qualitative magnetic resonance imaging findings in geriatric depression. Possible link between later-onset depression and Alzheimer's disease? Psychol Med. 1997;27:421-31.

Gregoire AJP, Kumar R, Everitt B, Henderson AF, Studd JWW. Transdermal oestrogen for treatment of servere postnatal depression. Lancet. 1996;347:930-933.

Greil W, Stoltzenburg MC, Mairhofer ML, et al. Lithium dosage in the elderly. J Affect Disord. 1985;9:1-4.

Greil W, Gruschwitz S, Wessel R, Steller B, Ludwig-Mayerhofer W. Low und high Expressed Emotion als Verlaufsprädiktoren affektiver Erkrankungen. Fortschr Neurol Psychiat. 1992;60(Sonderheft 2):153.

Greil W, Ludwig-Mayerhofer W, Czernik A, et al. Lithium- oder Carbamazepinprophylaxe bei affektiven Psychosen? Ergebnisse einer kontrollierten multizentrischen Studie. In: Müller-Oerlinghausen B, Berghöfer A, eds. Ziele und Ergebnisse der medikamentösen Prophylaxe affektiver Psychosen. Stuttgart New York: Thieme; 1994:113-119.

Griesinger W. Die Pathologie und Therapie der psychischen Krankheiten für Ärzte und Studierende. Stuttgart: Krabbe; 1845.

Hardy BG, Shulman KI, Mackenzie SE, Kutcher SP, Silverberg JD. Pharmacokinetics of lithium in the elderly. J. Clin. Psychopharmacol. 1987;17:153-158.

Harlow BL, Cramer DW, Annis KM. Association of medically treated depression and age at natural menopause. Am J Epidemiol. 1995;141:1170-1176.

Harms P, Smith R. The current psychotic depression. Evidence of diagnostic stability. J Affect Disord. 1983;5:51-54.

Harper PS, Harley HG, Reardon W, Shaw DJ. Anticipation in myotonic dystophy: new light on an old problem. Am J Hum Genet. 1992;51:10-16.

Harrer G, Kofler-Westergren B. Depression and criminality. Psychopathology. 1986;19(suppl.2):215-219.

Harrison W, Rabkin J, Stewart JW, et al. Phenelzine for chronic depression: a study of continuation treatment. J Clin Psychiatry 1986;47:346-349.

Harrow M, Grossman LS. Outcome in schizoaffective disorders: a critical review and reevaluation of the literature. Schizophr Bull. 1984;10:87-108.

Hartmann E. Longitudinal studies of sleep and dream patterns in manic-depressive patients. Arch Gen Psychiatry. 1968;19:312-329.

Harvey I, Persaud R, Ron M, Baker G, Murray R. Volumetric MRI measurements in bipolars compared with schizophrenics and healthy controls. Psychol Med. 1994;24:689-699.

Hasin DS, Tsai WY, Endicott J, Mueller TI, Coryell W, Keller M. Five-year course of major depression: effects of comorbid alcoholism. J Affect Disord. 1996;41:63-70.

Hatotani N. The concept of 'atypical psychoses': special reference to its development in Japan. Psychiatry Clin Neurosci. 1996;50:1-10.

Hattori T, Taketani K, Ogasawara Y. Suicide and suicide attempts in general hospital psychiatry: Clinical and statistical study. Psychiatry and Clinical Neuroscience. 1995;49:43-48.

Haubl R, Spitznagel A. Diagnostik sozialer Beziehungen. In: Groffmann KJ, Michel L, Hrsg. Verhaltensdiagnostik. Enzyklopädie der Psychologie. Bd. II.4. Göttingen: Verlag für Psychologie; 1983:702-858.

Hauri P. The sleep disorders. Kalamazoo (Michigan): Upjohn; 1982.

Hauser GA, Huber IC, Keller PJ, Lauritzen C, Schneider HPG. Evaluation der klimakterischen Beschwerden (Menopause Rating Scale, MRS). Zentralbl Gynäkol. 1994;116:16-23.

Hauser P, Dauphinais I, Berretini W, Gelernter J, Post R. Corpus callosum dimensions measured by magnetic resonance imaging in bipolar affective disorder and schizophrenia. Biol Psychiatry. 1989;26:659-668.

Hautzinger M. Kognitive Veränderungen als Folgen nicht als Ursache von Depression. Zeitschrift für personenzentrierte Psychologie und Psychotherapie. 1983;2:377-387.

Hautzinger M. Kognitive Verhaltenstherapie und Pharmakotherapie bei Depressionen im Vergleich. Verhaltenstherapie. 1993;3:26-34.

Hautzinger M. Kognitive Verhaltenstherapie bei Depressionen. In: Hautzinger M, Hrsg. Kognitive Verhaltenstherapie bei psychischen Erkrankungen. München: Quintessenz; 1994.

Hautzinger M, Hoffmann N, Linden M. Interaktionsanalysen depressiver und nichtdepressiver Patienten und ihrer Sozialpartner. Zeitschrift für Experimentelle und Angewandte Psychologie. 1982a;29:246-263.

Hautzinger M, Linden M, Hoffmann N. Distressed couples with and without a depressed partner: An analysis of their verbal interaction. Journal of Behavior Therapy and Experimental Psychiatry. 1982b;13:307-314.

Hautzinger M, Stark W, Treiber R. Kognitive Verhaltenstherapie bei Depressionen: Behandlungsanleitungen und Materialien. München: PVU; 1989.

Hautzinger M, Dejong-Meyer R. Depressionen. In: Reinecker H, Hrsg. Lehrbuch der klinischen Psychologie. Göttingen: Hogrefe; 1990:126-165.

Hawkins DR, Taub JM, van de Castle RL. Extended sleep (hypersomnia) in young depressed patients. Am J Psychiatr. 1985;142:905-910.

Hawton K. Suicide and attempted suicide. In: Paykel ES, ed. Handbook of Affective Disorders. Edinburgh: Churchill Livingston; 1992:635-650.

Hay AG, Bancroft J, Johnstone EC. Affective symptoms in women attending a menopause clinic. Br J Psychiatry. 1994;164;513-516.

Hayes SG. Long-term use of valproate in primary psychiatric disorders. J Clin Psychiatry. 1989;50(suppl.):35-39.

Hayhurst H, Cooper Z, Paykel ES, Vearnals S, Ramana R. Expressed emotion and depression: A longitudinal study. [in press].

Haykal RF, Akiskal HS. Bupropion as a promising approach to rapid cycling bipolar II patients. J Clin. Psychiatry. 1990;51:450-455.

Hays P. Modes of onset of psychotic depression. Br Med J. 1964;2:779-784.

Hebebrand J. A critical appraisal of X-linked bipolar illness. Evidence for the assumed mode of inheritance is lacking. Br J Psychiatry. 1992;160:7-11.

Hebebrand J, Hennighausen K. A critical analysis of data presented in eight studies favouring X-linkage of bipolar illness with special emphasis on formal genetic aspects. Hum Genet. 1992;90:289-293.

Hecker E. Zur klinischen Diagnostik und Prognostik der psychischen Krankheiten. Allgemeine Zeitschrift für Psychiatrie. 1877;33:602-620.

Hecker E. Die Cyclothymie, eine cirkuläre Gemüthserkrankung. Zeitschrift für praktische Ärzte. 1898;7:6-15.

Hecker E. Karl Ludwig Kahlbaum. Psychiatrische Wochenschrift. 1899;14:125-128.

Heim M. Effectiveness of bright light therapy in cyclothymic axis syndromes. A crossover study in comparison with partial sleep deprivation. Psychiatr Neurol Med Psychol. 1988;40:269-277.

Heinroth JCA. Lehrbuch der Störungen des Seelenlebens oder der Seelenstörung und ihrer Behandlung - aus rationaler Sicht. Leipzig: Vogel; 1818.

Helgason T. Epidemiological investigations concerning affective disorders. In: Schou M, Strömgren E, eds. Origin, Prevention and Treatment of Affective Disorders. London: Academic Press; 1979:241-255.

Hell D. Ehen depressiver und schizophrener Menschen. Berlin: Springer; 1982.

Hellekson C. Phenomenology of seasonal affective disorder: An Alaskan perspective. In: Rosenthal NE, Blehar M, eds. Seasonal affective disorders and phototherapy. New York: Guilford Press; 1989.

Hemphill RE. Incidence and nature of puerperal psychiatrc illness. Br Med J. 1952;2:1232-1235.

Hendin H. Psychodynamics of suicide, with particular reference to the young. Am J Psychiatry. 1991;148:1150-1158.

Hendrick V, Altshuler L, Whybrow P. Psychoneuroendocrinology mood disorders. The hypothalamic-pituitary-thyroid axis. Psychiatric Clin North Am. 1998;21:277-292.

Henry GW. Mental phenomena observed in cases of brain tumour. Am J Psychiatry. 1932;89:415-473.

Henry JA. A fatal toxicity index for antidepressant poisoning. Acta Psychiatr Scand. 1989;80:37-45.

Hermus A, Pieters G, Smals A, et al. Plasma adrenocorticotropin cortisol and aldosterone responses to corticotropin-releasing factor: Modulatory effect of basal coritsol levels. J Clin Endocrinol Metab. 1984;58:187-191.

Herpertz-Dahlmann B, Remschmidt H. Anorexia nervosa und Depression. Zur Gewichtsabhängigkeit der depressiven Symptomatik. Nervenarzt. 1989;60:490-495.

Herrle J, Kühner C, Hrsg. Depression bewältigen. Ein kognitiv-verhaltenstherapeutisches Gruppenprogramm nach P.M. Lewinsohn. Weinheim: PVU; 1994.

Herrman M, Bartels C, Schumacher M, Wallesch C. Poststroke depression. Is there a pathoanatomic correlate for depression in the postacute stage of stroke. Stroke. 1995;26:850-856.

Herrmann N. Clinical features and pathogenesis of depression in old age. In: Shulman KI, Tohen M, Kutcher SP, eds. Mood disorders across the life span. New York: Wiley-Liss; 1996.

Herrmann N, Lieff SJ, Silberfeld M. The effect of age of onset on depression in the elderly. J Geriatr Psychiatry Neurol. 1989;2:182-187.

Herzog AG. Perimenopausal depression: Possible role of anomalous brain substrates. Brain Dysfunct. 1989;2:146-154.

Heun R, Maier W. The distinction of bipolar II disorder from bipolar I and recurrent unipolar depression: results of a controlled family study. Acta Psychiatr Scand. 1993;87:279-284.

Heuser I. Anna-Monika-Prize paper. The hypothalamic-pituitary-adrenal system in depression. Pharmacopsychiatry. 1998;31:10-13.

Heuser I, Schweiger U, Gotthardt U, et al. Pituitary-adrenal-system regulation and psychopathology during amitriptyline treatment in elderly depressed patients and normal comparison subjects. Am J Psychiatry. 1996;153:93-99.

Hickie I, Parker G, Wilhelm K, Tennant C. Perceived interpersonal risk factors of non-endogenous depression. Psychol Med. 1991;21:399-412.

Hickie I, Scott E, Mitchell P, Wilhelm K, Austin MP, Bennett B. Subcortical hyperintensities on magnetic resonance imaging: clinical correlates and prognostic significance in patients with severe depression. Biol Psychiatry. 1995;37:151-60.

Hickie I, Scott E, Wilhelm K, Brodaty H. Subcortical hyperintensities on magnetic resonance imaging in patients with severe depression - a longitudinal evaluation. Biol Psychiatry. 1997;42:367-74.

Hickie I, Scott E. Late-onset depressive disorders: a preventable variant of cerebrovascular disease. Psychol Med. 1998;28:1007-1013.

Hill P. Sleep disturbances in depression and anxiety - issues in childhood and adolescence. J Psychosom Res. 1994;38:61-67.

Hillis SL, Woolson RF. Analysis of categorized data: Use of the odds ratio as a measure of association: In: Tsuang MT, Tohen M, Zahner GEP, eds. Textbook in psychiatric epidemiology. New York Chichester Brisbane: Wiley-Liss; 1995.

Himmelhoch JM. Mixed states, manic-depressive illness, and the nature of mood. Psychiatr Clin North Am. 1979;2:449-459.

Himmelhoch JM. Major mood disorders related to epileptic changes. In: Blumer D, ed. Psychiatric Aspects of Epilepsy. Washington D.C.: American Psychiatric Press; 1984:271-294.

Himmelhoch JM. The sources of characterologic presentations of mixed bipolar states. Clin Neuropharmacol. 1992;15(Suppl. 1):630A-631A.

Himmelhoch JM, Coble P, Kupfer DJ, Ingenito J. Agitated psychotic depression associated with severe hypomanic episodes: A rare syndrome. Am J Psychiatry. 1976a;133:765-771.

Himmelhoch JM, Mulla D, Neil JF, Detre TP, Kupfer DJ. Incidence and significance of mixed affective states in a bipolar population. Arch Gen Psychiatry. 1976b;33:1062-1066.

Himmelhoch JM, Garfinkel ME. Sources of lithium resistance in mixed mania. Psychopharmacol Bull. 1986;22:613-620.

Himmelhoch JM, Thase ME, Mallinger AG, Fuchs CZ. Tranylcypromine versus imipramine in manic depression. Abstract of paper presented at the 139th Annual Meeting of the American Psychiatric Association, May, 1986.

Hinchliffe M, Hooper D, Roberts FJ, Vaughn PW. A study of the interaction between depressed patients and their spouses. Br J Psychiatry. 1975;126:164-172.

Hinchliffe M, Hooper D, Roberts FJ. The melancholy marriage. New York: Wiley; 1978.

Hinrichsen GA, Pollack S. Expressed emotion and the course of late-life depression. Journal of Abnormal Psychology. 1997;106:336-340.

Hinze-Selch D. Die Effekte von klassischen und atypischen Neuroleptika auf den Schlaf schizophrener Patienten. In: Schulz H, Hrsg. Deutsche Gesellschaft für Schlafforschung und Schlafmedizin, Kompendium Schlafmedizin für Ausbildung, Klinik und Praxis. Landsberg/Lech: Ecomed; 1997:VIII-2.5.1–VIII-2.5.2.

Hippius H, Müller I. Zur Behandlung isolierter Algien mit Antidepressiva. In: Kielholz P, Hrsg. Die larvierte Depression. Bern Stuttgart Wien: Huber; 1973.

Hippokrates. Aphorismen (Reprint der Originalausgabe von 1778). Leipzig: Reprint.

Hippokrates. Sämtliche Werke. München: H. Lüneburg; 1897.

Hirose S. Depression and homicide. A psychiatric and forensic study of four cases. Acta Psychiat Scand. 1979;59:211-217.

Hirschfeld RMA. Personality and dysthymia. In: Burton SW, Akiskal HS, eds. Dysthymic disorder. London: Gaskell; 1990.

Hirschfeld RMA, Klerman GL. Personality and depression: empirical findings. Arch Gen Psychiatry. 1983;40:993-998.

Hirschfeld RMA, Klerman GL, Andreasen NC, Clayton PJ, Keller MP. Psycho-social predictors of chronicity in depressed patients. Br J Psychiatry. 1986a;148:648-654.

Hirschfeld RMA, Klerman GL, Keller MB, Andreasen NC, Clayton PJ. Personality of recovered patients with bipolar affective disorder. J Affect Disord. 1986b;11:81-89.

Hirschfeld RMA, Shea MT. Personality. In: Paykel ES, ed. Handbook of affective disorders. 2nd edition. Edinburgh, London, Madrid, Melbourne, New York, Tokyo: Churchill Livingstone; 1992.

Hoberman HM, Lewinsohn PM. The behavioral treatment of depression. In: Beckham EE, Leber WR, eds. Handbook of depression: Treatment assessment, and research. Homewood, IL: Dorsey; 1985.

Hobson JA, Lydic R, Baghdoyan HA. Evolving concepts of sleep cycle generation: from brain centers to neuronal populations. Behav Brain Sci. 1986;9:371-448.

Hoch A. Benign stupor: A study of new manic-depressive reaction type. NewYork: Macmillan; 1921.

Hoche A. Über die leichteren Formen des periodischen Irreseins. Halle/Saale: Carl Marhold; 1897.

Höchli D, Riemann D, Zulley J, et al. Is there a relationship between response to total sleep deprivation and efficacy of clomipramine treatment in depressed patients? Acta Psychiat Scand. 1986;74:190-192.

Hochstrasser B, Angst J. The Zurich Study: XXII. Epidemiology of gastrointestinal complaints and comorbidity with anxiety and depression. Eur Arch Psychiatry Clin Neurosci. 1996;246:261-272.

Hodgkinson St, Sherrington R, Gurling H, et al. Molecular genetic evidence for heterogeneity in manic depression. Nature. 1987;325:805-806.

Hoevenaar J, van Son MJM. New chances for Lewinsohn's social reinforcement theory of depression. In: Zapotoczky HG, Wenzel T, eds. The scientific dialogue: from basic research to clinical interventions. Amsterdam: Swets; 1990.

Höffler J, Bräunig P, Ludvik M. CCT-Morphologie zykloider Psychosen bei Erstmanifestation und im Verlauf: Unterschiede zu Befunden bei Schizophrenen. In: Bräunig P, ed. Emotionspsychopathologie und zykloide Psychosen. New York: Schattauer; 1995a.

Höffler J, Bräunig P, Ludvik M. Cycloid psychoses: neuroimaging in first episode and long-term course.

In: Beckmann H, Neumärker KJ, eds. Endogenous psychoses – Leonhard's impact on modern psychiatry. Berlin: Ullstein Mosby; 1995b.

Höffler J, Bräunig P, Krüger S, Ludvik M. Morphology according to cranial computed tomography of first-episode cycloid psychosis and its long-term-course: differences compared to schizophrenia. Acta Psychiatr Scand. 1997;96:184-187.

Hofmann G. The clinical and therapeutical aspects of schizo-affective psychosis. Psychiatria clin. 1983;16:207-216.

Holden NL. Late paraphrenia or the paraphrenias? A descriptive study with a 10-year follow-up. Br J Psychiatry. 1987;150:635-639.

Holder D, Anderson CM. Psychoeducational family intervention for depressed patients and their families. In: Keitner GI, ed. Depression and Families: Impact and Treatment. Washington D.C.: Psychiatric Press; 1990:157-184.

Holdiness M. Neurobiological manifestations and toxicities of the antituberculosis drugs: a review. Med Toxicol. 1987;2:33-51.

Holding TA, Barraclough BM. Psychiatric morbidity in a sample of accidents. Br J Psychiatry. 1977;130:244-252.

Holland JC, Tross ALL. Comparative psychological disturbance in patients with pancreatic and gastric cancer. Am J Psychiatry. 1986;143:982-986.

Hollon SD, Shelton RC, Loosen PT. Cognitive therapy and pharmacotherapy for depression. J Consul Clin Psychol. 1991;59:88-99.

Hollon SD, DeRubeis RJ, Evans ND, et al. Cognitive therapy and pharmacotherapy of depression: Singly and incombination. Arch Gen Psychiatry. 1992a;49:774-781.

Hollon SD, DeRubeis RJ, Seligman MEP. Cognitive therapy and the prevention of depression. Applied Preventive Psychol. 1992b;1:89-95.

Hollon SD, Shelton RC, Davis DD. Cognitive therapy for depression: conceptual issues and clinical efficacy. J Consul Clin Psychol. 1993;61:270-5.

Holman B, Johnson K, Gerada B, Carvalho P, Satlin A. The scintigraphic appearance of Alzheimer's disease: a prospective study using technetium-99m-HMPAO SPECT. J Nucl Med. 1992;33:181-185.

Holmes D, Brynjolfsson J, Brett P, et al. No evidence for a susceptibility locus predisposing to manic depression in the region of the dopamine (D2) receptor gene. Br J Psychiatry. 1991;158:635-641.

Holmes M, Catt K, Aguilera G. Involvement of vasopressin in the down-regulation of pituitary corticotropin-releasing factor receptors after adrenalectomy. Endocrinology. 1987;121:2093-2098.

Holsboer F. Neuroendocrinology of mood disorders. In: Bloom F, Kupfer D, eds. Psychopharmacology: The Fourth generation of Progress. New York: Raven Press; 1995:957-969.

Holsboer F, von Bardeleben U, Gerken A, et al. Blunted corticotropin and normal cortisol response to human corticotropin-releasing factor in depression. N Engl J Med. 1984;311-1127.

Holsboer F, Benkert O, Meier L, Kreuz-Kersting A. Combined estradiol and vitamin B6 treatment in women with major depression. Am J Psychiatry. 1985;142:658.

Holsboer F, von Bardeleben U, Buller R, Heuser I, Steiger A. Stimulation response to corticotropin-releasing hormone (CRH) in patients with depression, alcoholism and panic disorder. Horm Metab Res Suppl. 1987;16:80-8.

Holsboer F, Lauer CJ, Schreiber W, Krieg JC. Altered hypothalamic-pituitary-adrenocortical regulation in healthy subjects at high familial risk for affective disorders. Neuroendocrinology. 1995;62:340-7.

Homburger A. Die Literatur des manisch-depressiven Irreseins 1906-1910. Zeitschrift für die gesamte Neurologie und Psychiatrie. 1911;2:753-784, 865-885.

Honig A, Bartlett J, Bouros N. Amino acid levels in depression: A preliminary investigation. J Psychiatr Res. 1989;22:159-164.

Honig A, Hofman A, Hilwig M, Noorthoorn E, Ponds R. Psychoeducation and expressed emotion in bipolar disorder: Preliminary findings. Psychiatry Research. 1995;56:299-301.

Hooley JM. Expressed emotion and depression: Interactions between patients and high- versus low-expressed-emotion spouses. Journal of Abnormal Psychology. 1986;95:237-246.

Hooley JM. Expressed emotion and depression. In: Keitner GI ed. Depression in families: Impact and treatment. Washington D.C.: Psychiatric Press; 1990:55-84.

Hooley JM, Hahlweg K. The marriages and interaction patterns of depressed patients and their spouses: Comparison of high and low EE dyads. In: Goldstein MJ, Hand I, Hahlweg K, eds. Treatment of schizophrenia: Family assessment and intervention. Berlin: Springer; 1986:85-96.

Hooley JM, Orley J, Teasdale JD. Levels of expressed emotion and relapse in depressed patients. Br J Psychiatry 1986;148:642-647.

Hooley JM, Hahlweg K. Marital satisfaction and marital communication in German and English couples: A tale of two cities. Behavioral Assessment. 1989;11:119-131.

Hooley JM, Teasdale JD. Predictors of relapse in unipolar depressives: Expressed emotion, marital distress, and perceived criticism. Journal of Abnormal Psychology. 1989;98:229-235.

Hooley JM, Richters JE. Alternative measures of expressed emotion: A methodological and cautionary note. Journal of Abnormal Psychology. 1991;100:94-97.

Hooley JM, Miklowitz DJ. Expressed emotion and depression in Egypt. Am J Psychiatry. 1995;152:1240.

Hooley JM, Licht DM. Expressed emotion and causal attributions in the spouses of depressed patients. Journal of Abnormal Psychology. 1997;106:298-306.

Hops H. Intergenerational transmission of depressive symptoms: Gender and developmental considerations. In: Mundt Ch, Goldstein MJ, Hahlweg K, Fiedler P, eds. Interpersonal factors in the origin and course of affective disorders.London: Gaskell; 1996:113-129.

Hops H, Biglan A, Sherman L, Arthur J, Friedman L, Osteen L. Home observations of family interactions of depressed women. Journal of Consulting and Clinical Psychology. 1987;55:341-346.

Hops H, Sherman L, Biglan A. Maternal depression, marital discord, and children's behavior: A developmental perspective. In: Patterson G, ed. Depression and aggression in family interaction. Hillsdale N.J.: Erlbaum; 1990:185-208.

Horgan D: Change of diagnosis to manic-depressive illness. Psychol Med. 1981;11:517-523.

Horowitz LM. Pschemas, psychopathology, and psychotherapy research. Psychother Res. 1994;4:1-19.

Horowitz MJ, Vitkus J. The interpersonal basis of psychiatric symptoms. Special Issue: Personality assessment in the 80's: Issues and advances. Clinical Psychology Review. 1986;6:443-469.

Horowitz MJ, Strauß B, Kordy H. IIP-D: Inventar zur Erfassung Interpersonaler Probleme. Weinheim: Beltz; 1994.

Horwath E, Weissman MM. Epidemiology of depression and anxiety disorders. In: Tsuang MT, Tohen M, Zahner GEP, eds. Textbook in Psychiatric Epidemiology. New York Chichester Brisbane: Wiley-Liss; 1995:317-344.

Hoschl C, Kozeny J. Verapamil in affective disorders: A controlled, double-blind study. Biol Psychiatry. 1989;25:128-140.

Howard R, Almeida O, Levy R. Phenomenology, demography and diagnosis in late paraphrenia. Psychol Med. 1994;24:397-410.

Howland H. Bipolar disorder associated with primary generalised epilepsy. Br J Psychiatry. 1993;162:699-700.

Howland H, Thase ME. A comprehensive review of cyclothymic disorder. J Nerv Ment Dis 1993;181:485-493.

Howland H, Thase ME. Cyclothymic disorder. In: Widiger ThA, Frances AJ, Pincus HA, Ross R, First MB, Davis WW, eds. DSM-IV Sourcebook. vol. 2. Washington D.C.: American Psychiatric Association; 1996.

Hoyberg OJ, Maragakis B, Mullin J, et al. A double-blind multicentre comparison of mirtazapin and amitriptyline in elderly depressed patients. Acta Psychiatrica Scand. 1996;93:184-190.

Hsu LK, Folstein MF. Somatoform disorders in Caucasian and Chinese Americans. J Nerv Ment Dis. 1997;185:382-387.

Huber G. Pneumencephalographische und psychopathologische Bilder bei endogenen Psychosen. Berlin Göttingen Heidelberg: Springer; 1957.

Huber G. Chronische Schizophrenie. Synopsis klinischer und neuroradiologischer Untersuchungen an defektschizophrenen Anstaltspatienten. Heidelberg Frankfurt: Dr. Hüthig; 1961.

Huber G. Typen und Korrelate psychopathologischer Abbausyndrome. In: Kranz H, Hrsg. Psychopathologie heute. Stuttgart: Thieme; 1962.

Huber G. Symptomwandel der Psychosen und Pharmakopsychiatrie. In: Kranz H, Heinrich K, eds. Pharmakopsychiatrie und Psychopathologie. Stuttgart: Thieme; 1967.

Huber G. Die zoenästhetische Schizophrenie als ein Prägnanztyp schizophrener Erkrankungen. Acta Psychiatr Scand. 1971;47:349-362.

Huber G. ed. Äthiologie der Schizophrenie. Stuttgart: Schattauer; 1971.

Huber G. Klinik und Psychopathologie der organischen Psychosen. In: Kisker KP, Meyer JE, Müller M, Strömgren E, Hrsg. Psychiatrie der Gegenwart. Bd. II/2. Berlin, Heidelberg, New York: Springer; 1972.

Huber G. Psychiatrie. Systematischer Lehrtext für Studenten und Ärzte. 1.–6. Aufl. Stuttgart New York: Schattauer; 1974-1999.

Huber G, Glatzel J, Lungershausen E: Über zyklothyme Residualsyndrome. In: Schulte W, Mende W, Hrsg. Melancholie in Forschung, Klinik und Behandlung. Stuttgart: Thieme; 1969.

Huber G, Penin H. Psychische Dauerveränderungen und Persönlichkeit der Epileptiker. In: Kisker KP, Meyer J-E, Müller M, et al., eds. Psychiatrie der Gegenwart. Berlin Heidelberg New York: Springer; 1972:641-690.

Huber G, Gross G, Schüttler R. Schizophrenie. Eine verlaufs- und sozialpsychiatrische Langzeitstudie. Berlin Heidelberg New York: Springer; 1979.

Hudson JI, Pope HG Jr, Jonas JM, Yurgelun-Todd D. Phenomenologic relationship of eating disorders to major affective disorder. Psychiatry Res. 1983;9:345-354.

Hudson JI, Pope HG Jr, Jonas JM, Yurgelun-Todd D, Frankenburg FR. A controlled family history study of bulimia. Psychol Med. 1987;17:883-890.

Hudson JI, Lipinski JF, Frankenburg FR, Grochocinski VJ, Kupfer DJ. Electroencephalographic sleep in mania. Arch Gen Psychiatry. 1988;45:267-273.

Hudson JI, Lipinski JF, Keck PE Jr, et al. Polysomnographic characteristics of young manic patients. Comparison with unipolar depressed patients and normal control subjects. Arch Gen Psychiatry. 1992;49:378-383.

Hume D. Ein Traktat über die menschliche Natur. Translation by Theodor Lipps (Nachdruck der 2. Aufl. von 1904). Hamburg: Felix Meiner; 1989.

Hunt RC, Appel KE. Prognosis in the psychoses lying midway between schizophrenia and manic-depressive psychoses. Am J Psychiatry. 1936;93:313-339.

Hunter MS. Psychological and somatic experience of the menopause: A prospective study. Psychosom Med. 1990;52:357-367.

Hurd. Treatment of periodic insanity. American Journal of Insanity. 1884.

Hurwitz TA, Clark C, Murphy E, Klonoff H, Martin WR, Pate BD. Regional cerebral glucose metabolism in major depressive disorder. Can J Psychiatry. 1990;35:684-8.

Husain M, Figiel G, Lurie Sea. MRI of corpus callosum and septum pellucidum in depression. Biol Psychiatry. 1991;26:659-668.

Hutchinson M, Stack J, Buckley P. Bipolar affective disorder prior to the onset of multiple sclerosis. Acta Neurol Scand. 1993;88:388-393.

Hwu H-G, Yeh E-K, Chang LY. Prevalence of psychiatric disorders in Taiwan defined by the Chinese diagnostic interview schedule. Acta Psychiatr Scand. 1989;79:136-147.

Ianzito BM, Cadoret RJ, Pugh DD. Thought disorder in depression. Am J Psychiatry 1974;131:703-707.

Iatrakis G, Haronis N, Sakellaropoulus G, Kourkoubas A, Gallos M. Psychosomatic symptoms of postmenopausal women with or without hormonal treatment. Psychother Psychosom. 1986;46:116-121.

Inayama Y, Yoneda H, Sakai T, et al. Lack of association between bipolar affective disorder and tyrosine hydroxylase DNA marker. Am J Med Genet. 1993;48:87-89.

Ingram RE. Contemporary psychological approaches to depression: Theory, research, and treatment. New York: Plenum; 1988.

Inoue K, Arima S, Tanaka K, et al. A lithium and carbamazepine combination in the treatment of bipolar disorder: a preliminary report. Folia Psychiatrica et Neurologica Japonica. 1981;35:465-475.

Insel TR, Gillin C, Moore A, Wallace BM, Loewenstein RJ, Murphy DL. The sleep of patients with obsessive-compulsive disorder. Arch Gen Psychiatry. 1982;45:1372-1377.

Inskip HM, Harris EC, Barraclough B. Lifetime risk of suicide for affective disorder, alcoholism and schizophrenia. Br J Psychiatry. 1998;172:35-37.

Isles LJ, Orrell MW. Secondary mania after open-heart surgery. Br J Psychiatry. 1991;159:280-282.

Isometsä E, Aro S, Aro H. Depression in Finland: a computer assisted telephone interview study. Acta Psychiatr Scand. 1997;96:122-128.

Izard CE. Four systems for emotion activation: Cognitive and noncognitive processes. Psychol Rev. 1993;100:68-90.

Izard CE. Die Emotionen des Menschen. Übersetzung: Murakami B. 3. Aufl. Weinheim: Beltz Psychologie Verlags Union; 1994.

Jäckel U. Partnerwahl und Eheerfolg: Eine Analyse der Bedingungen und Prozesse ehelicher Sozialisation in einem rollentheoretischen Ansatz. Stuttgart: Enke; 1980.

Jackson IM. The thyroid axis and depression. Thyroid. 1998;8:951-956.

Jackson SW. Melancholia and depression. From Hippocratic times to modern times. New Haven London: Yale University Press; 1986.

Jacob T. Family interaction and psychopathology: Theories, methods, and findings. New York: Plenum Press; 1987.

Jacob T, Leonard K. Sequential analysis of marital interactions involving alcoholic, depressed, and nondistressed men. Journal of Abnormal Psychology. 1992;10:1647-656.

Jacobsen FM. Risperidone in the treatment of affective illness and obsessive-compulsive disorder. J Clin Psychiatry. 1995;56:423-429.

Jacobsen N, Daniels J, Moorhead S, et al. Association study of bipolar disorder at the phospholipase A2 gene (PLA2A) in the Darier's disease (DAR) region of chromosome 12q23-q24.1.Psychiatr Genet. 1996;6:195-199.

Jacobson E. Interaction between psychotic partners: I. Manic-depressive partners. In: Eisenstein VW, ed.

Neurotic interaction in marriage. New York: Basic Books; 1956:115-134.
Jacobson JE. The hypomanic alert: A program designed for greater therapeutic control. Am J Psychiatry. 1965;122:295-299.
Jacobson NS, Follette WC, Pagel M. Predicting who will benefit from behavioral marital therapy. Journal of Consulting and Clinical Psychology. 1986;54:518-522.
Jacobson NS, Dobson K, Fruzzetti AE, Schmaling KB, Salusky S. Marital therapy as a treatment for depression. Journal of Consulting and Clinical Psychology. 1991;59:547-557.
Jacobson NS, Fruzzetti AE, Dobson K, Whisman MA, Hops H. Couple therapy as a treatment for depression: II. The effects of relationship quality and therapy on depressive relapse. Journal of Consulting and Clinical Psychology. 1993;61:516-519.
Jacobson S, Jacobson DM. Suicide in Brighton. Br J Psychiatry. 1972;121:369-377.
Jacobson S, Bagley C, Rehin A. Clinical and social variables which differentiate suicide, open and accident verdicts. Psychol. Med. 1976;6:417-421.
Jacobson SJ, Jones K, Johnson K, et al. Prospective multicenter study of pregnancy outcome after lithium exposure during first trimester. Lancet. 1992;339:5630-5633.
Jacoby R, Levy R. Computed tomography in the elderly, 3: affective disorders. Br J Psychiatry. 1980;136:270-275.
Jaffe R, Plosker S, Marshall L, et al. Neuromodulatory regulation of gonadotropin-releasing hormone pulsatile discharge in women. Am J Obstet Gynecol. 1990;163:1727-1731.
James W. What is an emotion? Mind. 1884;9:188-205.
James W. The Physical Basis of Emotion. Psychol Rev. 1894;1:516-529.
James W. Psychologie. Übersetzung: Dürr M. Leipzig: Quelle und Meyer; 1909.
Jamison KR. Suicide and bipolar disorders. In: Mann JJ, Stanley M, eds. Psychobiology of suicidal behaviour. Ann NY Acad Sci. 1986;487:301-315.
Jamison KR. Mood disorders and patterns of creativity in British writers and artists. Psychiatry. 1989;52:125-134.
Jamison KR. Touched with fire. Manic-depressive illness and the artistic temperament. New York London Toronto Sydney: Free Press; 1994.
Jamison KR. An Unquiet Mind. New York: Vintage Books; 1995a.
Jamison KR. Manic depressive illness and creativity. Sci Am. 1995b;272:62-67.
Jamison KR, Gerner RG, Goodwin FK. Patient and physician attitudes towards lithium: relationship to compliance. Arch Gen Psychiatry. 1979;36:866-869.
Jamison KR, Akiskal HS. Medical compliance in patients with bipolar disorder. Psychiatr Clin North Am. 1983;6:175-192.
Janicak PG, Davis JM, Gibbons RD, et al. Efficacy of ECT. A meta analysis. Am J Psychiatry. 1985;142:297-302.
Janicak P, Davis J, Chan C, et al. Failure of urinary MHPG levels to predict treatment response in patients with unipolar depression. Am J Psychiatry. 1986;143:1398-1402.
Janicak PG, Bresnahan DB, Sharma R, et al. A comparison of thiothixine with chlorpromazine in the treatment of mania. J Clin Psychopharmacol. 1988;8:33-37.
Janowsky D, El-Yousef M, Davis J, et al. A cholinergic-adrenergic hypothesis of mania and depression. Lancet. 1972;2:573-577.
Janowsky D, Overstreet D. The role of acetylcholine mechanisms in mood disorders. In: Bloom F, Kupfer D, eds. Psychopharmacology: The Fourth generation of Progress. New York: Raven Press; 1995:945-956.
Janssen D, Denker U. Emotionspsychosen in Schwangerschaft, Wochenbett und Stillzeit. Fortschr Med. 1964;82:729-734.
Janzarik W. Dynamische Grundkonstellationen in endogenen Psychosen. Berlin Göttingen Heidelberg: Springer; 1959.
Janzarik W. Schizophrene Verläufe. Eine strukturdynamische Interpretation. Berlin Heidelberg New York: Springer; 1968.
Janzarik W. Die Krise der Psychopathologie. Nervenarzt. 1976;47:73-80.
Janzarik W. Der schizoaffektive Zwischenbereich und die Lehre von den primären und sekundären Seelenstörungen. Nervenarzt 1980;51:272-279.
Janzarik W, Hrsg. Psychopathologie und Praxis. Stuttgart: Ferdinand Enke; 1985.
Janzarik W. Strukturdynamische Grundlagen der Psychiatrie. Stuttgart: Enke; 1988.
Jarecke CR, Reid PJ. Acute dystonic reaction induced by a monoamine oxidase inhibitor. J Clin Psychopharmacol. 1990;10:144-145.
Jarrett RB, Rush AJ. Psychotherapeutic aproaches for depression. In: Cavener JO, ed. Psychiatry. vol.1. New York: Basic Books; 1986.
Jarrett RB, Rush AJ. Short-term psychotherapy of depressive disorders: current status and future directions. Psychiatry. 1994;57:115-32.

Jaspers K. Allgemeine Psychopathologie. 1.-9. Auflage. Berlin Heidelberg New York: Springer; 1913-1973.

Jefferson JW, Greist JH, Baudhuin M. Lithium: Interactions with other drugs. J Clin Psychopharmacol. 1981;1:124-131.

Jefferson JW, Greist JH, Ackerman DL, Carroll JA. Lithium encyclopedia for clinical practice. 2nd ed. Washington D.C.: American Psychiatric Press; 1987.

Jelliffe SE. Cyclothymia - the mild forms of manic-depressive psychoses and the manic-depressive constitution. Am J Insanity. 1911;67:661-676.

Jensen HV, Olaffson K, Bille A, Anderson J, Mellerup E, Plenge P. Lithium every second day: A new treatment regimen? Lithium. 1990;1:55-58.

Jessen P. Gedanken über den Sitz des Gemüthes oder die Funktionen des Kleinen Gehirns. Zeitschrift f Psychiatrie. 1869;26:1-75.

Jeste DV, Lohr JB, Goodwin FK. Neuroanatomical studies of major affective disorders. A review and suggestions for further research. Br J Psychiatry. 1988;153:444-459.

Jeste DV, Wyatt RJ. Understanding and treating tardive dyskinesia. New York: Guilford; 1992.

Joffe RT, Lippert GP, Gray TA, Sawa G, Horvath Z. Mood disorders and multiple scelosis. Arch Neurol. 1987;44:376-378.

Joffe R, Singer W, Levitt A, et al. A placebo-controlled comparison of lithium and triiodothyronine augmentation of tricyclic antidepressants in unipolar refractory depression. Arch Gen Psychiatry. 1993;50:387-394.

Joffe RT, Kellner CH. The role of ECT in refractory depression. Conv Therapy. 1995;11:77-79.

Johnson G, Gershon S, Hekiman L. Controlled evaluation of lithium and chlorpromazine in the treatment of manic states. An interim report. Compr Psychiat. 1968;9:563-573.

Johnson G, Gershon S, Burdock EL, et al. Comparative effects of lithium and chlorpromazine in the treatment of acute manic states. Brit J Psychiat. 1971;119:267-276.

Johnson GF. Lithium in depression: a review of the antidepressant and prophylactic effects of lithium. Aust. NZJ Psychiat. 1987;21:356-365.

Johnson SL, Roberts JE. Life events and bipolar disorder: implications from biological theories. Psychol Bull. 1995;117:434-449.

Johnstone E, Owens D, Crow Tea. Temporal lobe structure as determined by nuclear magnetic resonance in schizophrenia and bipolar affective disorder. J Neurol Neurosurg Psychiatry. 1989;52:736-741.

Johnston HF, Fruehling JJ. Using antidepressant medication in depressed children - an algorithm. Psychiat Ann. 1994;24:348-356.

Joiner TE, Catanzaro SJ, Laurent J. Tripartite structure of positive and negative affect, depression, and anxiety in child and adolescent psychiatric inpatients. J Abnorm Psychol. 1996;105:401-409.

Jones BD, Steinberg S, Chouinard G. Fast-cycling bipolar disorder induced by withdrawal from long-term treatment with a tricyclic antidepressant. Am J Psychiatry. 1984;141:108-109.

Jones KL, Lacro RV, Johnson KA, et al. Pattern of malformations in the children of women treated with carbamazepine during pregnancy. N Engl J Med. 1989;320:1661-1666.

Jönsson SAT. Marriage rate and fertility in cycloid psychosis: Comparison with affective disorder, schizophrenia and the general population. Eur Arch Psychiatry Clin Neurosci. 1991;241:119-125.

Jorge RE, Robinson RG, Arndt SV, Forrester AW, Geisler F, Starkstein SE. Comparison between acute- and delayed-onset depression following traumatic brain injury. Journal of Neuropsychiatry and Clinical Neurosciences. 1993a;5:43-49.

Jorge RE, Robinson R, Starkstein S, Arndt S, Forrester A, Geisler F. Secondary mania following traumatic brain injury. Am J Psychiatry. 1993b;150:916-921.

Jorgensen P, Bennedsen B, Christensen J, Hyllested A. Acute and transient psychotic disorder: comorbidity with personality disorder. Acta Psychiatr Scand. 1996;94:460-464.

Jouvet M. The role of monoamines and acetylcholine-containing neurons in the regulation of the sleep-wake cycle. Erg Physiol. 1972;64:166-307.

Jouvet M. Méchanismes des états de sommeil. In: Benoit O, ed. Physiologie du sommeil. Paris: masson; 1984:1-18.

Joyce PR. Age of onset in bipolar affective disorder and misdiagnosis as schizophrenia. Psychol Med. 1984;14:145-149.

Juda A. The relationship between highest mental capacity and psychic abnormalities. Am J Psychiatry. 1949;106:296-307.

Juda A. Höchstbegabte: Ihre Erbverhältnisse sowie ihre Beziehung zu psychischen Anomalien. München: Urban und Schwarzenberg; 1953.

Judd LL. The clinical course of unipolar major depressive disorders. Arch Gen Psych. 1997;54:989-991.

Jungkunz G. Besonderheiten in der Antidepressivabehandlung bei bestimmten Subtypen der Depression: In: Möller HJ, Hrsg. Therapie psychiatrischer Erkrankungen. Stuttgart: Enke; 1993:301-304.

Kadrmas A, Winokur G, Crowe R. Postpartum mania. Br J Psychiatry. 1979;135:551-554.

Kaelber CT, Moul DE, Farmer ME. Epidemiology of depression. In: Beckham EE, Leber WR, eds. Handbook of Depression. New York London: Guilford Press; 1995:3-35.

Kahlbaum. Die Gruppirung der psychischen Krankheiten und die Eintheilung der Seelenstörungen. Danzig: Kafemann; 1863.

Kahlbaum K. Die Katatonie oder das Spannungsirresein. Eine klinische Form psychischer Krankheit. Berlin: Hirschwald; 1874.

Kahlbaum K. Die klinisch-diagnostischen Gesichtspunkte der Psychopathologie. Breitkopf u. Härtel. Leipzig. Sammlung klinischer Vorträge. 1878;126:1127-1146.

Kahlbaum KL. Ueber cyklisches Irresein. Der Irrenfreund. 1882;24:145-157.

Kahlbaum K. Uber cyclisches Irresein. Allg Z Psychiatrie. 1884;40:405-406.

Kahn J, Coyne JC, Margolin G. Depression and marital disagreement: The social construction of despair. Journal of Social and Personal Relationships. 1985;2:447-461.

Kahn DA. The use of psychodynamic psychotherapy in manic-depressive illness. J Am Acad Psychoanal. 1993;21:441-455.

Kaij L. Atypical endogenous psychosis. Report on a family. Br J Psychiatry. 1967;113:415-422.

Kalinowsky L, Hippius H, Klein HE. Biological treatments in psychiatry. 2nd ed. New York: Grune & Stratton; 1982.

Kanaya T, Yonekawa M. Regional cerebral blood flow in depression. Jpn J Psychiatr Neurol. 1990;44:571-576.

Kando JC, Tohen M, Castillo J, et al. The use of valproate in an elderly population with affective symptoms. J Clin Psychiatry. 1996;57:238-240.

Kaneko S, Otani K, Kondo T, et al. Teratogenicity of antiepileptic drugs and drug specific malformations. Japanese Journal of Psychiatry and Neurology Tokyo. 1993;47(2):306-8.

Kapfhammer HP, Laakmann G. Psychopharmakotherapie neurotischer und psychovegetativer Störungen. In: Möller HJ, Hrsg. Therapie psychiatrischer Erkrankungen. Stuttgart: Enke; 1993:426-451.

Kaplan HI, Sadock BJ, Grebb JA. Kaplan and Sadock's synopsis of psychiatry. 7th ed. Baltimore Philadelphia Hong Kong: Williams & Wilkins; 1994.

Karasu TB. Psychotherapy for depression. New Jersey: Jason Aronson Inc.; 1990.

Karasu TB, Docherty JP, Gelenberg A, Kupfer DJ, Merriam AE, Shadoan R. Practice guideline for major depressive disorder in adults. Am J Psychiatry. 1993;150(suppl):1-26.

Kasanin J. The acute schizoaffective psychoses. Am J Psychiatry. 1933;13:97-126.

Kashani JH, Shekin WO, Reid JC. Amitriptyline in children with major depressive disorder: a double-blind crossover pilot study. J Am Acad Child Adolesc Psychiatry. 1984;23:348-351.

Kashani JH, Beck NC, Hoeper EW. Psychiatric disorders in a community sample of adolescents. Am J Psychiatry. 1987a;144:584-589.

Kashani JH, Carlson GH, Beck NC. Depression, depressive symptoms, and depressed mood among a community sample of adolescents. Am J Psychiatry. 1987b;144:931-934.

Kaskey GB, Nasr S, Meltzer HY. Drug treatment in delusional depression. Psychiatr Res. 1980;1:267-277.

Kasper S. Jahreszeit und Befindlichkeit in der allgemeinen Bevölkerung. Heidelberg: Springer; 1991a.

Kasper S. Chronobiologie und Depressionsbehandlung. Medwelt. 1991b;42:896-903.

Kasper S. Indikation und Praxis des therapeutischen Schlafentzugs und der Lichttherapie. In: Möller HJ, Hrsg. Therapie psychiatrischer Erkrankungen. Stuttgart: Enke; 1993:318-324.

Kasper S. Diagnostik, Epidemiologie und Therapie der saisonal abhängigen Depression (SAD). Nervenarzt. 1994;65:69-72.

Kasper S. Citalopram: Profil eines modernen Antidepressivums. Psychopharmakotherapie. 1996a;4:146-151.

Kasper S. Mirtazapin: Klinisches Profil eines noradrenalin- und serotoninspezifischen Antidepressivums. Psychopharmakotherapie. 1996b;4:158-160.

Kasper S, Rogers SLB, Jancey A, Schulz PM, Skwerern RG, Rosenthal NE. Phototherapy in subsyndromal seasonal affective disorder (S-SAD) and "diagnosed" controls. Pharmacopsychiat. 1988;21:428-429.

Kasper S, Rogers SLB, Jancey A, Schulz PM, Skwerer RG, Rosenthal NE: Phototherapy in individuals with and without subsyndromal seasonal affective disorders. Arch Gen Psychiatry. 1989a;46:837-844.

Kasper S, Wehr TA, Bartko JJ, Gaist PA, Rosenthal NE. Epidemiological findings of seasonal changes in mood and behavior. Arch Gen Psychiatry. 1989b;46:823-833.

Kasper S, Kamo T. Seasonality in major depressed inpatients. J Affect Disord. 1990;19:243-248.

Kasper S, Rogers SLB, Madden PA, et al. The effects of phototherapy in the general population. J Affect Disord. 1990a;18:211-219.

Kasper S, Voll G, Vieira A, et al. Response to total sleep deprivation before and during treatment with fluvoxamine or maprotiline in patients with major depression - Results of a double blind study. Pharmacopsychiatry. 1990b;23:135-142.

Kasper S, Ruhrmann S. Lichttherapie zur Behandlung saisonal abhängiger Depressionen (SAD). Wissenschaftliches Beiheft zum PSO Magazin. 1992;7:26-44.

Kasper S, Wehr TA. The role of sleep and wakefulness in the genesis of depression and mania. L'Encephale. 1992;18:45-50.

Kasper S, Fuger J, Möller HJ. Comparative efficacy of antidepressants. Drugs 1992a;43:11-23.

Kasper S, Fuger J, Ruhrmann S, et al. Klinischer Stellenwert der selektiven Serotonin-Wiederaufnahmehemmer (SSRI). Fortschr Neurol Psychiatr. 1992b;60(Sonderheft 2):193.

Kasper S, Ruhrmann S, Haase T, Möller HJ. Recurrent brief depression and its relationship to seasonal affective disorder. Eur Arch Clin Neurosci. 1992c;242:20-26.

Kasper S, Ruhrmann S, Möller HJ. Light therapy in (West) Germany. Bulletin of the Society of Light Treatment and Biological Rhythms. 1992d;5:20-24.

Kasper S, Kasper A. Langzeitbehandlung affektiver Störungen. Nervenarzt. 1994;65:578-589.

Kasper S, Neumeister A. Epidemiology of seasonal affective disorders (SAD) and its subsyndromal form (S-SAD). In: Beigel A, Lobez Ibor JJ, Costa e Silva JA, eds. Past, present and future of psychiatry. IX. World Congress of Psychiatry. Singapore New Jersey: World Scientific; 1994.

Kasper S, Ruhrmann S, Haase T, Möller HJ. Evidence for a seasonal form of recurrent brief depression (RBD-seasonal). Eur Arch Psychiatry Clin Neurosci. 1994;244:205-210.

Kasper S, Ruhrmann S, Neumann S, Möller HJ. Use of light therapy in German psychiatric hospitals. Eur Psychiatry. 1994;9:288-292.

Kasper S, Ruhrmann S, Schuchardt HM. The effects of light therapy in treatment indications other than seasonal affective disorder (SAD). In: Jung EG, Holick MF. Biological Effects of Light 1993. Berlin New York: Walter de Gruyter; 1994.

Kasper S, Möller HJ. Antidepressive Psychopharmakotherapie: Selektive Serotonin-Wiederaufnahmehemmer (SSRI) als neues Wirkprinzip. Dtsch Ärzteblatt 1995;92:275-279.

Kasper S, Neumeister A. Treatment indications for light therapy. Acta Neuropsychiatrica. 1995;7:44-46.

Kasper S, Kapitany T, Neumeister A, Rieder N. Der antidepressive Effekt der Lichttherapie. In: Helmchen H, Hippius H, Hrsg. Psychiatrie für die Praxis 21. München: Medizin Verlag; 1995.

Kasper S, Heßelmann B, Tauscher J. Therapeutischer Schlafentzug und Lichttherapie als Modelle zur Erforschung antidepressiver Behandlungsverfahren. Psychiatria Danubina. 1996;8:133-141.

Kasper S, Neumeister A, Rieder N, et al. Serotonergic mechanisms in the pathophysiology and treatment of seasonal affective disorder. In: Holick MF, Jung EG, eds. Biologic Effects of Light 1995. Proceedings of a Symposium Atlanta, USA, October 9-11, 1995. Berlin New York: Walter de Gruyter; 1996.

Kasper S, Praschak-Rieder N. Diagnosis and treatment of subsyndromal seasonal affective disorder. In: Judd LL, Saletu B, Filip V, Hrsg. Basic and Clinical Science of Mental and Additive Disorders. Bibliotheca Psychiatrica No. 167. Basel: Karger; 1997.

Kasper S, Neumeister A. Non-pharmacological treatments for depression – focus on sleep deprivation and light therapy. In: Briley M, Montgomery S, eds. Antidepressant therapy – at the dawn of the third millennium. London: Martin Dunitz; 1998.

Kastin A, Ehrensing R, Schalch D, et al. Improvement in mental depression with decreased thyrotropin response after administration of thyrotropin-releasing hormone. Lancet. 1972;2:740-742.

Kathol R. Endocrine disorders. In: Rundell J, Wise M, eds. Textbook of Consultation-Liaison Psychiatry. Washington: American Psychiatric Press; 1996.

Kathol R, Jaeckle R, Lopez J, Meller W. Consistent reduction of ACTH responses to stimulation with CRH, vasopressin and hypoglycaemia in patients with major depression. Br J Psychiatry. 1989;155:468-478.

Kato T, Winokur G, Coryell W, Keller MB, Endicott J, Rice J. Parent-of-origin effect in transmission of bipolar disorder. Am J Med Genet. 1996;67:546-550.

Katon W, Sullivan MD. Depression and chronic medical illness. J Clin Psychiatry. 1990;51(Suppl 6): 3-11.

Katon W, Lin E, v. Korff M, et al. The predictors of persistence of depression in primary care. J Affect Disord. 1994;31:81-90.

Katona CLE, Bell GT. Depression and dysphoria in old age. In: Burton SW, Akiskal HS, eds. Dysthymic disorder. London: Gaskell; 1990:49-68.

Katsanis J, Iacono WG, Beiser M. Relationship of lateral ventricular size to psychophysiological measures and short-term outcome. Psychiatry Research. 1991;37:115-129.

Katschnig H, Pakesch G, Egger-Zeidner E. Life stress and depressive subtypes: a review of present diagnostic criteria and recent research results. In: Katschnig H, ed. Life events and psychiatric disorders: controversial issues. Cambridge: Cambridge University Press; 1986.

Katz MM, Koslow SH, Maas JW, et al. The timing, specificity and clinical prediction of tricyclic drug effects in depression. Psychol Med. 1987;17:297-309.

Kaufmann P. Gemüt und Gefühl als Komplement der Vernunft. Frankfurt / Main; 1992.

Kavanagh DJ. Recent developments in expressed emotion and schizophrenia. Br J Psychiatry. 1992;160:601-620.

Kawada Y, Hattori M, Fukuda R, Arai H, Inoue R, Nanko S. No evidence of linkage or association between tyrosine hydroxylase gene and affective disorder. J Affect Disord. 1995;34:89-94.

Kayser A, Howard D, Nies A, et al. Response to phenelzine among depressed patients with features of hysteroid dysphoria. Am J Psychiat. 1988;142:486-488.

Keck PE jr, McElroy SL, Nemeroff CB. Anticonvulsants in the treatment of bipolar disorder. J Neuropsychiatry Clin Neurosci. 1992a;4:395-405.

Keck PE Jr, McElroy SL, Vuckowic A, Friedman LM. Combined valproate and carbamazepine treatment of bipolar disorder. J Neuropsychiatry Clin. Neurosci. 1992b;4:319-322.

Keck PE, McElroy SL, Strakowski SM, et al. Outcome and comorbidity in first- compared with multiple-episode mania. J Nerv Ment Dis. 1995;183: 320-324.

Keck PE, McElroy SL, Knetz GF, Sax KW. Clinical Features of Mania in Adulthood. In: Shulman KJ, Tohen M, Kutcher SP, eds. Mood Disorders Accross the Life Span. New York: Wiley-Liss; 1996a.

Keck PE, McElroy SL, Strakowski SM. New developments in the pharmacologic treatment of schizoaffective disorder. J Clin Psychiatry. 1996b;57(suppl. 9):41-48.

Keitner GI. Depression and families – impact and treatment. Washington D.C.: American Psychiatric Press; 1990.

Keitner GI, Baldwin LM, Epstein NB. Family functioning in patients with affective disorder: A review. International Journal of Family Psychiatry. 1985;6:405-437.

Keitner GI, Miller IW. Family functioning and major depression: An overview. Am J Psychiatry. 1990;147:1128-1137.

Kell MJ. Opiate dependence, comorbidity and seasonality of birth. J Addict Dis. 1995;14:19-34.

Keller MB. The course of manic-depressive illness. J Clin Psychiatry. 1988;49(Suppl.):4-7.

Keller MB, Shapiro RW. "Double Depression": Superimposition of acute depressive episodes on chronic depressive disorders. Am J Psychiatry. 1982;39:438-442.

Keller MC, Klerman GL, Lavori PW, et al. Treatment received by depressed patients. JAMA. 1982a;248:1848-1855.

Keller MB, Shapiro RW, Lavori PW, Wolfe N. Relapse in major depressive disorder: Analysis with the life table. Arch Gen Psychiatry. 1982b;39:911-915.

Keller MB, Lavori PW, Endicott J, Coryell W, Klerman GL. "Double Depression": two-year follow up. Am J Psychiatry 1983;140:689-694.

Keller MB, Lavori PW, Coryell W, et al. Differential outcome of pure manic, mixed/cycling, and pure depressive episodes in patients with bipolar illness. JAMA 1986;255:3138-3142.

Keller MB, Sessa FM. Dysthymia: development and clinical course. In: Burton SW, Akiskal HS, eds. Dysthymic Disorder. London: Gaskell; 1990.

Keller MB, Lavori TW, Mueller TI, et al. Time to recovery, chronicity, and levels of psychopathology in major depression: a 5-year prospective follow-up of 431 subjects. Arch Gen Psychiatry 1992;49:809-816.

Keller MB, Russell CW. Dysthymia. In: Widiger ThA, Frances AJ, Pincus HA, Ross R, First MB, Davis WE, eds. DSM-IV Sourcebook. vol.2. Washington D.C.: American Psychiatric Association; 1996.

Kellner CH, Rubinow DR, Post RM. Cerebral ventricular size and cognitive impairment in depression. J Affect Disord 1986;10:215-9.

Kellner MB, Neher F. A first episode of mania after age 80. Can J Psychiatry 1991;36:607-608.

Kelsoe JR, Ginns EI, Egeland JA, et al. Re-evaluation of the linkage relationship between chromosome 11p loci and the gene for bipolar affective disorder in the Old Order Amish. Nature. 1989;342:238-243.

Kelsoe JR, Kristbjarnarson H, Bergesch P, et al. A genetic linkage study of bipolar disorder and 13 markers on chromosome 11 including the D2 dopamine receptor. Neuropsychopharmacology. 1993;9:293-301.

Kelsoe JR, Remick RA, Sadovnick AD, et al. Genetic linkage study of bipolar disorder and the serotonin transporter. Am J Med Genet. 1996a;67:215-217.

Kelsoe JR, Sadovnick AD, Kristbjarnarson H, et al. Possible locus for bipolar disorder near the dopamine transporter on chromosome 5. Am J Med Genet. 1996b;67:533-540.

Kemali D, Maj M, Ariano MG, Fabrazzo M, Amati A. Response to lithium prophylaxis in schizoaffective psychoses. In: Kemali D, Racagni G, eds. Advances in biochemical psychopharmacology. vol.40. Treatments in neuropsychiatry. New York: Raven; 1985.

Kendell RE. The Classification of Depressive Illness. London: Oxford University Press; 1968.

Kendell RE. The role of diagnosis in psychiatry. Oxford: Blackwell; 1975.

Kendell RE. Long-term follow-up studies: A commentary. Schizophr Bull. 1988;14:663-667.

Kendell RE, McGuire RJ, Connor Y, Cox J.L. Mood changes in the first threee weeks after childbirth. J Affect Disord. 1981a;3:317-326.

Kendell RE, Rennie D, Clarke JA, Dean C. The social and obstetric correlates of psychiatric admission in the puerperium. Psychol Med. 1981b;11:341-350.

Kendell RE, Chalmers JC, Platz C. Epidemiology of puerperal psychoses. Br J Psychiat. 1987;150:662-673.

Kendler KS. The diagnostic validity of melancholic major depression in a population-based sample of female twins. Arch Gen Psychiatry. 1997;54:299-304.

Kendler KS, Gruenberg AM. An independent analysis of the Danish adoption study of schizophrenia. Arch Gen Psychiatr. 1984;41:555-564.

Kendler KS, Gruenberg AM, Tsuang MT. A DSM-III family study of the nonschizophrenic psychotic disorders. Am J Psychiatry. 1986;143:1098-1105.

Kendler K, Martin N, Heath A, Handelsman D, Eaves L. A twin study of the psychiatric side effects of oral contraceptives. J Nerv Ment Dis. 1988;176:153-160.

Kendler KS, Neale MC, Kessler RC, Heath AC, Eaves LJ. A population-based twin study of major depression in women. The impact of varying definitions of illness. Arch Gen Psychiatry. 1992;49:257-266.

Kendler KS, Pedersen N, Johnson L, Neale MC, Mathe AA. A pilot Swedish twin study of affective illness, including hospital- and population-ascertained subsamples. Arch Gen Psychiatry. 1993;50:699-700.

Kendler KS, Gruenberg AM, Kinney DK. Independent diagnoses of adoptees and relatives as defined by DSM-III in the provincial and national samples of the Danish Adoption Study of Schizophrenia. Arch Gen Psychiatry. 1994a;51:456-468.

Kendler KS, Neale MC, Kessler RC, Heath AC, Eaves LJ. The clinical characteristics of major depression as indices of the familial risk to illness. Br J Psychiatry. 1994b;165:66-72.

Kendler KS, McGuire M, Gruenberg AM, Walsh D. Examining the validity of DSM-III-R schizoaffective disorder and ist putative subtypes in the Roscommen Family Study. Am J Psychiatry. 1995;152:755-764.

Kennedy S, Thompson R, Stancer HC, Roy A, Persad E. Life events precipitating mania. Br J Psychiatry. 1983;142:398-403.

Kennedy S, Tighe S, McVey G, et al. Melatonin and cortisol "switches" during mania, depression, and euthymia in a drug-free bipolar patient. J Nerv Ment Dis. 1989;177:300-303.

Kennedy SH, Javanmard M, Vaccarino FJ. A review of functional neuroimaging in mood disorders: positron emission tomography and depression. Can J Psychiatry. 1997;42:467-75.

Kerbeshian J, Burd L, Klug MG. Comorbid Tourette's disorder and bipolar disorder: an etiologic perspective. Am J Psychiatry. 1995;152:1646-1651.

Kerkhofs M, Hoffman G, De Maertelaer V. Sleep EEG recordings in depressive disorders. J Affect Disord. 1985;9:47-53.

Kerkhofs M, Missa J, Mendlewicz J. Sleep electroencephalographic measures in primary major depressive disorder: Distincion between DST suppressor and nonsuppressor patients. Biol Psychiatry. 1986;21:225-228.

Kernberg OF. Wut und Haß. Übersetzung: Trunk Ch. Stuttgart: Klett-Cotta; 1997.

Kerr TA, Schapira K, Roth M. The relationship between premature death and affective disorders. Br J Psychiatry. 1969;115:1277-1282.

Keshavan MS. Iatrogenic depression. In Robertson MM, Katona CLE, eds. Depression and physical illness. vol 6. Chichester: Wiley & Sons; 1997.

Keshavan MS, David AS, Narayanen HS, Satish P. "On-off" phenomena and manic-depressive mood shifts: case report. J Clin Psychiatry. 1986;47:93-94.

Keshavan MS, Reynolds CF, Miewald J, Montrose D. Slow-wave sleep deficits and outcome in schizophrenia and schizoaffective disorder. Acta Psychiatr Scand. 1995;91:289-292.

Kessel JB, Verghese C, Simpson GM. Neurotoxicity related to lithium and neuroleptic combinations? A retrospective review. J Psychiatry Neurosci. 1992;17:28-30.

Kessing LV, Mortensen PB, Bolwig TG. Clinical consequences of sensitisation in affective disorder:

a case register study. J Affect Disord. 1998;47:41-47.

Kessler RC, McGonagle KA, Zhao S, et al. Lifetime and 12-month prevalence of DSM-III-R psychiatric disorders in the United States. Results from the National Comorbidity Survey. Arch Gen Psychiatry. 1994;51:8-19.

Kessler RC, Nelson CB, McGonagle KA, Liu J, Swartz M, Blazer DG. Comorbidity of DSM-III-R major depressive disorder in the general population: results from the US National Comorbidity Survey. Br J Psychiatry. 1996;168(suppl. 30):17-30.

Kessler RC, Rubinow DR, Holmes C, Abelson JM, Zhao S. The epidemiology of DSM-III-R bipolar I disorder in a general population survey. Psychol Med. 1997a;27;1079-1089.

Kessler RC, Zhao S, Blazer DG, Swartz M. Prevalence, correlates, and course of minor depression and major depression in the national comorbidity survey. J Affect Disord. 1997b;45:19-30.

Ketter TA, Pazzaglia PJ, Post RM. Synergy of carbamazepine and valproic acid in affective illness: a case report and review of the literature. J Clin Psychopharmacology. 1992;12:276-281.

Ketter T, Malow B, Flamini R. Anticonvulsant withdrawal emergent psychopathology. Neurology. 1994;44:55-61.

Ketter TA, Andreason PJ, George MS, et al. Anterior paralimbic mediation of procaine-induced emotional and psychosensory experiences. Arch Gen Psychiatry. 1996;53:59-69.

Ketter TA, George MS, Kimbrell TA, Willis MW, Benson BE, Post RM. Neuroanatomical models and brain imaging studies. In: Young LT, Joffe RT, eds. Bipolar Disorder. Biological Models and their clinical application. New York: Marcel Dekker, Inc; 1997:179-217.

Kettering RL, Harrow M, Grosman L, Meltzer HY. The prognostic relevance of delusions in depression: A follow-up study. Am J Psychiatry. 1987;144:1154-1160.

Kety S, Rosenthal D, Wender PH, Schulsinger F. Mental illness in the biological and adoptive families of adopted schizophrenics. Am J Psychiatry. 1971;128:302-306.

Khoury MJ, Beaty TH, Cohen BH. Fundamentals of genetic epidemiology. New York Oxford: Oxford University Press; 1993.

Kielholz P. Diagnostik und Therapie der depressiven Zustandsbilder. Schweiz med Wschr. 1957.

Kielholz P. Depressive illness: Diagnosis, assessment, treatment. Bern: Huber; 1972.

Kielholz P, Hrsg. Die larvierte Depression. Bern Stuttgart Wien: Huber; 1973.

Kiloh LG. Pseudo-dementia. Acta Psychiatric Scand. 1961;37:336-351.

Kimura S, Fujito T, Wakabayashi T. A contribution to the course and prognosis of the atypical psychosis. Folia Psychiatrica et Neurologica Japonica. 1980;34:419-432.

King DA, Heller K. Depression and the response of others: Is the effect specific? Journal of Abnormal Psychology. 1986;95:410-411.

Kinkelin M. Verlauf und Prognose des manisch-depressiven Irreseins. Schweiz Arch Neurol Psychiat. 1954;73:100-146.

Kirby GH. The catatonic syndrome and its relation to manic-depressive insanity. J Nerv Ment Dis. 1913;40:694-704.

Kiriike N, Izumiya Y, Nishiwaki S, et al. TRH test and DST in schizoaffective mania, mania, and schizophrenia. Biol Psychiatry. 1988;24:415-422.

Kirkegaard C, Faber J, Hummer L, et al. Incrased levels of TRH in cerebrospinal fluid from patients with endogenous depression. Psychoneurodenocrinology. 1979;4:227-237.

Kirkpatrick C. Factors in marital adjustment. American Journal of Sociology. 1937;43:270-283.

Kirn L. Die periodischen Psychosen. Eine Abhandlung. Stuttgart: Enke; 1878.

Kirov K. Untersuchungen über den Verlauf zykloider Psychosen. Psychiat Neurol med Psychol. 1972a;24:726-732.

Kirov K. Untersuchung über die Behandlung atypischer phasischer Psychosen. Psychiatr Neurol Med Psychol. 1972b;24:160-165.

Kirov K. Untersuchungen über die Behandlung zykloider Psychosen. In: Bräunig. Emotionspsychopathologie und zykloide Psychosen. Schattauer; 1995:217-221.

Kishimoto A, Omura F, Inoue K, Tsutsui T, Okazaki T, Hazama H. A comparative study of carbamazepine and lithium for prophylaxis of bipolar affective disorder. Clin Pharmacol Ther. 1984;35:251.

Kishimoto H, Takazu O, Ohno S, et al. 11C-glucose metabolism in manic and depressed patients. Psychiatry Res. 1987;22:81-8.

Kisker KP, Meyer JE, Müller M, Strömgren E. BandII/2. Klinische Psychiatrie 2. vol. II/2. Berlin Heidelberg New York: Springer;1972.

Kissling W, Lauter H. Indikation und Durchführung der Elektrokrampftherapie. In: Möller HJ, Hrsg. Therapie psychiatrischer Erkrankungen. Stuttgart: Enke; 1993:312-317.

Kivelä SL, Pahkala K, Laippala P. Prevalence of depression in an elderly population in Finland. Acta Psychiat Scand. 1994;78:401-413.

Klages U, Hippius H, Müller-Spahn F. Atypische Neuroleptika, Pharmakologie und Klinische Bedeutung. Fortschr Psychiatr Neurol. 1993;61:390-398.

Klages W. Der menschliche Antrieb. Stuttgart: Thieme; 1967a.

Klages W. Zur Struktur der chronischen endogenen Depressionen. In: Panse F, Hrsg. Problematik, Therapie und Rehabilitation der chronischen endogenen Depressionen. Stuttgart: Enke; 1967b.

Klaiber EL, Broverman DM, Vogel W, Kobayashi Y. Estrogen therapy for severe persistent depressions in women. Arch Gen Psychiatry 1979;36:550-554.

Klein DF. Delineating two drug responsive anxiety syndromes. Psychopharmacologica. 1964;5:397-401.

Klein DF, Gittelman R, Quitkin R, Rifkin A. Diagnosis and drug treatment of psychiatric disorders. Baltimore: Williams and Wilkins; 1981.

Klein DF, Quitkin FM. Problems with and promises of monoamine oxidase inhibitors. Psychopharmacol Bull. 1986;22:7-11.

Klein DN, Depue RA. Continued impairment in persons at risk for bipolar affective disorder: Results of a 19 month follow-up study. J Abnorm Psychol. 1984;93:345-347.

Klein DN, Depue RA, Slater JF. Cyclothymia in the adolescent offspring of parents with bipolar affective disorder. J Abnorm Psychol. 1985;94:115-127.

Klein DN, Depue RA, Krauss SP. Social adjustment in the offspring of parents with bipolar affective disorder. J Psychopath Behav Assess. 1986;8:355-366.

Klein DN, Depue RA, Slater JF. Inventory indentification of cyclothymia: IX. Validation in offspring of bipolar I patients. Arch Gen Psychiatry. 1986;43:441-445.

Klein DN, Clark DC, Dansky L, Margolis E. Dysthymia in the offspring of parents with primary unipolar affective disorder. J Abnorm Psychol. 1988a;97:265-274.

Klein DN, Taylor EB, Dickstein S, Harding K. The early-late onset distinction in DSM-III-R dysthymia. J Affect Disord. 1988b;14:25-33.

Klein DN, Taylor EB, Harding K, Dickstein S. Double depression and episodic major depression: demographic, clinical, familial, personality and socioenvironmental characteristics and short-term outcome. Am J Psychiatry. 1988c;145:1226-1231.

Klein DN, Taylor EB, Harding EB, Dickstein S. The unipolar-bipolar distinction in the characterological mood disorders. J Nerv Ment Dis. 1990;178:318-323.

Klein DN, Riso LP, Donaldon SK, et al. Family study of early-onset dysthymia. Mood and personality disorders in relatives of outpatients with dysthymia and episodic major depression and normal controls. Arch Gen Psychiatry. 1995;52:487-496.

Kleinman A. Depression, Somatization in the new cross-cultural psychiatry. Social Science and Medicine. 1977;11:3-10.

Kleinman A. Social origins of distress and disease: depression, neurasthenia and pain in Modern China. New Haven: Yale University Press; 1986.

Kleist K. Die klinische Stellung der Motilitätspsychosen (Vortrag auf der Versammlung des Vereins bayerischer Psychiater, München, 6.-7-6-1911). Z Gesamte Neurol Psychiatr, Referate. 1911;3:914-977

Kleist K. Die Streitfrage der akuten Paranoia. Ein Beitrag zur Kritik des manisch-depressiven Irreseins. Z ges Neurol Psychiat Originalien. 1911;5:366-387.

Kleist K. Über die gegenwärtigen Strömungen in der klinischen Psychiatrie. Referate Naturf.-Vers. Innsbruck 1924. Allg. Z. Psychiatrie. 1924;81:389-393.

Kleist K. Über zykloide Degenerationspsychosen, besonders Verwirrtheits- und Motilitätspsychosen. Arch Psychiatry. 1926;78:100-115.

Kleist K. Über zykloide, paranoide und epileptoide Psychosen und über die Frage der Degenerationspsychosen. Schweiz Arch Neurol Psychiatr. 1928;23:3-37.

Kleist K. Die Gliederung der neuropsychischen Erkrankungen. Monatsschrift Psychiatrie und Neurologie. 1953;125:526-554.

Klerman GL. Combining drugs and psychotherapy in the treatment of depression. In: Greenblatt M, ed. Drugs in combination with other therapies. New York: Grune & Stratton; 1975:67-81.

Klerman GL. The spectrum of mania. Compr Psychiatry. 1981;22:11-20.

Klerman GL. Approaches to the phenomena of comorbidity. In: Maser JD, Cloninger CR, eds. Comorbidity of mood and anxiety disorders. Washington: American Psychiatric Press; 1990:13-37.

Klerman GL, Cole JO. Clnical pharmacology of imipramine and related antidepressant compounds. Pharmacol Rev. 1965;17:101-141.

Klerman GL, Di Mascio A, Weissman MM, Prusoff BA, Paykel ES. Treatment of depression by drugs and psychotherapy. Am J Psychiatry. 1974;131:186-91.

Klerman GL, Weissman MM, Rounsaville BJ, Chevron ES. Interpersonal psychotherapy of depression. New York: Basic Books; 1984.

Klerman GL, Lavori PN, Rice J, et al. Birth cohort trends in rates of major depressive disorder among relatives of patients with affective disorder. Arch Gen Psychiatry. 1985;42:689-693.

Klerman GL, Weissman MM. Increasing rates of depression. JAMA. 1989;261:2229-2235.

Klerman GL, Leon AC, Wickramaratne P, et al. The role of drug and alcohol abuse in recent increases in depression in the US. Psychol Med. 1996;26:343-351.

Klibansky R, Panofsky E, Saxl F. Saturn und Melancholie. Studien zur Geschichte der Naturphilosophie und Medizin, der Religion und der Kunst. 2.Aufl. Frankfurt am Main: Suhrkamp; 1994.

Klimitz H. Depressive Störungen und Ehezufriedenheit. Regensburg: Roderer; 1986.

Kline NS. From sad to glad. Kline on depression. New York: Ballantine Books; 1974.

Knobil E. The GnRH pulse generator. Am J Obstet Gynecol. 1990;163:1721-1727.

von Knörring AL, Cloninger CR, Bohman M, Sigvardsson S. An adoption study of depressive disorders and substance abuse. Arch Gen Psychiatry.1983;40:943 –950.

Knowles JB, Cairns J, McLean AW, et al. The sleep of remitted bipolar depressives: Comparison with sex and age-matched controls. Can J Psychiatry. 1986;31:295-298.

Kochanska G, Kouczynski L, Radke-Yarrow M, Welsh J. Resolution of control episodes between well and affectively ill mothers and their young child. Journal of Abnormal Child Psychology. 1987;15:441-456.

Kocsis JH. Chronic depression: The efficacy of pharmacotherapy. In: Akiskal HS, Cassano GB, eds. Dysthymia and spectrum of chronic depressions. New York London: The Guilford Press; 1997.

Kocsis JH, Brown RP, Frances A, et al. Imipramine for treatment of chronic depression. Psychopharmacol Bull. 1985;21:698-700.

Kocsis JH, Frances AJ, Voss C, Mann JJ, Mason BJ, Sweeney J. Imipramine treatment for chronic depression. Arch Gen Psychiatry. 1988;45:253-7.

Koegel P, Burnam MA, Farr RK. The prevalence of specific psychiatric disorders among homeless individual in the inner city of Los Angeles. Arch Gen Psychiatry. 1988;45:1085-1092.

Koenig HG, Blazer DG. Epidemiology of geriatric affective disorders. Clin Geriatr Med. 1992;8:235-251.

Koenig HG, Cohen HJ, Blazer DG, Krishnan KRR, Sibert TE. Profile of depressive symptoms in younger and older medical inpatients with major depression. J Am Geriatr Soc. 1993;41:1169-1176.

Kolada JL, Bland RC, Newman SC. Epidemiology of psychiatric disorders in Edmonton. Obsessive-compulsive disorder. Acta Psychiatr Scand. 1994;Suppl. 376:24-35.

König A, Riemann D, Vollmann J, et al. Die Kombination von Schlafentzug und anschließender Schlafphasenvorverlagerung bei depressiven Patienten. In: Kasper S, Möller H-J, Hrsg. Therapeutischer Schlafentzug-Klinik und Wirkmechanismen. Wien New York: Springer; 1996:41-54.

Kopp P. Psychiatrisches bei Thomas von Aquin. Z Neur. 1935;152:178-196.

v. Korff M, Simon G. The relationship between pain and depression. Br J Psychiatry. 1996;168(suppl. 30):101-108.

Körner J, Fritze J, Propping P. HLA-DR2-frequencies in affective disorders. Brit J Psychiat. 1990a;156:907-908.

Körner J, Fritze J, Propping P. RFLP alleles at the tyrosine hydroxylase locus: no association found to affective disorders. Psychiatry Res. 1990b;32:275-280.

Kornhuber J, Weller M. Patient selection and remission rates with the current practice of electroconvulsive therapy in Germany. Conv Therapy. 1995;11:104-109.

Korszun A, Hinderstein B, Wong M. Comorbidity of depression with chronic facial pain and temporomandibular disorders. Oral Surg Oral Med Oral Pathol Oral Radiol Endod. 1996;82:496-500.

Kotin J, Goodwin FK. Depression during mania: clinical observations and theoretical implications. Am J Psychiatry. 1971;129:55-62.

Koukopoulos A, Reginaldi D, Laddomada P, Floris G, Serra G, Tondo L. Course of the manic-depressive cycle and changes caused by treatment. Pharmacopsychiatric Neuropsychopharmacology. 1980;13:156-167.

Koukopoulos A, Caliari B, Tundo A, et al. Rapid cyclers, temperament, and antidepressants. Compr Psychiatry. 1983;24:249-258.

Koukopoulos A, Girardi P, Proietti R, Gaston A. Consideratzioni diagnostiche e terapeutiche sulla depressione agitata intesa come stato misto affettivo. Minerva Psichiatr. 1989;30:283-286.

Kovacs M. Affective disorders in children and adolescents. Am Psychologist 1989;44:209-215.
Kovacs M. Chronic depression in childhood. In: Akiskal HS, Cassano GB, eds. Dysthymia and the spectrum of chronic depressions. New York London: The Guilford Press; 1997.
Kovacs M, Feinberg TL, Crouse-Novak MA, Paulauskas SL, Finkelstein R. Depressive disorders in childhood: I. A longitudinal prospective study of characteristics and recovery. Arch Gen Psychiatry. 1984;41:229-237.
Kovacs M, Gatsonis C, Paulauskas SL, Richards C. Depressive disorders in childhood. IV. A longitudinal study of comorbidity with and risk for anxiety disorders. Arch Gen Psychiatry. 1989;46:776-782.
Kovacs M, Goldston D. Cognitive and social cognitive development of depressed children and adolescents. Special Section: Longitudinal research. J Am Acad Child Adolesc Psychiatry. 1991;30:388-392.
Kovacs M, Akiskal HS, Gatsonis C, Parrone PL. Childhood-onset dysthymic disorder. Clinical features and prospective naturalistic outcome. Arch Gen Psychiatry. 1994;51:365-374.
Kovacs M, Pollock M. Bipolar disorder and comorbid conduct disorder in childhood and adolescence. J Am Acad Child Adolesc Psychiatry. 1995;34:715-723.
Koyama T, Meltzer H. A biochemical and neuroendocrine study of the serotonergic system in depression. In: Hippius H, Klerman GL, Matussek N, eds. New Results in Depression Research. New York: Springer-Verlag; 1986:169-188.
Kraemer HC. Statistical issues in assessing comorbidity. Statistics in Medicine. 1995;14:721-33.
Kraepelin E. Compendium der Psychiatrie. 1. Auflage. Leipzig: Abel; 1883.
Kraepelin E. Psychiatrie. Ein kurzes Lehrbuch für Studierende und Ärzte. 2. Gänzlich umgearbeitete Auflage des „Compendium". 2. Auflage. Leipzig: Abel; 1887.
Kraepelin E. Psychiatrie. 3. Auflage. Leipzig: Abel; 1889.
Kraepelin E. Psychiatrie. 4.Aufl. Leipzig: J.A. Barth; 1893.
Kraepelin E. Psychiatrie. 5. Auflage. Leipzig: Barth; 1896.
Kraepelin E. Psychiatrie. 6. Auflage. Leipzig: Barth; 1899a.
Kraepelin E. Die klinische Stellung der Melancholie. Mschr Psychiatr Neurol. 1899b;6:325-335.
Kraepelin E. Psychiatrie. 7. Auflage. Leipzig: Barth; 1903/04.
Kraepelin E. Vergleichende Psychiatrie. Cbl Nervenheilk Psychiat. 1904a;27:433-437.
Kraepelin E. Psychiatrisches aus Java. Cbl Nervenheilk Psychiat. 1904b;27:468-469.
Kraepelin E. Psychiatrie. 8. Aufl. Leipzig: Barth; 1909.
Kraepelin E. Psychiatrie. Ein Lehrbuch für Studierende und Ärzte. III. Bd. Klinische Psychiatrie. II. Teil (8. Vollständig umgearbeitete Aufl.) Leipzig: Johann Ambrosius Barth; 1913.
Kraepelin E. Die Erscheinungsformen des Irreseins. Z Gesamt Neurol Psychiatrie. 1920;62:1 -29.
Krafft-Ebing R v. Die Melancholie. Eine klinische Studie. Erlanger: Enke; 1874.
Krafft-Ebing R. Lehrbuch der Psychiatrie. 4.Aufl. Stuttgart: Ferdinand Enke Verlag; 1890.
Kral VA, Emery OB. Long-term follow-up of depressive pseudodementia of the aged. Can J Psychiatry. 1989;34:445-446.
Kramer AD, Feiguine RJ. Clinical effects of amitriptyline in adolescent depression: a pilot study. J Am Acad Child Adolesc Psychiatry. 1981;20:636-644.
Kramer M, German PS, Antoni JC. Patterns of mental disorders among the elderly residence of Eastern Baltimore. J Am Geriatr Soc. 1985;33:236-245.
Krämer G. Carbamazepin-induzierte Veränderungen von Laborparametern und ihre klinische Relevanz. In: Krämer G, Hopf HC, Hrsg. Carbamazepin in der Neurologie. Stuttgart: Thieme; 1987:107-124.
Kranz H. Das Thema des Wahns im Wandel der Zeit. Fortschr Neurol Psychiatr. 1955;23:58-72.
Kranz H. Der Begriff des Autismus und die endogenen Psychosen. In: Kranz H, Hrsg. Psychopathologie heute. Stuttgart: Thieme; 1962.
Kranz H. Symptomwandel schizophrener und zyklothymer Psychosen. In: Huber G, Kranz H, Hrsg. Schizophrenie und Zyklothymie. Stuttgart: Thieme; 1969.
Kraus A. Der Typus melancholicus in östlicher und westlicher Forschung: Der japanische Beitrag M. Shimodas zur prämorbiden Persönlichkeit Manisch-Depressiver. Nervenarzt. 1971;42:481-483.
Kraus A. Sozialverhalten und Psychose Manisch-Depressiver. In: Glatzel J, Krüger H, Scharfetter C, Hrsg. Forum der Psychiatrie. Neue Folge 3. Stuttgart: Enke; 1977.
Kraus A. Rollendynamische Aspekte bei Manisch-Depressiven. In: Kisker KP, Lauter H, Meyer JE, et al., Hrsg. Psychiatrie der Gegenwart 5. Dritte, völlig neu gestaltete Auflage. Berlin, Heidelberg, New York, London, Paris, Tokyo: Springer; 1987.
Kraus A. Der Manisch-Depressive und sein Partner. Daseinsanalyse. 1989;6:106-120.

Krauthammer C, Klerman GL. Secondary mania. Arch Gen Psychiatry. 1978;35:1333-1339.

Krauthammer C, Klerman GL. The epidemiology of mania. In: Shopsin B, Hrsg. Manic illness. New York: Raven Press; 1979.

Kreitman N. Die Epidemiologie des Suizid und Parasuizid. In: Kisker KP, Lauter H, Meyer JE, Müller K, Strömgren E, Hrsg. Psychiatrie der Gegenwart 3. Auflage. Berlin: Springer-Verlag; 1986.

Kreitman N, Philip AE, Greer S, Bagley C. Parasuicide. Br J Psychiatry. 1970;116:460-464.

Kretschmer. Körperbau und Charakter. 1.-21. Auflage. Berlin: Springer; 1921-1950.

Kripke DF, Risch SC, Janowsky D. Bright white light alleviates depression. Psychiat Res. 1983;10:105-112.

Kripke DF, Robinson D. Ten years with a lithium group. McLean Hospital Journal. 1985;10:1-11.

Kripke DF. Timing of phototherapy and the occurrence of mania. Biol Psychiatry. 1991;29:1156.

Kripke DF, Gillin JC, Mullaney DJ, et al. Treatment of major depressive disorders by bright white light for 5 days: In: Halaris A, ed. Chronobiology and psychiatric disorders. Amsterdam: Elsevier; 1987.

Kripke DF, Mullaney DJ, Savides TJ, et al. Phototherapy for Nonseasonal Major Depressive Disorders. In: Rosenthal NE, Blehar MC, eds. Seasonal Affective Disorders and Phototherapy. New York: Guilford Press; 1989:342-356.

Krishnan K, Manepalli A, Ritchie J, et al. Growth hormone-releasing factor stimulation test in depression. Am J Psychiatry. 1988;145:190-192.

Krishnan K, Ritchie J, Saunders W, et al. Adrenocortical sensitivity to low dose ACTH administration in depressed patients. Biol Psychiatry. 1990;27:930-933.

Krishnan K, Doraiswamy P, Lurie S, et al. Pituitary size in depression. J Clin Endocrinol Metab. 1991;72:256-259.

Krishnan K, Rayasam K, Reed D, et al. The CRF corticotropin-releasing factor stimulation test in patients with major depression: Relationship to dexamethasone suppression test results. Depression. 1993;1:133-136.

Kröber HL. Die Persönlichkeit bipolar manisch-depressive Erkrankter. Nervenarzt. 1988a;59:319-329.

Kröber HL. Bipolare Persönlichkeit und manische Aussage. In: Janzarik W, ed. Persönlichkeit und Psychose. Stuttgart: Enke; 1988b:172-178.

Kröber HL. Bedeutungen der chronischen Manie. Nervenarzt. 1989;60:745-749.

Kröber HL, Adam R, Scheidt R. Einflüsse auf die Rückfälligkeit bipolar Manisch-Depressiver. Nervenarzt. 1998;69:46-52.

Kroessler D. Relative efficacy rates for therapies of delusional depression. Convulsive Therapy. 1985;1:173-182.

Kronauer RE. Circadian rhythms. In: Cooper R, ed. Sleep. London Glasgow New York: Chapman & Hall; 1994:96-134.

Kronauer RE, Czeisler CA, Pilato S. Mathematical model of the human circadian system with two interacting oscillators. Am J Physiol. 1982;242:R3–R17.

Kronmüller KT, Hartmann M, Stucke W, Herzog W. Interpersonale Diagnostik mit SYMLOG und dem Inventar Interpersoneller Probleme (IIP). In: Kröger F, Hrsg. SYMLOG. [im Druck].

Krüger S, Cooke RG, Hasey GM, Jorna T, Persad EJ. Comorbidity of obsessive compulsive disorder in bipolar disorder. J Affect Disord. 1995;34:117-120.

Krüger S, Bräuning P, Young LT. Biological treatment of rapid-cycling bipolar disorder. Pharmakopsychiat. 1996;29:167-175.

Küfferle B, Lenz G. Classification and course of schizo-affective psychoses. Follow-up of patients treated with Lithium. Psychiatr clin. 1983;16:169-177.

Kuhn TS. The structure of scientific revolutions. 2nd ed. Chicago: University Press; 1970.

Kuhs H. Depressive delusion. Psychopathology. 1991;24:106-114.

Kuhs H, Tölle R. Schlafentzug (Wachtherapie) als Antidepressivum. Fortschr Neurol Psychiatr. 1986;54:341-355.

Kuiper PC. Seelenfinsternis. Die Depression eines Psychiaters. Frankfurt: Fischer; 1991.

Kuipers L, Bebbington P. Expressed emotion research in schizophrenia: Theoretical and clinical implications. Psychol Med. 1988;18:893-909.

Kumar A, Mozley D, Dunham C, et al. Semiquantitative I-123 IMP SPECT studies in late onset depression before and after treatment. Int J Geriatr Psychiatry. 1991;6:775-777.

Kumar A, Miller D. Neuroimaging in late-life mood disorders. Clin Neurosci. 1997;4:8-15.

Kumar R. Postnatal mental illness: a transcultural perspective. Soc Psychiatry Epidemiol. 1994;29:250-264.

Kumar R, Robson KM. A Prospective study of emotional disorders in childbearing women. Br J Psychiatry. 1984;144:35-47.

Kunjukrishnan R, Bradford JMW. Schizophrenia and major affective disorder: forensic psychiatric issues. Can J Psychiatry. 1988;33:723-733.

Kupfer BJ, Frank E, Perel JM, et al. 5-Year-Outcome of maintenance therapies in recurrent depression. Arch Gen Psychiatry. 1992;49:769-773.

Kupfer DJ. REM latency: A psychobiologic marker for primary depressive disease. Biol Psychiatry. 1976;11:159–173.

Kupfer DJ. Lessions to be learned from long-term treatment of affective disorders: Potential utility in panic disorder. J Clin Psychiatry. 1991;52:12-16.

Kupfer DJ, Foster FG. Interval between onset of sleep and rapid-eye-movement sleep as an indicator of depression. Lancet. 1972;2:684-686.

Kupfer DJ, Himmelhoch JM, Swartzburg M. Hypersomnia in manic-depressive disease. Dis Nerv Syst. 1972;33:720-724.

Kupfer DJ, Foster FG, Coble P, McPartland RJ, Ulrich RF. The application of EEG sleep for the differential diagnosis of affective disorders. Am J Psychiatry. 1978;135:69-74.

Kupfer DJ, Broudy D, Spiker DG, Neil JF, Coble PA. EEG sleep and affective psychoses: I. Schizoaffective disorders. Psychiatry Research. 1979;1:173-178.

Kupfer DJ, Gillin JC, Coble PA. REM sleep, naps, and depression. Psychiatry Res. 1981;5:195-203.

Kupfer DJ, Reynolds CF, Ulrich RF, Grochocinski VJ. Comparison of automated REM and slow wave sleep analysis in young and middle-aged depressed subjects. Biol Psychiatry. 1986;21:189–200.

Kupfer DJ, Frank E, Grochocinski VJ, Gregor M, McEachran A. Electroencephalographic sleep profiles in recurrent depression. Arch Gen Psychiatry. 1988a;45:678-681.

Kupfer DJ, Carpenter LL, Frank E. Possible role of antidepressants in precipitating mania and hypomania in recurrent depression. Am J Psychiatry. 1988b;145:804-808.

Kupfer DJ, Perel JM, Frank EL. Adequate treatment with imipramine in continuation treatment. J Clin Psychiatry. 1989;50:250-255.

Kupfer DJ, Reynolds CF. Sleep and affective disorders. In: Paykel ES, ed. Handbook of affective disorders. 2nd ed. Edinburgh London Madrid: Churchill Livingstone; 1992.

Kupperman HS, Blatt MHG, Wiesbaden H, Filler W. Comparative clinical evaluation of estrogren preparation by the menopausal and amenorrhoel indices. J Clin Endocrinol. 1953;13:88-91.

Kutcher S, Boulos C, Ward B, et al. Response to desipramine treatment in adolescent depression: a fixed-dose placebo-controlled trial. J Am Acad Child Adolesc Psychiatry. 1994;33:686-694.

Kye CH, Waterman GS, Ryan ND, et al. Randomized, controlled trial of amitriptyline in the acute treatment of adolescent major depression. J Am Acad Child Adolesc Psychiatry. 1996;35:1139-1144.

Labbate LA, Lafer B, Thibault A, Sachs GS. Side effects induced by bright light treatment for seasonal affective disorder. J Clin Psychiat. 1994;55:189-191.

Labhardt F. Die schizophrenieähnlichen Emotionspsychosen. Ein Beitrag zur Abgrenzung schizophrenieartiger Zustandsbilder. Berlin Göttingen Heidelberg: Springer; 1963.

LaBuda MC, Maldonado M, Marschall D, Otten K, Gerhard DS. A follow-up report of a genome search for affective disorder predisposition loci in the Old Order Amish. Am J Hum Genet. 1996;59:1343-1362.

Lachman HM, Morrow B, Shprintzen R, et al. Association of codon 108/158 catechol-O-methyltransferase gene polymorphism with the psychiatric manifestations of velo-cardio-facial syndrome. Am J Med Genet. 1996;67:468-472.

Lachman HM, Kelsoe JR, Remick RA, et al. Linkage studies suggest a possible locus for bipolar disorder near the velo-cardio-facial syndrome region on chromosome 22. Am J Med Genet. 1997;74:121-128.

Lackner U, Haltenhof H, Blankenburg W. Partnerbeziehungen monopolar endogen und neurotisch Depressiver: Eine vergleichende Untersuchung. Nervenarzt. 1996:67(suppl.1):S105.

Lader M. Neuroleptic induced deficit syndrome. J Clin Psychiatry. 1993;54:493-500.

Lader M. Anxiety of depression during withdrawal of hypnotic treatments. J Psychosom Res. 1994;38:113-123.

Laegreid L, Hagberg G, Lundberg A. Neurodevelopment in late infancy after prenatal exposure to benzodiazepines - a prospective study. Neuropediatrics. 1992;23:60-67.

Lambert PA. Acute prophylactic therapies of patients with affective disorders using valpromide (dipropylacetamide). In: Emrich HM, Okuma T, Müller AA, eds. Anticonvulsants in affective disorders. Amsterdam: Excerpta Medica; 1984:33-44.

Lambert PA, Carraz G, Borselli S, Carrel S. Action neuropsychotrope d´un nouvel antiépileptique: Le Dépamide. Ann Med Psychol. 1966;1:707-710.

Lambert PA, Carraz G, Borselli S, Bouchardy M. Le dipropyl-acetamide dans le traitement de la psychose maniaco-depressive. L´Encephale. 1975;1:25-31.

Lanczik M. Perimenopausal auftretende affektive Syndrome. Psycho. 1997;23:424-429.

Lanczik M, Fritze J, Beckmann H. Puerperal and cycloid psychoses. Results of a retrospective study. Psychopathology. 1990;23:220-227.

Lanczik M, Beckmann H. Historical aspects of affective disorders. In: Feighner JP, Boyer WF, eds. The Diagnosis of Depression. Chicester: John Wiley & Sons; 1991.

Lanczik M, Fritze J. Leonhard-Klassifikation endogener Psychosen - erste biologische Befunde und differentialtherapeutische Erwägungen. Fortschr. Neurol Psychiat. 1992;60:296-304.

Landolt H. Serial electroencephalographic investigations during psychotic episodes in epileptic patients and during schizophrenic attacks. In: d. Haas AML, ed. Lectures on epilepsy. Amsterdam: Elsevier; 1958 .

Lang PJ. The varieties of emotional experience: A meditation on James-Lange theory. Psychol Rev. 1994;101:211-221.

Lange C. Die Gemütsbewegungen. Würzburg: Kurt Kabitsch; 1910.

Lange E. Der mißglückte erweiterte Suizid. Ähnliche Deliktsituationen und ihre kriminologische und psychiatrische Beurteilung. Zentralblatt der gesamten Neurologie und Psychiatrie. 1963;173:105.

Lange J. Über Melancholie. Zeitschrift für die gesamte Neurologie und Psychiatrie. 1926;101:293-319.

Lange J. Die endogenen und reaktiven Gemütserkrankungen. In: Bumke O, ed. Handbuch der Geisteskrankheiten. vol.2. Berlin: Springer; 1928.

Lange V. Genetic markers for schizophrenic subgroups. Psychiatria clin. 1982;15:133-144.

Lange V. What can genetics contribute to reduce the problems of schizoaffective psychoses? Psychiatria clin. 1983;16:224-233.

Langer B. Die Entwicklung des Bipolaritätsbegriffes. (Dissertation zur Erlangung des akademischen Grades Dr. med.). Medizinische Fakultät der Martin-Luther-Universität Halle- Wittenberg. 1994.

Langer G, Schönbeck G. Klinische Pharmakologie der Antidepressiva. In: Langer G, Heiman H, Hrsg. Psychopharmaka. Grundlagen und Therapie. Wien: Springer; 1983:96-110.

Langer S, Raisman R. Binding of {3H}imipramine and {3H}desipramine as biochemical tools for studies in depression. Neuropharmacology. 1983;22:407-413.

Lasch K, Weissman M, Wickramaratne P, Bruce ML. Birth-cohort changes in the rate of mania. Psychiatry Res. 1990;33:31-37.

Lauer CJ, Riemann D, Wiegand M, Berger M. From early to late adulthood: Changes in EEG sleep for depressed patients and healthy volunteers. Biol Psychiatry. 1991;29:979-993.

Lauer CJ, Schreiber W, Holsboer F, Krieg J-C. In quest of identifying vulnerability markers for psychiatric disorders by all-night polysomnography. Arch Gen Psychiatry. 1995;52:145-153.

Lauer CJ, Schreiber W, Modell S, Huber J, Holsboer F, Krieg J-C. Sleep changes specific for major depression are a vulnerability marker for affective disorders. J Sleep Res. 1996;5:120.

Lauter H. Die anankastischen Depressionen. Arch.Psychiatr. Z Ges Neurol. 1962;203:433-451.

Lauterbach EC, Jackson JG, Wilson AN, Dever GE, Kirsh AD. Major depression after left posterior globus pallidus lesions. Neuropsychiatry Neuropsychol Behav Neurol. 1997;10:9-16.

Laux G. Chronifizierte Depressionen. Stuttgart: Enke; 1986.

Laux G. Dosiserhöhung, Titration eines optimalen Wirkspiegels und Infusionstherapie als effiziente Möglichkeiten der Behandlung therapieresistenter Depressionen mit Antidepressiva. In: Möller HJ, Hrsg. Therapieresistenz unter Antidepressivabehandlung. Berlin Heidelberg: Springer; 1990.

Laux G. Pharmakopsychiatrie. Stuttgart Jena New York: G. Fischer; 1992a.

Laux G. Bestimmung von Plasmaspiegeln unter Therapie mit Antidepressiva. Fortschr Neurol Psychiatr. 1992b;60. Sonderheft 2:100.

Laux G, König W. Infusionstherapie bei Depressionen. 3.Aufl. Stuttgart: Hippokrates; 1992.

Lavori PN, Klerman GL, Keller MB, Reich T, Rice J, Endicott J. Age-period-cohort analysis of secular trends in onset of major depression: findings in siblings of patients with major affective disorder. J Psychiatr Res. 1987;21:23-35.

Lavori PW. Double diagnosis: The role of the prior odds on each disorder. In: Maser JD, Cloninger CR, eds. Comorbidity of mood and anxiety disorders. Washington: American Psychiatric Press; 1990:681-692.

Law A, Richard CW, Cottingham RW Jr, Lathrop GM, Cox DR, Myers RM. Genetic linkage analysis of bipolar affective disorder in an Old Order Amish pedigree. Hum Genet. 1992;88:562-568.

Law M, Thomson S, Wald N. Assessing possible hazards of reducing serum cholesterol. Br Med J. 1994;308:373-379.

Lay B, Schmidt MH, Blanz B. Course of adolescent psychotic disorder with schizoaffective episodes. Eur Child Adolesc Psychiatry. 1997;6:32-41.

Lazarus AA. Multimodal behavioral treatment of depression. Behavior Therapy. 1974;4: 549-554.

Lazarus J, McGregor A, Ludgate M, et al. Effect of lithium carbonate therapy on thyroid immune status in manic depressive patients: A prospective study. J Affect Disord. 1986;11:155-160.

Lazarus RS. On the primacy of cognition. Am Psychologist. 1984;39:124-129.

Lazarus RS, Kanner AD, Folkman S. Emotions: A cognitive-phenomenological analysis. In: Plutchik R, Kellerman H, eds. Emotion. Theory, research and experience. vol. 1. (Theories of emotion). New York: Academic Press; 1980.

Leboyer M, Malafosse A, Boularand S, et al. Tyrosine hydroxylase polymorphisms associated with manic-depressive illness. Lancet. 1990;335:1219.

Lechleitner M, Hoppichler F, Konwalinka G, Patsch J, Braunsteiner H. Depressive symptoms in hypercholesterolemic patients treated with pravastatin. Lancet. 1992;340:910.

Leckman JF, Gershon ES, McGinniss MH, Targum SD, Dibble ED. New data do not suggest linkage between the Xg blood group and bipolar illness. Arch Gen Psychiatry. 1979;36:1435-1441.

Lee AS, Murray RM. The long-term outcome of Maudsley depressives. Br J Psychiatry. 1988;153:741-751.

Lee CK, Kwak YS, Yamamonto J, et al. Psychiatric epidemiology in Korea. Part I: Gender and age differences in Seoul. J Nerv Ment Dis. 1990a;178:242-246.

Lee CK, Kwak YS, Yamamonto J,et al. Psychiatric epidemiology in Korea. Part II: Urban and rural differences. J Nerv Ment Dis. 1990b;178:247-252.

Leeb B, Mundt Ch, Fiedler P, Ernst S, Lober H, Münzel C. "Verdeckte Kritik" – ein neues Kriterium zur Bestimmung des Expressed Emotion Index nach dem Five Minute Speech Sample bei Partnern depressiver Patienten. Nervenarzt. 1993;64:727-729.

Leeper RW. A motivational theory of emotion to replace emotion as disorganized response. Psychol Rev. 1948;55:5-21.

Leff JP. Psychiatry around the globe. London: Gaskell; 1988.

Leff JP. Transcultural aspects. In: Paykel ES, ed. Handbook of affective disorders. 2nd ed. Edinburgh: Churchill Livingstone; 1992.

Leff JP, Fischer M, Bertelsen AC. A cross-national epidemiological study of mania. Br J Psychiatry. 1976;129:428-442.

Lehmann HF. Therapy-resistant depression - A clinical classification. Pharmacopsychiat. 1988;7:156-163.

Leibbrand W, Wettley A. Der Wahnsinn. Freiburg München: Karl Alber; 1961.

Leibenluft E, Fiero PL, Bartko JJ, Moul DE, Rosenthal NE. Depressive symptoms and the self-reported use of alcohol, caffeine, and carbohydrates in normal volunteers and four groups of psychiatric outpatients. Am J Psychiatry. 1993a;150:294-301.

Leibenluft E, Moul DE, Schwartz PJ, et al. A clinical trial of sleep deprivation in combination with antidepressant medication. Psychiat Res. 1993b;46:213-227.

Leidesdorf M. Pathologie und Therapie der psychiatrischen Erkrankungen. Erlangen: Enke; 1860.

Lemke R. Über die vegetative Depression. Psychiatr Neurol Med Psychol. 1949;1:161-166.

Lenox RH, Newhouse PA, Creelman WL, Whitaker TM. Adjunctive treatment of manic agitation with lorazepam versus haloperidol: a double-blind study. J Clin Psychiatry. 1992;53:47-52.

Lenz G, Wolf R, Simhandl C, Topitz A, Berner P. Langzeitprognose und Rückfallprophylaxe der schizoaffektiven Psychosen. In: Marneros A, Hrsg. Schizoaffektive Psychosen. Diagnose, Therapie und Prophylaxe. Berlin Heidelberg New York: Springer; 1989.

Lenz H. Das Wandeln des Bildes der Depression. Wien. Medizinische Wochenschrift. 1957;107:528-530.

Leonhard K. Eigenartige Tagesschwankungen des Zustandbildes bei Parkinsonismus. Zeitschrift für die gesamte Neurologie und Psychiatrie. 1931a;134:76-82.

Leonhard K. Episodische Dämmerzustände (Kleist) mit gleichartiger Vererbung. Monatsschrift für Psychiatrie und Neurologie. 1931b;81:226.

Leonhard K. Atypische endogene Psychosen im Lichte der Familienforschung. Z ges Neurol Psychiatrie. 1934;149:520-562.

Leonhard K. Involutive und idiopathische Angstdepression. Leipzig: Thieme; 1937.

Leonhard K. Das ängstlich-ekstatische Syndrom aus innerer Ursache (Angst- Eingebungspsychosen) und äußerer Ursache (Symptomatische Psychosen). Allg Z Psychiatry. 1939a;110:101-142.

Leonhard K. Fragen der Erbbegutachtung bei den atypischen Psychosen. Allg Z Psychiatrie. 1939b;112:391.

Leonhard K. Aufteilung der endogenen Psychosen. Berlin: Akademie Verlag; 1957a.

Leonhard K. Die cycloiden, meist als Schizophrenien verkannten Psychosen. Psychiatrie Neurologie und Medizinische Psychologie. 1957b;91:359-365.

Leonhard K. Cycloid psychoses-endogenous psychoses which are neither schizophrenic nor manic-depressive. J Ment Sci (Br J Psychiatry). 1961;107:632-648.

Leonhard K. Die präpsychotischen Temperamente bei den monopolaren und bipolaren phasischen Psychosen. Psychiatrie Neurologie (Basel). 1963;146:105-115.

Leonhard K. Differenzierte Diagnostik der endogenen Psychosen, abnormen Persönlichkeitsstrukturen und neurotischen Entwicklungen. 4.Aufl. Berlin: Verlag Gesundheit; 1963/1991.

Leonhard K. Bedeutung der Zwillingsgeburten für die Entstehung zykloider Psychosen. Psychiat Neurol med Psychol. 1976a;28:89-98.

Leonhard K. Zwillingsuntersuchungen mit einer differenzierten Diagnose der endogenen Psychosen - Psychisch-soziale Einflüsse bei gewissen schizophrenen Formen. Psychiat Neurol med Psychol. 1976b;28:78-88.

Leonhard K. Genese der zykloiden Psychosen. Psychiatr Neurol med Psychol. 1981;33:145-157.

Leonhard K. Is the concept of schizoaffective psychoses prognostically of value? Psychiatr Clin. 1983;16:178-185.

Leonhard K. Biologische Psychologie. 6. Aufl. Stuttgart: S. Hirzel; 1993.

Leonhard K. Aufteilung der endogenen Psychosen und ihre differenzierte Ätiologie. Beckmann H, Hrsg. 7. Neubearbeitet und ergänzte Aufl. Stuttgart New York: Thieme; 1995a.

Leonhard K. Meine Person und meine Aufgaben im Leben. Leonhard V, Hrsg. Hildburghausen: Frankenschwelle H.J. Salier; 1995b.

Leonhard K, von Trostorff S. Prognostische Diagnose der endogenen Psychosen. Jena: Fischer; 1964.

Lepiné JP. Comorbidity des troubles anxieux et depressifs: perspectives epidemiologiques. Encephale. 1994;20:683-692.

Lepine JP, Lellouch J. Classification and epidemiology of social phobia. Eur Arch Psychiatry Clin Neurosci. 1995;244:290-296.

Lepine JP, Pelissolo A, Weiller E, Boyer P, Lecrubier Y. Recurrent brief depression: clinical and epidemiological issues. Psychopathology. 1995;28(Suppl 1):86-94.

Lerer B, Weiner RD, Belmaker RH. ECT: basic mechanisms. London Paris: J. Libbey; 1984.

Lerer B, Shapira B, Calev A, et al. Antidepressant and cognitive effects of twice- versus three-times-weekly ECT. Am J Psychiatry. 1995;152:564-570.

Lesch K, Laux G, Pfuller H, et al. Growth hormone response to GH-releasing hormone in depression. J Clin Endochrinol Metab. 1987;65:1278-1281.

Lesch K, Mayer S, Disselkamp-Tietze J, Hoh A, Osterheider M, Schulte H. 5-HT1A receptor responsivity in unipolar depression. Evaluation of ipsapirone-induced ACTH and cortisol secretion in patients and controls. Biol Psychiatry. 1990;28:620-628.

Lesperance F, Frasure-Smith N, Talajic M. Major depression before and after myocardial infarction: Its nature and consequences. Psychosomat Med. 1996;58:99-110.

Levenson J. Cardiovascular disease. In: Stoudemire A, Fogel B, eds. Psychiatric care of the medical patient. New York Oxford: University Press; 1993.

Leventhal H, Scherer KR. The relationship of emotion to cognition: A functional approach to a semantic controversy. Cognition and Emotion. 1987;1:3-28.

Levitt AJ, Joffe RT, Ennis J, Macdonald C, Kutcher SP. The prevalence of cyclothymia in borderline personality disorder. J Clin Psychiatry. 1990;51:335-339.

Levitt AJ, Joffe RT, Brecher D, MacDonald C. Anxiety disorders and anxiety symptoms in a clinic sample of seasonal and non-seasonal depressives. J Affect Disord. 1993;28:51-56.

Levitt AJ, Wesson VA, Russell M, et al. A controlled comparison of light box and head-mounted units in the treatment of seasonal depression. J Clin Psychiatry. 1996;57:105-110.

Lewine RRJ. Anhedonia and the Amotivational State of Schizophrenia. In: Marneros A, Andreasen NC, Tsuang MT, eds. Negative versus Positive Schizophrenia. Berlin Heidelberg: Springer; 1991.

Lewinsohn PM. Clinical and theoretical aspects of depression. In: Calhoun KS, Adams HE, Mitchell KM, eds. Innovative treatment methods in psychopathology. New York: Wiley; 1974a.

Lewinsohn PM. A behavioral approach to depression. In: Friedman RJ, Katz MM, eds. The psychobiology of depression. New York: Wiley; 1974b.

Lewinsohn PM. Activity schedules in the treatment of depression. In: Thoreson CE, Kromholtz ID, eds. Counseling methods. New York: Holt; 1976.

Lewinsohn PM, Mischel W, Chapilin W, Barton R. Social competence and depression: the role of illusory self-perception? J Abnorm Psychology. 1980;89:203-12.

Lewinsohn PM, Antonuccio DA, Steinmetz-Breckinridge JL, Teri L. The coping with depression course. Eugene OR: Castalia Publishing; 1984.

Lewinsohn PM, Rohde P, Seeley JR, Hops H. Comorbidity of unipolar depression: I. Major depression with dysthymia. J Abnorm Psychol. 1991;100:205-213.

Lewinsohn PM, Hops H, Roberts RE, Seeley JR, Andrews JA. Adolescent psychopathology: I. Prevalence and incidence of depression and other

DSM-III-R disorders in high school students. J Abnorm Psychol. 1993;102:133-144.

Lewinsohn PM, Clarke GN, Seeley JR, Rohde P. Major depression in community adolescents: age at onset, episode duration, and time to recurrence. J Am Acad Child Adolesc Psychiatry. 1994a;33:809-818.

Lewinsohn PM, Rohde P, Hautzinger M. Kognitive Verhaltenstherapie depressiver Störungen im Jugendalter. Forschungsergebnisse und Behandlungsempfehlungen. Psychotherapeut. 1994b;39:353-359.

Lewinsohn PM, Klein DN, Seeley JR. Bipolar disorder in a community sample of older adolescents: prevalence, phenomenology, comorbidity and course. J Am Acad Child Adolesc Psychiatry. 1995;34:454-463.

Lewis A. Melancholia: a clinical survey of depressive states. J Ment Sci. 1934;80:277-378.

Lewis CE. Neurochemical mechanisms of chronic antisocial behavior (psychopathy): literature review. J Nerv Ment Dis. 1991;12:720-727.

Lewis D, Smith R. Steroid-induced psychiatric syndromes: a report of 14 cases and a review of the literature. J Affect Disord. 1983;5:319-332.

Lewis D, McChesney C. Tritiated imipramine binding distinguishes among subtypes of depression. Arch Gen Psychiatry. 1985;42:4685-488.

Lewis DO, Feldman M, Greene M, Martinez-Mustardo Y. Psychomotor epileptic symptoms in six patients with bipolar mood disorders. Am J Psychiatry. 1984;141:1583-1586.

Lewis MS, Pietrowski ZA. Clinical diagnosis of manic-depressive psychosis. Am Psychopathol Ass. 1954:25-38.

Lewy AJ, Kern HA, Rosenthal NE, Wehr TA. Bright artificial light treatment of a manic-depressive patient with a seasonal mood cycle. Am J Psychiatry. 1982;139:1496-1498.

Lidberg L, Tuck JR, Asberg M, Scalia-Tomba GP, Bertilsson L. Homocide, suicide ans CSF 5-HIAA. Acta Psychiatr Scand. 1985;71:230-236.

Liebowitz MR, Quitkin FM, Stuart JW, et al. Phenelcine vs. Imipramine in atypical depression. Arch Gen Psychiatry. 1984;41:669-677.

van Lieburg MJ. Famous depressives. Organon International; 1988.

Lim LC, Nöthen MM, Körner J, et al. No evidence of association between dopamine D4 receptor variants and bipolar affective disorder. Am J Med Genet. 1994;54:259-263.

Lim LC, Powell J, Sham P, et al. Evidence for a genetic association between alleles of monoamine oxidase A gene and bipolar affective disorder. Am J Med Genet. 1995;60:325-331.

Linden M, Hautzinger M, Hoffmann N. Discriminant analysis of depressive interactions. Behavior Modification. 1983;7:403-422.

Linden M, Maier W, Achberger M, Herr R, Helmchen H, Benkert O. Psychische Störungen und ihre Behandlung in Allgemeinarztpraxen in Deutschland. Nervenarzt. 1996;67:205-215.

Lindhout D, Meinardi H. Spina bifida and in-utero exposure to valproate (letter). Lancet. 1984;2:396.

Lindhout D, Omtzigt JGC. Pregnancy and the risk of teratogenicity. Epilepsia. 1992;33(suppl.4):41-48.

Lindvall M, Hagnell O, Ohman R. Epidemiology of cycloid psychosis-a prospective longitudinal study of incidence and risk in the 1947 cohort of the Lundby study. Eur Arch Psychiatr Neurol Sci. 1986;236:109-118.

Linehan MM. One population or two? Ann NY Acad Sci. 1986;487:16-33.

Linehan M. Cognitive-behavioral treatment of borderline personality disorder. New York: Guilford Press; 1993.

Lingjaerde O, Bratlid T, Hansen T, Gøtestam KG. Seasonal affective disorder and midwinter intersomnia in the far north: Studies on two related chronobiological disorders in Norway. Clin. Neuropharmacol. 1986;9(Suppl 4):187-189.

Linkowski P, van Wettere J-P, Kerkhofs M, et al. Suicidal Behavior and the Thyrotropin-Releasing Hormone-Thyroid-Stimulating Hormone Test: A Clinical Outcome Study. Neuropsychobiology. 1984;112:19-22.

Linkowski P, Mendlewicz J, LeClercq R, et al. The 24-hour profile of adrenocorticotropin and cortisol in major depressive illness. J Clin Endocrinol Metab. 1985a;61:429–438.

Linkowski P, van Cauter E, LeClercq R, et al. ACTH, cortisol and growth hormone 24-hour profiles in major depressive illness. Acta Psychiatr Belg. 1985b;85:615-623.

Linkowski P, Kerkhofs M, Rielaert C, Mendlewicz J. Sleep during mania in manic-depressive males. Eur Arch Psychiatr Neurol Sci. 1986;235:339-341.

Linnoila V, Virkkunen M, Scheinin M, et al. Low cerebrospinal fluid 5-hydroxyindoleacetic acid concentration diffentiates impulsive from non-impulsive violent behavior. Life Sci. 1983;33:2609-2614.

Linnoila V, Virkkunen M. Aggression, suicidality and serotonin. J Clin Psychiatry. 1992;53(suppl):46-51.

Lish JD, Dime-Meenan S, Whybrow PC, Price RA, Hirschfeld RMA. The National Depressive and Manic-depressive Association (DMDA) survey of bipolar members. J Affect Disord. 1994;31:281-294.

Lishman WA. Organic Psychiatry. Oxford: Blackwell; 1978.

Lishman WA. Organic Psychiatry: The psychological consequences of cerebral disorder. (3rd edition). Oxford London Edinburgh: Blackwell Science; 1998.

Liskow B, Othmer E, Penick EC, DeSouza C, Gabrielli W. Is Briquet's syndrome a heterogeneous disorder? Am J Psychiatry. 1986;143 .

Lobo A, Saz P, Marcos G, Dia JL, Camara Cdl. The prevalence of dementia and depression in the elderly community in a southern European population. The Zaragoza study. Arch Gen Psychiatry. 1995;52:497-506.

London WP, Taylor BM. Bipolar disorders in a forensic setting. Compr Psychiatry. 1982;23:33-37.

Long T, Kathol R. Critical review of data supporting affective disorder caused by nonpsychotropic medication. Ann Clin Psychiatry. 1993;5:259-270.

Lonnqvist J, Sihvo S, Syvälahti E, et al. Moclobemide and fluoxetine in atypical depression: a double-blind trial. J Affect Disord. 1994;32:169-177.

Loomis AL, Harvey EN, Hobart G. Electric potentials of the human brain. J Exp Psychology. 1936;19:249-279.

Loosen P, Prange AJ. Serum thyrotropin response to thyrotropin-releasing hormone in psychiatric patients: A review. Am J Psychiatry. 1982;139:405-416.

López-Ibor JJ. Depressive Äquivalente. In: Kielholz P, Hrsg. Die larvierte Depression. Bern Stuttgart Wien: Huber; 1973.

Löscher W. Neurophysiologische und neurochemische Grundlagen der Wirkung von Antiepileptika. Fortschr Neurol Psychiat. 1987;55:145-157.

Loudon JB, Blackburn IN, Ashworth CM. A study of the symptomatology and course of manic illness Using a new scale. Psychol Med. 1977;7:723-729.

Lovett LM, Shaw DM. Outcome in bipolar affective disorder after stereotactic tractotomy. Br J Psychiatry. 1987;151:113-116.

Luborsky L. Principles of psychoanalytic psychotherapy: A manual for Supportive-Expressive Treatment. New York: Basic Books; 1984.

Luchins D, Meltzer H. Ventricular size and psychosis in affective disorder. Biol Psychiatry. 1983;18:1197-1198.

Luchins D, Lewine R, Meltzer H. Lateral ventricular size, psychopathology, and medication response in the psychoses. Biol Psychiatry. 1984;19:29-44.

Lucotte G, Landoulsi A, Berriche S, David F, Babron MC. Manic depressive illness is linked to factor IX in a French pedigree. Ann Genet. 1992;35:93-95.

Ludwig AM. Creative achievement and psychopathology: comparison among professions. Am J Psychother. 1992;46:330-354.

Ludwig AM. Mental illness and creative activity in female writers. Am J Psychiatry. 1994;151:1650-1656.

Lundquist G. Prognosis and course in manic-depressive psychoses. A follow-up study of 319 first admissions. I. Introduction. Acta Psychiat Neurol. 1945a;35(Suppl.):7-15.

Lundquist G. Prognosis and course in manic-depressive psychoses. A follow-up study of 319 first admissions. II. Review of the literatur. Acta Psychiat Neurol. 1945b;35(Suppl.):16-30.

Luxenburger H. Zwillingsforschung als Methode der Erbforschung beim Menschen. In: Just G, Bauer KH, Hanhart E, Lange J, Hrsg. Handbuch der Erbbiologie des Menschen. Bd II. Berlin: Springer; 1940:213-248.

Lyketsos CG, Schwartz J, Fishman M, Treisman G. AIDS mania. J Neuropsychiatry Clin Neurosci. 1997;9:277-279.

Lyons W. Emotion. Hampshire: Gregg Revivals; 1993.

Lyons W. Philosophy, the emotions, and psychopathology. In: Flack WF, Laird JD, eds. Emotions in psychopathology. Theory and research. New York Oxford: Oxford University Press; 1998.

Maas JW. Biogenic amines and depression. Arch Gen Psychiatry 1975;32:1357-1361.

Maas J, Fawcett J, Dekirmenjian H. Catecholamine metabilism, depressive illness and drug response. Arch Gen Psychiatry. 1972;26:252-262.

MacKinnon DF, McMahon FJ, Simpson SG, McInnis MG, DePaulo JR. Panic disorder with familial bipolar disorder. Biol Psychiatry. 1997;42:90-95.

McCarley RW, Hobson JA. Neuronal excitability modulation over the sleep cycle: a structural and mathematical model. Science. 1975;189:58-60.

McClellan JM, Werry JS, Ham M. A follow-up study of early onset psychosis: comparison between outcome diagnoses of schizophrenia, mood disorders, and personality disorders. J Autism Dev Disord. 1993;23:243-262.

McClellan J, Werry J. Practice parameters for the assessment and treatment of children and adolescents with bipolar disorder. J Am Acad Child Adolesc Psychiatry. 1997;36:138-157.

McCue RE. Using tricyclic antidepressants in the elderly. Clinics in Geriatric Medicine. 1992;8:323-334.

McCullough JP, McCune KJ, Kaye AL, et al. One-year prospective replication study of an untreated

sample of community dysthymia subjects. J Nerv Ment Dis.1994a;182:396-401.
McCullough JP, McCune KJ, Kaye AL, et al. Comparison of a community dysthymia sample at screening with a matched group of nondepressed community controls. J Nerv Ment Dis. 1994b;182:402-407.
McDaniel JS, Johnson KM, Rundell JR. Psychiatric disorders in general hospital patients. Mania. In: Rundell JR, Wise MG. ed. The American Psychiatric Press textbook of consultation-liaison psychiatry. Washington DC London: American Psychiatric Press; 1996.
McDaniel S, Hepworth J, Doherty W. Medical family therapy. New York: Basic Books; 1992.
McDonald W, Krishnan K, Doraiswamy P, Blazer D. Occurrence of subcortical hyperintensities in elderly subjects with mania. Psychiatry Res. 1991;40:211-220.
McElroy SL. Clinical overview and gender issues in mixed states. Proceedings of APA, San Diego, California; 1997.
McElroy SL, Keck PE Jr, Pope HG Jr. Sodium valproate: its use in primary psychiatric disorder. J Clin Psychopharmacol. 1987;7:16-24.
McElroy SL, Keck PE Jr, Pope HG Jr, et al. Valproate in primary psychiatric disorders: Literature review and clinical experience in a private psychiatric hospital. In: McElroy SE, Pope HG Jr., eds. Use of anticonvulsants in psychiatry: recent advances. Clifton N. J.: Oxford Health Care; 1988a:81-85.
McElroy S, Keck PE Jr, Pope HG, Hudson JI. Valproate in the treatment of rapid-cycling bipolar disorder. J Clin Psychopharmacol. 1988b;8:275-279.
McElroy SL, Dessain EC, Pope HG Jr, et al. Clozapine in the treatment of psychotic mood disorders, schizoaffective disorder, and schizophrenia. J Clin Psychiatry 1991;52:411-414.
McElroy SL, Keck PE Jr, Pope HG Jr, et al. Valproate in the treatment of bipolar disorder: Literature review and clinical guidelines. J Clin Psychopharmacol. 1992a;12:42S-52S.
McElroy SL, Keck PE, Pope HG, et al. Clinical and research implication of the diagnosis of dysphoric or mixed mania or hypomania. Am J Psychiatry. 1992b;149:1633-1644.
McElroy SL, Keck PE Jr. Rapid Cycling. In: Dunner DL, ed. Current pychiatry therapy. Philadelphia: WB Saunders; 1993a.
McElroy SL, Keck PE Jr. Treatment guidelines for valproate in bipolar and schizoaffective disorders. Can J Psychiatry. 1993b;38(suppl. 2):62-66.
McElroy SL, Keck PE Jr, Tugrul KC, et al. Valproate as a loading treatment in acute mania. Neuropsychobiology. 1993;27:146-149.
McElroy SL, Strakowski SM, Keck PE, Turgrul KL, West SA, Lonczak HS. Differences and similarities in mixed and pure mania. Compr Psychiatry. 1995;36:187-194.
McElroy SL, Keck PE, Stanton SP, et al. A randomized comparison of divalproex oral loading versus haloperidol in the initial treatment of acute psychotic mania. J Clin Psychiatry. 1996;57:142-146.
McElroy SL, Strakowski SM, West SA, Keck PE, McConville BJ. Phenomenology of adolescent and adult mania in hospitalized patients with bipolar disorder. Am J Psychiatry. 1997;154:44-49.
McFarland BH, Miller MR, Straumfjord AA. Valproate use in the older manic patient. J Clin Psychiatry. 1990;51:479-481.
McGlashan TH. Affective disorder and Axis-II comorbidity. Abstract of paper presented at the 139th annual meeting of the American Psychiatric Association. May 1986.
McGlashan TH. A selective review of recent North American long-term followup studies of schizophrenia. Schizophr Bull. 1988;14:515-542.
McGlashan TH. Comparison of adolescent- and adult-onset unipolar depression. Am J Psychiatry. 1989;146:1208-1211.
McGlashan TH, Carpenter WT Jr, Bartko JJ. Issues of design and methodology in long-term follow-up studies. Schizophr Bull. 1988;14:569-574.
McGlashan TH, Bardenstein KK. Gender differences in affective, schizoaffective and schizophrenic disorders. Schizophr Bull. 1990;16:319-330.
McGlashan TH, Williams PV. Predicting outcome in schizoaffective psychoses. J Nerv Ment Dis. 1990;178:518-520.
McGorry P, Connell S. The nosology and prognosis of pueperal psychosis: A review. Compr Psychiatry. 1990;31:519-534.
McGrath PJ, Stewart JW, Harrison W, et al. Phenelzine treatment of melancholia. J Clin Psychiatry. 1986;47:420-422.
McGrath RE, Yahia M. Preliminary data on seasonally related alcohol dependence. J Clin Psychiatry. 1993;54:260-262.
McGuffin P, Reveley A, Holland A. Identical triplets: Non-identical psychosis?. Br J Psychiat. 1982;140:1-6.
McGuffin P, Katz R. The genetics of depression and manic-depressive disorder. Br J Psychiatry. 1989;155:294-304.

McGuffin P, Katz R, Rutherford J. Nature, nurture and depression: a twin study. Psychol Med. 1991;21:329 -335.

McGuffin P, Katz R, Watkins S, Rutherford J. A hospital-based twin register of the heritability of DSM-IV unipolar depression. Arch Gen Psychiatry. 1996;53:129-136.

McInnis MG, McMahon FJ, Chase GA, Simpson SG, Ross CA, DePaulo JR Jr. Anticipation in bipolar affective disorder. Am J Hum Genet. 1993;53:385-390.

McInnis LA, Freimer NB. Mapping genes for psychiatric disorders and behavioral traits. Curr Opin Genet Dev. 1995;5:376-381.

McLean PD, Hakstian AR. Clinical depression: comparative efficacy of outpatient treatments. J Consult Clin Psychology. 1979;17:818-36.

McMahon FJ, Stine OC, Meyers DA, Simpson SG, DePaulo JR. Patterns of maternal transmission in bipolar affective disorder. Am J Hum Genet. 1995;56:1277-1286.

McNeil TF. A prospective study of postpartum psychoses in a high-risk group. 1. Clinical characteristics of the current postpartum episodes. Acta Pschiatr Scand. 1986a;74:205-216.

McNeil TF. Cycloid and affective disorders: Reproduction, motherhood, postpartum psychoses, and offspring characteristics. In: Marneros A, Tsuang MT. Affective and schizoaffective disorders. Berlin Heidelberg New York: Springer; 1986b.

McPherson H, Herbison P, Romans S. Life events and relapse in established bipolar affective disorder. Br J Psychiatry. 1993;164:417.

Maes M, Meltzer H. The Serotonin Hypothesis of Major Depression. In: Bloom F, Kupfer D, eds. Psychopharmacology: The Fourth generation of Progress. New York: Raven Press; 1995:933-944.

Magaña AB, Goldstein JM, Karno M, Miklowitz DJ, Jenkins J, Falloon IR. A brief method for assessing expressed emotion in relatives of psychiatric patients. Psychiatry Res. 1986;17:203-212.

Magee WJ, Eaton WW, Wittchen H-U, McGonagle KA, Kessler RC. Agoraphobia, simple phobia, and social phobia in the National Comorbidity Survey. Arch Gen Psychiatry. 1996;53:159-168.

Magnan V. Leçons cliniques sur des maladies mentales, 2nd edn. Paris: Bataille; 1893.

Maguire P. Depression and cancer. In: Robertson MM, Katona CLE, eds. Depression and physical illness. vol 6. Chichester: Wiley & Sons; 1997.

Mahieu B, Souery D, Lipp O, et al. No association between bipolar affective disorder and a serotonin receptor (5-HT2A) polymorphism. Psychiatry Res. 1997;70:65-69.

Maier W, Benkert O. Methodenkritik des Wirksamkeitsnachweises antidepressiver Pharmakotherapie. Nervenarzt. 1987;58:595-602.

Maier W, Lichtermann D, Klingler T, Heun R, Hallmayer J. Prevalences of personality disorders (DSM-III-R) in the community. J Personality Disorders. 1992a;6:187-196.

Maier W, Lichtermann D, Minges J, Heun R, Hallmayer J, Benkert O. Schizoaffective disorder and affective disorders with mood-incongruent psychotic features: keep separate or combine? Evidence from a family study. Am J Psychiatry. 1992b;149:1666-1673.

Maier W, Lichtermann D, Oehrlein A, Fickinger M. Depression in the community: a comparison of treated and non-treated cases in two non-referred samples. Psychopharmacology. 1992c;106:79-81.

Maier W, Lichtermann D, Minges J, Heun R, Hallmeyer J. The risk of minor depression in families of probands with major depression: Sex differences and familiality. Eur Arch Psychiatry Clin Neurosci. 1992d;242:89-92.

Maier W, Lichtermann D, Minges J, et al. Continuity and discontinuity of affective disorders and schizophrenia. Results of a controlled family study. Arch Gen Psychiatry. 1993a;50:871-883.

Maier W, Lichtermann D, Minges J, Oehrlein A, Franke P. A controlled family study in panic disorder. J Psychiatr Res. 1993b;27 Suppl:79-87.

Maier W, Herr R, Gansicke M, Lichtermann D, Houshangpour K, Benkert O. Recurrent brief depression in general practice. Clinical features, comorbidity with other disorders, and need for treatment. Eur Arch Psychiatry Clin Neurosci. 1994a;244:196-204.

Maier W, Lichtermann D, Minges J. The relationship between alcoholism and unipolar depression: A controlled family study. J Psychiatr Res. 1994b;28:303-317.

Maier W, Hallmayer J, Zill P, et al. Linkage analysis between pericentromeric markers on chromosome 18 and bipolar disorder: a replication test. Psychiatry Res. 1995a;59:7-15.

Maier W, Lichtermann D, Minges J, Delmo C, Heun R. The relationship between bipolar disorder and alcoholism: a controlled family study. Psychol Med. 1995b;25:787-796.

Maier W, Minges J, Lichtermann D, Franke P, Gansicke M. Personality patterns in subjects at risk for affective disorders. Psychopathology. 1995c;28(Suppl 2):59-72.

Maier W, Merikangas K. Co-occurrence and contransmission of affective disorders and alcoholism in families. Br J Psychiatry. 1996;168(suppl. 30):93-100.

Maier W, Falkai P, Wagner M. Schizophrenia-spectrum disorders. In: WPA-series „Evidence and Experience in Psychiatry". (in press).

Maixner S, Tandon R, Eiser A, et al. Effects of antipsychotic treatment on polysomnographic measures in schizophrenia: a replication and extension. Am J Psychiatry. 1998;155:1600-1602.

Maj J, Ariano M, Arena F, et al. Plasma cortisol, catecholamine and cyclic AMP levels, response to dexamethasone suppression test and platelet MAO activity in manic-depressive patients: A longitudinal study. Neuropsychobiology. 1984;11:168-173.

Maj M. The evolution of some European diagnostic concepts relevant to the category of schizoaffective psychoses. Psychopathology. 1984;17:158-167.

Maj M. Clinical course and outcome of schizoaffective disorders. Acta Psychiatr Scand. 1985;72:542-550.

Maj M. Response to the dexamethasone suppression test in schizoaffective disorder, depressed type. J Affect Disord. 1986;11:63-67.

Maj M. Cycloid psychotic disorder: validation of the concept by means of a follow-up and a family study. Psychopathology. 1990;23:196-204.

Maj M. Predictors of course of depression. Current Opinion in Psychiatry. 1994;7:22-25.

Maj M. Depressive syndromes and symptoms in subjects with Human Immunodeficiency Virus (HIV) infection. Br J Psychiatry. 1996;168(suppl.30):117-122.

Maj M. A Critical Reappraisal of the Concept of Neurotic Depression. In: Akiskal HS, Cassano GB, eds. Dysthymia and the Spectrum of Chronic Depressions. New York London: Guilford; 1997.

Maj M, Starace F, Kemali D. Prediction of outcome by historical, clinical and biological variables in schizoaffective disorder. J Psychiatr Res. 1987;21:289-295.

Maj M, Perris C. Patterns of course in patients with a cross-sectional diagnosis of schizoaffective disorder. J Affect Disord. 1990;20:71-77.

Maj M, Magliano L, Pirozzi R, Narasco L, Guarneri N. Validity of rapid cycling as a course specifier for bipolar disorder. Am J Psychiatry 1994;151:1015-1019.

Malan DH. Individual psychotherapy and the science of psychodynamics. London: Butterworth; 1979.

Maletta G, Mattox KM, Dysken M. Guidelines for prescribing psychoactive drugs in the elderly. Part 1. Geriatrics 1991a;46:40-47.

Maletta G, Mattox KM, Dysken M. Guidelines for prescribing psychoactive drugs in the elderly. Part 2. Geriatrics. 1991b;46:52-57.

Malitz S, Sackeim HA. Electroconvulsive therapy: clinical and basic research issues. New York: The New York Academy of Sciences; 1986.

Malone D, Dimeff R. Use of fluoxetine in depression associated with anabolic steroid withdrawal: a case series. Am J Psychiatry. 1992;53:130-132.

Mandler G. Emotion. In: Brown RW, et al., eds. New directions in psychology. New York: Holt; 1962.

Manji HK, Potter WZ. Monoaminergic systems. In: Young LT, Joffe RT, eds. Bipolar Disorder. Biological Models and their clinical application. New York: Marcel Dekker; 1997.

Mann J. Time-limited psychotherapy. Cambridge, Mass: Harvard University Press; 1973.

Mann J, Stanley M, Mc Bride P, McEwen B. Increased serotonin 2 and ß-adrenergic receptor binding in the frontal crotices of suicide victims. Arch Gen Psychiatry. 1986;43:954-959.

Manna V. Therapeutic effects of the treatment with lithium salts and/or calcium antagonists in patients with rapid polar inversion. Minerva Medica. 1991;82:757-763.

Manning DW, Frances AJ, eds. Combined pharmacotherapy and psychotherapy for depression. Washington D.C.: American Psychiatric Press Inc; 1990.

Mannuzza S, Chapman TF, Klein DF, Fyer AJ. Familial transmission of panic disorder: effect of major depression comorbidity. Anxiety. 1994;1:180-185.

Marangall L, Callahan A. Mood disorders and the thyroid axis. Curr Opin Psychiatry. 1998;11:67-70.

Markowitz JC. Psychotherapy of dysthymia. Am J Psychiatry. 1994;151:1114-21.

Markowitz JC. Comorbidity of dysthymic disorder. In: Kocsis JH, Klein DN, eds. Diagnosis and treatment of chronic depression. New York London: Guilford Press; 1995:41-57.

Markowitz JC. Psychotherapy for dysthymic disorder. Mood Disorders 1996;19:133-49.

Markowitz JC, Moran ME, Kocsis JH, Frances A. Prevalence and comorbidity of dysthymic disorder. J Affect Disord. 1992;24:63-71.

Markowitz JC, Klerman GL. Manual for Interpersonal Therapy of Dysthymic Disorder. ed. 2.1. New York: Cornell University Medical College; 1993.

Markowitz JH, Smith D, Raczynski JM, Obermann A, Williams OD, Knox S, Jacobs DR. Lack of relations of nostility, negative affect, and high-risk behavior with low plasma lipid levels in the Coronary Artery Risk Development in Young

Adults Study. Arch Intern. Med. 1997;157:1953-1959.

Marks MN, Wieck A, Checkley SA, Kumar R. Contribution of psychological and social factors to psychotic and non-psychotic relaps after childbirth in women with previous histories of affective disorder. J Affect Disord. 1992;29:253-264.

Marks M, Hodges S. Negative cognitions and attributional style in seasonal affective disorder. Paper presented at the 23rd European Congress of Behavior and Cognitive Therapies. London; September 1993.

Marneros A. Das Vorbeireden. Fortschr Neurol Psychiatr. 1979;47:479-489.

Marneros A. Hirnorganische Melancholie. Psychiatr Clin. 1982;15:212-230.

Marneros A. Kurt Schneider's „Zwischen-Fälle", „Mid-Cases" or „Cases-in-between". Psychiatria clin. 1983;16:87-102.

Marneros A. Hrsg. Schizoaffektive Psychosen. Diagnose, Therapie und Prophylaxe. Berlin Heidelberg New York: Springer; 1989a.

Marneros A. Schizoaffektive Psychosen: Ärgernis und Realität. In: Marneros A, Hrsg. Schizoaffektive Psychosen. Diagnose, Therapie und Prophylaxe. Berlin, Heidelberg, New York: Springer; 1989b.

Marneros A. Definition der schizoaffektiven Psychosen. In: Marneros A, Hrsg. Schizoaffektive Psychosen. Diagnose, Therapie und Prophylaxe. Berlin, Heidelberg, New York: Springer; 1989c.

Marneros A. Die Relevanz der Verlaufsdynamik der schizoaffektiven Psychosen für ihre Prophylaxe und Therapie. In: Marneros A, Hrsg. Schizoaffektive Psychosen. Diagnose, Therapie und Prophylaxe. Berlin, Heidelberg, New York: Springer; 1989d.

Marneros A. Stand und Perspektiven der Erforschung schizoaffektiver Störungen. In: Marneros A, Hrsg. Schizoaffektive Psychosen. Diagnose, Therapie und Prophylaxe. Berlin, Heidelberg, New York: Springer; 1989e.

Marneros A. Ausgang und Prognose der schizoaffektiven Psychosen – Aspekte der Therapie und Prophylaxe. In: Payk TR, Hrsg. Aktuelle Aspekte Psychischer Therapie. Stuttgart, New York: Schattauer; 1990.

Marneros A. Leibgefühlsstörungen als psychiatrisches Symptom. In: Möller HJ, Przuntek H, Hrsg. Therapie im Grenzgebiet von Psychiatrie und Neurologie. Berlin Heidelberg New York: Springer; 1993a.

Marneros A. Behandlung schizoaffektiver Psychosen. In: Möller HJ, Hrsg. Therapie psychiatrischer Erkrankungen. Stuttgart: Enke; 1993b:351-356.

Marneros A, Hrsg. Schizoaffektive Erkrankungen. Ein Leitfaden für Klinik und Praxis. Stuttgart: Georg Thieme; 1995a.

Marneros A. Psychotic continuum – An introduction. In: Marneros A, Tsuang MT, Andreasen NC, eds. Psychotic Continuum. Berlin, Heidelberg, New York: Springer; 1995b.

Marneros A. Erweiterter Suizid: Eine blaptophobe Finalität. Zeitschrift für Klinische Psychologie, Psychiatrie und Psychotherapie. 1997;45(2):183-195.

Marneros A. Hirnorganische Melancholie. Psycho. 1998;24:212-217.

Marneros A. Late onset mental disorders. London: Gaskell; 1999a.

Marneros A. Late onset schizoaffective disorders. In: Marneros A, ed. Late Onset Mental Disorders. London: Gaskell; 1999b.

Marneros A, Philipp M. Zyklothymie und Hirnstamm. Psychiatria Clinica. 1978;11:132-138.

Marneros A, Tsuang MT. Schizoaffective Psychoses. Berlin Heidelberg New York: Springer; 1986.

Marneros A, Deister A, Rohde A. The Cologne study on schizoaffective disorders and schizophrenia suspecta. In: Marneros A, Tsuang MT, eds. Schizoaffective psychoses. Berlin Heidelberg New York: Springer; 1986a.

Marneros A, Rohde A, Deister A, Risse A. Features of schizoaffective disorders: The „cases-in-between." In: Marneros A, Tsuang MT, eds. Schizoaffective Psychoses. Berlin Heidelberg New York: Springer; 1986b.

Marneros A, Rohde A, Deister A, Risse A. Schizoaffective psychoses: The prognostic value of the affective component. In: Marneros A, Tsuang MT, eds. Schizoaffective Psychoses. Berlin Heidelberg New York: Springer; 1986c.

Marneros A, Deister A, Rohde A. Schizophrene und schizoaffektive Psychosen. Die Langzeitprognose. In: Huber G, Hrsg. Fortschritte in der Psychosenforschung. Stuttgart, New York: Schattauer; 1987.

Marneros A, Deister A, Rohde A, Sakamoto K. Non-psychopathological features of K. Schneider's mania. The Japanese Journal of Psychiatry and Neurology. 1988a;42:17-21.

Marneros A, Deister A, Rohde A, Sakamoto K. Psychopathology of K. Schneider's Mania. The Japanese Journal of Psychiatry and Neurology. 1988b;42:11-15.

Marneros A, Deister A, Rohde A. Syndrome Shift in Long-term Course of Schizoaffective Disorders. Eur Arch Psychiatr Neurol Sci. 1988c;238:97-104.

Marneros A, Deister A, Rohde A, Jünemann H, Fimmers R. Long-term course of schizoaffective disorders. Part I: Definitions, methods, frequency of episodes and cycles. Eur Arch Psychiatr Neurol Sci. 1988d;237:264-275.

Marneros A, Rohde A, Deister A, Jünemann H, Fimmers R. Long-term course of schizoaffective disorders. Part II: Length of cycles, episodes, and intervals. Eur Arch Psychiatr Neurol Sci. 1988e;237:276-282.

Marneros A, Rohde A, Deister A, Fimmers R, Jünemann H. Long-term course of schizoaffective disorders. Part III: Onset, type of episodes and syndrome shift, precipitating factors, suicidality, seasonality, inactivity of illness, and outcome. Eur Arch Psychiatr Neurol Sci. 1988f;237:283-290.

Marneros A, Deister A, Rohde A, Steinmeyer EM, Jünemann H. Long-term outcome of schizoaffective and schizophrenic disorders: A comparative study. Part I: Definitions, methods, psychopathological and social outcome. Eur Arch Psychiat Neurol Sci. 1989a;238:118-125.

Marneros A, Deister A, Rohde A. Unipolar and bipolar schizoaffective disorders: A comparative study. I. Premorbid and sociodemographic features. Eur Arch Psychiatr Neurol Sci. 1989b;239:158-163.

Marneros A, Deister A, Rohde A, Jünemann H. Unipolar and bipolar schizoaffective disorders: A comparative study. III. Long-term outcome. Eur Arch Psychiatr Neurol Sci. 1989c;239:171-176.

Marneros A, Deister A, Rohde A. Quality of affective symptomatology and its importance for the definition of schizoaffective disorders. Psychopathology. 1989d;22:152-160.

Marneros A, Rohde A, Deister A. Unipolar and bipolar schizoaffective disorders: A comparative study. II. Long-term course. Eur Arch Psychiatr Neurol Sci. 1989e;239:164-170.

Marneros A, Steinmeyer EM, Deister A, Rohde A, Jünemann H. Long-term outcome of schizoaffective and schizophrenic disorders: A comparative study. Part III: Social consequences. Eur Arch Psychiat Neurol Sci. 1989f;238:135-139.

Marneros A, Deister A. Chronische Depression. Psychopathologie, Verlaufsaspekte und prädisponierende Faktoren. In: Möller HJ, Hrsg. Therapieresistenz unter Antidepressiva-Behandlung. Berlin Heidelberg New York: Springer; 1990.

Marneros A, Tsuang MT. Are schizoaffective disorders a ping-pong ball between the two classical groups of psychoses? In: Marneros A, Tsuang MT, Hrsg. Affective and schizoaffective disorders. Similarities and differences. Berlin, Heidelberg, New York, Tokyo: Springer; 1990a.

Marneros A, Tsuang MT, Hrsg. Affective und schizoaffective disorders. Similarities and differences. Berlin Heidelberg New York: Springer; 1990b.

Marneros A, Deister A, Rohde A. The concept of distinct but voluminous bipolar and unipolar diseases. Part I: The bipolar diseases. Eur Arch Psychiat Clin Neurosci. 1990a;240:77-84.

Marneros A, Deister A, Rohde A. The concept of distinct but voluminous bipolar and unipolar diseases. Part III: Unipolar and bipolar comparison. Eur Arch Psychiat Clin Neurosci. 1990b;240:90-95.

Marneros A, Rohde A, Deister A, Steinmeyer EM. Behinderung und Residuum bei schizoaffektiven Psychosen-Daten, methodische Probleme und Hinweise für zukünftige Forschung. Fortschr Neurol Psychiatr. 1990c;58:66-75.

Marneros A, Rohde A, Deister A. The concept of distinct but voluminous bipolar and unipolar diseases. Part II: The unipolar diseases. Eur Arch Psychiat Clin Neurosci. 1990d;240:85-89.

Marneros A, Andreasen NC. Positive and negative schizophrenia: The state of affairs. In: Marneros A, Andreasen NC, Tsuang MT, eds. Positive vs. negative schizophrenia. Berlin Heidelberg New York: Springer; 1991.

Marneros A, Tsuang MT. Dichotomies and other distinctions in schizophrenia. In: Marneros A, Andreasen N, Tsuang MT, eds. Negative versus positive schizophrenia. Berlin, Heidelberg, New York: Springer; 1991.

Marneros A, Deister A, Rohde A. Affektive, schizoaffektive und schizophrene Psychosen. Eine vergleichende Langzeitstudie. Berlin Heidelberg New York: Springer-Verlag; 1991a.

Marneros A, Andreasen NC, Tsuang MT, eds. Negative Versus Positive Schizophrenia. Berlin Heidelberg New York: Springer; 1991b.

Marneros A, Deister A, Rohde A. Stability of diagnosis in affective, schizoaffective and schizophrenic disorders. Cross-sectional versus longitudinal diagnosis. Eur Arch Psychiatry Clin Neurosci. 1991c;241:187-192.

Marneros A, Deister A, Rohde A. Phänomenologische Konstellationen von persistierenden Alterationen bei idiopathischen Psychosen. Eine empirische Vergleichsuntersuchung. Nervenarzt. 1991d;62:676-681.

Marneros A, Philipp M, Hrsg. Persönlichkeit und psychische Erkrankung. Berlin Heidelberg New York: Springer; 1992.

Marneros A, Deister A, Rohde A. Prämorbide und postmorbide Persönlichkeit von Patienten mit idiopathischen Psychosen. In: Marneros A, Philipp M, Hrsg. Persönlichkeit und psychische Störungen. Heidelberg, New York, Tokyo: Springer; 1992a.

Marneros A, Deister A, Rohde A. Schizophrenic, schizoaffective and affective disorders in the elderly: a comparison. In: Katona C, Levy R, eds. Delusions and hallucinations in old age. London: Gaskell; 1992b.

Marneros A, Deister A, Rohde A. Comparison of long-term outcome of schizophrenic, affective and schizoaffective disorders. Br J Psychiatry. 1992c;161(Suppl 18):44-51.

Marneros A, Deister A, Rohde A. Phenomenological constellations of persisting alterations in functional disorders: a comparison. In: Ferrero FP, Haynal AE, Sartorius H, eds. Schizophrenia and affective psychoses. Nosology in Contemporary Psychiatry. Rome: Libbey; 1992d.

Marneros A, Deister A, Rohde A. Prädiktoren der Langzeitprognose von affektiven, schizophrenen und schizoaffektiven Psychosen: Ein Vergleich. In: Heinrich K, Klieser E, Lehmann E, Hrsg. Prädiktoren des Therapieverlaufs endogener Psychosen. Stuttgart New York: Schattauer; 1993a.

Marneros A, Rohde A, Deister A. Factors influencing the long-term outcome of schizoaffective disorders. Psychopathology. 1993b;26:215-224.

Marneros A, Tsuang MT, Andreasen NC, eds. Psychotic Continuum. Berlin Heidelberg New York: Springer; 1995a.

Marneros A, Rohde A, Deister A. Psychotic continuum under longitudinal considerations. In: Marneros A, Tsuang MT, Andreasen NC, eds. Psychotic continuum. Berlin, Heidelberg, New York: Springer; 1995b.

Marneros A, Rohde A, Deister A. Bipolar mixed illness. European Neuropsychopharmacology. 1996a;6(Suppl.3):9.

Marneros A, Rohde A, Deister A, Fischer J. Die gemischt-bipolare Erkrankung. Nervenarzt. 1996b;67(Suppl. 1):67.

Marneros A, Diedrich K, Rohde A, Fischer J, Krebs D. Das Bonner Psychiatrisch-Psychologische Projekt zu In-vitro-Fertilisation. I. Projektbeschreibung. Fertilität. 1996c;12:172-179.

Marneros A, Rohde A. "Residual States" in Affective, schizoaffective and schizophrenic disorders. In: Akiskal H, Cassano GB, eds. Dysthymia and the spectrum of chronic depression. New York: The Guilford Press; 1997.

Marneros A, Rohde A, Deister A. Frequency and phenomenology of persiting alterations in affective, schizoaffective and schizophrenic disorders: A comparison. Psychopathology. 1998;31:23-28.

Marneros A, Ullrich S, Rössner D. Soziobiographische und psychopathologische Determinanten von Kriminalität. Die Kriminalprävention. 1999;3(1):24-26.

Marneros A, Angst J. Bipolar Disorders. Im Druck.

Marriott PF, Greenwood KM, Armstrong SM. Seasonality in panic disorder. J Affect Disord. 1994;31:75-80.

Martin M. Verlauf der Schizophrenie im Jugendalter unter Rehabilitationsbedingungen. Stuttgart: Enke; 1991.

Martinez-Cano H, Vela-Bueno A, Iceta MD, Pomalima R, Martinez-Gras I, Sobrino MP. Benzodiazepine types in high versus therapeutic dose dependence. Addiction. 1996;91:1179-1186.

Martinot J, Hardy P, Feline Aea. Left prefrontal glucose hypometabolism in the depressed state: a confirmation. Am J Psychiatry. 1990;147:1313-1317.

Martius G, Breckwoldt M, Pfleiderer A, Hrsg. Lehrbuch der Gynäkologie und Geburtshilfe. Stuttgart New York: Georg Thieme Verlag; 1996.

Marzuk M, Tardiff K, Hirsch CS. The epidemiology of murder-suicide. JAMA. 1992;267:3179-3183.

Maser JD, Cloninger CR. Comorbidity of anxiety and mood disorders: Introduction and overview. In: Maser JD, Cloninger CR, eds. Comorbidity of mood and anxiety disorders. Washington: American Psychiatric Press; 1990:3-12.

Maser JD, Weise R, Gwirtsman H. Depression and its boundaries with selected Axis I disorders. In: Beckham EE, Leber WR, eds. Handbook of Depression. New York London: Guilford Press; 1995:86-106.

Mason BJ, Markowitz JC, Klerman GL. Interpersonal Psychotherapy for Dysthymic Disorders. In: Klerman GL, Weissman MM, eds. New Applications of Interpersonal Psychotherapy. Washington: American Psychiatric Press; 1993:225-264.

Massie MJ, Holland JC. Depression and the cancer patient. J Clin Psychiatry. 1990;51(suppl.7):12-17.

Mattes JA, Nayak D. Lithium versus fluphenazine for prophylaxis in mainly schizophrenic schizoaffectives. Biol Psychiat. 1984;19:445-448.

Mathew MR, Chandrasekaran R, Sivakumar V. A study of life events in mania. J Affect Disord. 1994;32:157-161.

Matthew E, Vasile RG, Sachs G, Anderson J, Lafer B, Hill T. Regional cerebral blood flow changes after light therapy in seasonal affective disorder. Nucl Med Commun. 1996;17:475-9.

Mattsson B, Perris C. Cycloid psychoses: aspects of therapy and possible prevention of relapses. Nord Psykiat Tidsskr. 1973;27:386-391.

Matussek P, Wiegand M. Partnership problems as causes of endogenous and neurotic depressions. Acta Psychiatr Scand. 1985;71:95-104.

Matussek P, Luks O, Seibt G. Partner relationships of depressives. Psychopathology. 1986;19:143-156.

Maubach M, Diebold F, Fried W, et al. Platelet MAO activity in patients with affective psychosis and their first-degree relatives. Pharmacopsychiatry. 1981;14:87-93.

Mauz F. Die Prognostik der endogenen Psychosen. Leipzig: Thieme; 1930.

Maxion H. Erfahrungen mit Tegretol in polygraphischen Schlaf-EEG. Nervenarzt. 1968;39:547-549.

Mayberg HS. Limbic-cortical dysregulation: a proposed model of depression. J Neuropsychiatry Clin Neurosci. 1997;9:471-81.

Mayberg HS, Robinson RG, Wong DF, et al. PET imaging of cortical S2 serotonin receptors after stroke: lateralized changes and relationship to depression. Am J Psychiatry. 1988;145:937-43.

Mayberg HS, Starkstein SE, Sadzot B, Brandt J, Dannals RF, Folstein SE. Selective hypometabolism in the inferior frontal lobe in depressed patients with Parkinson´s disease. Ann Neurol. 1990;28:57-64.

Mayberg HS, Starkstein SE, Peyser CE, Brandt J, Dannals RF, Folstein SE. Paralimbic frontal lobe hypometabolism in depression associated with Huntington's disease. Neurology. 1992;42:1791-7.

Mayer-Gross W. Die Klinik. In: Bumke O, Hrsg. Handbuch der Geisteskrankheiten. Fünfter Teil: Schizophrenie. Berlin: Springer; 1932.

Meador Woodruff JH, Greden JF, Grunhaus L, Haskett RF. Plasma postdexamethasone cortisol levels in schizoaffective disorder. Psychiatry Res. 1988;26:35-42.

Meakin CJ, Brockington IF, Lynch S, Jones SR. Dopamine supersensitivity and hormonal status in pueperal psychosis. Br J Psychiat. 1995;166:73-79.

Medical Research Council, Clinical Psychiatry Commitee: Clnical trial of the treatment of depressive illness. Brit Med J. 1965;1:881-886.

Meller WH, Borchardt CM. Comorbidity of major depression and conduct disorder. J Affect Disord. 1996;39:123-126.

Meltzer ES, Kumar R. Puerperal mental illness, clinical features and classification: a study of 142 mother-baby admissions. Br J Psychiatr. 1985;145:647-654.

Meltzer H, Lowy M, Locascio J. Platelet MAO activity and the cortisol response to dexamethasone in major depression. Biol Psychiatry. 1988;24:129-142.

Meltzer HY. Atypical antipsychotic drugs. In Bloom F, Kupfer D, eds. Psychopharmacology: The Fourth generation of Progress. New York: Raven Press; 1995.

Mende W. Zur Kriminologie depressiver Verstimmungen. Nervenarzt. 1967;38:546-553.

Mendel E. Die Manie. Wien Leipzig: Urban und Schwarzenberg; 1881.

Mendels J, Hawkins DR. Longitudinal sleep study in hypomania. Arch Gen Psychiatry. 1971;25:274-277.

Mendels J. Lithium in the treatment of depression. Am J Psychiatry. 1976;133:373-377.

Mendels J, Ramsey A, Dyson WL, et al. Lithium as an antidepressant. Arch Gen Psychiatry 1979;36:845-846.

Mendez M, Cummings J, Benson D. Depression in epilepsy: Significance and phenomenology. Arch Neurol. 1986;43:766-770.

Mendez MF, Taylor JL, Doss RC, Salguero P. Depression in secondary epilepsy: relation to lesion laterality. J Neurol Neurosurg Psychiatry. 1994;57:232-233.

Mendlewicz J, Fleiss JL. Linkage studies with X-chromosome markers in bipolar (manic-depressive) and unipolar (depressive) illness. Biol Psychiatry. 1974;9:261-294.

Mendlewicz J, Rainer JD. Adoption study supporting genetic transmission in manic-depressive illness. Nature. 1977;268:327-329.

Mendlewicz J, Linkowski P, Guroff JJ, van Praag HM. Color blindness linkage to bipolar manic-depressive illness. Arch Gen Psychiatry. 1979;36:1442-1447.

Mendlewicz J, Linkowski P, Wilmotte J. Linkage between glucose-6-phosphate dehydrogenase deficiency and manic-depressive psychosis. Brit J Psychiatry. 1980;137:337-342.

Mendlewicz J, Kerkhofs M, Hoffmann G, Linkowski P. Dexamethasone suppression test and REM sleep in patients with major depressive disorder. Br J Psychiatry. 1984;145:383-388.

Mendlewicz J, Linkowski P, Kerkhofs M, et al. Diurnal hypersecretion of growth hormone in depression. J Clin Endocrinol Metab. 1985;60:505-512.

Mendlewicz J, Simon P, Sevy S, et al. Polymorphic DNA marker on X chromosome and manic depression. Lancet. 1987;1:1230-1232.

Mendlewicz J, Leboyer M, De Bruyn A, et al. Absence of linkage between chromosome 11p15 markers and manic-depressive illness in a Belgian pedigree. Am J Psychiatry. 1991;148:1683-1687.

Menninger-Lerchenthal E. Periodizität in der Psychopathologie. Wien Bonn Bern: Maudrich; 1960.

Mentzos S. Mischzustände und mischbildhafte phasische Psychosen. Stuttgart: Enke;1967.

Merikangas KR. Comorbidity for anxiety and depression: Reviews of familiy and genetic studies. In: Maser JD, Cloninger CR, eds. Comorbidity of mood and anxiety disorders. Washington: American Psychiatric Press; 1990:331-348.

Merikangas KR. Genetic epidemiologic studies of affective disorders in childhood and adolescence. Eur Arch Psychiatry Clin Neurosci. 1993;243:121-130.

Merikangas KR, Prusoff BA, Kupfer DJ, Frank E. Marital adjustment in major depression. J Affect Disord. 1985;9:5-11.

Merikangas KR, Gelernter CS. Comorbidity for alcoholism and depression. Psychiat Clin America. 1990;13:613-632.

Merikangas KR, Angst J, Isler H. Migraine and psychopathology. Arch Gen Psychiatry. 1990a;47:849-853.

Merikangas KR, Weissman MM, Prusoff BA. Psychopathology in offspring of parents with affective disorders. In: Keitner GI, Ed. Depression and families: Impact and treatment. Washington D.C.: Psychiatric Press; 1990b:85-100.

Merikangas K, Wicki W, Angst J. Heterogeneity of depression: classification of depressive subtypes by longitudinal course. Br J Psychiatry. 1994;164:342-348.

Merikangas KR, Angst J. Comorbidity and social phobia: evidence from clinical, epidemiologic, and genetic studies. Eur Arch Psychiatry Clin Neurosci. 1995;244:297-303.

Merikangas KR, Angst J, Eaton W, et al. Comorbidity and boundaries of affective disorders with anxiety disorders and substance misuse: results of an international task force. Br J Psychiatry. 1996a;168(suppl. 30):58-67.

Merikangas KR, Ernst C, Maier W, Hoyer E, Angst J. Minor Depression. In: Widiger TA, Frances AJ, Pincus HA, Ross R, First MB, David WW, eds. DSM-IV Sourcebook. vol. 2. Washington: American Psychiatric Association; 1996b.

Merikangas KR, Hoyer EB, Angst J. Recurrent brief depression. In: Widiger TA, Frances AJ, Pincus HA, Ross R, First MB, David WW, eds. DSM-IV Sourcebook. vol. 2. Washington: American Psychiatric Association; 1996c.

Mesquida B, Frijda NH. Cultural Variations in Emotion: A Review. Psychol Bull. 1992;112:179-204.

Metzger E, Friedman R. Treatment related depression: medications from virtually every class of drug have been implicated in causing depression. Psychiatry Ann. 1994;24:540-544.

Meyer A. Psychobiology: A Science of Man. Springfield: Thomas; 1957.

Meyer L. Ueber circuläre Geisteskrankheiten. Archiv für Psychiatrie. 1874;6:139-158.

Meyer W-U, Schützwohl A, Reisenzein R. Einführung in die Emotionspsychologie. Bern: Verlag Hans Huber; 1993.

Meyers BS, Greenberg R. Late-life delusional depression. J Affect Disord. 1986;11:133-137.

Meyers B, Kalayam B. Update in geriatric psychopharmacology. Adv Psychosom Med. 1989;19:114-137.

Mezzich JE, Raab ES. Depressive symptomatology across the Americas. Arch Gen Psychiatry. 1980;37:818-823.

Mezzich JE, Ahn CW, Fabrega H, Pilkonis PA. Patterns of psychiatric comorbidity in a large population presenting for care. In: Maser JD, Cloning CR, eds. Comorbidity of mood and anxiety disorders. Washington D.C. London: American Psychiatric Press; 1990:189-204.

Middleboe T, Mortenson E, Bech P. Depressive symptoms in cancer patients undergoing chemotherapy: a psychometric analysis. Psychother Psychosom. 1994;61:171-177.

Middleton W, Rafael B. Bereavement: State of the art and state of the science. Psychiatric Clinics of North America. 1987;10:329-343.

Middleton W, Rafael B. Bereavement. In: Paykel ES, ed. Handbook of affective disorders. 2nd. ed. Edinburgh: Churchill Livingstone; 1992.

Migliorelli R, Starkstein S, Teson Aea. SPECT findings in patients with primary mania. J Neuropsychiatry Clin Neurosci. 1993;5:379-383.

Migliorelli R, Teson A, Sabe L, Petrucci M, Leiguarda R, Starkstein SE. Prevalence and correlates ot dysthymia and major depression among patients with Alzheimer's disease. Am J Psychiatry. 1995;152:37-44.

Miklowitz DJ. Psychotherapy in combination with drug treatment for bipolar disorder. Journal of Clinical Psychopharmacology. 1996;16 (Suppl. 1):56-66.

Miklowitz DJ, Goldstein MJ, Nüchterlein KH, Snyder KS, Mintz J. Family factors and the course of bipolar affective disorder. Arch Gen Psychiatry. 1988;45:225-231.

Miklowitz DJ, Goldstein MJ. Behavioral family treatment for patients with bipolar affective disorder. Behav Modif. 1990;14:457-489.

Miklowitz DJ, Velligan DI, Goldstein MJ, et al. Communication deviance in families of schizophrenic and manic patients. Journal of Abnormal Psychology. 1991;100:163-173.

Miklowitz DJ, Goldstein MJ, Nuechterlein KH. Verbal interactions in the families of schizophrenic and bipolar affective patients. Journal of Abnormal Psychology. 1995;104:268-276.

Miklowitz DJ, Frank E, George EL. New psychosocial treatments for the outpatient management of bipolar disorder. Psychopharmacological Bulletin. 1996a;32:613-621.

Miklowitz DJ, Simoneau TL, Sachs-Ericsson N, Warner R, Sudath R. Family risk indicators in the course of bipolar affective disorder. In: Mundt C, Goldstein MJ, Hahlweg K, Fiedler P, eds. Interpersonal factors in the origin and the course of affective disorders. London: Gaskell Books; 1996b.

Milberger S, Biederman J, Faraone SV, Murphy J, Tsuang MT. Attention deficit hyperactivity disorder and comorbid disorders: Issues of overlapping symptoms. Am J Psychiatry 1995;152:1793-1799.

Milkovich L, van den Berg DJ. An evaluation of the teratogenicity of certain antinauseant drugs. Am J Obstet Gynecol. 1976;125:244-248.

Miller IW, Kabacoff RI, Epstein NB, Bishop DS, Keitner GI. The development of a clinical rating scale for the McMaster Model of Family Functioning. Unveröffentlichtes Manuskript. 1991.

Miller IW, Keitner GI, Epstein NB, Bishop DS, Ryan CE. Families of bipolar patients: dysfunction, course of illness, and pilot treatment study. Vorgestellt auf der Tagung der Association for the Advancement of Behavior Therapy. New York; November 1991.

Miller IW, Keitner GI, Whisman MA, Ryan CE, Epstein NB, Bishop DS. Depressed patients with dysfunctional families: Description and course of illness. Journal of Abnormal Psychology. 1992;101:637-646.

Miller NS, Klamen D, Hoffmann NG, Flaherty JA. Prevalence of depression and alcohol and other drug dependence in addictions treatment populations. J Psychoactive Drugs. 1996;28:111-124.

Miller WR. Psychological deficit in depression. Psychol Bull. 1975;82:238-260.

Millon T, Kotik-Harper D. The relationship of depression to disorders of personality. In: Beckham EE, Leber WR, eds. Handbook of depression. New York: Guilford; 1995.

Mindham R, Marsden C, Parkes J. Psychiatric symptoms during L-dopa therapy for Parkinson's disease and their relationship to physical disability. Psychol Med. 1976;6:23-33.

Mineka S, Gilboa E. Cognitive biases in anxiety and depression. In: Flack WF Jr, Laird JD, eds. Emotions in Psychopathology. Theory and Research. New York Oxford: Oxford University Press; 1998.

Minz J, Minz LJ, Arruda MJ, Hwang SS. Treatments of depression in the functional capacity to work. Arch Gen Psychiatry. 1992;49:761-768.

Mirow AL, Kristbjanarson H, Egeland JA, et al. A linkage study of distal chromosome 5q and bipolar disorder. Biol Psychiatry. 1994;36:223-229.

Mitchell P, Waters B, Morrison N, Shine J, Donald J, Eisman J. Close linkage of bipolar disorder to chromosome 11 markers is excluded in two large Australian pedigrees. J Affect Disord. 1991;21:23-32.

Mitchell P, Selbie L, Waters B, et al. Exclusion of close linkage of bipolar disorder to dopamine D1 and D2 receptor gene markers. J Affect Disord. 1992;25:1-11.

Mitterauer B. Zur Rolle genetischer Faktoren. Psychiatr Prax. 1986;13:231-235.

Mitterauer B, Fritz WF, Leibetseder M, Sorgo G. Zur hereditären Eigenständigkeit des Selbstmordes im Rahmen des Manisch-Depressiven-Krankheitsgeschehens. Beitr Gerichtl Med. 1986;28:433-444.

Möbius PJ. Abriß der Lehre von den Nervenkrankheiten. Leipzig: Barth; 1892.

Modestin J, Petrin A. Beziehung zwischen Plasmakonzentration und klinischer Wirkung von Neuroleptika und Antidepressiva. In J Clin Pharmacol. 1976;13:11-21.

Modestin J, Nussbaumer C, Angst K, Scheidegger P, Hell D. Use of potentially abusive psychotropic substances in psychiatric inpatients. Eur Arch Psychiatry Clin Neurosci. 1997;247:146-153.

van Moffaert M, Bartholome F, Cosyns P, et al. A controlled comparison of Sertraline and Fluoxetine in acute and continuation treatment of major depression. Human Psychopharmacology. 1995;10:393-405.

Moldin SO, Scheftner WA, Rice JP, Nelson E, Knesevich MA, Akiskal H. Association between major depressive disorder and physical illness. Psychol Med. 1993;23:755-761.

Möller HJ. Kontrollierte Untersuchungen zum Wirkungsnachweis von Amitriptylin unter besonderer Berücksichtigung des Stellenwertes von Amitriptylin gegenüber den neuen Antidepressiva. Literaturübersicht und Analyse methodischer Probleme. In: Beckmann H, Hrsg. Das ärztliche Gespräch: Wie aktuell ist Amitriptylin für die Therapie der Depression?. Köln: Tropon-Werke; 1985:135-147.

Möller HJ. Konsequenzen aus der klinischen Psychopharmakologie für die nosologische und syndromatologische Klassifikation funktioneller psychischer Störungen. In: Simhandl C, Berner P, Luccioni H, et al., Hrsg. Klassifikationsprobleme in der Psychiatrie. Purkersdorf: Med.-pharmazeutische Verlagsgesellschaft; 1987:163-188.

Möller HJ. Therapieresistenz auf Antidepressiva: Risikofaktoren und Behandlungsmöglichkeiten. Nervenarzt. 1991;62:658-669.

Möller HJ. Psychiatrie. Ein Leitfaden für Klinik und Praxis. Stuttgart: Kohlhammer; 1992a.

Möller HJ. Antidepressants - Do they decrease or increase suicidality? Pharmacopsychiatry. 1992b;25:249-253.

Möller HJ. Zur Bedeutung und methodischen Problematik der psychiatrischen Persönlichkeitsforschung: Der Typus melancholicus und andere Konzepte zur prämorbiden Persönlichkeit von Patienten mit affektiven Psychosen. In: Marneros A, Philipp M, Hrsg. Persönlichkeit und psychische Erkrankungen. Berlin Heidelberg New York: Springer; 1992.

Möller HJ. Indikation von Moclobemid bei depressiven Erkrankungen. Psychopharmakotherapie. 1994;2(suppl.):32-37.

Möller HJ. Review: Treatment of schizophrenia. State of the art. Eur Arch Psychiatry Clin Neurosci. 1996a;246:229-234.

Möller HJ. Forschungsstandort Deutschland: Klinische Entwicklung neuer Antidepressiva. Psycho. 1996b;22:147-157.

Möller HJ, v.Zerssen D. Prämorbide Persönlichkeit von Patienten mit affektiven Psychosen. In: Kisker KP, Lauter H, Meyer JE, Müller C, Strömgren E, Hrsg. Psychiatrie der Gegenwart. Bd.5. 3.Aufl. Berlin Heidelberg New York: Springer; 1987.

Möller HJ, Morin C. Behandlung schizodepressiver Syndrome mit Antidepressiva. In: Marneros A, Hrsg. Schizoaffektive Psychosen: Diagnose, Therapie und Prophylaxe. Berlin Heidelberg New York: Springer; 1989.

Möller HJ, Hohe-Schramm M, Cording-Tömmel C, et al. The classification of functional psychoses and its implications for prognosis. Br J Psychiatry. 1989a;154:467-472.

Möller HJ, Kissling W, Stoll KD, Wendt G. Psychopharmakotherapie. Stuttgart: Kohlhammer; 1989b.

Möller HJ, Berzewski H, Eckmann F, et al. Double-blind multicenter study of Paroxetine and Amitriptyline in depressed inpatients. Pharmacopsychiatr. 1993;26:75-78.

Möller HJ, Fuger J, Kasper S. Efficacy of new generation antidepressants: Metaanalysis of imipramine-controlled studies. Pharmacopsychiatry 1994a;27:215-223.

Möller HJ, van Praag HM, Aufdembrinke B, et al. Negative symptoms in schizophrenia: considerations for clinical trials. Psychopharmacology. 1994b;115:221-228.

Möller HJ, Schmauß M. Arzneimitteltherapie in der Psychiatrie. Stuttgart: Wiss. Verlagsgesellschaft; 1996.

Möller HJ, Müller H, Volz HP. How to assess the onset of antidepressant effect: comparison of global ratings and findings based on depression scales. Pharmacopsychiat. 1996;29:57-62.

Moll GH, Rothenberger A. Lithiumsalze in der Kinder- und Jugendpsychiatrie. Nervenarzt. 1998;69:935-943.

Molnar G, Feeney MG, Fava GA. Duration and symptoms of bipolar prodromes. Am J Psychiatry. 1988;145:1576-1578.

Moltz DA. Bipolar disorder and the family: An integrative model. Family Process. 1993;32:409-423.

Mombour W. Klassifikation, Patientenstatistik, Register. In: Kisker KP, Meyer JE, Müller C, et al., eds. Psychiatrie der Gegenwart. 2. Auflage. Berlin Heidelberg New York: Springer; 1975.

Monk T, Flaherty J, Frank E, Hoskinson K, Kupfer DJ. The social rhythm metric (SRM): An instrument to quantify the daily rhythms of life. J Nerv Ment Dis. 1990;178:120-126.

Monk T, Kupfer DJ, Frank E, Ritentour A. The social rhythm metric (SRM): Measuring daily social rhythms over 12 weeks. Psychiatry Res. 1991;36:195-207.

Monroe PR. Maintenance electroconvulsive therapy. Psychiatr Clin North Am. 1991;14(4):947-960.

Montgomery SA. Suicide in chronic and recurrent depressions. In: Akiskal HS, Cassano GB, eds. Dysthymia and the spectrum of chronic depressions. New York London: The Guilford Press; 1997.

Montgomery SA, Bullock T, Pinder RM. The clinical profile of mianserin. Nord Psykiatr Tidsskr. 1991;24(suppl.):27-35.

Montgomery SA, Rasmussen JGC, Tanghoj P. A 24-week study of 20 mg citalopram, 40 mg citalopram, and placebo in the prevention of relapse of major depression. Intern Clin Psychopharmacol. 1993;8:181-188.

Moon SM, Dillon DR, Sprenkle DH. Family therapy and qualitative research. Journal of Marital and Family Therapy. 1990;16:357-373.

Moon SM, Dillon DR, Sprenkle DH. On balance and synergy: Family therapy and qualitative research revisited. Journal of Marital and Family Therapy. 1991;17:173-178.

Moras K, Clark LA, Katon W, Roy-Byrne P, Watson D, Barlow DH. Mixed Anxiety-Depression. In: Widiger ThA, Frances AJ, Pincus HA, Ross R, First MB, Davis WW, eds. DSM-IV Sourcebook. vol. 2. Washington D.C.: American Psychiatric Association; 1996.

Morel BA. Traité des dégénerescences. Paris: JB Baillière; 1857.

Morel BA. Traité des maladies mentales. Paris: Masson; 1860.

Morris JB, Beck AT. The efficacy of antidepressant drugs. A review of research (1958-1972). Arch Gen Psychiatry. 1974;30:667-674.,

Morris PLP, Robinson RG, Andrzejewski P, Samuels J, Price TR. Association of depression with 10-year poststroke mortality. Am J Psychiatry. 1993;150:124-129.

Morris P, Robinson R, Raphael B, Hopwood M. Lesion location and poststroke depression. J Neuropsychiatry Clin Neurosci. 1996;8:399-403.

Morris-Rosendahl DJ, Burgert E, Uyanik G, et al. Analysis of the CAG repeats in the SCA1 and B37 genes in schizophrenic and bipolar I disorder patients: tentative association between B37 and schizophrenia. Am J Med Genet. 1997;74:324-330.

Morrison JR. The family histories of manic-depressive patients with and without alcoholism. J Nerv Ment Dis. 1975;160:227-229.

Morrison JR, Winokur G, Crowe R, Clancy J. The lowa 500: The first followup. Arch Gen Psychiatry. 1973;29:678-682.

Morton NE, MacLean CJ. Analysis of family resemblance. III. Complex segregation analysis of quantitative traits. Am J Hum Genet. 1974;26:489-503.

Morton S, Lader M. Alpidem and lorazepam in the treatment of patients with anxiety disorders: comparison of physiological and psychological effects. Pharmacopsychiatry. 1992;25:177-181.

Moss AJ. Profile of high risk in people known to have coronary heart disease: A review. Circulation. 1975;52(suppl.III):147-154.

Mott FW. Hereditary aspects of nervous and mental diseases. Br Med J. 1910;2:1013-1020.

Mott FW. A lecture on heredity and insanity. Lancet. 1911;1:1251-1259.

Mueller TI, Lavori PW, Keller MB, et al. Prognostic effect of the variable course of alcoholism on the 10-year course of depression. Am J Psychiatry. 1994;151:701-706.

Mueser KT, Yarnold PR, Levinson DF, et al. Prevalence of substance abuse in schizophrenia: demographic and clinical correlates. Schizophr Bull. 1990;16:31-56.

Mueser KT, Yarnold PR, Bellack AS. Diagnostic and demographic correlates of substance abuse in schizophrenia and major affective disorder. Acta Psychiatr Scand. 1992;85:48-55.

Mukherjee S, Sackeim HA, Lee C. Unilateral ECT in the treatment of manic epsiodes. Convulsive Therapy. 1988;4:74-80.

Mukherjee S, Sackeim HA, Schnur DB. Electroconvulsive therapy of acute manic episodes: a review of 50 years' experience. Am J Psychiatry. 1994;151:169-176.

Muldoon M, Manuck S, Mathews K. Lowering cholesterol concentrations and mortality: a quantitative review of primary prevention trials. Br Med J. 1990;301:309-314.

Mullen PE, Martin JL, Anderson JC, et al. Childhood sexual abuse and mental health in adult life. Br J Psychiatry. 1993;163:721-732.

Müller C. Wer hat die Geisteskrankheiten von den Ketten befreit. Skizzen zur Psychiatriegeschichte. Bonn: Das Narrenschiff; 1998.

Müller P, Herpertz R. Zur Behandlung manischer Psychosen mit Clozapin. Fortschr Neurol Psychiatr. 1977;45:420-424.

Müller P, Bürger C, Oeffler W. Expressed Emotion und ihr Zusammenhang mit Verlaufsmerkmalen schizophrener, zyklothymer und neurotischer Patienten. Nervenarzt. 1988;59:223-228.

Müller WE. Pharmakodynamik und Pharmakokinetik von Psychopharmaka bei alten Patienten. In: Möller HJ, Rohde A, Hrsg. Psychische Krankheit im Alter. Berlin Heidelberg New York: Springer; 1992:355-361.

Müller-Oerlinghausen B. Lithiumsalze. In: Remschmidt H, Schmidt MH, Hrsg. Kinder- und Jugendpsychiatrie in Klinik und Praxis. Bd. I. Stuttgart: Thieme; 1988:650-563.

Müller-Oerlinghausen B, Thies K, Volk J. Lithium in der Prophylaxe schizoaffektiver Psychosen. Erste Ergebnisse der Berliner Lithium-Katamnese. In: Marneros A, Hrsg. Schizoaffektive Psychosen.

Diagnose, Therapie und Prophylaxe. Berlin Heidelberg New York: Springer; 1989.

Müller-Oerlinghausen B, Thies K, Volk J. Lithium in treatment and prophylaxis of affective and schizoaffective disorders. In: Marneros A, Tsuang MT, eds. Affective and schizoaffective disorders. Similarities and differences. Berlin Heidelberg New York: Springer; 1990.

Müller-Oerlinghausen B, Ahrens B, Grof E, et al. The effect of long-term lithium treatment on the mortality of patients with manic-depressive and schizoaffective illness. Acta Psychiatr Scand. 1992a;86:218-222.

Müller-Oerlinghausen B, Muser-Causemann B, Volk J. Suicides and parasuicides in a high risk patient group on and off lithium long-term medication. J Affect Disord. 1992b;25:261-269.

Müller-Oerlinghausen B, Berghöfer A. Ziele und Ergebnisse der medikamentösen Prophylaxe affektiver Psychosen. Stuttgart New York: Thieme; 1994.

Müller-Oerlinghausen B, Wolf T, Ahrens B, et al. Mortality of patients who dropped out from regular lithium prophylaxis: a collaborative study by the International Group for the Study of Lithium treated patients (IGSLI). Acta Psychiatr Scand. 1996;94:344-347.

Müller-Oerlinghausen B, Greil W, Berghöfer A. Die Lithiumtherapie. 2.Aufl. Berlin Heidelberg New York: Springer; 1997.

Mundt Ch. Möglichkeiten und Grenzen der Expressed-Emotion-Erhebung. In: Saß H, Hrsg. Psychopathologische Methoden und psychiatrische Forschung. Jena: Fischer; 1996a:208-223.

Mundt Ch. Die Psychotherapie depressiver Erkrankungen: Zum theoretischen Hintergrund und seiner Praxisrelevanz. Nervenarzt. 1996b;67:183-197.

Mundt C, Saß H. Für und wider die Einheitspsychose. Stuttgart New York: Georg Thieme; 1992.

Mundt Ch, Fiedler P, Ernst S, Kohlhoff A. Premorbid personality and observed marital interaction of endogenous depressive patients: First results. Neurology, Psychiatry and Brain Research. 1994;2:81-86.

Mundt Ch, Fiedler P, Ernst S, Backenstraß M. Expressed emotion and marital interaction in endogenous depressives. In: Mundt Ch, Goldstein MJ, Hahlweg K, Fiedler P, eds. Interpersonal factors in the origin and course of affective disorders. London: Gaskell; 1996a:240-256.

Mundt Ch, Goldstein MJ, Hahlweg K, Fiedler P. Interpersonal factors in the origin and course of affective disorders. London: Gaskell; 1996b.

Mundt Ch, Backenstraß M, Kronmüller KT, Fiedler P, Kraus A, Stanghellini G. Personality and endogenous / major depression: An empirical approach to Typus Melancholicus. Psychopathology. 1997;30:130-139.

Mundt Ch, Kronmüller KT, Backenstraß M, Reck C, Fiedler P. The influence of psychopathology, personality, and marital interaction on the short-term course of major depression. Psychopathology. 1998;31:29-36.

Murphy D, Checkley SA. A prevalence study and treatment study of ritanserin in dysthymic disorder. Psychopharmacology. 1988;96:109-113.

Murphy E, Macdonald A. Affective disorders in old age. In: Paykel E, ed. Handbook of Affective Disorders. 2nd ed. Edinbourgh, London, Madrid, Melbourne, New York, Tokyo: Churchill Livingstone; 1992.

Murphy GE. Problems in studying suicide. Psychiatric Dev. 1983;4:339-350.

Muscettola G, Potter W, Pickar D, et al. Urinary 3-methoxy-4-hydroxyphenylglycol and major affective disorders: A replication and new findings. Arch Gen Psychiatry. 1984;41:337-342.

Musetti L, Perugi G, Soriani A, Ross VM, Cassano GB, Akiskal HS. Depression before and after age 65: A re-examination. Br J Psychiatry. 1989;155:330-336.

Musselman DL, Nemeroff CB. Depression and endocrine disorders: focus on the thyroid and adrenal system. Br J Psychiatry. 1996;30(suppl.):123-8.

Myerson A, Boyle RD. The incidence of manic-depressive psychosis in certain socially important families. Am J Psychiatry. 1941;98:11-21.

Naecke P. Der Familienmord in gerichtlich-psychiatrischer Beziehung. Vierteljahresschrift für gerichtliche Medizin und öffentliches Sanitärwesen. 1908;35:137-157.

Nahas Z, Kunik ME, Orengo CA, Molinari V, Workman R. Depression in male geropsychiatric inpatients with and without dementia: a naturalistic study. J Affect Disord. 1997;46:243-246.

Nasrallah H, McCalley-Whitters M, Jacoby C. Cortical atrophy in schizophrenia and mania: a comparative CT study. J Clin Psychiatry. 1982a;43:439-441.

Nasrallah HA, McCalley-Whitters M, Jacoby C. Cerebral venticular enlargement in young manic males - a controlled CT study. J Affect Disord. 1982b;4:15-19.

Nathan K, Musselman D, Schatzberg A, Nemeroff C. Biology of Mood Disorders. In: Schatzberg A, Nemeroff C, eds. The American Psychiatric Press Textbook of Psychopharmacology. Washington D.C.: American Psychiatric Press; 1995:439-478.

Naylor MW, Shain BN, Shipley JE. REM latency in psychotically depressed adolescents. Biol Psychiatry. 1990;28:161-164.

Neele E. Die phantastischen Psychosen nach ihrem Erscheinungs- und Erbbild. Leipzig: Barth; 1949.

Neeleman J, Wessely S, Wadsworth M. Predictor of suicide, accidental death, and premature natural death in a general population birth cohort. Lancet. 1998;351:93-97.

Neiswanger K, Slaugenhaupt SA, Hughes HB, et al. Evidence against close linkage of unipolar affective illness to human chromosome 11p markers HRAS1 and INS and chromosome Xq marker DXS52. Biol Psychiatry. 1990;28:63-72.

Nelson GM, Beach SR. Sequential interaction in depression: Effects of depressive behavior on spousal aggression. Behavior Therapy. 1990;21:167-182.

Nelson JC, Charney DS. The symptoms of major depressive illness. Am J Psychiatry. 1981;138:1-13.

Nemeroff C, Bissette G, Martin J, et al. Effect of chronic treatment with thyrotropin-releasing hormine (TRH) or an analog aof TRH (linear-beta-alamine TRH) on the hypothalamic-pituitary-thyroid axis. Neuroendocrinology. 1980;30:193-199.

Nemeroff C, Evans D. Correlation between the dexamethasone suppression test in depressed patients and clinical response. Am J Psychiatry. 1984;141:247-249.

Nemeroff C, Widerlov E, Bissette G, et al. Elevated concentrations of CSF corticotropin-releasing factor-like immunoreactivity in depressed patients. Science. 1984;226:1342-1344.

Nemeroff C, Simon J, Haggerty J, et al. Antithyroid antiboides in depressed patients. Am J Psychiatry. 1985;142:840-843.

Nemeroff C, Owens M, Bissette G, et al. Reduced corticotropin-releasing factor (CRF) binding sites in the frontal cortex of suicides. Arch Gen Psychiatry. 1988;45:577-579.

Nemeroff C, Bisette G, Akil H, et al. Neuropeptide concentrations in the cerebrospinal fluid of depressed patients treated with electroconvulsive therapy: Corticotropin-releasing factor, beta-endorphin and somatostatin. Br J Psychiatry. 1991;158:59-63.

Nemeroff C, Krishnan K, Reed D, et al. Adrenal gland enlargement in major depression: A computed tomographic study. Arch Gen Psychiatry. 1992;49:384-387.

Nemeroff C, Knight D, Franks J, et al. Further studies on platelet serotonin transporter binding in depression. Am J Psychiatry. 1994;151:1623-1625.

Neuman RJ, Rice JP. Two-locus models of disease. Genet Epidemiol. 1992;9:347-365.

Neumeister A, Kasper S. Diagnostik, Epidemiologie und Therapie der saisonal abhängigen Depression (SAD). Psycho. 1996;4:292-299.

Neumeister A, Goessler R, Lucht M, et al. Bright light therapy stabilizes the antidepressant effect of partial sleep deprivation. Biol Psychiatry. 1996;39:16-21.

Neumeister A, Lucht M, Kasper S. Kombination von Schlafentzug und Lichttherapie zur Behandlung depressiver Störungen. In: Kasper S, Möller HJ, Hrsg. Therapeutischer Schlafentzug. Klinik und Wirkmechanismen. Wien New York: Springer; 1996.

Neumeister A, Praschak-Rieder N, Hesselmann B, et al. Der Tryptophan-Depletions-Test. Grundlagen und klinische Relevanz. Nervenarzt. 1997;68:556-562.

Neumeister A, Praschak-Rieder N, Heßelmann B, et al. Effects of tryptophan depletion on drug-free patients with seasonal affective disorder during a stable response to bright light therapy. Arch Gen Psychiatry. 1997;54:133-138.

Neumeister A, Praschak-Rieder N, Hesselmann B, et al. Effects of tryptophan depletion in fully remitted patients with seasonal affective disorder during summer. Psychol Med. 1998;28:257-264.

Neumeister A, Praschak-Rieder N, Hesselmann B, et al. Effects of tryptophan depletion in drug-free depressed patients who responded to total sleep deprivation. Arch Gen Psychiatry. 1998;55:167-172.

Nierenberg AA, Pava J, Clancy K, Rosenbaum JF, Fava M. Are neurovegetative symptoms stable in relapsing or recurrent atypical depressive episodes? Biol Psychiatry. 1996;40:691-696.

Nies A, Robinson DS. Monoamine oxidase inhibitors: In: Paykel ES, ed. Handbook of affective disorders. Edingburgh: Churchill Livingstone; 1982:246-261.

Nies A, Howard HD, Robinson DS. Antianxiety effects of MAO inhibitors. In: Mathew RJ, ed. The Biology of anxiety. New York: Brunner/Mazel Inc.; 1982.

Nilsson A. Mortality in a Lithium-treated population with mood disorders. Clin Neuropharmacol. 1992;15(suppl.1):448.

Nilsson A. Mortality in recurrent mood disorders during periods on and off Lithium. Pharmapsychiat. 1995;28:8-13.

Nobler M, Sackeim H, Prohovnik I, Moeller J, Mukherjec S, Schnur DEA. Regional cerebral blood flow in mood disorders, III: treatment and clinical response. Arch Gen Psychiatry. 1994;51:884-897.

Noronha SF, Kruesi MJP. Bipolar disorder in the young: issues in diagnosis and treatment. Psychiat Ann. 1996;26:638-643.

Norton B, Whalley LJ. Mortality of a lithium-treated population. Br J Psychiatry. 1984;145:277-282.

Nöthen MM, Körner J, Lanczik M, Fritze J, Propping P. Tyrosine hydroxylase polymorphisms and manic-depressive illness. Lancet. 1990;336:575.

Nöthen MM, Cichon S, Erdmann J, et al. Peudoautosomal marker DXYS20 and manic-depression. Am J Hum Genet. 1993;52:841-842.

Nott PN. Psychiatric illnes following childbirth in Southampton: a case register study. Psychol Med. 1982;12:557-561.

Noyes R, Reich J, Christiansen J, Suelzer M, Pfohl B, Coryell WA. Outcome of panic disorder. Relationship to diagnostic subtypes and comorbidity. Am J Psychiatry. 1990;47:809-818.

Nunes EV, Quitkin FM, Klein DF. Psychiatric diagnosis in cocaine abuse. Psychiatry Res. 1989;28:105-114.

Nunes EV, McGrath PJ, Wager S, Quitkin FM. Lithium treatment for cocaine abusers with bipolar spectrum disorders. Am J Psychiatry. 1990;147:655-657.

Nunn CMH. Mixed affective states and the natural history of manic-depressive psychosis. Br J Psychiatry. 1979;134:153-160.

Nurnberger J, Beretti W, Soncrant TT, Sack D, Gershon ES. Cholinergic REM sleep induction in bipolar affective disorder. Vortrag: 5th International Congress of Sleep Research. Copenhagen; 1987.

Nurnberger JI Jr, Guroff JJ, Hamovit J, Berrettini W, Gershon ES: A family study of rapid-cycling bipolar illness. J Affect Disord. 1988;15:87-91.

Nüse R, Groeben N, Freitag B, Schreier M. Über die Erfindungen des Radikalen Konstruktivismus: Kritische Gegenargumente aus psychologischer Sicht. Weinheim: Deutscher Studien Verlag; 1991.

Nylander PO, Engstrom C, Chotai J, Wahlström J, Adolfsson R. Anticipation in Swedish families with bipolar affective disorder. J Med Genet. 1994;31:686-689.

O'Conell RA, Mayo JA, Sciutto MS. PDQ-R personality disorders in bipolar patients. J Affect Disord. 1991;23:217-221.

O'Connell RA, Mayo JA, Flatow L, Cuthbertson B, O'Brien BE. Outcome of bipolar disorder on long-term treatment with lithium. Br J Psychiatry. 1991;159:123-129.

O´Connell R, van Heertum R, Luck D, Billick S. Single-photon emission computed tomography of the brain in acute mania and schizophrenia. J Neuroimaging. 1995;5:101-104.

O'Donovan MC, Guy C, Craddock N, et al. Confirmation of association between expanded CAG/CTG repeats and both schizophrenia and bipolar disorder. Psychol Med. 1996;26:1145-1153.

O´Hara MW, Rehm LP, Campbell SB. Predicting depressive symptomatology: Cognitive-behavioral models and postpartum depression. J Abnorm Psychol. 1982;91:457-461.

O´Hara MW, Neunaber DJ, Zekoski EM. Prospective study of postpartum depression: Prevalence, course, and predictive factors. J Abnorm Psychol. 1984;93:158-171.

O´Hara MW. Social support, life events, depression during pregnancy an the puerperium. Arch Gen Psychiatry. 1986;43:569-573.

O'Leary KD, Beach SR. Attributions about the marital discord / depression link and therapy outcome. Behavior Therapy. 1990a;21:413-422.

O'Leary KD, Beach SR. Marital therapy: A viable treatment for depression and marital discord. Am J Psychiatry. 1990b;147:183-186.

O'Leary KD, Christian JL, Mendell NR. A closer look at the link between marital discord and depressive symptomatology. Journal of Social and Clinical Psychology. 1994;13:33-41.

O'Malley SS, Foley SH, Rounsaville BJ, et al. Therapist competence and patient outcome in interpersonal psychotherapy of depression. J Consult Clin Psychology. 1988;56:496-501.

O'Rourke D, Wurtman JJ, Wurtman RJ, et al. Treatment of seasonal depression with d-fenfluramine. J Clin Psychiatry. 1989;50:343-347.

Oates MR. The treatment of psychiatric disorders in pregnancy and the puerperium. Clin Obstet Gynaecol. 1986;13:385-395.

Oerter R, Montada L. Entwicklungspsychologie. 2.Aufl. München: Psychologie-Verlagsunion; 1987.

Okasha A. "Expressed emotion and depression in Egypt": Reply. Am J Psychiatry. 1995;152:1240.

Okasha A, El Dawla AS, Khalil AH, Saad A. Presentation of acute psychosis in an egyptian sample: a transcultural comparison. Compr Psychiatry. 1993;34:4-9.

Okasha A, El Akabawi AS, Snyder KS, Wilson AK. Expressed emotion, perceived criticism, and relapse in depression: A replication in an Egyptian community. Am J Psychiatry. 1994;151:1001-1005.

Okasha A, El Akabawi AS, Snyder KS, Wilson AK. Expressed emotion in families of a sample of Egyptian depressed patients. In: Mundt Ch, Goldstein MJ, Hahlweg K, Fiedler P, eds. Interpersonal factors in the origin and course of affective disorders. London: Gaskell; 1996:277-285.

Okuma T. Effects of carbamazepine and lithium on affective disorders. Neuropsychobiology. 1993;27:138-145.

Okuma T, Kishimoto A, Inoue K. Anti-manic and prophylactic effects of Carbamazepine (Tegretol) on manic depressive psychosis. Folia Psychiatrica et Neurologica Japonica. 1973a;27:283-297.

Okuma T, Kishimoto A, Inoue K, et al. Anti--manic and prophylactic effects of carbamazepine (Tegretol) on manic depressive psychosis: a preliminary report. Folia Psychiatr Neurol Jpn. 1973b;27:617-630.

Okuma T, Inanaga K, Otsuki S, et al. Comparison of the antimanic efficacy of carbamazepine and chlorpromazine: A double-blind controlled study. Psychopharmacology. 1979;66:211-217.

Okuma T, Yamashiata I, Takahashi R, et al. A double-blind study of adjunctive carbamazepine versus placebo on excited states of schizophrenic and schizoaffective disorders. Acta Psychiatr Scand. 1989;80:250-259.

Okumura Y, Kraus A. Zwölf Patientinnen mit erweiterter Selbsttötung - Psychologie, Persönlichkeit, Motivation, Vorgeschichte und psychosoziale Konfliktsituation. Fortschritte Neurologie Psychiatrie. 1996;64:184-191.

Olden K, Lydiard R. Gastrointestinal disorders. In: Rundell J, Wise M, eds. Textbook of Consultation-Liaison Psychiatry. Washington: American Psychiatric Press; 1996.

Oltman JE, Friedman S. Relapses following treatment with antidepepressant drugs. Dis Nerv Syst. 1964;25:699-701.

Omata W. Schizoaffektive Psychosen in Deutschland und in Japan - eine transkulturell-psychiatrische Studie. Fortschr Neurol Psychiat. 1985;53:168-176.

Onstad S, Skre I, Torgersen S, Kringlen E. Twin concordance for DSM-III-R schizophrenia. Acta Psychiatr Scand. 1991;83:395-401.

Oomen HA, Schipperijn AJ, Drexhage HA. The prevalence of affective disorder and in particular of a rapid cycling of bipolar disorder in patients with abnormal thyroid function tests. Clin Endocrinol Oxf. 1996;45:215-23.

Opjordsmoen S. Long-term course and outcome in unipolar affective and schizoaffective psychoses. Acta Psychiatr Scand. 1989;79:317-326.

Oppenheim J. Zur Pathologie der Großhirngeschwulst. Arch Psychiatr Nervenkr. 1890;21:560-587.

Oreland L, Wiberg A, Asberg M. Platelet MAO activity and monoamine metabolites in cerebrospinal fluid in depressed and suicidal patients and in healthy controls. Psychiatry Res. 1981;4:21-29.

Oren DA, Jacobsen FM, Wehr TA, Cameron CL, Rosenthal NE. Predictors of response to phototherapy in seasonal affective disorder. Compr Psychiatry. 1992;33:111-114.

Ortony A. What's basic about basic emotions? Psychol Rev. 1990;97:315-331.

Oruc L, Verheyen GR, Furac I, et al. Analysis of the tyrosine hydroxylase and dopamine D4 receptor genes in a Croatian sample of bipolar I and unipolar patients. Am J Med Genet. 1997;74:176-178.

Ottoson JO. Electroconvulsive therapy: In: Kisker KP, Lauter H, Meyer JE, et al., Hrsg. Psychiatrie der Gegenwart. 3.Aufl. Berlin Heidelberg New York Tokyo: Springer; 1987:343-367.

Overall JE, Hollister LE, Pokorny AD, et al. Drug therapy in depressions. Controlled evaluation of imipramine, isocarboxidase, dextroamphetamine-amobarbital, and placebo. Clin Pharmacol Ther. 1962;3:16-22.

Paffenbarger RS Jr. Epidemiological aspects of parapartum mental illness. Brit J prev Soc Med. 1964;18:189-195.

Paffenbarger RS Jr, Steinmetz CH, Pooler BG, Hyde RT. The picture puzzle of the postpartum psychoses. J Chron Dis. 1961;13:161-173.

Page C, Benaim S, Lappin F. A long-term follow-up study of patients treated with prophylactic lithium carbonate. Br J Psychiatry. 1987;150:175-179.

Pandey G, Sharma R, Janicak P, et al. Monoamine oxidase and cortisol response in depression and schizophrenia. Psychiatry Res. 1992;44:1-8.

Pandey GN, Pandey SC, Dwivedi Y, Sharma RP, Janicak PG, Davis JM. Platelet Serotonin-2A Receptors: A potential biologoical marker for suicidal behavior. Am J Psychiatry. 1995;152:850-855.

Pantel J, Schroder J, Essig M, et al. Quantitative magnetic resonance imaging in geriatric depression and primary degenerative dementia. J Affect Disord. 1997;42:69-83.

Papadimitriou GN, Christodoulou GN, Trikkas GM, Malliaras DE, Lykouras EP, Stefanis CN. Sleep deprivation psychoprophylaxis in recurrent affective disorders. Bibl Psychiatr. 1981;160:56-61.

Papatheodorou G, Kutcher SP, Katic M. The efficacy and safety of divalproex sodium in the treatment of acute mania in adolescents and young adults: An open clinical trial. [In press].

Papez JW. A proposed mechanism of emotion. Archives of Neurology and Psychiatry. 1937;38:725-743.

Papolos DF, Faedda GL, Veit S, et al. Bipolar spectrum disorders in patients diagnosed with velo-cardio-facial syndrome: Does a hemizygous deletion of

chromosome 22q11 result in bipolar affective disorder? Am J Psychiatry. 1996;153:1541-1547.
Papousek M. Chronobiologische Aspekte der Zyklothymie. Fortschr Neurol Psychiat. 1975;43:381-440.
Pardo J, Pardo P, Raichle M. Neural correlates of self-induced dysphoria. Am J Psychiatry. 1993;150:713-719.
Pare CMB. The present status of monamine oxidase inhibitors. Br J Psychiatry. 1985;146:576-584.
Parsian A, Todd RD. Bipolar disorder and the pseudoautosomal region: an association study. Am J Med Genet. 1994;54:5-7.
Partonen T, Lönqvist J. The influence of comorbid disorders and of continuation light treatmen on remission and recurrence in winter depression. Psychopathology. 1995;28:256-262.
Pastuszak A, Schick-Boschetto B, Zuber C, et al. Pregnancy outcome following first-trimester exposure to fluoxetine (Prozac). JAMA. 1993;269:2246-2248.
Patten SB, Lamarre CJ. Can drug-induced depressions be identified by their clinical features? Can J Psychiatry. 1992;37:213-215.
Patten SB, Love E. Can drugs cause depression? A review of the evidence. J Psychiatr Neurosci. 1993;18:92-102.
Patterson GR, Reid JB. Reciprocity and coercion: Two facets of social system. In: Neuringer C, Michael JL, eds. Behavior modification in clinical psychology. New York: Appleton; 1970:103-124.
Paul S. GABA and Glycine. In: Bloom F, Kupfer D, eds. Psychopharmacology: The Fourth generation of Progress. New York: Raven Press, Ltd.; 1995:87-94.
Pauls DL, Ott J, Paul SM, et al. Linkage analyses of chromosome 18 markers do not identify a major susceptibility locus for bipolar affective disorder in the Old Order Amish. Am J Hum Genet. 1995;57:636-643.
Payami H, Dubay C, Valenzuela RC. HLA may be involved in resistance and susceptibility to affective disorders. Genet Epidemiol. 1989;6:293-298.
Payk TR. Fallstudie zur sog. Spätmanie. Nervenarzt. 1987;58:502-504.
Paykel ES. Predictors of treatment response. In: Paykel ES, Coppen A, eds. Psychopharmacology of affective disorders. New York: Oxford University Press; 1979.
Paykel ES. Methodological aspects of life events research. J Psychosom Res. 1983;27:341-352.
Paykel ES. Life events in affective and schizoaffective disorders. In: Marneros A, Tsuang MT, eds. Affective and schizoaffective disorders. Similarities and differences. Berlin Heidelberg New York: Springer; 1990.
Paykel ES, ed. Handbook of affective disorders. 2nd ed. Edinburgh: Churchill Livingstone; 1992.
Paykel ES. Psychotherapy, medication combinations, and compliance. J Clin Psychiatry. 1995;56(suppl.1):24-30.
Paykel ES, Myers JK, Dienelt M. Life events and depression. Arch Gen Psychiatry. 1969;31:753-760.
Paykel ES, Klerman GL, Prusoff BA. Personality and symptom pattern in depression. Brit J Psychiat. 1976;129:327-334.
Paykel ES, Emms EM, Fletcher J, Rassaby ES. Life events and social support in puerperal depression. Br J Psych. 1980;136:339-346.
Paykel ES, Bhat AV, Parker RR, Rowan PR. Response to phenelzine and amitriptyline in subtypes of outpatient depression. Arch Gen Psychiatry. 1982a;39:1041-1049.
Paykel E, Fleminger R, Watson J. Psychiatric effects of antihypertensive drugs other than reserpine. J Clin Psychopharmacol. 1982b;2:14-39.
Paykel ES, Hollyman JA, Freeling P, Sedgwick P. Predictors of therapeutic benefit from amitriptyline in mild depression: a general practice placebo-controlled trial. J Affect Disord. 1988;14:83-95.
Paykel ES, Cooper Z. Life events and social stress. In: Paykel ES, ed. Handbook of affective disorders. Edinburgh: Churchill Livingstone; 1992.
Paykel ES, Flemenger R, Watson JP. Psychiatric side effects of antihypertensive drugs other than reserpine. J Clin Psychopharmacol. 1992;2:14-39.
Paykel ES, Cooper Z, Ramana R, Hayhurst H. Life events, social support and marital relationships in the outcome of severe depression. Psychol Med. 1996;26:121-133.
Paykel ES, Tylee A, Wright A, Priest RG, Rix S, Hart D. The Defeat Depression Campaign: Psychiatry in the public area. Am J Psychiatry. 1997;154(suppl.6):59-65.
Pazzaglia PJ, Post RM. Contingent tolerance and reresponse to carbamazepine: a case study in a patient with trigeminal neuralgia and bipolar disorder. J Neuropsychiatry Clin Neurosci. 1992;4:76-81.
Pearlson GD, Garbacz DJ, Tompkins RH, et al. Clinical correlates of lateral ventricular enlargement in bipolar affective disorder. Am J Psychiatry. 1984;141:253-256.
Pearlson GD, Wong DF, Tune LE, et al. In vivo D2 dopamine receptor density in psychotic and nonpsychotic patients with bipolar disorder. Arch Gen Psychiatry. 1995;52:471-477.

Peet M. Induction of mania with selective serotonin re-uptake inhibitors and tricyclic antidepressants. Br J Psychiatry. 1994;164:549-550.
Pekkarinen P, Terwilliger J, Bredbacka PE, Lonnqvist J, Peltonen L. Evidence of a predisposing locus to bipolar disorder on Xq24 - q27.1 in an extended Finnish pedigree. Genome Res. 1995;5:105-115.
Pellegrini G, Kosisky S, Nackman D, et al. Personal and social resources in children of patients with bipolar affective disorder and children of normal control subjects. Am J Psychiatry. 1986;143:856-861.
Pellock JM. Carbamazepine side effects in children and adults. Epilepsia. 1987;28(suppl.3):64-70.
Penrose LS. The problem of anticipation in pedigrees of dystrophia mytonica. Ann Eugen. 1948;14:125-132.
Penrose LS. The general purpose sib-pair linkage test. Ann Eugen. 1953/54;18:120-124.
Pepper CM, Klein DN, Anderson RL, Riso LP, Ouimette PC, Lizardi H. DSM-III-R axis II comorbidity in dysthymia and major depression. Am J Psychiatry. 1995;152:239-247.
Perez de Castro I, Santos J, Torres P, et al. A weak association between TH and DRD2 genes and bipolar affective disorder in a Spanish sample. J Med Genet. 1995;32:131-134.
Perkins DO, Stern RA, Golden RN, Murphy C, Naftolowitz D, Evans DL. Mood disorders in HIV infection: prevalence and risk factors in a nonepicenter of the AIDS epidemic. Am J Psychiatry. 1994;151:233-236.
Perlis ML, Giles DE, Buysse DJ, Tu X, Kupfer DJ. Self-reported sleep disturbance as a prodromal symptom in recurrent depression. J Affect Disord. 1997;42:209-212.
Perris C. A study of bipolar (manic-depressive) and unipolar recurrent depressive psychoses. Acta Psychiatr Scand. 1966;194(suppl.):1-89.
Perris C. The course of depressive psychoses. Acta Psychiatr Scand. 1968;44:238-248.
Perris C. A study of cycloid psychoses. Acta Psychatr Scand. 1974;253(suppl.):174.
Perris C. Morbidity suppressive effect of lithium carbonate in cycloid psychosis. Arch Gen Psychiatry. 1978;35:328-331.
Perris C. The diagnostic concept of cycloid psychotic disorder. In: Shagass C, et al., eds. Biological Psychiatry. Amsterdam: Elsevier; 1985.
Perris C. The case for the independence of cycloid psychotic disorder from the schizoaffective disorders. In: Marneros A, Tsuang MT, eds. Schizoaffective Psychoses. Berlin Heidelberg: Springer; 1986:272-308.
Perris C. The concept of cycloid psychotic disorder. Psychiatr Dev. 1988;6:37-56.
Perris C. Cognitive therapy with schizophrenic patients. New York: Guilford Press;1989.
Perris C. The distinction between unipolar and bipolar mood disorders. A 25-years perspective. L'Encephale. 1992;18:9-13.
Perris C, d'Elia G. A study of bipolar (manic-depressive) and unipolare recurrent depressive psychoses. X. mortality, suicide and life-cycles. Acta Psychiatr Scand. 1966;194:172-183.
Perris C, Brockington IF. Cycloid psychoses and their relation to the major psychoses. In: Perris C, Struwe G, Jansson B, eds. Biological Psychiatry 1981. Amsterdam: Elsevier; 1981:447-450.
Perris C, Smigan L. The use of lithium in the long-term morbidity-suppressive treatment of cycloid and schizoaffective psychoses. 7th World Congress of Psychiatry. Pharmacopsychiatry. 1983;3:375-380.
Perris C, Smigan L. The use of lithium in the long-term morbidity suppressive treatment of cycloid and schizoaffective psychoses. In: Pichot P, Berner P, Wolf R, Thau K, eds. Psychiatry: The states of the Art, vol. 3, Pharmacopsychiatry. New York: Plenum; 1984.
Perris C, Eisemann M. Zykloide psychotische Störungen: Ihre Beziehung zu den schizoaffektiven Psychosen. In: Marneros A, Hrsg. Schizoaffektive Psychosen. Diagnose, Therapie und Prophylaxe (Tropon-Symposium IV). Berlin Heidelberg New York: Springer; 1989.
Perry E, Marshall E, Blessed G, et al. Decreased imipramine binding in the brains of patients with depressive illness. Br J Psychiatry. 1983;142:188-192.
Perry PJ, Morgan DE, Smith RE, et al. Treatment of unipolar depression accompanied by delusions. J Affect Disord. 1982;4:195-200.
Perugi G. A broader definition of mixed states. Proceedings of APA. San Diego, California; 1997.
Perugi G, Akiskal HS, Giannotti D, Frare F, Divaio S, Cassano GB. Gender related differences in body dysmorphic disorder (dysmorphophobia). J Nerv Ment Dis. 1997;185:578-582.
Peselow ED, Dunner DL, Fieve RR, Lautin A. Lithium prophylaxis of depression in unipolar, bipolar II, and cyclothymic patients. Am J Psychiatry. 1982;139:747-752.
Peselow ED, Sanfilipo MP, Fieve RR. Relationship between hypomania and personality disorders before and after successful treatment. Am J Psychiatry. 1995;152:232-238.
Peter K, Räbinger U, Kowalik A. Erste Ergebnisse mit Bright-Light (Phototherapie) bei affektiven

Psychosen. Psychiatr Neurol Med Psychol. 1986;38:384-390.

Peters UH. Emotionspsychosen (schizoaffektive Psychosen, zykloide Psychosen, atypische Psychosen, Mischpsychosen) In: Freedman AM, Kaplan Hl, Sadock BJ, Peters UH, Hrsg. Psychiatrie in Praxis und Klinik. Bd. 1: Schizophrenie, affektive Erkrankungen, Verlust und Trauer. Stuttgart: Thieme; 1984.

Peters UH. Zur Persönlichkeits-Psychopathologie. In: Janzarik W, Hrsg. Persönlichkeit und Psychose. Stuttgart: Enke; 1988:179-188.

Peters UH. Emotionspsychopathologie: Zur Problemgeschichte eines Widerspruchs. Über Pathos, Passio, Affekt, Leidenschaft, Gemütsbewegung, Emotion. In: Marneros A, Hrsg. Tropon-Symposium. Bd. IV. Schizoaffektive Psychosen. Berlin Heidelberg: Springer; 1989.

Peters UH. Wörterbuch der Psychiatrie und medizinischen Psychologie. München Wien Baltimore: Urban und Schwarzenberg; 1990.

Peters UH. Der Typus Melancholicus in Haus und Familie: Vom Typus Melancholicus zur Familia Melancholica. In: Mundt Ch, Fiedler P, Lang H, Kraus A, Hrsg. Depressionskonzepte heute: Psychopathologie oder Pathopsychologie? Berlin: Springer; 1991:55-75.

Petersen P. Psychiatric disorders in primary hyperparathyroidism. Journal of Clinical Endocrinology and Metabolism. 1968;28:1491-1495.

Petronis A, Kennedy JL. Unstable genes – unstable mind? Am J Psychiatry. 1995;152:164-172.

Petty F, Schlesser M. Plasma GABA in affective illness. J Affect Disord. 1981;3:339-343.

Petty F, Sherman A. Lerned helplessness induction decreases in vivo cortical serotonin release. Pharmacol Biochem Behav. 1983;18:649-650.

Pfeiffer WM. Transkulturelle Psychiatrie. 2.Aufl. Stuttgart New York: Thieme; 1994.

Pflug B. Schlafentzug bei schizoaffektiven Psychosen. In: Marneros A, Hrsg. Schizoaffektive Psychosen: Diagnose, Therapie und Prophylaxe. Berlin Heidelberg New York: Springer; 1989.

Pflug B, Tölle R. Therapie endogener Depressionen durch Schlafentzug - Praktische und theoretische Konsequenzen. Nervenarzt. 1971;42:117-124.

Pfuhlmann B. Das Konzept der zykloiden Psychosen. Fortschr Neurol Psychiat. 1998;66:1-9.

Philipp M. Psychometrie, Rating-Skalen, Evaluation. In: Riederer P, Laux G, Pöldinger W, Hrsg. Neuro-Psychopharmaka. Ein Therapiehandbuch. Bd.I. Allgemeine Grundlagen der Pharmakopsychiatrie. Wien New York: Springer; 1992.

Philipp N, Delmo CD, Buller R, et al. Diffentiation between Major and Minor Depression. Psychopharmacology. 1992;106:75-78.

Phillips KA, Hirschfeld RMA, Shea MT, Gunderson J. Depressive personality disorder. In: Widiger TA, Frances AJ, Pincus HA, Ross R, First MB, Davis WW, eds. DSM-IV sourcebook. Vol. 2. Washington D.C.: American Psychiatric Association; 1996a.

Phillips KA, Nierenberg AA, Brendel G, Fava M. Prevalence and clinical features of body dysmorphic disorder in atypical major depression. J Nerv Ment Dis. 1996b;184:125-129.

Pica S, Edwards J, Jackson HJ, Bell RC, Bates GW, Rudd RP. Personality disorders in recent-onset bipolar disorder. Compr Psychiatry. 1990;31:499-510.

Piccardi MP, Severino G, Bocchetta A, Palmas MA, Ruiu S, Del Zompo M. No evidence of association between dopamine D3 receptor gene and bipolar affective disorder. Am J Med Genet. 1997;74:137-139.

Pichot P. A comparison of different national concepts of schizoaffective psychosis. In: Marneros A, Tsuang MT, eds. Schizoaffective Psychoses. Berlin Heidelberg New York: Springer; 1986.

Pichot P. The birth of the bipolar disorder. Eur Psychiatry. 1995;10:1-10.

Pichot P, Hassan J. Larvierte Depression und depressive Äquivalente. Probleme der Definition und der Diagnostik. In: Kielholz P, Hrsg. Die larvierte Depression. Bern Stuttgart Wien: Huber; 1973.

Pilcz A. Die Verstimmungszustände. Wiesbaden: Bermann; 1909.

Pillmann F, Marneros A. Habitueller Ladendiebstahl bei Multiinfarktsyndrom. Archiv für Kriminologie. 1998;202:65-68.

Pillmann F, Arndt T, Ehrt U, et al. An analysis of Wernicke's original case records: his contribution to the concept of cycloid psychoses. History of Psychiatry. (in press).

Pine DS, Douglas CJ, Charles E, Davies M, Kahn D. Patients with multiple sclerosis presenting to psychiatric hospitals. J Clin Psychiatry. 1995;56:297-306.

Pinel P. Traitté Medico-philosophique sur l'Aliénation Mentale. Paris: Brosson; 1806.

Pini S, Cassano GB, Simonini E, Savino M, Russo A, Montgomery SA. Prevalence of anxiety disorders comorbidity in bipolar depression, unipolar depression and dysthymia. J Affect Disord. 1997;42:145-153.

Pitt B. "Atypical" depression following childbirth. Br J Psychiat. 1968;114:1325-1335.

Pitt B. Maternity Blues. Br J Psychiatry. 1973;122:431-433.

Pitt B. Schizoaffective disorders in the elderly. In: Marneros A, Tsuang MT, eds. Affective and schizoaffective disorders. Similarities and differences. Berlin Heidelberg New York London Paris Tokyo Hong Kong: Springer; 1990.

Pitts A, Kathol R, Gehirs T, et al. Elevated cerebrospinal fluid corticotropin-releasing hormone and arginine vasopressin in depressed patients with dexamethasone nonsuppression. Soc Neurosci Abstr. 1990;16:454.

Placidi GF, Lenzi A, Lazzerini F, et al. The comparative efficacy and safety of carbamazepine versus lithium: a randomized, double-blind 3-year trial in 83 patients. J Clin Psychiatry. 1986;47:490-494.

Platman SR. A comparison of lithium carbonate and chlorpromazine in mania. Am J Psychiatry. 1970;127:351-353.

Platon. Phaidros/Theaitos. Sämtliche Werke. Bd.6. Frankfurt/M.: Insel-Taschenbücher; 1991.

Plotkin DA, Gerson SC, Jarvik LF. Antidepressant drug treatment in the elderly. In: Meltzer HY, ed. Psychopharmacology: The third generation of progress. New York: Raven Press; 1987:1149-1158.

Plutchik R. Emotions: A General Psychoevolutionary Theory. In: Scherer KR, Ekman P, eds. Approaches to Emotion. Hillsdale New Jersey: Erlbaum; 1984:197-219.

Pope H, Katz D. Affective psychotic symptoms associated with anabolic drug use. Am J Psychiatry. 1988;145:487-490.

Pope HG jr, McElroy SL, Keck PE jr, et al. Valproate in the treatment of acute mania. Arch Gen Psychiatry. 1991;48:62-68.

Popella E. Über den erweiterten Suicid. Archiv f Psychiatrie und Zeitschr f d ges Neurologie. 1964;205:615-624.

Post F. The significance of affective symptoms in old age: a follow-up study of one hundred patients. London: Oxford University Press; 1962.

Post F. Schizo-affective symptomatology in late life. Br J Psychiat. 1971;118:437-445.

Post F. The management and nature of depressive illnesses in late life: a follow-through study. Br J Psychiat. 1972;121:393-404.

Post F. Creativity and psychopathology: a study of 291 world-famous men. Br J Psychiatry. 1994;165:22-34.

Post RM. Time course of clinical effects of carbamazepine: implications for mechanisms of action. J Clin Psychiatry. 1988;49(suppl.4):35-46.

Post RM. Anticonvulsants and novel drugs. In: Paykel ES, ed. Handbook of affective disorders. 2nd ed. London: Churchill Livingstone; 1992:387-417.

Post RM. The transduction of psychosocial stress into the neurobiology of recurrent affective disorder. Am J Psychiatry. 1992;149:999-1010.

Post RM. Sensitization and kindling perspectives for the course of affective illness: Toward an new treatment with the antidepressant carbamazepine. Pharmacopsychiatry. 1992;23:3-14.

Post RM. Issues in the long-term management of bipolar affective illness. Psychiatric Annals. 1993;23:86-93.

Post RM, Stoddard FJ, Gillin JC, et al. Alterations in motor activity sleep, and biochemistry in a cycling manic-depressive patient. Arch Gen Psychiatry. 1977;34:470-477.

Post RM, Jimerson DC, Bunney WE jr, et al. Dopamine and mania: behavioral and biochemical effects of the dopamine receptor blocker pimozide. Psychopharmacology (Berl.). 1980;67:297-305.

Post RM, Ballenger JC, Rey AC, Bunney WE jr. Slow and rapid onset of manic episodes: Implications for underlying biology. Psychiatry Res. 1981;4:229-237.

Post RM, Berettini W, Uhde TW, et al. Selective response to the anticonvulsant carbamazepine in manic-depressive illness: A case study. J Clin Psychopharmacol. 1984;4:178-185.

Post RM, Uhde TW, Roy-Byrne PP, et al. Antidepressant effects of carbamazepine. Am J Psychiatry. 1986;143:29-34.

Post RM, Uhde TW, Roy-Byrne PP, et al. Correlates of antimanic response to carbamazepine. Psychiatr Res. 1987;21:71-83.

Post R, Rubinow D, Uhde T. Dysphoric mania: Clinical and biological correlates. Arch Gen Psychiatry. 1989;46:353-358.

Post RM, Kramlinger KG, Altshuler LL, Ketter T, Denicoff K. Treatment of rapid cycling bipolar illness. Psychopharmacology Bull. 1990;26:37-47.

Post RM, Altshuler LL, Ketter TA, Denicoff K, Weiss SRB. Antiepileptic Drugs in Affective Illness. In: Smith D, Treiman D, Trimble M, eds. Advances in Neurology. vol. 55. New York: Raven Press; 1991:239-277.

Post RM, Leverich GS, Altshuler L, Mikalauskas K. Lithium-discontinuation-induced refractoriness:

preliminary observations. Am J Psychiatry. 1992;149:1727-1729.
Post R, Kramlinger K, Joffe R, et al. Rapid cycling bipolar affective disorder: lack of relation to hypothyroidism. Psychiatry Res. 1997;72:1-7.
Postolache TT, Hardin TA, Myers FS, et al. Greater improvement in summer than with light treatment in winter in patients with seasonal affective disorder. Am J Psychiatry. 1998;155:1614-1616.
Poustka F, Lehmkuhl G. Lithiumtherapie bei manisch-depressiven Psychosen im Jugendalter. Z Kinder Jugendpsychiatr. 1982;10:230-224.
Poustka F, Lehmkuhl G. Kombinationsbehandlung mit Lithium und Carbamazepin bei affektiven Psychosen im Jugendalter. Z Kinder Jugendpsychiatr. 1988;11:388-398.
Poynton A, Bridges PK, Bartlett JR. Resistant bipolar affective disorder treated by stereotactic subcaudate tractotomy. Br J Psychiatry. 1988;152:354-358.
van Praag HM. Antidepressants, catecholamines and 5-hydroxyindoles. Trends towards a more specific research in the field of antidepressants. Psychiatr Neurol Neurochir. 1967;70:219-233.
van Praag HM. Biological suicide research: Outcome and limitations. Biol Psychiatry. 1986a;21:1301-1304.
van Praag HM. (Auto)Aggresion and CSF 5-HIAA in Depression and Schizophrenia. Psychopharmacol Bull. 1986b;22:669-673.
van Praag HM, Plutchik R. Depression type and depression severity in relation to risk of violent suicide attempt. Psychiatry Res. 1984;12:333-338.
Prange AJ, Wilson I, Lara P, et al. Effects of thyrotropin-releasing hormone in depression. Lancet. 1972;2:999-1002.
Prange A, Lossen P, Wilson I, et al. The therapeutic use of hormones of the thyroid axis in depression. In: Post CR, Ballenger J, eds. Neurobiology of Mood Disorders. 1980.
Prasko J, Goldmann P, Zindr R, et al. Hastening the onset of action of tricyclic antidepressants by using white light. Cs Psychiat. 1987;83:376-384.
Preskorn SH, Weller EB, Weller RA. Depression in children: relationship between plasma imipramine levels and response. J Clin Psychiatry. 1982;43:450-453.
Preskorn SH, Weller EB, Hughes CW. Depression in prepubertal children: dexamethasone nonsuppression predicts differential response to imipramine vs. placebo. Psychopharmacol Bull. 1987;23:128-133.
Preskorn SH, Weller E, Jerkovich G. Depression in children: concentration-dependent CNS toxicity of tricyclic antidepressants. Psychopharmacol Bull. 1988;24:140-142.
Price J. The genetics of depressive behaviour. Br J Psychiatry. 1968;2(Special Pub):37-54.
Price RA. Affective disorder not linked to HLA. Genet Epidemiol. 1989;6:299-304.
Price RA, Kidd KK, Pauls DL, et al. Multiple threshold models for the affective disorders: the Yale-NIMH collaborative family stdy. J Psychiat Res. 1985;19:533-546.
Priebe S, Wildgrube C, Müller-Oerlinghausen B. Lithium prophylaxis and expressed emotion. Br J Psychiatry. 1989;154:396-399.
Priebe S, Wildgrube C, Müller-Oerlinghausen B. Die Bedeutung der Untersuchung von Angehörigen bei affektiven Psychosen. In: Lungershausen E, Kaschka WP, Witkowski RJ, Hrsg. Affektive Psychosen. Stuttgart: Schattauer; 1990:291-294.
Prien RF. Somatic treatment of unipolar depressive disorder. In: Frances AJ, Hales RE, eds. Review of psychiatry. Washington D.C.: Am. Psychiatric Press; 1988.
Prien RF, Caffey EM, Klett CJ. A comparison of lithium carbonate and chlorpromazine in the treatment of acute mania. Arch Gen Psychiatry. 1972a;26:146-153.
Prien RF, Caffey EM, Klett CJ. A comparison of lithium carbonate and chlorpromazine in the treatment of excited schizoaffectives. Arch Gen Psychiat. 1972b;27:182-189.
Prien RF, Kupfer DJ, Mansky PA, Small JG, Tuason VB, Voss CB, Johnson WE. Drug therapy in the prevention of recurrences in unipolar and bipolar affective disorders: Report of the NIMH Collaborative Study Group comparing lithium carbonate, imipramine, and a lithium carbonate-imipramine combination. Arch Gen Psychiatry. 1984;41:1096-1104.
Prien RF, Kupfer DJ. Continuation drug therapy for major depressive episodes: how long should it be maintained? Am J Psychiatry. 1986;143:18-23.
Prien RF, Himmelhoch JM, Kupfer DJ. Treatment of mixed mania. J Affect Disord. 1988;15:9-15.
Prien RF, Gelenberg AJ. Alternatives to lithium for preventive treatment of bipolar disorder. Am J Psychiatry. 1989;146:840-848.
Prien RF, Potter WZ. NIMH workshop report on treatment of bipolar disorder. Psychopharmacol Bull. 1990;26:409-427.
Prince SE, Jacobson NS. Couple and family therapy for depression. In: Beckham EE, Leber WR, eds. Handbook of depression. New York: Guilford; 1995:404-424.

Propping P. Psychiatrische Genetik. Befunde und Konzepte. Berlin Heidelberg: Springer Verlag; 1989.

Protheroe C. Puerperal psychoses: A long term study. Br J Psychiat. 1969;115:9-30.

Proulx F, Lesage AD, Grunberg F. One hundred in-patient suicides. Br J Psychiatry. 1997;171:247-250.

Prudic J, Sackheim HA, Devanand DP. Medication resistance and clinical response to electroconvulsive therapy. Psychiatry Res. 1990;31: 287-296.

Puertollano R, Visedo G, Saiz-Ruiz J, Llinares C, Fernandez-Piqueras J. Lack of association between manic-depressive illness and a highly polymorphic marker from GABRA3 gene. Am J Med Genet. 1995;60:434-435.

Puertollano R, Visedo G, Zapata C, Fernandez-Piqueras J. A study of genetic association between manic-depressive illness and a highly polymorphic marker from the GABRbeta-1 gene. Am J Med Genet. 1997;74:342-344.

Puig-Antich J, Perel JM, Lupatkin W, et al. Imipramine in prepubertal major depressive disorders. Arch Gen Psychiatry. 1987;44:81-89.

Puzýnski S, Klosiewicz L. Valproic acid amide in the treatment of affective and schizoaffective disorders. J Affect Disord. 1984;6:116-121.

Quitkin F. The importance of dosage in prescribing drugs. Br J Psychiatry. 1985;147:593-597.

Quitkin FM, Rifkin A, Klein DF. Imipramine response in deluded depressive patients. Am J Psychiatry. 1978;135:806-811.

Quitkin F, Rifkin A, Klein DF. Monoamine oxidase inhibitors. Arch Gen Psychiatry. 1979;36:749-776.

Quitkin FM, Harrison W, Liebowitz M, et al. Defining the boundaries of atypical depression. J Clin Psychiat. 1984a;45:19-21.

Quitkin FM, Rabkin JG, Ross D, McGrath PJ. Duration of antidepressant drug treatment. Arch Gen Psychiatry. 1984b;41:238-245.

Quitkin FM, Rabkin JG, Prien RF. Bipolar disorder: are there manic-prone and depressive-prone forms? Journal of Clinical Psychopharmacology. 1986;6:167-172.

Quitkin FM, Rabkin G, Markowitz JM, et al. Use of pattern analysis to identify true drug response. Arch Gen Psychiatry. 1987;44:259-264.

Raadsheer F, Hoogendijk W, Stan F, et al. Increased numbers of corticotropin-releasing hormone expressing neurons in the hypothalamic paraventricular nucleus of depressed patients. Neuroendocrinology. 1994;60:436-444.

Raadsheer F, van Heerikhuize J, Lucasen P, et al. Increased corticotropin-releasing hormone (CRH) mRNA in the paraventricular nucleus of patients with Alzheimer's disease and depression. Am J Psychiatry. 1995;152:1372-1376.

Rabins PV, Brooks BR, O'Donnell P, et al. Stuctural brain correlates of emotional disorder in multiple sclerosis. Brain. 1986;109:585-597.

Rabins PV, Pearlson GD, Aylward E, Kumar AJ, Dowell K. Cortical magnetic resonance imaging changes in elderly inpatients with major depression. Am J Psychiatry. 1991;148:617-20.

Rabkin JG, Stewart JW, Quitkin FM, McGrath PJ, Harrison WM, Klein DF. Should atypical depression be included in DSM-IV? In: Widiger ThA, Frances AJ, Pincus HA, Ross R, First MB, Davis WW, eds. DSM-IV Sourcebook vol. 2. Washington D.C.: American Psychiatric Association; 1996.

Rabkin JG, Ferrando SJ, Jacobsberg LB, Fishman B. Prevalence of axis I disorders in an AIDS cohort: A cross sectional, controlled study. Compr Psychiatry. 1997;38:146-154.

Rafael B. Anatomy of bereavement. New York: Basic Books; 1983.

Rafael B. When disaster strikes. New York: Basic Books; 1986.

Rafaelsen OJ, Helmchen H. Depression, Melancholie, Manie. Ein Buch für Kranke und Angehörige. Stuttgart: Thieme; 1982.

Ram A, Guedj F, Cravchik A, et al. No abnormality in the gene for the G protein stimulatory alpha subunit in patients with bipolar disorder. Arch Gen Psychiatry. 1997;54:44-48.

Ramana R, Paykel ES, Cooper Z, Hayhurst H, Saxty M, Surtees PG. Remission and relapse in major depression: A two-year prospective follow-up study. Psychol Med. 1995;25:1161-1170.

Ramseier M. Regelmäßig eingesetzte stationäre Gruppen - Wachtherapie im Urteil von Pflegepersonal und Patienten. Schweiz Arch Neurol Psychiat. 1993;144:241-250.

Rao ML, Deister A, Laux G, et al. Low serum levels of tricyclic antidepressants in amitriptyline- and doxepine-treated inpatients with depressive syndromes are associated with nonresponse. Pharmacopsychiat. 1996;29:97-102.

Rao U, Ryan ND, Birmaher B, et al. Unipolar depression in adolescents: clinical outcome in adulthood. J Am Acad Child Adolesc Psychiatry. 1995;34:566-578.

Rapaport D. On the psycho-analytic theory-of affects. Int J Psychoanalysis. 1953;34:177-198.

Rasch W. Depression und Kriminalität. Therapiewoche. 1973;23:2-5.

Rasmussen SA, Eisen JL. Epidemiology of obsessive compulsive disorder. J Clin Psychiatry. 1990;51(suppl.):10-13.

Rastam M, Gillberg IC, Gillberg C. Anorexia nervosa 6 years after onset: Part II. Comorbid psychiatric problems. Compr Psychiatry. 1995;36:70-76.

Ratner RA. Mania, crime and the insanity defense: a case report. Bulletin of the AAPL. 1981;9:23-32.

Ravaris CL, Nies A, Robinson DS, et al. A multiple-dose controlled study for phenelzine in depression-anxiety states. Arch Gen Psychiatry. 1976;33:347-350.

Ravaris CL, Robinson DS, Ives JO, et al. Phenelzine and amitriptyline in the treamtent of depression. Arch Gen Psychiatry. 1980;37:1075-1080.

Ravindran AV, Lapierre YD. Primary dysthymia: predictors of treatment response. In: Akiskal HS, Cassano GB, eds. Dysthymia and the Spectrum of Chronic Depressions. New York London: The Guilford Press; 1997.

Raz S, Raz N. Structural brain abnormalities in the major psychoses: a quantitative review of the evidence from computerized imaging. Psychol Bull. 1990;108:93-108.

Reame N, Sauder S, Kelch R, et al. Pulsatile gonadotropin secretion during the human menstrual cycle: Evidence for altered pulse freqency of gonadotropin releasing hormone secretion. J Clin Endocrinol Metab. 1984;59:328-337.

Rechtschaffen A, Kales A, eds. A manual of standardized terminology, techniques and scoring system for sleep stages in human subjects. U. S. Department of Health, National Institute of Neurological Disease and Blindness, Bethesda/MD; 1968.

Reetz-Kockott U, Müller-Oerlinghausen B. Hat sich die medikamentöse Behandlung der Manien im klinischen Alltag verändert? Nervenarzt. 1996;67:229-234.

Regier DA, Boyd JH, Burke JD, et al. One-month prevalence of mental disorders in the United States. Arch Gen Psychiatry. 1988;45:977-986.

Regier DA, Farmer ME, Rae DS, et al. Comorbidity of mental disorders with alcohol and other drug abuse. Results from the Epidemiologic Catchment Area (ECA) Study. JAMA. 1990;264:2511-2518.

Regier DA, Kaelber CT. The Epidemiologic Catchment Area (ECA) program: studying the prevalence and incidence of psychopathology. In: Tsuang MT, Tohen M, Zahner GEP, eds. Textbook in Psychiatric Epidemiology. New York Chichester Brisbane: Wiley-Liss; 1995:135-155.

Regier DA, Kaelber CT, Rae DS, et al. Limitations of diagnostic criteria and assessment instruments for mental disorders: implications for research and policy. Arch Gen Psychiatry. 1998;55:109-115.

Reginaldi D, Tondo L, Caliari B. The role of antidepressants in rapid cyclicity. In: Costa E, Racagni G, eds. Typical and atypical antidepressants: clinical practices. New York: Raven Press; 1982.

Rehm LP. A self-control model of depression. Beh Therapy. 1977;8:787-804.

Reich L, Weiss BL, Coble P, McPartland P, Kupfer DJ. Sleep disturbance in schizophrenia. Arch Gen Psychiatry. 1975;32:51-55.

Reich T, Winokur G. Postpartum psychoses in patients with manic depressive disease. J Nerv Ment Dis. 1970;151:60-68.

Reich T, James JW, Morris CA. The use of multiple thresholds in determining the mode of transmission of semi-continous traits. Ann Hum Genet. 1972;36:163-84.

Reich T, Cloninger CR, Suarez B, et al. Genetics of the affective disorders. In: Wing JK, Wing L, eds. Handbook of Psychiatry. vol. III. Psychosis of uncertain aetiology. Cambridge: Cambridge University Press; 1982.

Reichborn-Kjennerud T, Lingjaerde O. Response to light therapy in seasonal affective disorder: personality disorders and temperament as predictors of outcome. J Affect Disord. 1996;41:101-110.

Reichborn-Kjennerud T, Lingjaerde O, Dahl AA. DSM-III-R personality disorders in seasonal affective disorder: change associated with depression. Compr Psychiatry. 1997;38:43-48.

Reichman WE, Coyne AC. Depressive symptoms in Alzheimer's disease and multi-infarct dementia. J Geriatr Psychiatry Neurol. 1995;8:96-99.

Reischies FM, Hedde JP, Drochner R. Clinical correlates of cerebral blood flow in depression. Psychiatry Res. 1989;29:323-6.

Reiss E. Konstitutionelle Verstimmung und manisch-depressives Irresein. Zeitschrift f ges Neurol Psychiatr. 1910;347.

Reiss RK, Wilson L, Bokan JA, et al. ECT in medication resistent schizoaffective disorder. Compr Psychiatry. 1981;22:167-173.

Reiter L. Die Rolle der Angehörigen in der Therapie depressiver Patienten. Psychotherapeut. 1995a;40:358-366.

Reiter L. Die Rolle von Partnerschaft und Familie bei der Chronifizierung depressiver Störungen. In: Lenz G, Fischer P, Hrsg. Behandlungsstrategien bei therapieresistenten Depressionen. Stuttgart: Enke; 1995b:83-92.

Remick RA, Sadovnick AD, Lam RW, Zis AP, Yee IML. Major depression, minor depression and double depression: Are they distinct clinical entities? Am J Med Genet (Neuropsychiatr Genet). 1996;67:347-353.

Remschmidt H. Psychiatrie der Adoleszenz. Stuttgart: Thieme; 1992.

Remschmidt H. Depressive Syndrome im Kindes- und Jugendalter. In: Lungershausen E, Joraschky P, Barocka A, Hrsg. Depression. Neue Perspektiven der Diagnostik und Therapie. Berlin: Springer; 1993:49-72.

Remschmidt H, Brechtel B, Mewe F. Zum Krankheitsverlauf und zur Persönlichkeitsstruktur von Kindern und Jugendlichen mit endogen-phasischen Psychosen und reaktiven Depressionen. Acta Paedopsychiatrica. 1973;40:2-17.

Remschmidt H, Martin M, Albrecht G, Gerlach G, Rühl D. Der Voraussagewert des Initialbefundes für den mittelfristigen Rehabilitationsverlauf bei jugendlichen Schizophrenen. Nervenarzt. 1988;59:471-476.

Remschmidt H, Schulz E. Psychopharmacology of depressive states in childhood and adolescence. In: Goodyer IM, ed. The depressed child and adolescent. Cambridge: Cambridge University Press; 1995:253-279.

Rende R, Weissman M, Rutter M, Wickramaratne P, Harrington R, Pickles A. Psychiatric disorders in the relatives of depressed probands. II. Familial loading for comorbid non-depressive disorders based upon proband age of onset. J Affect Disord. 1997;42:23-28.

Rennie TAC. Prognosis in manic-depressive psychoses. Am J Psychiatry. 1942;98:801-814.

Renouf AG, Kovacs M. Dysthymic disorder during chilhood and adolescence. In: Kocsis JH, Klein DN, ed. Diagnosis and treatment of chronic depression. New York London: Guilford Press; 1995:20-40.

Resch F. Entwicklungspsychopathologie des Kindes- und Jugendalters. Weinheim: PVU; 1996.

Retzer A. Das Problem der Beliebigkeit in der Familientherapie: Kommentar zu M. Cierpka. System Familie. 1989;2:217-222.

Retzer A. Familie und Psychose. Stuttgart: Fischer; 1994.

Retzer A, Simon FB, Weber G, Stierlin H, Schmidt G. Eine Katamnese manisch-depressiver und schizoaffektiver Psychosen nach systemischer Familientherapie. Familiendynamik. 1989;14:214-235.

Revenstorf D, Hahlweg K, Schindler L, Vogt B. Interaction analysis of marital conflict. In: Hahlweg K, Jacobson NS, eds. Marital interaction: Analysis and modification. New York: Guilford Press; 1984.

Reynolds CF, Perel JM, Frank E, et al. Open-trial maintenance pharmacotherapy in late-life depression: Survival analysis. Psychiatry Res. 1988;27:225-231.

Reynolds CF, Kupfer DJ, Thase ME, et al. Sleep, gender and depression: an analysis of gender effects on the electroencephalographic sleep of 302 outpatients. Biol Psychiatry. 1990;28:673-684.

Reynolds CF, Frank E, Perel JM, et al. Combined pharmacotherapy and psychotherapy in the acute and continuation treatment of elderly patients with recurrent major depression: A preliminary report. Am J Psychiatry. 1992;149:1687-1692.

Ribot TH. The psychology of emotions. London: Scott; 1897 (zit. nach Lewine RRJ. Anhedonia and the Amotivational State of Schizophrenia. In: Marneros A, Andreasen NC, Tsuang MT, eds. Negative versus Positive Schizophrenia. Berlin Heidelberg: Springer; 1991).

Rice JP, McDonald-Scott P, Endicott J, et al. The stability of diagnosis with an application to bipolar II disorder. Psychiatry Res. 1986;19:285-296.

Rice JP, Reich T, Andreasen NC, et al. The familial transmission of bipolar illness. Arch Gen Psychiatry. 1987;44:441-447.

Rice JP, Goate A, Williams JT, et al. Initial genome scan of the NIMH genetics initiative bipolar pedigrees: chromosomes 1, 6, 8, 10, and 12. Am J Med Genet. 1997;74:247-253.

Rich LC. Endocrinology and suicide. Suicide. Life-Threat Behav. 1986;16:301-311.

Richards R, Kinney DK, Benet M, et al. Assessing everyday creativity: charactristics of the lifetime creativity scales and validation with three large samples. J Pers Soc Psychol. 1988;54:476-485.

Richter G, Richter J. Komplexität von Depressivität. Münster: Waxmann; 1995.

Rickels K, Schweizer E. Clinical overview of serotonin reuptake inhibitors. J Clin Psychiatry. 1990;51(suppl.)9-12.

Riecher-Rössler A. Haben Frauen durch Östrogene einen natürlichen Schutz? Psycho. 1997a;23:433-442.

Riecher-Rössler A. Psychische Störungen und Erkrankungen nach der Entbindung. Fortschr Neurol Psychiatr. 1997b;65:97-107.

Riecher-Rössler A, Häfner H. Schizophrenia and estrogens - is there an associaton? Eur Arch Psych Clin Neurosci. 1993;242:323-328.

Rieder RO, Mann LS, Weinberger DR, van Kammen DP, Post RM. Computed tomographic scans in patients with schizophrenia, schizoaffective, and bipolar affective disorder. Arch Gen Psychiatry. 1983;40:735-9.

Rief W, Schaefer S, Hiller W, Fichter MM. Lifetime diagnoses in patients with somatoform disorders: which came first? Eur Arch Psychiatry Clin Neurosci. 1992;241:236-240.

Riemann D. Schlafbefunde bei affektiv erkrankten Patienten. In: Schulz H, Hrsg. Deutsche Gesellschaft für Schlafforschung und Schlafmedizin. Kompendium Schlafmedizin für Ausbildung. Klinik und Praxis. Landsberg/Lech: Ecomed; 1997:VIII-1.1.1 – VIII-1.1.3.

Riemann D, Joy D, Höchli D, Lauer C, Zulley J, Berger M. Influence of the cholinergic agonist RS 86 on normal sleep. Sex and age effects. Psychiatry Res. 1988;24:137-147.

Riemann D, Berger M. EEG sleep in depression and in remisssion and the REM sleep response to the cholinergic agonist RS 86. Neuropsychopharmacol. 1989;2:145–152.

Riemann D, Hohagen F, Lauer C, Berger M. Longterm evolution of sleep in depression. In: Smirne S, Franceschi M, Ferini-Strambi L, eds. Sleep and aging. Paris: Masson; 1991:195-204.

Riemann D, Wiegand M, Lauer CJ, Berger M. Naps after total sleep deprivation in depressed patients: are they depressiogenic? Psychiatr Res. 1993;49:109-120.

Riemann D, Hohagen F, Bahro M, Berger M. Sleep in depression. I. The influence of age, gender and diagnostic subtypes on baseline sleep and the cholinergic REM induction test with RS 86. Eur Arch Psychiatry Clin Neurosci. 1994;243:279-290.

Riemann D, Vollmann J, Hohagen F, et al. Behandlung von Depressionen mit Schlafentzug und Schlafphasenvorverlagerung. Fortschr Neurol Psychiatrie. 1995;63:270-276.

Rietschel M, Nöthen MM, Lannfelt L, et al. A serine to gycine substitution at position 9 in the extracellular N-terminal part of the dopamine D3 receptor protein: No role in the genetic predisposition to bipolar affective disorder. Psychiatry Res. 1993;46:253-259.

Rifkin A, Karajgi B, Doddi S, et al. Dose and blood levels of haloperidol in treatment of mania. Psychopharmacol Bull. 1990;26:144-146.

Rifkin A, Doddi S, Karajgi B, et al. Dosage of haloperidol for mania. Br J Psychiatry. 1994;165:113-116.

Rihmer Z. Strategies of suicide prevention: focus on health care. J Affect Disord. 1996;39:91-93.

Rinieris PM, Stefanis CN, Lykouras EP, Varsou EK. Affective disorders and ABO blood types. Acta Psychiatr Scand. 1979;60:272-278.

Risch N, Baron M, Mendlewicz J. Assessing the role of X-linked inheritance in bipolar-related major affective disorder. J Psychiatr Res. 1986;20:275-288.

Risch S. Growth hormone-releasing factor and growth hormone. In: Nemeroff CB, ed. Neuropeptides and Psychiatric Disorders. Washington D.C.: American Psychiatric Press; 1991:93-108.

Riskind JH, Rholes WS: Cognitive accessibility and the capacity of cognitions to predict future depression: a theoretical note. Cogn Ther Res. 1984;8:1-12.

Riso LP, Klein DN, Ferro T, et al. Understanding the comorbidity between early-onset dysthymia and cluster B personality disorders: a family study. Am J Psychiatry. 1996a;153:900-906.

Riso LP, Klein DN, Anderson RL, Ouimette PC, Lizardi H. Convergent and discriminant validity of perceived criticism from spouses and family members. Behavior Therapy. 1996b;27:129-137.

Ritchie J, Belkin B, Kishnan K, et al. Plasma dexamethasone concentration and the dexamethasone suppression test. Biol Psychiatry. 1990;27:159-173.

Rivera-Tovar AD, Frank E. Late luteal phase dysphoric disorder in young women. Am J Psychiatry. 1990;147:1634.

Robbins TW, Joyce EM, Sahakian BJ. Neuropsychology and Imaging. In: Paykel ES, ed. Handbook of affective disorders. 2nd edition. Edinburgh: Churchill Livingstone; 1992.

Robertson M. Depression in neurological disorders. In: Robertson MM, Katona CLE, eds. Depression and physical illness. vol. 6. Chichester: Wiley & Sons; 1997.

Robertson M, Trimble M, Townsend H. Phenomenology of depression in epilepsy. Epilepsia. 1987;28:364-372.

Robertson M, Katona CLE, eds. Depression and physical illness. Livingston: Whiley Churchill; 1997.

Robins E, Murphy G, Wilkinson R. Case histories of 134 suicides. Amer J Public Health. 1959;49:888-898.

Robins LN, Regier DA. Psychiatric disorders in America: The Epidemiologic Catchment Area Study. New York: Free Press; 1991.

Robinson L, Berman JS, Niemeyer RA. Psychotherapy of depression: A comprehensive review of controlled outcome research. Psychol Bull. 1990;108:30-49.

Robinson DS, Cooper TB, Corcella J, et al. MAO inhibitors. New biochemical and clinical findings. Psychopharmacol Bull. 1981;17:154-157.

Robinson DS, Kayser A, Corcella J, et al. Panic attacks in outpatients with depression. Response to antidepressant treatment. Psychopharmacol Bull. 1985;21:562-567.

Robinson DS, Lerfald SC, Bennett B, et al. Continuation and maintenance treatment of major depression with the monoamine oxidase inhibitor phenelzine: a double blind placebo controlled discontinuation study. Psychopharmacol Bull. 1991;27:31-39.

Robinson RG, Price TR. Post-stroke depressive disorder: A follow-up study of 103 patients. Stroke. 1982;13:635-641.

Robinson RG, Kubos KL, Starr LB, Rao K, Price TR. Mood disorders in stroke patients: Importance of location of lesion. Brain. 1984;107:81-93.

Robinson RG, Boston JD, Starkstein S, Price TR. Comparison of mania and depression after brain injury: causal factors. Am J Psychiatry. 1988;145:172-178.

Rohde A. Psychosen im Wochenbett: Eine empirische Untersuchung zu Langzeitverlauf und Langzeitausgang. Habilitationsschrift. 1994.

Rohde A, Marneros A. Suizidale Symptomatik im Langzeitverhalten schizoaffektiver Psychosen: Symptomkonstellation und soziale Faktoren. Nervenarzt. 1990;61:164-169.

Rohde A, Marneros A, Fischer J, Diedrich K. Persönlichkeitsmerkmale von infertilen Patientinnen mit Prämenstruellem Syndrom. In: Marneros A, Phillip M, Hrsg. Persönlichkeit und psychische Erkrankungen. Heidelberg, New York, Tokyo: Springer; 1991.

Rohde A, Marneros A. Schizoaffective disorders with and without onset in the puerperium. Eur Arch Psychiatry Clin Neurosci. 1992;242:27-33.

Rohde A, Marneros A, Fischer J, Diedrich K. Persönlichkeitsmerkmale von infertilen Patientinnen mit Prämenstruellem Syndrom. In: Marneros A, Philipp M, Hrsg. Persönlichkeit und psychische Erkrankung. Heidelberg, New York, Tokyo: Springer; 1992a.

Rohde A, Marneros A, Fischer J, Diedrich K. Häufigkeit und Art prämenstrueller Symptomatik unter dem Einfluß erlebter Infertilität: Eine vergleichende Studie. Geburtsh u Frauenheilk. 1992b;52:291-296.

Rohde A, Marneros A. Postpartum psychoses: Onset and long-term course. Psychopathology. 1993a;26:203-209.

Rohde A, Marneros A. Psychosen im Wochenbett: Symptomatik, Verlauf und Langzeitprognose. Geburtsh u Frauenheilk. 1993b;53:800-810.

Rohde A, Marneros A. Zur Prognose der Wochenbettpsychosen: Verlauf und Ausgang nach durchschnittlich 26 Jahren. Nervenarzt. 1993c;64:175-180.

Rohde A, Marneros A. Langzeitprognose von postpartalen Psychosen unter besonderer Berücksichtigung der zykloiden Pschosen. In: Bräunig P, Hrsg. Emotionspsychopathologie und zykloide Psychosen. Stuttgart New York: Schattauer; 1995:197-205.

Rohde A, Marneros A. Postpartum psychoses: Long-term course and outcome. European Neuropsychopharmacology. 1996;6(suppl 3):13.

Rohde P, Lewinsohn PM, Seeley JR. Comorbidity of unipolar depression: II. Comorbidity with other mental disorders in adolescents and adults. J Abnorm Psychol. 1991;100:214-222.

Rohde P, Lewinsohn PM, Seeley JR. Are adolescents changed by an episode of major depression? J Am Acad Child Adolesc Psychiatry. 1994;33:1289-1298.

Romito P. Postpartum depression and the experience of motherhood. Acta Obstet Gynecol Scand. 1990;69(suppl.)154:5-37.

Rosa FW. Spina bifida in infants of women treated with carbamazepine during pregnancy. N Engl J Med. 1991;324:674-677.

Rosanoff AH, Handy LM, Rosanoff-Plesset IBA. The etiology of manic-depressive syndromes with special reference to their occurrence in twins. Am J Psychiatry. 1934;91:725-762.

Rosen L, Targum S, Terman M. Prevalence of seasonal affective disorder at four latitudes. J Psychiat Res. 1990;31:131-144.

Rosenbaum A, Maruta T, Schatzberg A, et al. Toward a biochemical classification of depressive disorders, VII: Urinary free cortisol and urinary MHPG in depressions. Am J Psychiatry. 1983;140:314-318.

Rosenbaum M. The role of depression in couples involved in murder-suicide and homicide. Am J Psychiatry. 1990;147:1036-1039.

Rosenberg L, Mitchell A, Parsells J, et al. Lack of relation of oral cleft to diazepam use during pregnancy. N Engl J Med. 1983;309:1282-1285.

Rosenberg R, Vorstrup S, Andersen A, Bolwig T. Effect of ECT on cerebral blood flow in melancholia assessed with SPECT. Conv Therapy. 1988;4:62-73.

Rosenstein DL, Nelson JC, Jacobs SC. Seizures associated with antidepressants: A review. J Clin Psychiatry. 1993;54:289-299.

Rosenthal NE, Rosenthal LN, Stallone F, Dunner DL, Fieve RR. Toward the validation of RDC schizo-affective disorder. Arch Gen Psychiatry. 1980;37:804.

Rosenthal NE, Lewy AJ, Wehr TA, Kern HE, Goodwin FK. Seasonal cycling in a bipolar patient. Psychiat Res. 1983;8:25-31.

Rosenthal NE, Sack DA, Gillin JC, et al. Seasonal affective disorder: a description of the syndrome and preliminary findings with light therapy. Arch Gen Psychiatry. 1984;41:72-80.

Rosenthal NE, Sack DA, Carpenter CJ, Parry BL, Mendelson WB, Wehr TA. Antidepressant effects of light in seasonal affective disorder. Am J Psychiatry. 1985;142:163-170.

Rosenthal NE, Carpenter CJ, James SP, Parry BL, Rogers SLB, Wehr TA. Seasonal affective disorder in children and adolescents. Am J Psychiatry. 1986;143:356-358.

Rosenthal NE, Wehr TA. Seasonal affective disorders. Psychiatr Ann. 1987;17:670-674.

Rosenthal NE, Genhardt MJ, Caballero B, et al. Psychobiological effects of carbohydrate and protein-rich meals in patients with seasonal affective disorder and normal controls. Biol Psychiatry. 1989;25:1029-1040.

Rosenthal TL, Akiskal HS, Scott-Strauss A, Rosenthal RH, David M. Familial developmental factors in characterological depression. J Affect Disord. 1981;3:183-192.

Ross M, Scott M. An evaluation of the effectiveness of individual and group cognitive therapy in the treatment of depressed patients in an inner city health centre. J Royal College of General Practitioners. 1985;35:239-242.

Rossi R, Delmonte P. Die cycloide Psychose in den italienischen diagnostischen Modellen. Psychiatr Neurol Med Psychol. 1970;22:289-293.

Roth M. The natural history of mental disorder in old age. J Mental Science. 1955;101:281-301.

Roth M, Gurney C, Garside R, Kerr T. Studies in the classification of affective disorders: the relationship between anxiety states and depressive illness I. Br J Psychiatry. 1972;121:147-161.

Roth M, Mountjoy CQ. The Need for the Concept of Neurotic Depression. In: Akiskal HS, Cassano GB, eds. Dysthymia and the Spectrum of Chronic Depressions. New York London: The Guilford Press; 1997.

Rothenberg A. Creativity and Madness. Baltimore, MD: Johns Hopkins University Press; 1990.

Rothschild A, Langlais P, Schatzberg A, et al. Dexamethasone increases plasma free dopamine in man. J Psychiatr Res. 1984;18:217-223.

Rouchell AM, Pounds R, Tierney JG. Psychiatric disorders in general hospital patients. Depression. In: Rundell JR, Wise MG, eds. The American Psychiatric Press textbook of consultation-liaison psychiatry. Washington D.C. London: American Psychiatric Press; 1996.

Rounsaville BJ, Weissman MM, Prusoff BA, Herceg-Baron RL. Marital disputes and treatment outcome in depressed women. Comprehensive Psychiatry. 1979;20:483-490.

Rounsaville BJ, Sholomskas D, Prusoff BA. Chronic mood disorders in depressed outpatients. J Affect Disord. 1980a;2:73-88.

Rounsaville BJ, Prusoff BA, Padian N. The course of nonbipolar, primary major depression: a prospective 16-month-study of ambulatory patients. J Nerv Ment Dis. 1980b;168:406-411.

Rounsaville BJ, Glazer W, Wilber CH, Weissman MM, Kleber HD. Short-term interpersonal psychotherapy in methadone-maintained opiate addicts. Arch Gen Psychiatry. 1983;40:629-36.

Rounsaville BJ, Kleber HD. Psychotherapy/counseling for opiate addicts: strategies for use in different treatment settings. Int J Addiction. 1985;20:868-96.

Rowan P, Parker PR, Paykel ES. Phenelzine and amitriptyline. Effects on symptoms of neurotic depression. Br J Psychiatry. 1982;140:475-483.

Roy A. Acute schizo-affective disorder. Can J Psychiatr. 1981;26:468-469.

Roy A. Suicide in Depressives. Compr Pschiatry. 1983;487-491.

Roy A. Aetiology of secondary depression in male alcoholics. Br J Psychiatry. 1996;169:753-757.

Roy A, Chir B. Family history of suicide. Arch Gen Psychiatry. 1983;40:971-974.

Roy A, Sutton M, Picker D. Neuroendocrine and personality variables in dysthymic disorder. Am J Psychiatry. 1985;142:94-97.

Roy A, Pickar D, Paul S, et al. CSF corticotropin-releasing hormone in depressed patients and normal control subjects. Am J Psychiatry. 1987;144:641-645.

Roy A, Wolkowitz D, Bissette G, Nemeroff C. Differences in CSF concentrations of thyrotropin-releasing hormone in depressed patients an normale subjects. Am J Psychiatry. 1994;151:600-602.

Roy MA, Neale MC, Pedersen NL, Mathe AA, Kendler KS. A twin study of generalized anxiety disorder and major depression. Psychol Med. 1995;25:1037-1049.

Roy-Byrne P, Joffe RT, Uhde TW. Approaches to the evaluation and treatment of rapid cycling affective illness. Br J Psychiatry. 1984;145:543-550.

Roy-Byrne P, Post RM, Uhde TW, Porcu T, Davis D. The longitudinal course of recurrent affective illness: Life chart data from research patients at the NIMH. Acta Psychiatr Scand. 1985;317(suppl.):1 -34.

Roy-Byrne PP, Post RM, Hambrick DD, Leverich GS, Rosoff AS. Suicide and course of illness in major affective disorder. J Affect Disord. 1988;15:1-8.

Rozzini R, Frisoni GB, Ferrucci L, Trabucchi M. Co-occurrence of disadvantage conditions in elderly subjects with depressive symptoms. J Affect Disord. 1997;46:247-254.

Rubin R, Philipps J, Sadow T, et al. Adrenal gland volume in major depression: Increase during the depressive episode and decrease with successful treatment. In: Procedings of the Annual Meeting of the American College of Neuropsychopharmacology; 1992.

Rubinow D. Cerebrospinal fluid somatostatin and psychiatric illness. Biol Psychiatry. 1986;21:341-365.

Rubinsztein DC, Leggo J, Goodburn S, Walsh C, Jain S, Paykel ES. Genetic association between monoamine oxidase A microsatellite and RFLP alleles and bipolar affective disorder: analysis and meta-analysis. Hum Mol Genet. 1996;5:779-782.

Rudolf G. Psychotherapeutische Medizin. Stuttgart: Enke; 1993.

Rudolf G. Psychotherapeutische Medizin. 2. Aufl. Stuttgart: Enke; 1995.

Rudorfer MV, Linnoila M, Potter WZ. Combined lithium and electroconvulsive therapy: pharmacokinetic and pharmacodynamic interactions. Convulsive Therapy. 1987;3:40-45.

Rudorfer MV, Potter WZ. Antidepressants. A comparative review of the clinical pharmacology and therapeutic use of the „newer“ versus the „older“ drugs. Drugs. 1989;37:713-738.

Ruhrmann S, Kasper S. Saisonal abhängige Depression (SAD) - Lichttherapie und psychopharmakologische Ansätze. Medizinische Monatsschrift für Pharmazeuten. 1992;15:293-299.

Ruhrmann S, Kasper S, Hawallek B, et al. Selective serotonin re-uptake inhibitors for treatment of seasonal affective disorder (SAD). Clin Neuropharmacology. 1992;15:341.

Rush AJ. Mood disorders. In: Widiger ThA, Frances AJ, Pincus HA, Ross R, First MB, Davis WW, eds. DSM-IV Sourcebook. vol. 2. Washington D.C.: American Psychiatric Association; 1996.

Rush AJ, Ermann MK, Giles DE, et al. Polysomnographic findings in recently drug-free and clinically remitted depressed patients. Arch Gen Psychiatry. 1986;43:878-884.

Rush AJ, Weissenburger JE. Melancholic symptom features. In: Widiger ThA, Frances AJ, Pincus HA, Ross R, First MB, Davis WW, eds. DSM-IV Sourcebook. vol. 2, Washington D.C.: American Psychiatric Association; 1996.

Rusher SM, Gotlib IH. Marital interaction patterns of couples with and without a depressed partner. Behavior Therapy. 1988;19:455-477.

Russel JM, Newman SC, Bland RC. Epidemiology of psychiatric disorders in Edmonton. Drug abuse and dependence. Acta Psychiatr Scand. 1994;376(suppl.):54-62.

Rüther E, Ahrens B, Dieterle D, et al. Das Asolo-Schema zur therapierelevanten multidimensionalen Klassifizierung der Antidepressiva. Pychopharmakotherapie. 1995;2:158-164.

Rutter M, Graham P, Chadwick O, Yule W. Adolescent turmoil: fact or fiction? J Child Psychol Psychiatry. 1976;17:35-56.

Rutter M, Izard CE, Read PB, eds. Depression in young people. Developmental and clinical perspectives. New York: Guilford; 1986.

Ryan ND, Birmaher B, Perel JM, et al. Neuroendocrine response to L-5-hydroxytryptophan challenge in prepubertal major depression - depressed vs normal children. Arch Gen Psychiatry. 1992;49:843-85.

Ryan ND, Dahl RE, Birmaher B, et al. Stimulatory tests of growth hormone secretion in prepubertal major depression - depressed versus normal children. J Am Acad Child Adolesc Psychiatry. 1994;33:824-833.

Rydin E, Schalling D, Asberg M. Rorschach ratings in depressed and suicidal patients with low levels of 5-hydroxyindolacetic acid in cerobrospinal fluid. Psychiatry Res. 1982;7:229-243.

Ryle G. Hume. In: Kulenkamff J, Hrsg. Eine Untersuchung über den menschlichen Verstand. Berlin: Akademie-Verlag; 1997.

Rzewuska M, Angst J. Prognosis of periodic bipolar manic depressive and schizoaffective psychoses. Arch Psychiatr Nervenkr. 1982a;231:471-486.

Rzewuska M, Angst J. Aspects of the course of bipolar manic depressive, schizoaffective and paranoid schizophrenic psychoses. Arch Psychiatr Nervenkr. 1982b;231:487-501.

Sabatini U, Pozzilli C, Pantano P, et al. Involvement of the limbic system in multiple sclerosis patients with depressive disorders. Biol Psychiatry. 1996;39:970-5.

Sachar E, Hellmann L, Fukushima D, et al. Cortisol production in depressive illness. Arch Gen Psychiatry. 1970;23:289-298.

Sachar E, Schalch D, Reichlin S, et al. Plasma gonadotropin in depressive illness: A preliminary report. In: Williams TA, Katz MM, Shield JA Jr, eds. Recent Advances in the Psychobiology of the Depressive Illness. Washington D.C.: U. S. Department of Health and Welfare; 1972:229-233.

Sachdev P, Smith JS, Matheson J. Psychosurgery for bipolar affective disorder. Br J Psychiatry. 1988;153:576.

Sachs GS, Lafer B, Stoll AL, Banov M, Thibault AB, Tohen M, Rosenbaum JF. A double-blind trial of bupropion versus desipramine for bipolar depression. J Clin Psychiatry. 1994;55:391-393.

Sack D, James S, Rosenthal N, et al. Deficient nocturnal surge of TSH secretion during sleep and sleep deprivation in rapid-cycling bipolar illness. Psychiatry Res. 1988;23:179-191.

Sackheim HA. The efficacy of electroconvulsive therapy in the treatment of major depressive disorder. In: Fisher S, Greenberg RP, Hillsdale NJ, et al., eds. The Limits of Biological Treatments for Psychological Distress. Erlbaum Publishing; 1989.

Sackheim HA, Decina P, Portnoy S. Studies of dosage, seizure threshold, and seizure duration in ECT. Biol Psychiatry. 1987;22:249-268.

Sadovnick AD, Remick RA, Allen J, et al. Depression and multiple sclerosis. Neurology. 1996;46:628-632.

Saiz G. Untersuchungen über die Ätiologie der Manie, der periodischen Manie und des zirkulären Irreseins, nebst Besprechung einzelner Krankheitssymptome. Berlin: Karger; 1907.

Sakamoto K, Kamo T, Nakadaira S, Tamura A, Takahashi K. A nationwide survey of seasonal affective disorder at 53 outpatient university clinics in Japan. Acta Psychiatrica Scand. 1993;87:258-265.

Sallee FR, Nesbitt L, Dougherty D, Hilal R, Nandagopal VS, Sethuraman G. Lymphocyte glucocorticoid receptor: predictor of sertraline response in adolescent major depressive disorder (MDD). Psychopharmacol Bull. 1995;31:339-345.

Salloway S, Malloy P, Kohn R, et al. MRI and neuropsychological differences in early- and late-life-onset geriatric depression. Neurology. 1996;46:1567-1574.

Salzmann C. Treatment of agitation in the elderly. In: Meltzer HY, ed. Psychopharmacology. The Third Generation of Progress. New York: Raven; 1987:1167-1176.

Salzmann C, Schneider LS, Alexopoulos G. Treatment of depression in the elderly. In: Bloom F, Kupfer D, eds. Psychopharmacology: Fourth generation of progress. New York: Raven Press; 1995:1471-1477.

Samson J, Gudeman J, Schatzberg A, et al. Towards a biochemical classification of depressive disorders, VIII: Platelet monoamine oxidase activity in subtypes of depression. J Psychiatr Res. 1985;19:547-555.

Samuels JF, Nestadt G, Romanoski AJ, Folstein MF, McHugh PR. DSM-III personality disorders in the community. Am J Psychiatry. 1994;151:1055-1062.

Sanders AR, Rincon-Limas DE, Chakraborty R, et al. Association between genetic variation at the porphobilinogen deaminase gene and schizophrenia. Schizophr Res. 1993;8:211-221.

Sanderson WC, Beck AT, Beck J. Syndrome comorbidity in patients with major depression or dysthymia: prevalence and temporal relationships. Am J Psychiatry. 1990a;147:1025-1028.

Sanderson WC, DiNardo PA, Rapee RM, Barlow DH. Syndrome comorbidity in patients diagnosed with a DSM-III-R anxiety disorder. J Abnorm Psychol. 1990b;99:308-312.

Sanderson WC, Wetzler S, Beck AT, Betz F. Prevalence of personality disorders in major depression and dysthymia. Psychiatry Res. 1992;42:93-99.

Sandyk R, Kanofsky JD. Cocaine addiction: relationship to seasonal affective disorder. Int J Neurosci. 1992;64:195-201.

Sapru M, Rao B, Channabasavana S. Serum dopamine-beta-hydroyxlase activity in classical subtypes of depression. Acta Psychiatr Scand. 1989;80:474-478.

Sartorius N, Jablensky A. Towards a public health approach to depression. Abstracts, VI World Congress of Psychiatry. Honolulu; 1977.

Sartorius N, Ustün B, Lecrubier Y, Wittchen HU. Depression comorbid with anxiety: Results from the WHO Study on Psychological Disorders in Primary Health Care. Br J Psychiatry. 1996;168(suppl. 30):38-43.

Sasaki T, Billett E, Petronis A, et al. Psychosis and genes with trinucleotide repeat polymorphism. Hum Genet. 1996a;97:244-246.

Sasaki T, Macciardi FM, Badri F, et al. No evidence for association of dopamine D2 receptor variant (Ser311/Cys311) with major psychosis. Am J Med Genet. 1996b;67:415-417.

Saß H, Wittchen HU, Zaudig M. Diagnostisches und Statistisches Manual Psychischer Störungen. Göttingen: Hogrefe; 1996.

Sauer H, Koehler K, Sass H, Hornstein C, Minne H. The dexamethasone suppression test and thyroid stimulating hormone response to TRH in RDC schizoaffective patients. Eur Arch Psychiatry Neurol Sci. 1984;234:264-267.

Sauer H, Lauter H. Elektrokrampftherapie: I Wirksamkeit und Nebenwirkungen der Elektrokrampftherapie. Nervenarzt. 1987a;58:201-209.

Sauer H, Lauter H. Elektrokrampftherapie: II Indikationen, Kontraindikationen und therapeutische Technik der Elektrokrampftherapie. Nervenarzt. 1987b;58:210-218.

Schachter S, Singer JE. Cognitive, social, and physiological determination of emotional state. Psychol Rev. 1962;69:379-399.

Schäfer ML. Migräne und Persönlichkeit. In: Marneros A, Philipp M, Hrsg. Persönlichkeit und psychische Erkrankung. Berlin, Heidelberg, New York, London, Paris, Tokyo, Hong Kong, Barcelona, Budapest: Springer; 1992.

Schär V, Leonhardt M, Agelink M, Klieser E. Risperidon in the treatment of patients with delusional depression. 19th Symposium of the Association of Neuropsychopharmacology and Pharmacopsychiatry. 1995.

Schär V, Zeit T, Heinemann F, Otto H. Zur Hypofrontalität im 99m Tc-HMPAO SPECT bei „akuten" Psychosen. Diagnostik bei der Schizophrenie. Nervenheilkunde. 1995;14:379-384.

Scharfetter C. Allgemeine Psychopathologie. Eine Einführung. Stuttgart: Thieme; 1976.

Scharfetter C. Allgemeine Psychopathologie. 3. Auflage. Stuttgart New York: Thieme; 1991.

Scharfetter C, Nüsperli M. The group of schizophrenias, schizoaffective psychoses, and affective disorders. Schizophr Bull. 1980;6:586-591.

Schatzberg A, Orsulak P, Rosenbaum A, et al. Towards a biochemical classification of depressive disorders, V: Biochemical heterogeneity of unipolar depression. Am J Psychiatry. 1982;139:471-475.

Schatzberg A, Rothschild A, Langlais P, et al. A corticosteroid/dopamine hypotheses for psychotic depression and related states. J Psychiatr Res. 1985a;19:57-64.

Schatzberg A, Rotschild A, Gerson B, et al. Towards a biochemical classification of depressive disorders: IX: DST results and platelet MAO activity. Br J Psychiatry. 1985b;146:633-637.

Schatzberg A, Rothschild A, Langlais P, et al. Psychotic and nonpsychotic depressions, II: Platelet MAO activity, plasma catecholamines, cortisol, and specific symptoms. Psychiatr Res. 1987;20:155-164.

Schatzberg A, Samson J, Bloomingdale K, et al. Toward a biochemical classification of depressive disorders, X: Urinary catecholamines, their metabolites, and D-type scores in subgroups of depressive disorders. Arch Gen Psychiatry. 1989;56:260-268.

Schatzberg A, Mooney J. Noradrenergic and cholinergic mechanisms in depressive disorders: implications for future treatment. In: Meltzer H, Nerozzi D, eds. Current Practices and Future Developments in the Pharmacotherapy of Mental Disorders. New York: Elsevier; 1991:91-97.

Schatzberg A, Rothschild A. Serotonin activity in psychotic (delusional) major depression. J Clin Psychiatry. 1992;53(suppl.):52-55.

Schatzberg AF, Rothschild AJ. Psychotic (Delusional) Major Depression: Should it be Included as an Distinct Syndrome in DSM-IV? In: Widiger ThA, Frances AJ, Pincus HA, Ross R, First MB, Davis WW, eds. DSM-IV Sourcebook, Vol. 2, American Psychiatric Association Washington D.C.; 1996.

Schauenburg H, Cierpka M. Methoden der Fremdbeurteilung interpersonaler Beziehungsmuster. Psychotherapeut. 1994;39:135-145.

Schauenburg H, Pekrun G, Leibing E. Diagnostik interpersonaler Probleme bei depressiven Störungen. Zeitschrift für Klinische Psychologie, Psychopathologie und Psychotherapie. 1995;43:200-213.

Scheftner WA, Young MA, Endicott J, et al. Family history and five-year suicide risk. Br J Psychiatry. 1988;153:805-809.

Scheid W. Der Zeiger der Schuld in seiner Bedeutung für die Prognose involutiver Psychosen. Z ges Neurol Psychiat. 1934;150:528-555.

Scheler M. Der Formalismus in der Ethik und die Materiale Wertethik. 3.Aufl. Halle/Saale: Max Niemeyer Verlag; 1927.

Scherbaum N, Klein S, Kaube H, et al. Alternative strategies of opiate detoxification: evaluation of the so-called ultra-rapid detoxification. Pharamacopsychiat. 1998;31:205-209.

Scherer K. Theorien und aktuelle Probleme der Emotionspsychologie. In: Scherer K, ed. Psychologie der Emotion. Göttingen Toronto Zürich: Hogrefe; 1990.

van Scheyen JC, van Kammen DP. Clomipramine-induced mania in unipolar depression. Arch Gen Psychiatry. 1979;36:560-565.

Schiepek G. Der systemwissenschaftliche Ansatz in der Klinischen Psychologie. Zeitschrift für Klinische Psychologie. 1994;23:77-92.

Schiepek G, Tschacher W. Selbstorganisation in Psychologie und Psychiatrie. Braunschweig: Vieweg; 1997.

Schifferdecker M, Krahl A, Krekel NO. Psychosen bei multipler Sklerose - eine Neubewertung. Fortschr Neurol Psychiatr. 1995;63:310-319.

Schildkraut J. The catecholamine hypothesis of affective disorders: a review of supporting evidence. Am J Psychiatry. 1965;122:509-522.

Schildkraut J, Kety S. Biogenetic amines and emotion. Science. 1967;156:21-30.

Schildkraut R, Chandra O, Osswald M, et al. Growth hormone during sleep and with thermal stimulation in depressed patients. Neuropsychobiology. 1975;1:70-79.

Schildkraut J, Orsulak P, LaBrie R, et al. Toward a biochemical classification of depressive disorders, II: Application of multivariate discriminant function analysis to data on urinary catecholamines and metabolites. Arch Gen Psychiatry. 1978a;35:1436-1439.

Schildkraut J, Orsulak P, LaBrie R, et al. Toward a biochemical classification of depressive disorders. I: Differences in urinary excretion of MHPG and other catecholamine metabolites in clinically defindet subtypes of depression. Arch Gen Psychiatry. 1978b;35:1427-1433.

Schildkraut J, Orsulak P, Schatzberg A, et al. Possible pathophysiological mechanisms in subtypes of unipolar depressive disorders based on differences in urinary MHPG levels. Psychopharmacol Bull. 1981;17:90-91.

Schildkraut J, Orsulak P, Schatzberg A, et al. Urinary MHPG in affective disorders. In: Post RM, Ballenger JC, eds. Neurobiology of Mood Disorders. Baltimore: Williams u. Wilkins; 1984:519-528.

Schilgen B, Tölle R. Partial sleep deprivation as therapy for depression. Arch Gen Psychiat. 1980;37:267-271.

Schiller L, Benett A. Wahnsinn im Kopf. Mein Weg durch die Hölle der Schizophrenie. Bergisch Gladbach: Gustav Lübbe; 1994.

Schinfuku N, Ihda S. Uber den prämorbiden Charakter der endogenen Depression – Immodithymie (später Immobilithymie) von Shimoda. Fortschr Neurol Psychiat. 1969;37:545-552.

Schipkowensky N. Affective disorders, cyclophrenia and murder. In: de Renak AVS, Porter R. The Mentally Abnormal Offender. London: Churchil; 1968.

Schlebusch L, Wessel H. Hopelessness and low-intent in parasuicide. Gen Hosp Psychiat. 1988;10:209-213.

Schlegel S, Kretzschmar K. Computed tomography in affective disorders. I. Ventricular and sulcal measures. Biol Psychiatry. 1987;22:4-14.

Schlegel S, Frommberger U, Buller R. Computerized tomography (CT) in affective disorders: relation with psychopathology. Psychiatry Res. 1989;29:271-282.

Schleifer SJ, Macari-Hinson MM, Coyle DA, et al. The nature and course of depression following myocardial infarction. Arch Intern Med. 1989;149:1785-1789.

Schleifer S, Slater W, Macari-Hinson M, et al. Digitalis and beta-blocking agents: effects on depression following myocardial infarction. Am Heart J. 1991;121:1397-1402.

Schmaling KB, Jacobson NS. Marital interaction and depression. Journal of Abnormal Psychology. 1990;99:229-236.

Schmaling K, Becker J. Empirical studies of the interpersonal relations of adult depressives. In: Becker J, Kleinman A, eds. Psychosocial aspects of depression. Hillsdale New Jersey: Lawrence Erlbaum; 1991:169-185.

Schmauß M. Wie lange soll man Psychopharmaka geben. Münch Med Wochenschr. 1985;127:535-538.

Schmauß M, Erfurth A. Indikationen für eine Therapie mit Monoaminoxidase-Hemmern. Psychiatr Praxis. 1989;16(Sonderheft):2-6.

Schmauß M, Erfurth A. Prädiktion des antidepressiven Behandlungserfolgs - Kritische Übersicht und Perspektiven. Fortschr Neurol Psychiatr. 1993;61:274-283.

Schmauß M, Erfurth A. Kombinationstherapien bei Therapieresistenz auf Antidepressiva - eine Übersicht. Fortschr Neurol Psychiat. 1996;64:390-402.

Schmider J, Lammers C, Gotthardt U, Dettling M, Holsboer F, Heuser I. Combined dexamethasone/corticotropin-releasing hormone test in acute and remitted manic patients, in acute depression, and in normal controls. Biol Psychiatry. 1995;38:797-802.

Schmidt PJ, Rubinow DR. Menopause-related affective diorders: A justification for further study. 1991;148:844-852.

Schmidt SJ. Der Radikale Konstruktivismus: Ein neues Paradigma im interdisziplinären Diskurs. In: Schmidt SJ, Hrsg. Der Diskurs des Radikalen Konstruktivismus. Frankfurt/M.: Suhrkamp; 1987:11-88.

Schmidt-Degenhardt. Melancholie und Depression. Stuttgart: Kohlhammer; 1983.

Schmidt-Degenhardt M. Depressionskonzepte heute: Psychopathologie oder Pathopsychologie? Berlin: Springer; 1991.

Schneider K. Klinische Psychopathologie. 1.-14.Aufl. Stuttgart: Georg Thieme Verlag; 1950-1992.
Schneider K. Die Schichtung des emotionalen Lebens mit dem Aufbau der Depressionszustände. Z ges Neurol Psychiatr. 1920;59:281-286.
Schneider K. Die psychopathischen Persönlichkeiten. Leipzig: Franz Deuticke; 1923.
Schneider K. Zur Psychologie und Psychopathologie der Gefühlserlebnisse. Z Neurol Psychiat. 1928;112:233-246.
Schneider K. Pathopsychologie der Gefühle und Triebe. Leipzig: Georg Thieme Verlag; 1935.
Schneider K. Beiträge zur Psychiatrie. Stuttgart: Thieme-Verlag; 1946.
Schneider K. Zur Differentialdiagnose der Depressionszustände. Fortschr Neurol Psychiatr. 1955;23:1-6.
Schneider K. Clinical psychopathology. New York: Grune and Stratton; 1959.
Schneider LS, Olin JT. Efficacy of acute treatment for geriatric depression. Int Psychogeriatrics. 1995;7:7-25.
Schneier HA, Khan D. Selective response to carbamazepine in a case of organic mood disorder. J Clin Psychiatry. 1990;51:485.
Schöny W, Rittmannsberger H. Praktische Durchführung und allgemeine Behandlungsrichtlinien. In: Riederer P, Laux G, Pöldinger W, Hrsg. Neuro-Psychopharmaka. Bd.4. Neuroleptika. Wien: Springer; 1992:131-152.
Schöpf J. Lithiumzugabe zu Thymoleptika als Behandlung therapieresistenter Depressionen. Nervenarzt. 1989;60:200-205.
Schöpf J, Bryois C, Jonquière M, Le PK. On the nosology of severe psychiatric post-partum disorders. Results of a catamnestic investigation. Eur Arch Psychiatry Neurol Sci. 1984;234:54-63.
Schou M. Prophylactic lithium maintenance treatment in recurrent endogenous affective disorders. In: Gershon S, Shopsin B, eds. Lithium: Its role in psychiatric research and treatment. Plenum Publishing Corporation N.Y.; 1973:269-295.
Schou M. Heutiger Stand der Lithium-Rezidivprophylaxe bei endogen affektiven Erkrankungen. Nervenarzt. 1974;45:397-418.
Schou M. Artistic productivity and Lithium prophylaxis in manic-depressive illness. Br J Psychiatry. 1979;135:97-103.
Schou M. Lithium prophylaxis: Myths and realities. Am J Psychiatry. 1989;146:573-576.
Schou M. Lithium-Behandlung der manisch-depressiven Krankheit. Informationen für Arzt, Patient und Angehörige. Stuttgart: Thieme; 1991.
Schou M. Lithium Treatment of Manic-Depressive Illness: A Practical Guide. 5th ed. New York: Karger S; 1993.
Schou M. Has the time come to abandon prophylactic Lithium treatment? A review for clinicans. Pharmacopsychiat. 1998;31:210-215.
Schou M, Weeke A. Did manic-depressive patients who commited suicide receive prophylactic or continuation treatment at the time? Br J Psychiatry. 1988;153:324-327.
Schramm E, Hrsg. Interpersonelle Psychotherapie. Stuttgart: Schattauer; 1996.
Schrappe O. Bemerkungen zum unvollendet gebliebenen erweiterten Suicid im Verlaufe von Verstimmungspsychosen. Monatsschrift f Kriminologie und Strafrechtsreform. 1970;53:193-218.
Schreiber W, Lauer CJ, Krumrey K, Holsboer F, Krieg JC. Cholinergic REM-leep induction test in subjects at high risk for psychiatric disorders. Biol Psychiatry. 1992;32:79.
Schreiber W, Lauer CJ, Krumrey K, Holsboer F, Krieg JC. Dysregulation von REM- und Tiefschlaf als Vulnerabilitätsmarker bei Erstgradangehörigen affektiv erkrankter Patienten. In: Meier-Ewert K, Rüther E, Hrsg. Schlafmedizin. Stuttgart Jena New York: Gustav Fischer Verlag; 1993:199–202.
Schröder B, Hahlweg K, Fiedler P, Mundt Ch. Marital interaction in couples with a depressed or schizophrenic patient. In: Mundt Ch, Goldstein MJ, Hahlweg K, Fiedler P, eds. Interpersonal factors in the origin and course of affective disorders. London: Gaskell; 1996:257-276.
Schröder P. Über Degenerationspsychosen (Metabolische Erkrankungen). Z ges Neurol Psychiatry. 1926;105:539-547.
Schuckit MA, Tipp JE, Bergman M, Reich W, Hesselbrock VM, Smith TL. Comparison of induced and independent major depressive disorders in 2,945 alcoholics. Am J Psychiatry. 1997;154:948-957.
Schulte W. Depressive Verstimmungen mit Erschütterung des Selbstwerterlebens an der Schwelle ethischer Entgleisungen und krimineller Handlungen. Z Psychother med Psychol. 1954;4:122-132.
Schulz E, Remschmidt H. Pharmakotherapie depressiver Syndrome im Kindes- und Jugendalter. Z Kinder Jugendpsychiatr. 1988;16:142-154.
Schulz E, Martin M, Remschmidt H. Zur Verlaufsdynamik schizophrener Erkrankungen in der Adoleszenz. Z Kinder Jugendpsychiatr. 1994;22:262-274.

Schulz H. Schlafforschung. In: Kisker KP, Lauter H, Meyer JE, Müller C, Strömgren E, Hrsg. Psychiatrie der Gegenwart, Bd.6. Berlin Heidelberg New York Toronto: Springer; 1988a:402-442.

Schulz H. Sleep in affective disorders: an experimental sudy in depressed and remitted patients. In: Smirne S, Franceschi M, Ferini-Strambi L, eds. Sleep in medical and neuropsychiatric disorders. New York NY: Masson Publishing; 1988b:75-86.

Schulz H, Trojan B. A comparison of eye-movement density in normal subjects and in depressed patients before and after remission. Sleep Res. 1979;8:49.

Schulz H, Lund R, Cording C, Dirlich G. Bimodal distribution of REM sleep latencies in depression. Biol Psychiatry. 1979;14:595-600.

Schulz H, Tetzlaff W. Distribution of REM latencies after sleep interruption in depressive patients and control subjects. Biol Psychiatry. 1982;17:1367-1376.

Schulz H, Lund R. Sleep onset REM episodes are associated with circadian parameters of body temperature: A study in depressed patients and normal controls. Biol Psychiatry. 1983;18:1411-1426.

Schulz H, Lund R. On the origin of early REM-Episodes in the sleep of depressed patients: A comparison of three hypotheses. Psychiatry Res. 1985;16:65-77.

Schulze HAF, Neumann J. Auswirkungen der Psychopharmakotherapie auf die differenzierte Diagnostik der endogenen Psychosen. Psychiatr Neurol Med Psychol. 1966;18:179-182.

Schulze-Mönking H. Ist hohes emotionales Engagement ein Synonym für problematisches Angehörigenverhalten? In: Mundt Ch, Kick H, Fiedler P, Hrsg. Angehörigenarbeit und psychosoziale Intervention in der Psychiatrie. Methodische Grundlagen, Therapie, Rehabilitation. Regensburg: Roderer; 1993.

Schwabe U, Pfaffrath D. Arzneiverordnungsreport 1994. Stuttgart: Fischer; 1994.

Schwartz CE, Dorer DJ, Beardslee WR, Lavori PW, Keller MB. Maternal expressed emotion and parental affective disorder: Risk for childhood depressive disorder, substance abuse, or conduct disorder. J Psychiatr Res. 1990;24:231-250.

Schwartz JA, Speed NM, Mountz JM, Gross MD, Modell JG, Kuhl DE. 99mTc-hexamethylpropyleneamine oxime single photon emission CT in poststroke depression. Am J Psychiatry. 1990;147:242-4.

Schwartz JM, Baxter LR Jr, Mazziotta JC, Gerner RH, Phelps ME. The differential diagnosis of depression. Relevance of positron emission tomography studies of cerebral glucose metabolism to the bipolar-unipolar dichotomy. JAMA. 1987;258:1368-74.

Schwartz P, et al. Seasonality and pituitary volume. Psychiatry Res. 1997;74:151-157.

Schwarzer R, Leppin A. Sozialer Rückhalt und Gesundheit. Eine Metaanalyse. Göttingen: Hogrefe; 1989.

Schwitzer J, Neudorfer C, Blecha HG, et al. Mania as a side effect of phototherapy. Biol Psychiatry. 1990;28:532-534.

Schwitzer J, Neudorfer C, Schifferle I, et al. Biologisch aktives Licht - ein Adjuvans in der Behandlung therapieresistenter endogener Depressionen: In: Hinterhuber H, Kulhanek F, Fleischhacker WW, Neumann R, Hrsg. Prädiktoren und Therapieresistenz in der Psychiatrie. Braunschweig: Vieweg; 1993:152-165.

Sclare P, Creed F. Life events and the onset of mania. Br J Psychiatry. 1990;156:508-514.

Scott AI. Contemporary practice of electroconvulsive therapy. Br J Hosp Med. 1994;51:334-338.

Scott AI, Whalley LJ. The onset and rate of the antidepressant effect of electroconvulsive therapy. A neglected topic of research. Br J Psychiatry. 1993;162:725-732.

Scott J. Chronic depression. Br J Psychiatry. 1988;153:287-297.

Scott J. Chronic depression: can cognitive therapy succeed when other treatments fail? Behav Cogn Psychother. 1992;20:25-36.

Scott J. Cognitive therapy of affective disorders: a review. J Affect Disord. 1996;37:1-11.

Scott S, O'Hara MW. Treatment of Postpartum Depression with Interpersonal Psychotherapy. Arch Gen Psychiatry. 1995;52:75.

Scott WD, Ingram RE. Affective influences in depression: conceptual issues, cognitive consequences, and multiple mechanisms. In: Flack WF Jr, Laird JD, eds. Emotions in Psychopathology. Theory and Research. New York Oxford: Oxford University Press; 1998.

Seager CP, Bird R. Imipramine with electrical treatment in depression - a controlled trial. J Ment Sci. 1962;108:704-707.

Seelert H. Verbindung endogener und exogener Faktoren in dem Symptombilde und der Pathogenese von Psychosen. Berlin; 1919.

Segrin C. A meta-analytic review of social skill deficits in depression. Communication Monographs. 1990;57:292-308.

Segrin C, Abramson LY. Negative reactions to depressive behaviors: A communication theories analysis. Journal of Abnormal Psychology. 1994;103:655-668.

Seidel M. Verlaufsaspekte zykloider Psychosen im Spiegel einer langzeitkatamnestischen Studie. In: Bräunig, ed. Emotionspsychopathologie und zykloide Psychosen. Stuttgart, New York: Schattauer; 1995.

Seiffge-Krenke I. Depressive Verstimmungen im Jugendalter: Der relative Beitrag von familiären und Freundschaftsbeziehungen. Zeitschrift für Klinische Psychologie. 1993;22:117-136.

Seivewright N, Tyrer P. Relationship of dysthymia to anxiety and other neurotic disorders. In: Burton SW, Akiskal HS, eds. Dysthymic Disorder. London: Gaskell; 1990.

Seligman ME. Helplessness: On depression, development, and death. San Francisco: Freeman; 1975.

Semadeni GW. Etude clinique de l´effect normothymique du di-propylacétamide. Acta Psychiatrica Belg. 1976;76:458-466.

Sevy S, Mendlewicz J, Mendelbaum K. Genetic research in bipolar illness. In: Beckham EE, Leber WR, eds. Handbook of depression. New York: Guilford Press; 1995:203-212.

Shah P, Ogilvie A, Goodwin G, Ebmeier K. Clinical and psychometric correlates of dopamine D2 binding in depression. Psychol Med. 1997;27:1247-1256.

Shaikh S, Ball D, Craddock N, et al. The dopamine D3 receptor gene: no association with bipolar affective disorder. J Med Genet. 1993;30:308-309.

Shakir SA, Volkmar FR, Bacon S, Pfefferbaum A. Group psychotherapy as an adjunct to lithium maintenance. Am J Psychiatry. 1979;136:455-456.

Shapiro DR, Quitkin FM, Fleiss JL. Response to mainenance therapy in bipolar illness: effect of index episode. Arch Gen Psychiatry. 1989;46:401-405.

Sharma VK. Outcome of depressive disorders: findings of a longitudinal study in the UK. In: Copeland JRM, Abou-Saleh MT, Blazer DG, eds. Principles and practice of geriatric psychiatry. Chichester New York Brisbane Toronto Singapore: John Wiley & Sons; 1994.

Sharma V, Mazmanian D, Persad E, Kueneman K. A comparison of comorbid patterns in treatment-resistant unipolar and bipolar depression. Can J Psychiatry. 1995;40:270-274.

Shaw E. Lithium noncompliance. Psychiatric Annals. 1986;16:583-587.

Shea MT, Elkin I, Hirschfeld RMA. Psychotherapeutic treatment of depression. In: Frances AJ, Hales RE, eds. American Psychiatric Press Review of Psychiatry, vol. 7. Washington D.C.: American Psychiatric Press; 1988:235-55.

Shea MT, Elkin I, Imber SD, et al. Course of depressive symptoms over follow-up. Findings from the National Institute of Mental Health Treatment of Depression Collaborative Research Program. Arch Gen Psychiatry. 1992;49:782-787.

Shekelle RB, Ostfeld WJ. Psychological depression and 17 year risk of death from cancer. Psychosomat Med. 1981;43:117-125.

Sher TG, Baucom DH, Larus JM. Communication patterns and response to treatment among depressed and nondepressed maritally distressed couples. Journal of Family Psychology. 1990;4:63-79.

Sher TG, Baucom DH. Marital communication: Differences among maritally distressed, depressed, and nondistressed-nondepressed couples. Journal of Family Psychology. 1993;7:148-153.

Sherbourne CD, Jackson CA, Meredith LS, Camp P, Wells KB. Prevalence of comorbid anxiety disorders in primary care outpatients. Arch Fam Med. 1996;5:27-34.

Sherbourne CD, Wells KB. Course of depression in patients with comorbid anxiety disorders. J Affect Disord. 1997;43:245-250.

Shimoda M. Experimentalmedizinische Nachrichten. 1932:390-391.

Shimoda M. Med Z Formosa. 1932:115.

Shimron-Abarbanell D, Harms H, Erdmann J, et al. Systematic screening for mutations in the human serotonin 1F receptor gene in patients with bipolar affective disorder and schizophrenia. Am J Med Genet. 1996;67:225-228.

Shopsin B, ed. Manic illness. New York: Raven Press; 1979.

Shopsin B. Bupropion´s prophylactic efficacy in bipolar affective illness. J Clin Psychiatry. 1983;44:163-169.

Shopsin B, Gershon S, Thomposon H, et al. Psychoactive drugs in mania: a controlled comparison of lithium carbonate, chlorpromazine, and haloperidol. Arch Gen Psychiatry. 1975;32:34-42.

Shopsin B, Georgotas A, Kane S. Psychopharmacology of mania. In: Shopsin B, ed. Mainc illness. New York: Raven Press; 1979:177-218.

Shopsin B, Cassano GB, Conti L. An overview of new „second generation“ antidepressant compounds: Research and treatment implication. In: Enna SJ, Malick JB, Richelson E, eds. Antidepressants: Neurochemical, behavioral and clinical perspectives. New York: Raven; 1981:219-251.

Shorvon SD, Carney MWP, Chanarin I, Reynolds EH. The neuropsychiatry of megaloblastic anaemia. BMJ. 1980;281:1036-1038.

Shrivastava RK, Cohn C, Crowder J, et al. Long-term safety and clinical acceptability of venlafaxine and imipramine in outpatients with major depression. J Clin Psychopharmacol. 1994;14:322-329.

Shulman KI. Disinhibition syndromes, secondary mania and bipolar disorder in old age. J Affect Disord. 1997;46:175-182.

Shulman KI, Mackenzie S, Hardy B. The clinical use of lithium carbonate in old age: A review. Prog Neuro-Psychopharmacol & Biol Psychiatry. 1987;11:159-164.

Shulman Kl, Tohen M, Satlin A. Mania compared with unipolar depression in old age. Am J Psychiatry. 1992;149:341-345.

Shulman KI, Tohen M, Kutcher SP, eds. Mood Disorders Accross the Life Span. New York: Wiley-Liss; 1996.

Shuwall M, Siris SG. Suicidal Ideation in Postpsychotic Depression. Compr Psychiatry. 1994;35:132-134.

Shwartz M, lezzoni LI, Moskowitz MA, et al. The importance of comorbidities in explaining differences in patient costs. Med Care. 1996;34:767-782.

Siddique C, D'Arcy C. Adolescence, stress, and psychological well-being. Journal of Youth and Adolescence. 1984;13:459-473.

Siever I, Murphy D, Slater S, et al. Plasma prolactin change following fenfluramine in depressed patients compared to controls: An evaluation of central serotonergic responsivity in depression. Life Sci. 1984;34:1029-1039.

Siever I, Trestman R, Coccaro E, et al. The growth hormone response to clonidine in acute and remitted depressed male patients. Neuropsychopharmacology. 1992;6:165-177.

Sifneos PE. Short-term dynamic psychotherapy: Evaluation and technique. New York: Plenum; 1979.

Silverman JM, Greenberg DA, Altstiel LD, et al. Evidence of a locus for schizophrenia and related disorders on the short arm of chromosome 5 in a large pedigree. Am J Med Genet. 1996;67:162-171.

Silverstone PH. Prevalence of psychiatric disorders in medical inpatients. J Nerv Ment Dis. 1996;184:43-51.

Silverstone T, Hunt N. Symptoms and Assessment of Mania. In: Paykel ES, ed. Handbook of affective disorders. 2nd ed. Edinburgh: Churchill Livingstone; 1992.

Simhandl C, Meszaros K. The use of carbamazepine in the treatment of schizophrenic and schizoaffective psychoses: a review. J Psychiatry Neurosci. 1992;17:1-14.

Simon FB, Weber G, Stierlin H, Retzer A, Schmidt G. "Schizo-affektive" Muster: Eine systemische Beschreibung. Familiendynamik. 1989;14:190-213.

Simon GE, von Korff M, Barlow W. Health care costs of primary care patients with recognized depression. Arch Gen Psychiatry. 1995;52:850-856.

Simpson GM, Lee JH, Cuculic Z, Kellner R. Two dosages of imipramine in hospitalized endogenous and neurotic depressives. Arch Gen Psychiatry. 1976;33:1093-1102.

Simpson S, Baldwin RC, Jackson A, Burns A. Is subcortical disease associated with a poor response to antidepressants? Neurological, neuropsychological and neruradiolgical findings in late-life depression. Psychol Med. 1998;28:1015-1026.

Singer K. Depressive disorders from a transcultural perspective. Soc Science Med. 1975;9:289-301.

Singer L, Roos L, Danion J, Heidet S. Transient delusional disorders and schizophrenia. Comparative catamnestic study of 2 groups of patients. Ann Med Psychol. 1986;144:1029-1043.

Sitaram N, Nurnberger JI, Gershon ES, Gillin JC. Faster cholinergic REM sleep induction in euthymic patients with primary affective illness. Science. 1980;208:200–202.

Sitaram N, Moore AM, Vanskiver C, et al. Hypersensitive cholinergic function in primary affective illness. In: Pepeu G, Ladinski H, eds. Cholinergic mechanisms. New York: Raven Press; 1981.

Sitaram N, Gillin J, Bunnery W. Cholinergic and catecholamineergic receptor sensitivity in affective illness: strategy and theory. In: Post R, Ballenger J, eds. Neurobiology of Mood Disorders. Baltimore: Williams and Wilkins; 1984:519-528.

Sitaram N, Dube S, Keshavan M, Davies A, Reynal P. The association of supersensitive cholinergic RE-induction and affective illness with pedigrees. J Psychiatry Res. 1987;21:487-497.

Slater E, Cowie V. The Genetics of Mental Disorder. London: Oxford University Press; 1971.

Small JG, Kellams JJ, Milstein V, et al. A placebo-controlled study of lithium combined with neuroleptics in chronic schizophrenic patients. Am J Psychiatry. 1975;132:1315-1317.

Small JG, Kellams JJ, Milstein V, et al. Complications with electroconvulsive treatment combined with lithium. Biol Psychiatry. 1985;20:125-134.

Small JG, Klapper MH, Kellams JJ, et al. Electroconvulsive treatment compared with lithium in the management of manic states. Arch Gen Psychiatry. 1988;45:727-732.

Smeraldi E, Bellodi L. Possible linkage between primary affective disorder susceptibility locus and HLA haplotypes. Am J Psychiatry. 1981;138:1232-1234.

Smith JM, Baldessarini RJ. Changes in prevalence, severity, and recovery in tardive dyskinesia with age. Arch Gen Psychiat. 1980;37:1368-1373.

Smyth C, Kalsi G, Brynjolfsson J, et al. Further tests for linkage of bipolar affective disorder to the tyrosine hydroxylase gene locus on chromosome 11p15 in a new series of multiplex British affective disorder pedigrees. Am J Psychiatry. 1996;153:271-274.

Snowtown J. A retrospective case-note study of bipolar disorder in old age. Brit J Psychiatr. 1991;158:485-490.

Soares JC, Mann JJ. The anatomy of mood disorders--review of structural neuroimaging studies. Biol Psychiatry. 1997;41:86-106.

Sobell JL, Heston LL, Sommer SS. Delineation of genetic predisposition to multifactorial disease: a general approach on the threshold of feasibility. Genomics. 1992;12:1-6.

Sokolov STH, Kutcher SP, Joffe RT. Basal thyroid indices in adolescent depression and bipolar disorder. J Am Acad Child Adolesc Psychiatry. 1994;33:469-475.

Solomon DA, Keller MB, Leon AC, et al. Recovery from major depression. A 10-year prospective follow-up across multiple episodes. Arch Gen Psychiatry. 1997;54:1001-1006.

Sommer R. Diagnostik der Geisteskrankheiten. Wien: Urban und Schwarzenberg; 1894.

Sonis W. Seasonal affective disorder of childhood and adolescence. In: Rosenthal NE, Blehar M, eds. Seasonal affective disorders and phototherapy. New York: Guilford; 1989.

Sonne SC, Brady KT, Morton WA. Substance abuse and bipolar affective disorder. J Nerv Ment Dis. 1994;182:349-352.

Souery D, Lipp O, Mahieu B, et al. Association study of bipolar disorder with candidate genes involved in catecholamine neurotransmission: DRD2, DRD3, DAT1, and TH genes. Am J Med Genet. 1996;67:551555.

Souêtre E, Salvati E, Pringuey D, et al. The circadian rhythm of plasma thyrotropin in depression and recovery. Chronobiol Int. 1986;3:197-205.

Souêtre E, Salvati E, Wehr T, et al. Twenty-four hour profiles of body temperature and plasma TSH in bipolar patients during depression and during remission and in normal control subjects. Am J Psychiatry. 1988;145:1133-1137.

Souêtre E, Salvati E, Belugou JL, et al. Circadian rhythms in depression and recovery: Evidence for blunted amplitude as the main chonobiological abnormality. Psychiatry Res. 1989;28:263-278.

Sovner RD, McHugh PR. Bipolar course in schizo-affective illness. Biol Psychiatry. 1976;11:195-204.

Spalletta G, Troisi A, Saracco M, et al. Symptom profile, Axis II comorbidity and suicidal behaviour in young males with DSM-III-R depressive illnesses. J Affect Disord. 1996;39:141-148.

Spaner D, Bland RC, Newman SC. Epidemiology of psychiatric disorders in Edmonton. Major depressive disorder. Acta Psychiatr Scand. 1994;376(suppl.):7-15.

Spanier GB. Measuring dyadic adjustment: New scales for assessing the quality of marriage and similar dyads. Journal of Marriage and the Family. 1976;38:15-28.

Specht G. Über Hysteromelancholie. Centralbl Nervenheilk Psychiatr. 1906;29:545-557.

Specht G. Zur Frage der exogenen Schädigungstypen. Z ges Neurol Psychiat. 1913;19:104.

Speier PL, Sherak DL, Hirsch S, Cantwell DP. Depression in children and adolescents. In: Beckham EE, Leber WR, eds. Handbook of depression. New York:Guilford Press; 1995:467-493.

Spence MA, Flodman PL, Sadovnick AD, et al. Bipolar disorder: evidence for a major locus. Am J Med Genet. 1995;60:370-376.

Spencer JH, Glick ID, Haas GL, et al. A randomized clinical trial of inpatient family intervention, III: effects at 6-month and 18-month follow-ups. Am J Psychiatry. 1988;145:1115-1121.

Spiegel D. Cancer and depression. Br J Psychiatry. 1996;168(suppl.30):109-116.

Spiker DG, Weiss JC, Dealy RS, et al. The pharmacological treatment of delusional depression. Am J Psychiatry. 1985;142:430-436.

Spinoza B. Ethik. Übersetzung: Stern J. 4.Aufl. Leipzig: Reclam; 1987.

Spitzer M. Was ist Wahn? Untersuchungen zum Wahnproblem. Berlin: Springer; 1989.

Spitzer RL. Diagnosis and need for treatment are not the same. Arch Gen Psychiatry. 1998;55:120.

Spitzer RL, Gibbon M, Endicott J. The Global Assessment Scale. Arch Gen Psychiatry. 1976;33:768.

Spitzer RL, Andreasen NC, Endicott J. Schizophrenia and other psychotic disorders in DSM-III. Schizophr Bull. 1978a;4:489-510.

Spitzer RL, Endicott J, Robins E. Research Diagnostic Criteria: Rationale and reliability. Arch Gen Psychiatry. 1978b;35:773-782.

Spitzer RL, Endicott J, Robins E. Forschungs-Diagnosekriterien (RDC). Deutsche Bearbeitung: Klein HE, 2.Aufl. Weinheim Basel: Beltz; 1984.

Spring G, Schweid D, Gray C, et al. A double-blind comparison of lithium and chlorpromazine in the treatment of manic states. Am J Psychiatry. 1970;126:1306-1310.

Spring G, Frankel M. New data on lithium and haloperidol incompatibility. Am J Psychiatry. 1981;138:818-821.

Squire LR, Slater PC, Miller PL. Retrograde amnesia and bilateral electroconvulsive therapy. Arch Gen Psychiat. 1981;38:89-95.

Staehelin JE. Zur Frage der Emotionspsychosen. Bull Schweizer Akad Wiss. 1946;2:121-130.

Stahl S, Hauger R, Rausch J, et al. Down regulation of serotonin receptor subtypes by nortriptyline and adinazolam in major depressive disorder: Neuroendocrine and platelet markers. Presented at th 18th Annual Collegium Internationale Neuro-Psychpharmacologicum Congress June 1992. Nice: France; 1992.

Stancer H, Persad E. Treatment of intractable rapid cycling manic-depressive disorder with levothyroxine. Arch Gen Psychiatry. 1982;39:311-312.

Stancer HC, Weitkamp LR, Persad E, et al. Confirmation of the relationship of HLA (chromosome 6) genes to depression and manic depression. II. The Ontario follow-up and analysis of 117 kindreds. Ann Hum Genet. 1988;52:279-298.

Stanley M. Cholinergic receptor binding in the frontal cortex of suicide victims. Am J Psychiatry. 1984;141:1432-1436.

Stanley M, Virgilio J, Gershon S. Tritiated imipramine binding sites are decreased in the frontal cortex of suicides. Science. 1982;216:1337-1339.

Stanley M, Mann JJ. Increased Serotonin-2 binding sites in frontal cortex of suicide victims. Lancet. 1983;1:214-216.

Stanley M, Stanley B, Traskman-Bedz L, et al. Neurochemical findings in suicide completers and suicide attempters. Suicide Life-Threat Behav. 1986;16:204-218.

Stapleton TR. Mania in criminal populations. The Western Journal of Medicine. 1979;131:165-168.

Starcevic V, Uhlenhuth EH, Kellner R, et al. Patterns of comorbidity in panic disorder and agoraphobia. Psychiatry Res. 1992;42:171-183.

Stark FM, Buchkremer G. Das Fünfminuteninterview: Eine Kurzfassung zur Erfassung des Expressed Emotion Status. Nervenarzt. 1992;63:42-45.

Starkstein SE, Pearlson GD, Boston J, et al. Mania after brain injury. A controlled study of causative factors. Arch Neurol. 1987;44:1069-73.

Starkstein SE, Boston JD, Robinson RG. Mechanisms of mania after brain injury. 12 case reports and review of the literature. J Nerv Ment Dis. 1988a;176:87-100.

Starkstein SE, Robinson RG, Price TR. Comparison of patients with and without poststroke major depression matched for size and location of lesion. Arch Gen Psychiatry. 1988b;45:247-252.

Starkstein S, Robinson R. Affective disorders and cerebrovascular disease. Br J Psychiatry. 1989;154:170-182.

Starkstein SE, Preziosi TJ, Boduc PL, et al. Depression in Parkinson's disease. J Nerv Ment Dis. 1990;178:27-31.

Starkstein SE, Sabe L, Petracca G, et al. Neuropsychological and psychiatric differences between Alzheimer's disease and Parkinson's disease with dementia. J Neurol Neurosurg Psychiatry. 1996;61:381-387.

Starkstein SE, Robinson RG. Mechanism of disinhibition after brain lesions. J Nerv Ment Dis. 1997;185:108-114.

Starkstein SE, Sabe L, Vazquez S, et al. Neuropsychological, psychiatric, and cerebral perfusion correlates of leukoaraiosis in Alzheimer's disease. J Neurol Neurosurg Psychiatry. 1997;63:66-73.

Stassen HH, Angst J, Delini-Stula A. Delayed onset of action of antidepressant drugs? Survey of results of Zurich meta-analyses. Pharmacopsychiat. 1996;29:87-96.

Stefansson JG, Lindal E, Björnsson JK, et al. Lifetime prevalence of specific mental disorders among people born in Iceland in 1931. Acta Psychiatr Scand. 1991;84:142-149.

Steiger A, Bardeleben U von, Herth T, et al. Sleep-EEG and nocturnal secretion of cortisol and growth hormone in male patients with endogenous depression before treatment and after recovery. J Affect Disord. 1989;16:189–195.

Steiner M. Female-specific mood disorders. Clin Obstet and Gynecol. 1992;35:599-611.

Steiner M, Steinberg S, Stewart D, et al. Fluoxetine in the treatment of premenstrual dysphoria. N Engl J Med. 1995;332:1529-1534.

Steinglass P. Thinking about bipolar affective disorder. An editorial. Family Process. 1993;32:381-383.

Steinmeyer EM, Marneros A, Deister A, et al. Long-term outcome of schizoaffective and schizophrenic disorders: A comparative study. Part II: Causalanalytic investigations. Eur Arch Psychiat Neurol Sci. 1989;238:126-134.

Stenstedt A. A study in manic-depressive psychosis: Clinical, social and genetic investigations. Acta Psychiatr Scand. 1952;79(suppl.):1-112.

Stephens JH, Astrup C, Mangrum JC. Prognostic factos in recovered and deteriorated schizoprenics. Am J Psychiatry. 1966;122:1116-1121.

Stern F. Arteriosklerotische Psychosen. In: Aschaffenburg. Handbuch der Geisteskrankheiten. Bd. VIII, spez. Teil IV. Berlin: Springer; 1930.

Stern R, Bachmann D. Depressive symptoms following stroke. Am J Psychiatry. 1991;154:351-356.

Sternbach H, State R. Antibiotics: Neuropsychiatric effects and psychotropic interactions. Harvard Rev Psychiatry. 1997;5:214-226.

Stevens DE, Merikangas KR, Merikangas JR. Comorbidity of depression and other medical conditions. In: Beckham EE, Leber WR, ed. Handbook of Depression. New York London: Guilford Press; 1995:147-199.

Stewart DE, Klompenhouwer JL, Kendell RE, et al. Prophylactic lithium in puerperal psychosis. Br J Pschiatry. 1991;158:393-397.

Stewart RB. Advances in pharmacotherapy: depression in the elderly - issues and advances in treatment. J Clin Pharm Therapeutics 1993;18:243-253.

Stierlin H, Weber G, Schmidt G, et al. Zur Familiendynamik bei manisch-depressiven und schizoaffektiven Psychosen. Familiendynamik. 1986;11:267-282.

Stierlin H, Retzer A. Die Heidelberger Interventionsstudie bei affektiven Psychosen. In: Hell D, Hrsg. Ethologie der Depression familientherapeutische Möglichkeiten. Stuttgart: Fischer; 1993:83-98.

Stine OC, Xu J, Koskela R, et al. Evidence for linkage of bipolar disorder to chromosome 18 with a parent-of-origin effect. Am J Hum Genet. 1995;57:1384-1394.

Stine OC, McMahon FJ, Chen L, et al. Initial genome screen for bipolar disorder in the NIMH genetics initiative pedigrees: chromosomes 2, 11, 13, 14, and X. Am J Med Genet. 1997;74:263-269.

Stöber G, Franzek E, Lesch KP, Beckmann H. Periodic catatonia: a schizophrenic subtypes with major gene effect and anticipation. Eur Arch Psychiatry Clin Neurosci. 1995;245:135-141.

Stober G, Nöthen MM, Porzgen P, et al. Systematic search for variation in the human norepinephrine transporter gene: identification of five naturally occurring missense mutations and study of association with major psychiatric disorders. Am J Med Genet. 1996;67:523-532.

Stokes P. The potential role of excessive cortisol induced by HPA hyperfunction in the pathogenesis of depression. Eur Neuropsychopharmacol. 1995;5(suppl.):77-82.

Stokes P, Frazer A, Casper R. Unexpected neurendocrine-transmitter relationships. Pschopharmacol Bull. 1981;17:72-75.

Stokes P, Sikes C. Hypothalamic-pituitary-adrenal axis in affective disorders. In: Meltzer HY, ed. Psychopharmacology: The Third Generation of Progress. 1987;589-607.

Stoll AL, Banov M, Kolbrener M, et al. Neurologic factors predict a favorable valproate response in bipolar and schizoaffective disorders. J Clin Psychopharmacol. 1994a;14:311-313.

Stoll AL, Mayer PV, Kolbrener M, et al. Antidepressant-associated mania: a controlled comparison with spontaneous mania. Am J Psychiatry. 1994b;151:1642-1645.

Stoll KD, Haas S. Der antimanische Effekt des Carbamazepins: Evaluation unter Bezug auf methodische Aspekte. In: Müller-Oerlinghausen B, Hrsg. Carbamazepin in der Psychiatrie. Stuttgart New York: Thieme; 1989.

Stoltzenburg MC, Greil W. Behandlung der Manie mit Lithiumsalzen. In: Müller-Oerlinghausen B, Greil W, Hrsg. Die Lithiumtherapie. Nutzen, Risiken, Alternativen. Berlin: Springer; 1986:116-129.

Stone K. Mania in the elderly. Br J Psychiatry. 1989;155:220-224.

Stone MH. Healing the mind. A history of psychiatry from antiquity to the present. New York London: WW Norton & Co; 1977.

Störring E, Suchenwirth R, Völkel H. Emotionalität und cycloide Psychosen. Zur Psychopathologie der sogenannten Randpsychosen. Psychiatr Neurol Med Psychol. 1962;14:85.

Strakowski S, Wilson D, Tohen M, et al. Structural brain abnormalities in first episode mania. Biol Psychiatry. 1993;33:602-609.

Strakowski SM, Tohen M, Flaum M, et al. Substance abuse in psychotic disorders: associations with affective syndromes. DSM-IV Field Trial Work Group. Schizophr Res. 1994;14:73-81.

Stransky E. Das manisch-depressive Irresein. Leipzig Wien: Deuticke; 1911.

Straub RE, Lehner T, Luo Y, et al. A possible vulnerability locus for bipolar affective disorder on chromosome 21q22.3. Nat Genet. 1994;8:291-296.

Stravynski A, Tremblay M, Verreault R. Marital adjustment and depression. Psychopathology. 1995;28:112-117.

Strik WK, Dierks T, Franzek E, et al. Differences in P300 amplitudes and topography between cycloid psychosis and schizophrenia in Leonhard's classification. Acta Psychiatr Scand. 1993;87:179-183.

Strober M, Carlson G. Bipolar illness in adolescents with major depression: clinical, genetic and psychopharmacologic predictors in a 3-4 year prospective follow-up investigation. Arch Gen Psychiary. 1982;39:549-555.

Strober M, Morrell W, Burroughs J, et al. A family study of bipolar I disorder in adolescence. Early onset of symptoms linked to increased familial loading and lithium resistance. J Aff Disord. 1988;15:255-268.

Strober M, Morrell W, Lambert C, et al. Relapse following discontinuation of lithium maintenance therapy in adolescents with bipolar I illness: a naturalistic study. Am J Psychiatry. 1990;147:457-461.

Strömgren E. Reactive (psychogenic) psychoses and their relations to schizoaffective psychoses. In: Marneros A, Tsuang MT, eds. Schizoaffective Psychoses. Berlin Heidelberg New York: Springer; 1986.

Strömgren E. ICD-9, ICD-10, DSM-III, DSM-III-R und DSM-IV - Ansätze und Konzepte der modernen psychiatrischen Diagnostik. In: Dilling H, Schulte-Markworth E, Freyberger HJ, Hrsg. Von der ICD-9 zur ICD-10. Bern: Huber-Verlag; 1994.

Strömgren LS. Unilateral versus bilateral electroconvulsive therapy. Investigations into the therapeutic effect in endogenous depression. Acta Psychiatr Scand 1973;240(suppl.):8-65.

Strömgren LS. Electroconvulsive therapy in Aarhus, Denmark, in 1984: its application in nondepressive disorders. Convulsive Therapy. 1988;4:306-313.

Strupp HH, Binder JL. Psychotherapy in a new key: Time-Limited Dynamic Psychotherapy. New York: Basic Books; 1984.

Stuhlmann W. Neuroleptika in der Psychogeriatrie. In: Möller HJ, Rohde A, Hrsg. Psychische Krankheit im Alter. Berlin Heidelberg New York: Springer; 1992:331-338.

Stutte H. Endogen-phasische Psychosen des Kindesalters. Acta Paedopsychiatrica. 1963;30:34-42.

Suarez BK, Croughan J. Is the major histocompatibility complex linked to genes that increase susceptibility to affective disorder? A critical appraisal. Psychiatry Res. 1982;7:19-27.

Suarez BK, Reich T. HLA and major affective disorder. Arch Gen Psychiatry. 1984;41:22-27.

Suhara T, Nakayama K, Inoue O, et al. D1 dopamine receptor binding in mood disorders measured by positron emission tomography. Psychopharmacology. 1992;106:14-18.

Sullivan HS: The Interpersonal Theory of Psychiatry. New York: Norton; 1953.

Sullivan P, Wilson D, Mulder R, et al. The hypothalamic-pituitary-thyroid axis in major depression. Acta Psychiatr Scand. 1997;95:370-378.

Sultzer DL, Cummings JL. Drug-induced mania – causative agents, clinical characteristics and management. A retrospective analysis of the literatur. Med Toxicol Adv Drug Exp. 1989;4:127-143.

Suppes T, McEllroy SL, Gilbert J, et al. Clozapine in the treatment of dysphoric mania. Biol Psychiatry. 1992;32:270-280.

Suppes T, Phillips KA, Judd CR. Clozapine treatment of nonpsychotic rapid cycling bipolar disorder: a report of three cases. Biol Psychiatry. 1994;36:338-340.

Susser E, Varma VK, Mattoo SK, et al. Long-term course of acute brief psychosis in a developing country setting. Br J Psychiatry. 1998;173:226-230.

Svestka J. Carbamazepine prophylaxis of affective psychosis (Intraindividual comparisom with lithium). A Nerv Super 1985;27:261.

Svestka J, Rysánek R, Cesková E. Sodium valproate in the treatment of endogenous depressions. A Nerv Super 1990;32:458-466.

Swann AC. Mania: New research and treatment. Washington: American Psychiatrie Press; 1986

Swann AC. Mixed or dysphoric manic states: psychopathology and treatment. J Clin Psychiatry. 1995;56(suppl.3):6-10.

Swann AC. The clinical management of mixed states. In: Proceedings of APA. San Diego, California; 1997.

Swann A, Koslow S, Katz M, et al. Lithium carbonate treatment of mania. Arch Gen Psychiatry. 1987;44:345-354.

Swann A, Secunda S, Stokes P, et al. Stress, depression and mania; Relationship between perceived role of stressful events and clinical and biochemical charateristics. Acta Psychiatr Scand. 1990;81:389-397.

Swann AC, Stokes PE, Casper R, et al. Hypothalamic-pituitary-adrenocortical function in mixed and pure mania. Acta Psychiatr Scand. 1992;85:270-4.

Swann AC, Secunda SK, Katz MM, et al. Specificity of mixed affective states: clinical comparison of

dysphoric mania and agitated depression. J Affect Disord. 1993;28:81-89.
Swann AC, Bowden CL, Morris D, et al. Depression during mania. Arch Gen Psychiatry. 1997;54:37-42.
Swayze VWd, Andreasen NC, Alliger RJ, et al. Structural brain abnormalities in bipolar affective disorder. Ventricular enlargement and focal signal hyperintensities. Arch Gen Psychiatry. 1990;47:1054-9.
van Sweden B. Disturbed vigilance in mania. Biol Psychiatry: 1986;21:311-313.
Swedo SE, Pleeter JD, Richter DM, et al. Rates of seasonal affective disorder in children and adolescents. Am J Psychiatry. 1995;152:1016-1019.
Sweeney D, Nelson C, Bowers M, et al. Delusional versus nondelusional depression: Neurochemical differences. Lancet. 1978;2:100-101.
Swinson RP, Pecknold JC, Kirby ME. Benzodiazepine dependence. J Affect Disord. 1987;13:109-118.
von Sydow K, Reimer C. Psychosomatik der Menopause. Literaturüberblick 1988-1992. Psychother. Pschosom med Psychol. 1995;45:225-236.
Szadoczky E, Fazekas I, Rihmer Z, Arato M. The role of psychosocial and biological variables in separating chronic and non-chronic major depression and early-late-onset dysthymia. J Affect Disord. 1994;32:1-11.
Szuba MP, Baxter LR Jr, Altshuler LL, et al. Lithium sustains the acute antidepressant effects of sleep deprivation: preliminary findings from a controlled study. Psychiat Res. 1994;51:283-295.
Taitano K, Miller GA. Neuroscientific perspectives on emotion in psychopathology. In: Flack WF Jr, Laird JD, eds. Emotions in Psychopathology. Theory and Research. New York Oxford: Oxford University Press; 1998.
Takahashi R, Sakuma A, Itoh K, et al. Comparison of efficacy of lithium carbonate and chlorpromazine in mania: report of collaborative study group on treatment of mania in Japan. Arch Gen Psychiatry. 1975;32:1310-1318.
Takezaki II, Hanaoka M. The use of carbamazepine in the control of manic depressive states. J Clin Psychiatry. 1971;13:173-82.
Talbott JA, Hales RE, Yudofsky SC. Textbook of Psychiatry. The American Psychiatric Press. Washington DC; 1988.
Tanaka Y, Hazama H, Fukuhura T, et al. Computerized tomography of the brain in manic depressive patients-a controlled study. Folia Psychiat Neurol Japan. 1992;36:137-143.
Tandberg E, Larsen JP, Aarsland D, et al. The occurrence of depression in Parkinson's disease. A community-based study. Arch Neurol. 1996:53.
Tandberg E, Larsen JP, Aarsland D, et al. Risk factors for depression in Parkinson disease. Arch Neurol. 1997;54:625-30.
Tanna VL, Go RC, Winokur G, et al. Possible linkage between group-specific component (Gc protein) and pure depressive disease. Acta Psychiatr Scand. 1977;55:111-115.
Tanna VL, Wilson AF, Winokur G, et al. Linkage analysis of pure depressive disease. J Psychiatr Res. 1989;23:99-107.
Targum SD, Gershon ES, van Eerdewegh M, et al. Human leukocyte antigen system not closely linked to or associated with bipolar manic-depressive illness. Biol Psychiatry. 1979;14:615-636.
Targum SD, Rosen L, Capodanno AE. The Dexamethasone Supression Test in suicidal patients with unipolar depression. Am J Psychiatry. 1983;140:877-879.
Taylor MA. Schizoaffective and allied disorders. In: Post RM, Ballenger JC, eds. Neurobiology of mood disorders, frontiers of clinical neuroscience, vol 1. Baltimore: Williams and Wilkins; 1984.
Taylor MA, Abrams R. Early- and late-onset bipolar illness. Arch Gen Psychiatry. 1981;38:800-803.
Teicher MH, Glod CA. Seasonal affective disorder. Rapid resolution by low-dose alprazolam. Psychopharm Bull. 1990;26:36-45.
Tellenbach H. Die Räumlichkeit der Melancholischen. Nervenarzt. 1956;27:12-289.
Tellenbach H. Melancholie: Zur Problemgeschichte, Typologie, Pathogenese und Klinik. Berlin: Springer; 1961.
Tellenbach H. Zur Freilegung des melancholischen Types im Rahmen einer kinetischen Typologie. 1969. In: Hippius H, Selbach H. Das depressive Syndrom. München, Berlin, Wien: Urban und Schwarzenberg; 1969.
Tellenbach H. Melancholie. Problemgeschichte, Endogenität, Typologie, Pathogenese, Klinik. 3.Aufl. Berlin Heidelberg New York: Springer; 1976.
Tellenbach H. Psychopathologie der Cyclothymie. Nervenarzt. 1977;48:335-341.
Tellenbach H. Melancholie. 4.Aufl. Berlin Heidelberg New York: Springer; 1983.
Temkin O. Hippocrates as the physician of Democritus. Gesnerus. 1985;42:455-464.
Terman LM. Psychological factors in marital happiness. New York: McGraw-Hill; 1938.
Terman M, Quitkin FM, Terman JS, et al. The timing of phototherapy: Effects on clinical response and the

melatonin cycle. Psychopharmacol Bull. 1987;23:354-357.

Terman M, Terman JS, Quitkin FM, et al. Light therapy for seasonal affective disorder. Neuropsychopharmacology. 1989;2:1-22.

Thalen BE, Kjellman BF, Morkrid L, et al. Light treatment in seasonal and nonseasonal depression. Act Psychiat Scand. 1995;91:352-360.

Thase M. Comparison between seasonal affective disorder and other forms of recurrent depression. In: Rosenthal NE, Blehar M, eds. Seasonal affective disorders and phototherapy. New York: Guilford; 1989.

Thase ME, Kupfer DJ, Spiker DG. Electroencephalographic sleep in secondary depression: A revisit. Biol Psychiatry. 1984;19:805–814.

Thase ME, Kupfer DJ, Ulrich RF. Electroencephalographic sleep in psychotic depression: A valid subtype? Arch Gen Psychiatry. 1986;43:886-893.

Thase ME, Himmelhoch JM, Mallinger AG. Sleep EEG and DST findings in anergic bipolar depression. Am J Psychiatry. 1989;146:329-333.

Thase ME, Simons AD, Cahalane J, et al. Severity of depression and response to cognitive behavior therapy. Am J Psychiatry. 1991;148:784-9.

Thase ME, Favava M, Halbreich U, et al. A placebo-controlled, randomized clinical trial comparing sertraline and imipramine for the treatment of dysthymia. Arch Gen Psychiatry. 1996;53:777-784.

Thiels C. Pharmocotherapy of psychiatric disorder in pregnancy and during breastfeeding: a review. Pharmacopsychiatry. 1987;20:133-146.

Thiels C. Psychopharmaka in der Schwangerschaft und Stillzeit. In: Riederer P, Laux G, Pöldinger W, Hrsg. Neuropsychopharmaka, Allgemeine Grundlagen der Pharmakotherapie. Bd.1. Wien New York: Springer; 1992:353-380.

Thies-Flechtner K, Seibert W, Walther A, et al. Suizide bei rezidivprophylaktisch behandelten Patienten mit affektiven Psychosen. In: Müller-Oerlinghausen B, Berghöfer A, eds. Ziele und Ergebnisse der medikamentösen Prophylaxe affektiver Psychosen. Stuttgart New York: Thieme; 1994:61-64.

Thiessen B, Wallace S, Blackburn J, et al. Increased prescribing of antidepressant subsequent to beta-blocker therapy. Arch Intern Med. 1990;150:2286-2290.

Thomas CS, Neale J. Organic manic syndrome associated with advanced uraemia due to polycystic kidney disease. Br J Psychiatry. 1991;158:119-121.

Thomas J, Reddy B. The treatment of mania: a retrospective evaluation of the effects of ECT, chlorpromazine, and lithium. J Affect Disord. 1982;4:85-92.

Thompson C, Isaac G. Seasonal Affective Disorder - a British sample, symptomatology in relation to mode of referral and diagnostic subtype. J Affec Disord. 1988;14:1-11.

Thompson LW, Gallagher D, Breckenridge JS. Comparative effectiveness of psychotherapies for depressed elders. J Consult Clin Psychol. 1987;21:133-146.

Thorell LH. Electrodermal activity in suicidal and nonsuicidal depressive patients and in matched healthy subjects. Acta Psychiatr Scand. 1987;76:420-430.

Till E, Vuckovic S. Über den Einfluss der thymoleptischen Behandlung auf den Verlauf endogener Depressionen. Int Pharmacopsychiatry. 1970;4:210-219.

Tiwari JL, Terasaki PI. HLA and disease associations. Berlin Heidelberg New York: Springer; 1985.

Tohen M, Waternaux CM, Tsuang MT. Outcome in mania: a 4-year prospective follow-up of 75 patients utilizing survival analysis. Arch Gen Psychiatry. 1990a;47:1106-1111.

Tohen M, Waternaux CM, Tsuang NT, et al. 4-Year Follow-Up of 24 Fast Episodes Manic Patients. J Affect Disord. 1990b;19:79-86.

Tohen M, Tsuang NT, Goodwin DC. Prediction of outcome in mania by mood-congruent or mood-incongruent psychotic features. Am J Psychiatry. 1992;149:1580-1584.

Tohen M, Shulman KI, Satlin A. First-episode mania in late life. Am J Psychiatry. 1994;151:130-132.

Tohen M, Goodwin FK. Epidemiology of bipolar disorder. In: Tsuang NT, Tohen M, Zahner GEP, eds. Textbook in Psychiatric Epidemiology. New York Chichester Brisbane: Wiley-Liss; 1995:301-315.

Tohen M, Zarate CA, Centorrino F, et al. Risperidone in the treatment of mania. J Clin Psychiatry. 1996;57:249-253.

Tölle R. Persönlichkeit und Melancholie. Nervenarzt. 1987;58:327-339.

Tölle R. Krankheit und Persönlichkeit: Psychotherapie-Indikationen bei Melancholie-Kranken. In: Marneros A, Philipp M, Hrsg. Persönlichkeit und psychischer Erkrankung. Berlin, Heidelberg, New York: Springer; 1992.

Tölle R. Wahn bei Depression. Nervenarzt. 1998;69:956-960.

Tölle R, Wefelmeyer T. Wahn bei Melancholie. In: Olbrich HM, Hrsg. Halluzination und Wahn. Berlin Heidelberg New York: Springer; 1987.

Tölle R, Peikert A, Rieke A. Persönlichkeitsstörungen bei Melancholiekranken. Nervenarzt. 1987;58:227-236.

Tollefson GD. Monoamine oxidase inhibitors: a review. J Clin Psychiatry. 1983;44:280-288.

Tomasson K, Vaglum P. A nationwide representative sample of treatment-seeking alcoholics: a study of psychiatric comorbidity. Acta Psychiatr Scand. 1995;92:378-385.

Tomkins SS. Affect Theory. In: Scherer KR, Ekman P, eds. Approaches to Emotion. Hillsdale New Jersey: Erlbaum; 1984:163-195.

Tondo L, Laddomada P, Serra G. Rapid cyclers and antidepressants. Int Pharmacopsychiat. 1981;16:119-123.

Torgersen S. Neurotic depression and DSM-III. Acta Psychiatr Scand. 1986;328(suppl.):31-34.

Torgersen S. Personality deviations within the schizophrenia spectrum. Acta Psych Scand. 1994;90(suppl 384):40-44.

Touchon J, Baldy-Moulinier M, Billiard M. Sleep instability in temporal lobe epilepsy. In: Wolf P, Dam M, Janz D, Dreifuss FE, eds. Advances in Epileptology: XVIth Epilepsy International Symposium. New York: Raven Press; 1987.

Träskman L, Asberg M, Bertilsson L. Monoamine metabolites in CSF and suicidal behavior. Arch Gen Psychiatry. 1981;38:631-636.

Trautner RJ, Cummings JL, Read SL, Benson DF. Idiopathic basal ganglia calcification and organic mood disorder. Am J Psychiatry. 1988;145:350-353.

Tress W, Haag H. Vergleichende Erfahrungen mit der rezidivprophylaktischen Lithium-Langzeitmedikation bei schizoaffektiven Psychosen. Nervenarzt. 1979;50:524-526.

Triebwasser J, Shea MT. Personality change resulting from another mental disorder. In: Widiger TA, Frances AJ, Pincus HA, Ross R, First MB, Davis WW, eds. DSM-IV Sourcebook. vol.2. American Psychiatric Association. Washington D.C.; 1996.

Trivedi MH, Husain MM. Brain SPECT in Mood Disorders. In: Krishnan KRR, Doraiswamy PM, eds. Brain Imaging in Clinical Psychiatry. New York: Marcel Dekker Inc; 1997:237-265.

von Trostorff S. Präpsychotische Temperamente bei den cycloiden Psychosen. Archiv für Psychiatrie und Zeitschrift f d ges Neurologie. 1966;208:61-90.

von Trostorff S. Uber die hereditäre Belastung bei den zykloiden Psychosen, den unsystematischen und systematischen Schizophrenien. Psychiatr Neurol Med Psychol. 1968;20:98-106.

von Trostorff S. Provozierung endogener Psychosen. Psychiat Neurol Med Psychol. 1988;40:278-283.

von Trostorff S, Leonhard K. Catamnesis of endogenous psychoses according to the differential diagnostic method of Karl Leonhard. Psychopathology. 1990;23:259-262.

Tsai L, Nasrallah H, Jacoby C. Hemispheric asymmetries on computed tomographic scans in schizophrenia and mania. Arch Gen Psychiatry. 1983;39:778-783.

Tsuang MT, Dempsey GM, Dvoredsky A, et al. A family history study of schizoaffective disorder. Biol Psychiatry. 1977;12:331-338.

Tsuang MT, Woolson RF. Excess mortality in schizophrenia and affective disorders. Arch Gen Psychiatry. 1978;35:1181-1185.

Tsuang MT, Dempsey GM. Long-term outcome of major psychoses. II. Schizoaffective disorder compared with schizophrenia, affective disorders, and a surgical control group. Arch Gen Psychiatry. 1979;36:1302-1304.

Tsuang MT, Dempsey GM, Fleming JA. Can ECT prevent premature death and suicide in "schizoaffective" patients? J Affect Disord. 1979a;1:167-171.

Tsuang MT, Woolson RF, Fleming JA. Long-term outcome of major psychoses. Arch Gen Psychiatry. 1979b;36:1295.

Tsuang MT, Faraone SV, Fleming JA. Familial transmission of major affective disorders: Is there evidence supporting the distinction between unipolar and bipolar disorders? Br J Psychiatry. 1985;146:268-271.

Tsuang MT, Marneros A. Schizoaffective Psychosis: Questions and Directions. In: Marneros A, Tsuang MT, eds. Schizoaffective Psychoses. Berlin, Heidelberg, New York, Tokyo: Springer; 1986.

Tsuang MT, Tohen M, Zahner GEP. Textbook in Psychiatric Epidemiology. New York Chichester Brisbane: Wiley-Liss; 1995.

Ulich D. Das Gefühl. 2.Aufl. München: Psychologie Verlags Union; 1989.

Ulich D, Mayring P. Psychologie der Emotionen. Stuttgart Berlin Köln: Kohlhammer; 1992.

Ungvári G. Klinisch-genetische Untersuchungen im Rahmen der Leonhardschen Systematik. Psychiatrie, Neurologie und medizinische Psychologie. 1985a;37:309-316.

Ungvári G. A contribution to the validity of Leonhard's classification of endogenous psychoses. Acta Psychiatr Scand. 1985b;72:144-149.

Usaf SO, Kavanagh DJ. Mechanisms of improvement in treatment for depression: test of self-efficacy and performance model. J Cognitive Psychotherapy. 1990;4:51-70.

Vaillant G. Manic-depressive heredity and remission in schizophrenia. Brit J Psychiatry. 1963;109:746-749.

Valleni-Basile LA, Garrison CZ, Jackson KL, et al. Frequency of obsessive-compulsive disorder in a community sample of young adolescents. J Am Acad Child Adolesc Psychiatry. 1994;33:67-82.

Varanka TM, Weller RA, Weller EB, et al. Lithium treatment of manic episodes with psychotic features in prepubertal children. Am J Psychiatry. 1988;145:1557-1559.

Varmuza S, Mann M. Genomic imprinting - defusing the ovarian time bomb. Trends Genet. 1994;10:118-123.

Vaughan M. The relationship between obsessional personality, obsessions in depression, and symptoms of depression. Br J Psychiatry. 1976;129:36-39.

Vaughn C, Leff J. The measurement of expressed emotion in the families of psychiatric patients. British Journal of Social and Clinical Psychology. 1976a;15:157-165.

Vaughn CE, Leff JP. The influence of family and social factors on the course of psychiatric illness: A comparison of schizophrenic and depressed neurotic patients. Br J Psychiatry. 1976b;129:125-137.

Veith R, Lewis N, Langohr J, et al. Effect of desipramine on cerebrospinal fluid concentrations of corticotropin-releasing factor in human subjects. Psychiatry Res. 1992;46:1-8.

Vencovský E, Soucek K, Kabes J. Prophylactic effect of dipropylacetamide in patients with bipolar affective disorders. In: Emrich HM, Okuma T, Müller AA, eds. Anticonvulsants in affective disorders. Amsterdam: Excerpta Medica. 1984:66-67.

Venkataraman S, Naylor MW, King C. Case study: mania associated with fluoxetine treatment in adolescents. J Am Acad Child Adolesc Psychiatry. 1992;31:276-281.

Venzlaff U, Foerster K, Hrsg. Psychiatrische Begutachtung. Ein praktisches Handbuch für Ärzte und Juristen. 2. neubearb. u. erw. Aufl. Stuttgart: Fischer; 1994.

Verbosky LA, Franco KN, Zrull JP. The relationship between depression and length of stay in the general hospital patient. J Clin Psychiatry. 1993;54:177-181.

Verdoux H, Mury M, Besancon G, et al. Etude comparative des conduites toxicomaniaques dans les troubles bipolaires, schizophreniques et schizoaffectifs. Encephale. 1996;22:95-101.

Vering AM. Psychische Heilkunde. Bd. II, Teil II. Leipzig: Barth; 1821.

Varma VK, Malhotra S, Jiloha R. Acute non-organic psychotic state in India: symptomatology. Indian J Psychiatry. 1992;34:89-101.

Versiani M, Nardi AE. Dysthymia: clinical picture, comorbidity, and outcome. In: Akiskal HS, Cassano GB, eds. Dysthymia and the spectrum of chronic depression. New York: The Guilford Press; 1997.

Vestergaard P, Aagaard J. Five-year mortality in lithium-treated manic-depressive patients. J Aff Disord. 1991;21:33-38.

Victoroff JI, Engel DF. Interictal depression in patients with medically intractable complex partial seizures: Electroencephalography and cerebral metabolic correlates. Ann Neurol. 1990;28:221.

Victoroff JL, Benson F, Grafton ST, et al. Depression in complex partial seizures. Electroencephalography and cerebral metabolic correlates. Arch Neurol. 1994;51:155-163.

Videbech P. MRI findings in patients with affective disorder: a meta-analysis. Acta Psychiatr Scand. 1997;96:157-68.

Viguera AC, Rothschild AJ. Depression: Clinical Features and Pathogenesis. In: Shulman KJ, Tohen M, Kutcher SP, eds. Mood Disorders Accross the Life Span. New York: Wiley-Liss; 1996.

Virkkunen M, Nuutila A, Goodwin F, et al. Cerebrospinal fluid monoamine metabolite levels in male arsonists. Arch Gen Psychiatry. 1987;44:241-247.

Vita A, Sacchetti E, Cazzulo C. A CT follow-up study of cerebral ventricular size in schizophrenia and major affective disorder. Schizophrenia Res. 1988;1:165-166.

Vliegen J. Die Einheitspsychose. Geschichte und Probleme. Stuttgart: Ferdinand Enke; 1980.

Vocisano C, Klein DN, Keefe RSE, et al. Demographics, family history, premorbid functioning, developmental characteristics, and course of patients with deteriorated affective disorder. Am J Psychiatry. 1996;153:248-255.

Vogel F, Motulsky AG. Human Genetics. Problems and approaches. Second, completely revised edition. Berlin Heidelberg New York Tokyo: Springer; 1986.

Vogel GW. A review of REM sleep deprivation. Arch Gen Psychiatry. 1975;32:749-761.

Vogel GW, Traub AC, Ben-Horin P, et al. REM deprivation II. The effects on depressed patients. Arch Gen Psychiat. 1968;18:301-311.

Vogel S, Huguelet P. Factors associated with multiple admissions to a public psychiatric hospital. Acta Psychiatr Scand. 1997;95:244-253.

Völkel H. Neurotische Depression. Stuttgart: Georg Thieme; 1959.

Volkmar FR, Shakir SA, Bacon S, Pfefferbaum A. Group therapy in the management of manic-depressive illness. Am J Psychotherapy. 1981;35:226-234.

Volz HP, Mackert A, Stieglitz RD, et al. Effect of bright white light therapy on non-seasonal depressive disorder: Preliminary results. J Affect Disord. 1990;19:15-21.

Volz HP, Möller HJ. Antidepressant drug therapy in the elderly - a critical review of the controlled clinical trials conducted since 1980. Pharmacopsychiatry. 1994;27:93-100.

Volz HP, Müller H, Möller HJ. Are there any differences in the safety and efficacy of brofaromine and imipramine between non-elderly and elderly patients with major depression? Neuropsychobiology.1995;32:23-30.

Volz HP, Gleiter CH, Möller HJ. Monoaminoxidasehemmer in der Psychiatrie. Nervenarzt. 1996; 67:339-347.

Vorhees CV, Brunner RL, Butcher RE. Psychotropic drugs as behavioral teratogens. Science. 1979;205: 1220-1225.

Vostanis P, Feehan C, Grattan E, Bickerton WL. A randomised controlled out-patient trial of cognitive-behavioural treatment for children and adolescents with depression: 9-month follow-up. J Aff Disord. 1996;40:105-116.

Wacker HRM, Klein KH. Identification of cases of anxiety disorders and affective disorders in the community according to the ICD-10 and DSM-III-R by using the Composite International Diagnostic Interview (CIDI). International Journal of Methods in Psychiatric Research. 1992; 2:91-100.

Wahby V, Ibrahim G, Giller E, et al. Thyrotropin response to thyrotropin-releasing hormone in RDC schizodepressed men. J Affect Disord. 1988;15:81-85.

Wahby V, Ibrahim G, Giller E, Saddik F, Mason J, Adams J. The dexamethasone suppression test in a group of Research Diagnostic Criteria schizoaffective depressed men. Neuropsychobiology. 1990;23:129-133.

Wahl R. Kurzpsychotherapie bei Depressionen; Interpersonelle Psychotherapie und kognitive Therapie im Vergleich. Opladen: Westdeutscher Verlag; 1994.

Wahlsten D. Insensitivity of the analysis of variance to heredity-environment interaction. Behav Brain Sci. 1990;13:109 –120.

Walker EA, Katon WJ, Jemelka RP, Roy-Bryne PP. Comorbidty of gastrointestinal complaints, depression and anxiety on the Epidemiological Catchment Area (ECA) study. Am J Med. 1992;92:26S-30S.

Walters EE, Neale MC, Eaves LJ, Heath AC, Kessler RC, Kendler KS. Bulimia nervosa and major depression: a study of common genetic and environmental factors. Psychol Med. 1992;22:617-622.

Walters EE, Kendler KS. Anorexia nervosa and anorexic-like syndromes in a population-based female twin sample. Am J Psychiatry. 1995;152:64-71.

Waring EM, Patton D. Marital intimacy and depression. Br J Psychiatry. 1984;145:641-644.

Waring EM, Chamberlaine CH, McCrank EW, et al. Dysthymia: A randomized study of cognitive marital therapy and antidepressants. Can J Psychiatry. 1988;33:96-99.

Warkentin S, Nilsson A, Karlson S, Risberg J, Franze'n G, Gustafson. Cycloid psychosis: regional cerebral blood flow correlates of a psychotic episode. Acta Psychiatr Scand. 1992;85:23-29.

Warner V, Weissman NN, Fendrich M, Wickramaratne P, Moreau, D. The course of major depression in the offspring of depressed parents: Incidence, recurrence and recovery. Arch Gen Psychiatry. 1992;49:795-801.

Waterman GS, Dahl RE, Birmaher B, et al. The 24-hour pattern of prolactin secretion in depressed and normal adolescents. Biol Psychiatry. 1994;35:440-445.

Watkins SE, Callender K, Thomas DR. The effect of carbamazepine and lithium on remission from affective illness. Br J Psychiatry. 1987;36:555-559.

Watson JP, Elliott SA, Rugg AJ, Brough DI. Psychiatric disorders in pregnancy and the first postnatal year. Br J Psychiatry. 1984;144:453-462.

Watson S, Lopez J, Young E, et al. Effects of low dose ovine corticotropin-releasing hormone in humans: Endocrine relationship and beta-endorphin/beta-lipotropin responses. J Clin Endocrinol Metab. 1986;66:10-15.

Watt DC, Crammer JL, Elkes A. Metabolism, anticholinergic effects, and therapeutic outcome of desmethylimipramine in depressive illness. Psychol Med. 1972;2: 397-405.

Weber G, Simon FB, Stierlin H, Schmidt G. Die Therapie der Familien mit manisch-depressivem Verhalten. Familiendynamik. 1987;12:139-161.

Weeke A, Weeke J. The 24-hour pattern of serum TSH in patients with endogenous depression. Acta Psychiatr Scand. 1980;62:69-74.

Weeke A, Vaeth M. Excess mortality of bipolar and unipolar manic depressive patients. J Affect Disord. 1986;11:227-234.

Weeks DE, Lange K. The affected-pedigree-member method of linkage analysis. Am J Hum Genet. 1988;42:315–326.

Wehr TA. Effects of wakefulness and sleep on depression and mania. In: Sleep and biological rhythms. Montplaisier J, Godbout R, eds. London: Oxford Press; 1990:42-86.

Wehr TA, Goodwin FK. Rapid cycling in manic-depressives induced by tricyclic antidepressants. Arch Gen Psychiatry. 1979;36:555-559.

Wehr TA, Wirz-Justice A, Goodwin FK, et al. Phase advance of the circadian sleep-wake cycle as an antidepressant. Science. 1979;206:710-713.

Wehr TA, Goodwin FK. Biological rhythms and psychiatry. In: Arieti S, Brodie HKH, eds. American handbook of psychiatry. vol.7. Advances and new directions. 2nd ed. New York: Basic Books; 1981.

Wehr TA, Goodwin FK, eds. Circadian rhythms in psychiatry. Pacific Grove, CA: The Boxwood Press; 1983.

Wehr TA, Sack DA, Duncan WC, et al. Sleep and circadian rhythms in affective patients isolated from external time cues. Psychiatry Res. 1985;15:327-339.

Wehr TA, Goodwin FK. Can antidepressants cause mania and worsen the course of affective illness? Am J Psychiatry. 1987;144:1403-1411.

Wehr TA, Sack DA, Rosenthal NE. Seasonal affective disorder with summer depression and winter hypomania. Am J Psychiatry. 1987;144:1602-1603.

Wehr TA, Sack DA, Rosenthal NE, Cowdry RW. Rapid cycling affective disorder: Contributing factors and treatment responses in 51 patients. Am J Psychiatry. 1988;145:179-184.

Wehr T, Giesen H, Schulz P. Summer-depression: Description of the syndrome and comparison with winter-depression. In: Rosenthal NE, Blehar M, eds. Seasonal affective disorders and phototherapy. New York: Guilford; 1989.

Weiller E, Lecrubier Y, Maier W, Üstün TB. The relevance of recurrent brief depression in primary care. A report from the WHO project on Psychological Problems in General Health Care conducted in 14 countries. Eur Arch Psychiatry Clin Neurosci. 1994;244:182-189.

Weinberger D, DeLisi L, Perman G, Targum S, Wyatt R. Computed tomography in schizophreniform disorder and other acute psychiatric disorders. Arch Gen Psychiatry. 1982;39:778-783.

Weiner MF, Edland SD, Luszczynska H. Prevalence and incidence of major depression in Alzheimer's disease. Am J Psychiatry. 1994;151:1006-1009.

Weinstein MR. Lithium treatment of women during pregnancy and in the post-delivery period. In: Johnson FN, ed. Handbook of lithium therapy. Lancaster: MTP Press; 1980:421-432.

Weiss RD, Mirin SM. Subtypes of cocaine abusers. Psychiatr Clin North Am. 1986; 9:491-501.

Weiss RD, Mirin SM, Griffm ML, Michael JL. Psychopathology in cocaine abusers. Changing trends. J Nerv Ment Dis. 1988;176:719-725.

Weiss RL, Aved B. Marital satisfaction and depression as predictors of physical health status. Journal of Consulting and Clinical Psychology. 1978;46:1379-1384.

Weissman MM. The epidemiology of anxiety disorders: rates, risks and familial patterns. J Psychiat Res. 1988;22(suppl.1): 99-114.

Weissman M, Fox K, Klerman JL.: Hostility and depression associated with suicide attempts. Am J Psychiatry. 1973;130:450-455.

Weissman MM, Paykel EJ. The depressed woman: A study of social relationships. Chicago: Chicago University Press; 1974.

Weissman MM, Klerman GL. The chronic depressive in the community: unrecognized and poorly treated. Compr. Psychiat. 1977a;18: 523-532.

Weissman MM, Klerman GL. Sex differences and the epidemiology of depression. Arch Gen Psychiatry. 1977b;34:98-111.

Weissman MM, Myers JK. Affective disorders in a US urban community. Arch Gen Psychiatry. 1978;35:1304-1311.

Weissman MM, Prusoff BA, Thompson WD, Harding PS, Myers JK. Social adjustment by self-report in a community sample and in psychiatric outpatients. J Nerv Ment Dis. 1978;166:317-326.

Weissman MM, Prusoff BA, DiMascio A, Neu C, Gohlaney M, Klerman GL. The efficacy of drugs and psychotherapy in the treatment of acute depressive episodes. Am J Psychiatry. 1979;136:555-8.

Weissman MM, Klerman GL, Prusoff BA, et al. Depressed outpatients: results one year after treatment with drugs and/or interpersonal psychotherapy. Arch Gen Psychiatry. 1981;38,51-55.

Weissmann MM, Boyd JH. The epidemiology of affective disorders: Rates and Risk Factors. In: Grinspoon L, ed. Psychiatry update. The American

Psychiatry Association Annual Review, Vol. II. Washington DC: American Psychiatric Press; 1983.

Weissman MM, Akiskal HS. The role of psychotherapy in chronic depression: a proposal. Compr Psychiatry. 1984;25:23-31.

Weissman MM, Gershon ES, Kidd KK, et al. Psychiatric disorders in the relatives of probands with affective disorders: The Yale-National Institute of Mental Health collaborative study. Arch Gen Psychiatry. 1984a;41:13–21.

Weissman MM, Wickramaratne P, Merikangas KR, et al. Onset of major depression in early adulthood: Increased familial loading and specificity. Arch Gen Psychiatry. 1984b;41:1136-1143.

Weissman MM, Jarrett RB, Rush AJ: Psychotherapy and its relevance to the pharmacotherapy of major depression: a decade later (1976-1985). In: Meltzer H, Coyle JT, Kopin IJ, eds: Psychopharmacology: The third generation of progress. New York: Raven;1987.

Weissman MM, Leaf PJ, Tischler GL, et al. Affective disorders in five United States communities. Psychol Med. 1988a;18:141-153.

Weissman MM, Leaf PJ, Bruce ML, Florio L. The epidemiology of dysthymia in five communities: rates, risks, comorbidity, and treatment. Am J Psychiatry. 1988b;145:815-819.

Weissman MM, Klerman GL. Interpersonal Psychotherapy and its derivates in the treatment of depression. In: Manning DW, Frances AJ, eds. Combined pharmacotherapy and psychotherapy for depression. Washington D.C.: American Psychiatric Press Inc; 1990.

Weissman MM, Wickramaratne P, Adams PB, et al. The relationship between panic disorder and major depression. A new family study. Arch Gen Psychiatry. 1993;50:767 – 780.

Weissman MM, Bland RC, Canino GJ, et al. The cross national epidemiology of obsessive compulsive disorder. The Cross National Collaborative Group. J Clin Psychiatry. 1994;55suppl:5-10.

Weissman MM, Bland RC, Canino GJ, et al. Cross-national epidemiology of major depression and bipolar disorder. JAMA. 1996;276:293-299.

Weissman MM, Warner V, Wickramaratne P, Moreau D. Offsping of depressed parents. Arch Gen Psychiatry. 1997;54:932-940.

Weitbrecht HJ. Zur Typologie depressiver Psychosen. Fortschr Neurol Psychiatr. 1952;20:247-269.

Weitbrecht HJ. Zyklothymes Syndrom und hirnorganischer Prozess. Nervenarzt. 1953;24:489.

Weitbrecht HJ. Psychiatrie im Grundriss. Berlin, Göttingen, Heidelberg: Springer; 1963.

Weitbrecht HJ. Depressive und manisch-endogene Psychosen. In: Kisker KP, Meyer JE, Müller C, Strömgren E, Hrsg. Psychiatrie der Gegenwart. Klinische Psychiatrie. 2. Aufl.; 1972.

Weitbrecht HJ. Psychiatrie im Grundriss. 3. Aufl. Berlin: Springer; 1973.

Weitbrecht HJ. Pseudomelancholie. Das ärztliche Gespräch. Köln: Tropon; 1974.

Weitkamp LR, Stancer HC, Persad E, Flood C, Guttormsen S. Depressive disorders and HLA: a gene on chromosome 6 that can affect behavior. N Engl J Med. 1981;305:1301–1306.

Weller M, Kornhuber J. Differentielle Neuolepsie bei schizophrenen Psychosen im Wochenbett: Vorteile des atypischen Neuroleptikums Clozapin. Nervenarzt. 1992;63:440-441.

Wells JE, Bushnell JA, Hornblow AR, Joyce PR, Ookley-Brown MA. Christchurch psychiatric epidemiology study. Part I: Methodology and lifetime prevalence for specific psychiatric disorders. Aust N Z J Psychiatry. 1989;23:315-326.

Wells KB, Golding JM, Burnam MA. Psychiatric disorder in a sample of the general population with and without chronic medical conditions. Am J Psychiatry. 1988;145.

Wells KB, Burnam MA, Rogers W, Hays R, Camp P. The course of depression in adult outpatients. Results from the Medical Outcomes Study. Arch Gen Psychiatry. 1992;49:788-794.

Wells KB, Rogers W, Burnam MA, Camp P. Course of depression in patients with hypertension, myocardial infarction, or insulin-dependent diabetes. Am J Psychiatry. 1993;150:632-638.

Welner A, Croughan JL, Robins. The group of schizoaffective and related psychoses - critique, record, follow-up, and familiy studies. Arch Gen Psychiatry. 1974;31:628-631.

Welner A, Croughan J, Fishman R, Robins E. The group of schizoaffective and related psychoses: A follow-up study. Compr Psychiatry. 1977;18:413-422.

Welt L. Über Charakterveränderungen der Menschen infolge von Läsionen des Stirnhirn. Deutsch Arch f Klin Med. 1888;42:339-390.

Wender PH, Kety SS, Rosenthal D, Schulsinger F, Ortmann J, Lunde I. Psychiatric disorders in the biological and adoptive families of adopted individuals with affective disorders. Arch Gen Psychiatry. 1986;43:923–929.

Wernicke C. Grundriss der Psychiatrie. Leipzig: Thieme; 1900.

Wernicke C. Grundrisse der Psychiatrie in klinischen Vorlesungen (28. bis 41. Vorlesung). Leipzig: Georg Thieme; 1906.

Werry JS, McClellan J, Chard L. Early-onset schizophrenia, bipolar and schizoaffective disorders: a clinical and follow-up study. J Am Acad Child Adolesc Psychiatry. 1991;30:457-465.

Wertham FI. A group of benign psychoses: Prolonged manic excitements: With a statistical study of age, duration and frequency in 2000 manic attacks. Am J Psychiatry. 1929;9:17-78.

Wesner RB, Tanna VL, Palmer PJ, Goedken RJ, Crowe RR, Winokur G. Linkage of c-Harvey-ras-1 and INS DNA markers to unipolar depression and alcoholism is ruled out in 18 families. Eur Arch Psychiatry Neurol Sci. 1990;239:356–360.

West ED, Dally PJ. Effects of iproniazid on depressed syndromes. Br Med J. 1959;1:1491-1497.

Weygandt W. Über die Mischzustände des manisch-depressiven Irreseins: München: J.F. Lehmann; 1899.

Weygandt W. Atlas und Grundriss der Psychiatrie. München: Lehmann; 1902.

Whalley L, Kutcher S, Blackwood D, et al. Increased plasma LH in manic-depressive illness: Evidence of a state-independent abnormality. Br J Psychiatry. 1987;150:682-684.

Widiger ThA, Frances AJ, Pincus HA, Ross R, First MB, Davis WW, eds. DSM-IV Sourcebook. vol.2. Washington D.C.: American Psychiatric Association; 1996.

Wieck HH. Zur Lokalisation zyklothymer Mißempfindungen. Med. Welt 1965;34:2452-2454.

Wieck A, Kumar R, Hirst AD, Marks MN, Campbell IC, Checkley SA. Increased sensitvity of dopamine receptors and recurrence of affective psychosis after childbirth. Br Med J. 1991;303:613-616.

Wiegand M, Riemann D, Schreiber W, et al. Effect of morning and afternoon naps on mood after total sleep deprivation in patients with major depression. Biol. Psychiatry. 1993;33:467-476.

Wilens TE, Biederman J, Baldessarini RJ, Puopolo PR, Flood JG. Developmental changes in serum concentrations of desipramine and 2-hydroxydesipramine during treatment with desipramine. J Am Acad Child Adolesc Psychiatry. 1992;31:691-698.

Williams J, Spurlock G, McGuffin P, et al. Association between schizophrenia and T102C polymorphism of the 5-hydroxytryptamine type 2a-receptor gene. European Multicenter Association Study of Schizophrenia (EMASS) Group. Lancet. 1996;347:1294-1296.

Williams PV, McGlashan TH. Schizoaffective psychosis. I. Comparative long-term outcome. Arch Gen Psychiatry. 1987;44:130-137.

Willis T. De anima brutorum. Lyon; 1676.

Willis T. Practice of Physick (translated by S. Pordage). London: T. Dring, C. Harper and J. Leigh; 1684.

Willner P. Dopaminergic Mechanisms in Depression and Mania. In: Bloom F, Kupfer D, eds. Psychopharmacology: The Fourth generation of Progress. New York: Raven Press, Ltd; 1995: 921-932.

Wilmanns K. Die leichten Fälle des manisch-depressiven Irreseins (Zyklothymie) und ihre Beziehung zu Störungen der Verdauungsorgane. Leipzig: Breitkopf & Härtel; 1906.

Wilson AF, Tanna VL, Winokur G, Elston RC, Hill EM. Linkage analysis of depression spectrum disease. Biol Psychiatry. 1989;26:163–175.

Wilson JE, Barglow P, Shipman W. The prognosis of postpartum mental illness. Compr Psychiat. 1972;13:305-316.

Wilson PH. Combined pharmacological and behavioural treatment of depression. Beh Res Therapy. 1982;20:173-84.

Wing JK, Cooper JE, Sartorius N. Die Erfassung und Klassifikation psychiatrischer Symptome: Beschreibung und Glossar des PSE (Present State Examination). Weinheim: Beltz; 1982.

Winokur G. Depression in the menopause. Am J Psychiatry. 1973;130:92-93.

Winokur G. Genetic and clinical factors associated with course in depression. Contributions to genetic aspects. Pharmacopsychiat. 1974;7:122-126.

Winokur G. The division of depressive illness into depression spectrum disease and pure depressive disease. Int Pharmacopsychiat. 1974;9:5-13.

Winokur G. Duration of illness prior to hospitalization (onset) in the affective disorders. Neuropsychobiology. 1976;22:87-93.

Winokur G. Unipolar depression: Is it divisible into autonomous subtypes? Arch Gen Psychiatry. 1979a;36:47-52.

Winokur G. Alcoholism and depression in the same family. In: Goodwin DW, Erikson CK, eds. Alcoholism and affective disorders: Clinical, genetic and biochemical studies. New York: Spectrum; 1979b.

Winokur G, Clayton PJ. Family history studies: I. Two types of affective disorders separated according to genetic and clinical factors. In: Wortis J, ed. Recent Advances in Biological Psychiatry. Vol. 10. New York: Plenum; 1967.

Winokur G, Clayton PJ, Reich T. Manic depressive illness. Saint Louis: CV Mosby Company; 1969.

Winokur G, Morrison J. The Iowa 500: Follow-up of 225 depressives. Br J Psychiatry. 1973;123:543-548.

Winokur G, Tsuang M. The Iowa 500: suicide in mania, depression, and schizophrenia. Am J Psychiatry. 1975;132:650-651.

Winokur A, March V, Mendels J. Primary affective disorder in relatives of patients with anorexia nervosa. Am J Psychiatry. 1980;137:695–698.

Winokur A, Amsterdam J, Caroff S, et al. Variability of hormonal responses to a series of neuroendocrine challenges in depressed patients. Am J Psychiatry. 1982;139:39-44.

Winokur G, Scharfetter C, Angst J. Stability of psychotic symptomatology (delusions, hallucinations), affective syndromes, and schizophrenic symptoms (thought disorder, incongruent affect) over episodes in remitting psychoses. Eur Arch Psychiatr Neurol Sci 1985;234:303-307.

Winokur G, Kadrmas A. A polyepisodic course in bipolar illness: Possible clinical relationships. Compr Psychiatry. 1989;30:121-127.

Winokur G, Cook B, Liskow B, Fowler R. Alcoholism in manic depressive (bipolar) patients. J Stud Alcohol. 1993;54:574-576.

Winokur G, Coryell W, Akiskal HS, et al. Alcoholism in manic-depressive (bipolar) illness: familial illness, course of illness, and the primary-secondary distinction. Am J Psychiatry. 1995a;152:365-372.

Winokur G, Coryell W, Keller M, Endicott J, Leon A. A family study of manic-depressive (bipolar I) disease. Is it a distinct illness separable from primary unipolar depression? Arch Gen Psychiatry. 1995b;52:367-373.

Winokur G, Coryell W, Endicott J, et al. Familial depression versus depression identified in a control group: are they the same? Psychol Med. 1995c;25:797-806.

Wirz-Justice A, Bucheli C, Graw P, Kielholz P, Fisch H-U, Woggon B. Light treatment of seasonal affective disorder in Switzerland. Acta Psychiatr Scand 74: 1986;193-204

Wirz-Justice A, Bucheli C, Schmid AC, Graw P. A dose relationship in bright white light treatment of seasonal depression. Am J Psychiatry. 1986;143:932-933.

Wirz-Justice A, Graw P, Buchelli C. Seasonal affective disorders in Switzerland: A clinical perspective. In: Thompson C, Silverstone T, eds. Seasonal affective disorder. London: Clinical Neuroscience Publishers; 1989.

Wisner KL, Stowe ZN. Psychobiology of postpartum mood disorders. Seminars in reproductive endocrinology. 1997;15:77-89.

Wittchen HU. Chronic difficulties and life events in the long-term course of affective and anxiety disorders: results from the Munich follow-up study. In: Angermeyer MC, ed. From social class to social stress. New developments in psychiatric epidemiology: Berlin Heidelberg New York London Paris Tokyo: Springer; 1987.

Wittchen HU. Klassifikation. In: Stieglitz RD, Baumann U, Hrsg. Psychodiagnostik psychischer Störungen. Stuttgart: Enke; 1994:47-63.

Wittchen HU. Critical issues in the evaluation of comorbidity of psychiatric disorders. Br J Psychiatry. 1996;168(suppl. 30):9-16.

Wittchen HU, v. Zerssen D. Verläufe behandelter und unbehandelter Depressionen und Angststörungen. Berlin Heidelberg New York: Springer; 1988.

Wittchen HU, Essau CA, v. Zerssen D, Krieg JC, Zaudig M. Lifetime and sixmonth prevalence of mental disorders in the Munich Follow-Up Study. Eur Arch Psychiatry Clin Neurosci. 1992;241:247-258.

Wittchen HU, Zhao S, Kessler RC, Eaton WW. DSM-III-R generalized anxiety disorder in the National Comorbidity Survey. Arch Gen Psychiatry. 1994;51:355-364.

Witter H. Allgemeine und spezielle Psychopathologie. In: Göppinger H, Witter H, eds. Handbuch der Forensischen Psychiatrie. Berlin: Springer; 1972.

Witter H, Luthe R. Die strafrechtliche Verantwortlichkeit bei erweitertem Suizid. Monatsschrift für Kriminologie und Strafrechtsreform. 1966; 49:97-113.

Wittkower ED, Prince R. Geschichte und Entwicklung der transkulturellen Psychiatrie. In: Pfeiffer WM, Schoene W, Hrsg. Psychopathologie im Kulturvergleich. Stuttgart: Enke; 1980:1-12.

Woggon B. Pharmakotherapie affekter Psychosen. In: Kisker KP, Lauter H, Meyer JE, Müller, C, Strömgren E, Hrsg. Psychiatrie der Gegenwart. 3. Auflage. Bd. 5. Affektive Psychosen. Springer: Berlin; 1987.

Woggon, B. Psychopharmakologische Akutbehandlung. In: v. Zerssen D, Möller HJ, Hrsg. Affektive Störungen. Berlin: Springer; 1988.

Wolf P. Influence of antiepileptic drugs on sleep. In: Wolf P, Dam M, Janz D, Dreifuss FE, eds. Advances in epileptology. vol.16. New York: Raven Press; 1987:733-737.

Wolf R, Tscherne U, Emrich HM. Suppression of preoptic gaba release caused by push-pull-perfusion with sodium valproate. Naunyn-Schmiedeberg's Arch Pharmacol. 1988;338:658-663.

Wolfersdorf M, König F, Straub R. Zotepin und Antidepressiva in der medikamentösen Behandlung der wahnhaften Depression. Psychiat Praxis. 1993;20(Sonderheft):55-58.

Wolfersdorf M, Frank U, Jokusch U, König F, Leibfarth M. Der erweiterte Suizidversuch bei depressiven Patienten und seine Folgen. Psychiat Prax. 1997;24:270-274.

Wolfradt U, Rademacher J. Interpersonale Ambiguitätstoleranz als klinisches Differentialkriterium. Zeitschrift für Differentielle und Diagnostische Psychologie. Im Druck.

Wolkowitz O, Sutton M, Doran A, et al. Dexamethasone increases plasma HVA but not MHGP in normal humans. Psychiatry Res. 1985;16:101-109.

Wolpert EA, Goldberg FJ, Harrow M. Rapid cycling in unipolar and bipolar affective disorders. Am J Psychiatry. 1990;147:725-728.

Woods BT, Yurgelun Todd D, Benes FM, Frankenburg FR, Pope HG Jr, McSparren J. Progressive ventricular enlargement in schizophrenia: comparison to bipolar affective disorder and correlation with clinical course. Biol Psychiatry. 1990;27:341-52.

World Health Organization Collaborative Study. Validity of imipramine platelet binding sites as a biological marker of depression. Pharmacopsychiatry. 1990;23:113-117.

World Health Organization (WHO). Tenth revision of the international classification of diseases. Clinical descriptions and diagnostic guidelines. WHO: Geneva; 1991.

World Health Organization (WHO) Internationale Klassifikation psychischer Störungen, ICD-10. Verlag Hans Huber; 1993.

Worral EP, Moody JP, Peet M, et al. Controlled studies of the acute antidepressant effects of lithium. Br J Psychiatry. 1979;135,255-262.

Worth JL, Halman MH. Clinical consultation-liaison settings: HIV disease/AIDS. In: Rundell RJ, Wise MG, eds. The American Psychiatric Press textbook of consultationliaison psychiatry. Washington D.C. London: American Psychiatric Press; 1996:832-877.

Wozniak J, Biederman J, Kieley K, et al. Mania-like symptoms suggestive of childhood-onset bipolar disorder in clinically referred children. J Am Acad Child Adolesc Psychiatry. 1995;34:867-876.

WPA (Working Group). Dysthymia in clinical practice. Br J Psychiatry. 1995;166:174-183.

Wright G, Galloway L, Kim J., et al. Bupropion in the long-term treatment of cyclic mood disorders: mood stabilizing effects. J Clin Psychiatry. 1985;46:22-25.

Wu J, Gillin J, Buchsbaum M, Hershey T, Johnson J, Bunney W. Effect of sleep deprivation on brain metabolism of depressed patients. Am J Psychiatry. 1992;149:538-543.

Wu JC, Buchsbaum MS, Johnson JC, et al. Magnetic resonance and positron emission tomography imaging of the corpus callosum: size, shape and metabolic rate in unipolar depression. J Affect Disord. 1993;28:15-25.

Wu J, Gillin J, Buchsbaum M, Cadwell S, Lottenberg S, Bunney W. Positron emission tomography studies of sleep deprivation in unipolar depression. Neuropsychopharmacology. 1994;10:876.

Wulach JS. Mania and crime: a study of 100 manic defendants. Bulletin of the AAPL. 1983;11: 69-75.

Wulsin L, Bachop M, Hoffmann D. Group therapy in manic-depressive illness. Am J Psychother. 1988;42:263-271.

Wundt W. Grundriss der Psychologie. 9. Aufl. Leipzig: Wilhelm Engelmann; 1909.

Wynn P, Hauger R, Holmes M, et al. Brain and pituitary receptors for corticotropin-releasing factor: Localization and differential regulation after adrenalectomy. Peptides. 1984;5:1077-1084.

Wynne LC. The state of the art in family therapy research: Controversies and recommendations. New York: Family Process Press; 1988.

Yassa R, Nair V, Nastase C, et al. Prevalence of bipolar disorder in a psychogeriatric population. J Affect Disord. 1988a;14:197-201.

Yassa R, Nair NP, Iskandar H. Late-onset bipolar disorder. Psychiatr Clin North Am. 1988b;11:117-131.

Younes RP, DeLong GR, Neiman G, Rosner B. Manic-depressive illness in children: Treatment with lithium carbonate. J Child Neurology. 1986;1:364-368.

Young E, Watson S, Kotun J, et al. Beta-Lipotropin-beta-endorphin response to low-doses ovine corticotropin releasing factor in endogenous depression. Arch Gen Psychiatry. 1990;47:449-457.

Young LT, Cooke RG, Robb JC, Levitt AJ, Joffe RT. Anxious and non-anxious bipolar disorder. J Affect Disord. 1993;29:49-52.

Young RC. Geriatric mania. Clin Geriatr Med. 1992;8:387-399.

Young RC, Klerman GL. Mania in late life: focus on age at onset. Am J Psychiatry. 1992;149:867-876.

Youngerman J, Canino IA. Lithium carbonate use in children and adolescents. Arch Gen Psychiatry. 1978;35:216-224.

Youngren MA, Lewinsohn PM. The functional relationship between depression and problematic interpersonal behavior. J Abnorm Psychology. 1980;89:333-341.

Yudovsky S. Beta-blockers and depression: the clinicians dilemma. JAMA. 1992;267:1826-1827.

Zahn-Waxler C, Iannotti R, Cummings E, Denham S. Antecedents of problem behaviors in children of depressed mothers. Development and Psychopathology. 1990;2:271-291.

Zahner GEP, Hsieh CC, Fleming J A. Introduction to epidemiologic research methods. In: Tsuang MT, Tohen M, Zahner GEP, eds. Textbook in Psychiatric Epidemiology: New York Chichester Brisbane: Wiley-Liss; 1995:23-53.

Zajonc RB. Feeling and thinking: Preferences need no inferences. Am Psychologist. 1980;35:151-175.

Zarate CA, Tohen M, Baldessarini RJ. Clozapine in severe mood disorders. J Clin Psychiatry. 1995a;56,411-417.

Zarate CA, Tohen M, Banov MD, et al. Is clozapine a mood stabilizer? J Clin Psychiatry. 1995b;56:108-112.

Zarate CA, Tohen M. Outcome of Mania in Adults. In: Shulman KJ, Tohen M, Kutcher SP, eds. Mood Disorders Accross the Life Span. New York: Wiley-Liss; 1996.

Zarate CA, Tohen M, Baraibar G, Zarate SB, Baldessarini RJ. Shifts in hospital diagnostic frequencies: bipolar disorder subtypes, 1981-1993. J Affect Disord. 1997;43:79-84.

Zarcone VP, Benson KL, Berger PA. Abnormal rapid eye movement latencies in schizophrenia. Arch Gen Psychiatry. 1987;44:45–48.

Zaudig M, Vogel G. Zur Frage der operationalisierten Diagnostik schizoaffektiver und zykloider Psychosen. Arch Psychiatr Nervenkr. 1983;233:385-396.

Zeh W. Psychopathologie der zyklothymen Manie. Fortschr Neurol Psychiatr. 1956a;24:149-160.

Zeh W. Über das alterseigentümliche Erscheinungsbildes der zyklothymen Manie. Fortschr Neurol Psychiatr. 1956b;24:434-444.

Zeiss A, Lewinsohn PM, Munoz RF. Non-specific improvement effects in depression using interpersonal skills training or pleasant activity schedules, or cognitive training. J Consult Clin Psychol. 1979;47:427-439.

Zeiss A, Lewinsohn PM. Enduring deficits after remissions of depression: A test of the scar hypothesis. Behaviour Research and Therapy. 1988;26:151-158.

Zendig. Beiträge zur Differentialdiagnostik des manisch-depressiven Irreseins und der Dementia praecox. Allg Z Psychiatrie. 1909;6:47-49.

von Zerssen D. Premorbid personality and affective psychoses. In: Burrows, ed. Handbook of studies on depression. Excerpta Medica: Amsterdam; 1977a.

von Zerssen D. Konstitutionstypologische Forschung. In: Strube G, Hrsg. Die Psychologie des 20. Jahrhunderts. 1977b;Bd. V:545-616.

von Zerssen D. Konstitution. In: Kisker KP, Meyer JE, Müller C, Strömgren E, Hrsg. Psychiatrie der Gegenwart. 2. Aufl. Forschung und Praxis, Bd. 1/2. Berlin Heidelberg New York: Springer; 1980:618-705.

von Zerssen D. Personality and affective disorders. In: Paykel ES, ed. Handbook of affective disorders. Edinburgh London Melbourne New York: Churchill Livingstone; 1982.

von Zerssen D. Chronobiology of Depression. In: Angst J, ed. The Origins of Depression: Current Concepts and Approaches. Berlin Heidelberg New York Tokyo: Springer-Verlag; 1983.

von Zerssen D. Psychiatric syndromes from a clinical and a biostatistical point of view. Psychopathology. 1985;18:88-97.

von Zerssen D. Diagnose; Nosologie; Syndrom; Typus. In: Müller C, ed. Lexikon der Psychiatrie. 2nd ed. Berlin Heidelberg New York Tokyo: Springer; 1986a.

von Zerssen D. Clinical Self-Rating Scales (CSRS) of the Munich Psychiatric Information Systeme (PSYCHIS München) In: Sartorius N, Ban TA, eds. Assessement of depression. Berlin Heidelberg New York Tokyo: Springer; 1986b.

von Zerssen D. Definition und Klassifikation affektiver Störungen aus historischer Sicht. In: Zerssen D von, Möller HJ, eds. Affektive Störungen. Berlin: Springer; 1988a.

von Zerssen D. Der "Typus manicus" als Gegenstück zum "Typus melancholicus" in der prämorbiden Persönlichkeitsstruktur affektpsychotischer Patienten. In: Janzarik W, Hrsg. Persönlichkeit und Psychose. Enke, Stuttgart; 1988b.

von Zerssen D. Zur prämorbiden Persönlichkeit des Melancholikers. In: Mundt C, Fiedler P, Lang H, Kraus A, Hrsg. Depressionskonzepte heute: Psychopathologie oder Pathopsychologie? Berlin: Springer; 1991.

von Zerssen D. Normal and abnormal variants of premorbid personality in functional mental disorders: Conceptual and methodological themes. Journal of Personality Disorders. 1993;7:116-136.

von Zerssen D. Neuere Untersuchungen zur prämorbiden Persönlichkeit bei Patienten mit affektiven Erkrankungen. In: Möller H, Deister A, Hrsg. Vulnerabilität für affektive und schizophrene Erkrankungen. Wien: Springer; 1996.

von Zerssen D, Koeller DM, Rey ER. Die prämorbide Persönlichkeit von endogen Depressiven. Eine

Kreuzvalidierung für Untersuchungsergebnisse. Confinia Psychiatrica. 1970;13:156-179.

von Zerssen D, Berger M, Doerr P. Neuroendocrinological studies on depression with special reference to research at the Max-Planck-Institute of Psychiatry. Pharmacopsychiatry. 1987;20:8-22

von Zerssen D, Pössl J. The premorbid personality of patients with different subtypes of an affective illness: Statistical analysis of blind assignment of case history data to clinical diagnoses. J Affect Disord. 1990;18:39-50.

von Zerssen D, Akiskal HS. Personality factors in affective disorders: historical developments and current issues with special reference to the concepts of temperament and character. J Aff Disord. 1998;51:1-6.

Ziehen T. Die Erkennung und Behandlung der Melancholie in der Praxis. Halle a.S.: Marhold; 1896.

Ziehen T. Die Erkennung und Behandlung der Melancholie in der Praxis. 2. Aufl. Halle a.S.: Marhold; 1907a.

Ziehen T. Über die klinische Stellung der Angstpsychose. Allg. Z. Psychiat. 1907b;64:1010-1013.

Zis AP, Goodwin FK. Major affective disorder as a recurrent illness: A critical review. Arch Gen Psychiatry. 1979a;36:835-839.

Zis AP, Goodwin FK. Novel antidepressants and the biogenic hypothesis of depression. Arch Gen Psychiatry. 1979b;36:1097-1107.

Zisook S. Cyclic 48-hour unipolar depression. J Nerv Ment Dis. 1988;176:53-56.

Zisook SA, Braff DL, Click MA, et al. Monoamine oxidase inhibitors in the treatment of atypical-depression. J Clin Psychopharmacol. 1985;5:131-140.

Zisook SA, Andia M. Pharmacotherapy of major depression in the 1990s. Hospital Formulary. 1992;27:332-353.

Zoltoski RK, Gillin JC. The neurochemistry of sleep. In: Cooper R, ed. Sleep. London Glasgow New York: Chapman, Hall; 1994:135-174.

Zornberg GL, Pope HG. Treatment of depression in bipolar disorders: New directions for research. J Clin Psychopharmacol. 1993;13:397-408.

Zubin J, Spring B. Vulnerability: A new view of schizophrenia. Journal of Abnormal Psychology. 1977;86:103-126.

Register